Inhalt – Kurzübersicht

1	Notwendiges aus Chemie und Biochemie	1
2	Von der Zelle zum Organismus, Genetik und Evolution	19
3	Gesundheit und Krankheit	43
4	Gewebe des Körpers	63
5	Knochen, Gelenke, Muskeln	75
6	Bewegungsapparat	91
7	Haut	131
8	Nervensystem	141
9	Sensibilität und Sinnesorgane	181
10	Psyche und psychische Erkrankungen	203
11	Hormonsystem	219
12	Blut und Lymphe	235
13	Immunsystem und Infektionen	253
14	Herz	275
15	Kreislauf und Gefäßsystem	295
16	Atmungssystem	309
17	Verdauungssystem	331
18	Stoffwechsel, Wärmehaushalt und Ernährung	361
19	Niere, Harnwege, Wasser- und Elektrolythaushalt	375
20	Geschlechtsorgane und Sexualität	393
21	Entwicklung, Schwangerschaft und Geburt	413
22	Kinder	431
23	Ältere Menschen	445
24	Notfälle	457
	Register	475

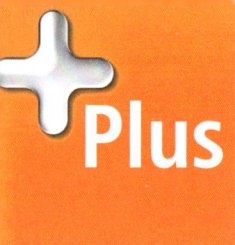

Ihr Plus im Web für
Mensch Körper Krankheit

Unter **www.pflegeheute.de** finden Sie kostenfrei wertvolle Zusatzmaterialien, die Ihnen das Unterrichten, Lernen und schnelle Nachschlagen in der Praxis erleichtern. Ihren persönlichen Zugangscode finden Sie im vorderen Buchdeckel.

Glossar – ein ausführliches, interaktives Glossar mit über 5 000 Stichwörtern, zum schnellen Nachschlagen.

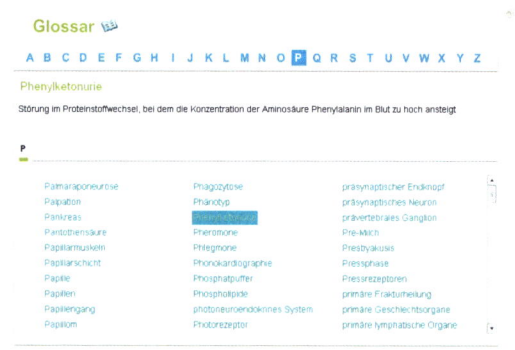

Arzneimittel A–Z (aktualisiert Dezember 2010). Das Online-Lexikon mit über 4 000 Datei-Einträgen gibt Ihnen Auskunft über Präparatnamen, Wirkstoffe, Wirkung und Nebenwirkungen.

Roche-Lexikon – das Online-Nachschlagewerk für die Medizin. Hier finden Sie zahlreiche Informationen zu Krankheiten, Symptomen, Therapien sowie anatomische und medizinische Grundlagen.

Interaktive Wiederholungsfragen zu jedem Kapitel – testen Sie Ihr Wissen, überprüfen Sie das Gelernte, Kapitel für Kapitel. Lückentexte, Multiple Choice Fragen, Abbildungsbeschriftungen und vieles mehr ermöglichen spielendes Wiederholen.

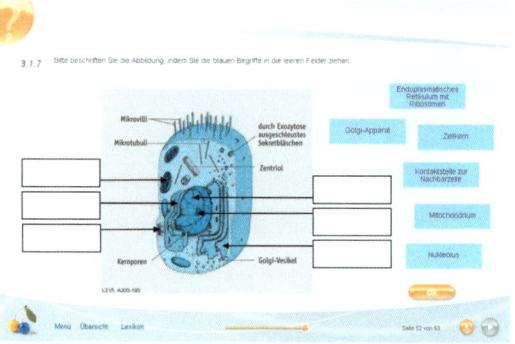

Mit **Fällen aus der Praxis** gelingt Ihnen die Verknüpfung von Theorie und praktischer Tätigkeit – auch diese sind interaktiv animiert.

Vertiefende Texte, im Buch gekennzeichnet mit ✚, finden Sie als PDF im jeweiligen Kapitelordner.

Bilddatenbank. Abbildungen zum Download, z.B. für Präsentationen – über 250 zumeist anatomische Abbildungen stehen **auch ohne Beschriftung** zum Download für Sie bereit.

Animationen vermitteln Ihnen ein besseres Verständnis der Zusammenhänge von Anatomie, Physiologie und Krankheitslehre, z. B. zur Physiologie der Herzinsuffizienz.

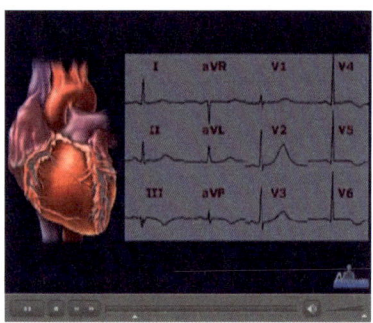

Ein kostenloses **Modul des Online-Trainings** zu *Mensch Körper Krankheit* und *Biologie Anatomie Physiologie* steht Ihnen zum Testen zur Verfügung – lernen Sie interaktiv, neu und voller Überraschungen.

Online-Buch. Damit haben Sie sämtliche Inhalte aus *Mensch Körper Krankheit* immer online parat, ohne das gewichtige Buch „mitschleppen" zu müssen (zeitlich begrenzt).

Ausgewählte **Malvorlagen** zu (fast) jedem Kapitel machen Lernen spielend einfach.

Auszüge aus dem **Hörbuch** zu *Biologie Anatomie Physiologie*.

Verwendete und vertiefende **Literatur** zu jedem Kapitel.

R. Huch/K. D. Jürgens

Mensch Körper Krankheit

Anatomie, Physiologie, Krankheitsbilder

Lehrbuch und Atlas für die Berufe im Gesundheitswesen

Mensch Körper Krankheit

Anatomie, Physiologie, Krankheitsbilder

Lehrbuch und Atlas für die Berufe im Gesundheitswesen

6. Auflage

Herausgegeben von:
Prof. Dr. med. Dr. med. h.c. mult. Renate Huch, Zürich
Prof. Dr.-Ing. Dr. rer. biol. hum. habil. Klaus D. Jürgens, Hannover

Grafiken von:
Gerda Raichle, Ulm

Mit Beiträgen von:
Stephanie Engelhardt, Ravensburg (Kap. 5, 6, 12); Dr. med. Udo Frank, Ravensburg (Kap. 10); Dr. med. Bernd Guzek, Hamburg (Kap. 4, 15); Dr. med. Hubert Hasel, Wangen (Kap. 17); Prof. Dr. med. Renate Huch, Zürich (Kap. 4, 7, 11, 14, 15, 20, 21, 23); Prof. Dr. Dr. Klaus D. Jürgens, Hannover (Kap. 1, 5, 6, 8, 9, 12, 13, 18, 19); Dr. med. Maren Koop, Mainz (Kap. 3); Dr. rer. nat. Katharina Munk, Idstein (Kap. 2); Dr. med. Herbert Renz-Polster, Vogt (Kap. 16, 22, 24)
Texte Gesundheit und Lebensstil: Dodo Fessel, Zürich (Kap. 1, 3, 5, 6, 7, 9, 10, 13, 15, 16, 18, 20, 22)

Unter Mitarbeit von:
Prof. Dr. med. Beatrice Beck-Schimmer, Zürich (Kap. 14, 15); Dr. med. Nicole Menche, Langen; Dr. med. Imke Weyers, Lübeck (Kap. 5, 6)

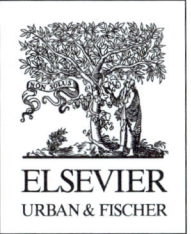

URBAN & FISCHER München

Zuschriften und Kritik an:

Elsevier GmbH, Urban & Fischer Verlag, Lektorat Pflege, Hackerbrücke 6, 80335 München
E-Mail: pflege@elsevier.de

Wichtiger Hinweis für den Benutzer

Die Erkenntnisse in der Pflege und Medizin unterliegen laufendem Wandel durch Forschung und klinische Erfahrungen. Herausgeber und Autoren dieses Werkes haben große Sorgfalt darauf verwendet, dass die in diesem Werk gemachten therapeutischen Angaben (insbesondere hinsichtlich Indikation, Dosierung und unerwünschter Wirkungen) dem derzeitigen Wissensstand entsprechen. Das entbindet den Nutzer dieses Werkes aber nicht von der Verpflichtung, anhand weiterer schriftlicher Informationsquellen zu überprüfen, ob die dort gemachten Angaben von denen in diesem Buch abweichen und seine Verordnung in eigener Verantwortung zu treffen.

Für die Vollständigkeit und Auswahl der aufgeführten Medikamente übernimmt der Verlag keine Gewähr.

Geschützte Warennamen (Warenzeichen) werden in der Regel besonders kenntlich gemacht (®). Aus dem Fehlen eines solchen Hinweises kann jedoch nicht automatisch geschlossen werden, dass es sich um einen freien Warennamen handelt.

Bibliografische Information der Deutschen Nationalbibliothek
Die Deutsche Nationalbibliothek verzeichnet diese Publikation in der Deutschen Nationalbibliografie; detaillierte bibliografische Daten sind im Internet über http://dnb.d-nb.de abrufbar.

Alle Rechte vorbehalten
6. Auflage 2011
© Elsevier GmbH, München

Der Urban & Fischer Verlag ist ein Imprint der Elsevier GmbH.

11 12 13 14 15   5 4 3 2 1

Für Copyright in Bezug auf das verwendete Bildmaterial siehe Abbildungsnachweis.

Das Werk einschließlich aller seiner Teile ist urheberrechtlich geschützt. Jede Verwertung außerhalb der engen Grenzen des Urheberrechtsgesetzes ist ohne Zustimmung des Verlages unzulässig und strafbar. Das gilt insbesondere für Vervielfältigungen, Übersetzungen, Mikroverfilmungen und die Einspeicherung und Verarbeitung in elektronischen Systemen.

Um den Textfluss nicht zu stören, wurde bei Patienten und Berufsbezeichnungen die grammatikalisch maskuline Form gewählt. Selbstverständlich sind in diesen Fällen immer Frauen und Männer gemeint.

Planung: Hilke Nüssler, München
Projektmanagement: Karin Kühnel, München
Lektorat und Redaktion: Dr. med. Nicole Menche, Langen
Herstellung: Nicole Kopp und Christine Kosel, München
Satz: abavo GmbH, Buchloe/Deutschland; TnQ, Chennai/Indien
Druck und Bindung: aprinta druck GmbH & Co. KG, Wemding
Layout und Umschlaggestaltung: Andrea Mogwitz, München
Titelfotografie: m.arc – fotolia.com (oben), Getty Images / Royalty Free (Mitte), Sebastian Kaulitzki – fotolia.com (unten)

ISBN 978-3-437-26792-5

Aktuelle Informationen finden Sie im Internet unter **www.elsevier.de** und **www.elsevier.com**

Vorwort

Mensch Körper Krankheit – Das Wissen darüber hat Menschen zu allen Zeiten beschäftigt. Doch dass das Verständnis der körperlichen Funktionen Voraussetzung zum Verstehen von Krankheiten ist, ist ein relativ „moderner" Gedanke.

Woher kommt unser Wissen über den Menschen?

Konkretes Wissen über den gesunden wie den erkrankten Körper ist erst vor etwa 400 Jahren ins Zentrum der medizinischen Heilkunde getreten. Dieses medizinische Wissen wurde vor allem von drei „Grundtypen" von Forschern erworben:

> Der Eine betrachtete den Menschen sowohl von außen als auch von innen und nahm dazu Messer und Mikroskop zur Hilfe. Hieraus haben sich die **Anatomie** und die **Pathologie** entwickelt.
> Der Zweite wollte wissen, wie der Körper funktioniert, warum das Blut durch den Körper fließt oder wie die kleinen Babys in den Bauch ihrer Mütter kommen. Aus dieser „Körperphysik" entstand die **Physiologie.**
> Die dritte Forschergruppe untersuchte die chemischen Reaktionen und molekularen Prozesse, die in den Zellen vor sich gehen. Dieses Wissen wurde kombiniert mit dem stetig wachsenden Verständnis vom Mikrokosmos der Zelle. Als aus diesem Ansatz entstandene Wissenschaften seien die **Biochemie**, die **Genetik** und die **Zell- und Molekularbiologie** genannt.

Traditionelle Ausbildungsgänge basieren heute wie vor 50 Jahren auf diesen Säulen Anatomie, Physiologie, Biochemie und Pathologie bzw. Krankheitslehre.

Integrierter Ansatz dieses Lehrbuches

Im vorliegenden Lehrbuch wird versucht, die Einteilung der klassischen Lehrbücher mit derartigen Spezialkapiteln zu vermeiden, sondern, basierend auf der Erkenntnis der modernen Wissenschaften, die alten Fragen der Medizin wieder ins Blickfeld zu rücken, sie aber im Zusammenhang – also integriert – zu behandeln:

> Was macht den Menschen zu dem, was er ist; was treibt ihn an, wie ist er aufgebaut und wie funktioniert er?
> Warum werden Menschen krank?
> Wie kann man Krankheiten vorbeugen?
> Wie erkennt man Krankheiten?
> Wie ist der Verlauf von Krankheiten?
> Was hilft, um Kranke wieder gesund zu machen?

Einfache Lösungen gibt es nicht

Dabei war den Autoren bewusst, dass es für diese „ganzheitliche" Darstellungsweise keine einfachen Lösungen geben kann. Gerade die Berücksichtigung zentraler neuer Erkenntnisse aus der Immunologie, aus der Hormonforschung oder aus den Wechselbeziehungen zwischen Verhalten, Krank- und Gesundsein stellt sowohl an die Autoren als auch an den Leser hohe Anforderungen.

Alles Wichtige in Wort und Bild

Gleichzeitig wurde versucht, die hierfür notwendigen Zusammenhänge möglichst durchgehend in Text und Bild darzustellen – wobei höchster Wert darauf gelegt wurde, dass die Abbildungen umfangreich und präzise beschriftet sind – so dass sie auch ohne großes Herumsuchen im Lehrbuchtext verstehbar sind. Darüber hinaus vernetzt das Lehrbuch die medizinisch-naturwissenschaftlichen Wissensgrundlagen mit Pflegewissen, was auch den gesetzlichen Forderungen des neuen Krankenpflegegesetzes entspricht.

Aktuell und übersichtlich

Die Zufriedenheit unserer Leser, Schüler und Dozenten mit *Mensch Körper Krankheit* hat dieses Lehrwerk zusammen mit seiner kleinen Schwester *Biologie Anatomie Physiologie* zum führenden deutschsprachigen Lehrwerk für die Gesundheitsberufe gemacht. Umso größer war die Herausforderung für die Mitarbeiter, dieses Lehrbuch auch für die 6. Auflage wieder gründlich zu überarbeiten. Wie bisher wurde große Sorgfalt darauf verwandt, komplizierte Zusammenhänge unter Vermeidung von „Fachchinesisch" so zu erklären, dass das Verstehen leicht fällt und das Lernen Freude macht. Die verständliche Beschreibung medizinischen Fachwissens mit der als sehr wichtig betrachteten parallelen Bebilderung der Vorgänge im Körper sind unserer Meinung auch der Grund dafür, dass dieses Buch mehr und mehr auch ein Sachbuch für den (interessierten) medizinischen Laien geworden ist.

Physiologie, Medizin und Pflege haben in den letzten Jahren rasante Fortschritte gemacht. Viele neue Erkenntnisse zur Krankheitsentstehung haben die Möglichkeiten der frühen Diagnostik und der ärztlichen und pflegerischen Intervention zum Vorteil der erkrankten Menschen verbessert. Heute weiß man z.B., dass Frauen und Männer anders auf manche Erkrankungen reagieren oder unterschiedliche erste Symptome zeigen, etwa beim Herzinfarkt. Einige neue Aspekte, z.B. die Entschlüsselung des menschlichen Genoms oder der therapeutische Einsatz von Stammzellen, haben aber auch neue Unsicherheiten geschaffen und ethische Fragen aufgeworfen. Die Pflegenden und alle anderen medizinisch Tätigen sind herausgefordert, sich auch mit diesen neuen Aspekten auseinanderzusetzen. Mehr noch als früher rückt in Medizin und Pflege der Blick auf die mögliche Vermeidung von Krankheiten, die Prävention. Umso wichtiger sind in diesem Lehrbuch die optisch klar hervorgehobenen Sondertexte für die jeweils besonderen Anliegen medizinischer Berufsfelder:

> Die grünen „Pflegekästen" geben wertvolle Tipps, das erlernte Wissen mit der praktischen Arbeit am Patienten zu vernetzen.
> Die lila Kästen „Ganzheitsmedizin" weisen darauf hin, wie alternative medizinische Lehrmeinungen eine Krankheit auffassen, welche ganzheitsmedizinischen Therapieansätze es gibt – eine nicht nur für die Naturheilpraxis notwendige Betrachtung.
> Die roten „Notfallkästen" schließlich geben nicht nur den Rettungsassistenten, sondern allen medizinischen Berufsgruppen die wesentlichen Hinweise, um sich in kritischen Ernstfallsituationen korrekt zu verhalten.
> Hinweise auf weitere Informationen im Netz (⊞) ermöglichen das Lesen von vorhandenen Zusatztexten zur Wissenserweiterung und -ergänzung.

München, im Frühjahr 2011
Herausgeberin, Herausgeber, Autorinnen und Autoren

P.S.: Wenn Ihnen etwas nicht gefällt oder es Themen gibt, die Sie in diesem Buch vermissen – schreiben Sie uns (am einfachsten unter Verwendung des ins Buch eingelegten Kritikzettels).

Wichtige medizinische Fachbegriffe

Adenom	gutartiger Tumor, vom Drüsengewebe ausgehend
afferent	zuführend
Alkalose	Anstieg des Blut-pH-Wertes über den Normalbereich
Aminosäure	Grundmolekül der Eiweiße
Anämie	Blutarmut
anabol	aufbauend (Stoffwechsel)
Anamnese	Kranken(vor)geschichte
Anatomie	Lehre vom Bau der Körperteile
antagonistisch	entgegengesetzt wirkend
Antigen	Substanz, die die Bildung von Antikörpern hervorruft
Antikoagulans	gerinnungshemmende Substanz
Antikörper	vom Abwehrsystem produzierter Abwehrstoff
Arteriosklerose	„Gefäßverkalkung"
Arthroskopie	Gelenkspiegelung
Atopie	anlagebedingte Anfälligkeit für Allergien
Atrophie	Schwund oder Rückbildung eines Gewebes oder Organs
Azidose	Abfall des Blut-pH-Wertes unter den Normalbereich
benigne	gutartig
Biopsie	Entnahme von Gewebe beim Lebenden
Bronchoskopie	Spiegelung des Bronchialbaums der Lunge
Diagnose	Erkennung und Benennung einer Krankheit
Dilatation	Erweiterung, Dehnung, z.B. der Pupille oder eines Blutgefäßes
Disposition	Veranlagung (zu einer Krankheit)
dys…	Wortteil für krankhafte Störung eines Zustandes oder einer Funktion
efferent	wegführend
Elektrolyt	(im Körperwasser gelöstes) Körpermineral, z.B. Natrium oder Kalium
Embryo	Ungeborenes in den ersten 3 Monaten
endogen	im Körper selbst entstehend
Endorphin	vom Körper gebildeter morphinähnlicher, schmerzhemmender Stoff
Endoskopie	Spiegelung von Hohlräumen und Organen des Körpers
Erythrozyt	rotes Blutkörperchen
Exspiration	Ausatmung
exogen	außerhalb des Körpers entstehend, von außen kommend
extra…	außerhalb von
Fetus, Fötus	Ungeborenes, 4. Monat bis Geburt
gastrointestinal	den Verdauungstrakt betreffend
Gastroskopie	Magenspiegelung
Granulozyten	zu den weißen Blutkörperchen gehörende Abwehrzellen
Hämolyse	Auflösung/Zerfall von roten Blutkörperchen
hepatisch	die Leber betreffend
Hormon	„Botenstoff", von Hormondrüsen freigesetzt
hyper …	das normale Maß übersteigend
hypo …	das normale Maß unterschreitend
Immunität	angeborene oder erworbene Abwehrkraft gegen Krankheitserreger
Inhibitor	Hemmstoff, Blocker
Interstitium	Raum außerhalb der Zellen und Gefäße
Inspiration	Einatmung
Insuffizienz	unzureichende Funktionstüchtigkeit, z.B. Herzinsuffizienz
intrazellulär	innerhalb der Zellen
invasiv	eindringend (ins Gefäß, Gewebe)
ischämisch	nicht durchblutet, unter Sauerstoffmangel leitend
kardiovaskulär	das Herz-Kreislauf-System betreffend
Karzinom	bösartiger Tumor, vom Epithel ausgehend
katabol	abbauend (Stoffwechsel)
Koloskopie	Dickdarmspiegelung
Kolposkopie	Spiegelung von Scheide und Gebärmuttermund
Koma	tiefe Bewusstlosigkeit
Konstriktion	Einengung, Zusammenziehung, z.B. der Pupille oder eines Gefäßes
kontraktil	zur aktiven Verkürzung befähigt
Leukozyten	weiße Blutkörperchen
Lipide	Fette und fettähnliche Moleküle
Lymphozyten	zu den weißen Blutkörperchen gehörende Abwehrzellen
maligne	bösartig
Metastase	Tochtergeschwulst
motorisch	die Bewegung betreffend
Nekrose	Zell- oder Gewebstod im lebenden Organismus
nerval	durch das Nervensystem vermittelt
Neuron	Nervenzelle
Ödem	Ansammlung wässriger Flüssigkeit in Geweben oder Zellen
oral	den Mund betreffend, durch den Mund
Parasympathikus	Teil des vegetativen Nervensystems
parenteral	(Nahrungs- oder Arzneimittelzufuhr) unter Umgehung des Verdauungstraktes
Pathologie	Lehre von den erkrankten Geweben und den Krankheiten
peri…	um … herum
Physiologie	Lehre von den normalen Körpervorgängen, Grundlagenfach der Medizin
prä…	vor
Prävention	Vorbeugung
Prognose	zu erwartender Krankheitsverlauf
Psyche	Seele des Menschen
pulmonal	die Lunge betreffend
Reanimation	Wiederbelebung
respiratorisch	die Atmung betreffend
Rezeptor	„Empfänger" für bestimmte Reize oder Stoffe
Sekretion	Absonderung, z.B. von Speichel
sensorisch, sensibel	die Sinne betreffend, empfindungsfähig
spastisch	verkrampft, mit hohem (Ruhe-) Tonus
spinal	das Rückenmark betreffend
Sympathikus	Teil des vegetativen Nervensystems
Symptom	Krankheitszeichen, z.B. Schmerz
Syndrom	Symptomenkomplex, Gruppe von Krankheitszeichen
synergistisch	zusammenwirkend
Therapie	(Heil-)Behandlung
Thrombozyten	Blutplättchen (Funktion bei der Blutstillung)
Tonus	Spannungszustand (eines Muskels)
Ulkus	Geschwür, Gewebsdefekt
vegetativ	das autonome (vegetative) Nervensystem betreffend
zerebral	das Gehirn betreffend
Zystoskopie	Harnblasenspiegelung

Benutzerhinweise

Damit Sie dieses Lern- und Arbeitsbuch optimal nutzen können, werden im Folgenden seine Besonderheiten kurz erklärt:

Wo ist das Inhaltsverzeichnis?

Mensch Körper Krankheit enthält kein Gesamtinhaltsverzeichnis am Anfang des Buches. Stattdessen benutzen Sie bitte:
- die Kurzübersicht am Anfang des Buches und
- die Kapitelanfangsübersichten jeweils auf der ersten Seite eines Kapitels sowie
- das große Register am Ende des Buches mit rund 5 000 Stichwörtern.

Abbildungen

Ein Bild sagt mehr als viele Worte – *Mensch Körper Krankheit* enthält deshalb rund 900 Abbildungen und Tabellen, um gerade die schwierigen Zusammenhänge anschaulich darstellen zu können.

Vernetzungen und Querverweise

Ein Lehrbuch über den Menschen lässt sich nicht wie eine Perlenkette Kapitel für Kapitel und Satz für Satz aneinander reihen.

Der Mensch ist ein hochgradig vernetztes System – und auch unser Gedächtnis funktioniert vernetzt:

Wir bilden keine Faktenarchive, sondern lernen *assoziativ*, das heißt wir knüpfen an Bekanntes an – auch, wenn wir es in einem ganz anderen Zusammenhang ins Gedächtnis übernommen haben. Lernen wir beispielsweise im Kapitel Blut etwas über Antikoagulation, so fallen uns dabei die morgendlichen Heparinspritzen, aber gleichzeitig auch etwas über die korrekte Durchführung von subkutanen Injektionen ein …

Mensch Körper Krankheit unterstützt diese natürliche Art zu lernen – es bietet die vielfältigen Anknüpfungspunkte, die Sie brauchen, um nicht nur verstehen, sondern das Verstandene auch tatsächlich behalten und in der Praxis z.B. auf pflegerische Fallsituationen anwenden zu können.

- Ein Hilfsmittel hierzu sind, neben vielen Beispielen aus dem Alltag im Akutkrankenhaus, die Querverweise. Alle Querverweise sind mit einem Pfeil gekennzeichnet.

Gewichtete Terminologie

In der Medizin herrscht ein gewisses Neben- oder Durcheinander von lateinischen, griechischen und neuerdings auch immer mehr englischen Fachbegriffen.

Die Realität ist bunt gemischt: Kaum ein Arzt wird jemals das lateinische Wort für die Gallenblase über die Lippen bringen, während umgekehrt bei vielen anderen Begriffen wie zum Beispiel dem „Hakenarmmuskel" die deutschen Fachwörter absolut ungebräuchlich sind.

Mensch Körper Krankheit hilft Ihnen, sich den jeweils gebräuchlicheren Begriff einzuprägen. Bei der Erstnennung eines Begriffs werden die zugehörigen Fachwörter in beiden Sprachen vorgestellt, der häufigere aber in **Fettschrift** und der weniger gebräuchliche in Klammern und in *Kursivschrift*. Also:
- **Gallenblase** (*Vesica fellea*)
- **M. coracobrachialis** (*Hakenarmmuskel*)

Farbleitsystem

Merksatz
Wichtiges, aber auch zusammenfassende oder ergänzende Inhalte sind in einem orangenem „Merke-Kasten" hervorgehoben.

Krankheitslehre und klinische Medizin
Die blauen „**Medizin-Kästen**" schlagen die Brücke vom Grundwissen über die physiologischen Körperfunktionen hin zu den am häufigsten zu beobachtenden Krankheitsbildern und ihrer Behandlung. Dies erleichtert dem Lernenden, krankhafte oder gar lebensbedrohliche Zustände rasch und zielsicher zu erkennen.

Pflegehinweise
Die grünen „**Pflege-Kästen**" von *Mensch Körper Krankheit* vernetzen den Lernstoff aus Anatomie und Physiologie mit der Berufspraxis in der Pflege. Die Pflegehinweise erleichtern damit die Anwendung des erlernten Wissens im professionellen Arbeitsalltag.

Ganzheitsmedizin
Der Mensch ist mehr als die Summe seiner Einzelfunktionen – dies wollen die Sondertexte zur *Ganzheitsmedizin* ins Blickfeld rücken. Gerade das intensive, oft detailorientiert Studium von Anatomie und Physiologie darf nicht davon wegführen, die Begegnung mit dem kranken Menschen ganzheitlich zu gestalten, d.h. auch seine psychischen und sozialen Bedürfnisse im Blick zu behalten. Dies schließt im Einzelfall auch ein, dem Patienten andere als (nur) „schulmedizinische" Pflege- und Therapiekonzepte anzubieten.

Notfälle
Die „**Notfall-Kästen**" zeigen die Erstmaßnahmen und Verhaltensregeln für das richtige Erkennen bedrohlicher Zustände sowie das richtige Verhalten und die Pflege bei medizinischen Notfällen.

GESUNDHEIT & LEBENSSTIL
Diese Sonderseiten zeigen, wie Gesundheit und Krankheit durch das eigene Tun und Handeln beeinflusst werden. In diesen Abschnitten werden die Möglichkeiten und Aufgaben gezeigt, die der Einzelne hat, der Entstehung von Krankheiten durch bewusste Lebensführung vorzubeugen. Diese *Prävention* betrifft die Akzeptanz von Impfungen, die Vermeidung von schädigenden Einflüssen wie intensive Sonnenbestrahlung, Alkohol, Drogen, Zigaretten, Lärm und die Bekämpfung von Übergewicht. Beispielsweise kann durch viel Bewegung von Kindesbeinen an und sorgfältige Nahrungsauswahl der Teufelskreis „Übergewicht-Hochdruck-Insulinresistenz" verhindert werden und so die großen Probleme der Volkskrankheiten Diabetes und Herz-Kreislauf-Erkrankungen verringert.

Abkürzungsverzeichnis

®	Handelsname (bei Arznei- und Pflegemitteln)	i.v.	intravenös (in eine Vene hinein)
➤	vergleiche mit, Querverweis	KHK	koronare Herzkrankheit
A., Aa.	Arterie, Arterien	Ig	Immunglobulin
ACVB	aorto-koronarer Venen-Bypass	LWS	Lendenwirbelsäule
ADH	antidiuretisches Hormon	M.	Morbus *(Erkrankung)*, z. B. M. Bechterew
ADS	Aufmerksamkeits-Defizit-Syndrom	M., Mm.	Muskel, Muskeln
AEP	akustisch evozierte Potenziale	MRSA	Methicillin- oder multiresistenter Staphylokokkus aureus
AIDS	erworbenes Immundefektsyndrom *(acquired immune deficiency syndrome)*	MRT, NMR	Magnetresonanz-, Kernspintomographie
		MTA	Medizinisch-technische Assistentin
AVK	arterielle Verschlusskrankheit	N., Nn.	Nerv, Nerven
BGA	Blutgasanalyse	NaCl 0,9 %	0,9%-Natriumchoridlösung = isotonische Kochsalzlösung
BMI	Body Mass Index	NSAID, NSAR	nichtsteroidale anti-entzündliche Medikamente *(anti-inflammatory drugs)*, nichtsteroidale Antirheumatika
BSE	bovine spongiforme Enzephalopathie		
BSG/BKS	Blut(körperchen)senkungsgeschwindigkeit	OP	Operation
BtMVV	Betäubungsmittelverordnung	p.c.	nach der Konzeption *(post conceptionem)*
BWS	Brustwirbelsäule	p.m.	nach der letzten Menstruation *(post menstruationem)*
CJD	Creutzfeldt-Jakob-Krankheit *(disease)*	PAP	Zervix-, Portio- oder Scheidenabstrich nach Papanicolaou
COPD	chronisch obstruktive Lungenerkrankung *(chronic obstructive pulmonary disease)*	PET	Positronenemissionstomographie
		PNP	Polyneuropathie
CRP	C-reaktives Protein	PSR	Patellarsehnenreflex
CT	Computertomographie	PTCA	perkutane transluminale k(c)oronare Angioplastie *(Ballondilatation)*
CTG	Kardiotokographie		
DD	Differenzialdiagnose	PTT	partielle Thromboplastinzeit
DIC	Verbrauchskoagulopathie *(disseminierte intravasale Koagulopathie)*	RNA	Ribonukleinsäure
		Rö	Röntgen
DNA	Desoxyribonukleinsäure *(Säure engl. = acid)*	RR	Riva Rocci, Prinzip einer Blutdruckmessung
EEG	Elektroenzephalogramm	SARS	schweres akutes Atemwegssyndrom *(severe acute respiratory syndrome)*
EKG	Elektrokardiogramm		
EMG	Elektromyogramm	s.c.	subk(c)utan (unter die Haut)
ENG	Elektroneurographie	SHT	Schädel-Hirn-Trauma
EPO	Erythropoetin	SIDS	plötzlicher Kindstod *(sudden infant death syndrome)*
FFP	fresh frozen plasma	Tbc	Tuberkulose
GFR	glomeruläre Filtrationsrate	TEP	Totalendoprothese
Hb	Hämoglobin	TIA	transischämische Attacke
HEP	Hemi-Endoprothese	TZ	Thrombinzeit
HIV	humaner Immundefizienz-Virus	US	Ultraschall
Hk, Hkt	Hämatokrit	V., Vv.	Vene, Venen
HNO	Hals-Nasen-Ohren	VEP	visuell evozierte Potenziale
HWS	Halswirbelsäule	WHO	Weltgesundheitsorganisation *(World Health Organisation)*
i.m.	intramuskulär (in einen Muskel hinein)	ZNS	zentrales Nervensystem

1 Notwendiges aus Chemie und Biochemie

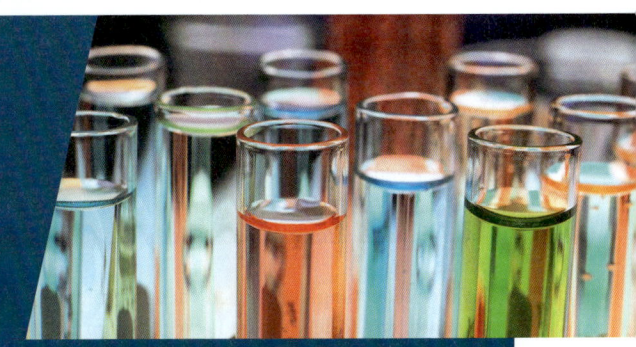

1.1	**Chemische Elemente** 2	1.6	**Chemische Verbindungen als Grundlage aller Lebensprozesse** 7	1.8.4	Nukleinsäuren: Schlüssel zur Vererbung 15
1.2	**Aufbau der Atome** 2			1.8.5	Adenosintriphosphat (ATP) 16
1.3	**Periodensystem der Elemente** 2	1.7	**Anorganische Verbindungen** 7	1.9	**Schlüsselrolle von Enzymen und Coenzymen** 16
1.3.1	Schalenmodell der Elektronenhülle 3	1.7.1	Wasser 7	1.9.1	Enzyme und Coenzyme 16
1.3.2	Elektronegativität 3	1.7.2	Säuren und Basen 8	1.9.2	Oxidation und Reduktion 17
		1.7.3	pH-Wert 8		
1.4	**Chemische Bindungen** 3	1.7.4	Puffer 8	1.10	**Was ist der Mensch?** 18
1.4.1	Ionenbindung 5				
1.4.2	Kovalente Bindung 5	1.8	**Organische Verbindungen** 9		
1.4.3	Weitere Bindungsformen 6	1.8.1	Kohlenhydrate 9		
		1.8.2	Fette und fettähnliche Stoffe 12		
1.5	**Chemische Reaktionen** 7	1.8.3	Proteine (Eiweiße) 14		

NOTWENDIGES AUS CHEMIE UND BIOCHEMIE

Jeder biologische Organismus – und sei er auch so klein wie ein Bakterium – kann sich nur am Leben halten, wenn er Stoffe aufnimmt und verwertet. Der Mensch mit seinem hoch entwickelten **Stoffwechsel** (*Metabolismus*) macht hierbei keine Ausnahme.

Um die Bedeutung der für den Menschen lebensnotwendigen Stoffe und ihre Funktionen im Organismus zu verstehen, bedarf es gewisser Kenntnisse der Chemie und Biochemie.

1.1 Chemische Elemente

Alle lebenden und toten Gegenstände bestehen aus **Materie**, also etwas, das Raum beansprucht und eine Masse besitzt. Materie kann in flüssigem, festem oder gasförmigem Zustand vorliegen.

Alle Formen der Materie bestehen aus **chemischen Elementen**. Diese Elemente zeichnen sich dadurch aus, dass sie durch gewöhnliche chemische Reaktionen nicht weiter in andere Stoffe zerlegt werden können. Abgekürzt werden die chemischen Elemente durch **chemische Symbole** (*Elementsymbole*, oft kurz *Symbole*).

Nachgewiesen sind gegenwärtig 118 chemische Elemente, offiziell anerkannt davon bisher 112. In der Natur kommen nur 92 vor, die restlichen sind experimentell erzeugt und haben zum Teil nur eine extrem kurze Lebensdauer.

Im menschlichen Organismus findet man mindestens 26 verschiedene chemische Elemente (➤ Tab. 1.1). Die wichtigsten, sozusagen „Schlüsselelemente", sind:
› Sauerstoff (chemisches Symbol: **O**)
› Kohlenstoff (**C**)
› Wasserstoff (**H**)
› Stickstoff (**N**).

Allein diese vier Elemente bilden ungefähr 96 % der Körpermasse. Eine Gruppe von weiteren sieben Elementen – nämlich Kalzium (**Ca**), Phosphor (**P**), Kalium (**K**), Schwefel (**S**), Natrium (**Na**), Chlor (**Cl**) und Magnesium (**Mg**) – bildet noch einmal etwa 3 % der Körpermasse. Diese Elemente werden zusammen oft als **Mengenelemente** bezeichnet (➤ 18.9.1). Das verbleibende Prozent bilden die **Spurenelemente**, die nur „in Spuren" im menschlichen Organismus anzutreffen sind. Mengen- und Spurenelemente werden als **Mineralstoffe** zusammengefasst (➤ 18.9).

1.2 Aufbau der Atome

Jedes Element ist aus einer großen Anzahl gleichartiger Einzelbausteine aufgebaut, den Atomen. **Atome** sind die Grundeinheiten der Materie. So enthält beispielsweise reine Kohle ausschließlich Kohlenstoffatome oder ein Tank voll Sauerstoff ausschließlich Sauerstoffatome.

Jedes Atom besteht grundsätzlich aus zwei Hauptteilen: dem Kern im Zentrum und der Elektronenhülle am Rand (➤ Abb. 1.1). Der **Kern** enthält die elektrisch positiv geladenen **Protonen** sowie, außer beim normalen Wasserstoffatom, elektrisch neutrale Partikel, die **Neutronen**. Da jedes Proton eine positive Ladung trägt, ist der Kern insgesamt positiv geladen.

Elektronen sind negativ geladene Partikel, die sich um den Kern bewegen und insgesamt die **Elektronenhülle** des Atoms bilden. Die Anzahl der negativ geladenen Elektronen entspricht immer der der positiv geladenen Protonen, so dass sich ihre Ladungen zwangsläufig ausgleichen und das Atom als Ganzes nach außen elektrisch neutral ist.

Was unterscheidet die Atome?

Die Atome verschiedener Elemente unterscheiden sich in der *Anzahl der Protonen im Kern* und, da jedes Atom nach außen elektrisch neutral ist, damit auch der *Anzahl der Elektronen in der Elektronenhülle*.

Die Anzahl der Protonen eines Atoms bzw. Elements wird als **Ordnungszahl** bezeichnet, die Summe der Protonen und Neutronen als **Massenzahl** (die Masse der Elektronen kann vernachlässigt werden, da sie minimal ist). Beispielsweise hat der Stickstoff (N) die Ordnungszahl 7 und die Massenzahl 14, da sich neben den sieben Protonen auch sieben Neutronen im Kern befinden (➤ Abb. 1.2).

1.3 Periodensystem der Elemente

Die Chemiker vergangener Jahrhunderte überlegten sich, wie sie die Elemente am besten ordnen könnten. Natürlich bot sich als Einteilungskriterium die steigende Ordnungszahl an. Somit wäre

CHEMISCHES ELEMENT (SYMBOL)	ANTEIL AM KÖRPERGEWICHT	BIOLOGISCHE FUNKTION
Ca. 96 % Schlüsselelemente		
Sauerstoff (O)	65,0 %	Bestandteil von Wasser und vielen organischen Molekülen
Kohlenstoff (C)	18,5 %	Bestandteil jedes organischen Moleküls
Wasserstoff (H)	9,5 %	Bestandteil von Wasser und organischen Molekülen; als Ion (H^+) ist es für die Säureeigenschaft einer Lösung verantwortlich
Stickstoff (N)	3,2 %	Bestandteil vieler organischer Moleküle, z. B. aller Proteine und Nukleinsäuren
Ca. 3 % Mengenelemente		
Kalzium (Ca)	1,5 %	Bestandteil von Knochen und Zähnen; vermittelt die Synthese und Freisetzung von Neurotransmittern. Elektromechanische Kopplung, dadurch an allen Muskelkontraktionen beteiligt
Phosphor (P)	1,0 %	Bestandteil vieler Biomoleküle wie Nukleinsäuren, ATP und zyklischem AMP; Bestandteil von Knochen und Zähnen
Kalium (K)	0,4 %	Erforderlich zur Entstehung von Nervenimpulsen und für Muskelkontraktionen
Schwefel (S)	0,3 %	Bestandteil vieler Proteine, besonders der kontraktilen Filamente des Muskels
Natrium (Na)	0,2 %	Notwendig zur Weiterleitung von Nervenimpulsen sowie für Muskelkontraktionen; Hauption des Extrazellularraumes, das wesentlich zur Aufrechterhaltung der Wasserbilanz benötigt wird
Chlor (Cl)	0,2 %	Wie Natrium wesentlich an der Aufrechterhaltung der Wasserbilanz zwischen den Zellen verantwortlich
Magnesium (Mg)	0,1 %	Bestandteil vieler Enzyme
Ca. 1 % Spurenelemente		
Chrom (Cr)	Alle jeweils weniger als 0,1 %. Biologische Funktionen und Mangelerscheinungen ➤ Tab. 18.5	Weiter gibt es fragliche Spurenelemente – sie sind im Körper nachweisbar und werden mit der Nahrung zugeführt, aber der tägliche Bedarf sowie irgendwelche Mangelerscheinungen sind nicht bekannt. Zu ihnen zählen: › Silizium (Si) › Zinn (Sn) › Vanadium (V) › Nickel (Ni) › Arsen (As)
Eisen (Fe)		
Fluor (F)		
Jod (J)		
Kobalt (Co)		
Kupfer (Cu)		
Mangan (Mn)		
Molybdän (Mo)		
Selen (Se)		
Zink (Zn)		

Tab. 1.1 Die chemischen Elemente des menschlichen Körpers.

NOTWENDIGES AUS CHEMIE UND BIOCHEMIE

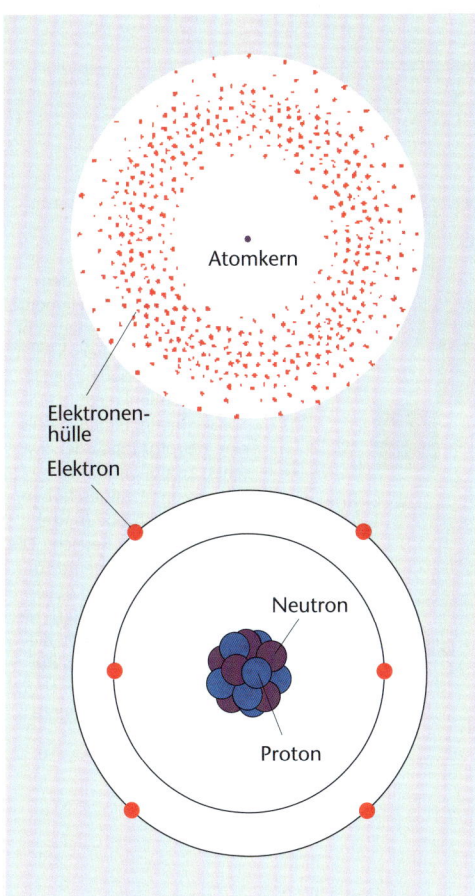

Abb. 1.1 Der Aufbau eines Atoms (Schemazeichnungen). Oben mit *eher* realitätstreuen Proportionen (tatsächlich müsste der Abstand zwischen Atomkern und Elektronenhülle noch viel größer sein). Unten mit stark vergrößertem Kern und zwei Elektronenschalen mit „ihren" Elektronen.

eine lange Liste von aneinandergereihten Elementen entstanden.

Experimente zeigten jedoch, dass bestimmte Elemente ähnlich reagierten und demnach ähnliche Eigenschaften besitzen mussten. Interessanterweise war eine solche Ähnlichkeit in den ersten 20 Elementen bei jedem achten Element der Liste gegeben, die Ähnlichkeit trat also *periodisch* auf. Unabhängig voneinander stellten *Dimitri Iwanowitsch Mendelejew* und *Lothar Meyer* 1868/69 erstmalig diese ähnlichen Elemente in der Liste *untereinander* und schufen so das **Periodensystem der Elemente** (▶ Abb. 1.3, ▶ Abb. 1.4).

Im Periodensystem sind die Elemente also wie folgt eingeteilt:

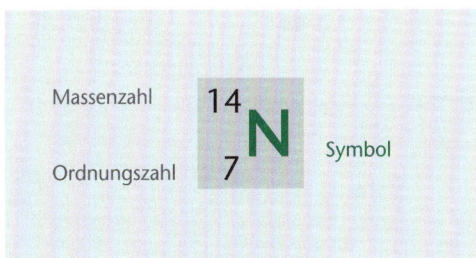

Abb. 1.2 (Chemisches) Symbol, Ordnungszahl und Massenzahl am Beispiel des Stickstoffs.

> Waagerecht nach steigender Ordnungszahl in **Perioden**
> Senkrecht nach chemischer Ähnlichkeit in so genannte **Hauptgruppen**. Zwischen der zweiten und dritten Hauptgruppe stehen ferner die **Nebengruppenelemente** *(Übergangselemente)*.

1.3.1 Schalenmodell der Elektronenhülle

Ein den Atomkern umkreisendes Elektron bewegt sich nicht auf einer einfachen Bahn, sondern nimmt einen größeren *Raum* ein. Wie groß dieser Raum ist, hängt von der Energie des Elektrons ab. Modellhaft stellt man sich diesen Raum als **Elektronenschale** vor (tatsächlich sind es so genannte *Ladungswolken* mit zum Teil bizarren Formen). Elektronen mit gleicher Energie bewegen sich somit in der gleichen Elektronenschale (▶ Abb. 1.4, ▶ Abb. 1.5).

Die Atome bzw. Elemente der ersten Periode (Wasserstoff und Helium) besitzen nur eine Elektronenschale, in der zweiten Periode kommt außen eine weitere, größere Schale hinzu. In der dritten Periode schließt sich abermals eine Schale an usw. Die äußerste Schale darf bei den Elementen der Hauptgruppen immer nur maximal acht Elektronen enthalten, anschließend wird eine weitere Schale aufgefüllt. Diese Regel besitzt eine Ausnahme: Die erste Schale ist bereits mit zwei Elektronen vollständig besetzt.

Alkali- und Erdalkalimetalle

Die erwähnte Ordnung im Periodensystem der Elemente rührt nun daher, dass sich Elemente mit gleicher Elektronenzahl in der *äußersten* Elektronenschale stark ähneln: So stehen in der ersten Hauptgruppe lauter weiche Metalle (**Alkalimetalle**, Hauptvertreter *Natrium* und *Kalium*). Diese Metalle zeigen, wenn man sie mit einem Messer durchschneidet, an ihrer Schnittfläche den charakteristischen Metallglanz, der jedoch schnell durch Reaktion mit Luftfeuchtigkeit von einer grauen Schicht bedeckt wird. Alle Alkalimetalle besitzen auf ihrer äußersten Elektronenschale nur ein Elektron.

Die Elemente der zweiten Hauptgruppe besitzen in ihrer äußersten Elektronenschale zwei Elektronen. Diese **Erdalkalimetalle** (wichtigste Vertreter *Magnesium, Kalzium*) sind deutlich härter als die Alkalimetalle.

Die Elemente der dritten Hauptgruppe besitzen jeweils drei Elektronen auf ihrer äußersten Schale usw.

Halogene und Edelgase

Die Elemente der siebten Hauptgruppe haben sieben Elektronen auf ihrer äußersten Schale. Diese Elemente heißen auch **Halogene** oder *Salzbildner*, weil sie sich mit Metallen leicht zu *Salzen* (▶ 1.4.1) umsetzen lassen. Zu ihnen zählen z. B. das *Chlor* und das *Fluor*.

Die Elemente der achten Hauptgruppe, die **Edelgase,** besitzen in ihrer äußersten Elektronenschale acht Elektronen. Eine solche mit acht Elektronen besetzte äußerste Schale stellt einen extrem stabilen und damit besonders reaktionsträgen Zustand dar, die **Edelgaskonfiguration.** Deshalb gehen die Edelgase praktisch keine chemische Reaktion ein und spielen im Stoffwechsel des Körpers keine Rolle. Edelgase sind z. B. *Helium* und *Neon*.

Valenz

Auch die übrigen Elemente versuchen, durch Abgabe, Aufnahme oder gemeinsames Benutzen von Elektronen den stabilen Elektronenzustand der Edelgase zu erreichen. Die Anzahl der Elektronen auf der äußeren Schale bzw. die Zahl der Elektronen, die zum Erreichen der Edelgaskonfiguration fehlen, hat somit bei allen chemischen Prozessen eine enorme Bedeutung. Diese Zahl wird vom Chemiker auch als *Wertigkeit* oder **Valenz** eines Atoms bezeichnet; entsprechend werden die Elektronen auf der äußeren Hülle auch **Valenzelektronen** genannt. Beispielsweise steht der Stickstoff in der fünften Hauptgruppe und hat fünf Elektronen auf seiner äußersten Schale. Um die stabile Edelgaskonfiguration zu erreichen, muss der Stickstoff entweder drei Elektronen aufnehmen oder aber fünf Elektronen abgeben. Je nach Reaktionspartner ist der Stickstoff also 3-wertig oder 5-wertig.

1.3.2 Elektronegativität

Eine weitere Größe, die das Verhalten der Elektronen auf der äußersten Schale bestimmt, ist die **Elektronegativität.** Dieser Wert beschreibt die Kraft der Atome, Elektronen von anderen Atomen auf die eigenen Elektronenschalen „herüberzuziehen". Weil diese Kraft bei den einzelnen Atomen sehr unterschiedlich ausgeprägt ist, hilft die Elektronegativität, das Verhalten der Atome in chemischen Bindungen zu erklären. Fluor ist das am stärksten elektronegative Element – ihm wurde der Wert 4,0 zugeordnet. Eine starke Anziehung auf weitere Elektronen haben außerdem Sauerstoff (3,5), Stickstoff (3,0) und Chlor (3,0).

Zwei Elemente mit stark unterschiedlichen Elektronegativitäten sind enorm reaktionsfreudig: Das Element mit der hohen Elektronegativität zieht die Elektronen des „fremden" Atoms stark zu sich herüber, umgekehrt gibt das Element mit der geringen Elektronegativität seine Elektronen leicht ab.

Die Elektronegativität nimmt innerhalb einer Hauptgruppe von oben nach unten ab und innerhalb einer Periode von links nach rechts zu. In die gleiche Richtung bewegt sich auch der metallische Charakter im Periodensystem: Metalle besitzen geringe Elektronegativitätswerte und stehen unten links, Nichtmetalle haben hohe Elektronegativitätswerte und sind oben rechts zu finden.

1.4 Chemische Bindungen

Wie oben erläutert, ist jedes Atom ab der zweiten Periode bestrebt, auf seiner äußersten Elektronenschale genau acht Elektronen zu haben. Dies kann

NOTWENDIGES AUS CHEMIE UND BIOCHEMIE

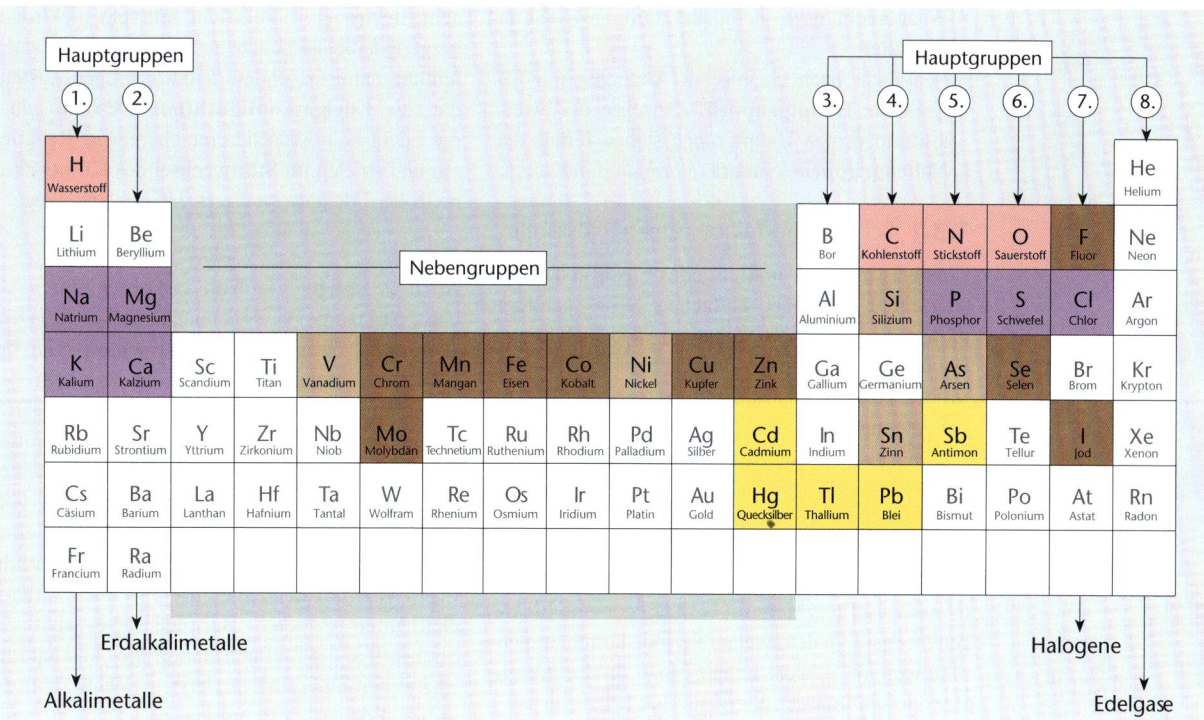

Abb. 1.3 Auszug aus dem Periodensystem der Elemente. Die Elemente, die waagrecht auf einer Linie stehen, bilden jeweils eine Periode. Die Elemente, die senkrecht in einer Spalte stehen, bilden jeweils eine Hauptgruppe oder, zwischen zweite und dritte Hauptgruppe eingeschoben, eine Nebengruppe (mittelgrau unterlegter Bereich). Die vier „Schlüsselelemente" des Lebens sind rosa, die sieben Mengenelemente violett, die Spurenelemente braun, die fraglichen Spurenelemente hellbraun und einige wichtige toxische (giftige) Elemente gelb unterlegt.

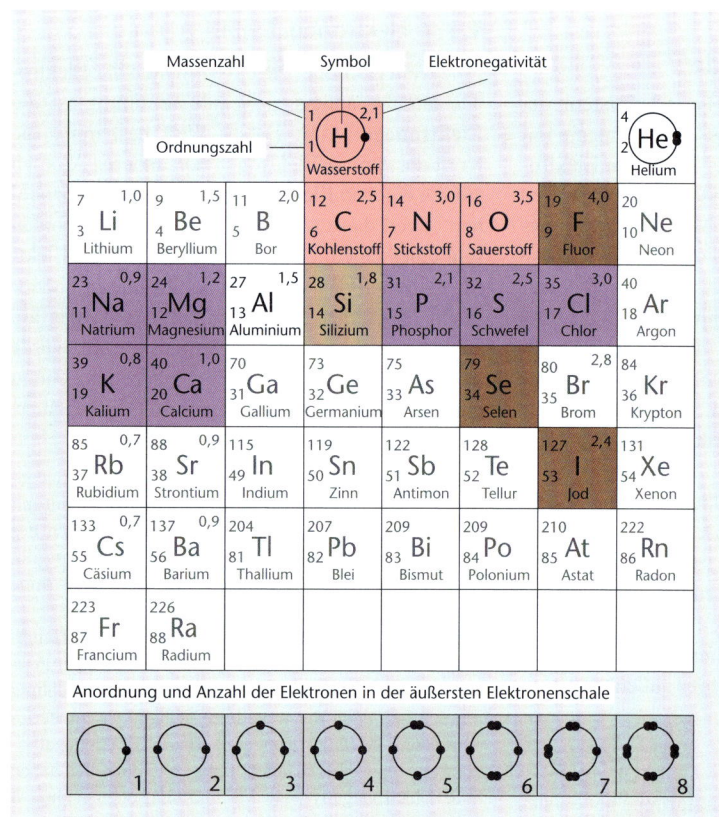

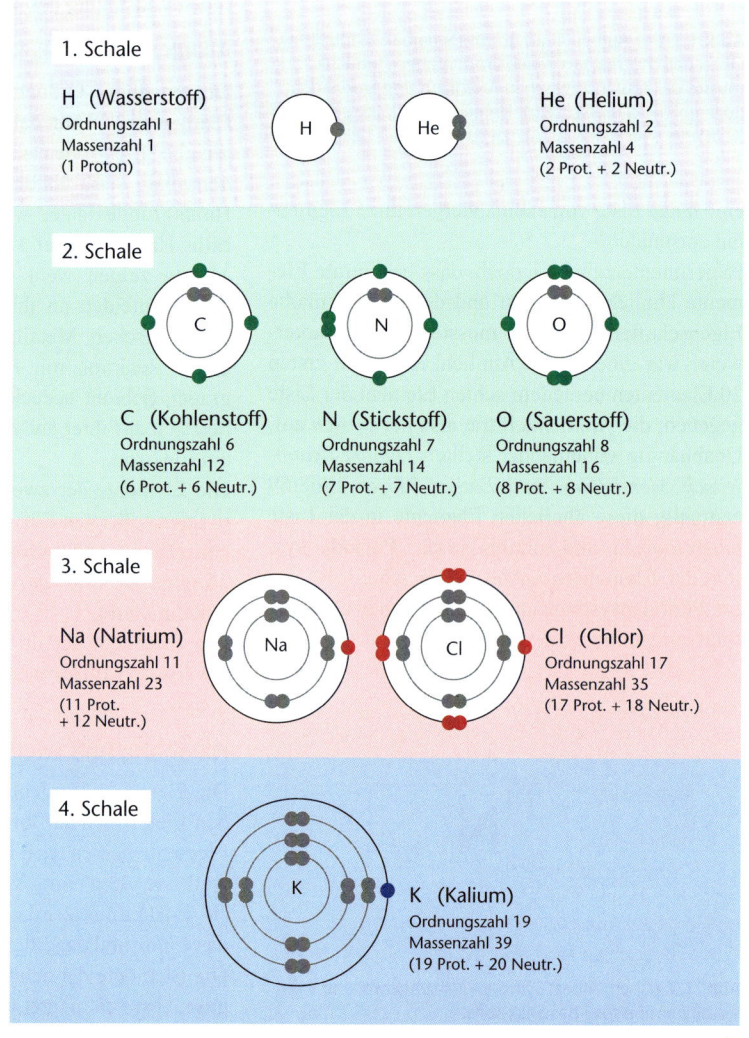

Abb. 1.4 (oben): Die Hauptgruppen des Periodensystems. Die gleiche Zahl von Elektronen in der äußersten Elektronenschale (1–8) begründet Ähnlichkeit im chemischen Verhalten. Wasserstoff und Helium gehören nicht zu den Hauptgruppenelementen, da die erste Elektronenschale bei ihnen mit der äußersten Elektronenschale identisch ist. Diese kann aber nur maximal zwei (und nicht acht) Elektronen aufnehmen.

Abb. 1.5 (rechts): Aufbau der Elektronenschalen bei einigen wichtigen Elementen. Die Elektronen sind zur vereinfachten Darstellung jeweils paarweise dargestellt.

NOTWENDIGES AUS CHEMIE UND BIOCHEMIE 5

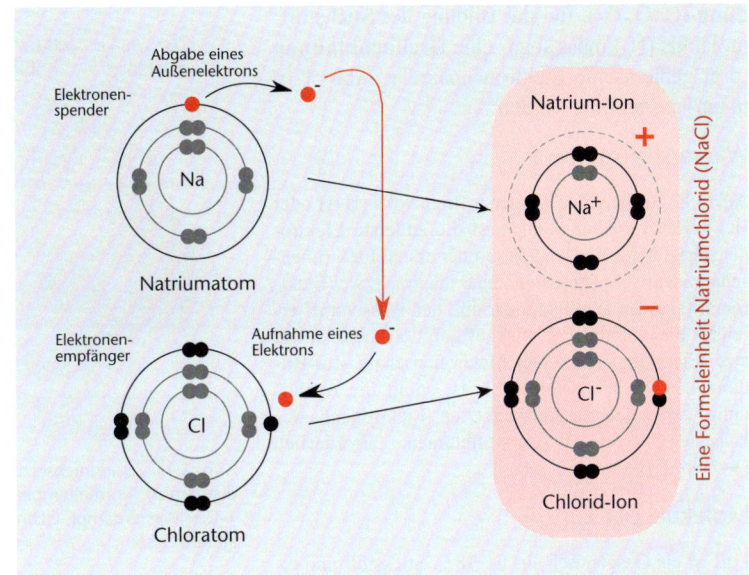

Abb. 1.6 Die Ausbildung einer Ionenbindung am Beispiel des Ionenpaares Na⁺Cl⁻. Natrium gibt sein Außenelektron an das Chlor ab. Dadurch erreichen beide Partner die stabile Edelgaskonfiguration.

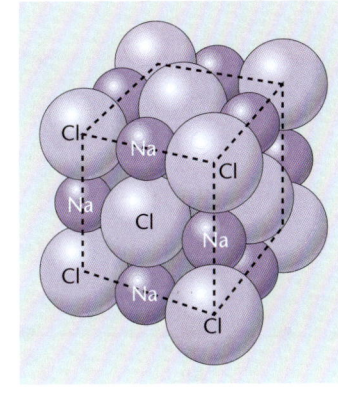

Abb. 1.7 Das NaCl-Kristallgitter.

im Wesentlichen durch drei Mechanismen erreicht werden: durch Elektronenaufnahme, durch Elektronenabgabe oder durch gemeinsames Benutzen von Elektronen mit benachbarten Atomen. Alle drei Mechanismen führen zu einer Bindung von Atomen aneinander. Welche Form der chemischen Bindung eingegangen wird, bestimmen die zwischen Atomen wirkenden Bindungskräfte.

1.4.1 Ionenbindung

Natrium steht in der ersten Hauptgruppe des Periodensystems und hat ein Elektron auf seiner äußersten Elektronenschale. Chlor steht in der siebten Hauptgruppe und hat entsprechend sieben Elektronen auf seiner äußersten Schale. Reagieren diese beiden Partner nun miteinander, so findet wegen der starken Anziehungskraft des Chloratoms auf weitere Elektronen ein **Elektronenübergang** statt: Das Außenelektron des Natriums wird vom Chloratom „eingefangen". Natrium tritt in dieser Reaktion als **Elektronenspender** *(Elektronendonator)*, Chlor als **Elektronenempfänger** *(Elektronenakzeptor)* auf.
Dadurch erreichen beide Partner die Edelgaskonfiguration:
- Das Chlor besitzt nun insgesamt 18 Elektronen, jedoch nur 17 Protonen im Kern (Ordnungszahl 17). Damit ist ein elektrisch negativ geladenes Partikel entstanden. Man schreibt **Cl⁻**
- Das Natrium hingegen hat ein Elektron verloren und besitzt somit nur noch zehn Elektronen. Dem stehen elf Protonen im Kern (Ordnungszahl 11) gegenüber, so dass ein Partikel mit positiver Ladung entstanden ist. Man schreibt **Na⁺**.

Allgemein heißen elektrisch geladene Partikel **Ionen**. Die Bindung, die durch die elektrische Anziehung der gegensätzlich geladenen Ionen entsteht, nennt man **Ionenbindung**.
Verbinden sich gegensätzlich geladene Ionen durch eine Ionenbindung miteinander, entsteht ein **Salz**. Salze bestehen fast immer aus Kombinationen von Metall- mit Nichtmetallionen (z. B. Na⁺ und Cl⁻). Der Chemiker versteht unter Salzen also durch Ionenbindung zustande kommende **Ionenverbindungen**. Ein Beispiel ist das im Volksmund als „Salz" bezeichnete *Kochsalz* (NaCl, ➤ Abb. 1.6).

Kochsalz im Kristallgitter

Das Kochsalz (Na⁺Cl⁻ oder kurz NaCl) ist eine der häufigsten Ionenverbindungen. Es besteht aus Na⁺- und Cl⁻-Ionen in einem Anzahlverhältnis von 1:1. Das definierte Anzahlverhältnis der Ionen einer Ionenverbindung heißt **Verhältnisformel**. Die Ionen des Kochsalzes bilden, wie die meisten Salze, ein dreidimensionales *Kristallgitter*, wobei jeweils ein Natrium-Ion von sechs Chlorid-Ionen und ein Chlorid-Ion von sechs Natrium-Ionen umgeben ist. Dieser Gitterverband ist insgesamt elektrisch neutral, und die Ionen sind nicht beweglich, da sie im Gitterverband festgehalten werden (➤ Abb. 1.7).

Auflösung des Kristallgitters im Wasser

Gibt man zu Kochsalzkristallen eine ausreichende Menge Wasser, so dringen Wassermoleküle in das Kristallgitter ein und lösen es auf. Die Ionen liegen nun frei beweglich in einer wässrigen Lösung vor – man spricht von **Elektrolytlösung**.
Legt man an eine solche Elektrolytlösung eine elektrische Spannung an, so wandern die positiv geladenen Natrium-Ionen zur negativ geladenen **Kathode** („Minus-Pol"), die negativ geladenen Chlorid-Ionen zur positiv geladenen **Anode** („Plus-Pol"), da sich gegensätzliche elektrische Ladungen anziehen. Deshalb bezeichnet man positiv geladene Ionen (wie das Na⁺-Ion) auch als **Kationen**, negativ geladene Ionen (wie das Cl⁻-Ion) auch als **Anionen**.
Die freie Beweglichkeit der Ionen einer Salzlösung ist der Grund dafür, dass sie den elektrischen Strom (im Gegensatz zum Feststoff mit Kristallgitter) ausgezeichnet leitet (➤ Abb. 1.8).

> **Ionenwanderung**
>
> Im elektrischen Feld wandern die (elektrisch negativ geladenen) *Anionen* zur (positiv geladenen) *Anode* und die (elektrisch positiv geladenen) *Kationen* zur (negativ geladenen) *Kathode*.

1.4.2 Kovalente Bindung

Zwischen gleichen Atomen oder verschiedenen Atomen mit nur geringem Elektronegativitätsunterschied (etwa zwei Nichtmetallen, z. B. Wasserstoff und Kohlenstoff) sind Elektronenübergänge nicht möglich. Sie gehen deshalb eine andere Bindung ein, die **kovalente Bindung**, auch *Elektronenpaarbindung* oder *Atombindung* genannt. Die kovalente Bindung kommt im menschlichen Organismus wesentlich häufiger vor als die Ionenbindung.
Bei einer kovalenten Bindung rücken z. B. Chloratome so eng zusammen, dass sie jeweils ein Elektron gemeinsam benutzen. So entsteht ein beiden Atomen gemeinsames **Elektronenpaar**. Damit ist ein stabiler Zustand entstanden, denn beide Chloratome besitzen nun acht Elektronen

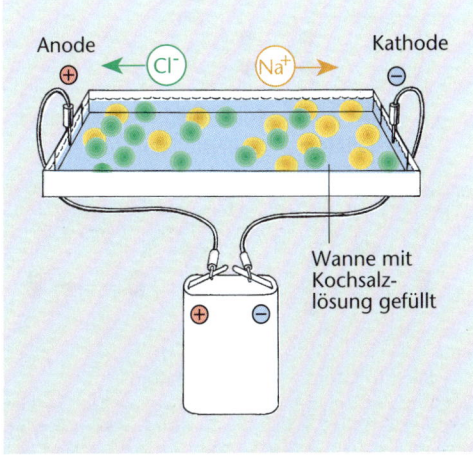

Abb. 1.8 Wandern von Na⁺- und Cl⁻-Ionen einer NaCl-Elektrolytlösung im elektrischen Feld.

6 NOTWENDIGES AUS CHEMIE UND BIOCHEMIE

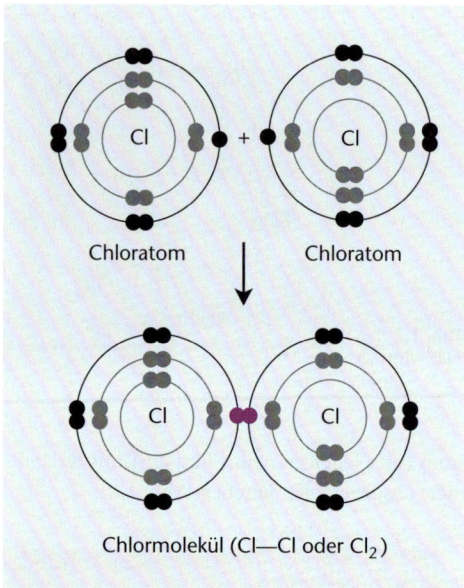

Abb. 1.9 Kovalente Bindung zweier Chloratome.

dung (O=O, O_2). Bei der Bildung des Stickstoffmoleküls (N_2) muss sogar eine **Dreifachbindung** (drei gemeinsame Elektronenpaare ➤ Abb. 1.10 unten) ausgebildet werden.

Wasserstoffmolekül

Auch die Bildung des Wasserstoffmoleküls (H–H oder H_2) verläuft analog. Jedoch ist die äußerste Elektronenschale beim Wasserstoff mit der ersten Elektronenschale identisch. Diese kann aber maximal zwei Elektronen (statt acht) aufnehmen, d.h. der Wasserstoff erreicht die stabile Edelgaskonfiguration bereits mit zwei Elektronen auf seiner Elektronenschale. Zur Bildung des Wasserstoffmoleküls ist somit die Ausbildung *eines* gemeinsam benutzten Elektronenpaares zwischen zwei Wasserstoffatomen erforderlich (➤ Abb. 1.10 oben).

Moleküle der Luft

Luft ist ein Gasgemisch aus ca. 78 % Stickstoff und ca. 21 % Sauerstoff. Dabei liegen beide Anteile praktisch ausschließlich in der stabilen Molekülform (O_2 bzw. N_2) vor (➤ Abb. 1.11). Kohlendioxid (CO_2) kommt nur in geringer Konzentration vor. Sein Anteil ist aber seit Beginn der Industrialisierung um ca. 40 % auf nunmehr 0,039 % gestiegen, worauf ein Großteil der globalen Erwärmung *(Treibhauseffekt)* zurückgeführt wird.

Verbindungen

Kovalente Bindungen können nicht nur zwischen zwei *gleichen,* sondern auch zwischen *unterschiedlichen* und auch *beliebig vielen* Atomen eingegangen werden.
Beim Methanmolekül etwa bilden vier Wasserstoffatome mit einem Kohlenstoffatom insgesamt vier kovalente Bindungen aus (CH_4, ➤ Abb. 1.12). Derartige Moleküle, die aus Atomen *verschiedener* Elemente bestehen, heißen **Verbindungen.**

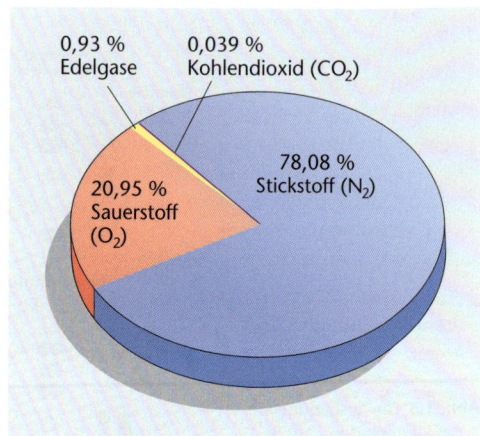

Abb. 1.11 Zusammensetzung trockener Luft (Tortendiagramm). Normaltemperierte Raumluft enthält ferner 1–2 % Wasserdampf, Ozon und Staub sowie in Spuren andere Gase.

1.4.3 Weitere Bindungsformen

Neben Ionenbindungen und kovalenten Bindungen existieren noch weitere (komplexe) Bindungsformen, die jedoch zum Grundverständnis des Stoffwechsels weniger von Bedeutung sind. Von erheblicher Bedeutung sind allerdings die **Wasserstoffbrücken** (➤ 1.7.1).

auf ihrer äußersten Schale. Das Teilchen Cl–Cl oder Cl_2 wird als **Molekül** bezeichnet, hier speziell als *Chlormolekül* (➤ Abb. 1.9).
Die Bildung des Sauerstoffmoleküls verläuft in gleicher Weise: Sauerstoff steht in der sechsten Hauptgruppe und hat entsprechend sechs Elektronen auf seiner äußersten Schale. Zur stabilen Edelgaskonfiguration fehlen jedem Sauerstoffatom zwei Elektronen. Deshalb werden von jedem Sauerstoffatom nicht nur ein, sondern zwei Elektronen gemeinsam benutzt. Da nun zwei Elektronenpaare von beiden Partnern gemeinsam benutzt werden, spricht man auch von einer **Doppelbin-**

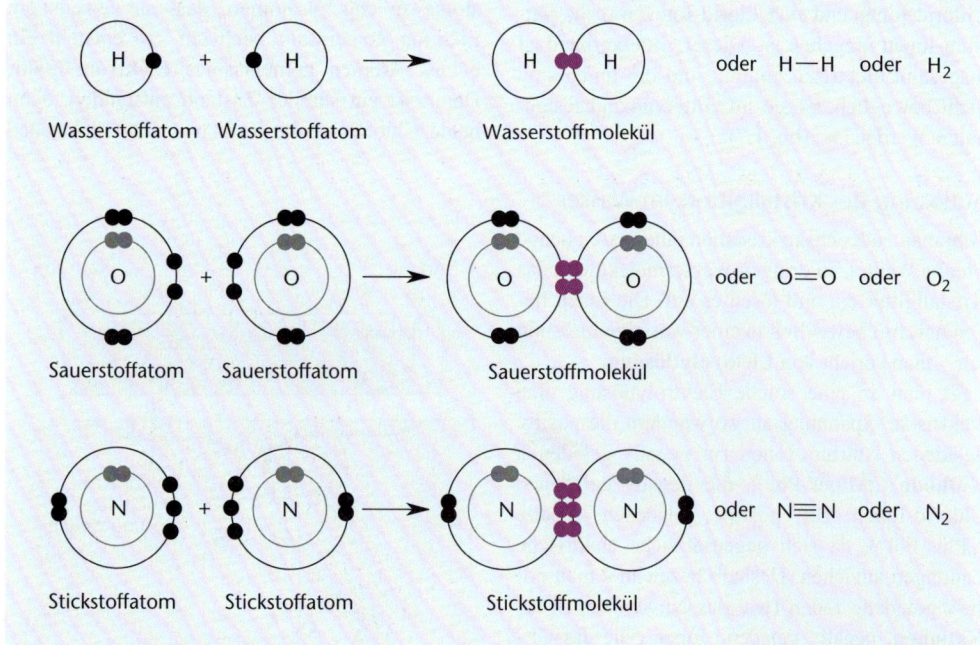

Abb. 1.10 Wasserstoff-, Sauerstoff- und Stickstoffatome bilden untereinander kovalente Bindungen (H_2, O_2, N_2). Die so entstandenen Moleküle sind viel stabiler als die unverknüpften Atome. Letztere heißen auch **Radikale** und können den Organismus schädigen, indem sie mit lebenswichtigen Molekülen reagieren.

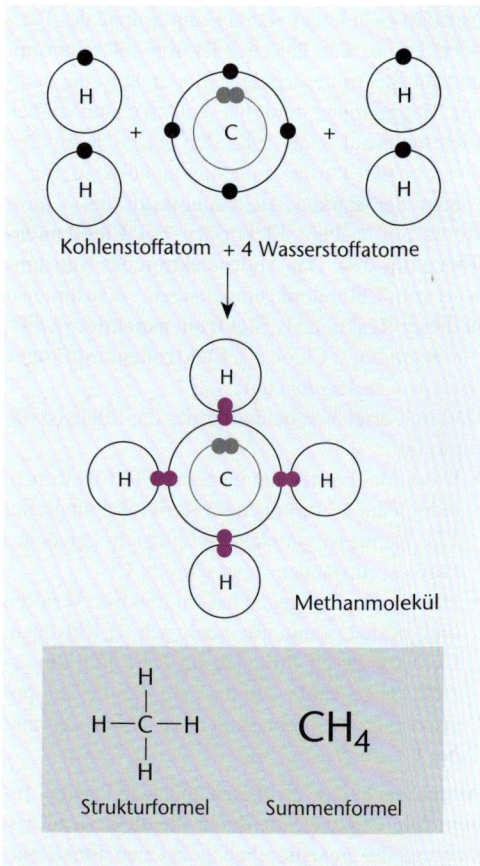

Abb. 1.12 Bei CH_4 (Methan) sind vier Wasserstoffatome durch kovalente Bindungen mit einem Kohlenstoffatom verbunden.

1.5 Chemische Reaktionen

Bei **chemischen Reaktionen** geschieht im Grunde nichts anderes als das Knüpfen von neuen Bindungen zwischen Atomen oder gerade das Gegenteil, nämlich das Aufbrechen von bestehenden chemischen Bindungen. Chemische Reaktionen sind also Umgruppierungen von Atomen. Bei einer chemischen Reaktion geht nichts verloren, d.h. die Gesamtzahl der Atome bleibt dieselbe. Durch die geänderte Verknüpfung zwischen den Atomen entstehen aber neue Moleküle mit neuen Eigenschaften.

Solche Reaktionen finden in jeder menschlichen Zelle ständig und in großem Ausmaß statt. Nur mit Hilfe chemischer Reaktionen kann der Organismus wachsen und neue Gewebe bilden. Auch alle Körperfunktionen, z. B. das Zusammenziehen (Kontraktion) eines Muskels, Sehen oder Hören, erfordern den ständigen Ablauf vielfältiger chemischer Reaktionen.

Anabole Reaktionen

Verbinden sich ein oder mehrere Atome, Ionen oder Moleküle zu einer größeren Einheit, bezeichnet man dies ganz allgemein als **anabole Reaktion**. Bei einer anabolen Reaktion findet also die **Synthese** *(Neubildung)* eines neuen Moleküls bzw. einer neuen Verbindung statt.

Ein einfaches Beispiel ist die Bildung des Ammoniaks (NH_3) aus einem Molekül Stickstoff (N_2) und drei Molekülen Wasserstoff (H_2):

$$N_2 + 3\,H_2 \rightarrow 2\,NH_3$$

Weit komplizierter ist der Aufbau der Körpereiweiße: Sie sind Riesenmoleküle *(Makromoleküle),* die durch die Verbindung zahlreicher kleinerer Moleküle entstanden sind.

Katabole Reaktionen

Katabole Reaktionen sind das Gegenteil von anabolen Reaktionen: Größere Einheiten werden in kleinere zerlegt. Als einfaches Beispiel hierfür kann man die Ammoniakspaltung heranziehen (die Umkehrung der oben dargestellten Ammoniaksynthese):

$$2\,NH_3 \rightarrow N_2 + 3\,H_2$$

Im menschlichen Organismus spielen katabole Reaktionen insbesondere bei der Verdauung eine große Rolle, weil die meist riesigen Nährstoffmoleküle (Fette, Eiweiße und Kohlenhydrate) erst nach der Spaltung in kleine Bruchstücke von der Darmschleimhaut ins Blut überführt werden können.

Chemische Reaktionen und Energie

Unter **chemischer Energie** versteht man die Energie, die bei einer chemischen Reaktion entweder verbraucht (**endotherme Reaktion**) oder freigesetzt wird (**exotherme Reaktion**). Bei anabolen Reaktionen wird in der Regel Energie verbraucht, bei katabolen Reaktionen Energie freigesetzt.

> **Energieumsatz**
>
> Wachstumsvorgänge vollziehen sich im Wesentlichen über anabole Reaktionen und benötigen deshalb Energie. Diese Energie stammt aus dem Abbau von Nährstoffmolekülen, also aus katabolen Reaktionen, bei denen Energie freigesetzt wird.

1.6 Chemische Verbindungen als Grundlage aller Lebensprozesse

Die meisten chemischen Elemente liegen im Organismus nicht als Atome, sondern als **Verbindungen** vor. Verbindungen lassen sich in zwei Hauptklassen einteilen:
› Organische Verbindungen
› Anorganische Verbindungen.

Unter **organischen Verbindungen** verstand man ursprünglich alle Chemikalien des Pflanzen- und Tierreichs, wobei man annahm, dass zu ihrer Bildung eine besondere „Lebenskraft" notwendig sei. Diese Theorie fiel jedoch im Jahre 1828 in sich zusammen, als der Chemiker *Friedrich Wöhler* eine klassische organische Substanz (Harnstoff) aus einer anorganischen Vorstufe im Reagenzglas herstellte.

Abgesehen von wenigen Ausnahmen versteht man heute unter organischen Verbindungen solche, die hauptsächlich aus *Kohlenstoff-* und *Wasserstoffatomen* bestehen und überwiegend durch *kovalente Bindungen* zusammengehalten werden (➤ 1.4.2). Alle Schlüsselmoleküle des Lebens wie Kohlenhydrate, Fette, Eiweiße und Nukleinsäuren (➤ 1.8) sind organische Verbindungen.

Anorganische Verbindungen dagegen zeichnen sich dadurch aus, dass sie gewöhnlich *keinen Kohlenstoff* enthalten. Zu den anorganischen Verbindungen gehören viele Salze, Säuren, Laugen, Wasser und als Ausnahme auch die Kohlenstoffverbindungen *Kohlendioxid* (CO_2, auch Kohlenstoffdioxid genannt) und Kohlenmonoxid (CO, auch als Kohlenstoffmonoxid bezeichnet).

> **Lebenswichtig**
>
> Sowohl organische als auch anorganische Verbindungen sind lebensnotwendig.

1.7 Anorganische Verbindungen

1.7.1 Wasser

Alle chemischen Reaktionen und damit alle Lebensvorgänge im Organismus spielen sich in **wässrigem Milieu** ab (➤ 2.6). Wasser ist dabei ein ausgezeichnetes **Lösungsmittel**. Lebenswichtige Substanzen wie Sauerstoff- oder Nährstoffmoleküle können über das extrazelluläre Wasser alle Zellen erreichen. Anderseits können Stoffwechselabfallprodukte wie das Kohlendioxid auf umgekehrtem Wege abtransportiert werden. Bei chemischen Reaktionen ermöglicht das Wasser den beteiligten Molekülen überhaupt erst die Annäherung aneinander.

Wasser chemisch gesehen

Wasser besteht aus einem Sauerstoffatom und zwei Wasserstoffatomen, die über kovalente Bindungen zusammengehalten werden (➤ Abb. 1.13). Sauerstoff besitzt jedoch eine wesentlich größere Elektronegativität (➤ 1.3.2) als Wasserstoff. Dies führt dazu, dass die gemeinsam benutzten Bindungselektronen vom Sauerstoff mehr angezogen werden als vom Wasserstoff. Folge ist eine *asymmetrische* Ladungsverteilung am Wassermolekül: Die beiden Wasserstoffatome sind gering positiv geladen, auf der anderen Seite ist das Sauerstoffatom gering doppelt negativ geladen. Eine derartige Bindung bezeichnet man als **polare Atombindung.**

Das Wassermolekül stellt damit einen **Dipol** dar, der nach außen hin zwar insgesamt elektrisch neutral ist, aber am Sauerstoffende eine negative und an den Wasserstoffenden eine positive „Schlagseite" hat. Durch seine **Polarität** kann das Wasser sowohl als Lösungsmittel wirken als auch an chemischen Reaktionen teilnehmen. Bei der Verdauung beispielsweise hilft das Wasser, die großen Nährstoffmoleküle auseinander zu brechen (Hydrolyse), anderseits nimmt es auch an anabolen Reaktionen teil, z. B. der Synthese von Hormonen.

Wasserstoffbrücken

Die stark polarisierten Dipole üben auf die Nachbarmoleküle Kräfte aus, die man als **Wasserstoffbrücken** bezeichnet. Im Vergleich zu einer Ionenbindung sind diese Kräfte zwar gering (5–10 % der Stärke einer kovalenten Bindung), durch die *zahlreichen* Brücken zwischen unzähligen Wassermolekülen werden die Moleküle aber trotzdem stark zusammengehalten (➤ Abb. 1.13). Dies ist

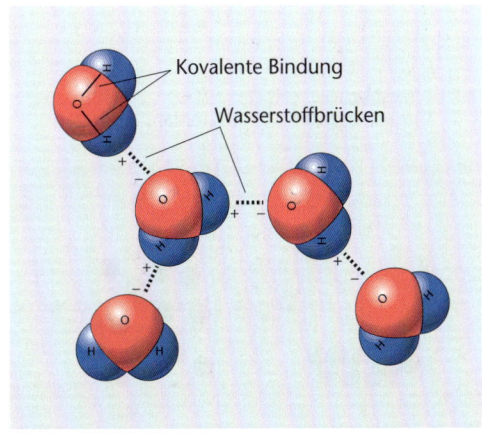

Abb. 1.13 Fünf Wassermoleküle und die sie verbindenden Wasserstoffbrücken.

auch der Grund dafür, dass Wasser erst bei 100 °C kocht, während das Molekül H_2S, das ähnlich gebaut ist, jedoch keine Wasserstoffbrücken ausbildet, schon bei −60 °C in den gasförmigen Zustand übergeht.

Wasserstoffbrücken kommen nicht nur *zwischen* Molekülen vor (hier: Wassermolekülen), sondern auch zwischen polarisierten Atomen *innerhalb* von (größeren) Molekülen. Aufgrund ihrer großen Zahl tragen Wasserstoffbrücken z. B. wesentlich zur Stabilisierung von Eiweiß- und Nukleinsäuremolekülen bei.

Funktionen des Wassers im Organismus

Neben seinen Aufgaben als Lösungsmittel und vielfältiger Reaktionspartner hat das Wasser noch weitere Funktionen im Organismus:
- Wasser *isoliert* – es nimmt Wärme nur langsam auf und gibt sie nur langsam wieder ab
- Wasser ist ein Hauptbestandteil von Schleimstoffen und dient dadurch als *Schmiermittel*.

1.7.2 Säuren und Basen

Wenn Salze wie z. B. das Kochsalz (➤ 1.4.1) in Wasser gelöst werden, unterliegen sie einem Zerfall, das heißt die im Kristallgitter gebundenen Ionen lösen sich voneinander und liegen nun frei beweglich vor.

Ein ganz ähnliches Schicksal erleiden anorganische **Säuren** und **Basen** im Wasser:
- Beim Chlorwasserstoff (HCl) z. B. werden H^+-Ionen (Wasserstoff-Ionen) frei, das Wasser wird *sauer*, es entsteht *Salzsäure*. Freie H^+-Ionen existieren nicht, sie binden sich vielmehr an Wassermoleküle und es entstehen Hydronium-Ionen (H_3O^+). Der Übersichtlichkeit halber wird die Schreibweise H^+ aber beibehalten
- Beim Natriumhydroxid (NaOH) werden dagegen Hydroxid-Ionen (OH^--Ionen) frei, welche H^+-Ionen aufnehmen können, das Wasser wird *basisch*, und es entsteht *Natronlauge*. Eine wässrige basische Lösung wird als **Lauge** bezeichnet.

Ein solcher Zerfall wird allgemein **Dissoziation** genannt.

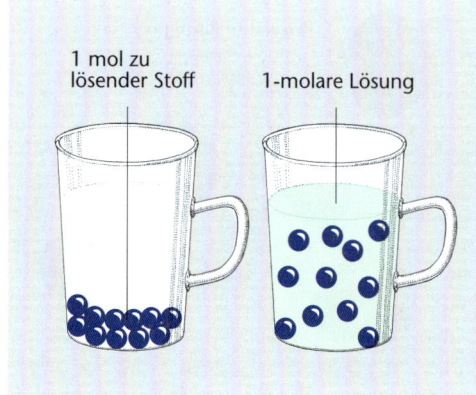

Abb. 1.14 Herstellung einer 1-molaren (1 mol/l-konzentrierten) Lösung.

> **Säuren und Basen**
>
> Als Säuren bezeichnet man nach *Johannes Nicolaus Brönsted* chemische Substanzen, die H^+-Ionen abgeben können, als Basen solche, die H^+-Ionen aufnehmen können.

Säuren nach dieser Definition sind u. a. HCl oder H_2SO_4, Basen beispielsweise NaOH oder NH_4OH. Je mehr H^+-Ionen sich in einer Lösung befinden, desto **saurer** *(azider)* ist diese Lösung. Je weniger H^+-Ionen eine Lösung enthält, desto **basischer** *(alkalischer)* ist die Lösung. Der Säuregrad wird auch als **Azidität** bezeichnet, die basische Eigenschaft einer Lösung als **Alkalität** *(Basizität)*.

> **Mol und Molarität**
>
> **Stoffmenge in Mol**
> In Chemie und Medizin basieren Stoffmengen- und Konzentrationsangaben meist auf dem **Mol** (Einheitenzeichen mol). Die Stoffmenge 1 mol bedeutet, dass die Anzahl der Teilchen in dieser Menge gleich der Anzahl der Wasserstoffatome in einem Gramm Wasserstoff ist.
> Dies klingt kompliziert, noch dazu, wenn man weiß, dass die Anzahl der Wasserstoffatome in einem Gramm Wasserstoff $6{,}023 \times 10^{23}$ beträgt: Ein Mol einer beliebigen Substanz (also z. B. Sauerstoff, Wasser, Zucker, Kochsalz) enthält demnach die unvorstellbare Zahl von $6{,}023 \times 10^{23}$ Teilchen.
> Tatsächlich erfolgt die Umrechnung von Mol in Gramm ganz einfach über das Periodensystem der Elemente. Dem elementaren Wasserstoff ist dort die Massenzahl 1 (➤ Abb. 1.4) zugeordnet. Versieht man diese Massenzahl mit der Einheit g, so erhält man die Masse an Wasserstoff, die einem Mol entspricht: 1 mol H entspricht 1 g H. Gleiches gilt für Kohlenstoff. Hier ist im Periodensystem die Massenzahl 12 notiert. 1 Mol Kohlenstoff entspricht also 12 g.
> Bei Molekülen werden die einzelnen Massenzahlen der aneinandergebundenen Atome addiert: Methan besteht aus CH_4-Molekülen. Addieren wir nun die Massenzahlen von Kohlen- und Wasserstoff (wobei hiervon vier Moleküle beteiligt sind), so kommen wir auf die Masse $12 + (4 \times 1) = 16$ g. 1 mol CH_4 entspricht also 16 g. Entsprechend besitzt 1 mol Kochsalz die Masse 58 g $(23 + 35 = 58)$.
>
> **Konzentration in Molarität**
> In den Körperflüssigkeiten liegen die meisten Stoffe in gelöster Form vor. Entsprechend ihrer Stoffmenge in mol gibt man deshalb auch die Stoffmengenkonzentration einer Lösung in **Mol/Liter** (mol/l) an. Beträgt die Konzentration eines Stoffes 1 mol/l Gesamtvolumen, so spricht man von einer **1-molaren** Lösung (➤ Abb. 1.14). Zur Herstellung einer 1-molaren Lösung gibt man die Stoffmenge 1 mol in ein Gefäß und füllt dieses mit dem Lösungsmittel zu einem Gesamtvolumen von 1 Liter auf.

1.7.3 pH-Wert

Azidität und Alkalität einer Lösung hängen direkt ab von der Konzentration der H^+- bzw. OH^--Ionen. Sind deren Konzentrationen gleich, so ist die Lösung weder sauer noch basisch, sondern **neutral.**

Neutral ist beispielsweise reines Wasser: Die Konzentration der Ionen – in den folgenden Beispielen mit eckigen Klammern dargestellt – beträgt am sog. Neutralpunkt:

$[H^+] = 0{,}000{.}000{.}1 \text{ mol/l} = 10^{-7} \text{ mol/l}$

$[OH^-] = 0{,}000{.}000{.}1 \text{ mol/l} = 10^{-7} \text{ mol/l}$

Wie man sieht, sind die Ionenkonzentrationen an H^+ und OH^- sehr gering. Deshalb hat man aus praktischen Erwägungen den **pH-Wert** eingeführt, der als *negativer dekadischer Logarithmus* der H^+-Ionen-Konzentration definiert ist:

> **Protonenaktivität**
>
> pH = − Logarithmus [H^+]

Wie sich ein negativer dekadischer Logarithmus berechnet, ist nicht ganz einfach zu verstehen. Ganz entscheidend aber hängt dieser Wert von der Zahl der Nullen hinter dem Komma ab:
- $[H^+] = 0{,}01$ mol/l = 10^{-2} mol/l → pH = 2 (sauer, z. B. Magensaft)
- $[H^+] = 0{,}000{.}000{.}1$ mol/l = 10^{-7} mol/l → pH = 7 (neutral, reines Wasser)
- $[H^+] = 0{,}000{.}000{.}04$ mol/l = $10^{-7{,}4}$ mol/l → pH = 7,4 (schwach basisch, Blutplasma)
- $[H^+] = 0{,}000{.}000{.}01$ mol/l = 10^{-8} mol/l → pH = 8 (basisch, Dünndarmsekret).

Ist die H^+-Konzentration einer Lösung *größer* als 10^{-7} mol/l, d. h. wird sie saurer, so wird der pH-Wert *kleiner* als 7. Ist die Wasserstoff-Ionen-Konzentration einer Lösung *kleiner* als 10^{-7} mol/l, so wird der pH-Wert *größer* als 7 (➤ Abb. 1.15). Je kleiner also der pH-Wert einer Flüssigkeit ist, desto saurer ist sie.

H^+-Ionen und OH^--Ionen stehen in einem gesetzmäßigen Verhältnis zueinander: Ist die H^+-Konzentration hoch, so ist die OH^--Konzentration immer entsprechend gering und umgekehrt.

1.7.4 Puffer

Zwar können die pH-Werte verschiedener Körperflüssigkeiten sehr unterschiedlich sein, jedoch wird der pH-Wert innerhalb einer bestimmten Körperflüssigkeit konstant gehalten. Dafür sorgen die **Puffer.** Das sind Substanzen, die überschüssige H^+-Ionen auffangen oder bei basischem Milieu wieder abgeben. Sie puffern also pH-Schwankungen ab.

Kohlensäure-Bikarbonat-System

Ein wichtiges Puffersystem des menschlichen Körpers ist das **Kohlensäure-Bikarbonat-System.** Dieses System besteht wie alle Puffer aus einer Säure, hier **Kohlensäure** (H_2CO_3), und der

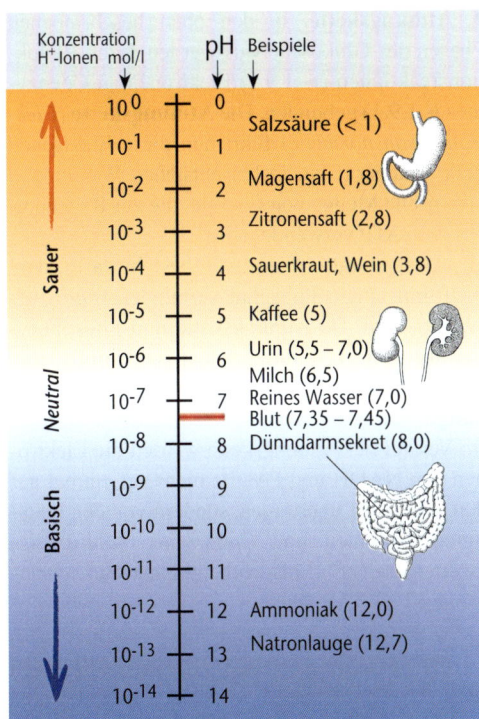

Abb. 1.15 pH-Werte bekannter Flüssigkeiten.

dazugehörigen Base, hier **Bikarbonat** oder *Hydrogenkarbonat* (HCO_3^-, ➤ Abb. 1.16).
Wird der Körper mit Säure (also H^+-Ionen) belastet **(Azidose)**, dann werden die H^+-Ionen von HCO_3^- abgefangen und bilden H_2CO_3. Dieses steht wiederum in einem Gleichgewicht zu CO_2 und H_2O. Das CO_2 und damit „die Säure" werden über die Lunge abgeatmet. Außerdem können H^+-Ionen, allerdings wesentlich langsamer, über die Niere ausgeschieden werden.
Bei einem Mangel an H^+-Ionen bzw. einem Überwiegen von OH^--Ionen **(Alkalose)** kann die Abatmung von CO_2 bis zu einem gewissen Maß vermindert werden. Die vermehrt zurückgehaltene Kohlensäure gibt H^+-Ionen ab, die sich mit OH^- zu H_2O verbinden. Außerdem kann die Niere durch verminderte H^+-Sekretion und verstärkte Abgabe von HCO_3^- der Alkalose entgegenwirken. Außer der Pufferfunktion des H_2CO_3/HCO_3^--Systems sind also auch immer aktive Regelungsprozesse von Lunge und Niere an der Konstanthaltung des pH-Wertes beteiligt (➤ 19.9.1, ➤ Abb. 1.16).

Weitere Puffersysteme

Neben dem Kohlensäure-Bikarbonat-Puffer sind vor allem zwei weitere Puffersysteme erwähnenswert:
› **Proteinpuffer** *(Eiweißpuffer)*. Zu diesem gehören das Hämoglobin (➤ 12.2.2) in den Erythrozyten sowie die Plasmaproteine
› **Phosphatpuffer.** Seine Pufferkomponenten sind anorganische Phosphate.

1.8 Organische Verbindungen

1.8.1 Kohlenhydrate

Kohlenhydrate spielen für das Leben auf diesem Planeten eine zentrale Rolle. Sie werden von den grünen Pflanzen im Rahmen der **Photosynthese** aus Kohlendioxid und Wasser mit Hilfe von Sonnenlicht in gigantischen Mengen gebildet. Die *Sonnenenergie* wird hierbei als *chemische Energie* in den Kohlenhydraten gespeichert und ist in dieser Form für jedes Lebewesen nutzbar.
Kohlenhydrate sind aus Kohlen-, Wasser- und Sauerstoff zusammengesetzt. Der Name Kohlenhydrate rührt daher, dass in vielen von ihnen, wie im Wasser, Wasserstoff und Sauerstoff in einem festen Verhältnis von 2:1 vorliegen, d. h. dass Kohlenhydrate formal als *Hydrate* (Wasserverbindungen) des Kohlenstoffs mit der allgemeinen Formel $C_n(H_2O)_m$ aufgefasst werden können. Es gibt jedoch auch Kohlenhydrate, deren Formel erheblich davon abweicht.
Im menschlichen Organismus spielen die Kohlenhydrate als schnell verfügbare Energiequelle die größte Rolle. Entsprechend ihrer Größe werden sie eingeteilt in Mono-, Di- und Polysaccharide.

Monosaccharide

Monosaccharide (*Einfachzucker, mono* = eins; *Saccharide* = Zucker) sind einfache **Zuckermoleküle,** deren ringförmiges Kohlenstoffgerüst ein Fünf- bzw. Sechseck bildet (➤ Abb. 1.17). Der wichtigste Einfachzucker im menschlichen Organismus ist die **Glukose** (*Traubenzucker, Dextrose*). Sie besteht aus sechs C-, zwölf H- und sechs O-Atomen und wird deshalb mit $C_6H_{12}O_6$ abgekürzt. Glukose kann von den meisten Zellen zur Energiegewinnung herangezogen werden. Andere sehr häufige Monosaccharide sind die **Fruktose** *(Fruchtzucker)* und die **Galaktose** *(Schleimzucker)*.

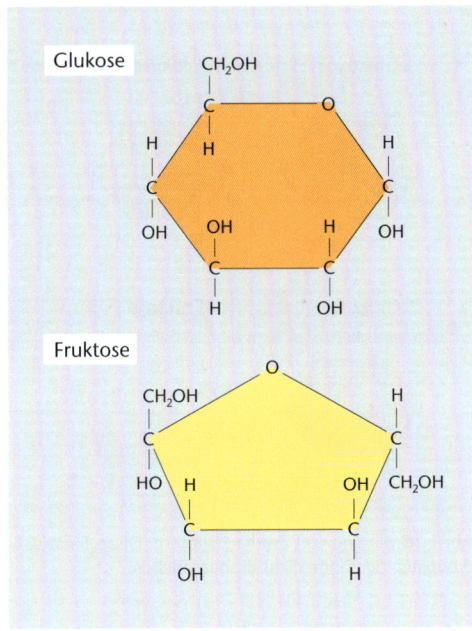

Abb. 1.17 Glukose- und Fruktosemolekül.

> **Unerlässlich: Glukose**
> Glukose (Traubenzucker) ist der Hauptenergieträger des menschlichen Körpers.

Disaccharide

Reagieren zwei Einfachzucker miteinander, so entsteht ein *Zweifachzucker* (**Disaccharid,** *di* = zwei). Beim Aufbau eines Zweierzuckers wird ein Wassermolekül abgespalten (➤ Abb. 1.18). Verknüpfungsreaktionen, bei denen Wassermoleküle frei werden, heißen auch **Kondensationsreaktionen.** Wichtige Zweifachzucker sind z. B. der *Malzzucker* (die **Maltose**) aus zwei Glukosemolekülen, der *Rohr-* oder *Rübenzucker* (**Saccharose**) aus Glukose und Fruktose und der *Milchzucker* (**Laktose**) aus Glukose und Galaktose.
Disaccharide können wieder in Monosaccharide gespalten werden. Dabei wird im Gegenzug ein Wassermolekül verbraucht.

Polysaccharide

Manche Disaccharide können durch Verknüpfung mit weiteren Einfachzuckern zu **Polysacchariden** (*Vielfachzucker, poly* = viele) weiterreagieren, wobei riesige Makromoleküle entstehen.
Ein Beispiel ist die **Stärke** *(Amylose)*, die pflanzliche Speicherform der durch Photosynthese aufgebauten Glukose. Kartoffeln, Mais und Weizen enthalten sehr viel Stärke. Nimmt der Mensch eine stärkehaltige Mahlzeit zu sich, so wird die Stärke im Verdauungstrakt wieder in kleine Bruchstücke zerlegt. Dabei entsteht vor allem über die Maltose als Zwischenprodukt wieder Glukose, die ins Blut aufgenommen wird.
Ein anderes Beispiel ist die **Zellulose.** Sie besteht ebenfalls nur aus Glukosemolekülen, die aber anders verknüpft sind als in der Stärke. Die Zellulose

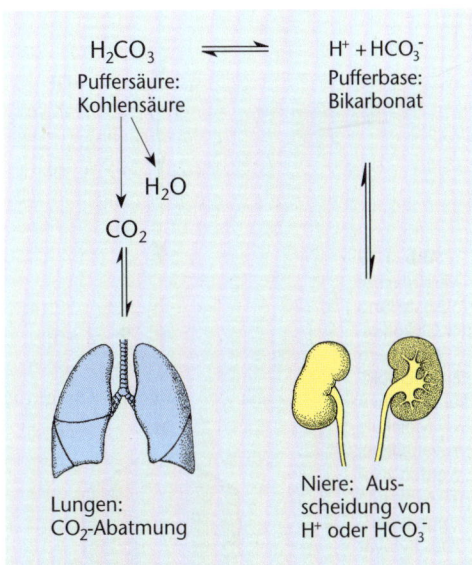

Abb. 1.16 Das Kohlensäure-Bikarbonat-System als lebenswichtiges Puffersystem sowie die an der pH-Regulation beteiligten Organe.

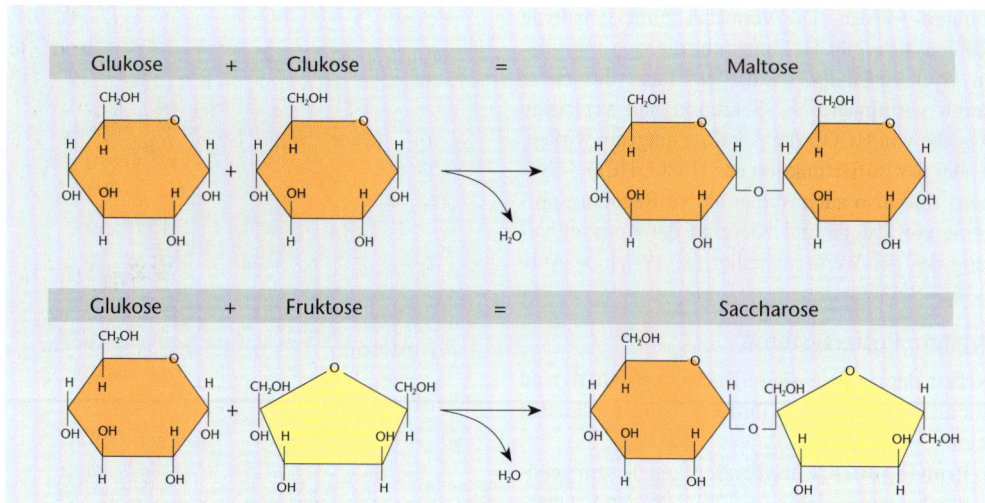

Abb. 1.18 Bildung von Zweifachzuckern (Disaccharide). Einer gängigen Schreibweise folgend sind die C-Atome an den Eckpunkten der Ringe nicht ausgeschrieben.

verleiht den Pflanzen ihre Form und gibt Festigkeit. Vom Menschen kann sie nicht gespalten werden. Auch Glykogen, die menschliche Speicherform der Glukose, ist ein Polysaccharid (Details siehe unten).

Energiegewinnung aus Glukose

Als „Brennstoff" für die lebensnotwendige Energiegewinnung bevorzugen die meisten menschlichen Zellen die Glukose. Die Hauptschritte der Energiegewinnung werden deshalb anhand des Glukoseabbaus dargestellt.

Phasen des Glukoseabbaus

Der Abbau der Glukose lässt sich in vier Schritte unterteilen: Glykolyse, Überführung von Pyruvat in Acetyl-CoA, Zitratzyklus und Atmungskette (zusammenfassende Darstellung ➤ Abb. 1.21).

1. Glykolyse – Energieerzeugung ohne Sauerstoff. Man fasst unter der **Glykolyse** zahlreiche enzymatische Reaktionen (Enzyme ➤ 1.8.3, ➤ 1.9) zusammen, bei denen ein Molekül Glukose letztlich in zwei Moleküle **Pyruvat** (*Brenztraubensäure* ➤ Abb. 1.19, ➤ Abb. 1.21) gespalten wird. Die direkte Energieausbeute ist zwar gering: Pro gespaltenem Glukosemolekül werden nur zwei Energiespeichermoleküle Adenosintriphosphat (ATP, ➤ 1.8.5) regeneriert. Die im Zytoplasma stattfindende Glykolyse hat aber den Vorteil, dass die Zellen auch bei Sauerstoffmangel Energie erzeugen können.

Unter Sauerstoffmangel können vor allem Skelettmuskelzellen Pyruvat nicht weiterverwerten (➤ 5.3.6) es wird zu **Laktat** (*Milchsäure* ➤ Abb. 1.34) umgewandelt und gelangt über den Kreislauf in die Leber. Interessanterweise können aber die Herzmuskelzellen bei schwerer Arbeit einen Teil ihres Energiebedarfs aus Laktat decken.
Bei fortgesetzter unphysiologischer Belastung (z. B. Langstreckenlauf eines Untrainierten) mit Sauerstoffmangel der stark beanspruchten Skelettmuskulatur kann so viel Laktat anfallen, dass die Pufferkapazität des Blutes (➤ 1.7.4) überschritten wird und der Blut-pH empfindlich abfällt. Man spricht von **Laktatazidose**.

2. Acetyl-Coenzym-A – das zentrale Molekül des Energiestoffwechsels. Steht genügend Sauerstoff zur Verfügung, so tritt das Endprodukt der Glykolyse, das Pyruvat, ins Mitochondrium ein und verbindet sich mit **Coenzym-A,** kurz *CoA-SH* (Wirkform der *Pantothensäure* ➤ 18.8), unter Abspaltung von CO_2 zum **Acetyl-Coenzym-A** (kurz *Acetyl-CoA* ➤ Abb. 1.20). Hierbei fällt zwar kein ATP an. Es wird aber **NAD** *(Nicotinamid-Adenin-Dinucleotid)* zu **NADH** reduziert. Letzteres kann später in der Atmungskette energiebringend verwertet werden.

Acetyl-Coenzym-A ist ein *zentrales* Molekül des *gesamten* Energiestoffwechsels, weil nicht nur der oxidative Abbau der Glukose zu Acetyl-CoA führt, sondern auch der Fettsäureabbau sowie der Abbau einiger Aminosäuren.

3. Zitratzyklus. Der **Zitratzyklus** ist die nächste Serie enzymgesteuerter Reaktionen, die in den Mitochondrien stattfindet. Pro eingeschleustem Acetyl-CoA entsteht ein energiereiches Phosphat (*Guanosintriphosphat*, kurz **GTP**), das direkt ein **ADP** in **ATP** überführen kann.
Des Weiteren fallen als reduzierte Co-Enzyme NADH und **FADH₂** *(FAD = Flavin-Adenin-Dinucleotid)* an, die danach in der Atmungskette verwertet werden (Oxidation und Reduktion ➤ 1.9.2, ➤ Abb. 1.20).

Zitratzyklus

Der Zitratzyklus hat nicht nur Bedeutung für den Glukoseabbau. Vielmehr münden zahlreiche katabole Stoffwechselwege indirekt oder direkt in den Zitratzyklus, und gleichzeitig liefert der Zitratzyklus Ausgangsstoffe für viele anabole Stoffwechselreaktionen. Er wird also mit Fug und Recht als „Drehscheibe" des Stoffwechsels bezeichnet.

4. Atmungskette. In den oben beschriebenen Phasen des Glukoseabbaus werden durch Reduktionsreaktionen (➤ 1.9.2) Elektronen an Coenzyme (➤ 1.9.1) gebunden. Die **Atmungskette** *(Elektronentransportkette)* führt nun diese Elektronen dem Sauerstoff zu. Dabei entstehen Wasser und eine große Menge von Energie, die zur Regeneration von ATP verwendet wird.
Die „Regeneration" des ATP besteht darin, dass ADP mit einem Phosphat verbunden *(phosphoryliert)* wird. Da Atmungskette und Phosphorylierung von ADP unmittelbar verknüpft sind, spricht man auch von **oxidativer Phosphorylierung.**
Im Verlauf der Atmungskette werden die Elektronen von NADH und FADH₂ nicht auf einmal auf den Sauerstoff übertragen, sondern von den beteiligten Enzymen und Coenzymen schrittweise „weitergereicht". Entsprechend entstehen *schrittweise* 32 ATP-Moleküle.

Zellatmung

Der *oxidative Abbau* von Kohlenhydraten und Fetten zur Energiegewinnung wird auch als **Zellatmung** bezeichnet. Im Falle der Glukose ergibt sich z. B. folgende Bilanz:

$$\text{Glukose} + 36\,\text{ADP} + 36\,\text{P} + 6\,O_2$$
$$\rightarrow 6\,CO_2 + 6\,H_2O + 36\,\text{ATP}$$

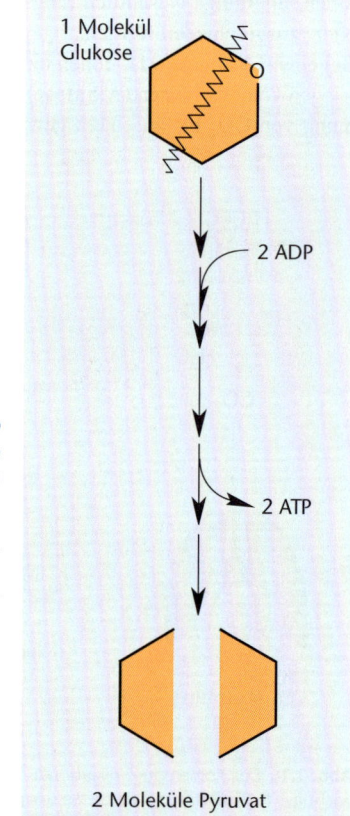

Abb. 1.19 Vereinfachte Darstellung der Glykolyse. Aus einem Glukosemolekül entstehen zwei Moleküle Pyruvat. Dabei werden zwei ATP-Moleküle regeneriert. Das Pyruvat tritt im Regelfall anschließend in den Zitratzyklus ein (➤ Abb. 1.20).

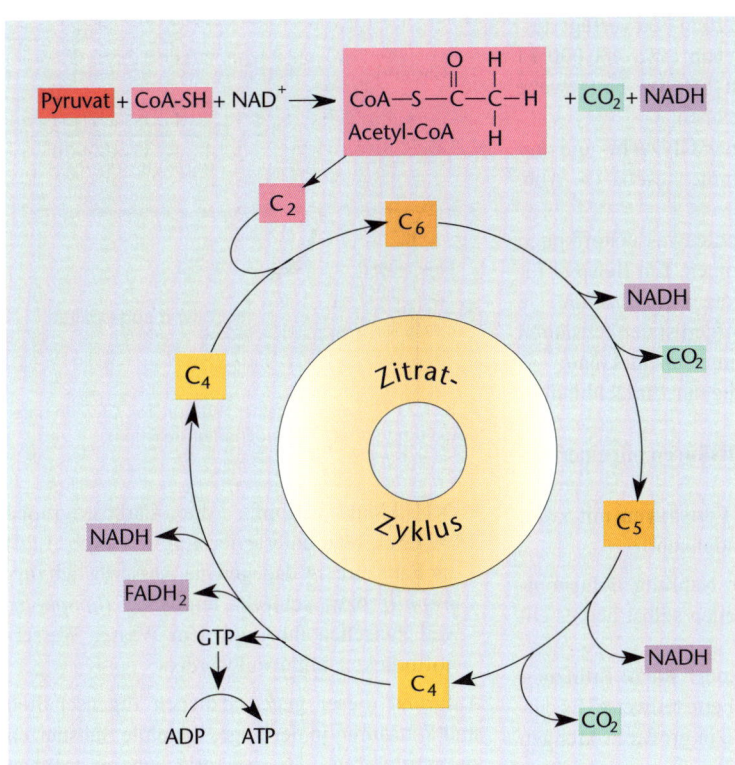

Abb. 1.20 Entstehung des Acetyl-Coenzym-A und Einschleusung der Acetylgruppe in den Zitratzyklus. Die im Zitratzyklus entstehenden reduzierten Coenzyme NADH und $FADH_2$ speichern Energie, die erst im letzten Abschnitt der Energiegewinnung, der Atmungskette, zur Regenerierung von ATP verwendet wird.

2 000 kcal) speichern, davon etwa 150 g in der Leber und 250 g in der Muskulatur. Werden trotzdem weitere Kohlenhydrate aufgenommen, so wird diese überschüssige Glukose in Fett umgewandelt und im Leber- und Fettgewebe gespeichert. Der Betroffene wird also dick, seine Leber verfettet (➤ 17.10.7).

Marathonläufer

Dem Sportler dienen die als Glykogen eingelagerten Kohlenhydrate als Hauptenergiequelle für seine Leistungen. Durch Ausdauertraining lassen sich die Glykogendepots im Muskel auf das Zwei- bis Dreifache steigern. Dadurch kann sich der Körper entsprechend länger mit der hochwertigen Energie der Kohlenhydrate versorgen.
Sind die Glykogenspeicher aufgebraucht, greift der Körper auf seine „eisernen Reserven" zurück und beginnt mit dem Abbau von Fetten. Gut trainierte Marathonläufer merken den Unterschied, wenn sich ihr Stoffwechsel auf die Verbrennung von Fetten umstellt: Sie erreichen ihren „toten Punkt" meist nach 35 km und müssen plötzlich trotz gleichen Tempos ihre Atemtätigkeit steigern. Der Grund: Die Verbrennung von Fetten zur Energiegewinnung erfordert mehr Sauerstoff.
Übrigens: Der Körper benötigt rund 48 Stunden, um die entleerten Glykogenspeicher wieder aufzufüllen. In den ersten zehn Stunden läuft dieser Vorgang besonders schnell ab, man soll deshalb schon bald nach einem Marathonlauf eine kohlenhydratreiche Mahlzeit zu sich zu nehmen.

Glykogen

Ist der menschliche Organismus ausreichend mit Glukose versorgt, kann er Glukose in die Speicherform **Glykogen** überführen. Menschliches Glykogen und pflanzliche Stärke bestehen ausschließlich aus aneinandergeketteten Glukosemolekülen und sind ähnlich aufgebaut.
Glykogen wird v.a. in Leber und Skelettmuskulatur gespeichert. Insgesamt kann der Erwachsene etwa 400 g Glykogen (entsprechend ca. 8 400 kJ ≅

Glukoneogenese

Erythrozyten können nur Glukose zur Energiegewinnung verwerten, auch das Gehirn ist im Wesentlichen darauf angewiesen. Außerdem ist Glukose die einzige Substanz, die bei Sauerstoffmangel von der Skelettmuskulatur zur Energiegewinnung genutzt werden kann. Die **Glukoneogenese,** das ist die Neubildung von Glukose aus Nicht-Kohlenhydrat-Vorstufen (genauer: aus bestimmten Aminosäuren, Glyzerin oder Laktat), sichert ausreichende Glukosespiegel auch bei fehlender Nahrungszufuhr und leeren Glykogenspeichern (➤ Abb. 1.22). Die Glukoneogenese findet zu etwa 90 % in der Leber und zu etwa 10 % in der Nierenrinde statt.
Man kann die Glukoneogenese als Umkehrung der Glykolyse bezeichnen. Allerdings müssen bei der Glukoneogenese drei Reaktionsschritte der Glykolyse umgangen werden, weil diese nur in der Richtung der Glykolyse ablaufen. Die Ersatzreaktionen dafür kosten Energie, funktionieren also nur unter Verbrauch von ATP.

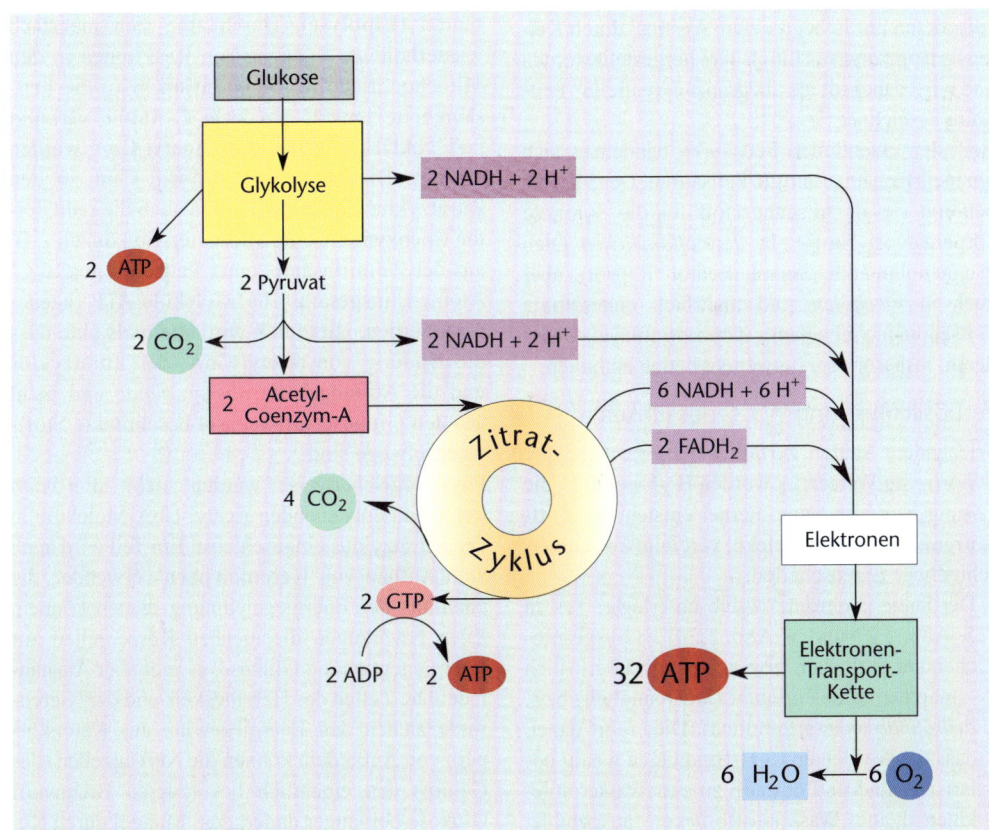

Abb. 1.21 Zusammenfassende Darstellung der vier Phasen der Energiegewinnung aus einem Molekül Glukose.

12 NOTWENDIGES AUS CHEMIE UND BIOCHEMIE

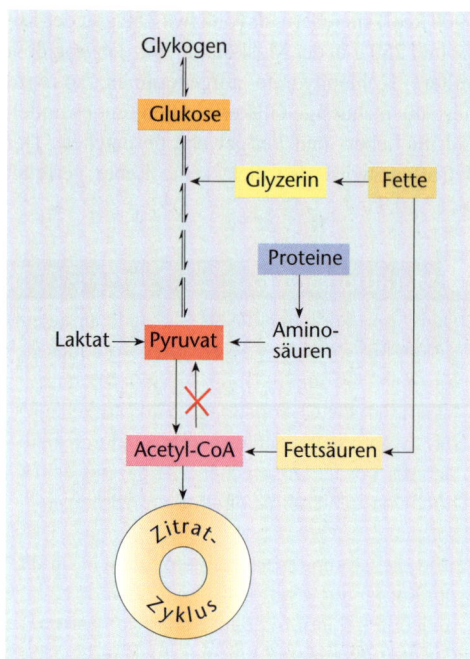

Abb. 1.22 Glukoneogenese. Verschiedene Ausgangsstoffe (Laktat, Glyzerin, Aminosäuren) können an verschiedenen Stellen in die Glukoneogenese eintreten. Aus Fettsäuren kann im menschlichen Organismus keine Glukose gebildet werden, weil Acetyl-CoA nicht in Pyruvat überführt werden kann.

Texte zu Kohlenhydraten

Verdauung und Resorption der Kohlenhydrate ➤ 17.7.2
Kohlenhydratstoffwechsel der Leber ➤ 17.10.5
Kohlenhydratstoffwechsel ➤ 18.5
Stoffwechsel der Kohlenhydrate – Insulin und Insulinmangel ➤ 11.6.7

1.8.2 Fette und fettähnliche Stoffe

Nach dem natürlichen Vorkommen unterscheidet man *tierische* und *pflanzliche* **Fette:**
- Tierische Fette sind beispielsweise Schweineschmalz, Sahne und Butterfett. Ferner enthalten alle Fleisch- und Wurstprodukte ca. 5–45 % „verstecktes" Fett
- Pflanzliche Fette sind z. B. Oliven- oder Sonnenblumenöl, Kokosfett und Weizenkeimöl.

Bei Zimmertemperatur liegen Fette in flüssiger oder fester Form vor, wobei man die flüssigen Fette auch als **(Speise-)Öle** bezeichnet.

Neutralfette (Triglyzeride)

Die größte Gruppe der natürlich vorkommenden Fette sind Gemische von **Triglyzeriden** oder *Neutralfetten*. Der menschliche Organismus speichert Fett in Form von Triglyzeriden im Zytoplasma der Fettzellen (➤ 4.3.4). Der biologische Sinn dieser Fettspeicherung besteht darin, eine große Energiereserve für „schlechte Zeiten" zur Verfügung zu haben: Fette enthalten mehr als doppelt so viel Energie wie Kohlenhydrate, 39 kJ (9,3 kcal) pro Gramm statt 17 kJ (4,1 kcal). Ein 70 kg schwerer Mensch mit 11 kg gespeichertem Fett verfügt deshalb über Energiereserven von etwa 400 000 kJ (100 000 kcal!). Außerdem hat das Fettgewebe Isolations- und Schutzfunktionen.

Jedes Triglyzerid ist aus *einem* **Glyzerin-** und *drei* **Fettsäuremolekülen** zusammengesetzt (➤ Abb. 1.23, ➤ Abb. 1.24).

Fettsäuren sind lange Kohlenwasserstoffketten mit meist 16 oder 18 C-Atomen. Ein Beispiel für eine solche Fettsäure ist die *Palmitinsäure*. Je nachdem, ob das Kohlenstoffgerüst der Fettsäuren Doppelbindungen enthält, unterscheidet man:
- **Gesättigte Fettsäuren,** die nur Einfachbindungen enthalten
- **Einfach ungesättigte Fettsäuren** mit einer einzigen Doppelbindung
- **Mehrfach ungesättigte Fettsäuren** mit zwei, drei oder mehr Doppelbindungen.

Fettsäuren können mit der Nahrung aufgenommen, aber auch von den Zellen selbst hergestellt werden.

Durch industrielle Härtung oder starke Erhitzung ändert sich die Struktur der Fette teilweise. Es entstehen **Transfettsäuren,** die in größeren Mengen gesundheitsschädlich sind.

Essentielle Fettsäuren

Der Körper kann nicht alle Fettsäuren selbst herstellen, da er Doppelbindungen nur an bestimmten Positionen der Kohlenwasserstoffkette einfügen kann. *Linolsäure* und *Linolensäure* können nicht hergestellt werden und werden deshalb als **essentielle Fettsäuren** bezeichnet; sie müssen unbedingt in der Nahrung enthalten sein. *Arachidonsäure* kann nur in begrenztem Ausmaß durch Kettenverlängerung aus Linolsäure hergestellt werden und wird daher oft als „begrenzt essentielle" Fettsäure bezeichnet.

Bei allen essentiellen Fettsäuren handelt es sich um mehrfach ungesättigte Fettsäuren. Der Mensch benötigt sie als Ausgangsstoff für die Synthese körpereigener Stoffe. In den *pflanzlichen* Ölen (Sonnenblumenöl, Sojaöl, Leinöl, Rapsöl), aber auch in *Fischölen* sind mehrfach ungesättigte Fettsäuren in viel höherer Konzentration als in anderen, insbesondere tierischen, Fetten enthalten.

Fettlöslichkeit und Wasserlöslichkeit

Wie andere Säuren zerfällt auch eine Fettsäure *teilweise* im Wasser; es werden H⁺-Ionen frei, die Lösung wird also sauer. Ferner entsteht das **Fettsäureanion.** Dieses Molekül vereinigt zwei unterschiedliche Eigenschaften:
- Der lange „Schwanz" (gelb unterlegter Teil in ➤ Abb. 1.23 und ➤ Abb. 1.24) ist ausgesprochen gut fettlöslich bzw. schlecht wasserlöslich – man nennt dies *lipophil* (fettfreundlich) bzw. *hydrophob* (wasserfeindlich). Dies rührt daher, dass die kovalenten C–H-Bindungen wenig polarisiert sind und deshalb zu den Wassermolekülen keine Wasserstoffbrücken ausgebildet werden (➤ 1.7.1).

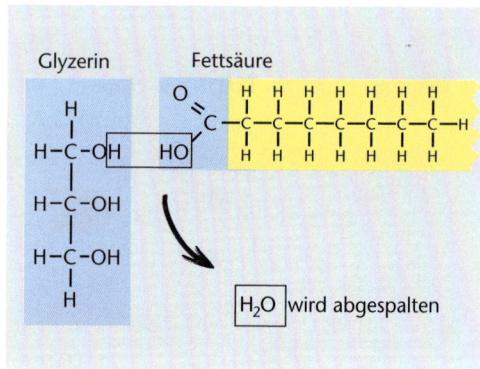

Abb. 1.23 Verknüpfung einer Fettsäure mit Glyzerin unter Abspaltung von H$_2$O (Kondensationsreaktion).

- Der kleine „Kopf", die Carboxylgruppe (➤ 1.8.3, blau unterlegter Teil in ➤ Abb. 1.24) der Fettsäure, ist dagegen gut wasserlöslich *(hydrophil)* bzw. schlecht fettlöslich *(lipophob)*, weil zwischen ihm und dem Wasser Wasserstoffbrücken aufgebaut werden.

Aufgrund dieser gegensätzlichen Eigenschaften sind Fettsäuren in der Lage, lipophile Substanzen zu **emulgieren**, d.h. wasserlöslich zu machen (➤ Abb. 1.25). Auch Seifen sind Fettsäuren und wirken nach demselben Prinzip.

Fettsäuren als Energiebrennstoff

Der zweitwichtigste Brennstoff für die Energiegewinnung der Zellen sind die Fettsäuren. Sie entstehen unter dem Einfluss von Hormonen wie Adrenalin durch Spaltung der in den Fettzellen enthaltenen Neutralfette in Glyzerin und Fettsäuren (**Lipolyse**). Durch eine sich mehrfach wiederholende Sequenz von Reaktionen in den Mitochondrien, die **β-Oxidation**, wird die Fettsäurekette jeweils um zwei C-Atome verkürzt und NADH, FADH$_2$ und Acetyl-CoA werden erzeugt. Dieses Acetyl-CoA tritt dann in den Zitratzyklus ein und wird, wie auch die reduzierten Coenzyme, weiter verwertet. So können z. B. aus der Palmitinsäure, einer Fettsäure mit 16 C-Atomen, insgesamt 106 Moleküle ATP regeneriert werden. Hierdurch wird abermals klar, dass die Bildung von Acetyl-CoA, der Zitratzyklus und die Atmungskette *übergreifende* und nicht auf den Glukosestoffwechsel beschränkte Stoffwechselwege sind.

Physiologischerweise werden nicht alle beim Fettabbau entstehenden Acetyl-CoA-Moleküle in den Zitratzyklus eingeschleust. Ein Teil wird auch zum Aufbau von **Ketonkörpern** verwendet, die ebenfalls der Energiegewinnung dienen können. Zwar bevorzugen die meisten Körperzellen zur Energiegewinnung Glukose, es gibt aber Ausnahmen: Die Zellen des Herzmuskels und der Nierenrinde ziehen den Energiegewinn aus Ketonkörpern vor. Außerdem können die Nervenzellen (das Gehirn) den eigentlich bevorzugten Brennstoff Glukose bei länger dauerndem Mangel durch Ketonkörper ersetzen.

NOTWENDIGES AUS CHEMIE UND BIOCHEMIE

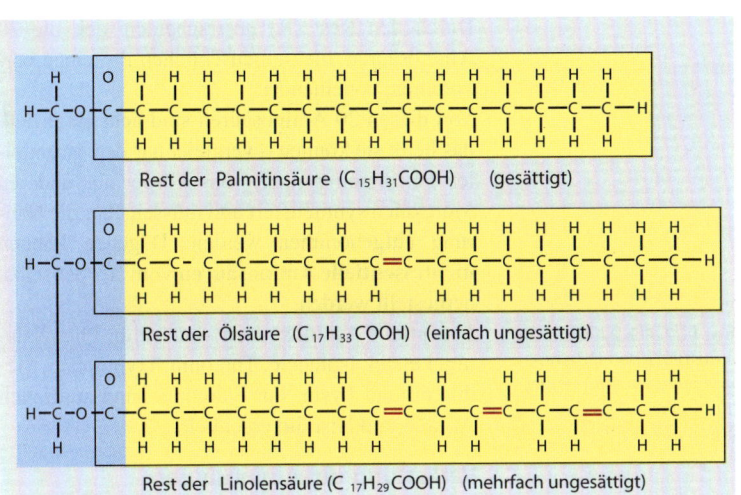

Abb. 1.24 Ein Triglyzerid entsteht, wenn alle drei Bindungsstellen des Glyzerins mit einer Fettsäure verknüpft sind. Dies können drei gleiche Fettsäuren sein oder, wie hier, auch drei verschiedene.

hergestellt wie auch über tierische Nahrungsmittel aufgenommen werden kann. In Pflanzen kommt es nicht vor.

Cholesterin ist ein:
› Wichtiger Bestandteil der Zellmembranen (➤ 2.4)
› Vorläufer von Steroidhormonen (➤ 11.1.3)
› Vorläufer von Gallensäuren (➤ 17.6.3).

Idealerweise sollte ein Gleichgewicht zwischen dem aufgenommenen bzw. selbst produzierten Cholesterin einerseits sowie dem ausgeschiedenen und verarbeiteten Cholesterin andererseits bestehen. Funktioniert diese Regulation nicht, kommt es zu erhöhten Cholesterinkonzentrationen im Blut mit einem gesteigerten Risiko für die vorzeitige Entstehung einer **Arteriosklerose** (➤ 15.1.4). Mehr zur Cholesterinproblematik ➤ 15.5.

Ketoazidose

Leiden die Zellen an Glukosemangel, etwa bei „Nulldiät" oder einem entgleisten Diabetes mellitus (➤ 11.6.3, ➤ 11.6.4), so können die Fettdepots im Rahmen einer hormonellen Überreaktion „überstürzt" eingeschmolzen werden. Der große Anfall von Acetyl-CoA in den Leberzellen kann vom Zitratzyklus nicht schnell genug verarbeitet werden, und es entsteht ein Überschuss an Ketonkörpern, die ins Blut abgegeben werden. Da die Ketonkörper jedoch überwiegend organische *Säuren* sind, führt dies zu einem empfindlichen Abfall des Blut-pH, zur **Ketoazidose** (➤ 11.6.4).

Lipogenese

Wie bereits mehrfach erwähnt, kann der Organismus überschüssige Energie in Form von Fett speichern. Dies gilt auch für ein Zuviel an Kohlenhydraten oder Proteinen (➤ 1.8.3). Aus Glukose etwa kann im Organismus wie folgt Fett werden: Aus einem Zwischenprodukt der Glykolyse, dem *Glyzerinaldehyd-3-Phosphat*, wird die Glyzerinkomponente der Neutralfette hergestellt. Die andere Komponente der Neutralfette, die Fettsäuren, können aus dem Acetyl-Coenzym-A synthetisiert werden.

Andere Lipide

Zu den **Lipiden** *(Fette und fettähnliche Stoffe)* gehören nicht nur die Neutralfette, sondern noch weitere Stoffe mit folgenden Eigenschaften:
› Schlechte Löslichkeit in Wasser *und*
› Gute Löslichkeit in unpolaren Lösungsmitteln wie Chloroform oder Ether (auch Äther).

Die beiden wichtigsten Vertreter dieser Gruppe sind das *Cholesterin* und die *Phospholipide*.

Cholesterin

Cholesterin (➤ Abb. 1.26) ist eine für den Organismus wichtige Substanz, die vom Körper selbst

Phospholipide

Phospholipide sind ähnlich aufgebaut wie die Neutralfette (Triglyzeride), wobei jedoch nur zwei Fettsäuren mit dem Glyzerin verknüpft sind. Die dritte Bindungsstelle ist über eine Phosphatgruppe meist mit einem stickstoffhaltigen Alkohol verknüpft. Der bekannteste Vertreter der Phospholipide ist das *Lezithin* (➤ Abb. 1.27). Ihre größte Bedeutung haben die Phospholipide als Bestandteile von Zellmembranen (➤ Abb. 2.3), sie sind auch im Gallensaft enthalten.

Texte zu Fetten

Sauerstoff im Stau ➤ 15.5
Verdauung und Resorption der Fette ➤ 17.7.3
Der Fettstoffwechsel der Leber ➤ 17.10.5
Fettstoffwechsel ➤ 18.6

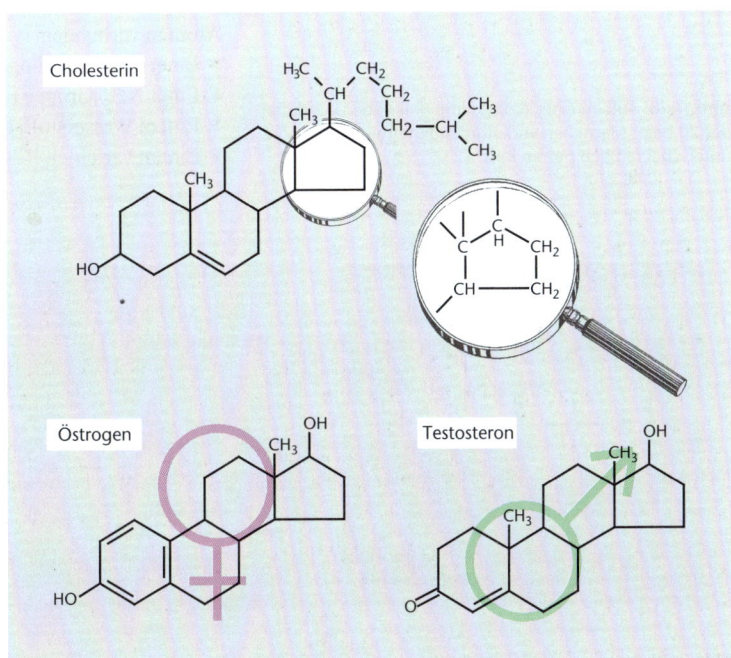

Abb. 1.26 Cholesterin und zwei seiner Abkömmlinge, die Steroidhormone Östrogen und Testosteron.

Abb. 1.25 Verhalten von Fettsäuren in Wasser, das Fetttropfen enthält. Die Fettsäuremoleküle richten ihre hydrophoben Enden zum Fetttropfen hin und emulgieren ihn so. An der Wasseroberfläche weisen die hydrophoben Enden vom Wasser weg.

14 NOTWENDIGES AUS CHEMIE UND BIOCHEMIE

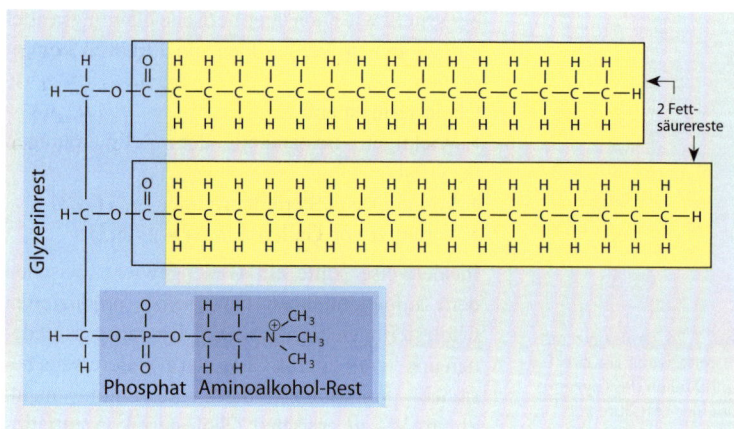

Abb. 1.27 Phospholipid. Ein im menschlichen Organismus häufig vorkommendes Phospholipid ist das hier dargestellte Lezithin.

1.8.3 Proteine (Eiweiße)

Proteine *(Eiweiße)* sind sowohl für die *Struktur* als auch für die *Funktion* des Menschen von überragender Bedeutung: Die Gestalt eines Menschen hängt wesentlich von Proteinen ab, denn sie sind die entscheidenden Bestandteile fast aller Organe. Proteine sind als Hauptbestandteile der Muskeln für die Beweglichkeit des Menschen verantwortlich. Proteine bilden die „Pforten" jeder Zellmembran und bewahren so die Individualität der Zelle, indem sie die Passage von Stoffen in die Zelle hinein und aus der Zelle heraus kontrollieren.

Enzyme

Schauen wir uns chemische Reaktionen im Reagenzglas an, so erkennen wir, dass diese durch Wärmezufuhr erheblich beschleunigt – und oft überhaupt erst möglich – werden. Nun ist der menschliche Organismus zur Erhaltung des Lebens aber auf schnelle und fein gesteuerte chemische Reaktionen angewiesen, ohne dass diese über die Wärmezufuhr gesteuert werden könnten – der Körper erträgt keine großen Temperaturschwankungen. Der Stoffwechsel *katalysiert* deshalb viele chemische Reaktionen, d.h. er beschleunigt sie um das Tausend- bis Hunderttausendfache durch den Einsatz von Hilfsstoffen. Diese lebenswichtigen Hilfsstoffe sind zumeist Proteine und heißen **Enzyme** *(Biokatalysatoren,* ▶ 1.9).

Aminosäuren als Bausteine der Proteine

Proteine sind aus verschiedenen **Aminosäuren** zusammengesetzt. Alle Aminosäuren sind prinzipiell gleich aufgebaut: Ein zentrales Kohlenstoffatom ist mit vier verschiedenen Gruppen bzw. Atomen verbunden:
> Einer COOH-Gruppe **(Carboxylgruppe)**
> Einer NH₂-Gruppe **(Aminogruppe)**
> Einem Wasserstoffatom
> Einem variablen Rest (R ▶ Abb. 1.28).

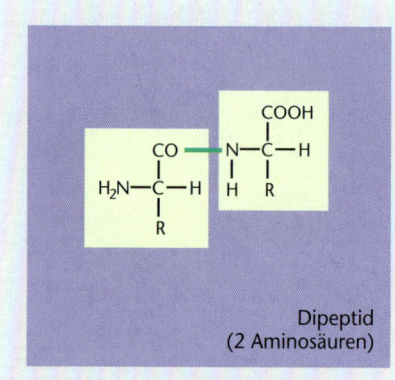

Abb. 1.28 Aufbau einer Aminosäure (links oben) und drei der 20 beim Menschen vorkommenden Aminosäuren. Sie unterscheiden sich nur im Rest.

Durch den Rest (R) unterscheiden sich die 20 Aminosäuren, die in menschlichen Proteinen vorkommen, voneinander.

Von diesen 20 Aminosäuren sind acht **essentiell**, das heißt sie können – vergleichbar den essentiellen Fettsäuren – nicht vom Körper aus anderen Molekülen synthetisiert und müssen über die Nahrung aufgenommen werden. Dagegen können **nichtessentielle Aminosäuren** vom Körper selbst hergestellt werden.

Essentielle Aminosäuren sind Valin, Phenylalanin, Leucin, Isoleucin, Threonin, Tryptophan, Methionin und Lysin. Für Säuglinge sind zusätzlich Arginin und Histidin essentiell.

Verkettung der Aminosäuren

Werden zwei Aminosäuren durch eine Kondensationsreaktion miteinander verknüpft, entsteht ein **Dipeptid** (▶ Abb. 1.29). Dabei reagiert immer die Carboxylgruppe einer Aminosäure mit der Aminogruppe der nächsten Aminosäure. Die Bindung, die hierdurch unter Wasserabspaltung entsteht, heißt **Peptidbindung**. Jedes Peptid besitzt an einem freien Ende eine COOH-Gruppe und am anderen eine NH₂-Gruppe, an denen weitere Aminosäuren in gleicher Weise angelagert werden können.

Eine Kette aus drei Aminosäuren heißt **Tripeptid**. Werden weitere Aminosäuren angelagert, so spricht man von **Polypeptiden** *(poly* = zahlreich). Polypeptide aus über 100 Aminosäuren werden definitionsgemäß **Proteine** *(Eiweiße)* genannt.

Die meisten menschlichen Proteine bestehen aus 100–500 Aminosäuren. Da einerseits 20 verschiedene Aminosäuren für den Aufbau von Proteinen verwendet werden und andererseits die Reihenfolge der einzelnen Aminosäuren veränderlich ist, ergibt sich eine riesige Zahl unterschiedlicher Proteine, die auf diese Weise gebildet werden können. Die Aminosäurefolge einer Polypeptidkette wird auch als deren **Primärstruktur** bezeichnet.

Durch z. B. Wasserstoffbrücken nimmt die Aminosäurekette eine bestimmte Form an, sie windet sich beispielsweise spiralförmig oder ähnelt einem gefalteten Blatt. Diese Anordnung heißt **Sekundärstruktur**.

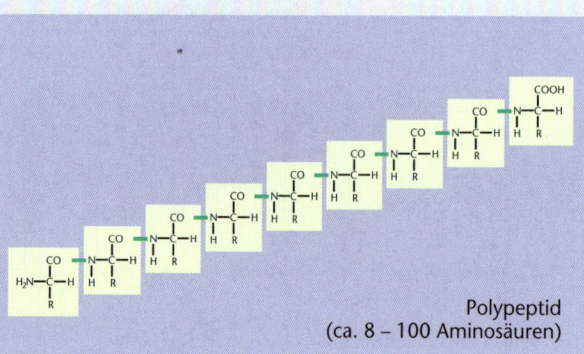
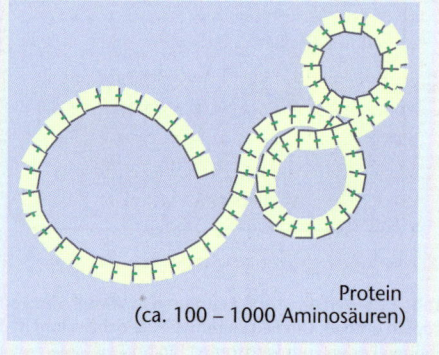

Abb. 1.29 Aufbau eines Dipeptids, Polypeptids und Proteins.

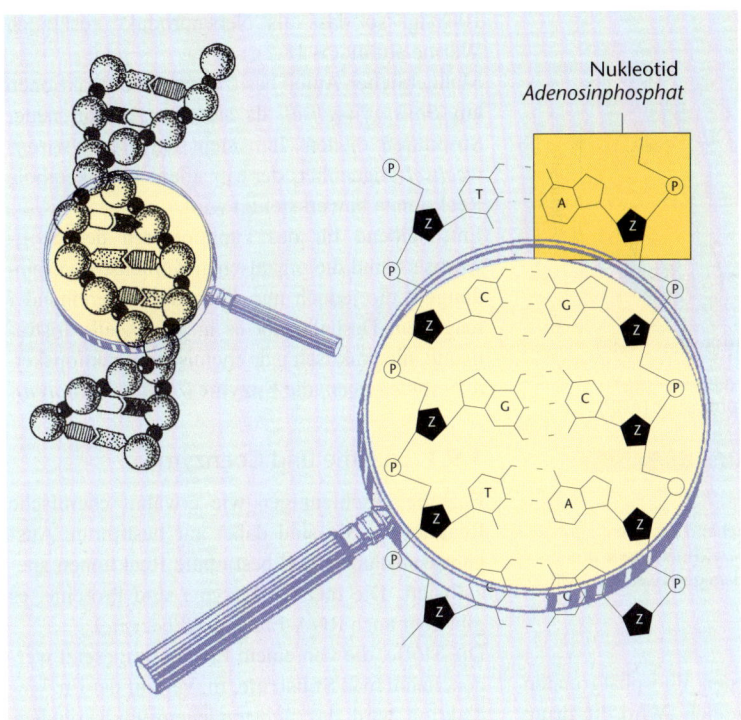

Abb. 1.30 Aufbau der DNA. Die Ansicht verdeutlicht die chemische Struktur: Zuckermoleküle (Z) und Phosphatgruppen (P) sind abwechselnd aneinandergeheftet und bilden zwei Stränge. Von den Zuckermolekülen ausgehend, bilden Basenpaare die „Sprossen" dieses strickleiterartigen Moleküls.

Aufbau der DNA

Die DNA kann in ihrem Aufbau mit einer Strickleiter verglichen werden, deren Stränge sich in einer rechtsgängigen Schraube umeinanderwinden (➤ Abb. 1.31). Die Richtung der Stränge ist dabei gegenläufig. Jeder Strang besteht aus zwei unterschiedlichen Arten von Molekülen, nämlich:
› Zuckermolekülen (**Desoxyribose**) sowie
› Phosphatgruppen.

Jedes Zuckermolekül ist mit einer Phosphatgruppe, jede Phosphatgruppe wiederum mit einem Zuckermolekül fest verknüpft. So entstehen zwei Stränge von sich abwechselnden Zucker- und Phosphatmolekülen (➤ Abb. 1.30).
Die „Sprossen" dieser Strickleiter gehen jeweils von den Zuckermolekülen aus und werden von je zwei sich gegenüberliegenden *stickstoffhaltigen Basen* gebildet (➤ Abb. 1.30, ➤ Abb. 1.31), und zwar aus:
› **Adenin (A)** und **Thymin (T)** oder aus
› **Guanin (G)** und **Cytosin (C)**.

Für die Funktionsfähigkeit des Proteins, z. B. als Enzym, ist entscheidend, dass sich die ganze (spiralige oder faltblattartige) Aminosäurekette zu einem dreidimensionalen, z. B. wollknäuelähnlichen, Gebilde faltet (**Tertiärstruktur** des Proteins). Geht diese dreidimensionale Struktur etwa durch Hitzeeinwirkung oder andere Einflüsse verloren, kann das Eiweiß seine biologische Funktion nicht mehr erfüllen. Daher können durch Hitze im Rahmen der Desinfektion und Sterilisation (➤ 13.8.4) Bakterien und Viren unschädlich gemacht werden. Man spricht von *Eiweißdenaturierung* durch Hitze.
Manche Proteine setzen sich aus mehreren Polypeptidketten zusammen, z. B. das Hämoglobin der Erythrozyten (➤ 12.2.2). Die räumliche Anordnung aller dieser Untereinheiten bildet die **Quartärstruktur**.

Überblick über den Protein- und Aminosäurenstoffwechsel

Während der Verdauung werden Proteine (Eiweiße) in ihre Bausteine, die Aminosäuren, zerlegt. Auch im Körper werden ständig Proteine abgebaut (*Proteinkatabolismus*) und Aminosäuren freigesetzt. Diese frei gewordenen Aminosäuren können je nach Bedarf des Organismus auf verschiedenen Wegen weiter umgesetzt werden:
› Zum Ersten können sie zum Aufbau körpereigener Eiweiße dienen (*Proteinanabolismus*), etwa bei Wachstums- und Reparaturvorgängen
› Hierzu können einige Aminosäuren in andere Aminosäuren umgewandelt werden, je nachdem, welche Aminosäuren gerade knapp sind. Nur die essentiellen Aminosäuren können nicht durch Umbaureaktionen, sondern nur über die Nahrung verfügbar gemacht werden

› Aus den *glukogenen Aminosäuren* kann im Rahmen der Glukoneogenese (➤ 1.8.1) Glukose hergestellt werden. Die Abbauprodukte *ketogener Aminosäuren* hingegen können zur Bildung von Ketonkörpern (➤ 1.8.2) oder Fettsäuren (➤ 1.8.2) verwendet werden. Bei einigen Aminosäuren sind beide Stoffwechselwege möglich
› Manche Aminosäuren können zu Acetyl-CoA abgebaut und nach Einschleusen in den Zitratzyklus (➤ 1.8.1) direkt zur Energiegewinnung herangezogen werden. Dieser Stoffwechselweg ist jedoch eher die Ausnahme
› Des Weiteren werden aus einigen Aminosäuren sog. biogene Amine gebildet, etwa das Gewebshormon Histamin aus Histidin und der Neurotransmitter Serotonin aus Tryptophan.

Texte zu Proteinen

Verdauung und Resorption der Eiweiße
➤ 17.7.1
Eiweißstoffwechsel der Leber ➤ 17.10.5
Eiweißstoffwechsel ➤ 18.7.1

1.8.4 Nukleinsäuren: Schlüssel zur Vererbung

Die verschiedenen Proteine unterscheiden sich in ihrer Länge und der Reihenfolge der Aminosäuren. Beide sind genetisch exakt festgelegt. In den **Nukleinsäuren** sind die Informationen verschlüsselt, die zum Aufbau der einzelnen Proteine benötigt werden. Man unterscheidet zwei Formen von Nukleinsäuren: die **DNA** (*Desoxyribonukleinsäure, DNS*) und die **RNA** (*Ribonukleinsäure, RNS*).

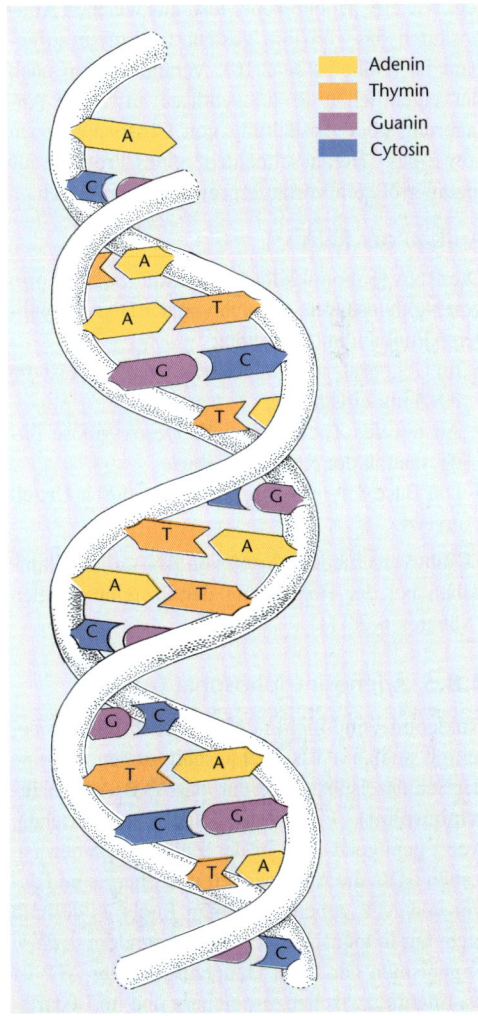

Abb. 1.31 DNA-Doppelstrang mit den stickstoffhaltigen Basen Adenin (A), Thymin (T), Guanin (G) und Cytosin (C).

Die Verbindung jeder Base mit dem Zuckermolekül „ihres" Stranges ist sehr fest, diejenige zu der jeweils gegenüberliegenden Base recht locker – letztere besteht nämlich nur aus zwei oder drei Wasserstoffbrücken (► 1.7.1). Die Größe und die chemische Struktur der Basen schreiben vor, dass Adenin immer mit Thymin und Guanin immer mit Cytosin gepaart ist. Auf diese Weise bestimmt die Reihenfolge der Basen (**Basensequenz**) des einen Stranges immer auch die des anderen – beide Stränge sind einander komplementär, vergleichbar mit Negativ und Positiv eines Fotos.

Nukleotid und Gen

Die Verknüpfung einer dieser Basen mit einem Zuckermolekül sowie einer Phosphatgruppe heißt **Nukleotid**. Da in der DNA nur vier verschiedene Basen vorkommen, gibt es in ihr auch nur vier verschiedene Nukleotide.

Die beiden Stränge der DNA sind nun aus vielen Millionen solcher Nukleotide zusammengesetzt – oder anders ausgedrückt, die „Strickleiter hat viele Millionen Sprossen". Ein DNA-Abschnitt mit ungefähr 1 000 Sprossen bildet eine Erbeinheit, die auch als **Gen** bezeichnet wird. Die DNA des Menschen hat 20 000–25 000 Gene. Jedes Gen legt wie ein „Kochrezept" fest, aus welchen Aminosäuren das von ihm gesteuerte Protein aufgebaut ist (Näheres ► 2.10). Veränderungen nach der eigentlichen Proteinsynthese, etwa die Anlagerung oder Abspaltung von Phosphatgruppen sowie das „Herausschneiden" eines Proteins aus einem größeren Vorläuferprotein, sind möglich.

Aufbau der RNA

Die RNA (Ribonukleinsäure) ist die zweite Form von Nukleinsäuren, die sich von der DNA in mehreren Punkten unterscheidet:
› Im Gegensatz zur doppelsträngigen DNA ist die RNA nur einsträngig
› Anstatt des Zuckermoleküls Desoxyribose findet man in der RNA die **Ribose**
› Die Base Thymin ist in der RNA durch **Uracil** ersetzt.

Es gibt verschiedene Arten von RNA, die Teilaufgaben bei der Herstellung der Proteine erfüllen (Näheres ► 2.11).

1.8.5 Adenosintriphosphat (ATP)

Nukleotide sind nicht nur an der Erbsubstanz beteiligt, auch im Energiehaushalt stellen sie eine der Schlüsselsubstanzen dar: das **ATP (Adenosintriphosphat)**. Eine Zelle kann nur überleben, wenn genügend ATP in der Zelle vorhanden ist. Leben ist an die Anwesenheit von Energie und damit von ATP gebunden – man findet es deshalb nicht nur in menschlichen Zellen, sondern in *allen* Organismen der Erde. Hauptaufgabe des ATP ist es, Energie zwischenzuspeichern und im Bedarfsfall wieder abzugeben. ATP besteht aus der stickstoffhaltigen Base Adenin, dem Zuckermolekül Ribose und drei Phosphatgruppen (► Abb. 1.32).

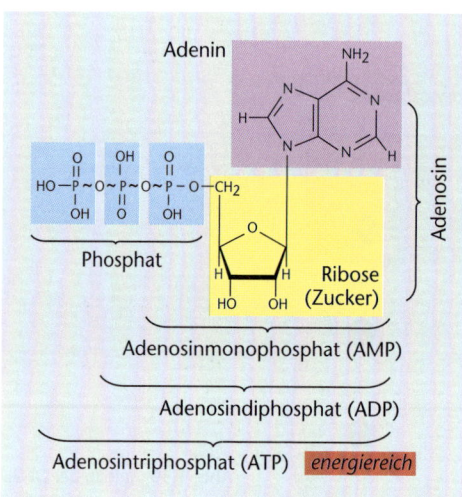

Abb. 1.32 Aufbau des ATP, bestehend aus Adenin und Ribose (zusammen als Adenosin bezeichnet) sowie drei Phosphatgruppen. ADP besitzt dagegen zwei und AMP nur eine Phosphatgruppe.

Die Bindungen zwischen den Phosphatgruppen sind ausgesprochen energiereich: Wird die dritte Phosphatgruppe unter Verbrauch von Wasser (Hydrolyse) enzymatisch abgespalten, so wird dann Energie verfügbar, die wiederum von der Zelle für Energie verbrauchende Vorgänge verwendet wird.

Anschließend muss das entstehende **Adenosindiphosphat (ADP)** wieder zu ATP regeneriert werden, wozu Energie *verbraucht* wird. Diese Energie stammt aus der „Verbrennung" energiereicher Nährstoffmoleküle (v.a. Glukose) unter Verbrauch von Sauerstoff in der Zelle.

> **ATP = „Akku" der Zelle**
>
> ATP ist der Hauptzwischenspeicher für Energie in der Zelle, da sich ATP relativ leicht auf- und wieder abbauen lässt. ATP fungiert also gewissermaßen als „Akku" der Zelle.

1.9 Schlüsselrolle von Enzymen und Coenzymen

Das Leben jeder einzelnen Zelle des menschlichen Körpers ist untrennbar verbunden mit unzähligen chemischen Reaktionen, die ständig in ihr ablaufen.

Dabei werden bei **anabolen Reaktionen** (► 1.5) kleinere Moleküle zu größeren Einheiten verbunden, indem neue Bindungen geknüpft werden. Solche Reaktionen sind üblicherweise an die Zufuhr von Energie gebunden, die vom „Zellakku" ATP bereitgestellt wird. Im Gegensatz dazu werden bei **katabolen Reaktionen** bestehende Bindungen gespalten, wobei Energie frei wird, die üblicherweise zur Regeneration des verbrauchten ATP verwendet wird. Der Wirkungsgrad dieser Energieumwandlung in ATP ist jedoch nicht 100%ig, so dass als Nebenprodukt zusätzlich Wärme anfällt (► 18.2).

Maßgeblichen Anteil besitzen anabole Reaktionen am *Baustoffwechsel*, da sie dem Aufbau neuer Strukturen dienen. Ihm steht der *Betriebsstoffwechsel* gegenüber, der vor allem über katabole Reaktionen bewerkstelligt wird.

Entscheidend für das Funktionieren des Stoffwechsels sind die organischen Kohlenstoffverbindungen, die jedoch nur sehr träge untereinander reagieren. Deshalb gibt es in jeder Zelle Instrumente, die praktisch jede chemische Reaktionskette *beschleunigen*, die **Enzyme** (Biokatalysatoren).

1.9.1 Enzyme und Coenzyme

Enzyme beschleunigen wie erwähnt chemische Reaktionen. Sie sind dabei auf bestimmte Ausgangssubstanzen und bestimmte Reaktionen spezialisiert. Die meisten Enzyme sind Proteine, es gibt aber auch RNA-Enzyme *(Ribozyme)*.

Die Stoffe, die von einem Enzym umgesetzt werden, nennt man **Substrate**. Im Verlauf der Enzymreaktion wird das Substrat chemisch verändert, indem entweder neue Bindungen geknüpft oder bestehende Bindungen gespalten werden. So entstehen ein bzw. mehrere **Produkte** (► Abb. 1.33). Für die Wirksamkeit des Enzyms ist sein **aktives Zentrum** verantwortlich. Dieses entsteht durch eine besondere Faltung der Polypeptidkette, aus der das Enzym aufgebaut ist. Hierdurch entsteht an der Oberfläche des Enzyms eine Struktur, die genau mit dem Substrat zusammenpasst. So wie ein Schlüssel nur in ein ganz bestimmtes Schloss passt, so passt auch das Substrat nur in das entsprechende aktive Zentrum „seines" Enzyms.

Die meisten Enzyme sind für ihre Funktion auf einen zusätzlichen „Helfer" angewiesen, den man **Coenzym** nennt. Dies ist deshalb erforderlich, weil das Enzym selbst an der chemischen Reaktion *nicht* teilnimmt, sondern lediglich die beteiligten Partner in geeigneter Weise zusammenbringt. Nur das *Coenzym* wird bei der Enzymreaktion verändert wird, indem es entweder vom Substrat abgespaltene Elektronen bzw. Atome aufnimmt oder diese dem Substrat zur Verfügung stellt.

Coenzyme sind meist sehr kompliziert aufgebaute organische Moleküle und im Gegensatz zu den Enzymen grundsätzlich *keine* Proteine. Coenzyme leiten sich häufig von *Vitaminen* (► 18.8) ab.

Abb. 1.33 zeigt schematisch eine Enzymreaktion, bei der eine chemische Bindung aufgebrochen (katabole Reaktion) und das anfallende Spaltprodukt vom Coenzym aufgenommen wird. Das Spaltprodukt können dabei Elektronen, Atome oder Molekülgruppen sein. Die neu gebildeten Moleküle, die **Reaktionsprodukte**, entfernen sich dann von der Enzymoberfläche, und das *unveränderte* Enzym kann nun neue Substratmoleküle binden.

Die Geschwindigkeit, mit der ein einziges Enzymmolekül *Substrate* in *Reaktionsprodukte* verwandelt, ist ungeheuer groß und kann mehrere Hunderttausend Substratmoleküle pro Sekunde betragen.

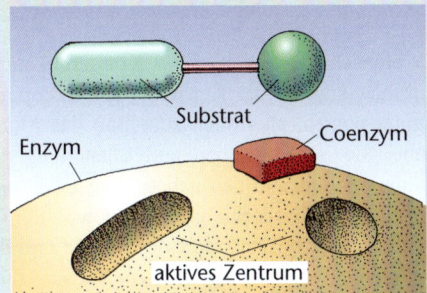

Substrat und Enzym passen zusammen wie der „Schlüssel zum Schloss"...

sie verbinden sich; dabei wird eine chemische Bindung im Substratmolekül aufgebrochen...

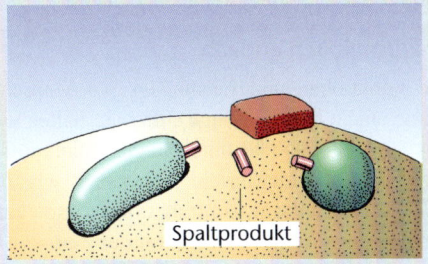

die Reaktionsprodukte des Substrats verlassen das Enzym wieder, das Coenzym greift das Spaltprodukt der Bindung auf und trennt sich vom Enzym.

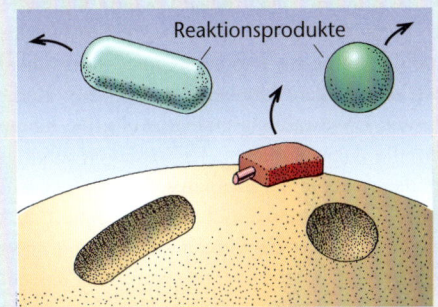

Abb. 1.33 Enzymvermittelte Spaltung eines Substrates mit beteiligtem Coenzym (Schema).

Faktoren, die enzymatische Reaktionen beeinflussen

Viele Enzyme arbeiten nicht nur mit Coenzymen, sondern auch mit bestimmten **Ionen** wie Mg^{2+}, Fe^{2+} oder Zn^{2+} (Magnesium-, Eisen- und Zink-Ionen) zusammen. Fehlen diese Ionen, so ist die Enzymfunktion gestört.

Des Weiteren spielt die **Körpertemperatur** für die Enzymfunktion eine große Rolle: Mit steigender Körpertemperatur steigt die Substratumsatzrate eines Enzyms zunächst steil an. Bei hohen Temperaturen, z. B. Fieber über 41 °C, wird das Enzym jedoch geschädigt, und seine Eiweißstruktur bricht zusammen. Dann fällt die Umsatzrate fast auf Null ab.

Die Enzymfunktion ist ferner vom **pH-Wert** (➤ 1.7.3) abhängig. Für die meisten intrazellulären Enzyme ist ein pH-Wert von 7,2 optimal. Extrazellulär arbeitende Enzyme, z. B. die eiweißspaltenden Pepsine des Magens, besitzen jedoch überwiegend ein stark hiervon abweichendes pH-Optimum (➤ 17.4.4).

1.9.2 Oxidation und Reduktion

Die Funktionsweise von Enzymen und Coenzymen soll exemplarisch an zwei im Stoffwechsel besonders häufigen Reaktionen erklärt werden:
› Oxidationsreaktion (kurz Oxidation) und
› Reduktionsreaktion (kurz Reduktion).

Bei einer **Oxidation** werden *Elektronen abgegeben*. Meist erfolgt dies über die Abgabe von Wasserstoffatomen (also von jeweils einem Elektron und einem Proton). Als Beispiel kann die Umwandlung von **Laktat** *(Milchsäure)* in **Pyruvat** *(Brenztraubensäure)* herangezogen werden (➤ Abb. 1.34).

Oxidation ist nur möglich, wenn die abgegebenen Elektronen von einem anderen Stoff – in einer praktisch umgekehrten Reaktion – wieder aufgenommen werden. Eine solche *Elektronenaufnahme* heißt **Reduktion**. Meist geschieht die Reduktion über die Aufnahme von Wasserstoffatomen (also von jeweils einem Elektron und einem Proton).

Im Falle der oben beschriebenen *Oxidation* von Laktat zu Pyruvat wird gleichzeitig das beteiligte Coenzym, das NAD^+, reduziert:

$$NAD^+ + 2\,H^+ + 2\,\text{Elektronen} \rightarrow NADH + H^+$$

NAD *(Nikotinamid-Adenin-Dinukleotid)* ist ein kompliziert aufgebautes Coenzym. Es leitet sich von dem Vitamin Niazin (Nikotinsäure ➤ 18.8) ab und spielt im Stoffwechsel die bedeutendste Rolle

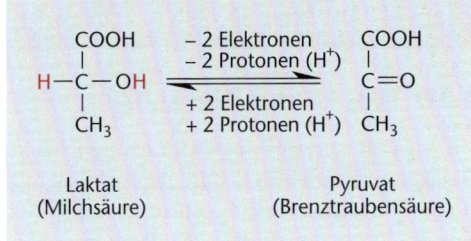

Abb. 1.34 Oxidations- bzw. Reduktionsreaktion zwischen Laktat und Pyruvat.

als Überträger von Elektronen bzw. Wasserstoffatomen. Bei der Reduktion von NAD^+ zu **NADH + H$^+$** nimmt das NAD^+ netto nicht beide abgegebenen Wasserstoffatome, sondern nur ein Proton und zwei Elektronen auf.

> **Redox-Reaktionen**
>
> Oxidations- und Reduktionsreaktionen sind untrennbar miteinander verbunden, man spricht von **Redox-Reaktionen**. Wann immer eine Substanz oxidiert wird, muss eine andere reduziert werden.

Unter geeigneten Voraussetzungen kann die Reaktion auch entgegengesetzt verlaufen: Dann wird das Pyruvat reduziert, nimmt also Elektronen bzw. Wasserstoffatome auf, und das NADH wird oxidiert, gibt also zwei Elektronen und ein Proton ab. Immer dann, wenn eine Reaktion in beide Richtungen möglich ist, symbolisiert man dies in der Reaktionsgleichung durch einen *Doppelpfeil*.

Egal, in welche Richtung die Reaktion verläuft, sie ist in jedem Fall an ein spezifisches Enzym, im obigen Beispiel (➤ Abb. 1.34) die **LDH** *(Laktatdehydrogenase)*, gebunden. Ohne dieses Enzym verläuft die Reaktion zu langsam und es wird kein nennenswerter Substratumsatz erzielt (ein weiteres Beispiel für die Bedeutung von Enzymen!). Man symbolisiert die Bedeutung des Enzyms dadurch, dass man dessen Namen auf den Reaktionspfeil bzw. Doppelpfeil stellt.

1.10 Was ist der Mensch?

Der Mensch ist, was er isst, sagt ein Sprichwort. Das ist nachvollziehbar bei der Beobachtung, wie ein Säugling heranwächst, gespeist nur durch eine einzige Quelle: die Muttermilch. Dazu braucht er scheinbar nur noch die Atemluft. Erst bei näherem Hinsehen wird klar, dass auch die Liebe und Fürsorge der Eltern unabdingbar für sein Gedeihen und seine positive Entwicklung sind.

Komplexe Moleküle und Milliarden von Zellen

Rein chemisch gesehen besteht ein erwachsener Mensch von 70 kg im Wesentlichen aus ca. 45,5 kg Sauerstoff, 13 kg Kohlenstoff, 7 kg Wasserstoff, 2 kg Stickstoff, 1 kg Kalzium und 0,7 kg Phosphor. Entscheidend für das Lebendige sind aber die Kombinationen dieser Elemente, die chemischen Verbindungen. Im Laufe der unvorstellbar langen Zeit von fast vier Milliarden Jahren hat sich eine unzählige Anzahl zum Teil hochkomplexer Moleküle gebildet, die auf phantastische Weise miteinander in Wechselwirkung treten und dadurch das Leben ermöglichen. Eine Schlüsselrolle spielt dabei die Desoxyribonukleinsäure (DNA). Sie steuert die Lebensvorgänge. Im Kern jeder Körperzelle haben wir einen Strang davon, der abgewickelt 1,8 m lang ist. Da der Mensch aus ca. 100 000 Milliarden Zellen besteht, ist die gesamte DNA unseres Körpers länger als 1 000-mal die Entfernung zwischen Erde und Sonne! Als bisheriger Gipfel der Evolution gilt das menschliche Gehirn. 100 Milliarden Nervenzellen mit insgesamt 100 000 Milliarden Verknüpfungen kommunizieren über spezielle Moleküle und bis zu 300 km/h schnelle elektrische Impulse miteinander und ermöglichen dadurch unsere körperlichen, psychischen und geistigen Leistungen.

In 80 Jahren die Tagesleistung einer Windkraftanlage

Um die Funktionen des Körpers aufrechtzuerhalten, muss fortwährend Energie zur Verfügung stehen. Dabei sind wir recht sparsam, mit 70 Watt kommen wir in Ruhe aus, das ist weniger, als eine helle Glühlampe benötigt. Dazu müssen wir Nahrung zu uns nehmen, während eines 80-jährigen Lebens etwa 60 000 kg (60 Tonnen), und 17 Millionen Liter Sauerstoff verbrauchen. Die dabei umgesetzte Energie beträgt ca. 350 Billionen Joule (350 GJ), nicht viel angesichts der Tatsache, dass eine Windkraftanlage diese Menge an einem Tag, ein Atomkraftwerk gar in 15 Minuten produzieren kann. Dabei erneuern wir unsere Körpersubstanz ständig, mit großen Unterschieden in den einzelnen Organen, die Haut z. B. jeden Monat einmal komplett. Unser Herz schlägt in 80 Jahren etwa 3 Milliarden Mal und pumpt 250 Millionen Liter Blut, das sind 1 Million große Badewannen voll, durch ein ca. 50 000 km langes Gefäßsystem. Unsere Nieren filtrieren und reinigen in dieser Zeit 5 Millionen Liter Flüssigkeit und unser Atmungssystem bewegt 800 Millionen Liter Luft.

Nur Geist und Seele lassen sich nicht vermessen

Diese Zahlen mögen uns in Erstaunen versetzen, aber die Fakten aus Chemie, Biochemie, Molekularbiologie, Physiologie und Anatomie allein werden bei weitem nicht dem gerecht, was der Mensch ist. Das Ganze ist viel mehr als die Summe seiner Teilchen. Der Mensch besteht nicht nur aus dem Körper, er ist ein Lebewesen mit Geist und Seele. Gefühle, Bewusstsein, Intelligenz, Kreativität, Phantasie, Persönlichkeit und Individualität zeichnen ihn aus. Er verfügt über eine besondere soziale Kompetenz, wesentlich mit ermöglicht durch die Fähigkeit, mittels Sprache zu kommunizieren. Geist und Seele lassen sich aber nicht durch Zahlen ausdrücken. Ein Mensch wird zu dem, was er ist, nicht nur durch seine Gene, sondern entscheidend auch durch die Einflüsse der Umwelt. Erziehung, Lernen und seine persönlichen Erfahrungen prägen ihn. Wie könnte man die Fähigkeiten der Menschen besser charakterisieren als durch die Aufzählung von besonderen Leistungen, die sie hervorgebracht haben? Da Vincis Kunstwerke, Beethovens Kompositionen und Goethes Literatur sind unsterbliche Zeugnisse menschlicher Kreativität. Menschliches Genie zeigt sich in Erfindungen, vom Rad bis zur vielfältigen Nutzung der Elektrizität – Maschinen erleichtern die Arbeit, Computer speichern und verarbeiten Informationen, Netzwerke ermöglichen die blitzschnelle weltweite Kommunikation. Menschen können die Kernkraft zur Energieerzeugung nutzen, aber auch zum Bau der Atombombe. Sie haben Aufbau und Entstehung des Weltalls erkannt und den genetischen Code entschlüsselt. Die Entdeckung des Unbewussten revolutionierte das Verständnis der Psyche und die Entwicklung der Medizin führte zur Verbesserung und Verlängerung des Lebens. Aber auch die Schaffung von Ideologien, die Dominanz und Privilegien einzelner Gruppen rechtfertigen sollen, und die gegenseitige Vernichtung durch Kriege sind Produkte des menschlichen Geistes.

Unvermeidlich endlich

Die Funktionen und Leistungen des Menschen können nicht beliebig lange aufrechterhalten werden. Um überhaupt leistungsfähig zu sein, müssen wir etwa ein Drittel unserer Lebenszeit schlafen. Die Anfälligkeit für Fehlfunktionen und damit Krankheiten nimmt trotzdem mit der Zeit zu. Der Mensch altert, sowohl der genetische Bauplan als auch die damit erzeugten Strukturen und Funktionen des Körpers werden im Laufe der Jahrzehnte immer fehlerhafter. Der zum Leben nötige Sauerstoff ist erheblich auch für die Zerstörung desselben verantwortlich, indem beim Stoffwechsel ständig aggressiv wirkende Sauerstoffradikale entstehen. Andere Umweltfaktoren, z. B. Radioaktivität, UV-Strahlung und Umweltgifte, können ebenfalls dazu beitragen. Es ist davon auszugehen, dass auch unser Bauplan selbst ein lebensbegrenzendes Programm enthält, denn ohne Entstehung immer neuer Individuen war und ist die Evolution nicht möglich. Und weil auf unserem Planeten die für das Leben nötigen Ressourcen begrenzt sind, ist die mögliche Anzahl der Lebewesen beschränkt. Der Tod, beim Menschen nach maximal ca. 120 Lebensjahren, ist also unvermeidlich.

Möchten Sie mehr über das Wunderwerk Mensch wissen? Die Kapitel dieses Buches versuchen, das Interesse an all den oben aufgeführten Aspekten zu wecken und das Verständnis der Zusammenhänge zu vermitteln.

2 Von der Zelle zum Organismus, Genetik und Evolution

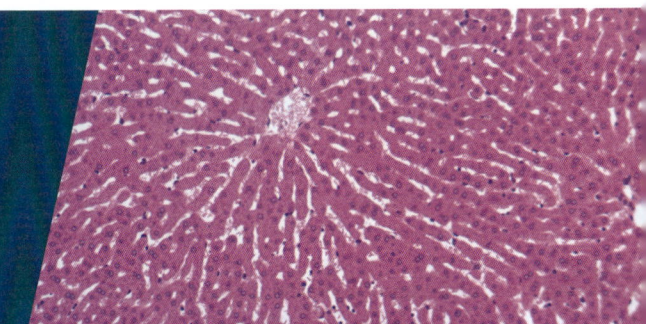

2.1	Was sind Lebewesen? 20	2.7.2	Stoffaustausch zwischen Interstitium und Lymphkapillaren 26	2.11.3	Translation oder Proteinbiosynthese 31
2.2	Organisationsebenen des menschlichen Körpers 20	2.7.3	Stoffaustausch zwischen Interstitium und Zelle 26	2.12	Zellteilung 32
2.3	Zelle als elementare Funktionseinheit 21	2.7.4	Passive Transportprozesse – Diffusion 26	2.12.1	Mitose 32
				2.12.2	Meiose 34
2.4	Membranen der Zelle 21	2.7.5	Passive Transportprozesse – Osmose 26	2.13	Verschiedene Erbgänge 34
2.4.1	Glykokalix der Zelloberfläche 22	2.7.6	Osmolarität 27	2.13.1	Wer setzt sich durch? Von Dominanz und Rezessivität 34
2.4.2	Selektive Permeabilität der Membranen 22	2.7.7	Kolloidosmotischer Druck 27	2.13.2	Regeln der klassischen Vererbung 35
		2.7.8	Passive Transportprozesse – Filtration 27	2.13.3	Geschlechtschromosomen-gebundene Erbgänge 36
2.5	Zellorganellen 22	2.7.9	Aktiver Transport 27	2.13.4	Mitochondriale Vererbung 36
2.5.1	Zellkern 22	2.7.10	Bläschentransport 28		
2.5.2	Ribosomen 23			2.14	Epigenetik 36
2.5.3	Endoplasmatisches Retikulum 23	2.8	Inneres Milieu – Grundbedingung zur Aufrechterhaltung des Lebens 28	2.15	Evolution und Herkunft des Menschen 36
2.5.4	Golgi-Apparat 24			2.15.1	Prinzipien der Evolution 36
2.5.5	Lysosomen und Peroxysomen 24			2.15.2	Synthetische Theorie der Evolution 37
2.5.6	Mitochondrien 24				
2.5.7	Zytoskelett und Zentriolen 25	2.9	Regulations- und Anpassungsvorgänge 29	2.15.3	Chemische Evolution – von der Ursuppe zum ersten Leben 38
2.5.8	Zelleinschlüsse 25			2.15.4	Vom Einzeller zum Vielzeller 39
2.6	„Wasserbasis" des Organismus 25	2.10	Grundbegriffe der Genetik 30	2.15.5	Erste Menschen 39
2.7	Stofftransport 26	2.11	Genexpression 30	2.16	Gentechnik & Co. – Fluch oder Segen? 40
2.7.1	Stoffaustausch zwischen Kapillaren und Interstitium 26	2.11.1	Genetischer Code 31		
		2.11.2	Transkription 31		

2.1 Was sind Lebewesen?

Vergleicht man alle **Lebewesen,** egal ob *Bakterium, Pflanze, Pilz, Tier* oder *Mensch,* so fallen grundsätzliche Gemeinsamkeiten auf, die **lebende** gegenüber **nicht lebenden Strukturen** auszeichnen:

› Aufbau aus einer oder vielen **Zellen** (➤ 2.3)
› Vorhandensein **organischer Moleküle** (ausschließlich von Lebewesen = Organismen gebildete Moleküle, ➤ 1.8)
› **Stoffwechsel**
› **Reizbarkeit** und **Kommunikation**
› **Motilität** *(Bewegungsfähigkeit)*
› **Wachstum** und **Entwicklung.** Bei Mehrzellern führt die Entwicklung über einen Alterungsprozess schließlich zum **Tod**
› Selbstständige **Vermehrung**
› **Nukleinsäuren** (➤ 1.8.4) als Informationsträger. Durch **Mutation** und **Rekombination** entsteht eine genetische Variabilität, die für die Vielfalt der Lebewesen verantwortlich ist.

Stoffwechsel

Unter **Stoffwechsel** *(Metabolismus)* versteht man sämtliche im Organismus ablaufenden chemischen Reaktionen. Der Stoffwechsel setzt sich aus dem **Energiestoffwechsel** und dem **Leistungsstoffwechsel** zusammen. Im Energiestoffwechsel wird die energiereiche Nahrung abgebaut und die dabei frei werdende Energie **(Verbrennungsenergie)** in erster Linie in Form von ATP (➤ 1.8.5) konserviert. Die Zelle nutzt das ATP für die Energie verbrauchenden Leistungen des Leistungsstoffwechsels, z. B. Transport und Bewegung, Wahrnehmung und Informationsverarbeitung, Aufrechterhaltung des inneren Milieus und sämtliche Biosynthesen zum Aufbau neuer Zellsubstanz (**Anabolismus,** zu Ana- und Katabolismus ➤ 1.8.3).

> **Zwei Arten von Verbrennung**
>
> Unter **Verbrennung** verstehen Mediziner und Biologen keine unter Flammenbildung verlaufende Reaktion, sondern im weiteren Sinne die Energiebereitstellung aus Nahrungsbestandteilen unter Sauerstoffverbrauch *(oxidative Energiegewinnung).*

Reizbarkeit und Kommunikation

Jeder Organismus muss Änderungen in seiner Umgebung, z. B. Licht oder Dunkelheit, Kälte oder Wärme, ein Nahrungsangebot, aber auch Änderungen innerhalb seiner selbst, wahrnehmen und angemessen darauf reagieren können. Zur Aufnahme der entsprechenden Reize besitzt ein Organismus einfache Rezeptoren *(Sensoren)* oder hoch spezialisierte *Sinnesorgane* (➤ Kapitel 9), die hereinkommende Signale umwandeln und an die *informationsverarbeitenden* Strukturen, beim Menschen z. B. das Gehirn, weiterleiten. Für die Weiterleitung der Signale innerhalb einer Zelle, von einer Zelle zur Nachbarzelle oder von einer Körperregion zur anderen, stehen dem Menschen das *Nervensystem* (➤ Kapitel 8), das *Hormonsystem* (➤ Kapitel 11) und das *Immunsystem* (Abwehrsystem ➤ Kapitel 13) als hochkomplizierte Kommunikationssysteme zur Verfügung.

Motilität

Viele Organismen können auf äußere Reize *aktiv* durch Bewegungen reagieren (z. B. mit einer Fluchtreaktion). Hierzu bedarf es *aktiv beweglicher* **(kontraktiler)** Strukturen. Beim Menschen ermöglichen die kontraktilen Muskelfasern in Zusammenarbeit mit dem Stützapparat aus Knochen und Bindegewebe die erforderliche Beweglichkeit. **Motilität** *(Bewegungsfähigkeit)* tritt in jedem Organismus aber auch in Form der Plasmabewegung oder entlang der Zytoskelettelemente auf.

Wachstum

Die Entwicklung z. B. des menschlichen Organismus ist über 20 Jahre lang mit **Wachstum** verbunden. Wachstum vollzieht sich auf mehrere Arten:

› Vorhandene Zellen werden größer
› Die Zahl der Zellen erhöht sich durch Zellteilungen
› Nichtzelluläre Strukturen (z. B. die Mineralsubstanz des Knochens) nehmen an Substanz zu.

Vermehrung

Sowohl einzelne Zellen als auch Organismen können sich vermehren. **Vermehrung** *(Reproduktion)* ist untrennbar verknüpft mit **Zellteilungen.** Bei Einzellern sind Zellteilungen identisch mit der Vermehrung des Organismus. Bei vielzelligen Organismen sind Zellteilungen Voraussetzung für das *Wachstum,* die ständige *Regeneration* von Zellen mit nur kurzer Lebensdauer und *Heilungsvorgänge* nach Verletzungen. Auch die für die **sexuelle Reproduktion** benötigten *Geschlechtszellen* (Keimzellen, Gameten ➤ 20.1) werden durch spezielle Zellteilungen bereitgestellt. Bei höheren Lebewesen wie auch dem Menschen haben sich für die Vermehrung des Gesamtorganismus außerdem besondere **Fortpflanzungsorgane** *(Reproduktionsorgane)* entwickelt.

Sterben

Sterben ist bei höheren Organismen die notwendige Ergänzung zur Lebensentstehung.
Sterben ist dabei nicht auf das Lebensende des Individuums begrenzt. Schon bei der normalen Embryonalentwicklung, also in der Aufbauphase, werden „überflüssige" Zellen durch *programmierten Zelltod,* die **Apoptose,** beseitigt, z. B. die Zellen zwischen den Fingern! Es ist also biologisch äußerst wichtig, dass Zellen nicht nur entstehen, sondern auch (kontrolliert) zugrunde gehen.

2.2 Organisationsebenen des menschlichen Körpers

Zellen

Große Organismen, wie auch der Mensch, bestehen nicht etwa aus besonders großen, sondern aus ungeheuer vielen Zellen: Der Körper eines erwachsenen Menschen ist aus mehr als 10^{14} (100 000 Milliarden) Zellen zusammengesetzt. Pro Sekunde gehen mehrere Millionen Zellen zugrunde, und ebenso viele werden neu gebildet. Alle Zellen eines Menschen gehen aus einer *einzigen* befruchteten Eizelle durch Teilungen hervor, und sie besitzen alle den gleichen genetischen Bauplan. Für die verschiedenartigen Aufgaben, die in einem großen Organismus zu erledigen sind, spezialisieren sich die Zellen im Laufe der Entwicklung im Dienste des Gesamtorganismus **(Differenzierung).** Aus der Differenzierung folgen die unterschiedliche Form, Gestalt und Größe der Körperzellen (➤ Abb. 2.1).

Gewebe

Zellen gleicher Differenzierung bilden üblicherweise Zellverbände, die **Gewebe** (➤ Kapitel 4), die in der Regel eine gemeinsame Funktion erfüllen. Muskelzellen beispielsweise können sich verkürzen und dienen somit der Bewegung von Organteilen, Organen und des Gesamtorganismus.

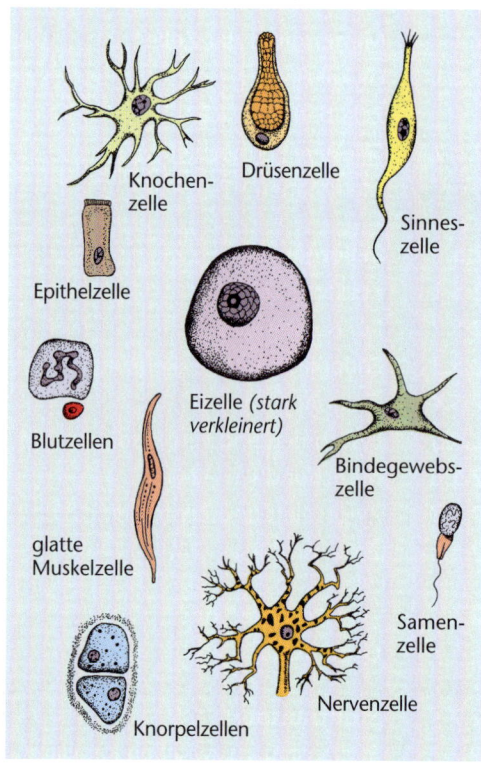

Abb. 2.1 Beispiele für die Differenzierung menschlicher Zellen. Wären die Größenrelationen korrekt wiedergegeben, müsste die Eizelle (mit einem Durchmesser von etwa 0,15 mm die größte menschliche Zelle) im Vergleich zur Samenzelle etwa so groß sein wie die gesamte Abbildung.

Organe

Mehrere räumlich beieinanderliegende Gewebe bilden ein **Organ**. Organe haben typischerweise eine charakteristische Gestalt und sind leicht mit bloßem Auge erkennbar. Beispiele für Organe sind Herz, Leber, Lunge, Gehirn oder Magen. Organe sind aus mehreren verschiedenen Geweben zusammengesetzt, die jedoch eine gemeinsame Funktion übernehmen (z. B. im Fall der Lunge den Gasaustausch zwischen dem Körperinneren und der Außenwelt).

Fast alle Organe bestehen dabei aus zellreichem **Funktionsgewebe** *(Parenchym)*, das die Kernaufgabe des Organs erfüllt, und umgebendem, eher zellarmem *Bindegewebe* **(Stroma)**, welches das Organ abstützt und für seine äußere Form (mit-)verantwortlich ist (➤ 4.1, ➤ 4.3).

Organsysteme

Die **Organsysteme** (➤ Tab. 2.1) bilden den nächsten Organisationsgrad. Ein Organsystem besteht aus eng miteinander in Beziehung stehenden Organen, die eine gemeinsame Aufgabe haben. Der *Atemtrakt* beispielsweise besteht aus den Organen Mund, Nasen-Rachen-Raum, Luftröhre, Bronchien und den beiden Lungen. Gemeinsame Hauptaufgabe ist der Gasaustausch mit der Umgebung. Die **Psyche** *(Seele* ➤ 10) wird in aller Regel als übergeordnet angesehen.

ORGANSYSTEM	... DAZU GEHÖREN	WICHTIGE AUFGABEN
Bewegungs- und Stützapparat (➤ Kapitel 5, ➤ Kapitel 6)	Knochen (Skelett) mit den sie verbindenden Bändern sowie den Sehnen und Muskeln	▸ Stütz- und Haltefunktion ▸ (Willkürliche) Bewegungen ▸ Ort der Blutzellenbildung, Mineralspeicher ▸ Wärmeproduktion
Haut (➤ Kapitel 7)	Haut und Hautanhangsgebilde wie z. B. Haare, Nägel, Schweiß- und Duftdrüsen	▸ Schutz des Körpers vor Außeneinflüssen ▸ Mitregulation v.a. von Temperatur, Flüssigkeitshaushalt ▸ Sinnesorgan für Temperatur, Druck und Schmerz ▸ Vit.-D-Synthese, Fettspeicher
Nervensystem (➤ Kapitel 8, ➤ Kapitel 9)	Zentrales und peripheres Nervensystem, Sinnesorgane	▸ Informationsaufnahme und -verarbeitung ▸ Schnelle Regulation fast aller Körperaktivitäten, Regulationszentrum für das Innere Milieu
Hormonsystem (➤ Kapitel 11)	Drüsen und verstreute Zellen/Zellgruppen, die Hormone produzieren	▸ Langsame und mittelschnelle Regulation fast aller Aktivitäten des Körpers
Immunsystem (➤ Kapitel 12, ➤ Kapitel 13)	Lymphbahnen, -knoten, weiße Blutkörperchen, Thymus, Knochenmark, sekundäre lymphatische Organe (z. B. Milz)	▸ Erkennung und Ausschaltung von körpereigenen oder -fremden schädlichen Substanzen ▸ Immunologisches Gedächtnis ▸ Mithilfe bei Entzündungs-/Heilungsvorgängen
Herz-Kreislauf-System (➤ Kapitel 14, ➤ Kapitel 15)	Herz, Blutgefäße, Blut	▸ Motor und Bahnen der Blutzirkulation ▸ Sauerstoff- und Nährstofftransport zu den Zellen ▸ Abtransport von Stoffwechselprodukten ▸ Regulation der Körpertemperatur ▸ Verschluss von Blutungsquellen (Gerinnungssystem) ▸ Aufnahme der Lymphe in den venösen Kreislauf
Atmungssystem (➤ Kapitel 16)	Atemwege (Nase, Rachen, Kehlkopf, Luftröhre, Bronchien) und Lungen	▸ Sauerstoffaufnahme, Kohlendioxidabgabe ▸ Mitregulation des Säuren-Basen-Gleichgewichts
Verdauungssystem (➤ Kapitel 17, Stoffwechsel ➤ Kapitel 18)	Mund, Speiseröhre, Magen, Darm, Leber, Bauchspeicheldrüse	▸ Aufnahme von Flüssigkeit und Nahrungsmitteln ▸ Verdauung und Resorption von Nährstoffen ▸ Ausscheidung ▸ Leber: „Stoffwechselzentrale", Mitregulation des Inneren Milieus
Harntrakt (➤ Kapitel 19)	Nieren, Harnleiter, Harnblase, Harnröhre	▸ Urinproduktion und -ausscheidung ▸ Mitregulation von Blutdruck, Flüssigkeits-, Elektrolyt-, Säure-Basen-Haushalt
Fortpflanzungssystem (➤ Kapitel 20)	Äußere und innere Geschlechtsorgane	▸ Libido (Geschlechtstrieb) ▸ Fortpflanzung (Erhaltung der Art) ▸ Ernährung des Säuglings

Tab. 2.1 Die Organsysteme des Menschen. Teilweise wird als „flüssiges Organ" das **Blut** (➤ Kapitel 12) als eigenes Organsystem gerechnet.

2.3 Zelle als elementare Funktionseinheit

Aufbau der Zelle

Zellen sind die kleinsten Bau- und Funktionseinheiten des Organismus. Die einzelnen ausdifferenzierten Zellen im menschlichen Körper sind mit Ausnahme der Eizelle (150 µm) nur 7–30 µm groß.

Selbst mit relativ einfachen *Lichtmikroskopen* erkannte man schon früh, dass die Zelle aus mindestens zwei Komponenten zusammengesetzt sein musste: der *Grundsubstanz* **(Zytoplasma)** und dem **Zellkern** *(Nukleus* ➤ Abb. 2.4)

Mit verbesserter Mikroskopiertechnik kamen dann im Vergleich zum Zellkern noch wesentlich kleinere „Zellorgane" zum Vorschein, die **Zellorganellen** (➤ Abb. 2.2). Der Feinbau dieser Organellen und der die Zelle umgebenden **Zellmembran** konnte jedoch erst mit Hilfe des *Elektronenmikroskops* näher betrachtet werden.

Zytosol

Das Zytoplasma ohne Zellorganellen wird als **Zytosol** bezeichnet. Im Zytosol spielen sich die meisten Stoffwechselprozesse als komplexes Zusammenspiel chemischer Reaktionen ab.

Das Zytosol besteht zu 70–95 % aus Wasser. Der Rest setzt sich zusammen aus Proteinen, Kohlenhydraten und Ionen sowie, oft in Form größerer Vakuolen, den Fetten. Aufgrund des hohen Eiweißgehalts ist das Zytosol äußerst zähflüssig.

2.4 Membranen der Zelle

Jede Zelle ist von einer hauchdünnen, knapp ein Hunderttausendstel Millimeter (5–8 nm) dicken Membran umschlossen, der **Zellmembran** oder *Zytoplasmamembran*. Auch in der Zelle kommen zahlreiche Membranen vor.

Trotz unterschiedlichster Funktionen liegt allen zellulären Membranen ein einheitlicher Bauplan zugrunde: die **Lipid-Doppelschicht** (➤ Abb. 2.3). *Phospholipide* und *Glykolipide* bilden ihre Hauptkomponenten (➤ 1.8.2). Jedes einzelne Lipidmolekül besitzt einen langen, Wasser abstoßenden *(hydrophoben)* Schwanz aus gesättigten und ungesättigten Kohlenwasserstoffketten sowie einen Wasser anziehenden *(hydrophilen)* Kopf aus Phosphat- oder Zuckerresten. In den Membranen stehen sich jeweils zwei Lipidmoleküle gegenüber: Die hydrophoben Schwänze zeigen zum Inneren der Membran und bilden die helle Mittelschicht. Die Wasser anziehenden Köpfe (erkennbar als dunkle Schichten) stehen mit der wässrigen Lösung innerhalb und außerhalb der Zelle in Kontakt. Die Lipide stellen das Gerüst der Membran dar. Eingelagert sind je nach Membrantyp verschiedene *Proteine* in unterschiedlicher Menge. Proteine sind für die meisten Membranfunktionen verantwortlich: Sie dienen als spezifische Rezeptoren,

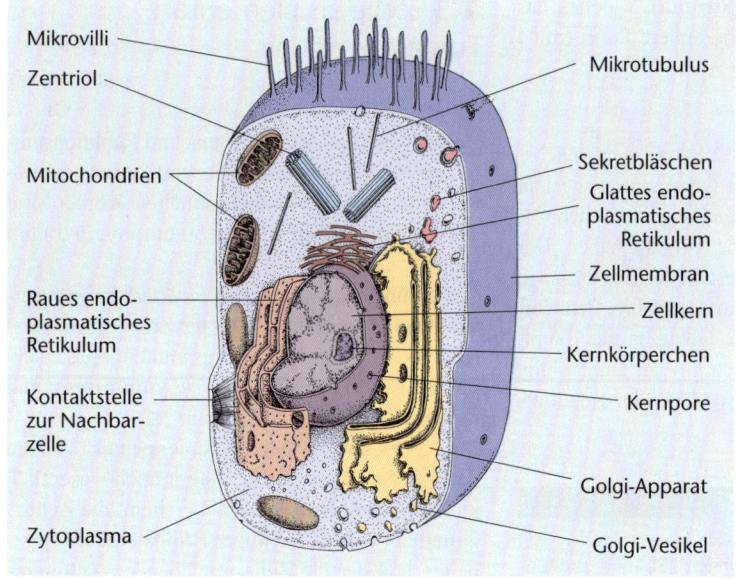

Abb. 2.2 Schnitt durch eine Zelle. Analog zum menschlichen Körper, der aus verschiedenen Organen aufgebaut ist, besteht jede einzelne Zelle aus kleinen Funktionseinheiten, den Organellen.

als Enzyme oder Transportproteine. Manche dieser Proteine sind nur an die Membran angelagert, andere sind teilweise eingelagert oder durchdringen sie vollständig; sie heißen **periphere, integrale** bzw. **Transmembran-Proteine.**
Die Lipid-Doppelschicht ist nicht starr, sondern flüssig und wird daher auch als „zweidimensionale Flüssigkeit" beschrieben. Die einzelnen Lipidmoleküle und Proteine sind innerhalb der Membran beweglich, sie bilden ein „flüssiges Mosaik" (*Seymour Jonathan Singer* und *Garth L. Nicolson*, 1972).
Zusätzlich zu den Phospho- und Glykolipiden enthalten viele Membranen Cholesterin, das die Beweglichkeit der Lipidmoleküle (weiter) einschränkt.

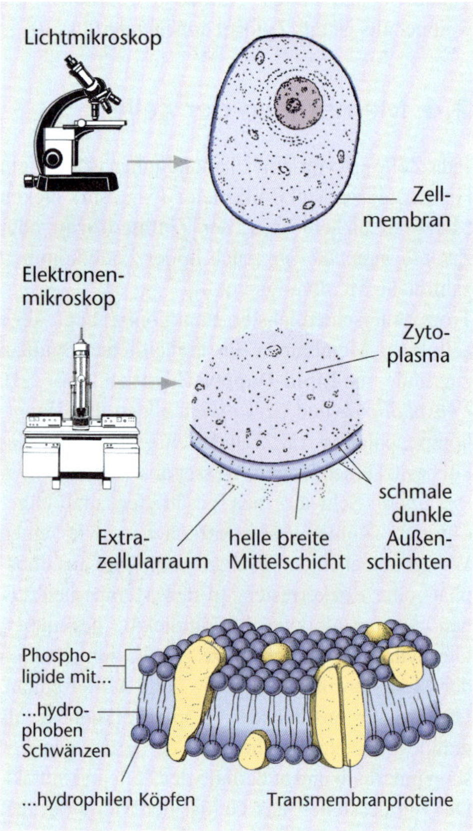

2.4.1 Glykokalix der Zelloberfläche

Membranlipide und -proteine sind außen sehr häufig mit antennenförmigen Zuckerketten versehen. Die äußere Zelloberfläche besteht somit zu einem großen Teil aus Kohlenhydraten, die eine Hülle, die **Glykokalix,** um die Zelle bilden. Die Zuckerketten sind häufig verzweigt und in der Anordnung ihrer Zucker außerordentlich vielfältig.
Die Glykokalix schützt die Zelle vor mechanischen und chemischen Schädigungen und hält Fremdkörper und andere Zellen auf Distanz, um unerwünschte Protein-Protein-Kontakte zu verhindern. Daneben spielt die Glykokalix aufgrund ihrer exponierten Lage an der Oberfläche aber auch eine Rolle bei vorübergehenden Kontakten zwischen Zellen, so z. B. bei der Blutgerinnung oder bei Entzündungsreaktionen.

2.4.2 Selektive Permeabilität der Membranen

Membranen regulieren den Durchtritt von Stoffen und bestimmen damit, welche Stoffe in die Zelle oder in die membranbegrenzten Räume im Zellinneren eintreten bzw. sie verlassen. Diese Eigenschaft heißt *selektive Permeabilität* oder **Semipermeabilität** der Membranen. Sie hängt von mehreren Faktoren ab:

› **Molekülgröße.** Einige sehr kleine Moleküle, z. B. Sauerstoff, überwinden die Membranen ungehindert, für andere wie Wasser und Kohlendioxid sind sie eine Barriere. Für große Moleküle (etwa die meisten Proteine) stellen sie ein unüberwindbares Hindernis dar
› **Fettlöslichkeit.** Den weitaus größten Anteil zellulärer Membranen macht die fettlösliche (**lipophile**) mittlere Schicht aus. Je besser eine Substanz in Fett löslich ist, desto leichter kann sie Membranen passieren. Dies trifft z. B. auf die Steroidhormone zu, die als Abkömmlinge des Cholesterins stark in Fett löslich sind (➤ 11.1.3)
› **Elektrische Ladung** der Substanz. Elektrisch geladene Teilchen (Ionen) können die Phospholipid-Doppelschicht kaum überwinden.

Wasser, CO_2, hydrophile und geladene Teilchen (etwa Ionen) sowie große Moleküle (z. B. Zucker, Aminosäuren) müssen dennoch durch Membranen transportiert werden. Dazu ist die Zelle auf die **Membrantransport-Proteine** angewiesen; diese sind ausschließlich Transmembranproteine.

Carrierproteine binden spezifisch die Substanz und transportieren sie durch die Membran, indem sie eine ganze Reihe von Konformationsänderungen (Gestaltsänderungen) durchlaufen. **Kanalproteine** bilden hydrophile Poren durch die Membran. Der Wassertransport erfolgt z. B. über Wasserkanäle *(Aquaporine)*, Kanäle für den schnellen Transport von Ionen heißen auch *Ionenkanäle*. Während der Transport über alle Kanalproteine und viele Carrierproteine passiv (➤ 2.7.4) verläuft, können die Zellen mit Hilfe von speziellen Carrierproteinen Moleküle aktiv durch die Membranen pumpen (➤ 2.7.9).
Die selektive Permeabilität der Zellmembran ist die Voraussetzung, um die für viele Prozesse unbedingt notwendigen **Konzentrationsunterschiede** (Gradienten) zwischen dem Zellinneren und der äußeren Umgebung (Interstitium) aufrechtzuerhalten.

2.5 Zellorganellen

Da zahlreiche chemische Reaktionen in der Zelle zur gleichen Zeit ablaufen, muss sichergestellt sein, dass diese nicht miteinander in Konflikt geraten. Deshalb ist die Zelle in ein System von getrennten Räumen unterteilt, die von den **Zellorganellen** gebildet werden. Gesamtzahl wie Typen der Organellen unterscheiden sich von Zelle zu Zelle je nach ihrer Funktion.

2.5.1 Zellkern

Die meisten Körperzellen besitzen einen einzigen **Zellkern** *(Nukleus,* ➤ Abb. 2.4), der durchschnittlich 10 % des Zellvolumens einnimmt. In manchen Zellen, z. B. Skelettmuskelzellen, kommen mehrere Kerne vor; reife rote Blutkörperchen und Blutplättchen haben als Ausnahmen keinen Zellkern. Der Zellkern ist das Steuerungszentrum des Zellstoffwechsels und beherbergt die genetische Information. Außerhalb der Zellteilung ist der Kern von zwei Membranen umgeben, die zusammen die **Kernhülle** bilden (➤ Abb. 2.5). Die äußere der beiden Membranen geht kontinuierlich in die Membra-

Abb. 2.3 Zellmembran. Die mit dem Lichtmikroskop (Auflösung 0,1 µm) nur als Linie zu sehende Zellmembran erscheint unter dem Elektronenmikroskop (Auflösung 0,1 nm) dreischichtig.

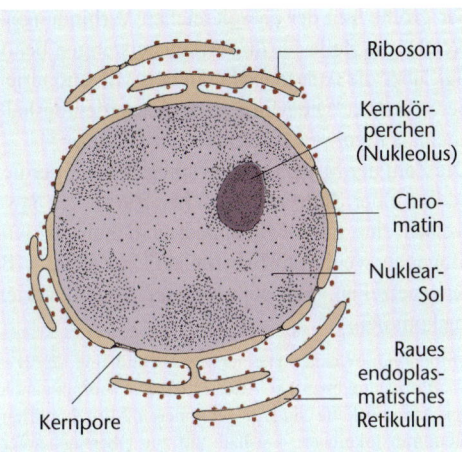

Abb. 2.4 Zellkern. Deutlich zu erkennen sind die drei Hauptbestandteile des Karyoplasmas: Nuklear-Sol, Chromatin und Kernkörperchen.

nen des *endoplasmatischen Retikulums* über. **Kernporen** bis zu 120 nm Durchmesser erlauben den Austausch mit dem Zytoplasma. Vor der Zellteilung löst sich der Kern auf (➤ 2.12).
Der Kerninnenraum (das *Kern-* oder **Karyoplasma**) besteht aus (➤ Abb. 2.4):

› Der Erbsubstanz in Form der **DNA** (➤ 1.8.4), die beim Menschen in 46 Untereinheiten, den **Chromosomen,** verpackt ist
› Einem oder mehreren *Kernkörperchen* oder **Nukleoli.** An den Kernkörperchen wird die ribosomale RNA gebildet und mit ribosomalen Proteinen zu Ribosomen-Untereinheiten verpackt. Die letzten Schritte der Ribosomenreifung finden dann im Zytoplasma statt
› Dem löslichen Anteil des Karyoplasmas, der als **Nuklear-Sol** (früher *Karyolymphe*) bezeichnet wird und aus vielen verschiedenen Proteinen besteht. Der inneren Kernmembran ist zum Karyoplasma hin die **Kernlamina** aufgelagert, ein dichtes Proteinnetzwerk, das die Kernhülle stabilisiert und bei der Organisation des Chromatins eine Rolle spielt.

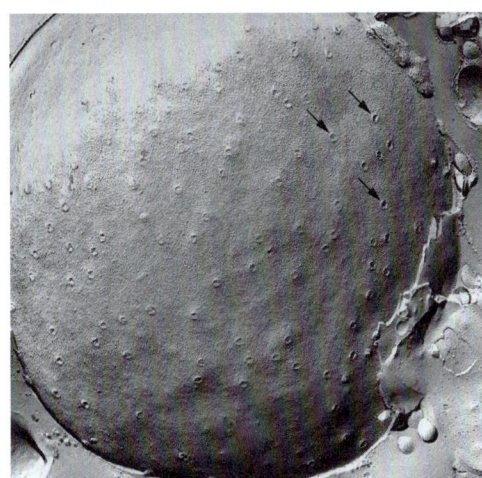

Abb. 2.5 Kernhülle mit Kernporen (→) im Rasterelektronenmikroskop. [M375]

Chromosomen und Chromatin

Bei der ruhenden, sich nicht teilenden Zelle liegt die DNA, assoziiert mit Proteinen, wie lose, vielfach gewundene Fäden im Zellkern. Diese Fäden sind so dünn, dass sie im Lichtmikroskop nicht sichtbar sind. Die sehr langen DNA-Moleküle würden ausgestreckt den Zellkern ca. 60 000-mal umspannen, sie liegen mit Hilfe spezieller Proteine, der **Histone,** in einer kompakteren Struktur verpackt vor (➤ Abb. 2.6). Die DNA zusammen mit den Proteinen (dazu gehören neben den für die Verpackung zuständigen Histonen die **Nicht-Histon-Proteine**) bezeichnet man als **Chromatin;** es lässt sich durch Anfärben sichtbar machen. Nur während der *Kernteilung* (➤ 2.12) sind die Chromosomen im Mikroskop sichtbar, weil sich dann die 46 langen Fäden zu 46 noch kompakteren Strukturen aufwickeln (vergleichbar mit Wollfäden, die zu Wollknäueln aufgewickelt werden). Die jetzt sichtbaren *Chromosomen* sind häkchenförmige Gebilde mit einer Einschnürung, dem **Zentromer** (➤ Abb. 2.7). Das Zentromer gliedert das Chromosom in zwei meist unterschiedlich lange **Chromosomenschenkel.**

Verdoppelung der Chromosomen

Vor jeder Kernteilung werden die beiden Chromosomenschenkel verdoppelt, wodurch zwei identische Untereinheiten entstehen, die **Chromatiden.** Die beiden Chromatiden sind zunächst noch am Zentromer miteinander verbunden. Im Laufe der Kernteilung werden sie dann am Zentromer durch die Mitosespindel (➤ 2.5.7) auseinandergezogen.

2.5.2 Ribosomen

Ribosomen sind die Zellorganellen für die Proteinbiosynthese (➤ 2.11.3). Sie finden sich in großer Zahl in jeder Zelle und sind auch im Elektronenmikroskop nur als Körnchen sichtbar.
Ribosomen sind aus zwei verschieden großen Untereinheiten zusammengesetzt und bestehen hauptsächlich aus Proteinen und verschiedenen Arten **ribosomaler RNA** *(rRNA).* Die ribosomalen Proteine haben nur strukturgebende Funktion, die rRNA erfüllt fast alle katalytischen Aufgaben (etwa die Bildung der Peptidbindung ➤ 1.8.3). Das Ribosom ist somit ein **Ribozym** (➤ 1.9.1).
In der Regel sind zur Proteinsynthese mehrere Ribosomen perlschnurartig hintereinander auf der **messenger RNA** *(mRNA)* angeordnet, welche die Bauanleitung für das Protein (➤ 1.8.3) liefert. Solche Zusammenlagerungen heißen **Polysomen.**

Die dreidimensionale Struktur bakterieller Ribosomen ist mittlerweile bekannt. Für die Aufklärung der Kristallstruktur erhielten *Venkatraman Ramakrishnan, Thomas Steitz* und *Ada Yonath* 2009 den Nobelpreis für Chemie.

2.5.3 Endoplasmatisches Retikulum

Das Zytoplasma fast aller Zellen enthält ein reichverzweigtes, membranumschlossenes, bläschen- oder schlauchförmiges Hohlraumsystem, das **endoplasmatische Retikulum** *(ER* ➤ Abb. 2.8). Es nimmt etwa 10 % des gesamten Zellvolumens in Anspruch, überwiegend in Kernnähe. Ist die Membran des endoplasmatischen Retikulums mit Ribosomen besetzt, spricht man von *rauem*, an-

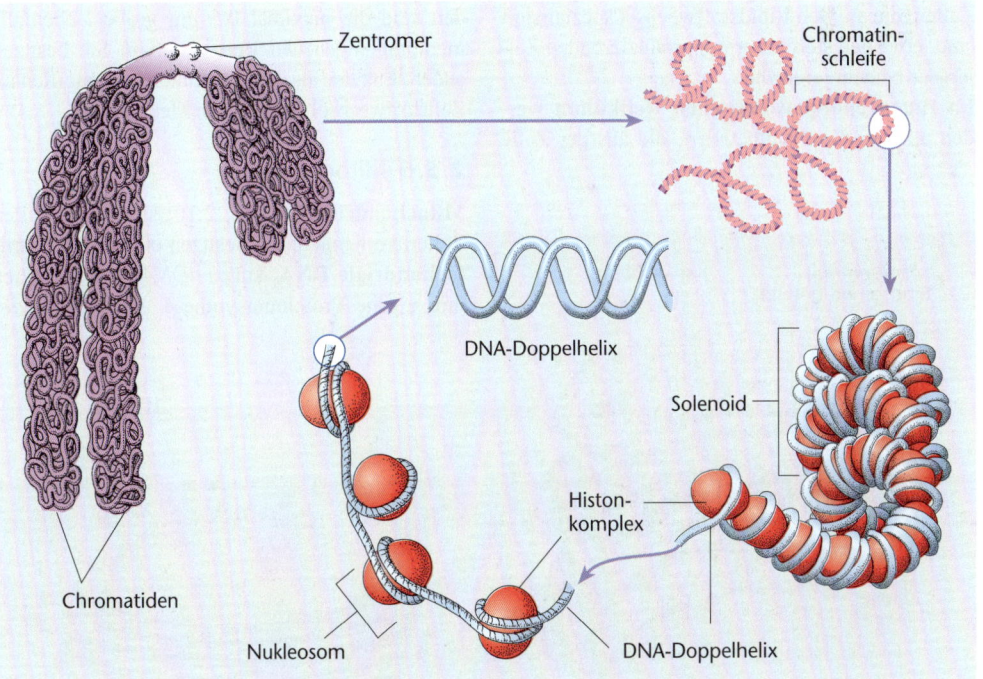

Abb. 2.6 Feinbau der Chromosomen. Die unterste Stufe der DNA-Verpackung im Zellkern ist die Aufwicklung eines DNA-Stücks in zwei vollständigen Windungen (➤ 1.8.4) um einen Histonkomplex. Histone und DNA bilden zusammen elektronenoptisch erkennbare Partikel, die Nukleosomen. Weitere Aufwindungen des DNA-Doppelstrangs führen zu Überstrukturen wie dem Solenoid oder den Chromosomenschleifen und schließlich während der Kernteilung zu den im Lichtmikroskop sichtbaren Chromosomen.

24 VON DER ZELLE ZUM ORGANISMUS, GENETIK UND EVOLUTION

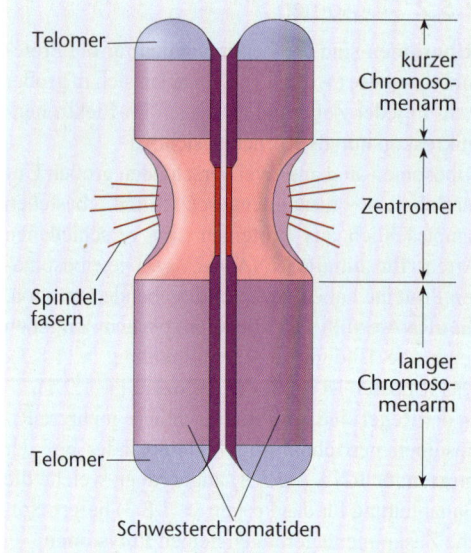

Abb. 2.7 Schema der wichtigsten strukturellen Komponenten eines Chromosoms. In dieser Abbildung befindet sich die Zelle schon in der Kernteilung: die Chromosomenschenkel liegen doppelt in zwei identischen Untereinheiten vor, den Chromatiden. Im Bereich des Zentromers setzen an Proteinauflagerungen bei der Teilung die Spindelfasern an. Die Telomere an den Chromosomenenden spielen bei der Replikation der DNA eine Rolle, an ihnen wie auch an den Zentromeren wird keine genetische Information abgelesen.

sonsten von *glattem* endoplasmatischem Retikulum.

Das **glatte endoplasmatische Retikulum** spielt eine wichtige Rolle bei der Synthese fast aller in der Zelle gebrauchten Lipide einschließlich der Membranlipide und sorgt für deren richtige Verteilung in der Zelle. Entsprechend dominiert es in Zellen, die auf den Lipidstoffwechsel spezialisiert sind, etwa den steroidhormonproduzierenden Zellen der Nebennierenrinde.

Im **rauen endoplasmatischen Retikulum** werden alle Proteine synthetisiert, die aus der Zelle ausgeschleust werden sollen oder z. B. für das endoplasmatische Retikulum selbst, den Golgi-Apparat (➤ 2.5.4) oder die Zellmembran bestimmt sind. Es überwiegt in allen anderen Zellen.

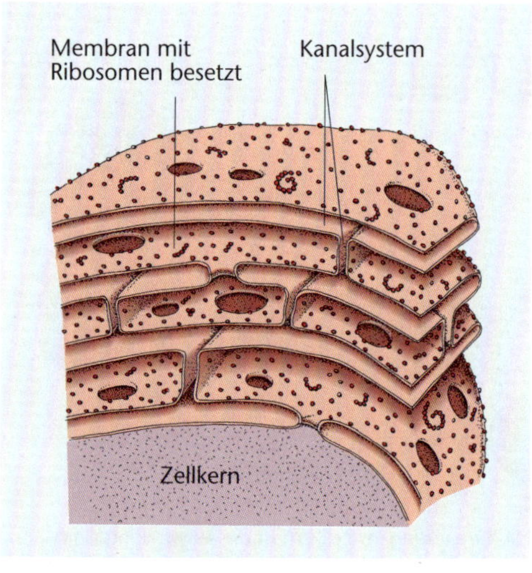

2.5.4 Golgi-Apparat

In Kernnähe findet man typischerweise ein System aus napfförmigen Membransäckchen, die in Stapeln von 5–10 dicht aufeinanderliegen. Ein einzelner Stapel wird als **Diktyosom** bezeichnet (➤ Abb. 2.9), die Gesamtheit aller Diktyosomen einer Zelle bildet den **Golgi-Apparat**. Von Rand und Innenseite der Diktyosomen schnüren sich substanzgefüllte Bläschen ab, die **Golgi-Vesikel**. Im Golgi-Apparat werden die im endoplasmatischen Retikulum hergestellten Proteine weiter verändert und die reifen Proteine portionsweise abgeschnürt. Dabei muss gewährleistet sein, dass die für den Golgi-Apparat selbst bestimmten Proteine verbleiben und die anderen an den richtigen Bestimmungsort (z. B. Plasmamembran, sekretorische Vesikel oder Lysosomen) „adressiert" werden. Der Golgi-Apparat ist besonders ausgeprägt in Zellen mit sekretorischer Funktion, z. B. hormonbildenden Zellen.

2.5.5 Lysosomen und Peroxysomen

Primäre Lysosomen sind winzige, von einer Membran umschlossene Bläschen, die vom Golgi-Apparat gebildet werden. Ihre Hauptaufgabe ist es, aufgenommene Fremdstoffe, aber auch nicht mehr funktionsfähige *zelleigene* Organellen mittels der in ihnen gespeicherten Enzyme zu verdauen. Dabei verschmelzen sie mit den Endozytosevesikeln zu **sekundären Lysosomen**.

Äußerlich kaum von den Lysosomen zu unterscheiden sind die maximal 0,5 µm großen, ebenfalls membranumgebenen **Peroxysomen**. Sie besitzen andere Enzyme als die Lysosomen und entgiften im Zellstoffwechsel entstehende Metaboliten.

2.5.6 Mitochondrien

Mitochondrien (➤ Abb. 2.10) sind in fast allen Zellen vorhanden. Sie besitzen eigene DNA (**mitochondriale DNA**, kurz *mtDNA*) und betreiben ihre eigene Proteinbiosynthese. Außerdem wird der größte Teil der energiereichen Verbindungen, welche die Zelle für ihre Arbeitsleistungen benötigt, über die Atmungskette in den Mitochondrien bereitgestellt. Die Mitochondrien werden deshalb auch als *Kraftwerke der Zelle* bezeichnet.

Die Zahl der Mitochondrien spiegelt den Energiebedarf einer Zelle wider. Herzmuskelzellen etwa weisen eine hohe Mitochondriendichte auf, wohingegen wenig stoffwechselaktive Zellen, z. B. Knorpelzellen, mit nur wenigen Mitochondrien auskommen.

Mitochondrien sind von einer *inneren* und einer *äußeren Membran* umgeben (➤ Abb. 2.10). Die Komponenten der Atmungskette sind in der inneren Mitochondrienmembran lokalisiert, weshalb sie zur Oberflächenvergrößerung zahlreiche Auffaltungen bildet, die *Cristae*. Im inneren Reaktionsraum der Mitochondrien, dem *Matrixraum*, findet der im Zytosol begonnene weitere Abbau der Nährstoffe statt: die Umwandlung von Pyruvat zu Acetyl-CoA, der Zitratzyklus und die β-Oxidation der Fettsäuren. Die Elektronen der dabei anfallenden reduzierten Co-Enzyme (NADH, $FADH_2$ ➤ 1.8.1) werden über die Atmungskette unter Bildung von Wasser auf Sauerstoff übertragen. Dieser Elektronentransport ist mit einem Protonentransport durch die innere Mitochondrienmembran gekoppelt, wodurch ein elektrochemischer Gradient (Konzentrationsgefälle ➤ 2.7.9) über der inne-

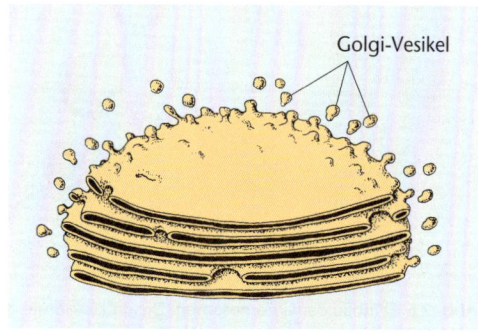

Abb. 2.8 Zellausschnitt mit rauem endoplasmatischem Retikulum. Deutlich sichtbar ist die Verbindung zwischen Kernhülle und endoplasmatischem Retikulum.

Abb. 2.9 Diktyosom des Golgi-Apparats (➤ 2.5.4). Die vom Rand abgeschnürten Bläschen werden Golgi-Vesikel genannt.

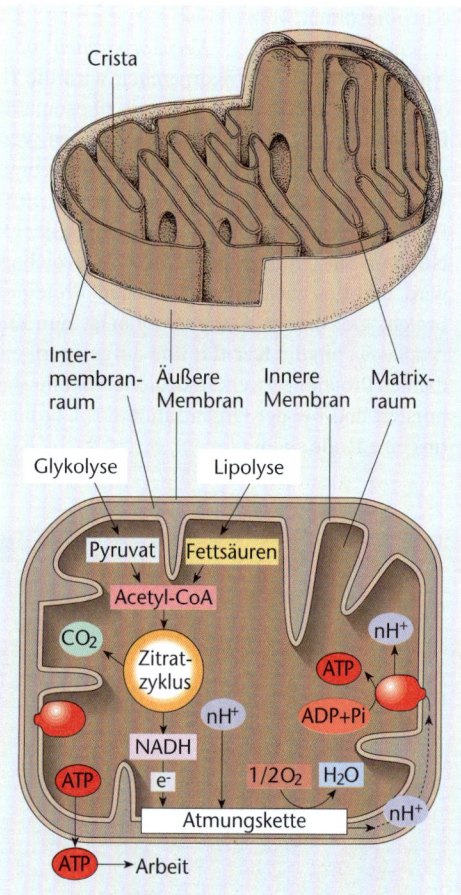

Abb. 2.10 Mitochondrium (aufgeschnitten). Durch die Doppelmembran und die Auffaltungen im Inneren bilden sich separate „Reaktionsräume", die das Nebeneinander verschiedener Reaktionsschritte erlauben. In den roten Bläschen auf der zum Matrixraum gerichteten Seite der inneren Membran erfolgt die eigentliche ATP-Synthese.

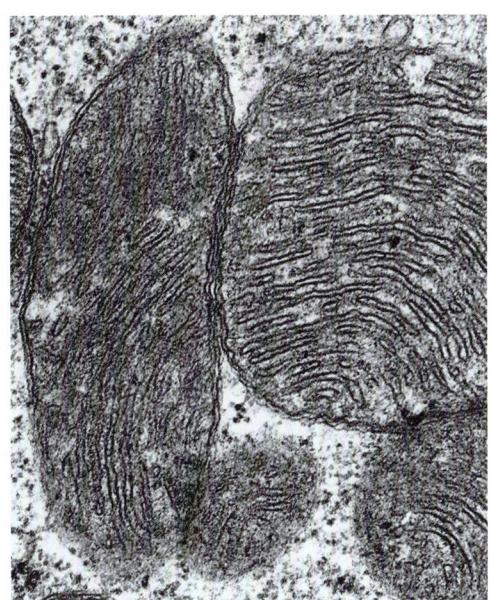

Abb. 2.11 Mitochondrien im elektronenmikroskopischen Bild. Gut zu erkennen sind die äußere und innere Membran sowie die durch Auffaltungen der inneren Membran gebildeten Cristae. [M375]

ren Mitochondrienmembran aufgebaut wird, der für die Synthese des „Akkus" ATP verwendet (➤ 1.8.5) wird.

2.5.7 Zytoskelett und Zentriolen

Das Zytoplasma besitzt stabilisierende Strukturen, die in ihrer Gesamtheit als **Zytoskelett** *(Zellskelett)* bezeichnet werden.

Mikrofilamente sind lange fadenförmige Gebilde, die aus dem Protein *Aktin* bestehen und sich meist zu Bündeln zusammenlagern. Solche Filamentbündel nennt man dann **Fibrillen**. Sie kommen in verschiedenen Zellarten in unterschiedlicher Ausprägung vor. Für die unterschiedlichen Bewegungsformen der Mikrofilamente ist das Motorprotein *Myosin* verantwortlich. Bei der Phagozytose beispielsweise ermöglichen Mikrofilamente die Ausbildung der Pseudopodien. Bei Muskelzellen befähigen die *Myofibrillen* die Muskelzelle zur Kontraktion (➤ Abb. 5.18, ➤ Abb. 5.19).

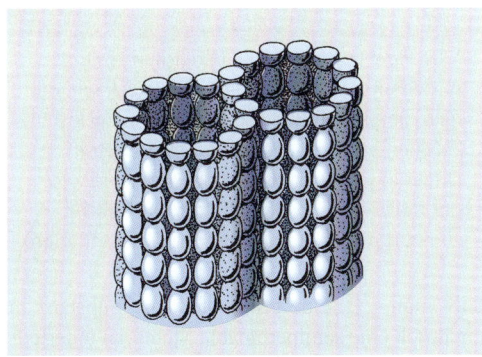

Abb. 2.12 Zwei Mikrotubuli. Die Wand eines einzigen Mikrotubulus ist aus 13 längsgerichteten Filamenten zusammengesetzt.

Mikrotubuli (➤ Abb. 2.12) sind verschieden lange, über das ganze Zytoplasma verstreute, röhrenförmige Gebilde aus dem Protein *Tubulin*. Manche dieser Mikrotubuli sind *stationär*. Sie bilden in der Zelle ein dauerndes Gerüst, das wesentlich zur Erhaltung der Zellform beiträgt, und sind wichtige Bestandteile anderer Zellorganellen wie beispielsweise der Zentriolen und Zilien. Andere Mikrotubuli werden nur während der Zellteilung aufgebaut. Diese heißen *Mitosespindeln*. Sie trennen im Teilungsprozess die beiden Chromatiden voneinander.

Einige Arzneimittel blockieren den Aufbau der Mikrotubuli und dadurch die Zellteilung. Hierzu zählt z.B. das *Zytostatikum* Vincristin® (➤ 3.7.6), das die Vermehrung bösartiger Tumorzellen stoppen soll.

Zentriolen *(Zentralkörperchen)* sind winzige L-förmige Gebilde, die als *Zentriolenpaar* typischerweise in Kernnähe gelegen sind. Jedes Zentriol ist aus neun parallel angeordneten Mikrotubuli aufgebaut. Zentriolen spielen eine wichtige Rolle während der Zellteilung (➤ Abb. 2.28), da sie die Mikrotubuli des Spindelapparates ausbilden.

Intermediäre Filamente bestehen aus parallel zueinander angeordneten Faserproteinen. Beim Menschen sind über 60 verschiedene Proteine bekannt, die an ihrem Aufbau beteiligt sind. Intermediäre Filamente dienen der Stabilität und sind am Bau von Haftstrukturen zwischen verschiedenen Zellen oder z.B. Epithelzellen und Basalmembran (➤ 4.2) beteiligt.

2.5.8 Zelleinschlüsse

Zelleinschlüsse sind Ansammlungen von Substanzen, die in der Regel von der Zelle selbst produziert werden und teilweise an ihrer Form (meist Körnchenform) oder einer typischen Farbe als Einschlüsse im Karyo- oder Zytoplasma zu erkennen sind.

Zu den Zelleinschlüssen gehört z.B. das Hautpigment *Melanin* (➤ 7.2.1, ➤ 7.2.3). *Glykogen-Tröpfchen*, die Speicherform der Glukose (➤ 1.8.1), finden sich hauptsächlich in Leber- und Skelettmuskelzellen. Auch Fetttröpfchen bilden Zelleinschlüsse, v.a. in den Zellen des Fettgewebes, aber auch in Leberzellen.

2.6 „Wasserbasis" des Organismus

Erstaunlicherweise besteht der Mensch überwiegend aus Wasser: Beim Neugeborenen entfallen etwa 75 % des Körpergewichts auf den Wasseranteil, bei Erwachsenen etwa 60 %. Bei Frauen ist der Wassergehalt im Vergleich zu Männern geringer, weil das relativ wasserarme Fettgewebe bei Frauen stärker ausgebildet ist.

Bezogen auf einen erwachsenen Menschen mit etwa 70 kg Körpergewicht, befindet sich mit etwa 30 l der größte Teil dieses Körperwassers als Hauptbestandteil des Zytosols *in* den Zellen. Es wird deshalb als **intrazelluläre Flüssigkeit** bezeichnet (➤ Abb. 2.13).

Ihr gegenüber steht die **extrazelluläre Flüssigkeit**, die in drei Kompartimente unterteilt ist:

› Der *Plasma*- oder **Intravasalraum** wird von den Blutgefäßen gebildet. Hier befinden sich etwa 2,7 l Blutplasma. Den Rest (etwa 2,2 l) machen die Blutzellen aus

› Der **interstitielle Flüssigkeitsraum** besteht aus etwa 10 l Flüssigkeit, die alle Körperzellen wie ein dreidimensionales Kanalnetz umgibt. Jeder Stoff, der entweder zur Zelle gelangen soll oder von der Zelle abgegeben wird, kann dies nur über die interstitielle Flüssigkeit. Die interstitielle Flüssigkeit steht also einerseits eng mit den Zellen in Verbindung, andererseits besteht ein reger Austausch mit dem Blutplasma in den Blutgefäßen. Zur interstitiellen Flüssigkeit zählt auch die aus dem Interstitium in die Lymphkapillaren abgepresste **Lymphe** (➤ 12.6.1)

› Die **transzellulären Flüssigkeiten** befinden sich in eingeschlossenen Flüssigkeitsräumen. Dazu gehören der Magen-Darm-Trakt, die

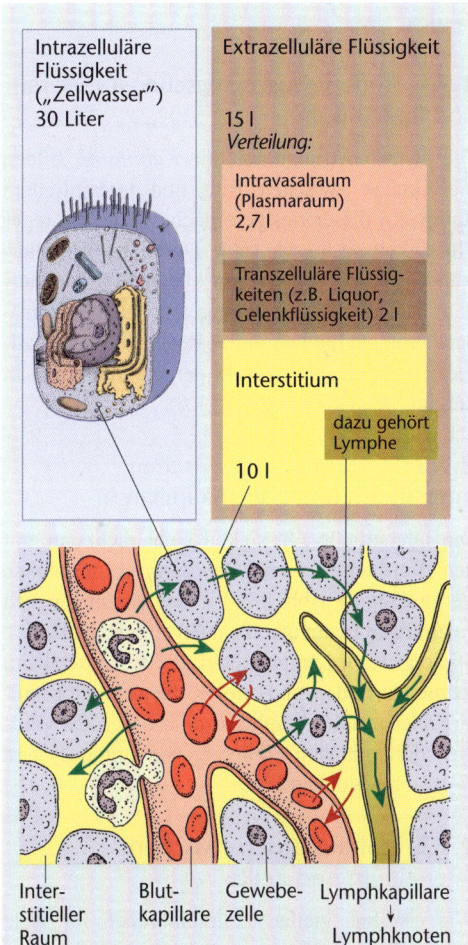

Abb. 2.13 Flüssigkeitsräume des Menschen und Stoffaustausch im Kapillargebiet. Zwischen Kapillaren und interstitiellem Raum sowie interstitiellem Raum und Gewebszellen findet ein ständiger gegenseitiger Stoffaustausch statt. Hingegen ist die Flüssigkeitsbewegung im Bereich der Lymphgefäße nur vom interstitiellen Raum zu den Lymphkapillaren hin gerichtet.

Harnblase, der Liquor cerebrospinalis, die Gelenkflüssigkeiten und andere. Ihr Anteil beträgt etwa 2 l.

2–3 l Wasser nimmt der Mensch täglich zu sich, bei Hitze oder starker körperlicher Anstrengung wesentlich mehr. Während der Mensch einige Monate ohne feste Nahrung überleben kann, stirbt er bei Wasserentzug bereits nach wenigen Tagen (▶ 19.7).

Säuglinge und Kleinkinder benötigen vergleichsweise mehr Wasser als Erwachsene, weil sie das Wasser durch das ungünstigere *Oberflächen-Volumen-Verhältnis* über Haut und Lungen schneller wieder abgeben.

2.7 Stofftransport

Jede Funktion der Zelle erfordert einen Transport bzw. Austausch von Stoffen innerhalb des Organismus: So müssen z. B. ständig Sauerstoff und Nährstoffe an jede einzelne Zelle herangeführt werden; andererseits müssen Stoffwechselprodukte der Zelle, etwa das stetig anfallende Kohlendioxid (CO_2), aus der Zelle abtransportiert werden.

2.7.1 Stoffaustausch zwischen Kapillaren und Interstitium

Die kleinsten Blutgefäße, die *Kapillaren*, bilden die Grenze zwischen Blut und interstitiellem Raum. An dieser riesigen Fläche findet ein reger Flüssigkeitsaustausch statt: Durch die Kapillarwände werden Wasser und kleine Moleküle aus dem Blut ins Gewebe abgepresst. Zellen und größere Proteine bleiben in der Regel im Plasma zurück, weil sie die Wände der Kapillaren nicht durchdringen können (▶ 15.1.6).

2.7.2 Stoffaustausch zwischen Interstitium und Lymphkapillaren

Die interstitielle Flüssigkeit steht nicht nur mit den Blut-, sondern auch mit *Lymphkapillaren* in Verbindung (▶ Abb. 2.13). Diese vereinigen sich zu größeren Lymphgefäßen und erreichen als erste Station kleine Lymphknoten, die fast überall im Körper zu finden sind. Stoffe, die aus dem Kapillargebiet in die Lymphe *drainiert* werden, kommen dort mit dem körpereigenen Immunsystem (▶ 13.1) in Kontakt.

2.7.3 Stoffaustausch zwischen Interstitium und Zelle

Wie erwähnt, stellen Zellmembranen für viele Substanzen ein Hindernis dar; sie sind *begrenzt* durchlässig. Bei den durch diese *semipermeablen* (halbdurchlässigen) Membranen stattfindenden Vorgängen unterscheidet man grundsätzlich:
> **Passive Transportprozesse,** bei denen der Transport durch die Membran *ohne Verbrauch von Energie* bewerkstelligt wird. Dazu gehören die **Diffusion,** die **erleichterte Diffusion,** die **Osmose** und die **Filtration**
> **Aktive Transportprozesse,** die nur unter *Zufuhr von Energie* stattfinden können.

2.7.4 Passive Transportprozesse – Diffusion

In Flüssigkeiten sind alle Teilchen (Moleküle, Ionen) aufgrund ihrer *kinetischen Energie* in ständiger Bewegung – diese bezeichnet man auch als **Brown-Molekularbewegung.** Als Folge durchmischt sich ein Flüssigkeitsraum mit anfangs unterschiedlicher Teilchenverteilung zunehmend: Die gelösten Teilchen wandern immer in größerer Zahl vom Ort höherer Konzentration zum Ort niedriger Konzentration als umgekehrt. Als Effekt findet also ein gerichteter Teilchentransport entlang des *Konzentrationsgefälles* statt. Diesen Transportvorgang bezeichnet man als **Diffusion** (▶ Abb. 2.14).

Klassisches Beispiel zur Veranschaulichung ist die Verteilung eines Tintentropfens in Wasser: Gibt man einen Tropfen Tinte in ein wassergefülltes Glas, so verteilt sich die Tinte so lange, bis die Konzentration der Tinte im ganzen Gefäß gleich und damit die Flüssigkeit einheitlich blau ist.

Die Geschwindigkeit des Konzentrationsausgleichs (Diffusionsvorgang) hängt u.a. von der Art des Lösungsmittels, der Teilchenform und der Temperatur ab. Die *Diffusionsgeschwindigkeit* ist zwar, verglichen mit anderen Transportvorgängen, sehr niedrig, trotzdem spielt die Diffusion bei kürzesten Distanzen, etwa zwischen Kapillarwand und Gewebe, eine entscheidende Rolle.

Diffusion von Sauerstoff und Kohlendioxid

So diffundiert z. B. der Sauerstoff (O_2) aus den Kapillaren entlang seines Konzentrationsgefälles über das Interstitium in die Zellen, wo er verbraucht wird. Durch den ständigen Verbrauch des Sauerstoffs in der Zelle findet kein Konzentrationsausgleich statt, das Konzentrationsgefälle als treibende Kraft für die Diffusion bleibt erhalten.

Das genau entgegengesetzte Konzentrationsgefälle besteht für das in der Zelle ständig anfallende Kohlendioxid (CO_2): Es diffundiert durch die Zellmembran ins Interstitium und von dort ins Blut, aus dem es durch Abatmung in der Lunge ständig entfernt wird.

Für Sauerstoff stellt die Zellmembran praktisch kein Diffusionshindernis dar, für Kohlendioxid gibt es Kanalproteine.

Erleichterte Diffusion

Auch große, schlecht fettlösliche oder geladene Moleküle können die Zellmembran durch Diffusion überwinden, wenn entsprechende Kanal- bzw. Carrierproteine (▶ 2.4.2) vorhanden sind. Die Diffusion, die an die Anwesenheit eines geeigneten Transportproteins gebunden ist, heißt **erleichterte Diffusion.** Auf diese Weise gelangen die meisten Zucker, z. B. *Glukose,* in die Zelle: Das Carrierprotein verbindet sich mit der Glukose und schleust diese, indem es seine Struktur verändert, entlang des Konzentrationsgradienten und ohne Energieverbrauch durch die Membran.

Beim Transport geladener Teilchen kommt noch ein Effekt dazu: Es kommt zu einer Ladungsverschiebung und damit zusätzlich zu einer elektrischen Potentialdifferenz. Die Diffusion der geladenen Teilchen entlang des Konzentrationsgradienten erfolgt so lange, bis die entstehende elektrische Potentialdifferenz die Konzentrationsdifferenz ausgleicht; über der Membran stellt sich ein Gleichgewicht ein. Die Potentialdifferenz, die über einer Membran durch Konzentrations- und Ladungsunterschiede verursacht wird, lässt sich als **elektrochemisches Potential** zusammenfassen.

Unter erleichterter Diffusion versteht man auch den „Huckepack"-Transport von kleinen Molekülen, die an große Moleküle gebunden diffundieren, z. B. Sauerstoff gebunden an Myoglobin innerhalb von Muskelzellen. Sie findet zusätzlich zur Diffusion von freiem Sauerstoff statt.

2.7.5 Passive Transportprozesse – Osmose

Unter **Osmose** versteht man einen *Lösungsmitteltransport* (im menschlichen Organismus immer Wasser) durch eine semipermeable Membran, die zwei Lösungen unterschiedlicher Teilchenkonzentration voneinander trennt. Sie findet statt, wenn eine selektiv permeable Membran zwar Lösungsmittelmoleküle ungehindert hindurchtreten lässt, nicht aber die größeren, gelösten Teilchen.

> **Sonderform der Diffusion**
>
> Man kann den osmotisch bedingten Lösungsmitteltransport auch als Diffusion auffassen, nur dass die Diffusionsbewegung nicht die gelösten Teilchen, sondern das Lösungsmittel betrifft. Dieser Lösungsmitteltransport erfolgt entlang des Konzentrationsgefälles vom Ort höherer zum Ort niedrigerer *Lösungsmittel*konzentration.

Gibt man z. B. eine großmolekulare Substanz in ein durch eine semipermeable Membran unterteiltes Gefäß (▶ Abb. 2.15), so diffundiert das *Lösungsmittel* nun vom Gefäßteil seiner höheren in den seiner niedrigeren Konzentration. Dadurch

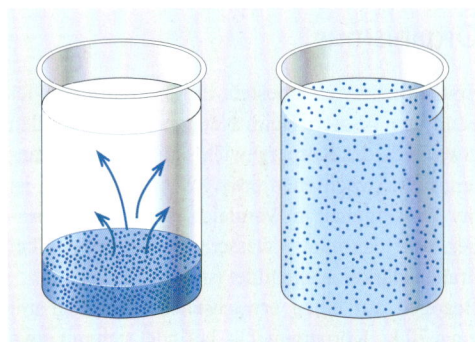

Abb. 2.14 Diffusion von Tintenteilchen in einem Wasserglas.

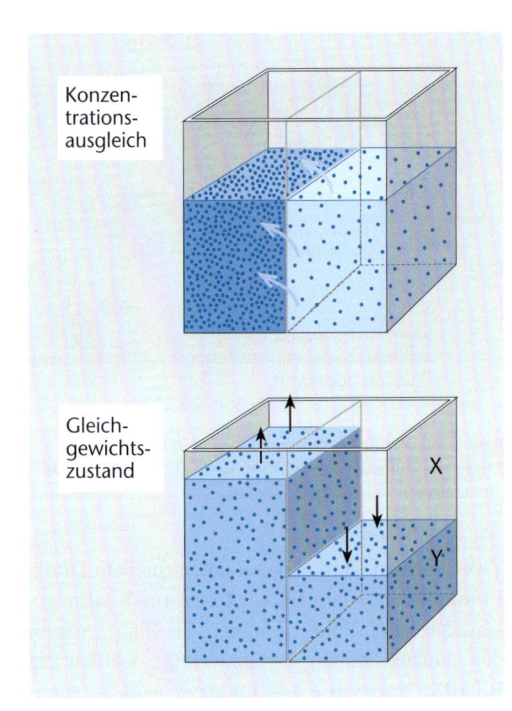

Abb. 2.15 Entstehung des osmotischen Drucks zwischen zwei durch eine semipermeable Membran getrennte Lösungen, wobei die linke Lösung mehr (größere) Partikel enthält, die die semipermeable Membran nicht durchdringen können. Der im linken Gefäß entstandene hydrostatische Druck entspricht dem osmotischen Druck.

steigt der Wasserspiegel und damit der Druck der Wassersäule *(hydrostatischer Druck)*, welcher der Diffusion entgegenwirkt.

Osmotischer Druck

Schließlich ist ein Gleichgewicht erreicht: Der Druck, mit dem das Lösungsmittel ins linke Becken im obigen Schema (➤ Abb. 2.15) einströmt, ist gleich groß wie der durch den Flüssigkeitseinstrom im linken Becken erzeugte hydrostatische Druck, der die Lösungsmittelmoleküle ins rechte Becken zurückdrängt. Es wandern *gleich viele* Lösungsmittelmoleküle von links nach rechts und von rechts nach links. Ein- und ausströmende Flüssigkeit halten sich die Waage – oder anders ausgedrückt – es ist ein Gleichgewicht *(steady state)* erreicht.

Der hydrostatische Druck der Flüssigkeitssäule, die im linken Gefäß bei Erreichen des Gleichgewichtszustands aufgrund des eingeströmten Lösungsmittels entstanden ist, entspricht dem **osmotischen Druck**. Seine Größe hängt ab von der Konzentration der Teilchen, welche die semipermeable Membran nicht passieren können: Eine hohe Teilchenkonzentration bedeutet einen starken Lösungsmitteleinstrom und damit einen hohen osmotischen Druck (und umgekehrt).

2.7.6 Osmolarität

Aufgrund der Abhängigkeit des osmotischen Druckes von der *Konzentration osmotisch wirksamer Teilchen* wurde vergleichbar der Konzentrationsangabe in mol/l *(Molarität* ➤ Abb. 1.14) die **Osmolarität** eingeführt. Angegeben wird diese *osmotische* Wirkkonzentration in **osmol/l.**

Bei Vielkomponentenlösungen wie dem Blutplasma ist die Osmolarität (bzw. der dadurch erzeugte osmotische Druck) von der *Gesamtkonzentration* aller osmotisch wirksamen Teilchen abhängig. Beim Blutplasma beträgt sie etwa 0,3 osmol/l. Lösungen (z. B. Infusionen), die dieselbe Osmolarität wie das Blutplasma aufweisen, heißen **isotone Lösungen.**

Die wohl bekannteste isotone Lösung ist die sog. **physiologische Kochsalzlösung.** Ihre Konzentration von 9 g NaCl pro Liter Lösungsmittel entspricht einer osmotischen Wirkkonzentration (Na^+- und Cl^--Ionen) von etwa 0,3 osmol/l.

Störungen der Plasmaosmolarität

Die **Plasmaosmolarität** muss konstant gehalten werden, da es sonst zu gefährlichen Flüssigkeitsverschiebungen zwischen den Flüssigkeitsräumen kommen kann.

Beispielsweise befinden sich die roten Blutkörperchen normalerweise im normotonen Milieu des Blutplasmas und zeigen dann die typische rundovale Scheibenform. Erhöht sich die Konzentration osmotisch wirksamer Teilchen im Plasma (hypertone Lösung), so strömt aus osmotischen Gründen Wasser *aus* den roten Blutkörperchen und lässt diese schrumpfen. Solche „geschrumpften" roten Blutkörperchen bezeichnet man als *Stechapfelform* (➤ Abb. 2.16), die seltsamen Ausbuchtungen entstehen durch das Zytoskelett.

Sinkt andererseits die Konzentration osmotisch wirksamer Teilchen im Plasma (hypotone Lösung), so strömt aus osmotischen Gründen Wasser *in* die roten Blutkörperchen und lässt diese anschwellen, wobei sie eine kugelige Gestalt annehmen. In stark hypertonen Lösungen kann der Flüssigkeitseinstrom so ausgeprägt sein, dass die roten Blutkörperchen platzen und Hämoglobin in das Plasma übertritt. Dieser Prozess wird **osmotische Hämolyse** genannt.

Sowohl Stechapfel- als auch Kugelformen sind in ihrer Funktion beeinträchtigt und werden vom Organismus vorzeitig abgebaut.

2.7.7 Kolloidosmotischer Druck

Welcher osmotische Druck zwischen zwei Flüssigkeitsräumen *wirksam* wird, hängt entscheidend davon ab, welche Teilchen die dazwischenliegende semipermeable Membran passieren können. Die Kapillarwände, die die Grenze zwischen dem Blutplasma und der interstitiellen Flüssigkeit darstellen, sind wegen der relativ großen Poren ihrer Basalmembran für kleinmolekulare Stoffe, z. B. Glukose oder gelöste Salze, durchlässig. Als Schranke wirken sie nur für die im Plasma gelösten riesigen Proteine (Molmasse über 60 000 *atomare Masseneinheiten*, 1 atomare Masseneinheit = $1/12$ der Masse des Kohlenstoff-Isotops ^{12}C, ➤ 1.7.2). Da solche Proteinmoleküle auch als *Kolloide* bezeichnet werden, nennt man den osmotischen Druck, den sie erzeugen, **kolloidosmotischen Druck** (➤ Abb. 2.17).

Klinisch ist der kolloidosmotische Druck z. B. bei der Ödementstehung von Bedeutung: Sinkt die Konzentration von Proteinen (insbesondere des Albumins ➤ 12.1.4) im Blutplasma ab, so ist die *Reabsorption* von Flüssigkeit, das heißt der Übertritt von Flüssigkeit aus dem Interstitium in die Kapillaren, vermindert – es bilden sich interstitielle Ödeme (➤ Abb. 14.29).

2.7.8 Passive Transportprozesse – Filtration

Unter **Filtration** versteht man den Transport von Flüssigkeiten durch eine semipermeable Membran. Die Menge der abgefilterten Flüssigkeit **(Filtrat)** ist sowohl von der *Druckdifferenz* zwischen beiden Seiten der Membran als auch von der Membranfläche abhängig.

Im menschlichen Organismus erfolgt die Filtration vorwiegend im Bereich der Blutkapillaren, wobei der durch den Herzschlag erzeugte Druck in den Kapillaren, der *Blutdruck,* zum Abpressen von Blutplasma ins Interstitium führt.

Im venösen Schenkel der Kapillaren sind die Druckverhältnisse umgekehrt: Die Flüssigkeit wird nun kolloidosmotisch ins Blutgefäß zurückgesaugt (Reabsorption, ➤ 15.1.6, ➤ Abb. 15.4).

2.7.9 Aktiver Transport

Die Zellen brauchen neben passiven Transportmechanismen auch Transportprozesse, die an eine Energiequelle gekoppelt sind und bestimmte Moleküle *aktiv* und *gegen* ein Konzentrationsgefälle bzw. Ladungsunterschiede durch die Membran pumpen können. Ansonsten würden sich z. B. lebenswichtige elektrochemische Gradienten (Kon-

Abb. 2.16 Rote Blutkörperchen in Lösungen mit verschiedener Osmolarität. In hypertoner Lösung gehen die roten Blutkörperchen in die „Stechapfelform" über, in hypotonen Lösungen werden sie kugelig.

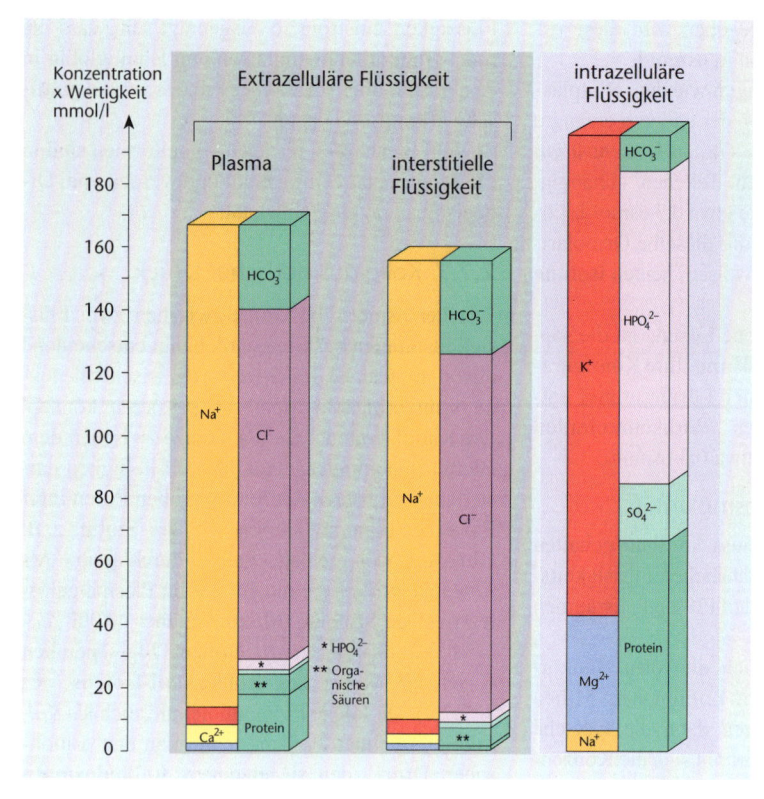

Abb. 2.17 Elektrolytkonzentrationen (unter Berücksichtigung der Ionenwertigkeiten, d.h. die Zahlen entsprechen den elektrischen Ladungen, die die Stoffe tragen) von Plasma, interstitieller Flüssigkeit und intrazellulärer Flüssigkeit im Vergleich. Die K$^+$-Konzentration in der Zelle ist am höchsten, die Na$^+$-Konzentration dagegen am niedrigsten. Interessant ist auch, dass der Proteingehalt der interstitiellen Flüssigkeit verschwindend gering im Vergleich zum Plasma ist; große Eiweißkörper können nämlich bei der Filtration in Kapillargebieten die kleinen Poren in den Blutgefäßen nicht durchdringen und erreichen somit nicht den interstitiellen Raum. Der hohe Proteingehalt in der Zelle erklärt sich aus der Tatsache, dass jede Zelle dauernd Proteine herstellt.

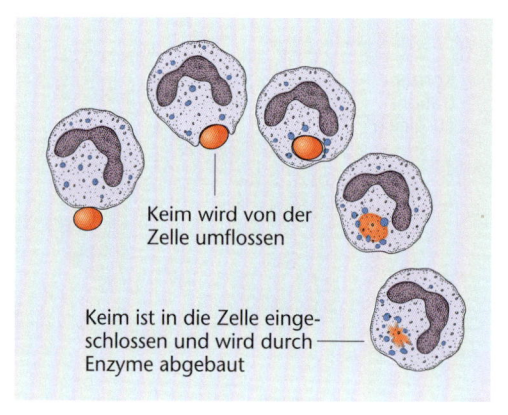

Abb. 2.19 Weiße Blutkörperchen sind in besonderem Maße zur Phagozytose befähigt, weshalb sie oft auch als „Phagozyten" bezeichnet werden.

zentrationsgefälle) zwischen Zellinnerem und Interstitium mit der Zeit aufheben. Diese Energie verbrauchenden Vorgänge werden immer von Carrierproteinen ausgeführt. Die dafür notwendige Energie wird aus dem Katabolismus, dem Abbau von Stoffwechselprodukten zu einfachen Molekülen, zur Verfügung gestellt.

Die unterschiedlichen Ionenkonzentrationen, z. B. für Na$^+$ und K$^+$, sind lebenswichtig (etwa für die Erregbarkeit von Nervenzellen, ➤ Abb. 8.2, ➤ Abb. 8.4). Aufrechterhalten wird das für die jeweiligen Zellen nötige Membranpotential z. B. durch die **Na$^+$-K$^+$-Pumpe** (➤ Abb. 2.18), die gegen den bestehenden elektrochemischen Gradienten Kaliumionen ins Zellinnere ein- bzw. Natriumionen aus der Zelle ausschleust. Energiequelle der Na$^+$-K$^+$-Pumpe ist die Spaltung von ATP (➤ 1.8.5).

2.7.10 Bläschentransport

Für viele Substanzen oder z. B. Reste abgestorbener Zellen ist die Membran an sich undurchlässig. Für ihren Transport sind besondere Mechanismen nötig: In unmittelbarer Nähe des aufzunehmenden Materials stülpt sich zunächst ein kleiner Bereich der Zellmembran nach innen, umschließt das Material, schnürt sich ab und bildet ein membranumschlossenes Bläschen (Vesikel). Man bezeichnet diesen *Vesikel-* oder *Bläschentransport* allgemein als **Endozytose.**

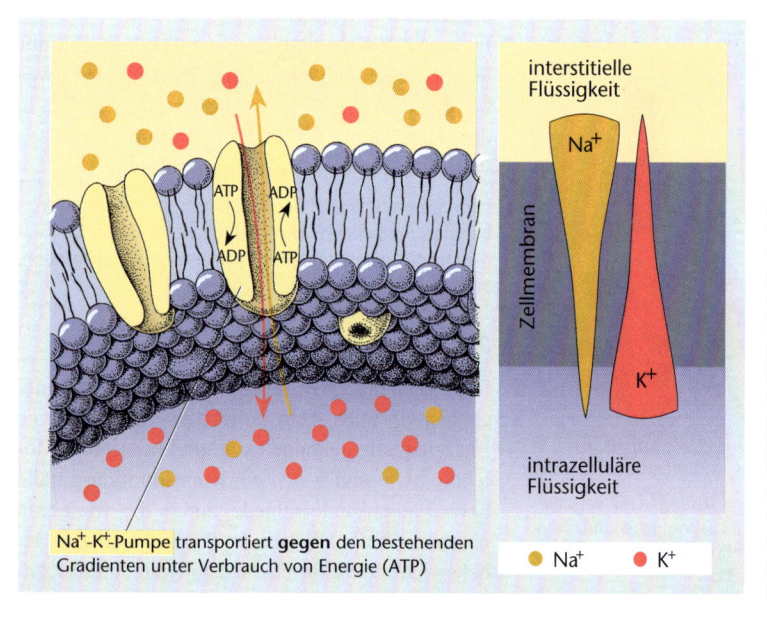

Abb. 2.18 Aufgrund der Konzentrations- und Ladungsunterschiede diffundieren dauernd Teilchen aus der bzw. in die Zelle. Das lebensnotwendige Ungleichgewicht der Ionen zwischen Zellinnerem und Interstitium wird in der lebenden Zelle z. B. durch die ständig aktive Na$^+$-K$^+$-Pumpe aufrechterhalten (links). Sie transportiert unter großem Energieverbrauch K$^+$ gegen den elektrochemischen Gradienten in die Zelle hinein und Na$^+$ wieder heraus (rechts).

Zwei Formen werden dabei unterschieden: Durch **Pinozytose** werden Flüssigkeiten (und darin gelöste Moleküle) aufgenommen. Da Pinozytose in den meisten Zellen ständig erfolgt, werden die Begriffe Pinozytose und Endozytose meist synonym verwendet. Bei großen Partikeln wie Bakterien und Zellfragmenten bilden sich sehr große Vesikel mit einem Durchmesser über 250 nm. Diese großen Vesikel heißen **Phagosomen,** der Vorgang entsprechend **Phagozytose** („Zellfressen" ➤ Abb. 2.19). Viele Abwehrzellen sind auf Phagozytose spezialisiert, „fressen" also Fremdkörper oder Bakterien über den Endozytosemechanismus förmlich „auf" (➤ 13.2.2).

Gewöhnlich verschmilzt das gebildete Bläschen mit **Lysosomen** und der Inhalt wird abgebaut. Gelingt dies nicht, bleibt das Teilchen unter Umständen einfach unverdaut im Zytoplasma liegen (z. B. phagozytierte Teerpartikel in den Fresszellen der Lunge).

Zellen können auch Makromoleküle nach außen abgeben, insbesondere diejenigen Zellen, die auf die Herstellung und Ausschüttung von Hormonen, Transmittern, Antikörpern und Drüsensekreten spezialisiert sind. Dann läuft der beschriebene Bläschentransport in umgekehrter Richtung ab (**Exozytose**). Viele Zellen geben auch flüssigkeitsgefüllte Membranvesikel, die **Exosomen**, an ihre Umgebung ab. Teilweise hat man in den Vesikeln mRNA, d.h. die Bauanleitung für Proteine, gefunden. Ob diese Vesikel der Müllentsorgung oder der Kommunikation zwischen Zellen dienen, ist Gegenstand der Forschung.

2.8 Inneres Milieu – Grundbedingung zur Aufrechterhaltung des Lebens

Inneres Milieu

Wie schon erläutert, besteht der menschliche Körper aus zig Milliarden Zellen. Diese Zellen brauchen *stabile Umgebungsbedingungen,* um effektiv arbeiten und ihren Beitrag zum Überleben des Gesamtorganismus leisten zu können.

Homöostase

Die Gesamtheit dieser für das Funktionieren der Zellen erforderlichen *konstanten* Umgebungsbedingungen wird als **Inneres Milieu** bezeichnet. Geprägt wurde der für das Verständnis der Stoffwechselphysiologie so fundamentale Begriff des *milieu intérieur* von dem französischen Physiologen *Claude Bernard* (1813–1878). Kann der Körper sein Inneres Milieu konstant halten, befindet er sich in einem Zustand des Gleichgewichts, den man **Homöostase** nennt.

Die Homöostase, also das Gleichgewicht, ist die wichtigste Voraussetzung dafür, dass der gesamte Organismus überhaupt auf Dauer funktionieren und existieren kann.

Entscheidend: die Extrazellulärflüssigkeit

Für die Konstanz des Inneren Milieus ist die richtige Zusammensetzung der **Extrazellulärflüssigkeit** (➤ Abb. 2.17) von Bedeutung. Hierbei haben speziell die Salze der Elemente Natrium, Chlor, Kalium und Kalzium ihre besonderen Aufgaben innerhalb der Homöostase.

Fast genauso wichtig sind eine optimale **Körperkerntemperatur** (ca. 37 °C), ein optimaler **pH-Wert** (ca. 7,40; „Säurewert" des Blutes ➤ 1.7.3) und eine ausreichende, aber auch eine nicht zu hohe Konzentration der gelösten Gase Sauerstoff und Kohlendioxid.

Störungen des Inneren Milieus

Jede gröbere Abweichung im Inneren Milieu beeinträchtigt sofort die Lebensfähigkeit des Gesamtorganismus. So drohen durch Sauerstoffmangel, abweichende pH-Werte oder Salzkonzentrationen rasch ausgeprägte Gewebeschäden.

Diese Abweichungen sind meistens Folge von schweren Erkrankungen oder starken äußeren Einwirkungen wie einer Nieren- oder Lungenerkrankung, eines Herzversagens (➤ 14.6.4) oder einer Blutung nach Verkehrsunfall.

Wird das Innere Milieu nicht innerhalb kurzer Zeit durch intensivmedizinische Behandlung wieder ins Lot gebracht, führt dies zum Tod des Gesamtorganismus.

2.9 Regulations- und Anpassungsvorgänge

Aber nicht nur Krankheiten und Verkehrsunfälle bedrohen die Konstanz unseres Inneren Milieus. Auch im „Normalbetrieb" sind die Umgebungsbedingungen des Organismus Mensch alles andere als gleichbleibend: Man denke nur an trockene Kälte oder schwüle Hitze, Windstille oder Sturmböen, Meeresklima oder Hochgebirgsluft. Auch opulente Mahlzeiten oder Hungern, „Trinkstöße" im Bierzelt oder Dursten, körperliche Ruhe oder anstrengender Sport drohen ständig, das Innere Milieu durcheinanderzubringen.

Ebenso bedürfen die komplexen Lebensvorgänge unseres Organismus (z. B. im Rahmen der Fortpflanzung) einer genauen Abstimmung.

Nicht selbstverständlich

Die Konstanthaltung des Inneren Milieus im menschlichen Organismus ist keine Selbstverständlichkeit, sondern eine Leistung. Unser Körper muss sich dauernd auf neue Umgebungsbedingungen und Situationen einstellen, anders ausgedrückt: Es finden in jeder Sekunde tausendfache **Regulationsvorgänge** im Körper statt.

Alle Regulationsvorgänge in unserem Körper folgen einem einheitlichen Prinzip, dem des **Regelkreises.** Regelkreise existieren nicht nur in hochentwickelten Organismen, sondern auch in der Technik, etwa zur Regulation einer Heizungsanlage. Immer haben solche Regelkreise dieselben Grundelemente:

Elemente eines Regelkreises

Die Größe, die konstant gehalten werden soll (etwa der Blutdruck), heißt **Regelgröße**. **Messfühler** *(Rezeptoren, Sensoren)* im Körper registrieren ständig den aktuellen **Istwert** dieser Größe (z. B. Blutdruck 90/50 mmHg; sprich „90 zu 50", ➤ Abb. 15.16) und melden ihn an den **Regler** (meist ein bestimmtes Gehirngebiet) weiter, der den Istwert mit einem vorgegebenen **Sollwert** (z. B. 120/80 mmHg) vergleicht. Bei deutlichen Regelabweichungen, verursacht durch **Störgrößen** (z. B. einen Blutverlust), werden **Stellglieder** aktiviert, die den Istwert durch geeignete Korrekturmaßnahmen dem Sollwert annähern. Beispielsweise ziehen sich bei einem zu niedrigen Blutdruck die *Arteriolen* (kleine Blutgefäße ➤ 15.1.3) zusammen, damit der Blutdruck wieder steigt. Die Veränderungen des Istwertes (hier der Blutdruckanstieg) werden an den Regler zurückgemeldet, der daraufhin die Aktivierung der Stellglieder zurücknimmt (**negative Rückkopplung** = *negatives Feed-back*).

Dieses ganze, in sich geschlossene (gewissermaßen kreisförmige) und sich selbst regulierende System bildet den **Regelkreis** (➤ Abb. 2.20).

Komplexität physiologischer Regelkreise

Ganz so einfach sind die Verhältnisse in unserem Körper allerdings nicht:

> Die meisten Regelkreise in unserem Organismus arbeiten nicht nur mit einem, sondern mit mehreren Stellgliedern. Beispielsweise sind nicht nur die Arteriolen, sondern auch das Herz und das Blutvolumen Stellglieder der Blutdruckregulation (bei einem Blutdruckabfall etwa beginnt das Herz schneller zu schlagen, ➤ 15.3.5)
> Auch der Sollwert ist nicht immer konstant. Beim Fieber etwa ist der Sollwert der Körpertemperatur zu höheren Werten verschoben (➤ 18.2)
> Die Regelkreise unseres Körpers sind eng miteinander vernetzt: Der Blutdruck ist einerseits Sollwert des Regelkreises „Blutdruckregulation", gleichzeitig aber auch eines von mehreren Stellgliedern der Regelkreise „Sauerstoffversorgung der Gewebe" und „Volumenregulation".

Praktisch alle Organ- und Funktionssysteme unseres Körpers unterliegen einer teilweise sehr komplizierten körpereigenen Regulation, wobei in der

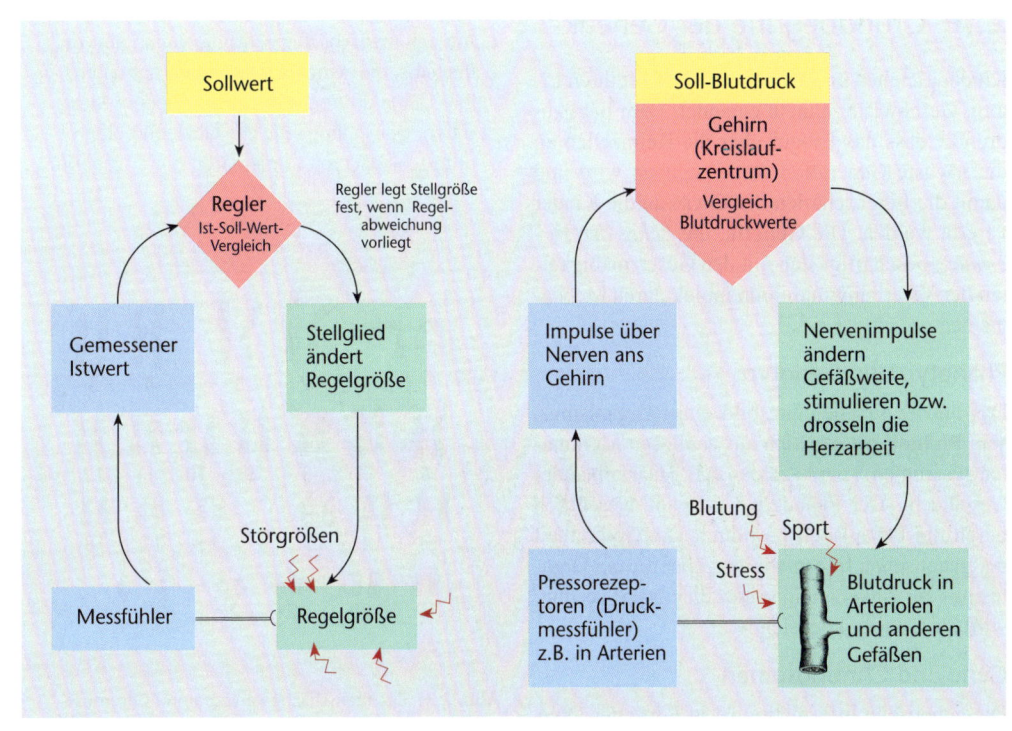

Abb. 2.20 Allgemeiner Regelkreis mit negativer Rückkopplung (links) sowie Regelkreis am Beispiel der Blutdruckregulation (rechts).

Regel mehrere Stellglieder, oft sogar auch mehrere Regelkreise ineinandergreifen.

Krankheit als Versagen des Regelkreises

Viele Erkrankungen oder Funktionsstörungen können (auch) als Versagen des betreffenden Regelkreises verstanden werden: Beispielsweise bricht bei einem *Hitzschlag* (➤ 18.2) die Temperaturregulation zusammen, die körpereigenen Mechanismen vermögen den Körper nicht ausreichend zu kühlen. Der Bluthochdruck (➤ 15.4.1) kann als krankhaft erhöhter Sollwert der Blutdruckregulation gedeutet werden.

> **Texte zur Regulation**
>
> Folgende Regulations- und Anpassungsvorgänge behandelt „Mensch, Körper, Krankheit" ausführlich:
> - Abwehr gegen Körperfremdes ➤ Kapitel 13
> - Anpassung an Höhe ➤ 16.10.4
> - Anpassung an körperliche Arbeit ➤ 15.3.4
> - Anpassung unter Wasser ➤ 16.10.5
> - Atmungsregulation ➤ 16.10
> - Blutdruckregulation ➤ 15.3.5
> - Regulation der Muskelgrundspannung und der Reflexe ➤ 8.6
> - Regulation der Nahrungsaufnahme ➤ 18.4.1
> - Regulation des Kalziumhaushalts ➤ 11.4.3, ➤ 19.8.3
> - Regulation des Säuren-Basen-Haushalts ➤ 16.10.2, ➤ 19.9
> - Regulation des Wasserhaushalts ➤ 19.7
> - Temperaturregulation ➤ 18.2
> - Weiblicher Monatszyklus ➤ 20.3.8

2.10 Grundbegriffe der Genetik

Kinder gleichen im Erscheinungsbild oft ihren Eltern, Geschwister ähneln einander. Dem liegt zugrunde, dass das Erbgut über die Keimzellen an die nächste Generation weitergegeben wird und damit die Eigenschaften der Eltern an die Kinder vererbt werden. Die **Genetik,** die *Lehre der Vererbung,* beschäftigt sich mit den Gesetzmäßigkeiten der Vererbung und ihren molekularen Mechanismen.

Phänotyp und Genotyp

Das äußere Erscheinungsbild eines Organismus, sein **Phänotyp,** setzt sich aus zahllosen Merkmalen zusammen. Hierzu zählen z. B. Haarfarbe oder Geschlecht. Der Phänotyp wird ganz wesentlich durch die Erbanlagen bestimmt. Die Gesamtheit der genetischen Informationen, über die ein Organismus zur Ausprägung seines Phänotyps verfügt, wird als **Genotyp** bezeichnet.

Gene und Chromosomen

Die genetische Information ist in Form der DNA gespeichert, sie ist in Einheiten gegliedert: die Gene. Für die Ausbildung eines Merkmals können mehrere Gene nötig sein; andererseits kann ein einziges Gen auch mehrere Merkmale beeinflussen.

Mit Ausnahme der mitochondrialen DNA (➤ 2.5.6) ist die gesamte DNA – in **Chromosomen** verpackt (➤ 2.5.1) – im Zellkern lokalisiert. Beim Menschen enthält jede Zelle (mit Ausnahme der Geschlechtszellen) 46 Chromosomen. Die Gesamtheit der Chromosomen eines Organismus wird als **Karyotyp** bezeichnet. Sämtliche Chromosomen liegen paarweise vor, jeder Mensch hat 23 Chromosomen vom Vater und 23 Chromosomen von der Mutter, weshalb man auch von einem *doppelten Chromosomensatz* spricht. Mittels bestimmter Färbetechniken kann jedes einzelne Chromosom durch seine charakteristischen Bandenmuster genau gekennzeichnet werden. Solch eine Chromosomenkarte wird **Karyogramm** genannt (➤ Abb. 2.21).

Nur 22 der 23 Chromosomenpaare sind genau identisch. Diese 22 Paare bezeichnet man als **Autosomen.** Das verbleibende Chromosomenpaar sind die *Gonosomen* oder **Geschlechtschromosomen:** Männer haben ein **X-** und ein wesentlich kleineres **Y-Chromosom,** Frauen dagegen zwei X-Chromosomen.

> **Vaterschaftstest**
>
> Ein **Vaterschaftstest** *(Abstammungsgutachten)* soll eine biologische Vaterschaft zwischen einem Kind und einem möglichen Vater möglichst zweifelsfrei feststellen oder ausschließen. Die heutigen genetischen Verfahren liefern dabei wie ein Fingerabdruck für jeden Menschen einzigartige Daten, es wird deshalb auch vom **genetischen Fingerabdruck** gesprochen.
> Auf den menschlichen Chromosomen gibt es Bereiche, die keinerlei Information enthalten. Ihre Länge unterscheidet sich bei jedem Menschen, weil in ihnen gleiche Nukleotidfolgen unterschiedlich oft tandemartig hintereinander aufgereiht sind. Diese Nukleotidfolgen werden nach ihrer Länge unterschieden: 10–20 Nukleotide lange Folgen heißen **Mini-Satelliten-DNA** oder **VNTRs** (variable number of tandem repeats), 2–7 Nukleotide lange **Mikro-Satelliten-DNA** oder **STRs** (short tandem repeats). Bis 1998 wurden VNTRs für Vaterschaftstests verwendet, heute in erster Linie STRs. Normalerweise wird für den Test ein Schleimhautabstrich des Vaters und des Kindes entnommen, wenn möglich, auch von der Mutter. Daraus wird die DNA isoliert, die sich wiederholenden Abschnitte mittels PCR (Polymerase-Kettenreaktion ➤ 2.12.1) vervielfältigt, ihrer Länge nach aufgetrennt und die Bandenmuster verglichen. Kinder erben die jeweilige Wiederholungsanzahl ihrer Eltern, d.h. jeweils die Hälfte der Banden muss mit denen jedes Elternteils übereinstimmen. Ist eine kindliche Bande weder bei der Mutter noch beim möglichen Vater vorhanden, kann die Vaterschaft ausgeschlossen werden. Allerdings kann das Auftreten von Mutationen einen Vaterschaftstest verkomplizieren und zusätzliche Tests erfordern.
> Seit dem 1. April 2008 ist gesetzlich geregelt, dass der Vater, die Mutter und das Kind das Recht haben, die Abstammung des Kindes feststellen zu lassen. Dazu kann ein Gericht die Entnahme von Proben auch gegen den Willen von Antragsgegnern anordnen. Auch wenn der Vaterschaftstest den sicheren Nachweis bringen mag: Es sollte nicht leichtfertig damit umgegangen werden. Insbesondere für die betroffenen Kinder schafft der Test oft mehr Probleme als Lösungen.

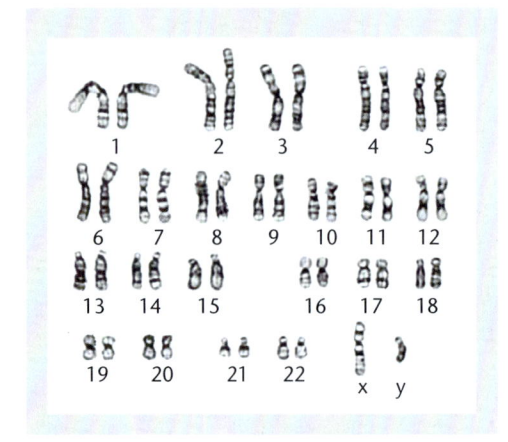

Abb. 2.21 Das menschliche Karyogramm: Chromosomensatz eines Mannes mit den 44 Autosomen und den zwei Geschlechtschromosomen.

2.11 Genexpression

Der Vorgang, bei der die in den Genen enthaltene Information der Zelle zugänglich gemacht wird, heißt **Genexpression.**

Der erste Schritt der Übertragung von genetischer Information besteht in der **Transkription** (➤ 2.11.2), bei der ein Spiegelbild der DNA hergestellt wird, die *Ribonukleinsäure.* Bei einigen Genen stellt das RNA-Transkript selbst das Endprodukt der Genexpression dar. Bei anderen Genen lenkt das RNA-Molekül, dann als *messenger RNA* oder **mRNA** bezeichnet, an den Ribosomen die Synthese des Proteins, dessen Aminosäuresequenz durch die Nukleotidsequenz der DNA vorgegeben ist (**Translation** ➤ 2.11.3). Bei allen Genen ist die Genexpression mit der Synthese eines RNA-Moleküls oder eines Proteins beendet.

Beim Menschen findet die Protein(bio)synthese nicht im *Zellkern* statt, wo in Form der DNA die Erbinformation für alle Proteine lagert, sondern im *Zytoplasma* an den Ribosomen. Die mRNA bringt als *Zwischenkopie* die in der DNA niedergelegte genetische Information vom Zellkern zu den Ribosomen. Hierbei werden noch andere Formen der RNA gebraucht: die *ribosomale RNA,* die zusammen mit Proteinen die Ribosomen bildet, sowie die *Transfer-*

RNA (kurz *tRNA*), welche der mRNA genau die passenden Aminosäuren anliefert. Daneben existieren noch eine Reihe weiterer kurzer RNAs unterschiedlichster Funktion. *Micro-RNAs* (miRNAs) z. B. sind ungefähr 20 Nukleotid lange nichtkodierende RNAs. Sie spielen, wie inzwischen bekannt, eine Schlüsselrolle bei der Expressionskontrolle bei einem Drittel der menschlichen Gene.

2.11.1 Genetischer Code

Die DNA (➤ 1.8.4) enthält in Form der Basensequenz die Baupläne für die Proteine. Jeweils drei aufeinanderfolgende Basen des DNA-Stranges bilden dabei eine Dreiergruppe, die man als **Basentriplett** *(DNA-Triplett, Codon)* bezeichnet. *Ein solches Basentriplett der DNA kodiert jeweils eine* Aminosäure.

Die vier DNA-Basen Adenin, Thymin, Guanin und Cytosin sind gewissermaßen die Buchstaben der Nukleinsäure-Schrift. Warum gerade *drei* Basen *eine* Aminosäure kodieren, wird durch eine einfache Rechnung deutlich: Die menschlichen Proteine enthalten 20 verschiedene Aminosäuren. Wäre nun *jede* Base gleichbedeutend mit *einer* Aminosäure, so könnten nur vier Aminosäuren gebildet werden. Würde die Kombination *zweier* Basen jeweils für *eine* Aminosäure stehen, so ergäben sich $4 \times 4 = 4^2 = 16$ Möglichkeiten. Erst die Kombination jeweils *dreier* Basen liefert mit $4^3 = 64$ verschiedenen Kombinationsmöglichkeiten eine ausreichende Zahl von Wörtern = Aminosäuren.

> **Genetischer Code**
>
> Ordnet man den verschiedenen Basentripletts die 20 verschiedenen Aminosäuren zu, so erhält man den **genetischen Code**. Er ist die Vorschrift für die Übersetzung der genetischen Information in Proteine. Der genetische Code ist bis auf ganz wenige Ausnahmen universal, d.h. er ist sowohl für ein Bakterium als auch für eine menschliche Zelle verständlich.

Von den 64 möglichen Basentripletts kodieren 61 die 20 benötigten Aminosäuren. Die meisten Aminosäuren werden also durch mehrere Basentripletts kodiert. Die übrigen drei Basentripletts sind *Steuercodons* für das Starten und Beenden einer Aminosäurekette.

> **Humangenomprojekt**
>
> 2003 wurde als Gemeinschaftsarbeit zahlreicher Arbeitsgruppen und koordiniert durch die *Human Genome Organization* (**HUGO**) die gesamte Sequenz des menschlichen Genoms publiziert. Es hat eine unvorstellbare Länge von 3 069 431 456 Basenpaaren. Überraschenderweise besitzt der Mensch mit etwa 20 000– 25 000 proteinkodierenden Genen deutlich weniger Gene als ursprünglich angenommen. Und: Zu etwa 99,99 % ist die Erbinformation aller Menschen identisch. Zwei nicht verwandte menschliche Genome variieren nur in 1 ‰ (0,1 %), d.h. also an etwa drei Millionen Positionen.

Orte im Genom, in denen sich die DNA-Sequenz eines Individuums in einer einzigen Base unterscheidet, werden **SNPs** *(Einzelnukleotid-Polymorphismen, single nucleotide polymorphisms)* genannt. Zurzeit wird eine Karte erstellt, die zeigen soll, welche Variationen besonders oft in festen Kombinationen auftreten. Diese Karte könnte helfen, Krankheitsursachen zu entdecken und eine genetische Diagnostik ermöglichen.
In der medizinischen Diagnostik und Forschung spielen **Biochips** eine immer größere Rolle: **DNA-Chips** weisen DNA-Fragmente nach, **Protein-Chips** z. B. bestimmte Proteine. Die Chips bestehen aus Glas- oder Silikonplatten, auf die in einem regelmäßigen Muster aus Tausenden winzigen Punkten DNA, RNA, Protein oder Antikörper als „Fänger" aufgebracht werden *(Micro-Array)*. Ein Roboter bringt die Analysesubstanz dann auf den Chip. Bei einer Bindungsreaktion kommt es zu einer Fluoreszenz oder Verfärbung auf dem Chip. Das Punktemuster gibt somit Aufschluss über die in der Probe enthaltenen Moleküle.

2.11.2 Transkription

Bei der **Transkription** entspiralisiert sich die DNA-„Strickleiter", und der Doppelstrang zwischen den korrespondierenden Basen bricht auf (➤ Abb. 2.22). An den nun freiliegenden Basen können sich nach dem spezifischen Basenpaarungsprinzip (➤ 1.8.4) Ribonukleotide (Nukleotid mit Ribose als Zucker) anlagern, die sich verketten und die *einsträngige* RNA bilden. Die Basensequenz der gebildeten RNA ist gewissermaßen das „Spiegelbild" der Basensequenz des DNA-Strangs. Bei der RNA ist aber die Base Thymin durch Uracil ersetzt, und anstatt des Zuckermoleküls Desoxyribose findet Ribose Verwendung (➤ 1.8.4).
Die neu gebildete RNA wird noch im Kern modifiziert, damit sie z. B. nicht durch Zellenzyme abgebaut wird und bei mRNA die nachfolgende Translation an der richtigen Stelle beginnt.
Die DNA und damit auch die RNA-Kopie enthält nur zu einem kleinen Teil kodierende Sequenzen, **Exons** genannt. Der Rest, die **Introns,** wurde bislang als „Datenschrott" angesehen, inzwischen weiß man, dass sich viele miRNA-Gene innerhalb der Introns befinden.
Die Intron-Sequenzen werden aus den RNA-Molekülen durch eine komplizierte Reaktion entfernt, die als „Spleißen" bezeichnet wird. Die übrig bleibende RNA verbleibt im Kern oder wandert z. B. als mRNA ihrer Bestimmung entsprechend durch die Kernporen und dient im Zytoplasma an den Ribosomen als Matrize bei der Translation.

Der Vorgang des Spleißens erklärt teilweise, warum der Mensch mit relativ wenigen Genen auskommt, denn durch Spleißen können aus *einem* Gen *mehrere* Eiweiße entstehen. Durch **alternatives** *(unterschiedliches)* **Spleißen** können sogar trotz gleicher Genausstattung gewebespezifisch unterschiedliche Eiweiße entstehen.

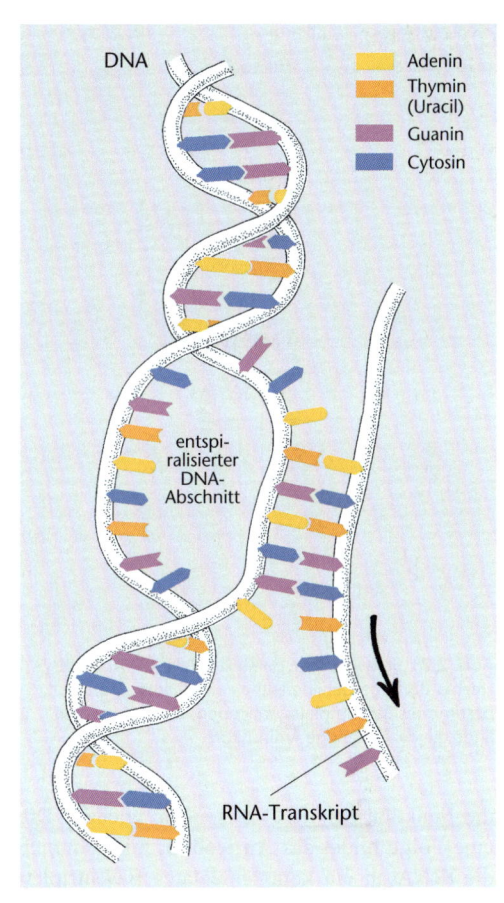

Abb. 2.22 Transkription. Am entspiralisierten DNA-Abschnitt wird eine einsträngige Zwischenkopie (RNA-Transkript) des DNA-Stranges gebildet. An jede Base des abzulesenden DNA-Stranges wird die komplementäre Base am RNA-Strang angebaut. Die Basensequenz des RNA-Stranges ist damit komplementär der Basensequenz des DNA-Stranges.

2.11.3 Translation oder Proteinbiosynthese

Proteine *(Eiweiße)* bestimmen maßgeblich *Aufbau und Struktur* der Zelle und sind auch für ihre *Funktion* unabdingbar (➤ 1.8.3). Entsprechend sind Proteine und die Fähigkeit, selbst Proteine herzustellen, für die Zelle lebenswichtig. Die „eigentliche" **Proteinbiosynthese**, d.h. die Übersetzung des mRNA-Codes in die Aminosäuresequenz der Proteine an den Ribosomen (➤ 2.5.2), heißt **Translation.**

Translation Schritt für Schritt

Sobald die mRNA ein Ribosom erreicht, verkoppeln sich dessen beide Untereinheiten, und die Proteinbiosynthese beginnt. Als Adaptermoleküle fungieren dabei die relativ kleinen, beweglichen *Transfer-Ribonukleinsäuren* (**tRNA**): Sie erkennen sowohl eine Aminosäure als auch ein Basentriplett (Codon) der mRNA.
Die einsträngigen tRNA-Moleküle sind durch interne Basenpaarungen zu einer dreidimensionalen Struktur gefaltet, die vereinfacht als Kleeblatt dargestellt wird (➤ Abb. 2.23). An diesem Kleeblatt sind an gegenüberliegenden Enden zwei Folgen von ungepaarten Nukleotiden für

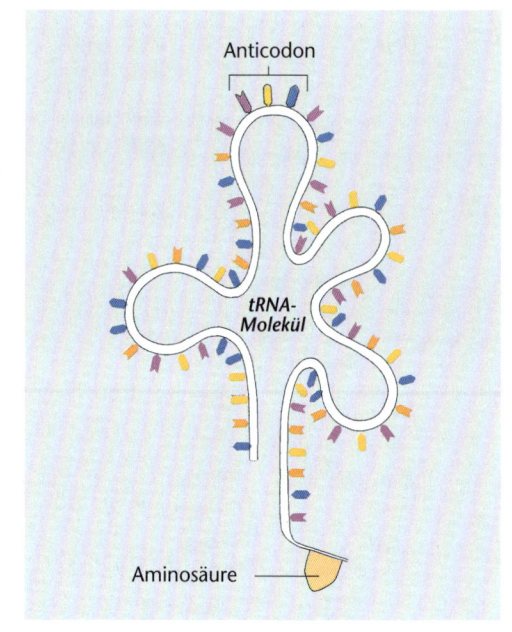

32 VON DER ZELLE ZUM ORGANISMUS, GENETIK UND EVOLUTION

Abb. 2.23 Schematische Darstellung der tRNA. Dieses kleeblattförmige Gebilde enthält am oberen „Blatt" ein bestimmtes Basentriplett (Anticodon) und am unteren Ende die dazugehörige Aminosäure.

die Funktion der tRNA besonders wichtig: Die eine Folge bildet das **Anticodon,** mit dem sich die tRNA an ein komplementäres Basentriplett (Codon) der mRNA binden kann; die zweite Folge ist die Bindungsstelle, an der jeweils die Aminosäure angehängt ist, die diesem Codon entspricht.

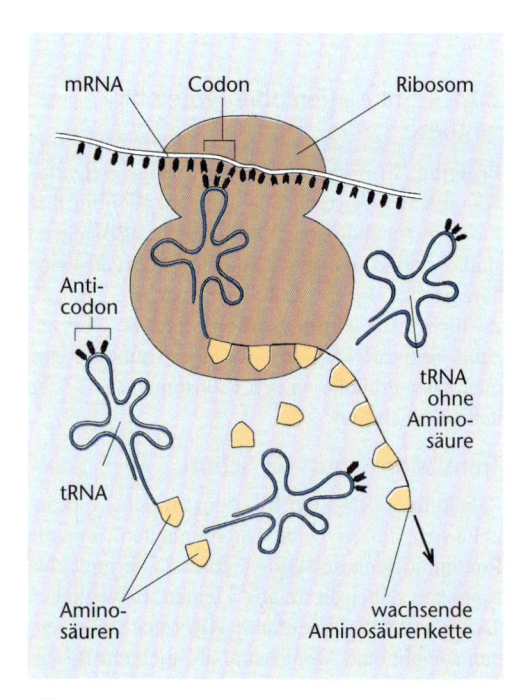

Abb. 2.24 Translation. Codon und Anticodon passen wie der Schlüssel zum Schloss zueinander. Demnach lagern sich entsprechende tRNA-Moleküle an der mRNA an. Ihre anhängenden Aminosäuren verbinden sich und die Proteinkette wird dadurch jeweils um die „richtige" Aminosäure verlängert. Nach Knüpfung der Aminosäureverbindung verlässt die tRNA ihre Aminosäure, um sich mit einer frei umherschwimmenden Aminosäure neu zu beladen.

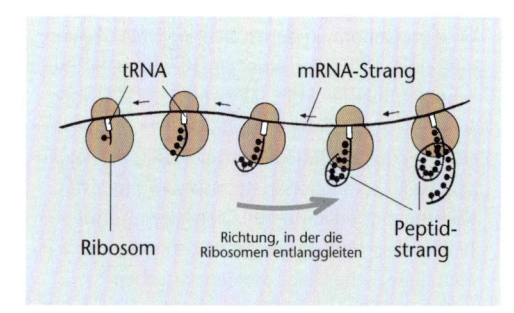

Abb. 2.25 Mehrere Ribosomen laufen in Pfeilrichtung gleichzeitig über einen mRNA-Abschnitt hinweg. An jedem Ribosom entsteht die gleiche Proteinkette.

Im Verlauf der Proteinbiosynthese wandert das Ribosom entlang der mRNA von Codon zu Codon, die passenden tRNA Moleküle lagern sich mit ihrem Anticodon an. Ihre anhängenden Aminosäuren werden dabei an die wachsende Peptidkette angefügt. Auf diese Weise hat die tRNA die Aminosäure genau an die von der mRNA vordiktierten Stelle gebracht (➤ Abb. 2.24, ➤ Abb. 2.25, ➤ Abb. 2.26).

Das Ende des Zusammenbaus eines Proteins ist erreicht, wenn an der mRNA statt des Codons für eine weitere Aminosäure ein Steuercodon für das Ende der Aminosäurekette (Stop-Codon) auftritt. An ein solches Stop-Codon binden sich sofort

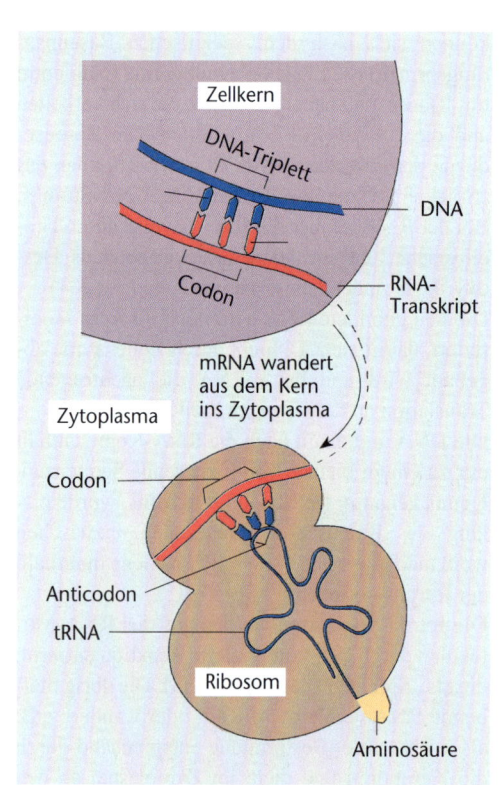

Abb. 2.26 Zusammenfassung der einzelnen Schritte der Transkription und der Translation. Die Transkription, bei der eine einsträngige RNA-Kopie der DNA erstellt wird, findet im Zellkern statt. Die gebildete mRNA verlässt den Kern und wandert ins Zytoplasma, wo sie im Ribosom „übersetzt" wird (Translation). Beachte, dass das Basentriplett auf der DNA identisch ist mit dem Basentriplett auf der tRNA (Anticodon).

zytoplasmatische Proteine, die **Freisetzungs-Faktoren.** Diese bewirken, dass anstelle einer neuen Aminosäure Wasser angehängt und die vollendete Proteinkette ins Zytoplasma freigesetzt wird.

Die Proteine werden in der Regel noch *posttranslational* (nach der Translation) verändert und stehen dann als Enzyme, Strukturproteine, Hormone etc. zur Verfügung. Sie verbleiben in der Zelle oder werden durch Exozytose ausgeschleust.

Genbegriff

Ein **Gen** ist also ein Abschnitt der DNA, der die Information für die geregelte Synthese eines RNA-Moleküls enthält. Das RNA-Molekül kann anschließend als Vorlage für die Synthese eines Proteins dienen oder selbst eine Funktion in der Zelle übernehmen.

2.12 Zellteilung

Neue Körperzellen entstehen ausschließlich durch *Teilung* bereits vorhandener Zellen. Die Teilung von Zellen ist Voraussetzung für *Wachstum* und den ständig erforderlichen *Ersatz* zugrunde gegangener Zellen.

2.12.1 Mitose

Die Zellteilung bei Wachstum und Zellersatz ist die **Mitose,** wobei das Kernmaterial *erbgleich* von der **Mutterzelle** an die zwei entstehenden **Tochterzellen** weitergegeben wird.

DNA-Replikation

Für die erbgleiche Weitergabe des Kernmaterials muss die Erbsubstanz der Mutterzelle, also die in den Chromosomen enthaltene DNA, zuvor verdoppelt werden. Dieser Vorgang heißt **DNA-Replikation.**

Die DNA-Replikation findet in der **Interphase** zwischen (*inter* = zwischen) zwei Zellteilungen statt. Hierzu wird die DNA wie ein Reißverschluss in der Mitte, also zwischen den korrespondierenden Basen, aufgetrennt (➤ Abb. 2.27). Proteinkomplexe assoziieren mit der DNA und bilden gewissermaßen den Zipper des Reißverschlusses. An die frei werdenden Basen beider Stränge lagern sich dann, der spezifischen Basenpaarung folgend (Adenin zu Thymin, Guanin zu Cytosin), neue Nukleotide an. Sie werden durch die **DNA-Polymerase,** die als Enzym für die eigentliche DNA-Synthese einen zentralen Bestandteil der Proteinkomplexe darstellt, zu einem neuen Strang verknüpft. Damit entstehen zwei neue Doppelstränge, sie bestehen jeweils aus einer „alten" und einer „neuen" Hälfte und ihre Basenabfolge ist mit dem ursprünglichen Doppelstrang *völlig identisch*.

Eine Art Korrekturlesen und Reparaturmechanismen sorgen für eine Minimierung der Fehlerzahl bei der DNA-Replikation.

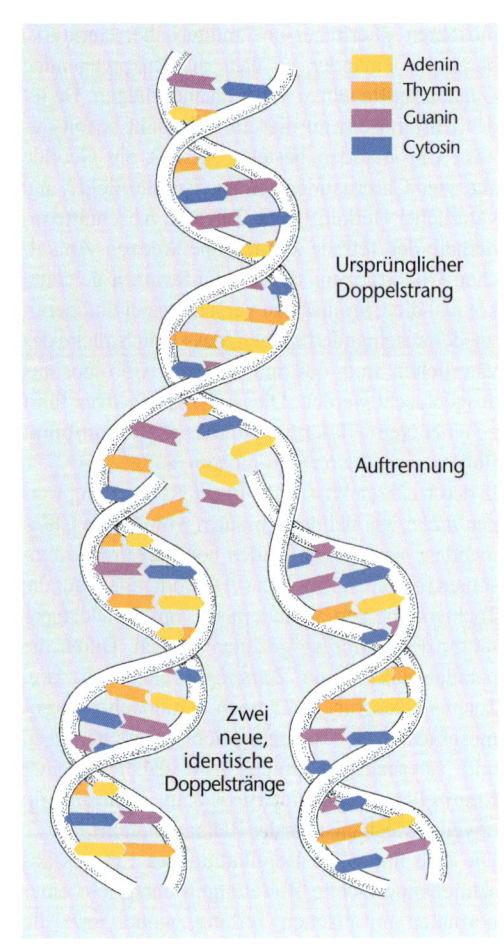

VON DER ZELLE ZUM ORGANISMUS, GENETIK UND EVOLUTION   33

Abb. 2.27 Replikation der DNA. Wie ein Reißverschluss wird die DNA in der Mitte zwischen ihren korrespondierenden Basen aufgetrennt. Mit den offen liegenden Basen paaren sich die korrespondierenden Nukleotide, die dann zu einem neuen Strang verknüpft werden.

(Bildbeschriftung: Adenin, Thymin, Guanin, Cytosin; Ursprünglicher Doppelstrang; Auftrennung; Zwei neue, identische Doppelstränge)

Auf diese Weise wird die DNA sämtlicher Chromosomen vor der eigentlichen Zellteilung in der Interphase verdoppelt, wobei aus einem Chromosom zwei Chromatiden entstehen (➤ Abb. 2.7). Schließlich verdoppelt sich in der Interphase auch das *Zentriolenpaar*.

Polymerase-Kettenreaktion

Mit der **Polymerase-Kettenreaktion** *(Polymerase Chain Reaction, PCR)* können kleinste Mengen DNA vervielfältigt werden. Sie wurde Anfang der 1980er Jahre von *Kary Mullis* entwickelt und mit dem Nobelpreis für Chemie ausgezeichnet. Inzwischen wird die PCR sehr vielseitig angewendet, z. B. bei der Diagnostik bestimmter Erb- und Infektionskrankheiten, bei kriminalistischen Untersuchungen oder zur Genklonierung.
Mit der Kettenreaktion wird nur ein kleiner Teil des langen DNA-Ausgangsstrangs vervielfältigt. Dieser Teil wird durch kurze, künstliche DNA-Stücke festgelegt, die **Primer** oder *Starter*. Sie bestehen aus 20–40 Nukleotiden und stimmen genau mit der Sequenz am Anfang bzw. Ende des zu kopierenden Strangstückes überein.

Der PCR-Prozess, das **Amplifizieren,** besteht aus meist 20–40 Wiederholungen der drei folgenden Schritte:
> Auftrennen der doppelsträngigen DNA in ihre beiden Einzelstränge
> Binden der spezifischen Primer an die DNA-Abschnitte, die vervielfältigt werden sollen, und Anlagern des „Kopierenzyms" **DNA-Polymerase**
> Elongation, d.h. Erzeugen des fehlenden zweiten Stranges durch die DNA-Polymerase, die hierzu an der einzelsträngigen DNA entlangläuft

Bei jedem Durchlauf der drei Schritte wird die DNA verdoppelt, die DNA-Menge steigt also exponentiell an. Nach 20 Schritten hat sich die DNA-Menge bereits vermillionenfacht!

Phasen der mitotischen Kernteilung

Die Mitose, bei der als wichtigster Vorgang die Chromatiden auf zwei neue Kerne verteilt werden, verläuft in vier **Kernteilungs-Phasen: Prophase, Metaphase, Anaphase** und **Telophase** (➤ Abb. 2.28, ➤ Abb. 2.29).

Prophase. Die im Ruhekern unsichtbaren Chromosomen verkürzen sich durch zunehmende Spiralisierung. Jedes Chromosom liegt bereits in seiner verdoppelten Form – den am Zentromer zusammenhängenden Chromatiden (➤ Abb. 2.7) – vor. Die Kernkörperchen lösen sich auf, und die beiden *Zentriolenpaare* rücken auseinander und wandern zu den gegenüberliegenden Enden der Zelle, den *Zellpolen*. Von den beiden Zentriolenpaaren ausgehend wachsen dann Mikrotubuli (➤ 2.5.7) auf das jeweils gegenüberliegende Zentriolenpaar zu, bis sie schließlich von einem Zellpol bis zum anderen reichen. Diese *Mitosespindel* steuert zusammen mit den chromosomalen Mikrotubuli die Bewegung der Chromatiden während der weiteren Teilungsvorgänge.
Die Prophase endet mit der Auflösung der Kernhülle. Die Auflösung des Zellkerns vereinfacht eine reibungslose Trennung und Aufteilung der Chromatiden.

Metaphase. In der Metaphase ordnen sich die zusammenhängenden Chromatiden in der Mittelebene *(Äquatorialebene)* der Zelle zwischen den beiden Spindelpolen an und bilden eine sternförmige Figur. Die inzwischen vollständig ausgebildete Teilungsspindel besteht aus Mikrotubuli, die:
> Einerseits von Zellpol zu Zellpol reichen
> Andererseits als *Spindelfasern* an den Zentromeren ansetzen.

Anaphase. Die Anaphase beginnt mit dem Auseinanderweichen der Zentromere aller Chromosomen. Die dadurch voneinander getrennten Chromatiden werden dann durch die an den beiden Zentromerenhälften ansetzenden Chromosomen-

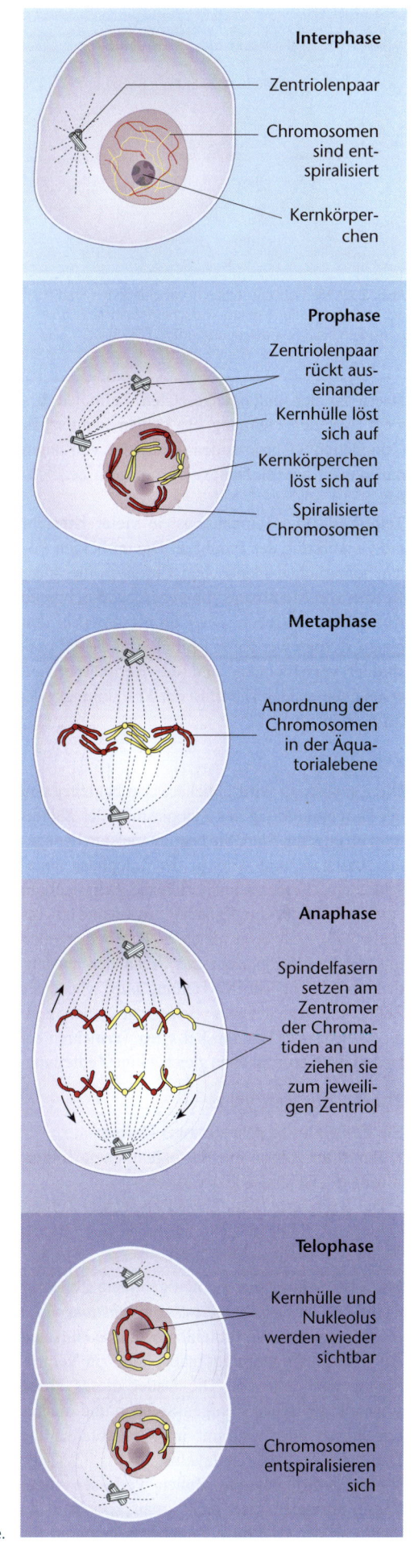

Abb. 2.28 Die verschiedenen Stadien der Mitose.

Interphase
- Zentriolenpaar
- Chromosomen sind entspiralisiert
- Kernkörperchen

Prophase
- Zentriolenpaar rückt auseinander
- Kernhülle löst sich auf
- Kernkörperchen löst sich auf
- Spiralisierte Chromosomen

Metaphase
- Anordnung der Chromosomen in der Äquatorialebene

Anaphase
- Spindelfasern setzen am Zentromer der Chromatiden an und ziehen sie zum jeweiligen Zentriol

Telophase
- Kernhülle und Nukleolus werden wieder sichtbar
- Chromosomen entspiralisieren sich

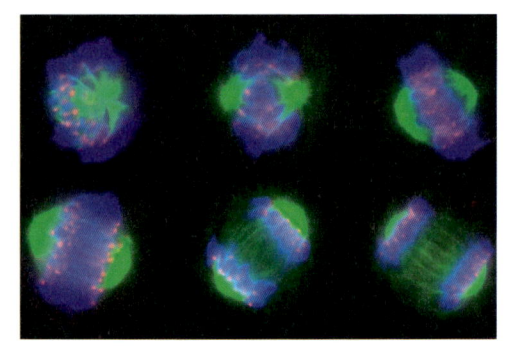

Abb. 2.29 Menschliche Zellen in verschiedenen Stadien der Mitose, kolorierte mikroskopische Aufnahme (Chromosomen blau, Spindelapparat grün). [T395]

fasern zu den entgegengesetzten Zellpolen bewegt. Mit der Trennung der beiden identischen („doppelten") Chromatiden wird jedes von ihnen nun wieder als (einfaches) Chromosom bezeichnet.

Telophase. Die Telophase ist in vieler Hinsicht die Umkehrung der Prophase. Die an beiden Polen befindlichen identischen Chromosomensätze werden von Membranen umgeben, wodurch neue Kernhüllen entstehen. Die Chromosomen in den neuen Kernen werden entspiralisiert, die Mitosespindel verschwindet, und die Kernkörperchen erscheinen wieder. Damit ist der *Kern*teilungszyklus beendet.

Zellteilung

Die *Kern*teilung wird üblicherweise begleitet von der Durchschnürung des Zytoplasmas, der *Zell*teilung im engeren Sinn. Sie beginnt meist in der späten Anaphase und wird in der Telophase abgeschlossen. Hierbei schnürt sich die Zellmembran etwa in Zellmitte vom Rand her zunehmend ein, bis schließlich zwei etwa gleich große Tochterzellen mit eigenem Zytoplasma und Organellen entstanden sind. Nicht jede Kernteilung *muss* von einer Zellteilung begleitet sein. *Vielkernige* Zellen, z. B. die Skelett- oder Herzmuskelzellen, vermehren bei Bedarf die Kernzahl ohne gleichzeitige Zellteilung.

Phasen des Zellzyklus

Ein Zellzyklus besteht aus zwei Phasen:
> Der Mitosephase mit der eigentlichen Zellteilung (meist am Ende der Mitose)
> Der Interphase (die Zeit zwischen zwei Zellteilungen); sie setzt sich zusammen aus G_1-, S- und G_2-Phase (➤ Abb. 2.30).

Nach der Mitose tritt die neu gebildete Zelle zunächst in die *präsynthetische Wachstumsphase* (G_1-Phase) ein. Die Proteinbiosynthese läuft nun auf Hochtouren und trägt maßgeblich zur Vergrößerung der Zelle bei. Die Dauer dieser Phase schwankt zwischen wenigen Stunden und mehreren Jahren und bestimmt im Wesentlichen die Dauer des gesamten Zellzyklus.

Viele ausdifferenzierte Zellen verlassen diese Phase normalerweise nicht, man spricht dann auch von der G_0-**Phase**. Nur bei besonderen Ereignissen (Verletzung, Zellverlust) können sie wieder in den Zellzyklus eintreten. Eine Ausnahme bilden die Nervenzellen, sie können sich nicht mehr teilen (regenerieren ➤ 4.5.1) und verbleiben daher dauerhaft in der G_0-Phase.

In der sich anschließenden, etwa 5–10 Stunden dauernden *Synthesephase* (**S-Phase**) erfolgt die Verdopplung der DNA, also die Bildung der Chromatiden. Die dann folgende letzte, etwa vierstündige Phase vor der Mitose nennt man postsynthetische *Wachstumsphase* (G_2-**Phase**).

2.12.2 Meiose

Die Zellteilung bei der Weitergabe der Erbinformation von Generation zu Generation ist die **Meiose**. Damit sich bei der Vereinigung von Eizelle und Spermium das Erbgut nicht verdoppelt, wird der normale, **diploide** Chromosomensatz (2 × 23 Chromosomen) bei der Bildung der *Keimzellen* (*Gameten* ➤ 21.1) auf einen **haploiden** Satz (1 × 23 Chromosomen) reduziert. Deshalb heißt die Meiose auch *Reduktionsteilung*. Die aus der Meiose hervorgehenden (Keim-)Zellen sind also *erbungleich* (➤ Abb. 2.31, ➤ Abb. 2.32).

Die Meiose umfasst zwei Teilungsschritte:
> Die *erste Reifeteilung*, bei der der diploide Chromosomensatz auf den haploiden reduziert wird (Reduktionsteilung)
> Die *zweite Reifeteilung*, die einer normalen mitotischen Teilung entspricht – allerdings mit haploiden Chromosomensätzen.

In der Prophase der ersten Reifeteilung verkürzen und verdichten sich die bereits verdoppelten Chromosomen. Danach lagern sich **homologe Chromosomen** (die sich entsprechenden Chromosomen väterlicher und mütterlicher Herkunft) parallel aneinander, so dass die entsprechenden Genabschnitte genau nebeneinanderliegen. Da jedes Chromosom zu diesem Zeitpunkt schon aus zwei Chromatiden besteht, entsteht ein Gebilde aus vier Chromatiden (je zwei mütterlicher und väterlicher Herkunft), die **Tetrade**. Abschnitte innerhalb der Tetrade können überkreuzen. An solchen Überkreuzungsstellen, **Chiasmata** genannt, können die Chromatiden verschmelzen und derart wieder auseinanderbrechen, dass Bruchstücke des väterlichen und des mütterlichen Chromosoms ausgetauscht werden. Dieses **Crossing-over** führt zu einer Neuverknüpfung der Gene (**Rekombination**) innerhalb von Chromosomen.

In den weiteren Phasen der ersten Reifeteilung werden *nicht*, wie bei der normalen Mitose, die Chromatiden, sondern die beiden homologen Chromosomen (bestehend aus je zwei Chromatiden) auf die Tochterkerne verteilt, indem sie vom Spindelapparat zu den *Zellpolen* gezogen werden. Durch die parallel einsetzende *Zellteilung* entstehen zwei Tochterzellen mit je 23 noch verdoppelten Chromosomen. Welche Kombination von mütterlichen und väterlichen Chromosomen dabei in einer Keimzelle entsteht, unterliegt dem Zufallsprinzip (zweiter Mechanismus der Rekombination).

Die sich nun ohne Replikation des Erbguts anschließende zweite Reifeteilung entspricht einer normalen mitotischen Teilung, wobei jetzt die Chromatiden auf die Tochterzellen verteilt werden.

Die Meiose ist beim weiblichen und männlichen Geschlecht sehr verschieden lang (♀ bis zu 45–55 Jahre, ♂ ca. 80 Tage).

Weitere Details zur Spermien- und Eizellbildung ➤ *20.2.4,* ➤ *20.3.2*

2.13 Verschiedene Erbgänge

2.13.1 Wer setzt sich durch? Von Dominanz und Rezessivität

Jeweils auf *homologen* Chromosomen am *gleichen* Ort liegende Gene heißen **Allele**. Sind die beiden Allele völlig identisch, ist der Träger in diesem Merkmal *reinerbig* oder **homozygot** – unterscheiden sie sich, ist er *mischerbig* (**heterozygot**). Ist ein Mensch bezüglich eines Merkmals homozygot, so wird dieses Merkmal in aller Regel auch zur Ausprägung kommen.

Bei einem heterozygoten Allelpaar gibt es hingegen mehrere Möglichkeiten:

Sehr häufig ist die Genwirkung des einen Allels stärker als die des anderen. Man sagt, das eine Allel ist **dominant** und überdeckt die Wirkung des **rezessiven** Allels (➤ Abb. 2.34). Beim Menschen ist beispielsweise das Gen für die Blutgruppe A dominant über das (rezessive) Gen für die Blutgruppe 0. Besitzt ein Mensch also das heterozygote Allelpaar A und 0, dann hat er die Blutgruppe A, das Allel 0 bleibt phänotypisch verborgen.

Abb. 2.30 Schematische Darstellung des Zellzyklus.

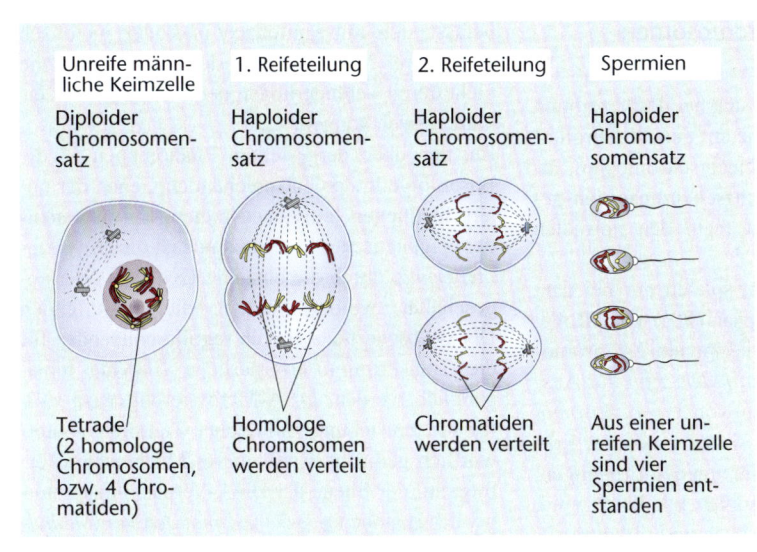

VON DER ZELLE ZUM ORGANISMUS, GENETIK UND EVOLUTION   35

Abb. 2.31 (oben): Die Meiose am Beispiel der Spermienbildung im Hoden. Aus einer unreifen Keimzelle mit diploidem Chromosomensatz entstehen vier Spermien mit einem jeweils haploiden Chromosomensatz.

Abb. 2.32 (rechts): Eizellbildung. Im Gegensatz zur Spermienbildung entsteht aus einer unreifen weiblichen Keimzelle nur *eine* Eizelle. Sie hat im Laufe der Reifeteilungen den größten Teil des Zytoplasmas übernommen.

Seltener sind beide Allele gleichwertig und *beide Merkmale treten nebeneinander* in Erscheinung. In diesem Fall bezeichnet man die Gene als **kodominant.** Ein Beispiel sind die Blutgruppen A und B: Erbt ein Kind vom Vater das Allel für Blutgruppe A und von der Mutter das für Blutgruppe B, so hat es die Blutgruppe AB (➤ 12.4.1).

Beim **intermediären Erbgang** kommt das Merkmal dagegen nicht in gleichzeitiger Ausprägung, sondern als *Mischung* zur Ausprägung. Besitzt eine Pflanze z. B. je ein Allel für die Blütenfarben Rot und Weiß, so sind ihre Blüten beim intermediären Erbgang rosa (➤ Abb. 2.33).

2.13.2 Regeln der klassischen Vererbung

Ohne etwas von Genen, Homo- und Heterozygotie, Dominanz und Rezessivität zu wissen, entwickelte *Gregor Mendel* im vorletzten Jahrhundert an Hand von Tausenden von Kreuzungsversuchen mit Erbsenpflanzen die Gesetzmäßigkeiten, mit denen die Allele auf die Nachkommen vererbt werden. Sie haben im Wesentlichen heute noch Gültigkeit.

1. Mendel-Regel (Uniformitätsregel)

Bei der Kreuzung von zwei homozygoten Pflanzen, die sich nur in *einem* Merkmal (z. B. der Blütenfarbe) unterscheiden, gleichen sich alle Nachkommen der ersten Tochtergeneration; sie sind *uniform*.

Ein klassisches Beispiel für diese Regel ist die Kreuzung einer reinerbig rotblühenden mit einer reinerbig weißblühenden Japanischen Wunderblume (➤ Abb. 2.33), alle Pflanzen der Tochtergeneration sind rosa.

Die homozygoten Pflanzen bringen jeweils nur einen Geschlechtszelltyp (Keimzellen, Gameten ➤ 21.1) hervor. Der einfache Chromosomensatz der Geschlechtszellen der einen Pflanze enthält das Allel **r** (mit der Anlage für rot), der der anderen das Allel **w** (mit der Anlage für weiß). Nach der Befruchtung kann nun im diploiden Chromosomensatz immer nur r mit w vereinigt sein. Alle Tochterorganismen sind daher in Bezug auf die Blütenfarbe heterozygot (mischerbig) oder *Hybride* und haben – da es sich um einen intermediären Erbgang handelt – rosafarbene Blüten.

2. Mendel-Regel (Aufspaltungsregel)

Kreuzt man die 1. Tochtergeneration untereinander, so *spalten* sich in der 2. Tochtergeneration die Allelkombinationen auf.

Alle Vertreter der 1. Tochtergeneration aus dem oben genannten Beispiel bilden bei der Meiose (➤ 2.12.2) zwei Typen von Gameten: solche, die das Gen r besitzen, und gleich viele mit dem Gen w. Bei der Befruchtung entstehen in der „Enkelgeneration" jetzt Keime mit den Allelkombinationen rr, rw, ww im Zahlenverhältnis 1:2:1 (➤ Abb. 2.33). Entsprechend sind 25 % der Pflanzen rotblühend, 50 % rosablühend und 25 % weißblühend.

Angenommen, das Merkmal rotblühend (**R**) sei dominant über das Merkmal weißblühend (**w**), dann sind in der ersten Tochtergeneration alle Pflanzen einheitlich rotblühend. In der zweiten Tochtergeneration ist nach der 2. Mendel-Regel das Aufspaltungsverhältnis 3:1, wobei rotblühende Pflanzen zu ⅔ heterozygot und zu ⅓ homozygot sind (➤ Abb. 2.34).

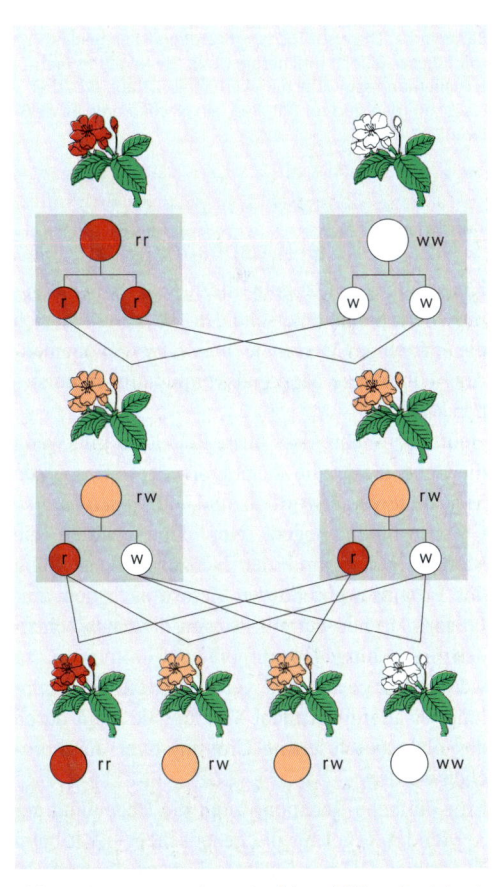

Abb. 2.33 Kreuzung einer reinerbig rotblühenden (rr) mit einer reinerbig weißblühenden (ww) Japanischen Wunderblume.

Die Tochtergeneration ist einheitlich rosa und mischerbig für das Merkmal Blütenfarbe (rw). Die nun folgende Generation spaltet sich im Verhältnis 1:2:1 auf: dies bedeutet, dass jeweils eine Pflanze reinerbig rot (rr) bzw. weiß (ww) ist; zwei weitere Pflanzen sind rosa und mischerbig für das Merkmal Blütenfarbe (rw).

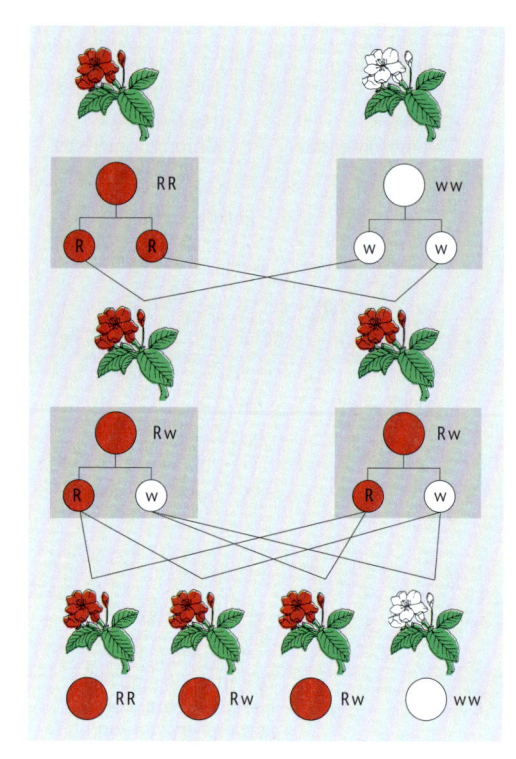

Abb. 2.34 Autosomal dominanter Erbgang. Kreuzung einer rotblühenden (RR) mit einer weißblühenden (ww) Pflanze, wobei die Blütenfarbe Rot über Weiß dominant ist. Beide Pflanzen sind reinerbig bezüglich des Merkmals Blütenfarbe. Die erste Tochtergeneration ist einheitlich rotblühend, jedoch mischerbig (Rw). Die folgende Tochtergeneration spaltet sich im Verhältnis 3:1 auf, d.h. drei Nachkommen sind rot (RR, Rw), ein Nachkomme ist weiß (ww).

3. Mendel-Regel (Unabhängigkeitsregel)

Kreuzt man homozygote Eltern, die sich in *mehreren* Merkmalen unterscheiden, so vererben sich die einzelnen Merkmale *unabhängig* voneinander, wobei neue Merkmalskombinationen entstehen können.

Heute weiß man, dass diese Regel nur gilt, wenn die Gene, die für die Ausprägung der untersuchten Merkmale verantwortlich sind, auf *verschiedenen* Chromosomen liegen. Nur dann werden die Merkmale aufgrund der Neuzusammenstellung des Erbguts während der Meiose nach dem Zufallsprinzip neu verteilt. Liegen die entsprechenden Gene hingegen auf *einem* Chromosom, so werden sie *gemeinsam* vererbt. Diese Genkopplung ist allerdings nicht absolut. Sie kann durch das oben beschriebene Crossing-over durchbrochen werden.

Eine einfache Rechnung zeigt die Bedeutung der 3. Mendel-Regel für die genetische Vielfalt beim Menschen: Bei nur zwei unterschiedlichen Merkmalen der Elterngeneration sind in der zweiten Tochtergeneration immerhin schon neun verschiedene Genotypen möglich. Und bei zehn unterschiedlichen Merkmalen – nur sehr wenig im Vergleich zum Menschen mit seinen 23 Chromosomen – erhält man bereits knapp 60 000 Genotypen!

2.13.3 Geschlechtschromosomengebundene Erbgänge

Ein besonderes Bild ergibt sich bei der Vererbung von Merkmalen, deren Gene auf dem X-Chromosom, d.h. auf einem Geschlechtschromosom, lokalisiert sind. Die **geschlechtschromosomen-gebundene Vererbung** folgt nicht den normalen Mendel-Regeln.

Dominanz und Rezessivität spielen nur bei dem weiblichen Chromosomenpaar (XX) eine Rolle, während beim Mann, der ja nur ein X-Chromosom hat, ein solches Gen *in jedem Fall* zur Ausprägung kommt. Man spricht von *X-chromosomal dominanten* bzw. *X-chromosomal rezessiven* Erbgängen und unterscheidet sie von den Erbgängen, deren Gene auf den Autosomen lokalisiert sind, den *autosomal dominanten* bzw. *autosomal rezessiven* Erbgängen. Ein für diesen Erbgang typisches Beispiel ist die Hämophilie A (klassische Bluterkrankheit, Vererbungsmuster ➤ Abb. 3.6). Hier erkranken nur die männlichen Individuen; die weiblichen sind lediglich Trägerinnen des Krankheitsmerkmals (*Konduktorinnen*).

2.13.4 Mitochondriale Vererbung

Die meisten Merkmale werden beim Menschen von Genen kontrolliert, die im Zellkern lokalisiert sind, in der Meiose verteilt werden und somit den Mendel-Regeln folgen. Neben dieser DNA gibt es aber auch DNA in den Mitochondrien (mtDNA). Beim Menschen tragen die Eltern zu gleichen Teilen zum *Kern*genom bei, die mtDNA aber stammt überwiegend von der Mutter, da die Zygote im Allgemeinen nur die mütterlichen Mitochondrien enthält. Wie Mutationen der DNA im Kern, so können auch Mutationen der mtDNA Krankheiten hervorrufen, die aufgrund des Erbgangs nur von der Mutter auf die nächste Generation vererbt werden.

2.14 Epigenetik

Einige Beobachtungen sind mit dem „konventionellen" Bild der DNA schwer oder gar nicht zu erklären. Wie kommt es, dass unsere Zellen sich im Laufe der Entwicklung spezialisieren und diese Spezialisierung an alle ihre Tochterzellen weitergeben, obwohl die Basenfolge ihrer DNA gleich ist? Wieso hatte die erste geklonte Katze andere Fellfarben als ihre doch von der DNA-Sequenz her identische Mutter? Und wie ist das Vorkommen einer bereits von *Carl von Linné* im 18. Jahrhundert beobachteten Leinkraut-Variante zu erklären, die, wie wir heute wissen, bei gleicher DNA-Sequenz ganz andere Blüten bildet, als das gewöhnliche Leinkraut und die veränderte Blütenform an ihre Nachkommen weitergibt? Warum spielt es bei manchen Erbkrankheiten eine Rolle, ob bestimmte Allele von der Mutter oder vom Vater übertragen werden?

Diese und andere Fragen versucht die **Epigenetik**, ein neuer Zweig der Biologie, zu beantworten. Sie befasst sich mit „mitotisch und/oder meiotisch vererbbaren Veränderungen der Genfunktion, die nicht durch Veränderungen der DNA-Sequenz erklärt werden können."

Bei den oben dargestellten Phänomenen ist die Basenfolge in den entsprechenden Genen der unterschiedlichen Individuen gleich. Ein bedeutender epigenetischer Mechanismus ist die *DNA-Methylierung,* durch die einzelne Gene an- oder abgeschaltet werden, indem die betreffenden DNA-Abschnitte z.B. für regulierende oder für die Transkription erforderliche Enzyme unzugänglich werden. DNA-Methylierung wird z.B. für die Entstehung zahlreicher Tumoren verantwortlich gemacht. Ein weiterer Mechanismus erfolgt auf der Ebene der DNA-Verpackungsproteine, der Histone (➤ 2.5.1). *Anhängen von Methyl- oder Acetylgruppen an bestimmten Stellen der Histone* führt zur Änderung der räumlichen Struktur, so dass auch hier die für die Transkription erforderlichen Enzyme an die DNA besser oder schlechter herankommen.

> **Epigenetik**
>
> Als sicher gilt: Wir müssen unser Bild von der DNA und den Genen etwas revidieren. Es gibt lebenswichtige Informationen außerhalb der Basenfolge der DNA, durch die vor allem die Genaktivität gesteuert wird („Ein-" bzw. „Ausschalten" von Genen).

2.15 Evolution und Herkunft des Menschen

Meiose (➤ 2.12.2) und Erbgutänderungen (Mutationen ➤ 3.2.2) sorgen (genetisch) für ständig neue Individuen einer Art. Sie sind damit Triebfeder für die Fortentwicklung der Arten im Rahmen der Entwicklungsgeschichte der Lebewesen.

> **Die Evolution**
>
> Im Laufe der Erdgeschichte entstehen durch genetische Variation (Variabilität) und anschließende Selektion neue Organismen und Arten. Diese stammesgeschichtliche Entwicklung vom Unbelebten bis zu den heute lebenden Formen einschließlich des Menschen heißt Evolution (zeitlicher Ablauf ➤ Abb. 2.35). Die **Evolutionstheorie** erklärt die Mechanismen und Prozesse, die der Veränderung der Arten in der Zeit zugrunde liegen.

2.15.1 Prinzipien der Evolution

Im Mittelalter wurden Tiere „der Luft", des „Wassers", der „festen Erde" sowie „allerlei Gewürm" unterschieden. Diese Einteilung hielt sich bis Ende des 17. Jahrhunderts, als anatomische Studien zu einer hierarchischen, feiner verästelten

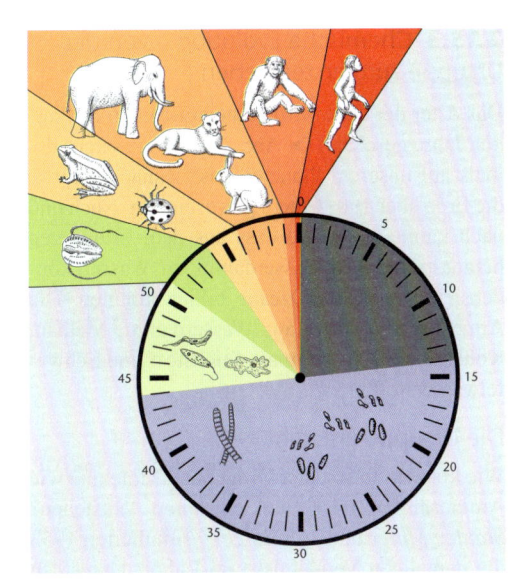

Abb. 2.35 Zeitlicher Verlauf der Evolution. Die Erdgeschichte – von der Entstehung der Erde vor etwa 4,6 Milliarden Jahren bis heute – lässt sich in 60 Minuten zusammenfassen: 14 Minuten dieser 60 Minuten waren vergangen, als vor 3,5 Milliarden Jahren erste Lebensspuren in den Ozeanen erschienen. Die ersten vielzelligen Lebewesen erschienen vor umgerechnet 9 Minuten. Das Alter der ersten tierischen Fossilien schätzt man auf eine halbe Milliarde Jahre, entsprechend etwa 6 Minuten. Erst vor 4 Minuten etwa entwickelten sich die ersten Säugetiere. Primaten haben wohl vor 54 Sekunden begonnen, die Erde zu bevölkern. Erst vor 5–7 Millionen Jahren (also im Vergleich vor knapp fünf Sekunden) traten unsere ersten Ahnen auf.

Struktur des Tierreichs führten. *Carl von Linnés* 1735 erschienene Abhandlung „Systema naturae" ist die Grundlage der modernen Systematik, welche die Vielfalt der Lebewesen sinnvoll zu ordnen versucht. Auf ihr basiert die heute noch gültige Einteilung der Lebewesen in *Klassen* (z. B. Pisces, Fische), *Ordnungen* (z. B. Selachii, Haie), *Familien* (z. B. Scyliorhinidae, Katzenhaie) und *Arten* (z. B. Scyliorhinus canicula, Katzenhai). Linné stellte auch den Mensch unter der Bezeichnung **Homo sapiens** neben den Schimpansen in die Ordnung „Herrentiere". Durch Carl von Linné wurde der Mensch erstmals als *Teil* der Natur (Schöpfung) begriffen und ihr nicht mehr übergeordnet.

Erste Ansätze einer Evolutionstheorie

Nach der christlich-antiken Auffassung entwickelte sich die Welt nach dem Schöpfungsakt nicht mehr weiter. Die *Konstanz der Arten* galt als unumstößlich. Die Entdeckung von Fossilien aus verschieden alten Gesteinsschichten, die ein eindeutiges Zeugnis einer Entwicklung im Laufe der Erdgeschichte ablegten, brachte diesen Glauben zunehmend ins Wanken.
Die erste schlüssige Evolutionstheorie geht auf den Naturforscher und Philosophen *Jean Baptiste Lamarck* (1744–1829) zurück. Lamarck nahm für jede Organismengruppe eine eigene Entwicklungslinie an. *Charles Darwin* (1809–1882) hielt es bereits für möglich, dass sich alles Lebendige auf *einen gemeinsamen Ursprung* zurückführen lässt. Auch der Mensch wurde mit in diese Theorie eingeschlossen und eine gemeinsame Abstammung der Menschen mit den Säugetieren angenommen (▶ Abb. 2.36, ▶ Abb. 2.37).

Darwins Evolutionstheorie

Der Kern von Darwins Evolutionstheorie lässt sich heute so formulieren: Bei den meisten Pflanzen und Tieren produziert ein Elternpaar Tausende bis Millionen von Nachkommen. Die Zahl der Individuen einer solchen **Population** (Gesamtheit der Individuen einer Art) würde exponentiell ansteigen. Die Populationsgröße bleibt bei gleichbleibenden Umweltbedingungen aber recht konstant, da die meisten Nachkommen sterben, bevor sie sich selbst fortpflanzen können; nur wenige überleben.
Jedes Elternpaar erzeugt bei seinen Nachkommen Variationen in großen Mengen. Innerhalb einer Art kommt es so zu einem unerschöpflichen Reservoir an kleinen und großen Unterschieden zwischen den einzelnen Individuen. In einer Generation überleben nur die Organismen, denen die besseren Fähigkeiten zugefallen sind, und sie gelangen bevorzugt zur Fortpflanzung. Diese Auslese beim Ringen um die Existenz *(struggle for life)* nannte Darwin **Selektion.** Die positiven Eigenschaften werden auf die Nachkommen übertragen und verhelfen wiederum den Individuen in der Folgegeneration zur Vermehrung *(survival of the fittest)*.

2.15.2 Synthetische Theorie der Evolution

Seit Darwin wurde die Evolutionstheorie nicht grundlegend verändert, allerdings wurden wichtige Bestandteile, etwa die Vererbung von Variation, besser verstanden. Darwins Evolutionstheorie wurde durch neue Erkenntnisse aus der **Paläontologie** (Wissenschaft der Lebewesen vergangener Erdperioden), der Embryologie und der Genetik weiterentwickelt. Dies führte zur **synthetischen (neo-darwinistischen) Theorie der Evolution.**

Ursachen der Variabilität

Heute wissen wir, dass Unterschiede im genetischen Material, der DNA, für die verschiedenen Merkmale der Individuen in erster Linie verantwortlich sind. Die Unterschiede entstehen in erster Linie durch *Rekombinationen* (▶ 2.12.2) und *Mutationen* (▶ 3.2.2). Die Häufigkeit von **Mutationen** (vererbbare Erbgutveränderungen ▶ 3.2.2) liegt im Durchschnitt bei etwa 10^{-8} pro Basenpaar und Generation. In einer befruchteten, diploiden Eizelle mit ca. 6×10^9 Basenpaaren finden sich demnach durchschnittlich 60 neue Mutationen.
Die Bedeutung der *sexuellen Fortpflanzung* für die Evolution ist enorm. Mit dem Auftreten der **meiotischen Rekombinationen** vor etwa einer Milliarde Jahren entstand innerhalb relativ kurzer Zeit eine unglaubliche Artenvielfalt, und die entstehenden Arten fanden eine schnelle Verbreitung.

Auswirkung der Selektion auf die Population

Die Evolution durch natürliche **Selektion** ist ein zweistufiger Prozess. In einem ersten Schritt entstehen durch *zufällige* Vorgänge (Mutationen und Rekombinationen) genetische Varianten. Erst in einem zweiten Schritt bekommt die Evolution eine Richtung. Individuen mit Genkombinationen, die eine bessere Anpassung oder „Fitness" an bestimmte Umweltbedingungen ermöglichen, haben anderen Individuen gegenüber Vorteile und werden wahrscheinlich mehr Nachkommen hinterlassen als andere Mitglieder der gleichen Population. Es wird die Häufigkeit der Gene zunehmen, die an einem gegebenen Ort anpassungsfähig sind, für eine große Ausbreitung sorgen und den evolutionären Prozess vorantreiben.

Entstehung neuer Arten durch Isolation

Populationen entwickeln sich unterschiedlich weiter, wenn sie voneinander isoliert (getrennt) werden. Entfernen sich die isolierten Populationen genetisch so weit voneinander, dass eine Kreuzung keine zeugungsfähigen Nachkommen mehr hervorbringt, so sind aus einer ursprünglichen Art zwei **Arten** hervorgegangen.
Bei der **allopatrischen Artbildung** wird das Gebiet der Ursprungsart in zwei getrennte Gebiete geteilt (z. B. durch ein Gebirge), womit die Fortpflanzung von Individuen zwischen den beiden Gebieten verhindert wird. Durch Anhäufung von Mutationen bildet sich in jedem der beiden Gebiete je eine Tochterart heraus. Bei der **sympatrischen Artbildung** entstehen die Tochterarten im selben Verbreitungsgebiet.
Die Mechanismen, die zum Aufbau von **Isolationsbarrieren** führen, können prä- oder postzygotisch greifen. Bei einer **präzygotischen** Isolation kommt es nicht zur Ausbildung einer Zygote. Das kann durch eine geographische Trennung verhindert werden, aber auch durch unterschiedlichen Bau der Sexualorgane (mechanische Trennung), fehlende Synchronität der sexuellen Reife (bei Blütenpflanzen z. B. durch nicht überlappende Blütezeiten bzw. verschiedene Bestäuber) oder ein geändertes Sexualverhalten der Geschlechtspartner (z. B. Unterschiede im Balzverhalten bei Tieren). **Postzygotische** Prozesse greifen hingegen erst nach der Befruchtung. Meist kommt es zum Abort der Zygote oder des jungen Embryos, z. B. aufgrund von Veränderungen der Chromosomenzahl oder -struktur, so dass die Mitose gestört ist. Eine Kreuzung kann aber auch zur Sterilität (z. B. Paarung von Eselhengst und Pferdestute – ergibt die zeugungsunfähigen Maultiere) oder Unterlegenheit bis hin zu erhöhter Sterblichkeit der Hybride führen.

> **Eckpfeiler der Evolution**
>
> Die drei Grundphänomene Mutation, Selektion und Isolation bilden die Eckpfeiler der Evolutionsbiologie, der zufolge letztlich auch der Mensch das Resultat einer evolutionären Fortentwicklung vom primitiven Wirbeltier über das Säugetier und den Primaten darstellt.

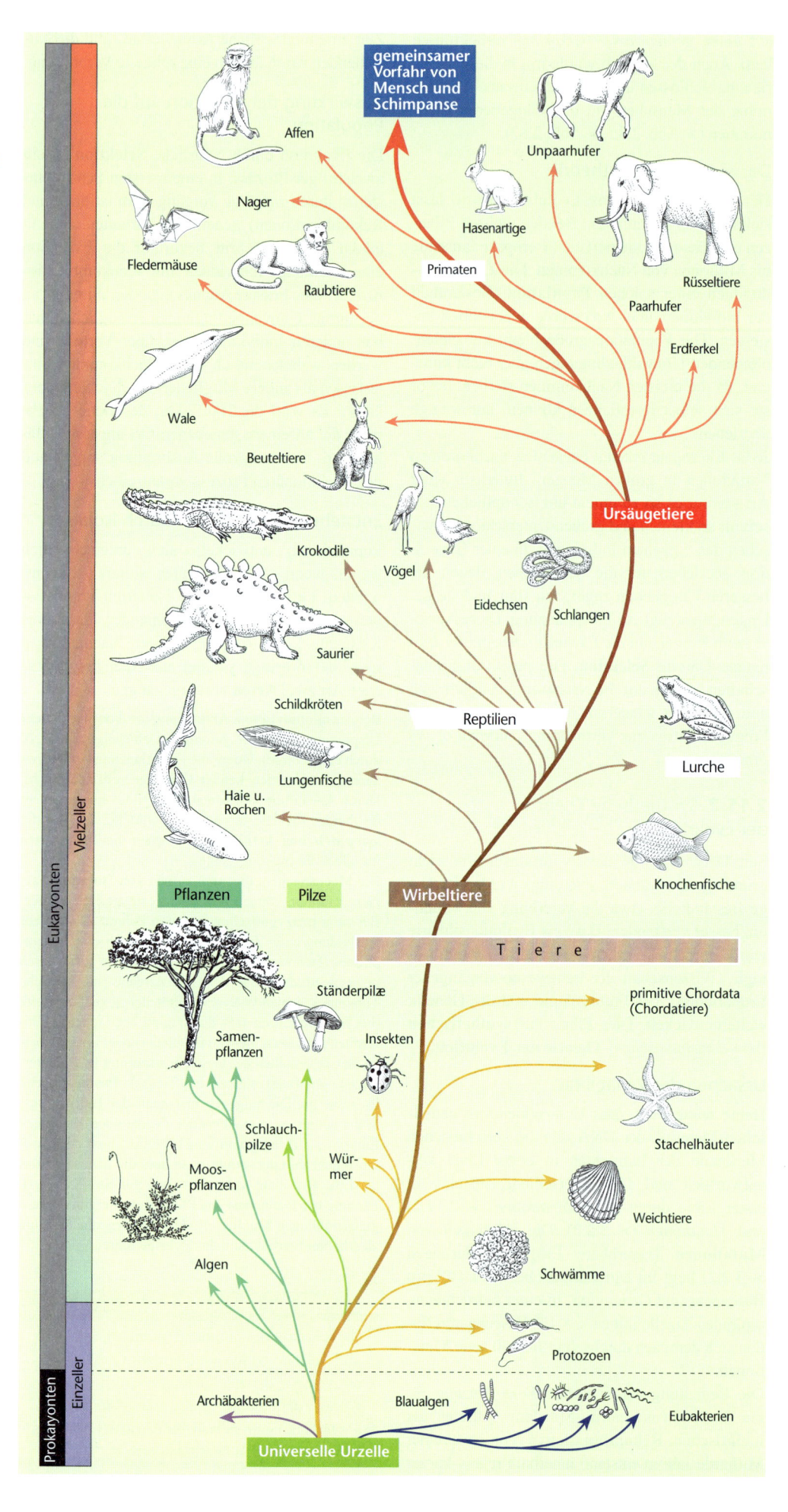

2.15.3 Chemische Evolution – von der Ursuppe zum ersten Leben

Das Alter der Erde wird heute auf ca. 4,6 Milliarden Jahre geschätzt (> Abb. 2.35). Wie sah es damals auf unserem Planeten aus? Zunächst dürfte die Erde über 100 °C heiß gewesen sein. Nach und nach kühlte sie ab, so dass aus dem Erdinneren herausströmender Wasserdampf zu Wasser kondensieren und sich Ozeane bilden konnten. Die Atmosphäre bestand aus Wasserdampf, Methan, Kohlendioxid, Ammoniak, Stickstoff und Schwefelwasserstoff.

Die Ursuppe entsteht

Wie konnten in so einer Umgebung Moleküle wie Aminosäuren oder Nukleinsäuren entstehen? *Stanley Miller* und *Harold Urey* simulierten 1953 die damaligen Verhältnisse im Labor: Unter den experimentellen Bedingungen bildeten sich zahlreiche organische Verbindungen, darunter auch die Bausteine der Eiweiße, die *Aminosäuren* (> 1.8.3) – sozusagen die „Ursuppe". Viele der bei den Simulationsexperimenten nachgewiesenen Substanzen lassen sich auch im Weltraum finden; in Meteoriten wurden u.a. Aminosäuren, Fettsäuren, Pyrimidine und Purine nachgewiesen. Ihre Bildung, auch wenn sie sich sicher unter den extremen Temperatur- und Druckbedingungen drastisch von der irdischen unterscheidet, wird überall in kosmischen Gaswolken ablaufen. Und so werden auch aus dem Kosmos organische Verbindungen in die irdische „Ursuppe" gelangt sein.

Bildung von Makromolekülen

In der „Ursuppe" waren die Bausteine des Lebens vorhanden. Lokal konnten dann in kleinen Reaktionsgefäßen wie Gesteinsspalten an Tonoberflächen die Bausteine zu längeren Molekülen verknüpft werden, daran werden katalytisch aktive Metallionen – primitive *Enzymvorstufen* (> 1.9) sozusagen – und Polyphosphate als Energielieferanten mitgewirkt haben. Zu den ersten Makromolekülen gehörten Proteine, aber auch Polysaccharide und Nukleinsäuren. Lagerten sie sich spontan in Tröpfchenform zusammen und umschlossen diese Tröpfchen zufällig noch enzymartige Strukturen zur Bildung von weiteren Makromolekülen, dann war eine solche „Zelle" zu ersten *Stoffwechselleistungen* in der Lage. Die Entwicklung des genetischen Apparates aus *Nukleinsäuren* (> 1.8.4) ermöglichte diesen ersten „Lebewesen" dann die selbstständige Vermehrung. Die mühsame Akkumulation wertvoller Information über Mutation

Abb. 2.36 Überblick über die Evolution (vereinfacht): Die im Laufe der Evolution entstandenen Arten haben alle einen gemeinsamen Ursprung. Vor etwa 1 500 Millionen Jahren entwickelten sich aus den Prokaryonten die ersten Eukaryonten (> Tab. 13.3). Sie bilden die Ausgangsbasis für Pilze, Pflanzen (ca. 400 000 Arten) und Tiere (ca. 1,5 Millionen Arten). Die 47 000 Wirbeltierarten waren der Ursprung der Säugetiere, der höchstentwickelten Klasse der Wirbeltiere. Sie umfasst mehr als 4 000 Arten.

und Selektion setzt nahezu geschlossene Reaktionsräume voraus, in einem freien Gewässer würden die Reaktionspartner durch Diffusion verloren gehen. Wie die ersten Membranen entstanden sind, ist unklar. Möglicherweise haben sich Phospholipide oder diesen ähnliche Moleküle von selbst zusammengelagert. Als effizient könnte sich außerdem der Zusammenschluss von solchen geschlossenen Reaktionsräumen mit unterschiedlichen Leistungen erwiesen haben.

Neue Stoffwechselwege

Erste Stoffwechselwege entstanden. Brauchte eine Zelle ein bestimmtes Molekül, brachte es ihr einen Selektionsvorteil, wenn sie nicht auf das Molekül aus der Umgebung angewiesen war, sondern es sich aus einem Vorläufermolekül selbst herstellen konnte. Dafür sind mehrere Tausend verschiedene Enzyme nötig, wobei wahrscheinlich neue Enzyme aus bereits vorhandenen hervorgegangen sind. Proteinchemische Daten zeigen, dass Enzyme (und andere Proteine) mit ganz unterschiedlichen Aufgaben zu Familien zusammengefasst werden können, deren Mitglieder sich in vielen Bereichen und Einzelheiten so weit gleichen, dass sie einst aus einem gemeinsamen „Protein-Urahn" entstanden sein müssen.

2.15.4 Vom Einzeller zum Vielzeller

Die einzelnen Zellen waren zwar sehr erfolgreich: Bakterien und einzellige Eukaryonten machen heute mehr als die Hälfte der gesamten Biomasse aus. Dennoch bringt der Aufbau eines Organismus aus vielen Zellen offensichtlich so große Vorteile, dass sich mehrfach unabhängig voneinander vielzellige Organismen aus Einzellern entwickelt haben. Ein vielzelliger Organismus ist länger überlebensfähig, einzelne Zellen können ersetzt werden, und er hat durch die Differenzierung und die Ausbildung von Geweben und Organen, z. B. Wurzel und Blatt, ganz andere Möglichkeiten, Nahrungsquellen auszunutzen.

2.15.5 Erste Menschen

Vor etwa 7–5 Millionen Jahren trennten sich in Afrika die Abstammungslinien von Mensch und Menschenaffen aus einem gemeinsamen Vorfahren. Die Entwicklung zum heutigen Menschen verlief nicht geradlinig (➤ Abb. 2.37). Vielmehr gab es verschiedene Seitenlinien, von denen mit einer Ausnahme alle ausgestorben sind. Diese Ausnahme ist der **Homo sapiens.**

Der aufrechte Gang entstand früh in der Evolution des Menschen. Auch heutige Schimpansen und Gorillas können sich aufrichten und für kurze Zeit auf zwei Beinen fortbewegen. Der aufrechte Gang „machte die Hände frei", so dass sie sich zu speziellen Greifhänden mit *opponierbarem* (den Fingern gegenübergestelltem) Daumen umwandeln konnten. Es ist anzunehmen, dass sich in den riesigen afrikanischen Wald-Savannen unterschiedliche Varianten aufrecht gehender Vormenschen entwickelten. Fossilien von *Sahelanthropus tchadensis* und *Orrorin tugenensis* belegen dies, ihre Fundorte liegen zeitlich und geografisch weit auseinander.

Die ersten unanfechtbar aufrecht gehenden menschlichen Vorfahren sind die **Australopithecinen.** Ihnen wird ein Hirnvolumen von rund 500 ml zugeordnet (zum Vergleich: bei Schimpansen beträgt das durchschnittliche Hirnvolumen 400 ml). Die Größenzunahme des Gehirnvolumens ist für die Paläontologen ein wichtiges Merkmal bei der Zuordnung der menschlichen Fossilien.

Die Gattung Homo entstand mit **Homo rudolfensis** und **Homo habilis** vor vermutlich 2,5 Millionen Jahren. Beide Arten erschienen zu einer Zeit, als es noch Australopithecinen gab. Der steile Anstieg der kulturellen Fähigkeiten vor etwa 2–1,5 Millionen Jahren findet seine Entsprechung in der Gehirnentwicklung bei **Homo erectus,** bei dem das Gehirnvolumen von 780 ml auf 1 300 ml zunimmt und damit annähernd heutige Werte erreicht (1 200–1 700 ml). Fundstellen weisen darauf hin, dass Homo-erectus-Populationen nicht nur erste Steinwerkzeuge herstellten, Hütten, Mauern, Zelte bauten, sondern auch erstmalig das Feuer beherrschten und eine Jagdkultur entwickelten. Vielleicht war die Jagd der Grund, warum sich Homo erectus vor über 2 Millionen Jahren nach Europa und Asien ausbreitete und Afrika verließ. In den drei Kontinenten überlebte Homo erectus unterschiedlich lange.

Vor rund 200 000 Jahren entstanden während der letzten Eiszeit in Europa als direkte Homo-erectus-Nachfolger die klassischen **Neandertaler** *(Homo neanderthalensis).* Sie starben vor 35 000 Jahren aus. Charakteristisch für den Neandertaler sind der äußerst massive Knochenbau und das fliehende Kinn.

Homo floresiensis, der bis vor 18 000 Jahren auf der indonesischen Insel Flores gelebt hat, wie jüngste Funde belegen, geht möglicherweise auf einen Vorfahren zurück, der lange vor Homo erectus Afrika verlassen hat.

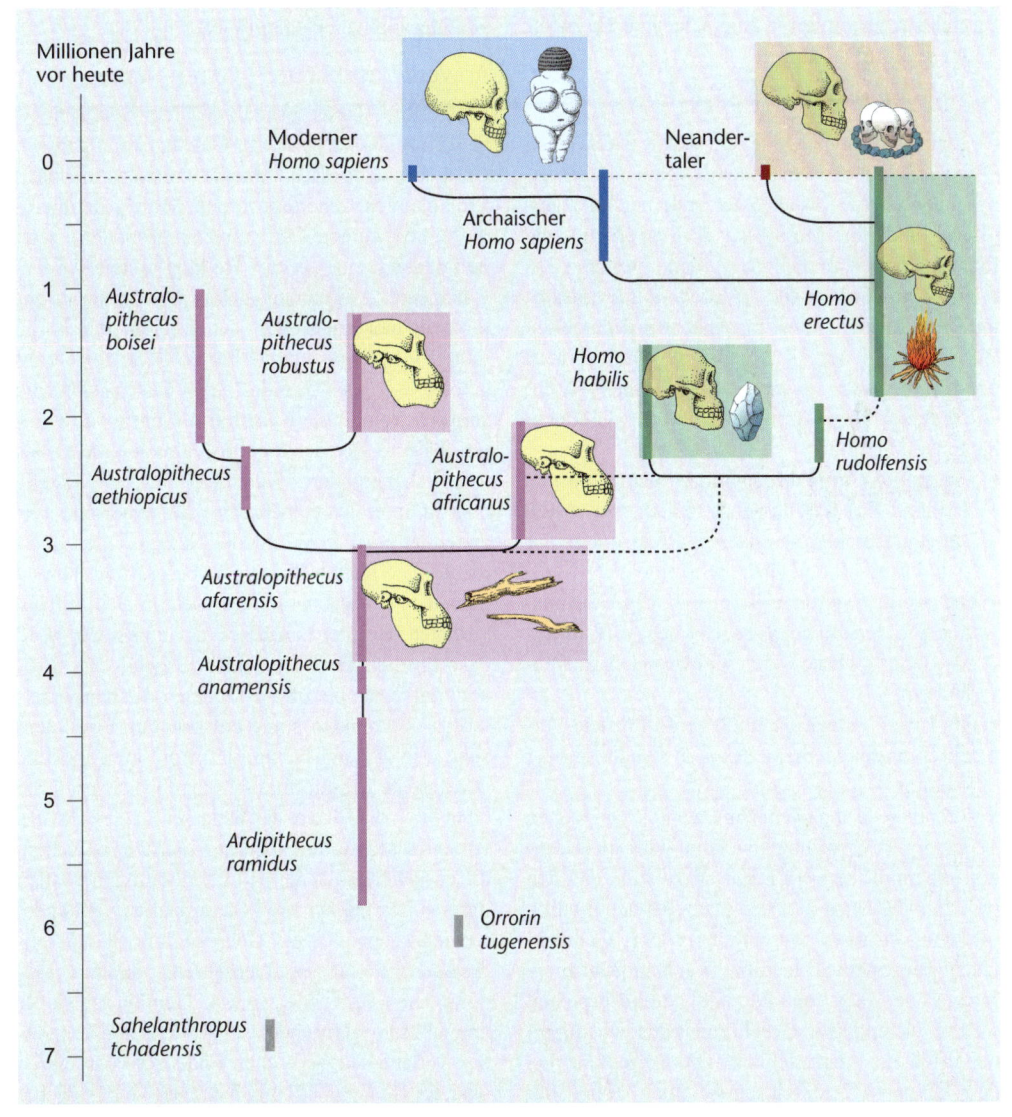

Abb. 2.37 Die Entwicklung zum heutigen Mensch *(Homo sapiens)*. Dargestellt sind jeweils Schädelform, Körpergestalt und Kultgegenstände bzw. Werkzeuge, die – wie man aufgrund von Funden annimmt – typischerweise bei den verschiedenen Menschenformen in Gebrauch waren.

Übergang zum modernen Menschen

Der jüngere Stammbaum des modernen Homo sapiens ist umstritten. Wie Funde in West-, Süd- und Ostafrika belegen, lebte der frühe archaische Homo sapiens vor etwa 500 000–200 000 Jahren in Afrika. Funde zeugen auch von der Existenz des modernen Homo sapiens in Afrika vor 160 000 Jahren, in Südostasien, Australien und Europa vor 40 000 Jahren. Einige Forscher gehen daher davon aus, dass sich der moderne Mensch in Afrika entwickelt und von dort aus über mehrere Auswanderungswellen über die Erde ausgebreitet hat (**Out of Africa-Hypothese**). Die geistigen Leistungen, das Geschick und die Mobilität des Homo sapiens lassen ihn, wie schon Homo erectus vor ihm, sämtliche Kontinente besiedeln. Die verschiedenen menschlichen Populationen haben sich dann auf den verschiedenen Erdteilen aufgrund der unterschiedlichen Umweltbedingungen herausgebildet.

Für mehrere 10 000 Jahre entwickelte sich und lebte Homo sapiens parallel zum Neandertaler. Nach neueren DNA-Vergleichen sind sich beide zumindest anfänglich mehr als nur flüchtig begegnet, so dass es zu einer, wenn auch nur geringen, genetischen Vermischung von Homo neanderthalensis und Homo sapiens gekommen ist.

Der Zeitpunkt der Entstehung der menschlichen Sprache lässt sich zwar nicht nachweisen, man geht aber davon aus, dass die Menschen vor zwei Millionen Jahren die geistigen Fähigkeiten zu einer Kommunikation hatten, z. B. in Zwei- oder Dreiwortsätzen, und zugleich eine Verständigung unter anderem bei einer organisierten Jagd notwendig wurde. Die Verwendung von modernen, in Sätzen strukturierten Sprachen kann hingegen nicht länger als 40 000–70 000 Jahre zurückliegen.

GESUNDHEIT & LEBENSSTIL

2.16 Gentechnik & Co. – Fluch oder Segen?

Es gibt wohl kaum ein Wissenschaftsgebiet, das ähnlich kontrovers diskutiert wird wie die Gentechnologie. Gleichzeitig sind viele Deutsche unzureichend informiert – eine schlechte Basis für fundierte Entscheidungen.

Grundlagen

Da der genetische Code universal ist, können DNA-Bruchstücke von einem Organismus in einen anderen (auch den einer anderen Art!) verpflanzt und dort biologisch aktiv werden. Alle Manipulationen am Erbgut werden unter dem Begriff **Gentechnik** oder *Gentechnologie* zusammengefasst; die solcherart genetisch veränderten Organismen nennt man **transgene Organismen** oder *gentechnisch veränderte Organismen (GVO)*. Die Gentechnik wird in drei große Anwendungsbereiche unterteilt:

> Die **grüne Gentechnik** umfasst gentechnische Verfahren in der Pflanzenzüchtung sowie die Nutzung solcher veränderter Pflanzen in der Landwirtschaft und als Lebensmittel
> Die **weiße Gentechnik** bringt Mikroorganismen zur Herstellung von Enzymen, z. B. für industrielle Zwecke oder Umweltschutzanwendungen
> Die **rote Gentechnik** nutzt gentechnische Verfahren in der Medizin, sei es in Diagnose oder Therapie.

Während die grüne Gentechnik derzeit von weiten Teilen der Bevölkerung abgelehnt wird (man denke etwa an die sog. *Anti-Matsch-Tomate* oder den sog. *Gen-Mais*, ist die Akzeptanz bei den medizinischen Verfahren wesentlich größer. Gentechnisch hergestelltes Insulin, Wachstumshormon, Interferone oder monoklonale Antikörper sind weithin akzeptiert und nicht mehr aus der modernen Medizin wegzudenken. Die Akzeptanz bei den Diagnoseverfahren dürfte noch höher liegen – wer möchte im Falle einer lebensbedrohlichen Infektion auf die Polymerase-Kettenreaktion verzichten (▶ 2.12.1)? Soll hingegen nicht in Bakterienzellen oder Viren, sondern in menschliche Zellen eingegriffen werden, haben die meisten von uns ambivalente Gefühle.

Anwendungsbereiche Gentherapie

Einige Krankheiten gehen auf einen Defekt in einem einzelnen Gen zurück. Viele Patienten müssen ein Leben lang Medikamente nehmen, manchen kann gar nicht geholfen werden. Mittels Gentherapie soll das defekte Gen durch ein gesundes ersetzt und dadurch eine „echte" Heilung erzielt werden. Ein anderes Anwendungsgebiet sind Krebserkrankungen, hier sollen die Tumorzellen durch die mittels Gentherapie eingeführten Gene gezielt abgetötet werden. Grundsätzlich lassen sich die **somatische** und die **Keimbahn-Gentherapie** unterscheiden. Bei der Keimbahntherapie wird das künstlich veränderte Gen direkt in eine Eizelle oder in Spermien eingebracht, die genetische Veränderung wird damit auf die Nachkommen übertragen. Die Keimbahntherapie beim Menschen ist nach dem Embryonenschutzgesetz in Deutschland verboten. Bei der somatischen Gentherapie wird das künstlich veränderte oder ausgetauschte Erbmaterial nur in betroffene Organe oder Körperzellen des Erkrankten eingeschleust. Die Einschleusung erfolgt durch Vektoren, in die im Labor die gewünschte Erbinformation eingebaut wurde. Sie kann in vivo erfolgen, das bedeutet im Gewebe des Patienten selbst oder aber ex vivo, d. h. in Zellen, die anschließend in den Körper übertragen werden müssen. Da hierbei auch Stammzellen verwendet werden können, ist der Übergang zur Stammzelltherapie fließend. Als „Genfähren" werden veränderte Viren verwendet. Diese „Genfähren" sicher und wirksam zu machen, ist nach den zum Teil tödlich verlaufenen Versuchen Ende der 90er Jahren oberstes Ziel. Bis 2010 gab es weltweit 1 500 bewilligte Studien zur Gentherapie. In Deutschland werden fast 70 % der klinischen Gentherapiestudien bei Krebserkrankungen durchgeführt. Nur wenige der Studien befinden sich in der für eine mögliche Zulassung relevanten dritten Phase, so dass die Therapieverfahren bislang noch keinen Zugang in die ärztliche Praxis gefunden haben. Insbesondere bei neurologischen Krankheiten gibt es aber vielversprechende Studienergebnisse; 2010 erhielt *Christoph Klein* von der Medizinischen Hochschule Hannover den Leibniz-Preis der Deutschen Forschungsgemeinschaft (DFG) u. a. für die erfolgreiche gentechnische Therapie des Wiskott-Aldrich-Syndroms. Er schleuste das gesunde Gen per Retrovirus in Stammzellen des erkrankten Kindes ein, wodurch sich die Blutplättchenbildung und das Abwehrsystem normalisierten.

Embryonenschutzgesetz

Die Möglichkeiten von Gentechnologie und Fortpflanzungsmedizin haben den deutschen Gesetzgeber bereits 1990 bewogen, den Embryo durch ein **Embryonenschutzgesetz** vor missbräuchlicher Anwendung dieser Technologien zu schützen. Dieses Gesetz verbietet die Gentherapie von Keimzellen und die Gewinnung embryonaler Stammzellen sowie das „Verwenden" von Embryonen. Im April 2002 hat der Bundestag das Gesetz „zur Sicherstellung des Embryonenschutzes im Zusammenhang mit Einfuhr und Verwendung menschlicher Stammzellen" verabschiedet. Das Gesetz wurde im April 2008 novelliert. Die Erzeugung embryonaler Stammzellen ist nach dem Embryonenschutzgesetz in Deutschland weiterhin verboten. Nur die Erzeugung embryonaler Stammzellen aus abgetriebenen Feten ist unter bestimmten Voraussetzungen erlaubt. Für hochrangige Forschungsziele wird in Ausnahmefällen der Import von vorhandenen, in Laboratorien verschiedener Länder gezüchteten embryonalen Stammzelllinien möglich, aber nur solcher, die vor dem 1. Mai 2007 erzeugt wurden. Nicht alle bisherigen Stammzelllinien gelten jedoch als ausreichend stabil. Mit Altern der Zelllinien durch Verkürzung der Telomere (▶ Abb. 2.7) ist zu rechnen, ebenso sind zahlreiche Zelllinien inzwischen durch Keime verunreinigt. Im Juli 2010 erlaubte der Bundesgerichtshof die *Präimplantationsdiagnostik*, wenn eine schwere genetisch bedingte Erkrankung in der Familie vorliegt. Dabei werden einzelne Gene im Reagenzglas befruchteter Embryonen untersucht und nur gesunde Embryonen in die Gebärmutter eingebracht. Embryonen mit dem Gendefekt werden verworfen. Nun ist der Gesetzgeber (erneut) gefordert.

Stammzelltherapie

Auch Stammzelltherapien sorgen immer wieder für Schlagzeilen. Nicht alle Stammzelltherapien gehören zu den gentechnologischen Verfahren. Gentechnik, Stammzelltherapie und auch die moderne Fortpflanzungsmedizin sind aber in ihren ethischen Problemen eng miteinander verknüpft. **Stammzellen** sind unbegrenzt teilungsfähige, undifferenzierte *Ur*- oder *Vorläuferzellen*. Ihre Entwicklung ist noch nicht festgelegt, sie können unter dem Einfluss verschiedener Umgebungsfaktoren alle Zelltypen des Körpers bilden. Je fortgeschrittener das Entwicklungsstadium des Organismus ist, aus dem die Stammzellen isoliert werden, desto geringer sind ihre Teilungsrate und ihre Differenzierungsmöglichkeiten. Für den medizinischen Einsatz ist eine hohe Teilungsrate wichtig, um genug Zellen für eine Therapie zur Verfügung zu haben, und ein breites Differenzierungspotential erlaubt mehr Behandlungsmöglichkeiten. **Totipotente** („alleskönnende", *totus* = ganz, *potentia* = Vermögen, Kraft) **Stammzellen** können zu einem vollständigen Lebewesen heranreifen. Im Falle des Menschen kann sich aus den totipotenten Embryonalzellen, die aus einer befruchteten Eizelle entstehen, bis zum 8-Zell-Stadium ein ganzer Mensch entwickeln. **Pluripotente Stammzellen** (*plures* = mehrere) können sich prinzipiell je nach Herkunft zu allen Zelltypen eines Organismus entwickeln, aus ihnen kann aber kein eigenständiger Organismus mehr entstehen.

Von medizinischem Interesse ist der Einsatz von pluripotenten Stammzellen. Nach ihrer Herkunft lassen sich embryonale Stammzellen, um die derzeit heftig debattiert wird, und nicht-embryonale Stammzellen unterscheiden (▶ Abb. 2.38).

Embryonale Stammzellen können gewonnen werden:
> Aus der inneren Zellmasse von Blastozysten von sog. **„überflüssigen Embryonen"**, die aus Reagenzglasbefruchtungen (In-vitro-Fertilisationen) stammen
> Aus abgegangenen oder abgetriebenen **Feten**. Isoliert werden ganz frühe *(primordiale)* Keimzellen, Vorläuferzellen der späteren Ei- und Samenzellen. Sie unterscheiden sich nicht von den embryonalen Stammzellen, die aus Blastozysten entnommen werden. Ebenfalls aus Feten gewonnen werden können auch schon weiter differenzierte Stammzellen z. B. neuronale Vorläuferzellen aus der Neuralleiste
> Durch **therapeutisches Klonen,** d.h. Übertragung von Zellkernen *(Kerntransfer)* aus bereits differenzierten adulten Körperzellen in „entkernte" Eizellen. Aus ihnen entstehen unter bestimmten Bedingungen totipotente Zellen, die sich analog einer befruchteten Eizelle zu Blastozysten entwickeln können, aus deren innerer Zellmasse dann pluripotente Stammzellen entnommen werden. Ein auf diese Weise erzeugter vollständiger Organismus ist das Schaf Dolly. Durch therapeutisches Klonen gewonnene Stammzellen haben die genetischen und damit auch die antigenen Eigenschaften des Zellkernspenders.

Ethisch weit weniger problematisch ist die Arbeit mit **nicht-embryonalen adulten** oder **frühen adulten Stammzellen:**

Nach Abnabeln des Neugeborenen kann die Nabelschnur ohne jegliche Beeinträchtigung von Mutter oder Kind unter sterilen Bedingungen punktiert und das in der Nabelschnur und Plazenta enthaltene Blut gesammelt und konserviert werden. Während der Embryonalentwicklung befinden sich Stammzellen vor allem in Leber und Milz. Im letzten Schwangerschaftsdrittel wandern sie über den Blutkreislauf ins Knochenmark. Auf ihrer Wanderung gelangen sie auch in die Nabelschnurgefäße, wo sie zum Zeitpunkt der Geburt im Überfluss vorhanden sind.

Auch nach der Geburt verfügt der menschliche Organismus noch immer über eine kleine Anzahl teilungsfähiger Stammzellen. Sie lassen sich sehr gut aus dem Knochenmark bzw. durch einen Kunstgriff aus dem Blut gewinnen, inzwischen ist aber bekannt, dass jedes Gewebe Vorläuferzellen mit beschränkter Differenzierungsfähigkeit produziert. Diese eigenen adulten Stammzellen sind lebenslänglich vorhanden und haben die Aufgabe,

Abb. 2.38 (links): Mögliche Wege embryonale und nicht-embryonale Stammzellen zu gewinnen.

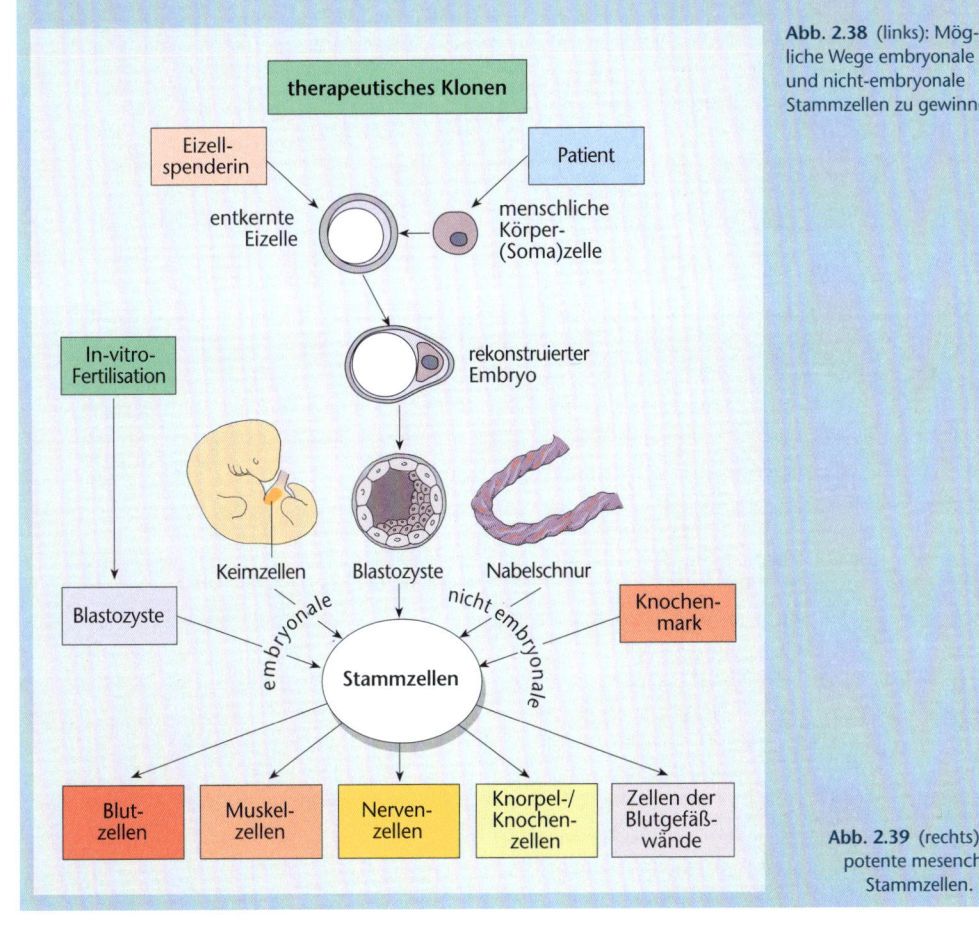

Abb. 2.39 (rechts): Pluripotente mesenchymale Stammzellen. [F216]

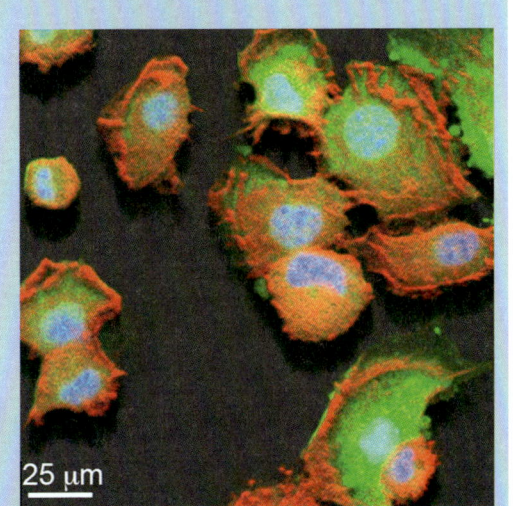

fehlerhafte, kranke oder abgestorbene Zellen in dem jeweiligen Gewebe zu ersetzen (▶ Abb. 2.39).

Zurzeit von großem medizinischem Interesse ist der Einsatz von Stammzellen für die Herstellung von Geweben **(Tissue-engineering)** bzw. ganzen Organen. Intensiv beforscht werden die Züchtung von Hautzellen außerhalb des Körpers zur Therapie nach Verbrennungen, der Ersatz von zerstörtem Knorpelgewebe bei Arthrose oder zerstörtem Knochengewebe bei Osteoporose, die Behandlung von Morbus Parkinson oder Alzheimer durch Transplantation der Neurotransmitter produzierenden Neurone und der Ersatz geschädigter Inselzellen in der Bauchspeicheldrüse von Diabetikern.

Nach dem momentanen Forschungsstand ist nicht klar, ob langfristig bei der Stammzelltherapie der Einsatz von embryonalen oder der von nicht-embryonalen Stammzellen mehr Erfolg haben wird. Embryonale Stammzellen sind aufgrund ihrer hohen Differenzierungsfähigkeit universell einsetzbar, ihre hohe Teilungsrate stellt aber ein erhöhtes Krebsrisiko dar. 2009 wurde ein Junge mit Louis-Bar-Syndrom (genetisch bedingte Erkrankung mit Bewegungsstörungen, Entwicklungsrückstand und Immunschwäche als Leitsymptomen) bekannt, bei dem sich nach Injektionen von neuronalen Stammzellen (aus Gehirnen von abgetriebenen Föten) in Gehirn und Rückenmark mehrere Tumoren aus den verwendeten Stammzellen entwickelt hatten. Fachleute betonen, dass sich die Stammzelltherapie noch in einem experimentellen Stadium befindet und dass es derzeit vor allem darum gehe, die Mechanismen der Differenzierungsprozesse zu verstehen und mögliche Risiken auszuloten. Sie warnen vor Privatkliniken, in denen Patienten für 20 000–50 000 € die „heilende Stammzelltransplantation" versprochen wird. Etabliert ist bislang nur die Transplantation blutbildender (hämatopoetischer) Stammzellen aus Knochenmark oder Blut (▶ 12.1.3) bei bestimmten schweren Erkrankungen des blutbildenden Systems. Für die Transplantation werden körpereigene (autologe) hämatopoetische Stammzellen oder die eines Spenders (allogene) verwendet.

Fluch oder Segen?

Chancen wie Risiken der **Gentechnologie** sind enorm: Der segensreichen Möglichkeit, etwa menschliches Wachstumshormon ohne Infektionsrisiko für den Patienten zu produzieren, stehen z. B. Allergiegefahren durch gentechnisch veränderte Nahrungsmittel, mögliche Antibiotikaresistenzen gefährlicher Bakterien durch nicht vorhergesehene Ausbreitung der verpflanzten Gene und die Horrorvision von Eingriffen ins Erbgut von Ei- oder Samenzellen zwecks „Verbesserung" des Menschen gegenüber. Eine kritische Diskussion innerhalb der Gesellschaft und über nationale Grenzen hinweg ist erforderlich, damit sich diese neue Technologie zum Segen und nicht zum Fluch für den Menschen entwickelt.

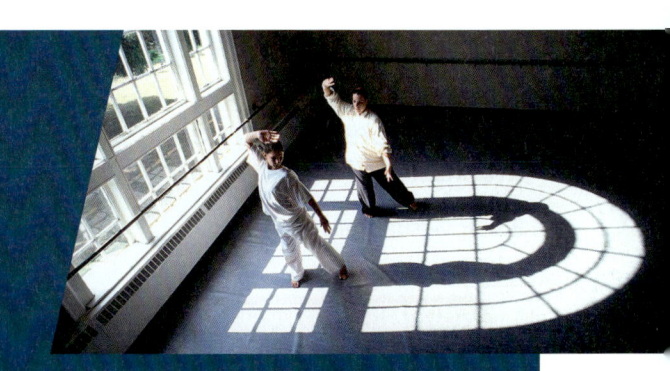

3 Gesundheit und Krankheit

3.1	**Vom Gesundsein und Kranksein** 44	
3.1.1	Gesundheit nach WHO 44	
3.1.2	Das Prinzip der Homöostase 44	
3.1.3	Gesundheit als Anpassungsfähigkeit 44	
3.1.4	Krankheitsdispositionen 44	
3.1.5	Konzept der Salutogenese 45	
3.1.6	Grundbegriffe der Krankheitslehre 46	

3.2 Äußere und innere Krankheitsursachen 46
- 3.2.1 Äußere Krankheitsursachen 46
- 3.2.2 Innere und multifaktorielle Krankheitsursachen 48

3.3 Anpassungsreaktionen der Gewebe 49

3.4 Zell- und Gewebsschäden 49
- 3.4.1 Zellhydrops 49
- 3.4.2 Krankhafte Ablagerung verschiedener Substanzen 50
- 3.4.3 Nekrose 50
- 3.4.4 Ödem 50
- 3.4.5 Erguss 50
- 3.4.6 Fibrose 50

3.5 Entzündung 50
- 3.5.1 Kardinalsymptome 51
- 3.5.2 Lokale und systemische Entzündungen 51
- 3.5.3 Reaktionen im Entzündungsgebiet 51
- 3.5.4 Mitreaktionen des Gesamtorganismus 51
- 3.5.5 Heilungsprozess und Entzündungsverlauf 52
- 3.5.6 Verschiedene Entzündungsformen 52

3.6 Zellersatz 52

3.7 Tumoren 53
- 3.7.1 Schlüsselfrage: gutartig oder bösartig 53
- 3.7.2 Einteilung der Tumoren 53
- 3.7.3 Ursachen und Entstehung von Tumoren 54
- 3.7.4 Metastasierung bösartiger Tumoren 55
- 3.7.5 Paraneoplastische Syndrome, Tumormarker 55
- 3.7.6 Leitlinien der Behandlung bösartiger Tumoren 56

3.8 Krankheitsverläufe 57
- 3.8.1 Heilung 58
- 3.8.2 Defektheilung 58
- 3.8.3 Krankheitsrezidiv 58
- 3.8.4 Chronifizierung 58
- 3.8.5 Dekompensation und Progredienz 58

3.9 Kranksein in der Gesellschaft 58

3.10 Sterben und Tod 60
- 3.10.1 Klinischer Tod und Hirntod 60
- 3.10.2 Sterbebeistand 61

3.11 Prävention – Gesundes Engagement 62

3.1 Vom Gesundsein und Kranksein

3.1.1 Gesundheit nach WHO

WHO-Definition Gesundheit

Die *Weltgesundheitsorganisation* (*World Health Organization,* **WHO**) definierte Gesundheit 1946 nicht nur als die Abwesenheit von Krankheit oder Gebrechen, sondern als Zustand *völligen körperlichen, geistig-seelischen und sozialen Wohlbefindens* („well-being").

Es gibt viele Versuche, Gesundheit zu definieren, z. B. Gesundheit als Beschwerdefreiheit, als Leistungsfähigkeit oder als Wohlbefinden. Die oben aufgeführte WHO-Definition von Gesundheit versucht, Gesundheit nicht allein unter körperlichen Aspekten, sondern *umfassend* zu betrachten (> Abb. 3.1). Sie legt allerdings „die Messlatte sehr hoch" und ist deshalb im Alltag wenig brauchbar:

› Die meisten Menschen haben „Defekte" und Beschwerden wie z. B. einen leichten Sehfehler oder gelegentliche Kopfschmerzen – dennoch leidet die Lebens- und Arbeitsfähigkeit darunter meist nur wenig
› Im seelischen und sozialen Bereich ist Wohlbefinden praktisch *nie ganz* erreichbar. Die kranke Schwiegermutter, der Bruder, mit dem man im Streit lebt, oder die Arbeitskollegin, die unerträglich scheint – all dies wirkt sich unweigerlich auf das eigene Wohlbefinden aus, würde aber wohl von kaum jemandem als *Krankheit* aufgefasst werden.

Man hat die WHO-Definition deshalb auch als *konkrete Utopie* bezeichnet, die zwar einen wünschenswerten Idealzustand beschreibt, nicht aber praktikable Maßstäbe liefert.

Auch die folgenden Ausführungen können keine „Definition" von Gesundheit liefern, sondern nur einzelne Aspekte beleuchten und zum Denken anregen.

Kontinuum

Gesundheit und Krankheit können oft nicht strikt getrennt werden, da sie fließend ineinander übergehen. Sie sind zwei Pole eines Kontinuums, in dem sich der Mensch hin- und herbewegt.

3.1.2 Das Prinzip der Homöostase

Nach Auffassung des Internisten *Ferdinand Hoff* (1896–1988) ist Gesundheit das **harmonische Gleichgewicht** zwischen Bau und Funktionen des Organismus einerseits und dem seelischen Erleben andererseits. Dies sei die Voraussetzung für *volle Leistungsfähigkeit* und damit auch uneingeschränkten *Lebensgenuss.* Dieses Gleichgewicht (die **Homöostase**) des Organismus wird durch den ständigen Auf- und Abbau seiner Bestandteile garantiert.

Gleichgewicht auf der Ebene der Gewebe

Überwiegt auf der Ebene der Gewebe der Aufbau, so kommt es zur Strukturzunahme – zur *Hypertrophie* bzw. *Hyperplasie* (> 3.3), im Extremfall zum *Tumor* (> 3.7). Überwiegt dagegen der Abbau, so kommt es zur Strukturabnahme, das heißt zur *Atrophie* und Leistungsminderung (> 3.3).

Gleichgewicht des Inneren Milieus

Die Homöostase der Funktionen unseres Organismus lässt sich ganz wesentlich an der *Konstanz messbarer Größen,* etwa der Körpertemperatur, der Blutglukosekonzentration oder des Blut-pH-Werts ablesen. Diese und viele andere Parameter geben Auskunft über das *Innere Milieu* (> 2.8). Nur wenn sie sich in einem engen verträglichen Bereich befinden, ist der Gesamtorganismus lebens- und aktionsfähig.

Psychosoziales Gleichgewicht

Auch für die *psycho-physiologischen Grundbedürfnisse* gilt das Prinzip des Gleichgewichtes.

Zum Beispiel ist Gesundheit nur in einem Rhythmus zwischen ausreichenden Schlaf- und Wachphasen möglich. Ebenso müssen die Bedürfnisse nach sozialer Gemeinschaft, partnerbezogener Zuwendung, aber auch Zurückgezogenheit in einem ausgewogenen Verhältnis zueinander befriedigt werden.

3.1.3 Gesundheit als Anpassungsfähigkeit

Das Gleichgewicht zwischen anabolen und katabolen Prozessen, die Konstanz des Inneren Milieus, wird durch die verschiedensten Faktoren ständig bedroht. Die Homöostase muss deshalb durch **Anpassungsmechanismen** aufrechterhalten werden.

Hierzu gehören z. B. die Konstanthaltung der Körperkerntemperatur bei wechselnden Außentemperaturen durch physiologische und zivilisatorische Mittel (z. B. unterschiedliche Kleidung), die Anpassung der Herzleistung an erhöhte Anforderungen (z. B. beim Treppensteigen), aber auch die Bewältigung der Trennung von einem Lebenspartner oder der sozialen Bezugsgruppe, z. B. infolge eines Umzugs oder Arbeitsplatzverlustes.

Aufgrund dieser Überlegungen lässt sich *Krankheit* auch als Störung der Homöostase beschreiben, die mit verminderter körperlicher und/oder geistiger Leistungsfähigkeit bzw. herabgesetzter seelischer Belastbarkeit einhergeht – in einem Wort mit verminderter *Anpassungsfähigkeit.* Das Ideal völliger Gesundheit wäre demnach der Zustand der völligen Anpassung.

Diese Behauptung mag zunächst Widerspruch hervorrufen, soll doch unser Leben eher mit *Selbstverwirklichung* als mit Anpassung zu tun haben. Trotzdem: An Lebensentwürfen lässt sich nur (selbst)verwirklichen, was der Körper mitzutragen bereit ist:

› Eine Frau wäre ohne die enorme Anpassungsleistung ihres Körpers während der Schwangerschaft, z. B. ohne ausreichende Blutvolumenzunahme, nie in der Lage, ein gesundes Kind zu gebären oder auch nur die Schwangerschaft zu überleben (> 21.7)
› Nur durch Anpassung des Organismus sind außergewöhnliche Leistungen zu erbringen. Nur so ist auch das Überleben in Extremsituationen wie z. B. bei großer Hitze, unzureichender Nahrung, schwerer Verletzung oder beim Marathonlauf möglich.

3.1.4 Krankheitsdispositionen

Ist die Anpassungsfähigkeit des Körpers dauerhaft herabgesetzt, so spricht man von einer *Krankheitsbereitschaft* oder **Krankheitsdisposition** (Disposition = Veranlagung).

Manche Gruppen von Menschen sind „naturgemäß" besonders anfällig *(disponiert)* für bestimmte Erkrankungen:

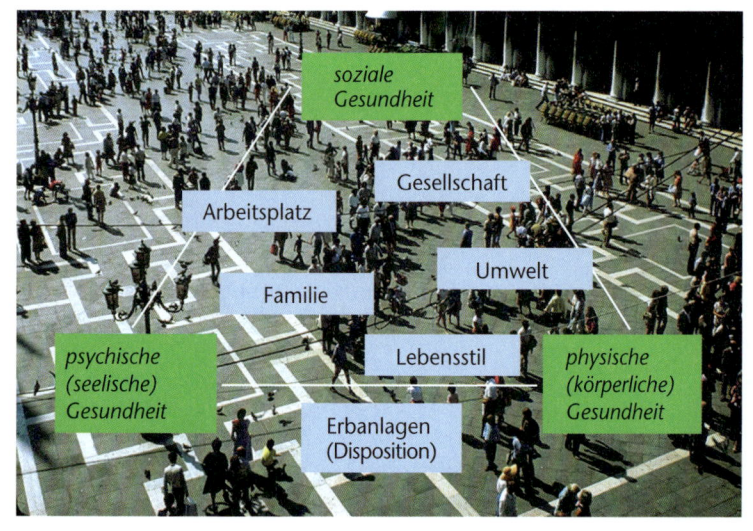

Abb. 3.1 Funktionen des Lebens im Spannungsfeld der drei Eckpfeiler der Gesundheit nach dem Verständnis der Weltgesundheitsorganisation. [Foto: V225]

- Männer erkranken z. B. neunmal häufiger an Gicht (▶ 18.7.2) als Frauen – man spricht von *Geschlechtsdisposition*
- Kinder erkranken zehnmal häufiger an Erkältungskrankheiten als Erwachsene – man spricht von *Altersdisposition*
- Manche Krankheiten kommen fast nur bei Schwarzen (z. B. die Sichelzellanämie), andere (z. B. bestimmte Hauterkrankungen) fast nur bei Weißen vor – man spricht von *Rassendisposition*.

Den *ererbten* Krankheitsdispositionen stehen die *erworbenen* Dispositionen gegenüber: Wer stark raucht, ist disponiert für die Entstehung eines Bronchialkarzinoms. Wer eine **Primärerkrankung** wie z. B. einen Tumor hat, entwickelt oft Funktionsstörungen des Organismus, die ihn für eine **Sekundärerkrankung** wie z. B. eine Infektion disponieren.

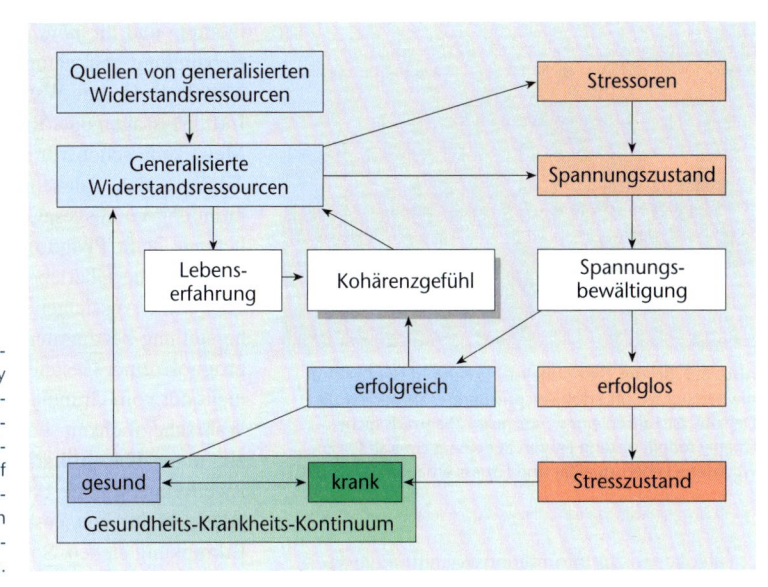

Abb. 3.2 Modell der Salutogenese nach Antonovsky (vereinfacht). Ein ausgeprägtes Kohärenzgefühl ermöglicht angemessene, zielgerichtete Reaktionen auf die unterschiedlichsten Belastungen und ist dadurch von zentraler gesundheitsfördernder Bedeutung.

Konzept der Risikofaktoren

Als **Risikofaktoren** bezeichnet man ungünstige Einflussgrößen, welche die Auftretenswahrscheinlichkeit einer bestimmten Erkrankung deutlich erhöhen.

Um Risikofaktoren herausfinden zu können, werden meist Bevölkerungsgruppen miteinander verglichen, die sich bezüglich des fraglichen Merkmals (etwa Raucher und Nichtraucher) unterscheiden, ansonsten aber möglichst ähnlich sind. Die Bevölkerungsgruppe, die das zu untersuchende Merkmal nicht zeigt, heißt *Vergleichsgruppe* oder **Vergleichskollektiv**.

Durch mehrere solcher über viele Jahre durchgeführten Untersuchungen fand man z. B. heraus, dass das Zigarettenrauchen nicht nur einen Risikofaktor für das Bronchialkarzinom, sondern z. B. auch für chronisch-obstruktive Lungenerkrankungen und mehrere weitere Tumoren wie das Kehlkopfkarzinom darstellt und dass selbst Passivrauchen (Mitrauchen) das Krankheitsrisiko deutlich erhöht (▶ 16.13).

3.1.5 Konzept der Salutogenese

Die Untersuchung der menschlichen Anpassungsfähigkeit im Rahmen von Stresssituationen bildete auch die Grundlage eines bio-psychosozialen Gesundheitsmodells, das von dem Medizinsoziologen *Aaron Antonovsky* (1923–1994) entwickelt wurde: Er fragte weniger nach krank machenden Risikofaktoren und **Pathogenese** *(Krankheitsentstehung)*, sondern umgekehrt nach Faktoren, die Gesundheit erhalten bzw. wiederherstellen, und prägte für sein Modell den Begriff **Salutogenese** (*salus* = Wohl, Gesundheit).

Antonovsky vergleicht Gesundheit und Leben mit einem Fluss voller Strudel, Biegungen und anderen Gefahren, in dem die Menschen schwimmen. Leben ist zwangsläufig verbunden mit *Stressoren* (Reizen, die nicht automatisch beantwortet werden können, hier z. B. die Strudel). Normal ist für Antonovsky also nicht Gleichgewicht, sondern *heterostatisches Ungleichgewicht,* nicht Homöostase, sondern **Heterostase**. Warum nimmt der eine Mensch die Stromschnellen und der andere nicht?

Antonovsky geht auch von der Vorstellung aus, dass der Einzelne nie völlig krank oder völlig gesund ist, sondern mal dem einem, mal dem anderen Pol näher kommt (▶ Abb. 3.2).

Kernelement von Antonovskys Salutogenesemodell ist das **Kohärenzgefühl,** das die geistig-seelische Grundeinstellung eines Menschen gegenüber der Welt und dem Leben beschreibt. Er gliedert diese Grundhaltung in drei Aspekte:
- **Überzeugung von der Verstehbarkeit** der Anforderungen, die im Laufe des Lebens von außen und innen auf das Individuum einwirken
- Vertrauen auf die Möglichkeit, mithilfe eigener (oder auch fremder) Ressourcen die sich ergebenden Anforderungen zu bewältigen (**Gefühl von Handhabbarkeit**)
- **Gefühl der Sinnhaftigkeit** des eigenen Lebens und Handelns, d. h. Einschätzung wesentlicher Lebensaufgaben als lohnenswerte Herausforderungen.

Gesunde Menschen sind nach Antonovsky in der Lage, auf verschiedenste *Stressoren* mit Hilfe **generalisierter Widerstandsressourcen** angemessen zu reagieren. Stressor bezeichnet dabei zunächst einmal nur irgendeine undefinierte Anforderung, einen Spannungszustand. Zu den generalisierten Widerstandsressourcen zählen die Immunabwehr, die Intelligenz und andere körpereigene Faktoren ebenso wie in der Kindheit erlernte Problemlösungsstrategien. Stress im Sinne von Belastung entsteht, wenn die Spannungsbewältigung nicht gelingt, wobei die Gesundheit auch hierdurch nicht zwangsläufig beeinträchtigt wird. Erfolgreiche Bewältigung von Spannungen und positive Lebenserfahrungen stärken das Kohärenzgefühl und die Widerstandsressourcen, negative Erfahrungen hingegen begünstigen die „kranken" Anteile eines Menschen.

Gesundheitsförderung

Gesundheitsförderung spielt für jeden Einzelnen, ganz besonders aber für alle im Gesundheitswesen Tätigen eine wichtige Rolle. In dem seit 2004 gültigen *Krankenpflegegesetz* wird dieses Aufgabengebiet für **Gesundheits- und (Kinder-) Krankenpfleger/-in** sogar offiziell betont.
- Die *klassische Prävention* zielt vor allem auf die Vermeidung von Risikoverhalten und -konstellationen wie z. B. Rauchen, Übergewicht, Sturzgefahr *(primäre Prävention)* sowie die Früherkennung von Erkrankungen *(sekundäre Prävention)*
- An der *Salutogenese* orientierte Maßnahmen arbeiten die gesundheitsfördernde Bedeutung bestimmter psychosozialer Grundeinstellungen heraus und stärken die Ressourcen und Selbsthilfemechanismen.

Oft lassen sich beide Ansätze miteinander kombinieren und ergänzen sich gegenseitig.
Ein rauchender Herzpatient erhält zum einen Medikamente, die sich bei koronarer Herzkrankheit als wirksam erwiesen haben. Zum anderen wird er zur Aufgabe des Rauchens und zu körperlicher Betätigung motiviert und dabei unterstützt. Nach anfänglichen Schwierigkeiten stellt er selbst fest, dass er sich durch Verzicht auf Tabak leistungsfähiger fühlt und auch der Sport ihm gut tut. Er sieht seine gesundheitliche Situation insgesamt als ein Problem, das er bewältigen kann und dem er nicht hilflos ausgeliefert ist.
Gesundheitsförderung spielt sich dabei in verschiedenen *Tätigkeitsbereichen* ab; hierzu gehören sowohl Pflege- oder physiotherapeutische Maßnahmen im engeren Sinne als auch die Gesundheitsberatung und Anregung von Patienten zur Eigeninitiative. In der Praxis sind diese Tätigkeitsfelder oft eng miteinander verzahnt.
Voraussetzungen für erfolgreiche Gesundheitsförderung sind neben fachlicher Kompetenz die

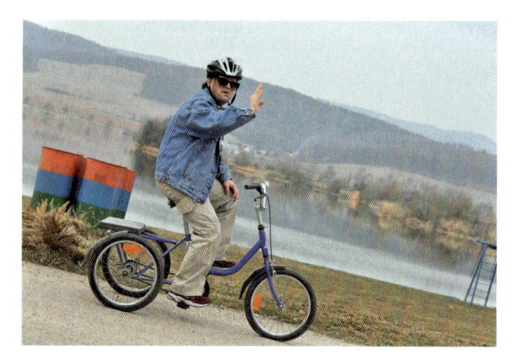

Abb. 3.3 Bei der Gesundheitsförderung ist der Blick auf die Ressourcen oft erfolgversprechender als der auf die Defizite. Ist Fahren eines „normalen" Fahrrads nicht (mehr) möglich, kann Fahren auf einem Dreirad für Erwachsene Lebensqualität und Fitness erhalten. [J748-070]

Fähigkeiten zur Informationsvermittlung und konstruktiven Gesprächsführung. Von großer Bedeutung ist in diesem Zusammenhang die Akzeptanz der Betroffenen als gleichrangige Kommunikationspartner, die letztlich selbst über ihre Lebensführung zu entscheiden haben. Möglichkeiten und Grenzen sind im Einzelfall in Zusammenarbeit mit Angehörigen und Vertretern anderer Berufsgruppen auszuloten.

3.1.6 Grundbegriffe der Krankheitslehre

Hinsichtlich der Entstehung von Krankheiten unterscheidet man zwischen der Ätiologie und der Pathogenese: Die **Ätiologie** ist die Lehre von den (äußeren und inneren) Krankheitsursachen (➤ 3.2); die **Pathogenese** beschreibt die Entwicklung von Krankheiten, d.h. die Abläufe im Organismus auf dem Weg von den Krankheitsursachen zur *manifesten* (in Erscheinung tretenden) Erkrankung.

Art und Ursachen einer Krankheit zu ergründen erfordert meist eine genaue Kenntnis der medizinischen Vorgeschichte, der **Anamnese**. Kann der Patient selbst die entsprechenden Angaben machen, spricht man von einer *Eigenanamnese;* ist er dazu nicht in der Lage, so dass Angehörige oder andere Begleitpersonen befragt werden müssen, handelt es sich um eine *Fremdanamnese*. Die Anamnese gibt zusammen mit den vorliegenden *Krankheitszeichen,* den **Symptomen,** Hinweise auf die infrage kommenden Erkrankungen. Anhand dieser Hinweise entscheidet der behandelnde Arzt, welche speziellen Untersuchungen zur Diagnosestellung nötig sind: **Diagnose** bezeichnet die Erkennung und Benennung einer bestimmten Krankheit. Die Unterscheidung von Krankheiten mit ähnlichen Symptomen heißt **Differentialdiagnose** *(DD)*.

In der Regel soll eine möglichst genaue Diagnose gestellt werden, bevor mit der *Krankheitsbehandlung,* der **Therapie,** begonnen wird. Es gibt äußerst vielfältige therapeutische Maßnahmen; hierzu gehören vor allem die Gabe von Medikamenten, Operationen, Bestrahlungen, Diäten und die Verfahren der *Psychotherapie* (➤ 10.16.2) und *Physiotherapie*. Letztere umfasst die Bewegungstherapie und die *physikalische Therapie,* d.h. die Behandlung mit naturgegebenen physikalischen Mitteln, z.B. mit Wasser, Wärme, Kälte, Licht, Luft, Massagen oder Reizströmen.

Meist kann schon vor dem Wirksamwerden einer Therapie der wahrscheinliche Verlauf einer Erkrankung vorausgesagt werden. Eine solche Vorhersage heißt **Prognose.** Prognostische Angaben betreffen die Überlebenschancen eines Patienten oder seine Aussichten auf Heilung bzw. Wiederherstellung bestimmter Fähigkeiten. Die Gesamtprognose einer Gesundheitsstörung hängt oftmals nicht nur vom Grundleiden, sondern auch von der Wahrscheinlichkeit bestimmter Komplikationen ab; unter **Komplikationen** versteht man dabei Zweiterkrankungen, die in einem engen zeitlichen oder ursächlichen Zusammenhang mit der ersten Erkrankung stehen. So bergen beispielsweise alle Krankheitszustände, die zu längerer Bettlägerigkeit zwingen, insbesondere bei älteren Menschen eine Reihe von Gefahren: Es drohen Lungenentzündungen (sog. „Bettpneumonien" ➤ 16.11.1) und Thrombosen (➤ 12.5.7); außerdem liegen sich unbewegliche Patienten nicht selten „durch", d.h. sie entwickeln schlecht heilende Dekubitalgeschwüre (➤ 7.5.9).

> **Prophylaxen**
>
> Vorbeugende Maßnahmen zur Verhütung von (Zweit-)Erkrankungen heißen **Prophylaxen**. Die Einschätzung der jeweiligen Gefährdung und die Durchführung der Prophylaxen nehmen im Pflegealltag eine zentrale Stellung ein; wichtig sind dabei insbesondere:
> - Die *Thromboseprophylaxe* (Verhütung von Blutpfropfbildungen), die indirekt auch eine Vorbeugung gegen lebensbedrohliche Lungenembolien darstellt (➤ 16.11.5)
> - Die *Pneumonieprophylaxe* (Verhütung von Lungenentzündungen) und die *Aspirationsprophylaxe* (Vermeidung der „Einatmung" von Mageninhalt und anderen Fremdkörpern)
> - Die *Dekubitusprophylaxe* und die *Kontrakturenprophylaxe* (Verhütung von Dekubitalgeschwüren ➤ 7.5.9, bzw. Gelenkversteifungen ➤ 5.2.4, Bedeutung der Lagerung)
> - Die *Obstipationsprophylaxe* (Vorbeugung gegen Stuhlverstopfung).
>
> Eine herausragende Rolle spielt die Mobilisation des Patienten: Sie dient gleichzeitig der Verhütung von Thrombosen, Pneumonien, Dekubitalgeschwüren, Kontrakturen und Obstipation.

3.2 Äußere und innere Krankheitsursachen

Gesundheit ist immer von zwei Seiten bedroht: von *außen* durch physikalische (Hitze, Kälte), chemische (akute oder schleichende Vergiftung), mikrobiologische (Bakterien, Pilze, Viren) und soziale (Hungersnot, Kriege) Einwirkungen; von *innen* sowohl durch die erbliche Disposition zu Krankheiten bzw. durch Erbkrankheiten im engeren Sinne als auch durch das natürliche Altern mit Schwinden vor allem der körperlichen Leistungskraft (➤ Abb. 3.4).

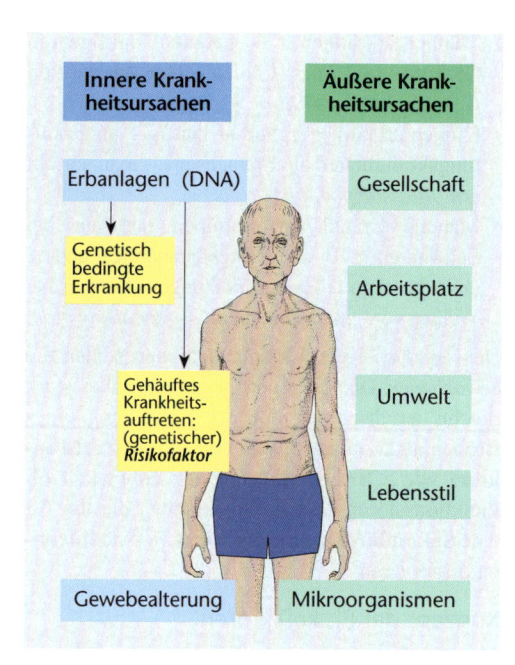

Abb. 3.4 Innere und äußere Krankheitsursachen.

3.2.1 Äußere Krankheitsursachen

Die **äußeren Krankheitsursachen** sind von den Lebensbedingungen der „Umwelt" abhängig. Die WHO-Definition der Gesundheit bezeichnet den „Genuss des höchsten erreichbaren Gesundheitszustandes" als „eines der Grundrechte jedes Menschen". Demzufolge gehört Gesundheitsfürsorge zu den wesentlichen Rechten, die den Mitgliedern einer Gesellschaft gegenüber den Staaten dauerhaft und einklagbar zustehen. Jeder Staat ist somit verpflichtet, Bedrohungen der Gesundheit seiner Bürger so weit wie möglich zu beseitigen.

Psychische Gesundheit und psychische Krankheitsursachen

Die **psychische Gesundheit** ist am ehesten zu beschreiben mit der *Anpassungsfähigkeit* gegenüber psychischen „Verletzungen" wie z.B. der Trennung von einem Angehörigen sowie der *Konfliktfähigkeit* bei einander widersprechenden Anforderungen, z.B. von Seiten der Familie und des Arbeitgebers. Gelingt dies nicht und bleiben psychische Konflikte auf Dauer ungelöst, erkrankt das Individuum über kurz oder lang. Die Beschwerden können sich dabei auf psychischer oder körperlicher Ebene zeigen.

Mehr zu Psyche, psychischen Erkrankungen und psychosomatischer Medizin ➤ Kapitel 10

Soziale Krankheitsursachen

Das Problem **sozialer Krankheitsursachen** ist wahrscheinlich so alt wie die Menschheit selbst:

In allen menschlichen Kulturen bestand und besteht z. B. ein Zusammenhang zwischen Armut und Krankheit. Dem Pathologen *Rudolf Virchow* (1821–1902) gebührt das Verdienst, eindringlich auf die häufigen sozialen Krankheitsursachen aufmerksam gemacht zu haben.

Auch heute noch ist das Problem weit von einer Lösung entfernt: In den Slums der Entwicklungsländer z. B. verelenden (und erkranken) Millionen von Menschen unter dem Druck rasch wachsender städtischer Ballungsräume; kriegerische Auseinandersetzungen fordern nach wie vor unzählige sinnlose Opfer.

In den sog. westlichen Industrienationen des 21. Jahrhunderts werden durch ein aufwändiges System sozialer Sicherung die körperlichen Grundbedürfnisse der meisten Menschen befriedigt, die **soziale Gesundheit** ist jedoch nicht in gleichem Maße gewährleistet. Soziale Krankheitsursachen sind hier vor allem:

> Ungleiche Verteilung der Arbeit. Sowohl Arbeitslosigkeit als auch berufliche Überlastung fördern Krankheiten
> Abnehmende Bedeutung der Familien mit einer Tendenz zur Vereinzelung des Individuums. Diese ermöglicht zwar eher, persönliche Neigungen „auszuleben", birgt jedoch auch die Gefahren der Vereinsamung und Überforderung. In diesem Zusammenhang ist z. B. die wachsende Zahl alleinerziehender Mütter und Väter zu sehen, die gesundheitlich durch ihre Mehrfachbelastung verstärkt gefährdet sind
> Zunehmende Migration mit mangelhafter Integration bestimmter Bevölkerungsgruppen an ihrem Wohnort.

Gesundheitliche Auswirkungen der Technisierung

Durch die Technisierung sind in den Industriegesellschaften viele äußere Bedrohungen der Gesundheit weitgehend beseitigt worden. Heizung und Kleidung schützen vor Kälte, Hochertragslandwirtschaft und aufwändige Vorratshaltung sorgen ganzjährig für ausreichende Versorgung mit Nahrungsmitteln.

Andererseits hat die Technisierung verschiedene neue Bedrohungen für die menschliche Gesundheit mit sich gebracht: Trotz sinkender Tendenz forderte etwa der Straßenverkehr in Deutschland im Jahr 2010 ca. 4 000 Tote und 290 000 Verletzte. Strahlenbelastungen, z. B. durch Unfälle in Kernkraftwerken, gehören zu den am meisten gefürchteten Gefahren.

Die detaillierte Untersuchung der Auswirkungen von *Umweltbedingungen* auf die Gesundheit ist Gegenstand der **Umweltmedizin** (*Umwelthygiene*). Zu ihren Schwerpunkten zählen die Einflüsse von:

> **Außenluft.** Durch Umstellung auf umweltfreundlichere Heizungen und Abgaskatalysatoren hat sich zwar die Schadstoffbelastung der Atemluft im Vergleich zu den fünfziger und sechziger Jahren verringert. Problematisch bleiben allerdings z. B. die *Feinstäube* (vor allem in den Städten) sowie das *Ozon*, das an Sonnentagen zu akuten Gesundheitsstörungen (z. B. Atembeschwerden) führen kann. In beiden Fällen ist der motorisierte Verkehr wichtiger Mitverursacher
> **Innenraumluft.** Belastungen der Innenraumluft ergeben sich u.a. durch Materialien, die Schadstoffe freisetzen, wie z. B. formaldehydhaltige Spanplatten. Die größte *einzelne* Innenraum-Schadstoffquelle ist hierzulande über lange Zeit das Tabakrauchen gewesen. Um diese Bedrohung zu verringern, haben die deutschen Bundesländer seit 2007 Nichtraucherschutzgesetze erlassen, die unterschiedlich weitreichende Rauchverbote für öffentlich genutzte Räume enthalten
> **Lärm.** Die Zahl von Lärmarbeitsplätzen ist trotz vieler Schutzvorkehrungen weiterhin sehr hoch. Die Lärmbelästigungen auf der Straße und durch Flugzeuge haben durch die enorme Ausweitung des motorisierten Verkehrs (▶ 9.8) stark zugenommen. Viele Menschen werden durch Lärm schwerhörig oder anderweitig krank.

Eine besondere Herausforderung stellt der derzeitige **Klimawandel** dar: Während es seit Menschengedenken natürliche Klimaschwankungen (z. B. durch Vulkanaktivität) gab, ist für die Veränderungen der letzten drei Jahrzehnte nach wissenschaftlicher Auffassung überwiegend die menschliche Zivilisation verantwortlich. Wesentliche Faktoren sind dabei die intensivierte Landnutzung sowie die Emission von Treibhausgasen und Aerosolen. Hierdurch kommt es zu einer globalen Temperaturerhöhung, deren Folgen die Lebensbedingungen der meisten Völker, nicht zuletzt in gesundheitlicher Hinsicht, im Laufe dieses Jahrhunderts erheblich verändern dürften. Die gering entwickelten Länder sind dabei weniger „anpassungsfähig" als die Industrienationen. Es erscheint in absehbarer Zeit nicht mehr möglich, diese Entwicklung zum Stillstand zu bringen; die Begrenzung der Klimaänderungen auf ein tolerierbares Maß muss aber als eine der wichtigsten aktuellen Aufgaben der gesamten Menschheit verstanden werden.

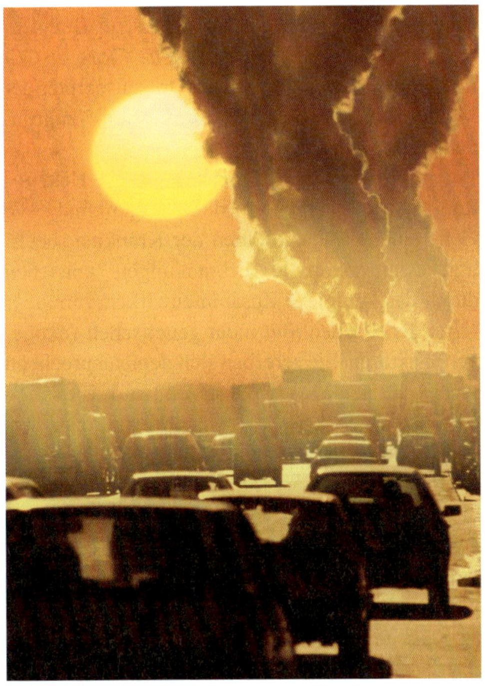

Nahrungsmittel als Krankheitsursache

Viele Nahrungsmittel sind mit *Fremdstoffen* belastet, die der Gesundheit schaden können. Zu diesen Fremdstoffen zählen einerseits die Schadstoffe, die aus Ackerböden oder Gewässern in unsere Nahrung gelangen (z. B. Pflanzenschutzmittel und Schwermetalle), andererseits *Lebensmittelzusatzstoffe*, die als Geschmacksverstärker, Farbstoffe und Konservierungsmittel unserer Nahrung beigegeben werden. *Krankheitserreger* in der Nahrung werden immer wieder zur Gefahr – in vielen Ländern gibt es z. B. nicht ausreichend sauberes Trinkwasser.

Auch *Nahrungsmangel* oder eine *unausgewogene Zusammensetzung* der Nahrung, d.h. ein nicht bedarfsgerechter Anteil an bestimmten Nährstoffen, Vitaminen oder Spurenelementen, können krank machen (▶ Kap. 18). So kann Eiweißmangel während der Kindheit auch bei kalorisch ausreichender Ernährung zu schweren Entwicklungsstörungen führen (in den Tropen als **Kwashiorkor** bekannt). Umgekehrt begünstigt Überernährung, die meist gekoppelt ist mit einer zu hohen Fettaufnahme, das Entstehen z. B. von Diabetes mellitus (Zuckerkrankheit ▶ 11.6.3) und Fettstoffwechselstörungen (▶ 18.6).

Mikroorganismen als Krankheitsursache

Die *Angst vor Infektionen* (▶ 13.8) hat die Menschheit seit Jahrtausenden geprägt. Nur für eine kurze Zeit nach Einführung des Penicillins glaubte man, mit Hilfe von Antibiotika Geißeln der Menschheit wie Tuberkulose, Cholera und Malaria endgültig besiegen zu können.

Dieses Ziel ist jedoch wieder in weite Ferne gerückt:

> Viele Erreger sind gegen herkömmliche Antibiotika *resistent* (widerstandsfähig, „immun") geworden; diese Entwicklung wird durch zu „großzügige" Verordnung von Antibiotika gefördert (▶ 13.9.7)
> In vielen Regionen der Erde sind wirksame Antiinfektiva nicht finanzierbar, so dass Menschen an eigentlich gut behandelbaren Krankheiten sterben müssen
> Das Beispiel der HIV-Infektion (AIDS ▶ 13.10.5) zeigt, wie rasch und weltweit sich

Abb. 3.5 Die Industrialisierung hat neben unbestreitbaren Vorteilen für Gesundheit und Hygiene auch neue Bedrohungen gebracht, denen sich niemand entziehen kann, etwa die Belastung mit Feinstäuben, die in Städten zu mehr als 50 % durch den Verkehr bedingt ist. [J748-084]

auch (oder gerade?) im 21. Jahrhundert neue Krankheitserreger verbreiten können. Die Gefahr neuartiger großer Epidemien geht dabei v.a. von Virusinfektionen (▶ 13.10) aus
› Noch fast am Anfang steht die Menschheit bei der Bekämpfung von Erkrankungen, die durch kleinste, extrem widerstandsfähige infektiöse Partikel (*Prionen*, Details ▶ 13.11) hervorgerufen werden, etwa dem so genannten *Rinderwahnsinn (BSE)*.

Medikamente als Krankheitsursache

Krank durch Medikamente

Auch Medikamente können unter Umständen zur Krankheitsursache werden, da die meisten wirksamen Arzneistoffe bei einem Teil der Behandelten neben den therapeutischen Effekten wesentliche unerwünschte Wirkungen haben: So treten etwa durch die Einnahme von Schmerzmitteln relativ häufig Magengeschwüre auf. Medikamente zur Senkung der Blutfettspiegel können Muskelschäden verursachen. Schätzungsweise 3–7 % aller Krankenhauseinweisungen haben ihren Grund in Medikamentennebenwirkungen. Dieses Problem ist nicht grundsätzlich vermeidbar – wohl aber in vielen Einzelfällen, indem beispielsweise streng darauf geachtet wird, dass die Dosierung von Arzneimitteln an Körpergewicht und Nierenfunktion der Patienten angepasst wird.

3.2.2 Innere und multifaktorielle Krankheitsursachen

Die **inneren Krankheitsursachen** gliedern sich in zwei große Kategorien:
› *Abweichungen des Erbmaterials*, die zu Entwicklungsstörungen bzw. Erbkrankheiten oder zu einer ererbten Anfälligkeit (Disposition ▶ 3.1.4) für bestimmte Erkrankungen führen
› *Altersveränderungen* des Organismus bzw. einzelner Organsysteme (▶ Kap. 23).

Beide Faktoren greifen nicht selten ineinander: Bestimmte Gewebe, z.B. die Gefäßwände, können eine genetisch bedingte Neigung zur frühzeitigen Alterung aufweisen; in den betroffenen Familien treten dann die entsprechenden Störungen, z.B. Herz-Kreislauf-Erkrankungen, gehäuft auf.

Genetisch bedingte Erkrankungen

Die genetisch bedingten Krankheiten lassen sich nach ihrer Entstehung einteilen in:
› Erkrankungen durch Chromosomenaberrationen
› Monogen bedingte Erkrankungen
› Polygene und multifaktoriell bedingte Erkrankungen
› Mitochondrial erbliche Krankheiten, bedingt durch Mutationen der mitochondrialen DNA in den Eizellen und somit nur über die Mütter vererbbar (▶ 2.13.4). Hierzu zählt z.B. die *Leber-Optikusatrophie*, bei der es nach dem 20. Lebensjahr zu einer fortschreitenden Sehminderung bis zur Erblindung kommt.

Im weiteren Sinne können auch Erkrankungen durch Mutationen der somatischen DNA in bestimmten Körperzellen dazugerechnet werden (▶ 3.7.3). Sie sind nicht erblich.

Erkrankungen durch Chromosomenaberrationen. Chromosomenaberrationen haben eine Häufigkeit von etwa 0,6 %. Sie beruhen auf einer falschen Verteilung von Chromosomenabschnitten oder ganzen Chromosomen bei der Reifeteilung der Keimzellen (Meiose ▶ 2.12.2).
Häufigste Chromosomenaberration ist die **Trisomie 21** *(Down-Syndrom)* mit Verdreifachung des Chromosoms 21. Sie ist klinisch vor allem gekennzeichnet durch eine (unterschiedlich ausgeprägte) geistige Behinderung und typische Gesichtszüge mit schräger Augenstellung. Zusätzliche Fehlbildungen, vor allem Herzfehler, sowie eine erhöhte Infektanfälligkeit können die Lebenserwartung der Betroffenen einschränken.

Monogen bedingte Erkrankungen. Diese sind auf **Einzelgenmutationen,** d.h. Veränderungen einzelner Gene, zurückzuführen und kommen bei gut 1% aller Lebendgeborenen vor. Sie entstehen irgendwann durch *Neumutation* bei einem Individuum und können dann über viele Generationen hinweg weitergegeben werden; dabei vererben sie sich oftmals nach den *Mendel-Regeln* (▶ 2.13.2, ▶ Abb. 3.6). Viele Einzelgenmutationen haben Stoffwechselerkrankungen zur Folge. Neue Möglichkeiten für ihre Behandlung erhofft man sich von der **Gentherapie** (▶ 2.16).
Eine häufige derartige Krankheit ist in Deutschland die **Mukoviszidose** *(cystische Fibrose, CF)* mit Produktion abnorm zäher Drüsensekrete, der Mutationen eines Gens auf Chromosom 7 zugrunde liegen (▶ 16.11.6).

Polygene und multifaktoriell bedingte Erkrankungen. Bei polygenen Erkrankungen sind *viele* Gene am Zustandekommen der Krankheit beteiligt. Multifaktorielle Erkrankungen entstehen durch das komplexe Zusammenwirken von *mehreren* genetischen *und* nicht-genetischen (exogenen) Faktoren. Sie vererben sich dementsprechend nicht nach den Mendel-Gesetzen, so dass das Risiko jeweils empirisch (d.h. nach Erfahrungswerten) bestimmt werden muss.
Erkrankungen dieser Gruppe haben große medizinische Bedeutung: Trifft beispielsweise eine ererbte Neigung zur Zuckerkrankheit (Diabetes mellitus ▶ 11.6.3) mit Über- und Fehlernährung, Übergewicht und Bewegungsmangel zusammen, so erschöpfen sich im höheren Lebensalter die überbeanspruchten insulinbildenden Zellen in der Bauchspeicheldrüse, und ein Diabetes mellitus Typ 2 tritt zutage.

Ein wichtiger Schritt zur systematischen Erforschung der inneren Krankheitsursachen bestand in der Entschlüsselung des menschlichen Erbguts durch das *Humangenomprojekt* (▶ 2.11.1). Die genaue Erforschung von Genvariabilitäten, Unterschieden der Genaktivität und variabler Umsetzung von Genvorlagen durch alternatives Spleißen (▶ 2.11.2) kann möglicherweise neue Ansatzpunkte für Prophylaxe und Therapie von Erkrankungen liefern.

Autosomal dominanter Erbgang

Bsp.: *Chorea Huntington*
• Vererbung unabhängig vom Geschlecht
• Kein „Überspringen" von Generationen
• Wer klinisch gesund bleibt, ist kein Genträger

Dd — dd
Dd Dd dd dd

Autosomal rezessiver Erbgang

Bsp.: *Mukoviszidose*
• Vererbung unabhängig vom Geschlecht
• „Überspringen" von Generationen
• $2/3$ der klinisch gesunden Geschwister Betroffener sind heterozygot für das fehlerhafte Gen

Rr — Rr
rr Rr Rr RR
(25 % der Nachkommen)

X-chromosomal rezessiver Erbgang

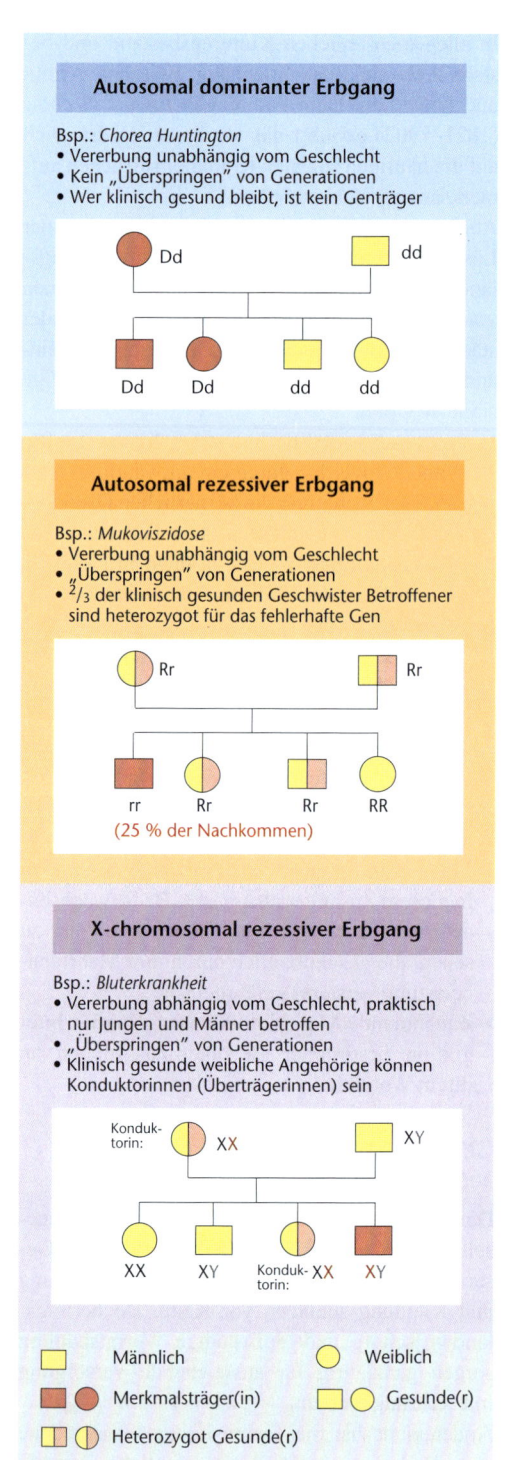

Bsp.: *Bluterkrankheit*
• Vererbung abhängig vom Geschlecht, praktisch nur Jungen und Männer betroffen
• „Überspringen" von Generationen
• Klinisch gesunde weibliche Angehörige können Konduktorinnen (Überträgerinnen) sein

Konduktorin: XX — XY
XX XY Konduk- XX XY
torin:

☐ Männlich ○ Weiblich
■ Merkmalsträger(in) ■○ Gesunde(r)
▨▥ Heterozygot Gesunde(r)

Abb. 3.6 Wichtige monogene Erbgänge nach den Mendel-Regeln: Bei dominantem Erbgang führt somit bereits *ein* „falsches" Gen zur klinischen Erkrankung; rezessiv vererbte Krankheiten treten nur in Erscheinung, wenn *beide* Allele die fehlerhafte Information tragen. Ein krankhaftes Gen auf dem X-Chromosom führt bei männlichen Genträgern (die ja nur ein X-Chromosom besitzen) immer zur Krankheitsausprägung.

Angeborene Fehlbildungen

Etwa 2–3 % aller Lebendgeborenen kommen mit einer **angeborenen Fehlbildung** zur Welt. Hierunter versteht man eine funktionell und/oder sozial wirksame Anomalie infolge einer Störung der vorgeburtlichen Entwicklung. Am häufigsten sind *angeborene Herzfehler*; es folgen Fehlbildungen des Zentralnervensystems, Fußdeformitäten, Hüftgelenkdysplasien und Spaltbildungen von Lippe, Kiefer und/oder Gaumen. Alle Häufigkeitsangaben schwanken dabei erheblich.

Fehlbildungen können *endogene,* genetische Ursachen (z. B. beim *Down-Syndrom*) oder *exogene* Ursachen wie z. B. Infektionen, Medikamente, Genussmittel (Alkohol! ➤ 21.6) und ionisierende Strahlung während der Schwangerschaft haben. Auch eine *multifaktorielle* Entstehung kommt vor. Meist bleibt die Ursache aber unbekannt.

Sehr oft werden angeborene Fehlbildungen heute bereits pränatal (vor der Geburt) oder beim Neugeborenen z. B. durch Ultraschalluntersuchungen erkannt. Teilweise ergibt sich daraus die Möglichkeit einer rechtzeitigen Therapie. So führt beispielsweise die kongenitale Hüftgelenksdysplasie bei frühzeitiger und konsequenter orthopädischer Behandlung nur noch selten zu einer bleibenden Behinderung (➤ 6.7.1).

Einfühlungsvermögen

Für Eltern ist es häufig schwierig, ein Kind mit einer Fehlbildung innerlich anzunehmen. In dieser Situation bedarf es großen Einfühlungsvermögens, um Eltern und Kind zu helfen. Ein Verharmlosen der Störung, um die Eltern „zu schonen", ist falsch.

3.3 Anpassungsreaktionen der Gewebe

Auf die Bedeutung der Anpassungsfähigkeit des Organismus wurde im Allgemeinen bereits hingewiesen (➤ 3.1.3). Dabei können höhere Lebewesen nicht nur zahllose Körperfunktionen, sondern auch den Zell- und Gewebsbestand ihrer Körperteile veränderten Bedingungen anpassen. Dies geschieht durch Zu- bzw. Abnahme der *Größe* und/oder der *Zahl* von Gewebsbausteinen (➤ Abb. 3.7).

Atrophie

Atrophie bezeichnet die Rückbildung eines vorher normal entwickelten Organs oder Gewebsverbandes. Sie geht mit Leistungsminderung einher und stellt dementsprechend meist eine *Adaptation* (Anpassungsreaktion) an einen „Mangelzustand" dar. So entwickelt sich beispielsweise eine Muskelatrophie bei verminderter Beanspruchung durch Ruhigstellung in einem Gipsverband. Auch verringerte Nervenversorgung, Durchblutung und/oder Ernährung können zur Gewebsatrophie führen; Beispiel hierfür ist die arteriosklerotische Schrumpfniere. Man unterscheidet die **einfache Atrophie,** die „nur" auf einer Verkleinerung von Zellen beruht, von der **numerischen Atrophie** mit Verminderung der Zellzahl. In vielen Fällen, z. B. bei Hunger, kommt es zunächst zur einfachen, später zur numerischen Atrophie.

Nicht jede Atrophie ist krankhaft: Eine physiologische (d.h. „normale") Atrophie ist z. B. die Schrumpfung vieler Organe und Gewebe sowie der Abbau von Knochenmasse im höheren Lebensalter (➤ 23.2).

Hypertrophie und Hyperplasie

Umgekehrt kommt es bei Hypertrophie und Hyperplasie zu echtem Wachstum, d.h. zur Zunahme vollwertigen Gewebes mit Steigerung der Leistungsfähigkeit. Hauptursachen sind vermehrte Arbeitsbelastung und gesteigerte hormonelle Stimulation.

Unter **Hypertrophie** versteht man die Massenzunahme eines Organs oder Gewebsverbands durch Zellvergrößerung. Reine Hypertrophien entwickeln sich in Geweben, deren Zellen nicht mehr oder nur noch eingeschränkt teilungsfähig sind. Dies ist vor allem die Muskulatur. Eindrucksvolles Beispiel ist die Zunahme der Muskelmasse durch Bodybuilding. Mehrbelastungen von teilungsfähigen Geweben hingegen rufen meist eine **Hyperplasie** hervor, eine Massenzunahme durch Zellvermehrung. So reagiert das blutbildende Knochenmark auf stärkere oder wiederholte Blutverluste mit einer Hyperplasie, um den Nachschub an Blutzellen zu sichern.

Risiko Organinsuffizienz

Der begrenzende Faktor bei Hypertrophien und Hyperplasien ist meist die *Durchblutung* des vermehrten Gewebes: Kann die Neubildung von Kapillaren mit dem steigenden Bedarf nicht Schritt halten, kommt es zur Mangeldurchblutung *(Ischämie);* Wachstum und Leistungsfähigkeit des hypertrophierten Organs sind damit an ihre Grenzen gelangt. Am Herzen tritt dies z. B. bei chronischer Druckbelastung ein und führt dann zur Herzinsuffizienz (➤ 14.6.4).

3.4 Zell- und Gewebsschäden

Zur Anpassungsfähigkeit im weiteren Sinne gehören die verschiedensten Schutzmechanismen, die der Organismus den täglich auf ihn einwirkenden schädlichen Einflüssen (**Noxen**) entgegenzusetzen hat. Die Wirksamkeit des Schutzes hängt dabei naturgemäß ab vom jeweiligen Kräfteverhältnis zwischen Intensität und Dauer der Belastung einerseits und Effektivität der körpereigenen Gegenmaßnahmen andererseits.

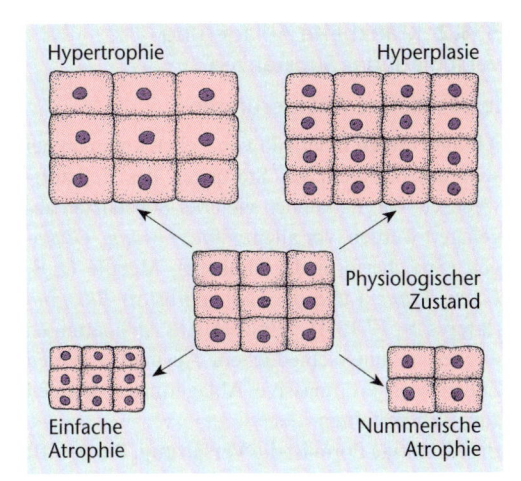

Abb. 3.7 Der Zell- und Gewebsbestand des Menschen passt sich an veränderte Bedingungen an. Die Abbildung zeigt vier mögliche Reaktionen. [C106]

So wirken zahlreiche chemische und physikalische Noxen auf den Organismus durch die Bildung *freier Radikale,* d.h. instabiler, hochreaktiver Moleküle, die im Körper vor allem in Form von Sauerstoffverbindungen auftreten (sog. *oxidativer Stress*). Diese Radikale neigen dazu, sich chemisch an körpereigene Strukturen zu binden, lösen dabei oft Kettenreaktionen aus und können auf diese Weise z. B. Zellmembranen, verschiedene Zellorganellen und die Erbsubstanz DNA schädigen. Der menschliche Körper hat im Laufe der Evolution komplexe Mechanismen zum Abfangen freier Radikale unter Beteiligung zahlreicher Enzyme und Vitamine (z. B. Vitamin C und E) entwickelt (➤ 23.1.2).

Ist die Anpassungsfähigkeit des Organismus überfordert, so treten Schäden auf, die sich meist als **morphologische** (d.h. mit bloßem Auge oder mikroskopisch sichtbare) **Veränderungen** an Zellen und Geweben zeigen.

Es gibt dabei ganz typische Schädigungsmuster, die in verschiedenen Organen prinzipiell gleichartig auftreten:

3.4.1 Zellhydrops

Als **hydropische Zellschwellung** oder zelluläres Ödem (➤ 3.4.4) bezeichnet man eine Auftreibung von Zellen vornehmlich durch Wasseranreicherung. Ursachen sind oft ATP-Mangel oder Zellmembranschäden mit daraus resultierender Störung der Na^+-K^+-Pumpe in der Zellmembran. Diese Pumpe sorgt normalerweise durch ständigen Natriumtransport aus der Zelle heraus für eine niedrige intrazelluläre Natriumkonzentration (➤ 2.7.9). Ein erhöhter Natriumgehalt in der Zelle führt osmotisch bedingt zu Wassereinstrom. Diese Flüssigkeitsverschiebung ist mit dem Leben der Zelle noch vereinbar und prinzipiell reversibel (rückbildungsfähig).

Zu einem ausgeprägten Hydrops der Leberzellen kann es z. B. bei einer Vergiftung mit dem Lösungsmittel *Tetrachlorkohlenstoff* kommen, das zu einer direkten Membranschädigung durch freie Radikale führt.

3.4.2 Krankhafte Ablagerung verschiedener Substanzen

Intrazelluläre Ablagerungen

Ablagerungen innerhalb von Zellen kommen bei sehr unterschiedlichen Störungen des Zellstoffwechsels vor. Es können vielerlei Substanzen abgelagert werden, vor allem *Fette, Eiweiße, Glykogen* (Speicherform der Glukose), Metalle (z. B. *Eisen, Kupfer*) und der Gallenfarbstoff *Bilirubin* (Ikterus ▶ 17.10.4). Intrazelluläre Ablagerungen werden in unterschiedlichem Ausmaß von den Zellen toleriert; massive Ablagerungen können zum Zelltod führen.

Eine wichtige Form ist die **Verfettung.** Sie betrifft oft die Leber (▶ Abb. 3.8) und ist meist Folge von Sauerstoffmangel (mit gestörter „Fettverbrennung" in den Mitochondrien), übermäßigem Alkoholkonsum, zu viel Fett in der Nahrung oder einer Fettstoffwechselstörung, z. B. bei Diabetes mellitus (▶ 11.6.3). Die Verfettung ist bei Ausschaltung der Ursache zunächst rückbildungsfähig, kann bei weiterem Fortschreiten jedoch in einen irreversiblen Organumbau münden (Fettzirrhose, ▶ 17.10.7, ▶ 17.10.8).

Intra- und extrazelluläre Ablagerungen

Manche Substanzen, die normalerweise chemisch gelöst im Organismus vorkommen, fallen unter bestimmten Bedingungen als Salze im Gewebe (innerhalb und außerhalb von Zellen) aus. Wichtige Beispiele sind **Harnsäureablagerungen** (▶ 18.7.2) und **Kalkablagerungen:**
Normal ist die Einlagerung von Kalksalzen in die Knochen insbesondere während des Wachstums oder der Heilung von Brüchen. Außerhalb der Knochen fallen Kalksalze vornehmlich in Konkrementen (z. B. Gallen- und Nierensteinen) sowie in nekrotischen oder vermindert vitalen Bezirken aus (z. B. in tuberkulösen Nekrosen oder ernährungsgestörten Tumoranteilen). Hierher gehört auch die klassische Arterienverkalkung im Rahmen der Arteriosklerose (▶ 15.1.4).

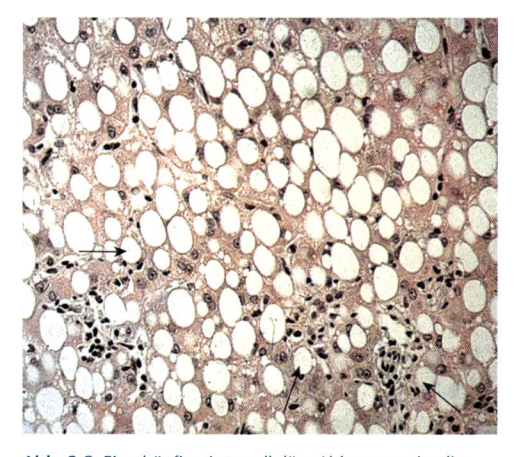

Abb. 3.8 Eine häufige intrazelluläre Ablagerung ist die Verfettung. Hier eine deutliche Leberverfettung. Durch die Fetteinlagerung wurden die Zellkerne an den Rand der Zellen gedrängt. [M376]

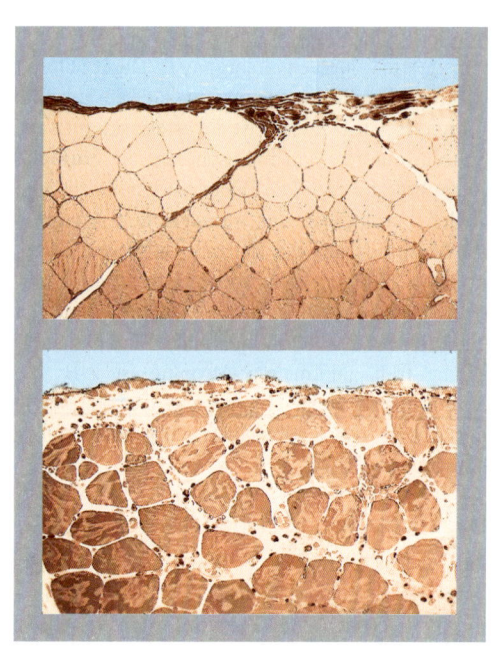

Abb. 3.9 Bei jeder lokalen Entzündung kommt es zur Gewebeschwellung durch den Austritt von Blutplasma ins Gewebe (Ödem).
Oben: Schnitt durch einen Skelettmuskel, Normalbefund.
Unten: Entzündliches Ödem, das die quer angeschnittenen Muskelfasern auseinanderspreizt. [M136]

Kalkablagerungen sind meist auf Röntgenaufnahmen erkennbar und können deshalb in der Krankheitsdiagnostik hilfreich sein: So können beispielsweise gruppierte kleine Kalkeinlagerungen *(Mikroverkalkungen)* des Brustdrüsengewebes auf ein Mammakarzinom (▶ 20.3.10) hindeuten.

3.4.3 Nekrose

Übersteigt ein schädigender Einfluss endgültig die Anpassungsfähigkeit der Zelle, so entwickelt sich eine **Nekrose** *(Zelltod).*

Die Ursachen sind zahlreich, z. B.
› *Sauerstoffmangel (Hypoxie),* meist infolge von Durchblutungsstörungen; Beispiel Herzinfarkt
› *Physikalische Schädigungen* wie radioaktive oder UV-Strahleneinwirkung, Verbrennungen, Erfrierungen oder mechanische Verletzungen
› *Giftstoffe;* Beispiel Lebernekrosen durch Knollenblätterpilzvergiftung
› *Infektionen und Infektabwehr;* Beispiel Abszess (▶ 3.5.6)
› *Sonstige immunologische Reaktionen;* Beispiel Abstoßung von Transplantaten (▶ 13.7.1).

Bei der **Koagulationsnekrose** wird das abgestorbene Gewebe gelblich-trocken (typisch etwa für Leber oder Herz), bei der **Kolliquationsnekrose** verflüssigt es sich durch Enzyme (charakteristisch für Bauchspeicheldrüse oder Gehirn).

3.4.4 Ödem

Unter **Ödemen** im engeren Sinne werden Flüssigkeitsvermehrungen im interstitiellen (d.h. zwischen den Zellen gelegenen) Bindegewebe verstanden (▶ Abb. 3.9). Daneben bezeichnet man jedoch auch eine Flüssigkeitsansammlung in den Lungenalveolen als Ödem (**Lungenödem).** Beide Ödemformen kommen durch gesteigerten Austritt von Blutflüssigkeit aus den Blutgefäßen und/oder verminderten Rückfluss in die Gefäße zustande (Näheres ▶ 15.1.6).

Der Zellhydrops (▶ 3.4.1) wird auch als *zelluläres Ödem* bezeichnet.

3.4.5 Erguss

Ergüsse sind Flüssigkeitsansammlungen in vorgebildeten Körperhöhlen, z. B. im Pleuraspalt oder in einem Gelenkspalt. Sie entstehen am häufigsten bei:
› *Blutstauungen;* so kommt es bei Herzinsuffizienz oft zu Pleuraergüssen (▶ 16.7), bei Pfortaderhochdruck zur Bildung von Aszites (▶ 17.10.8). Die Ergussflüssigkeit ist in diesen Fällen klar und eiweißarm; man nennt sie **Transsudat**
› *Entzündungen;* die Erhöhung der Gefäßdurchlässigkeit lässt dabei vermehrt Serumeiweiße austreten, und es wandern Entzündungszellen in die Ergussflüssigkeit, die man als **Exsudat** bezeichnet
› *Tumorwachstum* in der Wandung der Körperhöhle; man findet dann im Erguss mikroskopisch meist Tumorzellen, oft auch Erythrozyten *(hämorrhagischer Erguss).*

3.4.6 Fibrose

Bei einer **Fibrose** enthält ein Gewebsverband zu viel kollagenes Bindegewebe. Zu den wichtigsten Ursachen zählen:
› *Länger dauernde Entzündungen,* etwa rheumatische Erkrankungen (▶ 4.7)
› *Nicht-entzündliche Ödeme,* z. B. stauungsbedingte Unterschenkelödeme
› *Nekrosen* von Funktionsgeweben (Parenchym) mit narbiger Bindegewebsvermehrung, beispielsweise beim Herzinfarkt oder bei alkoholtoxischer Leberschädigung mit Leberzelluntergang und Leberfibrose mit möglichem Übergang in eine Zirrhose (▶ 17.10.8).

Fibrosen bewirken eine *Verhärtung* (**Sklerosierung**) und Elastizitätsabnahme des betroffenen Gewebes. Sie können zu schweren Funktionsstörungen führen, indem sie beispielsweise die Beweglichkeit eines Gelenks, die Dehnungsfähigkeit der Lungen oder die Durchgängigkeit eines Gefäßes beeinträchtigen.

3.5 Entzündung

Die **Entzündung** stellt eine universale Reaktion des Organismus auf Zell- und Gewebsschäden dar. Sie soll den Körper durch „Eingrenzung der Gefahr" vor der Ausbreitung einer Noxe schützen und ggf. die Gefahrenquelle aus dem Körper entfernen, z. B. durch Abbau der Schadstoffe oder Vernichtung der infektiösen Erreger.

Auslöser einer Entzündung können sein:
- Gewebszerstörung mit Entstehung von *Gewebstrümmern*
- Fremdkörper (z. B. Dorn, Holzsplitter), Chemikalien
- Infektiöse Erreger (Bakterien, Viren, Pilze) und ihre *Toxine* (Giftstoffe)
- In Ausnahmefällen körpereigenes Gewebe, das als „Autoaggressor" wirkt (➤ 13.7.2).

3.5.1 Kardinalsymptome

Die entzündliche Reaktion geht mit typischen Krankheitszeichen einher. Fast immer können – wenn auch unterschiedlich ausgeprägt – die fünf **Kardinalsymptome** der Entzündung beobachtet werden (➤ Abb. 3.10):
- Schmerz *(Dolor)*
- Rötung *(Rubor)*
- Schwellung *(Tumor)*
- Überwärmung *(Calor)*
- Gestörte Funktion *(Functio laesa)*.

Als Merkhilfe kann man sich einen Wespenstich auf der Oberlippe vorstellen – die genannten fünf Symptome treten dann wohl ohne Schwierigkeiten plastisch vor Augen.

3.5.2 Lokale und systemische Entzündungen

Manche Entzündungsformen bleiben *lokal* auf den Sitz der auslösenden Noxe begrenzt (z. B. nach Schnittverletzung am Finger), andere greifen rasch auf mehrere Gewebe über oder *generalisieren* sogar auf den gesamten Körper.
Die Ausbreitung der Entzündung hängt dabei von der „Aggressivität" der angreifenden Noxe einerseits und von der Abwehrbereitschaft des Organismus andererseits ab.

3.5.3 Reaktionen im Entzündungsgebiet

In dem geschädigten Gebiet werden **Mediatoren** *(Botenstoffe)* freigesetzt, die den Ablauf der Entzündungsreaktion steuern.
Zu diesen Mediatoren gehören beispielsweise das Histamin (➤ 13.7.1), die Prostaglandine, verschiedene Zytokine (➤ 13.3) und Kinine:
- **Prostaglandine** sind eine große Gruppe chemisch verwandter Gewebshormone, die in fast allen Organen vorkommen (➤ Tab. 11.4). Sie führen zur Gefäßerweiterung mit lokaler Überwärmung, steigern die Gefäßdurchlässigkeit und sind an der Schmerzentstehung beteiligt. Verschiedene Schmerzmittel wie die Salizylate (z. B. Aspirin®) entfalten ihre Wirkung hauptsächlich durch eine Hemmung der körpereigenen Prostaglandinbildung
- **Kinine** (z. B. **Bradykinin**) werden in verschiedenen Körperregionen aus Plasmaproteinen freigesetzt; sie erweitern die Gefäße, erhöhen ihre Durchlässigkeit (Permeabilität) und aktivieren Schmerzrezeptoren. So tragen sie etwa zur Symptomatik der akuten und sehr schmerzhaften Bauchspeicheldrüsenentzündung (Pankreatitis ➤ 17.9) bei.

Am Ort der Entzündung treten aus den durch Mediatorstoffe geweiteten Poren der Kapillaren Blutplasma (➤ 2.6, ➤ 12.1.4) und Leukozyten aus. Diese *Exsudation* (Ausschwitzung) führt zur *Gewebsschwellung* (**Ödem** ➤ Abb. 3.9).
Leukozyten und ortsständige *Phagozyten* (Fresszellen ➤ Abb. 2.19) versuchen nun, die Noxe, etwa die Bakterien, zu vernichten. Sie bilden einen Saum um die Gefahrenquelle und zerstören infizierte oder anderweitig geschädigte Gewebsanteile; dabei nehmen sie z. B. die Fremdkörper oder Bakterien in sich auf (Endozytose). Aus den Trümmern der Nekrosezone entsteht durch die Enzyme der Leukozyten flüssiger **Eiter**.
Durch die Gewebsverletzung wird auch das Gerinnungssystem (➤ 12.5) aktiviert, so dass sich kleine Blutgefäße in der Nachbarschaft des Defekts verschließen. Infolgedessen stirbt weiteres umliegendes Gewebe ab; dadurch werden aber gleichzeitig die Heilungsvorgänge in Gang gesetzt (➤ 3.5.5).

3.5.4 Mitreaktionen des Gesamtorganismus

Auch bei einer primär (zunächst) lokalen Entzündung bleibt die **Mitreaktion des Gesamtorganismus** häufig nicht aus:
- Durch Aktivierung des Immunsystems kommt es zur Ausschwemmung von weißen Blutkörperchen (Leukozyten) ins Entzündungsgebiet, aber auch ins Blut (**Leukozytose** ➤ 12.3.5)
- Die Synthese bestimmter Bluteiweiße, sog. *Akute-Phase-Proteine*, etwa des *C-reaktiven Proteins* **(CRP),** wird angekurbelt. Das CRP heftet sich an Schadstoffe oder tote Zellen und aktiviert das Komplementsystem (➤ 13.2.4), Leukozyten und Thrombozyten. Die Bestimmung von weißen Blutkörperchen und CRP im Blut wird zur Diagnostik und Verlaufskontrolle von Entzündungen genutzt
- Zahlreiche Noxen rufen **Fieber** (Körperkerntemperatur über 38 °C) hervor. Dabei aktivieren die Noxen selbst oder die im Zuge der Entzündungsreaktion stimulierten Leukozyten und freigesetzten Prostaglandine das thermoregulatorische Zentrum im ZNS und führen so zur Sollwerterhöhung der Körperkerntemperatur (➤ 18.2). Solche Fieber erzeugenden Substanzen (➤ 13.3) heißen **Pyrogene**

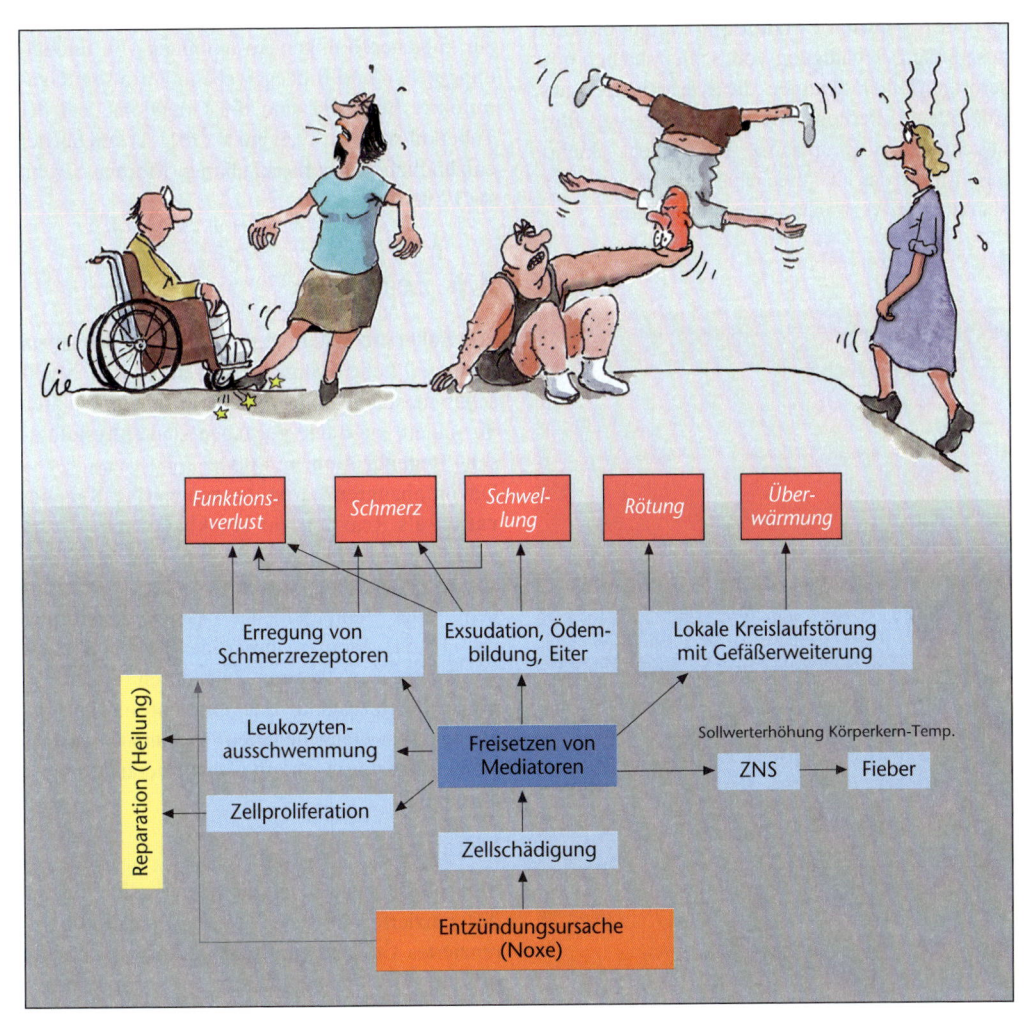

Abb. 3.10 Ablauf der Entzündungsreaktion bis zur Entstehung der Kardinalsymptome. [Zeichnung: L142]

- Viele Entzündungsmediatoren erzeugen **Allgemeinsymptome** wie Abgeschlagenheit und erhöhtes Schlafbedürfnis und tragen so dazu bei, dass der Organismus seine Kräfte auf die Bekämpfung der Entzündungsursache konzentriert
- Gefäßweitstellung und Plasmaexsudation können bei starken bzw. ausgedehnten Entzündungen zum **allgemeinen Blutdruckabfall** führen, im Extremfall bis zum *Kreislaufschock* (septischer Schock ➤ 24.5.2).

3.5.5 Heilungsprozess und Entzündungsverlauf

Oft kommt es bereits nach 12–36 Stunden zu einer gesteigerten Vermehrung von *Fibroblasten* (ortsständige, aktive Bindegewebszellen). Sie bilden Kollagenfasern und Bindegewebsgrundsubstanz, in die neue Blutgefäße einsprießen. So entsteht nach etwa 3–4 Tagen ein vorläufiges, gefäßreiches, „schwammiges" Bindegewebe, das **Granulationsgewebe.** Dieses Gewebe wird von Zellen des üblicherweise an dieser Stelle lokalisierten Gewebes später wieder durchbaut (➤ 4.6.2). Sind durch die Entzündung jedoch größere Gewebsareale zerstört worden oder ist das entzündete Gewebe wenig regenerationsfähig, endet die Bindegewebsvermehrung mit der Bildung einer funktionell minderwertigen **Narbe.**

Neben den bisher genannten Entzündungen, die plötzlich eintreten und rasch wieder heilen *(akute Entzündung)*, gibt es auch Entzündungen mit lang anhaltendem Verlauf. Solche *chronischen Entzündungen* können:
- Sich aus einer ursprünglich akuten Entzündung entwickeln, wenn der Organismus zwar nicht an der Entzündungsursache zugrunde geht, sie jedoch auch nicht beseitigen kann – dies ist z. B. häufig bei der Tuberkulose der Fall (➤ 13.9.5)
- Primär chronisch sein, z. B. die *chronische Polyarthritis* (➤ 4.7) oder die *chronisch-entzündlichen Dickdarmerkrankungen* (➤ 17.8.11), die meist schleichend beginnen, sich langsam verschlimmern und oft lebenslang andauern.

3.5.6 Verschiedene Entzündungsformen

Obwohl bei den meisten Entzündungen alle oben genannten Reaktionen auftreten, überwiegt oft eine der genannten Erscheinungen. Deshalb lassen sich verschiedene Entzündungstypen unterscheiden:

Exsudative Entzündungen

Bei **exsudativen Entzündungen** steht der Austritt von Blutbestandteilen aus den Gefäßen im Vordergrund.
Seröse Entzündungen zeichnen sich durch die Ansammlung einer großen Menge eiweißreicher Flüssigkeit aus. Zu den serösen Entzündungen gehört z. B. die Quaddelbildung der Haut (umschriebene Gewebsschwellung) nach einem Insektenstich. An den Schleimhäuten gibt es die **serösschleimige Entzündung,** wie sie jeder z. B. von der Anfangsphase des Schnupfens kennt. Seröse Entzündungen finden sich auch in Körperhöhlen in Form *seröser* Exsudate (➤ 3.4.5). Seröse Entzündungen heilen in der Regel folgenlos ab.

Eitrige *(pyogene)* **Entzündungen** gehen mit einer ausgedehnten Einwanderung von Leukozyten ins Entzündungsgebiet einher, die zusammen mit Gewebstrümmern Eiter bilden, der später häufig aus dem Körper ausgestoßen wird. Solche Entzündungen werden vor allem durch *pyogene* (Eiter erregende) Bakterien wie Streptokokken oder Staphylokokken (➤ 13.9.1, ➤ 13.9.2) hervorgerufen.

Ein **Abszess** ist eine Eiteransammlung in einem durch Gewebseinschmelzung entstandenen, *abgekapselten Hohlraum.* Am häufigsten sind Staphylokokken die Ursache. Ein Abszess muss meist chirurgisch eröffnet und entleert werden. Sonderform des Abszesses ist der **Furunkel** (➤ Abb. 3.11), der durch Staphylokokkeninfektionen der Haar- und Talgdrüsenfollikel entsteht.

Beim **Empyem** hat sich in einem *vorgebildeten* Hohlraum Eiter gebildet, z. B. im Pleuraspalt, in der Gallenblase, einem Gelenkspalt oder in einer Nasennebenhöhle.

Als **Phlegmone** bezeichnet man eine *flächenhafte* eitrige Entzündung ohne Abkapselung des Entzündungsherdes. Ausgelöst wird sie häufig durch Streptokokken.

Bei der **fibrinösen Entzündung** kommt es durch ausgeprägte Schädigung von Schleimhäuten oder serösen Häuten (kleiden die Körperhöhlen aus, z. B. Pleura, Peritoneum) zum Austritt von fibrinogenreichem Blutplasma. Es entsteht „klebriges" Fibrin, das eine mechanische Barriere bildet, aber auch zu Verwachsungen führen kann.

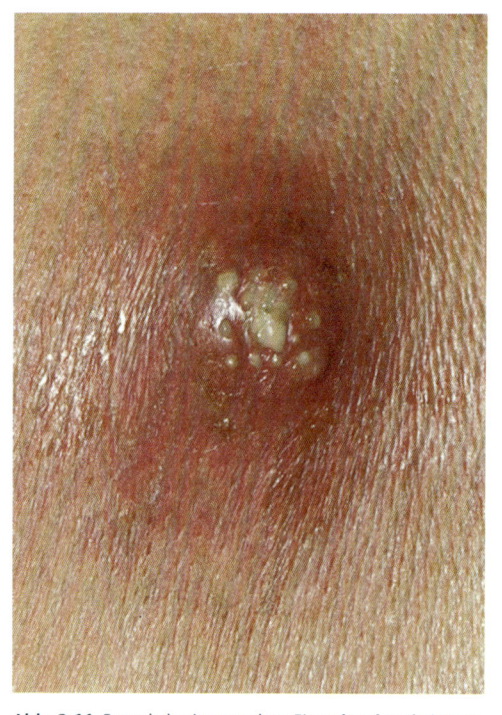

Abb. 3.11 Furunkel mit zentralem Eiterpfropf und einigen umgebenden Pusteln. [R240]

Nekrotisierende und ulzerierende Entzündungen

Sterben im Verlauf einer Entzündung größere Gewebsverbände ab, spricht man von einer **nekrotisierenden Entzündung.** Nekrosen von Haut oder Schleimhaut werden oft abgestoßen; in einem solchen Fall entsteht ein von der Oberfläche in die Tiefe reichender Defekt, ein **Ulkus** (*Geschwür,* Mehrzahl *Ulzera*).

Ein Ulkus tritt z. B. als Magen- oder Zwölffingerdarmgeschwür bei Überwiegen der aggressiven gegenüber den die Schleimhaut schützenden Faktoren auf (➤ 17.4.7). Bei der Colitis ulcerosa (➤ 17.8.11) kommt es als Folge entzündlicher Herde an der Darmschleimhaut zu ausgedehnten Gewebsdefekten. Als Komplikation droht bei Magen-Darm-Ulzera ein Magen- oder Darmdurchbruch mit lebensgefährlicher Bauchfellentzündung (*Peritonitis* ➤ 17.1.3).

Proliferative Entzündungen

Bei **proliferativen Entzündungen** dominiert die Neubildung (Proliferation) von Granulationsgewebe mit Fibroblasten, die Bindegewebe produzieren. Es entsteht übermäßig viel faserreiches Bindegewebe (*Fibrose* ➤ 3.4.6), das oft zu Funktionseinschränkungen führt.

Granulomatöse Entzündungen

Bei der **granulomatösen Entzündung** kommt es zur knötchenförmigen Ansammlung von Entzündungszellen und Bindegewebe in Form sog. **Granulome.** Beispiele sind die Granulome bei der Tuberkulose (➤ 13.9.5 und ➤ 16.11.1) und bei der entzündlichen Darmerkrankung Morbus Crohn (➤ 17.8.11).

3.6 Zellersatz

Der **Zellersatz** in teilungsfähigen Geweben ist ein normaler Lebensvorgang, soweit er den Nachschub für solche Zellen liefert, die durch regulären Verschleiß zugrunde gegangen sind (**physiologische Regeneration,** ➤ 4.6.1).

Davon abzugrenzen ist die **reparative Regeneration** als Reaktion auf krankhafte Zellverluste oder Gewebsschädigungen. Ein wichtiges Beispiel hierfür ist die *Wundheilung* nach Verletzungen oder entzündlicher Gewebszerstörung (➤ 3.5.5). Werden derartige Regenerationsvorgänge über längere Zeit durch einen abnormen Reizzustand, z. B. eine chronische Entzündung, in Gang gehalten, so kann es zu Regenerationsstörungen mit Gewebsveränderungen kommen.

Metaplasie

Metaplasie bezeichnet die Umwandlung eines differenzierten Gewebes in ein andersartig differenziertes Gewebe verwandter Bauart, das meist in der jeweiligen Lokalisation normalerweise nicht vorkommt. So treten beispielsweise nach jahrelangem Rauchen im Zuge einer chronischen

Bronchitis oft *Plattenepithelmetaplasien* der (sonst Zylinderepithel tragenden) Bronchialschleimhaut auf. In traumatisch geschädigtem Muskelgewebe kann es zur *Myositis ossificans* mit Knochenbildung kommen. Die Umdifferenzierungen erfolgen nicht direkt, sondern über Reservezellen (z. B. Basalzellen der Epithelien, Fibroblasten). Metaplasien sind grundsätzlich reversibel, bergen jedoch das Risiko einer zunehmenden Fehldifferenzierung bis zur malignen (bösartigen) Entartung.

Dysplasie

Unter **Dysplasie** versteht man ganz allgemein eine Störung im Gewebeaufbau. In den Rahmen dieser weit gefassten Definition fällt zum einen die primäre gewebliche Fehlbildung eines Organs während der Embryonal- bzw. Fetalzeit (➤ 3.2.2), zum anderen die sekundäre Differenzierungsstörung eines vorher normalen Epithelverbandes. Letztere ist als Vorstadium eines Karzinoms aufzufassen (**präneoplastische Dysplasie,** *prä* = vor; *Neoplasie* = Neubildung).

Präneoplastische Dysplasien bilden sich meist infolge einer Dauerreizung und sind zunächst rückbildungsfähig. Unter dem Mikroskop zeigen sich in diesem Stadium ungleiche Formen von Zellen und Kernen *(Polymorphie),* vermehrte Zellteilungen (Mitosen) und eine Tendenz zum Verlust der normalen Epithelschichtung. Oftmals nehmen die Veränderungen im Laufe der Zeit zu und münden schließlich in die Entwicklung eines Karzinoms. Ein wichtiges Beispiel hierfür ist die „stufenweise" Entartung des Plattenepithels von Gebärmutterhals und -mund: Der Weg von der leichten Dysplasie zum *Zervixkarzinom* (➤ 20.3.4) nimmt dabei in der Regel mehrere Jahre in Anspruch.

3.7 Tumoren

Ca. 45 % der Menschen bekommen im Laufe ihres Lebens einen bösartigen Tumor, bei etwa einem Viertel der Deutschen ist eine Tumorerkrankung die Todesursache. Gutartige Tumoren führen dagegen nur selten zum Tode.

Die **Häufigkeitsverteilung** der bösartigen Tumoren ist bei Männern und Frauen unterschiedlich, sowohl hinsichtlich der Neuerkrankungen als auch der Sterbefälle (➤ Abb. 3.12).

3.7.1 Schlüsselfrage: gutartig oder bösartig

Tumoren *(Geschwülste)* entstehen durch überschießendes, ungehemmtes Wachstum körpereigenen Gewebes. Treten *Symptome* (Krankheitszeichen) auf, z. B. Beschwerden durch die lokale Ausbreitung des Tumors, Leistungsknick, unbeabsichtigte Gewichtsabnahme, oder Blutarmut (Anämie ➤ 12.2.6), so ist der Tumor meist schon viele Millionen Zellen groß.

Tumoren werden nach ihrem biologischen Verhalten eingeteilt. Man unterscheidet:

Abb. 3.12 Relative Häufigkeitsverteilung bösartiger Tumoren. Prozentuale Anteile der häufigsten Tumoren an den Neuerkrankungen (helle Töne) und Sterbefällen (dunkle Töne) bei Mann und Frau. Bei beiden Geschlechtern steht ein geschlechtsspezifischer Tumor an der Spitze der Neuerkrankungen. Ist der Höhenunterschied zwischen heller und dunkler Säule besonders groß, spiegelt dies eine verhältnismäßig günstige bzw. besonders schlechte Prognose des jeweiligen Tumors wider (Quelle: Krebs in Deutschland 2005/2006, Robert-Koch-Institut, Berlin, 2010).

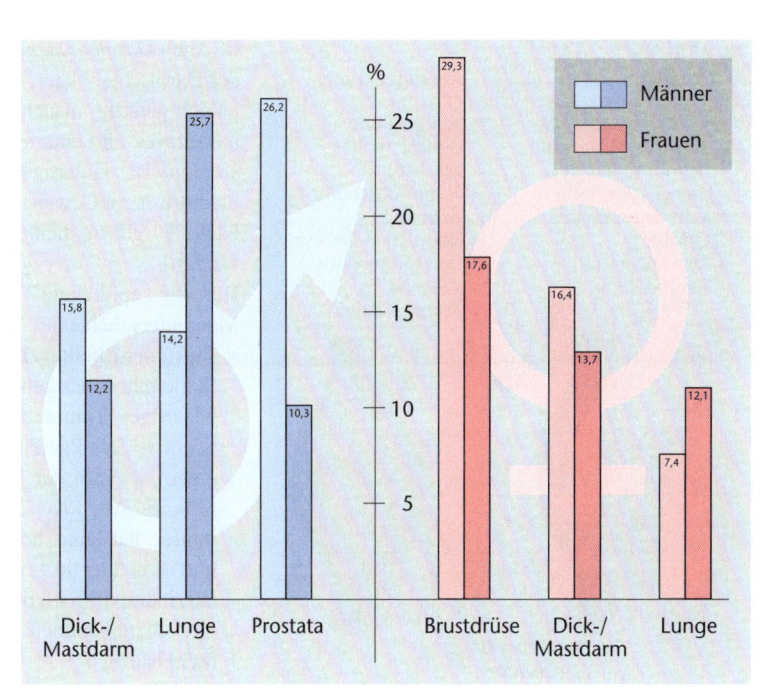

- **Gutartige** *(benigne)* **Tumoren,** die das Leben des Patienten nur bei kritischer Lokalisation (z. B. im Gehirn) bedrohen
- **Bösartige** *(maligne)* **Tumoren** (im Volksmund *Krebs* genannt), die unbehandelt in der Regel zum Tode des Betroffenen führen
- **Semimaligne** *(halb bösartige)* **Tumoren,** die eine Zwischenstellung einnehmen: Sie wachsen am Ort ihrer Entstehung invasiv und destruierend (zerstörend), metastasieren aber in aller Regel nicht. Ein häufiger Vertreter dieser Gruppe ist das *Basalzellkarzinom (Basaliom)* der Haut.

Präkanzerosen sind Krankheiten oder Gewebsveränderungen, die mit erhöhtem Risiko einer malignen Entartung einhergehen; hierzu zählen z. B. die meisten *Leukoplakien* (weiße, nicht abwischbare Schleimhautveränderungen) der Mund-, Kehlkopf- oder Harnblasenschleimhaut. Das **Carcinoma in situ** ist ein bösartiger epithelialer Tumor im Frühstadium, der die Basalmembran (Grenzschicht zwischen Epithel und Bindegewebe, ➤ 4.2) noch nicht durchbrochen hat.

Unterschiedliches Wachstumsverhalten

Gutartige Tumoren wachsen langsam und verdrängen dabei das umliegende Gewebe. Die Zellteilungsrate ist eher niedrig, das Tumorgewebe unterscheidet sich vom Ursprungsgewebe oft nur wenig. Die Geschwulst schiebt das umgebende Gewebe zur Seite, wächst aber nicht in dieses hinein – es findet also kein *invasives,* sondern nur ein *expansives Wachstum* statt (➤ Abb. 3.13).

Im Gegensatz dazu zeichnen sich *bösartige Tumoren* durch meist schnelles Wachstum mit hoher Zellteilungsrate aus. Sie wachsen **invasiv** *(infiltrierend)* und *destruierend,* das heißt der maligne Tumor hält sich nicht an Gewebsgrenzen, sondern bricht in Organe und Gefäße ein und zerstört dabei das ortsständige Gewebe. Außerdem bildet er häufig *Tochtergeschwülste* **(Metastasen)** an entfernten Stellen des Organismus.

Die Entscheidung, ob ein Tumor gut- oder bösartig ist, kann letztlich nur der Pathologe durch *histologische* (feingewebliche) Untersuchung einer Gewebeprobe treffen (obwohl z. B. bildgebende Diagnoseverfahren mittlerweile eine hohe „Treffsicherheit" der Vorhersage haben). Diese Beurteilung entscheidet über die Behandlung, z. B. zwischen einer radikalen chirurgischen Therapie bei bösartigen Tumoren – sonst besteht keine Aussicht auf Heilung – und einer eher schonend-organerhaltenden Behandlung bei gutartigen Geschwülsten.

Das Gewebe kann durch eine Biopsie (vor der Operation) oder während der operativen Tumorentfernung gewonnen werden. Ist es wichtig, noch im Verlauf einer Operation Informationen über Art und/oder Ausdehnung eines Tumors zu gewinnen; um das weitere Vorgehen danach auszurichten, kann eine vorläufige histologische Beurteilung durch einen Pathologen während der OP erfolgen **(Schnellschnittuntersuchung).**

3.7.2 Einteilung der Tumoren

Einteilung nach dem Ursprungsgewebe

In der **Pathologie** – der Wissenschaft von den Krankheiten und den erkrankten Geweben – ist es üblich, die Geschwülste nach der embryologischen Abstammung der betroffenen Gewebe in epitheliale (aus Ekto- oder Entoderm hervorgehende) und mesenchymale (aus Mesoderm hervorgehende) Tumoren einzuteilen (➤ 21.2). Daneben gibt es Tumoren, die sich von undifferenziertem embryonalem Gewebe oder Geschlechtszellen (➤ 2.12.2) ableiten, die Keimzelltumoren.

Epitheliale Tumoren. Die häufigsten gutartigen epithelialen Tumoren sind die vom Drüsenepithel ausgehenden **Adenome.** Sie sind oftmals von Bindegewebe umgeben, das den Tumor wie eine Kapsel umschließt. Besonders häufig finden sie sich im Eierstock, in der weiblichen Brust oder der Prosta-

54 GESUNDHEIT UND KRANKHEIT

Gutartiger Tumor
- Verdrängendes (expansives) Wachstum
- Tumor scharf begrenzt („Kapsel")
- Kein Einbruch in Gefäße
- Keine Metastasierung

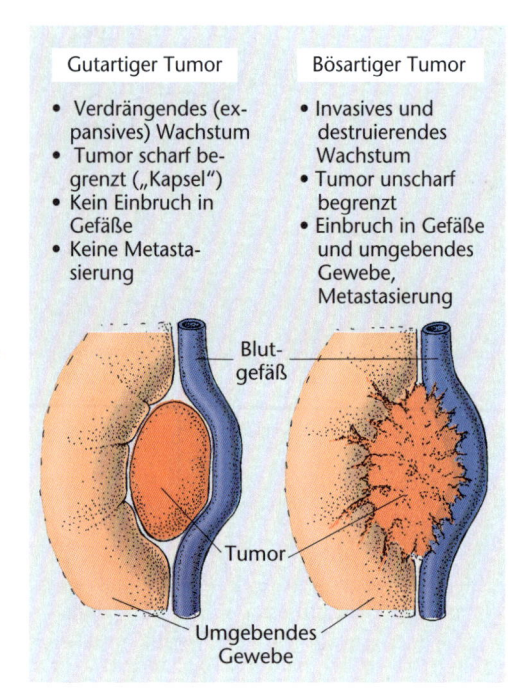

Bösartiger Tumor
- Invasives und destruierendes Wachstum
- Tumor unscharf begrenzt
- Einbruch in Gefäße und umgebendes Gewebe, Metastasierung

Abb. 3.13 Expansives und invasives Wachstum im Vergleich.

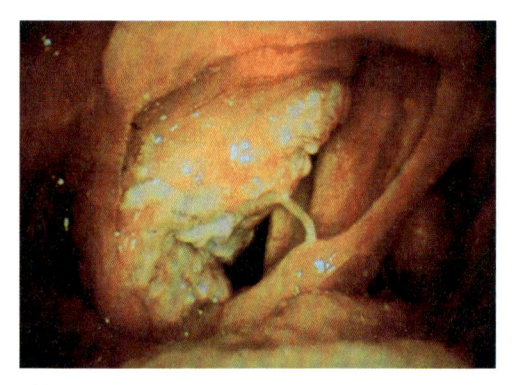

Abb. 3.14 Larynx-(Kehlkopf-)Karzinom. Vom kaum mehr erkennbaren linken Stimmband breitet sich ein invasiv wachsender Tumor zur Kehlkopflichtung hin aus. [M117]

	GUTARTIGE (BENIGNE) TUMOREN	BÖSARTIGE (MALIGNE) TUMOREN
Größenzunahme	Meist langsam	Meist rasch
Abgrenzung	Meist scharf abgrenzbar („abgekapselt")	Unscharf oder nicht abgrenzbar, keine „Rücksicht" auf Organgrenzen
Verschieblichkeit	Gegen Umgebung gut verschieblich	Oft unverschieblich, mit Nachbargewebe verbacken
Funktion	Oft noch erhalten, z. B. Sekretion	Meist ausgefallen
Histologie	› Gewebe und einzelne Zellen reif und differenziert › Wenige und typische Mitosen (➤ Abb. 2.30) › Expansives Wachstum, Basalmembran bleibt intakt	› Gewebe und Zellen unreif und undifferenziert, Anaplasie („Entartung") › Zahlreiche und pathologische Mitosen › Infiltrierendes (= invasives) Wachstum mit Zerstörung der Nachbargewebe
Metastasierung	Nein	Ja, v.a. lymphogen und hämatogen
Auswirkungen auf den Organismus	Außer lokalen Wirkungen nur gering	In Spätstadien stark: Tumorkachexie, Anämie. Evtl. paraneoplastische Syndrome (➤ 3.7.5)
Gefährlichkeit	Meist Heilung durch Behandlung	Ohne Behandlung fast immer tödlich, unterschiedliche Heilungschancen durch Behandlung

Tab. 3.1 Unterscheidungsmerkmale gutartiger und bösartiger Tumoren.

ta. Auch *Darmpolypen* sind oft gutartige Adenome der Darmschleimhaut. Nicht alle Adenome bleiben jedoch gutartig, manche von ihnen gelten als Präkanzerosen und entarten relativ häufig zu *Adenokarzinomen*. Gutartige Epitheltumoren, die von nichtdrüsigem Gewebe der Haut und der Schleimhäute ausgehen, heißen **Papillome** (z. B. Hautwarzen).

Bösartige epitheliale Tumore heißen **Karzinome**. Man unterscheidet:

› **Plattenepithelkarzinome,** die von Haut oder Schleimhaut ausgehen und zu den häufigsten bösartigen Tumoren des Menschen überhaupt gehören: Das Plattenepithelkarzinom der Bronchien ist eines der häufigsten Malignome des Mannes. Auch das Zervixkarzinom der Gebärmutter hat eine hohe Erkrankungshäufigkeit und ist in über 90 % der Fälle ein Plattenepithelkarzinom. Bei Alkoholikern und Rauchern ist das Plattenepithelkarzinom der Speiseröhre recht häufig

› **Adenokarzinome,** die aus entarteten Drüsenzellen entstehen, oft über die Zwischenstufe eines Adenoms. Beispiele sind die meisten Krebsformen des Magen-Darm-Traktes (Magen- und Dickdarmkarzinom), das Endometriumkarzinom der Gebärmutter und das Karzinom der weiblichen Brust (➤ 20.3.10).

Mesenchymale Tumoren. Zu den mesenchymalen Tumoren zählen Geschwülste des Binde-, Fett-, Knorpel- und Knochengewebes sowie der Muskulatur.

Zu den gutartigen mesenchymalen Tumoren gehören:

› *Fibrome:* gutartige Bindegewebstumoren
› *Lipome:* gutartige Fettgewebstumoren
› *Chondrome:* gutartige Knorpeltumoren
› *Myome:* gutartige Muskeltumoren (besonders häufig sind Uterusmyome, ➤ 20.3.4).

Zu den bösartigen mesenchymalen Tumoren, den **Sarkomen,** zählen z. B. *Osteosarkome,* die vom Knochengewebe ausgehen, oder *Liposarkome,* die aus Fettgewebe entstehen. Sie sind – bis auf die *Leukämien* (➤ 12.3.6), die Tumoren der weißen Blutzellen – seltene, eher bei jüngeren Menschen auftretende Tumoren. Glücklicherweise selten, denn mesenchymale maligne Tumoren sind oft äußerst bösartig.

Keimzelltumoren. Keimzelltumoren entstammen entweder unreifen Keimzellen (z. B. das *bösartige Dysgerminom* des Ovars), embryonalen Zellen (die *Teratome* des Ovars und Hodens) oder Zellen, die den Embryo umgeben – z. B. das *Chorionkarzinom,* das sich aus Resten einer unvollständig ausgestoßenen Plazenta (Mutterkuchen) entwickeln kann. Keimzelltumoren bilden sich bevorzugt, aber nicht ausschließlich in den Geschlechtsorganen.

Stadieneinteilung

Eine exakte **Stadieneinteilung** ist bei bösartigen Tumoren sehr wichtig für die Behandlungsplanung. Am gebräuchlichsten ist die **TNM-Klassifikation.** Die drei Buchstaben beschreiben dabei durch hinzugesetzte Ziffern die Ausdehnung des Primärtumors *(Tumor),* den Befall regionaler Lymphknoten *(Nodi lymphatici)* und das Fehlen bzw. Vorhandensein von Fernmetastasen *(Metastasen).* Dabei unterscheidet man eine klinische Klassifikation von einer postoperativen Klassifikation durch den Pathologen (pTNM).

3.7.3 Ursachen und Entstehung von Tumoren

Man geht davon aus, dass die **Tumorentstehung** in mehreren Stufen abläuft. In der ersten Stufe erfolgt die eigentliche Geschwulstanlage, das heißt die unumkehrbare Umwandlung einer Körperzelle in eine Krebszelle durch Änderung der genetischen Information im Zellkern. Dies ist die **Initiierungsphase.**

Erst nach längerer Zeit beginnt die Krebszelle dann in der **Promotions- und Progressionsphase** zu einem Tumor heranzuwachsen und bedrohlich zu werden. Viele **Kanzerogene** *(Krebs erzeugende oder fördernde Substanzen bzw. Faktoren)* wirken als *Promotoren,* das heißt sie beschleunigen wesentlich die Promotionsphase von Tumoren. Zu den Promotoren zählen auch starke und lang anhaltende Entzündungsreize, z. B. die chronische Bronchitis des Rauchers.

Die Genveränderungen betreffen vor allem zwei Gruppen von Genen mit prinzipiell gegensätzlichen Wirkungen: Zum normalen Erbmaterial gehören bestimmte wachstumsfördernde Gene, sog. *Proto-Onkogene;* sie können sich durch Mutationen in **Onkogene** umwandeln, die dann eine ungehemmte, bösartige Zellvermehrung in Gang setzen. Der Entwicklung von unkontrolliert wachsenden Tumorzellen wirken normalerweise **Tumorsuppressorgene** (wie das *p53-Gen*) entgegen. Ihre Genprodukte hemmen entweder den Zellzyklus, um Reparaturen – v.a. an der DNA – zu ermöglichen, oder leiten bei schweren Schäden den programmierten Zell-

tod *(Apoptose)* ein. Der Funktionsausfall beider Allele (▶ 2.13.1) eines solchen Suppressorgens kann einen Tumor zur Folge haben.
Am Beginn jedes tumorösen Wachstums stehen also DNA-Veränderungen in Körperzellen. Zur bösartigen Entartung einer Zelle kommt es dabei meist erst nach dem Zusammentreffen mehrerer funktionsverändernder Mutationen. Solche genetischen Veränderungen können auf zahlreiche Ursachen zurückzuführen sein:

> Bei vielen Tumoren gibt es eine **erbliche Krankheitsdisposition** (▶ 3.1.4) – so erkranken z. B. die Töchter von Frauen mit Brustkrebs (*Mammakarzinom* ▶ 20.3.10) doppelt so häufig an Brustkrebs wie Töchter von gesunden Müttern. Derartige Dispositionen können z. B. auf dem ererbten Defekt des einen Allels eines Tumorsuppressorgens beruhen; dadurch besteht ein erhöhtes Risiko des Funktionsverlustes dieses Gens durch zufällige Mutation des anderen Allels.
> Bei einigen wenigen Tumorerkrankungen ist die vererbte Disposition so stark, dass praktisch alle Betroffenen bösartige Tumoren entwickeln, oft schon in jungen Jahren. So erkranken nahezu alle Menschen mit *familiärer adenomatöser Polyposis*, bei der sich zahlreiche (oft über hundert) Darmpolypen entwickeln, ohne prophylaktische Maßnahmen an einem Darmkrebs. Ein erblicher Gendefekt mit mangelhafter Reparatur der durch UV-Strahlung erzeugten DNA-Schäden ist die Ursache des *Xeroderma pigmentosum,* das durch extreme Lichtüberempfindlichkeit gekennzeichnet ist. Die betroffenen Kinder können nur durch ständigen aufwändigen Lichtschutz vor der Entwicklung bösartiger Hauttumoren bewahrt werden
> **Röntgenstrahlung** und **radioaktive Strahlung** erzeugen in der Zelle *Radikale* (▶ 3.4), die die DNA u.U. krebserzeugend verändern. Deshalb rufen diese Strahlungen in höheren Dosen sehr häufig bösartige Tumoren hervor. So hat beispielsweise als Folge des Reaktorunglücks in Tschernobyl nach Angaben mehrerer Umweltinstitute die Häufigkeit von Schilddrüsenkrebs bei Kindern in Weißrussland dramatisch zugenommen, in dem besonders betroffenen Verwaltungsbezirk Gomel von 1986–1998 um mehr als das 50-fache (!); auch andere Tumoren wurden gehäuft beobachtet
> Beispiele für **chemische Kanzerogene** (Chemikalien, aber auch Naturstoffe) sind die *polyzyklischen aromatischen Kohlenwasserstoffe*, z. B. das beim Grillen frei werdende *Benzpyren*, toxische Eiweiß-Stickstoff-Verbindungen (*Nitrosamine*, entstehen durch Bindung von Nahrungsproteinen an das Stickstoffsalz Nitrit), verschiedene Metalle wie Cadmium, Chrom und Arsen oder *Asbestfasern* (▶ 16.11.4). Auch einige Pharmaka wirken *karzinogen*, das heißt, sie führen gehäuft zu Tumoren (z. B. viele Immunsuppressiva ▶ 13.7.3)
> Einige **Viren** können gutartige (z. B. Warzen), aber auch bösartige Tumoren (z. B. das Zervixkarzinom ▶ 20.3.4 oder bestimmte maligne Lymphome) hervorrufen. Über 100 solcher Viren sind bisher bekannt. Sie entfalten dabei ihre Wirkung oftmals über die Einschleusung geschwulsterzeugender Gene *(viraler Onkogene)* in die Wirtszellen. Diese Art der Tumorentstehung wird durch eine lokale oder generalisierte Abwehrschwäche des Wirts (z. B. infolge einer HIV-Infektion) stark begünstigt
> Auch **Hormone**, insbesondere die Geschlechtshormone, spielen für die Entwicklung von Tumoren eine Rolle: So können Östrogene nach heutigem Kenntnisstand bestimmte gutartige Tumoren, z. B. in der Brustdrüse, *verursachen* und bösartige Geschwülste, z. B. einige Brustkrebsformen, im Wachstum *fördern.* Solche Abhängigkeiten macht man sich andererseits in der Behandlung durch Antihormone zunutze (▶ 3.7.6).

Zur Bedeutung bestimmter Krankheitserreger für die Entstehung von Entzündungen und Tumoren ✚

3.7.4 Metastasierung bösartiger Tumoren

Die meisten bösartigen Tumoren neigen zur Bildung von *Tochtergeschwülsten* **(Metastasen).** Dies beruht u.a. auf einer im Vergleich zum gesunden Gewebe verringerten Bindung der Malignomzellen aneinander. So können sich Tumorzellen aus dem bösartigen Zellverband lösen, sie dringen in versorgende Gefäße ein und werden auf dem Lymph- oder Blutweg in andere Körperregionen transportiert, bis sie in Kapillargebieten hängen bleiben. Dort heften sie sich an die Kapillarwand und wandern in das umgebende Gewebe ein, um dort weiterzuwachsen. Die Fähigkeit von Malignomzellen zur Durchdringung von Geweben steht mit einer verstärkten Produktion verschiedener Prote(in)asen (eiweißspaltende Enzyme) in Zusammenhang.

Viele Tumorzellen haben zudem die Fähigkeit, die Bildung tumoreigener Blutgefäße in Gang zu setzen **(Neoangiogenese),** wodurch das Wachstum von Primärtumor und Metastasen gefördert wird.

Metastasierungswege

Je nach Tumorart und Lokalisation erfolgt die Metastasierung auf unterschiedlichem Weg:

> Bei der **lymphogenen Metastasierung** gelangen Tumorzellen mit der Lymphe in die regionalen Lymphknoten (▶ 12.6.3) und werden darin festgehalten. Können sie sich dort vermehren, wird der Lymphknoten zerstört. In der Folge gelangen neu gebildete Tumorzellen in größere Lymphbahnen und schließlich über die obere Hohlvene (▶ Abb. 14.1) ins Blut
> Bei der **hämatogenen Metastasierung** (▶ Abb. 3.16) dringen Tumorzellen in Blutgefäße ein, werden mit dem Blut wegtransportiert und bleiben meist im nächsten Kapillarnetz hängen. Tumorzellen aus Niere oder Schilddrüse etwa werden über die untere oder obere Hohlvene ins Herz gespült (deshalb *Hohlvenen-Metastasierungstyp*) und gelangen nach Passage des Herzens in kleine Lungengefäße. Können die Tumorzellen dort in die Gefäßwand bzw. die nähere Umgebung einwachsen, bildet sich eine Lungenmetastase. Tumorzellen aus Magen-Darm-Karzinomen metastasieren über die Pfortader hämatogen vor allem in die Leber *(Pfortader-Metastasierungstyp)* und von dort dann in die Lungen
> Tumoren können sich außerdem innerhalb seröser Höhlen **(kavitär)** oder in Ausführungsgängen **(kanalikulär)** ausbreiten oder direkt in Nachbarorgane einwachsen **(Metastasierung per continuitatem).**

3.7.5 Paraneoplastische Syndrome, Tumormarker

Paraneoplastische Syndrome

Verschiedene Tumoren können durch Tumorprodukte Beschwerden weitab vom Tumorsitz hervorrufen; man spricht von **paraneoplastischen Syndromen** (*para* = neben; *Neoplasie* = Neubildung). Wenn z. B. ein Bronchialkarzinom das Nebennierenrinden-stimulierende ACTH freisetzt, kommt es zu einem Cushing-Syndrom (▶ 11.5.3).

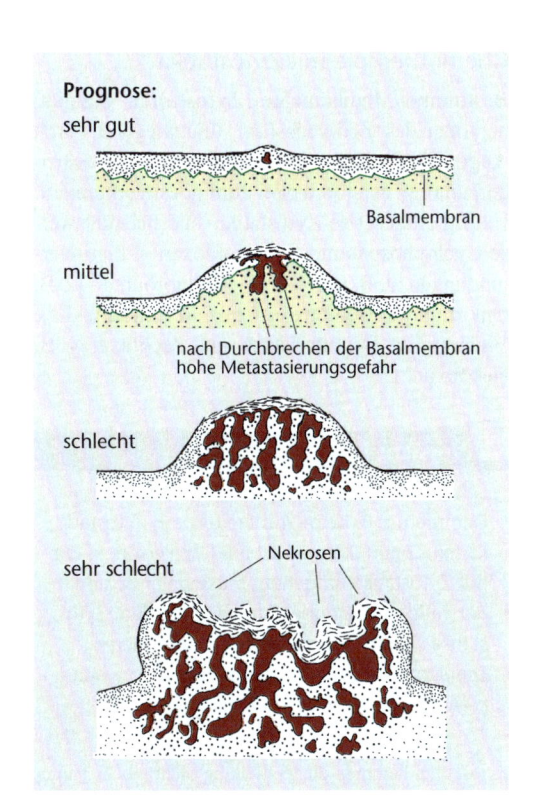

Abb. 3.15 Entstehung eines bösartigen Tumors: Bildung, Durchbrechen der Basalmembran, ausgedehntes invasives Wachstum, schließlich geschwüriger Zerfall.

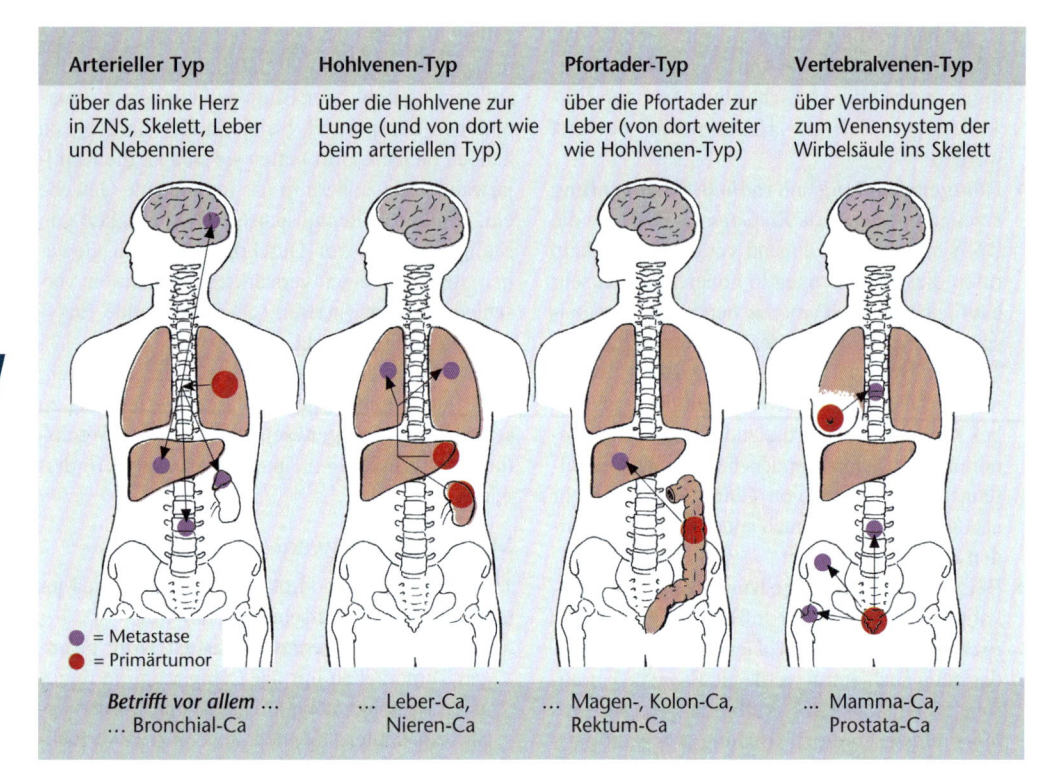

Abb. 3.16 Die vier häufigsten Typen der hämatogenen Metastasierung.

Tumormarker

Tumormarker sind Substanzen in Gewebe, Blut oder Urin, die normalerweise nicht oder nur in geringen Mengen vorhanden sind und bei einer Reihe von Tumorerkrankungen entweder durch die Tumorzellen selbst oder andere, vom Tumor beeinflusste Körperzellen vermehrt gebildet werden. Im weiteren Sinne zählen hierzu auch die von Tumoren des endokrinen Systems überschießend produzierten Hormone.

Zu den wichtigen Tumormarkern gehören z. B. das *carcinoembryonale Antigen (CEA)* bei Magen-Darm-Tumoren und Lebermetastasen, das *Thyreoglobulin* und *Kalzitonin* bei den unterschiedlichen Schilddrüsenkarzinomen und die verschiedenen sog. *Cancer-Antigene (CA 125, 72-4, 15-3, 19-9)* bei Tumoren des Verdauungssystems, des Eierstocks und der weiblichen Brust. Die meisten Tumormarker sind dabei ungeeignet zum *Screening*, d.h. zur Suche nach einem malignen Tumor bei symptomfreien Patienten, da sie Tumoren weder mit hinreichender Sicherheit nachzuweisen noch auszuschließen vermögen. Ausnahme ist vor allem das *prostataspezifische Antigen (PSA)* zur Früherkennung des Prostatakarzinoms. Ihre größte Bedeutung haben die Tumormarker in der *Verlaufskontrolle* bösartiger Erkrankungen.

3.7.6 Leitlinien der Behandlung bösartiger Tumoren

Malignome erfordern ein aggressives therapeutisches Vorgehen, um mit höchstmöglicher Wahrscheinlichkeit die Tumorausbreitung zu stoppen.

Die **Onkologie** ist die medizinische Spezialdisziplin, die sich die Erforschung neuer und die Verbesserung bestehender Tumorbehandlungsmethoden zum Ziel gesetzt hat. Onkologen arbeiten meist interdisziplinär, das heißt in enger Abstimmung mit Ärztinnen und Ärzten anderer medizinischer Fachdisziplinen.

Welche Therapiemethode im Einzelfall angewandt wird, hängt ab von:

› Der Ausbreitung des Tumors, dem Tumorstadium
› Seinen feingeweblichen Eigenschaften einschließlich z. B. des Vorhandenseins oder Nicht-Vorhandenseins von Hormonrezeptoren
› Dem Lebensalter und sonstigen Erkrankungen des Patienten
› Dem aktuellen wissenschaftlichen Kenntnisstand darüber, welche Therapiemethoden bei welchen Tumorarten am erfolgreichsten sind
› Den Therapiewünschen des Patienten.

Folgende Therapieansätze werden verfolgt:

Tumorentfernung

Ziel ist die möglichst vollständige Entfernung des Tumors unter größtmöglicher Schonung der Nachbargewebe.

Bestrahlung

Vor, nach oder anstelle der Tumorentfernung kann die Tumormasse durch energiereiche Strahlung verkleinert oder beseitigt werden. Die Strahlenempfindlichkeit verschiedener Tumoren ist dabei sehr unterschiedlich; schnell wachsende, entdifferenzierte bösartige Tumoren sind oft gut strahlensensibel.

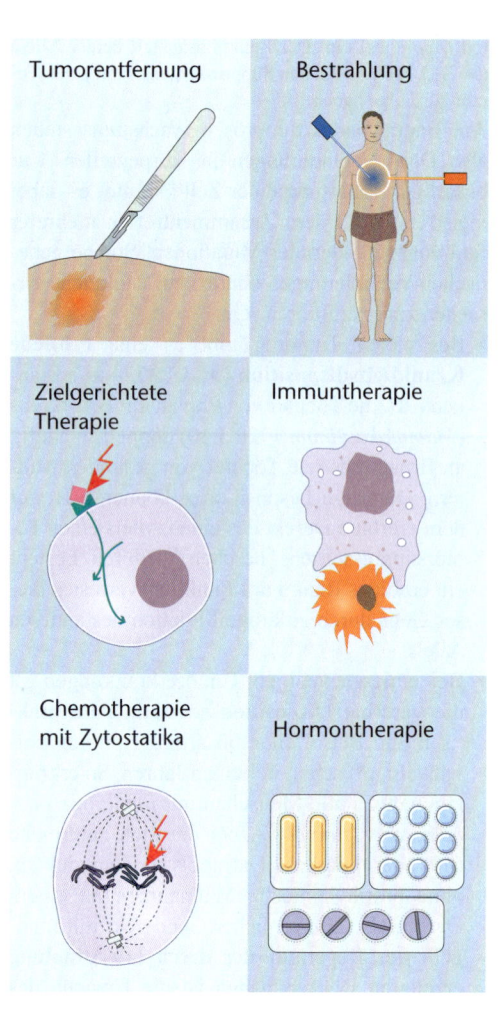

Abb. 3.17 Säulen der Tumortherapie.

Chemotherapie mit Zytostatika

Bestimmte Medikamente, **Zytostatika** genannt, hemmen das Zellwachstum, überwiegend durch Angriff an der DNA. Dadurch lassen sich bösartige Tumoren zerstören oder zumindest verkleinern. Häufig eingesetzte Zytostatika sind beispielsweise Cyclophosphamid (z. B. Endoxan®), Platinverbindungen (z. B. Cis-GRY®), 5-Fluorouracil (z. B. Onkofluor®), Methotrexat (z. B. MTX HEXAL®), Vincristin (z. B. cellcristin®) und Paclitaxel (z. B. NeoTaxan®).

> **Vorsicht bei Zytostatika!**
>
> Schon Hautkontakt oder das Einatmen von Dämpfen, z. B. beim Vorbereiten von Zytostatika-Infusionen, können schädigen! Personen, die mit Zytostatika umgehen, müssen vor Beginn der Tätigkeit besonders geschult werden. Zytostatika dürfen zudem nur unter besonderen Schutzmaßnahmen (Schutzkleidung, Zytostatika-Arbeitsplatz) zubereitet werden.

Zytostatika hemmen die Zellteilung nicht nur in Tumoren, sondern in allen Wechselgeweben, d.h. auch Haarwurzeln, Schleimhäuten, Knochenmark und Keimdrüsen. Dies führt zu Haarausfall, Durchfällen, Übelkeit und Erbrechen, Störungen der Blutbildung, Immunschwäche und Störungen der Fruchtbarkeit. Die meisten Zytostatika werden deshalb über ein bis mehrere Tage (in *Zyklen*) und mit Pausen verabreicht.

Neuere Forschungsergebnisse sprechen dafür, dass sich das Verhältnis von erwünschten zu unerwünschten Wirkungen bei vielen Medikamenten durch Gabe zu bestimmten Tageszeiten optimieren lässt; die Zytostatika gehören dabei zu den Schwerpunkten dieser Forschungsrichtung *(Chronopharmakologie)*.

Hormontherapie

Auf Blockade der Hormonwirkung durch **Antihormone** oder Hemmung der Hormonbildung sprechen vor allem Tumoren der Geschlechtsorgane und der weiblichen Brust an. Zur Brustkrebs-Behandlung macht man sich beispielsweise die antiöstrogene Wirkung von Tamoxifen zunutze.

Sog. zielgerichtete Therapien

Sog. **zielgerichtete Therapien** *(targeted therapies, molekulare Krebstherapien)* greifen an bestimmten Strukturen bzw. Signalketten der Zelle an. Sog. **Biologika** *(Biopharmaka)* werden dabei biotechnologisch in gentechnisch veränderten Organismen produziert und gezielt gegen Tumoren, aber auch verschiedene andere Erkrankungen eingesetzt. Gentechnisch hergestellte *monoklonale* (also exakt gleiche) *Antikörper* blockieren z. B. Wachstumsfaktoren oder Oberflächenstrukturen der Tumorzellen, die an der Regulation des Zellwachstums beteiligt sind. Beispiele sind Bevacizumab (etwa Avastin®) oder Trastuzumab (etwa Herceptin®). Sog. *kleine Moleküle (small molecules)* dringen in die Zelle ein und unterbrechen dort Signalketten. *Kinase-Inhibitoren* wie Imatinib (etwa Glivec®) hemmen Enzyme in der Zelle *(Tyrosinkinasen)*, die an der Steuerung des Zellwachstums beteiligt und in Tumorzellen überaktiv sind.

Noch weitgehend unklar ist der Stellenwert der **Nanotechnologie** für die Medizin: Definierte Partikel in der Größenordnung von Nanometern werden dabei eingesetzt, um z. B. Eisen in Tumorgewebe anzureichern, dieses dann zu erhitzen und dadurch Tumorzellen gezielt zu zerstören. Dem potentiellen Nutzen dieser noch nicht etablierten Techniken stehen ebenso ungeklärte Risiken gegenüber, zu denen eine mögliche krebserzeugende Wirkung bestimmter Nanopartikel gehört.

Immuntherapien

Immuntherapien sollen das Immunsystem unterstützen, den Tumor besser zu bekämpfen. Bei einigen Tumoren werden Botenstoffe des Immunsystems wie z. B. Interleukine oder Interferon gegeben. Imiquimod in Cremeform (Aldara®) kann z. B. oberflächliche Basalzellkarzinome (➤ 3.7.1) zur Rückbildung bringen.

Außenseitermethoden

Mistelpräparate, Sauerstoffüberdruckbehandlungen, hoch dosierte Vitamingaben, bestimmte Diäten und viele weitere Methoden werden vor allem von naturheilkundlich orientierten Ärzten und Heilpraktikern angewendet. Diese Methoden können nicht unkritisch empfohlen werden: Für die meisten liegt kein Wirksamkeitsnachweis vor, einige Verfahren sind sogar eher als schädlich einzustufen.
Grundsätzliche Informationen zur sog. Alternativmedizin ⊕

3.8 Krankheitsverläufe

Krankheitsverläufe

Abhängig von Erkrankungsart, Zeitpunkt der Diagnose und möglichen bzw. gewählten Behandlungen reagiert der Körper auf lange Sicht nach einem der folgenden Muster: Entweder er überwindet die Erkrankung (Heilung), er geht an ihr zugrunde (Tod), oder die Krankheit besteht in begrenztem Umfang fort (➤ Abb. 3.18).

Früherkennungsuntersuchungen

Der Verlauf vieler Krankheiten hängt wesentlich vom Zeitpunkt der Diagnosestellung ab und ist in aller Regel umso günstiger, je früher die Störung festgestellt und die Behandlung eingeleitet werden kann. Deshalb bieten die Krankenversicherungen im deutschsprachigen Raum verschiedene *Vorsorge-* bzw. **Früherkennungsuntersuchungen** an. Im Kindesalter dienen diese Untersuchungen insbesondere einem Screening auf bestimmte Stoffwechselstörungen, der frühen Erkennung von Entwicklungsstörungen und der Überprüfung des Impfstatus, bei Erwachsenen vorrangig der Früherkennung von Krebsleiden, Herz-Kreislauf-Erkrankungen, Diabetes mellitus und Nierenkrankheiten. Während der Nutzen dieser Untersuchungen als gesichert gilt, sind manche weitergehenden Vorsorgemaßnahmen umstritten: So bieten bestimmte Diagnosekliniken auch Menschen ohne Beschwerden z. B. Ganzkörper-Computertomographien zum „Gesundheits-Checkup" an. Hier steht einer relativ geringen Wahrscheinlichkeit der Entdeckung eines behandlungsbedürftigen Befundes nicht nur eine relativ hohe Strahlenbelastung gegenüber, sondern vor allem auch das Risiko der Überdiagnostik und -therapie harmloser Zufallsbefunde mit allen daraus resultierenden Nebenwirkungen.

Hingegen kennt die Medizin zahlreiche **Warnzeichen** von Erkrankungen, die nicht ignoriert und allenfalls kurze Zeit beobachtet werden sollten. Treten solche Beschwerden neu auf, sollte der Betroffene zügig Verantwortung für sich selbst oder Familienangehörige übernehmen und einen Arztbesuch in die Wege leiten.

Warnsignale als „Wegweiser" zum Arzt

Starke Schmerzen treiben den Menschen in aller Regel zum Arzt. Doch auch andere, zum Teil leichtere Beschwerden bzw. Befunde können auf ernstzunehmende Krankheiten hinweisen und sollten abgeklärt werden. Hierzu gehören insbesondere folgende Symptome:
› Zeitweilige (auch kurzdauernde) Sehstörungen oder Sprachstörungen, Gefühlsstörungen der Haut, Schwächegefühl oder Lähmungen von Muskeln
› Ungewohnte Kopfschmerzen, besonders nach einer Kopfverletzung oder beim Zusammentreffen mit Fieber, Nackensteifigkeit oder psychischen Veränderungen
› Verwirrtheit, plötzliches aggressives Verhalten oder Halluzinationen
› Starke Traurigkeit über Wochen oder Monate
› Lichtblitze vor den Augen

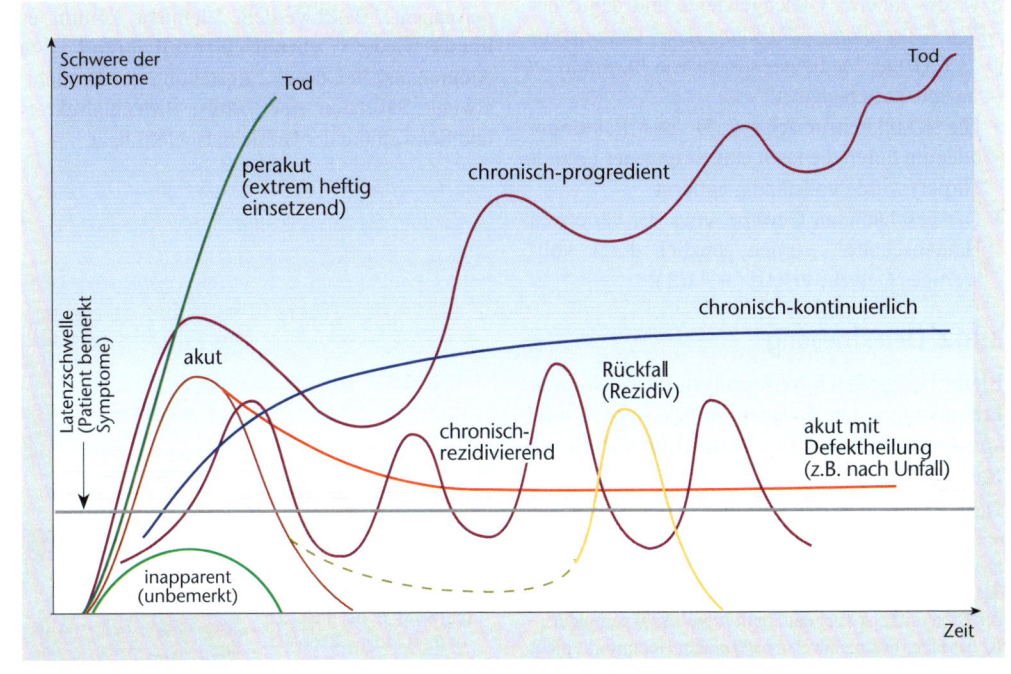

Abb. 3.18 Mögliche Krankheitsverläufe (Schema). Die horizontale Linie gibt die Schwelle an, bei der die Krankheit vom Patienten bemerkt wird. Inapparente Erkrankungen erreichen diese Schwelle nicht und werden deshalb nicht wahrgenommen. Ein Beispiel hierfür ist ein unbemerkt gebliebener Virusinfekt.

GESUNDHEIT UND KRANKHEIT

- Anfallsweise Schmerzen im Brustkorb, besonders bei Ausstrahlung in den linken Arm oder Hals mit Engegefühl
- Kurzatmigkeit, insbesondere wenn sie in Ruhe auftritt
- Husten, der länger als vier Wochen dauert oder mit blutigem Auswurf einhergeht
- Ungewohntes Völlegefühl auch nach kleinen Mahlzeiten
- Deutliche Änderung der Stuhlgewohnheiten: Durchfall über mehr als eine Woche (insbesondere mit Störung des Nachtschlafs), Verstopfung über mehr als zwei Wochen, ungewohnter Stuhldrang, blutiger oder schwarzer Stuhl
- Deutliche Änderung der Urinfarbe, wiederholte Beschwerden beim Wasserlassen
- Heiße, gerötete oder geschwollene Gelenke
- Fieber (über 38 °C), das länger als eine Woche dauert, oder plötzliches hohes Fieber (über 39,5 °C)
- Unerklärter Gewichtsverlust von mehr als 5 % des Körpergewichts innerhalb eines Monats oder 10 % des Körpergewichts innerhalb von 6–12 Monaten
- Jede Veränderung in der weiblichen Brust: Knoten, Absonderung aus der Brustwarze (außerhalb einer Schwangerschaft), Hautveränderungen, andauerndes Jucken oder Schmerzen
- Vaginale Blutungen nach den Wechseljahren.

Die vorstehende Liste ist stark an Empfehlungen der US-amerikanischen Mayo Clinic angelehnt. Sie kann als Richtschnur verstanden werden, aber keinen Anspruch auf Vollständigkeit erheben.

3.8.1 Heilung

Unter **Heilung** versteht man die Wiederherstellung des ursprünglichen Zustands der Gewebe bzw. des inneren Gleichgewichts und damit der *vollen Anpassungsfähigkeit* des Organismus (▶ 3.1.3). Der Mediziner spricht von *Restitutio ad integrum*. Dies bedeutet:

- Die Krankheitsursache (z. B. das Bakterium oder ein durch die Haut eingedrungener Fremdkörper) wurde vollständig entfernt
- Die geschädigten Gewebe, etwa die verletzten Hautabschnitte, wurden gänzlich durch vollwertiges Gewebe ersetzt (▶ 4.6.1).

3.8.2 Defektheilung

Bleibt bei größeren Verletzungen oder schweren Erkrankungen ein Schaden zurück, spricht man von **Defektheilung**. Ein Beispiel hierfür ist die Narbenbildung.

Müssen nach einem Unfall Finger oder gar ganze Extremitäten amputiert werden, so können diese nicht mehr nachwachsen. Die Haut um die Amputationslinie, z. B. das Kniegelenk, heilt zwar wieder, die Leistungsfähigkeit der Extremität ist aber dauerhaft *(chronisch)* gemindert. Ist das Herz beispielsweise nach einem Herzinfarkt nicht mehr ausreichend leistungsfähig, so kommt es zur *Herzinsuffizienz* (Herzschwäche) mit dauernder Beeinträchtigung der körperlichen Leistungsfähigkeit (▶ 14.6.4).

3.8.3 Krankheitsrezidiv

Tritt dieselbe Erkrankung nach einem beschwerdefreien Intervall erneut auf, spricht man von *Rückfall* oder **Rezidiv**. Dabei kann die Krankheit vor dem zweiten Auftreten völlig ausgeheilt gewesen sein oder ohne klinische Erscheinungen weiter bestanden haben.

Nach einer *Endokarditis* (Entzündung der Herzinnenhaut) beispielsweise bleiben oft symptomlose Defekte an einer Herzklappe zurück. Bei einer erneuten bakteriellen Infektion können in den Blutstrom gelangte Bakterien sich leicht auf der geschädigten, rauen Herzklappe festsetzen und zu einem *Rezidiv der Endokarditis* mit zusätzlicher Klappenschädigung führen.

Häufig sind *Tumorrezidive* nach scheinbar vollkommener Beseitigung eines Primärtumors. Sie treten meist 1–10 Jahre nach der Erstbehandlung auf und gehen von wenigen verbliebenen Tumorzellen aus. Die Wahrscheinlichkeit eines Rezidivs nimmt mit zunehmender Dauer des beschwerdefreien Intervalls ab.

3.8.4 Chronifizierung

Heilt eine Krankheit nicht aus oder kann die Krankheitsursache nicht beseitigt werden, so kommt es zur **Chronifizierung** (wörtlich „schleichender Verlauf von langer Dauer").

Chronisch-kontinuierlicher Verlauf

Chronisch-kontinuierliche *(chronisch-stationäre)* Erkrankungen verharren auf einem gewissen Krankheitsniveau, ohne fortzuschreiten.

Beispiele sind u. a. Nagelmykosen (Pilzbefall des Nagels), die nicht wesentlich stören, aber auch kaum jemals spontan ausheilen, oder manche angeborenen Erkrankungen, z. B. Störungen des Farbensehens (▶ 9.6.7).

Chronisch-rezidivierender Verlauf

Hingegen verursacht das chronische Asthma bronchiale (▶ 16.11.2) wiederholte, aber nicht permanente Beschwerden. Vielmehr kommt es immer wieder – **chronisch-rezidivierend** – zu Atemnotanfällen durch Engstellung der Bronchialwege, Sekretion eines zähen Bronchialsekrets und Schwellung der Bronchialschleimhaut.

Auch die meisten *Allergien* verlaufen chronisch-rezidivierend, ebenso bestimmte Darmentzündungen wie die *Colitis ulcerosa* und der *Morbus Crohn* (▶ 17.8.11), bei denen es über Jahre zu wiederholten Krankheitsschüben kommt.

3.8.5 Dekompensation und Progredienz

Chronische Defekte können funktionell ausgeglichen (*kompensiert*, z. B. *kompensierte Herzinsuffizienz* mit noch erhaltener Leistungsfähigkeit im täglichen Leben) oder *dekompensiert* sein (also bei der Herzinsuffizienz z. B. zur Bettlägerigkeit zwingen). Viele chronische Erkrankungen entwickeln durch sich selbst verstärkende Mechanismen eine Eigendynamik und werden zunehmend schlimmer; man spricht von **chronischer Progredienz**. Dies gilt beispielsweise oftmals für die chronische Polyarthritis (▶ 4.7).

Ein langsames Voranschreiten ist die Regel bei den meisten degenerativen Erkrankungen des Zentralnervensystems, z. B. dem *Morbus Parkinson* (▶ 8.2.3) und dem *Morbus Alzheimer* (▶ 23.4.3); die Progredienz dieser neurologischen Krankheiten kann bisher durch Medikamente höchstens verlangsamt, nicht aber gestoppt werden.

3.9 Kranksein in der Gesellschaft

Der Mensch als Patient

Nimmt der Erkrankte die medizinischen Versorgungssysteme in Anspruch, wird er vom „Menschen" zum „Patienten". Dieser Rollenwechsel bringt nicht selten *angstauslösende* Momente mit sich:

- Die Angst vor Schmerzen
- Die Angst vor einer für den Laien meist undurchschaubaren Technik
- Die Angst vor falscher Behandlung
- Die Angst vor einer eingreifenden bzw. zeitraubenden Behandlung mit negativen Auswirkungen auf andere Lebensbereiche
- Die Angst vor Bevormundung und Kontrollverlust

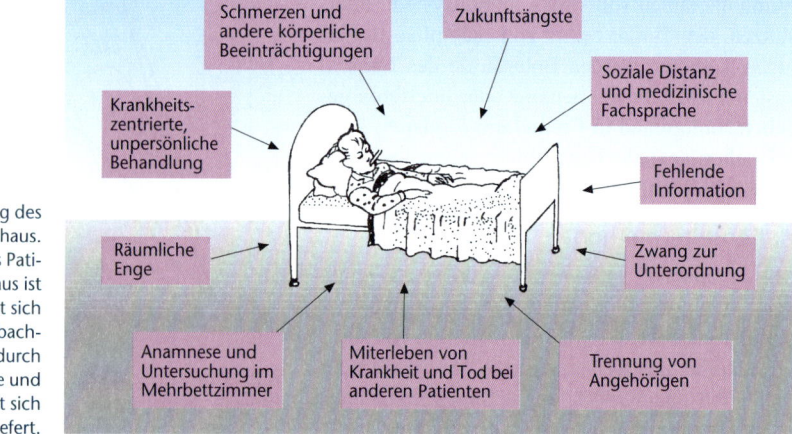

Abb. 3.19 Belastung des Patienten im Krankenhaus. Die Situation eines Patienten im Krankenhaus ist schwierig: Er befindet sich unter ständiger Beobachtung und Kontrolle durch Mitpatienten, Pflegende und Ärzte. Der Patient fühlt sich oft hilflos und ausgeliefert.

- Die Angst vor der neuen, unpersönlichen Umgebung im Falle einer Krankenhauseinweisung
- Die Angst vor Verlust oder dauerhafter Schädigung eines Organs
- Die Angst vor dem Tod.

Dadurch entstehen vor allem bei älteren, bedrohlich und chronisch kranken Patienten rasch Gefühle von Hoffnungs- und Hilflosigkeit (➤ Abb. 3.19).

Andererseits können sich im Einzelfall aus der Übernahme der „Patientenrolle" subjektive oder objektive Vorteile ergeben. Hierzu zählen:
- Entlastung von Pflichten und Zugewinn an Freizeit, z. B. durch Krankschreibung
- Entlastung von inneren oder äußeren Konflikten
- Krankheitsbedingte Zuwendung von Seiten der Mitmenschen.

Man spricht in solchen Fällen von einem **Krankheitsgewinn**.

Die Funktionen der medizinischen Versorgungssysteme

Aufgabe der medizinischen Versorgungssysteme ist die Erhaltung bzw. Wiederherstellung der Gesundheit von Gefährdeten und Kranken. Zur Erfüllung dieser Aufgabe haben sich verschiedene **Funktionsbereiche** herausgebildet:
- Die Funktion der *Vorsorge*: Verhütung (➤ 3.11) bzw. Früherkennung (➤ 3.8) von Erkrankungen
- Die Funktion der *Diagnosestellung*: Bestimmung von Art und Schwere der Erkrankung
- Die Funktion der *Isolierung*: Abschirmung etwa des psychisch Kranken vor krank machender Umgebung (pathologisches Milieu); Isolierung des (infektiösen) Kranken von der Umwelt
- Die Funktion der *Pflege*: aktive Erfüllung der wichtigsten Bedürfnisse des Patienten (in Grundpflege und Funktionspflege)
- Die Funktion der *Therapie*: Heilung des Patienten oder jedenfalls Verbesserung seines krankheitsbedingten Zustandes
- Die Funktion der *Rehabilitation*: Wiederherstellung der früheren Fähigkeiten des Patienten mit dem Ziel einer Wiedereingliederung in sein vorheriges berufliches und/oder privates Umfeld.

Diese Funktionssysteme greifen meist ineinander. Beispielsweise sind viele Pflegehandlungen gleichzeitig therapeutisch. Andererseits behindern sich die Funktionssysteme in manchen Fällen gegenseitig: Viele therapeutische Eingriffe beschneiden z. B. die Möglichkeiten der Pflege, was den Patienten zusätzlich belastet.

Schlechte Organisation

Insbesondere große Krankenhäuser leiden auch unter organisatorisch bedingten Schwierigkeiten in der Zusammenarbeit. Dies führt dazu, dass Mitarbeiter trotz optimaler Qualifikation nicht die für den Patienten bestmöglichen Maßnahmen ergreifen, weil sie durch *fehlerhafte Kommunikationsstrukturen* zwischen und innerhalb der verschiedenen Funktionsbereiche bzw. Berufsgruppen nicht angemessen informiert wurden. Auch die *Arbeitsteilung* kann zur Ursache von Problemen werden, wenn beispielsweise eine Berufsgruppe Personalengpässe in einer anderen kompensieren muss. Übermäßige Beanspruchung der Beschäftigten, z.T. ohne angemessene Vergütung, führt zu häufigem Personalwechsel, eine weitere Belastung für Patienten.

> **Burnout-Syndrom**
>
> Folgen von schlechter Organisation und Arbeitsüberlastung sind Unzufriedenheit und psychische sowie körperliche Erschöpfung der Pflegenden und Ärzte, das **Burnout-Syndrom**. Besonders engagierte Mitarbeiter sind stärker gefährdet. Hieraus erklärt sich ganz wesentlich die im Vergleich mit anderen Dienstleistungsberufen eher kurze Berufsverweildauer der Pflegenden und umgekehrt die Frustration vieler Patienten. Gegen die Entwicklung eines Burnout-Syndroms gibt es kein Patentrezept. Es ist aber sicher sinnvoll, wenn Pflegende im Falle einer ständigen Überforderung ihre Probleme möglichst offen und zugleich sachlich zur Sprache bringen, z. B. gegenüber einer Vertrauensperson aus dem Personalrat. Grundsätzlich ist es kein Zeichen von Egoismus oder Schwäche, Forderungen abzulehnen, die die eigenen Leistungsgrenzen überschreiten; wenn die Sprachlosigkeit überwunden wird, lassen sich manche Probleme, z. B. organisatorischer Art, leichter als erwartet lösen. Falls der Stress aber durch derartige Selbsthilfe nicht in den Griff zu bekommen ist, so sollten die Betroffenen ärztlichen bzw. psychotherapeutischen Rat suchen, um sich nach Möglichkeit bei der Entwicklung von Bewältigungsstrategien unterstützen zu lassen, die für sie selbst ebenso wichtig sind wie für die von ihnen betreuten Patienten.

Widersprüchliche Anforderungen

Die Funktionstüchtigkeit der medizinischen Versorgungssysteme ist in der Zukunft noch stärker bedroht: Weiter fortschreitende Technisierung und Spezialisierung der Medizin einerseits und Kostendämpfungsmaßnahmen andererseits erzeugen ständig neue, sich oft widersprechende Anforderungen, denen die im Gesundheitswesen Beschäftigten gerecht werden sollen. Da können die Interessen des Patienten rasch aus dem Blickfeld geraten.

Gleichzeitig steigen die Ansprüche von Patienten: So erwartet mancher Erkrankte eine Behandlung nach einem bestimmten Konzept, von dem er z. B. im Internet erfahren hat, ohne vertieftes Wissen darüber, ob das betreffende Verfahren bereits ausgereift und im speziellen Fall ratsam ist. In einer Gesellschaft, in der fast alles machbar und im Streitfall auch einklagbar erscheint, sinkt die Bereitschaft, Einschränkungen – welcher Art auch immer – hinzunehmen. Ärzte und manchmal auch Pflegende reagieren mit einem gesteigerten Sicherheitsdenken, das zu ausufernder Diagnostik und Therapie führen kann. Manche kostenträchtige Maßnahme wird vor allem deshalb eingesetzt, damit niemand später wegen einer Unterlassung belangt werden kann.

> **Angemessener Umgang**
>
> Grundlage für den rechtmäßigen Umgang mit Patienten und gleichzeitig ein wichtiger Ansatz zum Abbau von Ängsten und Missverständnissen ist die sorgfältige **Aufklärung** der Patienten über alle diagnostischen und therapeutischen Maßnahmen. Die wenigen zulässigen Ausnahmen betreffen im Wesentlichen Notfallmaßnahmen, bei denen die Einwilligung nachträglich eingeholt werden darf, und Heilbehandlungen bei nicht einwilligungsfähigen Menschen, die an die Einwilligung des gesetzlichen Patientenvertreters gebunden sind. Die „bestmögliche Aufklärung" kann dabei nicht nur in der Aushändigung von Informationsschriften bestehen, sondern muss das persönliche Gespräch umfassen, in dem ohne „Fachchinesisch" auf die spezielle Situation, den Wissensstand und die Bedürfnisse des jeweiligen Patienten eingegangen wird. Auch im weiteren Verlauf einer vom Betroffenen akzeptierten Behandlung ist persönliche Zuwendung anzustreben, ohne die Patienten zu entmündigen: Ein wichtiger Pflegegrundsatz ist die aktivierende Pflege (Hilfe zur Selbsthilfe), um die Selbstständigkeit der Behandelten so weit wie möglich aufrechtzuerhalten und den Gefahren von Hilflosigkeit und Kontrollverlust entgegenzuwirken. Die Beachtung auch kleiner Fortschritte gehört dabei zu den vielen Möglichkeiten, Hoffnung und Durchhaltevermögen von Patienten zu stärken. Umgekehrt kann sich hieraus manchmal Arbeitserleichterung für die Pflegenden ergeben. In anders gelagerten Fällen kann durch geeignete psycho- oder soziotherapeutische Maßnahmen eine „Flucht in die Krankheit" überflüssig werden. Zu den wichtigsten und anspruchsvollsten Aufgaben von Pflegekräften und Ärzten gehört es dabei, auch schwierigen Patienten mit Einfühlungsvermögen (*Empathie*) und Wärme zu begegnen.
>
> Durch eine individuelle Betreuung lässt sich mancher (für Patienten und Krankenkassen belastende) Arzneimittel- oder Apparateeinsatz vermeiden; sie ist allerdings nur bei hinreichender Personalausstattung zu verwirklichen. Dafür ist bei den zuständigen Kostenträgern im Gesundheitswesen eine Erkenntnis notwendig: das Begreifen qualifizierter und motivierter Mitarbeiter als wichtigstes Kapital der medizinischen Versorgungseinrichtungen, wobei der Begriff „Kapital" nicht im rein wirtschaftlichen Sinne zu verstehen ist. Nur auf dieser Basis lässt sich der Grundsatz verwirklichen, dass die Betreuung von Kranken und Behinderten in einer humanen Gesellschaft mehr sein muss als eine geschäftliche Angelegenheit.

Selbsthilfe unter Patienten

Ergänzend zur professionellen Behandlung bieten viele **Selbsthilfegruppen** Menschen mit chronischen Gesundheitsproblemen Unterstützung im Umgang mit ihrer Erkrankung oder Behinderung. Diese Zusammenschlüsse von Betroffenen leisten ihren Mitgliedern Hilfe z. B. durch Angebote zum Erfahrungsaustausch, Beratung und Öffentlichkeitsarbeit. Nach einer Studie aus der Schweiz wirkt sich dies eindeutig positiv auf den Verlauf der entsprechenden Krankheiten aus. Selbsthilfegruppen sollten deshalb als Partner im Gesundheitswesen anerkannt und gefördert werden.

3.10 Sterben und Tod

Der Tod eines Patienten darf nicht mit ärztlichem oder pflegerischem Versagen gleichgesetzt werden. Alle vielzelligen Organismen, egal ob Pflanzen, Tiere oder Menschen, erlöschen einmal in ihren Funktionen, sie *sterben.* Dieses natürliche Erlöschen hat viele Ursachen, so die genetisch vorbestimmte *Alterung* von Geweben und *Krankheiten* lebenswichtiger Organe (z. B. der Gefäße oder des Gehirns), häufig verbunden mit einer Abnahme des individuellen *Lebenswillens.*

Auch aus entwicklungsgeschichtlicher Sicht ist der Tod jedes Individuums „notwendig", denn bei begrenztem Lebensraum könnte es sonst keine Überlebensmöglichkeit für nachfolgende Generationen geben – damit wäre aber jeder Fortschritt in der Entwicklung der Arten unmöglich.

3.10.1 Klinischer Tod und Hirntod

Der **klinische Tod,** das heißt das Erlöschen der gesamten Herz-Kreislauf-Funktion, ist gekennzeichnet durch fehlende Herzaktionen, fehlende Arterienpulse, fehlende Atemfunktion und Bewusstlosigkeit. Reanimationsmaßnahmen (➤ 24.4) können jedoch den klinisch toten Patienten grundsätzlich innerhalb einiger weniger Minuten wieder „ins Leben zurückrufen", bevor auch das Gehirn abzusterben beginnt. Letzteres kann man beispielsweise daran erkennen, dass die Pupillen auf Lichteinfall nicht mehr reagieren und der Hornhautreflex bei Berühren der Hornhaut nicht mehr auslösbar ist.

Unterbleibt die Reanimation oder führt sie zu spät zur Wiederdurchblutung des Gehirns, tritt nach wenigen Minuten der **Hirntod** ein, da das Gehirn das lebenswichtige Organ mit der geringsten Toleranz gegen Sauerstoffmangel *(Hypoxietoleranz)* ist. Im Rahmen der modernen Intensivmedizin gelingt relativ häufig die Wiederherstellung der Herz-Kreislauf-Funktionen, ohne dass die Hirnfunktionen „zurückkommen". Da aber mit dem Tod des Gehirns die stoffliche Repräsentanz der Persönlichkeit und Individualität des Menschen endet, wird der Hirntod in unserer Gesellschaft mit dem **Individualtod** gleichgesetzt.

Hirntoddiagnostik und Organtransplantation

> **Hirntod**
>
> Der Tod als Lebensende des Gesamtorganismus wird praktisch weltweit definiert durch den unumkehrbaren Ausfall der gesamten Hirnfunktionen (Hirntod), wobei die Herz-Kreislauf-Aktivität durch kontrollierte Beatmung noch erhalten sein kann.

Manchen unheilbar Kranken kann durch Verpflanzung *(Transplantation)* eines gesunden Spenderorgans entscheidend geholfen werden. Für eine frühzeitige Entnahme von Organen Verstorbener zum Zweck der Transplantation ist es notwendig, den Hirntod festzustellen. Dies erfordert die Erfüllung verschiedener Voraussetzungen zum Ausschluss z. B. von Unterkühlungen oder Vergiftungen, die diesbezüglich zu schweren Fehleinschätzungen führen könnten. Zum Nachweis des Hirntodes müssen vorliegen:

› Klinisch-neurologische Zeichen der ausgefallenen Hirnfunktion wie Koma, Atemstillstand und Fehlen von Hirnstamm-Reflexen, z. B. Pupillenstarre
› Nachweis der Irreversibilität (Unumkehrbarkeit) dieser Zeichen durch mehrfache klinische Prüfung bzw. technische Untersuchungen, z. B. Null-Linien-Elektroenzephalogramm ohne jegliche elektrische Aktivität des Gehirns über 30 Minuten
› Unabhängige Untersuchungen durch zwei qualifizierte Ärzte, die nicht zum Transplantationsteam gehören.

Damit die Organentnahme stattfinden kann, muss ferner die vorausverfügte Einwilligung des Patienten (Organspendeausweis) oder die Einwilligung naher Angehöriger vorliegen.

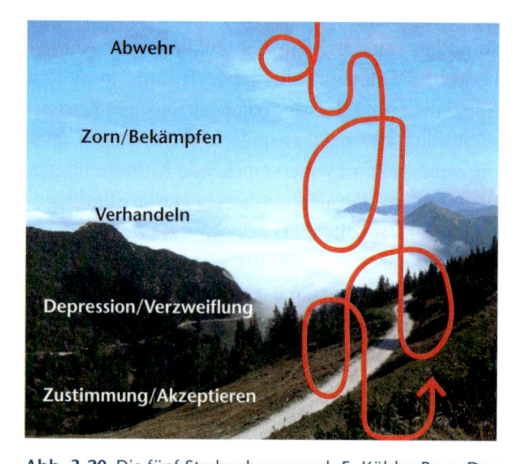

Abb. 3.20 Die fünf Sterbephasen nach E. Kübler-Ross. Der Bewusstseinsprozess verläuft nur selten linear; vielmehr ähnelt der Weg des Sterbenden eher einem kurvenreichen Weg im Gebirge: Es geht mal aufwärts, dann wieder abwärts, und manchmal scheint sich der Wanderer im Kreis zu drehen. [Foto: O495]

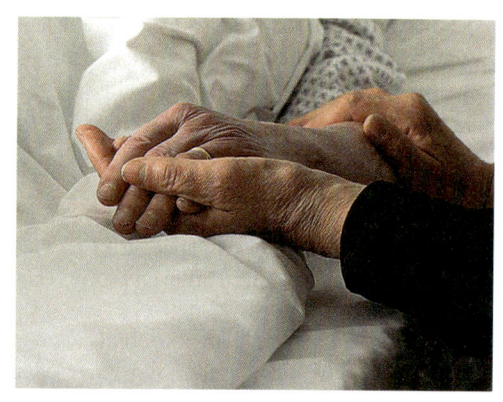

Abb. 3.21 Die Wünsche des Sterbenden stehen im Mittelpunkt der Hospizarbeit. [K115]

Derzeit gibt es in Deutschland eine politische Initiative mit dem Ziel einer Eintragung der Entscheidung jedes Bürgers über die Bereitschaft zur Organspende in den Personalausweis oder Führerschein.

Nach der Organentnahme droht dem *explantierten* Organ nach wenigen Stunden ebenso der Gewebetod wie dem Gehirn schon nach wenigen Minuten. Durch starke Kühlung und Lagerung in geeigneten Lösungen kann die maximale Zeit bis zur Reimplantation auf 24–48 Stunden ausgedehnt werden.

Transplantation – (k)ein Problem?

Bei einer Transplantation werden Zellen, Gewebe oder Organe eines Spenders in aller Regel auf ein anderes Individuum der gleichen Art (**allogene Transplantation**) oder auf eine andere Stelle desselben Individuums (**autogene Transplantation**) übertragen. Viele Transplantationen sind fester Bestandteil der therapeutischen Möglichkeiten, andere befinden sich noch im experimentellem Stadium.

Da die Gewebe von Spender und Empfänger bei allogenen Transplantationen nicht völlig identisch sind (Ausnahme sind Transplantationen zwischen eineiigen Zwillingen), bekämpft das Immunsystem des Empfängers in aller Regel das Spendergewebe. Um solche **Abstoßungsreaktionen** zu unterdrücken und damit einen Funktionsverlust des transplantierten Organs zu verhindern, muss der Transplantierte in aller Regel lebenslang *Immunsuppressiva* einnehmen. Je weniger Blut- und Lymphgefäße ein Transplantat enthält, desto weniger Abstoßungsreaktionen treten auf. Am unkompliziertesten verlaufen Hornhauttransplantationen, nach denen als Ausnahme meist keine Immunsuppressiva erforderlich sind.

Nach wie vor werden überwiegend Organe Verstorbener transplantiert. Aufgrund des Mangels an Spenderorganen haben aber in den letzten Jahren die *Lebendspenden* erheblich zugenommen: in Deutschland rund 20 % aller Nieren- und etwa 10 % aller Lebertransplantationen. In den USA und in Skandinavien liegt der Anteil der Lebendnierenspenden bei über 50 %! Die Erfolgschancen für den Empfänger sind sogar besser als die nach Transplantation von Organen Verstorbener. Dem steht jedoch ein geringes, aber unbestreitbares Risiko für den Spender gegenüber. Um Missbrauch zu verhindern, sind Lebendspenden nur zwischen sich nahe stehenden Personen (Eltern, Ehepartner) und unentgeltlich erlaubt.

Nicht wenige Transplantierte beschäftigt der Gedanke, dass sie mit dem Organ eines fremden Menschen weiterleben. Einige haben Schuldgefühle unter dem falschen Eindruck, dass für ihr Überleben ein anderer Mensch sterben musste, andere fragen sich, ob das Fremdorgan sie psychisch verändern wird. Soweit bekannt, gibt es jedoch kein „Organbewusstsein", das heißt mit den verpflanzten Organen werden keine sonstigen Eigenschaften des Spenders übertragen.

3.10.2 Sterbebeistand

Alle Aktivitäten der Pflegenden, Ärzte und Angehörigen, die dem sterbenden Patienten ein menschenwürdiges, „gutes" Sterben ermöglichen, fasst man als **Sterbebeistand** zusammen. Annähernd 60 % der deutschen Bevölkerung sterben im Krankenhaus, schon allein dadurch ergibt sich die große Bedeutung des klinischen Sterbebeistands. Viele Angehörige erleben das Sterben des von ihnen betreuten und schließlich betrauerten Patienten als menschenunwürdig. Die Verletzung der Menschenwürde des sterbenden Patienten entsteht meist dadurch, dass seine Ängste und Bedürfnisse nicht beachtet werden, der erwähnte Sterbebeistand nicht geleistet wird oder nicht angemessen ist.

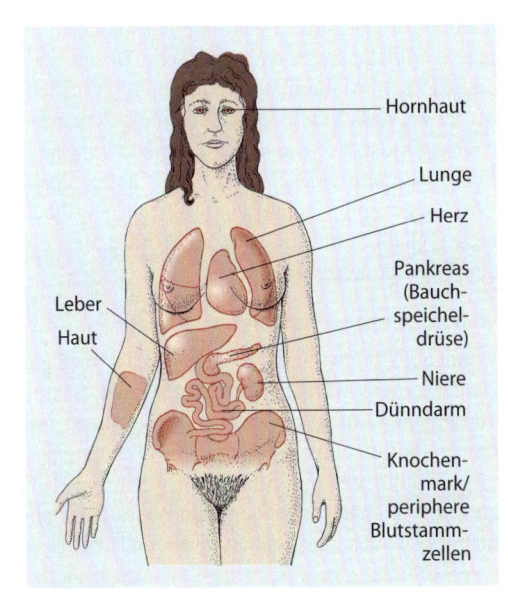

Abb. 3.22 Organtransplantationen, die zurzeit medizinisch möglich sind. Derzeit werden in Deutschland jährlich jeweils knapp 2 800 Nieren-, 1 200 Leber-, 400 Herz-, 300 Lungen- und 150 Pankreastransplantationen vorgenommen; darunter finden sich auch Lebendspenden und Mehrfachtransplantationen, z.B. von Herz und Lunge oder Pankreas und Niere. Die Zahl der verfügbaren Spenderorgane ist dabei nach wie vor viel niedriger als der Bedarf. (Quelle: Deutsche Stiftung Organtransplantation)

Recht des Todkranken auf Aufklärung

Laut Gesetz und Rechtsprechung bestehen eine Aufklärungspflicht seitens des Arztes und ein Recht des Patienten auf **Aufklärung**. Nur wenn der Arzt gesundheitliche Verschlechterungen aufgrund der Mitteilung der Diagnose erwartet, kann auf die Aufklärung verzichtet werden. Untersuchungen haben gezeigt, dass die meisten Todkranken zwar zunächst mit einem Schock und starken Gefühlen der Angst, Depression oder Aggression auf die Diagnose reagieren, ihnen letztlich aber die seelische Verarbeitung möglich ist. Dies führt erfahrungsgemäß längerfristig zu einem ausgeglicheneren Zustand des Kranken. Die früher geäußerte These, dass aufgeklärte Patienten keinen Lebenswillen mehr zeigen, darf als widerlegt gelten – manche Untersuchungen berichten sogar eher von einer Lebensverlängerung, wenn sich der Kranke rechtzeitig und aktiv mit der Krankheit auseinandersetzen kann.

Sterbephasen nach Kübler-Ross

Die Auseinandersetzung mit dem (eigenen) Sterben ist ein Prozess. Obwohl dieser stark vom Alter des Patienten, von der Art der Grunderkrankung, der Krankheitsdauer, Persönlichkeitsmerkmalen und vielen äußeren Umständen (z. B. Stationsklima, Verhalten von Angehörigen und Pflegepersonal) abhängt, durchleben viele Sterbende eine Abfolge sog. **Sterbephasen** (▸ Abb. 3.20). Diese Sterbephasen sind von der Wissenschaftlerin *Elisabeth Kübler-Ross* so beschrieben worden:

> Die Phase der *Abwehr* (den sich anbahnenden eigenen Tod nicht wahrhaben wollen)
> Die Phase des *Zorns* (sich aufbäumen)
> Die Phase des *Verhandelns* („Muss es wirklich schon in wenigen Wochen/Monaten sein?")
> Die Phase der *Depression und Verzweiflung* (Trauer)
> Die Phase der *Zustimmung und Hoffnung* (sich fügen).

Ängste Sterbender

Die größte Angst sterbender Patienten ist oft nicht die Furcht vor dem Tod an sich, sondern die Angst vor Schmerzen und anderen sehr belastenden Beschwerden, Vereinsamung und Abschiebung.

Manche Angehörige, aber auch Pflegende und Ärzte denken, dass ein Gespräch über das Sterben den Patienten zusätzlich belasten würde. Oft wird der Umgang mit dem Sterbenden auch durch eigene Ängste und Abwehrmechanismen gegenüber Sterben und Tod blockiert.

In der Regel aber wird der Patient durch Kommunikation über die Dinge, die ihn am meisten beschäftigen, *entlastet*.

Todkranke sollten rechtzeitig über die Möglichkeiten der **Palliativmedizin und -pflege** informiert werden und sich sicher sein dürfen, dass ihre Bedürfnisse weitestmöglich erfüllt werden. Die Palliativmedizin strebt nicht mehr Heilung an, sondern eine bestmögliche Beschwerdelinderung und Lebensqualität in der verbleibenden Lebenszeit sowie nach Möglichkeit eine Lebensverlängerung. Im Vordergrund stehen die Wünsche des Todkranken. Es ist wichtig, dass Angehörige, Pflegende und Ärzte die Einstellung des Betroffenen z. B. zu lebensverlängernden Maßnahmen kennen; der Sterbende soll wissen, dass alle Betreuenden sich nach Kräften bemühen werden, Entscheidungen in seinem Sinne zu treffen, falls er dazu nicht mehr in der Lage sein sollte. Immer mehr Menschen erstellen für diesen Fall eine **Patientenverfügung,** deren Verbindlichkeit mittlerweile gesetzlich geregelt ist. (Näheres ✚).

> **Sterbebegleitung**
>
> Der Umgang mit Sterbenden verlangt in besonderem Maße, den Patienten in seiner Befindlichkeit zu beobachten, seine Ängste und Signale wahrzunehmen und für (anstrengende) Gespräche offen zu sein. Vielfach verläuft der Sterbeprozess nicht starr in den oben beschriebenen Phasen, und auch die Akzeptanz des Todes darf nicht als Norm von allen Patienten erwartet werden. Sterbende zu begleiten ist eine höchst anspruchsvolle Aufgabe, die zu bewältigen eine professionelle Ausbildung sowie den Einsatz von Zeit und Kraft erfordert.
>
> Durch die ständige Konfrontation mit Schwerstkranken und Sterbenden werden Krankenhausmitarbeiter nicht selten überfordert. Abhilfe schaffen können hier z. B. **Teamsupervisionen** oder **Balint-Gruppen,** in denen Pflegende und Ärzte Konflikte mit „schwierigen Patienten" ansprechen und sich selbst auch mit dem Thema Sterben und Tod auseinandersetzen können.

Die Hospizbewegung

Der Begriff **Hospiz** (*hospitium* = Gastfreundschaft, Herberge) bezeichnete in frühchristlicher Zeit und im Mittelalter kirchliche beziehungsweise klösterliche Herbergen, in denen Pilger und andere Reisende, auch erkrankte, Unterkunft und Pflege finden konnten. Hieraus entstand die Bezeichnung *Hospital*.

Im Sinne der ursprünglichen Wortbedeutungen will die heutige **Hospizbewegung** Sterbenden gleichsam eine gastliche Herberge auf ihrer letzten irdischen Reise bieten. Dafür stehen stationäre, teilstationäre und ambulante Einrichtungen zur Verfügung, in denen interdisziplinäre Teams mit Pflegekräften, Ärzten, Seelsorgern und ehrenamtlichen Helfern tätig sind. Leitgedanke der Hospizbewegung ist die ganzheitliche individuelle Betreuung von Sterbenskranken unter Einbeziehung ihrer Angehörigen. Durch angemessene *palliative* Maßnahmen wie beispielsweise eine ausreichende Schmerztherapie und Berücksichtigung der persönlichen Bedürfnisse soll dabei die Lebensqualität von Patienten und Angehörigen nach Möglichkeit bis zuletzt erhalten und würdevolles Abschiednehmen erleichtert werden.

GESUNDHEIT & LEBENSSTIL

3.11 Prävention – Gesundes Engagement

Trotz besserer Lebensverhältnisse und medizinischen Fortschritts in den westlichen Industriestaaten bleibt des Menschen Gesundheit anfällig. Manches legt ihm das Schicksal mit der genetischen Disposition in die Wiege. Auch Umwelt, Arbeitsplatz und sozialer Status können Krankheiten begünstigen. Doch häufig ist der Mensch selbst stark daran beteiligt, dass seine Gesundheit Schaden nimmt: Übergewicht, Diabetes mellitus Typ 2, Gefäßerkrankungen nehmen deutlich zu.

Erst einmal entstanden, sind diese Krankheiten nur schwer zu bessern. Deshalb wurden in den deutschsprachigen Ländern in den letzten Jahren von Krankenkassen und Staat unterstützte Programme zur Gesundheitsförderung gestartet. Damit soll die Bevölkerung motiviert werden, mehr für das eigene Wohlergehen zu tun, die Gesundheit zu pflegen, ja im eigentlichen Sinn des Wortes „Prävention" Krankheiten zuvorzukommen. Denn Prävention kann nicht wie ein Rezept über den Tresen gereicht werden. Prävention ist auch nicht allein Aufgabe der Gesundheitssysteme. Sie erfordert vom Einzelnen Eigenverantwortung und einen guten Kontakt zum eigenen Körper. Leider ist der hektische Alltag aber oft genug der größte Hemmschuh für einen präventiven Lebensstil.

Runter vom Gas

Jeden Morgen das gleiche Stressprogramm. Frühstück im Stehen – wenn überhaupt. Rund ein Viertel der 14- bis 24-Jährigen gehen in Deutschland morgens ohne einen Bissen aus dem Haus. Wie hoch der Anteil jener ist, bei denen Stress nicht nur Morgenprogramm, sondern Tageslosung ist, wissen wir nicht. Der Blick auf Straßen, in Bahnhöfe und Einkaufszentren spricht aber eine deutliche Sprache. Es wird gehetzt, gerannt, gepufft, stehend gefuttert.

Nun ist Stress nicht a priori negativ: Ohne ein gewisses Maß an Tempo, Belastung, Risiko fehlt der Pep im Leben, können sich Widerstandskraft und Leistungsfähigkeit nicht gut entwickeln. „Schonung pur" lautet die Devise also definitiv nicht. Das Zuviel auf Dauer heißt aber, Bedürfnisse des Körpers und der Seele auszublenden.

Muße statt Muss

Wer immer schon dort sein sollte, wenn er erst hier ist, nimmt sich zu wenig Zeit zum Entspannen. Da bleibt keine Muße für dringend nötige tägliche Abschaltrituale: Hierzu könnte z. B. in manchen Fällen die Entscheidung gehören, die letzten beiden Busstationen zu Fuß zurückzulegen. Solche Ausklinker bieten nicht nur dem Körper eine willkommene Abwechslung. Die Augen gehen derweil auf Wanderschaft, die Nase betätigt sich als Schnüfflerin, die Ohren starten den großen Lauschangriff auf die Umgebung. Die Anspannung runterfahren, das Gehirn lüften, bevor man mit der Tür ins Zuhause fällt, bekommt auch dem Familienleben besser. Von der Signalwirkung auf die Kinder einmal ganz abgesehen.

Stress, gepaart mit ständigem Druck, kappt die Lebensfreude, lässt die Angst anwachsen. „Menschen mit häufigen Angstzuständen haben ein erhöhtes Risiko, eine Depression zu entwickeln", sagt Florian Holsboer, Direktor am Max-Planck-Institut für Psychiatrie in München. Verantwortlich sind hierfür u.a. Stresshormone wie das CRH (▶ 11.5.6).

Ein bedeutender Stressor ist dabei der Arbeitsplatz, angefangen bei unsicheren, sog. *prekären* Beschäftigungsverhältnissen, über die Anforderung ständiger Erreichbarkeit und Termindruck bis hin zum *Mobbing*, d.h. dem systematischen „Schikanieren" eines Arbeitnehmers auf verschiedenste Art und Weise. Zwischen 2000 und 2010 haben die psychisch bedingten Fehlzeiten am Arbeitsplatz, die zu einem Gutteil *durch* den Arbeitsplatz bedingt sind, nach Berechnungen einer großen deutschen Krankenkasse um schätzungsweise 40 % zugenommen!

> **Stressabbauer**
>
> Wichtig ist, sich bestimmte Zeitabschnitte zu gönnen, auch wenn noch nicht alle Pflichten erfüllt sind.
> - Entspannungsinseln
> - Ein warmes Bad nehmen
> - Gemütlich kochen, vielleicht mit Freunden
> - Für einige Minuten die Augen schließen, dabei die Arme hängen lassen
> - Öfter nein sagen, auch zum Fernseher
> - Yoga, Atemübungen, autogenes Training
> - Die Worte „noch schnell" beurlauben
> - Dem Handy Pausen gönnen.

Viel Stress heißt hoher Stresshormonpegel und Bluthochdruck. Damit steigt das Risiko für Arteriosklerose, Schlaganfall und Herzinfarkt. Und auch wenn es nicht ganz so dicke kommt: Schlafprobleme, saurer Magen, Nägelbeißen, Hörsturz, Aggressivität gegen alles, was einem in die Quere kommt, das sind Alarmzeichen. Umso dringender sollten Menschen, die über längere Zeit hochtourig arbeiten oder leben, das Heft für ihre Gesundheit, so oft es geht, selbst in die Hand nehmen. Dafür gibt es viele Möglichkeiten.

Mehr Lebensqualität – besser essen

Wer ständig am Limit läuft, ist zudem eher geneigt, fehlende Lebensqualität durch Essen oder Trinken ersetzen zu wollen. Auch das bleibt auf die Dauer nicht ohne Folgen. Bei einem Drittel aller jährlich weltweit registrierten Krebstodesfälle sind Faktoren beteiligt, die eigentlich vermeidbar wären: ungesunde Ernährung (zu viel Fett und Salz), Alkohol und Rauchen.

Wer lange das Falsche isst, kann in eine Mangelernährung rutschen. Untersuchungen haben z. B. gezeigt, dass bei uns Mangel an Vitamin D und Folsäure weit verbreitet ist. Folsäure hält unter anderem einen schwefelhaltigen Stoff namens Homocystein in Schach. Nimmt Homocystein überhand, steigt das Risiko für Gefäßerkrankungen.

Gesundheit schlucken?

Wären da nicht Vitaminpräparate die wirkungsvollste und einfachste Maßnahme? Das mag für bestimmte Personengruppen wie schwangere und stillende Frauen oder ältere Personen – unter ärztlicher Kontrolle – richtig sein. Über den generellen präventiven Nutzen von Vitaminsupplementen und eventuelle Schäden durch hohe Dosen wird unter Experten allerdings immer noch gestritten. Sicher ist, dass Vitamintabletten eine gesunde Ernährung nicht ersetzen können: Gerade in pflanzlicher Nahrung stecken viele gute Stoffe, deren Wirkungen und Wechselwirkungen bislang noch nicht bekannt sind und erst recht nicht nachgeahmt werden können (▶ 18.3).

Vorsorgeuntersuchungen nutzen

Es hat aber keinen Sinn zu leugnen, dass auch gesunder Lebensstil nicht vor allem schützt. Schutz vor etlichen Infektionskrankheiten etwa ist nur durch Impfungen möglich (▶ 13.6). Zudem sind viele Krankheiten im Frühstadium gut in den Griff zu kriegen, später hingegen kaum oder gar nicht mehr. Sich auch hier zu überwinden und Vorsorgeuntersuchungen in Anspruch zu nehmen kann das Leben ebenfalls um Jahre verlängern und die Lebensqualität erhalten (▶ 3.8, ▶ 17.8.9).

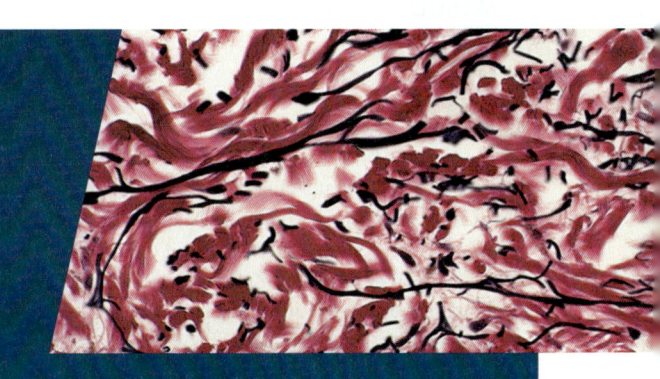

4 Gewebe des Körpers

4.1	Übersicht 64	4.3.5	Knorpel 68	4.5.4	Nervenfasern und Nerven 72
		4.3.6	Knochen 69		
4.2	**Epithelgewebe** 64			**4.6**	**Geweberegeneration und**
4.2.1	Oberflächenepithelien 65	**4.4**	**Muskelgewebe** 69		**Gewebeersatz** 73
4.2.2	Drüsenepithelien 66	4.4.1	Glatte Muskulatur 69	4.6.1	Physiologischer Zellersatz der
		4.4.2	Quergestreifte Muskulatur 70		Gewebe 73
4.3	**Binde- und Stützgewebe** 66	4.4.3	Herzmuskulatur 70	4.6.2	Regeneration zerstörten
4.3.1	Grundsubstanz 67				Gewebes 73
4.3.2	Fasern 67	**4.5**	**Nervengewebe** 70	4.6.3	Gewebeersatz 73
4.3.3	Lockeres, straffes und retikuläres	4.5.1	Neuron 70		
	Bindegewebe 67	4.5.2	Gliazellen des Nervengewebes 71	**4.7**	**Der fließende Schmerz** 74
4.3.4	Fettgewebe 67	4.5.3	Markscheiden 72		

4.1 Übersicht

Der Körper besteht aus einer Vielzahl verschiedener Zellen – dennoch finden sich stets Gruppen von Zellen mit gleichartiger Funktion und Bauart. Diese Zellverbände, deren Zellen gemeinsam eine Aufgabe für den Gesamtorganismus erfüllen, heißen **Gewebe**.

Vier Grundgewebe

Nach ihrer Entwicklungsgeschichte, ihrer Struktur und ihrer Funktion unterscheidet man vier Grundgewebe (▶ Tab. 4.1):
› Epithelgewebe
› Binde- und Stützgewebe
› Muskelgewebe
› Nervengewebe.

Parenchym, Stroma und Interzellularsubstanz

Verschiedene Gewebe zusammen bilden ein **Organ**. Die Zellen, die für die „eigentliche" Funktion des Organs zuständig sind, bilden das **Parenchym**. Dazwischen liegt das **Stroma** oder *Interstitium* (lat. Zwischenraum), welches das Gerüst des Organs bildet und Bindegewebe, seltener Epithelgewebe und Muskelzellen sowie Gefäße und Nerven enthält, die das Organ versorgen.
Der Raum zwischen den Zellen, der *Zwischenzell-* oder **Interzellularraum,** ist mit einer sehr unterschiedlichen Menge an *Zwischenzell-* oder **Interzellularsubstanz** ausgefüllt. Sie ist von großer Bedeutung für den Stoffaustausch zwischen Blut und Zellen wie auch für die mechanische Funktion der Gewebe, was an den Binde- und Stützgeweben besonders deutlich wird (▶ 4.3).

4.2 Epithelgewebe

Epithelgewebe sind flächenhafte Zellverbände, welche die äußeren und inneren Körperoberflächen, die Körperhohlräume und Gangsysteme bedecken – daher auch der Name *Deckgewebe*. Es gibt verschiedene Formen von Epithelgeweben, die sich unterschiedlich spezialisiert haben (▶ Tab. 4.2).

In der embryonalen Entwicklung sind alle drei Keimblätter (Ekto-, Meso- und Entoderm, ▶ 21.2) an der Entstehung der Epithelien beteiligt.
Epithelien sind zellreiche Gewebe. Sie besitzen keine eigene Blutversorgung, sondern werden durch Diffusion vom darunter gelegenen Bindegewebe versorgt. Zwischen den Epithelzellen findet sich nur ein mikroskopisch feiner Zwischenraum, der **Interzellularspalt**.

Basalmembran

Vom darunterliegenden Bindegewebe ist das Epithel durch die ca. 1 µm dicke **Basalmembran** abgegrenzt. Diese für Epithelien typische Struktur besteht aus Proteinen und kohlenhydratreichen Makromolekülen, die von den Epithelien gebildet werden. Die Basalmembran verbindet das Epithelgewebe fest mit dem Bindegewebe.
Bei bösartigen Tumoren kommt der Basalmembran entscheidende Bedeutung zu: Hat der Tumor die Basalmembran noch nicht durchbrochen, so besteht noch kein Anschluss an Blut- und Lymphgefäße, die Tumorzellen an andere Orte transportieren können, die Heilungschance liegt meist bei 100 %.

Zellkontakte

Epithelien haben oft Schutz- und Barrierefunktion. Deshalb bilden Epithelzellen besondere **Zellkontakte** aus: Für die mechanische Festigkeit sind vor allem die **Desmosomen** (*Maculae adhaerentes*) wichtig, die aus beidseits verdichteten Membranabschnitten und dazwischen liegender Kittsubstanz bestehen. Strukturell ähnlich sind die **Zonulae adhaerentes,** die eine Epithelzelle wie ein Gürtel mit ihren Nachbarzellen verbinden (*zona* = Gürtel). Nahe freier Oberflächen sind die Zellmembranen weitgehend miteinander verschmolzen **(Tight-Junctions),** wodurch eine unkontrollierte Passage von Substanzen durch das Epithel nahezu unmöglich wird. Ein (kontrollierter) Stoffaustausch erfolgt durch **Gap-Junctions** (*Nexus*), bei denen winzige „Verbindungstunnel" den Interzellularspalt überbrücken.

GRUNDGEWEBE	FUNKTION	BEISPIELE IM KÖRPER
Epithelgewebe	Bedeckung und Schutz der Körperoberfläche Auskleidung von Körperhöhlen Transport, Resorption, Sekretion, Ausscheidung von Substanzen	Äußere Haut Schleimhäute von Atmungs-, Verdauungs-, Harn- und Reproduktionstrakt Drüsen
Binde- und Stützgewebe	Unterstützung und Verbindung von Körperstrukturen, Körperstatik Speicherung von Substanzen Transportvorgänge	Knorpel, Knochen, Bänder, Sehnen Fett Blut
Muskelgewebe	Körper- und Organbewegungen Wärmebildung	Skelettmuskeln an Kopf, Hals, Rumpf, Armen und Beinen Herz, Gefäßwände Hohlorgane, z. B. Magen, Harnblase
Nervengewebe	Erfassung, Verarbeitung, Speicherung und Aussendung von Informationen Steuerung der Körperfunktionen	Gehirn, Rückenmark Periphere Nerven Sinnesorgane

Tab. 4.1 Übersicht über die vier Grundgewebe des menschlichen Körpers, ihre Aufgaben und Beispiele für ihr Vorkommen im Organismus.

> **Pemphigus vulgaris**
>
> Beim **Pemphigus vulgaris** bildet das Immunsystem Abwehrstoffe gegen Desmosomen, es bilden sich Blasen an Haut und Schleimhäuten.

Polare Differenzierung

Weiteres Kennzeichen von Epithelien ist die **polare Differenzierung** der Zellen: Epithelzellen sehen an ihrer „oberen" *(apikalen, oberflächennahen)* Seite vielfach anders aus als an ihrer „unteren" *(basalen, basalmembrannahen)* Seite. Dies erklärt sich durch die unterschiedliche Funktion der beiden Seiten: Zahlreiche **Mikrovilli** bilden

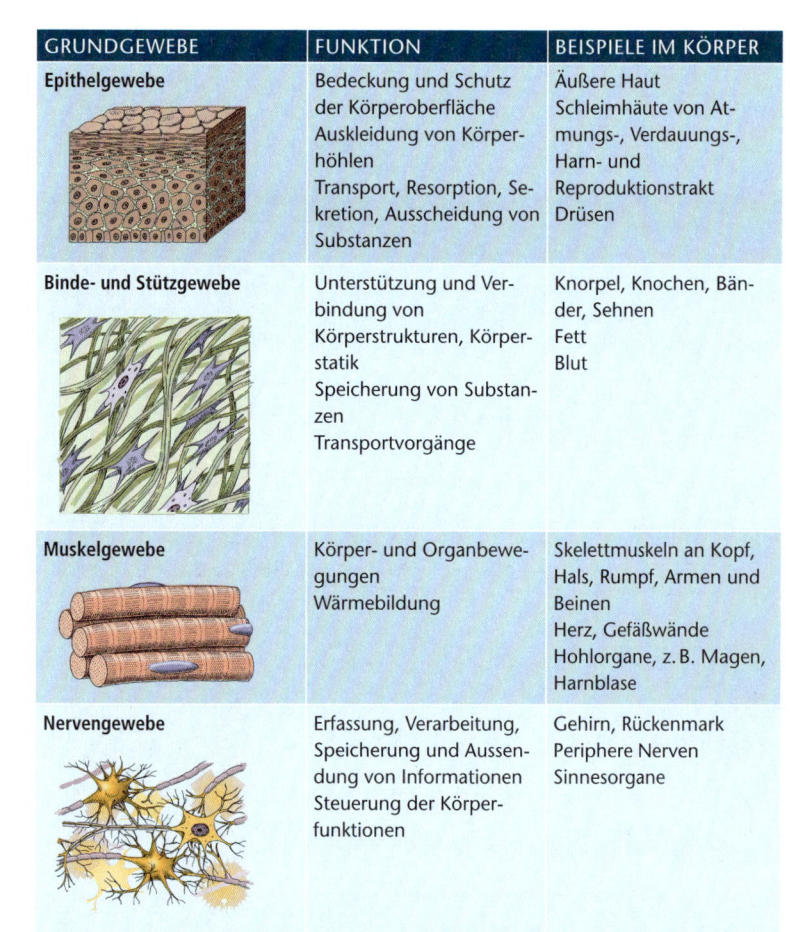

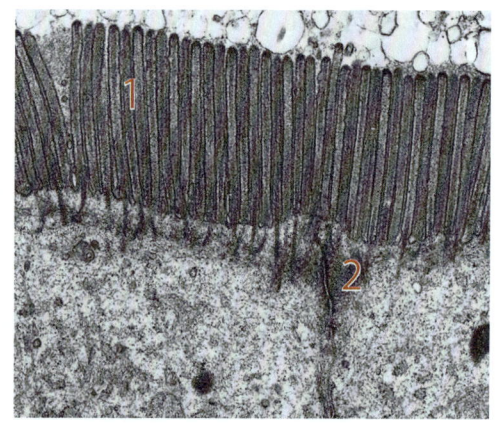

Abb. 4.1 (rechts): Bürstensaum einer Dünndarmepithelzelle, elektronenmikroskopische Aufnahme. Die zahlreichen Mikrovilli (1) stehen dicht aneinander. Erkennbar ist außerdem eine Zonula adhaerens (2) als Beispiel eines Zellkontakts. [M375]

	FORM	LOKALISATION	FUNKTION
Schutzepithelien	Mehrschichtiges verhorntes Plattenepithel	Äußere Haut	Äußere Abdeckung und Schutz des Körpers
	Mehrschichtiges unverhorntes Plattenepithel	Schleimhaut (z. B. Mundhöhle)	Innere Abdeckung und Schutz der Körperhöhlen
	Übergangsepithel	Harnwege (z. B. Harnblase)	Schutz gegen Harn
Resorptionsepithelien	Einschichtiges zylindrisches Epithel	Schleimhaut (z. B. Darm)	Stoffaufnahme (Resorption)
Drüsenepithelien	Mehrschichtiges zylindrisches Epithel	In Haut und Schleimhäuten (z. B. Darm)	Stoffabsonderung (Sekretion)
Transportierende Epithelien	Einschichtiges Epithel (mit Flimmerhärchen)	Schleimhaut (z. B. Atemwege, Eileiter)	Sekretstrombewegung (Reinigung, Transport der Eizelle)

Tab. 4.2 Lokalisation und Funktionen wichtiger Epithelien (verändert nach Speckmann). Zu den Sinnesepithelien ➤ Kapitel 9.

z. B. einen **Bürstensaum** für Resorptionsaufgaben (➤ Abb. 4.1), hochbewegliche **Flimmerhaare** *(Kinozilien)* bilden ein **Flimmerepithel** zum Transport.

Das Flimmerepithel der Atemwege fängt Staubpartikel der Einatemluft ab, transportiert sie Richtung Mund und verhindert so eine Verschmutzung der Lungenbläschen. Um sich selbst vor aggressiven Stäuben zu schützen und Partikel besser abtransportieren zu können, besitzen viele Flimmerepithelien zusätzlich *schleimbildende Becherzellen* (➤ 16.4).

4.2.1 Oberflächenepithelien

Oberflächenepithelien bedecken die innere und äußere Oberfläche des Körpers. Das *Hautepithel* schützt den Körper vor Umwelteinflüssen und Wasserverlust. Die *Oberflächenepithelien des Körperinneren* kleiden unter anderem Darm, Gallen- und Harnblase sowie Drüsenausführungsgänge aus. Sie schirmen tiefer gelegene Gewebe vor aggressiven Substanzen ab.

Die meisten Oberflächenepithelien des Körperinneren enthalten sekretproduzierende Zellen bzw. Drüsen. Deren schleimiges Sekret bildet einen dünnen Film auf diesen Epithelien, die deshalb mit der unter ihnen liegenden Bindegewebsschicht auch als **Schleimhäute** bezeichnet werden (*Tunica mucosa* oder kurz *Mukosa*, *mucus* = Schleim).

Epithelformen

Sowohl im Aussehen der Zellen als auch im Aufbau der Zellschichten unterscheiden sich Oberflächenepithelien voneinander. Es gibt **platte**, **kubische** *(isoprismatische)* und **zylindrische** *(hochprismatische)* Epithelien. Kubische Zellen finden sich z. B. in den Ausführungsgängen kleiner Drüsen, zylindrische in der Gallenblase oder im Darm. Die verschiedenen Zellformen entsprechen unterschiedlichen funktionellen Erfordernissen: Bei den kubischen und zylindrischen Epithelformen steht die Stoffaufnahme (Resorption) oder -abgabe (Sekretion) im Vordergrund, bei den platten Epithelien die Schutz- und Abgrenzungsfunktion.

Auch die Anordnung der Zellen ist unterschiedlich: Beim **einschichtigen Epithel** haben alle Zellen Kontakt mit der Basalmembran. Gleiches gilt für die Zellen des **mehrreihigen Epithels,** bei dem jedoch nicht alle Zellen die Epitheloberfläche erreichen. Beim **mehrschichtigen Epithel** hat dagegen nur die unterste Zellschicht Kontakt zur Basalmembran (➤ Abb. 4.2).

Funktion der Epithelien

Einschichtiges Plattenepithel glättet Oberflächen und findet sich z. B. in den Lungenbläschen sowie an den inneren Oberflächen von Brustfell, Bauchfell und Herzbeutel. Das einschichtige Plattenepithel im Innern von Blutgefäßen oder Herzhöhle heißt **Endothel** bzw. **Endokard** (➤ Abb. 14.8).

Mehrreihiges zylindrisches Epithel kleidet die Atemwege aus und besitzt auf seiner Oberfläche meist Flimmerhärchen (➤ Abb. 4.2, ➤ Abb. 4.3).

Mehrschichtiges Plattenepithel schützt vor allem gegen mechanische, chemische oder thermische Einflüsse. An der Haut bildet es die **Oberhaut** *(Epidermis)*. Die oberste Schicht der Epidermis **verhornt** (➤ 7.2.2), wodurch insbesondere an Händen und Füßen dicke Schutzpolster gegen mechanische Belastung entstehen. **Unverhornte** mehrschichtige Epithelien kleiden die Mundhöhle, den Nasenrachenraum und die Speiseröhre aus. Sie finden sich auch an den Stimmbändern, der Bindehaut des Auges (➤ 9.6.1, ➤ Abb. 9.10) sowie den Schleimhäuten.

Eine Sonderform des mehrschichtigen Epithels ist das **Übergangsepithel** oder *Urothel*, das in Nierenbecken, Harnleiter, Harnblase und Teilen der Harnröhre vorkommt. Die Bezeichnung „Übergangsepithel" rührt daher, dass bei zunehmender Blasenfüllung (Dehnung) das hohe in ein eher flaches Epithel übergeht. Die oberflächlichste Zellschicht ist hierzu besonders differenziert: die Zellen sind sehr groß, enthalten häufig zwei Zellkerne

Abb. 4.2 Verschiedene Epithelarten. Die schwarze Linie an der Basis einer jeden Zeichnung entspricht jeweils der Basalmembran.

Einschichtiges Plattenepithel

Lungenbläschen, Brust-, Bauchfell, Endothel

Einschichtiges kubisches Epithel

Drüsenausführungsgänge

Einschichtiges zylindrisches Epithel, links Flimmerepithel

ohne Flimmerhärchen: Gallenblase, Darmkanal, mit Flimmerhärchen: Atemwege

Mehrreihiges zylindrisches Epithel, links Flimmerepithel

mit Flimmerhärchen: Nasenschleimhaut

Mehrschichtiges Übergangsepithel

Harnblase, Harnleiter, Nierenbecken

Mehrschichtiges zylindrisches Epithel

Drüsen, Darmschleimhaut

Mehrschichtiges unverhorntes Epithel

Mundhöhle, Speiseröhre, Stimmbänder, Vaginalschleimhaut

Mehrschichtiges verhorntes Plattenepithel

äußere Haut

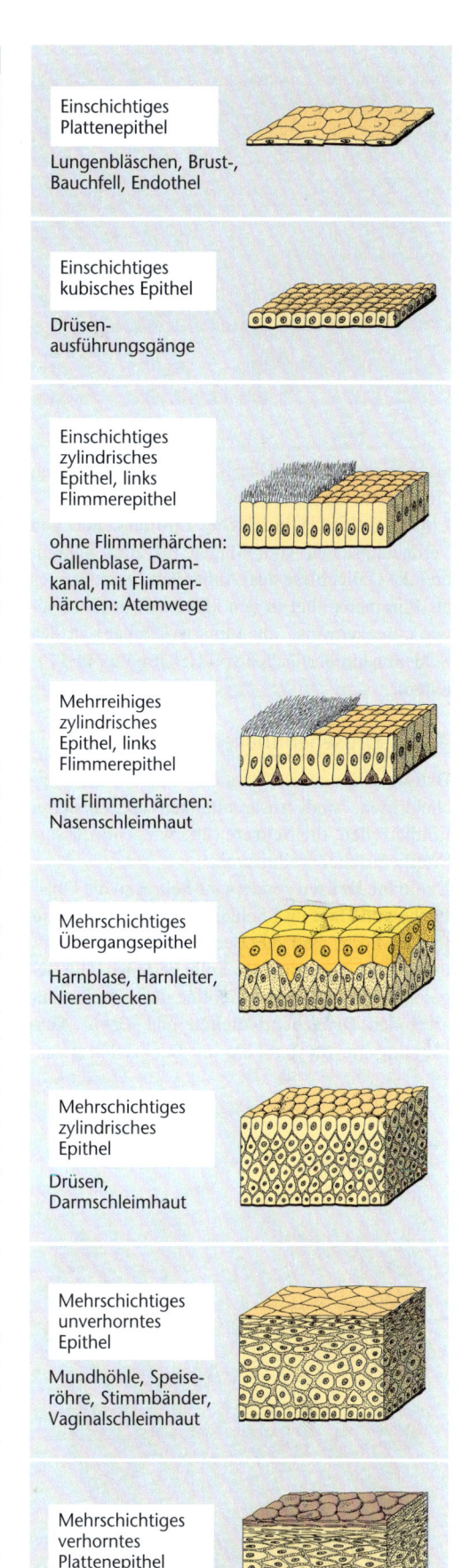

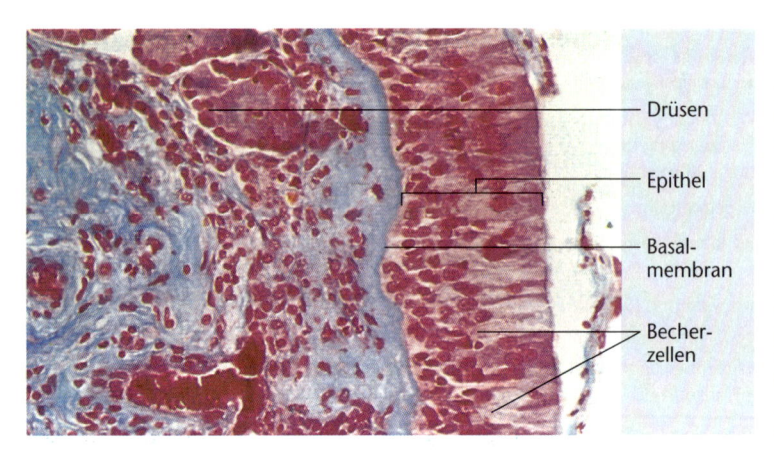

Abb. 4.3 Mehrreihiges zylindrisches Epithel der Nasenschleimhaut. Zwischen den Epithelzellen liegen Becherzellen. Sie geben ihren Schleim an die Oberfläche ab, wo er mit darin gebundenen Schmutzpartikeln vom Flimmerepithel (hier nicht zu erkennen) abtransportiert wird. In der Bindewebeschicht unter dem Epithel findet man Drüsen, deren Sekret die Atemluft anfeuchtet. [X141]

4.3 Binde- und Stützgewebe

Binde- und Stützgewebe sind entscheidend an der Formgebung und -erhaltung des Körpers beteiligt. Sie entwickeln sich fast ausschließlich aus dem mittleren Keimblatt, dem sog. *Mesoderm* (➤ 21.2). Zu den Bindegeweben gehören das lockere, das straffe und das retikuläre Bindegewebe (➤ 4.3.3) sowie das Fettgewebe (➤ 4.3.4). Die Stützgewebe unterteilt man in Knorpel und Knochen.

Zellen des Bindegewebes

Der Anteil der Zellen ist im Bindegewebe vergleichsweise gering. Die Zellen liegen, eingebettet in die Interzellularsubstanz, weit voneinander entfernt. Ausnahme ist das Fettgewebe.
Die **ortsständigen Zellen** des Bindegewebes, z. B. die Fibroblasten, bilden die Interzellularsubstanz. Außerdem kommen bewegliche **freie Zellen** vor, die überwiegend dem *Monozyten-Makrophagen-System* angehören und Abwehraufgaben wahrnehmen (➤ 13.2.2).

Reichlich Interzellularsubstanz

Zwischen den Zellen liegt reichlich Interzellularsubstanz. Sie verleiht den verschiedenen Binde- und Stützgeweben ihre mechanischen Eigenschaften, ihre Stärke, Form und Festigkeit. Über die Interzellularsubstanz erfolgt auch der Stoffaustausch zur Versorgung der Zellen.
Die Interzellularsubstanzen kann man in **Grundsubstanz** (Kittsubstanz vor allem aus Wasser, Proteinen und Kohlenhydratverbindungen ➤ 4.3.1) und **Fasern** (➤ 4.3.2) einteilen. Für jedes Bindegewebe ist die Mischung aus einem oder mehreren Fasertypen, verbunden mit einer Grundsubstanz, charakteristisch.

und besitzen an ihrer Oberfläche eine Verdichtung, die **Crusta,** die gleichzeitig vor Urin schützt.
Einschichtiges zylindrisches Epithel kleidet den Verdauungskanal vom Magen bis zum Rektum und die Gallenblase aus. Außerdem findet man es als Flimmerepithel in den kleinen Bronchien sowie (streckenweise mit Flimmerhärchen) an den Schleimhautoberflächen von Gebärmutter und Eileitern.

4.2.2 Drüsenepithelien

Drüsen *(Glandulae),* etwa die Tränen- oder Speicheldrüsen, sind Ansammlungen spezialisierter Epithelzellen, die **Sekrete** (überwiegend flüssige Stoffgemische) produzieren.
Exokrine Drüsen sondern ihr Sekret an die Oberfläche von Haut und Schleimhäuten ab. Ihre einfachste Form sind die Becherzellen des Darms, die nur aus einer einzigen Zelle bestehen. Die Regel sind aber komplexe Gebilde aus sekretproduzierenden **Drüsenendstücken** und einem **Ausführungsgangsystem,** das mit Deckzellen ausgekleidet ist (➤ Abb. 4.4). Die Deckzellen nehmen an der Sekretproduktion nicht teil, können jedoch spezifische Aufgaben übernehmen, so z. B. die Resorption von Natrium-Ionen aus dem Sekret.

An einigen exokrinen Drüsen, z. B. den Speicheldrüsen oder der Brustdrüse, gibt es **Myoepithelzellen,** die durch ihre Kontraktion die Endstücke „auspressen" und so den Sekretfluss fördern.
Sezerniert eine Drüse vornehmlich wässrige Sekrete, so heißt sie **seröse Drüse,** sezerniert sie vor allem schleimige Sekrete, wird sie **muköse Drüse** genannt. Gemischte Drüsen produzieren je nach Bedarf sowohl seröse als auch muköse Ausscheidungen (➤ Abb. 4.6).
Endokrine Drüsen, auch **Hormondrüsen** oder *innersekretorische Drüsen* genannt, brauchen keinen Ausführungsgang. Ihre Sekrete – die *Hormone* – diffundieren entweder in die Blutkapillaren und erreichen über den Blutkreislauf die Zielzellen oder werden lokal wirksam *(parakrine Sekretion* ➤ Abb. 4.5, Details ➤ 11.1). Die parakrine Sekretion hat nur eine geringe Reichweite.

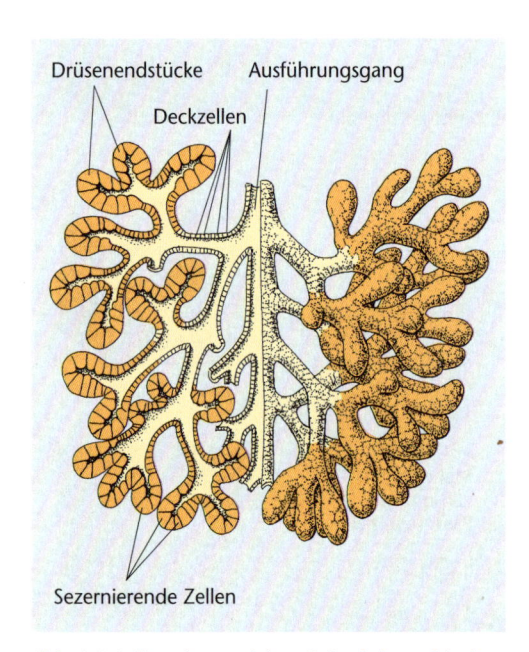

Abb. 4.4 Aufbau einer exokrinen Drüse (schematisiert). Die sezernierenden Anteile der Drüse sind die Drüsenendstücke; die übrigen Teile sind Ausführungsgänge.

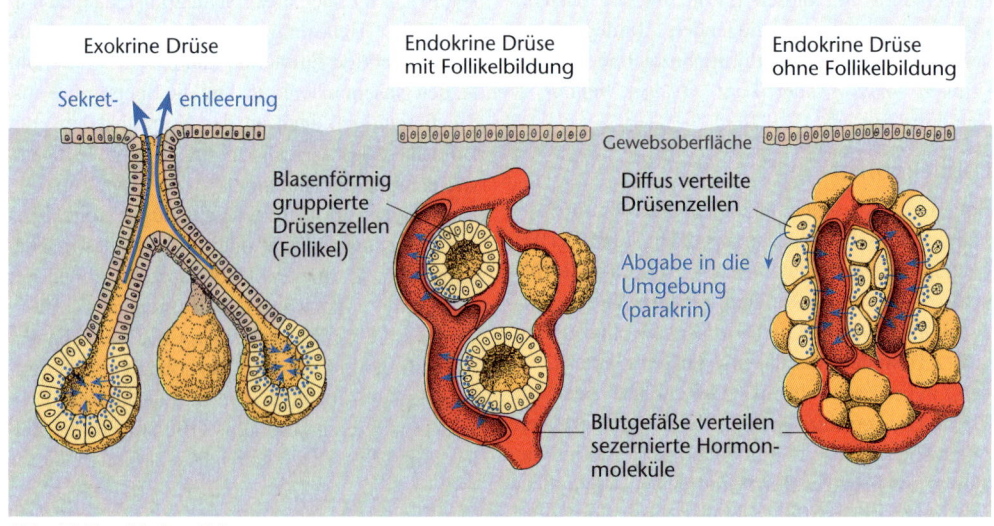

Abb. 4.5 Verschiedene Drüsen.
Links: Exokrine Drüse mit Ausführungsgang, über den das Sekret auf die Gewebsoberfläche gelangt.
Mitte: Endokrine Drüse mit Follikelbildung. Das Drüsensekret sammelt sich in den von den Drüsenzellen ausgebildeten Hohlräumen. Bei Bedarf wird es ins Blut abgegeben (typisches Beispiel: Schilddrüse).
Rechts: Endokrine Drüse ohne Follikelbildung. Das Sekret wird ohne Speichermöglichkeit in Blutkapillaren (z. B. Nebennierenrinde, Hypophysenvorderlappen) oder den Intrazellularspalt (parakrine Sekretion) abgegeben.

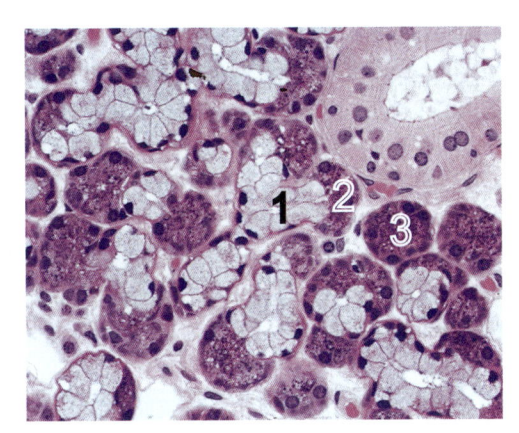

Abb. 4.6 Gemischte seromuköse Endstücke in der Unterkieferspeicheldrüse (lichtmikroskopisches Bild). Bei 1 ein muköser Anteil, bei 2 und 3 seröse Anteile. [M375]

4.3.1 Grundsubstanz

Die von den Bindegewebszellen gebildete **Grundsubstanz** ist eine homogene, kittartige Masse. Sie besteht hauptsächlich aus Interzellularflüssigkeit, *Glykoproteinen* und *Proteoglykanen* (Riesenmoleküle mit hohem Polysaccharid- und geringerem Proteinanteil). Proteoglykane binden Gewebswasser und andere Substanzen und lassen die Grundsubstanz dadurch zähflüssig bis fest werden. Bei den Stützgeweben Knorpel und Knochen hat die Grundsubstanz vor allem mechanische Funktion. Im Übrigen ist sie Reservoir der extrazellulären Flüssigkeit und von großer Bedeutung für den Stoffaustausch zwischen Zellen und Blut.

4.3.2 Fasern

Bei den **Fasern** unterscheidet man kollagene, elastische und retikuläre Fasern mit unterschiedlichen Aufgaben.

Kollagenfasern

Kollagenfasern finden sich im ganzen Körper, vor allem aber in Sehnen und Gelenkbändern. Ihre sehr große Zugfestigkeit macht sie besonders geeignet für Haltefunktionen. Die Dehnbarkeit von Kollagenfasern ist gering. Ihr Name rührt daher, dass sie beim Kochen zu Leim *(Kolla)* verarbeitet werden können (➤ Abb. 4.7).

Elastische Fasern

Elastische Fasern sind sehr dehnbar. Sie geben z. B. den Arterien (➤ 15.1.2) ihre hohe Elastizität. Bestünden diese nur aus dem einschichtigen Endothel, würden sie sofort platzen, wenn das Blut mit hohem Druck hineingepresst wird. Die elastischen Fasern der Arterienwand fangen jedoch wie ein Gummiband die Belastung auf. Auch die Elastizität von Lunge und Haut beruht auf ihrem Gehalt an elastischen Fasern (➤ Abb. 4.8).

Retikuläre Fasern

Retikuläre Fasern *(Gitterfasern)* bestehen chemisch aus einem Kollagenuntertyp. Sie sind nicht so zugfest wie kollagene Fasern, aber dafür (begrenzt) dehnbar. Retikuläre Fasern bilden kleine verzweigte Netze, die eine Anpassung an verschiedene Formen ermöglichen.

Retikuläre Fasern finden sich vor allem in Organen mit retikulärem Bindegewebe wie Knochenmark, Rachenmandeln, Lymphknoten und Milz. Sie stützen diese Organe. Außerdem sind sie ein wichtiger Bestandteil der Basalmembranen.

4.3.3 Lockeres, straffes und retikuläres Bindegewebe

Lockeres Bindegewebe

Lockeres Bindegewebe ist faserarm. Kollagenfasern sowie wenige elastische und retikuläre Fasern sind locker angeordnet. Lockeres Bindegewebe füllt überall im Körper als *Stroma* (➤ 4.1) Hohlräume zwischen ganzen Organen und einzelnen Teilen eines Organs. Es erhält die Form der Organe und des Körpers, begleitet Nerven und Gefäße und dient als Wasserspeicher wie auch als Verschiebeschicht. Zudem erfüllt das lockere Bindegewebe Aufgaben bei Abwehr- und Regenerationsvorgängen, da es viele Entzündungs- und Abwehrzellen beherbergt.

Straffes Bindegewebe

Das faserreiche **straffe Bindegewebe** wird unterteilt in geflechtartiges und parallelfaseriges Bindegewebe. Die Kollagenfasern des **geflechtartigen Bindegewebes** bilden einen filzartigen Verband, z. B. in der Lederhaut des Auges (➤ 9.6.1), der harten Hirnhaut (➤ 8.11.1) und den Organkapseln. Das **parallelfaserige Bindegewebe** findet sich in den Sehnen.

Die ortsständigen Zellen des lockeren und straffen Bindegewebes sind die **Fibroblasten**. Sie sind oft spindelförmig mit Fortsätzen. Ruhende Fibroblasten heißen **Fibrozyten**.

Retikuläres Bindegewebe

Das **retikuläre Bindegewebe** schließlich steht dem undifferenzierten, *embryonalen Bindegewebe* noch nah. Die sternförmigen **Retikulumzellen** bilden ein dreidimensionales Netzwerk. Den Zellen liegen die feinen, verzweigten retikulären Fasern an. Retikuläres Bindegewebe kommt hauptsächlich im Knochenmark und in den lymphatischen Organen vor.

4.3.4 Fettgewebe

Fettgewebe ist eine Sonderform des retikulären Bindegewebes. Seine ortsständigen Zellen sind die **Fettzellen**.

Fett ist der Energiespeicher des Körpers: In die Fettzellen sind kugelförmige Fetttröpfchen aus Neutralfett (Triglyzeride) und Wasser eingelagert (➤ Abb. 4.9). Wird dem Körper mehr Energie zugeführt, als er verbraucht, schwellen die Fetttröpfchen prall an.

Fettgewebe ist aber auch stoffwechselaktiv: Neben Zytokinen, Enzymen und Angiotensinogen (➤ 15.3.5 und ➤ 19.3.1) produziert es z. B. das Hormon *Leptin* (➤ 11.7), das an der Appetitregulation beteiligt ist (➤ 18.4.1).

Bindegewebsfasern fassen Gruppen von Fettzellen zu Läppchen zusammen. Viele *Fettläppchen* bilden das Fettgewebe, das von einem Netz aus Blutkapillaren versorgt wird. Je mehr Fettgewebe, desto mehr Kapillaren – dadurch wird der Kreislauf Übergewichtiger zusätzlich belastet.

Speicherfett und Baufett

Im **Speicherfett** versteckt der Körper im Überschuss aufgenommene Energie, um sie bei Energiemangel wieder zu mobilisieren. In Unterhaut-

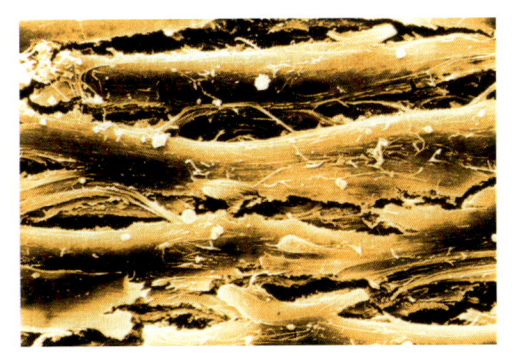

Abb. 4.7 Kollagenfasern in mittlerer rasterelektronenmikroskopischer Vergrößerung. [X243]

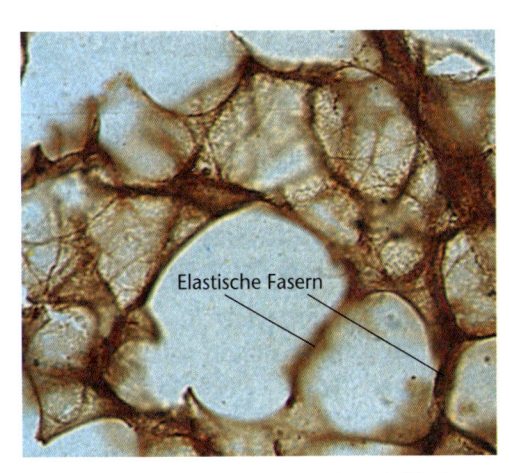

Abb. 4.8 Netz aus elastischen Fasern (Lunge). Die elastischen Fasern umspannen die Lungenbläschen und ermöglichen so das passive Zusammenziehen der Lunge bei der Ausatmung. [X141]

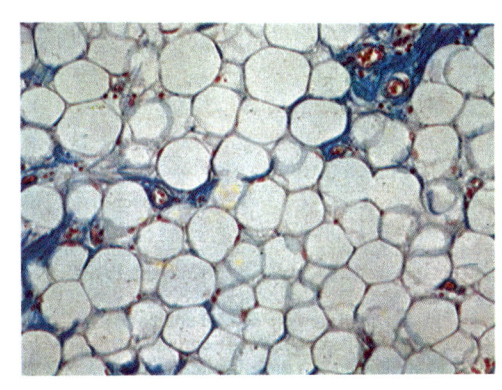

Abb. 4.9 Weißes Fettgewebe im lichtmikroskopischen Bild. Zytoplasma und Zellkern sind von den prallen Fetttropfen an den Rand der Zelle gedrängt worden. [M375]

fettgewebe und – vor allem bei Männern – Gekröse des Darms ist der größte Teil des Speicherfetts lokalisiert. Als normal gilt bei jungen Männern ein Fettanteil des Körpers um 15 %, bei Frauen um 25 %. Der größere Fettanteil bei Frauen dient als Reserve in Schwangerschaft und Stillperiode und prägt die weibliche Körperform. Im Alter nimmt der durchschnittliche Fettanteil des Körpers zu.

Das **Baufett** dient zur Auspolsterung mechanisch beanspruchter Körperregionen (z. B. Gesäß, Fußsohlen) und als Isolationsschicht zum Wärmeschutz. Viele Organe werden durch Baufett in ihrer Lage gehalten. Beispiele sind das Baufett der Nierenlager oder das Fettpolster in der Augenhöhle. Auch die Pausbacken von Säuglingen werden durch Baufett hervorgerufen. Hier versteift es die Wangen, damit diese beim Saugen nicht zusammenfallen. Bei Rückbildung von Organen kann Baufett den entstehenden Hohlraum ausfüllen (z. B. Fettmarkersatz des Knochenmarks, das nicht mehr zur Blutbildung benötigt wird). Im Hungerzustand greift der Körper das Baufett erst an, wenn sämtliche Vorräte an Speicherfett aufgebraucht sind.

> **Fett „wärmt"**
>
> Die Schutzfunktion des Fettgewebes vor Wärmeverlust wird z. B. in der unterschiedlichen Kältetoleranz der Menschen deutlich: Schlanke Menschen frieren leichter als mollige. Sie ziehen sich meist wärmer an und brauchen eher eine zweite Bettdecke.

Weißes und braunes Fettgewebe

Während Bau- und Speicherfett fast ausschließlich **weißes Fettgewebe** mit Zellen bis zu 0,1 mm Durchmesser ist, findet sich beim Säugling an Hals und Rumpf auch **braunes Fettgewebe** mit kleineren Zellen und vielen kleinen Fetttröpfchen pro Zelle. Die Farbe ist durch eine große Mitochondriendichte (▶ 2.5.6) bedingt. Das braune Fettgewebe dient der zitterfreien Wärmebildung, da das abgebaute Fett vor allem in Wärme umgesetzt wird. Obwohl das braune Fett bei Neugeborenen nur etwa 1,5 % des Körpergewichts ausmacht, kann der hohe Energieumsatz dieser Zellen die Wärmeproduktion des Körpers verdoppeln.

4.3.5 Knorpel

Der besonders druckfeste **Knorpel** gehört zu den Stützgeweben. Er widersteht mechanischen Beanspruchungen, insbesondere Scherkräften.

Die *Knorpelzellen* (**Chondrozyten**) liegen in kleinen Gruppen zusammen. In ihrer unmittelbaren Umgebung ist die Interzellularsubstanz intensiv gefärbt, man spricht auch von **Knorpelhof** oder *Territorium*.

Die hohe Druckfestigkeit des Knorpels entsteht dadurch, dass viel feste Grundsubstanz mit hohem Gehalt an Proteoglykanen und kollagenen Fasern die Chondrozyten umlagert. Eine wichtige Rolle hierfür spielt auch die *Knorpelhaut*, das **Perichondrium**, das den Knorpel zusammenhält.

Je nach Verhältnis zwischen Fasern und Knorpelgrundsubstanz unterscheidet man hyalinen, elastischen und Faserknorpel.

Knorpel gehört zu den **bradytrophen Geweben** mit niedriger Stoffwechselaktivität. Er kann nur durch Diffusion (▶ 2.7.4) von Nährstoffen und Sauerstoff aus den umgebenden Geweben und dem Perichondrium versorgt werden. Seine Regenerationsfähigkeit ist gering, weshalb Verletzungen der Gelenkknorpel oder der ebenfalls aus Knorpelgewebe bestehenden *Menisken* schlecht heilen (▶ 6.8.2).

Hyaliner Knorpel

Durch **hyalinen Knorpel** (▶ Abb. 4.10) scheint das Licht hindurch wie durch mattes, bläuliches Glas. Er ist sowohl druckfest als auch elastisch und findet sich an vielen Stellen des Körpers. So überzieht er die Gelenkflächen, bildet die Rippenknorpel, das Kehlkopfgerüst, die Spangen der Luftröhre und Teile der Nasenscheidewand.

Elastischer Knorpel

Ein hoher Anteil elastischer Fasernetze verleiht dem **elastischen Knorpel** große Elastizität und die typische gelbe Farbe. Kehldeckel und Ohrmuscheln bestehen aus diesem sehr biegsamen Knorpel.

Faserknorpel

Die Interzellularsubstanz des **Faserknorpels** wird von zahlreichen, dicht gepackten kollagenen Fasern durchzogen. Dadurch ist Faserknorpel sehr widerstandsfähig gegenüber mechanischen Einflüssen. Faserknorpel bildet die Bandscheiben der Wirbelsäule, die halbmondförmigen Knorpelscheiben des Kniegelenks (Menisken) und verbindet in der Schamfuge die beiden Schambeine.

Meniskusschäden

Meniskusverletzungen am Knie treten vor allem bei sportlich aktiven Menschen auf. Ursache ist zumeist eine gewaltsame Drehung des belasteten Unterschenkels, wie sie besonders beim Fußballspielen und Skifahren vorkommt. Meist reißt der mediale Meniskus, der stärker fixiert ist als der laterale. Der aus Faserknorpel bestehende Meniskus heilt nur schlecht, da lediglich das äußere Fünftel durchblutet wird. Der Rest ist auf eine Ernährung durch Diffusion angewiesen (▶ 2.7.4).

Ein geschädigter Meniskus kann durch einen chronischen Reizzustand den ganzen Gelenkknorpel gefährden. Aus diesem Grund werden geschädigte Menisken oft operativ entfernt.

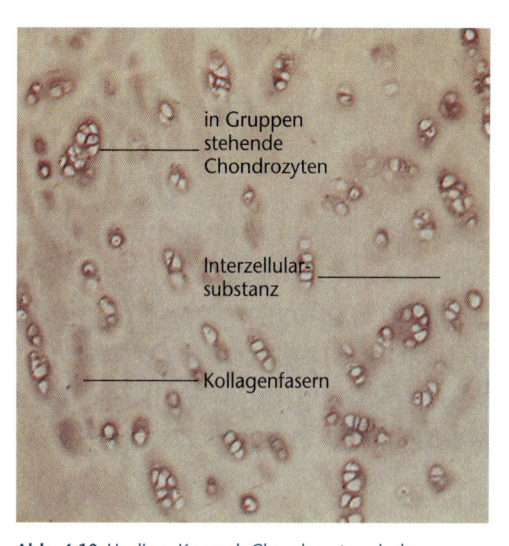

Abb. 4.10 Hyaliner Knorpel. Chondrozyten sind von einem dunkler angefärbten Bereich, dem Knorpelhof, umgeben. Zwischen den Zellen liegt die hellere Interzellularsubstanz. [X141]

Bildbeschriftungen: in Gruppen stehende Chondrozyten; Interzellularsubstanz; Kollagenfasern

> **Arthrose und Arthritis**
>
> Bei der **Arthrose** werden die Gelenkknorpeloberflächen mechanisch zerstört. Diese Oberflächen sind besonders gefährdet: Kein Perichondriumüberzug schützt sie, gleichzeitig fehlt ihnen jegliche Regenerationsfähigkeit. Ursache ist meist ein Missverhältnis zwischen Beanspruchung und Widerstandsfähigkeit des Gelenks. Sport, Schwerarbeit, Übergewicht und unphysiologische Belastung infolge von Fehlstellungen (z. B. X- oder O-Beinen) können die Gelenkflächen überstrapazieren. Die altersbedingt verminderte Leistungsfähigkeit des wenig stoffwechselaktiven Knorpels führt ebenfalls zur Arthrose, insbesondere beim Hüftgelenk *(Coxarthrose)* und Kniegelenk *(Gonarthrose)*.
>
> Ein *Anlaufschmerz* („eingerostete Gelenke") oder ein leichter Schmerz, der sich unter Belastung verstärkt *(Belastungsschmerz)*, sind die ersten Symptome. Später verstärken sich das Steifigkeitsgefühl und Schmerzen, und die Beweglichkeit des Gelenks wird immer weiter eingeengt. Besonders bei Überlastung kann sich die abgenutzte Gelenkfläche entzünden. Mögliches Endstadium der Arthrose ist eine bleibende Gelenkdeformierung mit Funktionsverlust des betroffenen Gelenks.
>
> Die Behandlung der Arthrose fußt derzeit vor allem auf Physiotherapie und antientzündlichen Medikamenten. Die Implantation „künstlichen Knorpels" aus Kunststoff in das Gelenk, die Behandlung mit Knochenmarkstammzellen, die den Knorpel nachbilden sollen, oder das Züchten von Knorpel im Labor aus eigenen Knorpelzellen (▶ 4.6.3) mit nachfolgender Implantation ins Gelenk sind noch als experimentell anzusehen. Bei einer schweren Hüft-, Kniegelenk- oder Schulterarthrose werden oft Gelenkprothesen implantiert, um Schmerzen und Gelenkbeweglichkeit zu bessern.
>
> Von der Arthrose abzugrenzen ist die **Arthritis**, die *Gelenkentzündung*. Sie tritt am häufigsten bei Systemerkrankungen des rheumatischen Formenkreises (Näheres ▶ 4.7), aber auch bei Bakterienbesiedlung eines Gelenks auf. Jede Arthritis kann die Gelenkflächen zerstören oder durch vorzeitige Abnutzung zur Arthrose führen. Umgekehrt kann sich auch ein arthrotisches Gelenk wie oben erwähnt entzünden *(aktivierte Arthrose, degenerative Arthritis)*.

4.3.6 Knochen

Knochen ist das am höchsten differenzierte Stützgewebe des Menschen und außerordentlich widerstandsfähig gegenüber Druck, Biegung und *Torsion* (Drehung um die Längsachse). Diese Festigkeit erlangt das Knochengewebe durch die Eigenschaften seiner Interzellularsubstanz, der **Knochenmatrix:** Zwischen zugfeste kollagene Fasern sind reichlich Kalksalze eingelagert. Die ortsständigen Zellen des Knochengewebes sind die **Osteozyten** (im teilungsfähigen Zustand auch **Osteoblasten** genannt). Sie werden ringsum von dieser Knochengrundmasse eingemauert. Durch viele feine Fortsätze halten sie den Kontakt mit ernährenden Blutgefäßen. Knochen hat darüber hinaus Stoffwechselfunktionen, vor allem als Kalzium- und Phosphatspeicher.

Rund die Hälfte der Knochenmatrix besteht aus den Kalksalzen, dem *anorganischen Anteil*. In den besonders harten Zähnen enthält die „Knochenmatrix" auch *Fluor-Salze* in Form von Kalziumfluorid. Knapp ein Drittel macht der *organische Anteil* aus, die Kollagenfasern. Der Rest ist eingelagertes Wasser. Bei hohem Kalzium- und Phosphatbedarf, z.B. in der Schwangerschaft, kann der Körper diese Substanzen durch Mobilisation aus dem Knochen bereitstellen.

Es gibt zwei Arten von Knochengewebe:
> Die feinfaserigen **Lamellenknochen**
> Die grobfaserigen **Geflechtknochen.**

Im Skelett des Erwachsenen kommen fast nur Lamellenknochen vor. Beim Neugeborenen hingegen überwiegt der einfacher aufgebaute Geflechtknochen, der allmählich zum hochwertigeren, komplizierten Lamellenknochen umgebaut wird.

Lamellenknochen

Die kollagenen Fasern der Knochenmatrix bilden im Lamellenknochen feine, dünne Plättchen, die **Lamellen** (➤ Abb. 4.11, ➤ Abb. 4.12), die nur Bruchteile von Millimetern dick sind.

Eine Reihe von Lamellen ordnet sich jeweils röhrenförmig um einen Kanal, den **Havers-Kanal,** in dem das sie ernährende kleine Gefäß liegt. So entsteht eine Vielzahl feiner Säulen, die *Havers-Säulen* oder **Osteone.** Sie sind jeweils wenige Millimeter lang und bilden die Baueinheit des Knochens. Osteone verlaufen vorwiegend in Längsrichtung und bestimmen so die Biegefestigkeit des Knochens.

Aus diesen Osteonen bilden sich die Knochen und nutzen dabei ein Prinzip aus der Bautechnik: Ein Rohr ist fast so stabil wie ein massiver Stab. Durch dieses *Leichtbauprinzip* spart der Körper Knochenmasse und -gewicht (das Skelett eines gesunden erwachsenen Mannes wiegt nur etwa 10 % seines Körpergewichts): Die wie Rohre gebauten langen Knochen bestehen außen aus kompakten Knochenschichten oder **Kortikalis** (*Knochenrinde*) und enthalten innen locker aufgebaute, mit Hohlräumen durchsetzte **Spongiosa** (*Schwammknochen*). Die Hohlräume der Spongiosa beherbergen in Gelenknähe das blutbildende, rote Knochenmark (➤ Abb. 12.2).

Im Gegensatz zum Knorpel gehört der Knochen zu den gut durchbluteten Geweben: Blutgefäße treten über das **Periost** (die *Knochenhaut*) an den Knochen heran (➤ Abb. 4.11 links unten). Durch quer oder schräg verlaufende Hohlräume, die **Volkmann-Kanäle,** sind sie mit den Gefäßen in den Havers-Kanälen verbunden. Dadurch ist Knochen auch gut regenerationsfähig.

Geflechtknochen

Die Grundstruktur des Geflechtknochens besteht aus locker miteinander verflochtenen Knochenbälkchen (*Trabekel*). Dieser Knochenaufbau ist weniger stabil als der des Lamellenknochens. Man findet ihn vorwiegend bei Neugeborenen.

Aus Geflechtknochen bestehen beim Erwachsenen nur noch die Ansatzstellen von Sehnen und Bändern sowie die Umgebung der Schädelnähte. Außerdem entsteht er vorübergehend bei der Heilung von Knochenbrüchen.

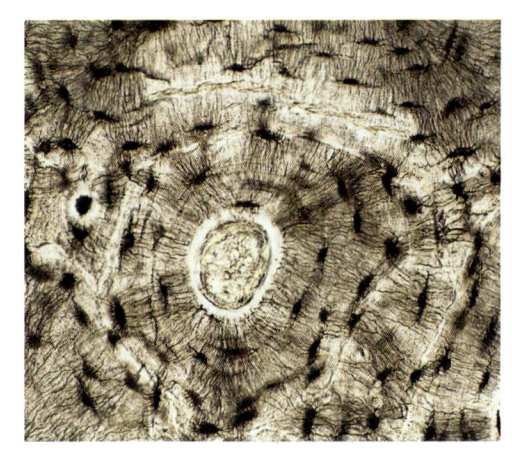

Abb. 4.12 Kortikalis (Knochenrinde) eines Röhrenknochens im Querschnitt (lichtmikroskopisches Bild eines ungefärbten Knochenschliffes). Die kreisförmig um einen Havers-Kanal angeordneten Lamellen sind deutlich sichtbar. [M375]

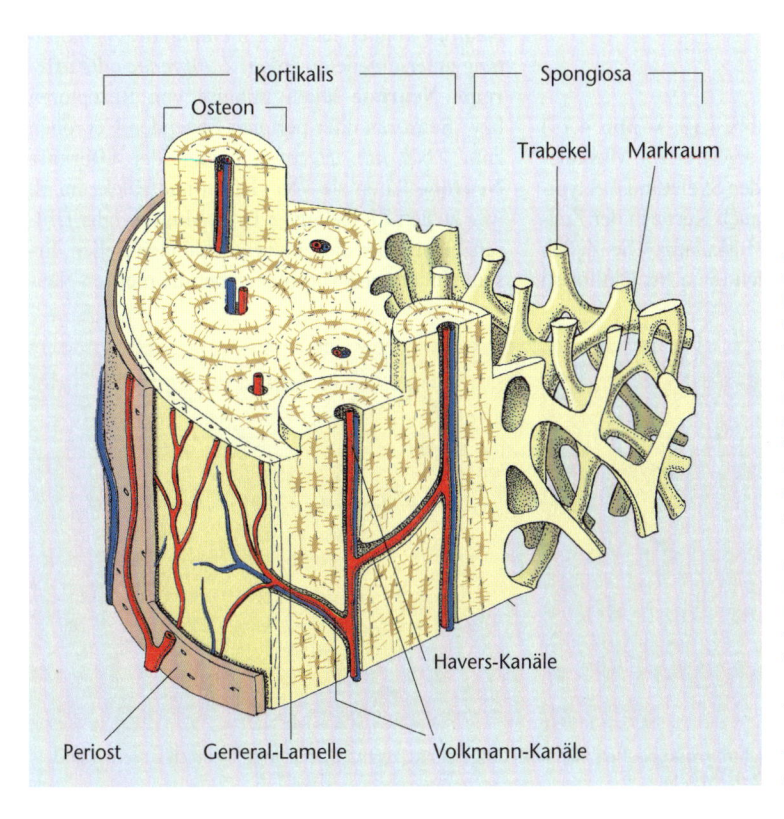

Abb. 4.11 Aufbau eines Lamellenknochens. Außen liegt die in zylinderförmigen Osteonen angeordnete Kortikalis, im Zentrum des Knochens die von großen Hohlräumen durchsetzte Spongiosa. Der Knochen ist aus vielen Lamellen aufgebaut, die untereinander durch eine Kittsubstanz verbunden sind. Große General-Lamellen umschließen den ganzen Röhrenknochen und begrenzen ihn zur Knochenhaut (Periost) hin. Blutgefäße durchstoßen in radiär verlaufenden Volkmann-Kanälen den Knochen und treffen auf die Havers-Kanäle, in denen sich die Blutgefäße weiter verzweigen, um das Gewebe zu versorgen.

4.4 Muskelgewebe

Ohne Muskeln wäre der Mensch völlig unbeweglich. Für Fortbewegung, Herzschlag und andere lebenswichtige Funktionen sorgen die lang gestreckten **Muskelzellen.** Feine fadenförmige Strukturen im Inneren, die **Myofibrillen,** ermöglichen den Muskelzellen ein Zusammenziehen. Da die Fibrillen die Zellen in Längsrichtung durchziehen, *verkürzen* ihre Kontraktionen die Zelle. Ausgelöst werden die Kontraktionen durch Impulse des Nervensystems oder einen selbsttätigen Rhythmus der Muskelzelle (➤ 5.3.5).

Die typische rote Farbe des **Muskelgewebes** beruht zum einen auf dem sauerstoffbindenden Muskelfarbstoff *Myoglobin*, der mit dem Blutfarbstoff Hämoglobin (➤ 12.2.2) verwandt ist, zum anderen auf dem Blutreichtum des Muskelgewebes, das für seine Leistungen viel sauerstoffreiches Blut benötigt. Der Körper besitzt drei verschiedene Typen von Muskulatur: glatte Muskulatur, quergestreifte Muskulatur und Herzmuskulatur (➤ Abb. 4.13).

4.4.1 Glatte Muskulatur

Glatte Muskulatur findet sich in den Wänden des Magen-Darm-Traktes (Ausnahme: obere Speiseröhre), in den Bronchien, im Urogenitaltrakt, den Blutgefäßen, den Haarbälgen und im

Auge. Die glatte Muskulatur besteht aus länglichen, nur selten verzweigten Zellen, die in Strängen oder Schichten angeordnet sind. In der Mitte jeder Zelle liegt ein einzelner Zellkern.

Die Kontraktionen der glatten Muskulatur verlaufen langsam und unwillkürlich. Ausgelöst werden sie *autogen* (d.h. von selbst, durch einen Schrittmacher in der Muskulatur), durch lokale Faktoren (z. B. Darmdehnung), durch Hormone (Wehenauslösung) oder durch das vegetative Nervensystem (➤ 8.10). Auch in Ruhe sind die glatten Muskelzellen immer etwas angespannt (*Ruhetonus* ➤ 5.3.7).

Koliken

Koliken – starke, wellenförmige Schmerzen – treten auf, wenn Hohlorgane wie Darm, Gallenwege oder Harnleiter verlegt sind und deren Wandmuskulatur den Inhalt gegen diesen Widerstand zu befördern versucht. Bei der *Nierenkolik* z. B. zieht sich die glatte Muskulatur des Harnleiters (➤ 19.5.2) rhythmisch zusammen, um einen losgelösten Nierenstein zur Blase zu transportieren. Diese Kontraktionen rufen starke Schmerzen hervor, die erst im Rücken verspürt werden und im weiteren Verlauf mit dem Stein nach unten wandern.

4.4.2 Quergestreifte Muskulatur

Die **quergestreifte Muskulatur** bildet das gesamte System der Skelettmuskeln (➤ 5.3.1), aber auch die Zungen-, Kehlkopf- und Schlundmuskulatur sowie das Zwerchfell. Ihre Kontraktionen werden vom zentralen Nervensystem ausgelöst und sind größtenteils dem Willen unterworfen (➤ 8.3, ➤ Abb. 8.15).

Die unter dem Mikroskop sichtbare Streifung der *quer*gestreiften Muskulatur entsteht dadurch, dass ihre Myofibrillen abwechselnd aus hellen und dunklen Elementen zusammengesetzt sind.

Jede quergestreifte Muskelzelle ist im Vergleich zu anderen Zellen sehr groß und heißt deshalb auch **Muskelfaser**. Sie besitzt bis zu 40 randständig liegende Zellkerne. Quergestreifte Muskelfasern können bis zu 15 cm lang sein und sich auf die Hälfte verkürzen.

Ein **Skelettmuskel** setzt sich aus vielen Muskelfasern zusammen (➤ Abb. 5.17). Von außen ist er mit straffem Bindegewebe umhüllt, der **Muskelfaszie**. Im Innern des Muskels umhüllt lockeres Bindegewebe die einzelnen Muskelfasern wie auch immer größer werdende Muskelfasergruppen (➤ 5.3.4). Das Bindegewebe erlaubt die Verschieblichkeit der Muskelfasergruppen gegeneinander und führt Nerven und Blutgefäße.

Skelettmuskelatrophie

Ein Muskel braucht ständiges Training: Wird er nicht benutzt, werden die Muskelfasern schmaler, der Skelettmuskel verliert an Masse, er *atrophiert* durch Inaktivität (➤ 5.3.8). Auch Schwerelosigkeit bei der Raumfahrt, also fehlende Aktivitäten gegen die Schwerkraft, führt zur **Skelettmuskelatrophie**. Insgesamt ist quergestreifte Muskulatur wenig regenerationsfähig.

4.4.3 Herzmuskulatur

Die **Herzmuskulatur** (➤ Abb. 4.13, ➤ Abb. 4.14) ist eine Sonderform der quergestreiften Muskulatur: Zwar findet sich die für den Skelettmuskel typische Querstreifung, jedoch auch Kerne in der Zellmitte wie bei der glatten Muskulatur. Die Zellen sind durch sog. **Glanzstreifen** (eine Art Kittlinien) verbunden und bilden ein spitzwinkliges Flechtwerk. Auch Herzmuskelzellen sind kaum regenerationsfähig. So wird z. B. nach einem Herzinfarkt die Nekrose (➤ 3.4.3) nur durch Bindegewebe ersetzt. Die Herzmuskulatur ist wie die glatte Muskulatur nicht dem Willen unterworfen (➤ 14.5.1).

4.5 Nervengewebe

Das **Nervengewebe** ist wohl das am kompliziertesten aufgebaute Gewebe des Menschen. Seine Gesamtheit bildet das Nervensystem des Menschen, das in **zentrales Nervensystem** (**ZNS**, Gehirn und Rückenmark) und **peripheres Nervensystem** (alle Nervengewebe außerhalb davon) unterteilt wird (Kapitel ➤ 8).

Alle Zellen des Nervengewebes werden zwei unterschiedlichen Zelltypen zugeordnet: den **Neuronen** *(Nervenzellen)* einerseits oder den **Gliazellen** *(Nervenstütz- und -schutzzellen)* andererseits.

4.5.1 Neuron

Neurone – 100 Milliarden davon enthält allein das Gehirn – besitzen die gleichen Grundstrukturen wie alle anderen Körperzellen. Dennoch unterscheiden sie sich in drei grundlegenden Eigenschaften:

> Reife Neurone können sich nicht mehr teilen; jedoch können aus neuronalen Stammzellen reife Neurone entstehen
> Neurone sind fähig zur Erregungsbildung und -leitung (Einzelheiten ➤ 8.1.6)
> Sie haben besondere Zellfortsätze, *Dendriten* und *Axone,* die mit anderen Nerven-, Muskel- oder Drüsenzellen Kontaktstrukturen bilden, die *Synapsen* (➤ 8.2.1).

Neurone können nach der *Richtung der Signalleitung* unterschieden werden: *Zuführende* oder **afferente Neurone** leiten Impulse von Rezeptoren bzw. Sensoren oder peripher liegenden Neuronen zum ZNS *hin*. *Herausleitende* oder **efferente Neurone** leiten sie von Gehirn und Rückenmark *weg* zu den **Zielzellen** (z. B. zu Muskel- oder Drüsenzellen) oder diesen vorgeschalteten Zellen. Erstaunlicherweise verbinden aber die meisten Neu-

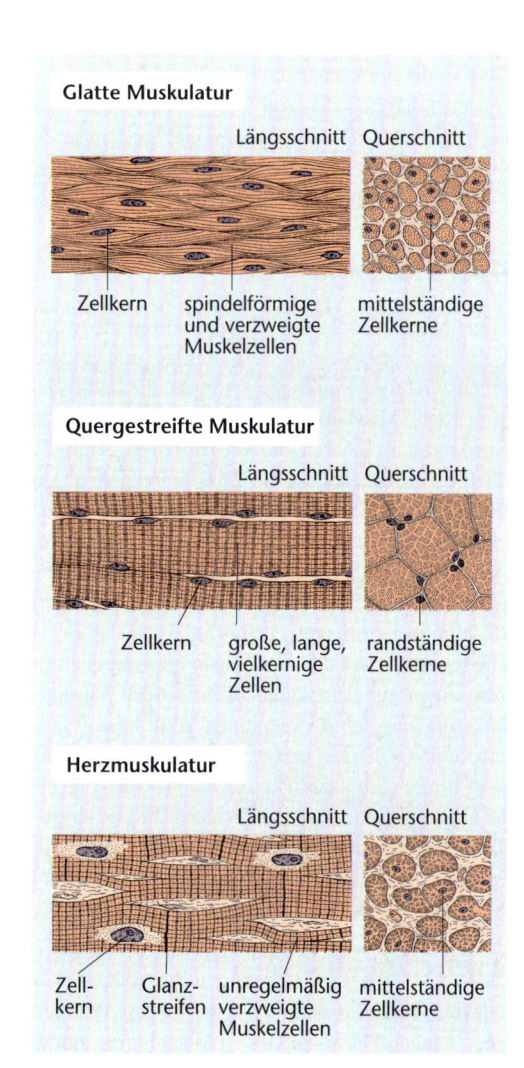

Abb. 4.13 Glatte, quergestreifte und Herzmuskulatur im Vergleich.

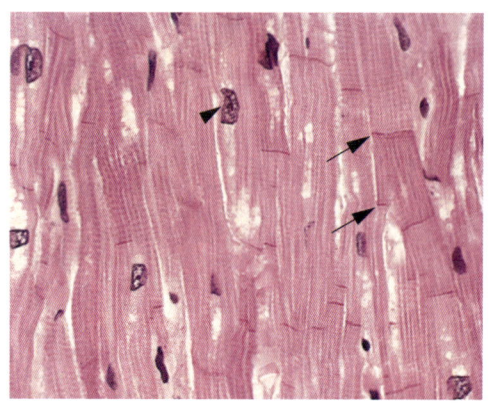

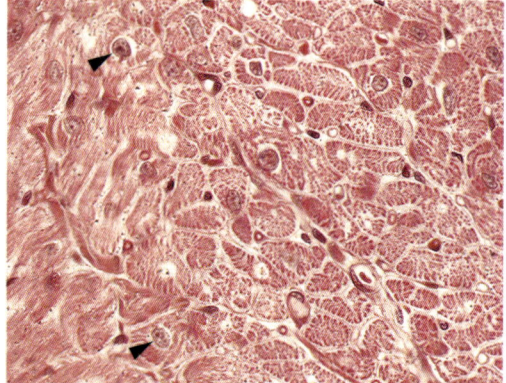

Abb. 4.14 Herzmuskulatur im lichtmikroskopischen Bild, links Längsschnitt, rechts Querschnitt. Deutlich zu sehen sind Glanzstreifen (→) und Zellkerne (▶). [M375]

GEWEBE DES KÖRPERS

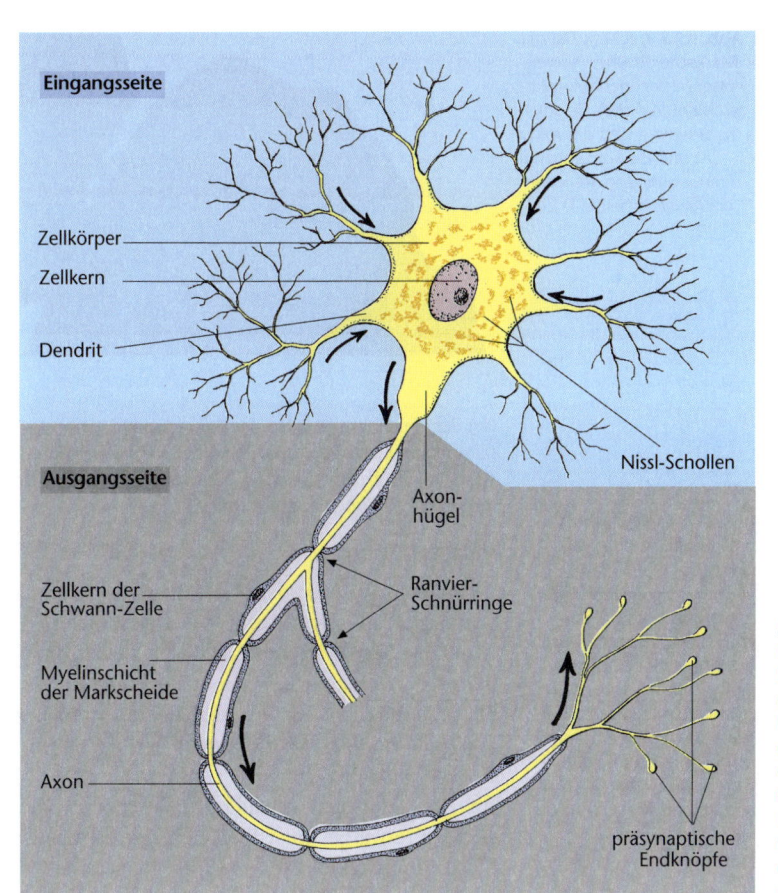

Abb. 4.15 Der Aufbau einer Nervenzelle. Die Pfeile geben die Richtung der Erregungsleitung an. Die obere Bildhälfte stellt die „Eingangsseite" des Neurons dar, wo Informationen empfangen werden; die untere Bildhälfte die „Ausgangsseite", die Informationen über das Axon fortleitet. Sensorische Neurone ▶ 8.7.1.

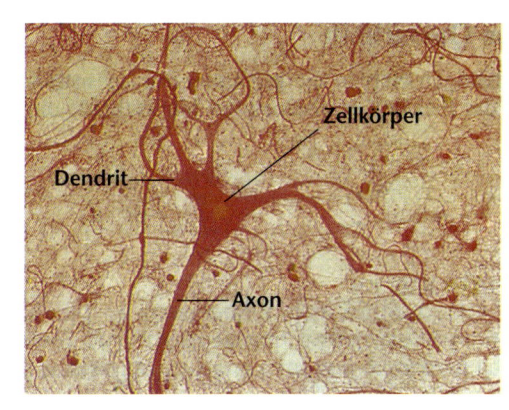

Abb. 4.16 Neuron mit Zellkörper, Dendriten und Axon (lichtmikroskopische Aufnahme). [X141]

rone verschiedene Abschnitte *innerhalb* des ZNS miteinander oder bilden eng beieinanderliegende Verflechtungen (**Interneurone**).

Ein „typisches" **Neuron** besteht aus einem **Zellkörper** und **Zellfortsätzen** (▶ Abb. 4.15, ▶ Abb. 4.16).

Zellkörper des Neurons

Zum **Zellkörper** gehören der Zellkern und das Zytoplasma mit den Zellorganellen. Hier finden die Eiweißsynthese und der gesamte Zellstoffwechsel statt; ohne Verbindung zum Zellkörper können die langen Fortsätze nicht überleben. Charakteristische Bestandteile im Zytoplasma sind **Nissl-Schollen** (Anhäufungen von freien Ribosomen und rauem endoplasmatischem Retikulum ▶ 2.5.2 und ▶ 2.5.3) und **Neurofibrillen** (feinste Fasern, die das Neuron stützen).

Dendriten und Axone

Die *Fortsätze* der Neurone heißen Dendriten und Axone (▶ Abb. 8.9):
Dendriten (dendron = Baum) sind kurze, verzweigte Ausstülpungen des Zellkörpers. Sie sind *zuführende (afferente)* Fortsätze, d.h. sie nehmen Impulse aus benachbarten Zellen auf und leiten sie weiter zum Zellkörper.
Axone (auch *Neuriten* oder *Achsenzylinder* genannt) sind längliche Ausstülpungen des Zytoplasmas. Sie entspringen am **Axonhügel**, der Verbindungsstelle zum Zellkörper, ziehen als dünne, kabelartige Fortsätze weiter und teilen sich in viele Endverzweigungen auf. Sie leiten mit einer Geschwindigkeit von bis zu 80 m/s elektrische Impulse zu anderen Neuronen oder Muskelzellen weiter, sind also *wegführende (efferente)* Fortsätze. Die Axonlänge variiert von wenigen Millimetern (z.B. im ZNS) bis über einen Meter (z.B. vom Rückenmark zum Fuß).

Neurone lassen sich auch nach Art und Zahl ihrer Fortsätze einteilen:
- Die meisten Nervenzellen sind **multipolar,** d.h. sie haben mehr als zwei Fortsätze, nämlich ein Axon und viele Dendriten
- **Bipolare** Nervenzellen besitzen je einen afferenten und einen efferenten Fortsatz. Sie kommen beispielsweise in der Netzhaut des Auges (▶ Abb. 9.14) vor. Bei **pseudounipolaren** Nervenzellen (z.B. in den Spinalganglien, ▶ Abb. 8.18) sind die Anfangsteile beider Fortsätze verschmolzen, so dass ein Fortsatz vom Zellkörper abgeht, der sich dann T-förmig aufteilt
- Als **unipolare** Nervenzellen werden meist die *Sinneszellen* bezeichnet, z.B. die Photorezeptoren der Netzhaut.

Synapsen

Die Axone übertragen ihre Impulse meist auf die Dendriten des nächsten Neurons. Vor allem am Ende der Axone befinden sich bis zu 10 000 **Synapsen** (▶ 8.2.1), spezielle Kontaktstellen für die Kommunikation zwischen den Neuronen. Synapsen gibt es aber nicht nur zwischen Axon und Dendrit, sondern auch zwischen Axon und neuronalem Zellkörper, zwischen zwei sich vereinigenden Axonen oder zu Zielzellen anderer Gewebe (z.B. der Skelettmuskulatur).

Neuronale Stammzellen

Neuronale Stammzellen sind nicht nur im sich entwickelnden Gehirn des Embryos und Feten vorhanden, sondern auch in dem des Erwachsenen. Es ist somit prinzipiell in der Lage, neue Nervenzellen zu bilden. Warum das Gehirn seine Regenerationsfähigkeit so wenig „nutzt" und wie man es dazu anregen könnte (z.B. nach einem Schlaganfall, ▶ 8.12, oder bei neurodegenerativen Erkrankungen wie dem Morbus Parkinson, ▶ 8.2.3), ist bisher nicht bekannt. Erste Ergebnisse neuer Therapieversuche mit der Züchtung eigener neuronaler Stammzellen und deren Retransplantation werden aber positiv beurteilt (▶ 2.16).

4.5.2 Gliazellen des Nervengewebes

Die **Gliazellen** (Neuroglia, Nervenhüllgewebe) machen 90 % des Nervengewebes aus! Sie erfüllen Stütz-, Ernährungs-, elektrische Isolierungs- und immunologische Schutzfunktionen für die Neurone, welche diese Fähigkeiten bei ihrer Spezialisierung verloren haben. Außerdem bilden die Gliazellen zusammen mit den Blutgefäßwänden die *Blut-Hirn-Schranke*. Die Gliazellen behalten, im Gegensatz zu den reifen Neuronen, teilweise die Fähigkeit zur Zellteilung.

Man unterscheidet im *zentralen Nervensystem* vor allem vier Arten von Gliazellen:

Astrozyten (*astron* = Stern) sind sternförmige Zellen mit zahlreichen Fortsätzen. Sie bilden in Gehirn und Rückenmark ein stützendes Netzwerk für die Neuronen. Nach einer Verletzung bilden sie einen narbigen Ersatz *(Glianarbe)*.

Astrozyten stehen sowohl mit den Nervenzellen als auch mit den Blutkapillaren des ZNS in enger Verbindung und beeinflussen den Übergang von Stoffen aus dem Blut zu den Nervenzellen. Damit die empfindlichen Nervenzellen vor schädlichen Stoffen geschützt werden, lässt diese als **Blut-Hirn-Schranke** bezeichnete Barriere viele Substanzen, wie z.B. Giftstoffe, Stoffwechselprodukte oder bestimmte Medikamente, nicht in das Gehirn passieren.

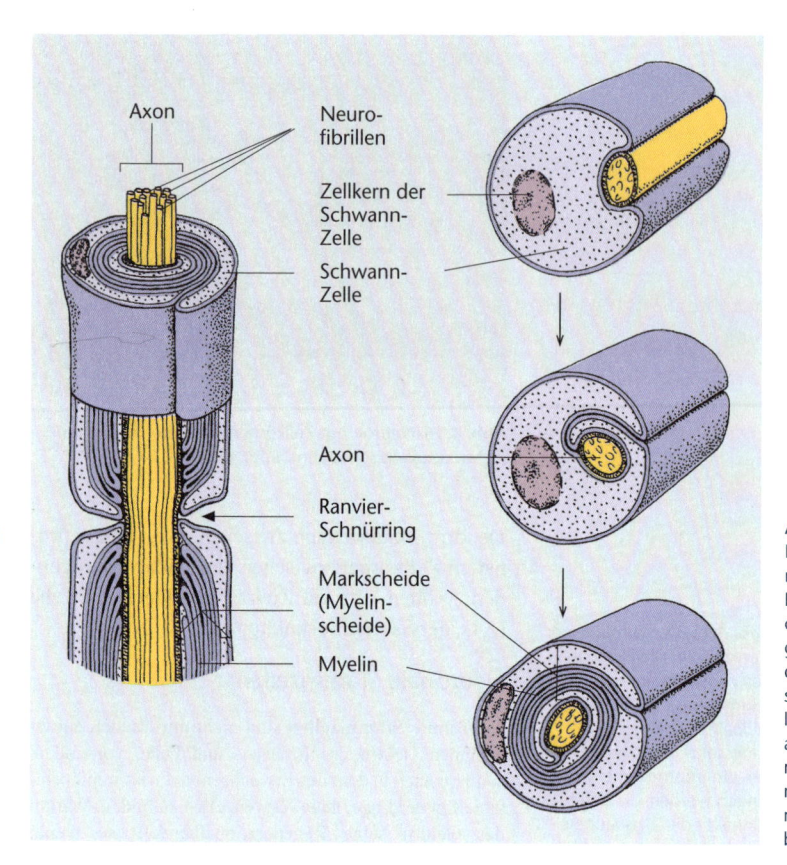

Abb. 4.18 (rechts): Teil der Markscheide einer Nervenfaser (elektronenmikroskopische Aufnahme). Deutlich zu erkennen sind das Axon (A) und die konzentrisch angeordneten Schichten der Myelinscheide. [X243]

Abb. 4.17 (links): Links der Längsschnitt durch eine markhaltige Nervenfaser. Das Axon ist von einer dicken Myelinschicht umgeben. Rechts Entwicklung der Markscheide (Querschnitt). Die Schwann-Zelle legt sich zuerst an das Axon an und umwickelt es dann mehrfach, so dass sich durch mehrere Lagen ihrer Zellmembran die Myelinscheide bildet.

Maßgeblich dafür, ob eine Substanz die Blut-Hirn-Schranke überwinden kann oder nicht, ist ihre *Lipophilie* (Fettlöslichkeit): *Hydrophile* (wasserlösliche) Stoffe können die Blut-Hirn-Schranke beim Gesunden in aller Regel kaum oder gar nicht passieren. Dagegen stellt die Blut-Hirn-Schranke für die meisten *lipophilen* (fettlöslichen) Substanzen, z.B. Alkohol, keine entscheidende Barriere dar. Doch keine Regel ohne Ausnahme: Vom Gehirn dringend benötigte hydrophile Substanzen wie etwa Glukose gelangen über spezifische Transportsysteme ins Gehirn. Bei Fieber, Gehirn- oder Hirnhautentzündungen ist die Blut-Hirn-Schranke durchlässiger als normal.

Grenze für Arzneimittel

Auch bei Arzneimitteln hat die Blut-Hirn-Schranke Bedeutung. Einige Medikamente, etwa Narkotika, müssen ins Gehirn gelangen, um zu wirken. Bei anderen ist dies unerwünscht und erhöht nur das Risiko zentralnervöser Nebenwirkungen. So wählt der Arzt z.B. zur Linderung von Magen-Darm-Koliken bewusst ein Medikament, das die Blut-Hirn-Schranke nicht passiert.

Oligodendrozyten (*oligo* = wenig) bilden im ZNS die Markscheiden (➤ 4.5.3). Astrozyten und Oligodendrozyten werden auch als **Makrogliazellen** bezeichnet.
Mikrogliazellen sind kleine, bewegliche Zellen. Sie wehren im ZNS Krankheitserreger durch Phagozytose (➤ Abb. 2.19) ab und werden deshalb auch „Gehirn-Makrophagen" genannt (➤ 13.2.2).
Ependymzellen (*ependym* = Oberkleid) kleiden in einer einlagigen Zellschicht die Hohlräume in Gehirn und Rückenmark aus (Liquorräume ➤ 8.11.2).

4.5.3 Markscheiden

Die Gliazellen des peripheren Nervensystems sind vor allem die **Schwann-Zellen**. In den peripheren Nerven umhüllen sie schlauchartig jedes Axon.
Etwa bei einem Drittel aller Nervenfasern wickelt sich die Schwann-Zelle *mehrfach* um das Axon und bildet eine dicke Hülle aus einem Fett-Eiweiß-Gemisch, dem **Myelin**. Diese schützende und die Nervenleitgeschwindigkeit beeinflussende Myelinummantelung wird **Markscheide** *(Myelinscheide,* ➤ Abb. 4.17, ➤ Abb. 4.18) genannt. Im Querschnitt ähnelt eine solche Nervenfaser einem Draht, der von einer Isolierung umgeben ist. Durch die elektrische Isolierung erhöht sich die Übertragungsgeschwindigkeit für ausgehende Nervensignale (➤ 8.1.6). Axone, bei denen eine *hohe* Leitungsgeschwindigkeit erforderlich ist – weil sie z.B. schnelle Reaktionen in Gefahrenmomenten vermitteln – haben eine dicke Myelinschicht und heißen **markhaltige Nervenfasern**. Markhaltige Nervenfasern haben nur für jeweils sehr kurze Abschnitte ihren normalen, „dünnen" Durchmesser (➤ Abb. 4.15, ➤ Abb. 4.17): Diese Bereiche werden **Ranvier-Schnürringe** genannt.
Die meisten Nervenfasern, bei denen die Leitungsgeschwindigkeit nicht so entscheidend ist, besitzen eine weniger gute Isolierung und heißen **marklose Nervenfasern**.
Auch im ZNS wird Myelin von besonderen Gliazellen, in diesem Fall den **Oligodendrozyten**, gebildet.

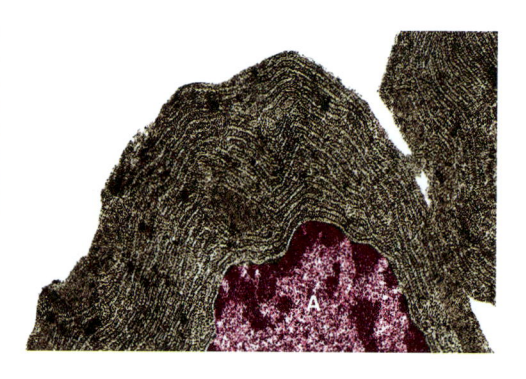

Bei der Geburt sind nur wenige Bereiche im Nervensystem myelinisiert. Die Ausbildung der Markscheiden erstreckt sich über die gesamte Kindheit und äußert sich u.a. in der Reifung der motorischen Fertigkeiten.

Verletzungen

Wenn ein peripherer Nerv mit seinen Axonen und Markscheiden verletzt wird, die Zellkörper aber intakt bleiben, bilden die Schwann-Zellen unter günstigen Verhältnissen eine neue Markscheide. Diese ermöglicht als Leitschiene eine erneute Aussprossung des Axonstumpfes und damit eine Regeneration des Axons.
Im ZNS hingegen ist eine Durchtrennung von Axonen (etwa bei einer Rückenmarksverletzung) bisher irreparabel. Neuere Forschungen lassen hoffen, dass die Regeneration von Axonen in der Zukunft gefördert und in die „richtige Bahn" gelenkt werden kann. Diese Therapieansätze sind jedoch noch experimentell.

4.5.4 Nervenfasern und Nerven

Ein Axon und seine zugehörige Myelinscheide bilden eine **Nervenfaser**. *Efferente Nervenfasern* ziehen vom ZNS zur Peripherie. Versorgen sie einen Skelettmuskel, werden sie auch als **motorische Nervenfasern** bezeichnet. *Afferente Nervenfasern* ziehen umgekehrt zum ZNS hin. Leiten sie Informationen von Sinneszellen oder -organen, heißen sie auch **sensible** oder **sensorische** Nervenfasern, leiten sie Informationen von inneren Organen, werden sie auch **viszerale** Nervenfasern genannt. Bündel von mehreren parallel verlaufenden Nervenfasern, die gemeinsam in eine Bindegewebshülle eingebettet sind, bilden im peripheren Nervensystem einen **Nerv** (➤ Abb. 4.19, ➤ Abb. 4.20). Während eine Nervenfaser immer nur motorisch *oder* sensibel sein kann, enthalten Nerven häufig motorische *und* sensible Fasern (gemischte Nerven).

Weiße und graue Substanz

Myelin erscheint makroskopisch weiß. Die Bereiche im ZNS, in denen die markhaltigen Nervenfasern verlaufen – im Gehirn **Bahnen** genannt – werden deshalb als **weiße Substanz** bezeichnet. Eine größere Ansammlung von eng beieinander liegenden Nervenzellkörpern mit ihren Dendriten – im Gehirn **Kerne** oder **Rindenfelder** genannt – erscheint dagegen grau und heißt entsprechend **graue Substanz** (➤ 8.8.8, ➤ Abb. 8.41).

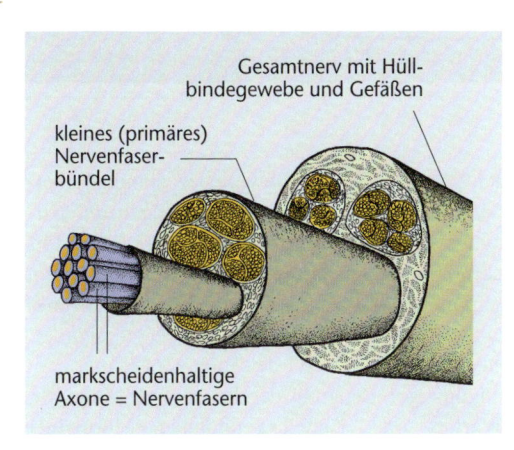

Abb. 4.19 Schalenweiser Aufbau eines größeren Nerven und seiner Hüllstrukturen. [A400-157]

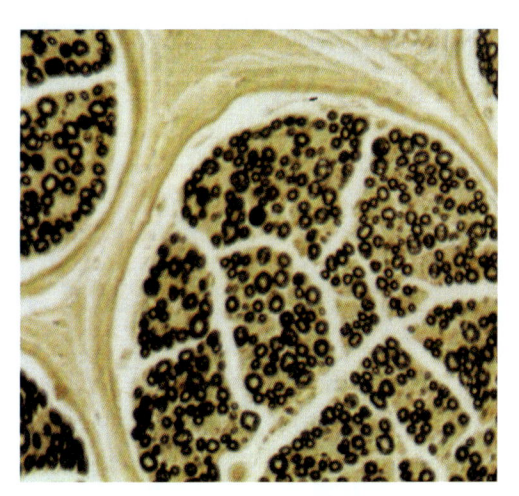

Abb. 4.20 Nervenfaserbündel im Querschnitt. Die schwarzbraunen Ringe sind die Markscheiden. Viele Faserbündel zusammen bilden dann den sichtbaren Nerv. [X141]

4.6 Generegeneration und Gewebeersatz

4.6.1 Physiologischer Zellersatz der Gewebe

In allen Geweben findet ein ständiger Stoffumsatz (**Stoffwechsel**) statt, bei dem sich aufbauende *(anabole)* und abbauende *(katabole)* Vorgänge im Gleichgewicht befinden. Stoffwechselaktivität und Häufigkeit von Zellteilungen sind aber in den verschiedenen Geweben unterschiedlich:

> In **Wechselgeweben** *(labilen Geweben)* finden ständig Zellteilungen statt. Durch Teilung von Stammzellen (➤ 2.16) bilden sich neue Zellen, während alte absterben oder abgestoßen werden. Auf diese Weise kommt es zu einer raschen Gewebserneuerung. Typische Wechselgewebe sind z. B. die Schleimhautepithelien, rote und weiße Blutzellen
> **Stabile Gewebe** erneuern sich nur wenig. Bei entsprechendem Anreiz (etwa nach einer Verletzung) können sich die Zellen aber vermehren. Hierzu rechnet man z. B. die Leberzellen, die endokrinen Drüsenzellen sowie die meisten Bindegewebszellen
> Die Zellen der **Ruhegewebe** *(Dauergewebe, permanente Gewebe)* haben ihre Teilungsfähigkeit im Verlauf der Gewebsentwicklung verloren. Hierzu zählen hoch spezialisierte Gewebe wie z. B. Sinnesgewebe und Zähne.

4.6.2 Regeneration zerstörten Gewebes

Die meisten Gewebe können ihre normalen Strukturen nach einer Verletzung durch unterschiedliche Ursachen weitgehend wiederherstellen (**Wundheilung**). Einige Gewebe, u.a. die Herzmuskulatur (➤ 4.4.3) und das Nervengewebe des ZNS (➤ 4.5.1), sind hierzu allerdings nicht in der Lage.

Gute Durchblutung, Keimfreiheit oder -armut der Wunde und gut aneinanderliegende Wundränder sind die optimalen Voraussetzungen für eine **primäre Wundheilung,** die wie folgt abläuft:

> **Exsudationsphase** (1.–4. Tag). Die Wunde verklebt durch Blut und Gerinnungsvorgänge (➤ 12.5.5). Fress- und Abwehrzellen (➤ 13.2.2) bauen die Gewebsnekrosen ab
> **Proliferationsphase** (5.–10. Tag). Aus Kapillaren und Bindegewebszellen bildet sich ein **Granulationsgewebe.** Kollagenfasern führen zur Schrumpfung der Wunde. Das ursprüngliche Gewebe beginnt, das Granulationsgewebe zu durchwachsen
> **Reparationsphase** (11.–21. Tag). Die Narbe verfestigt sich durch faserreiches Bindegewebe (➤ 3.5.5).

Bei Störfaktoren kommt es zur **sekundären Wundheilung,** die länger dauert und eine größere Narbe hinterlässt.

4.6.3 Gewebeersatz

Ist der Organismus bei großen Defekten oder ausgefallenen Organfunktionen nicht zur eigenen Reparatur fähig, werden Ersatzgewebe oder -organe eingesetzt. Bei Verwendung *künstlicher* Materialien, etwa eines künstlichen Gelenks (einer *Gelenkendoprothese*), spricht man in aller Regel von **Implantation,** bei *organischen* Materialien von **Transplantation.**

Das Gewebe zur Transplantation kann stammen:
> Vom Patienten selbst **(autogene Transplantation)** – z. B. Haut von einer anderen Stelle des Körpers
> Von einem genetisch identischen Individuum, z. B. einem eineiigen Zwilling **(syngene Transplantation)** – z. B. Knochenmark, Haut oder Organe
> Von einem nicht genetisch identischen Individuum der gleichen Art **(allogene Transplantation)** – z. B. eine Nierenspende verwandter oder fremder Spender. Wegen drohender Abstoßungsreaktionen wird auf bestmögliche Gewebeverträglichkeit (HLA-Kompatibilität ➤ 13.4.5) geachtet und ist meist eine lebenslange Unterdrückung der körpereigenen Abwehr (Immunsuppression ➤ 13.7.3) nötig
> Von einem Individuum anderer Spezies **(xenogene Transplantation).** Etabliert ist die Nutzung tierischer, speziell aufbereiteter Herzklappen (Bioprothese), v.a. vom Schwein (➤ 14.2.8). Xenogene Organtransplantationen sind als experimentell anzusehen
> Aus der Kultur nach Gewebezüchtung (**Tissue Engineering,** meist autogen) – bisher vor allem Haut, Knorpel oder Blutgefäße.

Zu weiteren Aspekten von Organspenden und Transplantationsmedizin ➤ 3.10.1.

GESUNDHEIT & LEBENSSTIL

4.7 Der fließende Schmerz

Der rheumatische Formenkreis

Rheumatismus, kurz *Rheuma*, kommt aus dem Griechischen und bedeutet „fließen": Alle fließenden, reißenden, ziehenden Schmerzen des Bewegungsapparates wurden jahrhundertelang mit diesem Begriff belegt. Heute weiß man, dass es sich bei „Rheuma" nicht um eine einzelne, sondern um über 100 verschiedene Krankheiten handelt. Diesen **Erkrankungen des rheumatischen Formenkreises** ist gemeinsam, dass sie zu Entzündungen der Binde- und Stützgewebe des Bewegungsapparates führen, teils unter Beteiligung innerer Organe.

Entzündlich-rheumatische Erkrankungen

Eine Hauptgruppe rheumatischer Erkrankungen sind die **entzündlich-rheumatischen Erkrankungen**. Am häufigsten und bekanntesten ist die **rheumatoide Arthritis** *(chronische Polyarthritis)*. Ungefähr 1 % aller Menschen in den Industriestaaten erkranken, Frauen dreimal häufiger als Männer, überwiegend im mittleren Erwachsenenalter. Unbekannte Auslöser setzen, wohl auf dem Boden einer genetischen Veranlagung, eine Abwehrreaktion v.a. gegen *Gelenkgewebe* in Gang (➤ 13.7.2), was zu einer Gelenkentzündung mit Ergussbildung führt und die Gelenke langfristig zerstören kann (➤ Abb. 4.21).

Charakteristisch sind eine ausgeprägte Morgensteifigkeit der Gelenke über mindestens eine Stunde sowie Gelenkschmerzen mit schmerzhaften Bewegungseinschränkungen. Anfangs sind vor allem die Hand- und Fingergelenke, später auch große Gelenke betroffen. Auffällig, aber harmlos sind *Rheumaknoten*, verschiebliche derbe Knoten unter der Haut. Manchmal befällt der rheumatische Prozess auch die inneren Organe, vor allem Herz, Lunge, Nieren, Augen und Nervensystem.

Die Diagnose wird durch das klinische Bild, Blutuntersuchungen und Röntgenaufnahmen gestellt. Um Schmerzen und Entzündung zurückzudrängen, werden zunächst *nichtsteroidale Antiphlogistika* (➤ 9.3.3) gegeben. Sie wirken schnell, verhindern aber die weitere Gelenkzerstörung nicht. Deshalb wird gleichzeitig eine Behandlung mit *lang wirksamen Antirheumatika* begonnen, die den Krankheitsverlauf langfristig bessern sollen. Müssen mehrere Präparate ausprobiert werden, bis das individuell wirksamste gefunden ist, stellt dies die Geduld des Patienten auf eine harte Probe, da die Effektivität erst nach ca. sechs Monaten beurteilt werden kann. *Glukokortikoide* werden wegen ihrer Nebenwirkungen nur möglichst kurzzeitig eingesetzt.

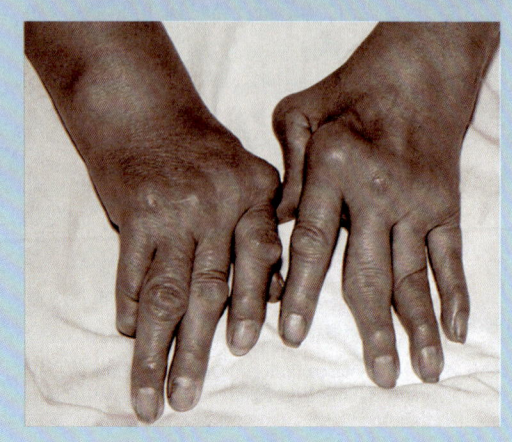

Abb. 4.21 Die „typischen" Hände eines Patienten mit fortgeschrittener rheumatoider Arthritis. Fingergrund- und -mittelgelenke sind aufgetrieben, die Finger Richtung Kleinfinger abgeknickt (Ulnardeviation) und der rechte Unterarm (im Bild links oben) durch einen akuten Entzündungsherd angeschwollen. [T127]

Wahrscheinlich können *vegetarische* Ernährung, jedoch mit (See-)Fisch, und bevorzugte Aufnahme bestimmter *mehrfach ungesättigter Fettsäuren* unterstützend wirken: Fleisch enthält Arachidonsäure, eine mehrfach ungesättigte ω-(Omega-)6-*Fettsäure*, die im Körper zu entzündungsvermittelnden Botenstoffen, den Prostaglandinen, umgebaut wird. Die Eicosapentaensäure hingegen, eine ungesättigte ω-(Omega-)3-*Fettsäure*, wirkt sich günstig aus, weil sie mit der Arachidonsäure um „deren" Enzyme konkurriert, aber nicht zu den entzündungsfördernden Botenstoffen umgesetzt wird. Eicosapentaensäure ist in einigen fetten Seefischen wie etwa Hering oder Lachs reichlich vorhanden. α-Linolensäure (z. B. in Raps-, Walnuss-, Weizenkeimöl) wird im Körper zu Eicosapentaensäure umgebaut und wirkt somit ebenfalls günstig. Unbehandelt führt die rheumatoide Arthritis über Jahre oft zu erheblicher Beweglichkeitseinschränkung. Durch frühzeitige Behandlung kann die Prognose wesentlich gebessert werden.

Der **M. Bechterew** zeigt sich hauptsächlich an der Wirbelsäule, oft als Erstes mit einem tiefen Rückenschmerz in den frühen Morgenstunden. Er kann in jedem Stadium zum Stillstand kommen, die Wirbelsäule kann aber auch völlig versteifen. Insgesamt ist die Prognose günstiger als bei der rheumatoiden Arthritis.

Bewegung muss sein

Eine weitere Hauptsäule der Therapie rheumatischer Erkrankungen ist die *aktive* und *passive Bewegungstherapie*. Obwohl sie ständig Überwindung kosten, sind aktive Übungen am wirkungsvollsten. Sie kräftigen die Muskulatur, fördern ihre gelenkstabilisierende Funktion, wirken (zusammen mit einer kalziumreichen Ernährung) einer Osteoporose entgegen und beugen beim M. Bechterew einer Wirbelsäulenversteifung mit ungünstiger Beugung der Brustwirbelsäule vor. Wärme- oder Kälteanwendungen, Moorbäder und Massagen sind zur Beschwerdelinderung und damit zur Vorbereitung der aktiven Übungen sinnvoll, können diese aber keinesfalls ersetzen. Um der sozialen Isolation vorzubeugen und um Erfahrungen auszutauschen, ist die Kontaktaufnahme zu Selbsthilfegruppen wie der *Deutschen Rheumaliga* eine wichtige Stütze.

Kollagenosen

Eng mit den entzündlich-rheumatischen Erkrankungen verwandt sind die **Kollagenosen**. Auch sie sind durch Autoimmunreaktionen bedingt (➤ 13.7.2), jedoch gegen das *Bindegewebe* der inneren Organe gerichtet.

Der **systemische Lupus erythematodes** *(SLE)* kann praktisch alle Organe befallen, von der Haut über die Gelenke bis zu Nieren oder Gehirn. Entsprechend kann er unzählige Beschwerden hervorrufen, am häufigsten Fieber, Gelenkbeschwerden und Hautausschläge. Früher verlief der SLE bei Beteiligung innerer Organe oft tödlich, heute überleben dank der modernen *Immunsuppressiva* (➤ 13.7.3) 90 % aller Betroffenen zehn Jahre oder länger.

Die **progressive Sklerodermie** führt zu einer Verhärtung des Bindegewebes von Haut, inneren Organen und Gefäßen. Sie beginnt mit Hauterscheinungen, v.a. einer zunehmenden „Hautsteife und -schrumpfung", und greift oft auf die inneren Organe über, z. B. den Magen-Darm-Trakt und die Lunge.

Bei den **Vaskulitiden** ist das Bindegewebe der Gefäße entzündet. Wegweisend für die **Arteriitis temporalis** mit Entzündung von Schläfen- und Augenarterien sind starke Kopfschmerzen der vornehmlich älteren Patienten. Bedrohlich ist die Erkrankung durch die Erblindungs- und Schlaganfallgefahr, sie spricht aber gut und schnell auf *Glukokortikoide* an. Auch die **Polymyalgia rheumatica** betrifft fast ausschließlich Ältere. Sie zeigt sich durch starke Muskelschmerzen im Schulter- und Beckenbereich und wird ebenfalls mit Glukokortikoiden behandelt.

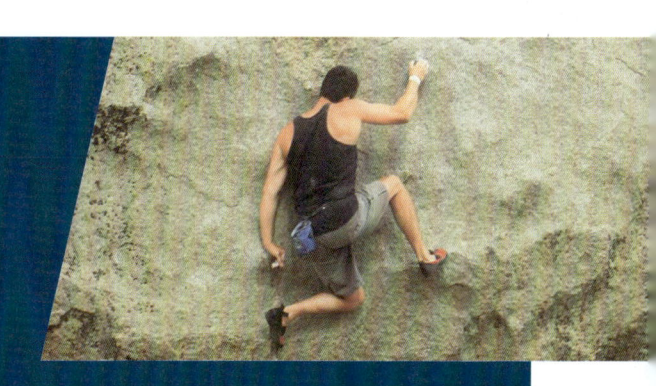

5 Knochen, Gelenke, Muskeln

5.1	**Knochen und Skelettsystem** 76	**5.2**	**Gelenke** 80	5.3.5	Kontraktion 85
5.1.1	Funktionen des Skelettsystems 76	5.2.1	Überblick 80	5.3.6	Energiestoffwechsel des Muskels 86
5.1.2	Knochentypen und -formen 76	5.2.2	Gelenkaufbau 81	5.3.7	Formen der Muskelkontraktion 87
5.1.3	Knochenaufbau 76	5.2.3	Gelenkformen 81	5.3.8	Muskelatrophie 88
5.1.4	Knochenentwicklung 77	5.2.4	Sehnen und Bänder 82	5.3.9	Herzmuskelgewebe 88
5.1.5	Knochenwachstum und Wachstumshormon 78	5.2.5	Luxation und Distorsion 82	5.3.10	Glattes Muskelgewebe 89
5.1.6	Mineralhaushalt des Knochens 79	**5.3**	**Muskulatur** 83	**5.4**	**Osteoporose – Morsches Gerüst** 90
5.1.7	Frakturen 79	5.3.1	Skelettmuskulatur 83		
		5.3.2	Mechanik 83		
		5.3.3	Namensgebung 83		
		5.3.4	Aufbau 84		

KNOCHEN, GELENKE, MUSKELN

5.1 Knochen und Skelettsystem

Knochen- und Knorpelgewebe bilden ein stabiles Gerüst, das die äußere Gestalt beeinflusst und im Zusammenspiel mit den Muskeln die Bewegung einzelner Körperteile erlaubt. Dieses Gerüst ist das **Skelettsystem.** Skelettsystem und Muskulatur werden zusammenfassend als **Bewegungsapparat** bezeichnet.

Das medizinische Fachgebiet, das sich mit den Erkrankungen des Bewegungsapparates beschäftigt, ist die **Orthopädie.** Insbesondere akute Erkrankungen des Bewegungsapparates werden auch von **(Unfall-)Chirurgen** behandelt, und im Bereich rheumatischer Erkrankungen bestehen Überschneidungen zur **Inneren Medizin.**

5.1.1 Funktionen des Skelettsystems

Das Skelett gewährt dem Körper vor allem Stabilität. Darüber hinaus schützt es innere Organe vor Verletzungen und speichert Mineralien, insbesondere Kalzium und Phosphat. Viele Strukturen im Körper brauchen Kalzium, um ordnungsgemäß funktionieren zu können. So besteht ein ständiger Austausch von Kalzium zwischen Blut und Knochengewebe (➤ 11.4.3). Schließlich bietet das Skelettsystem im Inneren vieler Knochen *(Knochenmarkhöhle)* die Produktionsstätte für die meisten Blutzellen *(Hämatopoese* ➤ 12.1.3).

5.1.2 Knochentypen und -formen

Es liegt nahe, die über 200 Knochen des Menschen nach ihrer Form in **Knochentypen** einzuteilen:
Röhrenknochen *(lange Knochen),* etwa der Oberschenkelknochen, bestehen aus einem langen Schaft mit zwei meist verdickten Enden. Sie haben außen eine sehr dichte Knochenstruktur *(Kortikalis,* ➤ 4.3.6, ➤ 5.1.3). An den Enden ist die Knochenstruktur innen aufgelockert *(Spongiosa).* Im Schaftbereich sind Röhrenknochen hohl (➤ Abb. 5.1).
Kurze Knochen sind meist würfel- oder quaderförmig, z.B. die Handwurzelknochen. Ihre Außenschicht ist dünner als bei einem Röhrenknochen und geht ohne scharfe Grenze in die schwammartige (spongiöse) Innenschicht über.
Flache, kompakte Knochen heißen **platte Knochen.** Zwischen zwei festen Außenschichten befindet sich eine schmale spongiöse Innenschicht. Neben den Knochen des Hirnschädels gehören das Brustbein, die Rippen, die Schulterblätter und die Darmbeinschaufeln zu den platten Knochen.

Sesambeine sind kleine, in Muskelsehnen eingebettete Knochen. Sie finden sich bevorzugt dort, wo Sehnen besonderen Belastungen ausgesetzt sind, etwa im Handgelenk. Sie verändern den Sehnenfaserverlauf und erhöhen dadurch die Muskelwirkung. Die Anzahl der Sesambeine eines Menschen kann variieren, das größte Paar von ihnen ist jedoch immer vorhanden: die **Kniescheiben.**
Außerdem gibt es noch Knochen, die in kein Schema passen und meist als **irreguläre** (unregelmäßig geformte) **Knochen** bezeichnet werden. Hierzu zählen die Wirbel und viele Knochen des Gesichtsschädels.

Durchtrittsstellen von Leitungsbahnen

Viele Knochen haben spezielle Ausformungen, um Leitungsbahnen hindurchzulassen:
› Ein *Loch* oder **Foramen** ist eine Öffnung, durch die Blutgefäße, Nerven, Bänder oder, z.B. im Falle des großen Hinterhauptloches (➤ Abb. 6.11, ➤ Abb. 6.12), das Rückenmark hindurchziehen können
› Andere Knochen besitzen eine *Grube* (**Fossa**) oder einen *Einschnitt* (**Incisura** ➤ Abb. 6.25), in der Muskeln oder andere Strukturen versenkt und geschützt verlaufen
› Durch einen längeren *Gang* (**Meatus**) im Inneren eines Knochens verläuft beispielsweise der knöcherne Anteil der Ohrtrompete (➤ Abb. 9.25).

5.1.3 Knochenaufbau

Äußere Struktur eines Röhrenknochens beim Erwachsenen

Den Schaftanteil eines Röhrenknochens nennt man **Diaphyse,** seine beiden Enden heißen **Epiphyse,** der Abschnitt zwischen Epi- und Diaphyse **Metaphyse.** Die Metaphyse ist im Kindes- und Jugendalter die Längenwachstumszone. Die beiden Epiphysen werden von einer dünnen Schicht aus hyalinem Knorpel bedeckt. Dieses Knorpelgewebe setzt die Reibung herab, wenn der Knochen mit einem anderen Knochen ein Gelenk bildet.

Periost

Außerhalb der Gelenkflächen wird der Knochen von *Knochenhaut* (**Periost**) umgeben. Das Periost liegt dem Knochen als dünne Faserschicht fest an. Es setzt sich aus zwei Schichten zusammen, die jedoch nur in der Wachstumsphase zu unterscheiden sind: Die äußere besteht aus Kollagen und elastischen Fasern, die innere enthält die Nerven und die Gefäße, die das Innere des Knochens mit Nährstoffen versorgen. Deswegen ist das Periost – im Gegensatz zum Knochen selbst – schmerzempfindlich. Neben der Schutz- und Ernährungsfunktion für den Knochen dient das Periost dem Ansatz von Sehnen und Bändern, mit denen es sich reißfest verbindet.

Kortikalis, Kompakta und Spongiosa

Bei den meisten größeren Knochen ist nur die Außenschicht, die *Kortikalis,* aus dichtem Knochen-

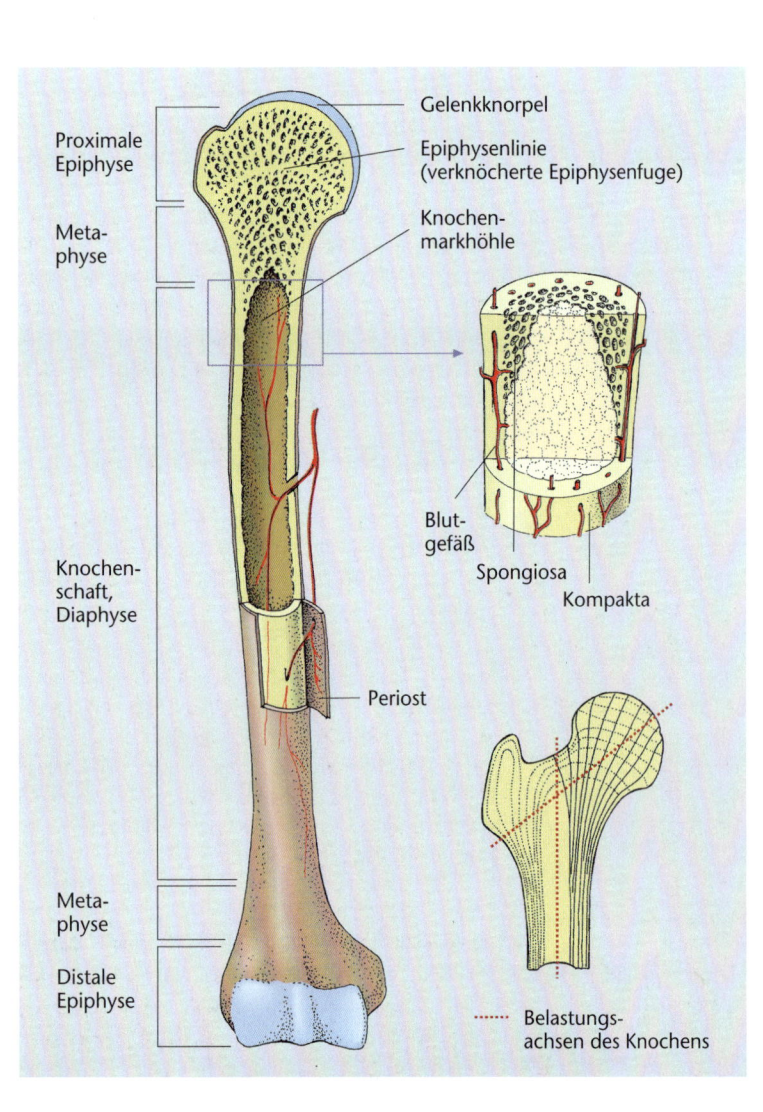

Abb. 5.1 Aufbau eines Röhrenknochens.
Links: Teilweise längs eröffnet. Rechts oben: Vergrößerter Ausschnitt mit Knochenmarkhöhle. Rechts unten: Schnitt durch den Hüftkopf des Oberschenkelknochens. Die Knochenbälkchen sind in den Richtungen der Hauptbelastungsachsen (rot) angeordnet.

gewebe aufgebaut (▶ 4.3.6, ▶ Abb. 5.2). Ihre Dicke variiert je nach funktioneller Erfordernis. Bei den Röhrenknochen ist die Kortikalis im Bereich der Diaphyse relativ breit und wird dort **Kompakta** genannt.

Der wesentlich größere Anteil im Inneren des Knochens besteht dagegen aus zarten *Knochenbälkchen*, der **Spongiosa** (▶ 4.3.6). Auch die Anordnung der Knochenbälkchen in der Spongiosa folgt funktionellen Anforderungen: Durch die einwirkenden Kräfte wird sie so beeinflusst, dass für jede Belastungsart genau die nötige Anzahl und Stärke an verstrebenden Knochenbälkchen gebildet werden. Dadurch wird einerseits ohne Stabilitätseinbußen (ein Rohr ist fast genauso biegesteif wie ein gleich dicker Stab) enorm Gewicht eingespart – durchschnittlich wiegt unser Skelett nur 7 kg! Andererseits wird so Platz gewonnen für ein lebenswichtiges Organ: das blutbildende Knochenmark.

Knochenmarkhöhle

Die Hohlräume zwischen den Knochenbälkchen der Spongiosa heißen **Knochenmarkhöhle** *(Markhöhle, Markraum)*. In den meisten kurzen, flachen oder irregulären Knochen ist hier **rotes blutbildendes Knochenmark** angesiedelt, außerdem in den Epiphysen der Röhrenknochen von Oberarm und Oberschenkel. Die Knochenmarkhöhlen der übrigen Knochen enthalten nur im Kindesalter rotes Knochenmark, das dann nach und nach in fetthaltiges **gelbes Knochenmark** *(Fettmark)* umgewandelt wird.

Pneumatisierte Hohlräume

Um Gewicht zu reduzieren, enthalten einige Schädelknochen luftgefüllte und mit Schleimhaut ausgekleidete Hohlräume, z. B. die Nasennebenhöhlen (▶ Abb. 6.15).

Ernährung des Knochens

Der Knochen wird auf zwei Wegen mit Blut und damit Nährstoffen versorgt: Zum einen sprossen aus dem Periost winzige Blutgefäße in den Knochen ein und versorgen ihn von außen. Zum anderen durchbohren größere Arterien die Kortikalis, ziehen zum Markraum und verzweigen sich dort zu einem Gefäßnetz, das den Knochen von innen versorgt.

In der Kompakta verlaufen die kleinen Gefäße in den längs gerichteten *Havers-Kanälen* (▶ 4.3.6, ▶ Abb. 5.2, ▶ Abb. 4.12). Die Querverbindungen zwischen den Havers-Kanälen, die *Volkmann-Kanäle* (▶ Abb. 4.11), enthalten ebenfalls Blutgefäße, welche auch die beiden Versorgungssysteme miteinander verbinden.

> **Osteomyelitis**
>
> Entweder mit dem Blutstrom (im Rahmen einer Allgemeininfektion) oder von außen (z. B. bei Verletzungen) können Infektionserreger, überwiegend Bakterien, ins Knocheninnere gelangen und eine schwere *Knochenmarkentzündung* (**Osteomyelitis**) hervorrufen. Meist sind auch die umgebenden Knochenstrukturen beteiligt. Grundpfeiler der meist monatelangen Therapie sind Schonung des betroffenen Knochens, Antibiotikagabe und meist auch eine operative Ausräumung des Infektionsherdes. Anschließend wird die Knochenhöhle oft mit einer Spül-Saug-Drainage gespült oder es werden antibiotikahaltige Ketten oder Schwämme in die Knochenhöhle eingelegt.

Bildung und Auflösung von Knochengewebe

Drei verschiedene Arten von Knochenzellen sind am Auf-, Um- und Abbau des Knochens beteiligt. Die **Osteoblasten** sind für den Auf- und Umbau der *Knochengrundsubstanz* (**Knochenmatrix**) zuständig: Sie bilden Kollagen und scheiden Kalziumphosphate und Kalziumkarbonate in den interstitiellen Raum aus. Diese kristallisieren dann aufgrund ihrer schlechten Löslichkeit entlang den Kollagenfasern aus und mauern damit die Osteoblasten ein. Von der Umgebung weitgehend abgeschnitten, verlieren die Osteoblasten ihre Fähigkeit zur Zellteilung und heißen nun **Osteozyten**. Schließlich verhärtet sich das Gewebe und bildet so die „fertige", sehr belastbare Knochenmatrix. Dieser Prozess der Verknöcherung dauert je nach Knochen mehrere Monate bis viele Jahre. Deswegen besitzen kleine Kinder ein weicheres, biegsameres Skelett als Erwachsene.

Gegenspieler der Osteoblasten bzw. Osteozyten sind die mehrkernigen **Osteoklasten** (▶ Abb. 5.3). Sie lösen Knochen wieder auf, was in Umbauphasen des Skeletts, z. B. in Wachstumsphasen, aber auch in der Heilungsphase nach Knochenbrüchen notwendig ist.

Auch nach Abschluss des Wachstums (▶ 22.5.1) wird Knochengewebe durch Osteoblasten gebildet und durch Osteoklasten aufgelöst. Es besteht ein *dynamisches Gleichgewicht*, durch das der Knochen sich z. B. durch Neubildung von Knochenbälkchen erhöhten bzw. veränderten Anforderungen anpassen oder während einer Schwangerschaft Knochenminerale zur Verfügung stellen kann.

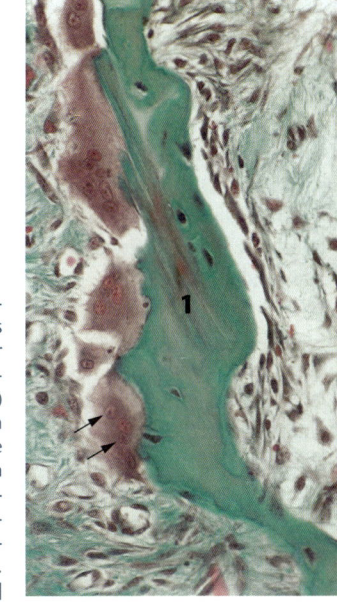

Abb. 5.3 Mikroskopisches Bild dreier großer, mehrkerniger (→) Osteoklasten an der Grenze zu einem (grün gefärbten, entkalkten) Knochenbälkchen (1). [M375]

5.1.4 Knochenentwicklung

Der Vorgang der Knochenbildung heißt **Ossifikation** oder *Verknöcherung*. Da sich dieser Prozess bei der Heilung von Knochenbrüchen in wesentlichen Abschnitten wiederholt, lohnt es sich, die embryonale bzw. kindliche Knochenbildung genauer zu betrachten.

In einem ersten, noch frühen Entwicklungsabschnitt, in dem aber schon Muskeln, Blutgefäße und Nerven ausgebildet sind, befinden sich an den Orten der späteren Knochen zusammenhängende Stränge aus *embryonalem Bindegewebe* (▶ 4.3.3). Von diesem Stadium aus gibt es zwei Möglichkeiten zur Knochenbildung:

Direkte Verknöcherung (desmale Ossifikation)

Die Knochen des Schädeldaches, die Mehrzahl der Gesichtsknochen und das Schlüsselbein verknöchern auf direktem Wege (**desmale Ossifikation**): Die Osteoblasten häufen sich im embryonalen Bindegewebe an und bilden Knochenmatrix. Die Matrix verkalkt vor und teilweise nach der Geburt und es entstehen die schon erwähnten **Knochenbälkchen** *(Trabekel)*. Verschiedene Knochenbälkchen verschmelzen nun netzartig miteinander und bilden die typische Struktur der **Geflechtknochen** *(Deck-, Bindegewebsknochen)*.

Verknöcherung über knorpelige Zwischenstufen (chondrale Ossifikation)

Die meisten Knochen des Körpers werden über einen Umweg gebildet (▶ Abb. 5.4): Zunächst entstehen aus den embryonalen Bindegewebssträngen Stäbe aus glasartigem *hyalinem Knorpel*

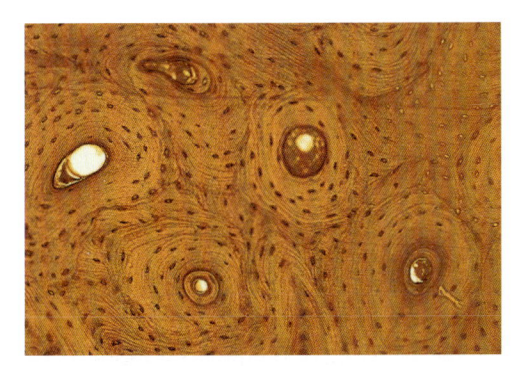

Abb. 5.2 Kortikalis eines Lamellenknochens. Deutlich zu erkennen sind mehrere quer geschnittene Osteone mit zentralem Havers-Kanal (▶ 4.3.6). [M375]

(▶ 4.3.5). Der Knorpel wird dann in einem zweiten Schritt Stück für Stück durch Knochengewebe ersetzt **(chondrale Ossifikation)**. Bei dieser Ossifikation der knorpeligen Zwischenstufe unterscheidet man eine im Knorpelinneren ablaufende Verknöcherung **(enchondrale Ossifikation)** und eine von der *Knorpelhaut,* dem **Perichondrium** (▶ 4.3.5), ausgehende äußere Verknöcherung **(perichondrale Ossifikation)**, die parallel zueinander stattfinden:

> Bei der enchondralen Ossifikation entsteht im Innern des Knorpelstabes ein **primärer Knochenkern,** der durch schichtweise Auflösung von Knorpel und Anlagerung von Knochen allmählich größer wird. Später dringen Blutgefäße auch in die Knorpelenden (Epiphysen) ein, und es entstehen **sekundäre Knochenkerne,** die (zum Teil) erst nach der Geburt die Räume der beiden Epiphysen ausfüllen (▶ Abb. 5.4)
> Bei der perichondralen Ossifikation bildet sich an der Innenhaut des Perichondriums eine Hülle aus Osteoblasten, die eine dünne, strohhalmartige Knochenmanschette erzeugen.

Die perichondrale Knochenmanschette verschmilzt später mit den aus dem Knocheninneren herauswachsenden primären und sekundären Knochenkernen. Oberflächennah bildet sich durch weiteren Umbau die sehr dichte Kortikalis (▶ 4.3.6, ▶ 5.1.3). Im Zentrum größerer Knochen entstehen schon bald wieder neue Hohlräume, in denen die Knochensubstanz nur in Form von lockeren Bälkchen, der Spongiosa, erhalten bleibt.

Zum Zeitpunkt der Geburt eines Kindes bestehen noch nennenswerte Teile des Skeletts aus Knorpel (▶ Abb. 5.5). Die weitere Verknöcherung (Ossifikation) folgt einem regelmäßigen Ablauf und ist erst nach Wachstumsabschluss beendet.

Epiphysenfugen

Nach Ausbildung der sekundären Knochenkerne ist das Knorpelgewebe des Epiphysenraumes mit zwei Ausnahmen vollständig durch Knochen ersetzt: Auf der Gelenkfläche der Epiphyse verbleibt der hyaline Knorpel als hochbelastbarer **Gelenkknorpel,** und in Richtung Diaphyse bleibt die knorpelige *Wachstums-* oder **Epiphysenfuge** übrig (▶ Abb. 5.4). Von ihr geht das weitere Längenwachstum des Röhrenknochens aus. Ist auch dieser Bereich verknöchert (die Epiphysenfuge wird zur **Epiphysenlinie**), ist das Skelettwachstum abgeschlossen.

> **Schäden der Epiphysenfuge**
>
> (Nur) durch die Epiphysenfuge kann der Knochen wachsen. Wird sie in Kindheit oder Jugend z. B. durch einen Knochenbruch (dauerhaft) geschädigt, sind Wachstumsstörungen (etwa mit Beinlängendifferenz) die Folge.

5.1.5 Knochenwachstum und Wachstumshormon

Die Wachstumsgeschwindigkeit des Knochens wird vor allem durch das *Wachstumshormon* bestimmt (▶ 11.2.3). Solange Wachstumshormon ausgeschüttet wird, also bis zum Ende der Pubertät, bilden sich auf der zur Epiphyse zeigenden Grenzfläche der Epiphysenfuge neue Knorpelzellen. Diese werden auf der zur Diaphyse zeigenden Grenzfläche der Fuge durch Knochenzellen ersetzt. So bleibt die Dicke der Wachstumsfuge ziemlich konstant, während der knöcherne Anteil auf der Diaphysenseite wächst. Zu Beginn der Pubertät kommt es dann durch das Zusammenwirken von Wachstumshormonen mit den Androgenen der Nebennierenrinde (▶ 11.5.1, ▶ 11.5.2,

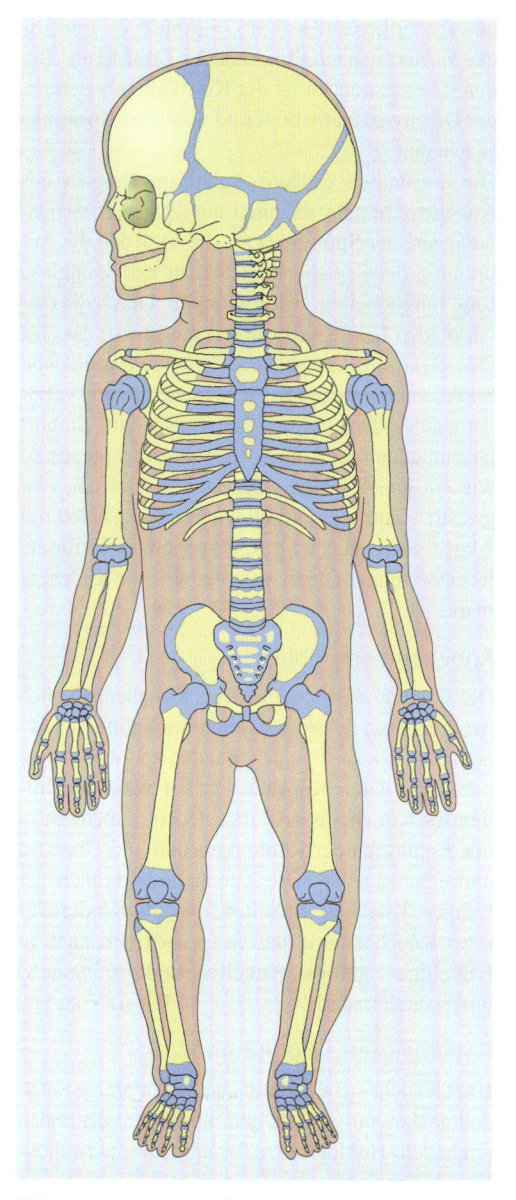

Abb. 5.5 Verteilung von Knorpel- und Knochensubstanz (blau bzw. gelb gefärbt) bei einem Neugeborenen.

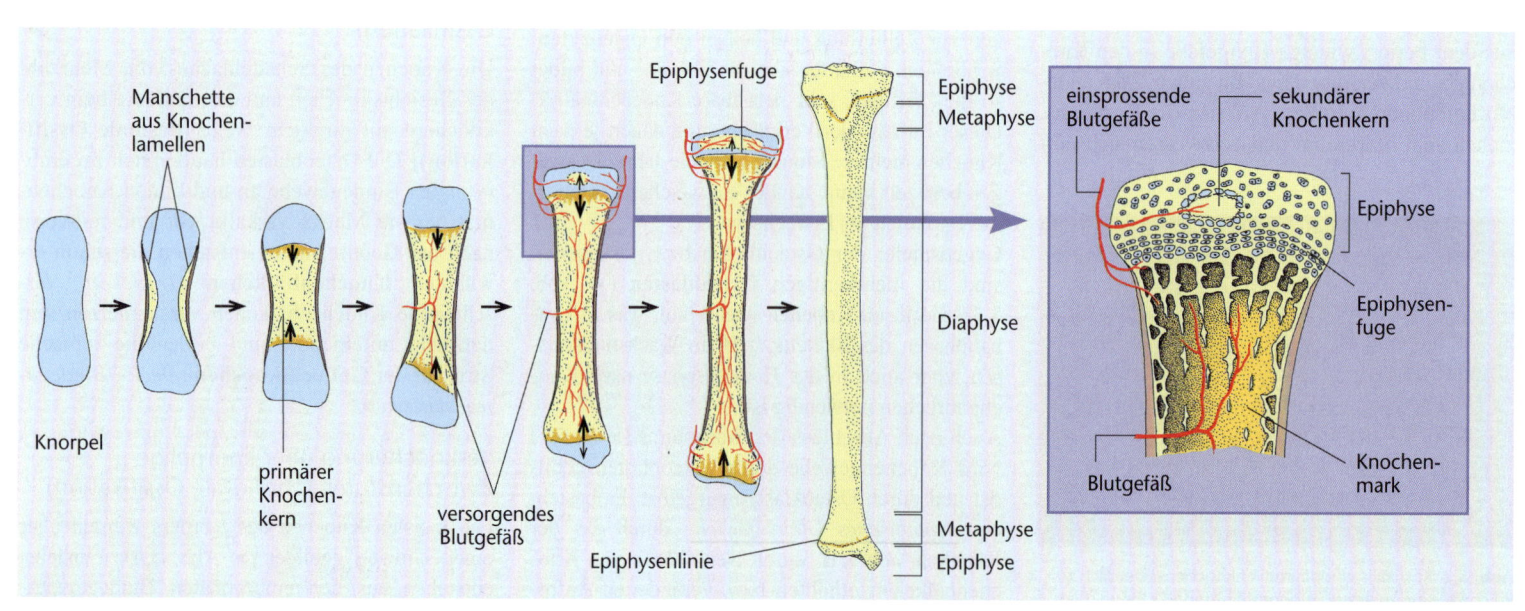

Abb. 5.4 Der Ablauf der chondralen Ossifikation.

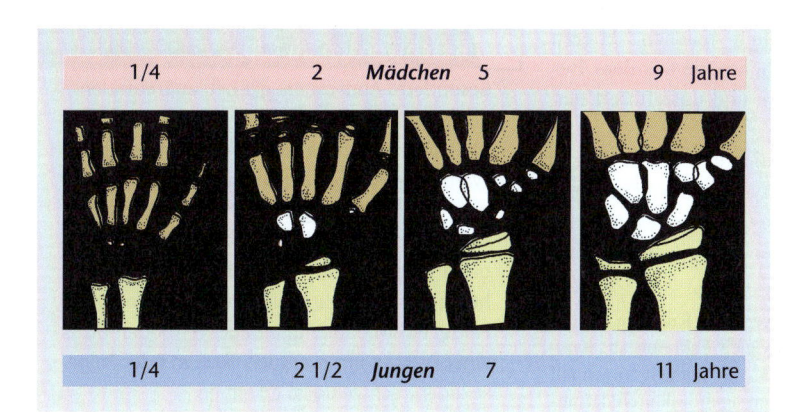

Abb. 5.6 Röntgenologische Skelettalterbestimmung mithilfe der Handwurzelknochen. Angegeben sind Durchschnittswerte für Jungen und Mädchen. Die Knochenentwicklung verläuft in einer regelmäßigen Abfolge und bei Mädchen schneller als bei Jungen. [B116]

▶ 11.5.3, ▶ 11.5.4) und später den Sexualhormonen Östrogen und Testosteron aus Eierstock und Hoden zum pubertären Wachstumsschub. Am Ende der Pubertät werden durch die Sexualhormone und das Absinken des Wachstumshormonspiegels die epiphysären Knorpelzellen zunehmend inaktiv. Schließlich hören sie auf, sich zu teilen, und die knorpelige Wachstumsfuge wird knöchern durchbaut. Zurück bleibt die Epiphysenlinie, und das Längenwachstum des entsprechenden Knochens ist unwiderruflich beendet (▶ Abb. 5.1).

Röntgenologische Altersbestimmung

Bei Kindern, die im Vergleich zum Durchschnitt sehr groß oder sehr klein sind, besteht oft die Frage nach einer Behandlung des Hoch- oder Minderwuchses. Entscheidende diagnostische Hilfe ist die **röntgenologische Skelettalterbestimmung** (▶ Abb. 5.6).

An einem Röntgenbild der linken Hand wird festgestellt, wie weit die knöcherne Durchbauung schon vorangeschritten ist. Auftreten und Größe von Knochenkernen sowie Schluss der Epiphysenfugen folgen einem festen, genetisch vorbestimmten Muster, so dass durch Vergleich des Röntgenbildes mit Standardbildern das röntgenologische (Skelett-)Alter errechnet werden kann. Berücksichtigt man dazu die aktuelle Körpergröße, lässt sich die Endgröße recht genau vorherbestimmen und eine Therapieentscheidung leichter treffen.

5.1.6 Mineralhaushalt des Knochens

Der ständige Auf- und Abbau von Knochengewebe muss auch nach dem Abschluss des Knochenwachstums fein reguliert werden, damit es nicht zu Funktionsstörungen kommt. Für ein gesundes Knochengewebe sind vor allem folgende Substanzen verantwortlich:

▶ Als Grundvoraussetzung muss die Nahrung ständig ausreichend **Kalzium** und **Phosphate** enthalten – sie verleihen der Knochenmatrix Festigkeit. Vor allem in Schwangerschaft, Stillperiode und im Alter sollte auf eine ausreichende Kalziumzufuhr geachtet werden (▶ 5.4, ▶ 18.9.1). Ein Mangel an Phosphat dagegen existiert fast nur bei Alkoholmissbrauch

▶ **Vitamin-D-Hormon** (*Kalzitriol,* ▶ 11.4.3) entsteht aus Vitamin-D-Vorstufen, die unter UV-Bestrahlung in der Haut gebildet und mit der Nahrung zugeführt (▶ Abb. 11.13) werden. Der Körper braucht das Vitamin-D-Hormon unter anderem für die Resorption von Kalzium aus dem Verdauungstrakt. Vitamin-D-Mangel kann beim Kind zu einem schweren Krankheitsbild, der *Rachitis* (▶ 11.4.3), führen

▶ Reguliert wird der Kalziumhaushalt durch die Hormone **Parathormon** und **Kalzitonin** unter Mitwirkung von Vitamin-D-Hormon (Details ▶ 11.4.3)

▶ Auch die Sexualhormone Östrogen und Testosteron unterstützen beim Erwachsenen den Knochenerhalt (▶ 20.2.3, ▶ 20.3.7)

▶ Schließlich sind auch die **Vitamine A, B$_{12}$ und C** (▶ 18.8) für die Regulation der Osteoblasten- und Osteoklastentätigkeit und die Aufrechterhaltung der Knochenmatrix von Bedeutung.

Bei Mangel oder Überschuss an einem der genannten Hormone kommt es fast immer zu Störungen des Knochenstoffwechsels. Folge können z. B. *pathologische Frakturen* (▶ 5.1.7) sein.

5.1.7 Frakturen

Einen *Knochenbruch* bezeichnet der Mediziner auch als **Fraktur**. Um sie richtig zu behandeln, müssen folgende Fragen geklärt werden (▶ Abb. 5.7):

▶ Ist der Bruch *komplett* oder *unvollständig?* Im letzteren Fall ist der Knochen nur angebrochen
▶ Sind die Bruchstücke in der ursprünglichen Position oder verschoben *(disloziert)?*
▶ Ist die Fraktur *offen,* besteht also eine Hautverletzung im Frakturbereich, oder liegt ein Bruch bei unverletzter Haut vor *(geschlossene Fraktur)?*
▶ Ist die Fraktur *traumatisch* oder *pathologisch* bedingt? Im ersten Fall sind starke äußere Kräfte wie z. B. ein Sport- oder Autounfall oder eine Schlägerei die Ursache, im letzteren ein durch Knochentumor, Osteoporose, Osteomyelitis oder eine hormonelle Störung brüchig gewordener Knochen. Pathologische Frakturen sind also Folge *vorbestehender* Erkrankungen.

Frakturzeichen

Nur wenige Symptome, die **sicheren Frakturzeichen**, sind beweisend für eine Fraktur:
▶ Fehlstellung durch Frakturverschiebung
▶ Abnorme Beweglichkeit
▶ Fühl- oder hörbares Knochenreiben (**Krepitation**)
▶ Offene Fraktur.

Viel häufiger sind die **unsicheren Frakturzeichen** wie Schmerzen, Schwellungen, Hämatome oder Beweglichkeitsstörungen. Zum Ausschluss oder Beweis einer Fraktur sowie zur Therapieplanung werden daher stets Röntgenaufnahmen angefertigt.

Therapieprinzipien bei Frakturen

Ziel jeder Frakturbehandlung ist eine möglichst rasche Remobilisation des Patienten bei bestmöglicher Funktion der betroffenen Körperteile. Die Frakturbehandlung basiert auf drei Säulen: Reposition, Retention und Rehabilitation.

Bei der **Reposition** wird die Fraktur eingerichtet, d. h. die Knochenstücke werden wieder in die anatomisch korrekte Lage gebracht. Dies ist v. a. bei Gelenkbeteiligung wichtig, da sonst eine posttraumatische Arthrose (▶ 4.3.5) droht.

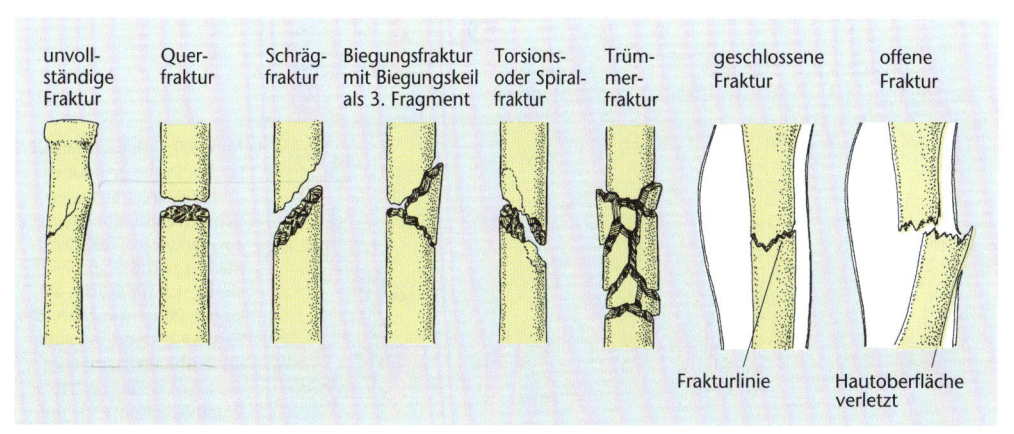

Abb. 5.7 Verschiedene Frakturformen.

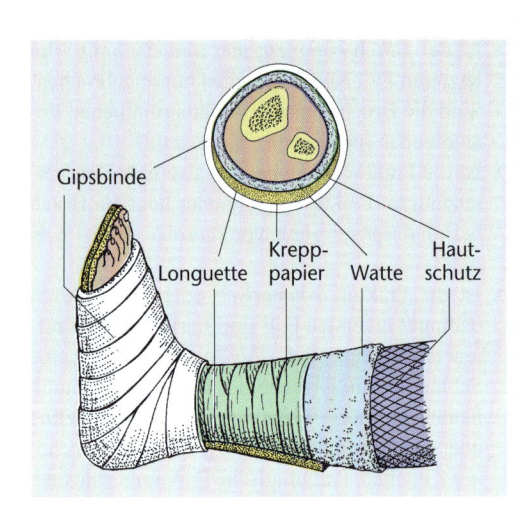

Abb. 5.8 Aufbau eines Gipsverbandes.

Die **Retention** (hier *Ruhigstellung*) der Fraktur bis zur Verheilung erfolgt je nach Lokalisation und Art der Fraktur konservativ oder operativ. Das bekannteste konservative Verfahren ist die Ruhigstellung in **Gipsverband** oder **Gipsschale**. Zunächst wird kontrolliert, ob sich die Knochenteile in der richtigen Lage zueinander befinden, erst dann darf der Gipsverband angelegt werden (Aufbau ➤ Abb. 5.8). Danach wird mit einer Röntgenaufnahme sichergestellt, dass sich die Fraktur beim Anlegen des Gipsverbandes nicht verschoben hat.

Fast nur noch eine vorübergehende Lösung bis zur endgültigen Frakturversorgung ist das zweite konservative Retentionsverfahren, die **Extension (Streckbehandlung)**. Ein spezieller Draht oder Nagel wird frakturfern durch einen Knochen gebohrt und ein Extensionsbügel angebracht. An diesem werden über einen Seilzug Gewichte angehängt, die Zug ausüben und so verhindern, dass sich Knochenteile eines gebrochenen Knochens ineinanderschieben.

Bei der häufigen *operativen Retention* (**Osteosynthese**, ➤ Abb. 5.9) werden die Frakturteile mit Schrauben, Nägeln, Metallplatten oder Drähten zusammengefügt. Vorteile sind hohe Stabilität und meist schnelle Mobilisation. Ausgeprägte Frakturdefekte können auch eine **Knochentransplantation** erforderlich machen. Hierzu entnimmt man z. B. Knochenspäne aus dem Beckenkamm des Betroffenen und unterfüttert den Defekt.

Die **Rehabilitation** des Patienten beginnt bereits sehr früh, etwa wenn der Physiotherapeut mit dem Patienten die nicht fixierten Gelenke bewegt oder die Pflegenden den Patienten zu weitestmöglicher Selbstständigkeit anleiten.

Wie lange es dauert, bis der verletzte Knochen wieder voll belastbar ist, hängt von vielen Faktoren ab: Knochenbrüche bei Kindern heilen z. B. doppelt so schnell wie diejenigen älterer Menschen, und Frakturen der unteren Extremität brauchen im Durchschnitt wesentlich länger als Frakturen der oberen Extremität, bis die Belastbarkeit wiederhergestellt ist.

Primäre und sekundäre Frakturheilung

Ziel jeder Frakturbehandlung ist es, dass der Knochen über den Frakturspalt hinweg wieder stabil durchbaut wird, das heißt neue Knochenbälkchen bildet, die den Frakturspalt überbrücken und ggf. auffüllen.

Werden die Knochenbruchstücke durch Osteosynthese unter Druck genau passend aufeinandergepresst, so erfolgt der Durchbau direkt (**primäre Frakturheilung** ➤ Abb. 5.10). Diese schnellste Form der Frakturheilung funktioniert jedoch nur, wenn die Fraktur absolut ruhig gestellt und gut durchblutet ist.

Oft jedoch sind diese Voraussetzungen nicht erfüllt. Dann entsteht zunächst über Entzündungsprozesse ein knorpelartiger **Kallus** (➤ Abb. 5.10), der die Bruchstelle nach und nach verlötet und sich sekundär über viele Monate wie bei der chondralen Ossifikation (➤ 5.1.4) in Knochen umwandelt (**sekundäre Frakturheilung**).

Aufgaben des Pflegepersonals bei der Frakturbehandlung

Bei der Frakturbehandlung im Krankenhaus fällt den Pflegenden eine wichtige Rolle zu. Sie überwachen die Ruhigstellung des betroffenen Körperteils zur Erhaltung der anatomisch korrekten Stellung der Bruchenden. Gleichzeitig muss der übrige Bewegungsapparat des Patienten durch gezielte Krankengymnastik beweglich bleiben. Bewegung regt den Kreislauf an und verschafft dem Patienten das Gefühl, nicht ganz „gefesselt" zu sein. Außerdem wird hierdurch Komplikationen vorgebeugt, z. B. einer Thrombose (jede Immobilisation des Patienten erfordert eine Thromboseprophylaxe mit Heparin ➤ 12.5.8). Wunden werden sorgfältig und *steril* gepflegt, da sie eine mögliche Eintrittspforte für Krankheitserreger darstellen.

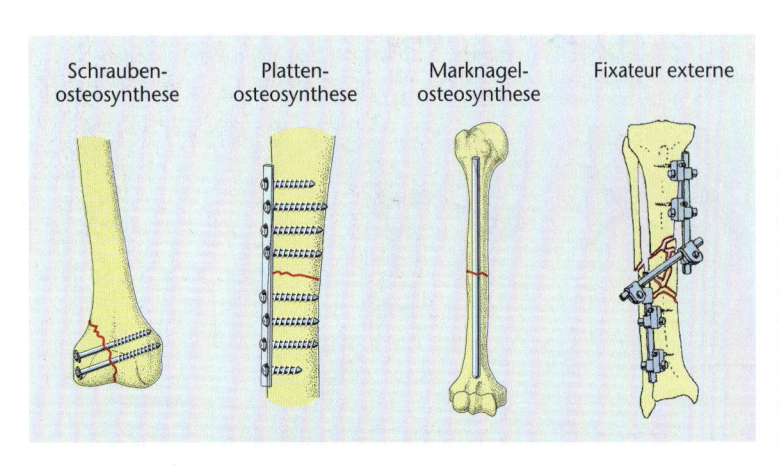

Abb. 5.9 Osteosyntheseverfahren. Durch Schrauben und Metallplatten lassen sich getrennte Knochenteile aneinander fixieren. Die Marknagelosteosynthese eignet sich für Brüche an langen Röhrenknochen. Der Fixateur externe, ein äußeres Festhaltesystem, wird vor allem bei infizierten Wundverhältnissen eingesetzt.

> **Beschwerden im Gips**
>
> Besonderes Augenmerk gilt neu auftretenden Schmerzen unter einem Gipsverband oder Gefühlsstörungen distal der Fraktur. Oft sind sie Warnhinweise, z. B. auf einen zu eng sitzenden oder unzureichend gepolsterten Gipsverband. Der Gips muss sofort entfernt und die Ursache geklärt werden. Die Pflegenden überprüfen daher regelmäßig Durchblutung (Hauttemperatur, Farbe, Pulse) und Empfindungsvermögen distal einer Fraktur, um eventuelle Risiken oder Folgeschäden rechtzeitig zu erkennen.

5.2 Gelenke

5.2.1 Überblick

Körperbewegung ist nur an den Verbindungsstellen zwischen den Knochen möglich – den **Gelenken**. Ein Gelenk besteht aus den knorpeligen Gelenkflächen, der Gelenkkapsel und der Gelenkhöhle sowie den bindegewebigen Strukturen zwischen den gelenkbildenden Knochen (z. B. Bänder).

Einteilung nach der Beweglichkeit

Nicht alle Gelenke sind gleich stark beweglich: Manche erlauben Bewegungen in mehreren, andere nur in einer Ebene, einige Gelenke sind kaum beweglich.

Die häufigsten Gelenke des menschlichen Körpers sind die **Diarthrosen** (*echte, freie Gelenke*). Sie sind durch einen mit „Gelenkschmiere" (Synovia) gefüllten Gelenkspalt gekennzeichnet (Details ➤ 5.2.2, ➤ Abb. 5.11, ➤ Abb. 5.12). Diarthrosen, die aufgrund ihrer Form und der Einbindung in straffe Bandstrukturen nur gering beweglich sind, heißen **Amphiarthrosen** (*straffe Gelenke*). Zu ihnen gehört das Iliosakralgelenk (Sakroiliakalgelenk) zwischen Darm- und Kreuzbein (➤ Abb. 6.55).

Synarthrosen (*Fugen, Haften*) sind *unbewegliche* Gelenke ohne Gelenkspalt, bei denen die Knochen mit Knorpel- oder straffem Bindegewebe verbunden sind. Sie sollen Knochen möglichst unverrückbar zusammenzuhalten (z. B. die Symphyse).

Die Synarthrosen werden weiter unterteilt in:
› **Syndesmosen** (*Bandhaften*). Hier überbrückt festes, sich verzahnendes Bindegewebe die Knochenlücke, z. B. bei den Schädelknochenverbindungen (➤ Abb. 6.13)
› **Synchondrosen** (*Knorpelhaften*). Es besteht eine knorpelige Verbindung, z. B. an der Symphyse (Schambeinfuge ➤ 6.7.1) oder zwischen Rippen und Brustbein
› **Synostosen** (*Knochenhaften*). Sie entstehen, wenn das ursprünglich faserige Bindegewebe zwischen zwei Knochen im Laufe der Entwicklung durch Knochen ersetzt wird, etwa bei der Verknöcherung des Kreuzbeins aus fünf Wirbelsegmenten (➤ Abb. 6.27).

KNOCHEN, GELENKE, MUSKELN

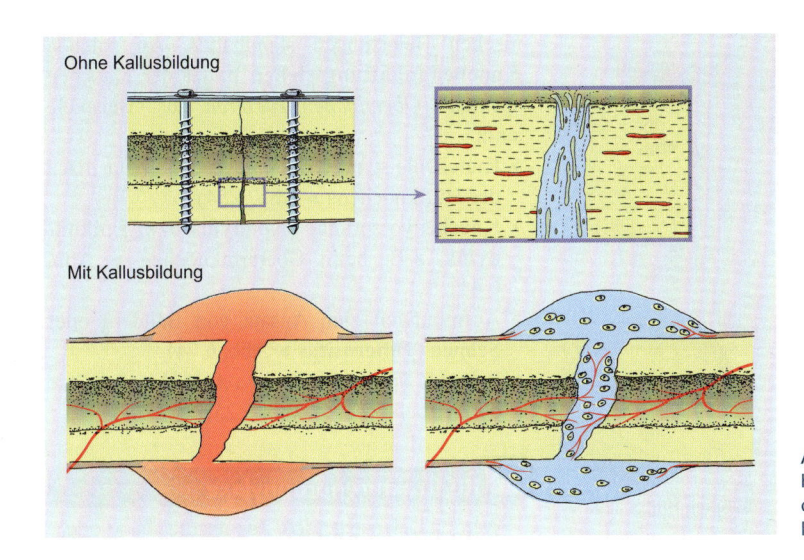

Abb. 5.10 Primäre Frakturheilung ohne und sekundäre Frakturheilung mit Kallusbildung

Die Beweglichkeit hat allerdings ihren Preis: Ist die Gelenkverbindung nur lose, so ist die Beweglichkeit größer, allerdings steigt damit auch die Gefahr von *Gelenkauskugelungen* (**Luxationen** ▶ 5.2.5). Sehr beweglich ist z. B. das Schultergelenk – die *Schultergelenkluxation* ist die häufigste Luxation überhaupt.

5.2.2 Gelenkaufbau

Die freie Beweglichkeit in den wichtigsten Gelenken des menschlichen Körpers, den Diarthrosen, wird durch drei Grundstrukturen ermöglicht:

› **Gelenkflächen**: glatte, von hyalinem Knorpel überzogene Epiphysenaußenflächen
› **Gelenkkapsel**: Hülle aus straffem Bindegewebe um den Gelenkraum
› **Gelenkhöhle** *(Cavitas articularis)*, ausgefüllt von *Gelenkflüssigkeit* (**Synovia**, „Gelenkschmiere"). **Gelenkspalt** bezeichnet üblicherweise den zwischen den gelenkbildenden Knochenflächen befindlichen Teil der Gelenkhöhle.

Die Synovia ist eine klare, fadenziehende, eiweiß- und muzinhaltige *(mucus = Schleim)* Flüssigkeit. Sie schmiert wie ein Getriebeöl die Gelenkflächen und ernährt zudem den gefäßlosen Knorpel. Ihre Bildung hängt wesentlich mit Bewegung zusammen. Vor allem bei Abnutzungserscheinungen in Gelenken (degenerative Veränderungen, *Arthrose*, ▶ 4.3.5) ist Bewegung auch gegen den Schmerz wichtig, um das Gelenk „geschmeidig" zu halten.

Gelenkkapsel

Um die Gelenke bei der Muskelarbeit vor dem Auskugeln (Luxation) zu schützen, werden die meisten Diarthrosen von einer straffen **Gelenkkapsel** umhüllt. Sie setzt sich aus zwei Schichten zusammen: Außen liegt die *Membrana fibrosa* aus kollagenem Fasermaterial, die durch ihren festen Halt vor Verrenkungen schützt. Innen liegt die *Membrana synovialis* (**Synovialmembran**); sie enthält elastische Fasern, Gefäße sowie Nerven und sondert die Synovia ab.

In die Gelenkkapseln sind oft *Bänder* eingeflochten, derbe Verstärkungsstränge, die die Epiphysen der beiden gegenüberstehenden Knochen direkt verbinden und dem Gelenk in ungünstigen Belastungssituationen Stabilität geben (▶ 5.2.4). Diese Verstärkungszüge schützen so z. B. als Innen- und Außenband des oberen Sprunggelenks vor dem „Umknicken" des Fußes.

Bei kleinen Gelenken ist die Gelenkkapsel oft gar nicht als solche erkennbar, weil sie mit den die beiden Knochen verbindenden Bandstrukturen zu einer Art Faserschlauch verflochten ist.

Schleimbeutel

Um Gewebeschäden durch Reibungskräfte bei Körperbewegungen zu verhindern, sind besonders an (druck)belasteten Stellen in der Nähe oder am Rand der Gelenkhöhle dünnwandige, von Synovialmembran ausgekleidete Hohlräume ausgebildet, die **Schleimbeutel** (*Bursae synoviales*). Sie enthalten schleimiges Sekret, verteilen den Druck gleichmäßiger, erleichtern das Aufeinandergleiten der beteiligten Strukturen und dienen als Puffer bei Bewegungen. Eine Entzündung dieser Schleimbeutel nennt man **Bursitis**.

Menisken

In manchen Gelenkhöhlen liegt ein scheiben- und ringförmiger Zwischenknorpel, der den Gelenkspalt vollständig (**Diskus**) oder teilweise (**Meniskus**) unterteilt. Disken und Menisken schonen den Gelenkknorpel, indem sie den Druck gleichmäßiger verteilen und Krümmungsungleichheiten *(Inkongruenzen)* zwischen den Gelenkflächen ausgleichen. Klinisch bedeutsam sind vor allem die Menisken des Knies (▶ Abb. 6.68).

5.2.3 Gelenkformen

Die Beweglichkeit des Gelenks (die Bewegungsmöglichkeiten eines Gelenks heißen auch **Freiheitsgrade**) wird entscheidend von der Gestalt der gegenüberstehenden Gelenkflächen bestimmt. Insgesamt gibt es sechs verschiedene Grundformen (▶ Abb. 5.13):

Scharniergelenk

Wird eine nach außen gewölbte (**konvexe**) Gelenkfläche in Rollenform von einer nach innen gewölbten (**konkaven**) Gelenkfläche schalenförmig umgriffen, so sind Scharnierbewegungen möglich. Ähnlich wie das Öffnen oder Schließen einer Tür *eine* einzige Bewegung in zwei Richtungen ermöglicht, haben auch **Scharniergelenke** nur *einen* Freiheitsgrad:

› Bei der **Beugung** oder *Flexion* nimmt der Winkel zwischen den artikulierenden Knochen ab (wenn wir z. B. unseren Zeigefinger beugen)
› Bei der **Streckung** oder *Extension* vergrößert sich der Winkel (wenn wir z. B. den Finger wieder strecken).

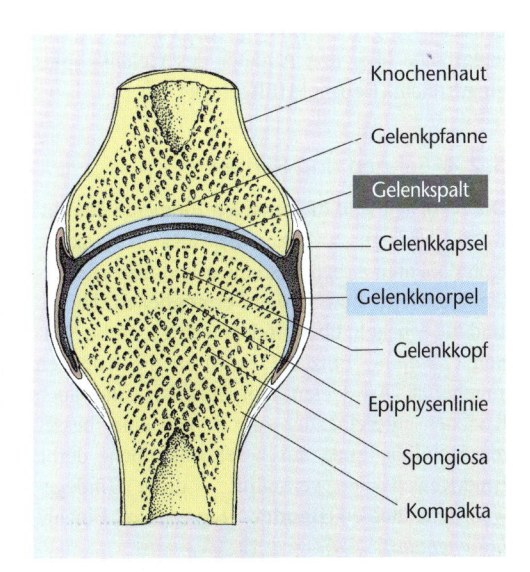

Abb. 5.11 Aufbau einer Diarthrose in der Schemazeichnung.

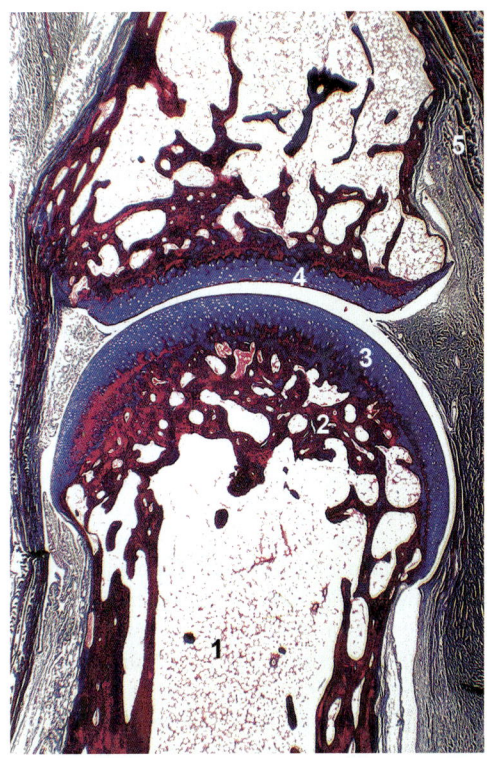

Abb. 5.12 Kleines Fingergelenk als Beispiel einer Diarthrose im mikroskopischen Bild. Erkennbar sind die Markhöhle der Diaphyse (1), der unter dem Gelenkknorpel gelegene subchondrale Knochen (2), der Gelenkknorpel (3), der Gelenkspalt (4) und die Gelenkkapsel (5). [M375]

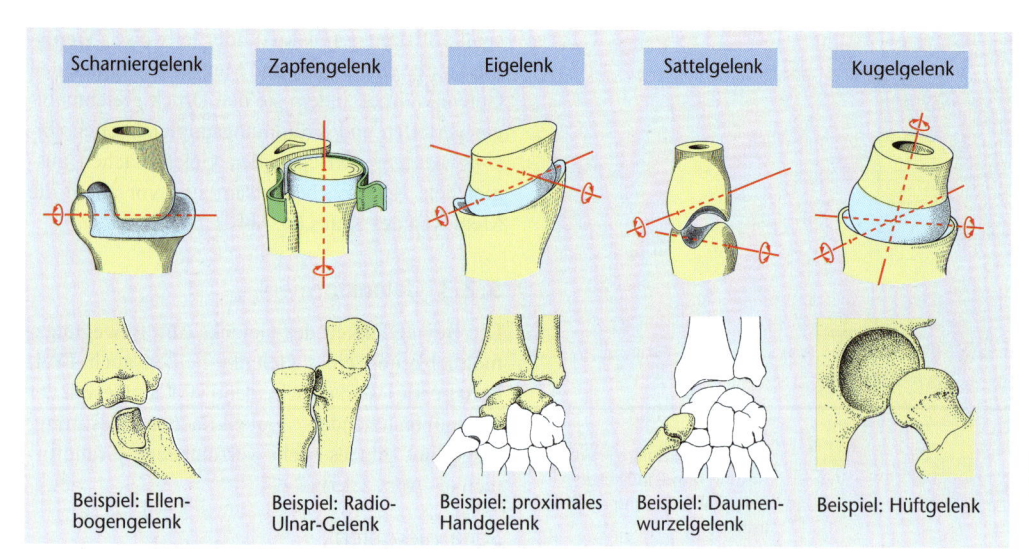

Abb. 5.13 Verschiedene Gelenkformen. Die roten Linien und Pfeile zeigen die Achsen, um die Bewegungen möglich sind, bzw. die dazugehörigen Bewegungen.

Scharniergelenke finden sich z. B. zwischen allen Finger- und Zehengliedern.

Zapfen- und Radgelenke

Auch bei Zapfen- und Radgelenken steht eine *konvexe*, zylindrisch geformte Gelenkfläche einer *konkaven* gegenüber. Sie haben ebenfalls nur einen Freiheitsgrad:

- Beim **Zapfengelenk** dreht sich die konvexe Gelenkfläche innerhalb eines Bandes, das die konkave Gelenkfläche zum Ring ergänzt. Ein Beispiel hierfür ist das proximale Radio-Ulnar-Gelenk am Ellenbogen (▶ Abb. 6.44)
- Beim **Radgelenk** bewegt sich die konkave Gelenkfläche um die konvexe (z. B. das distale Radio-Ulnar-Gelenk ▶ Abb. 6.47).

Gleitgelenk

Die Gelenkflächen von **Gleitgelenken** sind im Allgemeinen flach. Diese Gelenke erlauben in geringem Maße eine Gleitbewegung nach vorne und hinten und von Seite zu Seite, jedoch keine Beuge- oder Rotationsbewegungen. Gleitgelenke haben somit *zwei* Freiheitsgrade. Sie befinden sich z. B. in der Hand- und Fußwurzel, auch die Zwischenwirbelgelenke sind Gleitgelenke.

Eigelenk

Beim **Eigelenk** (oder *Ellipsoidgelenk*) stehen *ellipsenförmige* konvexe und konkave Gelenkflächen einander gegenüber. Eigelenke erlauben sowohl die Beuge-Streck-Bewegung als auch die Seit-zu-Seit-Bewegung (Ab- bzw. Adduktion). Sie besitzen also *zwei* Freiheitsgrade. Das proximale Handgelenk zwischen Speiche und Elle (bzw. dem ihr vorgelagerten Diskus) einerseits und Handwurzelknochen andererseits ist ein solches Eigelenk. Das daumenseitige Abspreizen der Hand ist eine Radialabduktion, das kleinfingerseitige Abspreizen eine Ulnarabduktion.

Sattelgelenk

Beim **Sattelgelenk** hat eine Gelenkfläche die Form eines Sattels, während die andere der Form eines Reiters auf seinem Sattel ähnelt. Dieses Gelenk erlaubt die Seit-zu-Seit-Bewegung und die Vorwärts-Rückwärts-Bewegung, hat also *zwei* Freiheitsgrade. Beispiel ist das Daumenwurzelgelenk.

Kugelgelenk

Die meisten Bewegungsmöglichkeiten bietet ein **Kugelgelenk**. Hier sitzt eine kugelige Gelenkfläche, der **Gelenkkopf**, in einer kugelförmig ausgehöhlten **Gelenkpfanne**. Mit einem Kugelgelenk, z. B. dem Schulter- oder Hüftgelenk, sind Bewegungen in allen *drei* Freiheitsgraden möglich:

- Flexion und Extension
- Abduktion und Adduktion
- Innen- und Außenrotation.

Eine Sonderform des Kugelgelenks ist das **Nussgelenk** (*Napfgelenk, Enarthrose*), bei der die Gelenkpfanne über den Äquator des Gelenkkopfes hinausreicht (Beispiel Hüftgelenk).

5.2.4 Sehnen und Bänder

Die Knochen sind die passiven Elemente des Bewegungssystems, an denen die Muskeln als aktive Komponenten Arbeit verrichten und über die Gelenke gezielte Bewegungen ermöglichen. Hierzu sind die Muskeln über bindegewebige, derbe **Sehnen** (*Tendines*, Einzahl *Tendo*) an die Knochen angeheftet. An vielen Körperstellen sind auch Knochen untereinander zum Zweck einer besseren Stabilität direkt durch sehnenähnliche derbe Bindegewebszüge verknüpft – diese Bindegewebszüge heißen **Bänder** (*Ligamenta*, Einzahl *Ligamentum*).

Die Anhaftungsstellen von Sehnen und Bändern an der Knochenoberfläche müssen hohen mechanischen Belastungen standhalten. An solchen **Knochenanhaftungsstellen** bildet der Knochen spezielle *Oberflächenstrukturen* aus. Beispiele sind:

- Knochenleisten (**Crista**, z. B. die Crista iliaca des Hüftknochens ▶ Abb. 6.54)
- Knochenvorsprünge (**Kondylus** bzw. **Epikondylus**, z. B. beim Oberarmknochen ▶ Abb. 6.44)
- Aufrauungen zum Ansatz von Bändern oder Sehnen (**Tuberositas** ▶ Abb. 6.74)
- Schmale spitze Ausläufer (etwa Dornfortsätze der Wirbelkörper ▶ Abb. 6.25).

> **Kontrakturenprophylaxe**
>
> Werden Gelenke längere Zeit unzureichend oder gar nicht bewegt (etwa bei Ruhigstellung, schmerzbedingter Schonhaltung oder lähmungsbedingtem Muskelungleichgewicht), kann es zur dauerhaften Verkürzung von Muskeln, Sehnen und Bändern mit der Folge einer *bleibenden Gelenkversteifung* (**Kontraktur**) kommen. Pflege hat bei gefährdeten Patienten also nicht nur das bequeme Liegen des Patienten zum Ziel, sondern auch die **Kontrakturenprophylaxe**. Die wichtigste Grundlage hierfür sind neben der korrekten Lagerung und Umlagerung des Patienten regelmäßige Bewegungsübungen oder passives Durchbewegen gefährdeter Gelenke.

5.2.5 Luxation und Distorsion

Als **Luxation** oder *Dislokation* bezeichnet man die vollständige *Auskugelung (Verrenkung)* eines Gelenks (▶ Abb. 5.14). Sie wird oft von einem Gelenkkapselriss begleitet. Eine unvollständige Luxation heißt **Subluxation**.

Meist nehmen Patienten mit einer Luxation eine typische Schonhaltung ein und vermeiden wegen der Schmerzen jede Bewegung der betroffenen Extremität. Die Behandlung besteht in der schnellstmöglichen **Reposition** (hier *Wiedereinrenkung*) des Gelenks durch Zug und Gegenzug. Gelingt dies nicht oder liegen Band- oder Knochenverletzungen vor, ist in der Regel eine Operation erforderlich.

Eine *Dehnung von Bändern* wird *Bänderzerrung* oder **Distorsion** genannt. Eine häufige Distorsion ist beispielsweise die Zerrung der Außenbänder des Sprunggelenks durch Umknicken des Fußes nach innen (▶ Abb. 6.76).

Der Übergang zwischen Dehnung und Zerreißen von Gelenkbandanteilen ist fließend, in der Praxis ist eine genaue Differenzierung kaum möglich. Für die Frage der Therapiebedürftigkeit ist jedoch das Kriterium einer übermäßigen *Aufklappbarkeit* des Gelenks sehr wichtig. Klassischerweise prüft man unter Zuhilfenahme eines Einstellungsgerätes durch eine „gehaltene" Röntgenaufnahme, ob die Gelenkkapsel noch ausreichend straff ist. Ist

KNOCHEN, GELENKE, MUSKELN

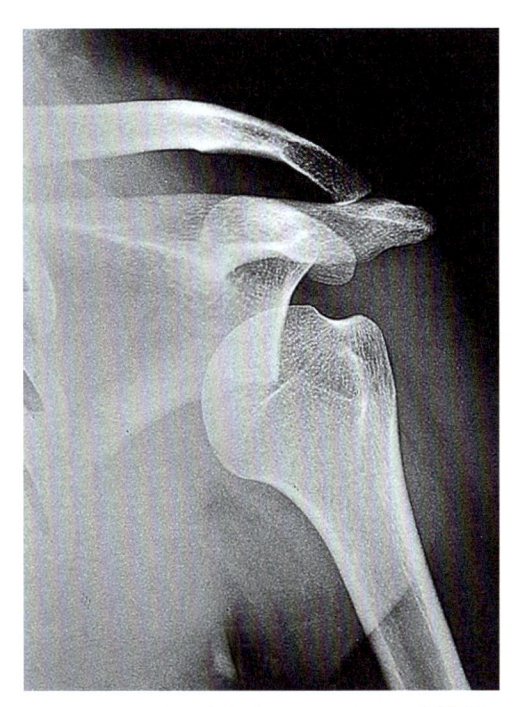

Abb. 5.14 Typische Schulterluxation im Röntgenbild. Die Gelenkflächen haben keinen Kontakt mehr zueinander. [R234-005]

dies nicht der Fall und das Gelenk abnorm aufklappbar, so müssen das verletzte Gelenk und die geschädigten Bänder sorgfältig ruhig gestellt oder operativ behandelt werden.

5.3 Muskulatur

Es gibt drei Grundtypen von Muskelgewebe (➤ 4.4):
› Quergestreifte oder Skelettmuskulatur (➤ 5.3.1, ➤ 5.3.2, ➤ 5.3.3)
› Herzmuskelgewebe (➤ 5.3.9)
› Glatte Muskulatur (➤ 5.3.10).

5.3.1 Skelettmuskulatur

Die aktive Bewegung des Körpers kommt durch den Wechsel zwischen Kontraktion und Erschlaffung der quergestreiften **Skelettmuskulatur** zustande (➤ 5.3.5). Die Skelettmuskulatur macht ca. 45 % der Körpermasse aus. Sie besteht aus hochspezialisierten Zellen (➤ 4.4.2), die vier Grundeigenschaften aufweisen:
› Sie sind *erregbar*, das heißt sie können auf Nervenreize reagieren
› Sie sind *kontraktil*, das heißt sie können sich zusammenziehen (verkürzen)
› Sie sind *dehnbar*, das heißt sie lassen sich auseinanderziehen
› Sie sind *elastisch*, das heißt sie kehren nach Dehnung oder Kontraktion in ihre ursprüngliche Ruhelage zurück.

Durch seine Fähigkeit zur **Kontraktion** kann der Skelettmuskel gleich mehrere Aufgaben erfüllen:

› Die **aktive Bewegung des Körpers.** Sie ist sichtbar z. B. beim Laufen oder Ergreifen eines Bleistifts
› Die **aufrechte Körperhaltung.** Die Skelettmuskulatur ermöglicht den aufrechten Gang. Infolge einer kontinuierlichen Stimulation von Muskelzellen durch das zentrale Nervensystem wird der Körper in sitzender oder stehender Position gehalten, ohne dass wir bewusst darauf achten
› **Wärmeproduktion.** Bereits in Ruhe entfallen ca. 20–25 % des Energieumsatzes auf die Skelettmuskulatur. Von der Energie, die zur Muskelarbeit eingesetzt wird, können jedoch nur 45 % für die Kontraktion selbst verwendet werden. Als „Abfallprodukt" entsteht Körperwärme. Bei Unterkühlung oder ansteigendem Fieber wird die Muskulatur jedoch *ausschließlich* zur Wärmeproduktion kontrahiert (*Kältezittern* bzw. *Schüttelfrost*) und so werden bis zu 85 % der Körperwärme erzeugt.

Muskulatur von Mann und Frau

Männer haben wesentlich mehr (Skelett-)Muskelgewebe als Frauen: durchschnittlich 30 kg gegenüber etwa 24 kg bei der Frau. Ursächlich hierfür ist vor allem das Sexualhormon *Testosteron* (➤ 20.2.3), das stark muskelaufbauend (*anabol*) wirkt. Noch stärker weicht die maximale muskuläre Kraftentwicklung voneinander ab – Frauen vermögen durchschnittlich nur 65 % der Kraft des „Durchschnittsmannes" zu entwickeln.

5.3.2 Mechanik

Ansatz und Ursprung eines Skelettmuskels

Muskelkontraktionen erzeugen Bewegung durch die Ausübung von Zug auf die Sehnen, die den Zug auf die Knochen übertragen, an denen sie angeheftet sind (➤ 5.2.4).
Als **Ursprung** eines Muskels wird in der Regel die körpernahe Verankerung eines Muskels definiert, als **Ansatz** die Befestigung an körperfernen Punkten. Die zwischen den Sehnen bzw. zwischen Ansatz und Ursprung liegende fleischige Portion des Muskels wird **Muskelbauch** genannt.

Agonist und Antagonist

Zur flüssigen Ausführung der meisten Bewegungen ist das Zusammenspiel gegensätzlich wirkender Muskeln erforderlich. Ein **Agonist** (Spieler) führt eine bestimmte Bewegung aus, sein **Antagonist** (Gegenspieler) ist für die entgegengesetzte Bewegung verantwortlich. Je nach beabsichtigter Bewegungsrichtung wirkt ein und derselbe Muskel entweder als Agonist oder als Antagonist.
Dies soll am Beispiel des Ellenbogens erklärt werden (➤ Abb. 5.15):
Soll der Unterarm gebeugt werden, muss sich der *M. biceps brachii* (Bizeps, zweiköpfiger Armmuskel) zusammenziehen, er ist Agonist. Während er sich kontrahiert, muss sich sein Gegenspieler, der *M. triceps brachii* (Trizeps, dreiköpfiger Armmuskel), entspannen. Er ist Antagonist.
Soll das Ellenbogengelenk nun gestreckt werden, ist der M. triceps brachii der Agonist, während der M. biceps brachii die Aufgabe des (sich entspannenden) Antagonisten übernimmt.
Kontrahieren sich Agonist und Antagonist gleichzeitig mit gleicher Kraft, so entsteht keine Bewegung, sondern eine *isometrische Kontraktion* (➤ 5.3.7).
Muskeln, die sich gegenseitig in ihrer Arbeit unterstützen, heißen **Synergisten**. So beugt der M. brachialis (Armbeuger) das Ellenbogengelenk ebenso wie der M. biceps brachii und der M. brachioradialis (Oberarmspeichenmuskel).

5.3.3 Namensgebung

Die meisten der über 400 Skelettmuskeln werden nach einem oder mehreren der folgenden Kriterien benannt:
› **Faserverlauf.** Beispiele: Die Fasern des M. *transversus* abdominis verlaufen rechtwinklig (quer = transvers) zur Körpermittellinie. Die Fasern des M. *obliquus* externus abdominis liegen diagonal (schräg = obliquus) zur Mittellinie.
› **Lage des Muskels.** Der M. *temporalis* liegt nahe dem Os temporale (Schläfenbein). Der M. *tibialis anterior* verläuft am vorderen Anteil der Tibia (Schienbein)

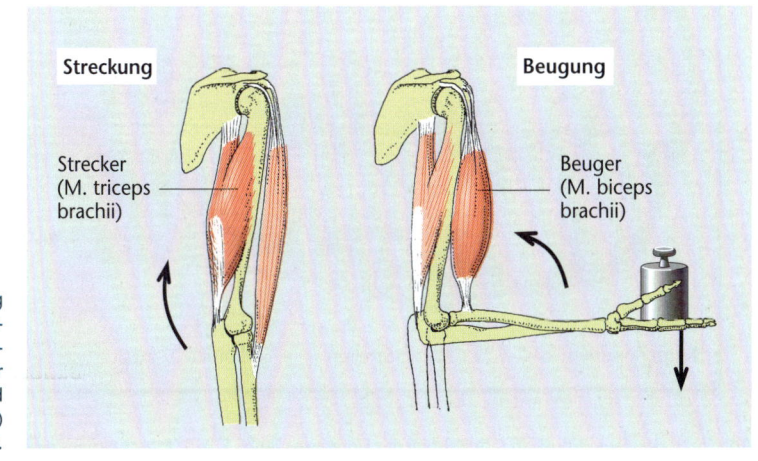

Abb. 5.15 Die Beziehung zwischen Agonist und Antagonist am Beispiel des Zusammenspiels von Beuger (M. biceps brachii) und Strecker (M. triceps brachii) am Ellenbogengelenk.

84 KNOCHEN, GELENKE, MUSKELN

- **Größe** bzw. **Länge** des Muskels. *Maximus* bedeutet der größte, *minimus* der kleinste, *longus* der lange und *brevis* der kurze. Beispiele hierfür sind der M. gluteus *maximus*, M. gluteus *minimus*, M. peronaeus (fibularis) *longus* und M. peronaeus (fibularis) *brevis*
- **Zahl der Ursprünge.** Der M. *bi*ceps brachii besitzt zwei, der M. *tri*ceps brachii *drei* und der M. *quadri*ceps femoris *vier* Ursprünge
- **Muskelform,** z. B. beim M. *deltoideus* (bedeutet dreieckig), M. *trapezius* (bedeutet trapezförmig) oder M. *serratus* anterior (bedeutet sägezahnförmig)
- **Lokalisation von Ursprung** (bzw. Ursprüngen) **und Ansatz,** z. B. entspringen der M. *obturatorius* externus und internus an der Membrana obturatoria.

5.3.4 Aufbau

Der elementare Baustein eines Skelettmuskels (➤ Abb. 5.16) ist die **quergestreifte Muskelfaser.** Sie ist eine riesige vielkernige Zelle, die bis zu 15 cm lang und ca. 0,1 mm dick werden kann und daher oft mit dem bloßen Auge zu erkennen ist.

Hüllstrukturen

Jede einzelne Muskelfaser wird von einem feinen Bindegewebsmantel umhüllt, dem **Endomysium.** Mehrere Muskelfasern werden durch stärkere Bindegewebssepten, das **Perimysium,** zu **Muskelfaserbündeln** zusammengefasst, und jeder einzelne anatomisch benannte Muskel (bestehend aus vielen Muskelfaserbündeln) besitzt eine äußere Bindegewebshülle, das **Epimysium** (➤ Abb. 5.17). Das Epimysium mit der weiter außen aufliegenden **Muskelfaszie** *(Muskelhülle)* hält den Muskel in seiner anatomischen Form; zusammen mit Ausläufern von Perimysien und Endomysien setzt sich die Muskelfaszie am Muskelende als *Sehne* (➤ 5.2.4) aus zugfestem kollagenem Bindegewebe fort, die dann in der Regel an einem Knochen ansetzt.

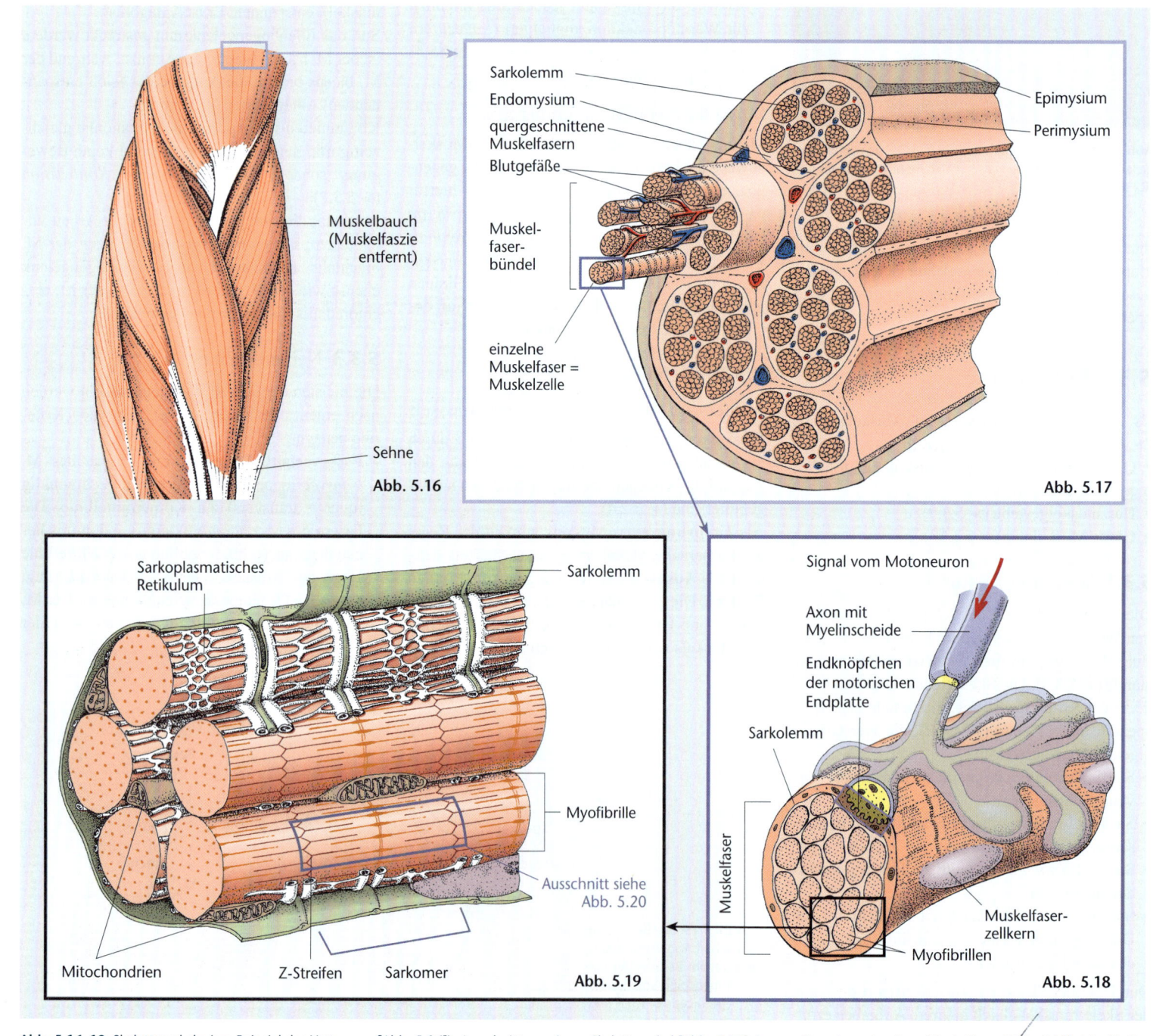

Abb. 5.16–19 Skelettmuskeln (am Beispiel des Unterarms [Abb. 5.16]). Ausschnitt aus einem Skelettmuskel [Abb. 5.17]. Innervation einer einzelnen Muskelfaser [Abb. 5.18]. Myofibrillen [Abb. 5.19].

Nerven- und Blutversorgung

Der Skelettmuskel ist reich an Nerven und Blutgefäßen. Im Allgemeinen begleiten eine Arterie und 1–2 Venen jeden Nerv, der durch das Bindegewebe in den Muskel eindringt. Dort zweigen sich die zuführenden Gefäße in ein Kapillarnetz auf, das im Endomysium verlaufend jede einzelne Muskelfaser umspinnt. Die rote Farbe verdankt der Muskel seinem Blutreichtum und dem roten Farbstoff **Myoglobin,** der ähnlich dem *Hämoglobin* (▶ 12.2.2) als Sauerstoffträger fungiert und in Herz- und Skelettmuskel enthalten ist, vor allem in den unter Dauerbelastung stehenden Haltemuskeln. Die Nerven teilen sich wie die Gefäße auf, nähern sich der Muskelfaserwand und treten über eine in mehrere *Endknöpfchen* verzweigte Synapse, die *motorische Endplatte,* in Kontakt mit der Zellmembran der Muskelfaser, dem **Sarkolemm** (▶ Abb. 5.17, ▶ Abb. 5.18, ▶ Abb. 5.19).

Histologischer Aufbau der Muskelfasern

Jede Muskelfaser enthält als Hauptbestandteil fadenförmige Strukturen, die **Myofibrillen,** die die Faser parallel in Längsrichtung durchziehen und sich kontrahieren können. Wichtige Bestandteile der Myofibrillen wiederum sind lange Ketten von zwei sich zum Teil überlappenden Strukturen, den dünnen und den dicken **Myofilamenten.** Diese erscheinen im mikroskopischen Bild als helle und dunkle Streifen und geben der quergestreiften Muskulatur ihren Namen. Diese Streifen bilden, auf die Gesamtlänge der Muskelfaser bezogen, viele aneinandergereihte funktionelle Untereinheiten, die **Sarkomere** (▶ Abb. 5.20). Ihre Begrenzungen sind mikroskopisch als feine querverlaufende Linien – sog. **Z-Streifen** – erkennbar. Jede Myofibrille ist von feinen Röhrchensystemen umschlossen. Bei diesen überwiegend längs verlaufenden Röhrchen (**L-Tubuli,** L = longitudinal = längs) handelt es sich um eine Spezialform des glatten endoplasmatischen Retikulums (▶ 2.5.3), das als Kalziumspeicher dient und als **sarkoplasmatisches Retikulum** bezeichnet wird. Es steht mit quer dazu angeordneten **Terminalzisternen** in Verbindung, so dass ein netzförmiges Bild entsteht (▶ Abb. 5.19). Im Zytoplasma jeder Muskelfaser, **Sarkoplasma** genannt, befinden sich neben den Myofibrillen und vielen Zellkernen auch zahlreiche *Mitochondrien*. Ihre Zahl steht in direktem Verhältnis zum Energiebedarf des jeweiligen Muskels. Das Sarkoplasma jeder Muskelfaser ist umschlossen von dem **Sarkolemm,** der Zellmembran der Muskelfaser. Quere Einstülpungen des Sarkolemms bilden die **T-Tubuli** (T = transversal = quer).

Abb. 5.20 Sarkomer und Prinzip der Muskelkontraktion. Durch das Ineinandergleiten von Aktin- und Myosinfilamenten verkürzen sich die Sarkomere, und es entsteht eine Muskelkontraktion. Für die Kontraktion werden Nervenimpulse von Motoneuronen, ATP-Moleküle und Kalzium gebraucht, das aus dem sarkoplasmatischen Retikulum freigesetzt wird.

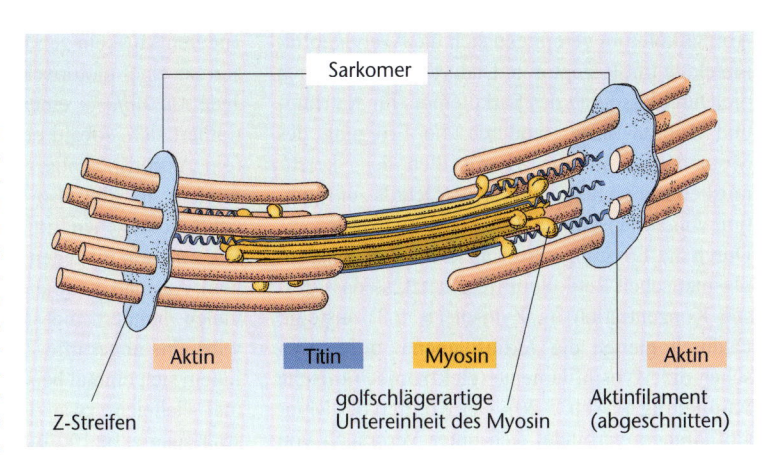

Das Sarkomer

Definitionsgemäß ist das Sarkomer von den Z-Streifen begrenzt, an denen die Aktinfilamente mithilfe anderer Proteine verbunden und verankert sind (▶ Abb. 5.19, ▶ Abb. 5.20). Jedes Sarkomer ist aus drei verschiedenen Myofilamenten aufgebaut:

> Das dicke **Myosinfilament** ist aus golfschlägerähnlichen Untereinheiten geformt. Die Kopfteile der „Golfschläger" ragen nach außen (▶ Abb. 5.20, ▶ Abb. 5.21) und besitzen eine Bindungsstelle für den bei jeder Kontraktion benötigten „Energiespender" ATP
> Zwischen diese dicken Myosinfilamente ragen die dünnen **Aktinfilamente** hinein. Sie berühren sich in der Mitte jedoch nicht. Die Aktinfilamente sind mit weiteren Proteinen verbunden, welche die Filamente stabilisieren und an der Kontraktion und deren Regulation beteiligt sind. Hierzu zählen z. B. die **Troponine**
> Durch das gesamte Sarkomer erstrecken sich die sehr langen **Titinfilamente**. Die Titin-Moleküle überspannen den Abstand zwischen Z-Streifen und Myosinfilamenten als *elastische Federn* und verlaufen dann, gebunden an Myosin, als *steife Fäden* bis zur Sarkomermitte. So stabilisieren sie einerseits das Sarkomer und sind andererseits mitverantwortlich für die elastische Rückstellkraft (und damit die reversible Dehnbarkeit) und Ruhespannung des Muskels.

5.3.5 Kontraktion

Damit sich ein Skelettmuskel kontrahiert, muss er von einer *Nervenzelle* (**Neuron** ▶ 4.5.1) einen Reiz erhalten. Dieser besondere Typ von Nervenzelle heißt **Motoneuron** (*motorisches Neuron*). Das Motoneuron nähert sich – meist vom Rückenmark kommend – mit seinem Ausläufer (*Axon*) dem Sarkolemm, ohne dieses jedoch zu berühren. Die Erregungsübertragung vom Motoneuron zur Muskelfaser findet an einer speziellen Synapse (Kontaktstelle ▶ 4.5.1) statt, der **motorischen Endplatte** (▶ Abb. 5.18, ▶ Abb. 8.7). Dort befinden sich Sekretbläschen, *synaptische Vesikel* genannt, die einen Übertragerstoff, den **Neurotransmitter Azetylcholin** (▶ 8.2.3), enthalten.

Kommt eine Nervenerregung am Axonende an, dringen Kalzium-Ionen aus der Umgebung der motorischen Endplatte in das Axon ein und verursachen die Ausschüttung von Azetylcholin in den *synaptischen Spalt*, den Zwischenraum zwischen Motoneuron und Sarkolemm (▶ Abb. 8.8).

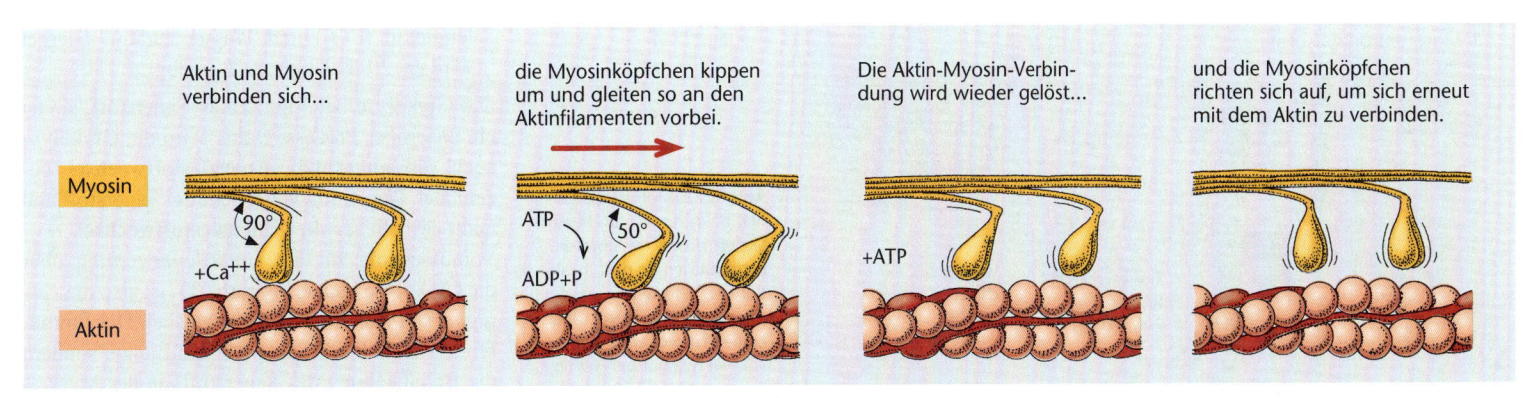

Abb. 5.21 Der Mechanismus der Muskelkontraktion nach dem traditionellen Modell des so genannten Querbrückenzyklus.

Am Sarkolemm vereinigen sich die Azetylcholinmoleküle mit Rezeptoren. Dadurch verändert sich die Durchlässigkeit des Sarkolemms für Natrium- und Kalium-Ionen, wodurch die Erregung des Motoneurons auf die Myofibrillen der Skelettmuskelfaser weitergeleitet wird (Details zur Funktion von Synapsen ➤ 8.2.1).

Durch die Erregung wird Kalzium aus dem sarkoplasmatischen Retikulum freigesetzt, so dass dessen Konzentration im Zytosol (➤ 2.3) ansteigt. Dadurch gleiten die Aktinfilamente tiefer zwischen die Myosinfilamente (**elektromechanische Koppelung** ➤ Abb. 5.20): Der Kopfteil des Myosinfilaments verbindet sich unter Verbrauch von ATP mit dem Aktinfilament und bewegt sich dabei wie das Ruder eines Bootes auf der Oberfläche des Aktinfilaments (➤ Abb. 5.21). Weil die dünnen Aktinfilamente so stärker zwischen die Myosinfilamente gezogen werden, nähern sich die *Z-Streifen* (➤ Abb. 5.19, ➤ Abb. 5.20) einander und das Sarkomer verkürzt sich. Kontrahieren sich viele Myofibrillen gleichzeitig, verkürzt sich dadurch der gesamte Skelettmuskel. Zwischen Azetylcholinausschüttung und Beginn der Muskelkontraktion vergeht nur etwa 1 ms (1/1 000 s). Diese Zeit heißt **Latenzzeit**.

Solange Azetylcholin im synaptischen Spalt vorhanden ist, wird die Muskelfaser erregt. Erst wenn das Azetylcholin durch das Enzym **Azetylcholinesterase** gespalten ist, erreicht der Muskel wieder seinen Ruhezustand. Das Spaltprodukt Cholin kann wieder im Axonende aufgenommen und für die Neusynthese von Azetylcholin verwendet werden. Auch Kalzium wird aktiv in das sarkoplasmatische Retikulum zurückgepumpt, damit es bei der nächsten Nervenerregung wieder ausgeschüttet werden und eine weitere Muskelkontraktion einleiten kann.

Motorische Einheit

Eine **motorische Einheit** besteht aus einem Motoneuron und der von ihm innervierten Gruppe von Muskelfasern. Ein einzelnes motorisches Neuron versorgt also viele Muskelfasern. Bei Muskeln, die einer äußerst präzisen Steuerung bedürfen, z. B. den Augenmuskeln, bilden weniger als zehn Muskelfasern eine motorische Einheit. In anderen Muskeln gehören bis zu 2 000 Muskelfasern zu einer motorischen Einheit (➤ Abb. 5.22). Jede *Muskelfaser* einer motorischen Einheit kontrahiert sich, sobald ein ausreichend starker Reiz (ein Aktionspotential) die motorische Endplatte erreicht. Es gibt also keine „halbe" Kontraktion einer motorischen Einheit.

Die *Muskeln* hingegen können sich in verschiedenem Ausmaß kontrahieren: Da ein Muskel aus vielen hundert motorischen Einheiten besteht, wird eine abgestufte Zusammenziehung erreicht, indem sich einmal beispielsweise zehn, ein andermal vielleicht zwanzig und bei maximaler Anstrengung z. B. 100 motorische Einheiten gleichzeitig kontrahieren. Außerdem kann die Kraft einer einzelnen motorischen Einheit abgestuft werden, indem die Zahl der pro Zeiteinheit einlaufenden Aktionspotentiale variiert (Superposition und Tetanus, ➤ 5.3.7).

In der Regel kontrahieren sich nicht *alle* motorischen Einheiten eines Muskels gleichzeitig, da das ZNS immer nur einen Teil der motorischen Einheiten eines Muskels zur selben Zeit reizt. In der nächsten Zehntelsekunde aktiviert das ZNS die nächste motorische Einheit, so dass die zuerst gereizte sich wieder erholen kann. Die abwechselnde Aktivierung von jeweils nur einem Teil der motorischen Einheiten eines Skelettmuskels verhindert, dass der Muskel frühzeitig ermüdet. Nur so sind ruckfreie Bewegungen und Dauerleistungen wie langes Stehen und Tragen von Lasten möglich.

Refraktärzeit

Wird eine motorische Einheit zweimal unmittelbar hintereinander gereizt, reagieren ihre Muskelfasern auf den ersten, jedoch nicht auf den zweiten Reiz. Nach dem ersten Reiz befindet sich das Axon der motorischen Einheit in der *Refraktärperiode*, einer Art Schutzpause (➤ 8.1.5). Sie dauert ca. 1 ms, danach reagiert die motorische Einheit wieder auf einen neuen Reiz.

Totenstarre

Bei der **Totenstarre** (Leichenstarre, Rigor mortis) handelt es sich um eine Kontraktur (Versteifung) der Muskulatur nach dem Tod (postmortal). Sie beginnt 1–3 Stunden nach Eintritt des Todes im Kiefergelenk und breitet sich von dort über den gesamten Körper nach unten aus. Da nach dem Tod kein ATP mehr in den Muskelzellen bereitgestellt werden kann, bleiben die Myosinköpfchen mit dem Aktinfilament fest verknüpft, und eine Muskelentspannung ist nicht mehr möglich. Nach 5–6 Stunden ist die Totenstarre voll ausgeprägt. Nach etwa 2–4 Tagen (extrem abhängig von der Umgebungstemperatur) löst sich die Leichenstarre durch Autolyse (Gewebezersetzung) in der gleichen Reihenfolge, in der sie eingetreten ist.

5.3.6 Energiestoffwechsel des Muskels

Kurzzeitige Muskelarbeit

Obwohl ATP als unentbehrlicher Energielieferant für die Muskelkontraktion reichlich in jedem Skelettmuskel vorhanden ist, enthalten die meisten Muskelfasern nur für 5–6 Sekunden Daueraktivität genügend ATP. Sodann greift die Skelettmuskelfaser auf das energiereiche **Kreatinphosphat** zurück. Mit Hilfe der Spaltung von Kreatinphosphat können die ATP-Speicher rasch wieder regeneriert werden. Damit hat der Muskel bei maximaler Arbeitsbelastung Energie für ca. 15 Sekunden.

Länger andauernde Muskelarbeit

Dauert die Muskelarbeit länger an, so erschöpft sich auch der Kreatinphosphatvorrat, und es muss **Glukose** (Traubenzucker) als Energieträger verstoffwechselt werden (➤ 1.8.1). Im Skelettmuskel wird Glukose in seiner Speicherform **Glykogen** gelagert. Bei Bedarf kann dieses Glykogen durch die **Glykogenolyse** zu Glukose gespalten werden (➤ 1.8.1), die dann als Energielieferant zur Verfügung steht.

Die Glukose kann jedoch nicht direkt für die Regeneration von ATP herangezogen werden. Zuvor muss sie weiter zerlegt werden (➤ Abb. 5.23):

> Bei Sauerstoffmangel geschieht dies über die **Glykolyse** (➤ 1.8.1) zum Pyruvat und weiter zum Laktat (Milchsäure), hierbei entstehen 2 mol ATP pro mol Glukose
> Ist genügend Sauerstoff verfügbar, wird das immer noch energiereiche Pyruvat nicht als Laktat ausgeschieden, sondern in **Zitratzyklus** und **Atmungskette** (➤ 1.8.1) vollständig zu Kohlendioxid (CO_2) und Wasser zerlegt. Hierbei wird ca. 20-mal mehr ATP erzeugt.

Die Glykolyse benötigt keinen Sauerstoff, sie ist ein anaerober Prozess. Daher wird die Glykolyse auch als **anaerober Energiestoffwechsel** bezeichnet. Der Zitratzyklus benötigt Sauerstoff und heißt deshalb **aerober Energiestoffwechsel**. Voraussetzung für die Glukoseverwertung über die Glykolyse hinaus bis zum CO_2 ist also die *Verfügbarkeit von Sauerstoff* im Muskel. Der limitierende Faktor hierbei ist nicht die Lunge, sondern die Bereitstellung des Sauerstoffs in der Muskelfaser durch den Blutkreislauf.

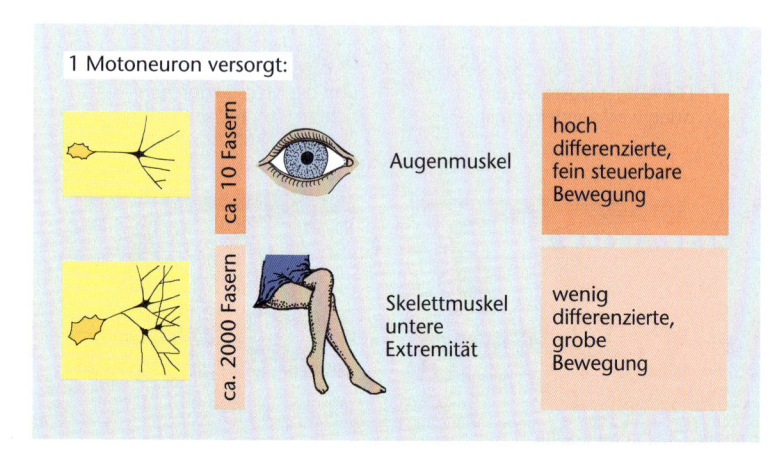

Abb. 5.22 Motorische Einheit beim Augen- und beim Skelettmuskel der unteren Extremitäten. Je nach funktioneller Erfordernis innerviert ein Motoneuron über eine entsprechende Zahl von Verzweigungen seines Axons zwischen 10 und 2 000 Muskelfasern.

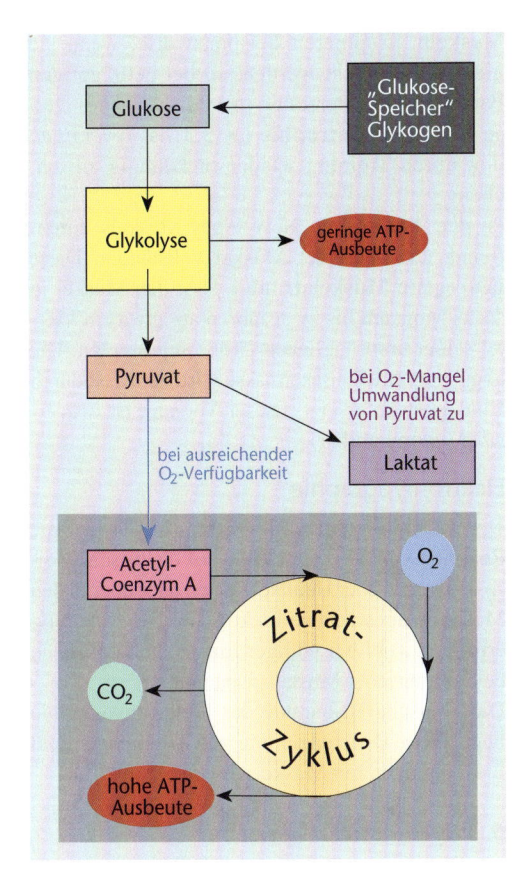

Abb. 5.23 Der Muskel benötigt Glukose und Sauerstoff, um Energie zu gewinnen. Wasser und Kohlendioxid bleiben nach der Oxidation übrig.

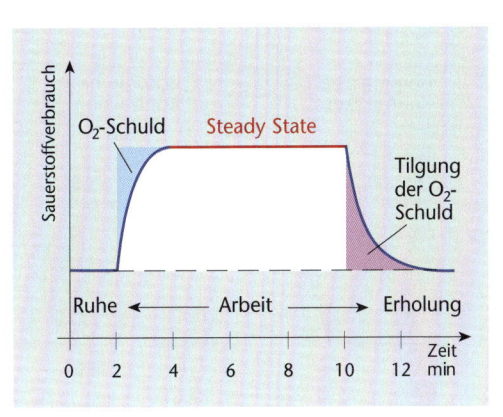

Abb. 5.24 Sauerstoffschuld und ihre Tilgung. Nach Arbeitsende liegt die Sauerstoffaufnahme vor allem in den ersten Minuten über dem Ruhewert.

Zu Beginn der Muskelarbeit dauert es 2–4 Minuten, bis sich Muskeldurchblutung und Sauerstofftransport dem gesteigerten Bedarf angepasst haben. Bis dahin wird der Energiebedarf durch Kreatinphosphat und anaerobe Glykolyse gedeckt und der an Myoglobin gebundene Sauerstoff für die Energiegewinnung genutzt. Durch die Glykolyse wird Laktat (Milchsäure) gebildet, das nach Beendigung der Muskelarbeit durch zusätzliche Sauerstoffzufuhr wieder abgebaut werden muss. Außerdem müssen die ATP-, Kreatinphosphat- und Glykogenspeicher aufgefüllt werden, was ebenfalls Sauerstoff erfordert. Der sich hieraus ergebende Sauerstoffbedarf heißt **Sauerstoffschuld** (➤ Abb. 5.24). Braucht ein Muskel während einer Dauerleistungsphase mehr Energie, als er durch seine Sauerstoffzufuhr erzeugen kann, so muss er auch diese durch anaeroben Stoffwechsel herstellen, die Sauerstoffschuld vergrößert sich entsprechend. Die Schuld wird durch eine verstärkte Atmung nach Beendigung der Arbeit beglichen. Bei Arbeit oberhalb der Dauerleistungsgrenze nimmt die Sauerstoffschuld kontinuierlich zu, was nach einiger Zeit zu einem Abbruch der Arbeit führt (➤ 15.3.4).

Durch Muskeltraining, insbesondere Ausdauertraining, erhöht sich u.a. die Zahl der Mitochondrien und das Kapillarbett erweitert sich. Dadurch kann mehr Sauerstoff „vor Ort" gebracht werden, Glukose kann in größerem Umfang aerob verbrannt werden, und es kommt weniger zur Laktatbildung: Die Dauerleistungsfähigkeit („Kondition") steigt.

Erst bei Hochleistungssportlern steigen auch das Herzgewicht und Herzvolumen, beim Ausdauersportler bis auf das Doppelte. Auch die Lunge passt sich im Training an (ohne dabei aber äußerlich zu wachsen). Das *Atemminutenvolumen* (➤ 16.8.5), also die während einer Minute eingeatmete Luftmenge, kann von 5–6 l/min in Ruhe auf ca. 50 l/min bei Dauerleistung und über 100 l/min bei maximaler körperlicher Arbeit ansteigen.

Muskuläre Ermüdung

Wird ein Muskel für eine längere Periode gereizt, so werden die Kontraktionen nach und nach schwächer, bis der Muskel nicht mehr reagiert. Das Unvermögen, immer weiter zu kontrahieren, wird „muskuläre Ermüdung" genannt. Dies wird auf ungenügende Sauerstoffzufuhr, Erschöpfung der Glykogenreserven, Anstieg der intrazellulären Phosphatkonzentration (durch die ATP-Spaltung) und/oder Anstieg der Laktatkonzentration zurückgeführt. Ein unbegrenzter Laktat-Anstieg würde zu einem pH-Abfall (das heißt zu einer Übersäuerung) in der Zelle führen. Daher kann die muskuläre Ermüdung auch als ein Schutzmechanismus betrachtet werden, der verhindert, dass der pH-Wert auf einen für die Muskelfasern schädlichen Wert fällt.

> **Muskelkater**
>
> Ungefähr einen Tag nach ungewohnter Muskelarbeit treten nicht selten belastungsabhängige Muskelschmerzen auf. Ursache dieses **Muskelkaters** sind kleinste Verletzungen *(Mikroläsionen)* an überstrapazierten Muskelfasern. Dort ist das Sarkolemm undicht geworden, Kalzium dringt in die Muskelfasern ein, und Kalium fließt nach außen in den Extrazellulärraum. Folge ist eine lokale Entzündungsreaktion (➤ 3.5), die für den Muskelkaterschmerz verantwortlich ist.

5.3.7 Formen der Muskelkontraktion

Zuckung

Jede ausreichend starke elektrische Reizung einer motorischen Einheit eines Skelettmuskels bewirkt nach einer sehr kurzen Latenzperiode von 1 ms eine kurzzeitige Kontraktion **(Zuckung).**

Dauerkontraktion (Tetanus)

Wird ein Muskel zweimal nacheinander gereizt, wobei der zweite Reiz nach der Refraktärzeit des ersten (➤ 5.3.5) eintrifft, so wird der Muskel auf jeden Reiz mit einer Kontraktion reagieren. Wird der Muskel so rasch ein zweites Mal gereizt, dass zwar die Refraktärzeit, nicht aber die Muskelzuckung abgeschlossen ist, so überlagert die zweite Zuckung die erste und die erzielte Gesamtkontraktion ist stärker als bei der Einzelzuckung. Man spricht von **Superposition** der Einzelkontraktionen oder *zeitlicher Summation,* da sich erste und zweite Kontraktion „aufsummieren".

Wird ein menschlicher Muskel mit mindestens zwanzig Reizen pro Sekunde erregt, verschmelzen die einzelnen Zuckungen zunehmend miteinander, und der Muskel kann sich zwischen den Reizen nur teilweise oder gar nicht mehr entspannen. Diese andauernde Kontraktion heißt **Tetanus.** Durch die jeweils nachfolgende Reizung werden erneut Kalzium-Ionen ausgeschüttet, während die Kalzium-Ionen der vorausgehenden Reizung noch nicht in die Speicher zurückgekehrt sind, so dass die einzelnen Zuckungen miteinander verschmelzen. Interessanterweise sind alle bewusst gesteuerten Bewegungen, wie das Anspannen des Oberarmmuskels, kurzzeitige *tetanische Kontraktionen.*

Muskeltonus

Unter normalen Bedingungen sind immer einige Muskelfasern eines Muskels kontrahiert, während andere entspannt sind. Durch diese Kontraktionen wird der Muskel zwar angespannt, jedoch nicht genügend, um eine Bewegung zu erzeugen. Diese Teilanspannung des Muskels erzeugt den **Muskeltonus** *(Muskelgrundtonus, Muskelgrundspannung),* der u.a. die aufrechte Haltung des Körpers ermöglicht. Zum Beispiel verhindert so die Nackenmuskulatur, dass der Kopf beim Sitzen vornüberkippt; sie zieht den Kopf aber nicht nach hinten.

> **Abnormer Muskeltonus**
>
> Abweichungen vom normalen Tonus sind die **Muskelhypotonie** (abnorme Schlaffheit der Muskeln) und die **Muskelhypertonie.** Bei der Muskelhypertonie unterscheidet man zwei Formen:
> - Die **Spastik,** bei der Muskeltonus zu Beginn einer passiven Bewegung besonders hoch ist und im weiteren Bewegungsverlauf plötzlich nachlassen kann *(Taschenmesserphänomen)* und bei der häufig pathologische Reflexe (➤ 8.6.3) vorhanden sind (z.B. bei Patienten nach Schlaganfall ➤ 8.12)

> Den **Rigor,** bei dem die Tonuserhöhung bei passiver Bewegung während des gesamten Ablaufs erhalten bleibt oder rhythmisch nachlässt *(Zahnradphänomen).* Die Reflexe sind normal (etwa bei Parkinson-Patienten ▶ 8.2.3).

Muskelverspannungen und Psyche

Im Jahr 1956 brach unter Bergarbeitern in Belgien eine „Epidemie" aus. Viele Bergleute klagten über Muskelschmerzen, insbesondere in Rücken und Nacken. Das Leiden ließ sich mit einer zuvor stattgefundenen Katastrophe im Bergwerk Marcinelle in Verbindung bringen – den Bergleuten saß die „Angst im Nacken" und verursachte Muskelhartspann und Verkrampfungen.

Einen muskulären Hartspann findet man häufig bei Patienten, die aufgrund seelischer Anspannung „verspannt" sind. Oft sind die Muskeln im Schulter-Nacken-Bereich betroffen, was zu starken Schmerzen und Bewegungseinschränkungen führen kann. Im akuten Stadium helfen oft Wärme (etwa durch Fango), Massagen sowie entzündungshemmende Schmerzmittel und muskelentspannende Medikamente, die aber nur für kurze Zeit genommen werden sollen. Auf Dauer sind physiotherapeutische (Eigen-)Übungen und – insbesondere bei Auslösung der Beschwerden durch Stress – Entspannungsverfahren anzuraten. Eine weitere Möglichkeit ist die Reizung von Nerven und Muskeln durch elektrische Impulse, die über Hautelektroden zugeführt werden *(transkutane elektrische Nervenstimulation,* kurz *TENS).* Die Muskelentspannung stellt sich nach mehrfacher Anwendung wahrscheinlich dadurch ein, dass durch die starke Reizung der Afferenzen im Gehirn durch entsprechende synaptische Vorgänge die efferenten Bahnen gehemmt werden (▶ 8.4).

Isotonische und isometrische Kontraktionen

Nach außen hin kann eine muskuläre Kontraktion zwei Effekte haben (▶ Abb. 5.25):
› Bei einer **isotonischen Kontraktion** verkürzt sich der Muskel und erzeugt somit eine Bewegung. Der Muskeltonus (die Muskelspannung) verändert sich dabei nur wenig. Beispiel: Kontraktionen der Beinmuskulatur beim Gehen
› Bei einer **isometrischen Kontraktion** wird der Muskel fixiert (z. B. durch Antagonisten) und kann sich nicht oder nur minimal verkürzen; die Muskelspannung steigt dabei erheblich an. Obwohl keine Bewegung erzeugt wird, wird trotzdem Energie verbraucht. Beispiel: Fingerhakeln am Stammtisch, Tragen einer Tasche am hängenden Arm.

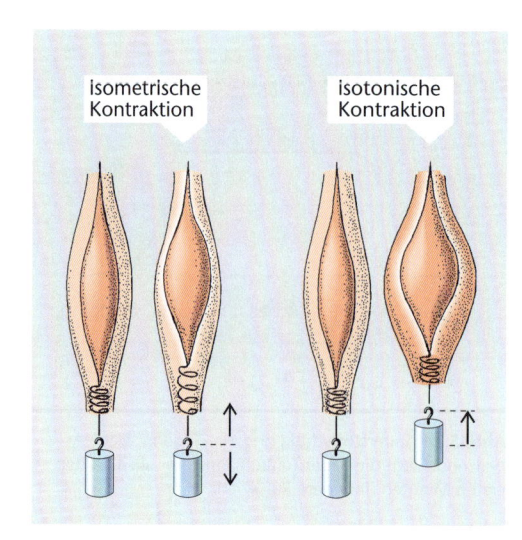

Abb. 5.25 Muskel in Ruhe, bei isometrischer Kontraktion (links) und bei isotonischer Kontraktion (rechts). Die Federn spiegeln den herrschenden Muskeltonus wider. Er ist bei einer rein isotonischen Kontraktion konstant.

Isometrische Übungen

Isometrische physiotherapeutische Übungen wirken bei längerer Bettlägerigkeit dem Muskelabbau entgegen und regen den Kreislauf an. Pflegende können den Patienten – in Absprache mit den Physiotherapeuten – gezielt anleiten, selbstständig zu üben: Einzelne Muskelgruppen werden für 7–8 s angespannt und für max. 12 s entspannt. Geübt wird mindestens 3- bis 5-mal pro Tag mit jeweils mindestens zehn Wiederholungen.

Pathologische Kontraktionen

Zu den pathologischen Kontraktionen gehört der **Spasmus,** die plötzliche unwillkürliche Kontraktion einer großen Muskelgruppe. Er tritt beispielsweise während eines epileptischen Anfalls auf.

Als **Tremor** bezeichnet man rhythmische, ungewollte Kontraktionen antagonistisch wirkender Muskelgruppen. Charakteristisch ist der *Parkinsontremor* bei Parkinson-Patienten.

Unter **Faszikulieren** versteht man ungewollte, sichtbare, kurze Zuckungen von Muskelfaserbündeln unter der Haut. Sie finden unregelmäßig statt, führen nicht zur Körperbewegung und können auf Erkrankungen des den Muskel versorgenden Motoneurons hindeuten.

Ein **Tick** ist eine stereotype, sich wiederholende, nicht-rhythmische Bewegung vor allem in der Augen- und Stirnregion (z. B. Blinzeltick), die meist automatisch erfolgt, jedoch in Grenzen beeinflussbar ist. Ticks treten häufig bei Kindern oder begleitend bei psychiatrischen Erkrankungen auf.

5.3.8 Muskelatrophie

Muskelatrophie bezeichnet das Schwinden von Muskelmasse durch die Verschmälerung der Muskelfasern.

Muskeln atrophieren beispielsweise, wenn sie nicht beansprucht werden; so bei bettlägerigen Patienten oder Personen mit Gipsverband. Diese **Inaktivitätsatrophie** (▶ 3.3) ist *reversibel,* d.h. durch Training wieder rückgängig zu machen.

Ist der versorgende Nerv eines Muskels durchtrennt, atrophiert der Muskel vollständig. Diese **neurogene Muskelatrophie** lässt den Muskel in sechs Monaten bis zwei Jahren auf etwa ein Viertel seiner ursprünglichen Größe schrumpfen. Die abgebaute Muskelfasermasse wird zum Teil durch Bindegewebe ersetzt. Dieser Vorgang ist *irreversibel* (unumkehrbar).

Elektromyographie

Die **Elektromyographie** *(EMG)* registriert die Reaktion von Muskelgewebe auf elektrische Reize, entweder über Hautelektroden oder über in den Muskel eingestochene Elektroden. Die Ableitung erfolgt sowohl bei völliger Entspannung als auch bei willkürlicher Muskelanspannung.

Die klinische Bedeutung der Elektromyographie liegt in der Differenzierung von Lähmungen und Erkrankungen mit Muskelschwund.

5.3.9 Herzmuskelgewebe

Die Herzwand besteht hauptsächlich aus Herzmuskelgewebe, dem **Myokard** (▶ 14.3.2). Dieses ist quergestreift wie die Skelettmuskulatur. Das Herzmuskelgewebe zeichnet sich jedoch durch einige anatomische und funktionelle Besonderheiten aus (▶ 14.5.4, ▶ Abb. 5.26):

› Im Gegensatz zu den vielen peripher gelegenen Zellkernen der Skelettmuskelzellen besitzen die meisten Herzmuskelzellen nur einen einzigen, zentral liegenden Zellkern. Gelegentlich kommen 2–3 Zellkerne in einer Herzmuskelzelle vor
› Die Herzmuskelzellen sind im Gegensatz zu den Skelettmuskelfasern unregelmäßig verzweigt und haben untereinander End-zu-End-Verbindungen, wodurch sie ein Netzwerk bilden
› Während die Skelettmuskulatur sich normalerweise willkürlich, das heißt gewollt als Reaktion auf Nervenimpulse kontrahiert, kontrahiert sich der Herzmuskel unwillkürlich, kontinuierlich und rhythmisch, in Ruhe ungefähr 70-mal pro Minute; dies ist die Folge innerer Impulsbildungszentren *(Schrittmacher* ▶ 14.5.2)
› Das Herzmuskelgewebe besitzt eine mehr als 100-mal längere Refraktärzeit (ca. 300 ms) als die Skelettmuskulatur. Diese lange Refraktärperiode garantiert dem Herzen ausreichend Erholung zwischen den Herzschlägen und beugt einer tetanischen Dauererregung (▶ 5.3.7) der Herzmuskulatur vor, die nutzlos, ja tödlich wäre, da kein Blut mehr aus dem Herzen gepresst würde.

5.3.10 Glattes Muskelgewebe

Glattes Muskelgewebe findet sich in den Wänden der meisten Hohlorgane und der Gefäße des Menschen. Seine Kontraktionen werden unwillkürlich ausgelöst (▶ 4.4.1).

Glattes Muskelgewebe weist einige physiologisch wichtige Unterschiede zur Skelettmuskulatur auf (▶ Abb. 5.26):

- Die glatte Muskelfaser ist beträchtlich kleiner als die Skelettmuskelfaser. Sie hat eine Spindelform, das heißt, im mittleren Bereich ist sie breit, an ihren Enden läuft sie spitz zu
- In jeder Faser befindet sich nur ein einzelner ovaler, in der Mitte liegender Kern
- Die Fasern der meisten glatten Muskeln sind eng vermascht, um so ein kontinuierliches Netzwerk zu bilden. Wenn ein Neuron eine Faser aktiviert, so wird diese Erregung zu *jeder* Faser des Netzwerks geleitet. Dadurch kommt es zur *wellenförmigen* (peristaltischen) Kontraktion über viele benachbarte Fasern
- Die Kontraktion der glatten Muskelfaser ist 5- bis 500-mal langsamer als die der Skelettmuskelfaser. Dieser Vorgang ist für viele Hohlorgane und die Gefäße sehr wichtig, z. B. für die Arteriolen, den Magen-Darm-Trakt und die Harnblase.

Wie das Herzmuskelgewebe arbeitet auch die glatte Muskulatur weitgehend unwillkürlich. Hierbei können zwei Muskeltypen unterschieden werden:

- Beim *neurogenen Typ* (**Multi-unit-Typ**, z. B. der M. sphincter pupillae und der Ziliarmuskel

	Glatter Muskel	Herzmuskel	Skelettmuskel
motorische Endplatte	keine	keine	ja
Fasern	kurz (max. 0,4 mm) verzweigt	spiralförmig verzweigt	lang (max. 15 cm) unverzweigt
Mitochondrien	wenige	viele	viele (abhängig vom Muskeltyp)
Zellkerne je Faser	1	meist 1	viele
Schrittmacher	spontan aktiv	ja (schnell)	nein (benötigt Nervenreiz)

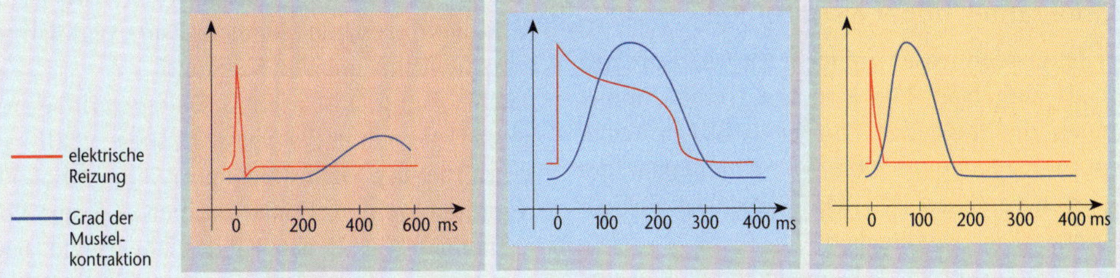

Abb. 5.26 Anatomische und funktionelle Unterschiede der drei Muskelfasertypen.

des Auges) erfolgt die Erregung über Transmitterausschüttung aus Synapsen
- Beim *myogenen Typ* (**Single-unit-Typ**, z. B. die Darmmuskulatur) zeigen die Muskeln eine spontane rhythmische Aktivität.

In der Regel liegen Mischformen vor, das heißt die spontane rhythmische Aktivität wird durch Einflüsse des vegetativen Nervensystems verändert. Außerdem reagiert sie z. B. auf den pH-Wert und die Sauerstoff- oder Kohlendioxidkonzentration des Blutes. Diese selbsttätige Anpassung ist unentbehrlich, um die Durchblutung an die jeweilige Stoffwechsellage eines Organs anzupassen. Außerdem macht man sich diesen Mechanismus z. B. bei Medikamenten zur Blutdruckregulation (▶ 15.4.1) zunutze.

GESUNDHEIT & LEBENSSTIL

5.4 Osteoporose – Morsches Gerüst

Es ist ein leiser Zerfall, bei dem Substanz verloren geht. Ein filigranes Kunstwerk der menschlichen Natur zerbröselt. *Knochenschwund* heißt die Krankheit im Volksmund. „Stille Epidemie" wird sie auch genannt. „Still", weil diese Erkrankung nicht direkt lebensbedrohlich ist? Weil viele Betroffene nicht wissen, weshalb sie – womöglich jahrelang – Schmerzen haben?

Männeranteil höher als vermutet

Bei der **Osteoporose** wird mehr Knochensubstanz ab- als aufgebaut. Die Knochen werden immer dünner, die tragenden Knochenbälkchen feiner und an Zahl geringer, die Mikroarchitektur der Knochen verändert sich. Das Skelett ist weniger belastbar, Knochen brechen.
Als Osteoporosefolge bekannt und gefürchtet sind *Oberschenkelhalsbrüche* durch banale Stürze. Meist unauffälliger ereignen sich *Kompressionsfrakturen*, bei denen tragende Elemente, vor allem Lendenwirbel, dem Druck des Eigengewichts nicht mehr standhalten können und zusammenbrechen. Betroffene klagen häufig über lokal begrenzte Rückenschmerzen, die bei raschem Zusammensinken des Wirbels sehr stark sein können. Weniger bekannt ist, dass diese typische „Frauenkrankheit" durchaus auch Männer betrifft. Nach den Patientenleitlinien 2010 des *Dachverbands deutschsprachiger Osteoporose-Selbsthilfeverbände und patientenorientierter Osteoporose-Organisationen e. V.* erleiden mehr als 40 % der über 50-jährigen Frauen, aber immerhin auch 13 % der über 50-jährigen Männer einen osteoporotischen Knochenbruch.

Primäre und sekundäre Formen

Dass die Frauen in der Überzahl sind, hängt mit der hormonellen Umstellung nach der Menopause zusammen. Östrogenmangel ist das größte Risiko für die *primäre Osteoporose:* 25 % aller Frauen nach den Wechseljahren sind betroffen. Begünstigt wird sie durch körperliche Inaktivität. Bei der *sekundären Osteoporose* zählen insbesondere Langzeitbehandlung mit Glukokortikoiden, Alkoholmissbrauch, Diabetes mellitus, Schilddrüsenüberfunktion und Tumoren zu den Verursachern. Nicht zu vergessen Mangelernährung, die Ergebnis einer Essstörung (▶ 18.4.4) sein kann.

Prävention fängt vor der Geburt an

Gegen Osteoporose kann jede(r) aktiv werden. Die Prävention fängt am besten während der Schwangerschaft an. Dann werden die Grundsteine für den Knochenbau des Ungeborenen gelegt. Das wichtigste Baumaterial dafür ist Kalzium. Während Schwangerschaft und Stillzeit sollte die Mutter täglich 1 200–1 500 mg zu sich nehmen; Kinder ab 1 Jahr 800 mg, Jugendliche und junge Erwachsene 1 200–1 500 mg. Ab 25 Jahren sind 1 000 mg nötig. Frauen ab 50 ohne Östrogentherapie sollten auf bis zu 1 500 mg erhöhen, Männer ab 65.
Leider hat Kalzium einige „Feinde": Bei einem hohen Anteil tierischen Eiweißes in der Nahrung (zu viel Fleisch!) oder allzu reichlichem Genuss von Kaffee oder Tee geht mehr Kalzium über die Nieren verloren. Oxalsäure (z. B. in Spinat, Rhabarber, Kakao), viel Phospor und Magnesium (z. B. in Wurstwaren, Schmelzkäse, Cola) vermindern die Aufnahme von Kalzium.
Auch Vitamin D ist wichtig: Bei zu geringen Vitamin-D-Werten in der Spätschwangerschaft kann im Körper der Mutter nicht ausreichend Kalzium resorbiert werden. Das wirkt sich auf den Knochenmineralgehalt der Kinder über viele Jahre negativ aus. Eine englische Longitudinalstudie hat bereits bei Neunjährigen signifikante Mängel festgestellt, wenn die Mutter während der Schwangerschaft eine niedrige Kalziumkonzentration hatte.
Sonnenlicht bildet Vitamin D in der Haut. Täglich eine halbe Stunde Gesicht und Hände der Sonne entgegenzustrecken reicht aus, um den Tagesbedarf von 10 µg Vitamin D zu decken. Im Winter können Schwangere und ältere Menschen auf Nahrungsergänzungsmittel zurückgreifen.

> **Da ist Kalzium drin**
>
> Am einfachsten ist der Kalziumbedarf über Milch und Milchprodukte zu decken. 200 ml Milch oder 30 g Hartkäse (entsprechend ca. einer Scheibe) enthalten schon 250 mg Kalzium!
> Auch einige pflanzliche Nahrungsmittel enthalten recht viel Kalzium: 50 g Grünkohl, 60 g Nüsse, 100 g Broccoli, Fenchel oder Hülsenfrüchte (Trockengewicht) oder 200 g Vollkornbrot sind für jeweils ca. 100 mg Kalzium gut.

Bewegung – von Kindesbeinen an

Kinder, die auf Bäume klettern und herumtollen, tun genau das Richtige für ihre Knochen: Sie regen den Knochenstoffwechsel an. Je stärker ihr Skelett am Ende des Wachstums ist (auf Neudeutsch: je höher ihre **peak bone mass** ist), desto länger dauert es, bis der Abbauprozess, der ab 35 Jahren langsam einsetzt, zu kritisch niedriger **Knochendichte** führt. Auch Erwachsene sollten keinesfalls zu Bewegungsmuffeln werden. Wer täglich mindestens vier Stunden auf den Beinen ist, reduziert sein Osteoporoserisiko. Aber Vorsicht: Extreme sportliche Aktivitäten können bei Frauen die Ausschüttung der Sexualhormone beeinträchtigen und so die Knochendichte mindern. Sogar Osteoporosepatienten sollten sich entsprechend ihren Möglichkeiten bewegen, um den Knochenaufbau anzuregen. Gerade im Alter ist gezieltes Kraft-, Ausdauer- *und* Koordinationstraining wichtig – es erhöht die Knochendichte, Muskeln und Koordination bleiben in Schuss. So lassen sich die gefürchteten Stürze am ehesten vermeiden.

Umstrittene Hormonbehandlung

Die Hoffnung, man könne den Verlust an Östrogenen nach der Menopause problemlos durch eine **Hormonersatztherapie** (HRT, ▶ 11.1.7) wettmachen, hat sich nicht erfüllt. Die HRT kann zwar den Knochenschwund tatsächlich aufhalten, aber diese Therapie wird mit Nachteilen erkauft. Bestimmte Tumoren nehmen zu, der vermutete Schutz vor Herz-Kreislauf-Erkrankungen fehlt. Ob eine HRT angezeigt ist, muss individuell und unter Berücksichtigung aller damit verbundenen Risiken mit der Patientin besprochen werden. Zur alleinigen Osteoporoseprophylaxe ist sie nur in Ausnahmefällen sinnvoll.

Und wenn doch?

Wer seit seinem 25. Geburtstag um mehr als 4 cm kleiner geworden ist oder unerklärliche Rückenschmerzen hat, sollte zum Arzt gehen. Auf dem Röntgenbild sieht man eine Osteoporose (zu) spät. Viel früher ist sie durch eine radiologische **Knochendichtemessung** zu erkennen. Medikamentös lässt sich heute durch Kalzium, Vitamin D und Bisphosponate (z. B. Fosamax®) einiges gegen die Osteoporose ausrichten – „wie neu" werden die Knochen dadurch aber nicht.

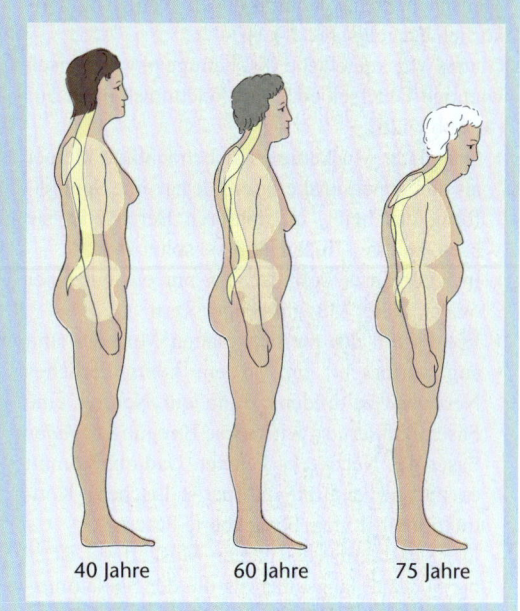

Abb. 5.27 Warnzeichen einer Osteoporose: das Immerkleiner-Werden und eine zunehmende Rundrückenbildung („Witwenbuckel") mit Hervortreten des Abdomens und Hautfaltenbildung am Rumpf.

6 Bewegungsapparat

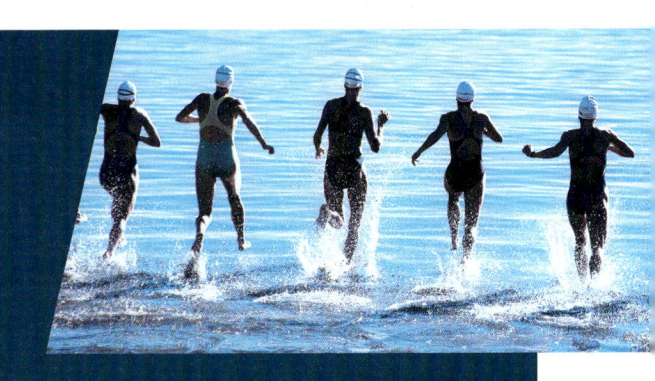

6.1	**Die menschliche Gestalt** 92	**6.3**	**Körperstamm** 101	**6.6**	**Obere Extremität** 111
6.1.1	Orientierung am Körper 92	6.3.1	Hals 101	6.6.1	Oberarm 111
6.1.2	Übersicht über das Skelett 94	6.3.2	Übersicht über die Wirbelsäule 102	6.6.2	Unterarm 113
6.1.3	Übersicht über die Skelettmuskulatur 94	6.3.3	Wirbelsäulenabschnitte 103	6.6.3	Hand 114
		6.3.4	Wirbelsäulenerkrankungen 104	**6.7**	**Becken** 117
6.2	**Kopf** 94	6.3.5	Autochthone Rückenmuskulatur 105	6.7.1	Knöchernes Becken 117
6.2.1	Übersicht über den Schädel 94	6.3.6	Knöcherner Brustkorb 107	6.7.2	Beckenboden 119
6.2.2	Knochen des Hirnschädels 94	6.3.7	Atemmuskulatur 107	6.7.3	Muskeln der Hüftregion 120
6.2.3	Schädelbasis 95	6.3.8	Vordere Bauchwandmuskulatur 107	**6.8**	**Untere Extremität** 121
6.2.4	Schädelnähte 96	6.3.9	Leistenkanal 108	6.8.1	Oberschenkel 122
6.2.5	Gesichtsschädel 98			6.8.2	Kniegelenk 123
6.2.6	Zungenbein 100	**6.4**	**Übersicht über Arme und Beine** 109	6.8.3	Unterschenkel 125
6.2.7	Mimische Muskulatur 100			6.8.4	Fuß 127
6.2.8	Kaumuskulatur 100	**6.5**	**Schultergürtel** 109		
6.2.9	Tiefe Nackenmuskeln 100			**6.9**	**Bewegung – wichtige Schritte nach vorn** 130

6.1 Die menschliche Gestalt

Schon auf den ersten Blick erkennen wir große Unterschiede in Körpergröße, -bau und -gestalt unserer Mitmenschen. Diese Merkmale sind im Wesentlichen genetisch festgelegt und bilden sich dann im Laufe des Wachstums aus (Details zu Wachstum und Entwicklung ▶ 22.5). Umweltfaktoren wie etwa das Nahrungsangebot wirken aber beeinflussend.

6.1.1 Orientierung am Körper

Bei fast jeder Erkrankung ist die genaue Kenntnis der Lage erkrankter Organteile von zentraler Bedeutung für Diagnostik und Therapie. Die Medizin braucht deshalb ein System von *anatomischen Positionen* und *Lagebeschreibungen*.

Hauptachsen und -ebenen

Denkt man sich den Menschen in ein dreidimensionales Koordinatennetz gestellt, so kann man drei rechtwinklig aufeinandertreffende **Hauptachsen** unterscheiden (▶ Abb. 6.1):
- Die *Längsachse* des Körpers, auch als **Longitudinalachse** bezeichnet
- Die **Horizontalachse** (Quer-, Transversalachse). Sie steht senkrecht auf der Longitudinalachse und verläuft von links nach rechts
- Die **Sagittalachse** von der Hinter- zur Vorderfläche des Körpers (*sagitta* = Pfeil). Sie steht jeweils senkrecht zu den beiden anderen Achsen.

Entsprechend kann man auch **Hauptebenen** des Körpers definieren, wobei jede Ebene aus zwei der drei genannten Körperachsen gebildet wird.

Die **Sagittalebene** wird durch die Longitudinal- und Sagittalachse gebildet. Die Schnittfläche einer Schweinehälfte bildet beispielsweise eine Sagittalebene. Die genau durch die Körpermitte verlaufende Sagittalebene heißt **Medianebene.**
Eine parallel zur Stirn liegende Ebene, welche die Longitudinal- und Horizontalachse einschließt, nennt man **Frontalebene**. Ein Beispiel hierfür sind die Brillengläser.
Transversalebenen werden aus Sagittal- und Horizontalachse gebildet. Bei aufrechtem Stand liegen sie „quer" oder *horizontal,* weshalb sie auch als *Horizontalebenen* bezeichnet werden. Man kann es sich auch so vorstellen: Wäre der Mensch eine Salami, so wären die Salami*scheiben* die *Transversalebenen.*

Richtungsbezeichnungen

Die Begriffe oben, unten, vorne und hinten orientieren sich an der **anatomischen Standardposition**. Hierbei steht der Mensch aufrecht, sein Gesicht ist dem Betrachter zugewandt. Der Kopf befindet sich danach immer „oben", auch wenn er beim Liegenden im Bett eher „unten" zu sehen ist. An jeder Achse werden zwei einander entgegengesetzte Richtungen festgelegt (▶ Abb. 6.2):
- Für die Longitudinalachse **superior** (oben, nach oben) und **inferior** (unten, nach unten) oder alternativ **kranial** (kopfwärts) und **kaudal** (steißwärts)
- Für die Sagittalachse **ventral** (bauchwärts) oder **anterior** (vorne, nach vorne) und **dorsal** (rückenwärts) oder **posterior** (hinten, nach hinten)
- Für die Horizontalachse **dexter** (rechts) und **sinister** (links) oder **lateral** (seitwärts) und **medial** (zur Mitte hin). „Links" und „rechts" werden immer aus Sicht des Patienten und nicht des Betrachters bezeichnet.

Für weitere Richtungsbezeichnungen gelten folgende Fachbegriffe (Auswahl):
- **Zentral:** auf das Innere des Körpers zu, zur Mitte hin
- **Peripher:** auf den Rand des Körpers zu, von der Mitte weg
- **Median:** innerhalb der Medianebene

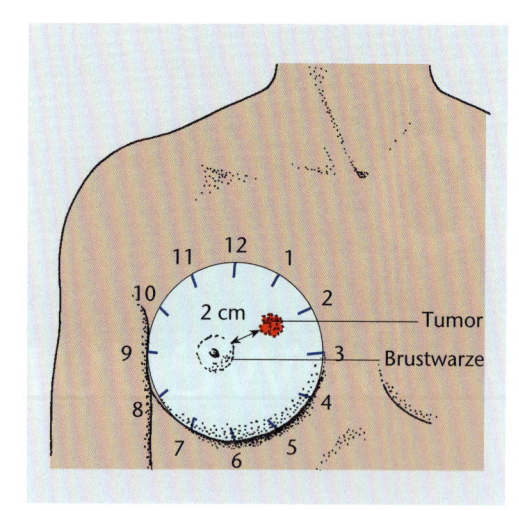

Abb. 6.3 Beschreibung der Lokalisation eines Brusttumors analog zu einem Uhrzifferblatt und mit Angabe des Abstandes von der Brustwarze: Der Tumor liegt bei 2 Uhr, 2 cm von der Brustwarze entfernt.

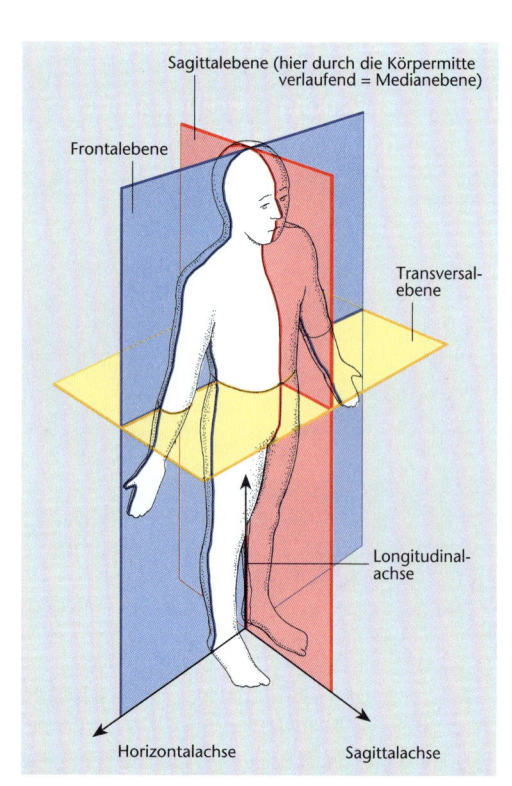

Abb. 6.1 Die Hauptebenen und -achsen des Körpers.

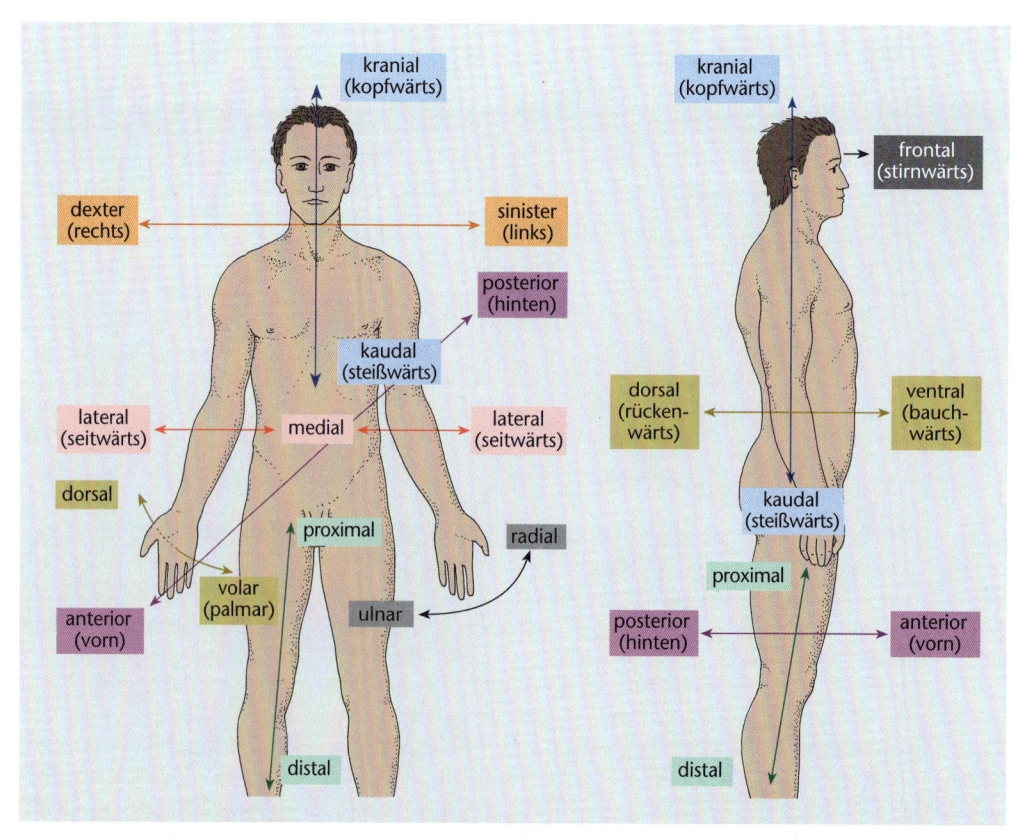

Abb. 6.2 Gebräuchliche anatomische Richtungsbezeichnungen.

- **Proximal:** auf den Rumpfansatz der Gliedmaßen zu
- **Distal:** von der Rumpfmitte entfernt liegend
- **Fibular:** zum Wadenbein (Fibula) hin
- **Palmar** *(volar):* zur Hohlhand hin
- **Plantar:** zur Fußsohle hin
- **Radial:** zur Speiche (Radius) hin
- **Ulnar:** zur Elle (Ulna) hin.

Bei runden Körperteilen (z. B. Brust) oder Körperausgängen (z. B. Darmausgang) wird die Lokalisation beispielsweise eines Tumors analog den Uhrzeiten auf einem Zifferblatt beschrieben (➤ Abb. 6.3).

Bewegungsrichtungen

Die Gelenke des Körpers erlauben Bewegungen in den Raumebenen in jeweils zwei Richtungen und um die Raumachsen in jeweils zwei Rotationsrichtungen. Sie werden mit folgenden Begriffen beschrieben (➤ Abb. 6.4):

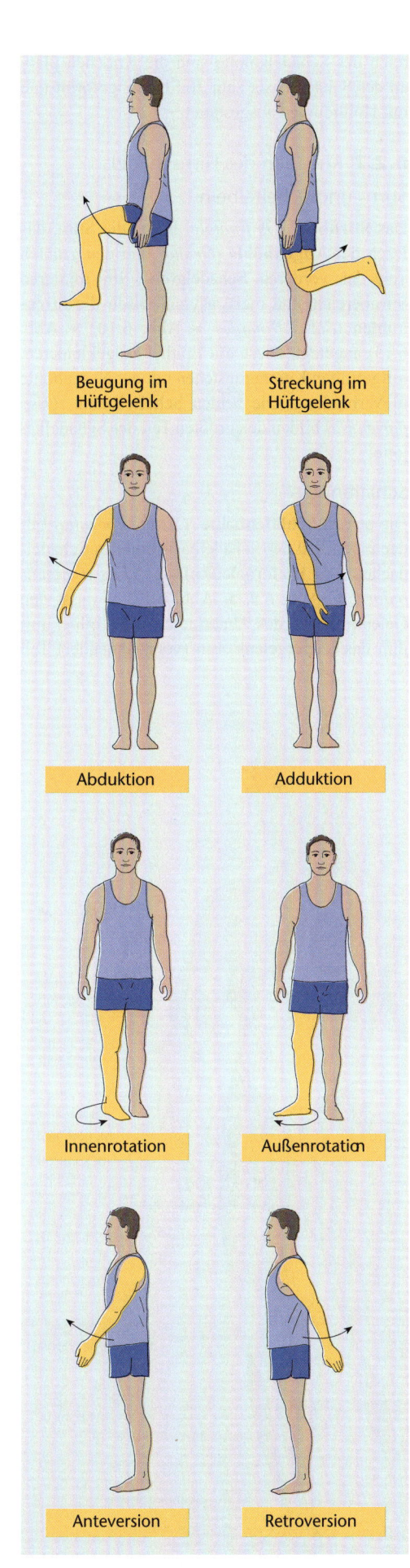

Abb. 6.4 Die Extremitätenbewegungen und ihre korrekte Bezeichnung.

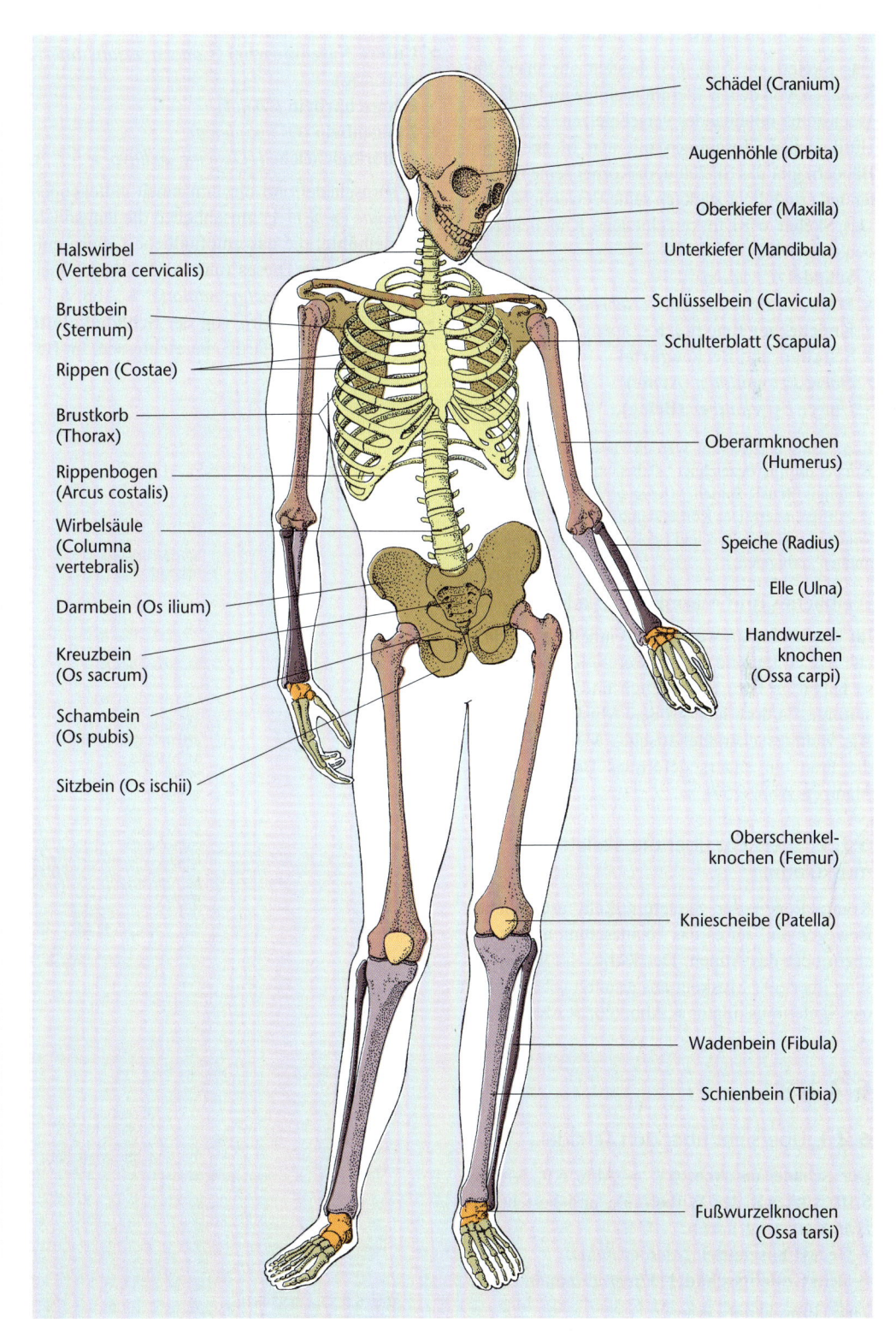

Abb. 6.5 Das menschliche Skelett (Ansicht von vorn).

- **Abduktion:** Bewegung vom Körper weg
- **Adduktion:** Bewegung zum Körper hin
- **Extension:** Streckung
- **Flexion:** Beugung
- **Innenrotation:** Einwärtsdrehung
- **Außenrotation:** Auswärtsdrehung
- **Anteversion:** Nach vorne heben
- **Retroversion:** Nach hinten heben.

Sonderformen der Rotation sind **Pronation** und **Supination** an Händen und Füßen (➤ Abb. 6.47).

6.1.2 Übersicht über das Skelett

Das **Skelett** (➤ Abb. 6.5) besteht aus über 200 Knochen, von denen allerdings einige im Laufe des Wachstums miteinander verschmelzen, z. B. beim Hüftknochen. Zusammen mit den Muskeln und Bändern gibt das Skelett dem Körper seine Stabilität und ermöglicht zugleich seine Beweglichkeit. Das Skelett wird in verschiedene Knochengruppen eingeteilt:
- **Schädel** (Cranium)
- **Wirbelsäule** (Columna vertebralis)
- **Knöcherner Brustkorb** (Thorax)
- **Schulter-** und **Beckengürtel**
- *Obere Extremitäten* (**Arme**)
- *Untere Extremitäten* (**Beine**).

Kopf, Hals und Rumpf werden zusammenfassend als **Körperstamm** bezeichnet. Dabei werden am Rumpf nochmals **Brust, Bauch** (Abdomen) und **Becken** (Pelvis) differenziert. Der Körperstamm ist über die **Gürtelknochen** von Schulter- und Beckengürtel mit den Extremitäten verbunden.

Weibliches und männliches Skelett

Im Vergleich zum weiblichen enthält das männliche Skelett längere und schwerere Knochen. Diese haben größere Rauigkeiten und Knochenvorsprünge, da dort auch größere Muskeln ansetzen. Als weiteres charakteristisches Merkmal besitzt die Frau ein anders geformtes Becken als der Mann (➤ Abb. 6.57).

6.1.3 Übersicht über die Skelettmuskulatur

Kontraktionen der Skelettmuskeln ermöglichen Bewegungen, sei es das Händeschütteln, ein Lächeln oder das Atmen. Der Körper ist mit insgesamt über 600 Muskeln ausgestattet (oberflächliche Skelettmuskulatur ➤ Abb. 6.6, ➤ Abb. 6.7).

6.2 Kopf

6.2.1 Übersicht über den Schädel

Der Schädel (➤ Abb. 6.8, ➤ Abb. 6.9, ➤ Abb. 6.10) sitzt auf der Wirbelsäule und besteht aus zwei Knochengruppen:
- Dem **Hirnschädel** (Neurocranium)
- Dem **Gesichtsschädel** (Viscerocranium).

Zum Hirnschädel zählen:
- **Stirnbein** (Os frontale)
- **Scheitelbein** (Os parietale, paarig)
- **Schläfenbein** (Os temporale, paarig)
- **Hinterhauptbein** (Os occipitale)
- **Keilbein** (Os sphenoidale)
- **Siebbein** (Os ethmoidale).

Zum Gesichtsschädel gehören:
- **Nasenbein** (Os nasale)
- **Oberkiefer** (Maxilla)
- **Jochbein** (Os zygomaticum, paarig)
- **Unterkiefer** (Mandibula)
- **Tränenbein** (Os lacrimale, paarig)
- **Gaumenbein** (Os palatinum)
- **Untere Nasenmuschel** (Concha nasalis inferior, paarig)
- **Pflugscharbein** (Vomer)
- **Zungenbein** (Os hyoideum)
- **Gehörknöchelchen** (Ossicula auditiva, ➤ 9.7.3).

Der Hirnschädel und die ihm innen anliegenden *Hirnhäute* (➤ 8.11.1) umschließen die längsovale **Schädelhöhle,** die das empfindliche Gehirn enthält und schützt. Dieses ruht auf der knöchernen **Schädelbasis** (Schädelgrundplatte, ➤ Abb. 6.11, ➤ Abb. 6.12) und wird von der **Schädelkalotte** (Schädeldach) kapselartig eingeschlossen. Im Bereich der Schädelkalotte sind die Knochen platt, an der Schädelbasis zum Teil bizarr geformt und mit Hohlräumen ausgestattet.

6.2.2 Knochen des Hirnschädels

Stirn- und Scheitelbein

Das **Stirnbein** (Os frontale) bildet die Stirn, das Dach der **Augenhöhle** (Orbita) und den größten Teil der vorderen Schädelgrube. Im mittleren Stirnbereich sind meist asymmetrisch die **Stirnhöhlen** (Sinus frontales ➤ Abb. 6.10, ➤ Abb. 6.15) angelegt. Diese mit Epithel ausgekleideten, luftgefüllten Kammern stehen mit der Nasenhöhle in Verbindung. Die beiden **Scheitelbeine** (Ossa parietalia) bilden den größten Teil der Schädelkalotte.

Schläfenbein

Die beiden **Schläfenbeine** (Ossa temporalia) bilden einen Teil der Schädelbasis und des Schädeldaches. Die **Kiefergelenkpfanne** (Fossa mandibularis ➤ Abb. 6.9, ➤ Abb. 6.12) umfasst den Gelenkfortsatz des Unterkiefers und bildet mit ihm das Kiefergelenk. Ein (vorspringender) Teil

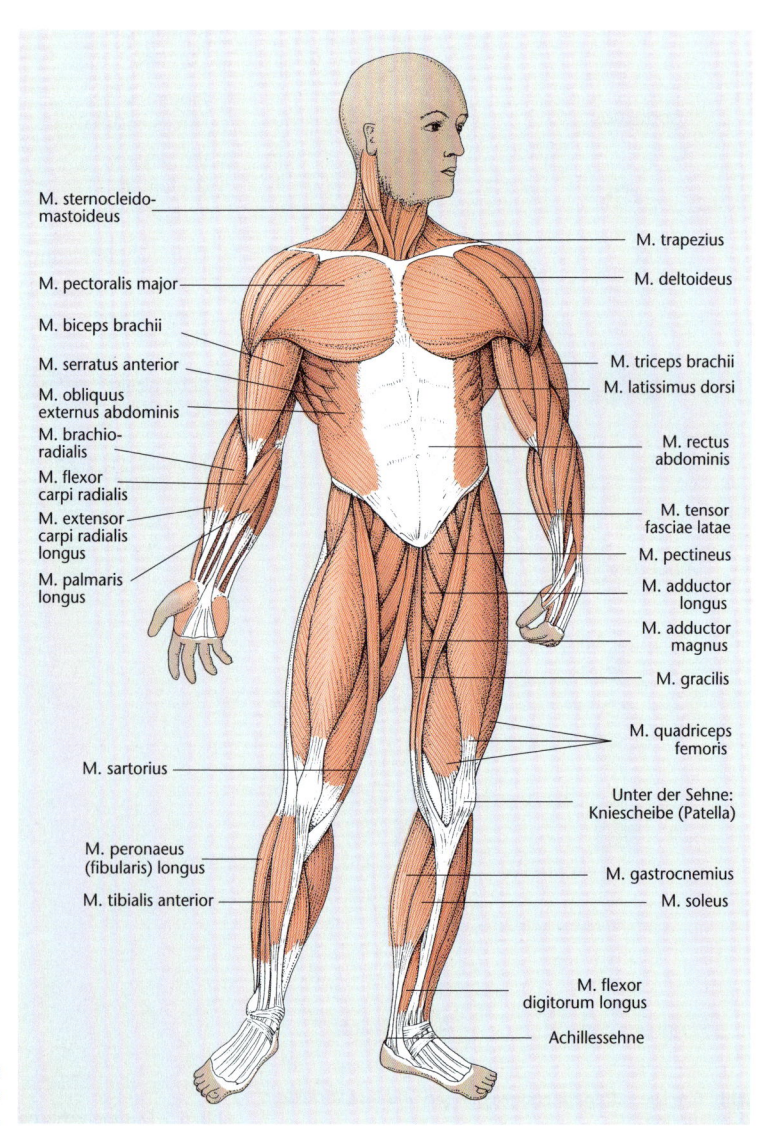

Abb. 6.6 Oberflächliche Skelettmuskulatur (von vorn).

des Schläfenbeins, **Felsenbein** genannt, trennt an der Oberseite der Schädelbasis mittlere und hintere Schädelgrube (➤ Abb. 6.11). Im Felsenbein liegen das Hör- und Gleichgewichtsorgan sowie der **innere Gehörgang** *(Meatus acusticus internus)*. Durch den inneren Gehörgang verläuft der vom Innenohr kommende Hör- und Gleichgewichtsnerv (N. vestibulocochlearis, ➤ 8.7.1, ➤ 9.7.4), der dann weiter durch den *Porus acusticus internus* (➤ Abb. 6.11) in die hintere Schädelgrube zieht. Der **äußere Gehörgang** *(Meatus acusticus externus)* ist ein Kanal im Schläfenbein, der die Ohrmuschel mit dem Mittelohr verbindet. Der **Warzenfortsatz** *(Processus mastoideus)* ist ein abgerundeter, hinter der Ohrmuschel tastbarer Knochenvorsprung (➤ Abb. 6.9, ➤ Abb. 6.10). Er enthält, wie das Stirnbein, luftgefüllte, mit Schleimhaut ausgekleidete Hohlräume (**Warzenfortsatzzellen**, *Cellulae mastoideae*), die mit der Paukenhöhle des Mittelohres in Verbindung stehen. Am Warzenfortsatz setzen mehrere Halsmuskeln an. Ein zweiter Vorsprung, der **Griffelfortsatz** *(Processus styloideus* ➤ Abb. 6.9), liegt an der Unterfläche des Schläfenbeins und dient als Ansatzstelle für die Muskeln und Bänder von Zungenbein und Nacken.

Fortsätze des Schläfenbeins und des davor gelegenen **Jochbeins** *(Os zygomaticum)* bilden zusammen den **Jochbogen** *(Arcus zygomaticus,* ➤ Abb. 6.9).

Hinterhauptbein

Das **Hinterhauptbein** *(Os occipitale)* macht den hinteren Teil der Schädelhöhle aus. Durch das **große Hinterhauptloch** *(Foramen magnum)* ziehen das verlängerte Mark sowie die Vertebralarterien und -nerven (➤ Abb. 6.11). Beidseits neben dem großen Hinterhauptloch liegt je ein ovaler Vorsprung (**Condylus occipitalis,** ➤ 6.2.3, ➤ Abb. 6.12) mit der Gelenkfläche für den ersten Halswirbel (Atlas).

Am seitlichen Übergang des Hinterhauptbeins zum Schläfenbein klafft etwa in der Mitte eine Lücke (**Foramen jugulare**), durch die die Vena jugularis und die Hirnnerven IX, X und XI (➤ Abb. 6.11 und ➤ Abb. 6.12, Funktion ➤ 8.7) durchtreten.

An der Außenfläche des Hinterhauptbeins setzen Teile der Nackenmuskulatur an. Der **äußere Hinterhaupthöcker** *(Protuberantia occipitalis externa)* ist vor allem bei Männern gut durch die Haut zu tasten.

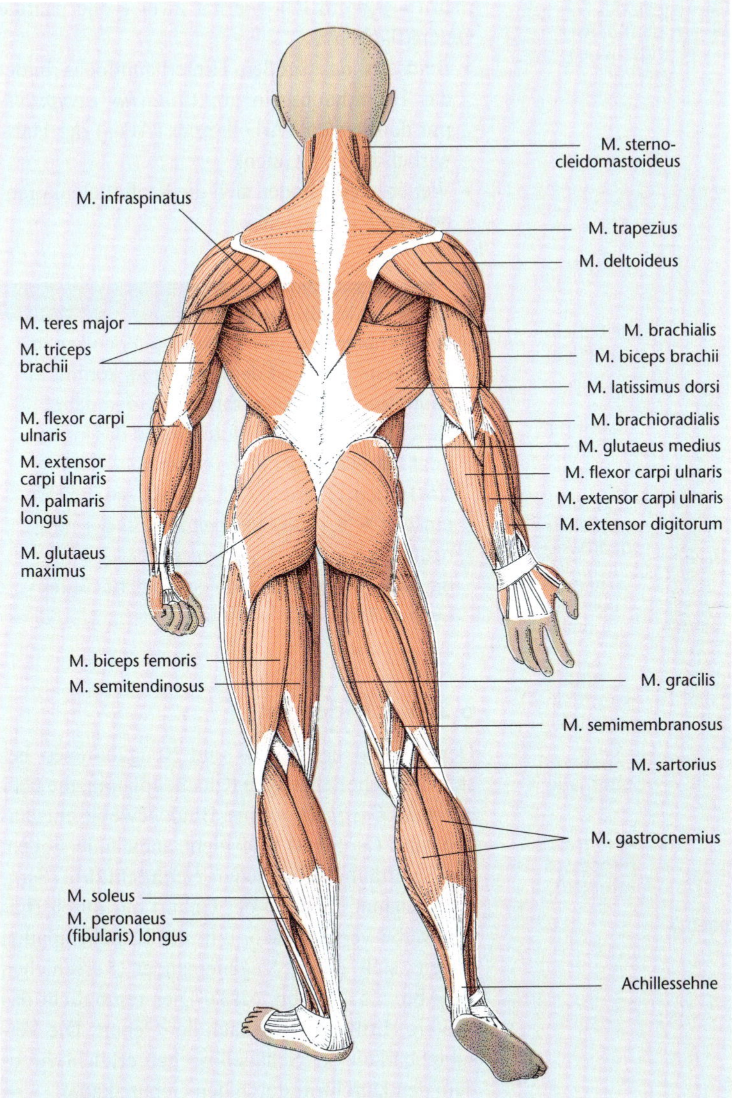

Keilbein

Das **Keilbein** *(Os sphenoidale,* ➤ Abb. 6.8, ➤ Abb. 6.10, ➤ Abb. 6.11) liegt in der Mitte der Schädelbasis und ist mit allen anderen Knochen des Hirnschädels verbunden. Seine Form ist mit der einer Fledermaus mit ausgestreckten Flügeln (**große Keilbeinflügel**) vergleichbar. Der innere würfelförmige Anteil des Keilbeins enthält die **Keilbeinhöhle** *(Sinus sphenoidalis,* ➤ Abb. 6.10, ➤ Abb. 6.15), die mit der Nasenhöhle verbunden ist. Im hinteren Bereich des Keilbeinkörpers befindet sich eine Vertiefung: der *Türkensattel* (➤ 6.2.3). Davor liegen die **kleinen Keilbeinflügel**, an deren Wurzel die **Sehnervenkanäle** *(Canales optici* ➤ Abb. 6.11) verlaufen: Diese verbinden die Augenhöhlen (Orbitae) mit der Schädelgrube und enthalten die Sehnerven und die Augenarterien *(Aa. ophthalmicae)*.

Siebbein und Nasenmuscheln

Das **Siebbein** *(Os ethmoidale)* liegt zwischen den beiden Augenhöhlen. Es enthält 3–18 **Siebbeinzellen** *(Cellulae ethmoidales* ➤ Abb. 6.15), die in ihrer Gesamtheit **Siebbeinhöhle** *(Sinus ethmoidalis)* genannt werden. Nach unten ist das Siebbein zur **Lamina perpendicularis** *(senkrechte Platte,* ➤ Abb. 6.8, ➤ Abb. 6.10) verlängert. Diese bildet den oberen Teil der Nasenscheidewand. Die obere Begrenzung des Siebbeins, die **Siebbeinplatte** *(Lamina cribrosa)*, bildet das Dach der Nasenhöhle zur Schädelgrube hin. Durch kleine Löcher in dieser dünnen Platte ziehen die Axone des *Riechnervs (N. olfactorius)* von der Nasenschleimhaut zum Riechhirn (➤ Abb. 9.8).

Am Siebbein hängen zwei dünne Knochen, die wie Papierrollen eingerollt sind. Sie ragen in die Nasenhöhle und heißen **obere** und **mittlere Nasenmuschel** *(Concha nasalis superior* und *media)*. Sie vergrößern die Oberfläche der Nasenhöhlenwände, was für die Reinigung, Erwärmung und Anfeuchtung der Atemluft von Bedeutung ist (➤ 16.1.2, ➤ Abb. 16.2).

6.2.3 Schädelbasis

Die **Schädelbasis** lässt sich von oben (innen) und von unten (außen) betrachten:

Schädelbasis von oben

Die Schädelbasis besitzt an ihrer oberen Fläche (➤ Abb. 6.11) drei treppenförmig angeordnete Einsenkungen, die **Schädelgruben,** die die verschiedenen Lappen des Gehirns aufnehmen.

Die **vordere Schädelgrube** *(Fossa cranii anterior)* liegt am höchsten und wird von Teilen des Stirnbeins, des Siebbeins und den kleinen Keilbeinflügeln gebildet. In ihr liegen das Riechhirn und die Stirnlappen des Großhirns (➤ 8.8.8). Unter der vorderen Schädelgrube befinden sich die Augenhöhlen (Orbitae).

Abb. 6.7 Oberflächliche Skelettmuskulatur (von hinten).

96 BEWEGUNGSAPPARAT

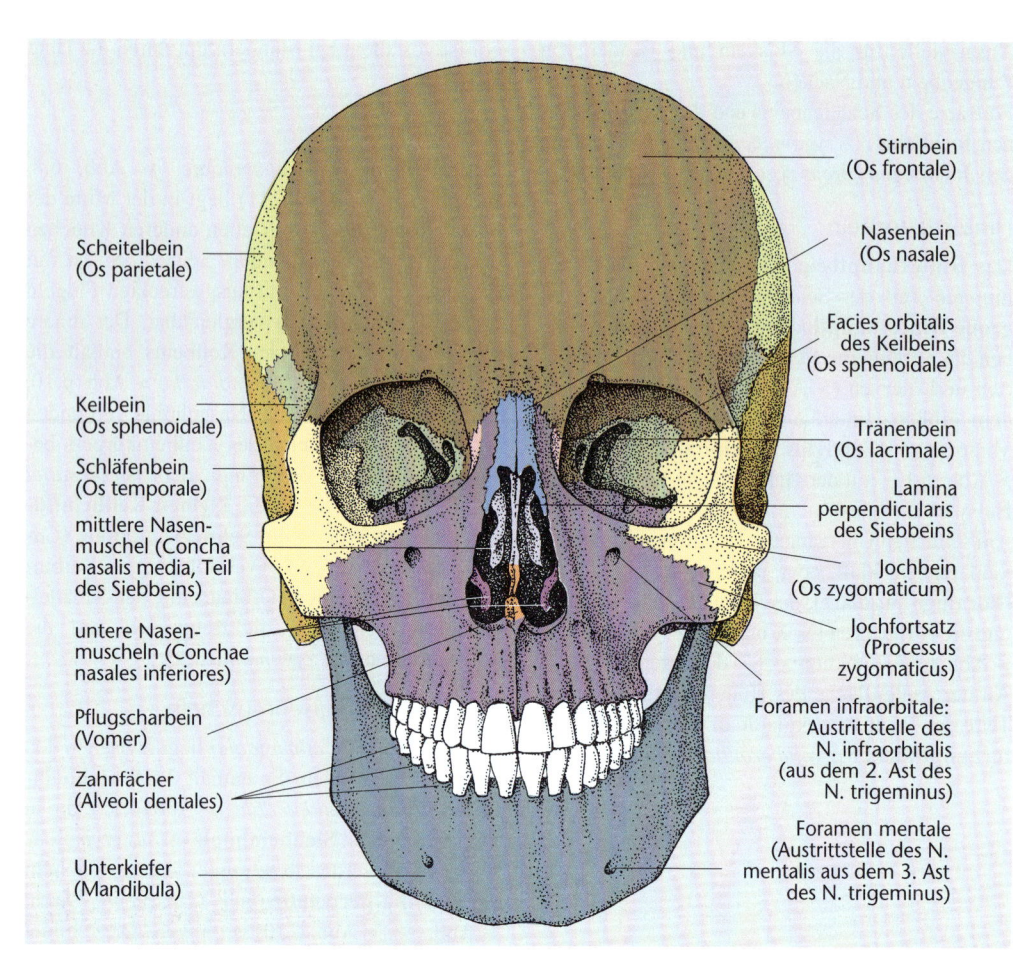

Abb. 6.8 Schädel in der Vorderansicht (frontal).

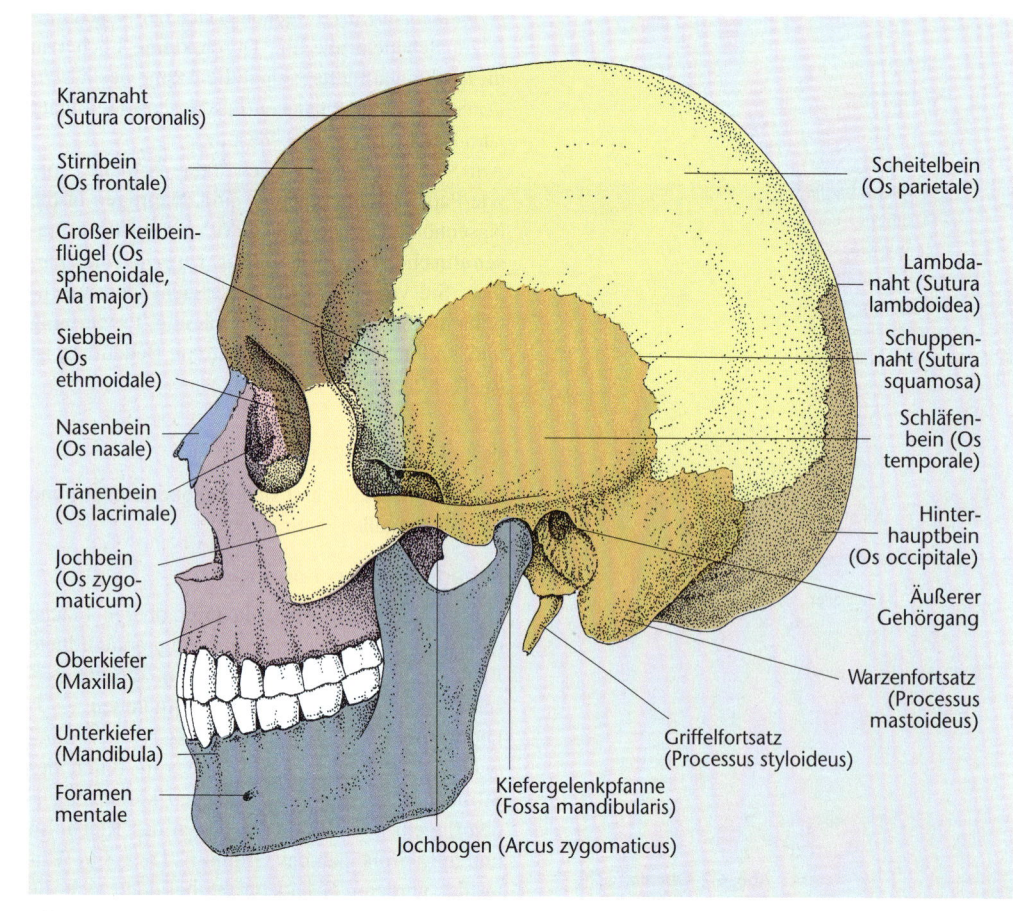

Beschriftungen (Vorderansicht):
- Stirnbein (Os frontale)
- Scheitelbein (Os parietale)
- Nasenbein (Os nasale)
- Facies orbitalis des Keilbeins (Os sphenoidale)
- Keilbein (Os sphenoidale)
- Tränenbein (Os lacrimale)
- Schläfenbein (Os temporale)
- Lamina perpendicularis des Siebbeins
- mittlere Nasenmuschel (Concha nasalis media, Teil des Siebbeins)
- Jochbein (Os zygomaticum)
- untere Nasenmuscheln (Conchae nasales inferiores)
- Jochfortsatz (Processus zygomaticus)
- Pflugscharbein (Vomer)
- Foramen infraorbitale: Austrittstelle des N. infraorbitalis (aus dem 2. Ast des N. trigeminus)
- Zahnfächer (Alveoli dentales)
- Foramen mentale (Austrittstelle des N. mentalis aus dem 3. Ast des N. trigeminus)
- Unterkiefer (Mandibula)

Abb. 6.9 Schädel in der Seitenansicht.

Beschriftungen (Seitenansicht):
- Kranznaht (Sutura coronalis)
- Stirnbein (Os frontale)
- Scheitelbein (Os parietale)
- Großer Keilbeinflügel (Os sphenoidale, Ala major)
- Lambdanaht (Sutura lambdoidea)
- Siebbein (Os ethmoidale)
- Schuppennaht (Sutura squamosa)
- Nasenbein (Os nasale)
- Schläfenbein (Os temporale)
- Tränenbein (Os lacrimale)
- Hinterhauptbein (Os occipitale)
- Jochbein (Os zygomaticum)
- Äußerer Gehörgang
- Oberkiefer (Maxilla)
- Warzenfortsatz (Processus mastoideus)
- Unterkiefer (Mandibula)
- Griffelfortsatz (Processus styloideus)
- Foramen mentale
- Kiefergelenkpfanne (Fossa mandibularis)
- Jochbogen (Arcus zygomaticus)

Die **mittlere Schädelgrube** (*Fossa cranii media*) trägt die Schläfenlappen des Gehirns. Sie wird in der Mitte vom Keilbeinkörper und an den Seiten von den großen Keilbeinflügeln und den Felsenbeinen gebildet. Der Keilbeinkörper senkt sich zwischen Vorder- und Hinterrand so ab, dass dieser Bereich an einen türkischen Pferdesattel erinnert; er heißt deshalb **Türkensattel** (*Sella turcica*). In einer Vertiefung (*Fovea hypophysalis*) liegt hier gut geschützt die **Hypophyse** (Hirnanhangsdrüse, ➤ 8.8.4, ➤ 11.2).

Vorspringende Knochenkämme an den Oberrändern der Felsenbeine (den **Felsenbeinpyramiden**) trennen die mittlere von der **hinteren Schädelgrube** (*Fossa cranii posterior*). Diese wird von den Rückseiten des Türkensattels und der Felsenbeinpyramiden sowie vom Hinterhauptbein gebildet. Der hinteren Schädelgrube liegt das Kleinhirn auf (➤ 8.8.5, ➤ Abb. 8.29).

Die Schädelbasis zeigt außerdem viele Löcher und Furchen, die Gefäße und Nerven durchtreten lassen (➤ Abb. 6.11).

Schädelbasis von unten

Die Unterfläche der Schädelbasis setzt sich aus Knochen von Hirn- und Gesichtsschädel zusammen (➤ Abb. 6.12). Sie hat zwei große paarige Gelenkflächen:

- Beidseits des großen Hinterhauptlochs bildet das Hinterhauptbein am *Condylus occipitalis* mit dem ersten Wirbelkörper (Atlas) der Halswirbelsäule ein Gelenk
- Weiter lateral finden sich die Kiefergelenkpfannen der Kiefergelenke.

> **Schädelbasisbruch**
>
> Bei stumpfer Gewalteinwirkung auf den Schädel, etwa beim Sturz mit dem Motorrad, kommt es häufig zum **Schädelbasisbruch**. Werden dabei Gefäße zerrissen, sind Blutungen in das Innen- oder Mittelohr oder in die Nasenhöhlen mögliche Folgen. Liquor (die Flüssigkeit, die das Hirn umspült ➤ 8.11.2) kann beim Einriss der Hirnhäute nach außen fließen, beispielsweise durch die Nase. Schwere Schädelbasisbrüche führen oft zum Tode.

6.2.4 Schädelnähte

Der Schädel des Foetus und Neugeborenen besteht aus schollenartigen Knochenplatten, die über *desmale Ossifikation* aus Bindegewebe entstanden sind (➤ 5.1.4) und nicht aneinanderstoßen. Die Spalträume dazwischen, **Schädelnähte** (*Suturae*) genannt, sind bei der Geburt nur durch Bindegewebe verschlossen, d.h. die Knochenplatten lassen sich noch gegeneinander verschieben (➤ Abb. 5.5, ➤ Abb. 6.13). Dies ermöglicht das weitere Hirnwachstum nach der Geburt. Die Verschiebbarkeit der Schädelknochen erleichtert zudem den Durchtritt durch den Geburtskanal.

- Die **Stirnnaht** *(Sutura frontalis)* trennt die beiden Stirnbeinhälften voneinander
- Die **Kranznaht** *(Sutura coronalis)* grenzt das Stirnbein von den beiden Scheitelbeinen ab
- Die **Pfeilnaht** *(Sutura sagittalis)* liegt zwischen den beiden Scheitelbeinen, etwa unterhalb eines Mittelscheitels
- Die **Lambdanaht** *(Sutura lambdoidea)* ist die Grenze zwischen Scheitelbeinen und Hinterhauptbein
- Die **Schuppennaht** *(Sutura squamosa)* liegt zwischen Schläfen- und Scheitelbein.

Fontanellen

Bei der Geburt klaffen in den Bereichen, in denen drei oder mehr Knochenplatten aneinanderstoßen, relativ weite Lücken. Diese weichen, bindegewebig überbrückten Stellen heißen **Fontanellen**. Sie haben eine charakteristische Form und ermöglichen dem Geburtshelfer unter der Geburt eine gute Orientierung über die Einstellung des kindlichen Kopfes im mütterlichen Becken (▶ Abb. 6.13).

- Die rautenförmige **Stirnfontanelle** *(große Fontanelle, Fonticulus anterior)* befindet sich vorne zwischen Scheitel- und Stirnbeinen. Sie ist die größte Fontanelle
- Die **Hinterhauptfontanelle** *(kleine Fontanelle, hintere Fontanelle, Fonticulus posterior)* liegt am Hinterkopf zwischen Hinterhauptschuppe und Scheitelbeinen. Sie ist dreieckig
- Zu den Seitenfontanellen zählen die **vordere Seitenfontanelle** *(Fonticulus sphenoidalis)* beidseits zwischen Stirn-, Scheitel- und Keilbein sowie die **hintere Seitenfontanelle** *(Fonticulus mastoideus)* zwischen Scheitel-, Schläfen- und Hinterhauptbein.

Während sich Hinterhaupt- und Seitenfontanellen in der Regel schon im zweiten Lebensmonat schließen, kann die Stirnfontanelle bis in das zweite Lebensjahr hinein offen bleiben.

> **Beobachtung des Säuglings**
>
> Bei der Beobachtung des Säuglings gibt die Stirnfontanelle (große Fontanelle) Hinweise auf den Zustand des Wasserhaushalts: Hat der kleine Organismus zu wenig Flüssigkeit, z. B. durch Wasserverlust bei Fieber, Erbrechen oder Durchfall, so ist die Fontanelle eingefallen. Bei ausgeglichenem Wasserhaushalt liegt sie im Hautniveau, und der Pulsschlag ist bei aufgelegtem Finger zu spüren. Eine vorgewölbte, gespannte Fontanelle kann auf einen erhöhten Hirndruck hinweisen, z. B. bei einer Meningitis.

Abb. 6.10 (oben): Schädelschnitt seitlich.

Abb. 6.11 (unten): Schädelbasis nach Entfernung der Kalotte und des Gehirns, Ansicht von oben.

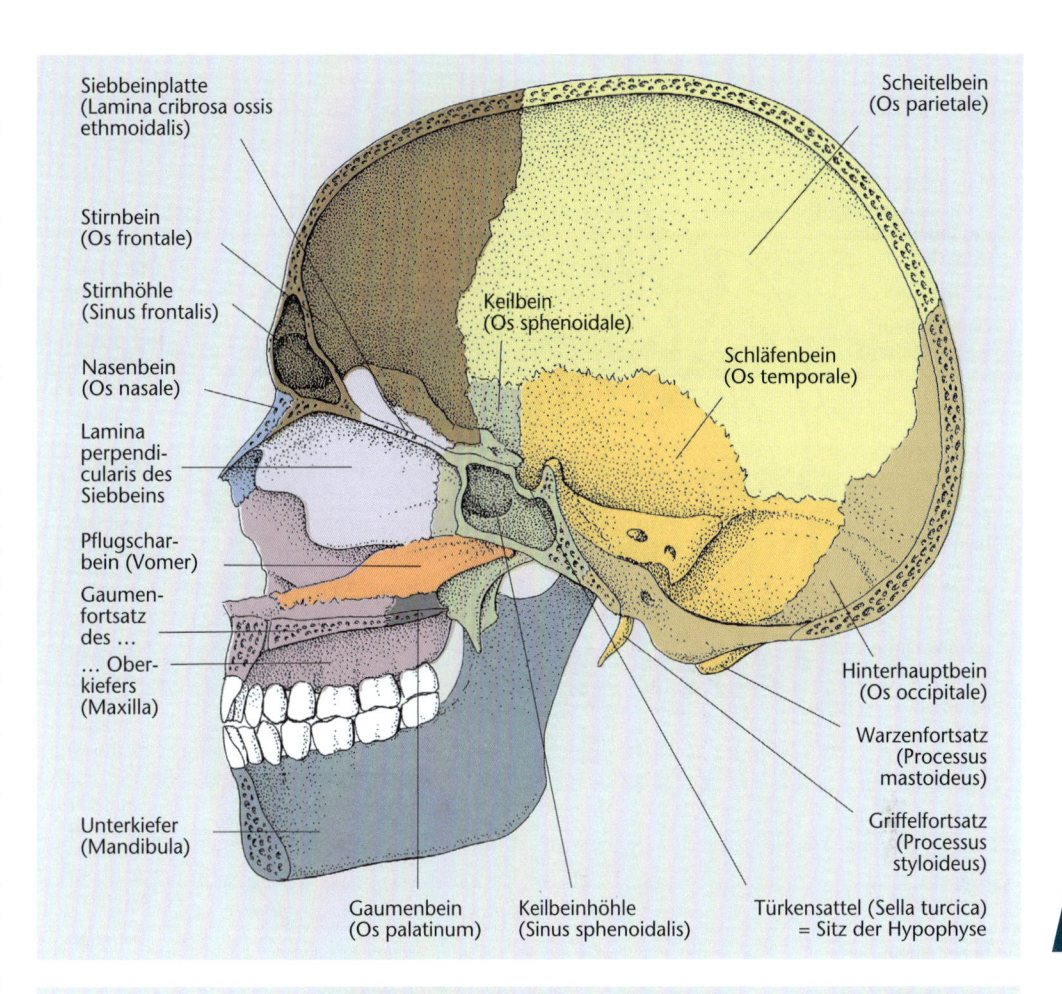

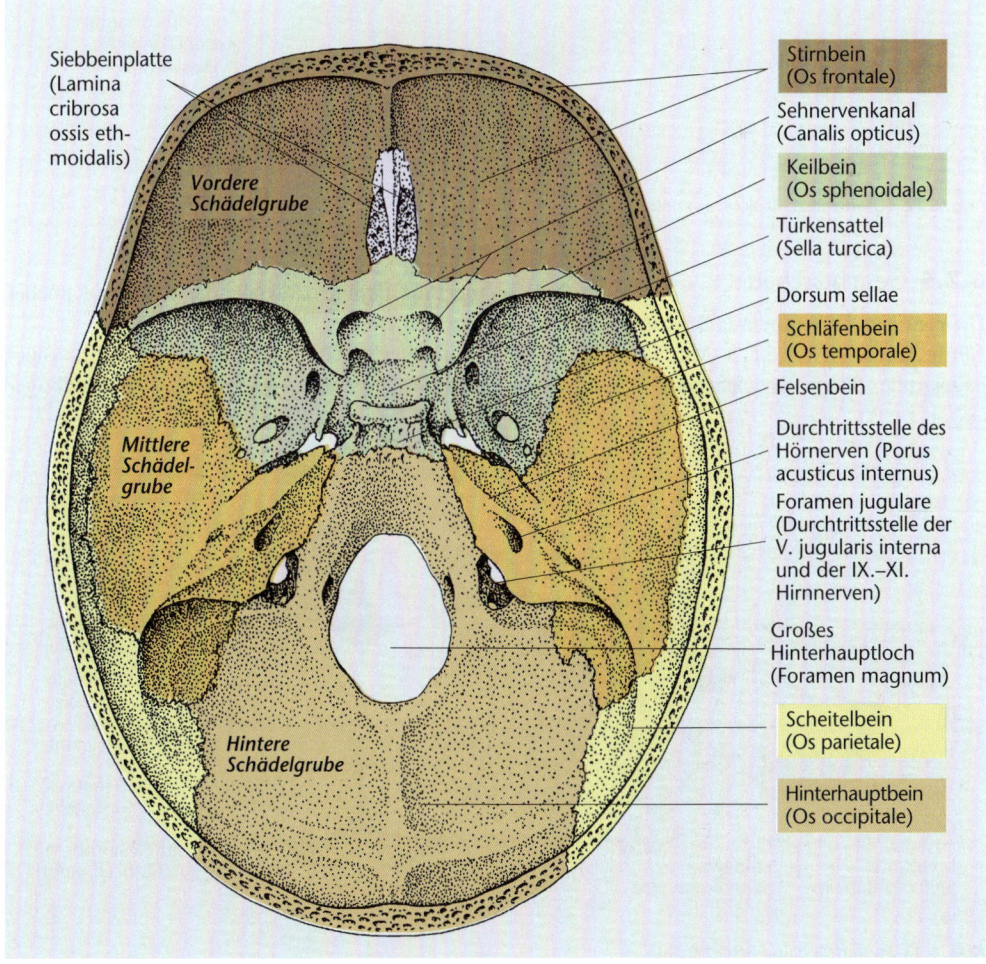

98 BEWEGUNGSAPPARAT

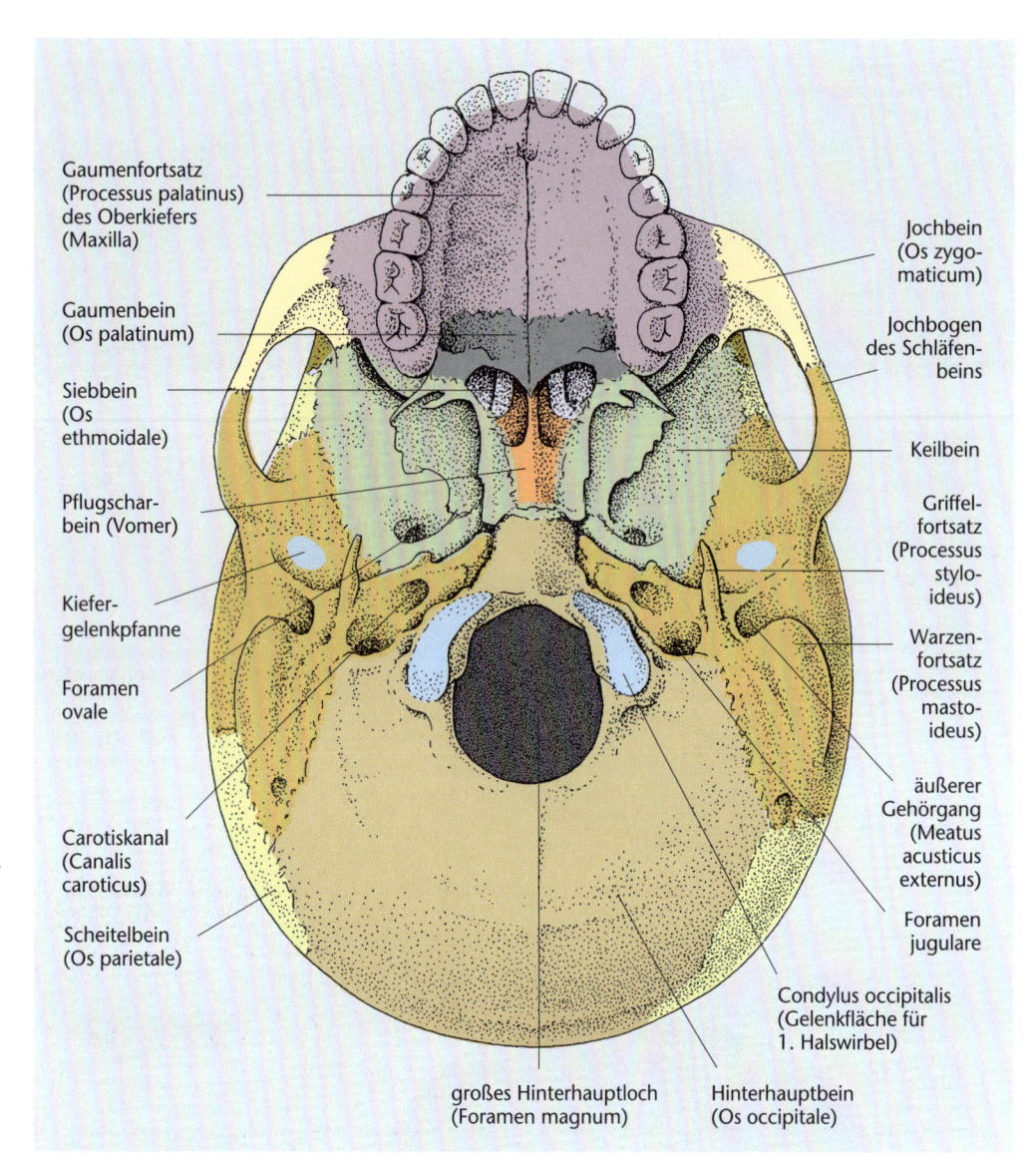

Abb. 6.12 Schädelbasis, Ansicht von unten.

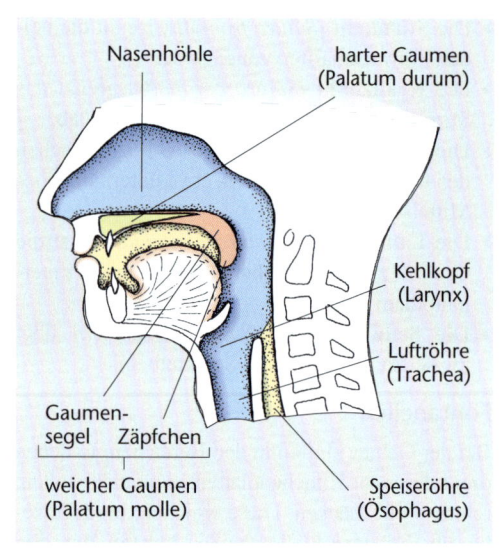

Abb. 6.14 Kopf im Sagittalschnitt. Oberkiefer und Gaumenbein bilden den harten Gaumen. Der weiche Gaumen ist das bewegliche Gaumensegel, dessen Hinterrand in das mittelständige Zäpfchen ausläuft.

Knochen verbunden. Er umschließt beidseits die **Kieferhöhlen** *(Sinus maxillares)*, die mit der jeweils gleichseitigen Nasenhöhle in Verbindung stehen (➤ Abb. 16.3). Der **Zahnfortsatz** *(Processus alveolaris)* verstärkt den Unterrand des Oberkieferkörpers und nimmt in 16 **Zahnfächern** *(Alveoli dentales)* die obere Zahnreihe auf. Nach hinten oben ragt der **Jochfortsatz** *(Processus zygomaticus* ➤ Abb. 6.8) hervor. Er formt zusammen mit dem **Jochbein** *(Os zygomaticum)* das Wangenprofil. Im vorderen Teil des Oberkiefers befindet sich der **Gaumenfortsatz** *(Processus palatinus)*, der zusammen mit dem **Gaumenbein** *(Os palatinum)* den **harten Gaumen** *(Palatum durum,* ➤ Abb. 6.14) bildet. Die beiden Gaumenbeine sind L-förmige Knochen, die den hinteren Anteil des harten Gaumens bilden (➤ Abb. 6.10, ➤ Abb. 6.12).

6.2.5 Gesichtsschädel

Die paarigen **Tränenbeine** *(Ossa lacrimalia, lacrima* = Träne, ➤ Abb. 6.8, ➤ Abb. 6.9) sind fingernagelgroße, dünne Knochen an den Innenseiten der Augenhöhlen. Sie sind die kleinsten Knochen des Gesichts.

Der **Oberkiefer** *(Maxilla)* bildet das Mittelstück des Gesichtsschädels und ist mit jedem der übrigen

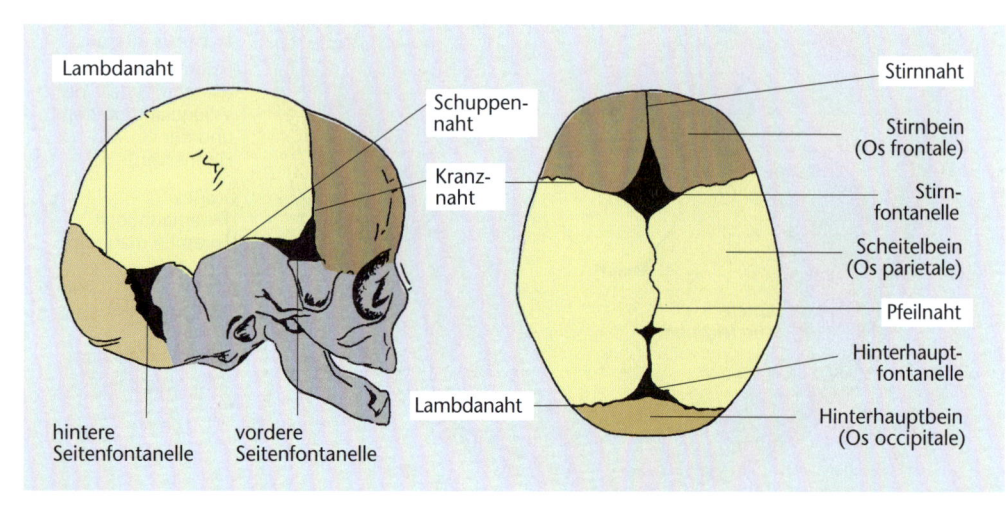

Abb. 6.13 Fontanellen und Schädelnähte.

> **Gesichtsspalten**
>
> Die rechte und linke Seite des Oberkiefers und die sie umgebenden Weichteile wachsen vor der Geburt zusammen. Gelingt dies nur unvollständig, entsteht eine ein- oder doppelseitige **Gesichtsspalte**. In leichten Fällen besteht nur eine Kerbe an der Oberlippe. Die schwerste Form ist die **Lippen-Kiefer-Gaumen-Spalte**, bei der Schlucken, Atmung, Hören und Sprachentwicklung des Kindes beeinträchtigt sind. Chirurgische Eingriffe im Säuglings- und Kindesalter, begleitet je nach Bedarf z. B. von Logopädie, führen heute meist zu guten kosmetischen und funktionellen Ergebnissen.

Knöcherne Begrenzung der Nase

Das paarig angelegte **Nasenbein** *(Os nasale)* bildet den oberen Teil des Nasenrückens (➤ Abb. 6.8, ➤ Abb. 6.15). Der untere Anteil des Nasenrückens besteht aus Knorpel (**Nasenknorpel**, *Cartilago nasi*). Knorpel bildet auch den Hauptanteil

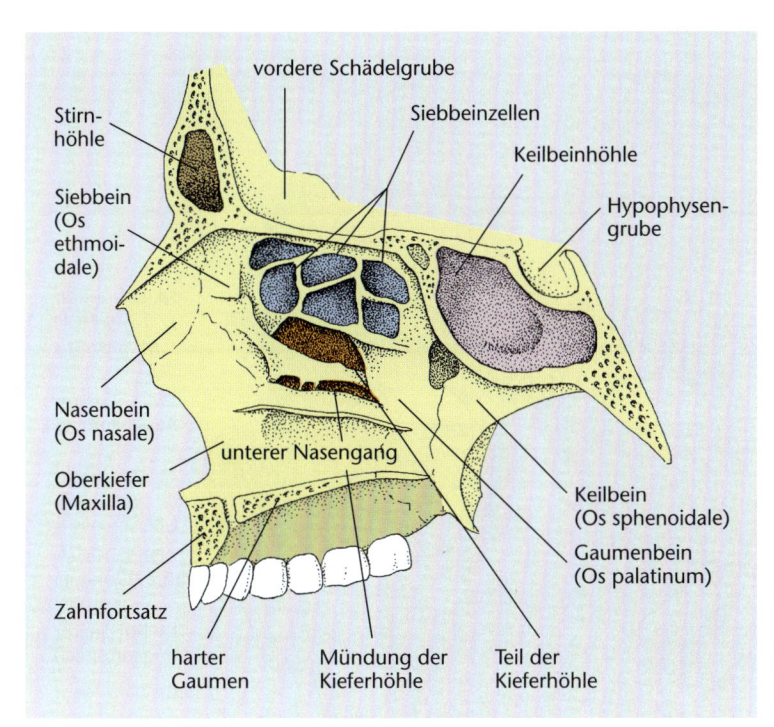

Abb. 6.15 Nasennebenhöhlen. Sagittalschnitt mit entfernten Nasenmuscheln (Frontalansicht ➤ Abb. 16.3). Kaum zu sehen ist die Kieferhöhle.

Die Nasennebenhöhlen machen die Schädelknochen leichter und dienen als Resonanzraum für den Klang der Sprache. Die Sekrete aus den Nasennebenhöhlen fließen, außer im Fall einer *Nasennebenhöhlenentzündung,* in die Nasenhöhle ab (mehr hierüber ➤ 16.1.3).

Nasenseptumdeviation

Häufig verläuft das Nasenseptum, entweder angeboren oder infolge von Verletzungen, nicht gerade in der Nasenmittellinie (**Nasenseptumdeviation**). Ausgeprägte Abweichungen können die Nasenatmung erschweren oder durch Behinderung des Sekretabflusses zu Sekretstauung, Kopfschmerzen oder Nasennebenhöhlenentzündung führen.

der *Nasenscheidewand* (**Nasenseptum**), an der sich außerdem das Siebbein und das Pflugscharbein beteiligen (➤ Abb. 6.8, ➤ Abb. 6.10). Die knöcherne Nasenhöhle wird durch das Nasenseptum in eine rechte und eine linke Höhle geteilt.

Die **untere Nasenmuschel** (*Concha nasalis inferior*) ist ein rinnenförmiger Knochen und über einen Fortsatz (*Processus maxillaris*) mit der Kieferhöhle verbunden. Sie dient genauso wie die mittlere und obere Nasenmuschel (➤ Abb. 6.8, ➤ Abb. 16.2) der Oberflächenvergrößerung der Nasenschleimhaut.

Das **Pflugscharbein** (*Vomer*) ist ein rechteckiger, von vorne zur Keilbeinhöhle ziehender Knochen, der den unteren und hinteren Anteil des Nasenseptums bildet (➤ Abb. 6.10). Vorne und unten grenzt es an den harten Gaumen, oben an die Lamina perpendicularis (vertikale Platte) des Siebbeins, hinten an das Keilbein.

Nasennebenhöhlen

Die jeweils paarigen **Nasennebenhöhlen** (*Sinus paranasales,* ➤ Abb. 6.15) befinden sich in den die Nasenhöhle umgebenden Knochen und sind von Schleimhaut ausgekleidet. Zu den Nasennebenhöhlen gehören:
› **Stirnhöhle** (*Sinus frontalis*)
› **Kieferhöhle** (*Sinus maxillaris*)
› **Siebbeinhöhle** (*Sinus ethmoidalis*), bestehend aus den **Siebbeinzellen** (*Cellulae ethmoidales*)
› **Keilbeinhöhle** (*Sinus sphenoidalis*).

Unterkiefer

Der **Unterkiefer** (*Mandibula*) ist der größte und der einzige frei bewegliche Knochen des Gesichtsschädels (➤ Abb. 6.16). Er besteht aus dem hufeisenförmig nach hinten gebogenen *Unterkieferkörper* und zwei Seitenästen (*Rami mandibulae*), die vom (unterhalb des Ohres leicht fühlbaren) **Unterkieferwinkel** (*Angulus mandibulae*) aus fast senkrecht nach oben steigen. Jeder Seitenast besitzt an seinem oberen Ende zwei Fortsätze: Auf dem weiter hinten gelegenen **Gelenkfortsatz** (*Processus condylaris*) liegt die Gelenkfläche, die mit der Kiefergelenkpfanne des Schläfenbeins und einer kleinen Knorpelscheibe das Kiefergelenk bildet. An dem weiter vorn gelegenen **Kronenfortsatz** (*Processus coronoideus*) setzt der Schläfenmuskel (M. temporalis ➤ Abb. 17.17) an.

Der **Zahnfortsatz** (*Pars alveolaris*) am Oberrand des Unterkieferkörpers nimmt die Zahnwurzeln des Unterkiefergebisses auf. Der untere, kräftigere Teil des Unterkieferkörpers besitzt zwei Löcher

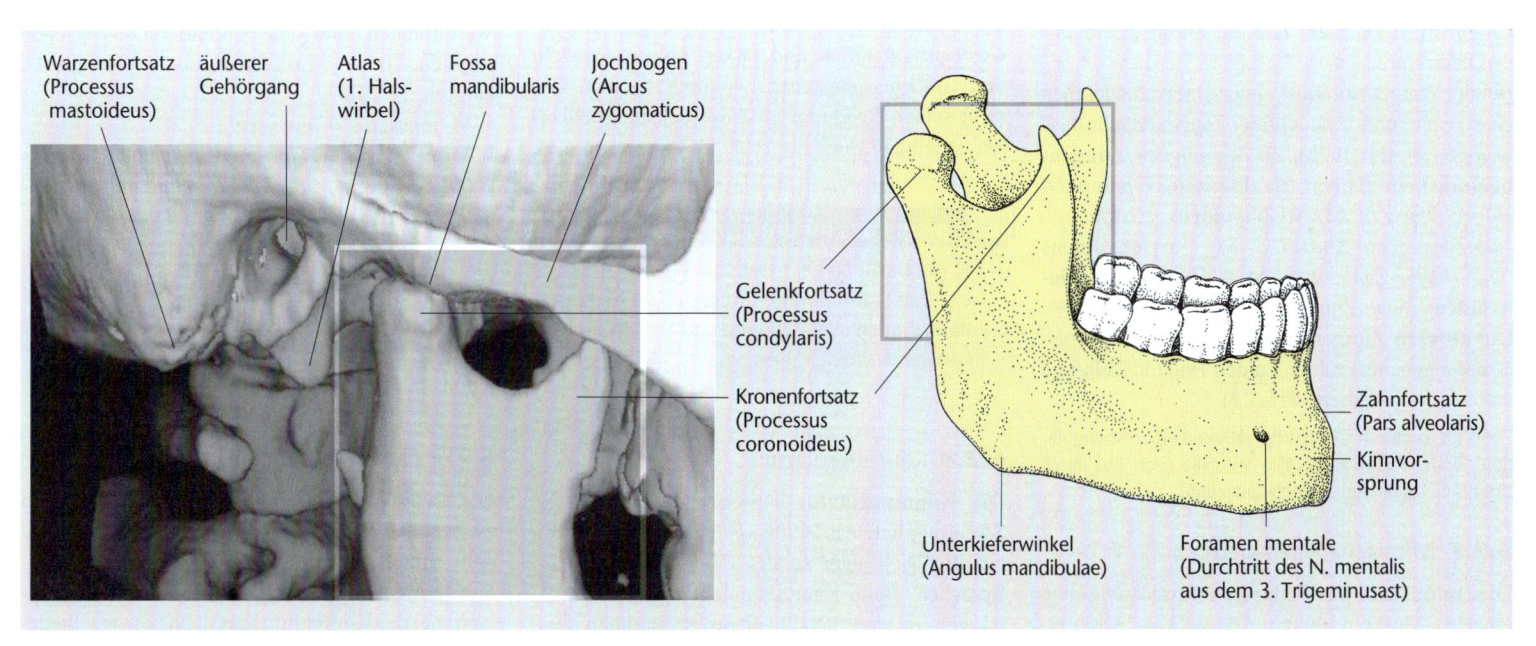

Abb. 6.16 Unterkiefer (Mandibula) seitlich mit Zahnreihe. [Foto: V137]

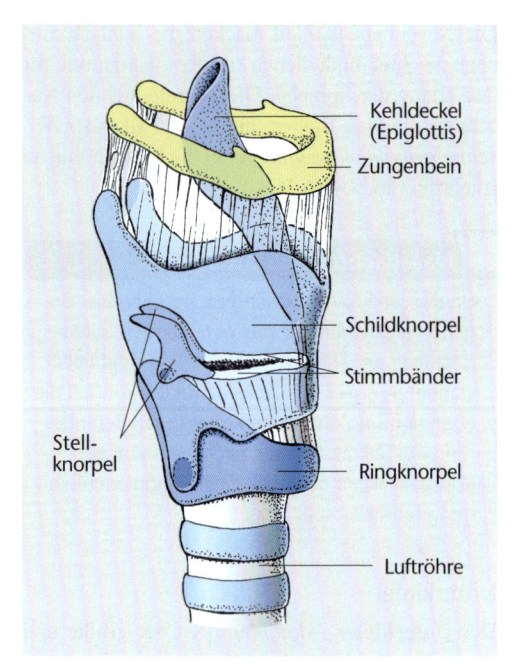

Abb. 6.17 Zungenbein. Außerdem dargestellt ist der knorpelige Kehlkopf mit dem Kehldeckel in Mittelstellung.

an seiner Vorderseite *(Foramina mentalia)*, durch die der N. mentalis *(Unterkiefernerv,* aus dem 3. Ast des N. trigeminus ▶ 8.7.3) austritt.

6.2.6 Zungenbein

Das **Zungenbein** *(Os hyoideum, hyoideus* = U-förmig) befindet sich im Hals zwischen Unterkiefer und Kehlkopf *(Larynx* ▶ Abb. 6.17, ▶ Abb. 16.4). Es ist der einzige Knochen des Körperstamms, der nicht in direkter Nachbarschaft oder gelenkiger Verbindung mit einem anderen Knochen steht. Über viele Muskeln ist das Zungenbein mit dem Mundboden und dem Griffelfortsatz des Schläfenbeins, dem Kehlkopf, dem Brustbein und sogar mit dem Schulterblatt verbunden. Deshalb ist es hochbeweglich und unterstützt so wirkungsvoll den Kauakt und die Zungenbewegungen beim Sprechen.

Bei der Zungenbeinmuskulatur unterscheidet man eine *obere* und eine *untere Zungenbeinmuskelgruppe* (▶ Abb. 6.22). Zu den **oberen Zungenbeinmuskeln** zählen: **M. digastricus** *(zweibäuchiger Muskel),* **M. stylohyoideus** *(Griffelfortsatz-Zungenbein-Muskel),* **M. mylohyoideus** *(Unterkiefer-Zungenbein-Muskel)* und **M. geniohyoideus** *(Kinn-Zungenbein-Muskel).*

Die **unteren Zungenbeinmuskeln** (auch *Rectus-Gruppe* genannt) zählen zu den Halsmuskeln und werden dort erläutert (▶ 6.3.1).

Das Zungenbein bricht häufig während einer Strangulation. Deshalb wird es bei der Autopsie nach Tod durch Erwürgen besonders genau begutachtet.

6.2.7 Mimische Muskulatur

Die **mimische Muskulatur** *(Gesichtsmuskeln,* einzelne Muskeln ▶ Tab. 6.1, ▶ Abb. 6.18) ermöglicht uns, Gefühlsregungen wie Staunen und

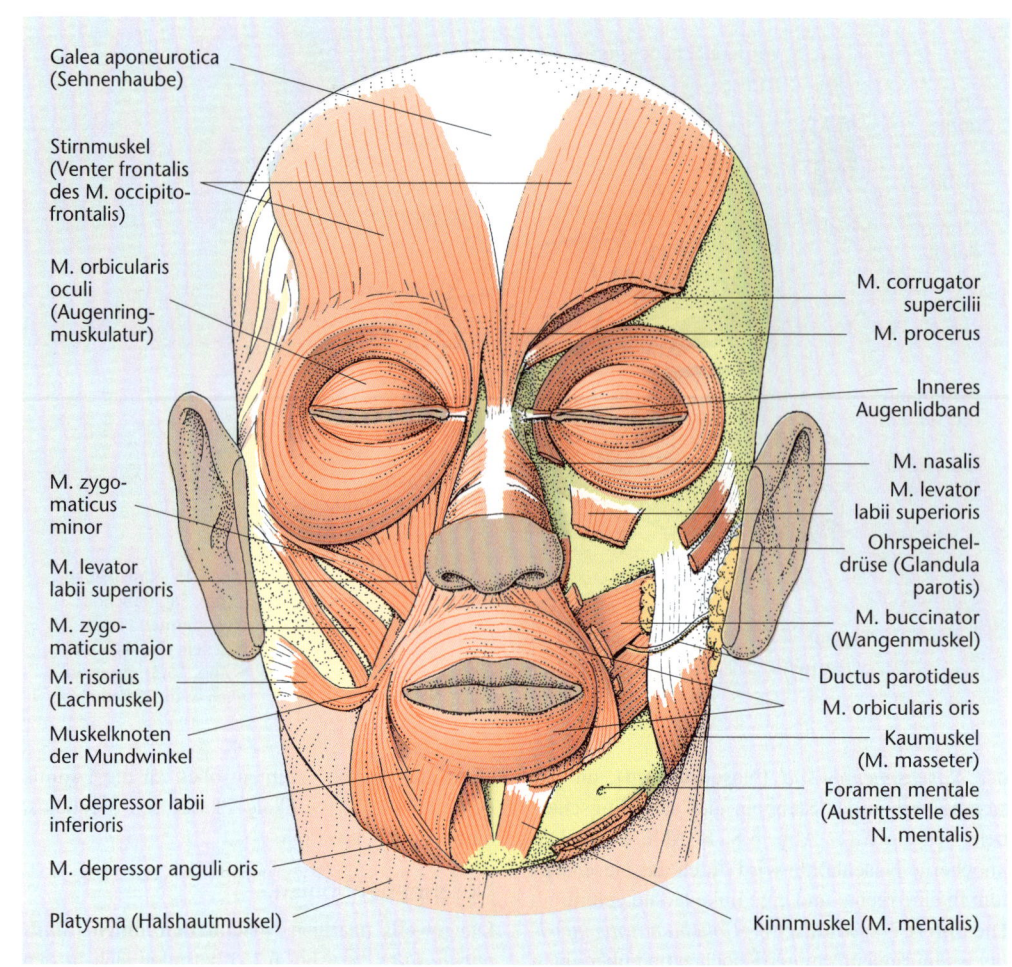

Abb. 6.18 Mimische Muskulatur. Die rechte Gesichtshälfte zeigt die oberflächliche Muskelschicht, während links die tiefere Schicht freigelegt wurde. Man erkennt in der linken Gesichtshälfte den M. masseter (Kaumuskel) und die Ohrspeicheldrüse mit ihrem Ausführungsgang (Ductus parotideus).

Entsetzen, Freude oder Trauer auszudrücken. Die meisten mimischen Muskeln nehmen eine Sonderstellung unter den Körpermuskeln ein, da sie nicht über Gelenke hinwegziehen, sondern – oft ohne Zwischenschaltung einer Sehne – *direkt* an der Gesichtshaut ansetzen. Sie bewegen deshalb Gesichtshautpartien und lassen Falten, Runzeln und Grübchen entstehen, wodurch sie dem Gesicht seinen Reichtum an Ausdrucksmöglichkeiten verleihen *(Mimik).*

> **Spiegel des Inneren**
>
> Die Beobachtung der Mimik gehört zur ganzheitlichen Krankenbeobachtung, da sie wichtige Informationen über Befinden und Stimmungslage eines Menschen gibt.

6.2.8 Kaumuskulatur

Die **Kaumuskulatur** bewegt den Unterkiefer. Sie ermöglicht das Beißen und das Kauen und sie beteiligt sich auch an der Lautbildung und am Sprechen. Beim Kauen spielen folgende Bewegungen in drei verschiedene Richtungen eine Rolle:

› Öffnen und Schließen des Mundes
› Seitliches Verschieben und Zurückziehen des Mundes
› Kreisförmige Mahlbewegungen.

Für diese Bewegungen im Kiefergelenk sind im Wesentlichen drei am Unterkiefer ansetzende Muskeln bzw. Muskelgruppen verantwortlich (▶ Abb. 17.17):

› **M. masseter** *(Kaumuskel)*
› **Mm. pterygoideus medialis** und **lateralis** *(mittlerer* und *seitlicher Flügelmuskel,* auch *innerer* und *äußerer Flügelmuskel* genannt)
› **M. temporalis** *(Schläfenmuskel).*

Ferner beteiligen sich auch die Wangen-, Mundboden-, Lippen-, Zungenbein- und Zungenmuskeln als *akzessorische Kaumuskeln* am Kauvorgang.

6.2.9 Tiefe Nackenmuskeln

Die **tiefen** *(kurzen)* **Nackenmuskeln** verlaufen zwischen dem ersten oder zweiten Halswirbel und dem Hinterhauptbein. Sie zählen zur *autochthonen Rückenmuskulatur* (▶ 6.3.5) und wirken sowohl bei der Kopfhaltung als auch bei verschiedenen Kopfbewegungen mit.

Im Einzelnen sind links und rechts je vier Muskeln unterscheidbar (➤ Abb. 6.19):
› **M. rectus capitis posterior major** *(großer hinterer gerader Kopfmuskel):* dreht und neigt den Kopf zur gleichen Seite, beugt ihn bei beidseitiger Kontraktion dorsalwärts (Dorsalflexion)
› **M. rectus capitis posterior minor** *(kleiner hinterer gerader Kopfmuskel):* dreht und neigt den Kopf geringgradig zur gleichen Seite und hilft bei beidseitiger Kontraktion bei der Dorsalflexion des Kopfes
› **M. obliquus capitis superior** *(oberer schräger Kopfmuskel):* neigt den Kopf zur gleichen Seite, hilft bei beidseitiger Kontraktion bei der Dorsalflexion des Kopfes
› **M. obliquus capitis inferior** *(unterer schräger Kopfmuskel):* dreht den Atlas (und damit den Kopf) zur gleichen Seite.

6.3 Körperstamm

6.3.1 Hals

Der **Hals** als Verbindungsabschnitt zwischen Kopf und Schultergürtel enthält als knöcherne Strukturen die sieben Halswirbel und das Zungenbein (➤ Abb. 6.17) sowie unter dem Zungenbein den aus Knorpeln bestehenden Kehlkopf (➤ 16.3). Im Gegensatz zum 3.–7. Halswirbel, die in der Form den übrigen Wirbeln entsprechen (➤ 6.3.2), weisen die ersten beiden Halswirbel besondere Formen auf.

Atlas und Axis

Der *erste Halswirbel* (**Atlas**) hat die Form eines knöchernen Ringes, auf dessen Oberfläche sich zwei Gelenkflächen befinden. Auf diesen liegt der knöcherne Schädel mit den entsprechenden Gelenkflächen des Hinterhauptbeins (➤ Abb. 6.10).

Der *zweite Halswirbel,* **Axis** genannt, hat als Besonderheit einen in den Ring des Atlas emporragenden Knochenzapfen. Um diesen **Dens axis** oder *Zahn* kann sich der Atlas drehen (Zapfengelenk ➤ Abb. 6.20), wodurch Drehbewegungen des Kopfes möglich werden. Der Dens füllt jedoch nur den vorderen Teil des Atlasringes aus. Getrennt durch eine Bindegewebsmembran, verläuft im hinteren, größeren Teil des Atlasringes das Rückenmark.

Halsmuskulatur

Die feingliedrige Halsmuskulatur kann in zwei Gruppen eingeteilt werden, die durch die großen Halsleitungsbahnen (Speise- und Luftröhre) getrennt sind (Übersicht ➤ Abb. 6.21).

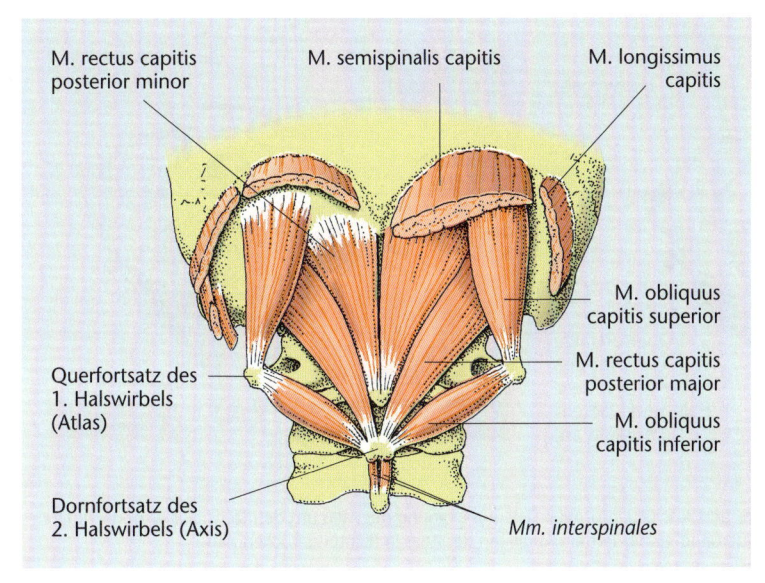

Abb. 6.19 Tiefe Nackenmuskulatur. Ansicht von hinten nach Entfernung des M. semispinalis capitis und des M. longissimus capitis. Neben den tiefen Nackenmuskeln sind Anteile der Mm. interspinales zu erkennen. Sie verlaufen zwischen den Dornfortsätzen der Wirbel und gehören zum medialen Trakt der autochthonen Rückenmuskulatur (➤ 6.3.5).

Vor den bzw. seitlich der Leitungsbahnen liegen die **vorderen Halsmuskeln** (➤ Abb. 6.22):
› **Platysma** *(Halshautmuskel),* ein großer flächiger Muskel, der seiner Funktion nach noch der mimischen Muskulatur zuzurechnen ist (➤ Tab. 6.1)
› **M. sternocleidomastoideus** *(Kopfwender),* der den Brustkorb mit dem Kopf verbindet und das Drehen und Vorbeugen des Kopfes ermöglicht
› Die überwiegend gerade verlaufenden **unteren Zungenbeinmuskeln** *(Rectusgruppe),* welche die Bewegungen des Zungenbeins und des Kehlkopfes unterstützen.

Zur Rectusgruppe gehören der **M. sternohyoideus** *(Brustbein-Zungenbein-Muskel),* der **M. sternothyroideus** *(Brustbein-Schildknorpel-Muskel),* der **M. thyrohyoideus** *(Schildknorpel-Zungenbein-Muskel)* sowie der **M. omohyoideus** *(Schulterblatt-Zungenbein-Muskel),* der als Einziger Verbindung zum Schulterblatt hat. Hinter den großen Halsleitungsbahnen liegen die **hinteren Halsmuskeln**.

Zu ihnen gehört die Gruppe der **Treppenmuskeln** *(Mm. scaleni)* seitlich am Hals (➤ Abb. 6.21, ➤ Abb. 6.23). Diese bestehen aus dem **M. scalenus anterior, medius** und **posterior** *(vorderer, mittlerer und hinterer Treppenmuskel).* Sie unterstützen die Einatmung, indem sie die ersten Rippen anheben. Außerdem wirken sie bei der Beugung und Seitwärtsdrehung der Halswirbelsäule mit. In ihrem gesamten Verlauf von den Querfortsätzen der sieben Halswirbel bis zur 1. und 2. Rippe überziehen sie zeltförmig einen Teil des oben offenen knöchernen Thorax und schützen so das darunterliegende Lungengewebe und die dort verlaufenden Gefäße.

Durch die **Skalenuslücke** zwischen dem M. scalenus anterior und medius ziehen A. subclavia und Plexus brachialis zum Arm. Vor dem M. scalenus anterior und nach ventral vom Schlüsselbein begrenzt, zieht die V. subclavia durch eine weitere Lücke, die von manchen Autoren auch als „vordere Skalenuslücke" bezeichnet wird.
Eine weitere Gruppe der hinteren Halsmuskeln sind die *tiefen* oder **prävertebralen Halsmuskeln,** welche direkt vor der Wirbelsäule liegen (➤ Abb. 6.23). Sie unterstützen die Vorbeugung und Seitwärtsbewegung des Kopfes.

MUSKEL	URSPRUNG	ANSATZ	FUNKTION
Stirnmuskel (= *Venter frontalis des M. occipitofrontalis,* Teil des *M. epicranius*)	Haut der Augenbrauen	Galea aponeurotica (Sehnenplatte, die den oberen und seitlichen Teil des Schädels bedeckt, ➤ Abb. 6.18)	Kopfhautverschiebung, Augenbrauenhebung, Stirnrunzeln
M. orbicularis oculi *(Augenringmuskel)*	Medialer Teil der Augenhöhle (Orbita)	Verläuft kreisförmig um das Auge und in den Lidern	Augenschluss, Pars lacrimalis beeinflusst Tränenfluss
M. orbicularis oris *(Ringmuskel des Mundes)*	Lateral der Mundwinkel an Bindegewebsstreifen in der Schleimhaut	Haut in der Mitte von Ober- und Unterlippe; Muskelverflechtungen	Zusammenpressen, Schließen und Vorziehen der Lippen, Formen der Lippen beim Sprechen
M. zygomaticus *(Jochbeinmuskel)* mit zwei Anteilen *(major* und *minor)*	Jochbein (Os zygomaticum)	Mundwinkel, Haut der Oberlippe	Hebt den Mundwinkel nach oben lateral, so dass ein Lachen oder Lächeln entsteht
M. buccinator *(Wangenmuskel)*	Ober- und Unterkiefer	Mundwinkel	Zieht den Mundwinkel nach außen, Aufblasen der Backen, Ausbreitung der Wangenschleimhaut
M. risorius *(Lachmuskel)*	Wangenhaut, Faszie der Ohrspeicheldrüse	Oberlippenhaut, Muskelknoten des Mundwinkels	Zieht die Mundwinkel nach außen; verursacht „Lachgrübchen"
Platysma *(Halshautmuskel)*	Unterkieferrand, Gesichtshaut, Faszie der Ohrspeicheldrüse	Hals- und Brusthaut bis zur 2.–3. Rippe	Zieht den unteren Teilbereich der Unterlippe nach unten und hinten, v.a. beim Erschrecken

Tab. 6.1 Die wichtigsten Muskeln der mimischen Muskulatur.

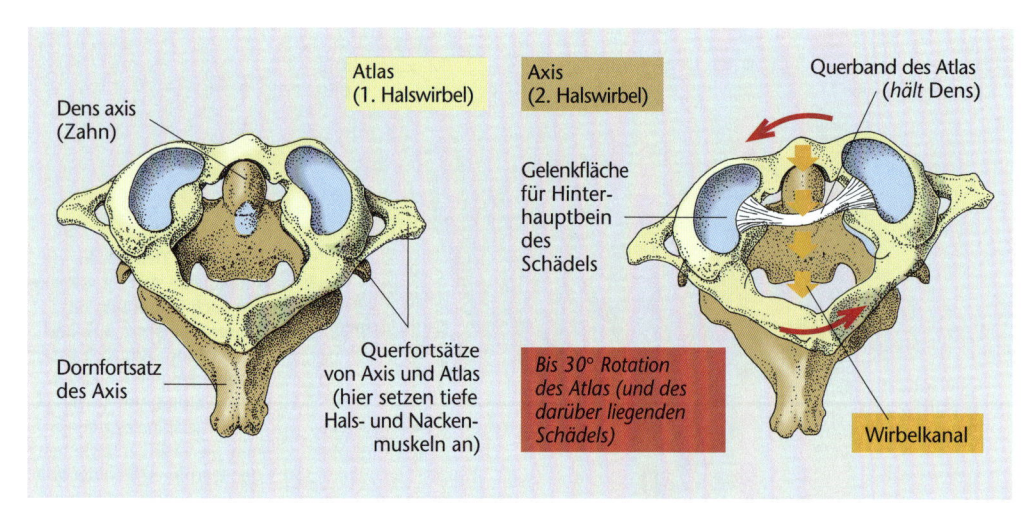

Abb. 6.20 Gelenk zwischen Atlas und Axis (Atlanto-Axial-Gelenk). Drehung des Atlas um den Dens axis ermöglicht Drehbewegungen des Kopfes. Das Querband verhindert ein Abgleiten des Atlas in Richtung Rückenmark.

Zu ihnen zählen:
› Der kurze **M. rectus capitis anterior** *(vorderer gerader Kopfmuskel)* zwischen Querfortsatz des Atlas und Hinterhauptbein
› Der spindelförmige **M. longus capitis** *(langer Kopfmuskel)* zwischen den Querfortsätzen des 3.–6. Halswirbels und Hinterhauptbein
› Der schlanke **M. longus colli** *(langer Halsmuskel)*, dessen drei Anteile die Wirbelkörper und Querfortsätze sämtlicher Halswirbel sowie der oberen Brustwirbel miteinander verbinden.

Die dorsolateral der Wirbelsäule gelegene **autochthone Rückenmuskulatur** wird in Abschnitt ➤ 6.3.5 beschrieben.

6.3.2 Übersicht über die Wirbelsäule

Die **Wirbelsäule** *(Columna vertebralis)* bildet die große Längsachse des Skeletts. Sie besteht aus 24 segmentförmigen Knochen, den **Wirbeln** *(Vertebrae)*, sowie dem **Kreuzbein** und dem **Steißbein.** Die Wirbel sind gegeneinander beweglich und erlauben dadurch Bewegungen nach vorn, hinten, links, rechts und um die Längsachse. Diese Beweglichkeit wird von den *Bandscheiben* unterstützt, die außerdem zusammen mit vielen Bändern die Wirbelsäule stabilisieren. Die Wirbelsäule umschließt und schützt das Rückenmark, welches durch die *Wirbellöcher* nach unten zieht. Sie trägt den Kopf und dient außerdem der Anheftung von den Rippen und der Rückenmuskulatur.

Die Wirbelsäule hat fünf Abschnitte:
› **Halswirbelsäule** *(HWS)* mit sieben **Halswirbeln** (kurz C1–C7, Cervix = Hals)
› **Brustwirbelsäule** *(BWS)* mit zwölf **Brustwirbeln,** die mit den Rippen gelenkig verbunden sind (Th1–Th12, Th = Thorax)
› **Lendenwirbelsäule** *(LWS)* mit fünf **Lendenwirbeln** (L1–L5)
› **Kreuzbein** *(Os sacrum)* – fünf **Sakralwirbel** (S1–S5) sind hier zu einem kompakten Knochen verschmolzen
› **Steißbein** *(Os coccygis)*, gebildet aus etwa vier verkümmerten Steiß-„Wirbeln".

Krümmungen der Wirbelsäule

Von vorn gesehen ist die gesunde Wirbelsäule nahezu gerade. Betrachtet man die Wirbelsäule jedoch von der Seite, zeigt sie vier charakteristische Krümmungen (➤ Abb. 6.24). Zwei von ihnen sind nach hinten gewölbt; sie heißen **Brustkyphose** und **Sakralkyphose.** Bei den anderen beiden weist die Bogenkrümmung nach vorn. Sie werden als **Halslordose** und **Lendenlordose** bezeichnet.
Diese Krümmungen verleihen der Wirbelsäule eine hohe Stabilität, da durch sie die Belastungen, die bei den verschiedenen Bewegungen auftreten, auf alle Wirbel gleichmäßig verteilt werden.

Wirbel

Die Wirbel haben vom 3. Halswirbel bis zum 5. Lendenwirbel einen einheitlichen Aufbau, auch wenn sie sich, je nach den funktionellen Erfordernissen der einzelnen Wirbelsäulenabschnitte, in Größe und Form unterscheiden (➤ Abb. 6.25).
Der **Wirbelkörper** *(Corpus vertebrae)* ist eine dicke rundliche Knochenscheibe. Die Wirbelkörper bilden den Gewicht tragenden Teil der Wirbelsäule. Da alle Wirbelkörper übereinanderliegen, sind sie für die charakteristische Säulenform verantwortlich.
An der Hinterfläche des Wirbelkörpers setzt eine Knochenspange an, der **Wirbelbogen** *(Arcus vertebrae).* Er umgibt das **Wirbelloch** *(Foramen vertebrale).* Alle Wirbellöcher zusammen bilden den **Wirbelkanal** *(Spinalkanal),* durch den das Rückenmark vom großen Hinterhauptloch nach unten zieht.
Vom Wirbelbogen gehen drei Knochenfortsätze aus, an denen Muskeln entspringen und ansetzen: der nach hinten unten zeigende **Dornfortsatz** *(Processus spinosus)* und links und rechts je ein **Querfortsatz** *(Processus transversus).*

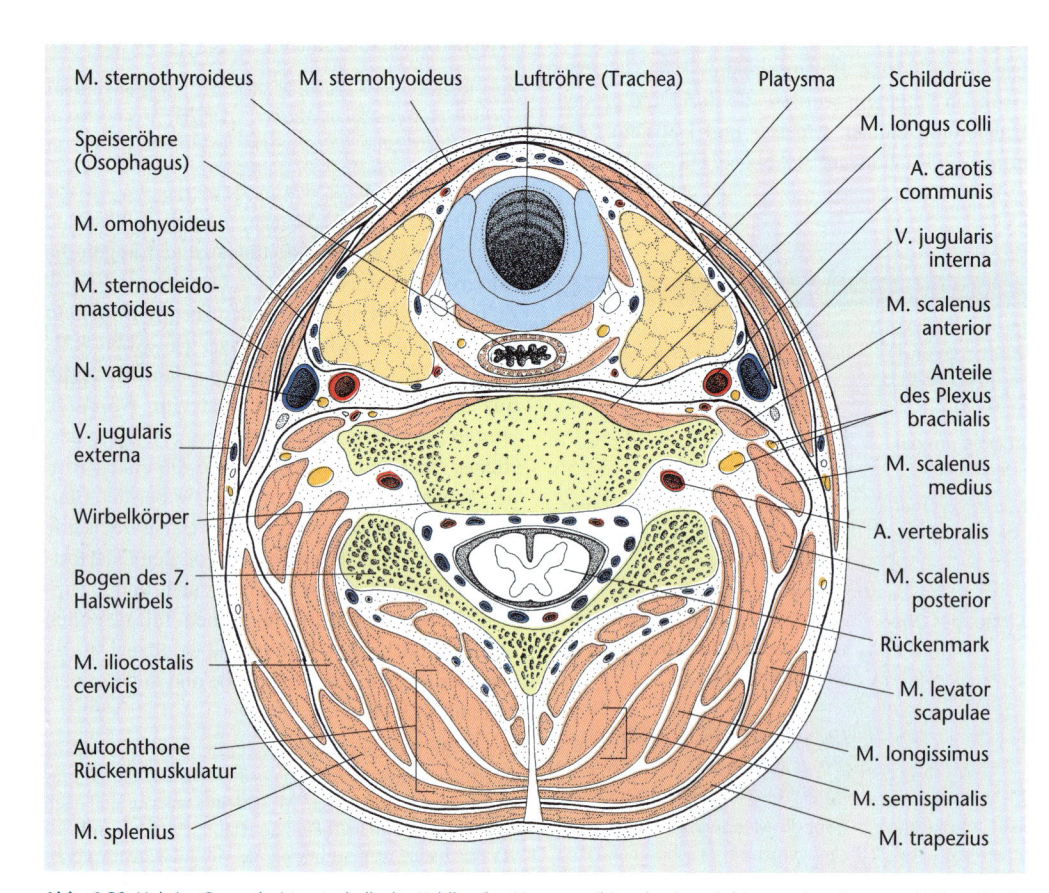

Abb. 6.21 Hals im Querschnitt unterhalb des Kehlkopfes. Von vorn (hier oben) nach hinten erkennt man Luftröhre, Speiseröhre, die prävertebrale Halsmuskulatur (nur M. longus colli angeschnitten), den siebten Halswirbelkörper, den Wirbelkanal mit dem Rückenmark und Anteile der autochthonen Rückenmuskulatur. Seitlich liegen die Skalenusgruppe und Muskeln des Schultergürtels. Beidseits der Luftröhre ist die Schilddrüse angeschnitten.

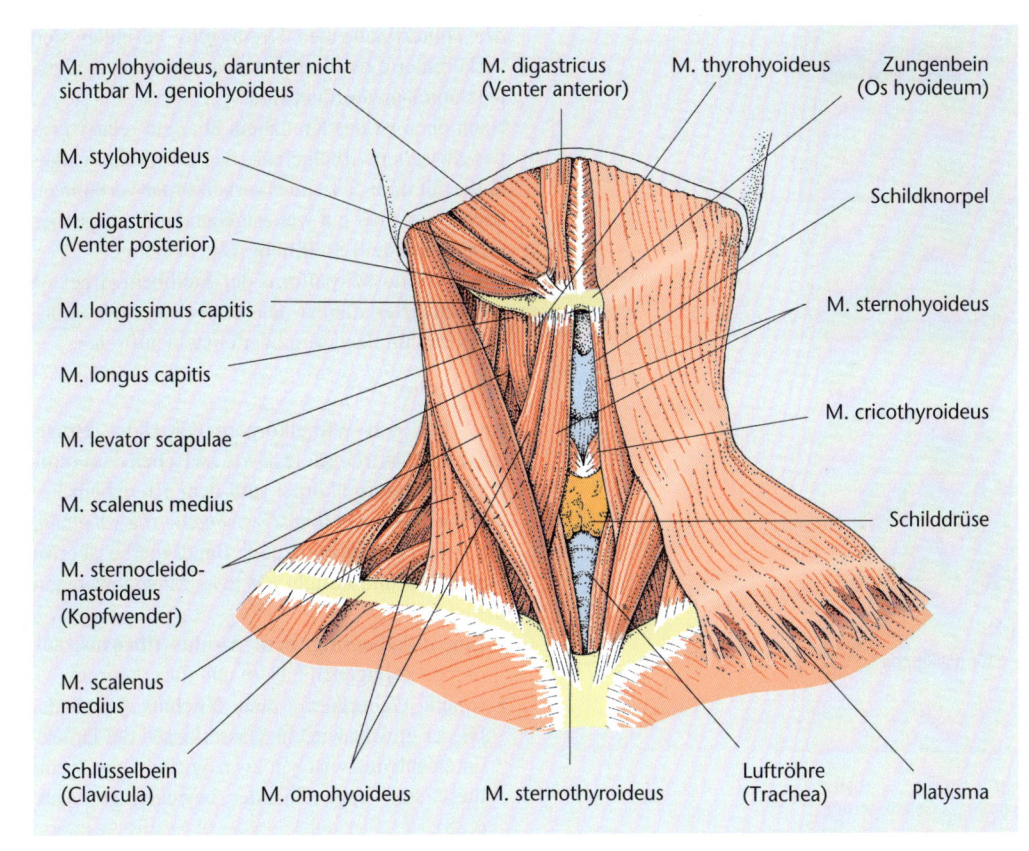

Abb. 6.22 Vordere Halsmuskulatur. Auf der rechten Halsseite ist das Platysma entfernt worden. Die obere und untere Zungenbeinmuskulatur verbindet das Zungenbein mit Kehlkopf, Mundboden, Schläfenbein, Schlüsselbein und Brustbein.

Etwa auf Höhe der Querfortsätze entspringen dem Wirbelbogen ferner je zwei **Gelenkfortsätze** nach oben und unten (Processus articularis superior und inferior). Sie verbinden die Wirbel untereinander. Zwischen den unteren Gelenkfortsätzen und dem zugehörigen Wirbelkörper bleibt immer ein Freiraum, der oben vom Wirbelbogen abgeschlossen ist (Incisura vertebralis inferior). Ein sehr viel kleinerer Einschnitt befindet sich auch zwischen oberem Gelenkfortsatz und Wirbelkörper (Incisura vertebralis superior). Diese beiden Einschnitte liegen bei benachbarten Wirbeln direkt übereinander und umschließen das jeweilige **Zwischenwirbelloch** (Foramen intervertebrale ➤ Abb. 6.28). Durch die Zwischenwirbellöcher verlassen die Spinalnerven (➤ 8.5) den Wirbelkanal.

6.3.3 Wirbelsäulenabschnitte

Halswirbelsäule

Die Halswirbelsäule ist der beweglichste Teil der Wirbelsäule. Atlas und Axis, also 1. und 2. Halswirbel, haben eine besondere Form und Funktion (➤ 6.3.1). Die darunterliegenden Wirbelkörper der Wirbel C3–C7 sind relativ klein im Vergleich zu ihrem Wirbelloch.
Die Querfortsätze sind platt und haben im Gegensatz zur restlichen Wirbelsäule je ein **Querfortsatzloch** (Foramen transversarium), durch das hirn- und rückenmarkversorgende Gefäße (A. und V. vertebralis) ziehen.
Die Dornfortsätze von C2–C6 sind meist an ihren Enden zweigeteilt. Der 7. Halswirbel (C7) wird auch *Vertebra prominens* genannt, da sein Dornfortsatz am weitesten nach dorsal vorspringt. Er bietet beim Tasten durch die Haut einen guten „geographischen" Anhaltspunkt für den Übergang zwischen HWS und BWS.

Brustwirbelsäule

Die Brustwirbelsäule ist wenig beweglich – die Haltefunktion für den Brustkorb steht im Vordergrund. Die Brustwirbel sind beträchtlich größer und stärker gebaut als die Halswirbel. Das Wirbelloch ist annähernd rund und etwa fingerdick. Außer Th11 und Th12 besitzen alle Brustwirbel an ihrem Körper und am Querfortsatz Gelenkflächen für die Verbindung mit den Rippen (➤ Abb. 6.26). Th11 und Th12 tragen nur Gelenkflächen am Wirbelkörper.

Lendenwirbelsäule

In der Lendenwirbelsäule sind die größten Wirbel des Menschen. Sie besitzen einen massigen Körper und ein vergleichsweise kleines, annähernd dreieckiges Wirbelloch. Sie sind nicht mehr mit Rippen verbunden, besitzen aber einen **Rippenfortsatz** (Processus costarius), der entwicklungs-

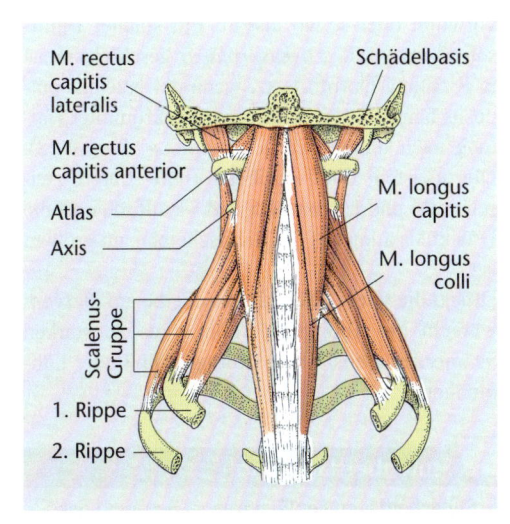

Abb. 6.23 Prävertebrale Halsmuskulatur. Ansicht von vorn nach Entfernung des Brustkorbes und der Halseingeweide. Abgesehen von der prävertebralen Halsmuskulatur, ist die Skalenusgruppe mit ihren drei Anteilen dargestellt.

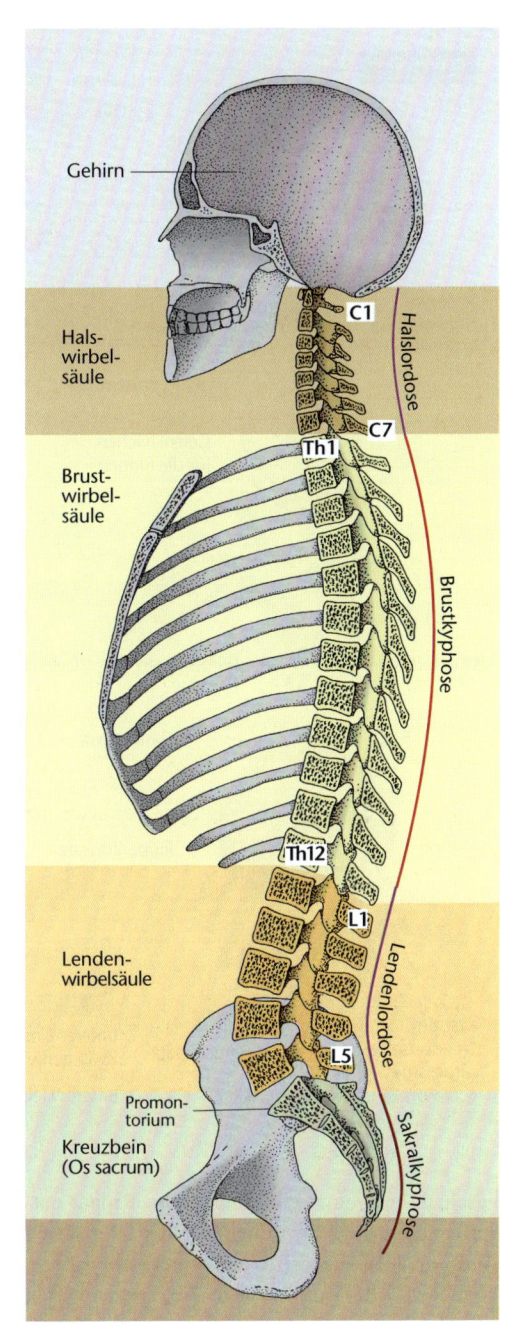

Abb. 6.24 Aufbau der Wirbelsäule. Man erkennt Halslordose, Brustkyphose, Lendenlordose und Sakralkyphose.

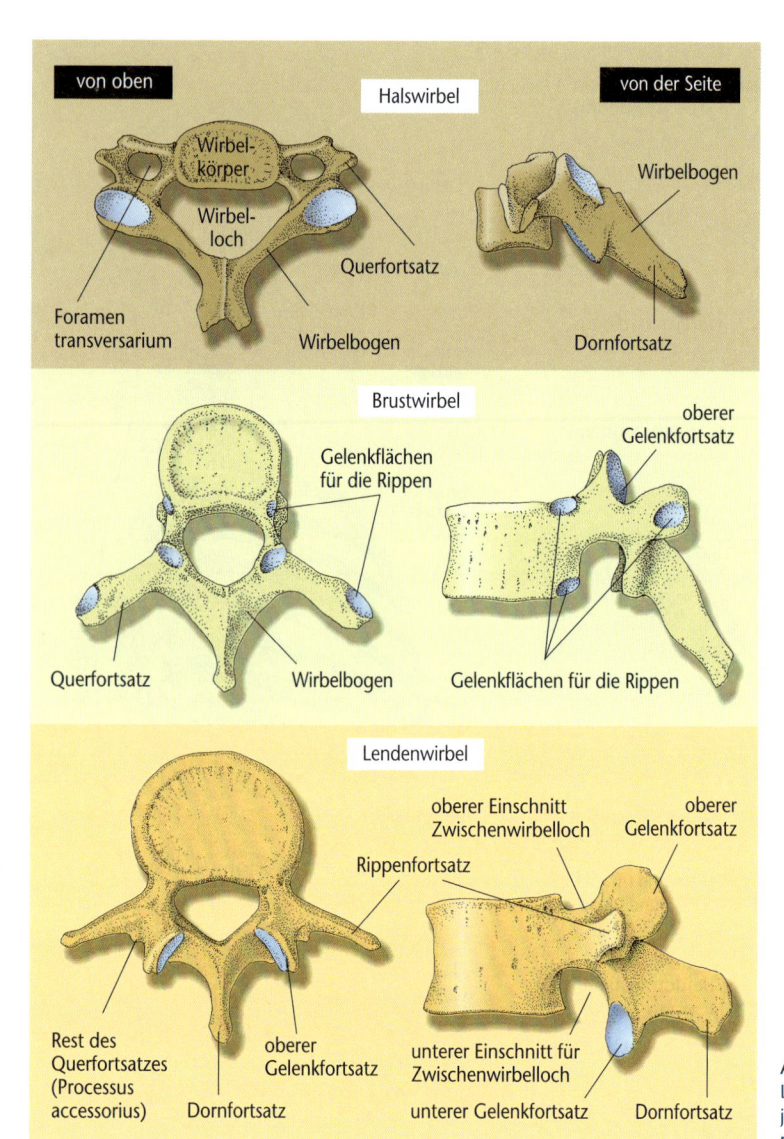

Abb. 6.25 Hals-, Brust- und Lendenwirbel im Vergleich, jeweils links von oben und rechts von der Seite.

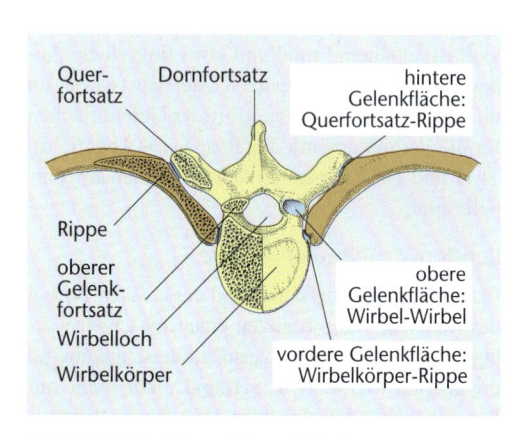

Abb. 6.26 Wirbelkörper-Rippen-Gelenk.

geschichtlich einer verkümmerten Rippe entspricht. Von den ursprünglichen Querfortsätzen sind nur die kleinen **Processus accessorii** übrig geblieben. Die Dornfortsätze der Lendenwirbel zeigen relativ gerade nach hinten. Beugt man den Rumpf weit nach vorn, wird der Abstand zwischen den Dornfortsätzen der Lendenwirbelsäule so groß, dass eine Punktion des Spinalkanals möglich ist (Lumbalpunktion ➤ Abb. 8.55). Der 5. Lendenwirbelkörper ist keilförmig, ebenso der darunterliegende 1. Kreuzbeinwirbel. Sie bilden den markanten Übergang von der Lendenlordose zur Sakralkyphose, das **Promontorium** (➤ Abb. 6.24).

Kreuzbein und Steißbein

Das **Kreuzbein** (*Os sacrum*, ➤ Abb. 6.27) ist ein dreieckiger abgeplatteter Knochen aus fünf miteinander verschmolzenen Wirbeln. Die Fusion der Wirbel beginnt zwischen dem 16. und 18. Lebensjahr und ist normalerweise um das 25. Lebensjahr beendet. Das Kreuzbein bildet den hinteren Mittelteil des Beckens und ist mit beiden Hüftknochen über das nahezu unbewegliche **Iliosakralgelenk** (➤ Abb. 6.55) verbunden. Entsprechend den Zwischenwirbellöchern der übrigen Wirbelsäule stehen vier paarige **Kreuzbeinlöcher** (*Foramina sacralia*) mit dem **Kreuzbeinkanal** (*Canalis sacralis*) in Verbindung. Durch sie verlaufen die *Sakralnerven*, wie die Spinalnerven in diesem Bereich heißen. Der Kreuzbeinkanal ist die Verlängerung des Wirbelkanals und nach unten offen. An der Hinterfläche des Kreuzbeins befinden sich verkümmerte Dorn- und Rippenfortsätze, die leistenähnlich angeordnet sind.

Nach oben ist das Kreuzbein über ein relativ großes Zwischenwirbelgelenk, das **Lumbosakralgelenk,** mit dem 5. Lendenwirbelkörper verbunden, nach unten über ein weitestgehend unbewegliches Gelenk mit dem **Steißbein** (*Os coccygis*).
Die typische Wirbelform der Steißbeinwirbel ist nicht mehr erkennbar. Die Wirbelrudimente können verschmolzen sein oder einzeln auftreten.

Bandscheiben

Zwischen den Wirbelkörpern der Hals-, Brust- und Lendenwirbelsäule sowie zwischen dem fünften Lendenwirbelkörper und dem Kreuzbein liegen die **Bandscheiben** (*Zwischenwirbelscheiben, Disci intervertebrales*). Jede Bandscheibe ist etwa 5 mm dick und besteht aus zwei bindegewebigen Schichten:

› Einem Außenring, dem **Anulus fibrosus,** aus derben kollagenen Fasern und Faserknorpel
› Einem Gallertkern, dem **Nucleus pulposus.** Dieser gleicht wie ein Wasserkissen die Druckunterschiede zwischen zwei Wirbeln aus, wenn diese sich gegeneinander bewegen (➤ Abb. 6.28).

Die Bandscheiben bilden elastische Verbindungen der Wirbelkörper untereinander. Sie erhöhen die Beweglichkeit der Wirbelsäule, indem sie sich entsprechend mit verformen, und fangen wie ein Stoßdämpfer Stauchungen der Wirbelsäule ab, z. B. beim Springen.

6.3.4 Wirbelsäulenerkrankungen

Bandscheibenvorfall

Unbegrenzte Fehlbelastungen hält die Bandscheibe nicht aus. Insbesondere schweres Heben in falscher Haltung kann dazu führen, dass sich der Nucleus pulposus der Bandscheibe durch eine Schwachstelle in seinem Fasermantel nach außen vorwölbt oder sogar austritt. Ein solcher **Bandscheibenvorfall** (*Diskusprolaps*) geschieht meist in Richtung Dornfortsatz, wenn der Nucleus pulposus beim Heben in nach vorn gekrümmter Haltung nach hinten gedrückt wird (➤ Abb. 6.28). Die meisten Bandscheibenvorfälle treten zwischen L4 und L5 bzw. L5 und S1 auf, da dort die Druckbelastung auf die Bandscheiben am größten ist.

Drückt die vorgefallene Bandscheibe auf Nervenwurzeln (➤ Abb. 8.19), kommt es zu starken Schmerzen, Sensibilitätsstörungen und/oder Lähmungen.

> **Stufenbettlagerung**
>
> **Stufenbettlagerung** (Rückenlage, Beugung der Hüft- und Kniegelenke um je 90°) vermindert den Druck auf den Nucleus pulposus und damit den Schmerz.

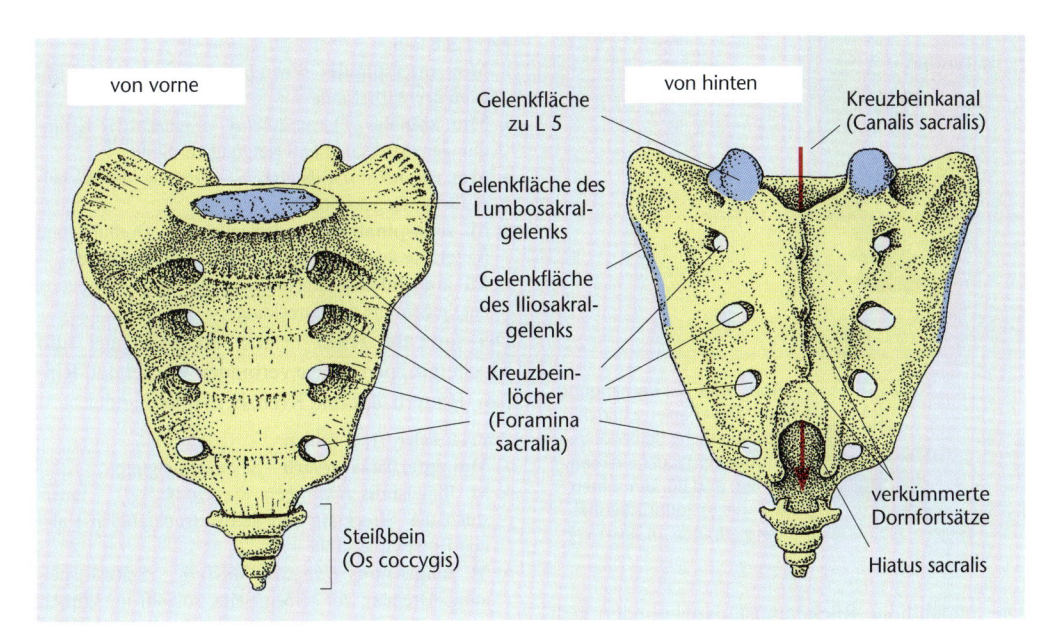

Abb. 6.27 Kreuzbein und Steißbein.

WIRBELSÄULEN-ABSCHNITT	ANZAHL DER WIRBEL	BESONDERHEITEN
Halswirbelsäule (HWS)	7	Atlas und Axis, größte Beweglichkeit, Querfortsatzlöcher, gespaltene Dornfortsätze
Brustwirbelsäule (BWS)	12	Geringe Beweglichkeit, gelenkige Verbindung mit den Rippen, steil stehende Dornfortsätze
Lendenwirbelsäule (LWS)	5	Größte Wirbelkörper, Rippenfortsätze, rudimentäre Querfortsätze, Übergang zum Kreuzbein im Promontorium
Kreuzbein	5	Wirbelfusion, Gelenkverbindung mit Becken (Iliosakralgelenk), Kreuzbeinkanal
Steißbein	3–4	Teilweise verschmolzene Wirbelrudimente

Tab. 6.2 Charakterisierung der Wirbelsäulenabschnitte

Hat der Patient Schmerzen und Missempfindungen, aber keine Lähmungen, besteht die Behandlung in kurzzeitiger Stufenbettlagerung, Schmerztherapie sowie frühzeitiger Mobilisation und Physiotherapie. Langfristig steht die Stärkung der Rücken- und auch Bauchmuskulatur im Vordergrund, da diese die Bandscheiben stabilisieren. Oft kann dadurch eine Operation umgangen und Rückfälle können vermieden werden. Bei Lähmungen muss meist operiert werden. Auch nach operativer Behandlung ist gezielte Physiotherapie ein „Muss".

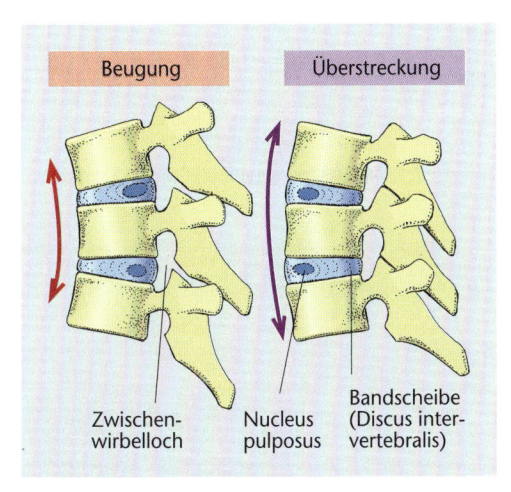

Abb. 6.28 Bandscheibenfunktion. Der Nucleus pulposus verschiebt sich geringgradig innerhalb der Bandscheibe je nach Beugung oder Streckung der Wirbelsäule (zum besseren Verständnis hier verstärkt dargestellt).

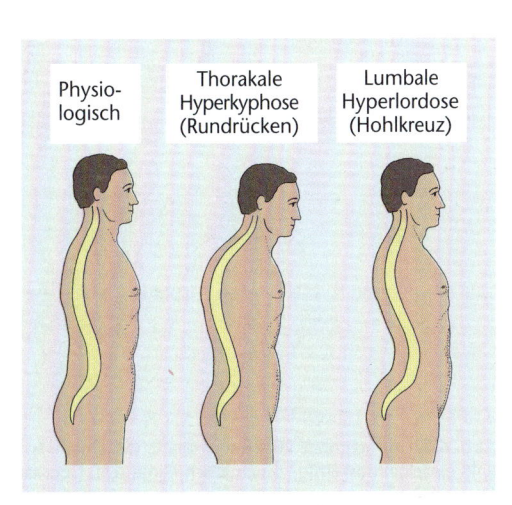

Abb. 6.29 Häufige Fehlhaltungen der Wirbelsäule.

Fehlhaltungen der Wirbelsäule

Durch Fehlbelastungen können sich die physiologischen Krümmungen der Wirbelsäule nach vorn bzw. hinten krankhaft verstärken (➤ Abb. 6.29): Es kann dann ein *Hohlkreuz* bei durch Fehlhaltung verstärkter Lendenlordose oder ein *Rundrücken* (Buckel) bei stärkerer Brustkyphose entstehen. Solche Fehlhaltungen begünstigen das Auftreten von *chronischen Rückenschmerzen*, vor allem im LWS-Bereich.

Rückenschule

Wirbelsäulenschäden mit daraus resultierenden Rückenschmerzen zu verhindern, hat jeder ein Stück weit selbst in der Hand. Von zentraler Bedeutung sind dabei drei Punkte: richtiges Heben, sei es beim privaten Großeinkauf oder im Beruf (z. B. in der Pflege, ➤ Abb. 6.30), viel Bewegung für die Wirbelsäule (auch z. B. durch verschiedene Sitz- und Stehpositionen am Schreibtisch) und gezieltes, konsequentes Training der Bauch- und der Rückenmuskulatur, die zusammen die Wirbelsäule stabilisieren. Dies gilt schon für Gesunde, noch mehr aber für Menschen, die bereits Rückenprobleme haben. Sie sollten sich auf jeden Fall in speziellen Kursen, Studios oder durch Physiotherapeuten anleiten lassen und die Übungen zu einem festen Bestandteil des Tagesablaufs machen.
Nicht zu vergessen sind auch psychische Faktoren: Unlösbar scheinende Probleme können nicht nur die Stimmung, sondern auch den Rücken niederdrücken und in chronischen Rückenschmerzen ihren Ausdruck finden. Umgekehrt können primär organisch bedingte Rückenschmerzen durch psychische Faktoren aufrechterhalten werden.

Wirbelsäulenskoliose

Achsenabweichungen der Wirbelsäule zur Seite werden **Skoliosen** genannt. Sie können Folge von Infektionen, Muskel- und Skeletterkrankungen sein, häufig bleibt die Ursache unbekannt *(idiopathische Skoliose)*. Meist ist die Brust- oder die Lendenwirbelsäule betroffen (➤ Abb. 6.31).
Leichte bis mittelgradige Skoliosen werden mit Physiotherapie und eventuell einem Korsett behandelt. Eine hochgradige Skoliose der Brustwirbelsäule kann den Brustraum derartig einengen, dass die Atembewegungen behindert werden. Um gefährliche Spätfolgen zu verhindern, muss dann rechtzeitig operiert werden.

6.3.5 Autochthone Rückenmuskulatur

Obwohl die Wirbel gegeneinander nur begrenzt beweglich sind, ist die Beweglichkeit der Wirbelsäule insgesamt doch erheblich. Diese Beweglichkeit wird vor allem durch ein komplexes System aus sich überlappenden Muskelfaserzügen entlang der Wirbelsäule ermöglicht, das in seiner Gesamt-

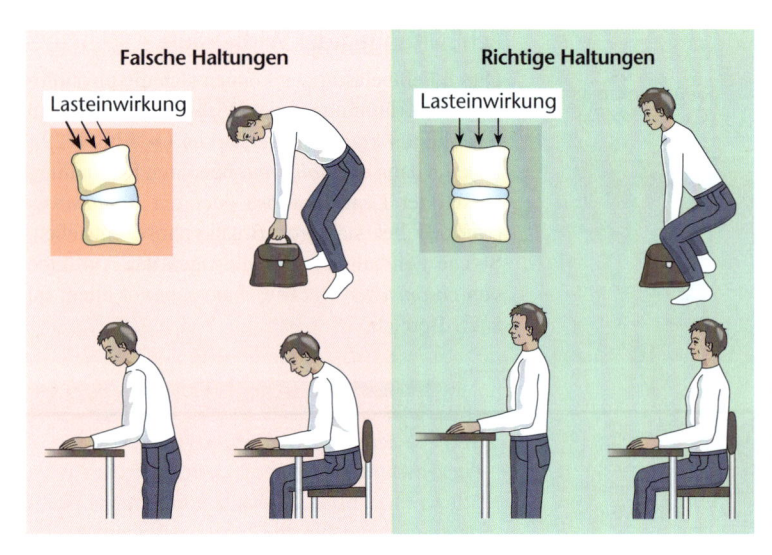

Abb. 6.30 Zur Vorbeugung von Wirbelsäulenschäden sollten falsche Bewegungsmuster vermieden werden. Heben und Bücken sollten z. B. nie in Rundrückenhaltung erfolgen. [A300-157]

heit als **autochthone** *(ortsständig entwickelte, nicht eingewanderte)* **Rückenmuskulatur** *(Rumpfaufrichter, M. erector spinae)* bezeichnet wird. Die Muskeln dieses mächtigsten Muskelsystems des Menschen strecken die Wirbelsäule und drehen sie um die eigene Achse. Ferner stabilisiert die autochthone Rückenmuskulatur zusammen mit dem Bandapparat die Wirbelsäule und formt ihre physiologischen Krümmungen. Als Gegenspieler (Antagonist) zur Muskulatur der Bauchwand (➤ 6.3.8) stabilisiert sie den aufrechten Gang. Gebeugt wird die Wirbelsäule vor allem durch die vordere Bauchwandmuskulatur (➤ 6.3.8) und den M. iliopsoas (➤ 6.7.3).

Die autochthone Rückenmuskulatur gliedert sich in zwei Gruppen (*Trakte,* ➤ Abb. 6.32):
Der **mediale Trakt** nahe der Wirbelsäule wird von fünf Einzelmuskeln bzw. Muskelgruppen gebildet. Sie verspannen sämtliche Wirbel untereinander sowie die Wirbelsäule mit Hinterkopf und Kreuzbein.

Dazu gehören:
- **Mm. interspinales** *(Zwischendornmuskeln)* – Strecken der Wirbelsäule
- **Mm. spinales** *(Dornmuskeln)* – Sichern der Krümmungen, Streckung und Neigung zur Seite
- **Mm. rotatores** *(Drehmuskeln)* – Drehung der Wirbelsäule zur Gegenseite
- **M. semispinalis** *(Halbdornmuskel)* – Drehung und Streckung von Kopf, Hals- und Brustwirbelsäule
- **M. multifidus** *(vielgefiederter Muskel)* – Drehung zur Gegenseite und Streckung.

Der **laterale Trakt** besteht ebenfalls aus fünf Muskelgruppen. Diese verbinden Wirbel und Rippen, Hinterhaupt und Kreuzbein miteinander.

Zum lateralen Trakt zählen:
- **Mm. intertransversarii** – Seitwärtsneigung
- **M. iliocostalis** *(Darmbein-Rippen-Muskel)* – unterstützt u.a. Streckung und Seitwärtsneigung in Hals- und Brustwirbelsäule
- **M. longissimus** *(längster Muskel)* – Seitwärtsneigung, Drehung zur selben Seite, sowohl im Wirbelsäulen- als auch im Kopfbereich, außerdem Streckung von Wirbelsäule und Kopf
- **M. splenius** *(Riemenmuskel)* – unterstützt Seitwärtsneigung, -drehung und Streckung von Kopf und Halswirbelsäule
- **Mm. levatores costarum** *(Rippenheber)* – beteiligen sich an der Streckung.

Abb. 6.31 Formen der Skoliose. Das „S" gibt jeweils den Scheitelpunkt der Wirbelsäulenkrümmung an. [M158]

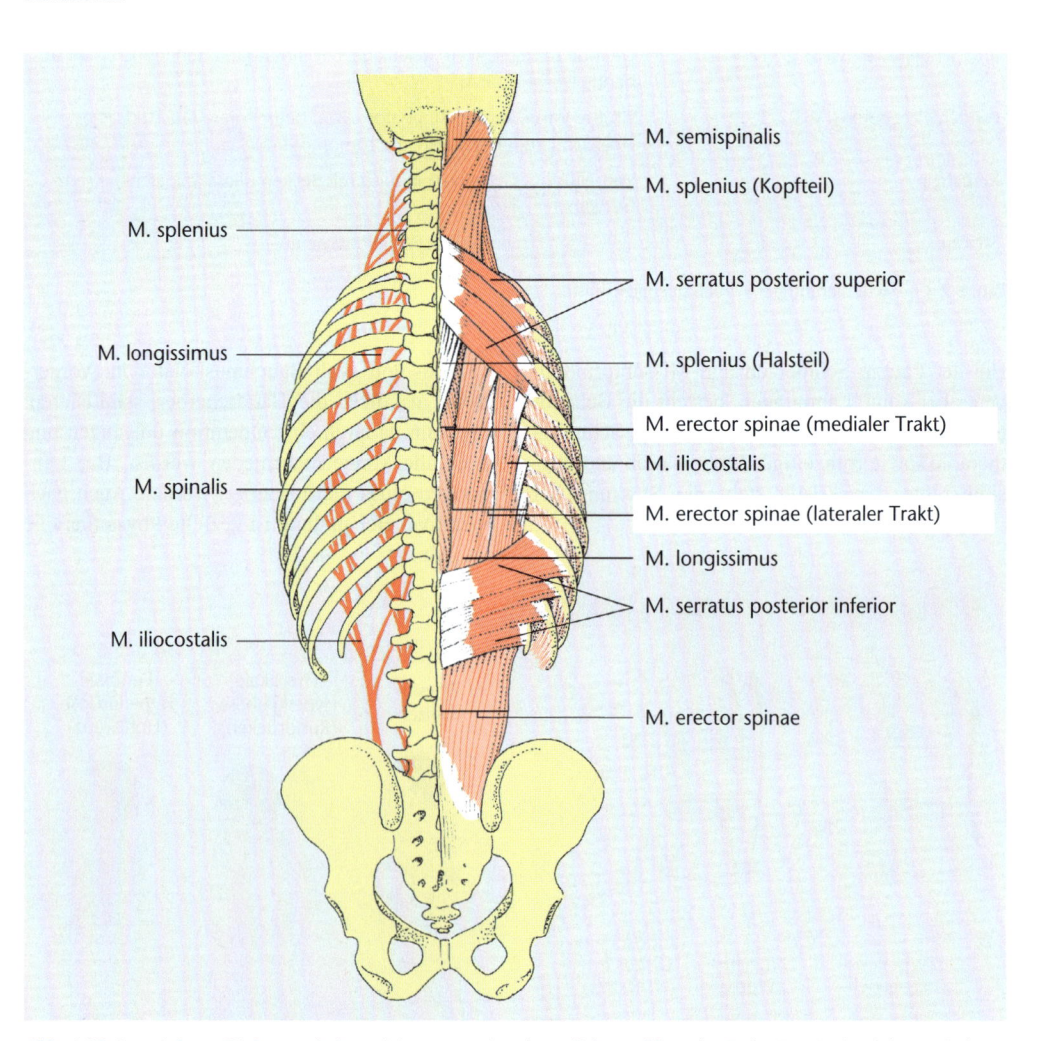

Abb. 6.32 Autochthone Rückenmuskulatur (M. erector spinae), medialer und lateraler Trakt. Zur Verdeutlichung sind links einzelne Muskelzüge schematisch dargestellt. Über die autochthone Rückenmuskulatur legen sich M. serratus posterior superior und M. serratus posterior inferior. Sie ziehen von der Wirbelsäule zu den Rippen; beide Muskeln heben die Rippen und fördern damit die Einatmung.

Zur autochthonen Rückenmuskulatur zählen auch die tiefen Nackenmuskeln (➤ 6.2.9).

6.3.6 Knöcherner Brustkorb

Der knöcherne *Thorax* oder **Brustkorb** wird von **Brustbein** *(Sternum)*, **Rippen** *(Costae)* und Brustwirbelsäule gebildet (➤ Abb. 6.33). Der Brustkorb umschließt die Brusthöhle mit Herz und Lunge und den oberen Anteil der Bauchhöhle. Er hat die Form eines nach oben offenen ovalen Bienenkorbes, das heißt, sein Umfang vergrößert sich von oben nach unten. Dorsal in der Mitte liegt die Brustwirbelsäule, deren Wirbelkörper in den Thorakalraum hineinragen. Nach unten wird der Brustkorb durch das Zwerchfell (Diaphragma) verschlossen.

Rippen

Am Aufbau des Brustkorbes beteiligen sich zwölf Rippenpaare. Jede Rippe besteht aus einem dorsalen knöchernen und einem ventralen knorpeligen Anteil, die zusammen etwa die Form eines halben Herzens bilden. Ihre Länge nimmt bis zur 7. Rippe zu, danach wieder ab. Die ersten zehn Rippen sind über jeweils zwei Gelenke mit Wirbelkörper und Querfortsatz „ihres" Brustwirbels verbunden, die 11.–12. Rippe nur mit den entsprechenden Wirbelkörpern.

Die Knorpel der 1.–7. Rippe stehen in direkter gelenkiger Verbindung mit dem Brustbein. Diese Rippen nennt man **echte Rippen** *(Costae verae)*. Die restlichen fünf Rippen heißen **falsche Rippen** *(Costae spuriae)*, weil sie nur indirekten Kontakt zum Brustbein haben (8.–10. Rippe) oder frei enden (11.–12. Rippe, **freie Rippen** oder *Costae fluctuantes*). Die Knorpel der 8.–10. Rippe sind untereinander über Knorpelstege verbunden, die den **Rippenbogen** *(Arcus costalis)* bilden. Ein solcher Steg führt auch zur 7. Rippe und stellt so die Verbindung zum Brustbein her.

Die Gelenkverbindungen der Rippen gewährleisten die Beweglichkeit des knöchernen Brustkorbes, so dass er sich bei Rippenhebungen ausdehnen und umgekehrt auch wieder zusammenziehen kann. Das ist sehr wichtig für die Atemmechanik (➤ 16.8).

Der schmale Zwischenraum zwischen den einzelnen Rippen wird **Interkostalraum** *(ICR, Zwischenrippenraum)* genannt. Er wird von den **Interkostalmuskeln** *(Zwischenrippenmuskeln)* überspannt. Am Oberrand jedes Interkostalraums verlaufen eine Arterie, eine Vene und ein Nerv.

Brustbein

Das **Brustbein** *(Sternum)* ist ein flacher, schmaler Knochen und bildet das ventrale Mittelstück des Brustkorbes. Es besteht von oben nach unten aus drei Teilen:

› Dem *Handgriff*, **Manubrium sterni**, einer kurzen breiten Knochenplatte zwischen Schlüsselbein und zweitem Rippenpaar, an dem viele der vorderen Hals- und Zungenbeinmuskeln entspringen
› Dem *Brustbeinkörper* oder **Corpus sterni**, einer längs verlaufenden schmalen Knochenplatte mit Gelenkflächen für die 3.–7. Rippe (die zweite Rippe setzt direkt am Übergang zwischen Manubrium und Corpus an)
› Dem frei nach unten ragenden *Schwertfortsatz* **(Processus xiphoideus)**, der als Ansatzstelle für Bauchmuskeln dient.

6.3.7 Atemmuskulatur

Am wichtigsten für die Aus- und Einatmung ist das **Zwerchfell** *(Diaphragma)*, das kuppelförmig zwischen Brustbein, unteren sechs Rippen und Lendenwirbelsäule verspannt (➤ Abb. 6.35) ist und die Brust- von der Bauchhöhle trennt. Aorta, Speiseröhre und untere Hohlvene treten an verschiedenen Stellen durch das Zwerchfell (➤ Abb. 6.34).

Unterstützend wirken die Interkostalmuskeln (➤ Tab. 6.3). Sie sind aktiv an der Atmung beteiligt, indem sie die Rippen heben und so den Brustraum erweitern bzw. die Rippen senken und ihn damit verkleinern (➤ Abb. 16.18).

> **Atemhilfsmuskulatur**
>
> Fällt einem Menschen, z. B. durch eine Lungenerkrankung, das Atmen schwer, so können noch andere Muskelgruppen die Atmung unterstützen. Diese **Atemhilfsmuskulatur** kann bei vorgebeugtem Oberkörper mit aufgestützten Armen *(Kutschersitz)* den Brustkorb erweitern oder verengen, obwohl das nicht ihre Hauptaufgabe darstellt.

Zur Atemhilfsmuskulatur gehören:

› **Mm. pectorales major** und **minor** *(großer und kleiner Brustmuskel* ➤ Abb. 6.37, ➤ Tab. 6.5*)*
› **M. serratus posterior superior** und **M. serratus posterior inferior** *(hinterer oberer bzw. hinterer unterer Säge[zahn]muskel* ➤ Abb. 6.32*)*. Sie ziehen von den Dornfortsätzen C7–Th2 bzw. Th11–L2 zu den oberen bzw. unteren Rippen, vergrößern bei Kontraktion den Brustkorb und wirken so als Hilfseinatmer
› **Mm. scaleni** *(Treppenmuskeln* ➤ 6.3.1, ➤ Abb. 6.22, ➤ Abb. 6.23*)*
› **M. sternocleidomastoideus** *(Kopfwender* ➤ Abb. 6.22*)*
› **M. serratus anterior** *(vorderer Säge[zahn]muskel* ➤ Abb. 6.37, ➤ Tab. 6.5*)*

6.3.8 Vordere Bauchwandmuskulatur

Die **Bauchwand** schließt die Bauchhöhle nach vorn und zur Seite ab und besteht aus mehreren Muskelschichten (➤ Tab. 6.4, ➤ Abb. 6.38). Diese verlaufen zwischen dem unteren Rippenbogen und dem Becken. Je nach Verlauf wirken sie bei der Rumpfbeugung und der Rumpfdrehung mit. Ziehen sich alle Muskelschichten zusammen, werden die Bauchorgane zusammengepresst *(Bauchpresse* ➤ 16.8.4*)* und so die Darm- und Harnblasenentleerung unterstützt. Die Bauchmuskeln werden daher auch unter der Geburt stark beansprucht.

Der **M. rectus abdominis** *(gerader Bauchmuskel)* liegt am oberflächlichsten und spannt sich zwischen den Rippenknorpeln 5–7, dem Processus xiphoideus des Brustbeins und dem Schambein (Os pubis) aus. In diesem langen Verlauf wird er von drei Zwischensehnen unterbrochen (➤ Abb. 6.37). Seitlich des M. rectus abdominis verlaufen die beiden *schrägen Bauchmuskeln* (**M. obliquus**

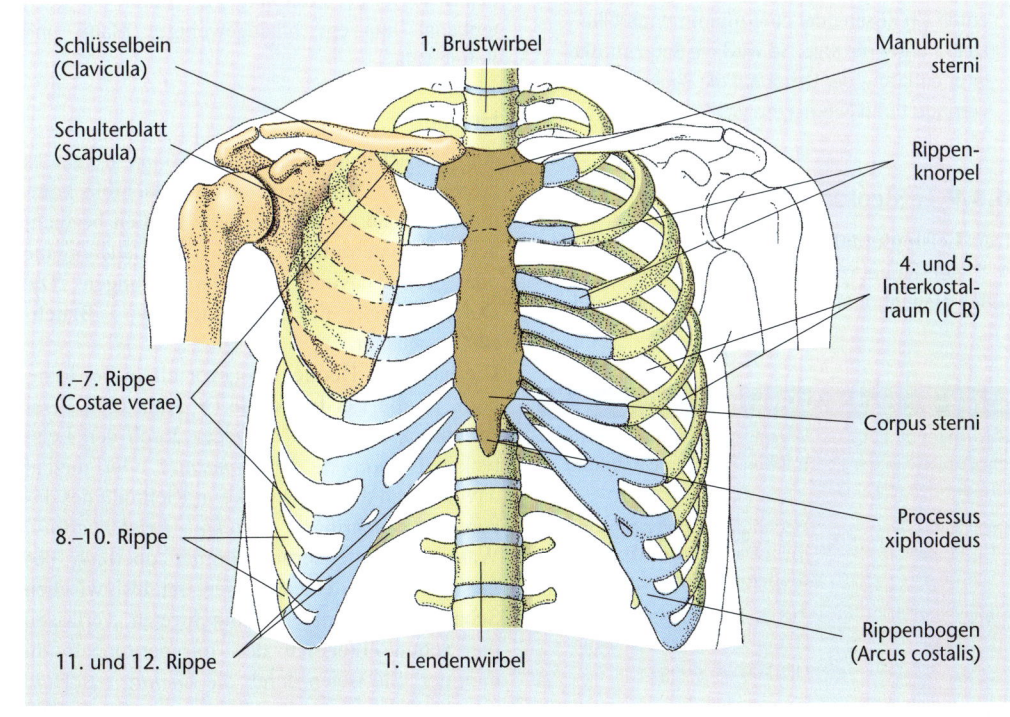

Abb. 6.33 Brustkorb in der Vorderansicht.

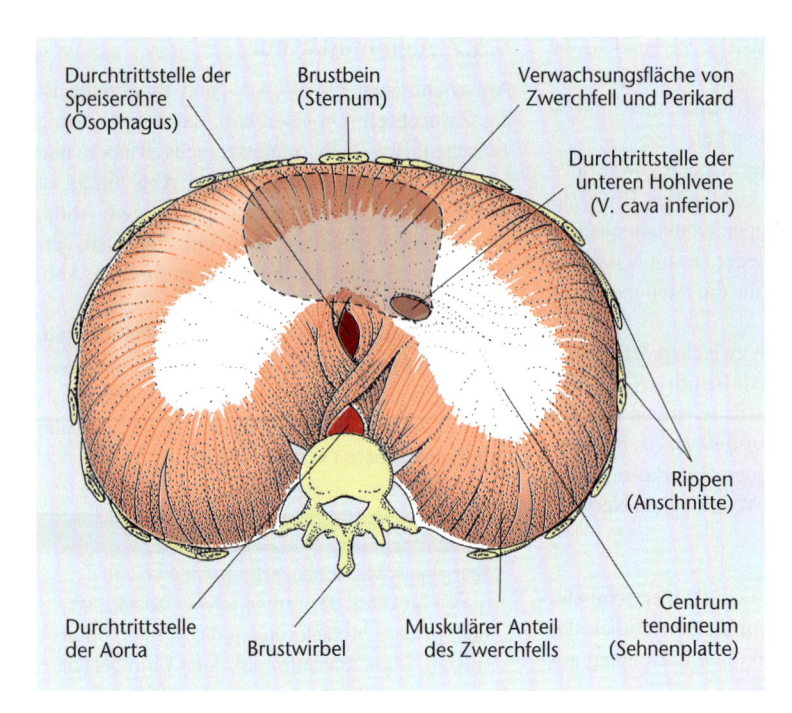

Abb. 6.34 (oben): Zwerchfelldurchtrittspforten, Ansicht von kranial.

Abb. 6.35 (rechts): Zwerchfell und knöcherner Thorax, Ansicht von ventral (vorne).

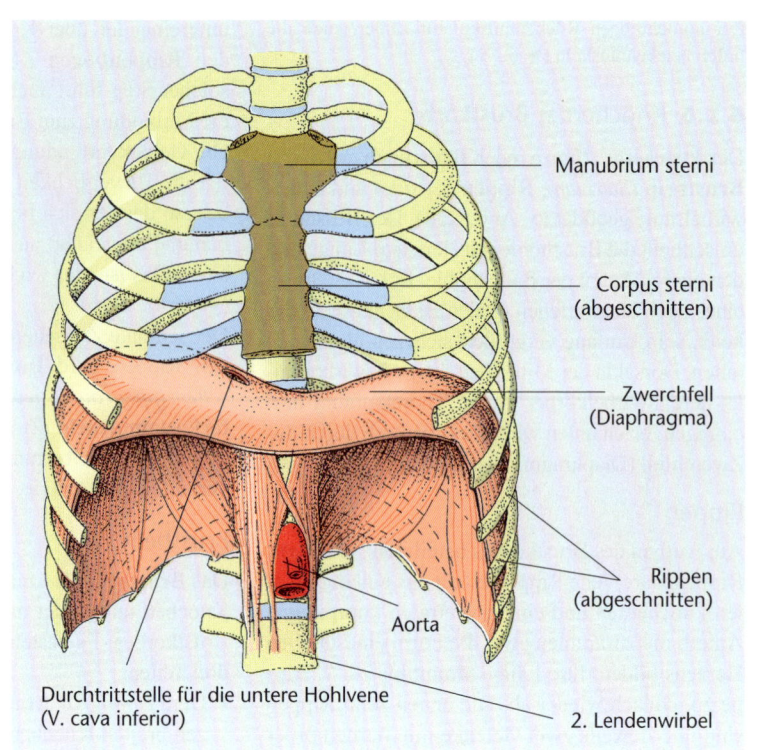

externus abdominis und **M. obliquus internus abdominis**). Als Merkregel für den Verlauf des M. obliquus externus gilt, dass dieser der Armhaltung bei in den Hosentaschen steckenden Händen entspricht. Der M. obliquus internus verläuft fächerförmig vom Darmbein(stachel) zur Mitte und unterkreuzt dabei teilweise die Faserzüge des M. obliquus externus. Die sehnigen Ansätze beider Muskeln vereinigen sich vorn zu einem breiten Sehnenband *(Aponeurose)*. Die tiefste Schicht der Bauchwandmuskeln wird vom *queren Bauchmuskel* (**M. transversus abdominis**) gebildet (➤ Abb. 6.38). Er verläuft gürtelförmig von der Seite zur vorderen Bauchwand und setzt dort, ähnlich wie die schrägen Bauchmuskeln, in einer breiten Sehnenplatte an. Der M. rectus abdominis wird von den Sehnenplatten der Obliquus- und des Transversus-Bauchmuskels umschlossen. Weil er so an ein Schwert in der Scheide erinnert, wird dieser Bereich auch *Rektusscheide* genannt. In der Mitte zwischen linkem und rechtem geradem Bauchmuskel vereinigen sich die drei Sehnenplatten.

Dieser straffe Bindegewebsstreifen heißt **Linea alba** *(weiße Linie* ➤ Abb. 6.37).

> **Bauchdeckenentlastende Lagerung**
>
> Nach operativen Eingriffen im Bauchraum (Abdomen) wird die Bauchdecke bei flacher Rückenlagerung des Patienten unnötig angespannt, wodurch zusätzlicher Druck auf das Operationsgebiet ausgeübt und Schmerzen verstärkt werden. Hier hilft eine *bauchdeckenentlastende Lagerung*: Die Pflegenden legen dem liegenden Patienten ein Kissen oder eine zusammengerollte Decke unter die Knie. So wird die Bauchmuskulatur entlastet, der Druck auf die Bauchorgane verringert und Schmerzen werden gemildert.

6.3.9 Leistenkanal

Der **Leistenkanal** *(Canalis inguinalis)* ist eine 4–5 cm lange röhrenförmige Verbindung zwischen Bauchhöhle und äußerer Schamgegend. Er durchstößt alle Muskelschichten der Bauchdecke, und zwar von lateral oben innen nach medial unten außen. Die Lücke im M. obliquus externus abdominis wird als **äußerer Leistenring**, der Durchtritt durch die Sehne des M. transversus abdominis als **innerer Leistenring** bezeichnet (➤ Abb. 6.39, ➤ Abb. 6.40).

Beim Mann verläuft der *Samenstrang* auf seinem Weg vom Hoden zur Prostata durch den Leistenkanal. Vor der Geburt wandern durch den Leistenkanal die Hoden aus der Bauchhöhle in den Hodensack. Bei der Frau hingegen enthält der Leistenkanal nur ein bindegewebiges Band und Fettgewebe.

Hernien

An Schwachstellen der Bauchmuskulatur kann es zu abnormen Ausstülpungen des Bauchfells kommen, die man als *Brüche* oder **Hernien** bezeichnet. Als **Bruchinhalt** enthalten sie Bauchorgane oder Teile davon, z. B. Darmschlingen. Die Durchtrittsstelle des **Bruchsacks** wird **Bruchpforte** genannt.

Die häufigste Hernienform, vor allem bei Männern, ist die **Leistenhernie** (➤ Abb. 6.40). Der Bruchsack tritt dabei entweder durch den Leistenkanal *(indirekte Leistenhernie)* oder medial davon durch die Bauchdecke in Richtung des äußeren Leistenringes *(direkte Leistenhernie)*. Während Leistenhernien immer oberhalb des *Leistenbandes* – eines straffen Bandes zwischen Scham- und Darmbein – durchtreten, verlassen die **Schenkelhernien** den Intraperitonealraum darunter: Sie treten durch die *Lacuna vasorum*, eine bindegewebige Durchtrittsstelle für Gefäße und Nerven.

MUSKEL	URSPRUNG	ANSATZ	FUNKTION
Zwerchfell *(Diaphragma)*	Brustbein, Knorpel der unteren sechs Rippen, Lendenwirbel	Centrum tendineum (Sehnenplatte in der Mitte des Zwerchfells)	Wichtigster Atemmuskel: Kontraktion führt zur Einatmung
Mm. intercostales externi *(äußere Zwischenrippenmuskeln)*	Unterer hinterer Rand der 1.–11. Rippe (schräger Verlauf)	Oberer Rand der 2.–12. Rippe	Heben die Rippen beim Einatmen. Dadurch Brustkorbvergrößerung (Einatmung)
Mm. intercostales interni *(innere Zwischenrippenmuskeln)*	Oberer hinterer Rand der 2.–12. Rippe	Unterer Rand der 1.–11. Rippe	Ziehen Rippen aneinander. Dadurch Brustkorbverkleinerung (Ausatmung)

Tab. 6.3 Die Atemmuskulatur. Wichtigster Atemmuskel ist das Zwerchfell: Bei seiner Kontraktion wird die Lunge nach unten gezogen (Einatmung), bei der Erschlaffung steigt sie passiv nach oben (Ausatmung).

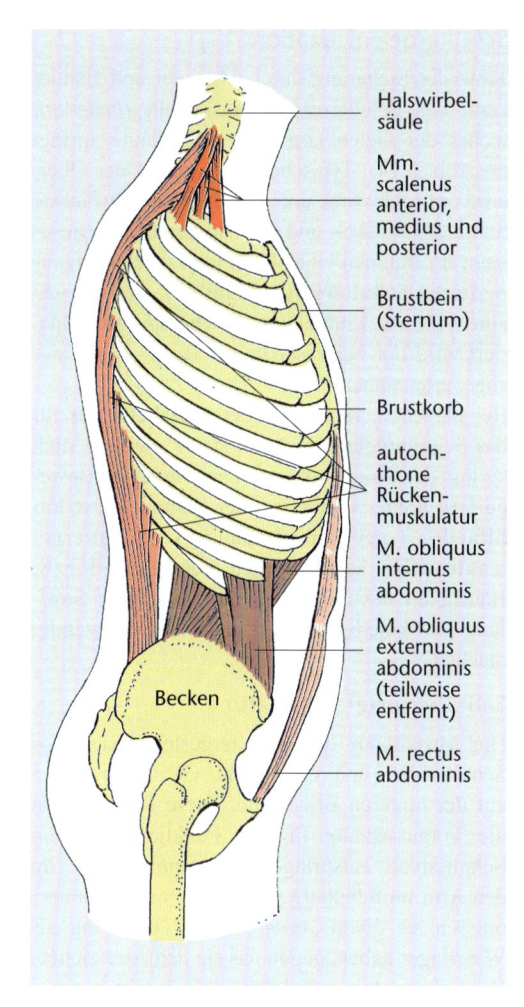

Abb. 6.36 (links): Körperstamm von der Seite. Vordere Bauchwandmuskulatur und autochthone Rückenmuskulatur sind Gegenspieler. Ein Gleichgewicht der beiden ist Voraussetzung für eine richtige Körperhaltung.

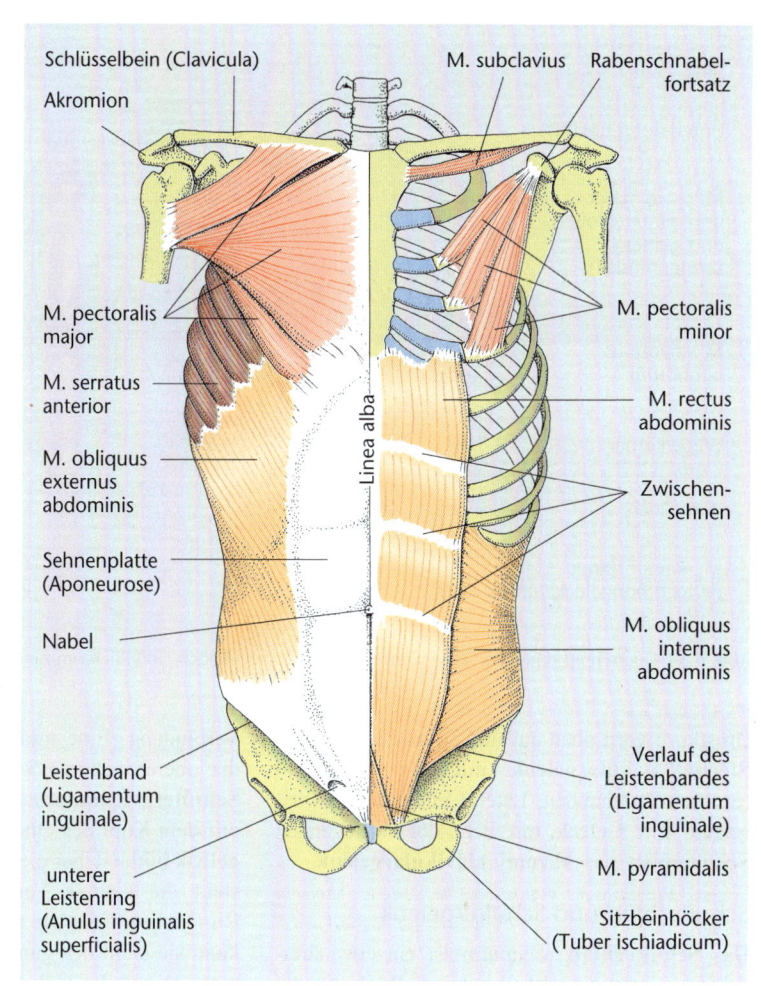

Halswirbelsäule · Mm. scalenus anterior, medius und posterior · Brustbein (Sternum) · Brustkorb · autochthone Rückenmuskulatur · M. obliquus internus abdominis · M. obliquus externus abdominis (teilweise entfernt) · M. rectus abdominis · Becken

Abb. 6.37 (rechts): Muskulatur der vorderen Rumpfwand. Durch Abtragen der oberflächlichen Sehnenplatte und des M. pectoralis major erkennt man auf der linken Körperseite den M. rectus abdominis, den M. obliquus internus abdominis und den M. pectoralis minor. Der unter dem M. obliquus internus abdominis liegende M. transversus abdominis ist nicht sichtbar.

Schlüsselbein (Clavicula) · Akromion · M. pectoralis major · M. serratus anterior · M. obliquus externus abdominis · Sehnenplatte (Aponeurose) · Nabel · Leistenband (Ligamentum inguinale) · unterer Leistenring (Anulus inguinalis superficialis) · M. subclavius · Rabenschnabelfortsatz · M. pectoralis minor · M. rectus abdominis · Zwischensehnen · Linea alba · M. obliquus internus abdominis · Verlauf des Leistenbandes (Ligamentum inguinale) · M. pyramidalis · Sitzbeinhöcker (Tuber ischiadicum)

Hernien führen oft zu Schmerzen. Außerdem besteht die Gefahr der Entzündung oder der Einklemmung des Bruchsackes. Die dadurch gedrosselte Blutversorgung kann zum Absterben des Bruchsackinhaltes und einer lebensgefährlichen *Peritonitis* (▶ 17.1.3) führen. Deshalb entschließt man sich meist zur frühzeitigen Operation *(Herniotomie)*.

6.4 Übersicht über Arme und Beine

In der Entwicklungsgeschichte der höheren Wirbeltiere haben sich Form und Funktion der Extremitäten stark geändert: Mit der Einführung des aufrechten Gangs bei den Vorfahren des heutigen Menschen wurde die *obere Extremität* als Stütz- und Gehorgan überflüssig. Stattdessen hat sie sich zu einem komplexen Greif- und Tastorgan entwickelt, was die Entwicklung der Zivilisation beschleunigt haben dürfte.

Die *untere Extremität* wurde dadurch allein für das Gehen und Laufen verantwortlich und ihre Halte- und Stützfunktion noch wichtiger. Da die Beine nun das gesamte Körpergewicht tragen mussten, wurden die Knochen und Gelenke im Verlauf der Evolution kräftiger ausgebildet.

Der aufrechte Gang hat allerdings seinen Preis: Die größeren Belastungen durch den aufrechten Gang kann die untere Extremität oft nicht ohne Schäden ein ganzes Leben lang tragen. Die Mehrzahl der älteren Menschen leidet an Verschleißerscheinungen, vor allem des Hüftgelenks (Coxarthrose ▶ 4.3.5).

6.5 Schultergürtel

Der **Schultergürtel** verbindet die Knochen der oberen Extremitäten mit dem Körperstamm. Er besteht auf jeder Seite aus zwei Knochen, dem **Schlüsselbein** *(Clavicula)* und dem **Schulterblatt** *(Scapula)*. Das Schlüsselbein ist ein relativ dünner, annähernd S-förmiger Knochen, der an beiden Enden Gelenkflächen besitzt. Er liegt dem

MUSKEL	URSPRUNG	ANSATZ	FUNKTION
M. rectus abdominis *(gerader Bauchmuskel)*	Knorpel der 5.–7. Rippe, Processus xiphoideus	Oberer Rand des Schambeins zwischen Tuberculum pubicum und Symphyse	Bauchpresse, nähert Thorax und Becken einander an, beugt also den Rumpf oder hebt das Becken
M. obliquus externus abdominis *(äußerer schräger Bauchmuskel)*	Untere acht Rippen	Darmbeinkamm, Spina iliaca anterior superior (vorderer oberer Darmbeinstachel), Leistenband, Tuberculum pubicum	Bauchpresse, Neigung des Rumpfes nach vorne, Hebung des Beckens; bei einseitiger Kontraktion Rumpfdrehung zur entgegengesetzten Seite, seitliche Rumpfbeugung
M. obliquus internus abdominis *(innerer schräger Bauchmuskel)*	Fascia thoracolumbalis, Crista iliaca, Spina iliaca anterior superior, Leistenband	Knorpel der letzten drei bis vier Rippen, Linea alba	Bei doppelseitiger Kontraktion wie M. obliquus externus; bei einseitiger Rumpfdrehung zur gleichen Seite, seitliche Rumpfbeugung
M. transversus abdominis *(querer Bauchmuskel)*	Knorpel der sechs letzten Rippen, Processus costarii der LWS, Crista iliaca, Spina iliaca ant. sup., Leistenband	Linea alba	Einziehen und Spannen der Bauchwand, Bauchpresse

Tab. 6.4 Muskulatur der vorderen Bauchwand.

110 BEWEGUNGSAPPARAT

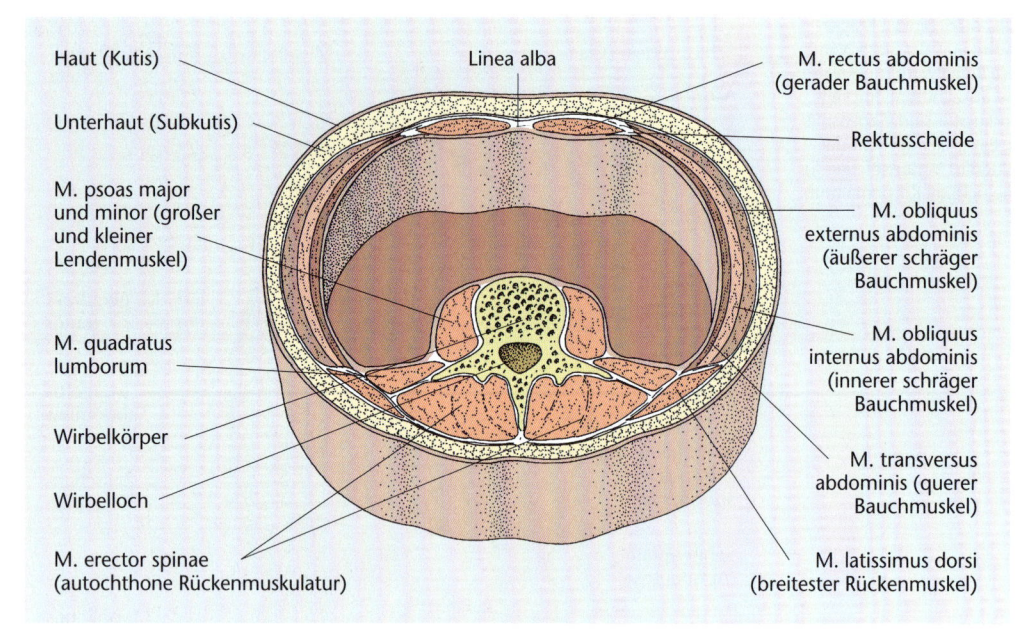

Abb. 6.38 Querschnitt durch den Rumpf im Lendenbereich mit Bauch- und Rückenmuskulatur.

Beschriftungen: Haut (Kutis); Unterhaut (Subkutis); M. psoas major und minor (großer und kleiner Lendenmuskel); M. quadratus lumborum; Wirbelkörper; Wirbelloch; M. erector spinae (autochthone Rückenmuskulatur); Linea alba; M. rectus abdominis (gerader Bauchmuskel); Rektusscheide; M. obliquus externus abdominis (äußerer schräger Bauchmuskel); M. obliquus internus abdominis (innerer schräger Bauchmuskel); M. transversus abdominis (querer Bauchmuskel); M. latissimus dorsi (breitester Rückenmuskel).

Schultergelenkluxation

Trotz der Sicherung durch Muskeln und Bänder kann das Schultergelenk auskugeln *(luxieren)*, wobei der Gelenkkopf aus der Pfanne springt (▶ Abb. 5.14). Typischerweise luxiert der Oberarmkopf nach vorne unten, da hier die schwächste Stelle des Muskel- und Bandapparates ist. Dieses kann im Rahmen eines Unfalls geschehen **(traumatische Schultergelenkluxation).** Meist reicht eine manuelle Einrenkung als Therapie aus. Operiert wird nur bei zusätzlichen Band- oder Knochenverletzungen.

Bei manchen Menschen, deren Haltebänder für das Schultergelenk nicht so straff angelegt sind, springt der Gelenkkopf auch bei einfachen Bewegungen immer wieder aus der Pfanne. Diese **habituelle ("gewohnheitsmäßige") Schultergelenkluxation** kann je nach Schweregrad bzw. Häufigkeit des Auftretens eine operative Straffung der beteiligten Bandstrukturen notwendig machen.

Schultergürtelmuskulatur

Die Muskulatur des Schultergürtels fixiert das Schulterblatt und ermöglicht Gleitbewegungen auf der hinteren Brustwand. Diese Fixierung ist die Voraussetzung für die Funktion der vom Schulterblatt entspringenden Armmuskeln: Um den Arm im Schultergelenk bewegen zu können, müssen sie einen „festsitzenden" Ursprung als Widerlager haben, gegen das sie den Arm ziehen. Das Schlüsselbein wird dabei passiv mitbewegt.

Man unterscheidet eine **vordere** *(ventrale)* und eine **hintere** *(dorsale)* **Schultergürtelmuskulatur** (▶ Tab. 6.5):

Brustkorb vorn oben auf und ist medial über das **Sternoklavikulargelenk** mit dem Brustbein (Sternum) verbunden. Lateral bildet das Schlüsselbein ein Gelenk mit dem dorsal liegenden Schulterblatt, das **Akromioklavikulargelenk.**

Schulterblatt und Schultergelenk

Das **Schulterblatt** *(Scapula)* ist ein etwa dreieckiger, platter Knochen, an dessen Rückseite die **Spina scapulae** *(Schulterblattgräte)* hervorspringt. Deren freies Ende, das **Akromion** *(Schulterhöhe),* steht mit dem Schlüsselbein in Verbindung. Eine muldenförmige Vertiefung in der oberen äußeren Schulterblattecke bildet die **Schultergelenkpfanne** *(Cavitas glenoidalis),* die mit dem Kopf des Oberarmknochens ein Kugelgelenk bildet. Über die Schultergelenkpfanne besteht die einzige Verbindung des Arms zum Rumpfskelett. Da sie relativ klein und flach ist, kann sie nicht den ganzen Oberarmkopf aufnehmen. Damit das Gelenk stabil bleibt, ist es von stabilisierenden Muskeln und Bändern umschlossen. Auch die Sehne des langen Bizepskopfes sichert das Gelenk mit (▶ Abb. 6.41).

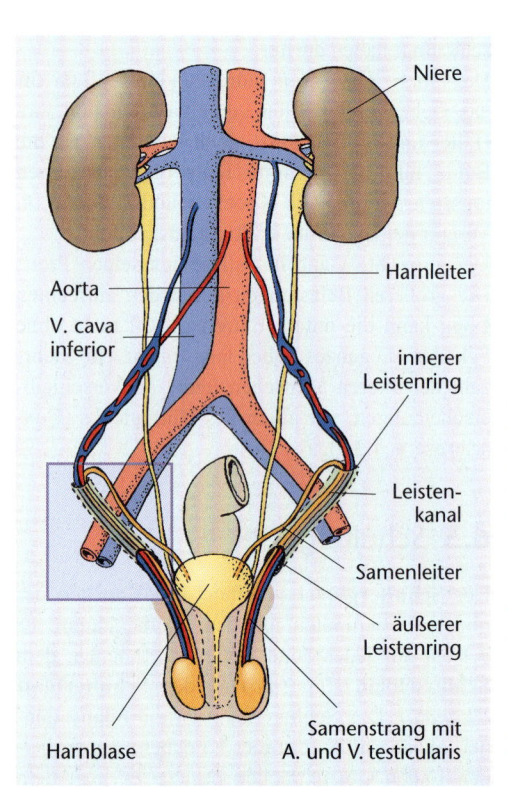

Abb. 6.39 (links) und Abb. 6.40 (rechts): Anatomie des Leistenkanals beim Mann. Links: Übersichtszeichnung ohne Muskulatur. Rechts: Detailzeichnung mit Bauchwandmuskulatur und Darstellung der Hernientypen. Während die Leistenhernien oberhalb des Leistenbandes die Bauchwand durchdringen, treten die Schenkelhernien unter dem Leistenband zusammen mit der A. und V. femoralis durch die *Lacuna vasorum*.

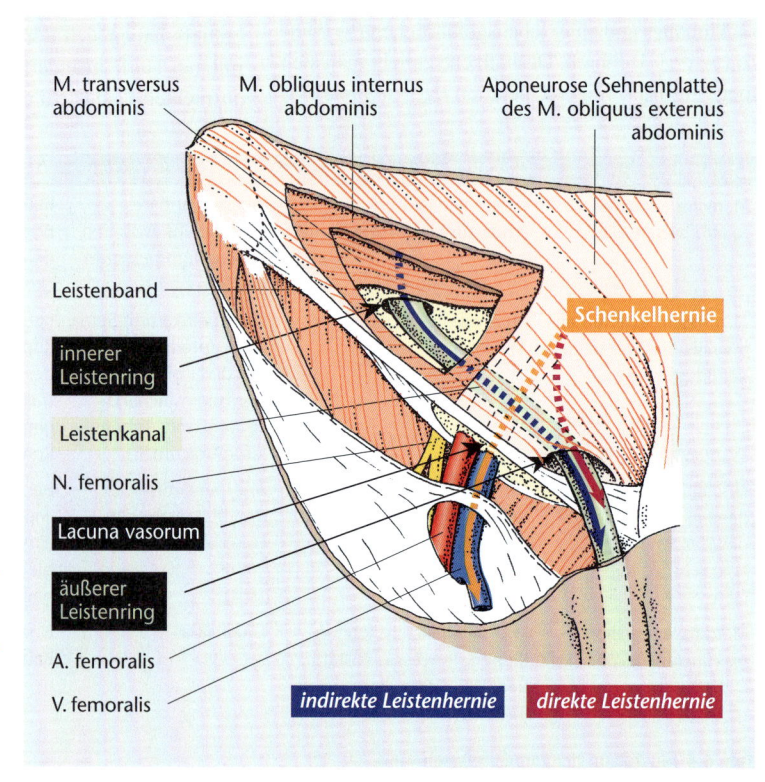

Beschriftungen Abb. 6.39: Niere; Aorta; V. cava inferior; Harnleiter; innerer Leistenring; Leistenkanal; Samenleiter; äußerer Leistenring; Harnblase; Samenstrang mit A. und V. testicularis.

Beschriftungen Abb. 6.40: M. transversus abdominis; M. obliquus internus abdominis; Aponeurose (Sehnenplatte) des M. obliquus externus abdominis; Leistenband; innerer Leistenring; Leistenkanal; N. femoralis; Lacuna vasorum; äußerer Leistenring; A. femoralis; V. femoralis; Schenkelhernie; indirekte Leistenhernie; direkte Leistenhernie.

BEWEGUNGSAPPARAT 111

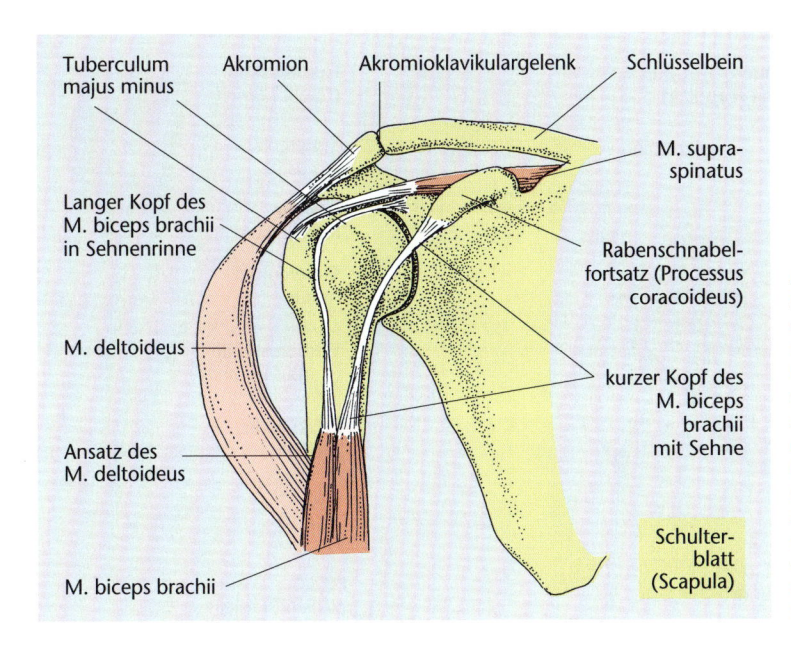

Abb. 6.41 Schultergelenk, Ansicht von vorn mit Verlauf der Sehnen des M. biceps brachii. Die Sehne des langen Muskelkopfes zieht durch eine Knochenrinne zwischen Tuberculum majus und minus. Die Sehne des kurzen Kopfes verläuft dagegen direkt vom Rabenschnabelfortsatz (Processus coracoideus), einem nach vorne herausragenden Knochenvorsprung des Schulterblatts, abwärts.

BEWEGUNG	MUSKELN
Abduktion (Armhebung)	› M. deltoideus (Fasern vom Akromion kommend) › M. supraspinatus
Adduktion (Anziehung = Arm senken)	› M. pectoralis major › M. latissimus dorsi › M. teres major › M. deltoideus (Fasern von Spina scapulae und Clavicula kommend)
Anteversion (Vorführung)	› M. deltoideus (Fasern von Akromion und Schlüsselbein kommend) › M. pectoralis major › M. coracobrachialis
Retroversion (Rückführung)	› M. deltoideus (Fasern von Spina scapulae kommend) › M. latissimus dorsi › M. teres major › M. supraspinatus
Innenrotation (Einwärtsdrehung)	› M. subscapularis › M. pectoralis major › M. deltoideus (Fasern vom Schlüsselbein kommend) › M. teres major › M. latissimus dorsi
Außenrotation (Auswärtsdrehung)	› M. infraspinatus › M. teres minor › M. deltoideus (Fasern von Spina scapulae kommend)

Tab. 6.6 Die sechs Bewegungsrichtungen im Schultergelenk und die daran hauptsächlich beteiligten Muskeln.

Zur vorderen Gruppe gehören der **M. pectoralis minor** *(kleiner Brustmuskel)* und der **M. serratus anterior** *(vorderer Säge[zahn]muskel)* (➤ Abb. 6.37), die beide von den Rippen zum Schulterblatt ziehen. Außerdem zählt der **M. subclavius** *(Unterschlüsselbeinmuskel)* dazu. Er zieht von der ersten Rippe zum Schlüsselbein.

Auf der hinteren Seite ziehen viele Muskeln zum Schulterblatt (➤ Abb. 6.42, ➤ Abb. 6.45): Der wichtigste Muskel ist der **M. trapezius** *(Kapuzenmuskel)*, der wie ein großer Fächer vom Hinterhauptbein und sämtlichen Dornfortsätzen der HWS und BWS zur Spina scapulae, zum Akromion und zum Schlüsselbein zieht. Bei dieser großen Ursprungsfläche zeigen die Fasern unterschiedliche Verläufe und unterstützen somit auch unterschiedliche Bewegungen. So ziehen die quer verlaufenden Fasern das Schulterblatt nach medial, während der obere und untere Anteil des Muskels das Schulterblatt so drehen, dass die Gelenkpfanne höher bzw. tiefer tritt. Die Aufwärtsbewegung tritt beispielsweise dann in Kraft, wenn der seitlich abgewinkelte (abduzierte) Arm über die Horizontale (Schulterblattniveau) gehoben wird (Elevation). In diesem Fall muss die Schultergelenkpfanne „mitwandern". Hierbei hilft auch der M. serratus anterior.

Zur dorsalen Gruppe gehören außerdem der **M. levator scapulae** *(Schulterblattheber)* und der **M. rhomboideus** *(Rautenmuskel)*.

Wenn einer der Muskeln, die das Schulterblatt am Brustkorb fixieren (M. serratus anterior, Mm. rhomboidei), gelähmt ist, kommt es zu dem Bild einer **Scapula alata**, bei der die Schulterblätter flügelartig abstehen.

6.6 Obere Extremität

Der Arm hat mehr als 24 Knochen. Er wird in drei Abschnitte eingeteilt:
› **Oberarm** mit dem **Oberarmknochen** *(Humerus)*
› **Unterarm** mit **Elle** *(Ulna)* und **Speiche** *(Radius)*
› **Hand** mit den **Handwurzelknochen** *(Ossa carpi, Karpalknochen)*, **Mittelhandknochen** *(Ossa metacarpi, Metakarpalknochen)* und **Fingerknochen** *(Ossa digitorum manus, Phalangen)*.

6.6.1 Oberarm

Oberarmknochen

Der **Oberarmknochen** *(Humerus,* ➤ Abb. 6.43) ist der längste und größte Knochen der oberen Extremität. Das obere Ende ist im Schultergelenk mit dem Schulterblatt, das untere über das Ellenbogengelenk mit Elle und Speiche verbunden.

Der **Humeruskopf** *(Caput humeri)* liegt etwas schräg medial am proximalen Ende des Oberarmknochens. Fast auf gleicher Höhe befinden sich lateral ein *großer* und ein *kleiner Knochenhöcker* (**Tuberculum majus** und **minus**). Der kurze Steg zwischen Kopf und Höckern bzw. Humerusschaft wird *Collum anatomicum* genannt. Der sich anschließende **Humerusschaft** *(Corpus humeri)* ist röhrenförmig und der längste Teil des Oberarm-

MUSKEL	URSPRUNG	ANSATZ	FUNKTION
Vordere (ventrale) Schultermuskulatur			
M. pectoralis minor (kleiner Brustmuskel)	3.–5. Rippe	Schulterblatt	Zieht das Schulterblatt nach vorne unten. Bei fixiertem Schulterblatt Hebung 3.–5. Rippe (Hilfsmuskel bei der Einatmung)
M. serratus anterior (vorderer Säge[zahn]muskel)	1.–9. Rippe	Schulterblatt	Rotiert das Schulterblatt aufwärts und nach lateral, dadurch Hebung des Arms über die Horizontale (Elevation). Fixierung des Schulterblattes am Brustkorb, hebt die Rippen bei fixiertem Schulterblatt (Hilfsmuskel bei der Einatmung)
Hintere (dorsale) Schultermuskulatur			
M. trapezius (Kapuzenmuskel)	Hinterhauptbein, Dornfortsätze der Hals- und Brustwirbel	Schlüsselbein und Schulterblatt (Akromion)	Hebt Schlüsselbein und Schulterblatt (Koffertragen), adduziert und rotiert das Schulterblatt, dreht Kopf, HWS und BWS; streckt Kopf und HWS
M. levator scapulae (Schulterblattheber)	Obere 4.–5. Halswirbel	Schulterblatt	Hebt das Schulterblatt und rotiert es leicht abwärts
M. rhomboideus major und minor (großer und kleiner Rautenmuskel)	Dornfortsätze der unteren zwei Hals- und oberen vier Brustwirbel	Schulterblatt	Medial- und Aufwärtsbewegung des Schulterblatts, Fixierung des Schulterblattes am Brustkorb

Tab. 6.5 Vordere und hintere Schultergürtelmuskulatur.

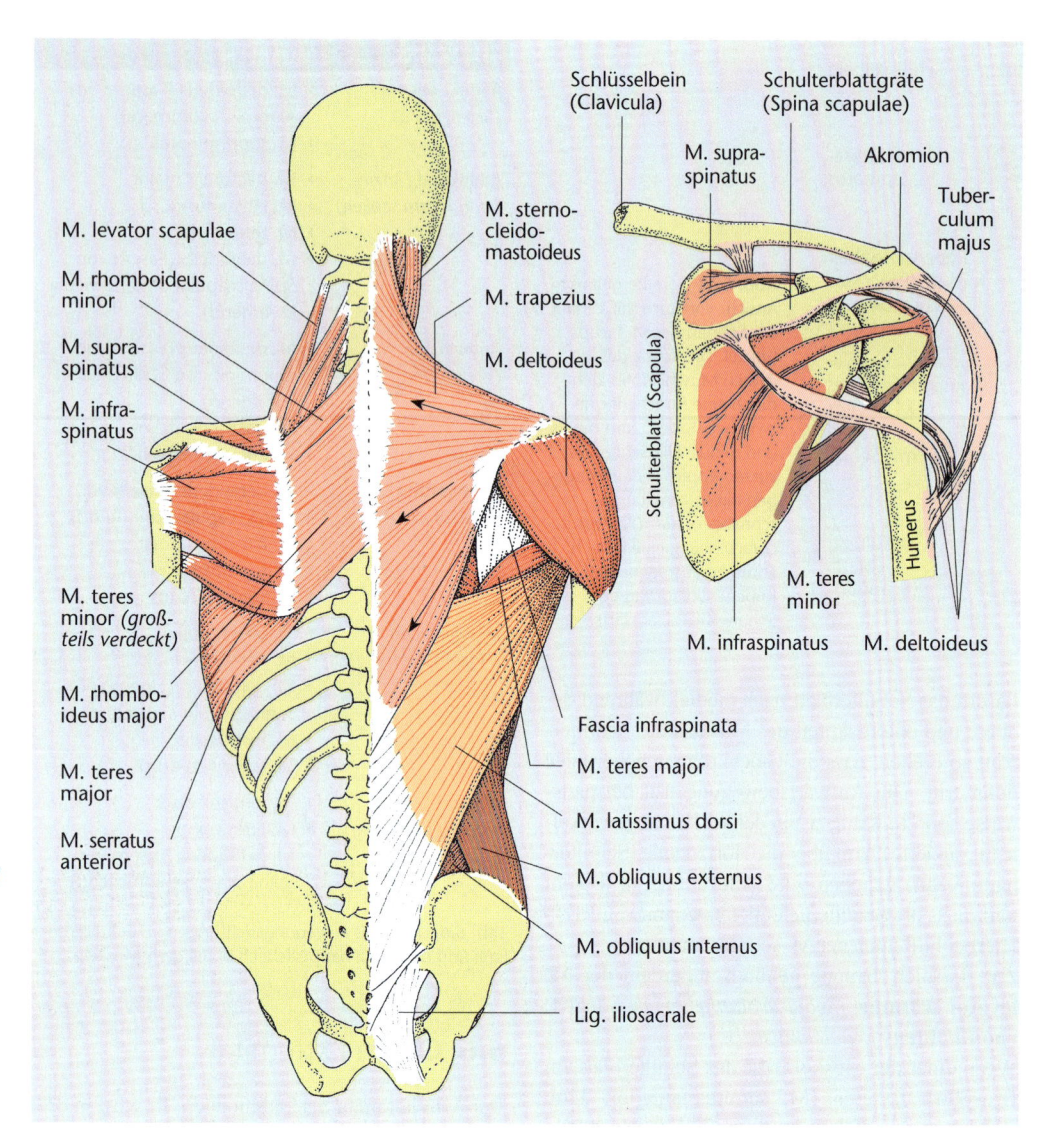

Abb. 6.42 Hintere Schultergürtelmuskulatur; rechts oberflächliche, links tiefe Schicht. Rechts oben in schematischer Darstellung mit „Muskelschläuchen", um die verschiedenen Schichten gleichzeitig sichtbar zu machen.

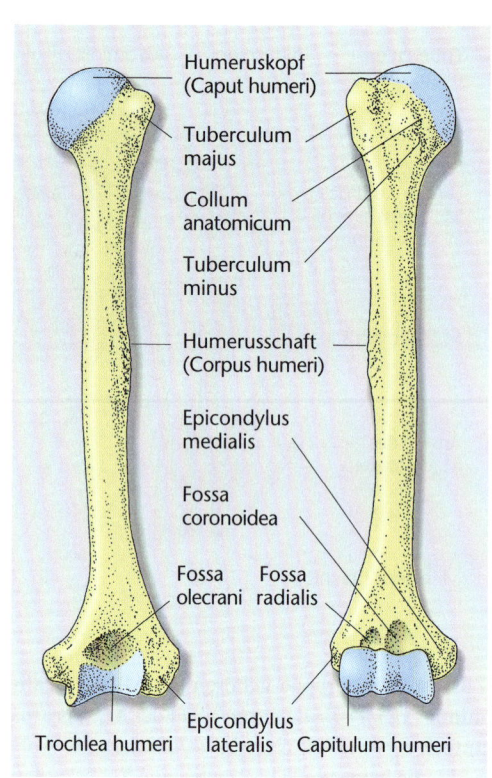

Abb. 6.43 Rechter Oberarmknochen (Humerus); links Ansicht von hinten, rechts Ansicht von vorn.

knochens. Mehrere Knochenleisten und Aufrauungen sowie die beiden schon erwähnten Höcker dienen dem Ansatz von Oberarmmuskeln und -bändern.

Distal verbreitert sich der Humerusschaft wieder und läuft innen und außen in den *inneren* und *äußeren Oberarmknorren* (**Epicondylus medialis** und **lateralis humeri**) aus. Die Epicondylen liegen außerhalb des Ellenbogengelenks und dienen verschiedenen Muskeln als Ursprung. Dazwischen liegt die Gelenkfläche für das *Ellenbogengelenk*. Die Gelenkfläche wird in die *Rolle* (**Trochlea humeri**) und das *Oberarmköpfchen* (**Capitulum humeri**) unterteilt.

Oberhalb des Gelenks befindet sich dorsal eine Knochengrube (**Fossa olecrani**), die den *Hakenfortsatz* der Elle (*Ellenhaken, Olekranon*) aufnimmt. In gleicher Höhe befinden sich vorn zwei kleinere Gruben. Die *mediale Grube* (**Fossa coronoidea**) bietet Platz für den Kronenfortsatz der Elle bei Beugestellung des Gelenks. Die *laterale Grube* (**Fossa radialis**) nimmt während bestimmter Armbewegungen den *Speichenkopf* auf.

Ellenbogengelenk

Außer dem Oberarmknochen beteiligen sich Elle und Speiche am **Ellenbogengelenk** (*Articulatio cubiti*), das dadurch zu einem aus drei Teilgelenken zusammengesetzten Gelenk wird, die aber eine gemeinsame Gelenkhöhle bilden und von einer gemeinsamen Gelenkkapsel umhüllt sind (➤ Abb. 6.44).

Die Teilgelenke sind:
- Das **Humero-Ulnar-Gelenk** *(Oberarm-Ellen-Gelenk)* zwischen Oberarmknochen und Elle, ein *Scharniergelenk* (➤ Abb. 5.13)
- Das **Humero-Radial-Gelenk** *(Oberarm-Speichen-Gelenk)* zwischen Oberarmknochen und Speiche, das zwar anatomisch ein Kugelgelenk bildet, praktisch durch die Bänder zwischen Elle und Speiche jedoch nur Scharnier- und Drehbewegungen ausführen kann
- Das **obere Radio-Ulnar-Gelenk** *(oberes Speichen-Ellen-Gelenk),* das zwischen Elle und Speiche ein *Radgelenk* (➤ Abb. 5.13) bildet, in dem nur Drehbewegungen und keine Scharnierbewegungen möglich sind.

Dadurch sind die Bewegungsmöglichkeiten des Ellenbogengelenks auf die beiden Hauptachsen Beugung und Streckung sowie Pronation und Supination festgelegt, weshalb es auch als *Drehscharniergelenk* bezeichnet wird.

Oberarmmuskulatur

Nur zwei der Muskeln, die über das Schultergelenk zum Oberarmknochen ziehen (**M. pectoralis major** und **M. latissimus dorsi**), entspringen am Körperstamm. Die übrigen Muskeln haben ihren Ursprung am Schulterblatt (➤ Tab. 6.7).

Die Stabilisierung des Schultergelenks – des beweglichsten Gelenks unseres Körpers – erfolgt hauptsächlich durch die Schultermuskeln und ihre Sehnen, die es wie ein Mantel umhüllen. Man spricht daher von einem *muskelgeführten Gelenk*.

M. deltoideus

Der größte Oberarmmuskel ist der **M. deltoideus** (*Deltamuskel* ➤ Abb. 6.6, ➤ Abb. 6.45). Er verläuft dreiecksförmig von einer breiten Ursprungsfläche an Spina scapulae, Akromion und Außenrand des Schlüsselbeins zur Außenfläche des Oberarmknochens. Der Faserverlauf umfasst dementsprechend drei Richtungen, weshalb der M. deltoideus an allen sechs Bewegungen im Schultergelenk beteiligt ist (➤ Tab. 6.6). Seine wichtigste Funktion ist die Armhebung. Mit Unterstützung weiterer Schultermuskeln kann der M. deltoideus den Arm im Schultergelenk auch drehen, vor- und zurückführen sowie anwinkeln.

BEWEGUNGSAPPARAT 113

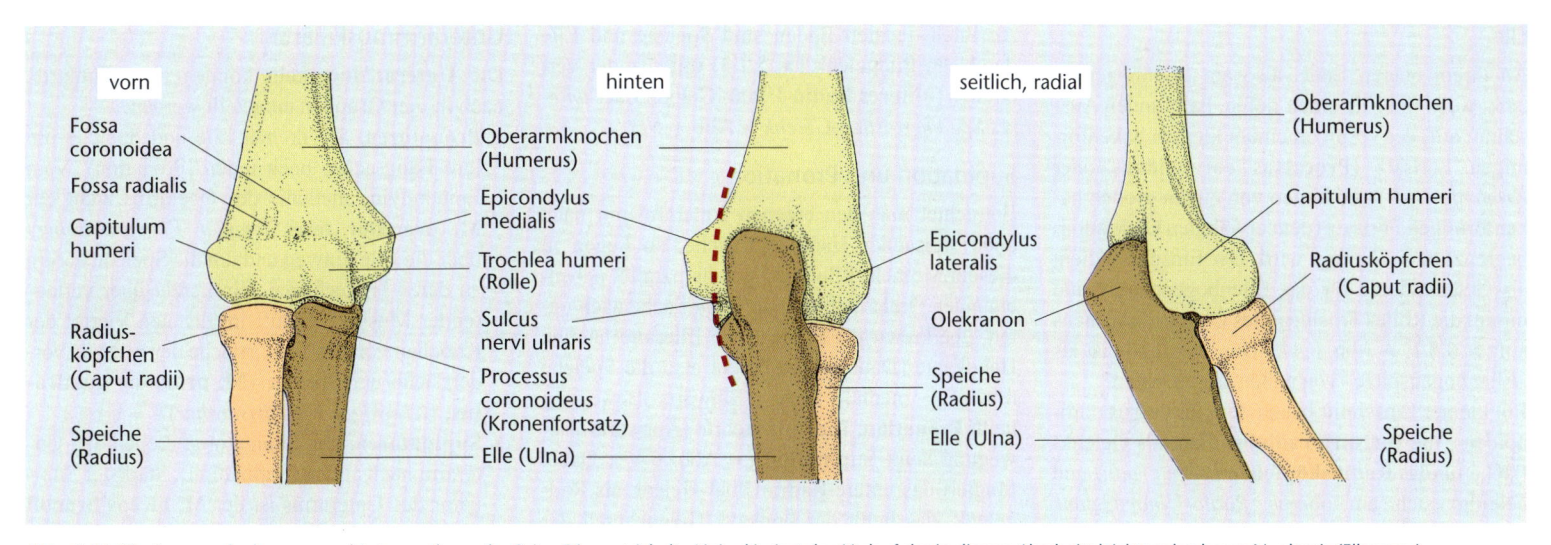

Abb. 6.44 Ellenbogengelenk von vorn, hinten und von der Seite. Die gestrichelte Linie skizziert den Verlauf des in diesem Abschnitt leicht verletzbaren N. ulnaris (Ellennerv). Der N. ulnaris lässt sich leicht als druckschmerzhafte Stelle zwischen Olekranon und Epicondylus medialis ertasten.

Beuger und Strecker im Ellenbogengelenk

Weitere Oberarmmuskeln entspringen am Oberarmknochen sowie am Schultergürtel unter Umgehung des Schultergelenks und ziehen zu den Unterarmknochen. Sie sind für die Bewegungen im Ellenbogengelenk zuständig. Da dieses ein Drehscharniergelenk ist, handelt es sich hier um Streck- und Beugemuskeln sowie Muskeln, welche den Unterarm drehen.

Der wichtigste Unterarmbeuger ist der **M. biceps brachii** (*Bizeps, zweiköpfiger Armmuskel* ➤ Abb. 6.45). Wie der Name sagt, besitzt er zwei Muskelköpfe (➤ Abb. 6.41). Sie entspringen zwar getrennt oberhalb des Schultergelenks, setzen aber über eine gemeinsame Sehne am Speichenkopf an. Der lange Bizepskopf zieht mit seiner Sehne durch das Schultergelenk hindurch und ist daher bei Verletzungen des Gelenks oft mit betroffen. Neben der Beugung im Ellenbogengelenk ist der M. biceps brachii auch für die Auswärtsdrehung des Unterarms (Supination) zuständig. Weitere Beuger im Ellenbogengelenk sind der **M. brachialis** *(Armbeuger)* und der **M. brachioradialis** *(Oberarmspeichenmuskel)*.

Der **M. triceps brachii** *(Trizeps, dreiköpfiger Armmuskel)* läuft an der Hinterseite des Oberarms und setzt an der Ellenhinterseite an. Er streckt den Unterarm im Ellenbogengelenk, ist also Antagonist (Gegenspieler) zum M. biceps brachii.

6.6.2 Unterarm

Der **Unterarm** erstreckt sich vom Ellenbogengelenk bis zur Handwurzel. Er besteht aus zwei Knochen: **Elle** *(Ulna)* und **Speiche** *(Radius)*.

MUSKEL	URSPRUNG	ANSATZ	FUNKTION
Vom Stamm zum Oberarm			
M. pectoralis major (großer Brustmuskel)	Schlüsselbein, Brustbein, Knorpel der 2.–6. Rippe	Oberarmknochen	Anteversion, Adduktion, Innenrotation
M. latissimus dorsi (breitester Rückenmuskel)	Dornfortsätze 7. Brust- bis 5. Lendenwirbel, Kreuzbein, Darmbein, untere vier Rippen	Oberarmknochen	Retroversion, Adduktion, Innenrotation; zieht den Arm nach hinten unten („Schürzengriff"), Hilfsmuskel bei der Ausatmung („Hustenmuskel")
Vom Schulterblatt zum Oberarm			
M. deltoideus (Deltamuskel)	Schlüsselbein und Schulterblatt	Oberarmknochen	Abduktion, Adduktion, Anteversion, Retroversion, Innen- und Außenrotation
M. subscapularis (Unterschulterblattmuskel)	Schulterblatt (Innenfläche)	Oberarmknochen	Innenrotation
M. supraspinatus (Obergrätenmuskel)	Schulterblattaußenfläche (oberhalb der Spina scapulae)	Oberarmknochen	Abduktion, Außenrotation
M. infraspinatus (Untergrätenmuskel)	Schulterblatt (unterhalb der Spina scapulae)	Oberarmknochen	Außenrotation
M. teres major (großer Rundmuskel)	Schulterblatt	Oberarmknochen	Retroversion mit gleichzeitiger Innenrotation, Adduktion
Vom Schulterblatt bzw. Oberarmknochen zum Unterarm			
M. biceps brachii (zweiköpfiger Armmuskel)	Schulterblatt	Speiche, Unterarmfaszie (über flächige Sehne = Aponeurose)	Funktion im Schultergelenk: › Langer Kopf: Abduktion, Anteversion › Kurzer Kopf: Adduktion, Anteversion, Innenrotation › Funktion am Unterarm: Beugung, Supination
M. brachialis (Armbeuger)	Oberarmknochen	Elle	Unterarmbeugung
M. triceps brachii (dreiköpfiger Armstrecker)	Schulterblatt und Oberarmknochen	Elle	Unterarmstreckung, Retroversion, Adduktion im Schultergelenk

Abb. 6.45 Muskeln des rechten Oberarms von dorsolateral (seitlich hinten).

Tab. 6.7 Schulter- und Oberarmmuskulatur.

Elle

An ihrem oberen Ende, also am Ellenbogengelenk, weist die Elle einen tiefen, halbrunden Ausschnitt auf, der vorn von einem kleinen hakenförmigen Fortsatz (**Processus coronoideus** oder *Kronenfortsatz*) und hinten von einem großen hakenförmigen Fortsatz (dem erwähnten Olekranon) begrenzt bzw. überragt wird. Der Einschnitt dient als Gelenkpfanne für das Ellenbogengelenk und nimmt die Rolle (Trochlea) des Oberarmknochens auf (➤ 6.6.1, ➤ Abb. 6.44). Das Olekranon ist als „Ellenbogenspitze" von außen gut zu tasten.

Ein kleiner Einschnitt neben dem Processus coronoideus, die **Incisura radialis,** dient als Gelenkfläche für das **Radiusköpfchen** *(Caput radii)* und beteiligt sich am *oberen Radio-Ulnar-Gelenk* (➤ Abb. 6.47). An der Elle befinden sich verschiedene Knochenleisten und Aufrauungen für den Ansatz von Muskeln. Am unteren schmalen Ende sitzt das **Ellenköpfchen** *(Caput ulnae)*, das an seiner Rückseite einen kleinen Knochenfortsatz **(Processus styloideus ulnae)** besitzt.

Speiche

Die Speiche liegt lateral der Elle, also auf der Seite des Daumens. An ihrem proximalen Ende befindet sich das Radiusköpfchen, das etwa die Form einer dicken, oben eingedellten Scheibe hat. Es bildet mit der Elle ein Zapfengelenk (➤ 5.2.3, ➤ Abb. 5.13). Der Speichenschaft bietet Ansatz für mehrere Muskeln und weist entsprechende Leisten und Aufrauungen auf. Er ist etwas kantiger und schmaler als die Elle. Das untere Ende ist kolbig verdickt und trägt dort die Gelenkflächen für die Handwurzelknochen. Ähnlich wie bei der Elle findet sich auch an der Speiche ein **Processus styloideus (radii),** hier jedoch am lateralen Ende. Elle und Speiche sind über eine *Zwischenknochenmembran* **(Membrana interossea)** miteinander verbunden.

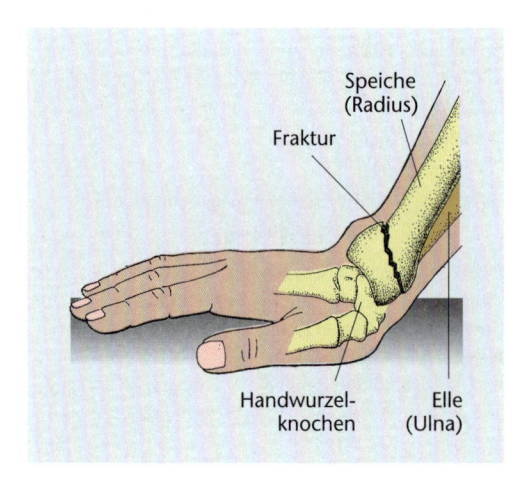

Abb. 6.46 Die distale Speichenfraktur (Typ Colles) ist der häufigste Knochenbruch des Menschen. Die ineinandergeschobenen Knochenteile der Speiche werden reponiert (in die richtige Stellung gebracht). Anschließend wird der Unterarm für 5–6 Wochen eingegipst. Eine Operation ist meist nicht erforderlich.

An ihren distalen Enden sind Speiche und Elle durch ein Radgelenk (➤ 5.2.3) miteinander verbunden (**unteres Radio-Ulnar-Gelenk** oder *unteres Speichen-Ellen-Gelenk* ➤ Abb. 6.47).

Supination und Pronation

Betrachtet man den eigenen Unterarm mit nach oben weisender Handinnenfläche, so liegen in diesem Moment Elle und Speiche parallel nebeneinander. Dreht man nun die Handfläche nach unten, überkreuzt die Speiche die Elle, die laterale Handkante (Daumenseite) zieht also die Speiche mit nach medial. Diese (Einwärts-)Bewegung heißt **Pronation**. Die umgekehrte (Auswärts-)Bewegung heißt **Supination** (➤ Abb. 6.47). Dabei fungiert das untere Radio-Ulnar-Gelenk als Radgelenk, das heißt der konkave Gelenkanteil der Speiche dreht sich um den konvexen Anteil der Elle. Das obere Radio-Ulnar-Gelenk wirkt als Zapfengelenk; das Speichenköpfchen dreht sich innerhalb eines Bandes *(Ligamentum anulare radii)* sowie auf der Gelenkfläche der Elle um seine eigene Längsachse.

> **Merkspruch**
>
> Bei der **Supination** wird die Hand wie eine **Sup**penschüssel gehalten, bei der **Pronation** so, wie man **Brot** schneidet.

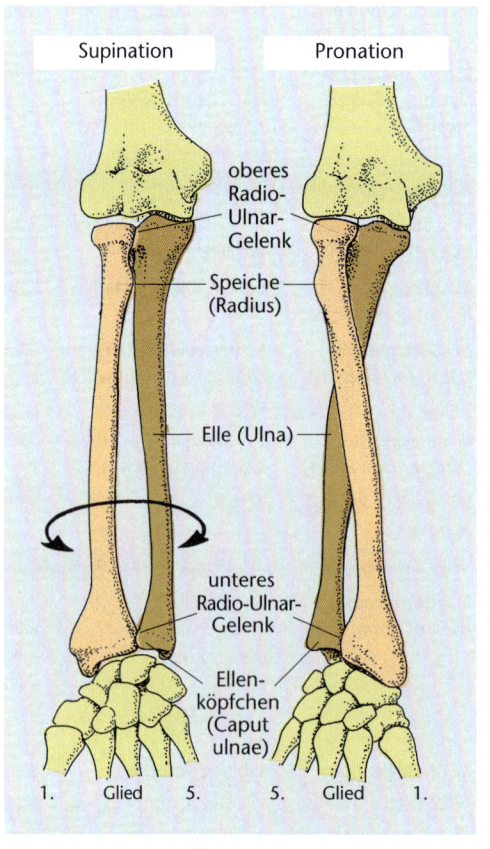

Abb. 6.47 Pronation und Supination. Im oberen und unteren Radio-Ulnar-Gelenk werden Unterarm und Hand um ihre Längsachse gedreht.

Unterarmmuskulatur

Die **Unterarmmuskeln** können ihrer Funktion nach in vier Gruppen eingeteilt werden:

- **Pronatoren.** Sie drehen Elle und Speiche um ihre Längsachse nach innen (Pronation). Vom Epicondylus medialis des Oberarms zieht der **M. pronator teres** *(runder Einwärtsdreher)* über die Elle hinweg und um die Speiche herum zu deren Hinterfläche. Ein kurzer quer verlaufender Muskel verläuft im distalen Viertel der Knochen von der Vorderfläche der Elle zur Vorderfläche der Speiche (**M. pronator quadratus,** *viereckiger Einwärtsdreher*)
- **Supinatoren.** Die Supinatoren drehen den Unterarm nach außen (Supination). Stärkster Supinator des Unterarms ist der **M. biceps brachii** (➤ 6.6.1). Der **M. supinator** *(Auswärtsdreher)* führt vom Epicondylus lateralis des Oberarms zur Vorderfläche der Speiche
- **Hand- und Fingerbeuger.** Sie haben im Wesentlichen ihren Ursprung am Epicondylus medialis des Oberarmknochens (➤ 6.6.3, ➤ Abb. 6.48).
- **Hand- und Fingerstrecker.** Sie entspringen am Epicondylus lateralis des Oberarmknochens (➤ Abb. 6.49).

6.6.3 Hand

Handwurzelknochen

Die **Handwurzel** *(Carpus)* besteht aus acht **Handwurzelknochen** *(Ossa carpi)*. Die Handwurzelknochen sind untereinander durch Bänder verbunden und in zwei Reihen zu je vier Knochen angeordnet (➤ Abb. 6.50). Jeweils von radial (Daumenseite) nach ulnar (Kleinfingerseite) gezählt sind das:

- In der proximalen Reihe: **Kahnbein** *(Os scaphoideum)*, **Mondbein** *(Os lunatum)*, **Dreieckbein** *(Os triquetrum)*, **Erbsenbein** *(Os pisiforme)*
- In der distalen Reihe: **Großes Vieleckbein** *(Os trapezium, Trapezbein)*, **kleines Vieleckbein** *(Os trapezoideum, trapezähnliches Bein)*, **Kopfbein** *(Os capitatum)*, **Hakenbein** *(Os hamatum)*.

> **Merkspruch**
>
> Ein Kahn, der fuhr im Mondenschein im Dreieck um das Erbsenbein; Vieleck groß, Vieleck klein – am Kopf, da muss ein Haken sein (von daumen- nach kleinfingerwärts gelesen).

Kahnbein, Mondbein und Dreieckbein weisen auf ihrer proximalen Seite jeweils eine Gelenkfläche auf; diese Flächen bilden zusammen mit der Gelenkfläche der Speiche das **proximale Handgelenk**. Dieses wirkt als Eigelenk (➤ Abb. 5.13), weil die drei Gelenkflächen der Handwurzelknochen zusammengenommen eine Eiform bilden. Das Ellenköpfchen ist am proximalen Handge-

Abb. 6.48 Die Unterarmmuskeln von vorn (ventral) in Supinationsstellung.

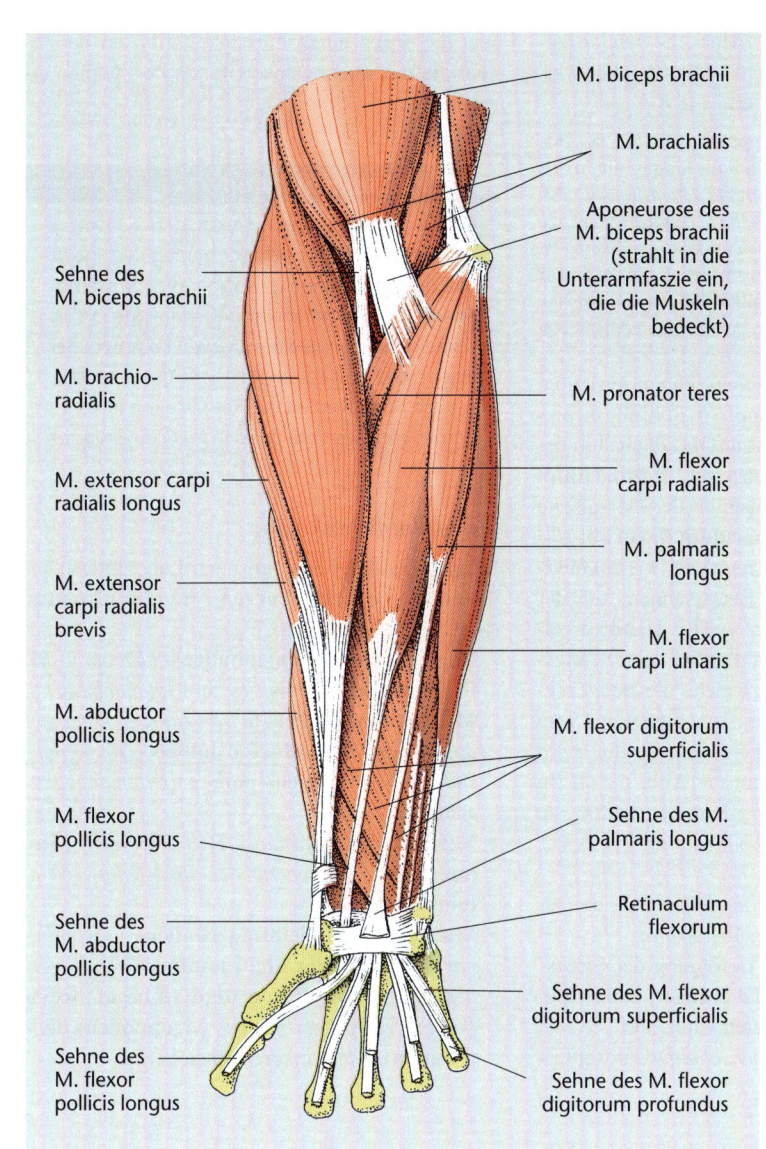

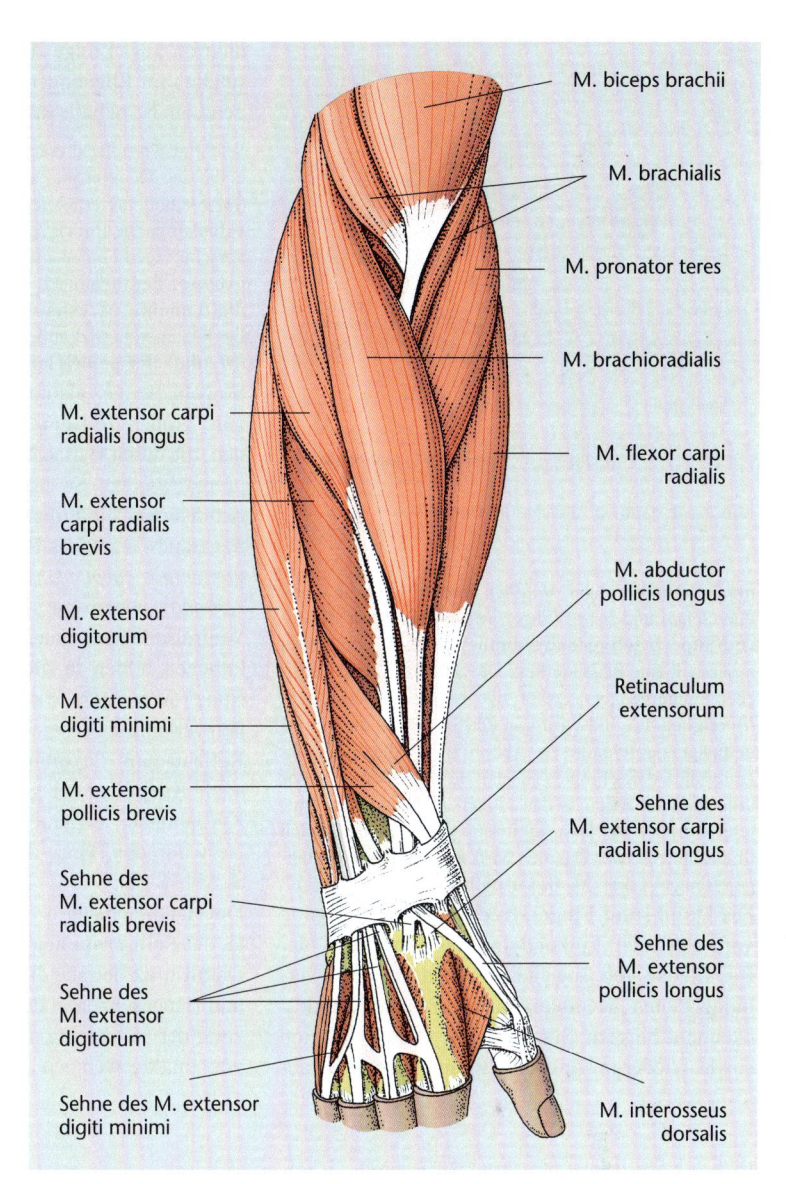

Abb. 6.49 Die Muskeln des Unterarms in Pronationsstellung.

lenk nicht beteiligt, sondern nur indirekt über eine Knorpelscheibe mit ihm verbunden.

Mittelhandknochen

An die vielkantigen Handwurzelknochen schließen sich die Röhrenknochen der Mittelhand an (➤ Abb. 6.51). Proximale (Basis) und distale Enden (Köpfchen) dieser **Mittelhandknochen** *(Ossa metacarpalia)* tragen Gelenkflächen zur Verbindung mit der Handwurzel bzw. den Fingerknochen. Der Mittelhandknochen des ersten Fingers (Daumen) ist über ein *Sattelgelenk* (➤ Abb. 5.13), das **Daumenwurzelgelenk,** mit der Handwurzel verbunden. Dabei stellt die Gelenkfläche des großen Vieleckbeins den Sattel dar, auf dem der Mittelhandknochen „reitet". In diesem Gelenk wird der Daumen den anderen Fingern gegenübergestellt (Opposition). Nur so kann man mit der Hand etwas greifen und festhalten. Die anderen Gelenke zwischen Handwurzel und Mittelhand sind durch straffe Bänder fixiert und praktisch unbeweglich.

Fingerknochen

Auf die fünf Mittelhandknochen folgen die Finger, die beim Daumen aus zwei, sonst aus drei **Fingergliedern** oder *Phalangen* bestehen. Von der Mittelhand nach distal gesehen werden diese **Grund-, Mittel-** und **Endglied** *(Grund-, Mittel- und Endphalanx,* beim Daumen *Grund- und Endphalanx)* genannt. Sie sind über kleine Gelenke miteinander verbunden. Die Gelenke zwischen Mittelhandknochen und Grundgliedern heißen **Fingergrundgelenke** *(Metakarpo-Phalangealgelenke),* die zwei Gelenkreihen zwischen den Gliedern **Fingermittelgelenke** bzw. **Fingerendgelenke** *(proximale* bzw. *distale Interphalangealgelenke,* kurz *PIP* und *DIP).*

Die Fingergrundgelenke sind mit Ausnahme des Daumengrundgelenks nach ihrer *Form* Kugelgelenke, d.h. sie sind von der Anlage her in alle drei Freiheitsgrade beweglich. Die Drehung um ihre Längsachse ist allerdings nur passiv möglich, weil für diese Bewegung keine Muskulatur existiert. Aktiv kann man die Finger zur Handinnenfläche hin beugen (Flexion) und wieder strecken (Extension) sowie seitlich spreizen (Abduktion) und wieder zusammenführen (Adduktion). Beim Daumengrundgelenk und allen Interphalangealgelenken handelt es sich dagegen um reine Scharniergelenke (➤ Abb. 5.13). Hier sind nur Beugung und Streckung möglich.

Hand- und Fingermuskulatur

Die **Hand- und Fingerbeuger** (➤ Abb. 6.48, ➤ Abb. 6.49) entspringen v.a. am medialen Epikondylus des Oberarms, der Vorderfläche von Speiche, Elle und der diese verbindenden Membrana interossea und ziehen zur Hohlhand bzw. den Fingern. Sie sind für die Palmarflexion zuständig. Außerdem ziehen die meisten von ihnen die Hand zusätzlich zu Speiche oder Elle hin (Ulnar-, Radialabduktion). Innerviert werden die Beuger vom N. ulnaris und vom N. medianus.

Zu den Hand- und Fingerbeugern (➤ Abb. 6.48, ➤ Abb. 6.49) zählen der **M. flexor carpi radialis** und **ulnaris** *(speichen-* und *ellenseitiger Handbeuger),* der **M. pal-**

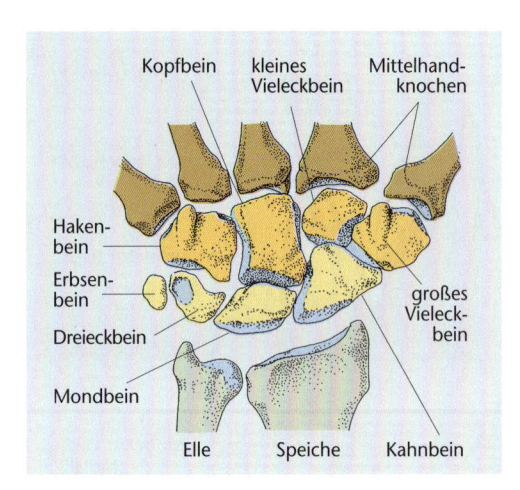

Abb. 6.50 Handwurzelskelett im Detail.

maris longus *(langer Hohlhandmuskel)* und die *oberflächlichen* und *tiefen Fingerbeuger* (**M. flexor digitorum superficialis** und **profundus**). Bei Letzteren gibt es zusätzlich eine Besonderheit: Die Sehne des oberflächlichen Fingerbeugers spaltet sich in seinem Ansatz am Mittelglied auf und wird von der Sehne des tiefen Fingerbeugers durchbohrt (➤ Abb. 6.51, ➤ Abb. 6.52), der am Endglied des Fingers ansetzt. So beugt der M. flexor digitorum superficialis den Finger im Grund- und Mittelgelenk, der M. flexor digitorum profundus zusätzlich im Endgelenk. Der Daumen wird separat von einem langen Beugemuskel (**M. flexor pollicis longus**) versorgt.

Die **Hand- und Fingerstrecker** verlaufen analog vom lateralen Epikondylus des Oberarms, der Rückfläche von Speiche, Elle und der diese verbindenden Membrana interossea zu Handrücken und Fingern. Sie führen die Dorsalextension sowie wiederum teilweise Radial- und Ulnarabduktion aus. Einige dieser Muskeln *beugen* zusätzlich im Ellenbogengelenk. Alle Strecker werden vom N. radialis innerviert.

Wichtige Vertreter dieser Gruppe (➤ Abb. 6.7, ➤ Abb. 6.49) sind **M. extensor carpi radialis longus** und **brevis** *(langer und kurzer speichenseitiger Handstrecker)*, **M. extensor carpi ulnaris** *(ellenseitiger Handstrecker)*, die verschiedenen *Finger- und Daumenstreckermuskeln* (**M. extensor digitorum, M. extensor indicis, M. extensor digiti minimi, M. extensor pollicis longus** und **brevis**). Der Daumen besitzt außerdem einen langen Abspreizer (**M. abductor pollicis longus**).

Sowohl Beuge- als auch Strecksehnen verlaufen zum großen Teil durch eine Art Führungsschienen, die durch Haltebänder zur Oberfläche hin begrenzt werden. So überdeckt das **Retinaculum extensorum** die Strecksehnen an der Dorsalseite der Handwurzel; das **Retinaculum flexorum** *(Ligamentum carpi transversum, queres Handwurzelband)* überspannt die Beugesehnen auf der Ventralseite der Handwurzel. Die Handwurzelknochen bilden in diesem Bereich eine Längsrinne *(Sulcus carpi)*, durch welche die Beugesehnen verlaufen. Dieser wie ein Tunnelgewölbe vom Retinaculum flexorum überdachte Raum wird auch **Karpaltunnel** genannt (➤ Abb. 6.51). Im Karpaltunnel verläuft außerdem der wichtigste Nerv für die Hand, der *N. medianus* (➤ 8.5.2, ➤ Abb. 8.21).

Die Handfläche wird von einer festen Sehnenplatte, der **Palmaraponeurose**, überspannt.

Damit trotz der ständigen Bewegung der Streck- und Beugesehnen in den Haltebändern keine Reizung der Umgebung auftreten kann, sind sie hier von bindegewebigen *Sehnenscheiden* umschlossen, die durch einen Flüssigkeitsfilm an der Innenseite das reibungslose Gleiten der Sehnen ermöglichen.

Karpaltunnelsyndrom

Entzünden sich die Sehnenscheiden *(Tendovaginitis)* oder vermehrt sich der bindegewebige Inhalt des Karpaltunnels, so kann es zu Missempfindungen und Handlähmungen infolge Druckschädigung des Medianusnerven kommen. Bei einem solchen Karpaltunnelsyndrom muss bei starken Beschwerden das Retinaculum flexorum durchtrennt werden, um den Nerv zu entlasten.

Kurze Handmuskulatur

Entsprechend der anatomischen Lage unterscheidet man bei der **kurzen Handmuskulatur** (➤ Abb. 6.51, ➤ Abb. 6.53).

- **Muskeln des Daumenballens** *(Thenar)*: **M. flexor pollicis brevis** *(kurzer Daumenbeuger)*, **M. abductor pollicis brevis** *(kurzer Daumenabspreizer)*, **M. adductor pollicis** *(Daumenanzieher)*, **M. opponens pollicis** *(Daumengegensteller)*
- **Muskeln der Hohlhand** *(Palma manus)*: **Mm. interossei** *(Zwischenknochenmuskeln)*, **Mm. lumbricales**
- **Muskeln des Kleinfingerballens** *(Hypothenar)*: **M. abductor digiti minimi** *(Kleinfingerabspreizer)*, **M. flexor digiti minimi brevis** *(kurzer Kleinfingerbeuger)*, **M. opponens digiti minimi** *(Kleinfingergegensteller)*.

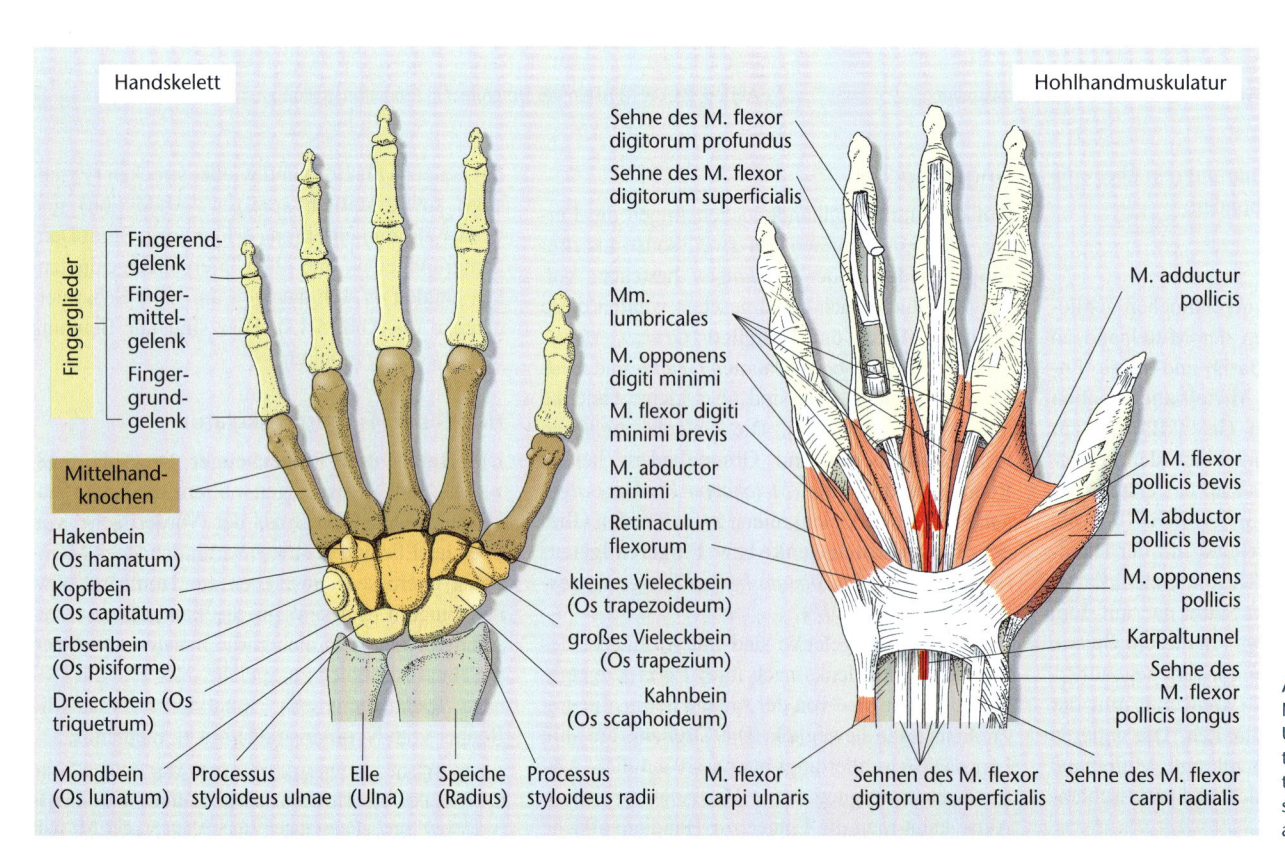

Abb. 6.51 Handskelett und Muskulatur der Hohlhand. Unter dem Ligamentum carpi transversum liegt der Karpaltunnel, durch den die Beugesehnen und der Nervus medianus verlaufen (roter Pfeil).

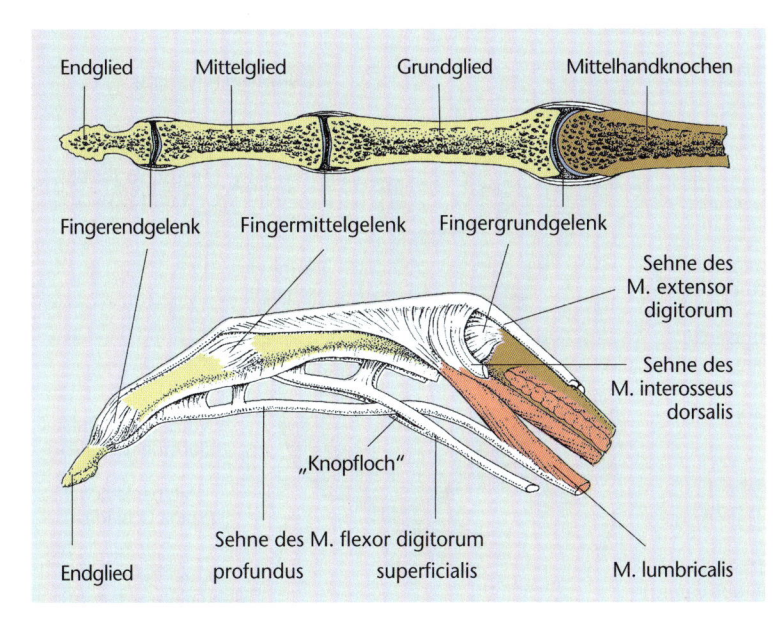

Abb. 6.52 Skelett sowie Beuge- und Strecksehnenapparat eines Fingers. Die Sehne des M. flexor digitorum profundus zieht durch die aufgespaltene Sehne des M. flexor digitorum superficialis („Knopfloch").

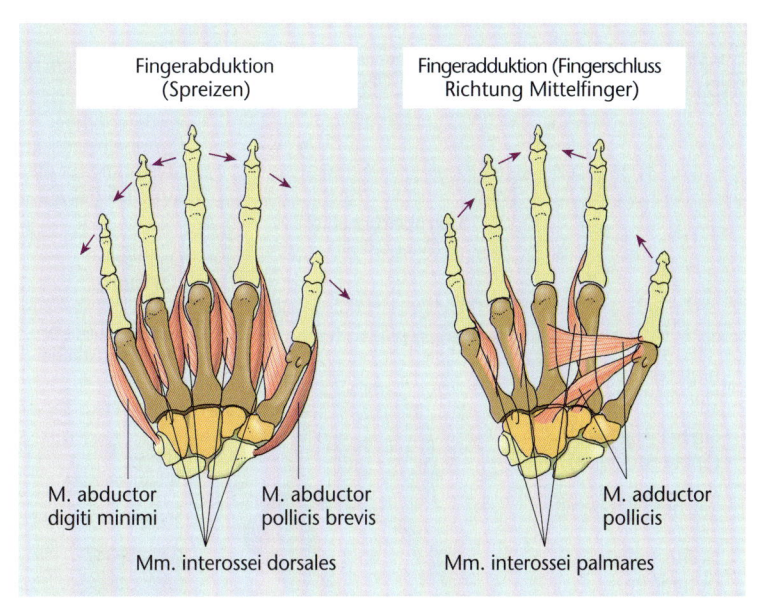

Abb. 6.53 Ab- und Adduktion der Finger. M. abductor digiti minimi, M. abductor pollicis brevis und die Mm. interossei dorsales spreizen die Finger. Mm. interossei palmares und M. adductor pollicis adduzieren die Finger.

Alle kurzen Handmuskeln werden vom N. ulnaris und N. medianus innerviert.

Die **Mm. interossei dorsales** und **palmares** verlaufen zwischen Mittelhandknochen und erstem Fingerglied. Die Mm. interossei dorsales spreizen die Finger in den Grundgelenken, die Mm. interossei palmares ziehen sie wieder aneinander. Außerdem beugen beide die Finger zusammen mit den **Mm. lumbricales** im Grundgelenk und strecken sie im Mittel- und Endgelenk.

Am **Retinaculum flexorum** entspringen mehrere Muskeln, die zu Daumen bzw. Kleinfinger ziehen. Dies sind der **M. flexor pollicis brevis** bzw. **M. flexor digiti minimi brevis** sowie der **M. abductor pollicis brevis** und **M. abductor digiti minimi.** Auf die Daumenrückseite zieht der **M. opponens pollicis,** der den Daumen den anderen Fingern gegenüberstellt und Greifbewegungen möglich macht.

Der **M. adductor pollicis** führt den Daumen wieder an die anderen Finger heran. Er verläuft quer unterhalb der langen oberflächlichen Beugesehnen des Mittel- und Zeigefingers zum Daumen.

Auch der kleine Finger besitzt einen Gegenstellmuskel **(M. opponens digiti minimi).** Dieser wirkt mit, wenn Daumen und Kleinfinger zueinandergeführt werden.

6.7 Becken

6.7.1 Knöchernes Becken

Über das **Becken** *(Pelvis)* stehen die unteren Extremitäten mit dem Rumpfskelett in Verbindung. Es wird auch *Beckenring* oder *Beckengürtel* genannt, weil die drei beteiligten Knochen ringförmig zusammengeschlossen sind.

Das **Kreuzbein** *(Os sacrum* ➤ Abb. 6.27) bildet die Rückwand des knöchernen Beckens. Es liegt zwischen den beiden **Hüftbeinen** *(Ossa coxae),* deren Ausläufer in einem Bogen nach vorne führen und dort über eine etwa 1 cm breite knorpelige Verbindung, die **Symphyse** *(Schambeinfuge),* zusammengefügt sind. Die beiden **Iliosakralgelenke** (kurz *ISG,* auch *Sakroiliakralgelenke* oder *Kreuzbein-Darmbein-Gelenke* genannt) zwischen Kreuz- und Hüftbein sind durch einen festen Bandapparat gesichert und nahezu unbeweglich.

Die Hüftbeine bestehen aus jeweils drei miteinander verschmolzenen Knochen (➤ Abb. 6.54, ➤ Abb. 6.55): dem **Darmbein** *(Os ilium),* dem **Sitzbein** *(Os ischii)* und dem **Schambein** *(Os pubis).* Im Laufe der Wachstumsperiode wachsen diese drei Knochen zusammen, so dass ihre Grenzen im Erwachsenenalter nicht mehr sichtbar sind.

Darmbein

Das **Darmbein** *(Os ilium)* als größter dieser drei Knochen bildet eine schaufelähnliche Platte, die **Darmbeinschaufel** *(Ala ossis ilii).* Sie umgibt die Organe des Unterbauches. Ihre obere Begrenzung, der **Darmbeinkamm** *(Crista iliaca),* ist bei den meisten Menschen gut im Lendenbereich zu tasten.

Da das Darmbein rotes, also blutbildendes Knochenmark enthält, ist der Darmbeinkamm – wie das Brustbein – eine gut zugängliche Stelle zur Knochenmarkpunktion.

Das Darmbein hat vier charakteristische Knochenvorsprünge: Die dorsalen Knochenvorsprünge heißen **hinterer unterer Darmbeinstachel** *(Spina iliaca posterior inferior)* und **hinterer oberer Darmbeinstachel** *(Spina iliaca posterior superior).* Der am weitesten vorspringende und als einziger leicht durch die Haut tastbare Vorsprung des Darmbeins wird **vorderer oberer Darmbeinstachel** *(Spina iliaca anterior superior)* genannt. Darunter liegt der **vordere untere Darmbeinstachel** *(Spina iliaca anterior inferior* ➤ Abb. 6.54, ➤ Abb. 6.55).

Sitz- und Schambein

Unterhalb des Darmbeins schließt sich das **Sitzbein** *(Os ischii)* an. Es ist ein gedrungener, etwas bogenförmiger Knochen, der an seinem Dorsalrand den **Sitzbeinstachel** *(Spina ischiadica)* sowie unten eine Verdickung besitzt, den **Sitzbeinhöcker** *(Tuber ischiadicum).* Dieser Höcker bildet den tiefsten Knochenpunkt unseres Beckens und ist beim Sitzen auf einem harten Stuhl gut zu spüren (im Stehen bedecken ihn die Gesäßmuskeln).

Als ebenfalls gebogener Knochen schließt sich das **Schambein** *(Os pubis)* an. Zwischen einer nach vorn medial gerichteten Fläche und dem Schambein der Gegenseite bleibt ein mit Knorpel ausgefüllter Spalt, die **Symphyse** *(Schambeinfuge).* Ein kleiner Vorsprung oberhalb dieser Gelenkfläche wird **Schambeinhöcker** *(Tuberculum pubicum)* genannt. Er ist der Teil des Schambeins, den man durch die Haut tasten kann.

Hüftgelenk und umgebende Strukturen

Anteile aller drei Hüftknochen bilden gemeinsam die **Hüftgelenkpfanne** *(Acetabulum),* eine schüsselförmige Vertiefung, die den Kopf des Oberschenkelknochens aufnimmt und mit ihm das Hüftgelenk bildet (➤ Abb. 6.54).

Da dieses Kugelgelenk nicht nur viele Bewegungen ermöglichen (➤ 6.7.3), sondern auch starke Gewichts- und Bewegungsbelastungen aushalten muss, ist es durch einen kräftigen Bandapparat gesichert. Der Bandapparat führt nicht nur die Bewegungen, sondern verhindert auch ein Abgleiten des Oberschenkelkopfes aus seiner Pfanne sowie eine Überstreckung des Gelenks. Dies

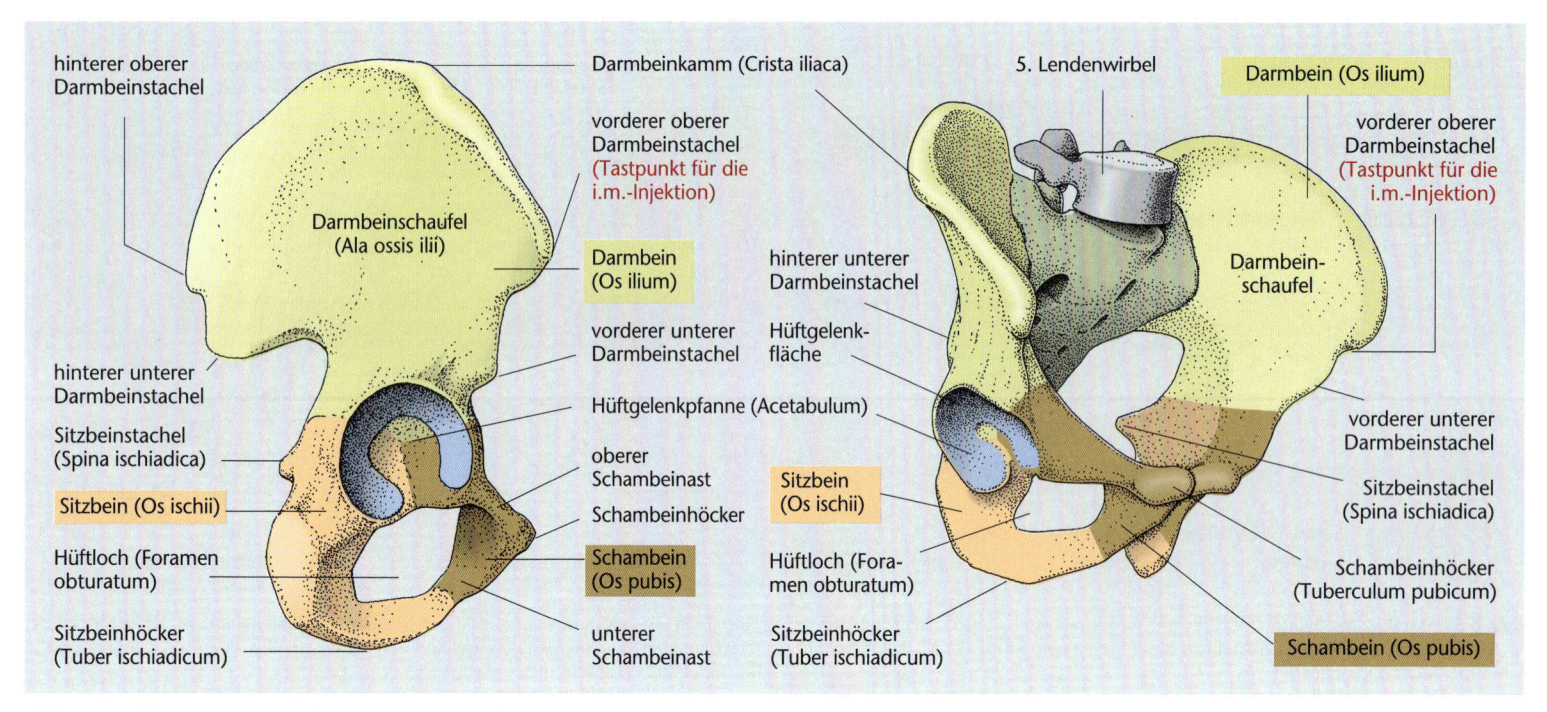

Abb. 6.54 Hüftbein (Os coxae) in der Seitenansicht. Darmbein, Sitzbein und Schambein bilden gemeinsam die Hüftgelenkpfanne.

wiederum führt dazu, dass das Becken nicht nach hinten abkippen kann, wenn man entspannt steht.

Die rahmenförmigen Bögen von Sitz- und Schambein sowie der Acetabulum-Rand umschließen das **Hüftloch** *(Foramen obturatum)*. Es ist durch eine derbe Bindegewebsmembran **(Membrana obturatoria)** verschlossen, die Gefäße und Nerven durchtreten lässt und den Ursprung für mehrere Muskeln bietet.

Angeborene Hüftdysplasie

Die häufigste angeborene Skeletterkrankung ist die **angeborene Hüftdysplasie**. Aus ungeklärter Ursache ist die Hüftgelenkpfanne zu steil und nicht tief genug. Durch die mangelnde Formgebung der Pfanne kommt es oft schon im Säuglingsalter zur Luxation (Auskugelung), in schweren Fällen besteht sie bereits bei der Geburt **(angeborene Hüftluxation)**.

Die Prognose hängt vor allem von einer frühzeitigen Diagnosestellung ab, weshalb die Ultraschalluntersuchung der Hüfte mittlerweile zum kinderärztlichen Vorsorgeprogramm für Neugeborene gehört. Dadurch kann heute meist durch spreizende Verbände eine Reposition (Wiedereinrenkung) und damit eine günstige Stellung für das weitere Wachstum erreicht werden (➤ Abb. 6.56). Eingreifendere Behandlungen sind weit seltener als früher erforderlich. Insbesondere bei verspäteter oder inkonsequenter Behandlung drohen Spät-

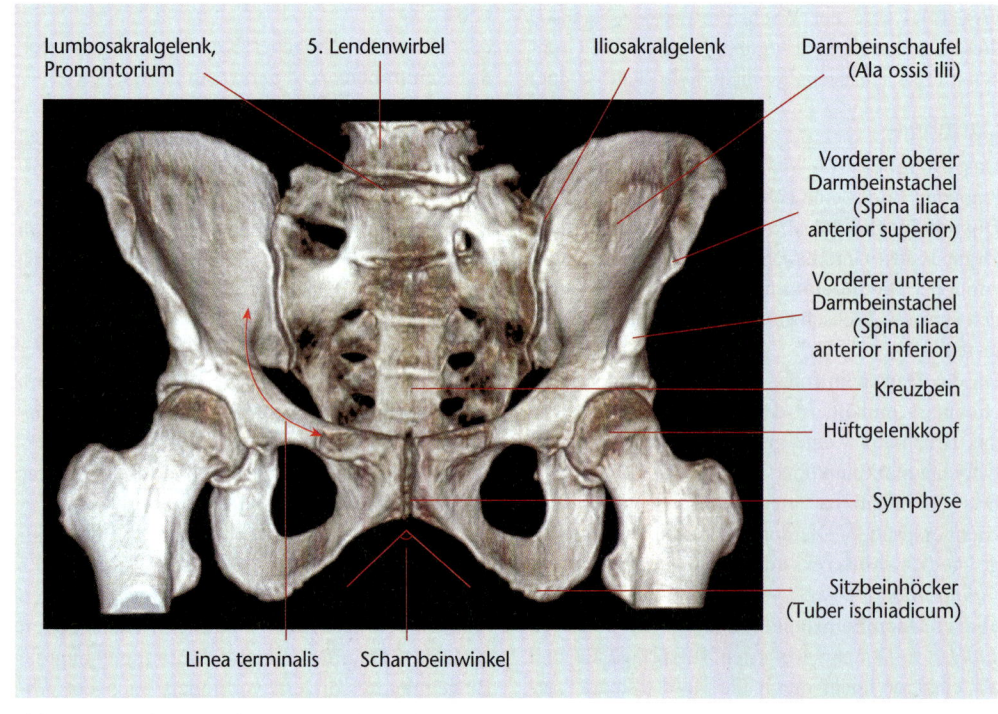

Abb. 6.55 Dreidimensionale Computerrekonstruktion eines weiblichen Beckens auf der Grundlage von Computertomographien.

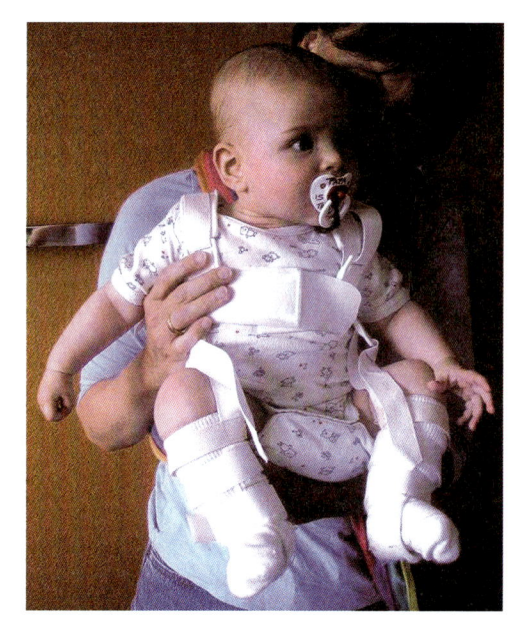

Abb. 6.56 Oft reicht zur Behandlung der Hüftdysplasie eine Spreizbandage oder -hose, die über der normalen Kleidung getragen und nur zur Körperpflege abgenommen wird. Das Kind ist hierdurch nur wenig beeinträchtigt. [T078]

BEWEGUNGSAPPARAT 119

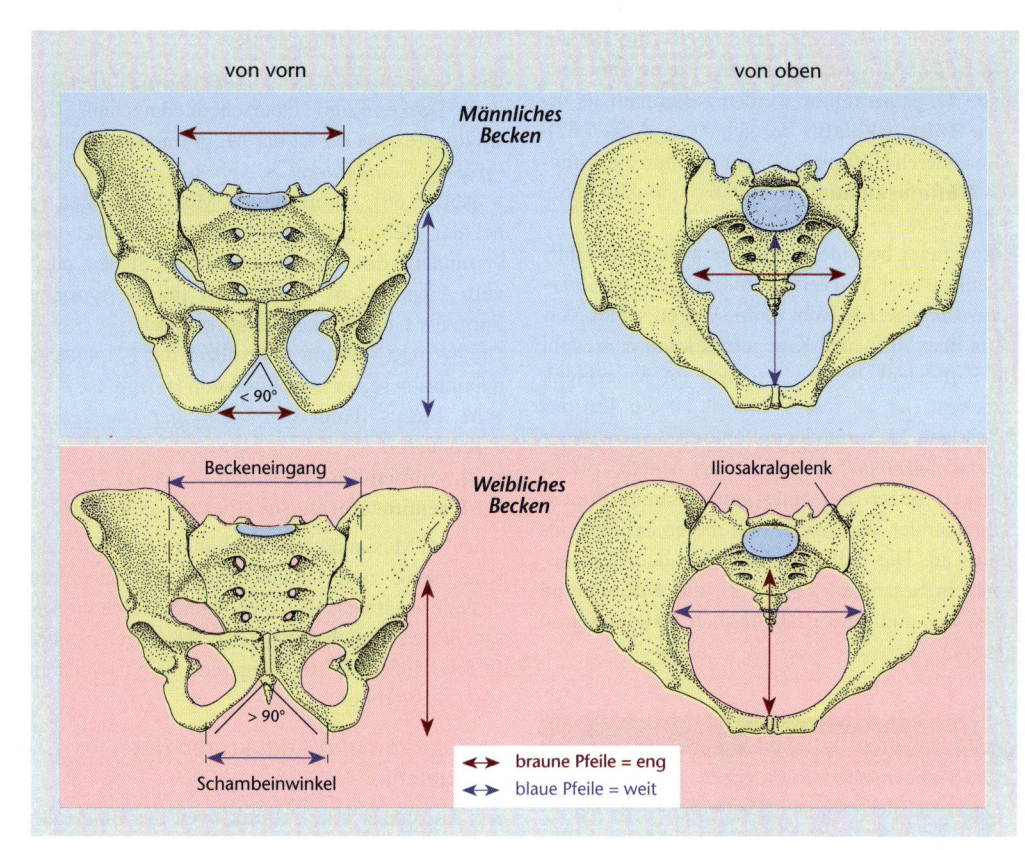

Abb. 6.57 Becken von Mann und Frau im Vergleich.

Alle Merkmale des weiblichen Beckens lassen sich aus den Erfordernissen des Geburtsvorgangs verstehen. Der Beckeneingang im Bereich der Linea terminalis muss ausreichend weit sein, damit das Kind bei der Geburt ins kleine Becken (den Geburtskanal) eintreten kann. Sodann verläuft der Geburtskanal bogenförmig nach vorne zur Symphyse. Dort bildet der Beckenausgang die zweite Engstelle des Geburtskanals. Außerdem wird das Bindegewebe in der Schwangerschaft durch hormonelle Einflüsse (➤ 21.7) lockerer. Damit verlieren auch die sehr straffen Bänder und knorpeligen Verbindungen des Beckenrings ihre Starrheit und werden elastisch. Das Becken kann sich so während der Geburt etwas weiten und das Kind durch den engen Geburtskanal leichter durchtreten lassen.

6.7.2 Beckenboden

Da der knöcherne Beckenausgang offen ist, auf ihm aber das Gewicht sämtlicher innerer Organe lastet, muss er durch eine Platte aus Muskeln und Bändern abgeschlossen werden. Diese untere Begrenzung des kleinen Beckens heißt **Beckenboden**. Die Muskeln des Beckenbodens halten dabei durch einen relativ straffen Grundtonus das Gewicht der Eingeweide. Zu ihnen zählen (➤ Abb. 6.58):

- **M. levator ani** *(Afterhebermuskel)*, der bis auf einen vorderen symphysennahen Bereich, den *Levatorschlitz*, den gesamten Beckenausgang auskleidet. Zusammen mit seinen Faszien wird er auch **Diaphragma pelvis** genannt. Der Levatorschlitz wird von unten durch das **Diaphragma urogenitale**, eine muskulös-sehnige Platte, verschlossen
- **M. transversus perinei profundus** *(tiefer querer Damm-Muskel)*, der sich zwischen beiden unteren Schambeinästen erstreckt (Teil des Diaphragma urogenitale)

schäden, vor allem eine frühzeitige *Hüftgelenkarthrose* (➤ 4.3.5).

Großes und kleines Becken

In seiner Gesamtheit erinnert das knöcherne Becken an einen kurzen Trichter. Die obere Öffnung dieses Trichters wird von den großen Darmbeinschaufeln gebildet. Unterhalb der Darmbeinschaufeln erfolgt schräg nach vorn unten der Beckenringschluss der beteiligten Knochen. Den hierdurch entstehenden nach innen vorspringenden Rand nennt man **Linea terminalis**. Der Bereich oberhalb dieser Linea terminalis wird als **großes Becken** bezeichnet. Unterhalb der Linie folgen ein Teil des Kreuzbeins mit Steißbein und die Bögen der Sitz- und Schambeine. Dieser engere Bereich des „Trichters" heißt **kleines Becken**. Der Kliniker meint das kleine Becken, wenn er nur von „Becken" spricht.

Weibliches und männliches Becken

Das Becken der Frau unterscheidet sich erheblich von dem des Mannes (➤ Abb. 6.57):

- Das weibliche Becken ist flacher und leichter als das männliche
- Der weibliche **Beckeneingang**, die von der Linea terminalis und dem Promontorium (➤ 6.3.3, Abb. 6.62) markierte Grenze zwischen großem und kleinem Becken, ist größer und rundlichoval, hingegen ist der männliche Beckeneingang herzförmig ausgebildet

- Der weibliche **Beckenausgang** – von Unterrand der Symphyse, Sitzbeinhöckern und Steißbeinspitze markiert – ist wesentlich weiter
- Der **Schambeinwinkel** (der Winkel zwischen den beiden unteren Schambeinästen ➤ Abb. 6.55, ➤ Abb. 6.57) ist bei der Frau stumpf (> 90°, deshalb als *Schambogen, Arcus pubis,* bezeichnet), beim Mann spitzwinklig (< 90°)
- Das weibliche Kreuzbein ist kürzer, breiter und im unteren Teil nach vorne gebogen.

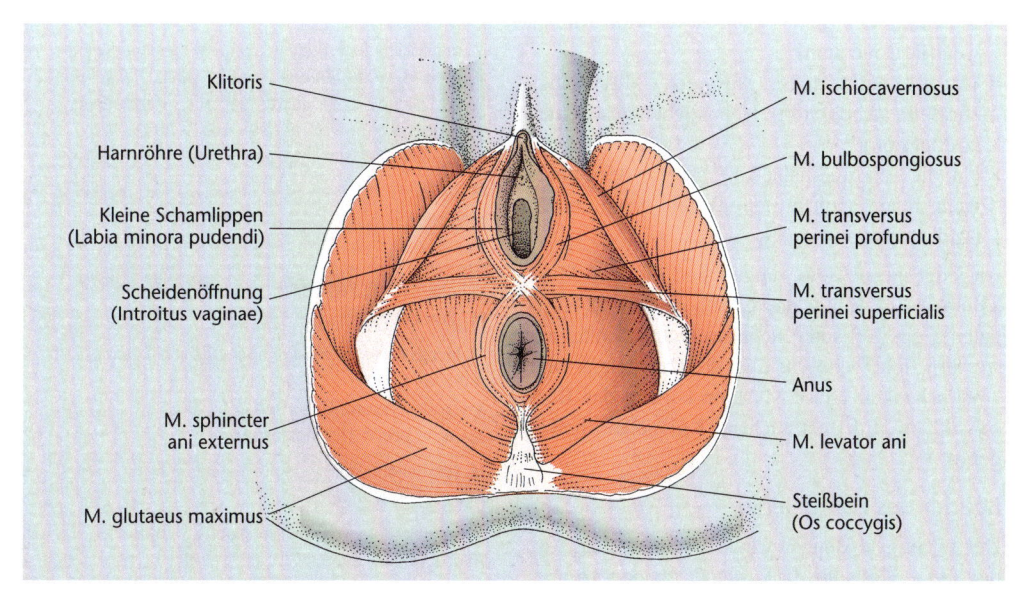

Abb. 6.58 Beckenboden der Frau.

- **M. transversus perinei superficialis** (*oberflächlicher querer Damm-Muskel*), der mit dem Diaphragma urogenitale verflochten ist
- **M. bulbospongiosus** (*Vorhofschwellkörpermuskel*), der zusammen mit dem *äußeren Afterschließmuskel* **(M. sphincter ani externus)** das Schließmuskelsystem für die im Becken festgehaltenen Organe Blase, Darm sowie Gebärmutter und Scheide unterstützt
- **M. ischiocavernosus** (*Sitzbein-Schwellkörper-Muskel*), der zwischen seitlichem Sitzbeinast und Schwellkörper von Penis bzw. Klitoris verläuft.

Beckenbodenschwäche

Unter der Geburt wird die Beckenbodenmuskulatur der Frau stark gedehnt, oft sogar überdehnt. Kehren die Beckenbodenmuskeln nicht mehr zu ihrem straffen Grundtonus zurück, was vor allem nach mehreren Geburten vorkommt, so senken sich in den folgenden Jahrzehnten die Organe im kleinen Becken durch die Last der Eingeweide ab. Diese Senkung führt zu einer ungenügenden Funktion des Schließmuskelsystems. Folge können eine *Harninkontinenz* (unwillkürliches Wasserlassen ▶ 19.5.5) oder sogar ein Gebärmuttervorfall (*Uterusprolaps*) sein. Vorbeugend sollte jede Frau nach der Geburt deshalb *Beckenbodengymnastik* betreiben, das heißt ihre Beckenbodenmuskulatur nach Anleitung durch regelmäßig wiederholtes Anspannen und Wiederlockerlassen trainieren.

6.7.3 Muskeln der Hüftregion

Die meisten Muskeln der Hüftregion ziehen zum Oberschenkel und bewegen das Bein im Hüftgelenk, dem größten Kugelgelenk des Menschen, um alle drei Achsen:
- Um die Horizontalachse: Beugung des Beines nach vorn gegen den Rumpf (Anteversion), Streckung des Beines nach hinten vom Rumpf weg (Retroversion)
- Um die Sagittalachse: Abspreizen des Beines zur Seite (Abduktion), Heranziehen des Beines (Adduktion)
- Um die Longitudinalachse: Drehung des Beines nach innen (Innenrotation) und nach außen (Außenrotation).

An jeder dieser Bewegungen sind mehrere Muskeln beteiligt. Einige davon ziehen über das Hüftgelenk; ein Teil setzt nicht am Oberschenkel an, sondern zieht weiter bis über das Kniegelenk zum Unterschenkel. Diese Muskeln können das Bein sowohl im Hüft- als auch im Kniegelenk bewegen.

Beuger des Hüftgelenks

Der wichtigste Beugemuskel des Hüftgelenks ist der **M. iliopsoas** (*Darmbein-Lenden-Muskel*, ▶ Tab. 6.8). Er hat zwei Anteile, den **M. iliacus** (*Darmbeinmuskel*) und den **M. psoas major** (*großer Lendenmuskel*), die funktionell eine Einheit bilden. Der M. iliopsoas und der kleine unbedeutende **M. psoas minor** werden zusammen als **innere Hüftmuskulatur** bezeichnet (▶ Abb. 6.62). Alle anderen Hüftmuskeln rechnet man zur **äußeren Hüftmuskulatur** (▶ Abb. 6.61, ▶ Abb. 6.62, ▶ Tab. 6.9).

Ein weiterer bedeutender Beugemuskel des Hüftgelenks ist der **M. rectus femoris** (*gerader Oberschenkelmuskel* ▶ Abb. 6.66). Wegen seines Verlaufs über Hüft- und Kniegelenk kann er sowohl im Hüftgelenk beugen als auch im Kniegelenk strecken. Der M. rectus femoris ist ein Teil des mächtigen **M. quadriceps femoris** (*vierköpfiger Oberschenkelmuskel*). Alle vier Anteile dieses Muskels setzen mit einer gemeinsamen breiten Sehne an der Vorderseite des oberen Schienbeinendes an. Die Sehne enthält über dem Kniegelenk ein Sesambein (▶ 5.1.2), die **Kniescheibe (Patella)**, und wird deshalb auch **Patellarsehne** genannt.

Patellarsehnenreflex

Bei der neurologischen Untersuchung löst der Arzt den Patellarsehnenreflex (▶ 8.6.1) aus. Dazu wird z. B. mit einem Hämmerchen bei locker herabhängendem Unterschenkel etwas unterhalb der Kniescheibe auf die Quadrizepssehne geschlagen. Der M. quadriceps kontrahiert sich reflektorisch, der Unterschenkel bewegt sich nach oben.

Strecker des Hüftgelenks

Die Streckmuskeln ziehen *hinter* dem Hüftgelenk vom Becken zum Oberschenkelknochen. Der wichtigste Strecker ist der **M. glutaeus maximus** (*größter Gesäßmuskel* ▶ Abb. 6.7, ▶ Abb. 6.62, ▶ Abb. 6.66), ein mächtiger Muskel, der zudem bei der Hebung des Oberkörpers mitwirkt und verhindert, dass der Rumpf beim Stehen nach vorn kippt. Er ist maßgeblich für die typische Form der Gesäßbacken verantwortlich.

Drei weitere Muskeln unterstützen den M. glutaeus maximus in seiner Streckfunktion (▶ Tab. 6.8):
- **M. biceps femoris** (*zweiköpfiger Oberschenkelmuskel*)
- **M. semitendinosus** (*Halbsehnenmuskel*)
- **M. semimembranosus** (*Plattsehnenmuskel*).

Alle drei Muskeln verlaufen hinter dem Hüft- und Kniegelenk zum Unterschenkel und fungieren deshalb zusätzlich als Kniebeuger. Da sich ihr Ansatz hinten seitlich unterhalb des Kniegelenks befindet, können sie im Kniegelenk auch nach innen bzw. außen rotieren.

Abduktoren und Adduktoren des Hüftgelenks

Als Abspreizer bzw. **Abduktoren** des Beines im Hüftgelenk verlaufen der *mittlere* und *kleinste Gesäßmuskel* **(M. glutaeus medius** und **minimus),** halb bedeckt vom großen Gesäßmuskel, von der Außenfläche der Darmbeinschaufel hinab zum Trochanter major (▶ 6.8.1) des Oberschenkelkno-

MUSKEL	URSPRUNG (U)	ANSATZ	FUNKTION
Beuger des Oberschenkels im Hüftgelenk			
M. iliacus (*Darmbeinmuskel*)	Innenseite des Darmbeinkammes	Trochanter minor des Oberschenkelknochens	Wichtigster Beuger im Hüftgelenk (zusammen mit M. psoas major), Rotation
M. psoas major (*großer Lendenmuskel*)	Lendenwirbelkörper	Trochanter minor des Oberschenkelknochens	Wichtigster Beuger im Hüftgelenk (zusammen mit M. iliacus), Beugung der Wirbelsäule
M. quadriceps femoris (*vierköpfiger Oberschenkelmuskel*) mit **M. rectus femoris** (*gerader Oberschenkelmuskel*, U Darmbein), **M. vastus medialis, intermedialis** und **lateralis** (*innerer, mittlerer und äußerer Oberschenkelmuskel*, alle U Oberschenkelknochenschaft)		Patella, über das Ligamentum patellae an der Tuberositas tibiae	Streckung des Kniegelenks; M. rectus femoris zudem Beugung im Hüftgelenk
M. sartorius (*Schneidermuskel*)	Spina iliaca anterior superior des Darmbeins	Medial der Tuberositas tibiae	Beugung, Abduktion und Außenrotation im Hüft-, Innenrotation im Kniegelenk
Strecker des Oberschenkels im Hüftgelenk			
M. glutaeus maximus ▶ Tab. 6.9			
M. biceps femoris (*zweiköpfiger Oberschenkelmuskel*) mit zwei Köpfen: • Caput longum. U: Hinterfläche Sitzbein • Caput breve. U: Linea aspera		Wadenbeinköpfchen	Beugung und Außenrotation im Kniegelenk. Caput longum zusätzlich Hüftstreckung
M. semitendinosus (*Halbsehnenmuskel*)	Hinterfläche Sitzbein	Medial der Tuberositas tibiae	Streckung im Hüftgelenk, Beugung im Kniegelenk
M. semimembranosus (*Plattsehnenmuskel*)	Hinterfläche Sitzbein	Medialer Kondylus des Schienbeins, hinterer Anteil der Gelenkkapsel	Streckung im Hüft-, Beugung und Innenrotation im Kniegelenk

Tab. 6.8 Beuger und Strecker im Hüftgelenk.

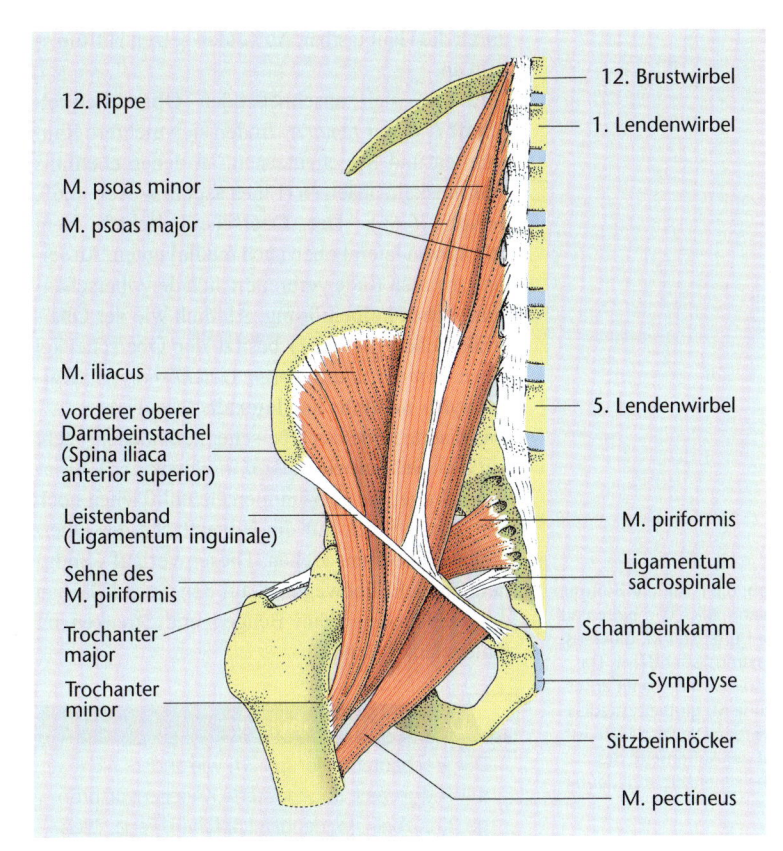

Abb. 6.59 Die innere Hüftmuskulatur, Beuger im Hüftgelenk. M. iliacus und M. psoas major vereinigen sich zum M. iliopsoas und ziehen unter dem Leistenband zum Oberschenkelknochen. Der schlanke M. psoas minor strahlt in die Faszie des M. iliopsoas ein – er hat beim Menschen nur eine untergeordnete Bedeutung. Der M. pectineus ist neben seiner Funktion als Hüftbeuger ein Adduktor und wird zu diesen gezählt.

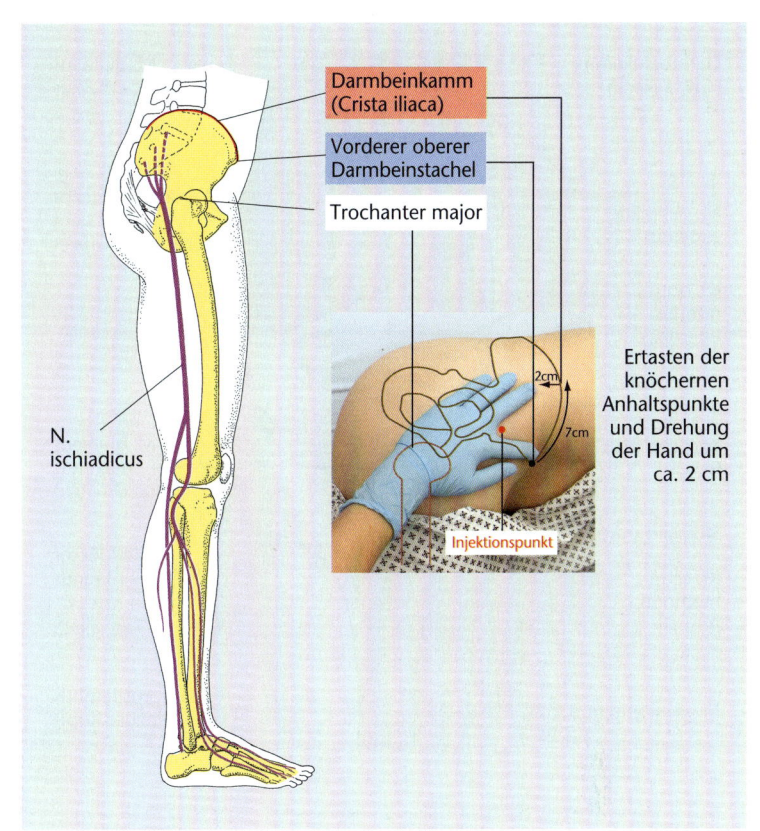

Abb. 6.60 Intramuskuläre Injektion in den M. glutaeus medius nach *von Hochstetter,* auch *ventroglutäale Injektion* genannt. Markante Orientierungspunkte, die durch die Haut getastet werden können, sind die Crista iliaca, die Spina iliaca anterior superior und der Trochanter major. Nach Ertasten der knöchernen Anhaltspunkte wird die Hand zur Ermittlung der Injektionsstelle um ca. 2 cm gedreht. [Foto: K115]

chens. Sie haben auch eine wichtige statische Aufgabe: Sie verhindern beim Laufen ein Abkippen des Beckens zu der Seite, auf der das Bein gehoben und der nächste Schritt eingeleitet wird. Durch Kontraktion auf der Seite des jeweiligen Standbeins ziehen sie das Becken dort etwas hinunter. Das gleichzeitige Anheben der Gegenseite ermöglicht den nächsten Schritt. Die Mm. glutaeus medius und minimus unterstützen auch die Innen- und Außenrotation des Beines im Hüftgelenk. Sind diese Muskeln beidseitig gelähmt oder insuffizient, so kommt es zum „Watschelgang" *(Duchenne-Hinken),* weil das Becken bei jedem Schritt zur Seite abkippt *(Trendelenburg-Zeichen).* Fünf Muskeln **(Adduktoren)** ziehen das Bein nach Spreizung wieder an den Körper heran (➤ Abb. 6.63). Vier ziehen von Sitz- und Schambein zur Innenseite des Oberschenkelknochens und setzen dort an einer rauen Knochenleiste an. Diese verläuft über den gesamten Oberschenkelschaft nach unten und wird **Linea aspera** genannt. Der M. adductor magnus zieht außerdem bis zum Epicondylus medialis des Oberschenkelknochens, der M. gracilis setzt am Schienbein an (➤ Abb. 6.67). Zu den Adduktoren gehören:

- **M. adductor longus** *(langer Oberschenkelanzieher)*
- **M. adductor brevis** *(kurzer Oberschenkelanzieher)*
- **M. adductor magnus** *(großer Oberschenkelanzieher)*
- **M. gracilis** *(Schlankmuskel)*
- **M. pectineus** *(Kamm-Muskel).*

Fascia lata

Alle Muskeln, die außen am Oberschenkel entlangziehen (äußere Hüftmuskulatur ➤ Abb. 6.61, ➤ Tab. 6.9), werden durch eine derbe Bindegewebshülle, die **Fascia lata** (Oberschenkelbinde), zusammengehalten. Diese ist an der Außenseite des Oberschenkels verstärkt **(Tractus iliotibialis)** und wird dort durch einen eigenen Muskel (**M. tensor fasciae latae** ➤ Abb. 6.66) gespannt. Von der Spina iliaca anterior superior kommend, strahlt der M. tensor fasciae latae sehnig in die seitliche Fascia lata ein und setzt über diese an der Außenseite des Unterschenkels an. So hat er zusätzlich im Hüftgelenk beugende und im Kniegelenk außenrotierende Funktion. Er führt beim Gehen das Bein nach vorn. Der M. tensor fasciae latae reduziert außerdem die Biegebelastung des Oberschenkelknochens.

> **Intramuskuläre Injektion**
>
> Die meisten intramuskulären Injektionen werden in den gut durchbluteten mittleren Gesäßmuskel (M. glutaeus medius) verabreicht *(ventroglutäale Injektion nach von Hochstetter).* Um große Gefäße und Nerven sicher zu schonen, kommt aber nur ein kleiner Bezirk für die Spritze in Frage. Als knöcherne Tastpunkte dienen vorderer oberer Darmbeinstachel, Darmbeinkamm und Trochanter major. Der sichere Injektionspunkt nach Hochstetter liegt zwischen den Grundgliedern der beiden tastenden Finger (➤ Abb. 6.60). Alternativen für die intramuskuläre Injektion sind der M. vastus lateralis des Oberschenkels und (vor allem für Impfungen) der M. deltoideus am Oberarm.
>
> Vor einer intramuskulären Injektion ist stets ein Aspirationsversuch durchzuführen. Wird dabei Blut aufgesogen, ist das ein Zeichen dafür, dass ein Blutgefäß punktiert wurde. Der Eingriff muss dann abgebrochen und die Spritze samt Kanüle und Medikament verworfen werden. Das Medikament muss mit neuer Spritze und neuer Kanüle neu aufgezogen und an anderer Stelle injiziert werden.

6.8 Untere Extremität

Auch bei der unteren Extremität lassen sich drei Abschnitte unterscheiden: der über das Becken mit dem Rumpf verbundene Oberschenkel, der Unterschenkel und der Fuß.

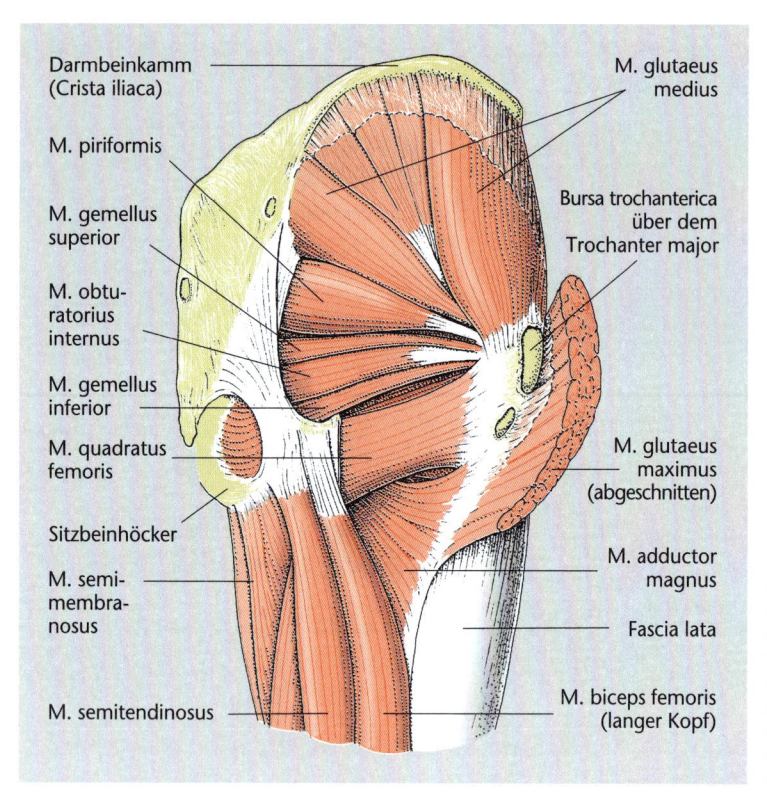

Abb. 6.61 Äußere Hüftmuskulatur. Blick von hinten auf die Hüfte. Der M. glutaeus maximus ist entfernt. Darunter wird der breit ansetzende M. glutaeus medius sichtbar. Die Fascia lata ist auf der Außenseite des Oberschenkels angedeutet.

6.8.1 Oberschenkel

Der **Oberschenkelknochen** (*Femur*, ▶ Abb. 6.64) ist der längste und schwerste Knochen des Körpers. An seinem proximalen Ende befindet sich der **Oberschenkelkopf** (*Caput femoris*), der mit dem Acetabulum des Beckens das Hüftgelenk bildet.

Der Knochenschaft ist über den schräg abzweigenden **Schenkelhals** (*Collum femoris*) mit dem Oberschenkelkopf verbunden. Am Übergang vom Schenkelhals zum Schaft befinden sich zwei Knochenvorwölbungen: oben-seitlich der *große* und dorsomedial der *kleine Rollhügel* (**Trochanter major** und **minor**). Der Trochanter major ist gut durch die Haut tastbar. An beiden setzen Hüftmuskeln an.

Auf dem sich anschließenden **Oberschenkelschaft** (*Corpus femoris*) finden sich mehrere Rauigkeiten und Knochenleisten, an denen ebenfalls Hüftmuskeln ansetzen (Linea aspera ▶ Abb. 6.63, ▶ Abb. 6.64). Der Oberschenkelschaft zieht schräg von lateral oben nach medial unten. An seinem distalen Ende verbreitert sich der Oberschenkelknochen kolbenförmig. Ähnlich wie der Oberarmknochen (▶ 6.6.1) besitzt der Oberschenkel einen *inneren* und *äußeren Gelenkknorren* (**Epicondylus medialis** und **lateralis femoris**).

Das distale Ende des Oberschenkelknochens steht mit dem **Schienbein** (*Tibia*) in gelenkiger Verbindung, wobei die gekrümmten Gelenkflächen noch ein kleines Stück auf die Hinterfläche des Oberschenkelknochens ziehen. Dieser Verlauf ermöglicht eine „Rollbewegung" auf den Gelenkflächen des Schienbeins beim Beugen und Strecken im Kniegelenk (▶ 6.8.2).

> **Dekubitusprophylaxe**
>
> Der Trochanter major gehört, wie andere nicht mit Fettgewebe abgepolsterte Knochenvorsprünge (Kreuzbein, Wadenbeinköpfchen, Ferse, Ellenbogen und Hinterhaupt), zu den dekubitusgefährdeten Stellen (Dekubitus = wund liegen ▶ 7.5.9). Bei bettlägerigen Patienten unterpolstern die Pflegenden diese Stellen gut oder lagern sie frei und entlasten sie von Druck durch regelmäßiges Umlagern. Ergänzend beobachten die Pflegenden sorgfältig die gefährdeten Körperstellen beim Umlagern und bei der Körperpflege.

Schenkelhalsfraktur

Eine der häufigsten Frakturen bei älteren Menschen ist die **Schenkelhalsfraktur** *(SHF)*. Der Schenkelhals ist durch Druck- und Scherkräfte sehr belastet. Wenn die Knochen im höheren Alter durch Osteoporose (▶ 5.4) brüchig werden, bricht der Schenkelhals schon bei geringfügigen Unfällen, z. B. beim Ausrutschen auf nassem Laub.

Älteren Patienten mit Schenkelhalsfrakturen wird heute fast immer operativ eine *Endoprothese* (▶ Abb. 6.65) eingesetzt, meist eine **Totalendoprothese** (*TEP*, also Kopf- und Pfannenprothese), sehr alten Menschen zur Verringerung des Operationsrisikos evtl. nur eine *Kopfendoprothese* (**Hemi-Endoprothese**, *HEP*). Dadurch kann der Patient in der Regel schnell mobilisiert und können Komplikationen durch längere Bettlägerigkeit verhindert werden.

Bricht sich ein jüngerer Mensch den Schenkelhals, so muss in den meisten Fällen ebenfalls operiert werden. Hier werden die Knochenteile jedoch bevorzugt operativ zusammengeführt (*Osteosynthese*), da Endoprothesen mit einer für jüngere Patienten erforderlichen Haltbarkeit von 30–50 Jahren noch nicht existieren.

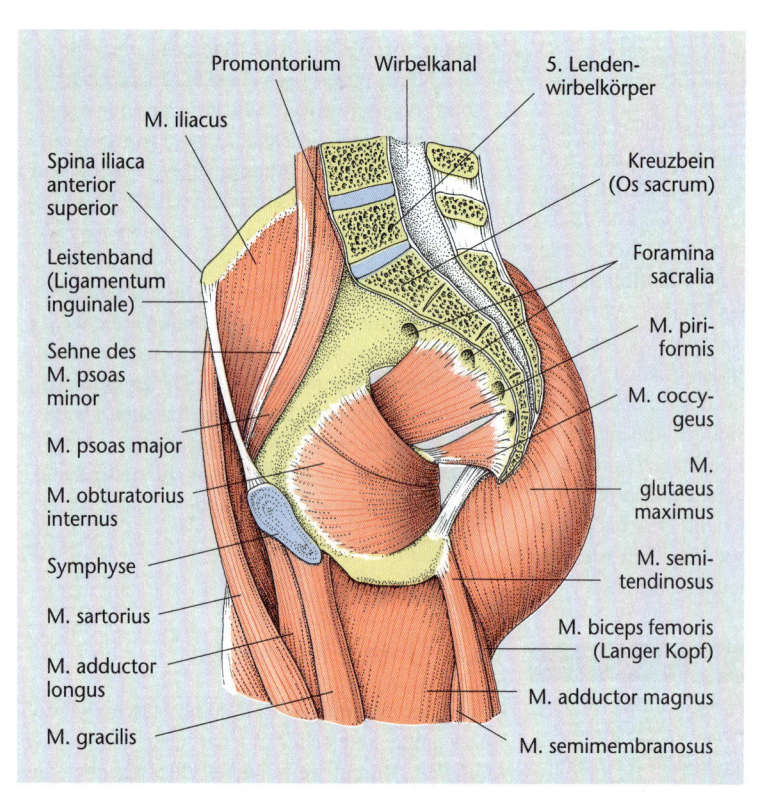

Abb. 6.62 Innere und äußere Hüftmuskulatur. Blick von innen auf die längs aufgeschnittene Hüfte. Der M. obturatorius internus und der M. piriformis werden sichtbar – sie sind beide Außenrotatoren. Der M. coccygeus ist bei vielen Menschen nur verkümmert angelegt.

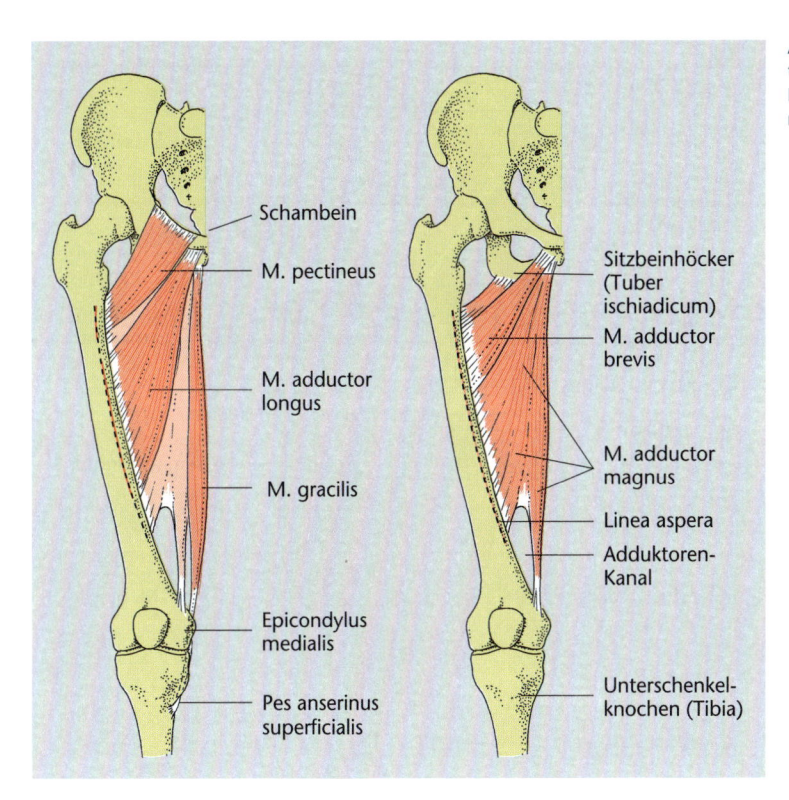

Abb. 6.63 (links): Adduktoren des Oberschenkels. Links die oberflächliche, rechts die tiefere Schicht.

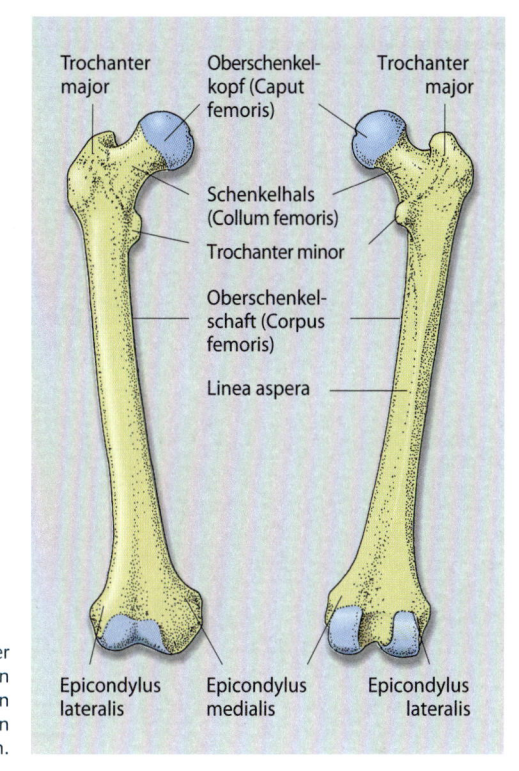

Abb. 6.64 (rechts): Rechter Oberschenkelknochen (Femur); links Ansicht von vorn, rechts Ansicht von hinten.

Oberschenkelmuskulatur

Die Muskeln der unteren Extremität sind viel mächtiger als die der oberen, da jedes Bein große Gewichte stabilisieren, halten und bewegen muss. Die meisten Muskeln des Oberschenkels entspringen schon oberhalb des Hüftgelenks und verlaufen häufig über zwei Gelenke, also über das Knie hinaus. Sie ermöglichen so Bewegungen sowohl im Hüftgelenk als auch im Kniegelenk (➤ Abb. 6.66, ➤ Abb. 6.67, ➤ Tab. 6.10).

6.8.2 Kniegelenk

Das **Kniegelenk** (➤ Abb. 6.68) ist das größte Gelenk des Körpers. Beteiligt sind die Gelenkflächen der Kondylen von Oberschenkelknochen und Schienbein. Anders als im Hüftgelenk sind im Kniegelenk wegen der engen Bandführung fast nur Beuge- und Streckbewegungen ausführbar. Nur im gebeugten Zustand ist zusätzlich eine geringe Innen- und Außenrotation möglich. Geführt wird das Kniegelenk vor allem durch Bänder.
Zur Vergrößerung der Gelenkfläche und zum Ausgleich von Knochenunebenheiten sind zwei knorpelige Strukturen, die *Menisken,* zwischengeschaltet. Diese liegen medial und lateral und werden demgemäß als **Innen-** und **Außenmeniskus** bezeichnet. Der innere hat eine Halbmond-, der äußere eine nahezu geschlossene Kreisform (➤ Abb. 6.68). Sie sind zwar an ihrem verdickten Außenrand mit der Gelenkkapsel verwachsen, aber doch so beweglich, dass sie noch auf den Gelenkflächen des Schienbeins verschieblich sind. So bieten sie dem Oberschenkelknochen eine der jeweiligen Gelenkstellung angepasste Pfanne. Weil die Menisken außerdem eine gewisse Elastizität besitzen, glei-

MUSKEL	URSPRUNG	ANSATZ	FUNKTION
M. glutaeus maximus (größter Gesäßmuskel)	Darm-, Kreuz-, Steißbein, Aponeurosis sacrospinalis	Tractus iliotibialis der Fascia lata, Oberschenkel	Streckung, Außenrotation und Abduktion des Oberschenkels
M. glutaeus medius (mittlerer Gesäßmuskel), M. glutaeus minimus (kleinster Gesäßmuskel)	Darmbein	Oberschenkel (Trochanter major)	Abduktion des Oberschenkels, teils Innen-, teils Außenrotation
M. tensor fasciae latae (Spanner der Oberschenkelbinde)	Spina iliaca anterior superior	Über den Tractus iliotibialis lateral von der Tuberositas tibiae	Beugung und Abduktion des Oberschenkels
M. piriformis (birnenförmiger Muskel)	Innenfläche des Kreuzbeines	Trochanter major	Außenrotation und Abduktion
M. obturatorius internus (innerer Hüftlochmuskel), M. obturatorius externus (äußerer Hüftlochmuskel)	Verschlussmembran und Rahmen des Foramen obturatum (Innen- bzw. Außenfläche)	Zwischen den Trochanteren	Außenrotation
M. gemellus superior (oberer Zwillingsmuskel, M. gemellus inferior (unterer Zwillingsmuskel)	Sitzbeinstachel bzw. Sitzbeinhöcker	Sehne des M. obturatorius internus	Außenrotation und Adduktion des Oberschenkels
M. quadratus femoris (viereckiger Oberschenkelmuskel)	Sitzbeinhöcker	Zwischen den Trochanteren	Außenrotation und Adduktion des Oberschenkels

Tab. 6.9 Die äußeren Hüftmuskeln.

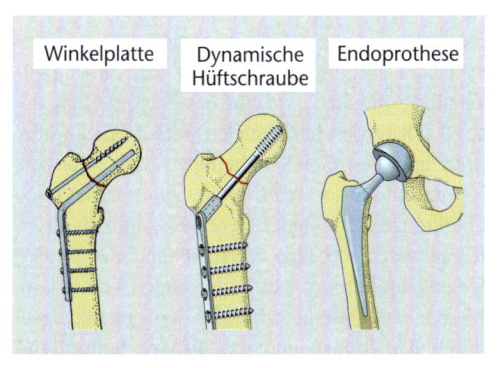

Abb. 6.65 Verschiedene Operationsverfahren bei Schenkelhalsfraktur. Das im Einzelfall angewandte Verfahren hängt von der Lokalisation der Fraktur und vom Zustand und Alter des Patienten ab.

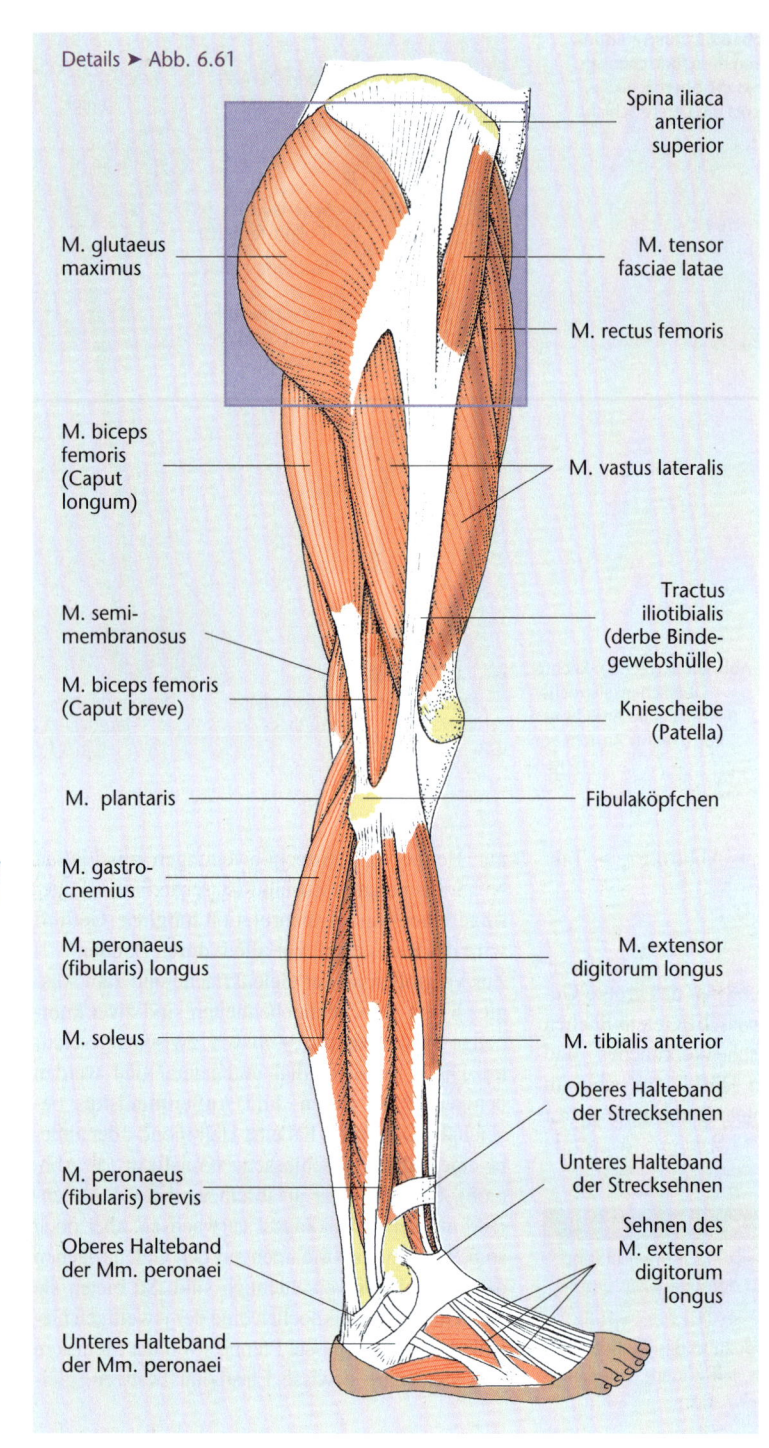

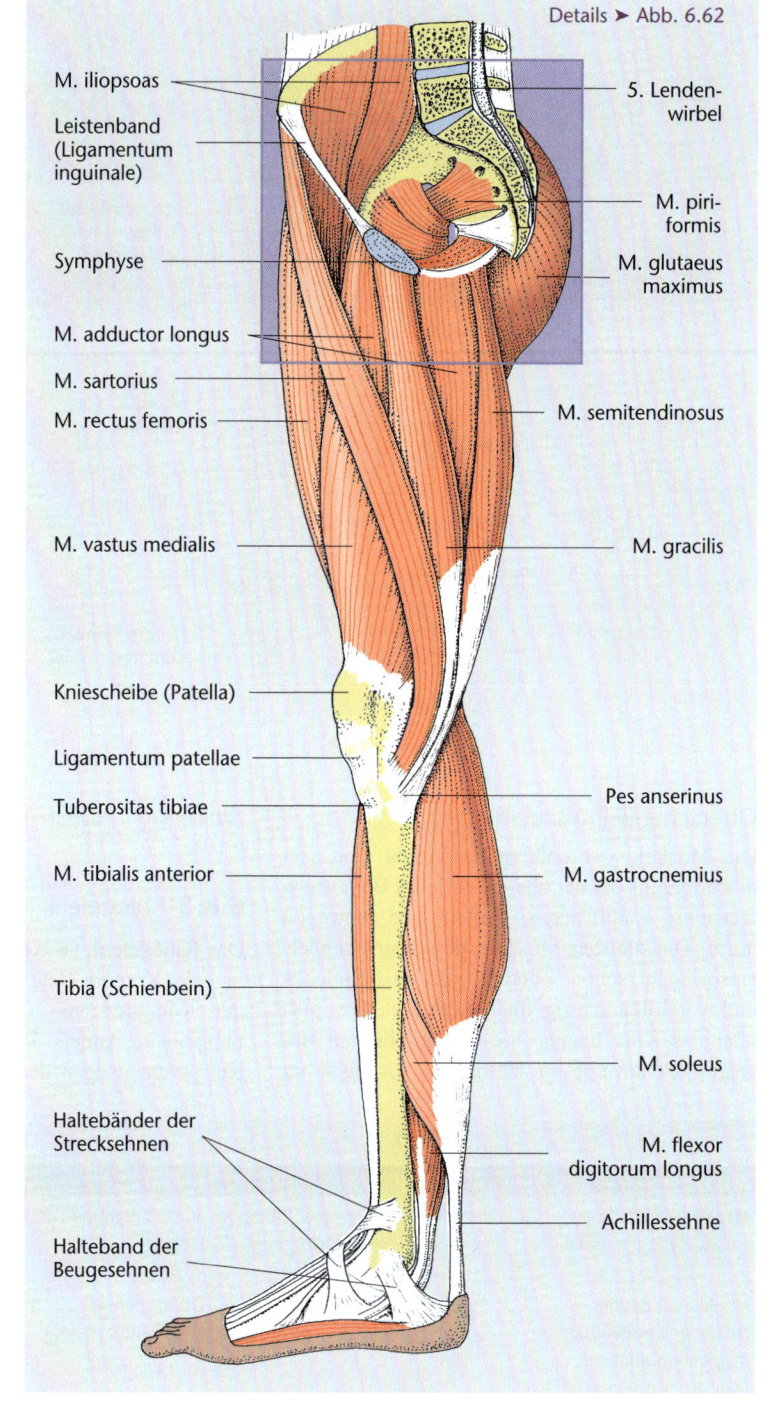

Abb. 6.66 Beinmuskulatur, Ansicht von lateral.

Abb. 6.67 Beinmuskulatur, Ansicht von medial.

chen sie Belastungen aus, die auf das Knie einwirken und ermöglichen so eine bessere Verteilung der auf den Knorpel einwirkenden großen Druckkräfte. Innerhalb des Gelenks befinden sich auch die **Kreuzbänder** (➤ Abb. 6.68), zwei starke, sich überkreuzende Bänder (*vorderes* und *hinteres Kreuzband*), die eine Verschiebung der beiden Gelenkanteile nach vorn oder hinten verhindern. Medial und lateral wird die Kniegelenkkapsel durch das **innere** und das **äußere Seitenband** (kurz *Innen-* bzw. *Außenband*) verstärkt, deren kräftige Faserzüge die vorn gelegene Patellarsehne ergänzen.

Unter maximalen Belastungen, z. B. während des Sports, können sowohl Menisken als auch Kreuzbänder und Seitenbänder an- oder durchreißen. Am häufigsten ist davon der Innenmeniskus betroffen, da er über die Gelenkkapsel mit dem Innenband verwachsen und deshalb etwas weniger flexibel ist (➤ Abb. 6.69).
Am Kniegelenk ist außerdem die knorpelige Rückseite der **Kniescheibe** *(Patella)* beteiligt. Diese ist in die Sehne des M. quadriceps femoris (Patellarsehne) eingelagert, die das Kniegelenk ventral überzieht und an einer Rauigkeit des Schienbeins unterhalb des Kniegelenks ansetzt.

Unterhalb der Patella befindet sich ein verformbarer Fettkörper, dessen Gestalt sich der Stellung des Kniegelenks anpasst (➤ Abb. 6.68). Damit keine Schäden an den über das Gelenk ziehenden Sehnen entstehen, sind an besonderen Reibungspunkten oberhalb, vor und unterhalb des Knies Schleimbeutel eingelassen (*Recessus suprapatellaris*, *Bursa prae-* und *infrapatellaris*). Der Recessus steht mit der Gelenkhöhle in Verbindung, die Bursen nicht.
Das Kniegelenk wird schließlich auch durch die darauf wirkende Muskulatur stabilisiert und in physiologischen Bewegungsmustern geführt (➤ 6.7.3,

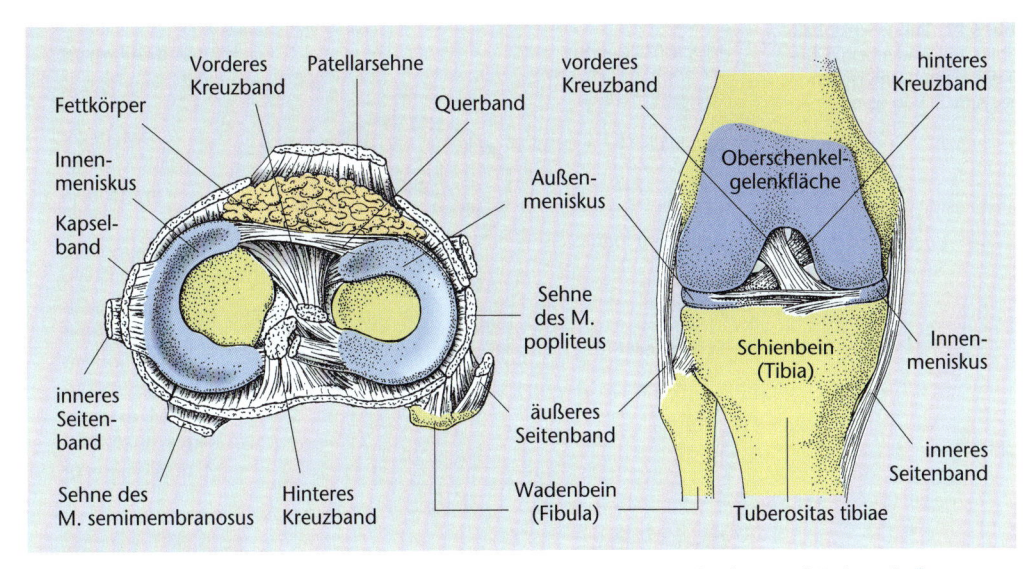

Abb. 6.68 Blick auf das eröffnete rechte Kniegelenk von oben und von vorne. Die beiden Kreuzbänder verlaufen zwar diagonal über Kreuz *durch* das Kniegelenk, werden aber nicht von Synovialmembran überzogen (➤ 5.2.2). Sie liegen also *außerhalb* der eigentlichen Gelenkhöhle.

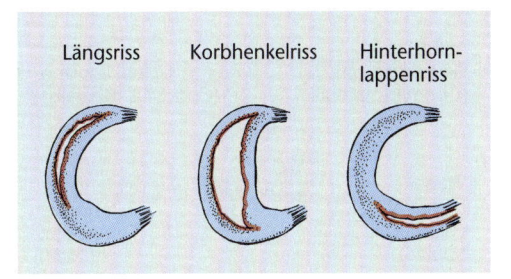

Abb. 6.69 Typische Rissformen des Innenmeniskus.

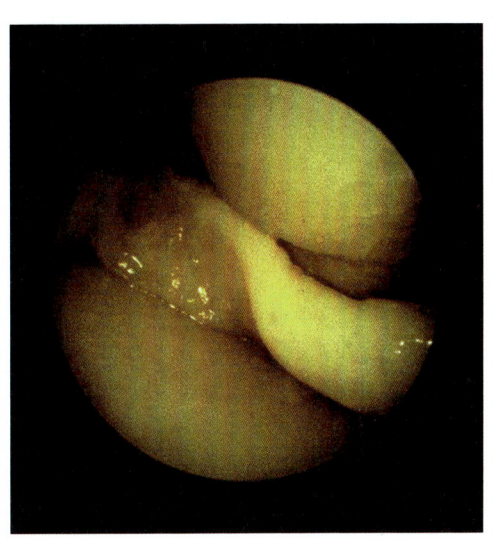

Abb. 6.70 Dieser Befund einer Gelenkspiegelung (Arthroskopie) zeigt eine ausgeprägte Meniskusschädigung. [M158]

➤ Tab. 6.9, ➤ Tab. 6.10). Diese Muskeln entspringen größtenteils im Beckenbereich. Ein einziger kleiner Muskel, der **M. popliteus** *(Kniekehlenmuskel)*, gehört ausschließlich zum Kniegelenk und unterstützt dort die Beugung und die Innenrotation des Unterschenkels. Außerdem zieht er den Außenmeniskus bei der Kniebeugung nach hinten und verhindert die Einklemmung der Gelenkkapsel.

MUSKEL	URSPRUNG (U)	ANSATZ	FUNKTION
M. biceps femoris *(zweiköpfiger Oberschenkelmuskel)*	Zweiköpfig: ➤ Caput longum: Hinterfläche Sitzbein ➤ Caput breve: Linea aspera	Wadenbeinköpfchen	Beugung und Außenrotation im Kniegelenk, Caput longum zusätzlich Hüftstreckung
M. sartorius *(Schneidermuskel)*	Spina iliaca anterior superior	Medial der Tuberositas tibiae als Pes anserinus superficialis (mit M. semitendinosus und M. gracilis)	Beugung und Abduktion im Hüftgelenk, Innenrotation im Knie
M. gracilis *(Schlankmuskel)*	Unterer Schambeinast	Medial der Tuberositas tibiae (Pes anserinus superficialis)	Adduktion im Hüftgelenk, Beugung und Innenrotation im Kniegelenk
M. semitendinosus *(Halbsehnenmuskel)*	Hinterfläche Sitzbeinhöcker	Medial der Tuberositas tibiae (Pes anserinus superficialis)	Streckung im Hüft-, Beugung und Innenrotation im Kniegelenk
M. semimembranosus *(Plattsehnenmuskel)*	Hinterfläche Sitzbeinhöcker	Medialer Kondylus des Schienbeins, hinterer Anteil der Gelenkkapsel	Streckung im Hüft-, Beugung und Innenrotation im Kniegelenk
M. quadriceps femoris *(vierköpfiger Oberschenkelmuskel)* aus **M. rectus femoris** *(gerader Oberschenkelmuskel,* U Darmbein oberhalb des Hüftgelenks), **M. vastus medialis, M. vastus lateralis** und **M. vastus intermedius** *(gerader, innerer, äußerer und mittlerer Oberschenkelmuskel,* U Femurschaft)		Tuberositas tibiae (mit Patella als in die Sehne eingelagertem Sesambein)	Streckung des Kniegelenks, M. rectus femoris beugt zudem im Hüftgelenk
M. popliteus *(Kniekehlenmuskel)*	Lateraler Kondylus des Oberschenkelknochens	Kniekehlenfläche des Schienbeins	Beugung und Innenrotation im Kniegelenk
M. gastrocnemius *(Zwillingswadenmuskel)*	Zwei Köpfe: vom lateralen und medialen Kondylus des Oberschenkelknochens	Fersenhöcker (über Achillessehne, zusammen mit **M. soleus** *(Schollenmuskel),* in ihrer Einheit auch als **Triceps surae** *(dreiköpfiger Wadenmuskel)* bezeichnet	Beugung im Knie- und Fußgelenk

M. glutaeus maximus und **M. tensor fasciae latae** ➤ Tab. 6.9. Die Streckwirkung auf das Kniegelenk wird über eine bandförmige Verstärkung der Oberschenkelbinde, den Tractus iliotibialis, ausgeübt.

Tab. 6.10 Muskeln, die auf das Kniegelenk wirken.

6.8.3 Unterschenkel

Der Unterschenkel enthält das Unterschenkelskelett mit zwei Röhrenknochen, dem **Schienbein** *(Tibia)* und dem **Wadenbein** *(Fibula,* ➤ Abb. 6.71), und eine um diese Knochen angeordnete Muskulatur, die größtenteils hinunter zum Fuß zieht (➤ Abb. 6.74).

Schienbein

Das **Schienbein** ist der kräftigere von beiden Knochen. Der **Schienbeinschaft** *(Corpus tibiae)* hat im Querschnitt die Form eines nach vorn spitz zulaufenden Dreiecks. Die Vorderkante *(Margo anterior)* ist durch die Haut gut tastbar und Zielort des schmerzhaften „Tritts vor das Schienbein".
Das proximale Schienbeinende, der **Schienbeinkopf** *(Caput tibiae),* ist zum **Condylus medialis** und **Condylus lateralis tibiae** aufgetrieben. Zwischen beiden Kondylen trägt der Schienbeinkopf eine abgeflachte Gelenkfläche. Diese bildet mit ihrem Gegenstück am distalen Femurende das *Kniegelenk.* In der Mitte des Tibiaplateaus befindet sich eine knöcherne Erhebung, an der die Kreuzbänder des Gelenks befestigt sind.
Am lateralen Kondylus befindet sich hinten seitlich eine weitere sehr kleine Gelenkfläche, die mit dem *Wadenbeinkopf* in Verbindung steht.

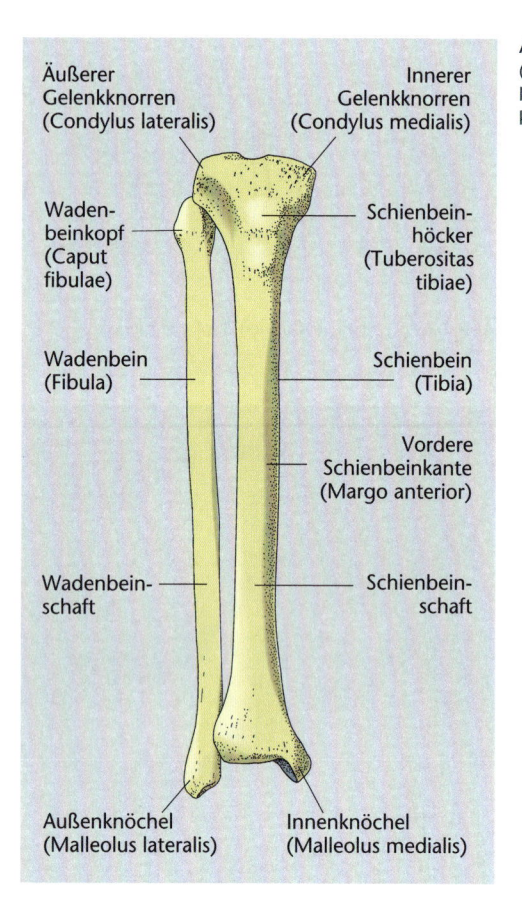

Abb. 6.71 (links): Schienbein (Tibia) und Wadenbein (Fibula) des rechten Unterschenkels, Ansicht von vorn.

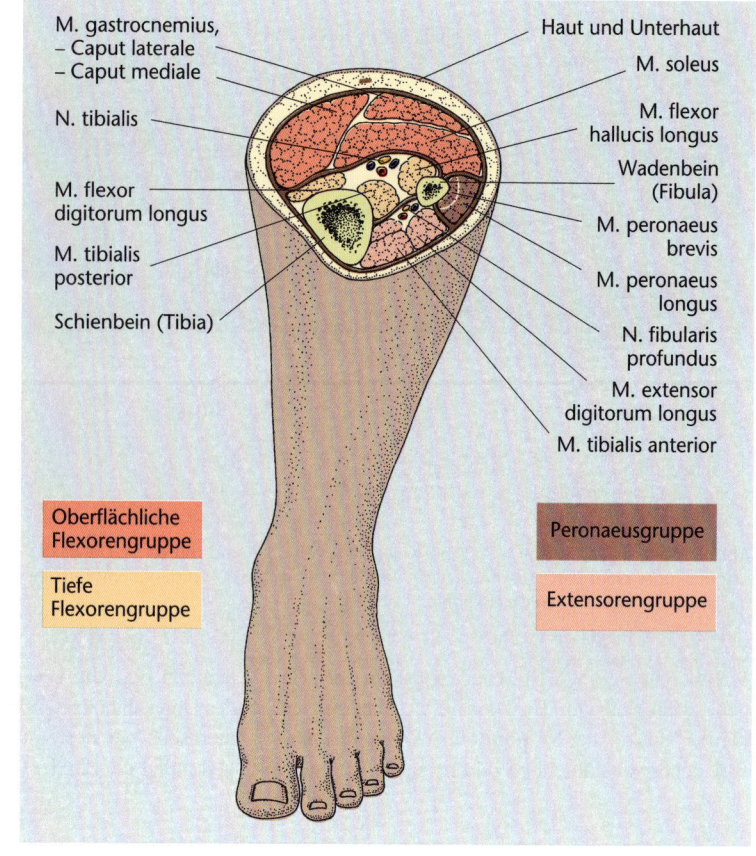

Abb. 6.72 (rechts): Querschnitt durch den mittleren Teil des Unterschenkels. Durch Septen zwischen den einzelnen Muskelgruppen bilden sich vier Muskellogen.

An der Vorderseite des Schienbeinkopfes befindet sich eine Rauigkeit *(Tuberositas tibiae),* an der die Patellarsehne ansetzt.

Das untere Ende des Schienbeins ist ebenfalls etwas verbreitert und besitzt medial einen Knochenzapfen *(Malleolus medialis),* der von außen als **Innenknöchel** zu tasten ist.

Seiner Dreiecksform entsprechend, besitzt der Schienbeinschaft neben der Vorderkante auch einen medialen und einen lateralen Rand *(Margo medialis* und *lateralis).* An letzterem setzt auf ganzer Länge ein straffes Band an **(Membrana interossea),** das den Spalt zwischen Schien- und Wadenbein vollständig überbrückt.

Wadenbein

Das **Wadenbein** ist ein sehr dünner Röhrenknochen, der sich lateral vom Schienbein befindet. Sein etwas verbreitertes oberes Ende *(Caput fibulae,* **Wadenbeinkopf)** hat eine gelenkige Verbindung zum lateralen Kondylus des Schienbeins. Es ist als knöcherner Vorsprung seitlich unterhalb des Kniegelenks durch die Haut tastbar. Das deutlich verbreiterte untere Ende des Wadenbeins bildet den gut zu tastenden **Außenknöchel** am Fuß *(Malleolus lateralis).* Am Wadenbeinschaft ist ebenfalls auf voller Länge die Membrana interossea befestigt.

Malleolengabel

Beide Knöchel sowie das zwischen ihnen liegende Schienbeinende sind an der Bildung des **oberen Sprunggelenks** (kurz *OSG*) beteiligt. Die besondere Form der Knochenvorsprünge, die hier die obere Gelenkfläche des Sprungbeins (Talus ▶ 6.8.4) umklammern, wird auch **Malleolengabel** genannt. Distal des oberen Sprunggelenks schließt sich das **untere Sprunggelenk** (▶ 6.8.4) an. Beide zusammen bilden eine funktionelle Einheit.

Unterschenkelmuskulatur

Die charakteristische Form des Unterschenkels wird von mehreren Muskelbäuchen gebildet, von denen sich die meisten fußwärts verjüngen, woraus sich auch die äußere Form der Wade ergibt (▶ Abb. 6.66, ▶ Abb. 6.67). Die Muskulatur ist durch *bindegewebige Trennwände* (**Septen**) abgeteilt. Dadurch entstehen vier kaum dehnbare **Muskellogen** (▶ Abb. 6.72):

› Vorne (anterior) die **Extensorenloge**
› Seitlich (lateral) die *Fibularis-* oder **Peronaeusloge**
› Zwischen Schien- und Wadenbein und unmittelbar dahinter die **tiefe Flexorenloge**
› Hinten (posterior) an der Wade die **oberflächliche Flexorenloge.**

> **Kompartment-Syndrom**
>
> Schwellen die Muskeln ödematös an oder blutet es in eine Loge (z. B. bei einem Knochenbruch), erhöht sich der Druck aufgrund der geringen Dehnbarkeit schnell und werden die Weichteile rasch massiv komprimiert. Dies kann zum gefürchteten **Kompartment-Syndrom** mit irreversiblen Muskelnekrosen und Nervenschäden führen. Um ein Kompartment-Syndrom zu verhindern oder zumindest frühzeitig zu erkennen, werden nach Unterschenkelfrakturen und Neuanlage von Gipsverbänden stündlich Puls, Sensibilität, Beweglichkeit und Hautfarbe des Fußes (bzw. der Zehen) überprüft.

Alle **Unterschenkelmuskeln** (▶ Tab. 6.11, ▶ Abb. 6.73, ▶ Abb. 6.74) setzen am Fuß an und bewegen ihn im oberen und unteren Sprunggelenk sowie in den Zehengelenken. Da sie alle am Unterschenkel entspringen und auf die Fußgelenke wirken, werden sie auch *lange Fußmuskeln* genannt – im Gegensatz zu den **kurzen Fußmuskeln,** die ausschließlich am Fuß entspringen und auch dort ansetzen.

Ihrer Funktion entsprechend unterscheidet man bei der Unterschenkelmuskulatur Beuge- und Streckmuskeln.

Die Strecker ziehen sowohl den Fuß als auch die Zehen nach oben (**Dorsalextension**), die Beuger nach unten (**Plantarflexion**).

Sämtliche Beuger mit Ausnahme der Peronaeusgruppe (▶ Abb. 6.72) neigen auch die Fußunterfläche nach medial (**Supination**); an der **Pronation,** der Bewegung des Fußaußenrandes nach lateral oben, sind nahezu alle Strecker beteiligt.

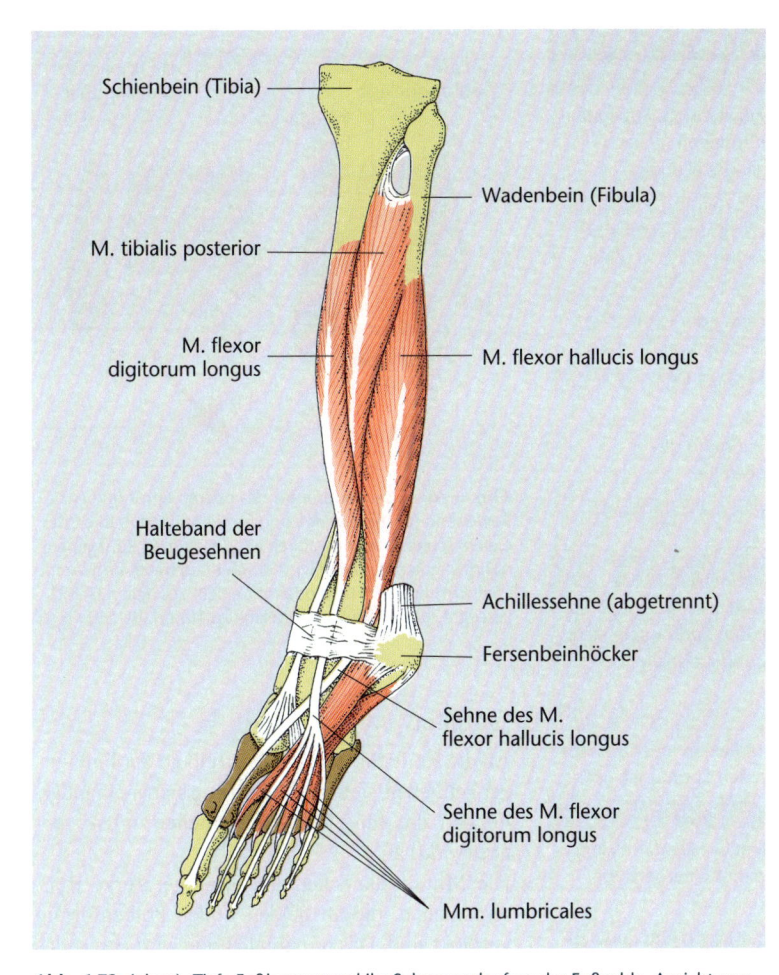

Abb. 6.73 (oben): Tiefe Fußbeuger und ihr Sehnenverlauf an der Fußsohle. Ansicht von medial hinten nach Entfernung des M. gastrocnemius und des M. soleus.

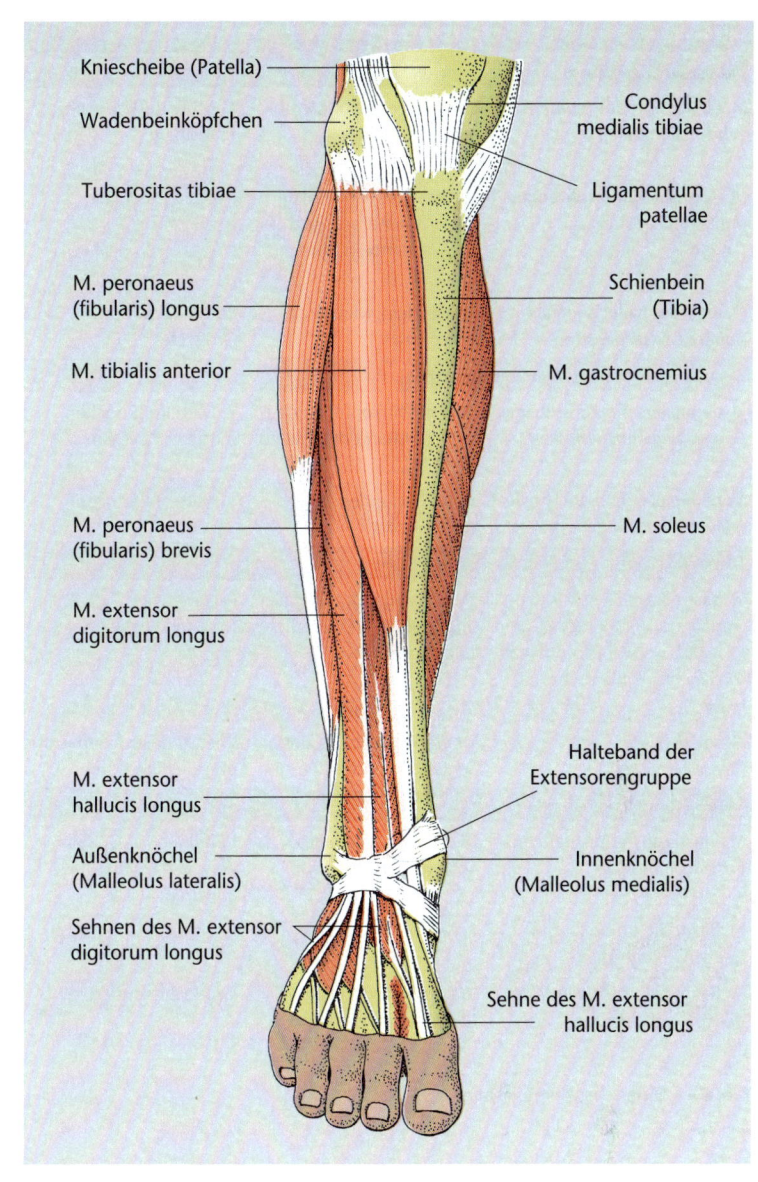

Abb. 6.74 (rechts): Unterschenkelmuskulatur von vorn.

Alle langen Fußmuskeln gehen noch oberhalb des Sprunggelenks in ihre Sehnen über. Diese ziehen dann zu ihren entsprechenden Ansatzorten. Einige unterstützen – zusammen mit kurzen Fußmuskeln und Fußbändern – auch die Verspannung der Fußgewölbe (▶ Abb. 6.77).

6.8.4 Fuß

Der **Fuß** (Pes) ist der am meisten belastete Körperteil, da er unser gesamtes Gewicht tragen muss. Er hat deshalb besonders kompakte Knochen und eine Vielzahl stützender Bänder und haltgebender Muskeln.
Der Fuß besteht wie die Hand aus drei Abschnitten (▶ Abb. 6.75):
- **Fußwurzel** (Tarsus) mit sieben **Fußwurzelknochen** (Ossa tarsi)
- **Mittelfuß** (Metatarsus) mit den fünf **Mittelfußknochen** (Ossa metatarsalia)
- Fünf **Zehen,** bei denen die **Großzehe** (Hallux) zwei, die übrigen Zehen (Digiti pedis) jeweils drei Knochen enthalten.

> **Das unbekannte Organ**
>
> Die meisten Menschen haben ein gestörtes Verhältnis zu ihren Füßen. Das Barfußlaufen, früher unsere natürliche Art der Fortbewegung, findet allenfalls noch im Urlaub am Strand statt. Durch Schuhe haben wir die Füße und ihre Fähigkeit als „Sinnesorgan" fast vergessen. Dabei sind die Füße entwicklungsgeschichtlich mit den Händen nahezu gleichberechtigt und erst durch den Zweifüßlergang wurden sie zu bloßen Gehhilfen degradiert, fast ohne jede Greif- und Tastfunktion.

Fußwurzel

Das **Fersenbein** (Calcaneus) ist der größte Fußwurzelknochen und liegt am weitesten dorsal (hinten). Seine dorsale Begrenzung, der **Fersenhöcker** (Tuber calcanei), dient der Achillessehne als Ansatz und bildet den hinteren Pfeiler des Fußlängsgewölbes. Dem Fersenbein liegt das **Sprungbein** (Talus) auf.

Zehenwärts vom Sprungbein bzw. medial vom Fersenbein liegt das **Kahnbein** (Os naviculare). Ventral von Fersen- und Kahnbein schließen sich die drei **Keilbeine** (Ossa cuneiformia) und das **Würfelbein** (Os cuboideum) an, die kettenförmig nebeneinanderliegen.

Sprunggelenke

Das Sprungbein bildet nach proximal mit den unteren Gelenkflächen von Schien- und Wadenbein das **obere Sprunggelenk**. Der Fuß wird im oberen Sprunggelenk gehoben (Dorsalextension) und gesenkt (Plantarflexion).

> **Häufig: „Umknicken"**
>
> Das obere Sprunggelenk wird von einer dünnen Kapsel umgeben, die durch mehrere Bänder verstärkt wird. Trotzdem kommt es beim „Umknicken" häufig zu Bänderzerrungen oder Rupturen (Zerreißung) des Bandapparates im oberen Sprunggelenk (▶ Abb. 6.75, ▶ Abb. 6.76).

MUSKEL	URSPRUNG	ANSATZ	FUNKTION
Extensorengruppe			
M. tibialis anterior (vorderer Schienbeinmuskel)	Seitl. Schienbein, Membrana interossea	1. Mittelfußknochen, 1. Keilbein	Dorsalextension, Supination und Pronation (je nach Ausgangsstellung)
M. extensor digitorum longus (langer Zehenstrecker)	Lateraler Schienbeinkondylus, Membrana interossea, Wadenbein-Vorderrand	Dorsalaponeurose 2.–5. Zehe	Dorsalextension, Pronation in den Sprunggelenken, Streckung der 2.–5. Zehe
M. extensor hallucis longus (langer Großzehenstrecker)	Wadenbein, Membrana interossea	Endphalanx der Großzehe	Streckung der Großzehe; Dorsalextension des Fußes
Peronaeusgruppe (Fibularisgruppe)			
M. peronaeus (fibularis) longus (langer Wadenbeinmuskel)	Wadenbeinköpfchen und seitlicher Rand des Wadenbeins	1. Mittelfußknochen, mittleres Keilbein	Pronation, Plantarflexion, Verspannung des Fußgewölbes
M. peronaeus (fibularis) brevis (kurzer Wadenbeinmuskel)	Seitenfläche des Wadenbeins	5. Mittelfußknochen	Pronation, Plantarflexion
Oberflächliche Flexorengruppe			
M. gastrocnemius (Zwillingswadenmuskel). Bildet mit dem M. soleus den M. triceps surae (dreiköpfiger Unterschenkelmuskel)	Zweiköpfig: vom lateralen und medialen Oberschenkelepikondylus	Fersenhöcker (über Achillessehne)	Plantarflexion und Supination in den Sprunggelenken, Beugung im Kniegelenk
M. soleus (Schollenmuskel)	Obere Wadenbein- und Schienbeinenden	Wie M. gastrocnemius über Achillessehne	Plantarflexion und Supination in den Sprunggelenken
Tiefe Flexorengruppe			
M. tibialis posterior (hinterer Schienbeinmuskel)	Membrana interossea, Schien-, Wadenbein	Kahnbein, 1.–3. Keilbein, 2.–4. Mittelfußknochen	Supination, Plantarflexion, verspannt Quergewölbe
M. flexor digitorum longus (langer Zehenbeuger)	Schienbeinrückfläche	Endglieder 2.–5. Zehe	Plantarflexion und Supination. Zehenbeugung
M. flexor hallucis longus (langer Großzehenbeuger)	Wadenbeinrückfläche, Membrana interossea	Großzehenendglied	Plantarflexion und Supination, verspannt Längsgewölbe. Zehenbeugung

Tab. 6.11 Unterschenkelmuskulatur.

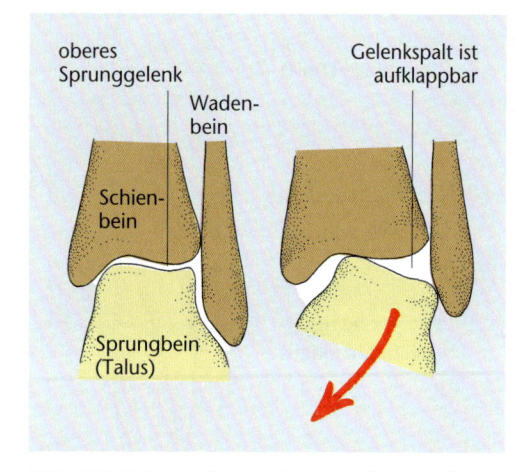

Abb. 6.76 Außenbandruptur des oberen Sprunggelenks. Beweisend für diese Verletzung ist die Aufklappbarkeit des Gelenkspaltes, die man auf einer „gehaltenen Röntgenaufnahme" erkennt. Dabei wird durch Krafteinwirkung in Pfeilrichtung (per Hand oder mit einem speziellen Gerät) versucht, das obere Sprunggelenk zu öffnen. [B159]

Das Fersenbein bildet zusammen mit dem oben aufliegenden Sprungbein (Talus) sowie dem sich medial anschließenden Kahnbein das **untere Sprunggelenk.** Es besteht genau genommen aus einem vorderen und einem hinteren Gelenkanteil, der jeweils eine eigene Kapsel besitzt. Am hinteren Gelenkanteil sind Fersen- und Sprungbein, am vorderen Fersen-, Sprung- und Kahnbein beteiligt. Im unteren Sprunggelenk wird der Fuß supiniert und proniert.

Mittelfuß

An die Keilbeine und das Würfelbein der Fußwurzel schließen sich strahlenförmig nebeneinanderliegend die fünf **Mittelfußknochen** *(Ossa metatarsalia)* an.

Die Mittelfußknochen sind kräftige, kurze Röhrenknochen, die an beiden Enden kolbenförmig verdickt sind. Das proximale Ende wird Basis, das distale Kopf genannt.

Beide Enden tragen Gelenkflächen, die proximal mit der Fußwurzel und distal mit den Grundphalangen der Zehen verbunden sind.

Zehen

Die **Zehenglieder** sind wie die Fingerglieder Röhrenknochen, jedoch weitaus kürzer und plumper. Die Zehengrundgelenke sind Kugel-, die distal davon gelegenen Interphalangealgelenke Scharniergelenke. Die Zehen sind nicht so beweglich wie die Finger.

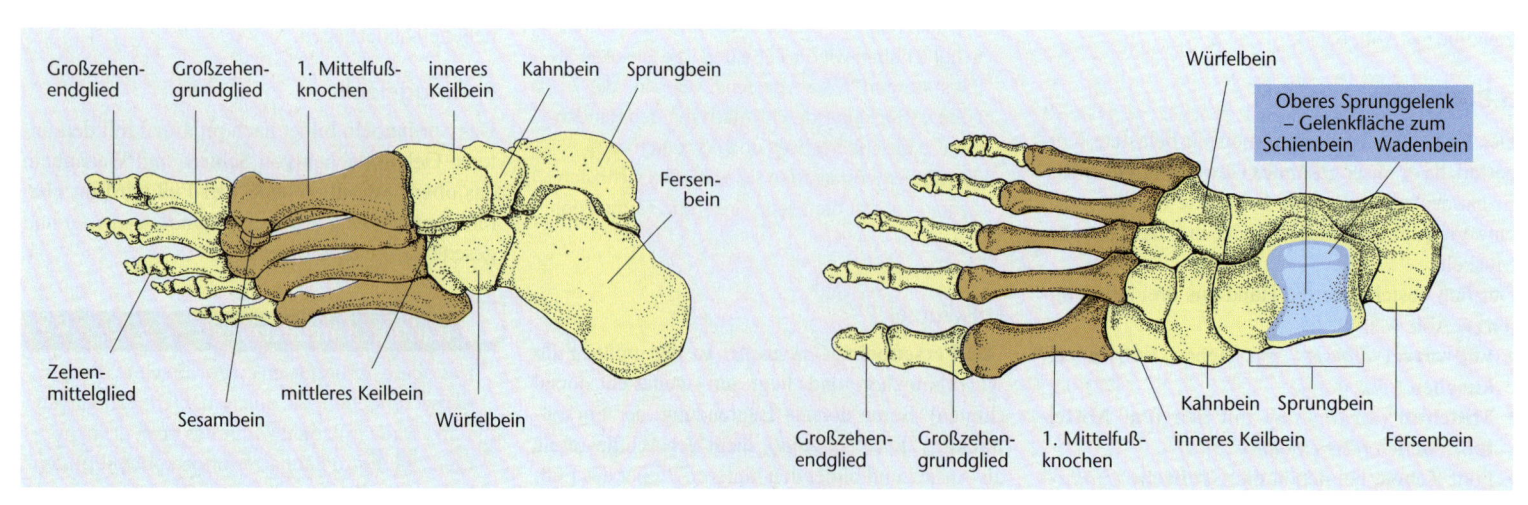

Abb. 6.75 Rechtes Fußskelett, links von innen unten mit Blick auf das Fußgewölbe und rechts von oben.

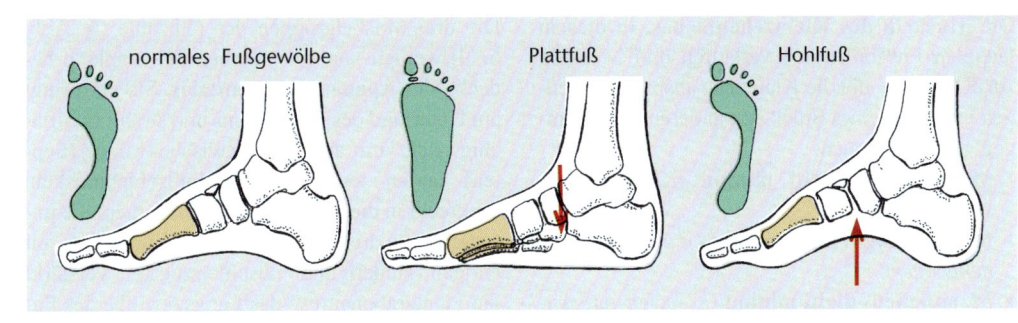

Abb. 6.77 Normales Fußgewölbe, Plattfuß und Hohlfuß in der Seitenansicht mit jeweils typischem Fußabdruck.

Fußgewölbe

Das Fußskelett besitzt ein *Quer-* und ein *Längsgewölbe*. Obwohl sie durch straffe Bänder, Sehnen und Muskeln verspannt sind, besitzen sie eine gewisse Flexibilität, um auf den Fuß einwirkende Belastungen federnd abzupuffern.

Das **Längsgewölbe** ist an der Innenseite des Fußes stärker ausgeprägt als außen und wird an drei Hauptbelastungspunkten abgestützt: an den Köpfchen des 1. und 5. Mittelfußknochens und am Fersenbein. Ein typischer Fußabdruck, z. B. in feuchtem Sand, bildet nur einen bogenförmigen Verlauf dieser Belastungszonen ab (➤ Abb. 6.77). Das Längsgewölbe wird durch Bänder und Muskelzüge gesichert.

Das **Quergewölbe** überspannt zwischen den lateralen und medialen Anteilen der Fußwurzel- und Mittelfußknochen quer das Längsgewölbe. Bänder und Sehnen, etwa die Sehne des *M. peronaeus (fibularis) longus,* spannen sich zwischen den Knochen des Quergewölbes aus. Sämtliche Fußwurzel- und Mittelfußknochen sind zusätzlich untereinander durch straffe Bänder verbunden, was die Stabilität des Gewölbes unterstützt und die nötige Elastizität gewährleistet.

Ferse und Vorfuß als hauptsächlich belastete Zonen sind durch eine Fettschicht gepolstert. Diese schützt die darunterliegenden Strukturen vor Druckschäden durch das auf ihnen lastende Körpergewicht.

Fehlfunktionen der Fußgewölbe

Der **Senkfuß** ist durch eine Abflachung beider Gewölbe gekennzeichnet. Wenn beim Gehen fast die ganze Fußsohle dem Boden aufliegt, spricht man vom **Pflattfuß** (➤ Abb. 6.77). Hohe Belastungen und ein zu schwach ausgeprägter Bandapparat begünstigen die Entstehung eines Plattfußes. Oftmals tritt der Plattfuß zusammen mit anderen Fußfehlstellungen auf, z. B. mit einem **Knickfuß,** bei dem das Sprungbein über das Fersenbein nach medial unten abrutscht. Außer der vererbten Anlage begünstigt z. B. eine Berufstätigkeit, bei der viel getragen oder auf harten Böden gegangen werden muss, die Entstehung solch eines **Senk-** oder **Knickplattfußes.**

Umgekehrt ist beim **Hohlfuß** das Längsgewölbe überhöht (➤ Abb. 6.77), etwa wenn die Mittelfußknochen oder das Fersenbein zu steil stehen. Andere Ursachen sind Störungen des Muskelgleichgewichts im Fußgewölbe oder der Ausfall bestimmter Beugemuskeln, z. B. bei einer Lähmung. In diesem Fall ziehen die Streckmuskeln den Sattelfußbereich stärker nach oben, als die Beugemuskeln ihn nach unten ziehen. Dieses Phänomen kann bei angeborenen Nervenerkrankungen, aber auch bei der Spina bifida (➤ Abb. 21.13) auftreten. Durch die Verkleinerung der Auflagefläche des Fußes beim Laufen sind der Fersen- und Vorfußbereich beim Hohlfuß stärker belastet. Dort können dann schmerzhafte Schwielen entstehen.

Wenn sich das Fußquergewölbe abflacht, entsteht ein so genannter **Spreizfuß.** Dabei vergrößert sich der Abstand zwischen den Mittelfußknochen. Dadurch sind ihre Köpfchen stärkeren Belastungen ausgesetzt.

Die Therapie der Fußdeformitäten reicht von der Verordnung einfacher Einlagen über orthopädische Schuhe bis zur Operation.

Angeborener Klumpfuß

Schätzungsweise jedes 1 000. Neugeborene hat einen **angeborenen Klumpfuß** (➤ Abb. 6.78), wobei die Fehlbildung bei der Hälfte dieser Kinder doppelseitig auftritt.

Der angeborene Klumpfuß ist eine komplexe Fußdeformität, nämlich eine Kombination aus dem erwähnten Hohlfuß, einem **Sichelfuß** (Mittelfuß und Zehen sind zu stark nach innen gerichtet), einem **Spitzfuß** (der Fuß ist gewissermaßen im Zehenstand fixiert) und einer zu starken Supination des Fersenbeins. Setzt die Behandlung unmittelbar nach der Geburt ein und wird sie konsequent durchgeführt, so sind in aller Regel gute Erfolge zu erzielen.

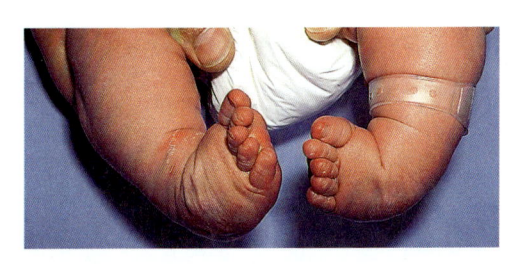

Abb. 6.78 Klumpfüße. Es besteht eine komplexe Fußdeformierung, die unbehandelt in der Fehlstellung verbleibt. [E331]

Kurze Fußmuskulatur

Die **kurze Fußmuskulatur** wird in vier Gruppen eingeteilt:

> **Muskeln des Fußrückens**
> **Muskeln im Großzehenfach** (medialer Fußsohlenbereich)
> **Muskeln im Mittelfach** (mittlerer Fußsohlenbereich)
> **Muskeln im Kleinzehenbereich** (lateraler Fußsohlenbereich).

Die Muskeln des Fußrückens. Am Fußrücken verlaufen die kurzen Strecker der Großzehe bzw. der Zehen 2–4 (**M. extensor hallucis brevis** und **M. extensor digitorum brevis,** *kurzer Großzehen-* bzw. *Zehenstrecker*). Sie strecken die Zehen jeweils im Grundgelenk.

Die Muskeln des Großzehenfaches. Drei Muskeln ziehen hier zur Großzehe *(Hallux)* und beugen sie (**M. flexor hallucis brevis,** *kurzer Großzehenbeuger*), spreizen sie zur Seite ab (**M. abductor hallucis,** *Großzehenabspreizer*) und ziehen sie wieder an die anderen Zehen heran (**M. adductor hallucis,** *Großzehenanzieher*). Alle drei Muskeln sind an der Verspannung des Fußlängsgewölbes beteiligt, Letzterer auch an der Verspannung des Quergewölbes.

Die Muskeln des Mittelfaches. Im Mittelfach verläuft der *kurze Zehenbeuger* (**M. flexor digitorum brevis**). Er setzt an den Mittelgliedern der Zehen 2–5 an und beugt sie sowohl in den Grund- als auch in den Mittelgelenken. Er ist ebenfalls an der Verspannung des Fußlängsgewölbes beteiligt. Ein nahezu viereckiger Muskel ist der **M. quadratus plantae** *(viereckiger Fußsohlenmuskel).* Er

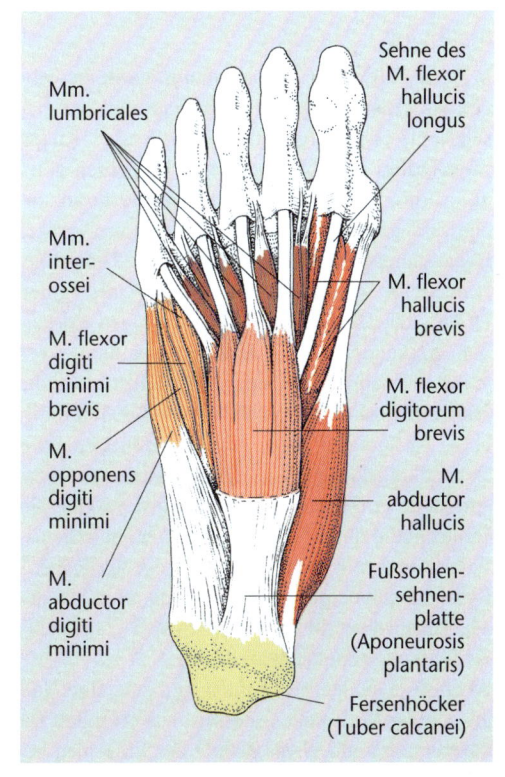

Abb. 6.79 Die drei Muskelgruppen der Fußsohle.

setzt nicht an den Knochen, sondern in den Sehnen des langen Zehenbeugers an und korrigiert so ihren Verlauf.
Wie an der Hand auch verlaufen an der Fußsohle **Musculi lumbricales** und **Musculi interossei** *(Zwischenknochenmuskeln)*, die an den Sehnen der tiefen Zehenbeuger bzw. den Mittelfußknochen entspringen. Sie ziehen jeweils zu den Grundgliedern der Zehen und unterstützen Beugung, Abduktion und Adduktion in den Zehengrundgelenken.

Die Muskeln des Kleinzehenfaches. In diesem lateralen Fußsohlenfach verlaufen drei Muskeln zur Kleinzehe, die die Kleinzehe abspreizen, beugen und ein kleines Stück den anderen Zehen entgegenstellen können:
> **M. abductor digiti minimi** *(Kleinzehenabspreizer)*
> **M. flexor digiti minimi brevis** *(kurzer Kleinzehenbeuger)*
> **M. opponens digiti minimi** *(Kleinzehengegensteller)*.

Die drei Muskelgruppen der Fußsohle (➤ Abb. 6.79) werden von einer derben Sehnenplatte bedeckt, der **Aponeurosis plantaris**. Sie entspringt am Unterrand des Fersenbeins und strahlt breitflächig nach vorn aus. Zwei Zwischenwände (Septen) laufen zwischen den Fußsohlenmuskeln senkrecht in die Tiefe zu den Fußknochen. Sie unterteilen die drei Fußsohlenfächer. Zusammen mit einigen Bändern und Fußsohlenmuskeln verstärkt die Plantaraponeurose das Längsgewölbe des Fußes.

GESUNDHEIT & LEBENSSTIL

6.9 Bewegung – wichtige Schritte nach vorn

An Informationen und Ermahnungen mangelt es nicht. Wer weiß nicht, dass Bewegungsarmut Übergewicht begünstigt? Dass Couch-Potatoes mehr unter Verdauungsproblemen, Nervosität und schlechtem Schlaf leiden? Dass Inaktivität Herzinfarkt, Bluthochdruck, Diabetes, ja sogar Depressionen begünstigt?
Bekannt ist auch, dass jene, die regelmäßig schwimmen, walken oder locker joggen, mit so wunderbaren Dingen wie Endorphinduschen belohnt werden. Außerdem zeigt sich die Lunge erkenntlich, indem sie mehr Sauerstoff aufnimmt, das Herz, indem es leistungsfähiger wird, und der Rücken fängt gar nicht erst zu meckern an. Als Zubrot melden sich neue Gedanken, lässt der Stress nach und wird gleichzeitig in die beste aller Altersvorsorgen investiert. Denn: Wer rastet, der rostet!

Inaktivität ist teuer

In einer Schweizer Untersuchung wurde berechnet, was Bewegung dem Einzelnen und der Gesellschaft erspart bzw. Inaktivität kostet. Knapp zwei Drittel der Schweizer sind körperlich aktiv und verhindern dadurch 2,3 Millionen Erkrankungen und geschätzte 2,1 Milliarden Euro direkte Behandlungskosten sowie gut 3 300 Todesfälle. Umgekehrt verursacht Inaktivität eines guten Drittels der Bevölkerung 1,43 Millionen Erkrankungen (knapp 1 Milliarde Euro Behandlungskosten) und knapp 2 000 Todesfälle. Selbst wenn die 300 000 Sportunfälle pro Jahr (rund 160 mit tödlichem Ausgang) und die gut 850 Millionen Euro Behandlungskosten dagegengehalten werden, spricht unterm Strich alles für mehr Bewegung. In Deutschland dürfte eine Berechnung ähnlich ausfallen, denn ein Gesundheitssurvey des Robert-Koch-Instituts ergab, dass nur noch 30–40 % der Menschen über 40 Jahren wöchentlich mehr als zwei Stunden sportlich aktiv sind.
Aber diese nüchternen Zahlen sind ja letztlich nur ein kleiner Widerschein dessen, was Aktivität für Gesundheit und Lebensqualität des Einzelnen bedeutet: Wohl am wirksamsten beugt Bewegung Herz-Kreislauf-Erkrankungen vor: Herz-Kreislauf- und Lungenfunktion werden ebenso verbessert wie die des Gefäßendothels, Übergewicht wird abgebaut, auch Glukose- und Fettstoffwechsel regulieren sich (➤ Tab. 6.12).
Weniger bekannt ist die Bedeutung in der Krebsprophylaxe. In der Schweizer Untersuchung wird geschätzt, dass Bewegung die Todesrate bei Brustkrebs um 17 % senkt, Inaktivität sie um 12 % erhöht (Darmkrebs: 30 % zu 25 %). Mediziner erklären sich dies vor allem durch Veränderungen des Hormonhaushaltes und eine stärkere Immunabwehr.
Im Gegensatz zur landläufigen Meinung, dass man sich bei einer Krebserkrankung schonen müsse, wirkt sich Bewegung sogar bei bereits bestehender Krebserkrankung günstig aus: Die amerikanische Brustkrebs-Chirurgin Carolyn Kaelin verordnet Patientinnen begleitend zur medizinischen Behandlung täglich mindestens 30 Minuten Bewegung. Eine wachsende Zahl von Studien untermauert Kaelins Empfehlung. Sie ist übrigens selbst an Brustkrebs erkrankt und befolgt ihren Rat strikt.

Einmal täglich außer Atem

Fragt sich, was unter „Bewegung" oder „Aktivität" zu verstehen ist. Galten bis Mitte der 90er-Jahre nur Sport und Fitness als „gesundheitsfördernde körperliche Aktivitäten", zählen heute auch alltägliche Anstrengungen dazu. Allerdings muss sich der Mensch täglich mindestens eine halbe Stunde so ins Zeug legen, dass der Atem in Schwung kommt. Schwitzen ist erlaubt! Das kann bereits strammes Gehen oder Radfahren herbeiführen.

Keine Zeit? Bewegter Alltag

Alle Zahlen und Erkenntnisse nützen nichts, wenn die Tat die große Abwesende ist. An Ausreden fehlt es nicht. Die häufigste: „Keine Zeit!" In Wirklichkeit fehlt es aber an der Planung: morgens früher aus den Federn und ein Stretching-Programm absolvieren, abends statt mit der Zeitung aufs Sofa eine halbe Stunde aufs Fahrrad/den Hometrainer, walken oder schwimmen gehen.
Langschläfern sei das integrierte Programm empfohlen: mit dem Fahrrad statt mit dem Auto zur Arbeit fahren; die letzten Busstationen (stramm) zu Fuß gehen und zum Büro hoch Treppen steigen, statt Fahrstuhl und Rolltreppe fahren. Auf Erfolgskurs ist, wer statt große Pläne für Leistungssport zu entwerfen (der im Übrigen das Immunsystem eher schwächt), kleine, aber stetige Aktivitäten realisiert.

Lieb gewordene Gewohnheit

Wer sich solche regelmäßige Aktivitäten angewöhnt, dem werden sie fehlen, wenn sie einmal ausfallen müssen. Schwangerschaft ist übrigens kein Grund, inaktiv zu werden. Viele Schwangerschaftsbeschwerden wie Verstopfung lassen sich durch regelmäßige Bewegung vermeiden oder mindern. Auch Alter ist keine Ausrede: Gerade alten Menschen hilft angepasste Bewegung, gelenkig und geistig fit zu bleiben. Sie beugt Stürzen vor und hilft die Alltagskompetenzen zu erhalten. Leben die Eltern „bewegt", werden die Kinder sie nachahmen. Das positive Vorbild ist wichtig, weil Bewegungsmangel bei den Großen seine Wurzeln im Kindesalter hat: Herumtoben, klettern, springen, kicken ist für Kinder vor allem in der Stadt fast schon Luxus, was nicht ohne Folgen für ihre motorische Entwicklung bleibt. Wer seine Kinder mit dem Auto zur Schule fährt, erweist ihnen und sich selbst einen Bärendienst.

Geselligkeit erlaubt

Wer möchte, kann dem gesundheitlichen Benefiz einen sozialen hinzufügen: Vieles kann in Gruppen betrieben werden.
> Walking mit oder ohne Stöcke, lockeres Joggen
> Schwimmen, Aqua-fit
> Rad fahren im Freien oder auf dem Hometrainer
> Hand- oder Volleyball

7 Haut

7.1	**Einführung** 132	7.4.1	Haare 134	7.5.7	Krankhafter Haarausfall 138
		7.4.2	Hautdrüsen 135	7.5.8	Bösartige Hauttumoren 138
7.2	**Oberhaut** 132	7.4.3	Nägel 135	7.5.9	Dekubitus 138
7.2.1	Schichten der Oberhaut 132				
7.2.2	Verhornung der Oberhaut 133	**7.5**	**Hauterkrankungen** 135	**7.6**	**Therapieprinzipien bei**
7.2.3	Hautfarbe 133	7.5.1	Dermatitis 136		**Hauterkrankungen** 139
		7.5.2	Neurodermitis 136		
7.3	**Leder- und Unterhaut** 133	7.5.3	Psoriasis 136	**7.7**	**Die Haut – Sonne: Erst rot,**
7.3.1	Lederhaut 133	7.5.4	Bakterielle Hautinfektionen 137		**dann braun – dann krank** 140
7.3.2	Unterhaut 133	7.5.5	Pilzinfektionen der Haut (Dermatomykosen) 137		
7.4	**Hautanhangsgebilde** 134	7.5.6	Virusinfektionen der Haut 138		

7.1 Einführung

Aufgaben der Haut

Mit einer Fläche von 1,5–2 m² und einem Gewicht von 3,5–10 kg ist die **Haut** das größte Organ des menschlichen Körpers. Im Bereich der Körperöffnungen geht sie in die Schleimhaut der inneren Oberflächen über.

Die Haut hat mehrere Funktionen:

- Sie trennt die „Innenwelt" von der „Außenwelt" und schützt den Körper so vor dem unkontrollierten Verlust körpereigener Substanzen nach außen wie auch vor schädlichen Umwelteinflüssen
- Sie ist mit ihren diversen Rezeptoren (Sensoren) und Tastkörperchen ein wichtiges Sinnesorgan (▶ 9.2)
- Sie hat Speicher- und Stoffwechselfunktionen. Beispiele sind die Fettspeicherung in der Haut bei Adipositas, die Ablagerung von Farbstoffen oder die Vitamin-D-Synthese unter Mithilfe des Sonnenlichtes
- Sie ist Teil der Immunabwehr des Körpers. Die Hornschicht, der von den Talg- und Schweißdrüsen gebildete Säureschutzmantel (pH 4,5–5,5) und Zellen des Immunsystems in der Haut stellen eine Barriere für Infektionserreger dar
- Sie hat Regulatorfunktion, indem sie über die Abgabe von Flüssigkeit (Schweiß) sowie durch Verengung und Erweiterung der Hautgefäße die Körpertemperatur konstant hält. Darüber hinaus greift die Haut ausgleichend in den Wasserhaushalt ein
- Gemeinsam mit dem endokrinen System, dem Nervensystem und dem Immunsystem ist sie an der Körperhomöostase (▶ 3.1.2) beteiligt
- Sie ist ein wichtiges Kommunikationsorgan.

Die Haut als Spiegel

Die Haut ist eine Art „Spiegel der Seele" und in diesem Sinne auch Kommunikationsorgan – man denke nur daran, wie wir vor Neid erblassen oder vor Scham erröten! Der Volksmund weiß dies längst und hat dem Phänomen, dass Haut und Haare oftmals die psychische Befindlichkeit des gesamten Menschen widerspiegeln, Ausdruck gegeben: Ob etwas „zum aus der Haut fahren" oder „zum Haare ausreißen" ist – umgangssprachliche Beschreibungen treffen die seelischen Probleme oft ziemlich genau.

Bei Hautkrankheiten zeigt sich besonders deutlich, welch große Rolle die Psyche für einzelne Beschwerdebilder und Krankheitsverläufe spielt. Bei *Neurodermitis* (▶ 7.5.2) oder Schuppenflechte *(Psoriasis)* etwa verstärken psychische Belastungen oft die Hauterscheinungen; die Nesselsucht *(Urtikaria)* kann sogar ursächlich psychosomatisch bedingt sein. In solchen Fällen können Entspannungstechniken und psychotherapeutische Verfahren die Beschwerden häufig lindern.

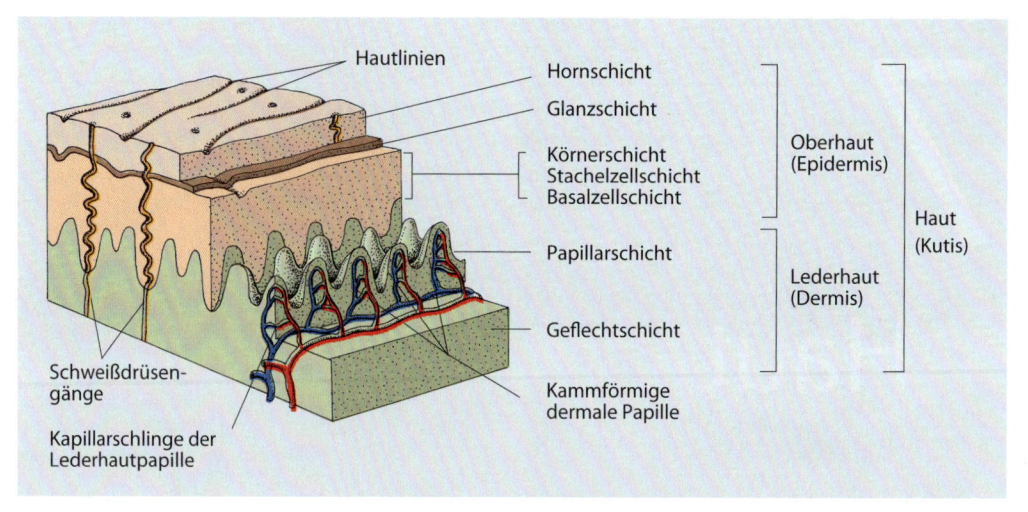

Abb. 7.1 Übersicht über den Aufbau der unbehaarten Haut (Leistenhaut). Die Hautoberfläche ist durch feine Rillen (Hautlinien) in Hautleisten aufgeteilt, an deren Kämmen die Ausführungsgänge der Schweißdrüsen enden.

Die Haut ist unsere äußere Visitenkarte, sie prägt unser Aussehen und unser Selbstbild und kann sogar Hinweise auf innere Organerkrankungen geben.

Aufbau der Haut

Grob unterteilt besteht die Haut aus drei Schichten: der **Oberhaut** *(Epidermis)* als äußerster Schicht, der **Lederhaut** *(Dermis)* und der darunterliegenden **Unterhaut** *(Subkutis)*. Ober- und Lederhaut werden oft zur **Kutis** zusammengefasst.

Ferner unterscheidet man zwei Hauttypen: die **Leisten-** und die **Felderhaut** (▶ Abb. 7.5). Letztere hat ihren Namen durch gruppenförmig stehende Bindegewebspapillen der Lederhaut, welche die Hautoberfläche in Felder aufgeteilt erscheinen lassen. Die Felderhaut enthält Haare, Schweiß- und Talgdrüsen.

Die Leistenhaut wird dagegen durch kammartig stehende Bindegewebspapillen in Hautleisten aufgeteilt. Sie enthält Schweißdrüsen, aber keine Haare und Talgdrüsen. Man findet sie nur an Handflächen und Fußsohlen.

Die Anordnung der Hautfelderungen oder Hautleistenmuster an einigen Körperstellen, z.B. an der Fingerbeere, ist individuell verschieden und z.B. die Basis für den den Menschen identifizierenden Fingerabdruck.

7.2 Oberhaut

Die **Oberhaut** *(Epidermis)* ist die äußerste Schicht der Haut. Sie ist gefäßlos und je nach Körperregion meist zwischen 30 μm (= 0,03 mm) und 0,4 mm dick. Bei Schwielen an mechanisch besonders beanspruchten Hautpartien kann sie sogar 2 mm dick sein!

Die Oberhaut besteht aus einem mehrschichtigen verhornten Plattenepithel (▶ Abb. 4.2), das hauptsächlich aus kernhaltigen **Keratinozyten** aufgebaut ist, die sich in *Hornzellen* **(Korneozyten)** umwandeln. Diese Zellen produzieren den Hornstoff **Keratin**, der zum einen eine Wasser abweisende und mechanisch schützende Schicht bildet und zum anderen der Haut Festigkeit verleiht.

7.2.1 Schichten der Oberhaut

Man unterscheidet vom Körperinneren zur Oberfläche hin folgende Schichten (▶ Abb. 7.1, ▶ Abb. 7.2):

- **Basalzellschicht** *(Stratum basale)*: So wird eine einfache Zellschicht aus sich ständig teilenden länglichen Zellen genannt. Die durch fortlaufende Vermehrung neu gebildeten Zellen schieben sich Richtung Oberfläche und werden dabei allmählich zu Zellen der Stachelzellschicht. Sie verlieren zunächst ihren Kern und werden dann abgeschilfert und von den nachdrängenden jüngeren Zellen ersetzt – ein Kreislauf ohne Ende. Die Basalzellschicht der haarlosen Haut enthält berührungsempfindliche Nervenendigungen, die *Merkel-Tastscheiben* (▶ Abb. 9.3)
- **Stachelzellschicht** *(Stratum spinosum)*: Sie besteht aus mehreren Reihen von zum Teil melaninhaltigen Zellen mit stacheligen Ausläufern *(spinosus* = stachelig), über welche die Zellen miteinander verbunden sind. Die Zellen bilden über diese Brücken ein Gerüst, das die Oberhaut stabil hält
- **Körnerschicht** *(Stratum granulosum)*: Diese Schicht besteht aus 3–5 Reihen flacher Zellen, die *Keratohyalin* enthalten, eine zur Hornbildung wichtige Substanz. Ferner scheidet die Körnerschicht ölähnliche Substanzen aus, welche die Oberhaut geschmeidig machen. In dieser Hautschicht verlieren die lebenden Keratinozyten ihren Kern
- **Glanzschicht** *(Stratum lucidum)*: Diese Schicht findet sich nur an Handtellern und Fußsohlen. Sie besteht aus mehreren Reihen von durchsichtigen, flachen Zellen *(lucidus* = leuchtend), die ebenfalls die Haut vor mechanischer Belastung schützen

- **Hornschicht** *(Stratum corneum):* Diese Schicht besteht aus 25–30 Reihen flacher und vollständig mit Keratin gefüllter, kernloser Zellen (Korneozyten). Zwischen den Korneozyten liegt ein Fettfilm, der ähnlich wie Mörtel zwischen Steinen für die Festigkeit dieser Hautschicht sorgt und außerdem den Körper vor Verdunstung schützt.

Melanozyten

In der Basal- und Stachelzellschicht findet man die **Melanozyten,** auch *Pigmentzellen* genannt. Sie produzieren **Melanin,** ein Pigment, das der Haut seine Farbe verleiht und die tieferen Hautschichten vor UV-Strahlen schützt.

Dendritische Zellen

Die Oberhaut und dabei insbesondere die Stachelzellschicht enthält außerdem **dendritische Zellen** (▶ 13.2.2), die hier auch als *Langerhans-Zellen* bezeichnet werden. Als antigenpräsentierende Zellen (▶ Tab. 13.2) sorgen sie dafür, dass bei Eindringen z. B. von Infektionserregern rasch eine Immunantwort eingeleitet wird.

7.2.2 Verhornung der Oberhaut

Das **Horn** gibt der Haut seine Wasser abweisende Eigenschaft. Die Verhornung erfolgt dadurch, dass die in der Basalschicht neu gebildeten Zellen in Richtung Hautoberfläche geschoben werden. Während dieser Wanderung verschwinden Zytoplasma, Zellkern und Zellorganellen und werden durch den Hornstoff **Keratin** ersetzt. Zuletzt werden die verhornten Zellen an der Oberfläche abgerieben. Dieser Prozess der Erneuerung mit seiner Wanderung der Zellen von innen nach außen dauert insgesamt ungefähr vier Wochen.

7.2.3 Hautfarbe

Die Hautfarbe wird bestimmt durch:
- Das **Melanin,** das von den Melanozyten gebildete Pigment der Oberhaut, und – damit zusammenhängend – das Ausmaß der Sonnenexposition
- Das **Karotin,** ein Pigment der Leder- und Unterhaut
- Die **Blutkapillaren** der Lederhaut – damit erlaubt die Hautfarbe Rückschlüsse auf Hautdurchblutung und Sauerstoffsättigung des Blutes. Beispiele sind die Blaufärbung der Lippen bei Sauerstoffmangel (*Zyanose,* ▶ 14.6.4, ▶ 16.9.4) oder die rosigen Wangen bei guter Sauerstoffsättigung und Durchblutung
- Evtl. **Ablagerungen** in der Haut, z. B. **Hämosiderin** (▶ 12.2.2) und andere körpereigene oder -fremde **Pigmente.**

Je nach Melaninanteil der Haut variiert die Hautfarbe zwischen weißlich, gelb und schwarz. Da die Melanozytenzahl bei allen menschlichen Rassen ungefähr gleich ist, ist die Hautfarbe auf die unterschiedliche Pigmentmenge, die diese Melanozyten produzieren, zurückzuführen. Kommt es aus unbekannten Gründen zur Störung der Melaninbildung durch die Melanozyten, entsteht die **Weißfleckenkrankheit** *(Vitiligo).*

7.3 Leder- und Unterhaut

7.3.1 Lederhaut

Die unter der Oberhaut liegende, bindegewebige **Lederhaut** *(Dermis,* früher *Korium)* ist im Bereich der Leistenhaut (Hand- und Fußsohlen) bis zu 2,4 mm dick, dagegen an Augenlidern, Penis und Hodensack nur 0,3 mm dünn. Sie verleiht der Haut Reißfestigkeit und Elastizität. Der Ausdruck Lederhaut rührt daher, dass aus der Lederhaut tierischer Häute durch Gerben Leder gewonnen wird.

Der obere Abschnitt der Lederhaut, die **Papillarschicht** *(Stratum papillare),* besteht aus lockerem Bindegewebe. Die Grenze zur Oberhaut ist durch kleine, zapfenartige Ausziehungen vergrößert, die *dermalen Papillen* (▶ Abb. 7.1, ▶ Abb. 7.2). Sie verzahnen Leder- und Oberhaut und werfen die Oberhaut zu linienartigen Mustern auf, den **Hautlinien.** Neben Blutkapillaren zur Versorgung der Oberhaut enthalten einige dermale Papillen Berührungsrezeptoren, die *Meissner-Tastkörperchen* (▶ Abb. 9.3), vor allem im Bereich der Fingerbeeren.

Der untere Abschnitt der Lederhaut, die **Geflechtschicht** *(Stratum reticulare),* ist aus straffem Bindegewebe aufgebaut, das neben kollagenen und elastischen Fasern für die Stabilität und Elastizität der Haut auch Blutgefäße, Fettgewebe, Haarfollikel, Nerven, Talgdrüsen und Gänge von Schweißdrüsen enthält.

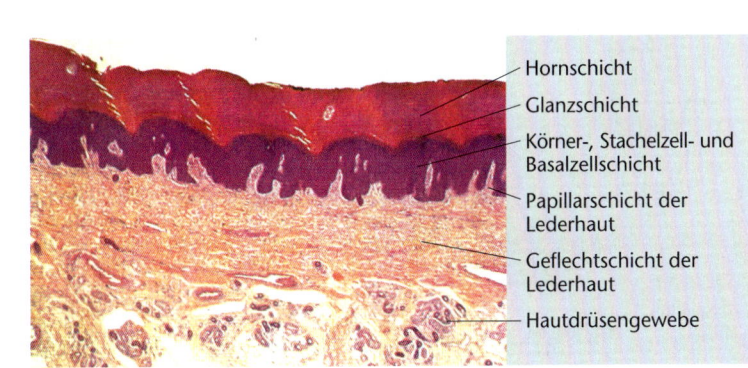

Abb. 7.2 Die Schichten der Haut im histologischen Schnitt. Die verhornten Anteile sind rot gefärbt, die restlichen Schichten der Epidermis violett. Darunter erkennt man rosa die Lederhaut mit Schweißdrüsenanschnitten. [X141]

- Hornschicht
- Glanzschicht
- Körner-, Stachelzell- und Basalzellschicht
- Papillarschicht der Lederhaut
- Geflechtschicht der Lederhaut
- Hautdrüsengewebe

Schwangerschaftsstreifen

Schwangerschaftsstreifen (auch *Dehnungsstreifen* oder *Striae gravidarum* genannt) entstehen, wenn es bei intakter Oberhaut (Epidermis) zu Schäden und Spaltbildungen der elastischen und kollagenen Fasern in der Lederhaut (Dermis) kommt, so dass die darunter liegenden Blutgefäße bläulich-rot durchschimmern. Ursächlich sind die mechanische Dehnung durch Wachstum von Bauch, Po und Brüsten und die vermehrte Hormonproduktion der Nebennierenrinde (▶ 11.5.3). Es kann versucht werden, die Elastizität der Haut durch Einfetten zu verbessern.

7.3.2 Unterhaut

Die **Unterhaut** *(Subkutis)* besteht aus lockerem Bindegewebe. Sie ist die Verschiebeschicht der Haut zu den darunterliegenden Schichten wie *Muskelfaszien* (Muskelscheiden) oder *Periost* (Knochenhaut).

In der Unterhaut liegen die Schweißdrüsen, die unteren Abschnitte der Haarbälge sowie spezielle *Vibrations-Tastkörperchen,* die nach ihren Entdeckern *Vater-Pacini-Lamellenkörperchen* genannt werden (▶ Abb. 9.3). In der Unterhaut verlaufen außerdem größere Blutgefäße und Nerven.

In die Unterhaut sind je nach Körperstelle, Geschlecht und Körperbau mehr oder weniger viele Fettzellhaufen eingelagert, zwischen denen straffe Bindegewebszüge verlaufen. Dieses **subkutane Fettgewebe** dient als Stoßpuffer, Kälteschutz und Energiespeicher.

Die unterschiedliche Beschaffenheit der Unterhaut spielt z. B. bei der Ausprägung von Ödemen und *Hämatomen* (Blutergüssen) eine Rolle: Je lockerer und fettärmer die Unterhaut, desto leichter breitet sich die Flüssigkeit aus.

In und unter die Haut

Die Unterhaut (Subkutis) eignet sich als Injektionsort für Medikamente, die wegen einer gewünschten lang anhaltenden Wirkung langsam resorbiert werden sollen, z. B. den Blutzuckersenker Insulin (▶ 11.6.1) und den Gerinnungshemmer Heparin (▶ 12.5.8). Die bevorzugten Injektionsstellen für diese **subkutane Injektion** *(s.c.-Injektion,* ▶ Abb. 7.3) sind die Haut um den Nabel, der Oberschenkel sowie der Oberarme im dorsalen Bereich, da in diesen Bereichen die Subkutis besonders dick ist (▶ Abb. 7.4).

Intradermale *(intrakutane, i.c.-Injektionen)* Injektionen werden z. B. bei Allergietests durchgeführt.

Die Haut ist zudem Durchtrittspforte für Injektionen in den Muskel (**intramuskuläre Injektionen,** kurz *i.m.-Injektionen,* ▶ Abb. 6.60) und in die Venen (**intravenöse Injektionen,** *i.v.-Injektionen,*

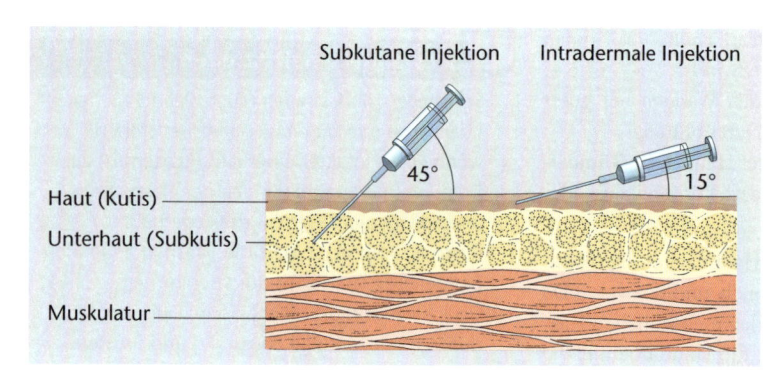

Abb. 7.3 Subkutane und intradermale Injektion.

Müde oder munter werden?

Die Haut hat als größtes Sinnesorgan wesentlichen Einfluss auf das Wohlgefühl des Menschen. Bei der Körperpflege kann diese Wirkung positiv genutzt werden, indem die Wuchsrichtung der Haare beachtet wird: Waschen und Eincremen *gegen* die Haarwuchsrichtung wirken belebend, Waschen *mit* der Wuchsrichtung beruhigend.

▶ 15.2.3). Intravenöse Injektion wirken dabei am schnellsten von allen.

7.4 Hautanhangsgebilde

Unsere Haut ist nicht nackt: Sie besitzt **Hautanhangsgebilde**, nämlich Haare, Hautdrüsen und Nägel. Sie durchstoßen die Oberhaut und münden auf der Hautoberfläche.

7.4.1 Haare

Haare *(Pili, Crines)* finden sich an fast allen Körperstellen der Felderhaut. Ihre wichtigste Aufgabe ist der Schutz des Körpers. Die **Kopfhaare** schützen den Schädel vor zu starker Sonneneinstrahlung oder Kälte. Die **Augenbrauen** und **Augenwimpern** bewahren das Auge vor Fremdkörpern. Haare in den Nasenlöchern verhindern, dass Insekten oder Schmutzpartikel eingeatmet werden.

Man unterscheidet üblicherweise die **Terminalhaare** *(Langhaare)*, die auf dem Kopf, als Augenbrauen und Wimpern, im Bart-, Brust- und Schambereich, im äußeren Gehörgang und am Naseneingang wachsen, von den **Wollhaaren** *(Vellushaaren)*, die kaum sichtbar den größten Teil der Haut bedecken (bei Frauen und Kindern mehr als bei Männern). Die Haare des Foetus heißen *Lanugo-* oder **Flaumhaare**.

Haare haben eine große ästhetische und identitätsstiftende Bedeutung (z. B. „Punker"). „Schöne" Haare zu haben, bedeutet gesund, gepflegt und attraktiv zu sein.

Anatomisch gesehen muss man sich ein Haar als einen Faden von zusammengeflochtenen, verhornten Zellen vorstellen. Es besteht jeweils aus einem **Haarschaft** und einer **Haarwurzel**. Die Wurzel reicht bis in die Lederhaut, manchmal auch bis in die Unterhaut. Jedes Haar ist mit einer **Talgdrüse** vergesellschaftet, deren Ausführungsgang am Haarschaft mündet. Bei Überproduktion resultieren fettige Haare.

Die Haarwurzel wird vom **Haarfollikel** umschlossen. Er besteht aus der **inneren** und **äußeren epithelialen Wurzelscheide**. Umgeben werden die beiden von der **bindegewebigen Wurzelscheide** *(Haarbalg)*. Um die Haarfollikel herum enden Nervenfasern (▶ Abb. 7.5). Sie sind sehr empfindlich und registrieren auch feinste Haarbewegungen wie z. B. durch einen leichten Luftzug.

Das in der Haut gelegene Ende eines jeden Haares verbreitert sich in eine zwiebelförmige Struktur, die **Haarzwiebel** *(Bulbus)*. In ihrem Kern befindet sich die **Haarpapille**, die mit vielen Blutgefäßen das wachsende Haar mit Nahrung versorgt. Die Haarzwiebel enthält außerdem die Zellschicht, von der aus neue Haarzellen gebildet werden, die *Matrix*. Entlang des Haarfollikels verläuft ein Bündel von glatten Muskelzellen, der **M. arrector pili** (▶ Abb. 7.5). Bei Kälte und Stress kontrahieren sich die Muskelfasern und stellen so die Körperhaare senkrecht: Es bildet sich die *Gänsehaut*; ein Überbleibsel aus der Vorzeit, in der die Körperbehaarung des Menschen noch so stark war, dass sie isolierend wirken konnte.

Normaler Haarausfall

Ein gesunder Erwachsener verliert durchschnittlich 70–100 Haare pro Tag. Die normale Wachstumsgeschwindigkeit von ca. 0,4 mm pro Tag und die natürliche Neubildung können diesen Verlust aber normalerweise kompensieren. Beim Kopfhaar z. B. dauert der natürliche Regenerationszyklus 3–5 Jahre, bei den Wimpern 3–5 Monate.

Haarfarbe

Die **Haarfarbe** wird vom Melaningehalt in den verhornten Zellen bestimmt. Eine verminderte

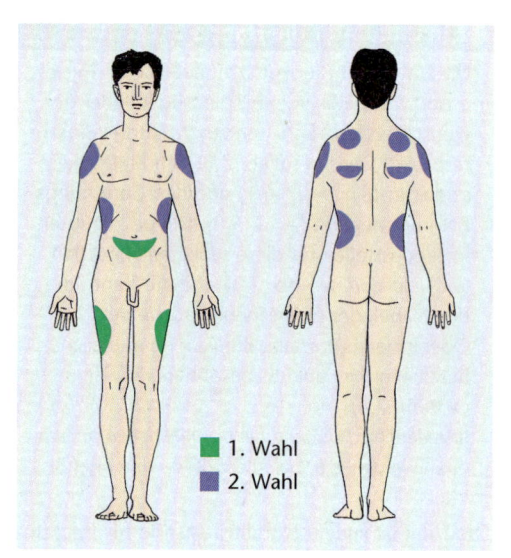

Abb. 7.4 Injektionsstellen für die subkutane Injektion. Für die Selbstinjektion sind die grün markierten Bereiche am besten geeignet, da der Patient sie gut erreicht.

Abb. 7.5 Felderhaut mit Haaren, Talg- und Schweißdrüse. Schweiß- und Duftdrüsen münden auf den Feldern, Haare und Talgdrüsen in den Furchen. Die Haarwurzel entspringt einer bis in die Kutis-Subkutis-Grenze reichenden Ausstülpung der Oberhaut. Jedes Haar besitzt eine Talgdrüse, die ihr Sekret entlang des Haares an die Hautoberfläche abgibt. Sensible Nervenfasern umspinnen die Haare und registrieren Haarbewegungen, etwa durch Berührung.

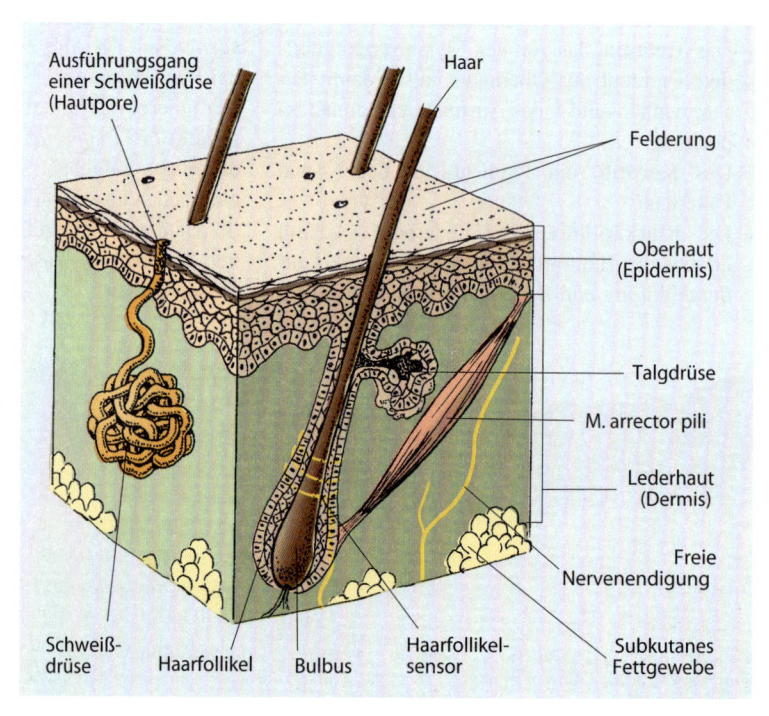

Melaninproduktion und gleichzeitige Lufteinschlüsse im Haarschaft sind für den grau-weißen Haarton des alten Menschen verantwortlich.

7.4.2 Hautdrüsen

Man unterscheidet *Talg-, Schweiß-* und *Duftdrüsen* sowie im äußeren Gehörgang Drüsen, die *Ohrenschmalz* produzieren.

Die größte Hautdrüse, die *weibliche Brust,* wird bei den Geschlechtsorganen behandelt (➤ 20.3.9).

Talgdrüsen

Talgdrüsen sind im Allgemeinen an Haarfollikel gebunden. Der sekretproduzierende Anteil der Drüsen liegt in der Lederhaut und öffnet sich in den Haarfollikel. Lippen, Penis, Eichel, kleine Schamlippen, Augen und Augenlider enthalten Talgdrüsen, die jeweils unabhängig von Haaren an der Oberfläche münden. Hand- und Fußsohlen besitzen keine Talgdrüsen. Das Sekret, **Talg** *(Sebum)* genannt, ist eine Mischung aus Fetten, Cholesterin, Protein und Elektrolyten. Es bewahrt Haar und Haut vor Austrocknung und erhält die Haut geschmeidig.

Ohrenschmalz

Spezialisierte Talgdrüsen im Gehörgang produzieren ein gelblich-bräunliches Sekret, das so genannte **Ohrenschmalz** *(Zerumen).* Es transportiert Schmutzstoffe und kleine Fremdkörper in Richtung Ohrmuschel, kann aber als *Zeruminalpfropf* auch den Gehörgang verlegen und das Hören erschweren.

Schweißdrüsen

Schweißdrüsen verteilen sich über die ganze Körperoberfläche. Lediglich Lippenrand, Nagelbett, Eichel, Klitoris, kleine Schamlippen und Trommelfell sind ausgespart. Besonders dicht finden sich Schweißdrüsen an Hand- und Fußsohlen. Die Ausführungsgänge der Schweißdrüsen enden in einer **Hautpore**.

Der **Schweiß** ist eine Mischung aus Wasser, Salz, Harnstoff, Harnsäure, Aminosäuren, Ammoniak, Zucker, Milchsäure und Ascorbinsäure (Vitamin C). Tritt er aus den Poren an die Hautoberfläche, verdunstet er, was den Körper abkühlt (➤ 18.2). Zusätzlich wird durch das saure Sekret der Schweißdrüsen (pH 4,5) der *Säureschutzmantel* der Haut hergestellt.

> **Hautpflege bei der Arbeit**
>
> Durch häufiges Waschen wird der Säureschutzmantel abgetragen, die Haut wird trocken, rissig und anfälliger für Entzündungen. Deshalb ist bei häufigem Waschen regelmäßiges Eincremen notwendig, um eine gewisse Rückfettung zu erreichen.

Duftdrüsen

Duftdrüsen befinden sich in den Achselhöhlen, der Schamregion und im Bereich der Brustwarzen. Sie produzieren ein duftendes Sekret. Die

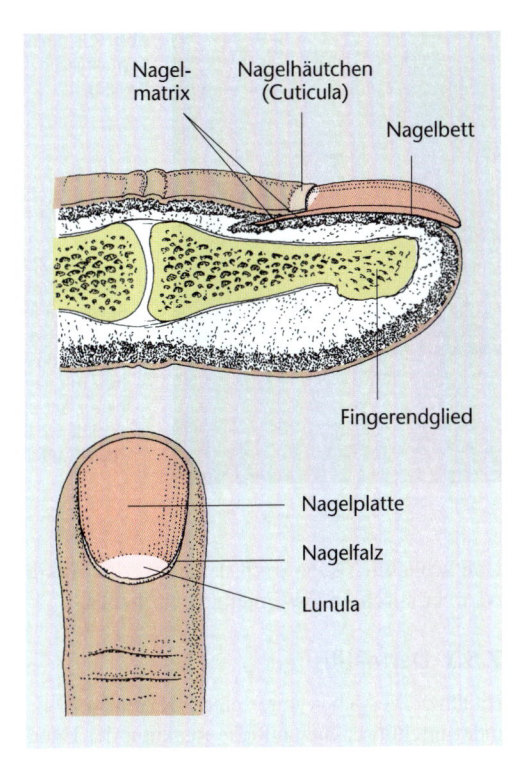

Abb. 7.6 Längsschnitt durch die Fingerspitze und den Nagel (oben) und Aufsicht (unten).

Sekretion ist durch psychische Faktoren beeinflussbar. Das Sekret der Duftdrüsen lässt zusammen mit dem typischen Schweißgeruch einen individuellen Körpergeruch entstehen.

7.4.3 Nägel

Nägel sind Platten von dicht gepackten, harten, verhornten Zellen der Oberhaut. Sie erleichtern das Greifen, den Umgang mit kleinen Gegenständen und verhindern Verletzungen an den Finger- und Zehenenden (➤ Abb. 7.6).

Der überwiegende Teil des sichtbaren Nagels, die **Nagelplatte,** erscheint wegen des darunter liegenden, gut durchbluteten Nagelbettes rosafarben. Die Kapillaren verlaufen hier, anders als in der Haut, parallel zur Oberfläche, d.h. zum **Nagelbett.** Auf diesem schiebt sich der Nagel nach vorne. Der weißliche, halbmondförmige Abschnitt am proximalen Nagelende heißt *Lunula*. Die Lunula erscheint weißlich, weil das darunterliegende Nagelbett wegen der dazwischen liegenden dichten Basalzellschicht (auch **Nagelmatrix** genannt) nicht mehr durchscheinen kann. Das **Nagelhäutchen** *(Cuticula)* hat keine direkte Funktion, es entspricht dem Aufbau der Hornschicht der Epidermis.

Der Nagel wächst, indem sich die Oberflächenzellen der Nagelmatrix in verhornte, tote Nagelzellen umwandeln. Durchschnittlich beträgt der Längenzuwachs eines Fingernagels 0,5–1 mm pro Woche.

> **Patientenbeobachtung**
>
> Da die Nägel transparent sind, ist die Farbe des durchscheinenden Nagelbetts ein guter Parameter für die Durchblutung der Hände und für die Sauerstoffversorgung des Organismus: rosige Fingernägel bestätigen eine genügende Sauerstoffsättigung des Blutes, blaue oder blasse deuten auf Sauerstoffmangel oder Durchblutungsstörungen hin, z. B. durch eine zu kalte Extremität oder Kreislaufzentralisation im Schock.

7.5 Hauterkrankungen

Die **Dermatologie** beschäftigt sich mit *Hauterkrankungen* **(Dermatosen).** Dermatosen können als eigenständige Krankheitsbilder oder als Begleitsymptome bei anderen, vor allem internistischen, Erkrankungen auftreten, etwa im Rahmen von Infektionen oder Allergien.

> **Hautkrankheiten**
>
> Man weiß heute, dass für Entstehen, Verlauf und Schweregrad von Hauterkrankungen im besonderen Maße die Kombination von Krankheitsdisposition (Veranlagung) und äußeren Einflüssen verantwortlich ist. Es gibt viele Hautkrankheiten, die z. B. eine erbliche Veranlagung aufweisen oder überwiegend ein Geschlecht betreffen (Geschlechtsdisposition). Auch das Alter spielt eine entscheidende Rolle im Sinne einer erhöhten Anfälligkeit: Bei Kindern zeigt sich oft eine Neurodermitis, in der Pubertät ist die Akne besonders häufig, in der Schwangerschaft Striae und Pigmentflecken (Chloasmen), und im hohen Alter treten zunehmend Hauttumoren und Hautveränderungen durch eine zu lange Einwirkung von UV-Strahlen auf.

Systematik der Hauterkrankungen

Es gibt mehrere Möglichkeiten, Hauterkrankungen einzuteilen, die zum Teil kombiniert werden: Eine Möglichkeit ist eine rein beschreibende Einteilung aufgrund des Betrachtens (Inspektion) und Betastens (Palpation) der Veränderungen (z. B. „blasenbildende Hauterkrankungen"). Dazu haben die Hautärzte die **Effloreszenzenlehre** entwickelt: **Effloreszenzen** *(Hautblüten)* sind alle sicht- und tastbaren Hautveränderungen (➤ Abb. 7.7). Aussehen und Verteilung der Effloreszenzen sind für manche Hauterkrankungen so charakteristisch *(pathognomonisch),* dass es ohne weitergehende Untersuchung möglich ist, eine Diagnose durch genaues Ansehen zu stellen („Blickdiagnose", z. B. bei Windpocken oder Gürtelrose).

Eine Systematik kann auch auf den anatomischen Strukturen der Haut basieren. Erkrankungen können von den verschiedenen Schichten der Kutis, vom Pigmentsystem der Haut, von den Anhangsgebilden Haare und Nägel, von den Talg- und Schweißdrüsen sowie den versorgenden Nerven und Gefäßen ausgehen.

Auch eine ursachenorientierte Einteilung ist möglich (z. B. „bakteriell bedingte Hauterkrankungen").

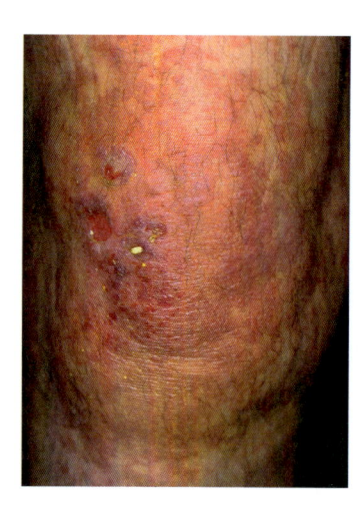

Abb. 7.8 (links): Toxisches Kontaktekzem am Knie. [M123]

Abb. 7.9 (rechts): Typischer Hautbefund bei Neurodermitis. Bevorzugt in den Gelenkbeugen (hier das Handgelenk) kommt es zu Rötungen und starkem Juckreiz mit nachfolgenden Kratzeffekten, Schuppung und Krustenbildung. Die Haut ist verdickt, das Hautfaltenrelief vergröbert. [R240]

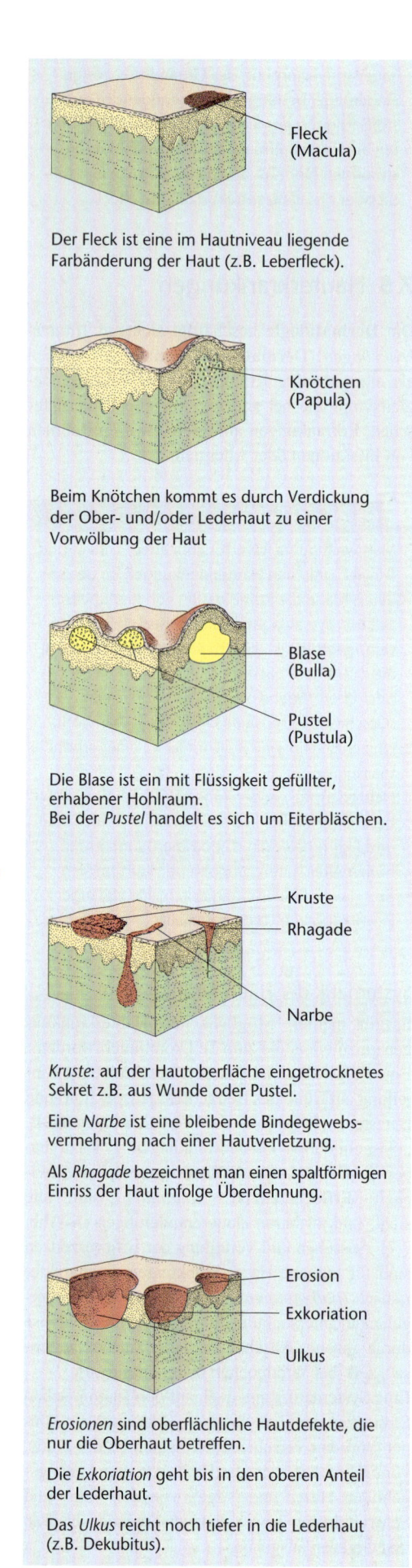

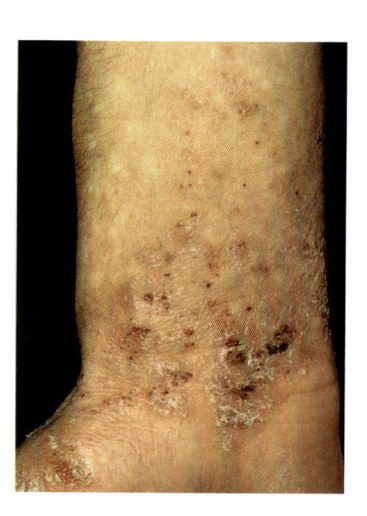

Fleck (Macula)
Der Fleck ist eine im Hautniveau liegende Farbänderung der Haut (z.B. Leberfleck).

Knötchen (Papula)
Beim Knötchen kommt es durch Verdickung der Ober- und/oder Lederhaut zu einer Vorwölbung der Haut

Blase (Bulla)
Pustel (Pustula)
Die Blase ist ein mit Flüssigkeit gefüllter, erhabener Hohlraum.
Bei der *Pustel* handelt es sich um Eiterbläschen.

Kruste
Rhagade
Narbe

Kruste: auf der Hautoberfläche eingetrocknetes Sekret z.B. aus Wunde oder Pustel.

Eine *Narbe* ist eine bleibende Bindegewebsvermehrung nach einer Hautverletzung.

Als *Rhagade* bezeichnet man einen spaltförmigen Einriss der Haut infolge Überdehnung.

Erosion
Exkoriation
Ulkus

Erosionen sind oberflächliche Hautdefekte, die nur die Oberhaut betreffen.

Die *Exkoriation* geht bis in den oberen Anteil der Lederhaut.

Das *Ulkus* reicht noch tiefer in die Lederhaut (z.B. Dekubitus).

Abb. 7.7 Effloreszenzen.

Und schließlich kann auch der Zeitverlauf (akut oder chronisch) in die Einteilung einfließen.

7.5.1 Dermatitis

Hautärzte verstehen unter einer **Dermatitis** eine nicht-infektiöse, entzündliche Reaktion der Haut. Typische Befunde sind Rötung, Schwellung, Bläschenbildung, Nässen und Krustenbildung sowie starker Juckreiz.

Von der Ursache her unterscheidet man die **toxische Dermatitis** (➤ Abb. 7.8), die durch toxische (giftige, schädliche) Stoffe wie z. B. scharfe Putzmittel ausgelöst wird, und die **allergische Dermatitis** als Ausdruck einer allergischen Reaktion (➤ 13.7.1), z. B. auf Kosmetika oder Schmuck, aber auch Nahrungsmittel. Sowohl die toxische als auch die allergische Dermatitis können chronisch werden. Hautärzte sprechen dann oft von **chronischen Ekzemen.**

7.5.2 Neurodermitis

5% der Erwachsenen und 10–20 % der Kinder leiden unter einer **Neurodermitis** *(atopische Dermatitis, endogenes Ekzem)*, einer chronisch wiederkehrenden Entzündung der Haut mit Juckreiz, Rötung, Nässen, Schuppung und Krustenbildung.

Die Neurodermitis gehört zusammen mit Heuschnupfen und Asthma zum sog. **atopischen Formenkreis** (➤ 13.7.1), dessen Pathogenese noch immer nicht vollständig geklärt ist. Neben einer deutlichen genetisch bedingten Veranlagung spielen bei der Neurodermitis eine veränderte Immunantwort auf Allergene und eine gestörte Barrierefunktion der Haut eine Rolle. Auslöser für Verschlechterungen können z. B. Kleidungsmaterialien, bestimmte Lebensmittel, aber auch psychische Belastungen sein.

Die Erkrankung beginnt häufig bereits im Säuglingsalter mit Befall des Gesichtes, Kopfes und den Streckseiten der Extremitäten. Später ist der symmetrische Befall von Gelenkbeugen (➤ Abb. 7.9), Gesicht, Hals, Nacken und Brust charakteristisch.

Lindernd wirken das Meiden individueller Auslöser, eine sorgfältige Hautpflege mit Basiscremes/-salben nach Verträglichkeit und Durchführen von Ölbädern sowie im Schub z. B. lokale Kortisonbehandlungen. Auch eine Klimakur kann sinnvoll sein. Bei ca. zwei Drittel der betroffenen Kinder bessert sich die Neurodermitis bis zur Pubertät.

> **Juckreiz**
>
> **Juckreiz** *(Pruritus)* ist Begleit- oder sogar Hauptsymptom vieler Hauterkrankungen. Er wird nicht selten quälender als Schmerz empfunden und zwingt den Betroffenen geradezu zum Scheuern, Reiben oder Kratzen. Bei ausgeprägtem Juckreiz prägen die Kratzeffekte das klinische Bild.
>
> Juckreiz ohne Hauteffloreszenzen (abgesehen von Kratzeffekten) kann ein Hinweis auf eine systemische Erkrankung sein, z. B. Diabetes mellitus (➤ 11.6.3), Nierenversagen (➤ 19.6.1, ➤ 19.6.2) oder Verschlussikterus (➤ 17.10.4). Trockene Haut und degenerative Hautveränderungen bei alten Menschen sind ebenfalls häufige Pruritusursachen.
>
> Körpereigene Entzündungsvermittler, allen voran Histamine, und die Reizung der marklosen freien Nervenendigungen in der Haut sind nach heutigem Verständnis für die Juckreizempfindung verantwortlich. Psychische Einflüsse spielen eine große Rolle.
>
> Die Behandlung ist oft schwierig. Wenn irgend möglich, wird die Ursache des Juckreizes angegangen. Lokale Maßnahmen gegen Juckreiz sind Kühlung, Einfetten und Gele oder Cremes mit Polidocanol, Gerbstoffen oder Kortison. Systemisch können v.a. Antihistaminika versucht werden.

7.5.3 Psoriasis

Ca. 3 % der Bevölkerung leiden an einer Verhornungsstörung der Haut, der **Psoriasis** *(Schuppenflechte)*. Sie verläuft schubweise (chronisch-rezidivierend), wobei neue Schübe häufig durch Infektionen, Stress oder Medikamente ausgelöst werden.

Ursächlich zugrunde liegen höchstwahrscheinlich Autoimmunvorgänge (➤ 13.7.2), die zu Hautentzündung und übermäßiger Verhornung führen. Dadurch kommt es vor allem an den Ellenbogen, den Knien und in der Kreuzbeinregion zu geröteter Haut mit silbrigen Schuppen (➤ Abb. 7.11), die zwar nicht schmerzen, aber oftmals jucken und entstellend wirken. Auch Nägel und Gelenke können mit erkranken.

Die Therapie ist langwierig und umfasst u.a. rückfettende Cremes und Bäder, hornauflösende Substanzen (z. B. Salizylsäure), Dithranol- und Kortisonsalben sowie spezielle Kombinationen aus Cremes und UV-Bestrahlungen *(PUVA-Behandlung)*. Eine Heilung gibt es nicht. Badekuren mit Salzsolebädern (nicht nur im Toten Meer) helfen oft sehr und können unter entsprechenden Voraussetzungen von Krankenkassen übernommen werden.

7.5.4 Bakterielle Hautinfektionen

Auf jeder gesunden Haut leben unzählige Bakterien ohne Krankheitswert. Hautrisse und/oder Abwehrschwäche können aber dazu führen, dass sich eine bakterielle Hautinfektion **(Pyodermie)** entwickelt.

› Das **Erysipel** *(Wundrose):* häufig von einem kleinen Hautriss (z. B. in den Zehenzwischenräumen oder im Gesicht) ausgehende, sich flächenhaft ausbreitende Hautinfektion durch Streptokokken (➤ 13.9.2). Sie lässt sich durch frühzeitige hoch dosierte Antibiotikagabe gut behandeln
› Die **Phlegmone:** flächige, sich in Gewebsspalten ausbreitende Entzündung durch Staphylokokken oder Streptokokken. Ein Beispiel ist die Fingerphlegmone, die sich nach Fingerverletzungen entlang einer Sehnenscheide ausbreitet
› **Impetigo** *(Eiter-, Pustelflechte* ➤ Abb. 7.10): Vor allem bei Kindern auftretende eitrige Hautinfektion, hervorgerufen durch Staphylo- und Streptokokken. Meist im Gesicht und am Kopf auf dem Boden einer vorbestehenden Hauterkrankung oder bei Mundwinkelschleimhauteinrissen. Durch Berühren (Kratzen) mit den Fingern kann die Infektion sowohl auf andere Körperteile als auch auf andere Personen übertragen werden. Sie lässt sich durch Antibiotika-Salben meist rasch beseitigen. Gute Hygiene ist wichtig
› Die **Follikulitis:** meist durch Staphylokokken bedingte Entzündung der Haarfollikel. Breitet sich die Entzündung im Gewebe weiter aus, so kann sich daraus ein **Furunkel** oder ein **Abszess** (abgekapselte Eitereinschmelzung ➤ 3.5.6) entwickeln.

Auch bei *Mitessern* und *Akne* spielen Bakterien eine Rolle, alleinige Ursache sind sie aber nicht: Durch übermäßige Talgproduktion *(Seborrhoe)* und verstärkte Verhornung der Epidermis kommt es zur Abflussstörung des Talgs. Der Talg staut sich an und es entstehen **Mitesser** *(Komedonen)*. Ihre schwarze Farbe entsteht durch den Farbstoff Melanin und oxidierte Fettanteile und hat nichts mit Schmutz zu tun. Da Talg ein guter Nährboden für Bakterien ist, können sich die Mitesser entzünden und daraus Knötchen (Papeln ➤ Abb. 7.12) und Pusteln ("Pickel") entstehen. Als Verursacher dafür werden unter anderem die Bakterien *Propionibacterium acnes* und *Staphylococcus epidermis* angesehen, die häufig in den Ausführungsgängen der Talgdrüsen gefunden werden.

Bei **Akne** liegen viele, zum Teil entzündete Mitesser vor. Betroffen sind vor allem die talgdrüsenreichen Bezirke wie Gesicht, Nacken, Brust und Rücken. In der Pubertät nimmt die Talgproduktion vorübergehend zu. Aus diesem Grund neigen Jugendliche besonders zu Pickeln.

7.5.5 Pilzinfektionen der Haut (Dermatomykosen)

Pilze sind häufig „Gäste" auf unserer Haut und führen, wenn sie gute Wachstumsbedingungen finden, zu oberflächlichen Infektionen, den **Dermatomykosen**. Neben feuchter Wärme bevorzugen Pilze einen Ort oder Wirt mit herabgesetzter Resistenz, weshalb besonders abwehrgeschwächte Patienten, z. B. Diabetiker, und andere chronisch Kranke betroffen sind.

Grundsätzlich sind zwei Pilzarten verantwortlich für die meisten Dermatomykosen: die **Fadenpilze** und die **Sprosspilze,** auch *Hefen* genannt (➤ 13.12).

Typischerweise bemerkt der Patient einen zunehmenden Juckreiz, wobei ein Pilzbefall der Zehenzwischenräume besonders häufig ist. Etwa die Hälfte der Erwachsenen ist von **„Fußpilz"** betroffen. Geschlossenes Schuhwerk und Schweißbildung (Turnschuhe) fördern das Wachstum der Pilze. Faden- und Sprosspilzbefall sind hier in der Regel äußerlich nicht voneinander zu unterscheiden.

Aber auch alle anderen „feuchten Kammern" des Körpers werden leicht von Pilzen befallen, so z. B.:

› Leisten (Hodensack, weibliches äußeres Genitale und Innenseite der Oberschenkel)
› Hautfalten unter „Fettschürzen" des Bauches und unter der weiblichen Brust
› Beugefalten
› Bei Babys der Windelbereich *(Windeldermatitis;* v.a. durch Sprosspilze wie Candida albicans)

Typisch für Fadenpilzerkrankungen am Körper sind meist scharf begrenzte, rötliche, schuppende Herde mit betontem Randwall und zentraler Abblassung, für Sprosspilze nässende Hautläsionen und Pusteln am Herdrand.

Auch Finger- und Fußnägel können sich mit Pilzen infizieren *(Nagelmykose* ➤ Abb. 7.13).

Abb. 7.11 Schwere Form der Schuppenflechte (Psoriasis) mit typischem Verteilungsmuster an den Streckseiten der Extremitäten. Die Schuppenflechte ist nicht ansteckend, kann aber bei starker Ausprägung trotzdem die zwischenmenschlichen Kontakte belasten. [U136]

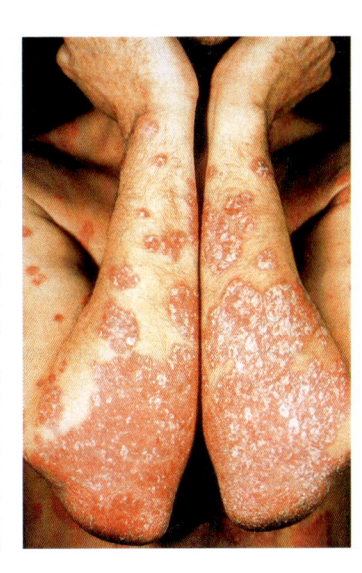

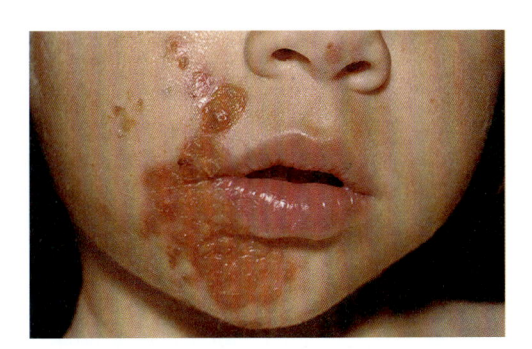

Abb. 7.10 Kind mit schwerer Impetigo im Gesicht. [R140]

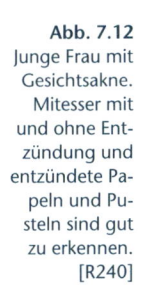

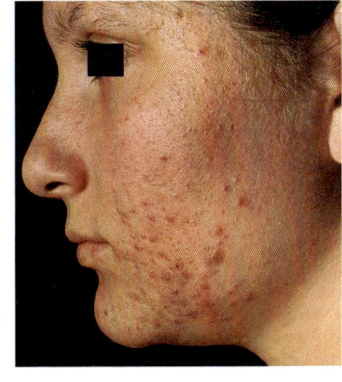

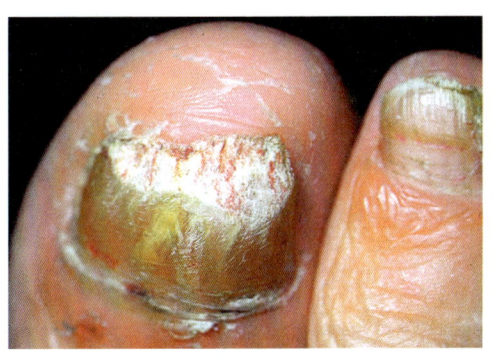

Abb. 7.12 Junge Frau mit Gesichtsakne. Mitesser mit und ohne Entzündung und entzündete Papeln und Pusteln sind gut zu erkennen. [R240]

Abb. 7.13 Nagelmykose der Zehennägel. [T122]

Dermatomykosen sind durch mehrwöchige äußerliche Therapie mit Antimykotika (z. B. *Clotrimazol*, etwa in Canesten®) gut behandelbar, neigen jedoch zum wiederholten Auftreten.

7.5.6 Virusinfektionen der Haut

Viren (▶ 13.10) verursachen unterschiedliche Krankheitsbilder: Herpesinfektionen (▶ 13.10.2), Gürtelrose (▶ 13.10.2) und viele Kinderkrankheiten mit Hautbeteiligung wie z. B. Windpocken (▶ Abb. 13.25) sind viraler Genese.

Auch **Warzen** *(Verrucae)* werden durch Viren hervorgerufen, v.a. *Papilloma-Viren*. Man unterscheidet je nach Lokalisation und Virustyp unterschiedliche Formen:

- **„Gemeine" Warzen** *(Verrucae vulgares)* sind harte Hautauswüchse mit zerklüfteter Oberfläche und befallen vor allem Hände und Füße. Sie werden durch Kontakt (auch Kratzen) übertragen und betreffen sehr häufig Kinder
- **Plantarwarzen** *(Verrucae plantares)* sind Sonderformen der „gemeinen" Warzen. Sie finden sich auf der Fußsohle, wo sie durch den gewichtsbedingten Druck wie ein Dorn in die Tiefe wachsen und erheblich schmerzen können (▶ Abb. 7.14)
- **Flachwarzen** *(Verrucae planae juveniles)* treten häufig bei Kindern auf, sind leicht gerötet und von einer dünnen Hornschicht bedeckt. Sie stehen fast immer in Gruppen, meist im Gesicht oder an den Händen
- **Feigwarzen** *(Condylomata acuminata)* treten in der After- bzw. Geschlechtsgegend auf, wo sie durch Feuchtigkeit und kleine Hautrisse ideale Wachstumsbedingungen finden. Sie werden durch Geschlechtsverkehr übertragen oder gehen während Schwangerschaft und Geburt auf das Kind über.

7.5.7 Krankhafter Haarausfall

Durch Erkrankungen, Medikamente, Bestrahlungen, psychischen Stress, höheres Lebensalter, hormonelle und genetische Einflüsse kann es zum *verstärkten Haarausfall* (**Effluvium**) und im Extremfall zur *Glatzenbildung* (**Alopezie**) kommen. Zugrunde liegen z. B. eine Zerstörung oder Degeneration des Haarschaftes oder Veränderungen im Haarzyklus. Beispielsweise führt eine *während der Schwangerschaft eintretende Verlängerung der Ruhephase im Haarwachstum* zu einem scheinbar größerem Haarausfall *nach der Schwangerschaft*. Medikamente zur Tumorbekämpfung (*Zytostatika* ▶ 3.7.6) führen sehr häufig zu einer vorübergehenden totalen Alopezie, was von den Betroffenen als sehr belastend erlebt wird.

Fast physiologisch hingegen ist die chronische **androgenetische Alopezie**, die bei ca. 45 % der Männer auftritt. Sie beginnt im Schläfenbereich mit so genannten *Geheimratsecken* und kann bis zum völligen Haarverlust fortschreiten. Der Haarausfall wird durch das männliche Sexualhormon *Testosteron* (▶ 20.2.3) und eine genetisch bedingte Veranlagung beeinflusst. Bei der Frau kommt diese Form der Alopezie auch vor, wenn auch viel seltener. Man unterscheidet zwei Formen, den männlichen Typ mit Geheimratsecken und den weiblichen Typ mit diffusem Haarausfall im Scheitelbereich.

Die Therapiemöglichkeiten des Haarausfalls sind sehr begrenzt.

7.5.8 Bösartige Hauttumoren

Häufigster bösartiger Hauttumor ist das **Basaliom** (auch *weißer Hautkrebs* genannt), das von der Basalzellschicht (▶ 7.2.1) ausgeht. Es bildet zwar keine Metastasen und wird daher auch als **semimaligne** *(halb-bösartig)* bezeichnet, kann aber unbehandelt zu erheblichen Gewebezerstörungen führen.

Am zweithäufigsten ist das *Plattenepithel-* oder **spinozelluläre Karzinom**, das sich von Zellen der Stachelzellschicht ableitet und meist erst spät Metastasen bildet.

Der klinisch bösartigste Hauttumor ist das **maligne Melanom**, auch als *schwarzer Hautkrebs* bezeichnet (▶ Abb. 7.15). Das maligne Melanom besteht aus entarteten Melanozyten, metastasiert verhältnismäßig rasch und ist dann oft nicht heilbar. Folgende fünf Kriterien helfen, das Melanom vom harmlosen Leberfleck zu unterscheiden (**ABCDE-Regel**):

- *Asymmetrie:* unregelmäßige, nicht runde Form
- *Begrenzung:* ausgefranste, unscharfe Ränder
- *Color (Farbe):* ungleichmäßig, verschiedenfarbig, fleckig
- *Durchmesser:* 5 mm oder mehr
- *Erhabenheit/Entwicklung:* in kurzer Zeit aus flachem Fleck entstanden

Für die Entstehung aller genannten bösartigen Hauttumoren ursächlich ganz wesentlich ist eine übermäßige Sonnenexposition.

7.5.9 Dekubitus

Durch länger dauernde Druckeinwirkung auf die Haut drohen über eine Kompression der hautversorgenden Gefäße Durchblutungsstörungen. Folge ist eine Mangelversorgung der Haut mit Sauerstoff, die zunächst zu einer Rötung führt. Später stirbt die Haut ab, und es bilden sich Hautdefekte, die bis auf Muskeln und Knochen hinunterreichen können (**Dekubitus**).

Dekubitusgefährdet sind vor allem bettlägerige Patienten. Besonders betroffen sind die Körperregionen, an denen die Haut dem Knochen beim Liegen direkt aufliegt, beispielsweise Kreuzbein, Ferse und Knöchel (▶ Abb. 7.16).

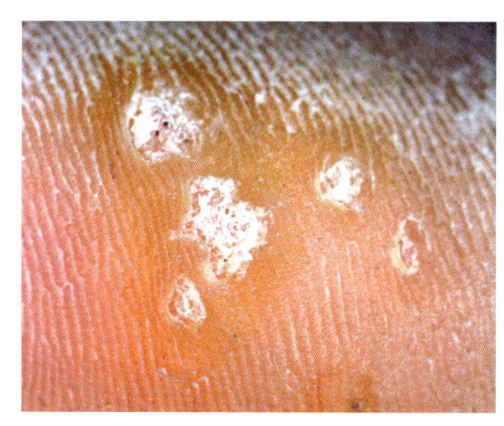

Abb. 7.14 Plantarwarzen der Fußsohle. Die nach außen meist flachen Warzen unterbrechen optisch die Fußsohlenfurchung. [M123]

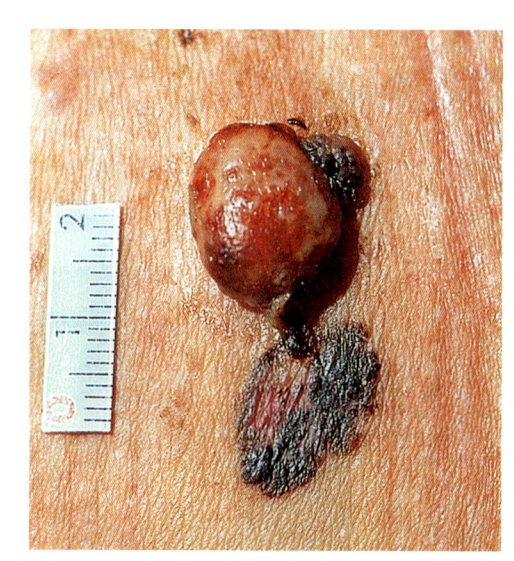

Abb. 7.15 Zwei maligne Melanome, von denen das eine einen exophytischen (nach außen wachsenden) Knoten und das untere eine (hellere) Regressionszone zeigt. [R240]

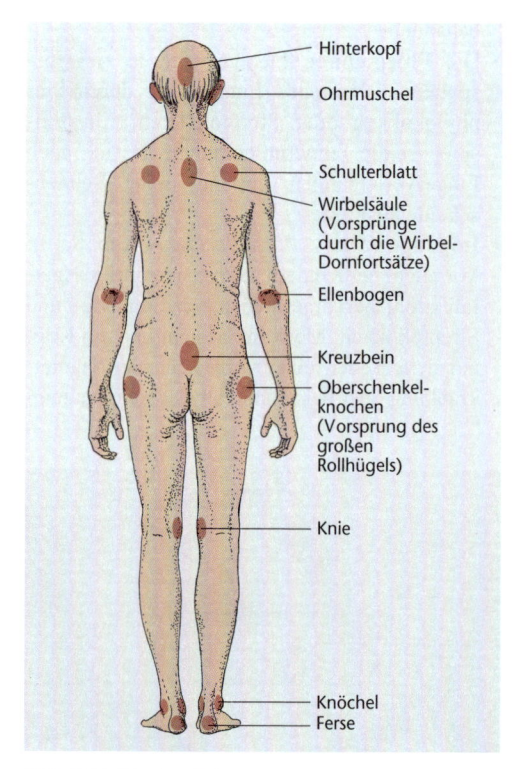

Abb. 7.16 Die eingefärbten Körperregionen sind besonders vom Dekubitus bedroht. Hier muss ggf. eine Dekubitusprophylaxe stattfinden.

> **Dekubitusprophylaxe**
>
> Zur Vorbeugung eines Dekubitus lagern die Pflegenden jeden bettlägerigen Patienten regelmäßig um. Die Lagerungsintervalle sind für jeden Patienten individuell zu bestimmen. Wichtig sind außerdem sorgfältige Körperpflege, regelmäßige Begutachtung der Haut, druckreduzierende Lagerung, beispielsweise auf Spezialmatratzen, und durchblutungsfördernde Maßnahmen, vor allem Physiotherapie.

7.6 Therapieprinzipien bei Hauterkrankungen

Viele Hauterkrankungen können durch **Lokaltherapie** behandelt werden, also äußere (externe) Anwendung von Medikamenten (**Lokaltherapeutika** oder *Externa* genannt). Hierdurch kann oft eine hohe Wirkstoffkonzentration am Erkrankungsherd bei gleichzeitig geringer Nebenwirkungsrate am übrigen Körper erreicht werden. Voraussetzung ist allerdings, dass die Medikamente in die erkrankte Haut eindringen können.

Seltener sind **systemische Therapien** erforderlich. Medikamente werden dem Körper in Form von Tabletten oder Spritzen zugeführt. Über das Blut erreichen sie die erkrankte Haut, allerdings auch andere Organe, was zu erheblichen Nebenwirkungen führen kann.

Lokaltherapeutika bestehen meist aus drei Anteilen: dem *Grundstoff*, dem *Wirkstoff* (eigentliches Medikament) und *Zusatzstoffen* (z. B. Konservierungsmittel).

Grundstoffe

Der **Grundstoff** dient als Träger und Verdünnungssubstanz für den Wirkstoff. Seine Zusammensetzung hat entscheidenden Einfluss auf die Eindringtiefe und damit die Wirksamkeit. Außerdem pflegt der Grundstoff die Haut und ist speziell auf die individuelle Hautbeschaffenheit abgestimmt:

- *Fettige Grundstoffe*, z. B. Vaseline, glätten in Form einer **Fettsalbe** raue, spröde Haut und sind zur Behandlung von schuppenden Hauterkrankungen und zum Einbringen von tiefenwirksamen Substanzen sinnvoll. Allerdings behindern sie die Verdunstung und Wärmeabgabe der Haut, ein Anstau von Schweiß und Sekreten ist möglich
- *Flüssige Grundstoffe*, z. B. Wasser oder Alkohol, haben eine kühlende, entzündungshemmende, juckreizmindernde Wirkung und ermöglichen eine gleichmäßige Verteilung der Wirkstoffe auf der Haut. Flüssige Grundstoffe trocknen aber bei häufigem Gebrauch die Haut stark aus. Bei wässrigem Grundstoff spricht man von einer **Lösung**, bei alkoholischem von einer **Tinktur**
- *Feste Grundstoffe*, z. B. Zinkoxid oder Talkum, saugen als **Puder** Sekrete von der Hautoberfläche auf und wirken dadurch austrocknend. Ungeeignet sind Puder bei sehr trockener Haut und bei stark nässenden Hauterkrankungen, weil die Puderteilchen mit Schweiß und Sekret Klumpen bilden, die dann die Haut zusätzlich reizen.

Um eine an den Hauttyp optimal angepasste Salbengrundlage zu erhalten, werden die Grundstoffe häufig kombiniert:

- Eine **Schüttelmixtur** *(Lotio)* ist eine Mischung aus Puder und Flüssigkeit. Nach dem Auftragen verdunstet der flüssige Anteil, während der Puder auf der Haut haften bleibt. Die Wirkung der Schüttelmixtur entspricht also in etwa der des Puders, hat aber den Vorteil der gleichmäßigeren Verteilung
- Die **Paste** ist ein Gemisch aus Puder und fettigem Grundstoff. Je nach relativem Puderanteil gibt es harte Pasten, die stark austrocknend wirken, und weiche, mehr fettende Pasten (z. B. „weiche Zinkpaste"), die die Haut abdecken, schützen und pflegen
- **Lotion**, **Creme** und **Salbe** sind Mischungen aus festen und flüssigen Wirkstoffen, wobei die Lotion den höchsten Wasseranteil und die Salbe den höchsten Fettanteil besitzt. Die Creme nimmt eine Mittelstellung ein. Je höher der Flüssigkeitsanteil ist, desto stärker wirkt der Grundstoff austrocknend. So empfiehlt es sich, bei trockener Haut eher eine Creme oder Salbe, bei fettiger Haut dagegen eine Lotion einzusetzen.

Wirkstoffe

Wirkstoffe werden je nach Hauterkrankung den Grundstoffen zugesetzt. Die wichtigsten Wirkstoffe sind *Antibiotika* bei bakteriellen Infektionen, *Antimykotika* bei Pilzinfektionen, *Virostatika* bei viralen Infektionen, *Antipruriginosa* (juckreizstillende Medikamente) bei Juckreiz, *Glukokortikoide* zur Unterdrückung unerwünschter Immunreaktionen (▶ 13.7.3) und *Keratolytika* (Hornhautlöser) gegen übermäßige Hornhautbildung.

Zusatzstoffe

Zusatzstoffe sind Hilfsstoffe, die als *Emulgatoren* die Vermischung (Emulgation) der fetten und flüssigen Grundstoffanteile verbessern oder als *Konservierungsstoffe* die Haltbarkeit insbesondere von fettigen Grundstoffen erhöhen. *Geruchsstoffe*, z. B. Parfüm, sorgen für einen angenehmen Geruch des Präparates. *Stabilisatoren* halten die Substanzen dauerhaft zusammen.

Viele Patienten reagieren allergisch auf Lokaltherapeutika, wobei sich dies sowohl gegen den Grundstoff als auch gegen die Wirkstoffe oder Zusatzstoffe richten kann. Deswegen ist es in vielen Fällen sinnvoll, ein Lokaltherapeutikum durch den Apotheker nach individueller Rezeptur des Dermatologen anfertigen zu lassen. Diese Präparate enthalten normalerweise keine oder wenigstens genau bekannte Zusatzstoffe.

GESUNDHEIT & LEBENSSTIL

7.7 Die Haut – Sonne: Erst rot, dann braun – dann krank

Ein deutsches Sprichwort sagt: „Wo die Sonne scheint, kommt der Arzt nicht hin." Das stimmt und stimmt nicht. Ohne Sonne kann das lebenswichtige Vitamin D im Körper nicht aufgebaut werden. Sonnenlicht steigert unser Wohlbefinden und hilft gegen Depressionen. Aber: Für die Vitamin-D-Synthese reichen bereits regelmäßige Spaziergänge im kurzärmeligen Hemd oder T-Shirt, und das nicht einmal bei Sonnenschein. Und was Sonnenlicht gegen Depressionen betrifft, so liegt die Betonung auf „Licht" und nicht auf „Sonne". Die Gesundheit hält sich auch ohne Sonnenbäder fit.

Gesunde Bräune?

Doch nicht aus gesundheitlichen Gründen rösten sich jedes Jahr Millionen Menschen in der Sonne bis zum Sonnenbrand. Braun zu sein ist ein Schönheitsideal. Eins, das immer mehr Menschen in unseren Breitengraden teuer bezahlen. Bei einem Sonnenbrand – einer Verbrennung ersten Grades – werden die oberen Hautschichten geschädigt.

Sonnenstrahlen enthalten neben 52 % sichtbarem Licht und ca. 44 % Infrarotstrahlen ca. 4 % ultraviolette Strahlen, die je nach Wellenlänge in UVA, UVB oder UVC unterteilt werden. Sie setzen der Haut arg zu. Wenn jemand in der Sonne brutzelt, verbrennt UVB die obersten Hautschichten, die kurz danach abgestoßen werden. Die Haut schält sich – alles Grillen war umsonst.

Selbst wer der Haut genügend Zeit gibt, damit sie sich an die UV-Strahlung anpassen kann, tut ihr nichts Gutes. Zwar können die Melanozyten (▶ 7.2.1) ausreichend Pigmente und die ersehnte braune Hautfarbe bilden. Eine „gesunde" Bräune ist das aber nicht, denn die Bräunung und eine gleichzeitige Verdickung der Hornhaut sind der Versuch der Haut, sich vor den UV-Strahlen zu schützen. Man kann also getrost sagen: Jede Bräunung ist ein Zeichen dafür, dass die Haut angegriffen ist.

Die Haut vergisst nicht

Ob sich das Sonnenbräunen aus kosmetischer Sicht lohnt, ist zweifelhaft: Insbesondere unter den UVA-Strahlen leidet das Kollagen (▶ 4.3.2), das für Straffheit und Jugendlichkeit sorgt. Die braune Schönheit altert vorzeitig und kriegt ein Knittergesicht.

Es kann aber noch schlimmer kommen: Die Erbsubstanz der Hautzellen kann durch die UV-Strahlung geschädigt werden. Geschädigte Zellen sterben im günstigeren Fall ab. Sie können sich jedoch auch weiter teilen und zu Hauttumoren führen. Kinder und Jugendliche sind besonders gefährdet: Zum einen ist ihre Haut bei Sport und Spielen im Freien besonders intensiv dem UV-Licht ausgesetzt. Zum anderen gehen Dermatologen davon aus, dass viele der später zu Hauttumoren führenden Erbgutschädigungen in Kindheit und Jugend erworben werden.

Der bösartigste Hauttumor ist das dunkle **maligne Melanom**. Nach heutigen Kenntnissen sind es die kurzzeitigen, exzessiven Sonneneinstrahlungen des Urlaubs im Süden, die das Risiko für diesen gefährlichen Hautkrebs erhöhen, während es bei dem **Basaliom** und dem **spinozellulären Karzinom** wohl eher die UV-Lebenszeitdosis ist. Quintessenz: Die Haut „vergisst" nicht!

Raus aus der Sonne!

Zurzeit liegt die Hautkrebshäufigkeit (Lebenszeitrisiko) in Mitteleuropa bereits über 1 % – Tendenz steigend: Mit einer jährlichen Zunahme zwischen 7 und 10 % ist er die Krebsform mit dem höchsten Anstieg überhaupt! In einer sonnenverwöhnten Region Australiens mit einer sehr hellhäutigen Bevölkerungsgruppe (Hauttyp I) liegt das Lebenszeitrisiko schon bei 4 %.

Schon jetzt heißt es deshalb für die meisten Menschen in unseren Breitengraden: möglichst schnell raus aus der Sonne! Ungefähr 78 % von uns haben nämlich den so genannten Hauttyp III (Mischtyp).

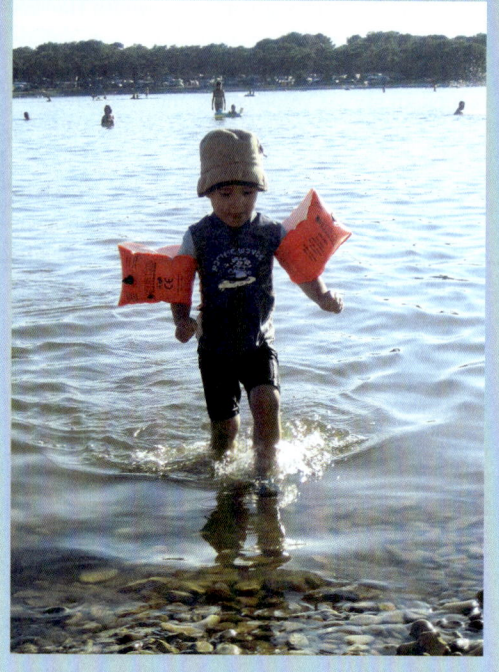

Abb. 7.17 Babys sollten nie und Kleinkinder nur für kurze Zeit an der Sonne sein. Hut und Sunblocker sind ein Muss. [O204]

Die Stiftung Warentest hat ausgerechnet, dass ein Mensch mit diesem Hauttyp an einem sonnigen Junitag in Mitteleuropa ungeschützt nur 20 Minuten in der Sonne bleiben darf, ohne Schäden zu riskieren. Noch kürzere Zeiten gelten am Meer oder im Hochgebirge: Wasser, Sand und Schnee reflektieren die UV-Strahlen und vervielfachen damit ihre Intensität.

Sonnentipps für Sommer und Winter

- Zwischen 11 und 15 Uhr Schatten suchen
- An die 3 „H", Hut, Hemd, Hosen (geeignete Bekleidung) und Sonnenbrille (im Gebirge mit Seitenschutz) denken
- Hauttyp berücksichtigen und immer Sonnenschutz mit hohem Lichtschutzfaktor (mind. 15) verwenden. In den Bergen auch bei Nebel und Wolken
- Im Schnee oder Gebirge für Lippen, Nase, Ohren oder empfindliche Haut Sunblocker verwenden

Solarium: keine gesunde Alternative

Die Deutschen liegen im künstlichen Sonnenbaden ganz vorne. Typischerweise sind es hellhäutige Personen (Hauttyp I und II), die sich dort bräunen lassen. Zwar kommen vor allem UVA-Strahlen aus der Röhre, während UVB weitgehend herausgefiltert wird. Aber die UVA-Dosis ist auf der Sonnenbank bis zu 10-mal höher als im Freien und der geringere Anteil an UVB-Strahlen wird meistens durch eine viel zu hohe Bestrahlungsdosis zunichte gemacht. Und selbst, wenn dies nicht der Fall ist: Nach neueren Erkenntnissen fördern auch UVA-Strahlen die Hautkrebsentstehung!

Gänzlich tabu sein sollten Solarien für Minderjährige (in Deutschland ist Jugendlichen unter 18 Jahren der Besuch von Solarien mittlerweile gesetzlich untersagt), Menschen mit dem Hauttyp I, Sommersprossen, vielen Muttermalen, häufigen Sonnenbränden in der Vergangenheit oder Verwandten mit einem Melanom.

Und wenn's schon sein muss, sollte zur Risikominimierung gelten:

- Kein ganzjähriges Dauerbräunen, zwischen den Bestrahlungen eine Woche pausieren
- Am Tag des künstlichen Sonnenbadens keine Cremes, Sprays, Parfüms verwenden; sämtliche Kosmetika von der Haut entfernen
- Kein Sonnenschutzmittel verwenden, aber die UV-undurchlässige Schutzbrille aufsetzen
- Auf kompetentes Personal, geeignete Geräte und Strahlendosierung achten; individuelle Bestrahlungszeit korrekt einstellen.

8 Nervensystem

8.1	**Funktion des Neurons** 142	**8.6**	**Reflexe** 154	
8.1.1	Grundelement der Informationsverarbeitung 142	8.6.1	Eigenreflexe 154	
8.1.2	Ruhepotential 142	8.6.2	Fremdreflexe 155	
8.1.3	Generatorpotential 143	8.6.3	Reflexprüfungen 155	
8.1.4	Aktionspotential 143			
8.1.5	Refraktärperiode 144	**8.7**	**Hirnnerven** 155	
8.1.6	Fortleitung von Nervensignalen 144	8.7.1	Sensorische Nerven 155	

8.8.10 Lähmungen 167

8.9 Gedächtnis 168

8.10 Vegetatives Nervensystem 169
8.10.1 Zentrale Anteile des vegetativen Nervensystems 169
8.10.2 Periphere Anteile des vegetativen Nervensystems 170
8.10.3 Vegetative Reflexe 171
8.10.4 Darmnervensystem 172

8.2 Zusammenarbeit von Neuronen 145
8.2.1 Erregungsüberleitung an den Synapsen 145
8.2.2 Postsynaptische Potentiale 146
8.2.3 Neurotransmitter 147
8.2.4 Neuropeptide 149

8.7.2 Augenmuskelnerven 156
8.7.3 Gesichtsnerven 156
8.7.4 Rachen-, Hals- und Zungennerven 157
8.7.5 Nervus vagus 157

8.8 Gehirn 157
8.8.1 Differenzierung des Gehirns in der Entwicklungsgeschichte 157
8.8.2 Hirnstamm 158
8.8.3 Formatio reticularis 159
8.8.4 Zwischenhirn 160
8.8.5 Kleinhirn 161
8.8.6 Basalganglien 162
8.8.7 Limbisches System 162
8.8.8 Aufbau des Großhirns 162
8.8.9 Funktionsfelder des Großhirns, Pyramidenbahn und extrapyramidale Bahnen 164

8.3 Organisation des Nervensystems 150

8.4 Rückenmark 150

8.5 Spinalnerven 152
8.5.1 Aufbau und Äste der Spinalnerven 152
8.5.2 Spinalnervenplexus und wichtige periphere Nerven 153

8.11 Versorgungs- und Schutzeinrichtungen des zentralen Nervensystems 172
8.11.1 Hirnhäute 172
8.11.2 Liquor und Liquorräume 174

8.12 Blutversorgung des zentralen Nervensystems 175

8.13 Diagnostische Methoden 178

8.14 Schlaf: weit mehr als eine Ruhephase 179

Die Gesamtheit der Nervengewebe des Menschen wird als **Nervensystem** bezeichnet. Das Nervensystem dient der Erfassung, Verarbeitung, Speicherung und Aussendung von *Informationen*. In Zusammenarbeit mit dem Hormonsystem werden dadurch die Leistungen aller Organsysteme gesteuert und der Gesamtorganismus den sich ständig ändernden Anforderungen der Außenwelt angepasst.

Mit spezialisierten Messfühlern (Rezeptoren, Sensoren) nimmt das Nervensystem Veränderungen im Bereich des Körpers und in der Außenwelt auf; es übermittelt sie über **afferente** *(hinführende)* **Nervenfasern** an übergeordnete Zentren, verarbeitet sie dort und antwortet über **efferente** *(wegführende)* **Nervenfasern** mit entsprechenden Reaktionen. Grundelemente dieser Informationsübertragung und -verarbeitung sind die *Nervenzellen* oder **Neurone**.

Details zu Nervenzellen und -gewebe ➤ 4.5

8.1 Funktion des Neurons

8.1.1 Grundelement der Informationsverarbeitung

Die Fähigkeit von Neuronen, Informationen in Form von elektrischen Signalen aufzunehmen, zu verarbeiten und weiterzuleiten, beruht auf elektrischen und biochemischen Vorgängen. An jedem Neuron gibt es eine Empfangs- oder *Eingangsseite* und eine Sende- oder *Ausgangsseite*.

Die Eingangsseite wird entweder durch Dendriten repräsentiert oder durch afferente Nervenfasern, die z. B. von den peripheren Hautrezeptoren bzw. -sensoren kommen und über pseudounipolare Nervenzellen (➤ 4.5.1) mit Gehirn oder Rückenmark in Kontakt treten.

Die elektrischen Signale auf der Eingangsseite eines jeden Neurons ändern sich in Abhängigkeit davon, welchen Einfluss andere Nervenzellen über spezielle Kontaktstellen, die **Synapsen** (➤ 4.5.1, ➤ 8.2.1), dort ausüben. Die Synapsen beeinflussen das **elektrische Potential** des nachgeschalteten Neurons, das ist die elektrische Spannung, die man zwischen dem Inneren der Nervenzelle und einem geerdeten Punkt außerhalb der Zelle messen kann; in der Neurophysiologie auch **Membranpotential** genannt. Das Membranpotential kann fein abgestuft verschiedene Werte annehmen, so wie der Wasserstand eines Sees. Die Höhe (Amplitude) dieses Potentials verändert sich nun je nach Anzahl und Stärke der über die Synapsen einlaufenden Impulse, hängt also ab vom Informationszufluss durch andere Zellen. Diese „Übersetzung" einer Reizstärke in eine ganz bestimmte Potentialhöhe wird **Amplitudenmodulation** genannt.

Überschreitet das Potential am Zellkörper eine bestimmte Schwelle („tritt das Wasser des Sees über die Ufer"), dann wird am Axonhügel (also an der Ausgangsseite des Neurons) *schlagartig* ein **Aktionspotential** ausgelöst. Aktionspotentiale entstehen nach dem *Alles-oder-Nichts-Prinzip* und sind mit kurzen elektrischen Impulsen vergleichbar. Die Information auf der Ausgangsseite des Neurons hat deswegen viele Ähnlichkeiten mit der digitalen Technik, wie sie in Computern Anwendung findet. Auch dort gibt es nur zwei Schaltzustände (ein oder aus = alles oder nichts). Entsprechend der Höhe der Reizstärke an der Eingangsseite entsteht an der Ausgangsseite des Neurons eine bestimmte Anzahl von Aktionspotentialen, d.h. die Stärke des Reizes wird, sofern sie die Schwellenreizstärke übersteigt, durch die aufnehmende Nervenzelle in eine bestimmte Aktionspotentialfrequenz übersetzt, man spricht von **Frequenzmodulation**.

Aktionspotentiale breiten sich automatisch über das Axon eines Neurons aus („das Wasser fließt aus dem See ab"). Wenn das Aktionspotential an den Synapsen der axonalen Endknöpfe (➤ 8.2.1) angelangt ist, dann aktiviert die Synapse die Eingangsseite des nächsten Neurons.

Der Grund für diese umständliche Umformung von der fein abgestuften Signalform in die digitale Ein- oder Aus-Signalform in jedem Neuron liegt in den unterschiedlichen Aufgaben, die den beiden Zellabschnitten zukommen: Die Eingangsseite muss meist viele eingehende Signale zusammenführen (integrieren ➤ Abb. 8.1) und verarbeiten; dazu eignen sich fein abstufbare Signale am besten.

Die Aufgabe der Ausgangsseite hingegen ist es, die Signale zum Teil über sehr weite Strecken zu übertragen. Dazu eignen sich „primitive" Ein- oder Aus-Signale, wie die Aktionspotentiale, sehr gut, weil diese Art der Information über weite Entfernung sicher übermittelt werden kann.

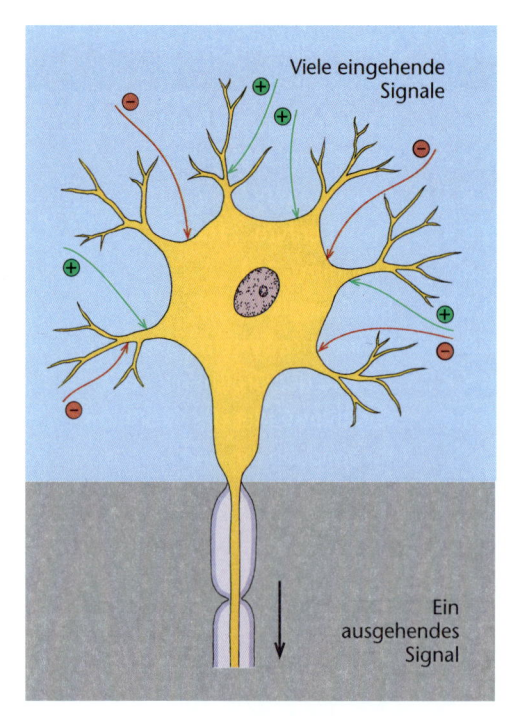

Abb. 8.1 Integrative Funktion eines Neurons in der Schemazeichnung. Ein Neuron erhält typischerweise viele Signale von anderen Neuronen und setzt diese in ein Ausgangssignal um.

8.1.2 Ruhepotential

Damit ein Neuron Informationen in elektrische Impulse übersetzen kann, braucht es mindestens zwei verschiedene Zustände: einen Ruhezustand („Aus") und einen Aktionszustand („Ein").

Dem Ruhezustand entspricht bei der Nervenzelle das **Ruhepotential**. Auch in Ruhe besteht nämlich über der Zellmembran jeder lebenden Zelle eine Spannung (Potentialdifferenz). Dieses Membranpotential in Ruhe beträgt bei Neuronen etwa 70 mV (Millivolt; Volt = Einheit der Spannung; handelsübliche Batterie = 1,5 V = 1 500 mV), wobei das Zellinnere gegenüber dem Extrazellularraum negativ geladen ist (man schreibt deshalb –70 mV ➤ Abb. 8.2). Dieses Membranpotential wird durch unterschiedliche Ionenkonzentrationen innerhalb und außerhalb der Zelle, letztlich also durch die Natrium-Kalium-Pumpe, aufrechterhalten.

Dieses membranäre Carrier-Protein (➤ 2.7.9) schafft in einem Pumpzyklus drei Natrium-Ionen aus der Zelle heraus und im Gegenzug zwei Kalium-Ionen in die Zelle hinein, so dass schließlich in der Zelle eine etwa 40-fach höhere Kaliumkonzentration herrscht als außerhalb, wohingegen die Natriumkonzentration extrazellulär 12-mal höher ist als intrazellulär. Durch diese Konzentrationsunterschiede entstehen *Diffusionskräfte* (➤ 2.7.4), die z. B. Kalium-Ionen (K^+) durch die Zellmembran nach außen und Natrium-Ionen (Na^+) ins Zellinnere hinein treiben, soweit die Zellmembran für die genannten Ionen durchlässig ist.

Neurone sind für Ionen viel durchlässiger als andere Zellarten. Dabei sind sie im Ruhezustand etwa 25-mal durchlässiger für Kalium- als für Natrium-Ionen. Für negativ geladene Phosphat-Ionen und Eiweiße im Zellinneren ist die Neuronenmembran *nicht* durchlässig, allerdings besteht eine geringe Durchlässigkeit für die negativen Chlorid-Ionen.

Die vergleichsweise hohe Durchlässigkeit (der Physiologe sagt auch: **Leitfähigkeit**) für Kalium-Ionen lässt infolge der Diffusionskraft positiv geladene Kalium-Ionen durch die Zellmembran nach außen strömen, so dass sich dort positive Ladungen anhäufen. Im Zellinneren dagegen entsteht ein Mangel an positiven Teilchen, so dass dort die negative Ladung überwiegt. Negativ geladene Teilchen verlassen die Zelle nicht, da sie entweder nicht membrangängig sind oder, wie im Falle der Chlorid-Ionen, die Konzentration intrazellulär kleiner ist als extrazellulär.

Der Ausstrom von Kalium-Ionen im Ruhezustand begrenzt sich allerdings selbst: Der zunehmende negative Ladungsüberschuss an der Zellmembran-Innenseite wirkt schließlich einem weiteren Ausstrom von Kalium-Ionen (Kaliumdiffusion) entgegen, da die Anziehungskraft zwischen den extrazellulären positiven und den intrazellulären negativen Ladungen mit steigendem elektrischem Ungleichgewicht zunimmt und so der Kaliumausstrom immer stärker gehemmt wird. Schließlich stellt sich ein Gleichgewichtszustand zwischen Diffusionskraft und elektrischer Anziehungskraft ein, das sog. *Gleichgewichts-* oder *Ruhepotential*.

Ruhepotential

Das Ruhepotential ist vor allem ein **Kaliumdiffusionspotential**. Es beträgt etwa -70 mV.

8.1.3 Generatorpotential

Werden die Synapsen auf den Dendriten und dem Zellkörper aktiv, dann ändern sie das Membranpotential des Empfängerneurons. Manche Synapsen lassen das Ruhepotential ansteigen (man spricht von **Depolarisation** ➤ Abb. 8.3), andere senken es weiter ab **(Hyperpolarisation)**. Die meisten Neuronen haben beide Typen von Synapsen auf ihrem Dendritenbaum, und fast immer werden, wenn die Eingangssynapsen aktiv sind, beide Typen mehr oder weniger gleichzeitig aktiviert. Nur wenn der Effekt überwiegend in Richtung Depolarisation geht, kann es zur Auslösung eines Aktionspotentials kommen. Solange das Nettomembranpotential noch nicht den Schwellenwert erreicht hat, spricht man vom **Generatorpotential**.

8.1.4 Aktionspotential

Neben dem Ruhemembranpotential als Ruhezustand („Aus") stellt das **Aktionspotential** den zweiten Schaltzustand („Ein") der Nervenzelle dar. Es kommt folgendermaßen zustande:
In die Membran von Axonhügel und Axon sind spezielle **Natrium-Ionenkanäle** eingelagert, die bei einer bestimmten Spannung zwischen Zellinnerem und Extrazellulärraum für die Natrium-Ionen schlagartig durchlässig werden (➤ Abb. 8.4).

Depolarisation

Wenn der Axonhügel depolarisiert wird, öffnen sich die Natrium-Ionenkanäle ca. 1 ms lang, und die vorher nur sehr geringe Leitfähigkeit der Nervenzellmembran für Na^+-Ionen nimmt explosionsartig um mehr als das Hundertfache zu. Aufgrund des Konzentrationsgefälles (im Zellinneren ist die Natriumkonzentration kleiner als extrazellulär) und der negativen Ladung im Zellinneren setzt sofort ein starker Na^+-**Einstrom** in die Zelle ein (➤ Abb. 8.2). Die Ladungsverhältnisse kehren sich hierdurch in der Depolarisationsphase um: Jetzt überwiegt an der *Innenseite* der Membran für sehr kurze Zeit die *positive* Ladung, die Spannung beträgt +30 mV. Damit ist das Aktionspotential entstanden (➤ Abb. 8.3). Es kann über das Axon an andere Zellen weitergeleitet werden, jedoch nicht zurücklaufen, da Zellkörper und Dendriten kaum oder keine Na^+-Ionenkanäle enthalten. Diese *Ventilfunktion* ist sehr wichtig für die neuronale Informationsverarbeitung.

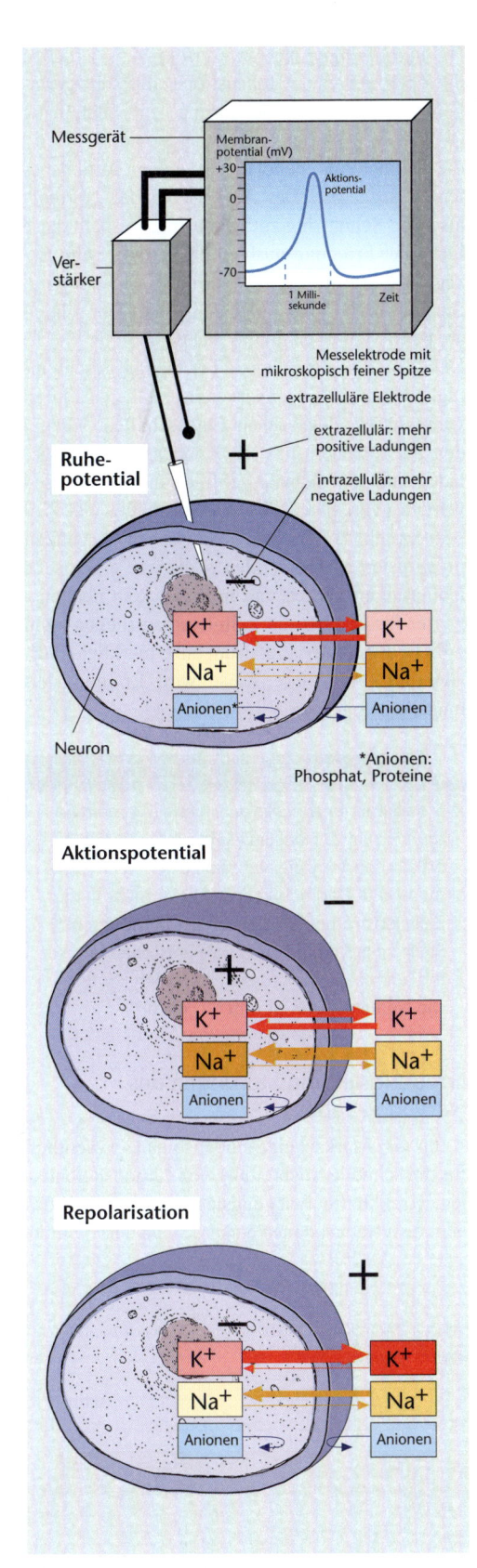

Abb. 8.2 Ladungsverschiebung im Verlauf eines Aktionspotentials einer Nervenzelle. Während des Ruhepotentials ist das Zellinnere negativ gegenüber dem Außenraum geladen. Das Ruhepotential ist vorwiegend ein Kaliumdiffusionspotential. Durch Öffnung der Natriumkanäle strömt Na^+ in die Zelle hinein, führt zur Ladungsumkehr und Bildung eines Aktionspotentials. Am Höhepunkt dieser Ladungsumkehr nimmt die Membranleitfähigkeit für Na^+ plötzlich wieder ab. Gleichzeitig kommt es zu einem verstärkten Kaliumausstrom: Die Ladungsverhältnisse kehren wieder auf die Ausgangssituation zurück (Repolarisation).

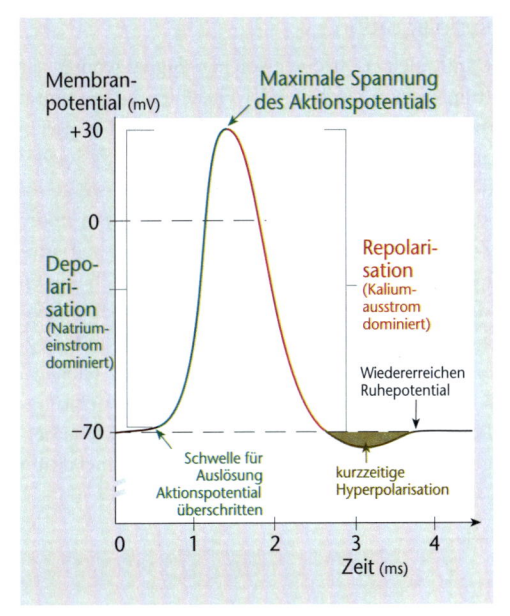

Abb. 8.3 Zeitlicher Ablauf des Aktionspotentials.

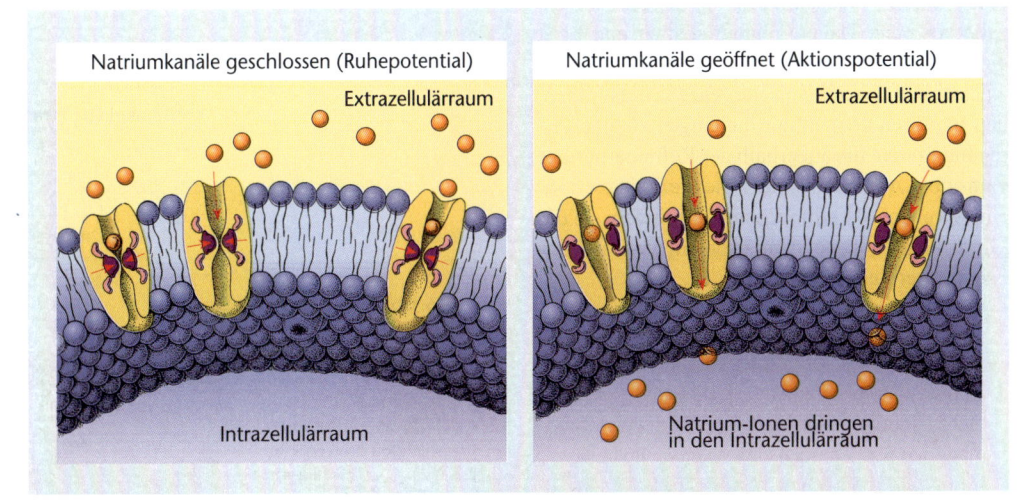

Abb. 8.4 Modellvorstellung der sich ändernden Leitfähigkeit von Nervenzellmembranen. Während des Ruhepotentials sind die Natrium-Ionenkanäle verschlossen; die Membranleitfähigkeit für Natrium ist gering. Weiten sich die Ionenkanäle, indem sich die dreidimensionale Struktur des den Ionenkanal begrenzenden Tunnelproteins (➤ 2.4.2) ändert, so vergrößert sich die Membranleitfähigkeit, etwa beim Aktionspotential.

144 NERVENSYSTEM

Repolarisation

Damit sich nach einer solchen Signalgebung der Ruhezustand rasch wieder einstellen kann, nimmt die Leitfähigkeit der Zellmembran für Na$^+$-Ionen am Höhepunkt einer Depolarisation rasch wieder ab, und die Leitfähigkeit für K$^+$-Ionen steigt für kurze Zeit sehr stark an. Der Na$^+$-Einstrom in die Zelle wird dadurch gestoppt, und K$^+$-Ionen strömen aus der Zelle (➤ Abb. 8.2). Durch diesen *verminderten Einstrom* von Natrium bei gleichzeitig *verstärktem Ausstrom* von Kalium überwiegt an der Innenseite der Membran bereits nach ca. 1 ms wieder die negative Ladung. Der ursprüngliche Zustand, das Ruhepotential, ist wiederhergestellt. Dieser Vorgang heißt **Repolarisation** (➤ Abb. 8.3).

> **Aktionspotential**
>
> Verantwortlich für die rasche Depolarisation beim Aktionspotential ist ein Anstieg der Na$^+$-Leitfähigkeit, während für die Repolarisation eine Erhöhung der K$^+$-Leitfähigkeit maßgeblich ist.

8.1.5 Refraktärperiode

Während und unmittelbar nach dem Ablauf eines Aktionspotentials ist die Zellmembran und damit die Nervenzelle *nicht* erneut erregbar. In dieser 1–2 ms dauernden **Refraktärperiode** *(Refraktärzeit, Refraktärphase)* können einwirkende Reize oder eintreffende Erregungsimpulse aus vorgeschalteten Nervenzellen kein weiteres Aktionspotential auslösen.

Die biochemische Grundlage der Refraktärperiode sind die Natrium-Ionenkanäle: Sie schließen sich kurze Zeit nach Beginn des Aktionspotentials selbsttätig und sind dann für eine gewisse Zeit nicht aktivierbar. Erst wenn während der Repolarisation das Membranpotential wieder auf Werte unter −50 mV abfällt, ist eine erneute Öffnung der Na$^+$-Kanäle möglich. Die Refraktärperiode stellt einen „Filter"-Mechanismus dar, der die Nervenzelle vor einer Dauererregung schützt und Erregungen nur in genau vorgegebenen Abständen zulässt: Von den auf eine Nervenzelle einströmenden Impulsen können nur diejenigen zu einer Erregung führen, die außerhalb der Refraktärperiode eintreffen. Außerdem bildet die Refraktärperiode einen weiteren Ventilmechanismus, indem sie das „Zurücklaufen" von Aktionspotentialen auf den Axonen verhindert.

> **Ionenkanäle**
>
> Ionenkanäle spielen nicht nur beim Aktionspotential, sondern auch beim Speichern von Informationen (Gedächtnis) eine wichtige Rolle. Sie können sich nämlich nicht nur ganz kurz, sondern unter bestimmten Bedingungen auch über längere Zeit verändern und so Informationen festhalten.

8.1.6 Fortleitung von Nervensignalen

Damit Informationen in Form von Aktionspotentialen übermittelt werden können, müssen diese von ihrem Entstehungsort an der Nervenzellmembran fortgeleitet werden.

Der Membranabschnitt, an dem ein Aktionspotential besteht, hat gegenüber dem noch nicht erregten benachbarten Membranbezirk eine entgegengesetzte elektrische Ladung (Aktionspotential = +30 mV, Ruhepotential = −70 mV, ➤ Abb. 8.3). Diese Spannungsdifferenz führt sowohl im Zellinneren wie auch im Extrazellularraum zu einem elektrischen Strom vom positiven in den negativen Bereich (➤ Abb. 8.5). Damit ein geschlossener Stromkreis entsteht, muss der Strom auch über die Zellmembran fließen. Dabei kommt es zu einer Umladung am nichterregten Membranabschnitt (ein Kondensator wird umgeladen). Durch diesen **elektrotonischen Stromfluss** (Stromfluss durch Ladungsausgleich) wird der (noch) nichterregte Membranabschnitt bis zum Schwellenwert depolarisiert und dadurch dort ein Aktionspotential ausgelöst: Der Vorgang beginnt dann am nächsten Membranabschnitt von neuem. So pflanzt sich die Erregung immer weiter fort – das Aktionspotential „wandert" über das Axon (zur Erinnerung: das Aktionspotential kann nur in eine Richtung wandern, da die gerade zuvor erregten Membranabschnitte noch nicht wieder erregbar sind).

Diese **kontinuierliche Erregungsausbreitung**, wie sie in *marklosen Nervenfasern* (➤ 4.5.3) zu beobachten ist, ist mit ca. 0,5–3 m/s verhältnismäßig langsam, da an eng benachbarten Stellen der Axonmembran Aktionspotentiale entstehen. Größere Strecken können bei rein elektrotonischer (kabelartiger) Ausbreitung ohne immer wieder neue Auslösung eines Aktionspotentials nicht überbrückt werden, weil der Umladungsstrom mit zunehmender Entfernung zwischen erregten und unerregten Bezirken wegen des zunehmenden elektrischen Widerstands immer kleiner wird und schließlich keine überschwellige Depolarisation mehr erzeugen kann.

Bei *markhaltigen Nervenfasern* (➤ 4.5.3) fließen die oben genannten Ionenströme mit sehr geringem Verlust von Schnürring zu Schnürring (➤ Abb. 8.5). Nur im Bereich der Schnürringe wird die Zellmembran depolarisiert und ein Aktionspotential ausgelöst. Das Aktionspotential „springt" also von Schnürring zu Schnürring, weshalb diese Form der Erregungsausbreitung **saltatorische Erregungsleitung** *(saltare* = springen) genannt wird. Sie läuft im peripheren Nervensystem sehr schnell ab, beim Menschen mit bis zu 80 m/s.

Der Grund für die höhere Übertragungsgeschwindigkeit markhaltiger Nervenfasern liegt in ihren verbesserten elektrischen Eigenschaften. Nur an den Schnürringen müssen Kondensatoren umgeladen und Ionenkanäle geöffnet und geschlossen werden (Vorgänge, die verhältnismäßig viel Zeit beanspruchen). In den dazwischen liegenden myelinisierten Abschnitten – die wie elektrische Isolierungen wirken und in denen kein nennenswerter Strom über die Zellmembran fließen kann – fließt der elektrische Strom ohne merkliche Verzögerung. Auf diese Weise wird Erregungsleitungszeit eingespart.

> **Lokalanästhesie**
>
> Medikamente zur **Lokalanästhesie** *(örtlichen Betäubung)*, z. B. Lidocain (Xylocain®), blockieren örtlich begrenzt die Na$^+$-Kanäle der Nervenzellmembran. Dadurch kann kein Na$^+$ mehr in die Zelle einströmen, so dass an der betroffenen Stelle keine Aktionspotentiale entstehen und somit auch nicht weitergeleitet werden können. Die Nervenleitung ist unterbrochen.

Erregungsleitungsstörungen des Nervengewebes

Axon *und* Markscheide sind also ganz wesentlich für die schnelle Ausbreitung von Aktionspotentialen. Krankhafte Erregungsleitungsstörungen des Nervensystems können entsprechend durch Struk-

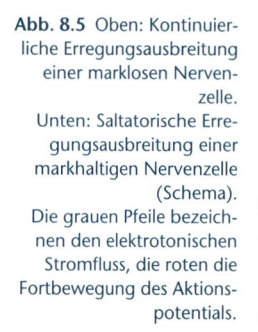

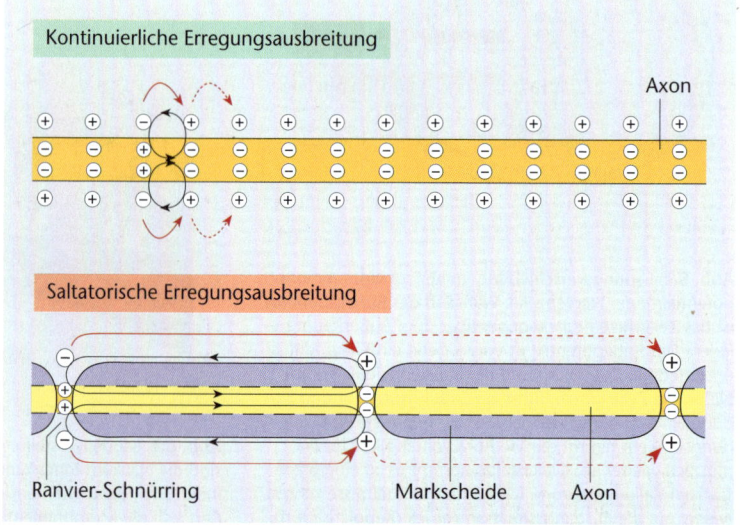

Abb. 8.5 Oben: Kontinuierliche Erregungsausbreitung einer marklosen Nervenzelle. Unten: Saltatorische Erregungsausbreitung einer markhaltigen Nervenzelle (Schema). Die grauen Pfeile bezeichnen den elektrotonischen Stromfluss, die roten die Fortbewegung des Aktionspotentials.

turveränderungen des Axons oder Schädigung der Myelinisierung (schlechtere elektrische Isolation, ➤ 4.5.3) bedingt sein.

Polyneuropathien

Nicht wenige Patienten im mittleren oder höheren Lebensalter leiden unter zunehmenden Missempfindungen an Armen und Beinen (Brennen und Kribbeln, vor allem nachts) sowie strumpf- und handschuhförmigen distalen Sensibilitätsstörungen. Weitere Leitbeschwerden sind Gangunsicherheit und (schlaffe) Lähmungen, vom Patienten selbst oft als „Muskelschwäche" bezeichnet. Muskelschmerzen und vegetative Störungen bis hin zu Blasen- und Mastdarmentleerungsstörungen (Inkontinenz) sind seltener.

Zugrunde liegt oft eine **Polyneuropathie** *(PNP)*, bei der ohne Verletzung an vielen verschiedenen Stellen des peripheren Nervensystems Axone degenerieren oder sich Markscheiden auflösen. Die häufigsten Ursachen sind Diabetes mellitus (➤ 11.6.3) und Alkoholmissbrauch (meist verbunden mit Vitaminmangel, vor allem Vitamin-B$_{12}$- und Folsäuremangel, ➤ 18.8). Andere Ursachen sind u.a. Niereninsuffizienz, Infektionen (z.B. Borreliose), Tumoren oder Arzneimittel. Nicht selten bleibt aber die Ursache unklar.

Das weitere Fortschreiten einer Polyneuropathie lässt sich nur durch Bekämpfung der zugrunde liegenden Ursache hemmen – also z.B. durch strikten Alkoholverzicht oder konsequente Blutzuckereinstellung.

Multiple Sklerose

Eine der häufigsten Erkrankungen des Zentralnervensystems ist die **Multiple Sklerose** (kurz *MS*, auch *Encephalomyelitis disseminata*).

Nach heutigem Wissen handelt es sich um einen autoimmun bedingten Entzündungsprozess, bei dem sich T-Zellen (➤ 13.4.1) gegen die Markscheiden in Gehirn und Rückenmark richten. Als mögliche *Auslöser* werden vor allem verschiedene Virusinfektionen diskutiert, etwa mit Herpes- oder Epstein-Barr-Viren. Eine familiäre Häufung deutet auf eine erbliche Veranlagung hin.

Zunächst kommt es zu einer herdförmigen Zerstörung von Markscheiden *(Entmarkung)*, schon bald aber auch zur Schädigung von Axonen. Durch den Verlust der Markscheiden ist die Erregungsweiterleitung in den betroffenen Bezirken verlangsamt oder sogar unterbrochen.

Die Entmarkungsherde können in *allen* Bereichen von Gehirn und Rückenmark auftreten und führen daher, je nach dem Ort ihres Vorkommens, zu ganz unterschiedlichen Symptomen.

Häufig beginnt die Erkrankung mit Seh- und Sensibilitätsstörungen. Später treten oft Lähmungen, Sprech- und Koordinationsschwierigkeiten, möglicherweise auch Störungen der Blasen- und Darmfunktion und psychische Veränderungen (vor allem Müdigkeit, Depression) hinzu. Typisch ist die Gangstörung: Die spastische Lähmung (➤ 8.8.10) der Beine und die Koordinationsstörungen führen zu einem typischen unsicheren, steifen Gangbild mit breiter Beinstellung.

Die Krankheit verläuft meist schubweise, wobei sich die Beschwerden zwischen einzelnen Krankheitsschüben in *Remissionsphasen* bessern oder sogar verschwinden. Schübe dauern meist Wochen bis Monate, Remissionsphasen teilweise mehrere Jahre. Im Verlauf werden die Ausfallserscheinungen jedoch in vielen Fällen immer schwerer.

Im Schub werden entzündungshemmende Glukokortikoide gegeben. Sie lassen den aktuellen Schub schneller abklingen. Eine möglichst frühzeitige Langzeittherapie mit immunmodulierenden Medikamenten, vor allem β-Interferonen (z.B. Betaferon®, Avonex®) und Glatirameracetat (Copaxone®), soll durch Beeinflussung des Immunsystems die autoimmunbedingte Entzündung bremsen und damit den Langzeitverlauf bessern.

> **Regelmäßig üben**
>
> In der Pflege kommt regelmäßigen physiotherapeutischen Übungen eine große Bedeutung zu. Hierdurch können krankheitsbedingte Komplikationen oft vermieden, die Selbstständigkeit des Kranken erhalten und so die Prognose verbessert werden.

8.2 Zusammenarbeit von Neuronen

8.2.1 Erregungsüberleitung an den Synapsen

Damit Informationen ausgetauscht werden können, reicht es nicht aus, dass die Erregungsimpulse entlang den Fortsätzen einer *einzelnen* Nervenzelle fortgeleitet werden, sondern es muss auch eine Übermittlung an *andere Zellen* stattfinden (➤ Abb. 8.6). Dies geschieht an besonderen Verbindungsstellen zwischen benachbarten Zellen, den **Synapsen** (➤ 4.5.1). Synapsen verbinden vor allem Neurone (Nervenzellen) miteinander – z.B. das Axon eines Neurons mit den Dendriten eines anderen Neurons. Synapsen können aber auch Nervenzellen mit quergestreiften Muskel- oder Drüsenzellen verbinden. Die synaptische Verbindung zwischen Axon und quergestreifter Muskelzelle wird *motorische Endplatte* genannt (➤ 5.3.5, ➤ Abb. 8.7).

Die meisten Synapsen beim Menschen sind **chemische Synapsen.** Sie sollen daher im Folgenden näher erläutert werden. **Elektrische Synapsen**, bei denen die Zellmembranen der beteiligten Neurone über spezielle Kontaktstellen *direkt* miteinander verbunden sind und die Erregung durch elektrotonischen Stromfluss übertragen wird (➤ Abb. 8.5), sind im menschlichen Nervensystem selten.

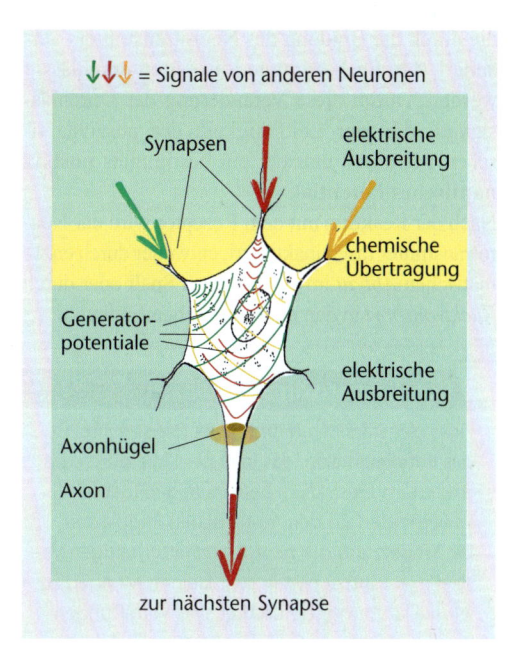

Abb. 8.6 Erregungsleitung durch Nerven. Die am Axon elektrisch fortgeleitete Erregung wird an der Synapse chemisch übertragen. An der Membran des nachgeschalteten Neurons werden die eingegangenen Informationen dann wieder elektrisch weitergeleitet.

Aufbau einer chemischen Synapse

Eine (chemische) Synapse besteht aus drei Anteilen:

> Dem **präsynaptischen Neuron** (*prä* = vor). An jeder Schaltstelle sind die zahlreichen Endverzweigungen der Axone knopfförmig zu **präsynaptischen Endknöpfen** aufgetrieben. Die Endknöpfe enthalten Bläschen (**synaptische Vesikel** genannt), in denen die Überträgerstoffe für die synaptische Übermittlung, die **Neurotransmitter** (➤ 8.2.3), gespeichert werden
> Der nachgeschalteten **postsynaptischen Zelle** (*post* = nach) mit der **postsynaptischen Membran**; diese besitzt die Rezeptoren für die Transmitter
> Dem **synaptischen Spalt** zwischen der präsynaptischen und der postsynaptischen Zelle; dieser Spalt ist mit Extrazellulärflüssigkeit gefüllt und nur ca. 20 nm weit.

Was passiert im synaptischen Spalt?

Ein Erregungsimpuls, d.h. ein Aktionspotential, trifft an den Endaufzweigungen des präsynaptischen Axons ein und löst dort einen Einstrom von Kalzium-Ionen in die Synapse aus (➤ Abb. 8.8). Daraufhin verschmelzen mit Transmittermolekülen gefüllte Bläschen *(Vesikel)* mit der präsynaptischen Membran, wobei sich der Inhalt – der **Neurotransmitter** (➤ 8.2.3) – in den synaptischen Spalt ergießt. An dem Prozess der Transmitterausschüttung sind insgesamt ca. 20 verschiedene Proteine beteiligt. Die Neurotransmittermoleküle passieren innerhalb einer Tausendstelsekunde den synaptischen Spalt und binden sich an die **Rezeptoren** der postsynaptischen Membran. Diese Rezeptoren sind jeweils an Ionenkanäle gekoppelt,

146 NERVENSYSTEM

die durch die Bindung des Neurotransmitters verändert, d.h. für bestimmte Ionenarten durchlässig werden. Durch diese Veränderung der Durchlässigkeit, d.h. der Leitfähigkeit, der postsynaptischen Membran entsteht ein bestimmtes **postsynaptisches Potential.**

Nach der Reaktion mit dem Rezeptor wird der Neurotransmitter rasch inaktiviert, entweder durch enzymatischen *Abbau* im synaptischen Spalt oder durch *Rücktransport* in den präsynaptischen Endknopf.

Botulinumtoxin

Eines der stärksten **Neurotoxine** (*Nervengifte*) ist das **Botulinumtoxin**, das in erster Linie durch das Bakterium *Clostridium botulinum* gebildet wird. Es verhindert an den motorischen Endplatten die Freisetzung der neurotransmitterhaltigen Vesikel und führt schon in sehr kleinen Mengen zur Muskellähmung. Gefürchtet sind Vergiftungen durch verdorbene Fleisch- und Gemüsekonserven. Stark verdünnt wird Botulinumtoxin als Medikament (Botox®) eingesetzt, z. B. zur Linderung von Muskelkrämpfen im Hals- und Kopfbereich, aber auch zum Glätten von Hautfalten. Die Wirkung hält etwa zwei Monate an.

8.2.2 Postsynaptische Potentiale

Je nach Art des Neurotransmitters und des Rezeptortyps können unterschiedliche Effekte an der postsynaptischen Membran eintreten:

Erregende Synapsen

Der Neurotransmitter kann zum einen die postsynaptische Membran *depolarisieren* und somit die Auslösung eines Aktionspotentials fördern. Diese Depolarisation heißt *erregendes* oder *exzitatorisches postsynaptisches Potential*, kurz **EPSP.** Zur Auslösung eines Aktionspotentials reicht aber ein einzelnes EPSP in aller Regel nicht (Ausnahme motorische Endplatte, ➤ 5.3.5). Es müssen *mehrere* Impulse aus einer Synapse in kurzer Folge *(zeitliche Summation)* oder aus mehreren Synapsen gleichzeitig *(räumliche Summation,* ➤ Abb. 8.9) einlaufen. Erst dann werden die Generatorpotentiale in der postsynaptischen Membran groß genug, um am postsynaptischen Axonhügel ein Aktionspotential auszulösen.

Die Dauer der EPSP variiert. Die EPSP der mit den motorischen Endplatten verknüpften Neurone sind z. B. sehr kurz, möglicherweise weil die muskuläre Kontraktion ebenfalls kurz sein soll. An peripheren Neuronen des vegetativen Nervensystems beobachtet man bemerkenswert lang anhaltende EPSP (viele Sekunden bis Minuten), entsprechend der eher langsamen „Gangart" bei der Regulation innerer Organe.

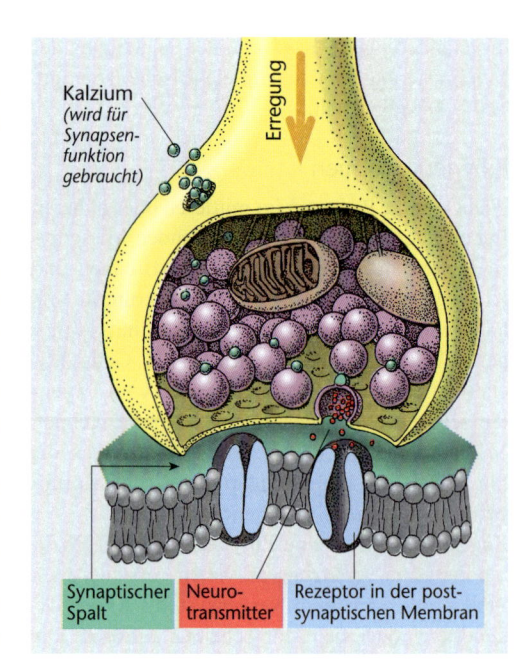

Abb. 8.8 Der Aufbau einer Synapse. Die Erregung bewirkt mit Hilfe von Kalzium die Ausschüttung des im Ruhezustand in den synaptischen Bläschen gespeicherten Neurotransmitters in den synaptischen Spalt. Auf der postsynaptischen Membran befinden sich Rezeptoren, an die sich der Transmitter anheftet.

Hemmende Synapsen

Der Überträgerstoff kann die postsynaptische Membran aber auch *hyperpolarisieren*, d.h. ihr Ruhepotential weiter absenken (z. B. von –70 mV auf –100 mV). Man spricht dann vom *hemmenden* oder *inhibitorischen postsynaptischen Potential* **(IPSP).** Die Auslösung eines Aktionspotentials ist dadurch erschwert, die Erregbarkeit der postsynaptischen Zelle herabgesetzt. Konkret heißt dies, dass hier in der Folgezeit noch mehr erregende Potentiale eintreffen müssen, damit ein Aktionspotential entstehen kann.

Integrationsfunktion

An der Membran des nachgeschalteten Neurons findet eine Verrechnung (Integration) aller eingehenden Impulse statt. Die Information wird zunächst als Generatorpotential gespeichert und dann ggf. als Aktionspotential elektrisch weitergegeben (➤ Abb. 8.6).

Abb. 8.7 Die motorische Endplatte.
Oben: Eine motorische Nervenfaser verzweigt sich in mehrere knopfförmige Axonendigungen (Endknöpfchen, Boutons). Die Endknöpfchen werden von einer isolierenden Hülle (Schwann-Zellen) überzogen und bilden in ihrer Gesamtheit die motorische Endplatte.
Unten: Teil einer motorischen Endplatte im elektronenmikroskopischen Bild. In den Axonendigungen (1) sind viele synaptische Vesikel und Mitochondrien sichtbar. Die postsynaptische Membran (2) der Muskelzelle (3) ist vielfach gefaltet, was die synaptische Kontaktfläche erheblich vergrößert.
[Foto: M375]

Ventilfunktion des synaptischen Spalts

Da sich die synaptischen Bläschen mit dem Neurotransmitter ausschließlich in den Endverzweigungen der *präsynaptischen* Axone finden und nur die *postsynaptische* Membran entsprechende Rezeptoren besitzt, kann sich die Erregung über die Synapsen nur *in eine Richtung* ausbreiten. Die chemische Übertragung an der Synapse verhindert also eine rückläufige Ausbreitung des Erregungsimpulses, sie wirkt als ein weiteres *Ventil* (➤ 8.1.5, ➤ Abb. 8.8).

8.2.3 Neurotransmitter

Es gibt zahlreiche verschiedene Neurotransmitter. Zu den wichtigsten zählen:
- Azetylcholin
- Die *Aminosäuren* Gamma-Aminobuttersäure (GABA), Glutamat und Glyzin
- Vom Körper modifizierte Aminosäuren *(biogene Amine),* z. B. die *Katecholamine* Dopamin, Noradrenalin und Adrenalin aus Tyrosin oder das Serotonin aus Tryptophan
- Verschiedene *Neuropeptide* wie z. B. die Endorphine (➤ 8.2.4).

Viele Neurone haben neben diesen klassischen Transmittern noch **Kotransmitter,** die immer Neuropeptide sind. Die gemeinsame Freisetzung beider heißt *Kotransmission.* Während die klassischen Transmitter die schnelle synaptische Übertragung übernehmen, werden die Kotransmitter höchstwahrscheinlich erst bei höheren Entladungsfrequenzen freigesetzt und verändern nicht die Ionenkanäle selbst, sondern beeinflussen für Sekunden bis Minuten die Wirkung der (klassischen) Neurotransmitter. Sie sind somit für die „Langzeiteinstellung" der Erregbarkeit verantwortlich. Diese Funktion wird als *synaptische Modulation* (**Neuromodulation**) bezeichnet, sie spielt bei Lernvorgängen eine wesentliche Rolle.

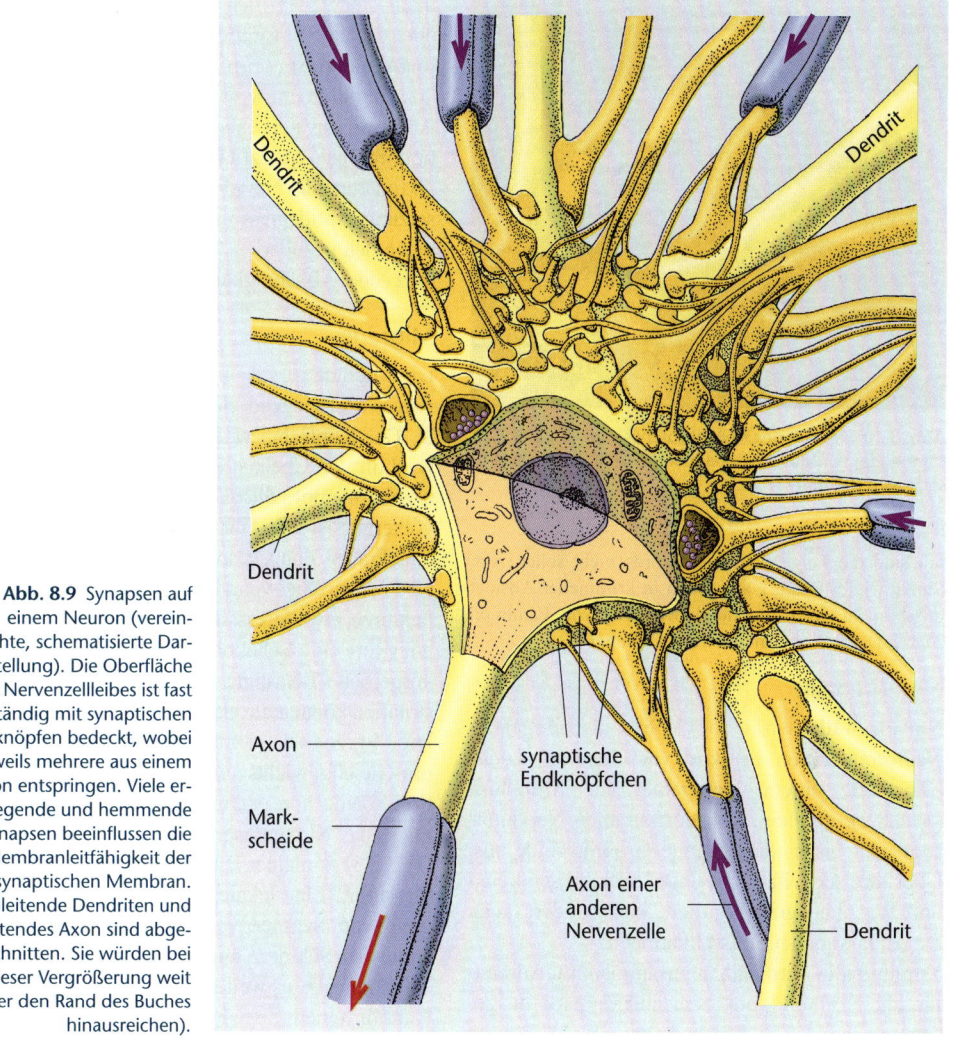

Abb. 8.9 Synapsen auf einem Neuron (vereinfachte, schematisierte Darstellung). Die Oberfläche des Nervenzellleibes ist fast vollständig mit synaptischen Endknöpfen bedeckt, wobei jeweils mehrere aus einem Axon entspringen. Viele erregende und hemmende Synapsen beeinflussen die Membranleitfähigkeit der postsynaptischen Membran. (Zuleitende Dendriten und ableitendes Axon sind abgeschnitten. Sie würden bei dieser Vergrößerung weit über den Rand des Buches hinausreichen).

Gleichgewicht

Da Neurotransmitter überall im Nervensystem unabdingbar für die Informationsübertragung sind, spielen sie letztlich bei der Steuerung *aller* Organfunktionen (z. B. Muskeltätigkeit, Antrieb, Schlaf-Wach-Rhythmus, Appetit, Gefühle, Gedächtnis) eine Rolle und haben somit Bedeutung für unser *gesamtes körperliches und seelisches Wohlbefinden.*
Bei vielen neurologischen und psychiatrischen Krankheiten (z. B. Parkinson-Syndrom, ADHS, Depression, Schizophrenie oder Angsterkrankungen) sind Ungleichgewicht, Mangel oder Wirkungslosigkeit einer oder mehrerer Neurotransmitter am Zustandekommen der Beschwerden beteiligt.

Azetylcholin

Azetylcholin ist der Neurotransmitter für die Übertragung des Nervensignals vom efferenten Neuron auf den Muskel. Es wirkt also klassischerweise an der motorischen Endplatte, wo ein einziges ankommendes Aktionspotential so viel Transmitter freisetzt, dass postsynaptisch auf dem Skelettmuskel auch wieder ein Aktionspotential entsteht. Darüber hinaus spielt Azetylcholin eine große Rolle im vegetativen Nervensystem (➤ 8.10). Es wirkt grundsätzlich erregend auf die nachgeschalteten Strukturen. Azetylcholin wird durch das Enzym *Azetylcholinesterase* rasch wieder abgebaut.

Myasthenia gravis

Bei der **Myasthenia gravis,** einer Autoimmunerkrankung der motorischen Endplatte (➤ 13.7.2), besetzen und zerstören körpereigene Antikörper die postsynaptischen Azetylcholin-Rezeptoren, so dass es zu Muskellähmungen kommt. Klassischerweise beginnt die Erkrankung mit einem Befall der Augenmuskeln, was sich in Doppelbildern und einem „Schlafzimmerblick" äußert, da die Augenlider nicht mehr vollständig angehoben werden können. Gefürchtet ist ein Befall der Schluck- und der Atemmuskeln, der zum Ersticken des Patienten führen kann.
Die Lähmungssymptome können durch Gabe von *Azetylcholinesterasehemmern* (z. B. Pyridostigmin = Mestinon®) gelindert werden. Durch den verminderten Abbau des Azetylcholins erhöht sich die postsynaptische Azetylcholinkonzentration, und die Muskelleistung wird für einige Stunden besser. Zur Behandlung der zugrunde liegenden Autoimmunvorgänge werden Immunsuppressiva und Glukokortikoide eingesetzt.

(Pfeil-)Gift für die Synapsen

Klinisch werden Abkömmlinge des Pfeilgiftes der Indianer, des *Curare,* zur Muskelentspannung bei Narkosen eingesetzt. Sie blockieren an der motorischen Endplatte *kompetitiv* die Azetylcholin-Rezeptoren (d.h. sie konkurrieren mit Azetylcholin um den Bindungsplatz an den Rezeptoren) und verhindern so die Depolarisation der postsynaptischen Membran. Dadurch werden alle Muskeln entspannt (was der Operator wünscht), allerdings auch die Spontanatmung unterdrückt (weshalb der Anästhesist den Patienten beatmen muss). Gegen Ende der Narkose kann der Arzt als „Gegenmittel" Azetylcholinesterasehemmer geben. Die Azetylcholinkonzentration an der postsynaptischen Membran steigt dadurch stark an und Azetylcholin verdrängt das Muskelrelaxans von den Rezeptoren der motorischen Endplatte.

Tödliche Insektizide

Das als Insektengift unter dem Handelsnamen E 605® bekannte *Parathion* hemmt irreversibel (unumkehrbar) die Azetylcholinesterase. Azetylcholin kann nicht mehr abgebaut werden, seine Konzentration an den motorischen Endplatten erhöht sich, tödliche Muskelkrämpfe infolge einer Dauererregung der Azetylcholin-Rezepto-

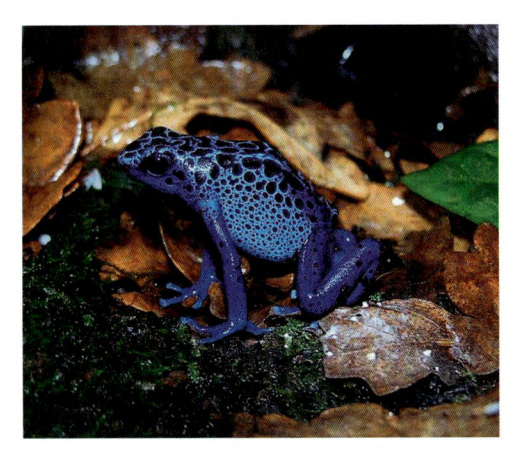

Abb. 8.10 Das Gift des Pfeilgiftfrosches wirkt ähnlich wie Curare, das zur Muskelentspannung bei Narkosen eingesetzt wird. [J740-071]

ren sind die Folge. Parathion wurde nicht selten zum Suizid (Selbsttötung), aber auch in krimineller Absicht missbraucht. Verkauf und Anwendung von Parathion sind in Deutschland mittlerweile verboten.

Noradrenalin

Noradrenalin wirkt vorwiegend als erregender Neurotransmitter. Es wird vor allem im *Locus coeruleus,* einem Kerngebiet im Mittelhirn (➤ 8.8.2), gebildet. Von dort strahlen Nervenfasern weit bis in die gesamte Großhirnrinde aus. Über ihre Aktivität wird unser Aufmerksamkeits- und Wachheitsgrad reguliert, insbesondere auch die Anpassung an Stresssituationen.

Noradrenalin wird zudem zusammen mit Adrenalin als Hormon vom Nebennierenmark ausgeschüttet (➤ 11.5.5). Dieses kann jedoch nicht die Blut-Hirn-Schranke überwinden und erreicht daher nicht das ZNS. Ferner verwenden die efferenten Neurone des zum vegetativen Nervensystem gehörenden Sympathikus Noradrenalin (➤ 8.10.2) als Überträgerstoff.

Serotonin

Serotonin wird vor allem von den Zellen des Hirnstammes und des Hypothalamus gebildet und erreicht, ähnlich wie Noradrenalin, mehrere andere Hirngebiete. Serotonin hat zahlreiche zentrale und periphere Wirkungen. So ist es an der Regelung des Verdauungstrakts, der Körpertemperatur, des Schlafs, des Appetits und auch Aspekten unseres Gefühlslebens beteiligt.

Depression

Depressionen (➤ 10.7) werden heute als *multifaktoriell* bedingt angesehen, also durch mehrere innere und äußere Faktoren verursacht (➤ 3.2). Als *eine* Mitursache gilt dabei ein Neurotransmitter-Ungleichgewicht, insbesondere ein Mangel an Noradrenalin und Serotonin, an bestimmten zentralen Synapsen.

Antidepressiva (➤ 10.16.3) beeinflussen über verschiedene Angriffspunkte das Transmittergleichgewicht und hellen dadurch die Stimmung depressiver Patienten auf. Durch Hemmung der Noradrenalin- und/oder der Serotoninwiederaufnahme oder des die Transmitter abbauenden Enzyms **Monoaminoxidase** *(MAO)* nimmt die Transmitterkonzentration im synaptischen Spalt zu. Neuere Antidepressiva erhöhen die Transmitterkonzentration im Spalt zusätzlich durch eine präsynaptische Aktivierung der Noradrenalin- und Serotonin-Freisetzung. Antidepressiva führen entgegen einer gelegentlich geäußerten Ansicht nicht zu einer Toleranz- oder Abhängigkeitsentwicklung.

Migräne

Die Migräne ist gekennzeichnet durch wiederkehrende, überwiegend einseitige Kopfschmerzanfälle. Der Kopfschmerz ist pulsierend-pochend und wird oft von Übelkeit und Erbrechen sowie Licht- und Lärmempfindlichkeit begleitet. In unserer Bevölkerung ist ungefähr jeder Zehnte davon betroffen, Frauen doppelt so oft wie Männer. Oft liegt eine genetische Veranlagung vor. Verschiedenste Faktoren, etwa Stress, Schlafmangel, Urlaub, Alkohol (Rotwein), Schokolade, bestimmte Käsesorten, körperliche Belastung oder bei Frauen die Menstruation können die einzelnen Anfälle auslösen.

Die Migräne scheint mit einer Störung des Serotonin-Gleichgewichts einherzugehen, die zu einer Freisetzung von entzündungsvermittelnden Stoffen aus Nervenfasern des Trigeminusnerven (➤ 8.7.3) und einer Blutgefäßerweiterung im Gehirn führt. Eine lokale Entzündung und die Erregung von Schmerzrezeptoren der Gefäße lösen dann den Schmerz aus, der durch Erregung des Trigeminuskerns weiter aufrechterhalten wird.

Ruhe in einem abgedunkelten Raum und Schlaf allein helfen zwar nur bei wenigen Betroffenen, werden aber von fast allen Patienten begleitend als lindernd empfunden. Auch kalte Kompressen oder Pfefferminzöl können helfen. Bei einer leichten Migräneattacke empfiehlt sich ansonsten die Einnahme eines Mittels gegen Übelkeit *(Antiemetikum)* und eines „einfachen", ausreichend hoch dosierten Schmerzmittels (➤ 9.3.3). Bei einer schweren Migräneattacke werden Substanzen eingesetzt, die mit dem Botenstoff Serotonin verwandt sind *(Serotonin-Rezeptor-Agonisten,* **Triptane**, z. B. Imigran®).

Dopamin

Der erregende Transmitter **Dopamin** wird vor allem in Teilen des Mittelhirns, der Substantia nigra (➤ 8.8.2), gebildet. Dopamin ist für eine normale Bewegungssteuerung unabdingbar. Außerdem spielt es bei vielen emotionalen und analytischen Reaktionen eine Rolle und hat Bedeutung für das „Belohnungs- und Lustsystem" unseres Gehirns, das positive Gefühle auslösen kann.

Parkinson-Syndrom

Die häufigste neurologische Erkrankung des älteren Menschen überhaupt ist das **Parkinson-Syndrom,** an dem in Deutschland ca. 250 000 Menschen leiden.

Die dabei auftretenden Störungen sind durch Untergang *dopaminerger* Neurone im Mittelhirn (➤ 8.8.2, ➤ Abb. 8.28) bedingt, die normalerweise hemmend auf die Neurone im Streifenkörper (➤ 8.8.6) einwirken. Die „Balance" im *extrapyramidal-motorischen System,* das vor allem die *unwillkürlichen Muskelbewegungen* steuert (➤ 8.8.9), geht dadurch verloren. Meist bleibt die Ursache des Nervenzelluntergangs unklar (**idiopathisches** oder *primäres* **Parkinson-Syndrom,** auch *Morbus Parkinson*). Das **symptomatische** *(sekundäre)* **Parkinson-Syndrom** ist z. B. Folge von Gehirnentzündungen oder Vergiftungen, kann aber auch Nebenwirkung bestimmter Medikamente sein.

> **Charakteristische Trias**
>
> Die Leitsymptome des Parkinson-Syndroms sind Akinese, Rigor und Tremor.

Unter **Akinese** versteht man eine allgemeine Bewegungsarmut, unter anderem mit starrem, maskenhaftem Gesicht und kleinschrittigem Gang ohne die normalen Mitbewegungen der Arme. **Rigor** bezeichnet eine erhöhte Grundspannung der Muskulatur (➤ 5.3.7), welche Bewegungen erschwert. Akinese, Rigor und eine zusätzliche Beeinträchtigung der Stellreflexe zur Regulation der aufrechten Körperhaltung führen zu einer typischen Körperhaltung und einem charakteristischen Gangbild der Patienten (➤ Abb. 8.11). Drittes Leitsymptom ist der **Tremor**, ein unwillkürliches, rhythmisches Zittern, das beim Parkinsonkranken vor allem die Hände betrifft und dessen Bewegungen an diejenigen des Geldzählens erinnern *(Münzenzähler-, Pillendrehertremor).*

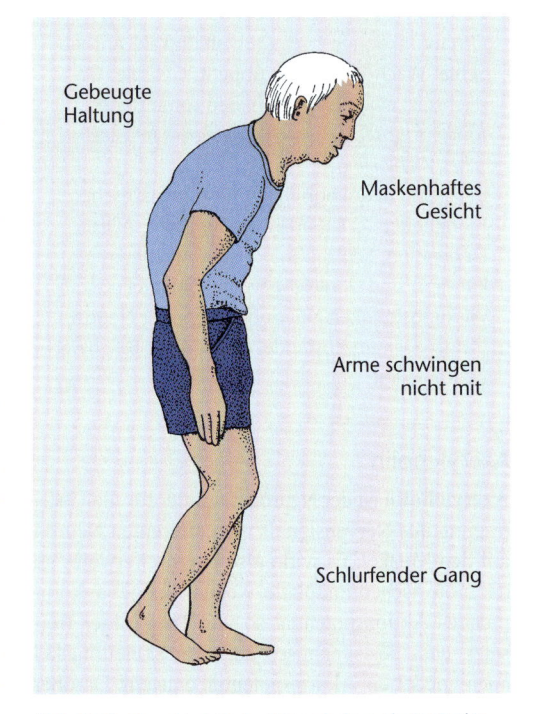

Abb. 8.11 Charakteristische Körperhaltung beim Parkinson-Syndrom.

> **Erhöhtes Sturzrisiko**
>
> Viele Parkinson-Patienten haben Schwierigkeiten, Bewegungen zu beginnen oder zu beenden. Zusammen mit Akinese, Rigor und Beeinträchtigung der reflektorischen Ausgleichsbewegung führt dies zu einer erhöhten Sturzgefahr. Die Pflegenden achten daher auf größtmögliche Sicherheit der Umgebung.

Eine Heilung des idiopathischen und der meisten symptomatischen Parkinson-Syndrome gibt es zurzeit nicht. Die idiopathische Form nimmt einen allmählich fortschreitenden Verlauf. Medikamentöse Behandlung bessert aber die Beschwerden, oft über lange Zeit. Erste Wahl sind je nach Alter des Patienten die Dopaminvorstufe *L-Dopa* (etwa Madopar®) zum Dopaminersatz und *Dopamin-Agonisten* (z. B. Requip®), die im Gehirn an den gleichen Rezeptoren angreifen wie Dopamin. Weitere Möglichkeiten sind *MAO-B-Hemmer* wie Azilect® und *COMT-Hemmer* wie Comtess®, welche den Dopamin- bzw. L-Dopa-Abbau hemmen und dadurch deren Wirkung verstärken. Der *NMDA-Rezeptor-Antagonist* Amantadinsulfat (z. B. Symmetrel®, *NMDA-Rezeptoren* sind eine Sorte von Glutamat-Rezeptoren) verschiebt das Gleichgewicht der Neurotransmitter Dopamin und Glutamat zugunsten des Dopamins. Bei sehr schweren und medikamentös schwierig zu behandelnden Fällen kann eine *tiefe Hirnstimulation* durchgeführt werden. Man spricht auch von der Implantation eines „Hirnschrittmachers". Dazu schieben Neurologen eine Elektrode tief ins Gehirn vor. Durch ein elektrisches „Sperrfeuer" blockiert der Hirnschrittmacher dort die krankhaft aktiven Neurone. Behandlungsversuche mit embryonalen oder adulten Stammzellen (➤ 2.16) verliefen bisher enttäuschend und befinden sich noch in frühen Forschungsstadien.

> **Nötig: Physiotherapie**
>
> Die Physiotherapie gehört mit zu den ersten Behandlungsmaßnahmen beim Parkinson-Syndrom. Sie soll Fehlhaltungen korrigieren, die Beweglichkeit verbessern und Bewegungsabläufe weitestmöglich normalisieren, damit die Patienten möglichst lange selbstständig bleiben und Komplikationen durch Immobilität verzögert oder verhindert werden. Dabei werden auch Elemente der Musiktherapie und Rhythmik eingesetzt. Bei Sprech- und Schluckstörungen kann eine logopädische Behandlung helfen.

Auch bei der **Schizophrenie** wird eine Dysfunktion des Dopaminsystems vermutet (➤ 10.6).

Aufmerksamkeits-Defizit-(Hyperaktivitäts-)Syndrom

Wer kennt es nicht – das Märchen vom Struwwelpeter? Der ruhelose Zappler galt einst als ungezogen. Aber damit haben ihm seine Eltern nach heutigem Kenntnisstand Unrecht getan: Der Struwwelpeter litt wohl an einem **Aufmerksamkeits-Defizit-(Hyperaktivitäts-)Syndrom**, kurz *AD(H)S*. Auch das AD(H)S wird heute auf biologische, psychische *und* soziale Ursachen zurückgeführt. Neurobiologisch werden vor allem ein Dopaminmangel im synaptischen Spalt und eine verminderte Ansprechbarkeit der postsynaptischen Dopamin-Rezeptoren gesehen. Entsprechend wird Methylphenidat (Ritalin®) eingesetzt, das die Dopaminwirkung beeinflusst (Weiteres zu Klinik und Behandlung ➤ 10.14).

GABA

Zahlreiche Synapsen im Zentralnervensystem benutzen als Neurotransmitter *Gamma-Aminobuttersäure*, kurz **GABA**. Die postsynaptischen Zellen werden durch GABA hyperpolarisiert, d.h. ihre Erregung wird erschwert bzw. die Transmission wird gehemmt. GABA ist der wichtigste Gegenspieler von Glutamat im ZNS.

Auch in den GABA-Haushalt kann medikamentös eingegriffen werden. **Benzodiazepine** (z. B. Valium®) beispielsweise beeinflussen die GABA-Rezeptoren, so dass es zu einer verstärkten GABA-Wirkung kommt. Dadurch haben sie einen zentral beruhigenden und dämpfenden Effekt. Die Benzodiazepine finden breite Anwendung bei Angst, Schlaflosigkeit, Epilepsie (Anheben der Krampfschwelle) sowie zur Muskelentspannung und bei der Narkoseeinleitung.

Glutamat

Die Aminosäure **Glutamat** ist der häufigste erregende Transmitter im ZNS. Er ist u.a. an den Lern- und Gedächtnisfunktionen (➤ 8.9) beteiligt. Eine krankhafte Überproduktion wird mit der Entstehung von Krampfanfällen (➤ 8.8.9) in Verbindung gebracht.

8.2.4 Neuropeptide

Neben den Neurotransmittern gibt es noch eine weitere Gruppe von Botenstoffen im Gehirn: die **Neuropeptide**. Diese bestehen aus Aminosäureketten mit etwa 5–30 Aminosäureresten und sind damit um ein Vielfaches größer als die (klassischen) Neurotransmitter.

Neuropeptide wirken vor allem als Neuromodulatoren (➤ 8.2.3) und regulieren somit die Wirkung der Neurotransmitter.

Endorphine

Die bekanntesten der insgesamt 60 bisher entdeckten Neuropeptide sind die *körpereigenen (endogenen) Opioide*, kurz **Endorphine**. Sie scheinen nicht nur für den Gefühlshaushalt besonders wichtig zu sein, sondern sind auch wesentlich an der Schmerzregulation (➤ 9.3.3) beteiligt. Endorphine umfassen mehrere Substanzen: die *Enkephaline, Dynorphin* und *β-Endorphin*. Endorphine kommen an verschiedenen Orten des Großhirns, in der Hirnanhangdrüse (Hypophyse ➤ 11.2) sowie im Rückenmark und im Verdauungstrakt vor.

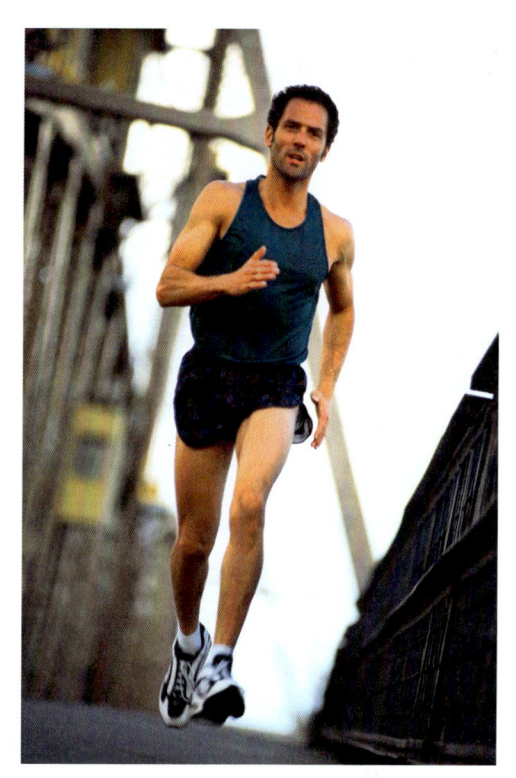

Abb. 8.12 Während oder nach dem Sport kann durch Endorphinausschüttung ein rauschartiges Hochgefühl entstehen, das „Runner's High". [J668]

Endorphine binden wie Morphin und andere körperfremde Opiate (z. B. Heroin) an verschiedene Typen von Opiat-Rezeptoren in den Membranen schmerzvermittelnder Neurone und modulieren im ZNS die Schmerzaufnahme und -wahrnehmung (➤ 9.3.1).

Andere eher komplexe Funktionen, an denen Endorphine beteiligt sind, gehen vom so genannten Belohnungszentrum des Gehirns aus. Dort beeinflussen die Endorphine die Dopaminfreisetzung und führen letztlich zur „Rauschwirkung" der genannten Drogen. Außerdem wirken die Endorphine auch bei der Atemsteuerung und bei der Regulation der Körpertemperatur mit.

> **Körpereigener Schutz**
>
> Bei schweren Verletzungen oder körperlichen Stresssituationen (z. B. Geburt) werden Endorphine ausgeschüttet, so dass die Schmerzen gelindert oder, z. B. im ersten Moment einer Unfallsituation, gar nicht wahrgenommen werden. Der rasche Endorphinabfall nach der Geburt kann durch den Wegfall der euphorisierenden Wirkung zusammen mit den anderen hormonellen Veränderungen eine Mitursache der Post-Partum-Verstimmung („Heultage" ➤ 21.6.3) sein.

Endorphine und Sport

Auch Sport regt die Endorphinproduktion an: Obwohl physisch anstrengend und manchmal bis zur Erschöpfung betrieben, erleben die meisten Sport-

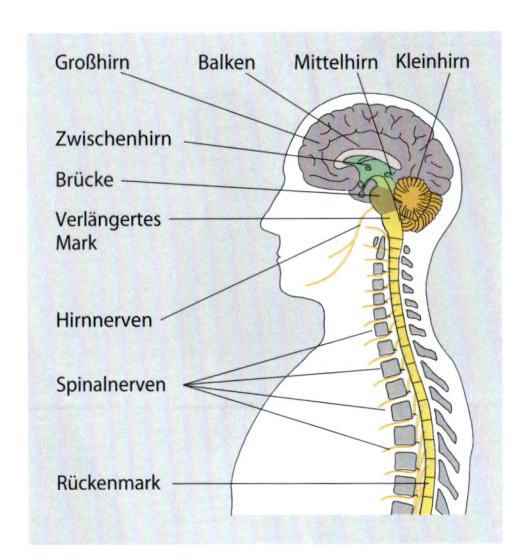

Abb. 8.13 Zentrales und peripheres Nervensystem. Gehirn und Rückenmark gehören zum zentralen Nervensystem (ZNS). Die Spinal- und die Hirnnerven und alle weiteren außerhalb davon liegenden Nervenzellen und -bahnen rechnet man zum peripheren Nervensystem.

treibenden während und nach dem Sport ein rauschartiges Hochgefühl („Runner's High") – was auf einer vermehrten Endorphinausschüttung beruht.

Endorphine und Essen

Das Wohlgefühl beim Essen von leckeren Speisen wird durch die Endorphin- und Dopaminwirkung im Belohnungszentrum vermittelt. Dies macht es so schwierig, auf diese leicht herbeizuführende „Belohnung" zu verzichten, und es kann im Extremfall zu regelrechtem Suchtverhalten kommen („Fresssucht" ➤ 18.4).

Weitere Neuropeptide

Außer den Endorphinen sind viele weitere Neuropeptide entdeckt worden, so z. B. **Substanz P, Neuropeptid Y** und **Neurotensin.** Sie spielen wahrscheinlich unter anderem bei der Schmerzwahrnehmung sowie bei Lernvorgängen eine Rolle.
Interessanterweise werden viele dieser Neuropeptide nicht nur von Nervenzellen hergestellt, sondern auch in Geweben des Magen-Darm-Traktes oder von Zellen des Immunsystems. Durch diese Entdeckung hat sich die funktionelle Grenze zwischen ZNS und den übrigen Organsystemen verwischt: Wenn beide Systeme die gleichen Botenstoffe benutzen, erscheint noch mehr als früher plausibel, dass Störungen der Psyche auch Störungen des Körpers („Soma"), etwa des Magen-Darm-Traktes, nach sich ziehen (also *psycho-somatisch* werden, ➤ 10.12) und dass umgekehrt „somatische" Ereignisse die Psyche verändern können.
Man hofft, durch zunehmendes Wissen über die Wirkungen der Peptidhormone im Gehirn nicht nur die Wechselwirkungen zwischen körperlichen und psychischen Vorgängen besser zu verstehen, sondern auch neue Erkenntnisse über die Wirkungen und Nebenwirkungen von Medikamenten zu gewinnen.

8.3 Organisation des Nervensystems

Zentrales und peripheres Nervensystem

Aufgrund seines Aufbaus wird das Nervensystem in ein zentrales und ein peripheres Nervensystem unterteilt. Zum *zentralen Nervensystem* (**ZNS**) gehören die übergeordneten Zentren Gehirn und Rückenmark, zum **peripheren Nervensystem** alle außerhalb dieser zwei Zentren liegenden Nervenzellen und Nervenbahnen (Hirnnerven, Spinalnerven und ihre Verzweigungen, ➤ 8.5, ➤ 8.7). Sie verbinden die Peripherie („außen") mit dem ZNS („innen") (➤ Abb. 8.13, ➤ Abb. 8.14).

Willkürliches und vegetatives Nervensystem

Nach der Funktion und der Art der Steuerung unterscheidet man das *somatomotorische* oder **willkürliche Nervensystem,** das alle dem Bewusstsein und dem Willen unterworfenen Vorgänge (z. B. die Bewegung von Muskeln) steuert, und das *autonome* oder **vegetative Nervensystem.** Das vegetative Nervensystem wirkt vor allem auf die Arbeit der inneren Organe ein und reguliert wesentliche Teile des Inneren Milieus. Es ist durch den Willen nur sehr wenig beeinflussbar (*autonom* = unabhängig) (➤ Abb. 8.15).
Eine Sonderstellung nimmt das **Darmnervensystem** ein, das weitgehend autonom die Verdauungsvorgänge steuert und vom vegetativen Nervensystem in seiner Aktivität moduliert wird (➤ 8.10.4).
Willkürliches und vegetatives Nervensystem haben beide enge Beziehungen zum Hormon- und Immunsystem und sind weder von der Funktion noch vom Aufbau her vollständig trennbar. Sie gehen beispielsweise nur im peripheren Nervensystem überwiegend getrennte Wege, wohingegen im ZNS beide Systeme weitgehend miteinander verflochten sind.

8.4 Rückenmark

Das **Rückenmark** (*Medulla spinalis*) bildet die große „Autobahn" zwischen dem Gehirn (➤ 8.8) und den Spinalnerven (Rückenmarksnerven, ➤ 8.5). Es leitet mit teils sehr hoher Geschwindig-

---

Glück, was ist das?

Dem Phänomen Glück kann man sich literarisch, philosophisch und auch naturwissenschaftlich nähern – vollständig ergründen wird man es nie. Hirnforscher sind den Molekülen der Gefühle seit Jahrzehnten auf der Spur. Bei der Suche nach den biochemischen oder elektrophysiologischen Substraten euphorischer Glückseligkeit und den Hirnwindungen, in denen die Liebe nistet, wurden Botenstoffe identifiziert, die Informationen zwischen den 100 Milliarden Nervenzellen des Gehirns vermitteln und das Empfinden modulieren. Biochemisch scheinen sich die Vorgänge während verschiedener Glücksmomente zu gleichen – so unterschiedlich die Ursachen auch sind: Wenn die grauen Zellen *high* sind, docken *Transmitter* an *Rezeptoren* an und erregen Hirnareale im limbischen System (➤ 8.8.7). An einer Untergruppe dieser Rezeptoren, den Opioid-Rezeptoren, greifen Rauschgifte in unser Nervensystem ein und rufen einen rauschartigen, mit Glücksgefühlen einhergehenden Zustand hervor.

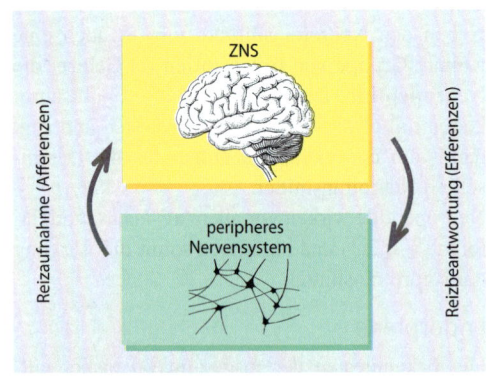

Abb. 8.14 (oben): Reize der Außenwelt erreichen über das periphere Nervensystem das ZNS. Nach der Verarbeitung und dem Entwurf einer sinnvollen Reaktion im ZNS werden die notwendigen Muskeln und/oder inneren Organe für die Reizbeantwortung mit Hilfe des peripheren Nervensystems erregt.

Abb. 8.15 (rechts): Willkürliches und vegetatives Nervensystem im Vergleich. Während über das willkürliche Nervensystem die Skelettmuskulatur gesteuert wird, beeinflusst das vegetative Nervensystem die inneren Organe sowie die glatte Muskulatur und die Drüsen.

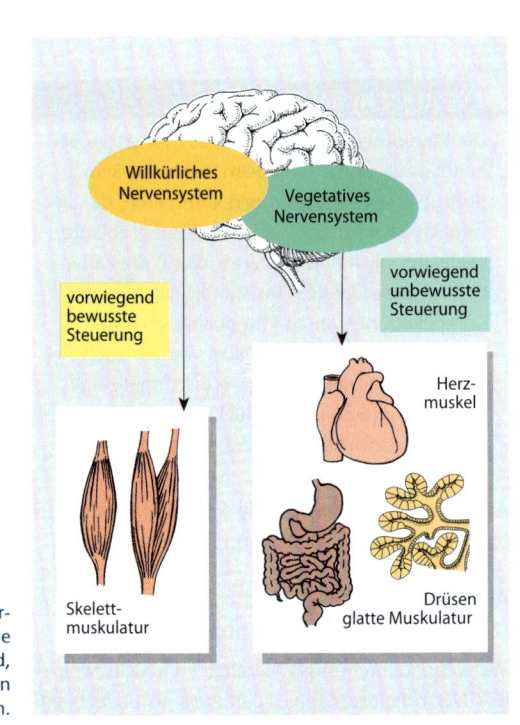

keit Nervenimpulse vom Gehirn zur Peripherie und umgekehrt. Dies geschieht über große auf- und absteigende Leitungsbahnen, die die *weiße Substanz* des Rückenmarks ausmachen.

Das Rückenmark ist aber nicht nur der mächtigste *Nervenleitungsstrang,* sondern mit seiner *grauen Substanz* auch *Schaltzentrum.* Die Schaltstellen steigern die Effizienz der Rückenmarksfunktionen, indem z. B. besonders schnell erforderliche motorische Reaktionen sofort durch die **Rückenmarksreflexe** ausgelöst werden; das Rückenmark fungiert also auch als *Reflexzentrum.*

Aufbau des Rückenmarks

Das Nervengewebe des Rückenmarks hat beim Erwachsenen eine Länge von etwa 45 cm. Es geht in Höhe des großen Hinterhauptlochs (➤ Abb. 6.12) als zentimeterdicker Strang aus dem untersten Gehirnabschnitt, dem *verlängerten Mark* (➤ 8.8.2), hervor und zieht im Wirbelkanal bis zur Höhe des zweiten Lendenwirbelkörpers hinab.

Über die gesamte Rückenmarklänge entspringen beidseits in regelmäßigen Abständen insgesamt 31 Paare von Nervenfaserbündeln, die **Nervenwurzeln,** die sich dann jeweils zu den **Spinalnerven** (➤ 8.5) vereinigen. Durch die Nervenwurzelabgänge wird das Rückenmark in 31 **Rückenmarksegmente** unterteilt. Jedes Rückenmarksegment enthält dabei eigene Reflex- und Verschaltungszentren.

Man unterscheidet folgende Segmente (➤ Abb. 8.16):
> Acht **Halssegmente** (*Cervicalsegmente*) C1–C8, die neben der Atemmuskulatur insbesondere die oberen Extremitäten versorgen
> Zwölf **Brustsegmente** (*Thorakalsegmente*) Th1–Th12, deren Nervenwurzeln unter anderem den größten Teil der Rumpfwand innervieren
> Fünf **Lendensegmente** (*Lumbalsegmente*) L1–L5, die zusammen mit den
> Fünf **Kreuzbeinsegmenten** (*Sakralsegmente*) S1–S5, die die unteren Extremitäten, das äußere Genitale und den Anus versorgen
> 1–3 **Steißbeinsegmente** (*Coccygealsegmente*) Co1–Co3, die den Hautbereich über dem Steißbein versorgen.

Das Rückenmark ist nicht überall gleich dick. Im Hals- und im Lendenbereich ist es keulenförmig verdickt, da hier eine größere Masse von Neuronen und Nervenfasern zur Versorgung der oberen Extremitäten und der unteren Extremitäten vorhanden ist.

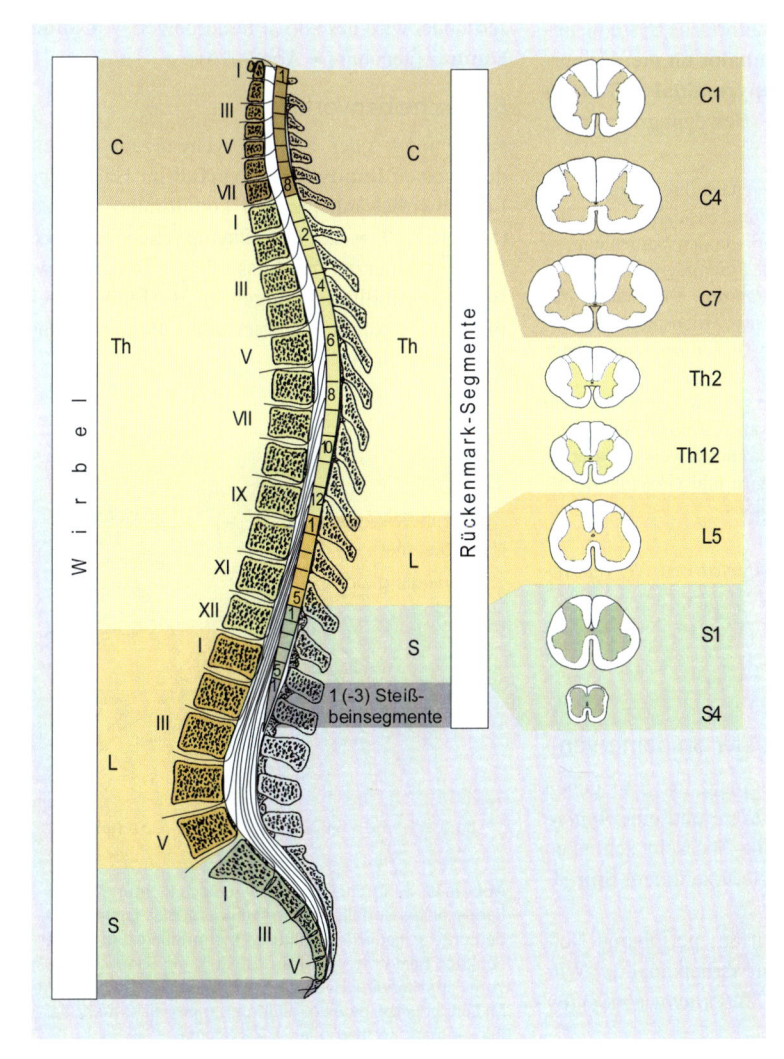

Abb. 8.16 Das Rückenmark und die Spinalnerven in der Seitenansicht. Das Rückenmark erstreckt sich im Wirbelkanal vom 1. Halswirbel bis zur Höhe des 2. Lendenwirbels. Darunter findet man die Cauda equina – ein Bündel von Spinalnervenwurzeln, die zu ihrem jeweiligen Zwischenwirbelloch ziehen. Da das Rückenmark auf Höhe des 2. Lendenwirbels endet, sind somit alle Rückenmarksegmente gegenüber den zugehörigen Wirbelkörpern nach oben versetzt. Beispiel: Bei einer Wirbelsäulenverletzung des 9. Brustwirbels ist nicht das 9. Brustwirbelsegment, sondern das auf dieser Höhe liegende 1. Lendenwirbelsegment gefährdet.
Rechts sind Querschnitte von einzelnen Rückenmarkabschnitten dargestellt. Im Hals- und Lendenbereich ist die graue Substanz stärker ausgeprägt, weil dort die Schaltstationen für die Arme und Beine liegen.

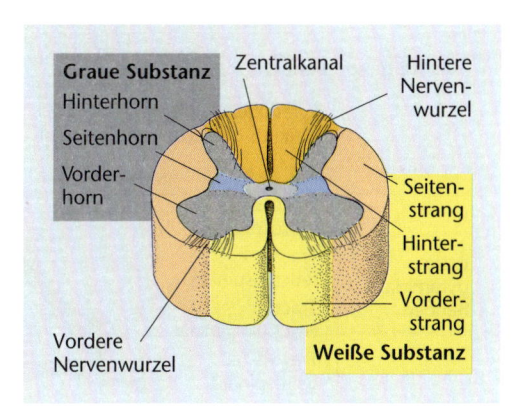

Abb. 8.17 Das Rückenmark im Querschnitt (Vorder- und Hinterwurzel abgetrennt). In der Mitte des Rückenmarksquerschnittes erkennt man ein kleines Loch, den Zentralkanal. Er durchzieht das gesamte Rückenmark und ist mit den Liquorräumen des Gehirns verbunden (➤ Abb. 8.53, ➤ Abb. 8.54).

Graue und weiße Substanz des Rückenmarks

Betrachtet man das Rückenmark im Querschnitt, so erkennt man im Zentrum die schmetterlingsförmige **graue Substanz.** Wie in allen anderen Abschnitten des ZNS befinden sich in der grauen Substanz die Nervenzellkörper, während um den „Schmetterling" herum auf- und absteigende Fasersysteme als **weiße Substanz** gruppiert sind (➤ Abb. 8.17).

Die äußeren Anteile der grauen Substanz werden „Hörner" genannt und nach ihrer Lage in ein **Vorderhorn,** ein **Seitenhorn** und ein **Hinterhorn** unterteilt:
> Im Vorderhorn liegen *motorische Nervenzellen,* **Motoneurone** genannt. Die Axone dieser **Vorderhornzellen** bilden die **Vorderwurzel** eines Spinalnervs und ziehen im Spinalnerv bzw. seinen Ästen zur quergestreiften Muskulatur. Die größeren α-**Motoneurone** versorgen dabei die Skelettmuskelfasern, wohingegen die kleineren γ-**Motoneurone** die in den Skelettmuskeln lokalisierten Muskelspindelfasern (➤ 8.6.1, ➤ 9.4) versorgen
> Zum Hinterhorn ziehen *sensible* Nervenfasern. Sie leiten Nervenimpulse aus der Peripherie über den Spinalnerven und die **Hinterwurzel** zum Rückenmark. Ihre Zellkörper liegen im **Spinalganglion** (➤ Abb. 8.18, ➤ Abb. 8.19). Als **Ganglion** bezeichnet man eine Ansammlung von Nervenzellkörpern außerhalb des zentralen Nervensystems
> Im Seitenhorn liegen Nervenzellen des *vegetativen Nervensystems* (➤ 8.10). Die Axone der efferenten Zellen verlassen das Rückenmark wie die motorischen Nervenfasern über die vordere Wurzel, trennen sich aber kurz nach dem Austritt aus dem Wirbelkanal vom Spinalnerv und ziehen zu den Grenzstrangganglien (➤ Abb. 8.45, ➤ Abb. 8.46).

Eine vordere und eine hintere Spalte unterteilen die **weiße Substanz** in zwei Hälften. Durch den

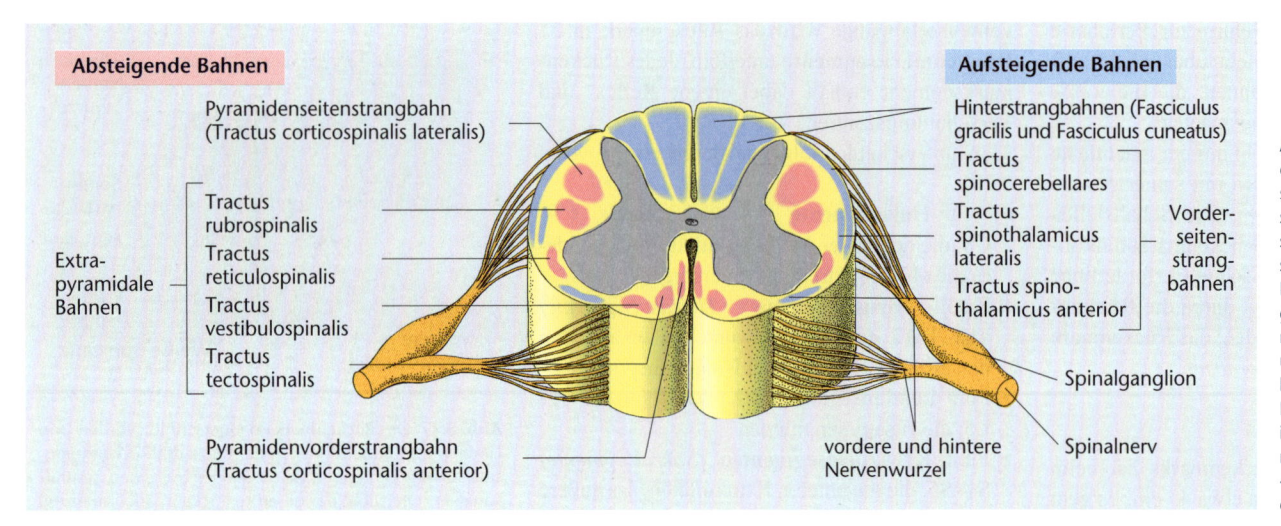

Abb. 8.18 Funktionsfelder des Rückenmarks (Querschnitt). In der weißen Substanz unterscheidet man aufsteigende (sensible) und absteigende (motorische) Bahnen. Zu den aufsteigenden Bahnen (blau) gehören die Hinterstrangbahnen und die Vorderseitenstrangbahnen. Die absteigenden Bahnen (rot) unterteilen sich in die Pyramidenbahnen (Pyramidenseitenstrang- und -vorderstrangbahn) und die extrapyramidalen Bahnen.

Austritt der vorderen und hinteren Nervenwurzeln wird jede Hälfte wiederum in drei **Stränge** *(Funiculi)* unterteilt. Sie werden nach ihrer Lage **Vorderstrang, Seitenstrang** und **Hinterstrang** genannt. Vorder- und Seitenstrang werden meist zum **Vorderseitenstrang** zusammengefasst. Jeder Strang enthält entsprechend der Richtung der Signalleitung entweder aufsteigende und/oder absteigende Bahnen. Dabei verlaufen Bahnen, die Impulse zu den gleichen Orten leiten, in *Bündeln* **(Tractus)** zusammen.

Aufsteigende Bahnen des Rückenmarks

Die **aufsteigenden** *(afferenten)* **Rückenmarksbahnen** übermitteln ständig Informationen aus dem Körper und der Außenwelt an das Gehirn. Die Nervenimpulse gelangen dabei über die *hintere Wurzel* der Spinalnerven zum Rückenmark. Von dort aus gibt es im Rückenmark drei mögliche Leitungswege:

Der erste Weg mündet in den so genannten **Eigenapparat des Rückenmarks.** Die Fasern enden in demselben oder einem benachbarten Segment und werden dort direkt auf ein fortführendes, motorisches Neuron umgeschaltet. Auf diese Weise entstehen die Reflexe (➤ 8.6), die einer willkürlichen Kontrolle des Großhirns weitgehend entzogen sind.

Die beiden anderen möglichen Wege der sensiblen Fasern sind die **Hinterstrangbahnen** und die **Vorderseitenstrangbahnen.** Sie steigen zum Gehirn auf:

> Die Fasern der Hinterstrangbahn übermitteln Informationen aus Rezeptoren von Haut (Druck, Berührung, Vibration), Muskeln, Sehnen und Gelenken. Sie kreuzen im untersten Gehirnabschnitt, dem verlängerten Mark, auf die Gegenseite
> Die Fasern der Vorderseitenstrangbahn leiten Informationen über Schmerz und Temperatur. Sie kreuzen unmittelbar nach Eintritt ins Rückenmark noch auf derselben Höhe auf die Gegenseite.

Absteigende Rückenmarksbahnen

Die **absteigenden** *(efferenten)* **Rückenmarksbahnen** leiten Informationen über auszuführende Bewegungen von motorischen Zentren im Gehirn (➤ 8.8.2) zu den Vorderhörnern des Rückenmark *(erstes motorisches Neuron).* Dort werden sie auf die motorischen Neurone der Vorderhörner *(zweites motorisches Neuron)* übertragen, deren Axone mit den Spinalnerven und ihren Ästen zu den ausführenden Skelettmuskeln ziehen.

Dabei werden zwei große motorische Systeme unterschieden: die **Pyramidenbahn** für die Willkürbewegungen und die **extrapyramidalen Bahnen** für die unwillkürliche Bewegungssteuerung (➤ 8.8.9).

Diese Bahnen **(Tractus)** werden nach ihrem Ursprungsort und ihrem Zielpunkt benannt, zusätzlich geht ihre Lage innerhalb des Rückenmarks in den Namen ein. So wird die Pyramidenbahn in eine Pyramiden*seitenstrang*bahn – Tractus corticospinalis *lateralis* – und eine Pyramiden*vorderstrang*bahn – Tractus corticospinalis *anterior* – unterteilt (Lage im Rückenmarksquerschnitt ➤ Abb. 8.18).

Zum extrapyramidalen System (➤ 8.8.9) gehören viele kleine Bahnen, die von den Basalganglien (➤ 8.8.6) zum Rückenmark ziehen. Zu ihnen kommen weitere Faserzüge hinzu, so z. B. vom Kleinhirn und *Gleichgewichtssinn,* z. B. Tractus *vestibulo*spinalis.

Absteigende Bahnen des vegetativen Nervensystems ➤ *8.10.2*

8.5 Spinalnerven

8.5.1 Aufbau und Äste der Spinalnerven

Aus jedem Rückenmarksegment (➤ 8.4) gehen links und rechts je eine *vordere* und eine *hintere* Nervenwurzel hervor. Beide Wurzeln schließen sich nach wenigen Millimetern zu einem **Spinalnerv** zusammen.

Die Spinalnerven – als Teil des peripheren Nervensystems – verlassen den Wirbelkanal der Wirbelsäule seitlich durch die *Zwischenwirbellöcher* (➤ Abb. 6.28).

Da die Wirbelsäule vor der Geburt und in der Kindheit schneller wächst als das Rückenmark, endet das Rückenmark beim Erwachsenen schon auf der Höhe des zweiten Lendenwirbelkörpers. Die Nervenwurzeln aus den unteren Abschnitten des Rückenmarks müssen also, um zu ihren Zwischenwirbellöchern zu gelangen, im Wirbelkanal schräg nach unten ziehen. Auf diese Weise entsteht ein Nervenfaserbündel, das in seinem Aussehen an ein Haarbüschel erinnert. Dieses Nervenfaserbündel wird deshalb „Pferdeschweif" – **Cauda equina** – genannt (➤ Abb. 8.16).

Bandscheibenvorfall

Rückenmark oder Spinalnervenwurzeln können durch einen **Bandscheibenvorfall** im Hals- oder Lendenwirbelsäulenbereich komprimiert werden (➤ Abb. 8.19, ➤ 6.3.4). Leitsymptome sind starke Rückenschmerzen mit Ausstrahlung in Arm bzw. Bein, Sensibilitätsstörungen (z. B. Taubheitsgefühl) im betroffenen Gebiet und Lähmungen der Arme bzw. Beine.

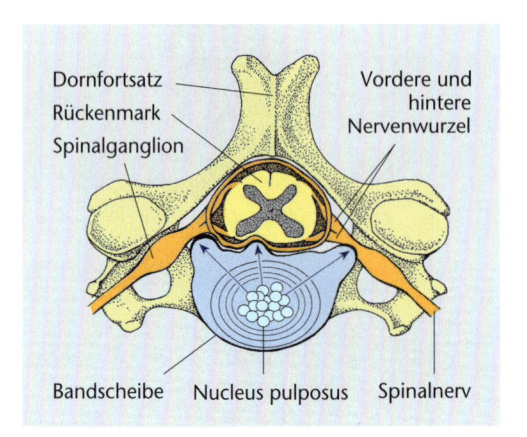

Abb. 8.19 Bandscheibenvorfall. Je nach Richtung des Bandscheibenvorfalls (medio-lateral, medial, lateral) werden unterschiedliche Strukturen komprimiert und in ihrer Funktion beeinträchtigt. Dargestellt ist ein Bandscheibenvorfall im Halswirbelsäulenbereich. Die häufigeren Vorfälle im Lendenwirbelbereich gefährden meist nicht mehr das Rückenmark, sondern die Cauda equina.

> **Neurologischer Notfall**
>
> Alarmsymptome beim Bandscheibenvorfall sind vor allem rasch zunehmende Lähmungen, Blasen- und Mastdarmstörungen. Solche Patienten müssen unverzüglich in eine neurochirurgische Klinik transportiert werden.

Äste der Spinalnerven

Unmittelbar nach seinem Austritt aus dem Zwischenwirbelloch teilt sich jeder Spinalnerv in verschiedene Äste auf:

Die **hinteren Äste** versorgen die Haut und die tiefen Rückenmuskeln vom Hals bis zur Kreuzbeinregion.

Die **vorderen Äste** der Spinalnerven haben unterschiedliche Funktionen und Verläufe:

Aus dem 2.–11. Brustsegment (➤ 8.4) versorgen sie als **Interkostalnerven** *(Zwischenrippennerven, Nn. intercostales)* die Haut und die Muskeln im Bereich des Brustkorbes und des Bauches. Die vorderen Äste der übrigen Spinalnerven bilden zunächst Nervengeflechte, **Spinalnervenplexus** genannt, bevor sie durch erneute Aufteilung einzelne **periphere Nerven** bilden, welche die Extremitäten (Arme und Beine) sowie die Genitalregion versorgen (➤ Abb. 8.20).

8.5.2 Spinalnervenplexus und wichtige periphere Nerven

Die Plexus der Spinalnerven werden nach dem Abschnitt des Rückenmarks (➤ 8.4) benannt, aus dem sie entspringen:

Plexus cervicalis

Das *Halsgeflecht* (**Plexus cervicalis**) aus den Halssegmenten C1–C4 versorgt Haut und Muskeln in der Hals- und Schulterregion. Der wichtigste Nerv aus diesem Geflecht ist der *Nervus phrenicus* (**Zwerchfellnerv**). Er innerviert das Zwerchfell, spielt also eine wichtige Rolle für die Atmung (➤ 6.3.7, ➤ 16.8.1).

Solange seine Funktion erhalten ist, kann ein Patient auch bei einer hohen Querschnittslähmung mit Ausfall der Zwischenrippenmuskeln noch spontan atmen. Erst bei einer Rückenmarksläsion oberhalb von C4, also oberhalb des Abgangs des Nervus phrenicus, tritt eine vollständige Atemlähmung ein, so dass der Patient künstlich beatmet werden muss.

Plexus brachialis

Aus dem *Armgeflecht* (**Plexus brachialis**, C5–Th1) entspringen neben kleineren Ästen zum Nacken und zur Schulter die drei großen Armnerven (➤ Abb. 8.21):

› Der *Speichennerv* (**Nervus radialis**) zieht an der Streckseite des Armes (d.h. an der Seite, auf der die Streckermuskeln liegen) zum Unterarm; er versorgt motorisch die Strecker des Ober- und Unterarms, sensibel die Streckseite von Ober- und Unterarm sowie einen Teil des Handrückens. Ist er gelähmt, etwa durch Druckbelastung oder durch eine Verletzung im mittleren Oberarmdrittel, wo sich der Nerv um den Oberarmknochen windet, kann die Hand nicht mehr handrückenwärts gestreckt werden *(Fallhand)*

› Der *Ellennerv* (**Nervus ulnaris**) verläuft an der inneren Beugeseite des Armes (d.h. an der Seite, auf der die Beugemuskeln liegen); er versorgt motorisch Beugemuskeln am Unterarm sowie Handmuskeln, sensibel Hautbezirke der Finger 4 und 5 und des angrenzenden Handrückens. Ein Ausfall des Ulnarisnerven führt zu der charakteristischen *Krallenhand*, weil die von ihm versorgten kleinen Handmuskeln verkümmern und dadurch die Finger in ihren Fingergrundgelenken überstreckt und in den Mittel- und Endgelenken gebeugt werden. Die Ursache ist meist eine Schädigung im Ellenbogen, wo der Nerv sehr oberflächlich verläuft und leicht als schmerzhafter Punkt medial des Olecranons (➤ Abb. 6.44) getastet werden kann

› Der *Mittelnerv* (**Nervus medianus**) verläuft weiter daumenwärts an der Beugeseite des Armes und versorgt Beugemuskeln an Unterarm und Daumen und Hautbezirke der Finger 1–4. Eine Medianuslähmung führt zur *Schwurhand*, weil v.a. die Daumenmuskulatur atrophiert (verkümmert). Ursachen können Schultergelenks-

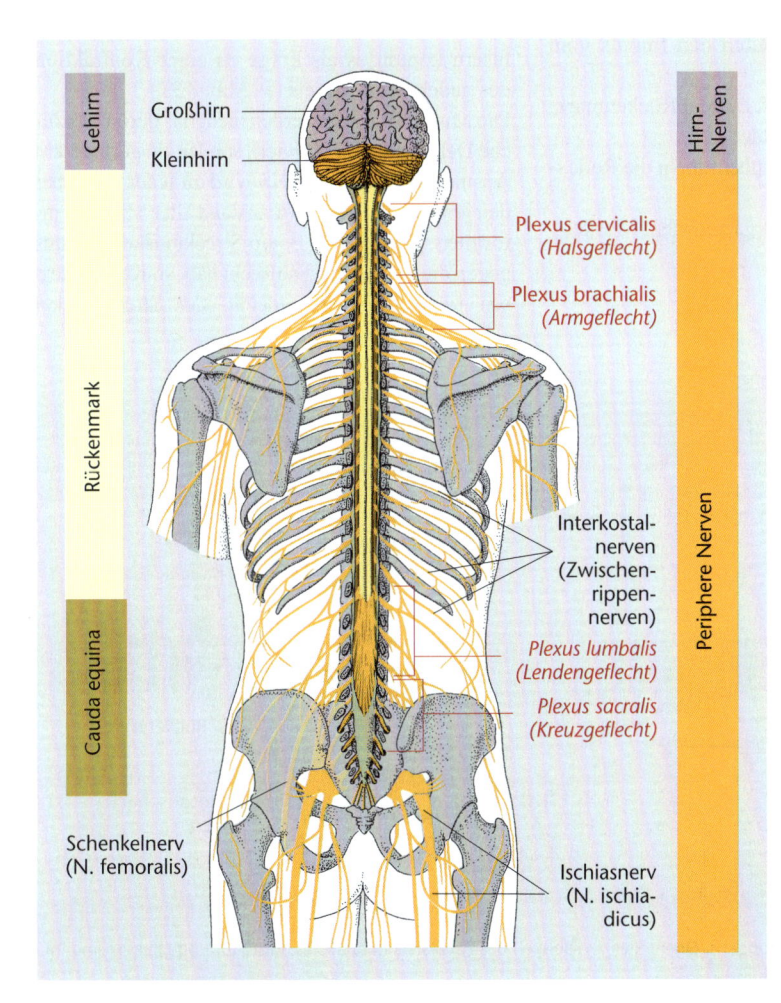

Abb. 8.20 Periphere Nerven. Zum peripheren Nervensystem zählen die zwölf Hirnnerven und die Spinalnerven mit ihren vielen Verzweigungen. Während die Hirnnerven hauptsächlich die Kopfregion motorisch und sensibel versorgen, verteilen sich die anderen peripheren Nerven über den restlichen Körper. Im Brustmarkbereich bleiben die Spinalnerven streng segmental, das heißt sie verzweigen sich nicht nennenswert und versorgen motorisch und sensibel ihre jeweilige Segmenthöhe. Die Spinalnerven des Hals-, Lenden- und Kreuzbeinmarkes verzweigen sich dagegen und bilden komplexe Geflechte (Plexus). Die Abbildung zeigt den Plexus cervicalis, den Plexus brachialis, den Plexus lumbalis und den Plexus sacralis. Als dickster Nerv aus dem Plexus sacralis zieht der N. ischiadicus am Bein abwärts.

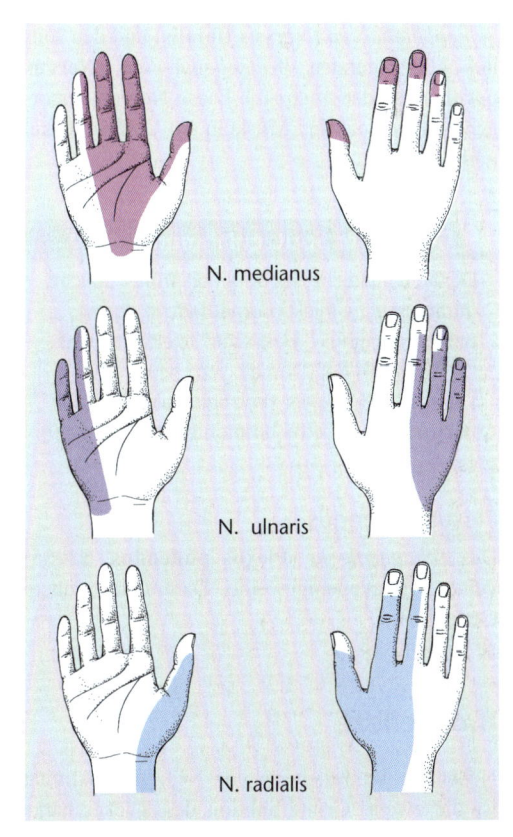

Abb. 8.21 Sensible Versorgungsgebiete der drei Handnerven N. radialis, N. ulnaris und N. medianus.

luxationen, distale Radiusfrakturen (➤ Abb. 6.46) oder ein Karpaltunnelsyndrom (➤ 6.6.3) sein.

> **Merksatz**
>
> Ich schwöre beim Heiligen Medianus (Schwurhand – Medianus), dass ich mir die Augen mit der Ulna auskratze (Krallenhand – Ulnaris), wenn ich vom Rad falle (Fallhand – Radialis).

Plexus lumbalis

Die Nerven aus dem *Lendengeflecht* (**Plexus lumbalis,** L1–L4) versorgen die untere Bauchwand, die äußeren Geschlechtsorgane sowie Hautgebiete und Streckmuskeln an den Beinen. Der wichtigste Nerv aus diesem Geflecht ist der *Schenkelnerv* (**Nervus femoralis**). Er verläuft durch die Leistenbeuge zur Vorderseite des Oberschenkels und versorgt dort die Haut und die Streckermuskeln, darunter den M. quadriceps femoris.

Plexus sacralis

Das *Kreuzgeflecht* (**Plexus sacralis,** L4–S3) ist das größte Nervengeflecht des Menschen. Von ihm werden Gesäß, ein Teil des Damms und die unteren Gliedmaßen mit Nervenästen versorgt. Auch der längste und dickste Nerv des Menschen, der **Ischiasnerv** *(Nervus ischiadicus),* entspringt aus diesem Geflecht. Er verläuft im Gesäßbereich schräg abwärts zur Rückseite des Oberschenkels und versorgt dort die Beugemuskeln. Oberhalb der Kniekehle teilt er sich in zwei Äste auf: den *Schienbeinnerven* (**Nervus tibialis**) und den seitlich abzweigenden *Wadenbeinnerven* (**Nervus peronaeus** oder *fibularis*). Diese Nerven versorgen Hautgebiete und Muskeln am Unterschenkel und Fuß.

> **Gefahr der Spritzenlähmung**
>
> Der N. ischiadicus war durch die früher übliche intramuskuläre Injektionsmethode in den M. gluteus maximus („klassische" Injektion in das Gesäß) gefährdet. Deshalb wird heute die risikoarme Methode der ventroglutäalen Injektion nach von Hochstetter empfohlen (➤ Abb. 6.60).

Plexus pudendus

Das *Schamgeflecht* (**Plexus pudendus,** S3–S5) versorgt Beckeneingeweide, Damm und äußere Genitalien.

8.6 Reflexe

Neben der Weiterleitung von Nervenzellaktivität ist die zweite Grundfunktion des Rückenmarks die Steuerung von Muskelkontraktionen durch Vermittlung von Reflexen:

> **Reflexe**
>
> Reflexe sind stereotyp (immer gleich) ablaufende Reaktionen auf spezifische Reize. Sie können nicht unterdrückt werden, unterstehen also nicht der Kontrolle unserer Willkür, können durch diese jedoch innerhalb gewisser Grenzen moduliert (beeinflusst) werden.

Viele Reflexe vermitteln schnelle Schutzreaktionen – wir stützen uns z. B. bei einem plötzlichen Fall „automatisch" ab. Reflexe laufen aber nicht nur in solchen besonderen Situationen ab, sondern regeln ständig Körperfunktionen (z. B. die Muskelspannung), so dass dafür keine bewusste Kontrolle erforderlich ist. Reflexabläufe werden auch vom Zentralnervensystem angesteuert und fördern so außer der *Stützmotorik* auch rhythmische Bewegungen der Extremitäten *(Gangmotorik)* sowie zielgerichtete Bewegungen *(Zielmotorik)*. Unser Bewusstsein wird dadurch entlastet und ist frei für komplexere Aufgaben.

Reflexbogen

Die Vermittlung eines Reflexes funktioniert wie ein Regelkreis, der für das Konstanthalten einer Regelgröße (wie z. B. der Muskelspannung) benötigt wird (➤ 2.9):
- Ein *Rezeptor* oder *Sensor* nimmt einen Reiz auf und übersetzt ihn in neuronale Erregungen
- *Sensible Nervenfasern* leiten den Impuls vom Rezeptor zu einem
- *Reflexzentrum* im ZNS, z. B. dem Rückenmark, das die Reflexantwort bildet
- *Motorische Nervenfasern* übermitteln die Reflexantwort zum
- *Effektor* (ausführendes Organ), einem Muskel.

8.6.1 Eigenreflexe

Im einfachsten Fall trifft ein im ZNS eintreffender Erregungsimpuls *direkt* auf ein die Reflexantwort übermittelndes motorisches Neuron. Es ist also nur *eine zentrale* Synapse zwischengeschaltet, man spricht deshalb von einem *monosynaptischen Reflex* (mono = eins). Monosynaptische Reflexe kommen nur dann vor, wenn Reizaufnahme und Reizantwort an demselben Muskel erfolgen; sie heißen daher auch **Eigenreflexe.**

Ein Beispiel für einen Eigenreflex ist der bei neurologischen Untersuchungen geprüfte **Patellarsehnenreflex** *(PSR):* Ein kurzer Schlag mit einem Reflexhammer auf die Sehne des M. quadriceps femoris unterhalb der Kniescheibe bewirkt eine Verkürzung dieses Muskels (deshalb auch *Quadriceps-femoris-Reflex* genannt). Das vorher im Kniegelenk gebeugte Bein wird schlagartig gestreckt. Dieser Reflex regelt die Spannung des M. quadriceps femoris (➤ Abb. 8.22).

Eigenreflexe gibt es in allen Muskeln, die **Muskelspindeln** haben (➤ Abb. 8.23). Muskelspindeln arbeiten als **Dehnungsrezeptoren** in den Muskeln (➤ 9.4), das heißt, sie werden durch Dehnung gereizt. Der Schlag auf die Sehne dehnt die Muskelspindel im dazugehörigen Muskel und aktiviert sie. Die Erregung wird über afferente Nervenfasern und die hintere Wurzel dem Rückenmark übermittelt und dort unmittelbar auf die Vorderhornzellen umgeschaltet, die denselben Muskel innervieren. Über deren efferente Nervenfasern kommt es als Folge zu einer Kontraktion des gedehnten Muskels (➤ Abb. 8.22).

Die Muskelspindeln werden nicht nur durch plötzliche Dehnungsreize aktiviert, sondern in geringerem Ausmaß ständig. Das ZNS wird zu jeder Zeit über den jeweiligen Spannungszustand aller Muskeln informiert. Erschlafft z. B. ein Streckmuskel, der uns gegen die Schwerkraft aufrecht hält, so werden dessen Muskelspindeln gedehnt, der Streckmuskel

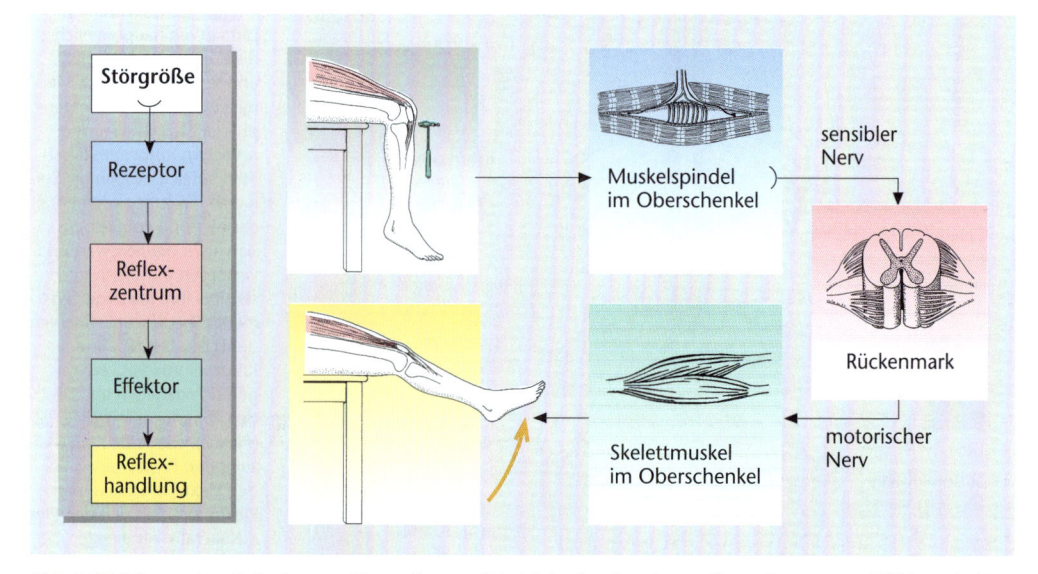

Abb. 8.22 Schema eines Reflexbogens: Eigenreflex am Beispiel des Patellarsehnenreflexes. Rezeptor und Effektor sind im M. quadriceps femoris lokalisiert.

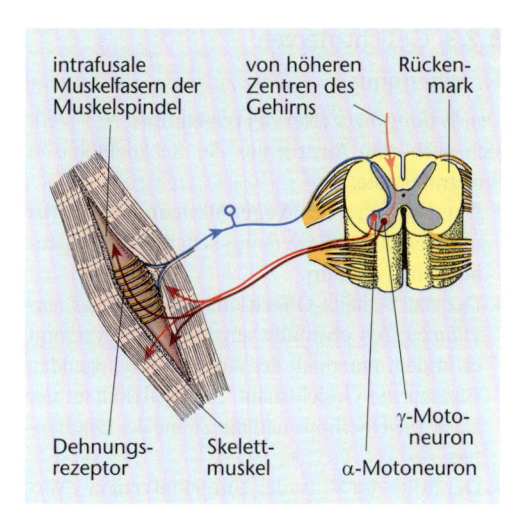

Abb. 8.23 Reflexbogen eines Eigenreflexes (monosynaptischer Reflex). Erregungsimpulse erreichen über die Hinterwurzel die graue Substanz. Im Vorderhorn findet die Umschaltung auf eine motorische Nervenzelle statt. Der Erregungsimpuls verlässt das Rückenmark über die Vorderwurzel, läuft wieder im Spinalnerven zum Muskel zurück und bewirkt dort die Reflexantwort (Kontraktion). Über die γ-Motoneurone wird die Empfindlichkeit der Muskelspindeln eingestellt.

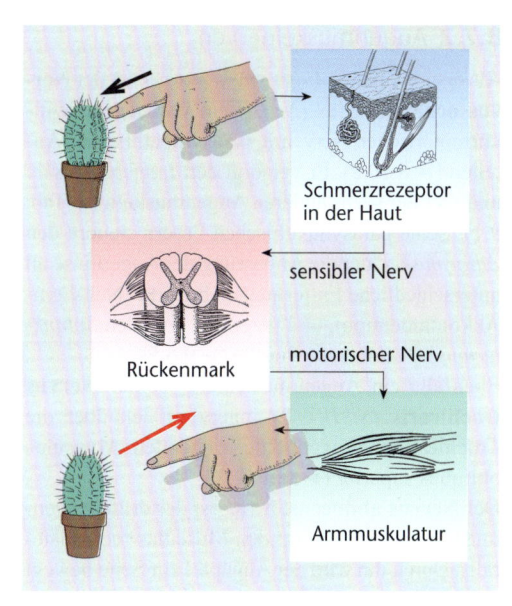

Abb. 8.24 Schema eines Fremdreflexes am Beispiel der Zurückziehreaktion – einer Art Fluchtreaktion – nach Schmerzreiz. Rezeptor und Effektor liegen an verschiedenen Orten.

kontrahiert sich reflektorisch. So werden die Muskeln in einem bestimmten Spannungszustand (Tonus) gehalten und die Körperhaltung gesteuert. Damit keine überschießenden Reaktionen auftreten, wird das Ausmaß der Reflexe durch höher gelegene Hirnzentren begrenzt und beeinflusst.

Die Empfindlichkeit der Muskelspindeln wird durch die γ-Motoneurone reguliert: So werden z. B. bei einer willkürlichen Muskelkontraktion auch die Muskelspindeln in diesem Muskel kürzer. Ohne weitere Maßnahmen würden keine Meldungen von ihnen das ZNS mehr erreichen und die Längenregulation käme zunächst zum Erliegen. Die γ-Motoneurone des Rückenmarks innervieren nun gleichzeitig die muskulären Anteile (**intrafusale Muskelfasern**) der Muskelspindeln. Dadurch kontrahieren sich die peripheren Anteile der Muskelspindeln und dehnen den zentralen Teil, der den Dehnungssensor enthält – die Empfindlichkeit steigt. Wie stark die γ-Motoneurone die Muskelspindeln „vorspannen", bestimmt das ZNS. Bei vielen Bewegungsabläufen werden α- und γ-Motoneurone gleichzeitig aktiviert, man spricht von **α-γ-Koaktivierung**.

8.6.2 Fremdreflexe

Bei komplizierteren Reflexbögen liegen im ZNS mehrere Verbindungsneurone zwischen den sensiblen und den motorischen Neuronen. *Mehrere zentrale Synapsen* sind beteiligt, man spricht deshalb von *polysynaptischen Reflexen (poly = viel)*. Der Rezeptor liegt an einem *anderen* Ort als der Effektor, weshalb diese Reflexe **Fremdreflexe** genannt werden. Das Zurückziehen des Armes bei schmerzhafter Berührung der Hand oder das Husten sind beispielsweise Fremdreflexe (➤ Abb. 8.24).

Auch im vegetativen Nervensystem laufen Reflexe ab. Sie sind an der Regelung der Funktion der inneren Organe beteiligt (➤ 8.10).

8.6.3 Reflexprüfungen

Muskeleigenreflexe, die bei der neurologischen Untersuchung geprüft werden, sind am Bein neben dem Patellarsehnenreflex (*PSR*, ➤ Abb. 8.22) vor allem der **Achillessehnenreflex** *(ASR)* sowie am Arm der **Bizepssehnenreflex** *(BSR)* und der **Trizepssehnenreflex** *(TSR)*.
Ein häufig geprüfter *Fremdreflex* ist der **Bauchhautreflex:** Reizung der Bauchhaut durch leichtes Bestreichen löst eine Anspannung der Bauchmuskeln aus.
Krankhaft sind insbesondere ein völliges Fehlen physiologischer Reflexe, Seitenunterschiede in der Reflexantwort und – bei Muskeleigenreflexen – überschießende Reaktionen („Nicht-mehr-Aufhören des Reflexes").
Die Reflexe des Kopfbereiches, etwa der **Lidschlussreflex** oder der **Schluckreflex,** laufen über die Hirnnerven (➤ 8.7) und ihre Umschaltstationen im Gehirn ab. Auch ihre Prüfung wird zur Diagnose von Störungen verwendet.
Außerdem wird geprüft, ob **pathologische Reflexe** vorhanden sind. Dies sind beim Gesunden nicht auslösbare Fremdreflexe, die in der Regel im Zusammenhang mit Schädigungen der bereits erwähnten Pyramidenbahn (➤ 8.8.9) auftreten und daher **Pyramidenbahnzeichen** heißen.

> **Babinski-Reflex**
>
> Klinisch bedeutsamstes Pyramidenbahnzeichen beim Erwachsenen ist der **Babinski-Reflex:** Bestreichen des lateralen Fußrandes führt zur Überstreckung der Großzehe sowie häufig zur Beugung und Spreizung der übrigen Zehen.

8.7 Hirnnerven

Zusammen mit den Spinalnerven (➤ 8.5) und deren Verzweigungen gehören die **Hirnnerven** zum peripheren Nervensystem.
Die Hirnnerven umfassen alle Nervenfaserbündel, die oberhalb des Rückenmarks das ZNS verlassen. Sie versorgen den Kopf- und Halsbereich sowie einen Großteil der inneren Organe und verbinden die Sinnesorgane des Kopfes mit dem Gehirn (➤ Abb. 8.25, ➤ Abb. 8.27).
Es gibt *zwölf Paare* von Hirnnerven. Da ihre vollen Namen recht lang und umständlich sind, werden sie meist nur nach der Reihenfolge ihres Austritts aus dem Schädelraum von oben nach unten mit römischen Ziffern von N. (= Nervus) I bis N. XII benannt.
Der erste Hirnnerv zieht ins Großhirn, der zweite ins Zwischenhirn; die übrigen zehn entspringen im bzw. ziehen in den Hirnstamm. Alle Hirnnerven verlassen das Gehirn durch kleine Öffnungen im knöchernen Schädel.

Funktionelle Einteilung der Hirnnerven

Nach ihrer Funktion unterscheidet man:
› *Sensorische* Hirnnerven (N. I, N. II, N. VIII), welche die Empfindungen von den Sinnesorganen zum Gehirn leiten
› Überwiegend *willkürmotorische* Hirnnerven (N. III, N. IV, N. VI, N. XI und N. XII)
› *Gemischte* Hirnnerven (N. V, N. VII, N. IX und N. X), die sich aus verschiedenen Fasern zusammensetzen (willkürmotorisch, sensorisch und parasympathisch).

8.7.1 Sensorische Nerven

Riechnerv

Der Riechnerv (**Nervus olfactorius,** *N. I*) ist ein rein sensorischer Nerv, der die Geruchsempfindungen übermittelt. Er beginnt mit Rezeptoren in der Nasenschleimhaut, deren Axone als Riechnerv zum **Riechkolben** *(Bulbus olfactorius)* ziehen (➤ Abb. 9.8). Von dort werden die Signale direkt an das limbische **Riechhirn** (➤ Abb. 8.35) weitergeleitet. Im Gegensatz zu den übrigen Sinneseindrücken, die den Signalfilter des Thalamus (➤ 8.8.4) passieren müssen, können die Geruchsinformationen die Hirnrinde direkt erreichen.

Sehnerv

Der *Sehnerv* (**Nervus opticus,** *N. II*) ist ebenfalls ein rein sensorischer Nerv. Er beginnt in der Netzhaut des Auges (➤ Abb. 9.10) und kreuzt teilweise in der *Sehnervenkreuzung* (**Chiasma opticum,** ➤ 9.6.8). Nach der ersten Umschaltung im Thalamus (➤ 8.8.4) laufen die Bahnen als **primäre Sehstrahlung** zur *primären Sehrinde* im Hinterhauptlappen des Großhirns (➤ 8.8.8).

Hör- und Gleichgewichtsnerv

Der *Hör- und Gleichgewichtsnerv* (**Nervus vestibulocochlearis,** *N. VIII*) ist neben dem Riechnerv und dem Sehnerv der dritte rein sensorische Hirnnerv. Er leitet die Erregungen aus dem Gleichgewichtsorgan *(Vestibularorgan)* und dem Hörorgan im Innenohr *(cochlea* = Schnecke). Erstere gelangen über die vier Vestibulariskerne des verlängerten Marks (➤ 8.8.2) vor allem zum Kleinhirn (➤ 8.8.5), zum Rückenmark, zu den Augenmuskelkernen und zur hinteren Zentralwindung (➤ 8.8.9). Die Erregungen aus dem Hörorgan gelangen über zahlreiche Umschaltstationen zur Hirnrinde (Details ➤ 8.8.9, ➤ 9.7).

Im Bereich des Nervus vestibularis (Teil des N. vestibulocochlearis) entsteht relativ häufig ein gutartiger, aber wegen seiner Lokalisation problematischer Tumor, das **Akustikusneurinom.** Die Patienten leiden zunächst unter Hörstörungen, Ohrensausen *(Tinnitus)* und Schwindel. Ohne Behandlung kann es zum Anstieg des Hirndrucks (➤ 8.11.2) kommen.

8.7.2 Augenmuskelnerven

Als erster von drei *Augenmuskelnerven* ist der **Nervus oculomotorius** *(N. III)* ein vorwiegend willkürmotorischer Nerv mit parasympathischen Anteilen (➤ 8.10.2). Er versorgt den *Lidhebermuskel* und vier der sechs äußeren Augenmuskeln (➤ Tab. 9.1). Seine parasympathischen Fasern steuern den *Ziliarmuskel*, der die Anpassung der Augenlinse an unterschiedliche Entfernungen bewirkt (Nah-Fern-Akkommodation), und verengen über den *Sphinktermuskel* der Iris die Pupille (➤ 9.6.5).

Ebenfalls ein Augenmuskelnerv ist der **Nervus trochlearis** *(N. IV)*. Er innerviert den über die Trochlea der Augenhöhle ziehenden Musculus obliquus superior (➤ Abb. 9.22).

Der **Nervus abducens**, *N. VI,* ist der dritte Augenmuskelnerv. Er versorgt den Musculus rectus lateralis. Durch ihn wird der Augapfel zur Seite bewegt *(abducere* = wegführen, ➤ Abb. 9.22, ➤ Tab. 9.1).

8.7.3 Gesichtsnerven

N. trigeminus

Der *Drillingsnerv* (**Nervus trigeminus**, *N. V*) teilt sich nach dem Austritt aus der Schädelhöhle in drei große Äste:

> Der Ast V_1 ist der **Augenhöhlennerv** *(Nervus ophthalmicus)*. Er versorgt sensibel die Augenhöhle und die Stirn
> Der Ast V_2 heißt **Oberkiefernerv** *(Nervus maxillaris)*. Als ebenfalls sensibler Nerv versorgt er in dem unterhalb der Augenhöhle liegenden Bereich die Gesichtshaut, die Schleimhaut der Nase, die Oberlippe und die Zähne des Oberkiefers
> Der dritte Ast V_3 ist der **Unterkiefernerv** *(Nervus mandibularis)*. Er ist ein gemischter Nerv, der sensibel den Unterkieferbereich (Unterlippe, Zahnfleisch und Zähne) und motorisch alle Kau- und Mundbodenmuskeln versorgt (Austrittspunkt ➤ Abb. 6.8).

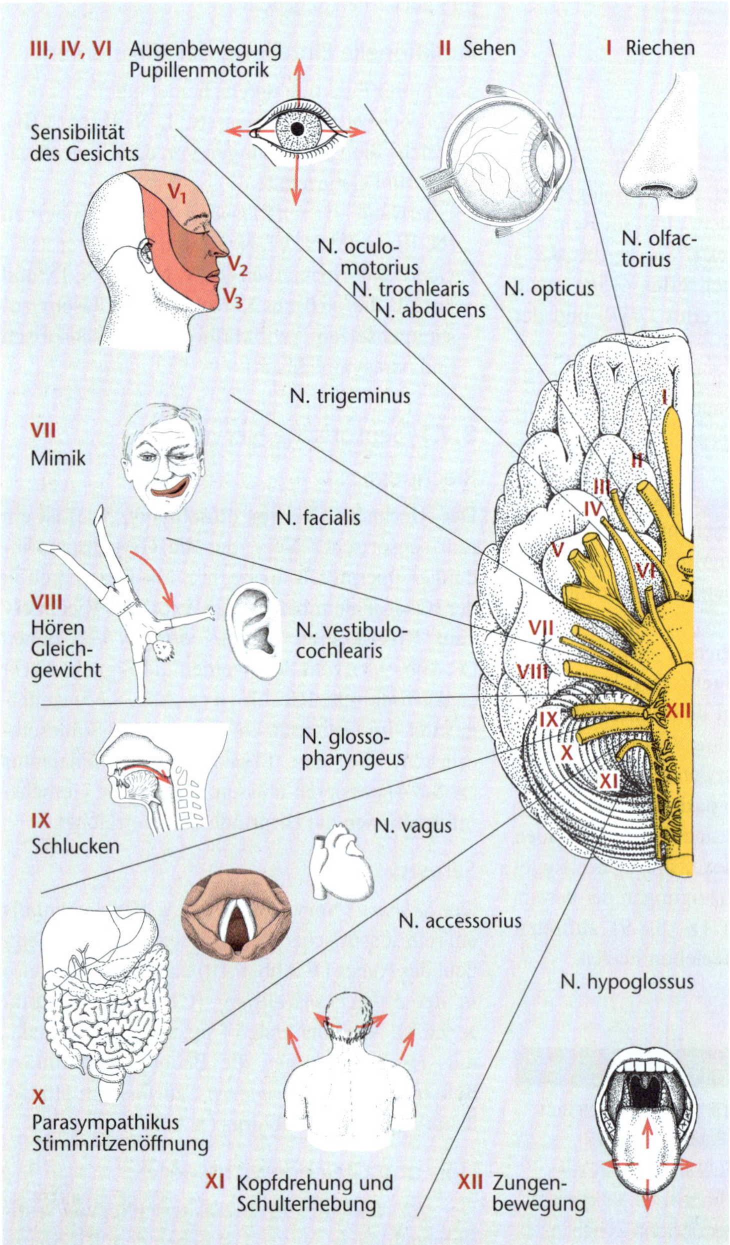

Trigeminusneuralgie

Neuralgien sind Schmerzen, die auf das Ausbreitungsgebiet eines Nerven beschränkt sind. Die häufigste Neuralgie im Gesichtsbereich ist die **Trigeminusneuralgie:** Es kommt dabei klassischerweise zu plötzlich einschießenden, äußerst starken Schmerzen, meist im Innervationsbereich eines der beiden unteren Trigeminusäste. Diese Schmerzattacken dauern oft nur wenige Sekunden, können sich aber im Abstand von Minuten wiederholen und den Patienten zermürben. Faktoren wie Berührung, Kältereize, Sprechen, Kauen oder Zähneputzen können den Schmerz auslösen *(triggern)*.

Lässt sich eine Ursache wie etwa ein Tumor feststellen, wird diese möglichst beseitigt. Ist dies nicht der Fall, werden medikamentös vor allem Antiepileptika (➤ 8.8.9) eingesetzt.

Bei nachgewiesenem engem Kontakt zwischen einem Blutgefäß und einem Ast des N. trigeminus im Bereich des Hirnstamms kann eine operative Trennung (mikrovaskuläre Dekompression) oft helfen. Da aber auch bei einem nennenswerten Teil der Gesunden ein solcher Gefäßkontakt besteht, wird erst bei Erfolglosigkeit oder starken Nebenwirkungen der Medikamente operiert.

N. facialis

Der *Gesichtsnerv* (**Nervus facialis**, *N. VII*) ist ein gemischter Nerv:

Seine motorischen Anteile versorgen die mimische Muskulatur des Gesichts, parasympathische Fasern ziehen zur Tränendrüse (➤ 9.6.10) und zur Unterkiefer- und Unterzungendrüse (➤ 17.2.4). Sensorische Fasern leiten die Geschmacksempfindungen von den Rezeptoren in den vorderen zwei Dritteln der Zunge zum Hirnstamm, von wo aus sie an die Großhirnrinde übermittelt werden (➤ 8.8.9).

Abb. 8.25 Übersicht über die zwölf Hirnnerven und ihre Funktionen.

Fazialislähmung

Die **periphere Fazialislähmung** (➤ Abb. 8.26) ist die häufigste periphere Nervenlähmung. In ca. zwei Drittel der Fälle liegt eine **idiopathische Fazialisparese** mit unbekannter Ursache vor, wobei unter anderem das Wiederaufflackern einer Herpes-simplex-Infektion ursächlich diskutiert wird. Bei der idiopathischen Fazialisparese bildet sich meist innerhalb weniger Stunden das typische Bild einer einseitigen Gesichtsnervenlähmung aus: Das Auge der betroffenen Seite kann nicht mehr geschlossen und die Stirn nicht mehr gerunzelt werden, der Mundwinkel hängt herab. Die Tränen- und Speichelsekretion sowie das Geschmacksempfinden können beeinträchtigt sein. In den meisten Fällen bilden sich die Erscheinungen langsam spontan zurück, Restsymptome sind aber möglich. Bei frühem Therapiebeginn sind antientzündlich wirkenden Glukokortikoide (➤ 11.5.3) von Nutzen.

Im Unterschied zur peripheren Fazialislähmung, bei der die Störung im Verlauf des N. facialis selbst liegt, fallen bei der **zentralen Fazialislähmung** (etwa beim Schlaganfall) die stimulierenden Neurone des Gehirns auf einer Seite aus. Dabei findet sich eine Lähmung der mimischen Muskulatur der Gegenseite mit Ausnahme der Stirnmuskulatur, da diese von beiden Seiten innerviert wird.

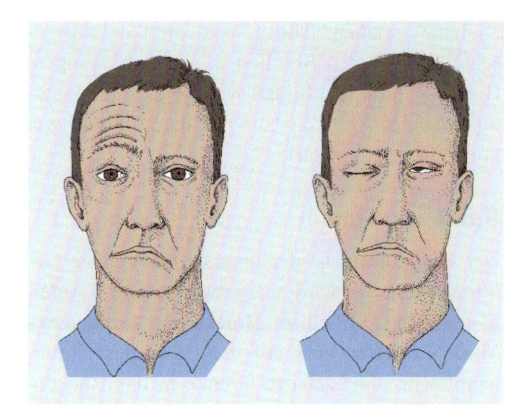

Abb. 8.26 Beispiel einer linksseitigen peripheren Fazialislähmung. Links wurde der Patient aufgefordert, die Stirn zu runzeln, rechts sollte er die Augen fest schließen. Der Ausprägungsgrad einer Fazialislähmung kann unterschiedlich sein.

> **Pflege bei Fazialisparese**
>
> Bei Patienten mit Fazialisparese ist der Lidverschluss unvollständig und evtl. die Tränensekretion vermindert, so dass die Hornhaut leicht austrocknen kann (Erblindungsgefahr!). Hier helfen das regelmäßige Einbringen spezieller Augentropfen oder -salben sowie ein Uhrglasverband (Augenverband mit Sichtfenster aus Kunststoff) zur Nacht.
> Je nach Ausprägung der Lähmung können sich Speisereste in der betroffenen Wangentasche ansammeln, die in die Lunge aspiriert werden können. Teilweise ist infolge einer Funktionsbeeinträchtigung der Ohrspeicheldrüse (Glandula parotis) das Risiko einer Parotitis (Ohrspeicheldrüsenentzündung) erhöht. Eine sorgfältige Mundpflege beugt beiden Komplikationen vor.

8.7.4 Rachen-, Hals- und Zungennerven

Der **Nervus glossopharyngeus** *(Zungen-Rachen-Nerv, N. IX)* ist ein gemischter Nerv: Seine parasympathischen Fasern ziehen zur Ohrspeicheldrüse (➤ 17.2.4), motorische Fasern versorgen die Rachenmuskeln und sensible Fasern die Rachenschleimhaut und das Trommelfell. Über sensorische Fasern werden die Geschmacksempfindungen aus dem hinteren Zungendrittel übermittelt.

Der **Nervus accessorius** *(N. XI)* innerviert als rein motorischer Nerv zwei Muskeln des Halses, den Musculus sternocleidomastoideus (Kopfwendermuskel) und den Musculus trapezius (Kapuzenmuskel ➤ Abb. 6.22, ➤ Abb. 6.42).

Der **Nervus hypoglossus** *(Zungennerv, N. XII)*, versorgt mit seinen motorischen Fasern vor allem die Muskulatur der Zunge.

8.7.5 Nervus vagus

Der **Nervus vagus** *(Eingeweidenerv, N. X)* innerviert als Hauptnerv des parasympathischen Systems (➤ 8.10.2) einen Teil der Halsorgane, die Brust- und einen großen Teil der Baucheingeweide. Nur wenige seiner Fasern versorgen motorisch und sensibel den Kehlkopfbereich, wo sie am Sprechen und Schlucken beteiligt sind. Der Vagus leitet efferente Impulse für die Motorik glatter Muskeln und für die Sekretion zu den inneren Organen (➤ Abb. 8.45). In ihm verlaufen auch sensible Fasern, die *viszeralen Afferenzen*, die sensible Impulse von den Organen zum ZNS leiten.

Linker und rechter Vagus ziehen zunächst entlang den Halsschlagadern in Richtung Herz. Beide geben einen N. (laryngeus) recurrens zum Kehlkopf ab, wobei sich der linke um den Aortenbogen schlingt (➤ Abb. 8.46, ➤ Abb. 11.7). Andere Äste ziehen weiter zu Lunge und Speiseröhre. Die Hauptäste des N. vagus ziehen weiter zum Herzen, wo sie u.a. den rechten Vorhof versorgen. Entlang der Aorta durchtritt der N. vagus das Zwerchfell, erreicht den Bauchraum und versorgt Magen, Darm und Nieren (➤ Abb. 8.45).

8.8 Gehirn

In dieser Sekunde laufen 1 Million chemischer Reaktionen ab. Wo? Auf Ihrer Netzhaut und in Ihrem Gehirn, wenn Sie diese Zeilen lesen. Das menschliche Gehirn ist die wohl komplexeste Ansammlung von Materie auf unserem Planeten; und obwohl es nur 2 % unseres Körpergewichts ausmacht, entfallen rund 20 % des gesamten Sauerstoff- und Energiebedarfs (in Ruhe) auf das Gehirn.

8.8.1 Differenzierung des Gehirns in der Entwicklungsgeschichte

Das Gehirn der Säugetiere hat sich im Laufe von Jahrmillionen immer weiter entwickelt. Es ist dabei in der Entwicklung der Arten aus einfach gebauten Vorstufen hervorgegangen:

Gehirne „niederer" Tiere

„Niedere" (genauer: entwicklungsgeschichtlich ältere) Tiere sind in ihrem Verhalten ganz wesentlich von festen Handlungsabläufen, den *Instinkten*, gesteuert. Anatomische Grundlage für Instinkthandlungen sowie für die Regulation von Vitalfunktionen wie Atmung und Blutdruck ist vor allem der **Hirnstamm**, der bei diesen Tieren noch den Großteil der Hirnmasse ausmacht. Zu diesem ältesten Hirnabschnitt zählen:

> Das **verlängerte Mark** *(Medulla oblongata)*, das Übergangsstück zwischen Rückenmark und Brücke
> Die **Brücke** *(Pons)*, die vor allem den Hirnstamm mit dem Kleinhirn verknüpft
> Das **Mittelhirn** *(Mesencephalon)*.

Mit fortschreitender *Evolution* (➤ 2.15) gewannen neuere Hirnstrukturen immer mehr an Bedeutung. Zu ihnen zählen das **Kleinhirn** *(Cerebellum)*, das **Zwischenhirn** *(Diencephalon)* und vor allem das **Großhirn** *(Telencephalon)*:

> Das *Kleinhirn* wurde besonders wichtig für die motorische Feinsteuerung des Körpers. Mit seiner Hilfe konnten Tiere komplexere Fortbewegungsarten entwickeln (Fliegen, Klettern, Zwei-Füßler-Gang)
> Das *Großhirn* wurde oberstes Hirnzentrum. Es besitzt neben vielen auf- und absteigenden Bahnen, die zu allen übrigen Hirnteilen ziehen, großflächige Kerngebiete und Rindenfelder (➤ 8.8.9), die auf bestimmte Aufgaben spezialisiert sind, und es ist Entstehungsort *bewusster Empfindungen, bewusster Bewegungen* und des *Gedächtnisses*
> Das *Zwischenhirn* gewann unter anderem als Schaltstelle zwischen Hirnstamm und Großhirn zunehmend an Bedeutung. Zusammen mit dem Hirnstamm erzeugt es unter anderem die **Rhythmen** für Leistungs- und Erholungsphasen (Schlaf-Wach-Rhythmus).

Diese neuen Hirnstrukturen ermöglichen flexiblere Antworten auf unterschiedliche Lebensbedingungen als die starren Instinkthandlungen und schufen damit Vorteile beim Überlebenskampf. Viele Instinkte hingegen sind im Rahmen der Evolution verloren gegangen.

Während bei „niederen" Tieren das *Riechhirn* stark ausgeprägt ist, setzte sich bei den „höheren" Tieren für die Orientierung in der Umwelt das *Sehorgan* durch, das dem Riechsinn auf großen Distanzen überlegen war.

Besondere Leistungen des menschlichen Gehirns

Die Besonderheit des menschlichen Gehirns ist, dass es nicht nur instinktive Handlungsimpulse, die **Triebe**, erzeugt, wie z. B. den Trieb zur Nahrungsaufnahme oder zur Fortpflanzung, sondern dass durch **Denkvorgänge** sehr komplexe Handlungen, z. B. das *Lösen von Problemen* unterschiedlichster Art, ermöglicht werden. Andere höhere Hirnleistungen des Menschen sind unter anderem:

- Das **Bewusstsein**, d.h. der Mensch weiß z. B., dass er existiert und dass er sterben muss, er kann über sich selbst und seine Umgebung nachdenken
- Die Fähigkeit zur **Sprache** und damit zur hochdifferenzierten Kommunikation
- Ein weit entwickeltes **Abstraktionsvermögen**, d.h. er kann von einem konkreten Fall auf Allgemeines schließen
- Ethische **Wertvorstellungen**, d.h. er nimmt z. B. bei seinen Handlungen Rücksicht auf andere Menschen und die Umwelt
- **Seelisches Empfinden**, d.h. der Mensch nimmt Sinnesreize nicht nur wahr, sondern verknüpft sie auch mit Gefühlsqualitäten wie z. B. Freude, Angst oder Ekel
- **Motivation** und **Antrieb**, d.h. er entwickelt Handlungsimpulse ohne äußeren Reiz
- **Kreativität**, d.h. er kann schöpferisch aus Informationen neuartige Handlungsmuster entwerfen.

Diese Fähigkeiten sind beim Menschen im Gegensatz zu den Tieren in sehr hohem Maß entwickelt, wobei es allerdings schwierig ist, ihr Ausmaß bei Tieren abzuschätzen (auch viele Tiere können beispielsweise miteinander kommunizieren). Das menschliche Gehirn hat für seine zusätzlichen komplexen Fähigkeiten viele Instinkte verloren. Entsprechende Handlungsmuster (wie z. B. das Schwimmen) müssen erst mühsam erlernt werden.

„Chemische Anatomie" des Gehirns

Das Gehirn kann nicht nur in *anatomisch abgrenzbare Einheiten* wie etwa Groß-, Mittel- oder Zwischenhirn oder bestimmte Leitungsbahnen eingeteilt werden. Strukturprinzipien des ZNS lassen sich auch durch *chemische* Abgrenzungen aufzeigen. Solche *chemischen Systeme* zeichnen sich vor allem dadurch aus, dass sie *einen bestimmten* Neurotransmitter (etwa Serotonin, Dopamin, Noradrenalin ▶ 8.2.3) benutzen; entsprechend werden diese Systeme dann auch benannt (z. B. *serotoninerges* oder *dopaminerges System*). Die „chemische Anatomie" des Gehirns spiegelt also seine funktionelle Gliederung wider und lässt Rückschlüsse auf die Kommunikation im Gehirn zu. Auch die Wirkungen von Psychopharmaka und bestimmte neurologische Erkrankungen lassen sich über die „chemischen Systeme" leichter verstehen (▶ 8.2.3, ▶ 10.16.3). Die „chemischen Systeme" ziehen häufig von entwicklungsgeschichtlich älteren Anteilen in „höhere", jüngere Hirnabschnitte und bilden weit verstreute, anatomisch schlecht abgrenzbare und damit nur schwer vorstellbare „Landkarten".

8.8.2 Hirnstamm

Der **Hirnstamm** ist der unterste und älteste Gehirnabschnitt. Er wird, wie erwähnt, in drei Anteile gegliedert: Mittelhirn, Brücke und verlängertes Mark. Letzteres geht auf der Höhe des Hinterhauptlochs ohne scharfe Grenze in das Rückenmark über (▶ Abb. 8.29). Der Hirnstamm besteht aus auf- und absteigenden Leitungsbahnen (weiße Substanz) und aus Ansammlungen von Nervenzellen (graue Substanz).

Verlängertes Mark

Das **verlängerte Mark** (*Medulla oblongata*) bildet den unteren Anteil des Hirnstamms und damit den Übergang zum Rückenmark. Es enthält in seiner weißen Substanz auf- und absteigende Bahnen vom und zum Rückenmark. Ein großer Teil dieser Bahnen dient der Willkürmotorik. Diese bilden im Bereich des verlängerten Marks zwei Vorwölbungen, die **Pyramiden** (▶ Abb. 8.27). Sie geben den vom Großhirn kommenden willkürmotorischen Nervenbahnen den Namen *Pyramidenbahn* (▶ 8.8.9).

Die Pyramidenbahnfasern kreuzen in diesem Bereich zum größten Teil auf die Gegenseite, so dass die motorischen Nervenfasern aus der *linken* Großhirnhälfte die Muskeln der *rechten* Körperhälfte versorgen und umgekehrt. So wird verständlich, dass bei einem Schlaganfall (▶ 8.12) in der rechten Hirnhälfte die linke Körperseite betroffen ist. Auch ein großer Teil der sensiblen, aufsteigenden Bahnen kreuzt in der Medulla oblongata zur Gegenseite, so dass ca. 80 % der Empfindungen aus einer Körperhälfte in der *entgegengesetzten* Hirnhälfte aufgenommen werden.

Lebenswichtige Regelzentren

Neben diesen Bahnsystemen enthält das verlängerte Mark in seiner grauen Substanz Steuerungszentren für lebenswichtige Regelkreise (▶ 2.9): Das **Herz-Kreislauf-Zentrum** beeinflusst Herzschlag und Kontraktionskraft des Herzens und steuert die Weite der Blutgefäße und den Blutdruck. Das **Atemzentrum**, dessen neuronales Netzwerk sich bis in die Brücke erstreckt, reguliert den Grundrhythmus der Atmung. Weitere wichtige **Reflexzentren**, so z. B. **Schluck-, Husten-, Nies-** und **Brechzentren**, vermitteln lebenswichtige motorische Reflexhandlungen.

Diese Zentren erhalten die zu ihrer Aufgabenerfüllung erforderlichen Informationen (Blutdruck und Blutgase) über afferente Bahnen (z. B. von Presso- und Chemorezeptoren über den IX. und X. Hirnnerven, ▶ Abb. 15.14). Zum Teil befinden sich die Sensoren (z. B. für pH-Wert und Kohlendioxidpartialdruck) auch direkt im verlängerten Mark (▶ 16.10.2).

Durch die Konzentration lebenswichtiger Zentren im verlängerten Mark kann unter Umständen ein einzelner harter Schlag auf die umgebende Schädelbasis (etwa bei einem Boxkampf) tödlich sein. Auch die Einklemmung des verlängerten Marks im großen Hinterhauptloch bei einer Drucksteigerung im Schädelraum, z. B. infolge einer Blutung, kann rasch zum Tode führen.

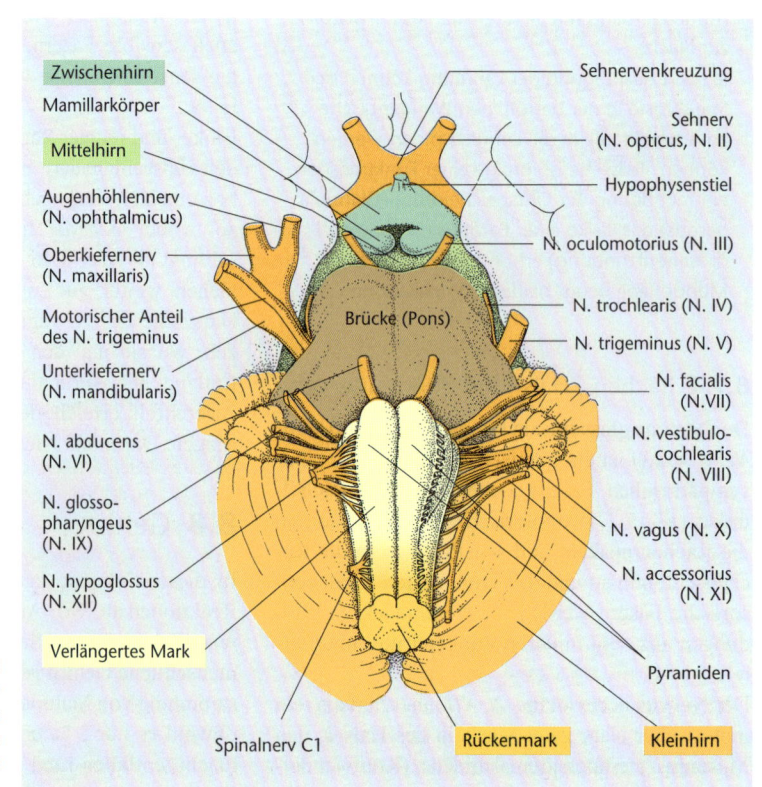

Abb. 8.27 Hirnstamm und Hirnnerven. Der I. Hirnnerv ist auf der Abbildung nicht zu sehen (er verläuft vorn an der Unterseite des Großhirns ▶ Abb. 8.25).

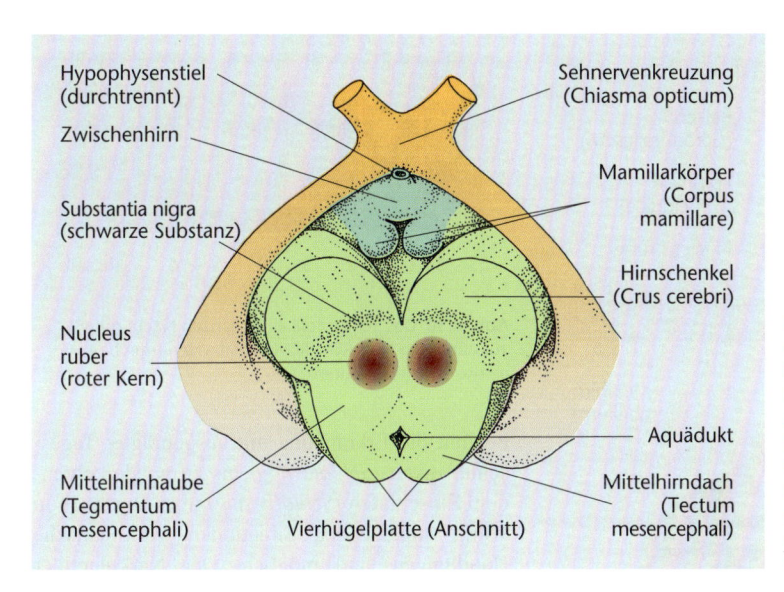

Abb. 8.28 Schnitt durch das Mittelhirn, Blick von kaudal. Mit etwas Phantasie lassen sich die Strukturen als „Gesicht" deuten: Die Augen entsprechen dem Nucleus ruber, die Augenbrauen der Substantia nigra, der Mund dem Aquädukt und die (etwas zu großen) Ohren den Hirnschenkeln.

Schließlich liegen im verlängerten Mark die Kerngebiete des VIII., IX., X., XI. und XII. Hirnnerven, über deren vegetative Anteile (▶ 8.10) ebenfalls Steuersignale der besprochenen Regelzentren zu den inneren Organen ziehen.

Brücke

In der **Brücke** *(Pons)* setzen sich die längs verlaufenden Bahnsysteme vom Großhirn zum Rückenmark (bzw. umgekehrt) fort. In quer verlaufenden Faserbündeln verbindet die Brücke außerdem das Großhirn mit dem Kleinhirn. In der Brücke liegen die Kerngebiete des V., VI., VII. und zum Teil diejenigen des VIII. Hirnnerven (▶ 8.7). Das Regulationszentrum für die Atmung erstreckt sich über verlängertes Mark und Brücke.

Mittelhirn

Als **Mittelhirn** *(Mesencephalon)* bezeichnet man das nur 1,5 cm lange „Mittelstück" zwischen dem Oberrand der Brücke und dem Zwischenhirn. Im Querschnitt durch das Mittelhirn lassen sich zwei Zonen abgrenzen:

› Das **Mittelhirndach** *(Tectum mesencephali)*, das vier Erhebungen enthält **(Vierhügelplatte)**, die als akustisches und optisches Reflexzentrum dienen
› Die **Hirnstiele** *(Pedunculi cerebri)*. Sie bestehen im vorderen Teil aus langen Leitungsbahnen, die in zwei Wülsten zur Großhirnbasis verlaufen und die Fasermassen der Groß- und Kleinhirnverbindungen sowie die Pyramidenbahn enthalten. Diese **Hirnschenkel** *(Crura cerebri)* dienen dem Austausch von motorischen und sensiblen Informationen zwischen Rückenmark, verlängertem Mark, Brücke, Kleinhirn, Zwischenhirn und Großhirn. Sie sind der Hauptverbindungsweg zwischen höheren und tiefer gelegenen Hirnteilen und dem Rückenmark. Im hinteren Anteil der Hirnstiele liegt die **Mittelhirnhaube** *(Tegmentum mesencephali)*, die Ursprungszellen des III. und IV. Hirnnerven enthält (▶ Abb. 8.28).

Das Mittelhirn enthält im Gebiet von Mittelhirnhaube und -dach auch Kerngebiete des extrapyramidalen motorischen Systems (▶ 8.8.9). Sie heißen wegen ihrer Färbung in mikroskopischen Hirnschnitten **Substantia nigra** *(Schwarze Substanz,* schwarz durch Melanin) und **Nucleus ruber** *(Roter Kern,* rot infolge des hohen Eisengehaltes). Beide sind Schaltzentren, die reflexartig – also ohne willentliche Beeinflussung – Bewegungen der Augen, des Kopfes und des Rumpfes auf die Gleichgewichtseindrücke von Augen und Innenohren abstimmen.

Zwischen Mittelhirndach und Mittelhirnhaube wird das Mittelhirn vom **Aquädukt** durchzogen, dem feinen, Liquor führenden Kanal zwischen dem 3. und dem 4. Ventrikel (▶ 8.11.2).

8.8.3 Formatio reticularis

Im gesamten Hirnstamm bis zum Thalamusbereich des Zwischenhirns (▶ 8.8.4) liegen Neuronenverbände, die nicht in scharf abgegrenzten Kerngebieten konzentriert sind. Mit ihren zugehörigen Nervenfasern haben sie ein netzartiges Aussehen und werden deshalb **Formatio reticularis** („netzartiges Gebilde") genannt (▶ Abb. 8.29). Die Nervenzellen der Formatio reticularis erhalten aus allen Hirngebieten Informationen, die sie verarbeiten und ihrerseits mit Erregungsimpulsen zu allen Hirngebieten beantworten.

Die Formatio reticularis ist von zentraler Bedeutung bei der Steuerung der Bewusstseinslage und des Wach-Schlaf-Rhythmus. Dabei wird die Großhirnrinde durch das so genannte **aufsteigende retikuläre Aktivierungssystem** der Formatio reticularis (abgekürzt *ARAS,* auch *unspezifisches sensibles System* genannt) aktiviert.

Bewusstseinslagen

Je nach der Aktivität dieses Systems entstehen die unterschiedlichen Bewusstseinslagen, z. B. von „gespannter Aufmerksamkeit" über „gedankliches Abschalten" bis hin zum Schlaf. Der Bewusstseinszustand kann durch Alkohol und Drogen, durch Medikamente wie z. B. Narkosemittel, aber auch durch Meditation beeinflusst werden.

Bewusstseinsstörungen

Schädigungen des Gehirns können zu einer „verminderten Wachheit" bis hin zur völligen Ausschaltung des Bewusstseins führen. Folgende Bezeichnungen sind zur Abstufung dieser **quantitativen Bewusstseinsstörungen** üblich (häufige Ursachen ▶ 10.3, ▶ 15.4):

› **Benommenheit** *(leichte Bewusstseinsstörung)* mit verlangsamtem Denken und Handeln und ungenauen Reaktionen
› **Somnolenz** *(krankhafte Schläfrigkeit)*. Der Patient ist durch Reize leicht weckbar und kann dann (einfache) Fragen beantworten
› **Sopor** *(stärkere Bewusstseinsstörung)*. Der Patient ist nicht mehr durch Ansprache, sondern nur noch durch starke Reize (Schmerzreize) kurz weckbar und kann auch einfachste Fragen nicht mehr beantworten
› **Koma** *(Bewusstlosigkeit)*. Der Patient ist nicht weckbar und zeigt allenfalls noch ungezielte Abwehrreaktionen auf Schmerzreize.

Zur genauen Abstufung dienen standardisierte Skalen, vor allem die *Glasgow-Koma-Skala.*

Abgegrenzt werden muss das **Wachkoma** *(apallisches Syndrom)*. Ursache ist eine schwere Großhirnschädigung, z. B. infolge Sauerstoffmangels. Die vom Hirnstamm gesteuerten Funktionen (Atmung, Herz-Kreislauf-Regulation, Schlaf-Wach-Rhythmus) sowie einige Reflexe sind erhalten. Die Patienten liegen mit geöffneten Augen scheinbar wach im Bett, sind aber durch äußere Reize nicht (sichtbar) erreichbar und auch zielgerichtete Muskelbewegungen sind nicht erkennbar. Viele Fragen zum Wachkoma sind noch ungeklärt (was nimmt der Betroffene tatsächlich wahr?) und es ist schwierig zu diagnostizieren. Ein Wachkoma kann kurze Zeit, aber auch zeitlebens andauern. Die Betroffenen sind vollständig von der Pflege anderer abhängig.

Bei **qualitativen Bewusstseinsstörungen** hingegen ist das Bewusstsein *vom Inhalt her* anders als normal. Bei der **Desorientiertheit** weiß der Patient z. B. nicht mehr das Datum, wo oder wer er ist. Desorientiertheit ist auch ein Leitsymptom des **Delirs,** einer akuten organischen Störung (▶ 10.5.1), die etwa bei Alkoholmissbrauch auftritt. Zusätzliche Symptome sind hier meist **Halluzinationen** (Trugbilder, z. B. die bekannten kleinen Tiere auf der Bettdecke), Gedächtnisstörungen, Unruhe und vegetative Störungen wie etwa Schwitzen.

Schlaf

Ein physiologischer Zustand zeitweiser „Unbewusstheit" ist der **Schlaf,** in dem wir ein Drittel unseres Lebens verbringen. Er ist unsere lebensnotwendige Aufbau- und Erholungsphase (▶ 8.14). Das Schlafbedürfnis nimmt mit zunehmendem Alter leicht ab (▶ 23.3.4).

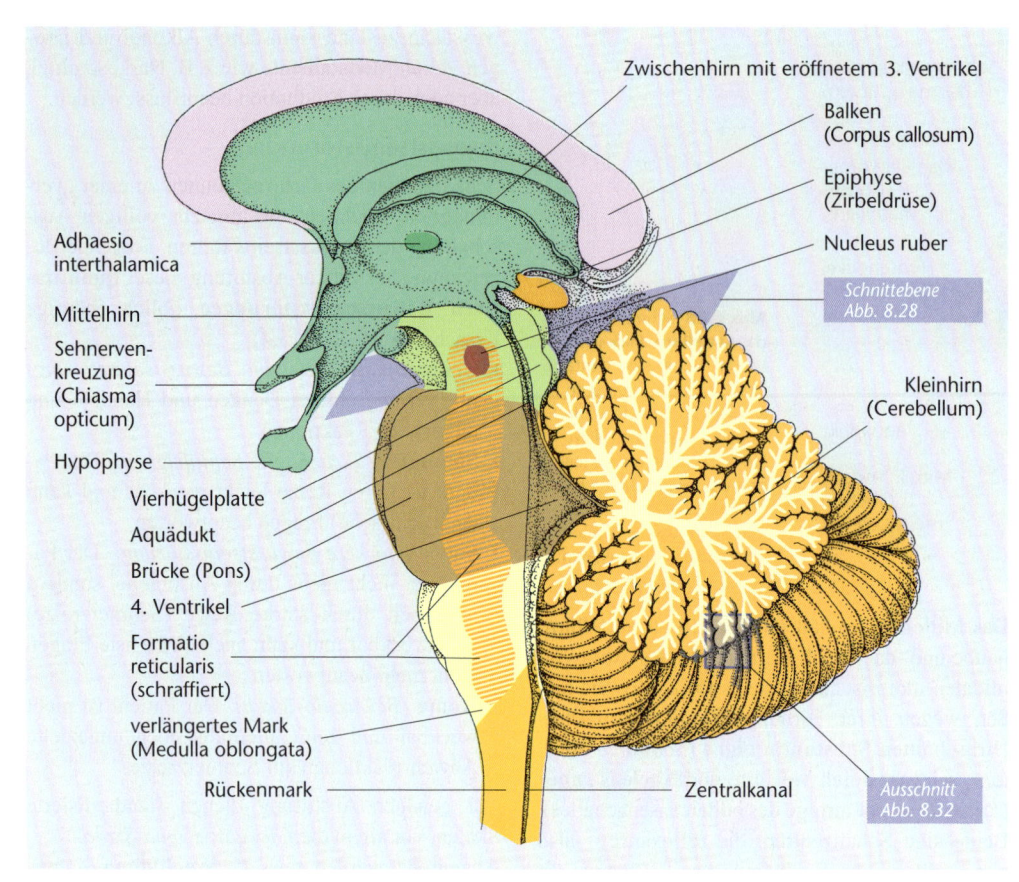

Abb. 8.29 Funktionszentren im Hirnstamm. Die Formatio reticularis (schraffiert) erstreckt sich vom Mittelhirn über die Brücke bis in das verlängerte Mark. Der Nucleus ruber ist im Mittelhirn angedeutet. Außerdem erkennt man die Epiphyse, die Hypophyse und das Kleinhirn. Der 3. Ventrikel ist durch diese Schnittführung offengelegt.

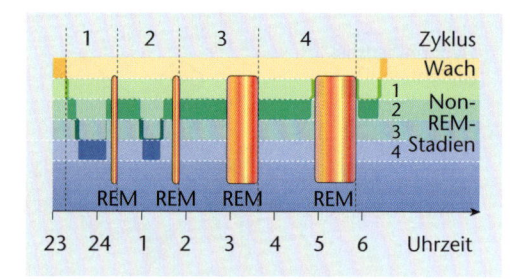

Abb. 8.30 Das Schlafprofil einer ganzen Nacht mit vier vollständigen Non-REM/REM-Schlafzyklen (durch senkrechte Striche abgegrenzt).

Man kann beim Schlaf verschiedene Phasen unterscheiden: Phasen, die durch typische schnelle Bewegungen der Augäpfel charakterisiert sind (*rapid eye movements,* abgekürzt **REM-Schlaf**), und ruhigere Schlafphasen ohne diese Augenbewegungen (**Non-REM-Schlaf).**
Im *REM-Schlaf* werden Puls und Atmung schneller und unregelmäßig, der Blutdruck zeigt große Schwankungen, der Muskeltonus ist herabgesetzt und der Betroffene *träumt* häufig.
Die *Non-REM-Phasen* lassen sich weiter in vier **Schlafstadien** einteilen, die durch unterschiedliche Weckschwellen und unterschiedliche Wellen im Elektroenzephalogramm (EEG, ▸ 8.13) gekennzeichnet sind: *Einschlafen, leichter Schlaf, mitteltiefer Schlaf* und *Tiefschlaf.* In der ersten Hälfte der Nacht werden mehrere Tiefschlafphasen erreicht, d.h. die Weckschwelle ist in diesen Stadien besonders hoch. In der zweiten Hälfte nimmt der Anteil des REM-Schlafes deutlich zu. REM-Schlaf-Phasen und Non-REM-Schlaf-Phasen wechseln sich ab. 4–5 solcher Zyklen werden während einer Nacht durchlaufen und zwar so, dass die REM-Phasen allmählich länger und die Non-REM-Phasen kürzer werden. Der Tiefschlaf ist nur bei Schlafbeginn ausgeprägt und verschwindet im Laufe der Nacht allmählich (▸ Abb. 8.30). Nach einer Zeit des Schlafmangels wird vor allem der Tiefschlaf nachgeholt (▸ 8.14).

Biorhythmen

Beim Gesunden folgt nicht nur der Wechsel von Schlafen und Wachen einem regelmäßigen, etwa 24-stündigen Rhythmus, dem **zirkadianen Rhythmus** (*dies* = Tag). Auch zahlreiche weitere körperliche und psychische Funktionen unterliegen dieser Rhythmik. So zeigen z.B. der Blutdruck und die Hormonproduktion typische tageszeitliche Schwankungen.

Der zirkadiane Rhythmus wird vom *suprachiasmatischen Nucleus (SCN),* einem Hirnareal oberhalb der Sehnervenkreuzung im Hypothalamus (▸ 8.8.4, ▸ 11.2), gesteuert. Unterstützend wirkt dabei u.a. die Epiphyse (▸ 11.3) mit ihrem Hormon Melatonin. Der Rhythmus ist lichtabhängig, bleibt aber auch bei Abkopplung vom Tag-Nacht-Wechsel zunächst bestehen – eine Erklärung für die Anpassungsschwierigkeiten an Schicht- und insbesondere Nachtdienste.

Es gibt aber nicht nur zirkadiane Rhythmen. Biorhythmen können sehr unterschiedlich lang sein – als Beispiele genannt seien etwa die pulsatile Freisetzung einiger Hormone wie Kortisol oder LH (▸ 11.5.3, ▸ 11.2.2), die einen Rhythmus von einigen Stunden aufweist, oder der Menstruationszyklus der Frau (▸ 20.3.8) mit einer Dauer von rund vier Wochen.

Narkolepsie

Bei der ursächlich unklaren **Narkolepsie** ist der Schlaf-Wach-Rhythmus gestört. Typischerweise beginnt die Erkrankung mit ausgeprägter Tagesschläfrigkeit *(Schlafdrang)* bis zu wiederkehrendem Einschlafen *(Schlafzwang)* über Tag, auch in völlig unpassenden Situationen. Automatische Handlungen sind möglich. Der Narkoleptiker schläft mitten in einer Handlung ein und führt sie im Schlaf fort (erhöhte Unfall- und Verletzungsgefahr!). Nicht selten werden die Beschwerden, gerade wenn sie nicht ganz typisch sind, als Unwille oder Faulheit verkannt. Meist später folgen *Kataplexien,* Phasen einer plötzlicher Muskeltonusabnahme und Bewegungsunfähigkeit bei erhaltenem Bewusstsein, oft ausgelöst durch starke Gefühle (z. B. Freude, Ärger, Überraschung). Der Nachtschlaf ist gestört, die Schlafzyklen sind verändert, evtl. kommt es beim Einschlafen oder Aufwachen zu Lähmungen *(Schlaflähmungen)* oder traumähnlichen Halluzinationen.
Eine Heilung ist nicht möglich. Wichtig sind Aufklärung der Umgebung, regelmäßiger Nachtschlaf, „geplante" kurze Schlafphasen über Tag und Anpassung des Umfelds, um das Unfallrisiko zu mindern. Auch Medikamente (u.a. Stimulantien) bessern die Tagesschläfrigkeit.

8.8.4 Zwischenhirn

Das **Zwischenhirn** *(Diencephalon)* ist die Schaltstelle zwischen Großhirn und Hirnstamm. Hauptbestandteile des Zwischenhirns sind der **Thalamus** und der **Hypothalamus,** an dem wie ein dicker Tropfen die **Hypophyse** *(Hirnanhangdrüse)* hängt (▸ Abb. 8.29, ▸ Abb. 8.31).
An der dorsalen Seite des Zwischenhirns liegt an der Hinterwand des 3. Ventrikels als kleine Vorwölbung die *Zirbeldrüse* oder **Epiphyse** (▸ Abb. 8.29, ▸ Abb. 8.38, ▸ 11.3). Weitere Kerngebiete des Zwischenhirns gehören zum extrapyramidal motorischen System (▸ 8.8.9).

Thalamus

Der **Thalamus** besteht hauptsächlich aus grauer Substanz, also Neuronen, die in knapp 200 Kerngebiete **(Thalamuskerne)** gruppiert sind. Einer der größten Thalamuskerne ist der **vordere Thalamuskern** (▸ Abb. 8.35). Linker und rechter Thalamus umschließen den *3. Ventrikel* (▸ Abb. 8.34, ▸ Abb. 8.41) und sind durch eine zentrale „Brücke", die **Adhaesio interthalamica** (▸ Abb. 8.29, ▸ Abb. 8.38), miteinander verbunden.

Alle Informationen aus der Umwelt oder der Innenwelt des Körpers mit Ausnahme der Geruchseindrücke (➤ 8.7.1) gelangen über aufsteigende Bahnsysteme zu den Thalamuskernen. Dort werden sie gesammelt, miteinander verschaltet und verarbeitet, bevor sie über sensorische Bahnen (➤ Abb. 8.42) der Großhirnrinde zugeleitet und dort zu bewussten Empfindungen verarbeitet werden. Weitere Verbindungen bestehen zum limbischen System (➤ 8.8.7). Damit die Großhirnrinde und das Bewusstsein nicht von Signalen „überflutet" werden, wirkt der Thalamus wie ein *Filter*, den nur für den Gesamtorganismus bedeutsame Erregungen passieren können. Der Thalamus wird deshalb auch das *Tor zum Bewusstsein* genannt. Eine Störung dieser Filterfunktion wird für einen Teil der Symptome bei der Schizophrenie verantwortlich gemacht (➤ 10.6).

Hypothalamus und Hypophyse

Der **Hypothalamus** liegt als unterster Abschnitt des Zwischenhirns unterhalb des Thalamus.

> **Herausragende Bedeutung**
>
> Vom Hypothalamus werden viele Körperfunktionen kontrolliert:
> - Die Körperkerntemperatur, die über Thermorezeptoren erfasst wird
> - Wasser- und Salzhaushalt, kontrolliert über Osmorezeptoren
> - Kreislauffunktionen, Funktion des Gastrointestinaltrakts und Blasenfunktion, überwacht durch Hormon- und andere Rezeptoren
> - Die Nahrungs- und Flüssigkeitsaufnahme, gesteuert über ein Durst-, Hunger- und Sättigungszentrum.
>
> Außerdem ist der Hypothalamus als Teil des limbischen Systems (➤ 8.8.7) an der Entstehung elementarer Gefühle und Triebe wie Wut, Aggression und Furcht beteiligt.

Trotz seiner geringen Größe ist der Hypothalamus ein lebensnotwendiger Teil des Gehirns, der bei der Steuerung zahlreicher körperlicher und psychischer Lebensvorgänge überragende Bedeutung hat. Diese Steuerung geschieht zum Teil auf *nervalem* Wege über das vegetative Nervensystem (➤ 8.10), zum Teil *hormonell* über den Blutweg. Entsprechend schüttet der Hypothalamus sowohl Neurotransmitter als auch Neuropeptide und Hormone aus. Der Hypothalamus stellt dadurch das zentrale Bindeglied zwischen dem Nerven- und Hormonsystem dar.

Über eine untere Ausstülpung, den **Hypophysenstiel** (*Infundibulum*), steht der Hypothalamus mit der **Hypophyse** (Hirnanhangdrüse) in Verbindung. In besonders gut durchbluteten Kerngebieten des Hypothalamus werden Hormone gebildet: Im paarigen **Nucleus supraopticus** hauptsächlich **Adiuretin**, in den beiden **Nuclei paraventriculares** vor allem **Oxytocin** (➤ 11.2.1, ➤ 21.8, ➤ 21.9.2).

Beide Hormone gelangen auf *nervalem* Weg – transportiert durch zugehörige Axone – über den Hypophysenstiel zum *hinteren* Anteil der Hypophyse, dem **Hypophysenhinterlappen** (*Neurohypophyse*). Dort werden sie gespeichert und bei Bedarf ins Blut abgegeben. Diese Art der Hormonabgabe von Nervenzellen über Nervenfasern nennt man **Neurosekretion**.

Hypophysenvorderlappen

In anderen Kerngebieten des Hypothalamus werden weitere Hormone gebildet, die jedoch nicht direkt wirken, sondern als **Releasing-Hormone** (freisetzende Hormone ➤ 11.2.1) und als **Inhibiting-Hormone** (freisetzungshemmende Hormone) die Ausschüttung von Hypophysenvorderlappenhormonen stimulieren bzw. hemmen. Sie erreichen über ein spezielles Blutgefäßsystem, den *hypophysären Portalkreislauf* (➤ 11.2.1), den *vorderen* Anteil der Hypophyse, den **Hypophysenvorderlappen**. Er gehört entwicklungsgeschichtlich nicht zum Nervengewebe. Der Hypophysenvorderlappen ist die wichtigste übergeordnete *Hormondrüse* des Körpers (➤ 11.2.2).

8.8.5 Kleinhirn

Das **Kleinhirn** (*Cerebellum*) liegt in der *hinteren Schädelgrube* (➤ Abb. 6.11) unterhalb des Hinterhauptlappens des Großhirns und hinter der Brücke (➤ Abb. 8.29, ➤ Abb. 8.38).

Es besteht aus einem wurmförmigen Mittelteil, dem **Kleinhirnwurm** (*Vermis cerebelli*), und zwei **Kleinhirnhemisphären.** Die Kleinhirnoberfläche ist von feinen Furchen und Windungen geprägt.

An der Oberfläche des Kleinhirns liegt eine nur 1 mm dicke **Kleinhirnrinde** aus grauer Substanz. Sie ist streng schichtweise angeordnet (➤ Abb. 8.32). Darunter liegen die Nervenfasern der weißen Substanz, in die beidseits vier **Kleinhirnkerne** eingelagert sind. Das Kleinhirn ist durch auf- und absteigende Bahnen, die über drei paarige

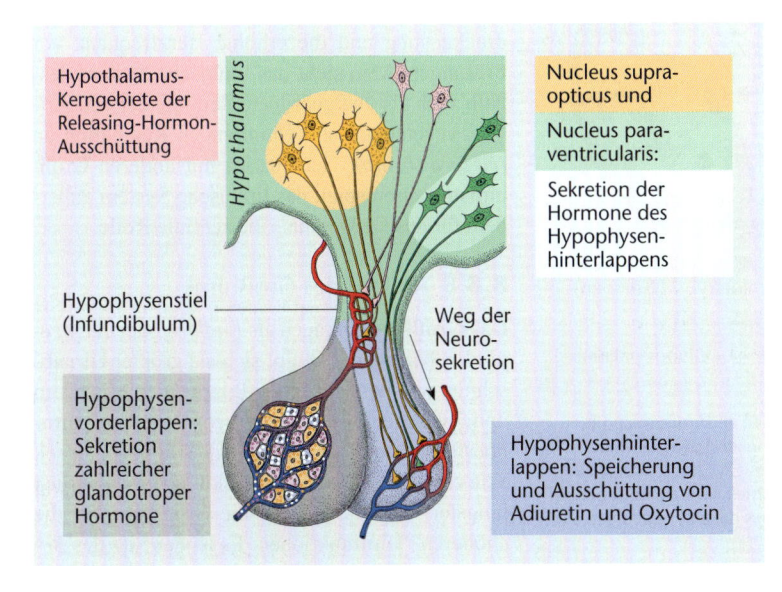

Abb. 8.31 Hypophyse und Hypothalamus. Im Hypothalamus werden verschiedene Hormone gebildet: mehrere Releasing-Hormone, die den Hypophysenvorderlappen beeinflussen; Adiuretin und Oxytocin, die zum Hypophysenhinterlappen gelangen und dort ins Blut abgegeben werden.

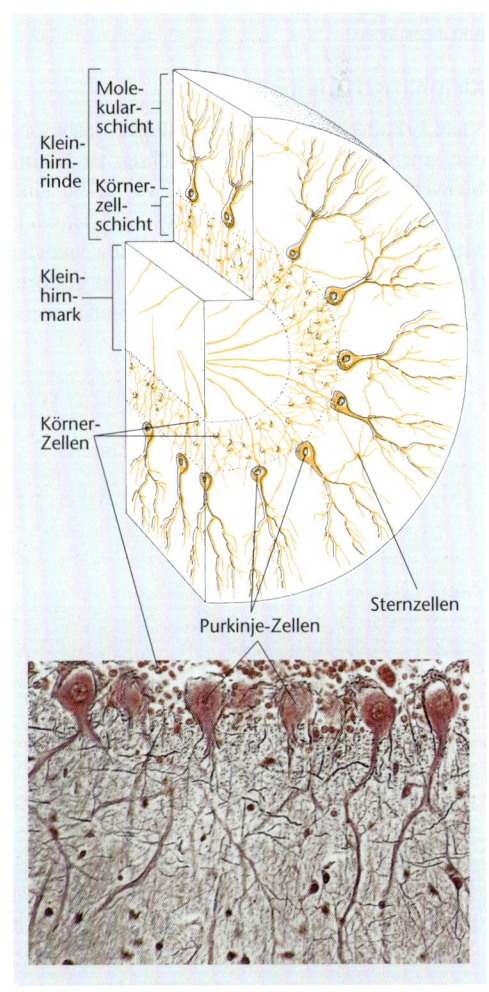

Abb. 8.32 Oben: Detailzeichnung von Kleinhirnrinde und -mark. Die Kleinhirnrinde teilt man in Molekular- und Körnerzellschicht ein. Im Grenzbereich stehen die Purkinje-Zellen wie Bäumchen mit stark verzweigtem Geäst, das in die Molekularschicht zieht. Ihre Axone ziehen zum größten Teil in die Kleinhirnkerne. Die Sternzellen verbinden die einzelnen Purkinje-Zellen miteinander. Unten: Mikroskopische Darstellung der Purkinje-Zellen.
[Foto: M375]

Kleinhirnstiele verlaufen, mit dem verlängerten Mark (überwiegend afferente Fasern), dem Mittelhirn (überwiegend efferente Fasern), dem Gleichgewichtsorgan (afferente Fasern) und über die Brücke mit dem Großhirn verbunden. Diese Verbindungen ermöglichen die Arbeit des Kleinhirns als *koordinierendes motorisches Zentrum*.

Kleinhirn als Koordinationssystem

Das Kleinhirn reguliert gemeinsam mit dem Großhirn über Fasern des extrapyramidalen Systems die Grundspannung der Muskeln und stimmt Bewegungen aufeinander ab. Mit Hilfe der Informationen aus dem Gleichgewichtsorgan (➤ 8.7.1, ➤ 9.7) ist es wesentlich an der Aufrechterhaltung des Gleichgewichts beteiligt.

Damit es diese Aufgaben erfüllen kann, wird das Kleinhirn ständig über aufsteigende Kleinhirnbahnen des Rückenmarks (➤ 8.4) aus peripheren Rezeptoren über die Muskel- und Gelenkstellungen informiert (*Tiefensensibilität* ➤ 9.4). Auch mit der absteigenden Pyramidenbahn ist es im Nebenschluss verbunden und kann so auf beabsichtigte Bewegungen regulierend Einfluss nehmen. Es koordiniert die Zielmotorik, ohne sie jedoch direkt auszulösen.

Kleinhirnschädigungen

Viele Erkrankungen und Vergiftungen, insbesondere auch Alkoholmissbrauch, führen zu **Kleinhirnschädigungen.** Folgen sind vor allem eine herabgesetzte Muskelspannung (*Hypotonie*), Muskelzittern bei zielgerichteten Bewegungen (*Intentionstremor*, ➤ Abb. 8.33) und eine gestörte Muskelkoordination (*Dyssynergie*) mit Gangunsicherheit (*Gangataxie*) sowie Bewegungen, die über das Ziel hinausschießen oder es umgekehrt nicht erreichen (*Dysmetrie*). Auch die Fähigkeit, bestimmte Bewegungsmuster schnell hintereinander zu wiederholen, etwa das Ein- und Auswärtsdrehen des Unterarms (Pro- und Supination, ➤ 6.6.2), ist eingeschränkt (*Dysdiadochokinese*) oder verloren (*Adiadochokinese*). Viele Patienten klagen auch über Schwindel.

8.8.6 Basalganglien

Die **Basalganglien** (*Stammganglien*) sind tief gelegene Kerngebiete des Großhirns und des Zwischenhirns. Sie bilden die obersten Befehlsstellen, gewissermaßen den „Kopfteil" des *extrapyramidalen Systems* (➤ 8.8.9), welches die unwillkürlichen Muskelbewegungen und den Muskeltonus steuert und die Willkürmotorik modifiziert. Als tiefer gelegene Anteile gehören auch Kerngebiete im Mittelhirn (➤ 8.8.2) zu den Basalganglien.

Die größte Kernanhäufung der Basalganglien ist der **Streifenkörper** (*Corpus striatum*). Er wird durch die dicken Faserzüge der Pyramidenbahn, in der die Axone der Willkürmotorik verlaufen, in zwei Anteile aufgeteilt (➤ Abb. 8.34, ➤ Abb. 8.41): den **Schweifkern** (*Nucleus caudatus*) und den **Schalenkern** (*Putamen*). Der Schalenkern bildet zusammen mit dem „blassen Kern" (**Globus pallidus,** *Pallidum*) den **Linsenkern** (*Nucleus lentiformis*). Putamen und Globus pallidus gehören jedoch nur topographisch (der Lage nach) zusammen. Entwicklungsgeschichtlich und funktionell unterscheiden sie sich stark: das Putamen wird zum Großhirn, der Globus pallidus zum Zwischenhirn gerechnet. Weitere Kernansammlungen, die dem Feinbau nach zu den Basalganglien gerechnet werden können, sind der **Nucleus subthalamicus,** der zum extrapyramidalen System gehört, und der **Mandelkern** (*Corpus amygdaloideum*), der Teil des limbischen Systems ist (➤ 8.8.7).

Entsprechend den genannten Aufgaben des extrapyramidalen Systems führen Störungen im Bereich der Basalganglien zu abnormen Bewegungsabläufen, etwa beim Parkinson-Syndrom ➤ 8.2.3).

8.8.7 Limbisches System

Das **limbische System** ist eine *funktionelle* Einheit, die aus Strukturen des Großhirns, des Zwischenhirns und des Mittelhirns gebildet wird. Es umgibt die Kerngebiete des Hirnstamms und den die beiden Großhirnhälften verbindenden Balken („Brücke" von Nervenfasern, ➤ 8.8.8) wie ein Saum (limbus = Saum) (➤ Abb. 8.35). Zum limbischen System gehören unter anderem:

- Der **Mandelkern** (*Corpus amygdaloideum*)
- Der **Hippocampus** (*Ammonshorn*)
- Teile des **Hypothalamus,** wie die **Mamillarkörper** (*Corpora mamillares*), die über eine Faserbahn, den **Fornix** (*Gewölbe*), Signale vom Hippocampus erhalten.

Dieses entwicklungsgeschichtlich sehr alte System spielt eine führende Rolle bei der Entstehung von Gefühlen (etwa Furcht, Wut, sexuelle Wünsche) sowie den damit ggf. verbundenen vegetativen Reaktionen und Verhaltensweisen.

Entwicklungsgeschichtlich sind die Rindenanteile des limbischen Systems aus dem *Riechhirn* hervorgegangen, zu dem beim Menschen auch noch der Riechkolben und der Tractus olfactorius zählen (➤ 9.5.4). Die bei Tieren noch enge Beziehung von Gerüchen und Emotionen kommt auch beim Menschen noch in Redewendungen wie „jemanden nicht riechen können" (➤ 9.5.1) zum Ausdruck.

Über den Hypothalamus nimmt das limbische System auf zahlreiche Organfunktionen Einfluss. Beispiele hierfür sind der Durchfall, der Blutdruckanstieg und die erhöhte Herzfrequenz vor Prüfungen. Man sieht das limbische System deshalb auch als übergeordnete Zentrale der endokrinen, vegetativen und emotionalen Regulation an (*visceral brain*). Gemeinsam mit anderen Großhirnstrukturen spielt das limbische System außerdem für das Gedächtnis eine zentrale Rolle.

8.8.8 Aufbau des Großhirns

Das **Großhirn** (oft auch als *Endhirn* oder *Telencephalon* bezeichnet) stülpt sich als größter Hirnabschnitt wie der Hut eines Pilzes über Mittelhirn und Zwischenhirn. Es bildet so die äußere Hirnoberfläche unter der knöchernen Schädelkapsel. Wie erwähnt, ist es als entwicklungsgeschichtlich jüngster Teil des Gehirns die Grundlage für die „höheren" Hirnfunktionen: Es ist der Sitz des Be-

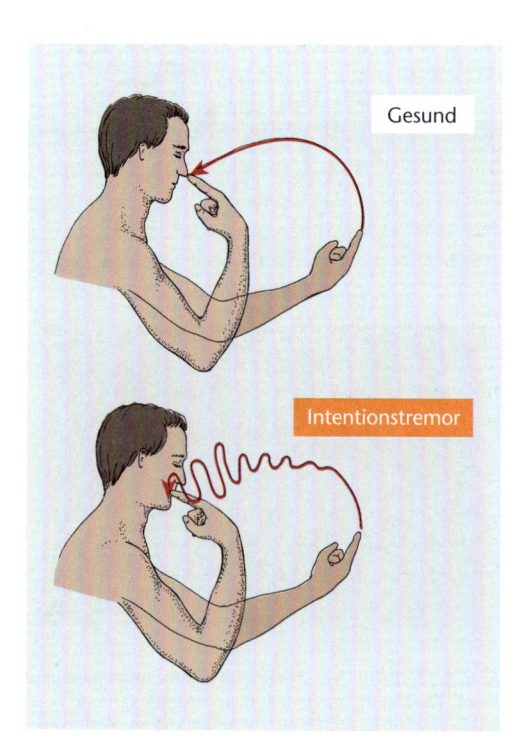

Abb. 8.33 Menschen mit Kleinhirnschädigung gelingt es typischerweise nicht mehr, bei geschlossenen Augen mit dem Zeigefinger in einer ausholenden Bewegung die eigene Nasenspitze zu berühren. Sie zittern (Intentionstremor) und treffen die Nase nicht.

Abb. 8.34 Lage der Basalganglien im Hirnquerschnitt, stark schematisiert. Die Basalganglien Schweifkern und Schalenkern sind Kerngebiete des Großhirns. Schweifkern und Schalenkern werden zusammen als Streifenkörper bezeichnet, Schalenkern und Globus pallidus bilden den Linsenkern.

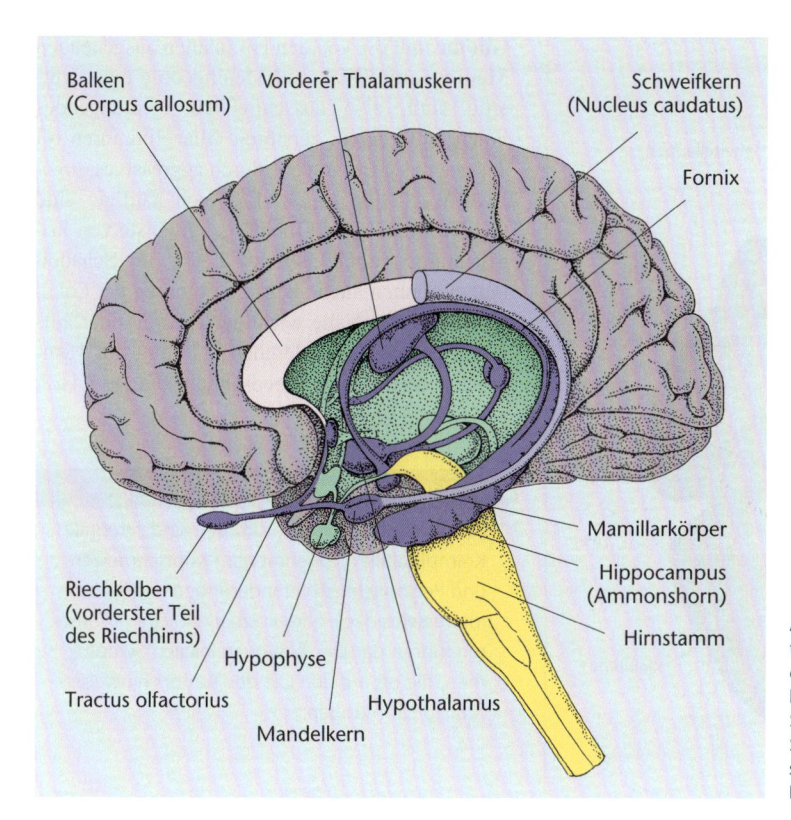

Abb. 8.35 Limbisches System (vereinfacht). Violett dargestellt sind die zum limbischen System zählenden Strukturen, die sich wie ein Saum um Balken und Hirnstamm formieren, sowie der Riechkolben.

Beschriftungen: Balken (Corpus callosum), Vorderer Thalamuskern, Schweifkern (Nucleus caudatus), Fornix, Mamillarkörper, Hippocampus (Ammonshorn), Hirnstamm, Hypothalamus, Mandelkern, Hypophyse, Tractus olfactorius, Riechkolben (vorderster Teil des Riechhirns).

wusstseins, das heißt aller bewussten Empfindungen, des (selbst)bewussten Handelns, des Willens, der Kreativität und des Gedächtnisses.
Ein Schnitt durch das Großhirn zeigt drei unterschiedliche Strukturen:

> Die **Großhirnrinde** (Cortex cerebri), eine dünne äußere Schicht aus *grauer Substanz*
> Die **Leitungsbahnen** *(weiße Substanz)* als Verbindungswege innerhalb des ZNS
> Die **Großhirnkerne** als Anhäufungen von *grauer Substanz* in der Tiefe des Gehirns.

Die Großhirnrinde an der äußeren Oberfläche des Großhirns zeigt Auffaltungen und Furchen, die Folge der entwicklungsgeschichtlichen Größenzunahme der Rinde sind, da bei begrenztem Schädelraum eine große Hirnoberfläche (ca. 2 200 cm²) nur durch Auffaltungen erreicht werden kann. Die aufgefalteten, erhabenen Hirnabschnitte heißen **Hirnwindungen** (Gyri, Einzahl Gyrus), die **Furchen** dazwischen heißen *Sulci* (Einzahl *Sulcus*).

Furchen und Lappen

Besonders tiefe Furchen werden **Fissuren** genannt. Die augenfälligste, von vorne nach hinten verlaufende Fissur (Fissura longitudinalis oder **Längsfurche**) teilt das Großhirn in zwei Hälften, die rechte und die linke **Großhirnhemisphäre** (➤ Abb. 8.36). Die der Mittelebene zugewandte Fläche der beiden Hemisphären (Facies medialis) geht an der **Mantelkante** (➤ Abb. 8.38) in die der Schädelkalotte zugewandte *Facies lateralis* über. Nur in der Tiefe sind die beiden Hemisphären durch ein breites, quer verlaufendes Fasersystem, den **Balken** (Corpus callosum ➤ Abb. 8.35, ➤ Abb. 8.37, ➤ Abb. 8.38), miteinander verbunden.

Neben der großen Längsfurche gibt es weitere Fissuren, welche die Großhirnhemisphären in jeweils vier **Großhirnlappen** (Lobi, Einzahl Lobus) unterteilen (➤ Abb. 8.39):

> Die **Zentralfurche** (Sulcus centralis) bildet eine markante Trennungslinie zwischen **Stirnlappen** (Lobus frontalis) und **Scheitellappen** (Lobus parietalis)
> Die **seitliche Großhirnfurche** (Sulcus lateralis) trennt den **Schläfenlappen** (Lobus temporalis) vom Scheitellappen ab

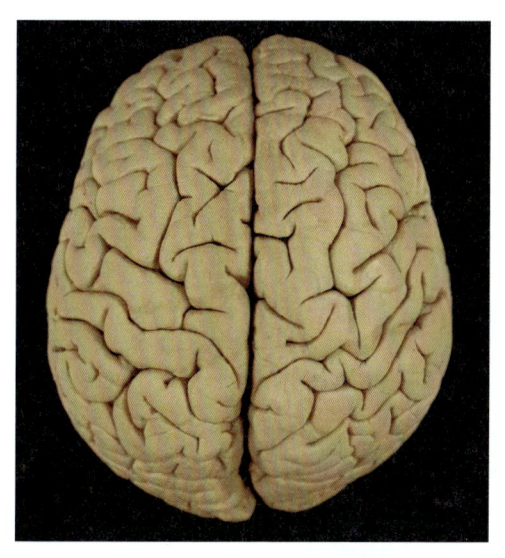

Abb. 8.36 Das menschliche Großhirn von oben betrachtet. Deutlich zu sehen ist die durch Hirnwindungen und Furchen aufgefaltete Großhirnrinde. Rechte und linke Hemisphäre sind durch eine tiefe Längsfurche getrennt. [R247]

> Die **Scheitel-Hinterhaupt-Furche** (Sulcus parieto-occipitalis) begrenzt den **Hinterhauptlappen** (Lobus occipitalis) nach vorn.

Der Cortex wird nach *Brodmann* entsprechend seiner strukturellen Untergliederung in 52 Areale (Areae 1–52) aufgeteilt, von denen sich viele auch funktionell unterscheiden.

Graue Substanz des Großhirns

Die *Großhirnrinde* bedeckt als etwa 1,5–4,5 mm dicke Schicht die gesamte Großhirnoberfläche, die gewölbte Fläche zur Schädelkalotte hin *(Hirnkonvexität)* genauso wie die flache Unterseite. Trotz ihrer geringen Dicke enthält sie 70 % aller Neurone des Gehirns. Durch die hohe Dichte an Neuronen erscheint die Großhirnrinde im Schnittpräparat grau und ist deshalb Teil der grauen Substanz des ZNS. Mikroskopisch besteht die Großhirnrinde typischerweise aus sechs übereinander liegenden Schichten von Nervenzellen.

Dabei liegen Verbände von Nervenzellen mit ähnlichen Funktionen in **Rindenfeldern** beieinander. Die Rindenfelder sind jedoch äußerlich nicht voneinander abgrenzbar – erst moderne Forschungsmethoden haben ein halbwegs präzises Bild von der Gliederung der Großhirnrinde geliefert. Nach der Funktion unterscheidet man **motorische** und **sensorische** Rindenfelder sowie **Assoziationsfelder**:

> In den *motorischen* Rindenfeldern liegen Neurone, die Verbindungen zu sämtlichen Skelettmuskeln des Körpers besitzen und deren Kontraktionen steuern
> Die in den *sensorischen* Rindenfeldern liegenden Neurone verarbeiten die Sinneseindrücke von allen Sinnesorganen (einschließlich Haut- und Gelenkrezeptoren), die zum Gehirn geleitet werden
> *Assoziationsfelder* führen die Erregungen der verschiedenen Rindenfelder zusammen und verarbeiten sie zu motorischen, emotionalen und intellektuellen Reaktionen.

Die graue Substanz des Großhirns ist nicht auf die dünne äußere Schicht der Großhirnrinde beschränkt. Weitere zum Teil mächtige „graue" Nervenzellanhäufungen liegen in der Tiefe des Großhirns, also in der Nähe zum Zwischenhirn, inmitten der weißen Substanz. Sie werden **Kerne** (Nuclei) genannt und sind paarig, also in jeder Hemisphäre, angeordnet. Dem Großhirn zugerechnete Kerne sind z. B.:

> Ein Teil der *Basalganglien*, Kerngebiete, die wie erwähnt die Motorik entscheidend mit steuern (➤ 8.8.6)
> Strukturen des *limbischen Systems* wie z. B. der *Mandelkern* (➤ 8.8.7).

Weiße Substanz des Großhirns

Die weiße Substanz des Großhirns besteht aus Nervenfaserbündeln, die verschiedene Hirnabschnitte miteinander verbinden:

164 NERVENSYSTEM

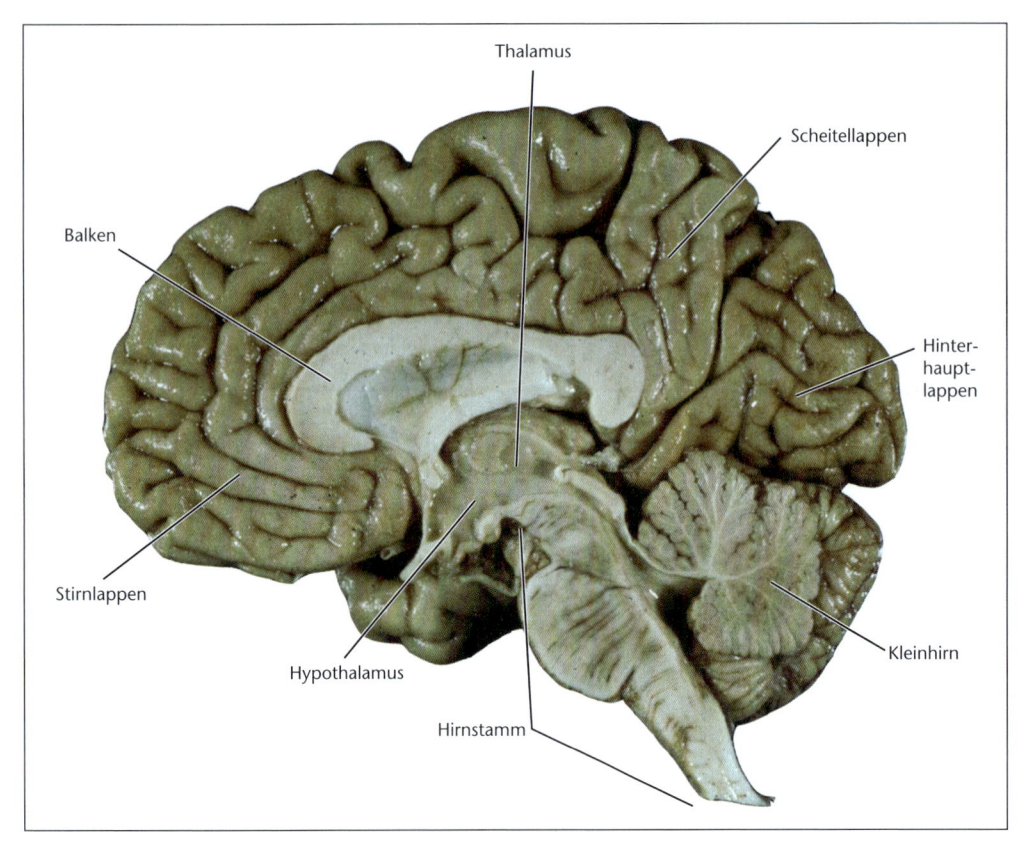

Abb. 8.37 Sagittalschnitt durch das Gehirn (anatomisches Präparat). [E332]

Gliome und die von den Hirnhäuten ausgehenden **Meningeome**. Während Meningeome meist gutartig sind, also ausschließlich verdrängendes Wachstum zeigen, zerstören Gliazelltumoren oft das gesunde Hirngewebe durch aggressives, *invasives* Wachstum (➤ 3.7.1). Noch häufiger sind **Gehirnmetastasen** (Tochtergeschwülste von Primärtumoren außerhalb des ZNS). Im Schädelinnern können auch gutartige Tumoren bei Lokalisation in der Nähe wichtiger Zentren oder aufgrund einer raumfordernden Wirkung mit Hirndrucksteigerung lebensbedrohlich sein (➤ 8.11.2, ➤ Abb. 8.40).

> **Warnzeichen**
>
> Leitsymptome von Hirntumoren sind zerebrale Krampfanfälle, (zunehmende) Kopfschmerzen und Persönlichkeitsveränderungen wie etwa Interesselosigkeit oder Reizbarkeit. Einige Tumoren führen darüber hinaus zu lokalen Symptomen, die oft auf den Ort des Tumors hinweisen, z. B. zu Lähmungen.

- Die **Kommissurenbahnen** verlaufen quer und verbinden linke und rechte Großhirnhemisphäre miteinander. Die mächtigste Kommissurenbahn ist der erwähnte *Balken* (➤ Abb. 8.34, ➤ Abb. 8.35, ➤ Abb. 8.37, ➤ Abb. 8.38)
- Die **Assoziationsbahnen** (*sociare* = verbinden) leiten Impulse innerhalb einer Hemisphäre hin und her
- Die **Projektionsbahnen** verbinden das Großhirn mit tiefer gelegenen Gehirnabschnitten und dem Rückenmark.

Hirntumoren

Das Großhirn ist bei Erwachsenen die Hauptlokalisation von **Hirntumoren.** Am häufigsten sind die durch Entartung von Gliazellen entstehenden

8.8.9 Funktionsfelder des Großhirns, Pyramidenbahn und extrapyramidale Bahnen

Wie bereits erwähnt, unterteilt man die Rindenfelder im Großhirn entsprechend ihren unterschiedlichen Funktionen in motorische und sensorische Rindenfelder und Assoziationsfelder. Bei den motorischen und sensorischen Feldern werden wiederum jeweils **primäre** und **sekundäre Rindenfelder** unterschieden:

Die primären Rindenfelder haben eine Art Punkt-zu-Punkt-Verbindung mit der Körperperipherie, d. h. sie senden ihre Signale zu den einzelnen quergestreiften Muskeln bzw. empfangen Nervenimpulse von den verschiedenen Rezeptoren und Sensoren. In den sekundären Feldern sind Erfahrungen, Erinnerungen und Handlungsentwürfe gespeichert, wie sie zur Ausführung von komplexen Bewegungsabläufen – z. B. Schreiben – bzw. für die Interpretation eingehender Informationen – z. B. das Wiedererkennen von Buchstaben beim Lesen – erforderlich sind. Entsprechend sind sie den primären Rindenfeldern über Assoziationsfasern jeweils vor- bzw. nachgeschaltet.

Über große Projektionsbahn-Systeme sind die Rindenfelder mit der Körperperipherie und mit den tiefer liegenden Hirngebieten verbunden.

Primäres motorisches Rindenfeld

Der Großteil des **primären motorischen Rindenfeldes** liegt in der Hirnwindung vor der Zentralfurche. Sie wird **vordere Zentralwindung** (*Gyrus praecentralis*) genannt. Übertragen auf die Kopfoberfläche erstreckt sich dieses Gebiet von einem Ohr über den Scheitel bis zum anderen Ohr. Im primären motorischen Rindenfeld liegen die

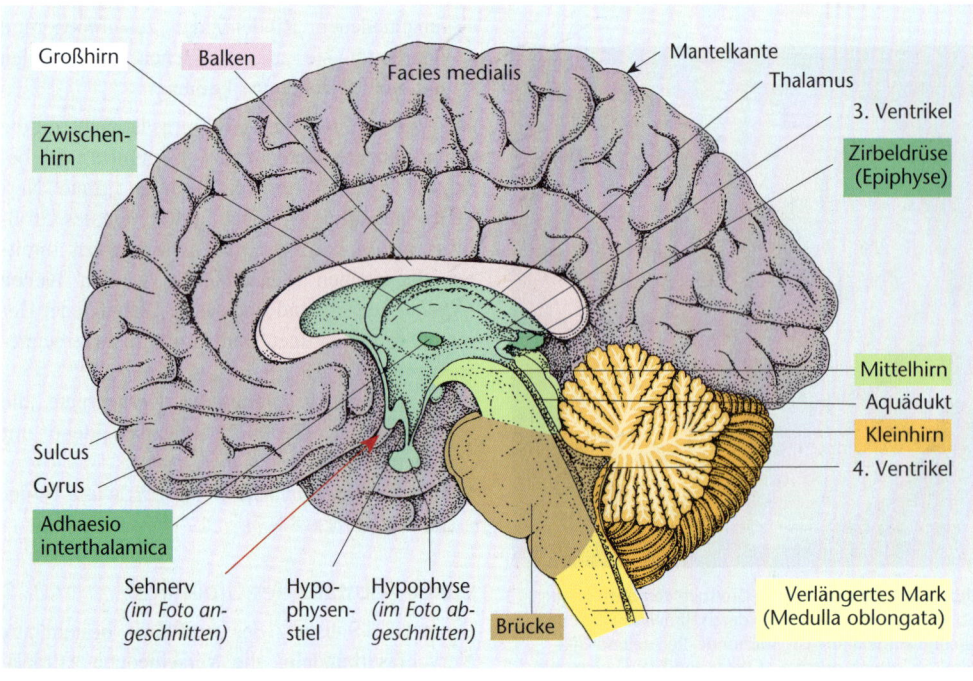

Abb. 8.38 Sagittalschnitt durch das Gehirn.

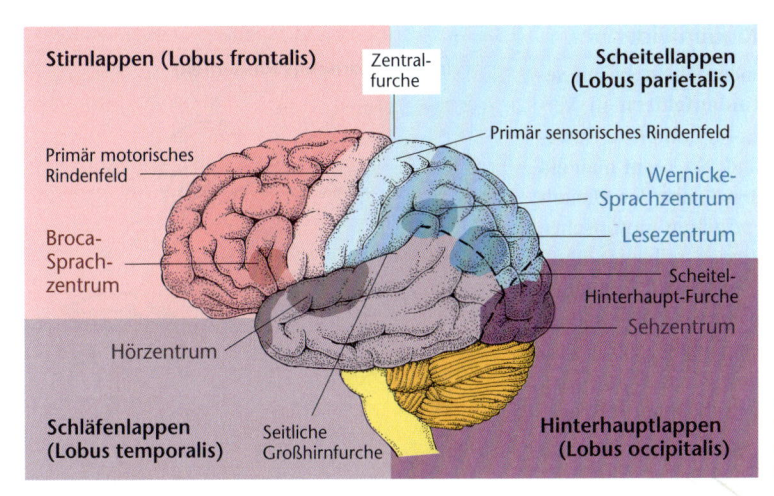

Abb. 8.39 Morphologische und funktionale Aufteilung der Hirnlappen des Großhirns. Seitenansicht.

Neurone für die Steuerung willkürlicher Bewegungen auf engem Raum beieinander.
Jede Körperregion hat dort ihren eigenen Abschnitt, die für einzelne Bewegungen bestimmter Muskeln zuständigen Neurone liegen jeweils benachbart. Die einzelnen Muskelgruppen sind allerdings ganz unterschiedlich vertreten: Nicht ihre *Größe* ist für die Neuronenzahl im Gyrus praecentralis maßgebend, sondern die bei der Bewegung erforderliche *Präzision*. So werden z. B. die Muskeln für die Hand, die motorische Sprachbildung, die Mimik und die Augenmuskeln aus großen Rindengebieten versorgt, der Rumpf dagegen nur aus einem kleinen Gebiet. Die „Abbildung" des Körpers (**Homunkulus,** lat. = Menschlein) auf dem primären motorischen Rindenfeld ist also durch die unterschiedliche Gewichtung der einzelnen Körperregionen verzerrt (➤ Abb. 8.42).

Pyramidenbahn

Von den Neuronen im primären motorischen Rindenfeld ziehen die Nervenfasern über eine große Bahn, die **Pyramidenbahn** (➤ Abb. 8.41), zu den motorischen Kernen der Hirnnerven *(Fibrae corticonucleares)* und zum Rückenmark *(Fibrae corticospinales)*. Die Pyramidenbahn übermittelt somit die Steuerung der bewussten Bewegungen. Die Pyramidenbahn durchläuft auf ihrem Weg die **innere Kapsel** *(Capsula interna)* im Bereich der Stammganglien und des Zwischenhirns und dann die verschiedenen Abschnitte des Hirnstamms. Im unteren Hirnstammbereich, dem verlängerten Mark, kreuzen über 80 % der Pyramidenbahnfasern zur Gegenseite und ziehen dann als **Pyramidenseitenstrangbahn** *(Tractus corticospinalis lateralis* ➤ Abb. 8.18) im Rückenmark zu den Motoneuronen für die Körperperipherie. Die übrigen Fasern verlaufen ungekreuzt in der **Pyramidenvorderstrangbahn** *(Tractus corticospinalis anterior* ➤ Abb. 8.18) und kreuzen erst auf Rückenmarksebene zur Gegenseite.

Extrapyramidale Bahnen

Das pyramidale Leitungssystem, das die bewussten Bewegungen steuert, arbeitet eng mit dem mehrfach erwähnten **extrapyramidalen System** zusammen.
Die Neurone des extrapyramidalen Systems liegen in Kerngebieten unterhalb der Hirnrinde, unter anderem in den Basalganglien des Großhirns und im Hirnstammbereich. Seine Fasern ziehen ebenfalls vom Großhirn zum Rückenmark, jedoch *außerhalb* der Pyramidenbahnen – daher *extra*pyramidales System.
Das extrapyramidale System ist, wie erwähnt, vor allem für die *unwillkürlichen* Muskelbewegungen zuständig und dem pyramidalen Bewegungssys-

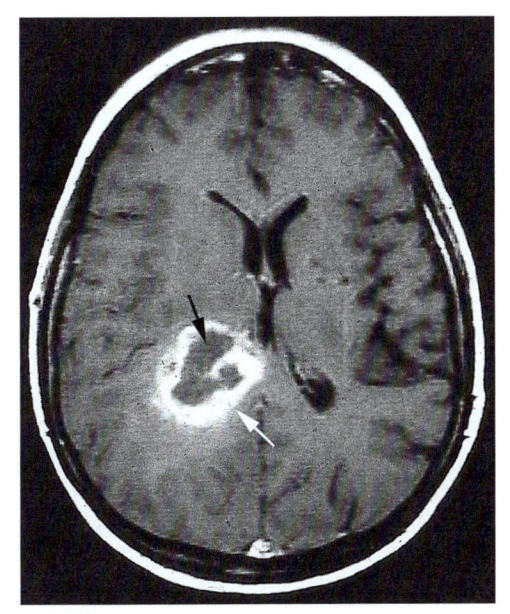

Abb. 8.40 Gliazelltumor im Gehirn (Magnetresonanztomogramm). Dieser sehr bösartige Tumor (ein *Glioblastoma multiforme*) ist schon in den Balken eingewachsen. Typisch für diese Tumorart ist die zentrale Nekrose (schwarzer Pfeil), umgeben von einem girlandenförmigen Saum (weißer Pfeil), der stark Kontrastmittel aufnimmt. [S008-3]

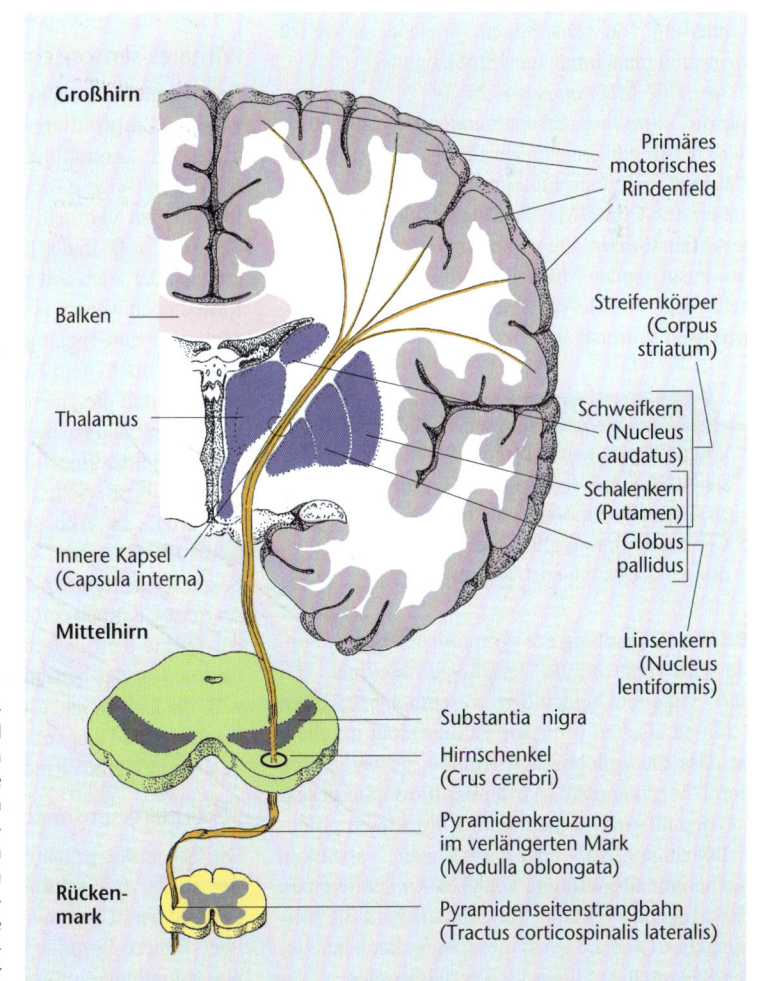

Abb. 8.41 Verlauf der Pyramidenbahn. Ausgehend vom primären motorischen Rindenfeld durchläuft die Pyramidenbahn die Capsula interna und zieht im Hirnschenkel weiter durch den Hirnstamm; 80 % der Fasern kreuzen in der Medulla oblongata zur Gegenseite. Die 20 % weiter unten kreuzenden Fasern sind hier nicht dargestellt.

166 NERVENSYSTEM

tem parallel geschaltet. Das extrapyramidale System greift aber auch in die *Willkürmotorik* ein: So modifiziert es die bewusste Motorik und steuert den Muskelgrundtonus. Da die extrapyramidalen Kerngebiete mit der Großhirnrinde, dem Kleinhirn (▶ 8.8.5), dem Sehsystem sowie dem Gleichgewichtssinn verschaltet sind, können auch komplexe Bewegungen gesteuert und z. B. das Gleichgewicht erhalten werden.

Epilepsie

Das Krankheitsbild der **Epilepsie** *(zerebrales Krampfleiden)* ist gekennzeichnet durch *wiederkehrende, plötzliche* und *gleichzeitige* Erregung großer Neuronengruppen im Gehirn.

Ursache für die abnormen elektrischen Entladungen kann z. B. ein durch Verletzungen, Tumor, Sauerstoffmangel, entzündliche oder metabolische Prozesse geschädigter Neuronenverband sein. Man spricht in diesen Fällen von **symptomatischer** oder *sekundärer* **Epilepsie.** Oft bleibt aber – trotz ausgedehnter neurologischer Diagnostik mit EEG und bildgebenden Verfahren (▶ 8.13) – die Ursache unklar; man spricht von **idiopathischer,** *genuiner* (*genuinus* = angeboren, echt) oder *primärer* **Epilepsie.**

Die bekannteste Anfallsform ist der **Grand-Mal-Anfall** mit plötzlichem Bewusstseinsverlust und anfänglicher Streckung der Rücken- und Extremitätenmuskulatur *(tonische Phase)*, gefolgt von Zuckungen der Extremitäten *(klonische Phase)*. Zusätzlich kommt es häufig zu Zungenbiss, zur Absonderung von schaumigem Speichel sowie zu Urin- und manchmal auch Stuhlabgang.
Erste-Hilfe-Maßnahmen ▶ 24.7.4

Da die klinischen Erscheinungen der unkontrollierten Erregungen von der Zahl der betroffenen Neurone und deren Funktionen abhängen, gibt es neben den Grand-Mal-Anfällen zahlreiche weitere Anfallsformen. Sie verlaufen teilweise ohne die namensgebenden Muskelkrämpfe, z. B. mit Wahrnehmung von Gerüchen oder ganz kurzem Bewusstseinsverlust.

> **Gelegenheitskrämpfe**
>
> Von den Epilepsien abzugrenzen sind die wesentlich häufigeren **Gelegenheitskrämpfe,** die *ausschließlich* bei besonders hohen Belastungen des Gehirns auftreten (z. B. bei einer Hirnhautentzündung, bei Kindern auch bei hohem Fieber).

Bei der Behandlung der symptomatischen Epilepsie wird versucht, die Ursache zu beseitigen. Bei der – vor allem bei Kindern wesentlich häufigeren – idiopathischen Epilepsie ist dies nicht möglich, so dass die epileptischen Anfälle *prophylaktisch* durch Medikamente **(Antiepileptika)** unterdrückt werden müssen. Antiepileptika blockieren potentialabhängige Na^+- oder Ca^{2+}-Kanäle, verstärken die hemmende Wirkung von GABA oder hemmen die erregende Wirkung von Glutamat auf die Nervenzellen (▶ 8.2.3). Auf diese Weise kann bei vielen Patienten Anfallsfreiheit erzielt werden.

Sekundäre motorische Rindenfelder

Das primäre motorische Rindenfeld steht mit **sekundären motorischen Rindenfeldern** in Verbindung, in denen die Muster für komplexe Bewegungsabläufe gespeichert sind: So kennt man ein *supplementärmotorisches Areal* nahe der Mantelkante, das bei Ausfall des primären motorischen Rindenfeldes dessen Funktionen teilweise übernehmen kann. Ferner weiß man von *prämotorischen Arealen* für die *Bewegungsplanung* und einem speziellen motorischen Rindenzentrum für die Sprache, das vom Feldarzt Pierre Paul Broca beschriebene und nach ihm benannte **Broca-Sprachzentrum.**

Das Broca-Sprachzentrum liegt bei ca. 90 % der Rechtshänder und 60 % der Linkshänder in der linken Hemisphäre, bei einem Großteil der übrigen Linkshänder ist es bilateral (auf beiden Seiten) repräsentiert.

> **Motorische Aphasie**
>
> Fällt das motorische Sprachzentrum aus, etwa im Rahmen eines Schlaganfalles (▶ 8.12), so kann der Patient nicht mehr flüssig sprechen, obwohl die Sprechmuskulatur vollständig intakt ist. Es besteht eine Störung der Sprachsteuerung, eine **motorische Aphasie** (*Broca-Aphasie, Aphasie* = „ohne das Sprechen").

Primäres sensorisches Rindenfeld

Das **primäre sensorische Rindenfeld** für die **bewussten Empfindungen** liegt in der Hirnwindung hinter der Zentralfurche, der **hinteren Zentralwindung** *(Gyrus postcentralis)*. Es erhält seine Informationen von den peripheren Rezeptoren und Sensoren, z. B. in der Haut, den Muskeln und Gelenken oder auch den inneren Organen. Diese Informationen werden über aufsteigende Bahnen zunächst bis zum Thalamus im Zwischenhirn geleitet und dort auf weitere Neurone umgeschaltet, deren Axone durch die innere Kapsel zur hinteren Zentralwindung und zu ihren Nachbargebieten ziehen. Dabei sind die einzelnen Körperregionen wiederum jeweils speziellen Abschnitten dieses Areals zugeordnet (▶ Abb. 8.42). Wie bei den motorischen Rindenfeldern korreliert auch hier die Größe der Rindenfelder nicht mit der Größe der repräsentierten Körperregionen, sondern sie hängt von der Dichte der Sensoren, das heißt von der *Empfindsamkeit* der betreffenden Region, ab. So sind z. B. die Lippen und die Finger in großen Rindenbezirken, die Haut von Rücken und Rumpf hingegen nur in kleinen Rindenbezirken repräsentiert.

Sekundäre sensorische Rindenfelder

Die genannten primären sensorischen Rindenfelder stehen mit **sekundären sensorischen Rindenfeldern** in Verbindung. Hier sind Erfahrungen über frühere Empfindungen gespeichert, so dass neu eintreffende Informationen, z. B. über Gelenk-

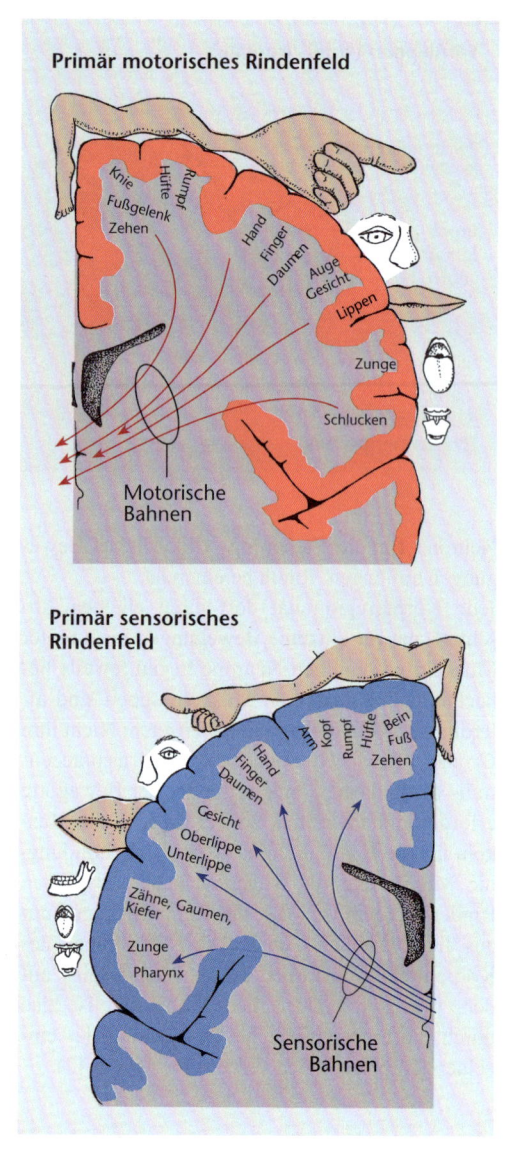

Abb. 8.42 Homunkulus im Bereich des primären motorischen und des primären sensorischen Rindenfeldes. In beiden Fällen steht das Körperschema „auf dem Kopf".

stellung, Muskellänge und Gleichgewicht, damit verglichen, erkannt und gedeutet werden können.

Rindenfelder der Sinnesorgane

Sehzentrum

Das **Sehzentrum** liegt im Hinterhauptlappen des Großhirns (▶ Abb. 8.39). Man unterscheidet eine **primäre** und eine **sekundäre Sehrinde.** In der primären Sehrinde endet die Sehbahn. Hier geht also das von der Netzhaut gelieferte „Bildmaterial" ein (▶ 9.6.8) und werden Farben, Formen und Bewegungen räumlich getrennt verarbeitet. In der sekundären Sehrinde (*visuelles Assoziationsgebiet*) werden die Bilder weiterverarbeitet, z. B. mit früheren optischen Eindrücken verglichen, so dass das Gesehene nicht nur wahrgenommen („großer Mann mit Schnurrbart und weißem Kittel"), sondern auch identifiziert („Chefarzt Dr. Klein") werden kann. Zu den sekundären Sehzentren gehört auch das **Lesezentrum** im hinteren Scheitellappen.

> **Rinden-/Seelenblindheit**
>
> Fällt das primäre Sehzentrum beidseits aus, so ist man blind – auch wenn Augen und Sehbahnen intakt sind. Eine solche durch einen Rindenausfall bedingte Blindheit heißt **Rindenblindheit** *(kortikale Blindheit)*. Fällt dagegen das sekundäre Sehzentrum aus, so kann man zwar sehen, das optische Erkennen ist jedoch gestört (der „Mann im weißen Kittel" kann also nicht als „Chefarzt Dr. Klein" erkannt werden). Diese Art der Blindheit wird **Seelenblindheit** *(visuelle Agnosie)* genannt.

Hörzentrum

Das **Hörzentrum** liegt im Schläfenlappen des Großhirns (➤ Abb. 8.39). Das **primäre Hörzentrum** liegt dabei direkt unterhalb der seitlichen Großhirnfurche (➤ 8.8.8) in der so genannten *Heschl-Querwindung*. Dort endet die Hörbahn, d.h. dort gehen die akustischen Informationen aus den Hörorganen ein. Das **sekundäre Hörzentrum** ermöglicht die Identifizierung der Höreindrücke. Dem sekundären Hörzentrum benachbart und funktionell eng mit diesem verbunden ist ein besonderes sensorisches Sprachzentrum, das **Wernicke-Zentrum** für das Sprachverständnis.

> **Sensorische Aphasie**
>
> Ein Ausfall des Wernicke-Zentrums führt klassischerweise zur **sensorischen Aphasie** *(Wernicke-Aphasie)*, bei der die Bedeutung gesprochener Wörter nicht verstanden wird, obwohl sie gehört werden können (wie eine fremde Sprache). Auch die sprachnahen Fähigkeiten des Lesens und Schreibens sind dabei oft beeinträchtigt. Das eigene Sprechen ist zwar flüssig, aber oft nicht sinnvoll, da viele Begriffe falsch gebraucht werden.

Unter physiologischen Bedingungen arbeiten Broca- und Wernicke-Zentrum (➤ Abb. 8.39) eng zusammen und helfen sich gegenseitig sowohl bei der Sprachproduktion als auch beim Sprachverständnis.

Ein Ausfall des primären Hörzentrums im Bereich der Heschl-Querwindung führt zur Taubheit bei intakten Hörorganen und Hörbahnen. Entsprechend dem für das Sehen Gesagten spricht man hier von **Rindentaubheit**.
Geruchs-, Geschmackssinn ➤ 9.5

Assoziationsgebiete

Die **Assoziationsgebiete** des Großhirns dienen der *Integration* (das heißt der Zusammenführung und weiteren Verarbeitung) von Sinneseindrücken und motorischen Handlungsentwürfen. Durch die Verbindungen der verschiedenen sensorischen Rindenfelder aller Sinne untereinander sowie zu den motorischen Rindenfeldern bilden sie die Grundlage für viele Hirnleistungen wie beispielsweise logisches Denken und Kreativität. Die Assoziationsgebiete machen einen großen Anteil der Hirnrinde aus. So gehören zu ihnen zahlreiche Rindenfelder der vier Großhirnlappen einschließlich von Anteilen des limbischen Systems, das für unser Gefühlsleben und auch für das Gedächtnis große Bedeutung hat (➤ 8.8.7).

> **Narkose**
>
> *Narkosemittel* (**Narkotika**, *Allgemeinanästhetika*) lösen sich gut in den Nervenzellmembranen und beeinflussen dort wahrscheinlich die Funktion von Ionenkanälen. Dadurch wird die Erregbarkeit von Nervenzellen des zentralen Nervensystems unterbunden, was zu Bewusstlosigkeit, Schmerzunempfindlichkeit *(Analgesie)*, Muskelentspannung *(Muskelrelaxation)* und Dämpfung der Reflexe führt. Operative Eingriffe sind so möglich, ohne dass der Patient das Geschehen miterlebt, erinnert oder dass Abwehrreaktionen auftreten. Um die Medikamente möglichst niedrig dosieren und so ihre Nebenwirkungen minimieren zu können, wird heute meist eine Medikamentenkombination eingesetzt, z. B. ein **Inhalatationsanästhetikum** (zum Einatmen, z. B. N_2O, etwa Lachgas, oder Isofluran, etwa Forene®), ein **i.v.-Anästhetikum** (zum Spritzen, z. B. Thiopental, etwa Trapanal®, oder Methohexital, etwa Brevimytal®), ein **Analgetikum** (Schmerzmittel) *und* ein **Muskelrelaxanz** (Medikament zur Muskelentspannung).

Links und Rechts

Die beiden Großhirnhemisphären sind bezüglich ihrer spezifisch menschlichen Funktionen nicht identisch. Die linke Hemisphäre ist Sitz von symbolischen Kategorien wie Sprachverständnis, Sprechen, Schreiben, Lesen und Rechnen; auch die Gebärden„sprache" von Taubstummen ist links lokalisiert. In der rechten Hirnhälfte werden komplexe räumliche Muster (z. B. Gesichter), die Raumorientierung und musikalische Strukturen verarbeitet. Zur Kommunikation zwischen den beiden funktionalen Kategorien dient der Balken (➤ 8.8.8, ➤ Abb. 8.35, ➤ Abb. 8.38) als Informationsleitung. Auch unser Gedächtnis kann in verbale (links) und non-verbale (rechts) Inhalte aufgeteilt werden (➤ 8.9).

8.8.10 Lähmungen

Periphere Lähmung

Bei einer Schädigung des *zweiten* motorischen Neurons – der motorischen Vorderhornzelle im Rückenmark oder der zugehörigen motorischen Nervenfasern – können keinerlei Impulse mehr zu den Muskeln geleitet werden. Da dadurch auch die Reflexbögen unterbrochen sind, kann keine Muskelgrundspannung aufrechterhalten werden. Die gelähmten Muskeln sind schlaff und bilden sich zurück (atrophieren). Die rein **periphere Lähmung** ist immer eine *schlaffe Lähmung*.
Ein Beispiel für eine periphere Lähmung ist die **Poliomyelitis** *(Kinderlähmung)*. Bei dieser Infektionskrankheit werden Vorderhornzellen des Rückenmarks durch Poliomyelitis-Viren zerstört.

Zentrale Lähmung

Ein ganz anderes Bild tritt beim Ausfall des *ersten* motorischen Neurons auf, das vom Gehirn zur motorischen Vorderhornzelle des Rückenmarks zieht. Hier sind die Muskelreflexe erhalten, die Muskelgrundspannung (Ruhetonus) ist aber wegen wegfallender hemmender Einflüsse des Zentralnervensystems gesteigert, es entsteht eine **Spastik** *(spasmos* = Krampf*)*. Eine solche **zentrale Lähmung** ist eine *spastische Lähmung*. Die gelähmten Muskeln setzen passiven Bewegungen einen erhöhten Widerstand entgegen und atrophieren nicht. Häufige Ursachen sind ein Schlaganfall (➤ 8.12), eine Multiple Sklerose (➤ 8.1.6) sowie – beim Säugling – ein Sauerstoffmangel unter der Geburt (Zerebralparese ➤ 21.8.2).
Unabhängig von der Schädigungsursache bedeutet der Ausdruck **Plegie** oder *Paralyse*, dass die entsprechenden Muskeln vollkommen bewegungsunfähig sind. Bei einer **Parese** hingegen ist die Bewegungsfähigkeit vermindert, aber nicht völlig aufgehoben.

Querschnittslähmung

Die **Querschnittslähmung** ist ein Beispiel für eine überwiegend zentrale Lähmung mit peripherem Lähmungsanteil. Sie entsteht durch eine Unterbrechung des Rückenmarks, z. B. durch einen Unfall.
Entsprechend fallen alle sensiblen Empfindungen und alle willkürlichen Bewegungen unterhalb des Schädigungsortes aus. Die Lähmungen *unterhalb* der Schädigung sind zentrale, also *spastische Lähmungen*, bedingt durch die Schädigung der Pyramidenbahnen. Die Eigenreflexe sind gesteigert. *Auf Höhe* der Schädigung kommt es durch die Zerstörung der motorischen Vorderhornzellen zu peripheren, also *schlaffen* Lähmungen und einem Ausfall der Reflexe.
Neben Sensibilität und Willkürmotorik sind bei der Querschnittslähmung auch vegetative Funktionen betroffen. So können Blasen- und Darmfunktion, Sexualfunktionen, Hautdurchblutung sowie Blutdruck- und Temperaturregulation gestört sein, weshalb man auch von *Querschnittsyndrom* spricht.
Das Ausmaß der Ausfälle wird von der Höhe der Rückenmarksschädigung bestimmt. Eine Rückenmarksunterbrechung oberhalb von C6 führt zur Lähmung beider Arme und beider Beine, zur **Tetraplegie** *(tetra* = vier*)*. Bei Unterbrechung unterhalb von Th1 bleiben die Plexus brachiales (➤ Abb. 8.16, ➤ Abb. 8.20) und damit die Arme verschont, es kommt „nur" zur Lähmung der Beine **(Paraplegie)**.

> **Komplexe Betreuung**
>
> Die Pflege und Rehabilitation Querschnittsgelähmter ist technisch wie personell sehr aufwändig. Deshalb werden die Patienten am besten in entsprechenden **Querschnittszentren** *(Paraplegikerzentren)* betreut.

Amyotrophe Lateralsklerose

Die ursächlich unklare **amyotrophe Lateralsklerose** *(ALS)* ist eine fortschreitende degenerative Erkrankung von motorischen Nervenzellen in Gehirn und Rückenmark, die zur Atrophie der Skelettmuskulatur führt.

Bereits frühzeitig fallen ein Schwund sowie eine Lähmung der kleinen Handmuskeln auf. Mit Voranschreiten der Erkrankung werden weitere Muskelgruppen einbezogen, vorwiegend an Armen und Beinen sowie am Schulter- und Beckengürtel. Die Patienten fühlen sich kraftlos und sind in vielen Bewegungen stark eingeschränkt. Erfassen die Lähmungen auch die Schluck- und Atemmuskulatur, häufen sich Komplikationen wie etwa Aspiration von Speisen in die Luftwege oder Lungenentzündungen. Die Wahrnehmung der Patienten, ihr Bewusstsein und ihre intellektuellen Fähigkeiten werden nicht beeinträchtigt.

Das Voranschreiten der Krankheit kann durch das nervenzellenschützende (neuroprotektive) Medikament Riluzol (Rilutek®) verzögert werden. Die ALS ist jedoch bislang unheilbar und endet nach mehrjährigem Verlauf tödlich.

8.9 Gedächtnis

Eine wesentliche Leistung unseres Gehirns ist die Fähigkeit, neue Gedächtnisinhalte aufzunehmen *(Lernen)* und sie wieder abzurufen *(Erinnern)*. Dazu gehört die Aufnahme von Informationen aus der Umwelt, deren Speicherung und Strukturierung (**Informationsaufnahme**, **Informationsspeicherung** und **Informationsverarbeitung**).

Deklaratives und nicht-deklaratives Gedächtnis

Beim Menschen unterscheidet man zwei qualitativ verschiedene Arten von Gedächtnis. Das **deklarative** oder *explizite* **Gedächtnis** beinhaltet das Faktenwissen, z. B. Namen, Zahlen, Ereignisse und deren Bedeutung. Diese Inhalte können in Sprachform, also deklarativ, wiedergegeben werden. Beteiligte Hirnstrukturen sind der Hippocampus, Teile des Thalamus und der Schläfenlappen des Großhirns. Das **nicht-deklarative** oder *implizite (prozedurale)* **Gedächtnis** speichert u. a. Informationen über die Fähigkeiten, bestimmte Dinge auszuführen, z. B. zu schreiben oder ein Instrument zu spielen. Je nach Lernaufgabe sind die Großhirnrinde, der Streifenkörper, der Mandelkern und das Kleinhirn beteiligt. Sich an den Namen einer Person zu erinnern ist eine Leistung des deklarativen Gedächtnisses, ihn aufschreiben zu können eine des nicht-deklarativen.

Kurz- und Langzeitgedächtnis

Das Gedächtnis hat keine unbegrenzte Kapazität. Daher werden nur solche Inhalte gespeichert, bei denen die Umstände dies dem Gehirn nahe legen. So werden wir beim Radfahren einen Stein auf der Fahrbahn nur so lange im Gedächtnis behalten, bis wir ihn erfolgreich umfahren haben. Unser eigenes Geburtsdatum werden wir hingegen langfristig abspeichern.

Zusätzlich zu den qualitativen Kategorien teilt man daher das Gedächtnis in drei zeitliche Stadien ein. Man kann es sich als mehrere Speicher vorstellen, die sich in Speicherkapazität und Speicherzeit unterscheiden (➤ Abb. 8.43).

> Der **sensorische Informationsspeicher** *(Ultrakurzzeitgedächtnis)* speichert automatisch aktuelle Informationen, die für kurzfristige Reaktionen auf Umweltreize („Stein auf der Fahrbahn") wichtig sind. Der Inhalt des sensorischen Speichers wird fortlaufend durch die ständig eingehenden sensorischen Signale aktualisiert. Nur ausgewählte Informationen werden innerhalb von Sekunden bis wenigen Minuten in das Kurzzeitgedächtnis überführt
>
> Das **Kurzzeitgedächtnis** („was gab es gestern Mittag zu essen?") hat nur eine begrenzte Kapazität. Es stellt die Verbindung zwischen Gegenwart und unmittelbarer Vergangenheit her. Seine Speicherinhalte überdauern Minuten bis wenige Tage und ändern sich wie die des sensorischen Speichers ständig. Neu aufgenommene Informationen verdrängen die schon vorhandenen
>
> Das **Langzeitgedächtnis** nimmt im Vergleich zu den anderen Speichern neue Informationen nur sehr langsam auf. Andererseits ist das, was im Langzeitgedächtnis angelangt ist, offenbar lebenslang fixiert – lediglich der *Zugriff* auf die Information kann vergessen werden (weswegen man von „verschütteten" Gedächtnisinhalten spricht). Die Langzeitspeicherung wird durch Wiederholung einer Information („üben") gefördert, besonders wenn sie mit bereits Gespeichertem verknüpft werden kann. Das Langzeitgedächtnis ist verbunden mit dem Aufbau neuer chemischer Moleküle, die für die Bildung und Modifikation von Synapsen bzw. Rezeptoren und Transmittern erforderlich sind. Auch das *Vergessen* wird auf molekularer Ebene mitgesteuert.

Die neurobiologische Grundlage sowohl des Kurzzeit- als auch des Langzeitgedächtnisses bilden „lernfähige", d. h. *plastische Synapsen (synaptische Plastizität)*, die sich im Gegensatz zu den „normalen" Synapsen unter bestimmten Bedingungen längerfristig verändern können. Sie werden nach dem Neuropsychologen *Donald Olding Hebb* als **Hebb-Synapsen** bezeichnet.

Gedächtnis und Gefühl

Entsprechend den weitläufigen Verflechtungen der gedächtnisaktiven Neurone sind auch die verschiedensten gespeicherten Sinneseindrücke sehr weiträumig und über verschiedenste Sinnesmodalitäten (➤ 9.1) hinweg verknüpft. Wir können uns

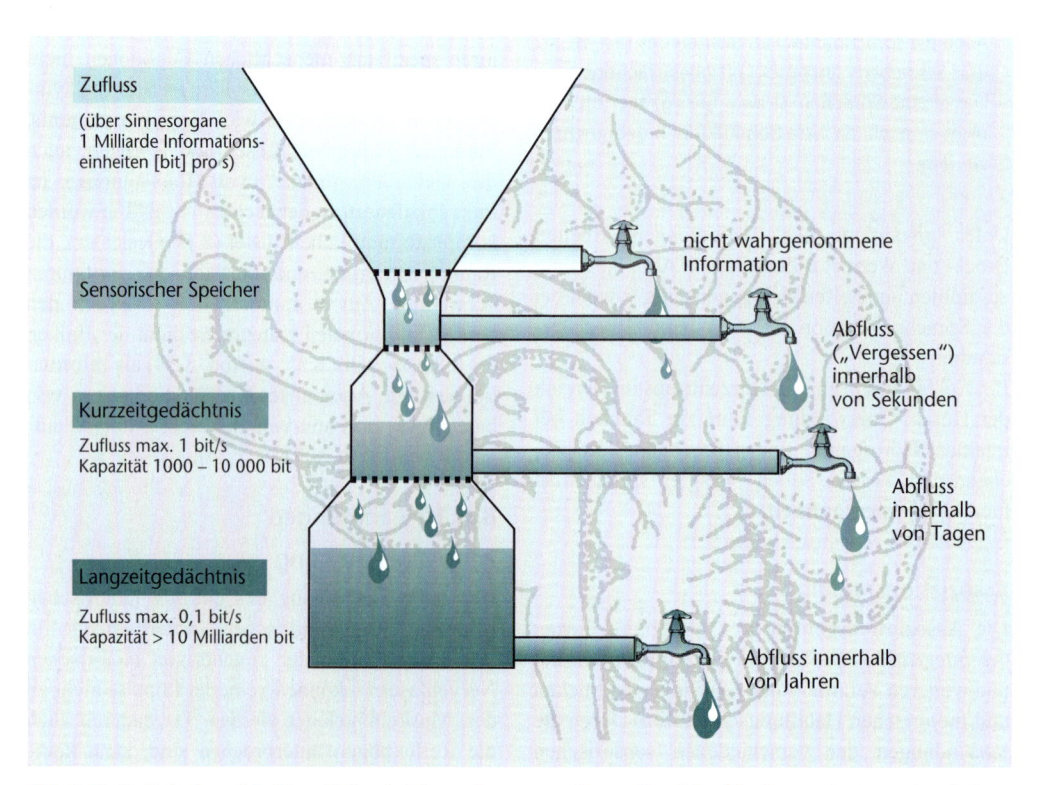

Abb. 8.43 Gedächtnismodell. Die zufließende Information muss mehrere „Filter" durchlaufen, um ins Langzeitgedächtnis zu gelangen. So sammelt sich dort nur eine kleine Auswahl der zugeflossenen Informationen.

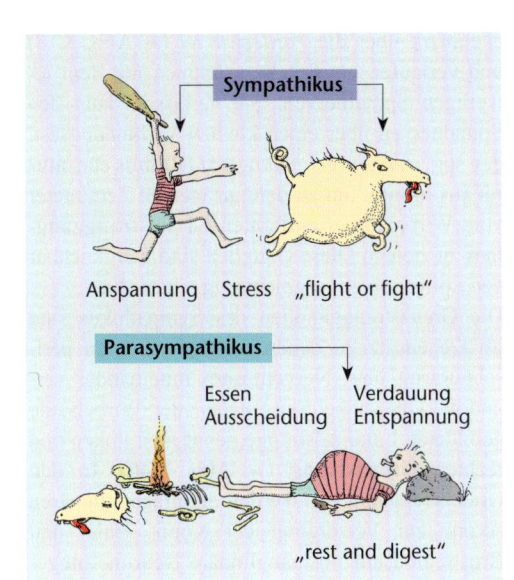

Abb. 8.44 (links): Die gegensätzlichen Funktionen von Sympathikus und Parasympathikus kann man sich gut am Beispiel dieser Bildergeschichte klarmachen. Ein Mensch jagt und erlegt ein Tier (Sympathikusphase), um es dann zu verzehren und zu verdauen (Parasympathikusphase).

Abb. 8.45 (rechts): Übersicht über das vegetative Nervensystem (Funktionsschema). Die Fasern des Parasympathikus ziehen über die Hirnnerven III, VII, IX und X sowie über Spinalnerven aus dem Sakralmark zu den Organen. Die Fasern des Sympathikus entstammen dagegen dem unteren Halsmark, dem Brust- und oberen Lendenmark und werden in den Grenzstrang- bzw. in den prävertebralen Ganglien umgeschaltet.

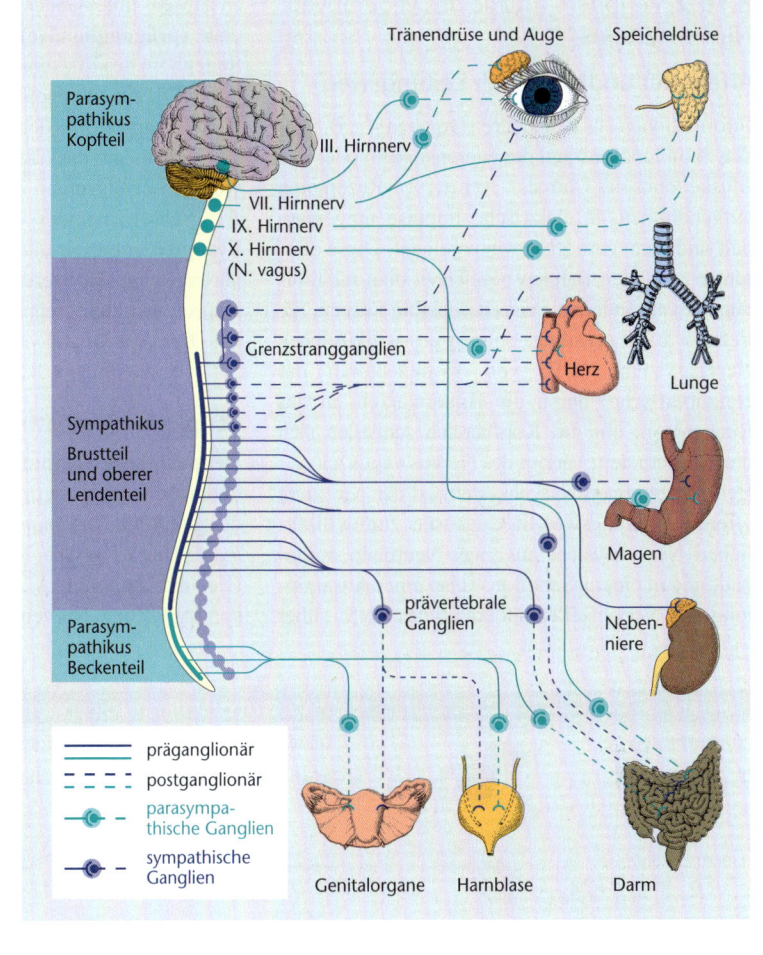

beispielsweise das Gesicht eines Patienten mühelos vorstellen, auch wenn wir gerade nur seine Stimme in der Rufanlage hören.
Gleichzeitig sind etliche Erinnerungen auch gefühlsmäßig besetzt, z. B. je nach Patient eher freudig oder genervt. Die enge Verknüpfung von Gedächtnis und Emotionen ist unter anderem Folge der vielfältigen Verbindungen zwischen Großhirnrinde und den „tieferen" Kern- und Rindenregionen, z. B. des Zwischenhirns und des limbischen Systems. Lerninhalte, die mit einer positiven oder negativen affektiven Komponente verbunden sind, bleiben dadurch schneller und anhaltender in unserem Gedächtnis haften.

Amnesie
Verletzungen oder Erkrankungen des Gehirns wie z. B. Hirntumore, Schlaganfälle, mechanische Erschütterungen oder chronischer Alkoholmissbrauch *(Korsakow-Syndrom)* können schwerwiegende Störungen von Lernfähigkeit und Gedächtnis zur Folge haben **(Amnesie)**. Betrifft der Erinnerungsverlust einen Zeitraum vor dem Eintritt des schädigenden Ereignisses, spricht man von **retrograder Amnesie**. Vermindert die Schädigung die Fähigkeit, neue Informationen zu lernen und zu speichern, spricht man von **anterograder Amnesie**.

Demenz
Zunehmender Gedächtnisverlust ist eines der Leitsymptome der **Demenz,** die vor allem bei älteren Menschen auftritt (➤ 23.4.3).

8.10 Vegetatives Nervensystem

Die Aufgabe des **vegetativen Nervensystems** (auch *autonomes Nervensystem* genannt) ist die „automatische" Steuerung lebenswichtiger Organfunktionen. Im Gegensatz zum *willkürlichen Nervensystem* (➤ 8.3) arbeitet das vegetative Nervensystem dabei weitgehend ohne Beeinflussung durch den Willen und das Bewusstsein. Funktionen, die das vegetative Nervensystem in Form von Regelkreisen (➤ 2.9) steuert, sind der Kreislauf, die Atmung, der Stoffwechsel, die Verdauung, der Salz- und Wasserhaushalt sowie zu einem gewissen Grad auch die Sexualfunktionen.
Zwei Teilsysteme des vegetativen Nervensystems sind der **Sympathikus** und der **Parasympathikus**. Sie haben oft gegensinnige Wirkungen (➤ Abb. 8.44, ➤ Tab. 8.1).
Der Sympathikus wird vor allem bei solchen Aktivitäten des Körpers erregt, die nach *außen* gerichtet sind, z. B. körperliche Arbeit oder Reaktion auf Stressreize. Der Parasympathikus dominiert dagegen bei nach *innen* gerichteten Körperfunktionen, etwa Essen, Verdauen und Ausscheiden. Durch das Zusammenspiel von Sympathikus und Parasympathikus erfolgt ständig eine optimale Anpassung an die jeweiligen Bedürfnisse des Körpers.
Im peripheren Nervensystem benutzen vegetatives und willkürliches Nervensystem meist getrennte Leitungswege, im Hirnstamm und im Großhirn sind sie aber nicht nur funktionell, sondern auch anatomisch aufs Engste miteinander verzahnt (➤ Abb. 8.45).

Ausgewogenes Verhältnis
Damit unsere Organfunktionen optimal ablaufen können, muss zwischen Sympathikus und Parasympathikus ein Gleichgewicht bestehen. Energie verbrauchende und Energie liefernde Prozesse, Anspannung und Entspannung müssen sich abwechseln und insgesamt gesehen die Waage halten.

8.10.1 Zentrale Anteile des vegetativen Nervensystems

Die zentralen Anteile des vegetativen Nervensystems regeln die Aktivitäten der durch das periphere vegetative System innervierten Organe. Wie beim willkürlichen Nervensystem kann diese Regelung auf unterschiedlichen Ebenen erfolgen:
› Darm-, Harnblasen- und Sexualfunktionen werden teilweise schon auf Rückenmarks- oder Ganglienebene reflektorisch reguliert, stehen aber unter Kontrolle höherer Hirngebiete
› Die Regulationszentren für Atmung, Herz und den Kreislauf liegen im Hirnstammbereich (➤ 8.8.2)
› Komplexere vegetative Funktionen, z. B. die Regelung der Körpertemperatur, werden vom Zwischenhirn (Hypothalamus) und zum Teil von der Großhirnrinde gesteuert.

8.10.2 Periphere Anteile des vegetativen Nervensystems

Afferenter und efferenter Leitungsweg

Informationen aus den inneren Organen – z. B. über den Spannungszustand der Nierenkapseln oder den Muskeltonus des Darmes – werden von Rezeptoren aufgenommen, in elektrische Impulse umgewandelt und dann zum ZNS weitergeleitet. Diese afferenten sensiblen Bahnen bezeichnet man nicht als vegetative, sondern als **viszerosensible Fasern.** Sie treten wie die sensiblen Bahnen des willkürlichen Nervensystems (z. B. von Tastrezeptoren der Hautoberfläche) durch die Hinterwurzeln in das Rückenmark ein. Im Kopfbereich schließen sich diese Fasern dem Verlauf des Nervus vagus an.

Beim vegetativen Nervensystem ist der periphere efferente Leitungsweg im Gegensatz zum willkürlichen Nervensystem aus *zwei* Neuronen aufgebaut, die in einem Ganglion – also einer Ansammlung von Nervenzellen außerhalb des ZNS – über Synapsen miteinander verschaltet werden. Das erste **(präganglionäre) Neuron** zieht dabei vom Seitenhorn des Rückenmarks oder aus Hirnstammkernen zu einem vegetativen Ganglion. Dort ist es über Synapsen mit dem **postganglionären Neuron** verbunden, das über marklose Fasern zum jeweiligen Erfolgsorgan zieht (➤ Abb. 8.47).

Als Neurotransmitter wirkt in den ganglionären Synapsen immer *Azetylcholin*. In den postganglionären Synapsen werden zwei unterschiedliche Neurotransmitter freigesetzt: vom Parasympathikus *Azetylcholin* und vom Sympathikus in der Regel *Noradrenalin* (➤ 8.2.3).

Peripherer Sympathikus

Der **periphere Sympathikus** hat seinen Ursprung in den Seitenhörnern des unteren *Halsmarks* (C8), des gesamten *Brustmarks* und des oberen *Lendenmarks* (bis L2 ➤ Abb. 8.45).

Die markhaltigen Axone der präganglionären sympathischen Nervenzellen verlassen das Rückenmark über die *Vorderwurzel* (➤ Abb. 8.18) und verlaufen ein Stück zusammen mit dem jeweiligen Spinalnerven. Sie verlassen dann den Spinalnerven über einen kleinen Verbindungsast, den sog. *weißen Verbindungsast* (**Ramus communicans albus**), um zu den nur wenige Zentimeter vom Wirbelkörper entfernten **Grenzstrangganglien** zu ziehen. Diese Ganglien sind, vergleichbar den Spinalnerven, segmentartig angeordnet.

Die Grenzstrangganglien des Sympathikus sind im Gegensatz zu denen der Spinalnerven perlschnurartig über Nervenfasern miteinander verknüpft. Die so beidseits *neben* der Wirbelsäule gebildeten Leitungsstränge nennt man linken und rechten **Grenzstrang** (➤ Abb. 8.46). In den Grenzstrangganglien werden die präganglionären Axone zur Versorgung der Kopf-, Hals- und Brustregion auf postganglionäre Neurone umgeschaltet. Die marklosen (grauen) Axone dieser postganglionären Nerven ziehen jeweils als *grauer Verbindungsast* (**Ramus communicans gri-**

ORGAN	SYMPATHIKUSWIRKUNG	PARASYMPATHIKUSWIRKUNG
Tränendrüsen	Keine Wirkung bekannt	Steigerung der Sekretion
Pupille	Erweiterung	Verengung
Herzmuskel	Zunahme von Frequenz und Kontraktionskraft	Mäßige Abnahme von Frequenz und Kontraktionskraft
Hirngefäße	Leichte Verengung	Keine Wirkung bekannt
Muskelgefäße	Erweiterung/Verengung je nach Beanspruchung	Keine Wirkung bekannt
Haut- und Schleimhautgefäße, Eingeweidegefäße	Verengung	Keine Wirkung bekannt
Bronchien	Erweiterung	Verengung
Speicheldrüsen	Verminderung der Sekretion	Steigerung der Sekretion
Magen-Darm-Trakt	Verminderung von Tonus und Bewegungen; Sphinkteren kontrahiert	Steigerung von Tonus und Bewegungen; Sphinkteren entspannt
Verdauungsdrüsen	Verminderung der Sekretion	Steigerung der Sekretion
Sexualorgane beim Mann	Auslösung der Ejakulation	Auslösung der Erektion

Tab. 8.1 Wichtige Funktionen von Sympathikus und Parasympathikus. Fast alle Organe werden von beiden Teilsystemen innerviert. Je nachdem, um welche Organleistung es sich handelt, kann dabei entweder der Sympathikus oder der Parasympathikus der aktivierende oder der bremsende Anteil sein.

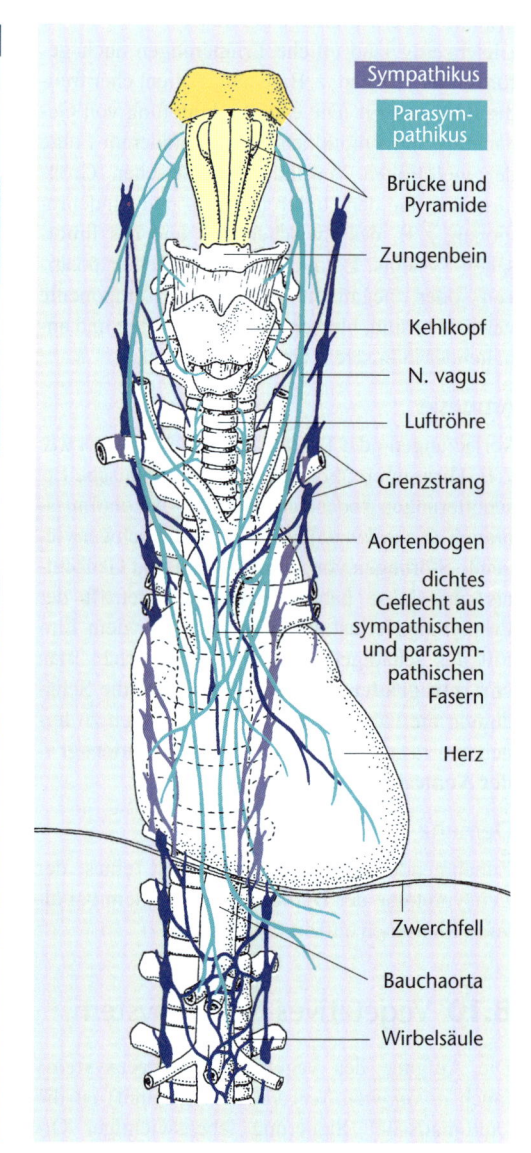

Abb. 8.46 Verlauf von Sympathikus (vor allem Grenzstrang) und Parasympathikus (vor allem N. vagus) im Bereich von Hals und Brust; Ansicht von vorne.

seus) wieder zum Spinalnerven zurück und mit diesem dann zu den einzelnen Wirkorten.
Die präganglionären Axone zur Versorgung des *Bauch-* und *Beckenbereichs* ziehen jedoch ohne Umschaltung durch die Grenzstrangganglien hindurch weiter zu Ganglien, die in enger Nachbarschaft zu den großen Arterien des Bauch- und Beckenbereiches liegen. Diese werden **prävertebrale Ganglien** genannt.
Die postganglionären Fasern, die aus diesen Ganglien hervorgehen, bilden miteinander **Nervengeflechte** *(Plexus)* und verlaufen mit den Blutgefäßen zusammen zu den Organen im Bauch- und Beckenbereich. In diesen vegetativen Nervengeflechten verbinden sich die sympathischen Nervenfasern auch mit Fasern und Ganglien des Parasympathikus. Beispiele sind etwa der **Plexus coeliacus** und der **Plexus aorticus abdominalis** im Bauchraum. Einen wichtigen Bestandteil und eine Besonderheit des peripheren Sympathikus stellt das **Nebennierenmark** *(NNM)* dar. Die postganglionären Neurone haben sich hier zu den so genannten **chromaffinen Zellen** des Nebennierenmarks umgewandelt und geben bei Reizung des Sympathikus – z. B. in Stresssituationen – Adrenalin und Noradrenalin in den Blutstrom ab. Diese Stoffe wirken dann also nicht mehr als Transmitter, sondern als Hormone (Näheres ➤ 11.5.5).

Peripherer Parasympathikus

Beim Parasympathikus liegen die Nervenzellen der präganglionären Neurone in Kerngebieten des **Hirnstamms** und in den Seitenhörnern des **Sakralmarks** (S2–S4). Der Parasympathikus bildet also zwei weit voneinander entfernte Zentren, während der Sympathikus mit seinem Grenzstrang fast die ganze Strecke dazwischen ausfüllt. Die Axone der präganglionären parasympathischen Nervenzellen erreichen ihre parasympathischen Ganglien zusammen mit Hirn- oder Spinalnerven aus dem Hirnstamm bzw. Sakralmark. Diese parasympathischen Ganglien liegen im Gegensatz zu den sympathischen paravertebralen Ganglien weit entfernt vom Rückenmark in unmittelbarer Nähe oder sogar innerhalb der Erfolgsorgane.
Sie können z. B. als *intramurale* Nervengeflechte an oder in der Wand von Hohlorganen liegen. Solche Nervengeflechte, an denen auch sympathische Fasern enden, liegen z. B. in der Wand von Magen, Darm, Blase und Gebärmutter.

> **Kopf- und Beckenteil**
>
> Die Hirnnerven III, VII und IX versorgen parasympathisch den Kopfbereich (III: Pupillenmotorik, Akkommodation; VII und IX: Tränen-, Nasenschleim- und Speichelsekretion), der X. Hirnnerv (Nervus vagus) versorgt den gesamten Brustraum und große Teile des Bauchraums. Der untere Bauchraum und der Beckenbereich werden durch die parasympathischen Fasern aus dem Sakralmark versorgt.

8.10.3 Vegetative Reflexe

Auch die inneren Organe werden über Reflexe mit gesteuert. Sie werden über viszerale Afferenzen und das vegetative Nervensystem vermittelt und daher **vegetative Reflexe** genannt. Ein vegetativer Reflex ist z. B. der **Speichelsekretionsreflex,** der beim Anblick oder Geruch von Speisen das Wasser im Munde zusammenlaufen lässt und der die Sekretion von Verdauungssäften in Magen und Bauchspeicheldrüse auslöst.
Betrachtet man die Reflexe im vegetativen Nervensystem näher, lassen sich sehr unterschiedliche Reflexabläufe nachweisen:

› Sind nur die viszeralen Afferenzen und das vegetative Nervensystem am Zustandekommen des Reflexes beteiligt, handelt es sich um einen **viszero-viszeralen Reflex.** Ein Beispiel hierfür ist der **Blasenreflex:** Bei zunehmender Harnblasenfüllung werden Dehnungsrezeptoren in der Blasenwand gereizt, die über einen Reflexbogen den Parasympathikus (➤ Abb. 8.45) aktivieren. Unter seinem Einfluss spannt sich die Blasenmuskulatur und die Harnröhre öffnet sich, so dass es zur reflektorischen Blasenentleerung kommt (➤ 19.5.4)
› Sensible afferente Erregungen eines inneren Organs können reflektorische Wirkungen auf Skelettmuskeln haben. So führt eine Appendizitis (Wurmfortsatzentzündung, im Volksmund „Blinddarmentzündung") oft zu einer reflektorischen Anspannung der Bauchmuskulatur, man spricht von **viszero-somatischem Muskelreflex**
› Auch Haut und innere Organe sind miteinander verknüpft (➤ Abb. 8.48).

> **Organlandkarte der Haut**
>
> Haut und innere Organe können sich gegenseitig beeinflussen. So führen beispielsweise Erkrankungen innerer Organe zu Schmerzen in bestimmten Hautgebieten. Typisch sind z. B. die Schmerzen des Herzinfarktpatienten im linken Oberarmbereich. Dies liegt darin begründet, dass die afferenten Nervenbahnen aus den Hautgebieten und den inneren Organen, die von dem gleichen Rückenmarkssegment versorgt werden, im Tractus spinothalamicus in denselben Neuronen „zusammenlaufen" und das Gehirn den Schmerz dann nicht mehr genau lokalisieren kann. Dieses Phänomen wird „übertragener Schmerz" genannt. Die den inneren Organen zugeordneten Hautgebiete heißen **Head-Zonen** (➤ Abb. 8.48). Über vegetative Reflexbögen kann es zudem bei Erkrankungen innerer Organe zu Hautrötungen kommen (**viszero-kutaner Reflex,** *Eingeweide-Haut-Reflex*).
> Die Verbindung zwischen inneren Organen und Haut kann nicht nur diagnostisch, sondern auch therapeutisch ausgenutzt werden: Ein altes Hausmittel bei Erkältungen sind z. B. warme

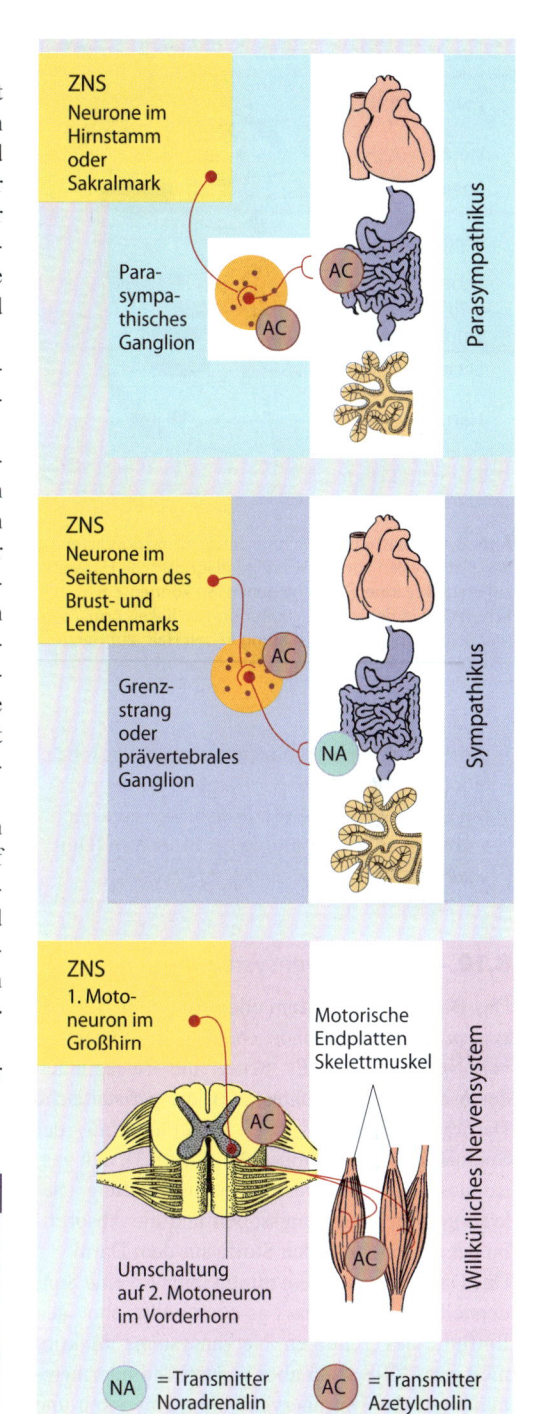

Abb. 8.47 Vergleich des efferenten Leitungsweges im vegetativen und willkürlichen Nervensystem. Während im willkürlichen Nervensystem (unteres Bild) die Axone ohne Umschaltung außerhalb des ZNS ihr Erfolgsorgan (Skelettmuskel) erreichen, werden die vegetativen Bahnen in Ganglien umgeschaltet.
Die Ganglien des Sympathikus liegen nahe dem Rückenmark im Grenzstrang oder nahe der großen Bauch- und Beckenarterien (prävertebrale Ganglien). Die parasympathischen Ganglien befinden sich dagegen in der Nähe der vegetativen Erfolgsorgane (Herz, glatte Muskulatur, Drüsen).
Transmitter in den Ganglien ist immer Azetylcholin. An den Erfolgsorganen findet man an den parasympathischen Synapsen ebenfalls Azetylcholin, in den sympathischen Synapsen dagegen meist Noradrenalin.

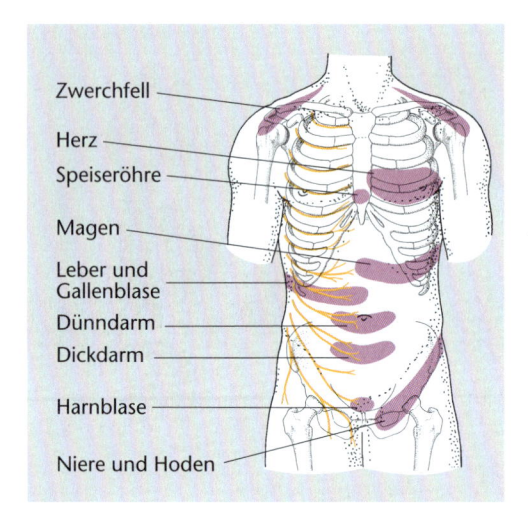

Abb. 8.48 Head-Zonen. Schmerzen in korrespondierenden Hautarealen können wichtige diagnostische Hinweise auf erkrankte innere Organe geben. So können z. B. Schmerzen in der linken Schulter und im linken Arm, möglicherweise mit Ausstrahlung in den Hals, auf Herzerkrankungen hindeuten.

Brustwickel. Sie wirken nicht nur durch die Inhalation dabei entstehender Dämpfe, sondern führen über vegetative Reflexbögen auch zu einer verbesserten Durchblutung der Bronchien (**kutiviszeraler Reflex,** *Haut-Eingeweide-Reflex*).

8.10.4 Darmnervensystem

Das **Darmnervensystem** oder *enterische Nervensystem* (kurz *ENS*) gehört ebenfalls zum vegetativen Nervensystem. Es steuert die Bewegungen des Magen-Darm-Traktes, z. B. die peristaltische Darmbewegung und die Verschlusskraft der Sphinkteren (Schließmuskeln, ➤ 17.8.3), den gastrointestinalen Blutfluss, die Ausschüttung (Sekretion) von Verdauungssäften und die Absorption der aufzunehmenden Stoffe aus dem Darm.

Das Darmnervensystem nimmt insofern eine Sonderstellung ein, als dass es auch völlig ohne den Einfluss des zentralen Nervensystems funktioniert. Das ZNS kann aber verstärkend oder hemmend auf das Darmnervensystem einwirken und dadurch die Verdauungsfunktionen mit den übrigen Körperfunktionen koordinieren. Die Gesamtzahl der Neurone des Darmnervensystems ist mit etwa 100 Millionen riesig und entspricht ungefähr der des Rückenmarks. Wegen der Eigenständigkeit und der Größe des Darmnervensystems spricht man auch vom *Darmhirn* (engl. auch *second brain*).

Die Neurone des Darmnervensystems liegen hauptsächlich in zwei Geflechten innerhalb der Darmwand (➤ 17.1.2, ➤ 17.8): dem schleimhautnahen **Plexus submucosus** (*Meissner-Plexus*), der Motilität und Sekretion der Schleimhaut regelt, und dem tiefer gelegenen **Plexus myentericus** (*Auerbach-Plexus*), der die Motorik des Darms steuert.

Reizdarmsyndrom

Eine der häufigsten Erkrankungen des Magen-Darm-Traktes, von der schätzungsweise mehr als 10 % der Bevölkerung betroffen sind, ist das **Reizdarmsyndrom.** Es zeichnet sich durch ständig wiederkehrende funktionelle Störungen von Darmmotilität und -sekretion aus, die sich durch Völlegefühl, Blähungen, Darmkrämpfe, Verstopfung (*Obstipation*) oder Durchfall (*Diarrhö*) bemerkbar machen. Ursache und Krankheitsentstehung sind nicht genau bekannt. Eine Schlüsselrolle scheint aber dem Transmitter Serotonin zuzukommen, da die Symptome sich durch Substanzen beeinflussen lassen, die Serotonin-Rezeptoren des Darms hemmen (*Serotonin-Antagonisten*) oder stimulieren (*Serotonin-Agonisten*). Reizdarm-Patienten sind zwar in ihrer Lebensqualität eingeschränkt, das Risiko ernsthafter Darmerkrankungen wie z. B. einer Darmkrebserkrankung ist aber nicht erhöht.

Die Neurone des Darmnervensystems unterscheiden sich durch ihre Transmitter:
- *Adrenerge Neurone* haben Noradrenalin als Übertragerstoff. Sie hemmen die glatte Muskulatur und die Drüsen des Magen-Darm-Traktes und werden vom Sympathikus in ihrer Wirkung verstärkt. Ausnahme sind die Sphinkteren, wo sie den Muskeltonus erhöhen
- Die *cholinergen Neurone* haben Azetylcholin als Transmitter. Sie wirken erregend auf die Muskel- und Drüsenzellen und werden von parasympathischen Nerven in ihrer Wirkung verstärkt
- Ein dritter Typ von Neuronen arbeitet weder mit Adrenalin noch Azetylcholin und heißt deshalb *NANC-Neurone* (non-adrenerg noncholinerg). Ihre Übertragerstoffe sind Neuropeptide (➤ 8.2.4). Diese Neurone hemmen die Verdauungsfunktionen und werden vom Parasympathikus über spezielle Bahnen aktiviert.

Darüber hinaus werden die gastrointestinalen Funktionen von einer Vielzahl anderer Substanzen beeinflusst, wie von zahlreichen Hormonen und von modulierend wirkenden Transmittern, die auch im zentralen Nervensystem bedeutsam sind.

8.11 Versorgungs- und Schutzeinrichtungen des zentralen Nervensystems

Das empfindliche Nervengewebe von Gehirn und Rückenmark liegt geschützt im knöchernen Schädelraum beziehungsweise in den knöchernen und bindegewebigen Strukturen des Wirbelkanals. Zusätzlichen Schutz gewähren drei bindegewebige **Hirnhäute,** die *Meningen,* die Rückenmark und Gehirn bedecken und damit schützen. Sie heißen **Pia mater, Arachnoidea** und **Dura mater** (➤ Abb. 8.49, ➤ Abb. 8.50).

8.11.1 Hirnhäute

Dura mater und Epiduralraum

Die aus straffem Bindegewebe (➤ 4.3.3) gebildete *harte Hirnhaut* oder **Dura mater** (kurz *Dura*) bildet die äußere Hülle des ZNS.

Beim Rückenmark besteht die Dura mater aus zwei Blättern. Ihr äußeres Blatt liegt dem Wirbelkanal innen an. Ihr inneres Blatt umgibt als derber bindegewebiger Schlauch das Rückenmark und die Wurzeln der Spinalnerven. Zwischen beiden Blättern liegt der **Epiduralraum,** der Fett und Bindegewebe enthält. Dieses Polster schützt das Rückenmark bei Bewegungen der Wirbelsäule. Die Dura mater reicht im Wirbelkanal tiefer hinab als das Rückenmark, nämlich bis zum zweiten Kreuzbeinwirbel, umgibt also wie ein Sack einen Teil der Cauda equina (➤ Abb. 8.16).

Im Schädelraum sind beide Durablätter größtenteils miteinander *verwachsen,* einen Epiduralraum gibt es hier also nicht. Außerdem bildet die Dura im Schädelraum feste, bindegewebige Trennwände (**Durasepten**) zwischen den großen Hirnabschnitten. Die **Großhirnsichel** (*Falx cerebri*) trennt als senkrechte Wand beide Großhirnhemisphären. Sie geht in der hinteren Schädelgrube in die **Kleinhirnsichel** (*Falx cerebelli*) über, die entsprechend die beiden Kleinhirnhemisphären trennt. Zwischen Groß- und Kleinhirn überspannt das **Kleinhirnzelt** (*Tentorium cerebelli*) horizontal das Kleinhirn (➤ Abb. 8.51). Durch diese Verstrebungen werden die Hirnteile bei Kopfbewegungen in ihrer Position gehalten.

An manchen Stellen sind die ansonsten fest verwachsenen Durablätter voneinander getrennt. Dadurch entstehen starrwandige Kanäle, die **Sinus** (➤ Abb. 8.51), die das Venenblut aus dem gesamten Schädelraum aufnehmen und über die Vena jugularis interna (innere Drosselvene ➤ Abb. 15.10) in die obere Hohlvene ableiten.

Arachnoidea und Subduralraum

Die mittlere Hirnhaut heißt wegen ihres spinngewebeartigen Aussehens *Spinnwebenhaut* oder **Arachnoidea.** Sie ist fast gefäßlos und liegt der harten Hirnhaut innen an. Zwischen Dura mater und Arachnoidea liegt der **Subduralraum,** der normalerweise ein kapillarer Spalt ist und nur z. B. bei Einblutungen deutlich zutage tritt. Im Bereich der Sinus stülpen sich knopfförmige Wucherungen der Arachnoidea in den venösen Raum vor: die **Arachnoidalzotten.** Hier wird die *Gehirn-Rückenmark-Flüssigkeit* (**Liquor** ➤ 8.11.2) aus den Hohlräumen von Rückenmark und Gehirn in das Venensystem abgeleitet (➤ Abb. 8.49).

Pia mater

Die zarte innere Hirnhaut, die **Pia mater,** enthält zahlreiche Blutgefäße und liegt dem Gehirn bis in alle Vertiefungen hinein unmittelbar auf. Im Wirbelkanal endet die Pia mater wie das Rückenmark auf der Höhe des zweiten Lendenwirbelkörpers.

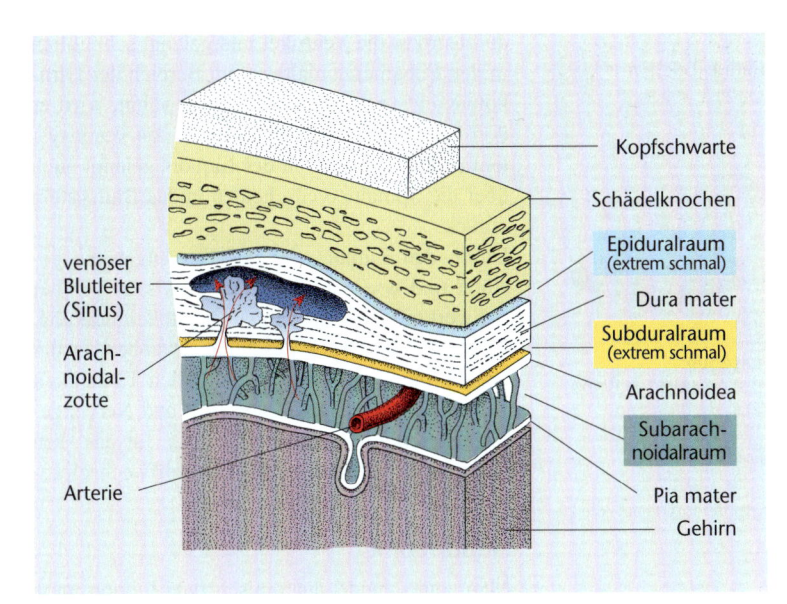

Abb. 8.49 Schnitt durch Schädelknochen und Hirnhäute. Die beiden Blätter der Dura mater sind im Hirnbereich verwachsen, ein Epiduralraum existiert praktisch nicht. Zwischen Dura mater und Arachnoidea liegt der Subduralraum, zwischen Arachnoidea und Pia mater der Subarachnoidalraum. Die roten Pfeile zeigen den Abfluss des Liquors aus dem Subarachnoidalraum über die Arachnoidalzotten in den venösen Blutleiter (Sinus).

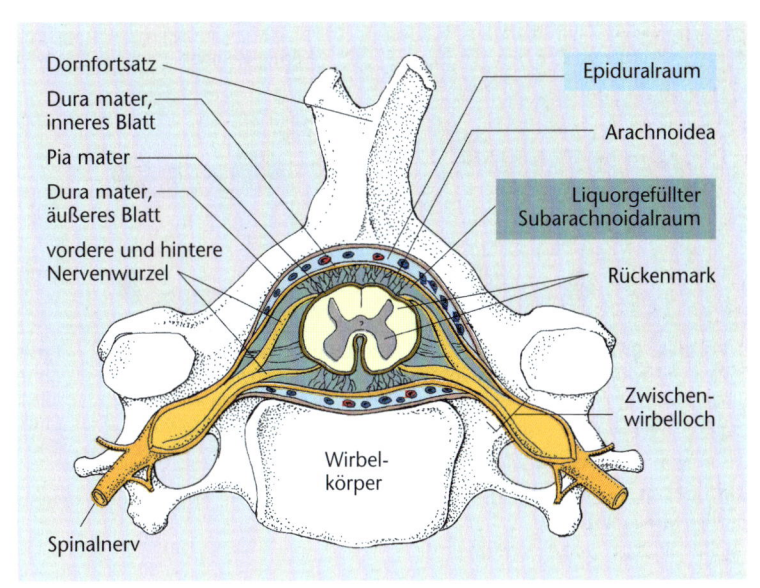

Abb. 8.50 Die Rückenmarkshäute. Durch Punktion des Epiduralraumes und Injektion eines Lokalanästhetikums lässt sich eine Nervenblockade bewirken. Diese Epiduralanästhesie (auch Periduralanästhesie, kurz PDA) wird bei operativen Eingriffen an unteren Extremitäten, aber auch in der Geburtshilfe (z. B. beim Kaiserschnitt) und bei gynäkologischen und urologischen Eingriffen zur Schmerzbefreiung mit großem Erfolg angewendet.

Die beiden inneren Häute – Arachnoidea und Pia mater – werden auch **weiche Hirnhäute** genannt.

Subarachnoidalraum

Zwischen Arachnoidea und Pia mater befindet sich ein mit Liquor gefüllter Raum, der **Subarachnoidalraum**. Feine Fasern der Arachnoidea spannen sich durch diesen Raum und bewirken zusammen mit der umgebenden Flüssigkeit eine stoßsichere Aufhängung des Gehirns in der Schädelhöhle.

Da im Schädelraum Arachnoidea und Dura mater zusammen die Spalten und Furchen des Hirngewebes überbrücken, während die Pia mater dem Gehirn dicht anliegt, entstehen an einigen Stellen größere Hohlräume, die **Zisternen**.

Subarachnoidalblutung

Eine massive Einblutung in den Subarachnoidalraum ist häufig Folge eines geplatzten *Aneurysmas*, einer sackförmigen Ausbuchtung von Hirnarterien (Aneurysma ➤ 15.1.5) – meist im Bereich der Hirnbasis (➤ Abb. 8.56). Der Patient berichtet über einen plötzlich einsetzenden starken Kopfschmerz, muss erbrechen und wird auch ohnmächtig. Das Computer- oder Magnetresonanztomogramm kann die Verdachtsdiagnose rasch bestätigen. Um weitere Blutungen zu verhindern, wird das Aneurysma möglichst früh durch Operation oder Einbringen kleiner Metallspiralen mittels eines Katheters *(Coiling)* ausgeschaltet.

Subdurales und epidurales Hämatom

Blutungen in den Subduralraum (**subdurale Hämatome**), d.h. zwischen Dura mater und Arachnoidea, beginnen dagegen meist schleichend. Ursache sind häufig venöse Sickerblutungen, betroffen sind meist alte Menschen. Ausgelöst wird die Sickerblutung oft durch ein nur geringes Trauma (z. B. Anstoßen des Kopfes beim Aussteigen aus dem Auto). Diesem kann ein Wochen bis Monate dauerndes (!) symptomfreies Intervall folgen, bevor sich Persönlichkeitsveränderungen, Bewusstseinstrübungen oder eine Halbseitenlähmung bemerkbar machen. Die Therapie besteht in der neurochirurgischen Hämatomausräumung.

Epidurale Hämatome entstehen meist durch das Zerreißen einer Arterie (häufig der *A. meningea media*) zwischen Dura mater und Schädelkalotte bei Unfällen mit oder ohne Schädelfraktur. Nach mehreren Stunden trübt der Betroffene ein und entwickelt Lähmungserscheinungen. Entscheidend ist die frühzeitige operative Ausräumung des Hämatoms, da das Gehirn sonst schnell irreparabel geschädigt wird.

Meningitis und Enzephalitis

Bakterien oder Viren, selten auch Pilze oder Protozoen (➤ Tab. 13.3) können in das ZNS gelangen und dort eine **Meningitis** (Hirnhautentzündung) oder **Enzephalitis** (Gehirnentzündung) hervorrufen, die häufig auch kombiniert auftreten (**Meningoenzephalitis**).

Meningitiden zeigen sich durch Fieber, Kopfschmerzen, Nackensteife, Übelkeit und Lichtempfindlichkeit. Später treten eine Bewusstseinstrübung und die *Meningitiszeichen* (➤ Abb. 8.52) hinzu. Bakterielle Meningitiden verlaufen in der Regel schwerer als virale Meningitiden.

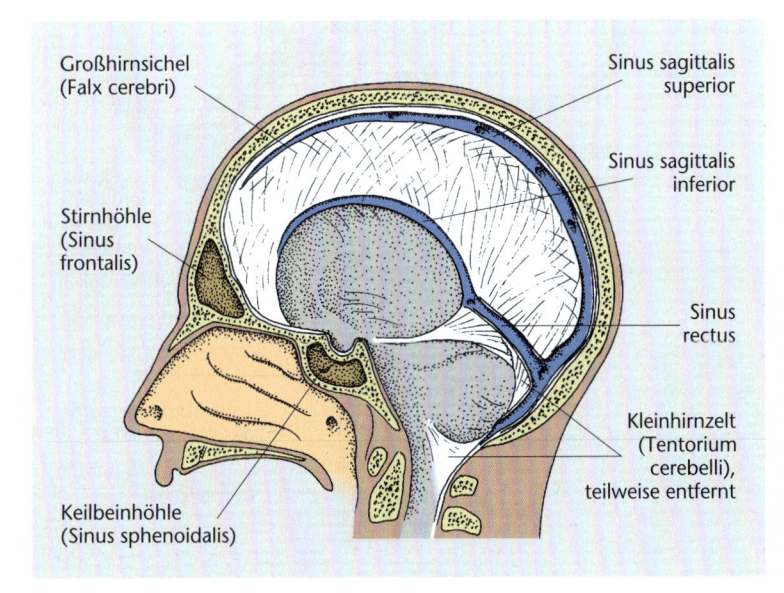

Abb. 8.51 Sagittalschnitt durch den Schädel (Gehirn entfernt). Man erkennt die Auskleidung der Schädelhöhle mit harter Hirnhaut (Dura mater) sowie den Verlauf einiger Sinus, der großen starrwandigen Venenkanäle also, die das Blut aus dem Gehirn sammeln und der V. jugularis interna zuführen (➤ Abb. 8.58). Gut sichtbar sind auch zwei der Nasennebenhöhlen, die ebenfalls Sinus genannt werden (➤ Abb. 6.15).

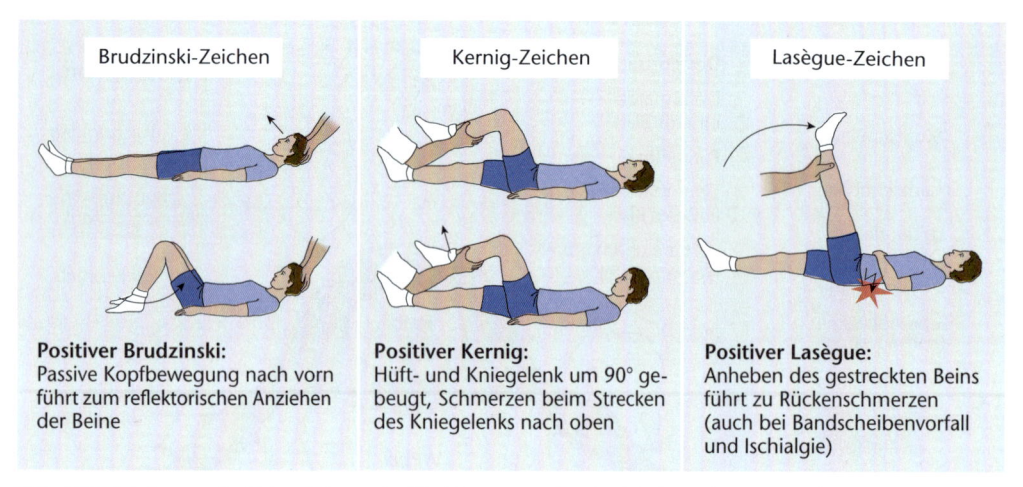

Positiver Brudzinski:
Passive Kopfbewegung nach vorn führt zum reflektorischen Anziehen der Beine

Positiver Kernig:
Hüft- und Kniegelenk um 90° gebeugt, Schmerzen beim Strecken des Kniegelenks nach oben

Positiver Lasègue:
Anheben des gestreckten Beins führt zu Rückenschmerzen (auch bei Bandscheibenvorfall und Ischialgie)

Abb. 8.52 Bei einer entzündlichen Reizung der Hirnhäute treten charakteristische Untersuchungsphänomene auf, die klinischen Meningitiszeichen.

Sie müssen möglichst rasch antibiotisch behandelt werden, da Tod oder bleibende geistige Schäden drohen.

Enzephalitiden sind häufig viral bedingt und nehmen dann oft einen gutartigen Verlauf. Schwerste Bilder treten aber bei der Herpes-simplex-Enzephalitis auf, weshalb hier bereits bei Verdacht ein Virostatikum (z. B. Zovirax®) gegeben werden muss. Trotzdem versterben ca. 25 % der Patienten.

Zur Diagnose dieser Erkrankungen wird Liquor (▶ 8.11.2) mittels Lumbalpunktion durch einen Einstich auf Höhe der Cauda equina entnommen und untersucht.

8.11.2 Liquor und Liquorräume

Der *Liquor cerebrospinalis* (*Gehirn-Rückenmark-Flüssigkeit*, kurz **Liquor**) ist eine klare, farblose Flüssigkeit, welche die Hohlräume im Gehirn sowie den Subarachnoidalraum ausfüllt. Die zirkulierende Liquormenge macht etwa 150 ml aus. Sie enthält außer Ionen nur geringe Mengen an Eiweiß (12–50 mg/dl), Glukose (40–80 mg/dl), Harnstoff und weiße Blutkörperchen (≤ 4/µl).

Der Liquor wird in zottenartigen Kapillargeflechten der Pia mater, den **Plexus choroidei**, im Bereich der **Ventrikel** *(Hirnventrikel, Hirnkammern)* aus Blutplasma filtriert, pro Tag ca. 500 ml. Er durchströmt die Ventrikel und gelangt schließlich in den Subarachnoidalraum im Bereich der Hirnkonvexität (▶ Abb. 8.54). Wie erwähnt, wird er dort von den Arachnoidalzotten in das Venensystem abgeleitet. Ein Teil des Liquors gelangt auch über die Spinalnervenscheiden in das Blutsystem zurück.

Durch den Liquor wird das Nervengewebe gestützt und wie von einem Wasserkissen vor der Schwerkraft, vor schädigender Stoßeinwirkung, Reibung oder Druck geschützt. Daneben ist der Liquor im Sinne einer interstitiellen Flüssigkeit am Stoffaustausch zwischen Blut und Nervengewebe beteiligt: Er erhält Nährstoffe für das Hirn aus dem Blut und transportiert Stoffwechselprodukte aus dem Nervengewebe ab.

Liquorräume

Man unterscheidet anatomisch zwei Liquorräume im ZNS:

> Der *Subarachnoidalraum* (▶ 8.11.1) und die erwähnten *Zisternen* (Erweiterungen des Subarachnoidalraums, z. B. die Kleinhirnzisterne ▶ Abb. 8.54) umschließen als **äußere Liquorräume** das Gehirn und das Rückenmark
> Zu den **inneren Liquorräumen** rechnet man das Ventrikelsystem des Gehirns und den Zentralkanal im Rückenmark (▶ Abb. 8.53).

Innere Liquorräume

Es gibt vier Ventrikel: Die beiden **Seitenventrikel** (auch als *1.* und *2. Ventrikel* bezeichnet) sind lang gestreckte, bogenförmige Hohlräume in den

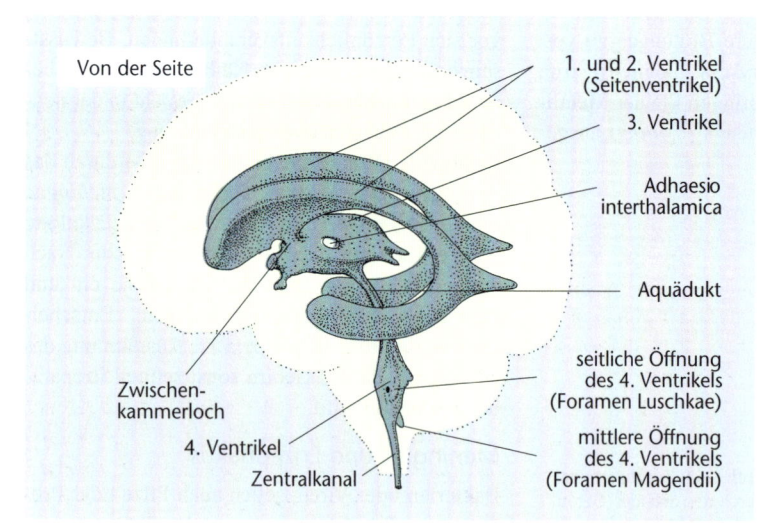

Abb. 8.53 Das Ventrikelsystem des Gehirns. Die beiden Seitenventrikel sind über die Zwischenkammerlöcher mit dem 3. Ventrikel verbunden. Der dünne Aquädukt verbindet den 3. mit dem 4. Ventrikel. Von dort aus bestehen zwei seitliche und eine mittlere Öffnung zum Subarachnoidalraum (Foramina Luschkae und Foramen Magendii).

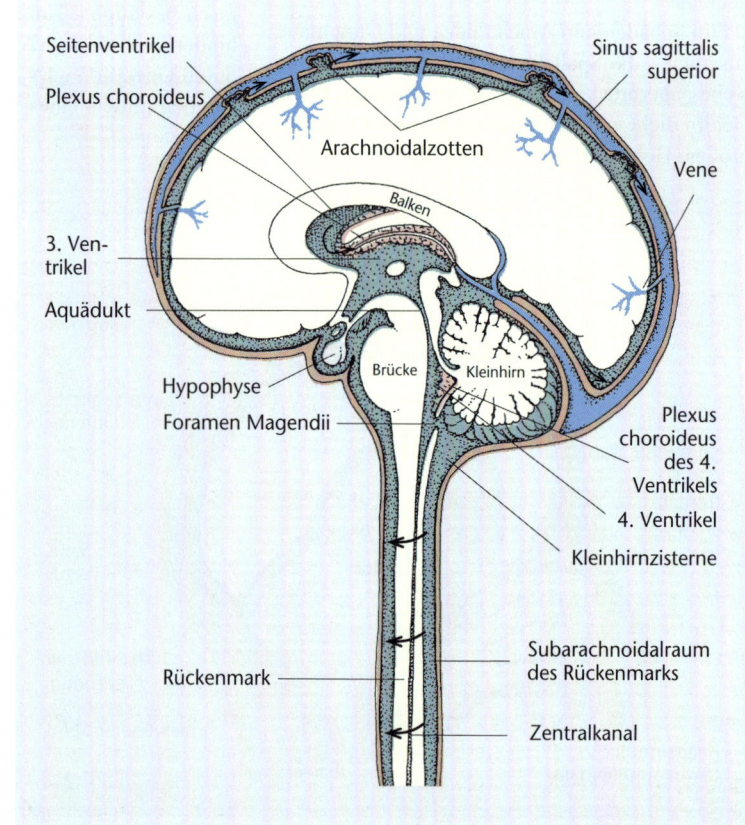

Abb. 8.54 (rechts) Sagittalschnitt durch das Gehirn und das Rückenmark mit Blick in die Liquorräume. Der Liquor wird in den Plexus choroidei der Ventrikel gebildet. Er umspült das gesamte Gehirn und das Rückenmark. Die Pfeile geben die Flussrichtung an. Über die Arachnoidalzotten (hier stark vergrößert) tritt der Liquor ins venöse System über.

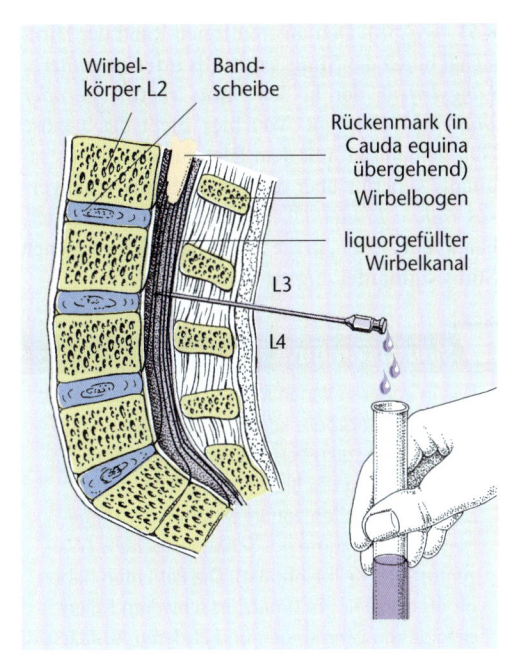

Abb. 8.55 Lumbalpunktion. Der Einstich auf Höhe L3/L4 ist ungefährlich, weil das Rückenmark bereits auf Höhe von L2 endet.

Großhirnhemisphären (➤ Abb. 8.53, ➤ Abb. 8.61). Sie stehen über die beiden **Zwischenkammerlöcher** (Foramina interventricularia) mit dem **3. Ventrikel** in Verbindung. Dieser liegt spaltförmig im Zwischenhirn und geht über den **Aquädukt,** einen schmalen Verbindungskanal im Mittelhirn, in den **4. Ventrikel** über. Der 4. Ventrikel setzt sich in den (bei Erwachsenen stellenweise verschlossenen) **Zentralkanal** des Rückenmarks fort, hat aber noch zwei kleine seitliche Öffnungen (Foramina Luschkae) und eine mittlere Öffnung (Foramen Magendii) zum Subarachnoidalraum. Durch sie stehen die inneren Liquorräume mit den äußeren in Verbindung.

Liquorentnahme mittels Lumbalpunktion

Einige Erkrankungen des ZNS und/oder seiner Hüllen, vor allem nicht-infektiöse Entzündungen und Infektionen wie etwa die Multiple Sklerose, Meningitis oder Enzephalitis, führen zu Veränderungen der Liquorzusammensetzung. Bei Verdacht auf diese Erkrankungen kann die laborchemische und mikroskopische Untersuchung von Liquor wichtige diagnostische Hinweise geben.
Der Liquor wird zumeist durch die Punktion des Subarachnoidalraums im Bereich der Lendenwirbelsäule gewonnen. Dabei wird eine Nadel zwischen den Dornfortsätzen des dritten und vierten Lendenwirbels in Richtung Wirbelkanal vorgeschoben. Das Rückenmark selbst kann in diesem Bereich nicht mehr verletzt werden, da sich im Bereich von L3–L4 nur noch die Cauda equina befindet, deren Faserstränge der Nadel leicht ausweichen (➤ Abb. 8.16, ➤ Abb. 8.55).
Durch die Fortschritte in Computer- und Magnetresonanztomographie weit seltener als früher durchgeführt wird die **Myelographie,** die *Kontrastmitteldarstellung des Spinalkanals* durch Injektion eines Kontrastmittels in den Subarachnoidalraum über eine Lumbalpunktion.

Blut-Liquor-Schranke

Wie erwähnt wird in den zottenartigen Kapillargeflechten der Pia mater im Bereich der Ventrikel (Plexus choroidei) der Liquor durch Filtration aus Blutplasma gebildet. Damit dabei keine schädlichen Stoffe aus dem Blut zum Nervengewebe gelangen, besteht dort eine der Blut-Hirn-Schranke (➤ 4.5.2) entsprechende Barriere, die **Blut-Liquor-Schranke.** Diese Grenzmembran im Bereich der Kapillaren wird von Gliazellen und Anteilen der Pia mater gebildet.

Hydrozephalus

Normalerweise besteht zwischen Liquorbildung und -resorption ein Gleichgewicht: Täglich werden etwa 500 ml sowohl produziert als auch absorbiert. Dieses Gleichgewicht ist gestört bei:
› Einem Liquor-Abflusshindernis. Dies ist der häufigste Fall, er entsteht z. B. durch Tumoren, entzündungsbedingte Verklebungen oder angeborene Verschlüsse
› Verminderter Resorption, z. B. nach einer Meningitis
› Erhöhter Liquorproduktion.

Es kommt zum **Hydrozephalus** mit erhöhter Liquormenge und Anstieg des Hirndruckes *(intrakranieller Druck)* in den Ventrikeln *(Hydrocephalus internus)* oder im Subarachnoidalraum *(Hydrocephalus externus)*. Bei Kleinkindern mit noch offenen Schädelnähten und Fontanellen gibt der knöcherne Schädel dem erhöhten Druck nach, was zu einer Schädelvergrößerung (umgangssprachlich „Wasserkopf") führt. Dabei können sich die Ventrikelräume extrem erweitern und die Hirnrinde auf eine Dicke von wenigen Millimetern zusammengepresst werden.

Erhöhter intrakranieller Druck

Der Schädelraum ist wegen seiner knöchernen Hülle nicht ausdehnbar. Jede Volumenzunahme, etwa durch Blutung, Hydrozephalus oder Tumor, führt daher zu einer Erhöhung des Drucks im Schädelraum (normal unter ca. 15 mmHg) und damit zu Kompression und Durchblutungsstörung des empfindlichen Nervengewebes.
Entwickelt sich die Druckerhöhung *langsam,* z. B. bei vielen Hirntumoren, so leiden die Patienten zunächst an unspezifischen Störungen wie Kopfschmerzen, Sehstörungen (durch Druck auf den Sehnerven), Antriebslosigkeit und Gedächtnisstörungen, Übelkeit und schwallartigem Nüchternerbrechen am Morgen. Da das Hirngewebe durch den erhöhten Druck geschädigt wird, lassen bei Erwachsenen oft die geistigen Fähigkeiten nach, bei Kindern können teils schwere Entwicklungsstörungen die Folge sein. Später kommt es zu Eintrübungen des Bewusstseins bis zum Koma. Bei der Untersuchung des Augenhintergrundes stellt der Untersucher eine *Stauungspapille* (typische Veränderung der Sehnervenpapille) fest. Da durch den erhöhten Druck das Hirngewebe in Richtung „Ausgang" – zum großen Hinterhauptloch – gedrängt wird, kann eine lebensgefährliche Situation entstehen: Die lebenswichtigen Zentren des Hirnstammes, z. B. für die Atmungs- und Kreislaufregulation, können eingeklemmt werden **(Hirnstammeinklemmung).**
Eine *akute* Druckerhöhung, etwa nach Schädel-Hirn-Verletzungen oder Hirnblutungen, verläuft ungleich dramatischer, es kommt evtl. binnen kürzester Zeit zu Bewusstlosigkeit, Atem- und Kreislaufstörungen, Lähmungen und Reflexausfall. Trotz maximaler Therapie versterben viele Patienten.

> **Intrazerebrale Blutung**
> Jede akute Blutung in den Schädelinnenraum bzw. das Hirngewebe hinein ist ein lebensbedrohlicher Notfall, weil sie schnell einen starken Druck auf das empfindliche Gehirn ausübt.

8.12 Blutversorgung des zentralen Nervensystems

Aufgrund des hohen Sauerstoffbedarfs des zentralen Nervensystems verursachen schon Unterbrechungen der Sauerstoffzufuhr von wenigen Minuten irreparable Zellschäden, die zu neurologischen Ausfällen (beispielsweise Lähmungen, Sensibilitätsstörungen) bis hin zum Hirntod (➤ 3.10.1) führen können.

Arterien des Rückenmarks

Das Rückenmark wird über Arterien aus der Arteria vertebralis (Wirbelschlagader), den Interkostalarterien (Zwischenrippenarterien) und aus der Aorta versorgt. Sie gelangen durch die Zwischenwirbellöcher in den Wirbelkanal und bilden dort ein Arteriennetz.

Arterien des Gehirns

Die lebensnotwendige *kontinuierliche* Sauerstoff- und Nährstoffzufuhr des Gehirns wird über ein Arteriensystem an der **Hirnbasis** (Unterseite des Gehirns) gewährleistet (➤ Abb. 8.56). Es wird aus den paarigen *inneren Halsschlagadern* (**linke und rechte A. carotis interna**) und – in geringerem Umfang – aus den *Wirbelschlagadern* (**Arteriae vertebrales**) gespeist.
Die Arteria carotis interna gibt Äste zur Hirnanhangdrüse und zu den Augen ab und teilt sich dann in ihre beiden Endäste auf, die *vordere* und die *mittlere Großhirnarterie* (**Arteria cerebri anterior** und **media**), welche die vorderen und mittleren Hirngebiete versorgen.
Die Arteriae vertebrales versorgen die hinteren Hirnareale und die Hirnbasis. Nach Abgabe von Ästen zum Rückenmark treten sie durch das große

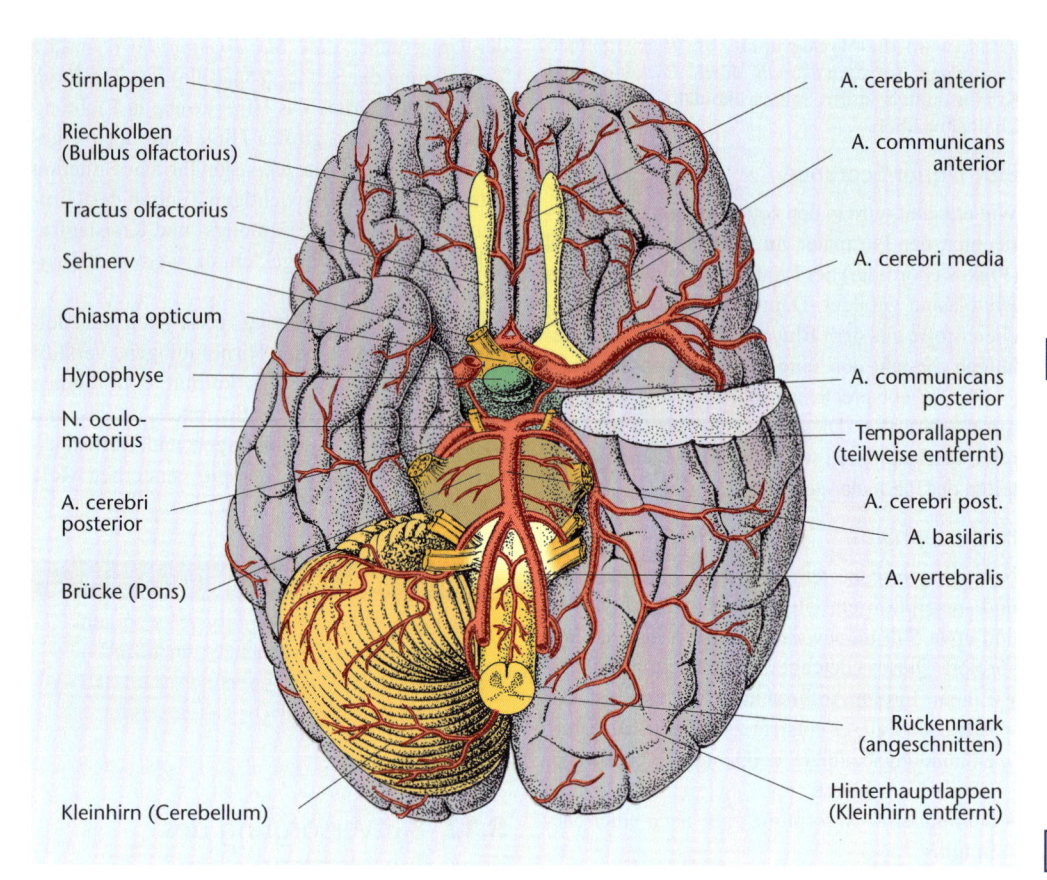

Abb. 8.56 Die Hirnarterien im Bereich der Hirnbasis. Ansicht von unten. Rechts im Bild sind die vorderen Anteile des Schläfenlappens entfernt worden, um den Verlauf der A. cerebri media darstellen zu können.

Hinterhauptloch in den Schädelraum ein und vereinigen sich an der Hirnbasis zur *Schädelbasisarterie* (**Arteria basilaris**). Diese gibt mehrere Äste zum Kleinhirn ab, bevor sie sich in die beiden *hinteren Großhirnschlagadern* (**Arteriae cerebri posteriores**) aufteilt.

Damit eine Unterbrechung der Blutzufuhr in einem dieser Gefäße nicht sogleich zum Untergang von Hirngewebe führt, sind diese paarigen Arterien über Verbindungsäste zu einem Gefäßring (**Circulus arteriosus Willisii**, *Circulus arteriosus cerebri*) verbunden: Die **A. communicans posterior** *(hintere Verbindungsarterie)* verbindet die A. cerebri media, den Hauptast der A. carotis, mit der A. cerebri posterior, dem stärksten Gefäß aus dem Vertebralisgebiet. Die beiden Aa. cerebri anteriores sind ebenfalls durch ein Gefäß, die **A. communicans anterior** *(vordere Verbindungsarterie)*, verbunden, womit der Ring geschlossen ist.

Bei vielen Menschen ist dieser Circulus arteriosus jedoch nicht vollständig ausgebildet oder nicht ausreichend leistungsfähig, so dass auch einseitige Gefäßverschlüsse nicht voll kompensiert werden und zu Durchblutungsstörungen führen können (➤ Abb. 8.57, ➤ Abb. 8.59).

Venen des Gehirns

Der venöse Abfluss aus dem Schädelraum verläuft in erster Linie durch dünnwandige, klappenlose Venen, die meist unabhängig von den Arterien verlaufen. Dabei sammeln die **inneren Hirnvenen** das Blut aus den zentralen Teilen des Gehirns, während die **äußeren Hirnvenen** das Blut von der Oberfläche des Gehirns ableiten. Das Blut sammelt sich dann in muskelfreien, starrwandigen Venenkanälen, den erwähnten **Sinus** (➤ 8.11.1, ➤ Abb. 8.49, ➤ Abb. 8.51, ➤ Abb. 8.58). Durch das Foramen jugulare, eine Durchtrittsstelle seitlich des großen Hinterhauptlochs (➤ Abb. 6.11), gelangt das venöse Blut zur rechten und linken Vena jugularis interna (➤ 15.2.3).

Der **Sinus sagittalis superior** *(oberer Längsleiter)* verläuft am oberen Ansatz der Hirnsichel *(Falx cerebri)* in Richtung Hinterkopf (➤ Abb. 8.51, ➤ 8.58). Den unteren freien Rand der Hirnsichel bildet der **Sinus sagittalis inferior** *(unterer Längsleiter)*, der in den **Sinus rectus** *(gerader Blutleiter)* übergeht. Von hier fließt das venöse Blut gemeinsam mit dem Blut aus dem Sinus sagittalis superior über die beiden **Sinus transversus** *(quere Blutleiter)*, die quer über das Hinterhauptbein ziehen, in die S-förmig geschwungenen **Sinus sigmoidei** *(Sigma-Sinus)*.

Sinusthrombose

Wie in anderen Venen kann es auch in den Sinus zu einer Thrombose kommen, entweder nichtinfektiös, beispielsweise bei erhöhter Gerinnungsneigung des Blutes (➤ 12.5.5), oder durch Übergreifen von Infektionen der umgebenden Hohlräume des Schädelknochens (Warzenfortsatz, Keilbeinhöhle). Die Patienten haben oft als erstes Kopfschmerz, in schweren Fällen gefolgt von Lähmungen und anderen Ausfällen, epileptischen Anfällen und Bewusstseinstrübung.

Schlaganfall

Häufig und folgenschwer

Die häufigste Erkrankung des Gehirns überhaupt ist der **Schlaganfall** *(zerebrovaskulärer oder apoplektischer Insult,* engl. stroke*)*. 15–20 % der Deutschen erleiden im Laufe ihres Lebens einen Schlaganfall. Der Schlaganfall ist die dritthäufigste Todesursache in Deutschland und die häufigste Ursache einer im Erwachsenenalter entstehenden Pflegebedürftigkeit.

Beim Schlaganfall kommt es zu einem Untergang von Gehirngewebe durch eine akute Störung der arteriellen Durchblutung. Mit 85 % häufigste Ursache ist eine *verminderte Blutversorgung* des Gehirns (**Hirninfarkt**), am häufigsten durch Gefäßeinengung oder -verschluss bei Arteriosklerose (➤ 15.1.4). In ca. 15 % ist der Schlaganfall Folge einer *arteriellen Blutung* in das Gehirn (**intrazerebrale Blutung**). Hauptrisikofaktor ist hier zu hoher Blutdruck (Hypertonie ➤ 15.4.1).

Vor allem die *Arteria cerebri media* ist häufig von Durchblutungsstörungen betroffen. Gemäß ihrem Versorgungsgebiet (➤ Abb. 8.59) kommt es dann zum Ausfall der Willkürmotorik (**Hemiparese** = *Halbseitenlähmung,* ➤ Abb. 8.60) und/oder der Sensibilität auf der gegenüberliegenden Körperseite. Je nach Lokalisation und Ausdehnung des Schlaganfalls können zusätzliche neurologische Ausfälle, z. B. Sprach- oder Sehstörungen, bestehen. Die genannten Störungen treten in der Regel akut auf und können sich mit der Zeit zumindest zu einem Teil zurückbilden. Die Mediziner erklären sich dies durch eine Erholung geschädigter, aber nicht abgestorbener Neurone und Übernah-

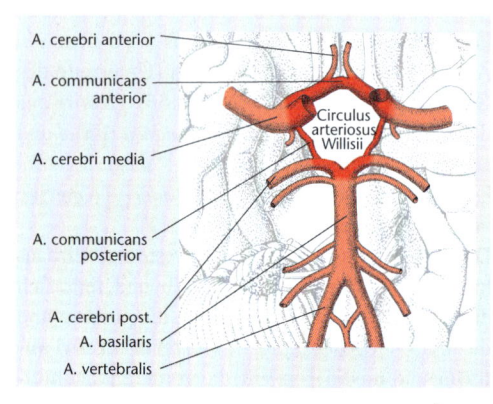

Abb. 8.57 Circulus arteriosus Willisii im Detail. Die Äste der wichtigsten hirnversorgenden Arterien (Arteria carotis interna und A. vertebralis) sind durch mehrere kleine Verbindungsarterien zu einem Kreis zusammengeschlossen.

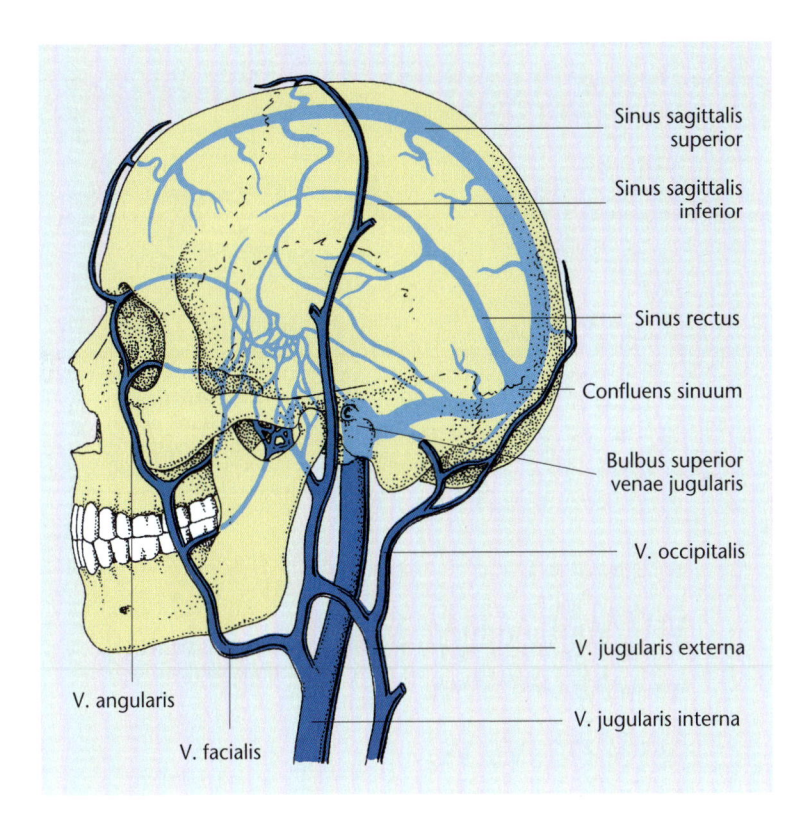

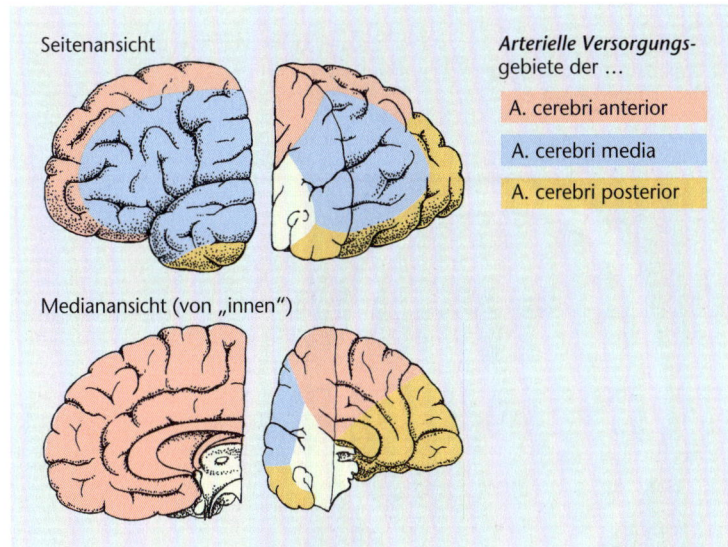

Abb. 8.59 (oben): Die arterielle Versorgung des Großhirns. Entsprechend der Funktion der einzelnen Hirnabschnitte bilden sich beim Verschluss der einzelnen Arterien ganz unterschiedliche neurologische Ausfallerscheinungen aus.

Abb. 8.58 (links): Anatomie der Venen des Gehirns und ihrer Sammelgefäße (Sinus). Einbettung der Sinus in die Dura (harte Hirnhaut) ➤ Abb. 8.49.

me von Funktionen durch unbeschädigte Hirnareale *(Plastizität des Gehirns)*.

Warnsignal: flüchtige Ausfälle

Alle genannten Störungen können auch nur kurzzeitig auftreten und innerhalb von Minuten bis Stunden wieder verschwinden. Besonders häufig sind kurzzeitige Sehstörungen auf einem Auge **(Amaurosis fugax),** Sensibilitätsstörungen oder Lähmungen. Solche flüchtigen Störungen, früher als **TIA** *(transitorische ischämische Attacke)* bezeichnet, sind ein Alarmzeichen und müssen diagnostisch abgeklärt werden, bevor es zum Schlaganfall kommt.

Prophylaxe und Therapie des Schlaganfalls

Da ein Schlaganfall für den Patienten oft folgenschwer ist, ist die Vorbeugung umso wichtiger: Wichtig ist vor allem eine Verminderung der Hauptrisikofaktoren Hypertonie, Hypercholesterinämie und Diabetes mellitus. Medikamentös kommt bei Risikopatienten die Einnahme z. B. von Azetylsalizylsäure (Aspirin®) in Betracht, um ein Zusammenballen der Blutplättchen zu verhindern (➤ 12.5.8).
Bei einem Schlaganfall muss der Betroffene schnellstmöglich ins Krankenhaus gebracht werden, am besten in eines mit **Stroke-Unit.** Dies ist eine spezielle *Schlaganfallstation* mit besonders geschultem Personal und technischer Ausstattung für die Diagnose (sofortige Computer- oder Magnetresonanztomographie, ➤ Abb. 8.61), Überwachung und Therapie von Schlaganfallpatienten. Unter gewissen Umständen kann dort eine Auflösung (Lyse) des Blutgerinnsels versucht werden, meist durch intravenöse Infusion. Allerdings ist dies nur in den ersten Stunden erfolgversprechend und mit einem erheblichen Blutungsrisiko behaftet. Immer werden Herz-Kreislauf- und Atemtätigkeit, Blutzucker und Körpertemperatur optimal eingestellt, weiteren Komplikationen wie etwa einer Thrombose vorgebeugt und möglichst früh mit individuell angepassten Rehabilitationsmaßnahmen begonnen. Letztere müssen oft über Monate fortgesetzt werden.

Pflege eines Patienten mit Schlaganfall

Der Schlaganfallpatient bedarf großen pflegerischen Engagements: Viele Betroffene sind zunächst einmal motorisch weitgehend gelähmt und müssen sorgfältig gelagert, ggf. künstlich ernährt (über eine Sonde oder intravenös) und katheterisiert werden.
Am Anfang sind die **Dekubitusprophylaxe** (➤ 7.5.9), die **Pneumonieprophylaxe** (➤ 16.11.1) und die **Kontrakturenprophylaxe** (➤ 5.2.4) entscheidend. Kontrakturen entstehen, wenn die Muskulatur und die Gelenke eines Körperteils in einer ungünstigen Position einsteifen, was später oft nicht mehr rückgängig zu machen ist. Die beste Prophylaxe gegen Kontrakturen ist regelmäßiges Durchbewegen aller Gelenke des stärker betroffenen Körperabschnitts bzw. die Lagerung in physiologischer Stellung. Entsprechend ist die beste Prophylaxe gegen den **Spitzfuß** als häufigster Kontraktur das Sitzen im Stuhl.
Im weiteren Verlauf treten die Mobilisierung, das Wiedererlernen von Trinken, Essen, Aufsitzen und Gehen (evtl. mit Hilfen) sowie die psychische Betreuung des oft in seinem Lebenswillen zutiefst getroffenen Patienten in den Vordergrund.

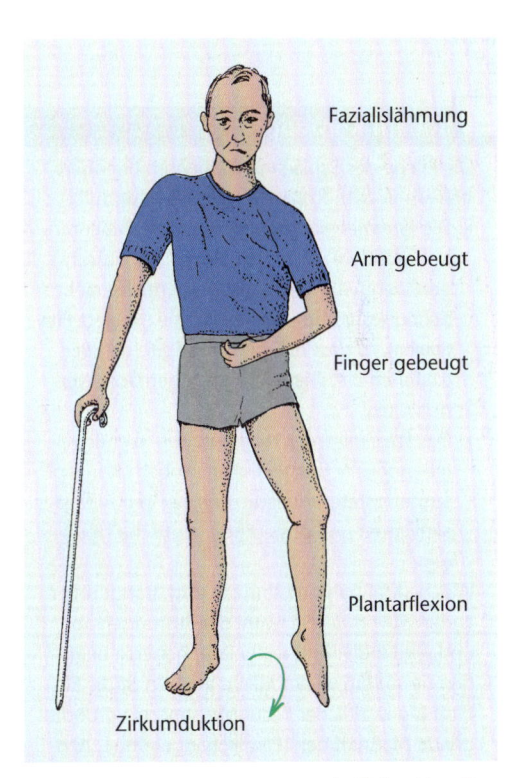

Abb. 8.60 Störungen eines Patienten bei linksseitiger Hemiparese, wie sie sich nach einem Schlaganfall entwickeln. Bei der typischen spastischen Hemiparese verharrt der Arm mehr in Beuge- und das Bein mehr in Streckstellung. Durch Beinstreckung und Spitzfußstellung würde das betroffene Bein beim Gehen ständig den Boden berühren. Um dies zu verhindern, führen Schlaganfallpatienten das gelähmte Bein beim Gehen kreisförmig nach vorn.

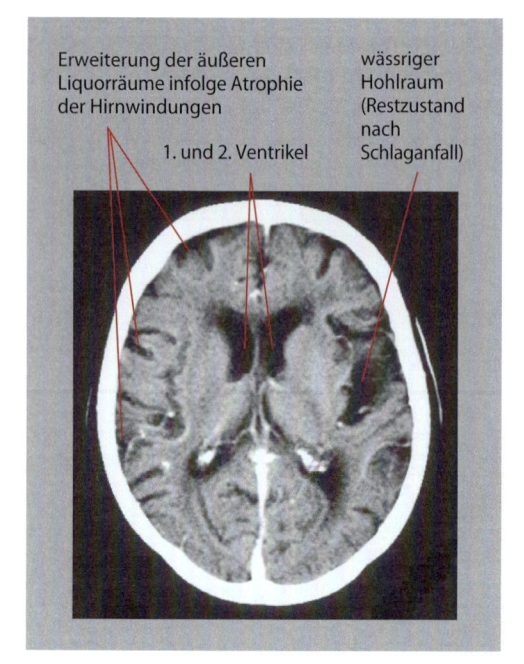

Abb. 8.61 Ausgedehnter Schlaganfall (craniales Computertomogramm = CCT, Spätbefund). Die dunkle „Höhle" in der linken Hemisphäre (rechts im Bild) entspricht abgestorbenem Hirngewebe nach einem Schlaganfall. Der Defekt liegt im Versorgungsbereich der A. cerebri media. Als weiteren Befund erkennt man eine Erweiterung der äußeren Liquorräume infolge einer Atrophie der Großhirnrinde. [B117]

Abb. 8.62 EEG. Über Kopfhautelektroden, die an 19 definierten Positionen der Schädeldecke angebracht werden, lassen sich elektrische Spannungen der Hirnrinde aufzeichnen. Bei geöffneten Augen leitet man gewöhnlich einen hochfrequenten β-Rhythmus ab. Werden die Augen geschlossen und entspannt sich der Patient, so erhält man niederfrequente α-Wellen. ϑ- und δ-Wellen kommen bei Erwachsenen nur im Tiefschlaf vor. Epileptiker zeigen während, aber auch manchmal zwischen den Anfällen „Krampfwellen", z. B. ein charakteristisches Muster aus Spikes und Waves („Zacken und Wellen"). [R164]

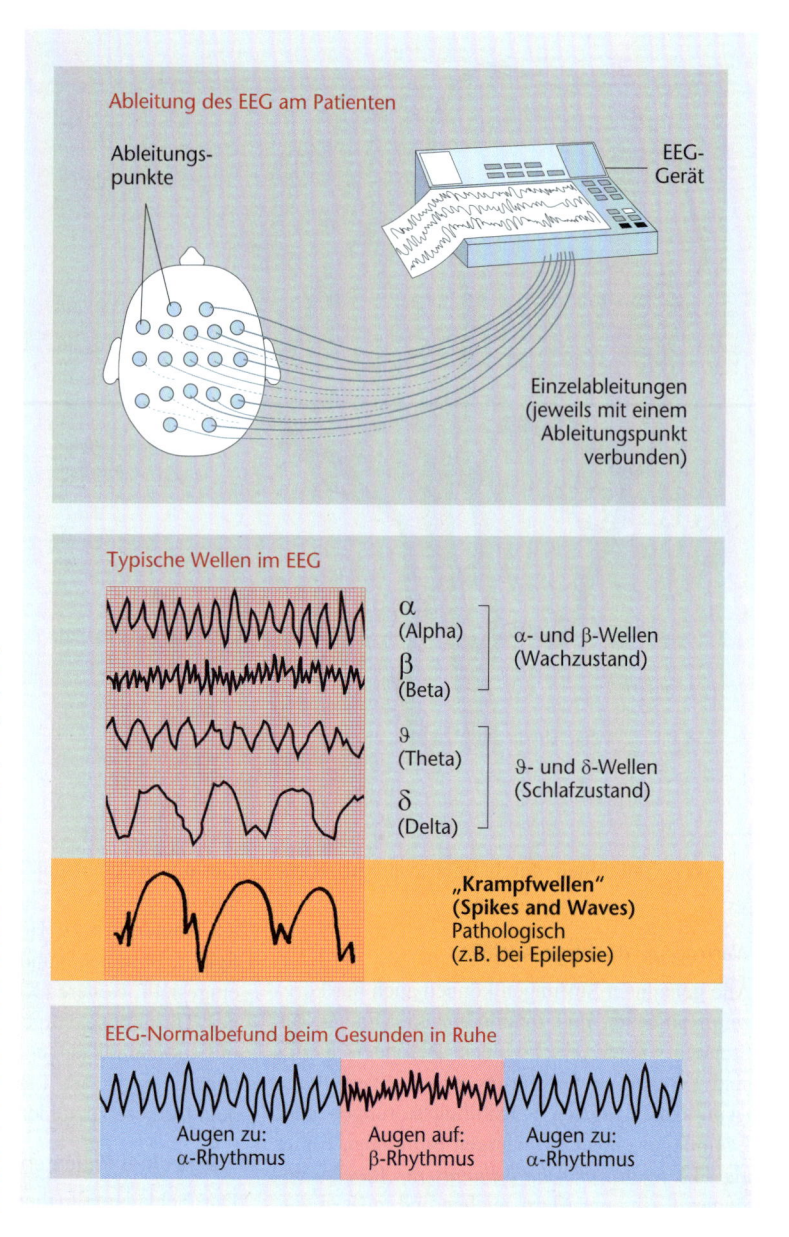

> **Bobath-Konzept**
>
> Die Pflege des Schlaganfallpatienten orientiert sich am Bobath-Konzept. Hauptziele sind:
> - Die *Wahrnehmungsförderung.* Viele Patienten, insbesondere solche mit Sensibilitätsstörungen, nehmen ihre kranke Körperhälfte nicht richtig wahr und „vergessen" sie (**Neglect-Phänomen**), so dass die gelähmte Seite den Betroffenen erst wieder bewusst gemacht werden muss
> - Das *Wiedererlernen möglichst normaler Bewegungsabläufe* durch eine am Bobath-Konzept ausgerichtete Unterstützung bei den Alltagsaktivitäten und physiotherapeutische Übungen.
>
> Welche Maßnahmen sinnvoll sind, hängt unter anderem von der Schwere der Störungen ab und wird individuell festgelegt; generell beginnen sie so früh wie möglich. Wichtig ist die Einbindung sämtlicher Bezugspersonen in grundlegende Maßnahmen (Familienangehörige, Arzt etc.).

8.13 Diagnostische Methoden

Elektroenzephalographie (EEG)

Die bei der Aktivität von Nervenzellen im Bereich der Hirnrinde auftretenden elektrischen Spannungen – im Wesentlichen die Summe der dort auftretenden postsynaptischen Potentiale – können über Elektroden an der Kopfhaut gemessen, verstärkt und aufgezeichnet werden. Dieses nebenwirkungsfreie Verfahren heißt **Elektroenzephalographie** (*EEG*, ➤ Abb. 8.62).

Beim gesunden Erwachsenen ergibt sich als Normalbefund:
- Bei geöffneten Augen ein typisches regelmäßiges Wellenmuster mit rasch aufeinanderfolgenden β-Wellen, bei Lern- und Aufmerksamkeitsprozessen noch höherfrequente γ-Wellen (im Standard-EEG allerdings nicht sichtbar)
- Im entspannten Zustand und bei geschlossenen Augen ein niederfrequentes Wellenmuster (α-Wellen)
- Im Tiefschlaf (➤ 8.8.3) noch langsamere ϑ-Wellen und δ-Wellen.

Die Aufzeichnung des EEG liefert bei vielen neurologischen Erkrankungen wichtige diagnostische Hinweise, z. B. bei der Epilepsie (➤ Abb. 8.62, ➤ 8.8.9) oder bei Tumoren. Das Elektroenzephalogramm ist auch einer von mehreren Parametern bei der Feststellung des *Hirntodes* („Nulllinien-EEG" ➤ 3.10.1).

Evozierte Potentiale

Reizt man während der Ableitung eines EEG ein Sinnesorgan, so lässt sich die aus diesem Reiz resultierende Aktivitätssteigerung (**evoziertes Potential**) des Gehirns über das EEG registrieren und durch einen Computer auswerten. **Visuell evozierte Potentiale** *(VEP)* mit Lichtreizen können eine (abgelaufene) Sehnervenentzündung nachweisen, z. B. bei Multipler Sklerose (➤ 8.1.6). **Akustisch evozierte Potentiale** *(AEP)* ermöglichen eine Beurteilung der Hörbahn.

Elektroneurographie und Elektromyographie

Bei der **Elektroneurographie** *(ENG)* wird die Nervenleitgeschwindigkeit in peripheren Nerven, z. B. den großen Armnerven, bestimmt. Durch die Elektroneurographie lassen sich Schäden an Nerven diagnostizieren, da sich insbesondere bei

Schädigungen der Markscheiden die Nervenleitgeschwindigkeit bereits in frühen Stadien verlangsamt.

Bei der verwandten **Elektromyographie** *(EMG)* werden Summenaktionspotenziale eines Muskels registriert. Durch das EMG lassen sich insbesondere Lähmungen sicher diagnostizieren und deren Verlauf beobachten.

Bildgebende Verfahren

Überragende Bedeutung in der Neurologie hat die (digitale) Röntgen-Schichtbilduntersuchung des Kopfes (**craniale Computertomographie**, *CCT*, ▶ Abb. 8.61). Mit Magnetfeldern hingegen arbeitet die **Magnetresonanztomographie** *(MRT)*, auch *Kernspintomographie, KST, NMR* von *nuclear magnetic resonance* oder *MRI* von *magnetic resonance imaging*) genannt. Die Untersuchung dauert 20–30 Minuten, manchmal auch länger, während denen der Patient absolut ruhig liegen muss.

Welche Untersuchung durchgeführt wird, hängt unter anderem von (regionaler) Verfügbarkeit und Fragestellung ab. Beide Untersuchungen stellen z. B. Tumoren oder Schlaganfälle dar. Knöcherne Strukturen werden meist durch die Computertomographie besser dargestellt, Weichteile wie kleine Entmarkungsherde bei Multipler Sklerose oder Bandscheibenvorfälle besser durch Magnetresonanztomographie.

Eine Weiterentwicklung ist die **funktionelle Magnetresonanztomographie** *(fMRT)*, bei der die Nervenzellaktivität bestimmter Hirnbereiche dargestellt wird. Man macht sich dabei die Tatsache zunutze, dass aktive Hirnbereiche mehr Sauerstoff benötigen als inaktive und sich somit auch die Sauerstoffbeladung des Blut-Hämoglobins (▶ 12.2.2) in den einzelnen Hirnregionen unterscheidet. Die beim fMRT aufgenommenen Signale sind abhängig von dieser Sauerstoffbeladung und ermöglichen dadurch die Registrierung der Hirnaktivität.

Single-Photon-Emissionscomputertomographie (kurz **SPECT**) und *Positronen-Emissions-Tomographie* (kurz **PET**, auch *Positronen-CT* genannt) können anschaulich als Kombination von Szintigraphie und Computertomographie oder als dreidimensionale Szintigraphie beschrieben werden. Verschiedene radioaktive Substanzen werden intravenös injiziert und verteilen sich im Hirngewebe. Eine Hauptindikation ist der Nachweis von Stoffwechselstörungen des Gehirns ohne strukturelle Veränderungen, z. B. bei M. Parkinson. In der neurophysiologischen Forschung werden diese Methoden auch angewendet, um spezifische Hirnfunktionen (z. B. Sprache, Emotionen) bestimmten Hirnarealen zuzuordnen (**brain mapping**).

Die **Magnetenzephalographie** *(MEG)* ist ein neues, zurzeit noch sehr aufwändiges Verfahren, das die Tatsache ausnutzt, dass elektrische Ströme, wie sie im Gehirn fließen, kleine magnetische Felder erzeugen. Diese können mit hochempfindlichen Detektoren dargestellt und diagnostisch genutzt werden.

GESUNDHEIT & LEBENSSTIL

8.14 Schlaf: weit mehr als eine Ruhephase

LKW rast in Stauende – Fahrer fiel in Sekundenschlaf: Derartige Meldungen lesen wir leider allzu häufig in der Zeitung. Verkehrsexperten schätzen, dass 25 % der Unfälle im Straßenverkehr durch extreme Müdigkeit und Einschlafen am Steuer verursacht werden. Was immer die Ursache für Müdigkeit ist: 24 Stunden ohne Schlaf oder eine Woche lang pro Nacht 3–4 Stunden Schlaf zu wenig reduziert bei den meisten Menschen das Leistungsvermögen etwa so wie 1 ‰ Alkohol im Blut. Jeder Mensch braucht pro Tag eine Mindestzeit an Schlaf, um optimal leistungsfähig zu sein. Die Dauer ist individuell unterschiedlich. Churchill und Napoleon kamen mit 4–6 Stunden aus, Einstein benötigte dagegen zehn. 80 % der Erwachsenen brauchen 7–9 Stunden, am häufigsten 8–8,5. Diese Zeit nimmt ab ca. dem 20. Lebensjahr nicht mehr wesentlich ab, kürzerer Nachtschlaf wird bei Älteren häufig durch zusätzliche Nickerchen am Tage ergänzt. Schlafmangel reduziert aber nicht nur das Leistungsvermögen, er gefährdet vielfältig die Gesundheit und beeinträchtigt sogar die Lern- und Gedächtnisfunktion.

Wenn die Nächte nicht enden wollen

Nicht immer aber überkommt einen der Schlaf, wenn man sich müde zu Bett begibt. Zu den häufigsten **Schlafstörungen** gehören **Ein-** und **Durchschlafstörungen** und vorzeitiges Erwachen, zusammenfassend als **Schlaflosigkeit** *(Insomnie)* bezeichnet. Bis zu 40 % der Deutschen leiden unter leichten bis mittelschweren, schätzungsweise 5 % unter schweren Schlafstörungen. Sie können bei längerem Bestehen die Gesundheit ernsthaft gefährden.

Die Ursachen sind außerordentlich mannigfaltig: z. B. psychischer Stress wie ungewollt immer wiederkehrende Gedanken (etwa über Konflikte am Arbeitsplatz, die Prüfung am nächsten Tag, bei Depressionen), körperliche Ursachen (Schmerzen, Fieber, Husten), Umweltbedingungen (Verkehrslärm, Hitze, ein fremdes Bett), ungewöhnlich intensive körperliche oder geistige Tätigkeiten in den Abendstunden, eine späte schwere Mahlzeit, Medikamente, reichlicher Genuss von Alkohol, Nikotin und Kaffee (ein verbreiteter Schlafblockierer, allerdings reagieren ältere Menschen häufig paradox auf Kaffee und können dadurch sogar leichter einschlafen).

Das Einnehmen von **Schlafmitteln** *(Hypnotika)* sollten die Ausnahme sein: Sie „hängen" oft bis in den nächsten Tag nach, erhöhen das Unfallrisiko, führen häufig zur Gewöhnung, und viele Patienten haben nach dem Absetzen sogar verstärkte Schlafstörungen und evtl. Alpträume.

> **Natürliche Einschlafhilfen**
>
> Bevor man zur Schlaftablette greift, sollten unbedingt folgende Ratschläge ausprobiert werden (▶ 23.3.4):
> › Immer zur gleichen Zeit ins Bett gehen und aufstehen
> › Zubettgeh-Rituale (Lesen, Musikhören, Schlummertrunk ohne/mit wenig Alkohol)
> › Keine schweren Mahlzeiten am Abend, keine aufputschenden Getränke am Nachmittag und Abend
> › Tagsüber für ausreichend Bewegung sorgen
> › Langen Mittagsschlaf vermeiden (maximal ungefähr 20 min)
> › Lärmfreie, angenehme Schlafzimmer, vor der Nachtruhe lüften und Heizungen ausschalten bzw. herunterdrehen
> › Einschlaf-Tees, die u.a. Baldrian, Hopfen und Melisse enthalten, oder Baldriantropfen erleichtern das Einschlafen
> › Bei kalten Füßen ein warmes Fußbad oder eine Wärmflasche nehmen.

„Durchsägte" Nächte

Die Situation kennen viele Paare: Der eine Partner schnarcht, der andere wälzt sich infolge der Lärmbelästigung (die durchaus 70–90 phon erreichen kann, ▶ 9.7.5) schlaflos im Bett. Die Zahl der Schnarcher nimmt mit dem Alter zu. Von den über 60-Jährigen schnarchen 60 % der Männer und 40 % der Frauen gelegentlich oder regelmäßig. Doch nicht nur der Lärmgeplagte leidet an Schlafstörungen, der Schnarcher selbst ist oft noch schwerwiegender betroffen. Er fühlt sich morgens wie gerädert und tagsüber überkommen ihn regelmäßig Müdigkeitsattacken. Er leidet, oft ohne es zu wissen, an schlafbezogenen Atmungsstörungen, dem **Schlaf-Apnoe-Syndrom**. Hier kommt es zeitweise, manchmal mehr als 100-mal pro Nacht, zu einem Verschluss der Atemwege und daher zu Atemaussetzern (▶ 16.11.7). Die Folgen sind ständige Weckreize durch CO_2-Anstieg und O_2-Abfall im Blut. Der Schläfer wacht zwar nicht ganz auf, aber der dringend erforderliche Tiefschlaf wird nicht erreicht. Nicht nur Müdigkeit und Einschlafneigung am Tage, sondern langfristig Bluthochdruck mit Schädigungen des Herz-Kreislaufsystems und sogar eine verminderte Lebenserwartung sind die Folgen. Häufig ist eine Untersuchung im Schlaflabor für die Diagnose und eine geeignete Therapieempfehlung (▶ 16.11.7) erforderlich.

Frühe Lerchen und späte Eulen

Während der eine schon um sechs Uhr morgens ausgeschlafen den Tag begrüßt (und um zehn Uhr abends ins Bett sinkt), bekommt der andere auch um acht Uhr kaum die Augen auf, bleibt dafür abends aber lange fit. Ob jemand Frühaufsteher oder Langschläfer ist, oder in Analogie zum Tierreich Lerche oder Eule, ist nach heutigem Wissen weitgehend genetisch festgelegt und auch vom Alter abhängig: Kleinkinder und Ältere neigen eher zum Frühaufstehen, Jugendliche sind bekannt dafür, dass sie gern die „Nacht zum Tage machen". Künstliches Licht, Fernsehen und Verfügbarkeit z. B. von Kinos und Diskotheken ermöglichen es auch mehr als früher, das Zubettgehen weit in die Nacht zu verlagern. Arbeits- und Schulbeginn liegen aber in den frühen Morgenstunden – der morgendliche Kampf mit dem Wecker und der folgende „soziale Jetlag" sind damit programmiert. Das zeigt sich nicht nur im Straßenverkehr, sondern auch in der Schule und am Arbeitsplatz. Ca. 70 % der Schüler schlafen pro Nacht etwa 1–2 Stunden weniger, als ihrem Schlafbedürfnis entspricht. Konzentrationsschwierigkeiten bis hin zum Einnicken, mangelnde Motivation und schlechte Laune, vor allem in den ersten beiden Schulstunden, sind die Folge. Obwohl das Schlafdefizit an den Wochenenden oft ausgeglichen wird, sind die Schulnoten bei den Kurzschläfern im Mittel schlechter als bei den Normalschläfern – eine Tatsache, die im weiteren Leben entscheidende Nachteile mit sich bringen kann. Modellversuche in den USA haben gezeigt, dass sich durch den um eine Stunde späteren Unterrichtsbeginn (9 statt 8 Uhr) die Schlafdauer der Jugendlichen um ca. eine Stunde verlängern ließ, sie dann also keineswegs noch später schlafen gingen.

Eine Steigerung des Nachteils, sich nicht ausschlafen zu können, findet man beim Schichtdienst, wie er z. B. bei Ärzten und Pflegenden im Krankenhaus unumgänglich ist. Faktum ist, dass der Tagschlaf von Menschen, die in der Nacht arbeiten, um 2–3 Stunden kürzer ist als ihr Nachtschlaf in der Zeit der Tagesschicht. Häufiger Wechsel zwischen Tag- und Nachtschicht erfordert ein ständiges neues Anpassen an die innere Uhr. Aber die zirkadianen Rhythmen des Stoffwechsels und der Hormone (u.a. Körpertemperatur, Kortisol, Melatonin, auch ▶ 8.8.2) passen sich nur langsam an die neuen Gegebenheiten an. Der Schlaf ist daher in der ersten Phase der Rhythmusänderung häufig unterbrochen, kurz und wenig erholsam. Stattdessen ist während der Wachzeit der Rhythmus auf Ruhe programmiert, Müdigkeit, Konzentrationsschwäche und Leistungsverminderung sind die Folgen. Je größer die Abweichung vom persönlichen Biorhythmus, desto mehr Betroffene putschen sich auf: durch Kaffee, Tee und Cola, vor allem aber auch den Griff zur Zigarette.

Schlau im Schlaf

Schlaf ist ein dynamisches Geschehen. 4- bis 5-mal pro Nacht durchlaufen wir unterschiedliche Schlafstadien (▶ 8.8.3), die sich durch die Schlaftiefe unterscheiden.

Kürzlich wurde nachgewiesen, dass der durch die langsamen Deltawellen im EEG charakterisierte Tiefschlaf eine besondere Bedeutung für das deklarative Langzeitgedächtnis (▶ 8.9) hat. Studenten, die Wortpaare auswendig gelernt hatten, konnten sich nach dem Tiefschlaf an mehr Wortpaare erinnern als am Vortag direkt nach dem Lernen. Dieser Effekt konnte noch deutlich gesteigert werden, wenn die δ-Wellen während des Schlafes über Elektroden von außen verstärkt wurden. Auch das Lösen von mathematischen Problemen gelang den Testpersonen nach einer Tiefschlafphase besser als davor, die Gedächtnisbildung führt also auch zu neuen Einsichten. Mehr noch, wurde während des Lernens zusätzlich ein sensorisch-emotionaler Reiz angeboten, hier der angenehme Duft von Rosen, so führte das Anbieten von Rosenduft während der Tiefschlafphase ebenfall zu einer verstärkten Gedächtnisbildung.

Es gibt auch Hinweise darauf, dass der REM-Schlaf für die Förderung des prozeduralen Gedächtnisses (▶ 8.9) wichtig ist. „Eine Nacht über etwas schlafen" kann also im wahrsten Sinne des Wortes von Vorteil sein, da man offenbar auch „im Schlafe lernt".

Unser Schlaf mit seinem natürlichen Schlafprofil ist also nicht nur für unser Ausgeruhtsein und Wohlfühlen am Tag verantwortlich, sondern ist

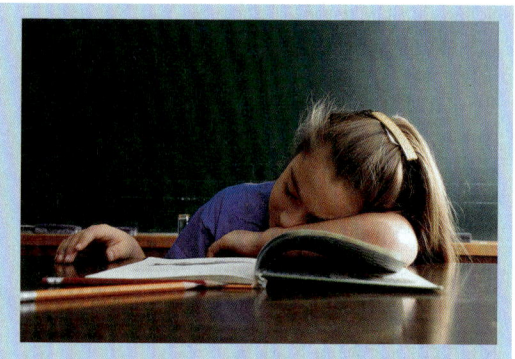

Abb. 8.63 Das Schlafdefizit einer „Eule" macht sich v.a. in den frühen Schulstunden bemerkbar. [J666]

auch für unser Gedächtnis und geistige Fitness entscheidend. Da macht neugierig, was die meistgebrauchtesten Medikamente überhaupt, nämlich *Schlafmittel*, dieser Schlafarchitektur antun. Ein ideales Schlafmittel sollte einen Schlaf erzielen, der sich nicht vom physiologischen Schlaf unterscheidet. Noch ist das ein Wunschtraum! Barbiturate und die modernen Tranquilizer (▶ 10.16.3) reduzieren den Tiefschlaf- und die REM-Anteile deutlich. Chronischer Schlafmittelkonsum kann daher nicht nur zu Abhängigkeit und Hang-over am Tag führen, sondern auch unserem Gedächtnis zusetzen.

Träume sind nicht nur Schäume

Während des gesamten Schlafes kommt es zu Traumphasen. Die Frage nach dem Sinn und der Notwendigkeit der Träume ist noch nicht endgültig geklärt. Möglicherweise werden während der Träume neuronale Netzwerke aktiviert, in denen Inhalte gespeichert sind, die durch emotional bedeutungsvolle Lebenserfahrungen zustande gekommen sind. Unklar ist, wie diese Gedächtnisinhalte in die oft obskuren Traumbilder umgesetzt werden, an die wir uns nach dem Erwachen erinnern können. In der Psychoanalyse (▶ 10.2.3) werden Trauminhalte schon lange genutzt, um einen Zugang zum Unterbewussten zu bekommen. Dies ist, wenn auch meist nicht aus dem Inhalt direkt, so doch über die von Sigmund Freud eingeführten freien Assoziationen zu den Traumsymbolen (Frage: Was fällt Ihnen spontan dazu ein?) häufig möglich. Offenbar werden im Traum Verbindungen zwischen zum Teil weit zurück liegenden Lebenserfahrungen und der aktuellen Gefühls- und Erlebniswelt hergestellt.

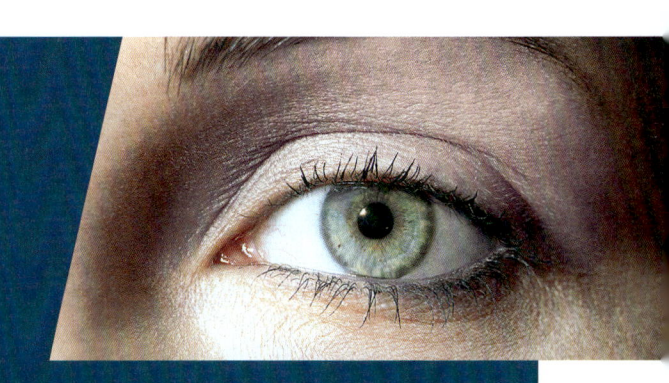

9 Sensibilität und Sinnesorgane

9.1	**Einführung** 182	9.5.4	Riechbahn 187	9.6.8	Sehbahn 194
		9.5.5	Geschmackssinn 187	9.6.9	Bewegungsapparat des Augapfels 194
9.2	**Hautsensibilität: Berührungs- und Temperaturempfinden** 182	9.5.6	Geschmacksrezeptoren 187	9.6.10	Schutzeinrichtungen des Auges 195
		9.5.7	Reizung der Geschmacksrezeptoren 187		
9.3	**Schmerzempfinden** 183	9.5.8	Leitungsweg des Geschmackssinnes 188	9.7	**Hör- und Gleichgewichtsorgan** 195
9.3.1	Schmerzentstehung 183				
9.3.2	Charakteristika des Schmerzes 184	9.6	**Auge und Sehsinn** 188	9.7.1	Einbettung in der Schädelbasis 195
9.3.3	Analgetika (Schmerzmittel) 185	9.6.1	Augapfel 188	9.7.2	Äußeres Ohr 196
		9.6.2	Feingeweblicher Aufbau und Funktion der Netzhaut 190	9.7.3	Mittelohr 196
9.4	**Tiefensensibilität** 186			9.7.4	Innenohr 196
		9.6.3	Linse 191	9.7.5	Schallwellen 197
9.5	**Geruchs- und Geschmackssinn** 186	9.6.4	Glaskörper 191	9.7.6	Physiologie des Hörvorgangs 198
		9.6.5	Sehfunktion: Lichtbrechung und Akkommodation 191	9.7.7	Krankheitsbilder 199
9.5.1	Geruchssinn als Kontrollstation 186			9.7.8	Gleichgewichtsorgan 200
9.5.2	Aufbau der Riechfelder 186	9.6.6	Sehfehler 192		
9.5.3	Über die Theorie des Riechens 187	9.6.7	Stimulation der Photorezeptoren 193	9.8	**Gehör: Ohrenbetäubend!** 202

9.1 Einführung

Sensibilität ist die Fähigkeit, Reize aus der Umwelt oder des Körperinneren über einzelne **Sinneszellen** oder ganze **Sinnesorgane** wahrzunehmen. Das *Bewusstwerden* von Sinneseindrücken verläuft vereinfacht wie folgt:
- Ein Reiz wirkt auf einen Sinnesrezeptor und erregt diesen
- Hierdurch werden Nervenimpulse ausgelöst, die in der Regel zum Rückenmark und/oder Gehirn fortgeleitet werden
- Jede Sekunde treffen im ZNS ca. 1 Million Rezeptorsignale ein. Diese Fülle wird im Thalamus gefiltert
- Nur diejenigen Signale, die wirklich wichtig für das Individuum sind, werden schließlich in der Großhirnrinde *bewusst*. Nachts nehmen wir z. B. Regengeräusche kaum wahr, werden aber durch das Springen einer Fensterscheibe (Einbrecher?) sofort wach.

Rezeptortypen

(Sinnes-)Rezeptoren oder *Sensoren* sind spezialisierte Zellen (häufig Nervenzellen), die von bestimmten inneren oder äußeren Reizen angeregt werden und diese dann in Form von elektrischen Impulsen oder chemischen Reaktionen weiterleiten.

Ein Reiz von ausreichender Stärke an einem für diese Reizart empfänglichen Rezeptor führt zu einer Veränderung des Membranpotentials (*Generatorpotential* ➤ 8.1.3). Ist das Generatorpotential ausreichend stark *(überschwellig)*, löst es an der mit dem Rezeptor verknüpften sensiblen Nervenzelle Aktionspotentiale aus, welche über deren Axon fortgeleitet werden. Die Schnelligkeit aufeinanderfolgender Aktionspotentiale *(Aktionspotentialfrequenz)* spiegelt je nach Rezeptortyp die Intensität (*Proportional-* oder **P-Rezeptoren**) oder die Intensitäts*änderung* des Reizes (*Differential-* oder **D-Rezeptoren**) oder eine Kombination aus beiden (**PD-Rezeptoren**) wider.

Rezeptoren sind sehr unterschiedlich aufgebaut: Im einfachsten Fall liegen sie als freie Nervenendigungen im Gewebe, in anderen Fällen bilden sie zusammen mit spezialisierten Zellen anderer Gewebe komplexe Sinnesorgane wie z. B. die Augen.

Primäre und sekundäre Sinneszellen

Primäre Sinneszellen leiten ihre Impulse über eigene *Axone* selbst ab, sind also Rezeptor und Nervenzelle in einem. **Sekundäre Sinneszellen** sind dagegen über eine Synapse mit afferenten Nervenfasern einer oder mehrerer Nervenzellen verknüpft, die die Informationen weitertransportieren (➤ Abb. 9.1).

Die Bezeichnungen weichen hier etwas von der üblichen und in Kap. 8 dargestellten Nomenklatur ab: Normalerweise nehmen kurze Fortsätze eines Neurons, die Dendriten, die Erregungen auf ("Eingangsseite") und leiten sie zum Zellkörper weiter, von wo aus sie zum Axon als

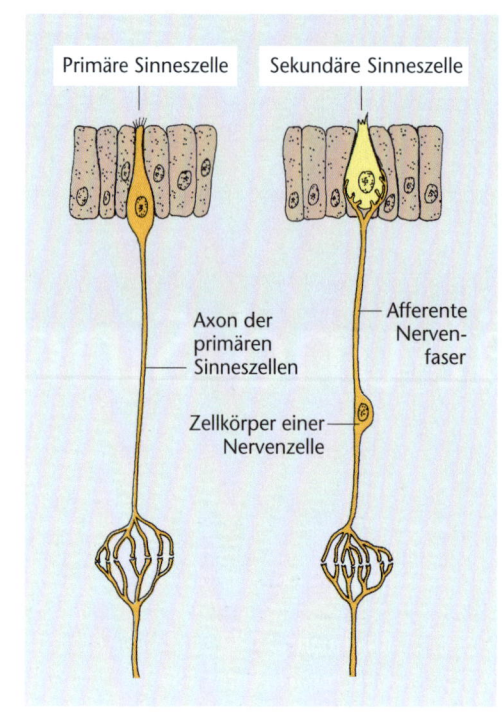

Abb. 9.1 Primäre und sekundäre Sinneszellen.

"Ausgangsseite" gelangen. Bei den Sinnesorganen kann jedoch die Entfernung zum Zellkörper sehr lang sein, und oft ist die Nervenfaser der Eingangsseite (obschon funktionell ein „Dendrit") myelinisiert, ähnelt also vom Aufbau her einem Axon. Daher ist es am besten, nur von **afferenter Nervenfaser** zu sprechen.

Worauf Rezeptoren reagieren

Die Rezeptoren reagieren jeweils spezifisch auf bestimmte Reize: **Mechanorezeptoren** (z. B. *Berührungsrezeptoren*) registrieren mechanische Deformierungen (Druck- und Zugkräfte) der Rezeptorzellen selbst oder der sie umgebenden Zellen. Ein Sonderfall der Mechanorezeptoren sind die **Dehnungsrezeptoren** in den Muskelspindeln (➤ 8.6.1). **Thermorezeptoren** reagieren auf Temperaturveränderungen, **Photorezeptoren** auf Licht. Geschmacks- bzw. Geruchsstoffe in Mund und Nase reizen **Chemorezeptoren**. Andere Chemorezeptoren registrieren z. B. die Sauerstoff-, Kohlendioxid- oder Glukosekonzentrationen in verschiedenen Körperflüssigkeiten. **Nozizeptoren** reagieren auf Gewebsschädigungen in Form von Schmerzreizen (*nocere* = schaden).

Diejenigen Reize, auf die ein Rezeptor am besten reagiert (z. B. Lichtreize beim Sehsinn), werden **adäquate Reize** genannt. Jedoch können auch Reize, die für den Rezeptor untypisch sind, eine Antwort auslösen – so löst z. B. ein Schlag auf das Auge visuelle Empfindungen aus. Man spricht von einem **inadäquaten Reiz.**

Alle Sinneseindrücke, die durch ein bestimmtes Rezeptorsystem vermittelt werden, bezeichnet man als **Sinnesmodalität**, z. B. Sehen, Hören, Temperaturempfinden. Innerhalb jeder Modalität werden verschiedene **Sinnesqualitäten** differenziert, etwa die unterschiedlichen Farben beim Sehsinn. Außerdem gibt es den Begriff der *Quantität*, das ist die Stärke der Sinnesempfindung.

Reizverarbeitung

Die von den Rezeptoren aufgenommenen und in Nervenimpulse übersetzten Informationen bewirken auf den verschiedenen Ebenen des ZNS unterschiedliche Reaktionen:
- Auf Rückenmarksebene und im Hirnstammbereich erfolgen die Antworten *unbewusst* in Form von Reflexen (➤ 8.6)
- Impulse, die den Thalamus erreichen, werden nach ihrer Entstehungsart und ihrem Entstehungsort gefiltert und gewichtet
- Nur diejenigen Impulse, die von dort aus an die Großhirnrinde übermittelt werden, bewirken eine *bewusste* Empfindung.

9.2 Hautsensibilität: Berührungs- und Temperaturempfinden

In der Haut – als Grenze zur Außenwelt – liegen zahlreiche Sinnesrezeptoren (➤ Abb. 9.2). Sie ermöglichen die Wahrnehmung *äußerer Gegenstände* und über die „Umweltkontakte" auch die Erfahrung der *eigenen Körperoberfläche*.

Hautrezeptoren sind die peripheren „Signalstationen" von sensiblen Neuronen, die in der Haut enden und dort in bindegewebige Strukturen eingebettet sind. Die Signale gelangen über afferente Nervenfasern zum Spinalganglion (➤ Abb. 8.18) und von dort über verschiedene Umschaltstationen in die sensorischen Rindenfelder der Großhirnrinde (➤ Abb. 8.42).

Es gibt unterschiedliche Hautrezeptoren, die auf bestimmte Reizarten spezialisiert sind (➤ Abb. 9.3, ➤ Abb. 9.4).

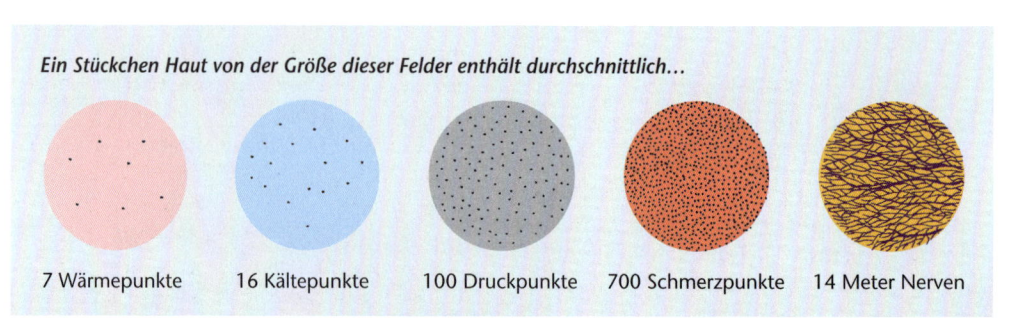

Ein Stückchen Haut von der Größe dieser Felder enthält durchschnittlich...

| 7 Wärmepunkte | 16 Kältepunkte | 100 Druckpunkte | 700 Schmerzpunkte | 14 Meter Nerven |

Abb. 9.2 Unterschiedliche Dichteverteilung der Hautrezeptoren.

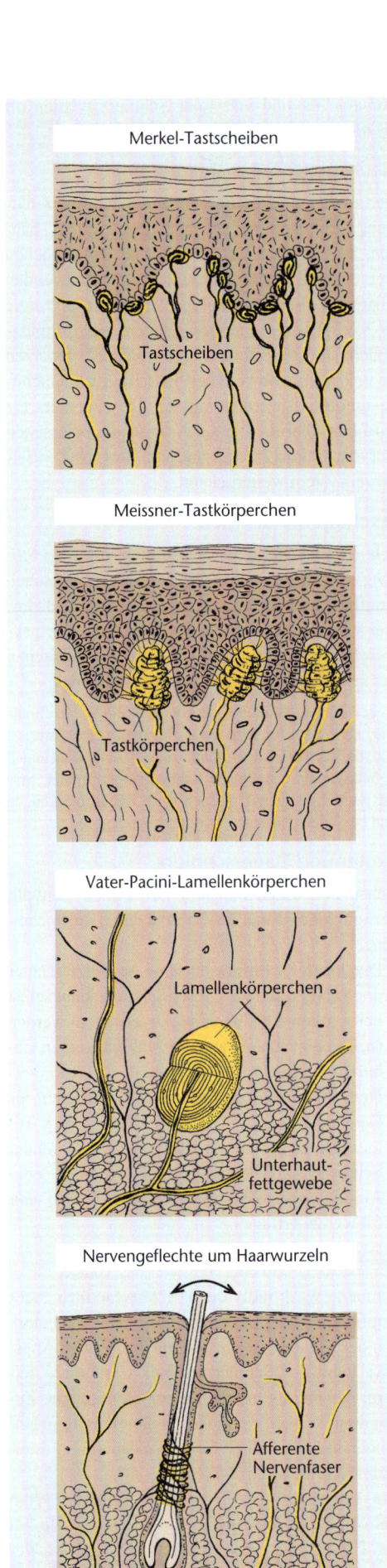

Abb. 9.3 Vier unterschiedliche Mechanorezeptoren.

Mechanorezeptoren

Merkel-Tastscheiben (*Merkel-Zellen*, ➤ Abb. 9.3) sind spezialisierte Hautzellen in haarlosen Gebieten (besonders reichlich an Handflächen und Fußsohlen). Sie stehen in Kontakt mit sensiblen Nervenzellen und werden durch mechanische Verformungen der Haut gereizt. Etwas tiefer in der behaarten wie der unbehaarten Haut liegen die **Ruffini-Körperchen**. Ebenso wie die Merkel-Tastscheiben reagieren sie vor allem auf Druck.

Meissner-Tastkörperchen (➤ Abb. 9.3) kommen in der unbehaarten Haut vor, vor allem an Finger- und Zehenspitzen, Augenlidern und Lippen. Es sind eiförmige Strukturen mit vielen afferenten Nervenfasern. Sie eignen sich besonders zur Registrierung von Berührungsreizen. Als Berührungsrezeptoren der behaarten Haut dienen afferente Nervenfasern, welche die Haarwurzeln umgeben **(Haarfollikelsensoren)**.

Vater-Pacini-Lamellenkörperchen (➤ Abb. 9.3) bestehen aus zwiebelschalenartig angeordneten Bindegewebslamellen. Im Inneren der Zwiebel liegt der eigentliche Sensor, der das Ende einer afferenten Nervenfaser darstellt. Vater-Pacini-Lamellenkörperchen kommen nicht nur in der Unterhaut, sondern auch in inneren Organen, Muskeln und Gelenken vor. Sie reagieren besonders auf Vibrationsreize und *adaptieren* sehr schnell an den Reiz, d.h. sie werden bei fortgesetzter Reizung schnell unempfindlich.

Freie Nervenendigungen sind afferente Nervenfasern ohne bindegewebige Hülle. Im Gegensatz zu den vorgenannten Rezeptortypen sind sie nicht nur Mechanorezeptoren, sondern auch für Temperatur- und Schmerzreize sowie für Juckreiz empfänglich.

> **Mechanische Sinnesqualitäten**
>
> Bei der Untersuchung werden die drei mechanischen Sinnesqualitäten *Druck* (durch die Unterscheidung stumpf/spitz), *Berührung* (durch Bestreichen der Haut mit einem Wattetupfer) und *Vibration* (mit einer niederfrequenten Stimmgabel) getrennt voneinander getestet.

Thermorezeptoren

Das ZNS wird über die **Thermorezeptoren** ständig über die Temperaturverhältnisse an der Körperoberfläche und im Körperinneren informiert. Dies sind wahrscheinlich freie Nervenendigungen, die überall in der Haut, im Körperinneren und im ZNS selbst, z. B. im Hypothalamusbereich, vorkommen.

Die einzelnen Temperaturrezeptoren sind auf Kälte- oder Wärmereize spezialisiert. Durch das Zusammenspiel von **Warm-** und **Kaltrezeptoren** können Temperaturen von 10–45 °C registriert werden (➤ Abb. 9.4). Außerhalb dieses Bereiches werden vorwiegend *Schmerzrezeptoren* stimuliert.

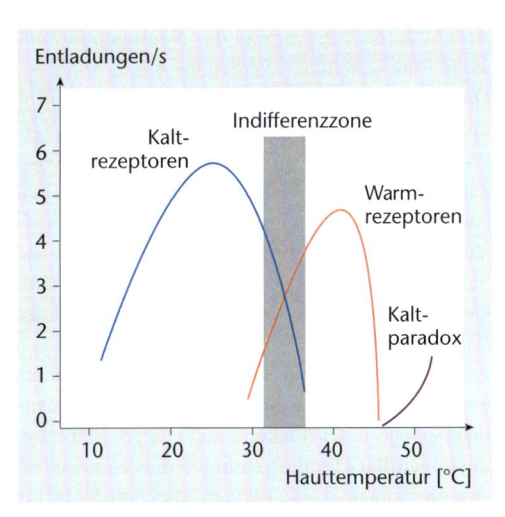

Abb. 9.4 Entladungsraten von Kalt- und Warmrezeptoren. Manche Kaltrezeptoren werden auch durch sehr hohe Temperaturen aktiviert, die Bedeutung dieses Phänomens ist noch unklar.

9.3 Schmerzempfinden

Die Sinnesempfindung **Schmerz** unterscheidet sich grundlegend von allen anderen Sinnessystemen, da die Schmerzempfindung gekoppelt ist mit einem starken Antrieb zur Vermeidung. Weil Schmerzreize von schädigenden Ursachen ausgehen, sind sie ein lebenswichtiges Meldesystem, das aktiv wird, wenn unsere Körperintegrität bedroht ist. Entsprechend kommen **Schmerzrezeptoren** *(Nozizeptoren)* in den meisten Organen vor, Ausnahmen sind z. B. Gehirn- und Lebergewebe.

Menschen, die an einer angeborenen Schmerzunempfindlichkeit leiden (selten), ziehen sich von Kindheit an viele Verletzungen zu. Auch Krankheiten werden (zu) spät erkannt, weil die Betroffenen die warnenden Schmerzen nicht spüren.

9.3.1 Schmerzentstehung

Schmerzempfindungen werden ähnlich den Temperaturreizen vorwiegend über freie Nervenendigungen vermittelt, wobei diese auch *Juckreiz* (Histamin-vermittelt) wahrnehmen. Schmerzrezeptoren reagieren auf chemische Stoffe, die bei Gewebsschädigungen oder Entzündungen (➤ 3.5) freigesetzt werden, etwa Prostaglandine, Serotonin, Bradykinin und Histamin. Demnach können *alle* Einwirkungen, die zu einer Gewebsschädigung führen, Schmerzen auslösen. Die im geschädigten Gewebe vorkommende Mischung dieser Substanzen („Schmerzsuppe") ist erheblich wirksamer als jede einzelne Substanz.

Auf- und absteigende Schmerzsysteme

Die Zellkörper der Schmerzrezeptoren liegen in den Hinterwurzelganglien (➤ Abb. 8.24) und Trigeminuskernen (➤ 8.8.2). Werden Schmerzrezeptoren gereizt, gelangt das Schmerzsignal über gemischte periphere Nerven (bzw. aus den Organen über Fasern des vegetativen Nervensystems) zunächst zum Rückenmark, wo als Transmitter die

Aminosäure *Glutamat* und das Neuropeptid *Substanz P* ausgeschüttet werden (▶ 8.2.3, ▶ 8.2.4). Diese Substanzen fördern die Schmerzempfindung und die Erregung wird dann über die Vorderseitenstrangbahn (▶ Abb. 8.18) des Rückenmarks zum Thalamus und weiter zu den sensorischen Rindenfeldern der Großhirnrinde geleitet **(aufsteigendes Aktivierungssystem).** Hier kann die Schmerzempfindung durch andere, zum Teil vom Gehirn ausgeschüttete Neuropeptide beeinflusst *(moduliert)* werden (▶ Abb. 9.5).

Außerdem gibt es ein absteigendes schmerzhemmendes System, das die Schmerzen auf Rückenmarksebene unterdrücken kann. Bei diesem sog. **absteigenden Hemmsystem** werden vom Gehirn aus über absteigende Bahnen, die *Serotonin* als Transmitter benutzen, bestimmte Neurone im Bereich des Rückenmarks aktiviert, welche daraufhin **Endorphine** und **Enkephaline** ausschütten (▶ 8.2.4). Diese Substanzen hemmen die schmerzleitenden Synapsen, indem sie die schmerzfördernde Wirkung von Substanz P und Glutamat unterdrücken.

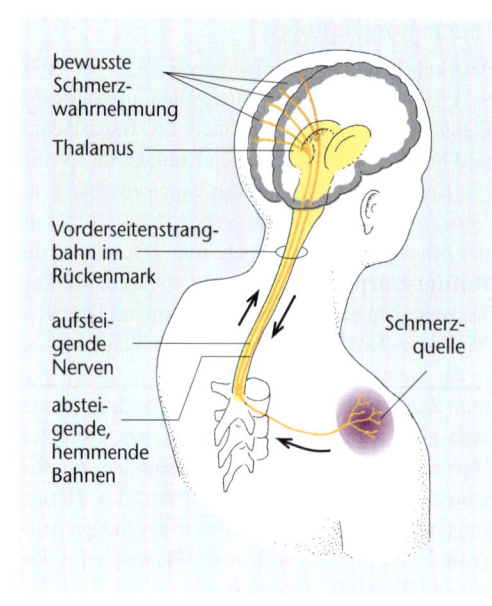

Abb. 9.5 Vom Schmerzreiz bis zur Schmerzwahrnehmung. Die Schmerzsignale werden über die Vorderseitenstrangbahn durch Rückenmark und Thalamus zur Großhirnrinde geleitet. Absteigende, hemmende Bahnen (Transmitter Serotonin) und endorphinproduzierende Zellen im Rückenmark modulieren die Weiterleitung der Schmerzimpulse.

Unterschiedlicher Schmerz
Durch das absteigende Hemmsystem werden Schmerzreize bereits an der Eintrittspforte ins Rückenmark moduliert und damit die Schmerzempfindung „angepasst". Angst und Unsicherheit verstärken den Schmerz, Ablenkung hingegen vermindert ihn. In lebensbedrohlichen Situationen können Schmerzen selbst bei ausgedehnten Verletzungen völlig fehlen. Damit wird sichergestellt, dass die komplexen Orientierungs- und Handlungsabläufe, die z. B. für Fluchtreaktionen notwendig sind, nicht unterbrochen werden.

Im Großhirn wird der Schmerz wahrgenommen, wobei die begleitende Gefühlsqualität (Angst, Ekel, unter Umständen auch Freude) von anderen Kerngebieten (etwa aus dem limbischen System) beigesteuert wird.

9.3.2 Charakteristika des Schmerzes

Somatischer Schmerz

Rührt die Schmerzempfindung von der Haut, dem Bewegungsapparat oder dem Bindegewebe her, spricht man vom **somatischen Schmerz.** Er wird differenziert in:
> Den **Oberflächenschmerz** durch Schmerzreize in der Haut
> Den von Muskeln, Gelenken, Knochen und Bindegewebe kommenden **Tiefenschmerz.**

Der Oberflächenschmerz, z. B. nach einem Nadelstich, hat zwei nacheinander bewusst werdende Anteile. Der **1. Oberflächenschmerz** hat einen hellen Charakter, kann räumlich und zeitlich gut definiert werden und klingt nach Aufhören des Reizes schnell ab. Er soll vor allem rasch reflektorische Fluchtreaktionen einleiten, etwa das Wegziehen der Hand beim Berühren eines heißen Gegenstandes. Diesem 1. Oberflächenschmerz folgt nach kurzer Pause ein **2. Oberflächenschmerz** von eher dumpfem oder brennendem Charakter, der schwerer zu lokalisieren ist und langsamer abklingt. Der Tiefenschmerz unterscheidet sich vom 1. Oberflächenschmerz außerdem durch seine Ausstrahlung in häufig weit entfernte Körperregionen **(übertragener Schmerz),** z. B. beim Herzinfarkt in linke Schulter, linken Arm und Hals (▶ Abb. 8.48).

Neurophysiologisch entsprechen dem 1. Oberflächenschmerz einerseits sowie dem 2. Oberflächenschmerz und Tiefenschmerz andererseits unterschiedliche Arten der *Schmerzleitung:* Der 1. Oberflächenschmerz „benutzt" schnelle markhaltige Nervenfasern für die Weiterleitung, während die anderen Schmerzqualitäten über langsamere markarme bis marklose Nervenfasern laufen (▶ 8.1.6).

Viszeraler Schmerz

Das Gegenstück zum somatischen Schmerz ist der **viszerale Schmerz** *(Eingeweideschmerz).* Er ähnelt in seinem dumpfen Charakter und den begleitenden vegetativen Reaktionen dem Tiefenschmerz. Die Ursachen viszeraler Schmerzen sind Entzündungen, starke Kontraktionen der glatten Muskulatur und auch Durchblutungsstörungen (Ischämie). Zum viszeralen Schmerz gehören auch **Koliken,** die starken, wiederkehrenden Schmerzen bei Verlegung von Hohlorganen, etwa des Harnleiters oder des Gallenblasenganges durch Steine (▶ 19.4.2, ▶ 17.6.6) oder eines Darmabschnitts. Auch in der Wand von Blutgefäßen kommen Schmerzrezeptoren vor.

Somatischer und viszeraler Schmerz werden oft als **nozizeptiver Schmerz** zusammengefasst.

Neurogener Schmerz

Der **neurogene** *(neuropathische)* **Schmerz** entsteht durch Reizung von Nervenfasern und -bahnen, wenn diese geschädigt oder unterbrochen werden, und hat einen „hellen", einschießenden Charakter. Beispiele sind die *Trigeminusneuralgie* (▶ 8.7.3) und der *Phantomschmerz* nach Amputationen: Der Betroffene klagt etwa über Schmerzen im linken Fuß, obwohl das linke Bein auf Kniehöhe amputiert werden musste. Der Schmerzreiz wird hier über die bei der Amputation belassenen Nervenstümpfe erzeugt und von dort ins Zentralnervensystem weitergeleitet.

Psychogener Schmerz

Schmerzursache kann auch eine *psychische Störung* sein, bei der die Patienten ihre psychischen Konflikte nicht anders verarbeiten können, als immer wieder über Schmerzen zu klagen. Die psychische Störung findet also in einer somatischen Erscheinung, dem Schmerz, ihren Ausdruck.

Woher dieser Schmerz „wirklich kommt", ist oftmals sehr schwer herauszufinden. Beispielsweise kann es sein, dass der Patient aufgrund früherer Lernerfahrungen in belastenden Situationen Schmerzen empfindet. Solche vielschichtigen Ursachen und Wechselwirkungen sind bei jedem Patienten zu berücksichtigen.

Akuter und Dauerschmerz

Neben dem Entstehungsort ist es auch sinnvoll, bezüglich der Dauer des Schmerzes zu unterscheiden:
> Der **akute Schmerz** hat eine begrenzte Dauer und klingt rasch ab. Dieser Schmerz kann selbst bei größerer Schmerzstärke ertragen werden (z. B. beim Zahnarzt oder während einer Geburt)
> Der **chronische Schmerz** tritt entweder als Dauerschmerz (z. B. Rückenschmerz oder Tumorschmerz) oder als häufig wiederkehrender Schmerz (z. B. Migränekopfschmerzen oder Angina-pectoris-Schmerzen) auf. Er ist nur schwer zu ertragen.

Die Einstellung zum Schmerz

Schmerz wird individuell unterschiedlich stark empfunden. Jede Schmerzempfindung wird stark von der *subjektiven Einstellung* beeinflusst. Angst etwa kann das Schmerzerlebnis wesentlich steigern, Ablenkung und vermehrte menschliche Zuwendung können es lindern. Schmerzhafte Erfahrungen in der Kindheit führen zu dauerhaft gesteigerter Schmerzempfindlichkeit.

Die Intensität von Schmerzen kann nur vom Betroffenen selbst angegeben werden. Hilfe bei der Einstufung eines Schmerzes bieten so genannte **Schmerzskalen,** z. B. eine Skala von 0 bis 10, bei der 0 mit *kein Schmerz* gleichgesetzt wird und 10 mit dem *stärksten vorstellbaren Schmerz.*

Schmerzrezeptoren zeigen in der Regel keine *Adaptation*, das heißt, ihre Empfindsamkeit für einwirkende Reize ist gleich bleibend stark. Dies ist für chronisch Kranke besonders quälend, da für sie die Funktion des Schmerzes als „Alarmgeber" keinen Sinn mehr hat. Die **Schmerztherapie**, eine junge medizinische Disziplin, versucht hier zu helfen.

9.3.3 Analgetika (Schmerzmittel)

„Geben Sie mir etwas gegen die Schmerzen!" – so verlangen tagtäglich viele Patienten nach einem **Analgetikum**, einem schmerzdämpfenden Medikament. Analgetika gehören in Deutschland zu den am häufigsten eingenommenen Medikamenten. Obwohl viele von ihnen ohne Rezept gekauft werden können, ist die Einnahme keineswegs risikolos: Mögliche Nebenwirkungen wie z. B. Magenblutungen, Kopfschmerzen oder Nierenschäden (insbesondere bei Langzeiteinnahme) müssen ebenso bedacht werden wie eine etwaige Abhängigkeitsentwicklung, die durch Mischpräparate mit Koffein und/oder Beruhigungsmitteln noch verstärkt werden kann (➤ Abb. 9.6).

Nicht-Opioid-Analgetika

Nicht-Opioid-Analgetika wirken in erster Linie peripher (am Ort der Schmerzentstehung), hauptsächlich über eine Hemmung des Enzyms **Zyklooxygenase** *(Cyclooxygenase, COX)*. Dadurch sinkt die Bildung der schmerzvermittelnden *Prostaglandine* (➤ 3.5.3).

Paracetamol. Paracetamol (z. B. ben-u-ron®) wirkt schmerzlindernd *(analgetisch)* und fiebersenkend *(antipyretisch.* Bei Kindern ist es, als Saft, (Brause-)Tablette oder Zäpfchen eingesetzt, Mittel der *ersten Wahl* gegen Fieber und Schmerzen. Auch viele Erwachsene bevorzugen Paracetamol wegen seiner guten Magenverträglichkeit. Neben der Prostaglandinsynthesehemmung entfaltet Paracetamol auch Wirkungen im ZNS. Bei Einnahme größerer Mengen besteht die Gefahr einer Leberschädigung.

Ein stärker wirksames Mittel ist **Metamizol** (z. B. Novalgin®), das sich jedoch negativ auf die Blutbildung auswirken kann.

Nichtsteroidale Antiphlogistika. Die **nichtsteroidalen Antiphlogistika** *(non steroidal antiinflammatory drugs, NSAID, nichtsteroidale Antirheumatika, NSAR)* sind eine uneinheitliche Substanzgruppe, die alle schmerzlindernd, fiebersenkend sowie entzündungshemmend *(antiphlogistisch)* wirken. „Nichtsteroidal" heißen sie, weil sie *kein* Kortison (= Steroid) enthalten, das ebenfalls entzündungshemmend wirkt, aber auf Dauer mit erheblichen Nebenwirkungen verbunden ist.

Das älteste Mittel dieser Art ist die **Azetylsalizylsäure** (ASS, z. B. Aspirin®). Sie ist z. B. geeignet bei Kopf- und Zahnschmerzen und leichtem Fieber. Wegen ihrer irreversiblen COX-1-Hemmung (die Zyklooxygenase existiert in den Unterformen *COX-1* und *COX-2*) reduziert sie außerdem die Aggregation der Thrombozyten (Blutplättchen ➤ 12.5.4), die mangels eines Zellkerns keine Zyklooxygenase nachbilden können.

Da Azetylsalizylsäure (genauso wie die meisten anderen NSAID) die Magenschleimhaut angreift, sind unerwünschte Wirkungen wie Blutungen in Magen und Darm vor allem bei magenempfindlichen Menschen oder längerer Anwendung häufig. Ebenfalls in geringer Dosierung nicht rezeptpflichtig und gut gegen leichte bis mäßige Schmerzen wirksam ist Ibuprofen (z. B. Imbun®, Aktren®). Es wird ebenso wie andere nichtsteroidale Antiphlogistika wie etwa Diclofenac (z. B. Voltaren®) auch bei rheumatischen und degenerativ-entzündlichen Erkrankungen des Bewegungsapparates oder beginnendem Tumorschmerz eingesetzt.

Eine Untergruppe der NSAID sind die sog. **Coxibe**, etwa Celecoxib (z. B. Celebrex®), welche überwiegend die Zyklooxygenase 2 (COX-2) hemmen. Sie greifen deshalb die Magenschleimhaut weniger an und haben auch keine Wirkung auf die Blutplättchen, weshalb vor einigen Jahren große Hoffnungen in sie gesetzt wurden. Coxibe erhöhen aber das Herz-Kreislauf-Risiko mehr als die anderen NSAID, was ihre Anwendbarkeit einschränkt.

Opioid-Analgetika

Die vom klassischen Rauschgift *Opium* abgeleiteten Schmerzmittel heißen **Opioid-Analgetika**. Sie vermitteln ihre Wirkung nach heutiger Kenntnis im ZNS über Rezeptoren, die normalerweise von körpereigenen Endorphinen (➤ 8.2.4) besetzt werden, und ahmen so deren Wirkung nach. Die Opioide mindern *zentral* die Schmerzempfindung, dämpfen die Aufmerksamkeit (Gefahr z. B. beim Autofahren) und können zu Stimmungsveränderungen (v.a. Euphorie) führen. Aufgrund der Gefahr der Abhängigkeitsentwicklung (➤ 10.13) und ihrer zahlreichen Nebenwirkungen wie Dämpfung des Atemzentrums, Verstopfung und Harnverhalt ist eine Anwendung nur bei starken Schmerzen indiziert (z. B. OP- und Tumorschmerzen).

Zu den **schwächeren Opioiden** zählt z. B. Tramadol (Tramal®), zu den **starken Opioiden** z. B. Morphin (MST Mundipharma®).

Um einem Missbrauch vorzubeugen, unterstehen fast alle Opioide der **Betäubungsmittel-Verschreibungsverordnung** *(BtMVV)*. Diese Arzneimittel dürfen nur unter strenger Kontrolle, nach ärztlicher Anweisung und mit Dokumentation abgegeben werden.

> **Tumorschmerzen**
>
> Das Abhängigkeitspotential und die besondere Verschreibungsform der Opioid-Analgetika dürfen kein Grund sein, diese Medikamente Tumorkranken mit (chronischen) Schmerzen vorzuenthalten. Gerade diese Patienten können die ihnen verbleibende Lebenszeit oft nur unter angemessener Schmerztherapie sinnvoll und selbstbestimmt gestalten.

Psychopharmaka

Der analgetische Effekt der bisher genannten Substanzen lässt sich zum Teil erheblich durch Kombination mit bestimmten Psychopharmaka steigern. Insbesondere Antidepressiva haben auch selbst eine analgetische Wirkkomponente.

> **Akupunktur**
>
> Die **Akupunktur** gehört zu den traditionellen chinesischen Heilverfahren. Sie geht von einem Gleichgewicht zwischen gegensätzlichen Kräften (*Yin* und *Yang*) aus, aus deren Ganzheit die Lebensenergie *Qi* hervorgeht. Die Lebensenergie soll beim Gesunden über ein Netzwerk von Linien und Bahnen *(Meridiane)* durch den Körper und in die Organe fließen. Krankheiten entstehen, wenn das Yin-Yang-Gleichgewicht und dadurch der Energiefluss gestört ist. Auf den Meridianen liegen mehrere hundert klassische Akupunkturpunkte, deren Beeinflussung das ungehinderte Fließen der Energie wieder ermöglichen soll.
>
> Ein Hauptanwendungsgebiet der verschiedenen Akupunkturtechniken wie beispielsweise klassische Akupunktur, Elektroakupunktur oder Akupressur ist die Schmerztherapie.

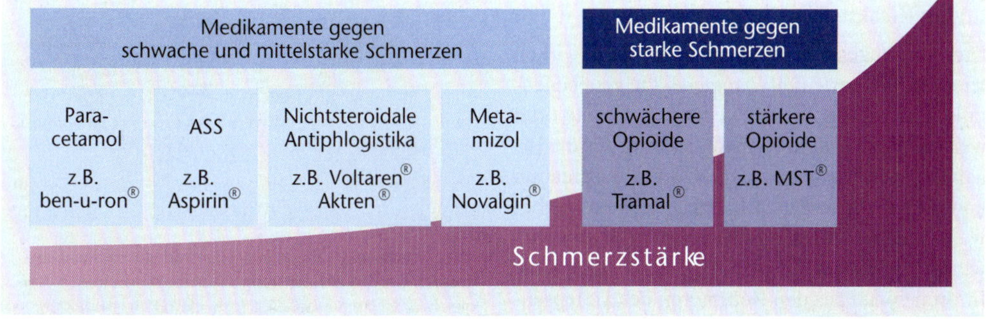

Abb. 9.6 Übersicht über die wichtigsten Analgetika. Unter den Medikamenten gegen mittelstarke Schmerzen nimmt das Metamizol eine Sonderstellung ein. Es wirkt sehr zuverlässig gegen viszerale Schmerzen.

Mit wissenschaftlichen Methoden sind weder Meridiane noch Energieflüsse nachweisbar, eine schmerzlindernde Wirkung der Akupunktur jedoch wohl. Allerdings wirkt auch *Sham-Akupunktur* (= „Scheinakupunktur"), bei der die gereizten Hautpunkte nicht auf den klassischen Meridianen liegen oder die Nadeln mit einer anderen Technik als der traditionellen eingestochen werden. Der Wirkungsmechanismus ist nicht geklärt. Vermutet werden eine Aktivierung des Endorphinsystems (▶ 8.2.4), die lokale Hemmung von Schmerzrezeptoren durch Freisetzung des Botenstoffs *Adenosin* sowie andere mit dem Plazeboeffekt einhergehende Mechanismen.

Plazebos

Ein in der Medizin sehr wichtiger und auch therapeutisch genutzter Effekt ist der **Plazeboeffekt**. Er kann Schmerzlinderung bzw. -freiheit, Besserung oder auch Heilung einer Krankheit bewirken. Dass ein Scheinmedikament – *Plazebo* (placere = gefallen) – trotz fehlenden Wirkstoffes therapeutisch wirksam sein kann, ist nachgewiesen, der genaue Wirkungsmechanismus aber unklar.

Sowohl die persönliche Zuwendung und Ermutigung durch den Behandler als auch Lernerfahrungen und eine positive Erwartungshaltung des Behandelten spielen wahrscheinlich eine Rolle und fördern Selbstheilungskräfte. Neurobiologisch führen Forscher den Plazeboeffekt u.a. darauf zurück, dass ein durch die Einnahme ausgelöster unspezifischer neurophysiologischer Reizeffekt die Endorphinproduktion (▶ 8.2.4) erhöht. Die Plazebowirkung lässt sich nämlich bei Schmerzen zumindest teilweise durch den Endorphin-Antagonisten Naloxon aufheben.

In der medizinischen Praxis sind Plazebos nur unter ganz bestimmten Voraussetzungen vertretbar. Sog. *reine Plazebos* (also Präparate mit *pharmakologisch unwirksamen* Substanzen) werden eher selten eingesetzt. Hingegen werden sog. *Pseudo-Plazebos (unreine Plazebos)* in nicht unbeträchtlichem Maße verwendet. Dies sind *pharmakologisch aktive* Substanzen, die jedoch im konkreten Anwendungsfall nach aktueller wissenschaftlicher Erkenntnis nicht wirken können, z.B. weil die verabreichte Dosis viel zu niedrig ist oder weil die Erkrankung nicht auf die Substanz anspricht. Häufiger werden Plazebos in der Arzneimitteltestung eingesetzt: Bei *plazebokontrollierten Doppelblind-Studien* erhält ein Teil der Probanden den Wirkstoff (Verum), der andere ein Plazebo, wobei weder die Versuchspersonen noch der Arzt (sondern nur die Studienleiter) wissen, wer zu welcher Gruppe gehört. Dieses Vorgehen dient zur Ermittlung der eigentlichen pharmakologischen (spezifischen) Wirksamkeit von Arzneistoffen, d.h. der Wirksamkeit, die über die Suggestivwirkung (den unspezifischen Effekt) hinausgeht.

9.4 Tiefensensibilität

Im Wachzustand sind wir ständig über unsere Körperhaltung informiert. Wir können passive Bewegungen unserer Gelenke wahrnehmen und haben ein Gefühl für den Widerstand, gegen den unsere Muskeln Bewegungen durchführen. Diese Fähigkeiten werden als **Tiefensensibilität** bezeichnet. Über Mechanorezeptoren in Muskeln, Sehnen und Gelenken erhält das ZNS Informationen über die Lage und Stellung des Körpers im Raum (**Stellungssinn**), über das Zusammenspiel der Muskeln bei allen Bewegungsabläufen (**Bewegungssinn**) und über die erforderliche Muskelarbeit zum Überwinden von Widerständen, z.B. beim Heben von Gewichten (**Kraftsinn**).

Man unterscheidet folgende Rezeptortypen:

> **Muskelspindeln** liegen zwischen den Muskelfasern der Skelettmuskulatur. Sie bestehen aus spezialisierten quergestreiften Muskelfasern (**intrafusalen Muskelfasern**) an den Enden und einem zentralen Dehnungssensor, die beide von einer flüssigkeitsgefüllten bindegewebigen Kapsel umgeben sind (▶ Abb. 8.22, ▶ Abb. 8.23). Die Spindeln werden durch *Dehnung* des betreffenden Muskels gereizt, die aus ihnen austretenden Nervenfasern informieren das ZNS somit über die jeweilige *Länge* des Muskels. Die intrafusalen Muskelfasern werden durch die γ-Motoneurone des Rückenmarks zur Kontraktion gebracht, wodurch der zentrale Sensor unabhängig von der Skelettmuskellänge immer eine optimale Dehnungsempfindlichkeit hat (▶ 8.6.1)
> **Golgi-Sehnenorgane** liegen im Übergangsbereich zwischen Muskeln und Sehnen. Im Gegensatz zu den Muskelspindeln messen sie die *Spannung* eines Muskels (ein Muskel kann seine Spannung ändern und die Länge beibehalten = isometrische Kontraktion, ▶ Abb. 5.25). Die Golgi-Sehnenorgane ermöglichen durch die Regulation der Muskelspannung feine Bewegungen und verhindern eine zu starke Muskelspannung
> In **Gelenken** bzw. **Gelenkkapseln** liegen weitere unterschiedliche Rezeptorarten, darunter die *Vater-Pacini-Lamellenkörperchen* (▶ 9.2). Sie alle registrieren mechanische Verformungen, wie sie bei Bewegungen der Gelenke auftreten, und informieren dadurch über die jeweilige Gelenkstellung.

Die Erregungen aus diesen Rezeptoren bewirken teilweise *bewusste Empfindungen*, die gegebenenfalls mit *bewussten* Bewegungen beantwortet werden. Viele andere Erregungen, z.B. für die Erhaltung des Muskeltonus und die Koordination komplexer Bewegungsabläufe, bleiben unbewusst, und auch die Reizantworten erfolgen *unbewusst* – reflektorisch (▶ 8.6). Dafür werden die Informationen aus den Rezeptoren der Tiefensensibilität im Rückenmark verschaltet oder an das Kleinhirn sowie das extrapyramidal-motorische System (▶ 8.8.9) übermittelt.

9.5 Geruchs- und Geschmackssinn

9.5.1 Geruchssinn als Kontrollstation

Der **Geruchssinn** wirkt als „Kontrollstation" für die *Luft* am Anfang der Atemwege. Ein unangenehmer Geruch kann z.B. vor dem Verzehr eines verdorbenen Nahrungsmittels warnen. Umgekehrt können uns Blütendüfte heiter und zuversichtlich stimmen.

Unbewusste Botschaften

Unser „emotionales Gehirn", das limbische System (▶ 8.8.7), ist besonders eng verknüpft mit dem Riechhirn und den Gehirngebieten, die für das Gedächtnis eine Rolle spielen. Deshalb können Begebenheiten viel leichter erinnert werden, wenn sie im Zusammenhang mit Gefühlen erfahren wurden und mit intensiven Geruchsempfindungen gekoppelt waren: Der Duft von Kerzen und Tannenzweigen kann immer wieder „Weihnachtsgefühle" hervorrufen. Die *Aromatherapie* setzt die Kraft der Düfte bewusst ein: Rosmarindüfte beispielsweise wirken belebend, Melissendüfte entspannend und beruhigend.

9.5.2 Aufbau der Riechfelder

Die Rezeptoren für den Geruchssinn sind *Chemorezeptoren*. Sie liegen in den **Riechfeldern** am Unterrand der Siebbeinplatte im oberen Bereich des Nasenseptums und an der oberen Nasenmuschel (▶ Abb. 9.7, ▶ Abb. 9.8, ▶ Abb. 16.2). Die Riechfelder bestehen mikroskopisch aus drei verschiedenen Zellarten (▶ Abb. 9.8):

> **Stützzellen,** säulenförmige Epithelzellen, machen den Hauptanteil aus
> **Basalzellen** erreichen nicht die Oberfläche, sie sind die Stammzellen für die nur 1–2 Monate lebenden Riechzellen

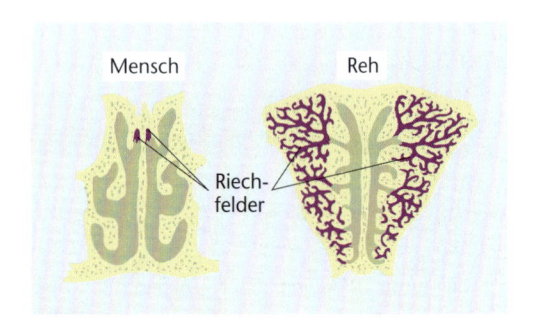

Abb. 9.7 Lage der Riechfelder (Schnitt durch die Nasengänge). Die Riechfelder nehmen beim Menschen im Vergleich zu vielen Säugetieren (z.B. dem Reh) nur einen Bruchteil der Nasenschleimhaut ein.

SENSIBILITÄT UND SINNESORGANE 187

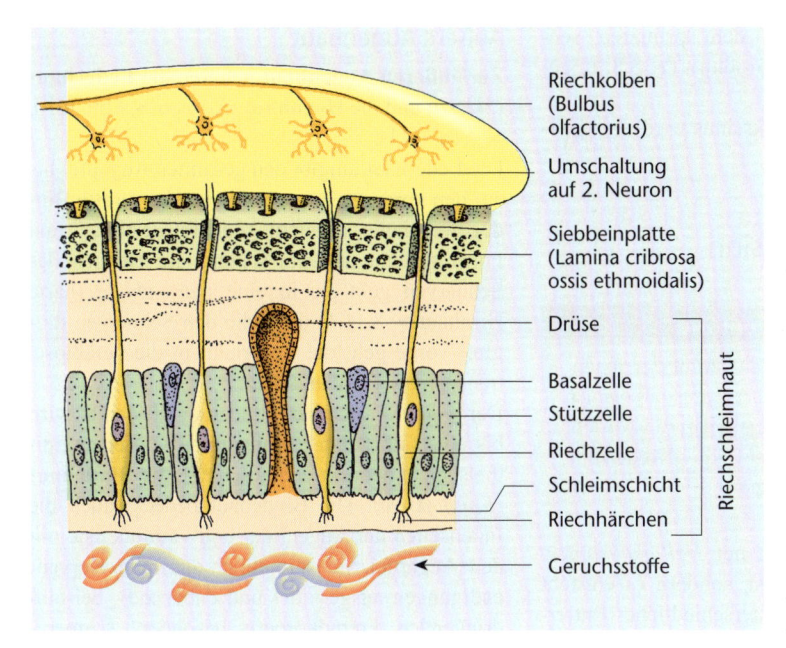

Abb. 9.8 Die Riechfelder der Riechschleimhaut liegen dem Unterrand der Siebbeinplatte an (anatomische Übersicht ➤ Abb. 6.10). Diese Abbildung zeigt den Feinbau der Riechfelder. Zwischen Stütz-, Basal- und Riechzellen liegen Drüsen. Sie bilden eine Schleimschicht, in die die Riechhärchen eingebettet sind. Die Geruchsstoffe lösen sich in dieser Schleimschicht und werden den Riechhärchen zugeführt.

› **Riechzellen** sind längliche Nervenzellen. Sie sind *primäre Sinneszellen* und bilden das *erste Neuron* der Riechbahn. Sie sind polar aufgebaut: Zur Luftseite hin haben sie kolbenförmige Auftreibungen mit zahlreichen Zilien (**Riechhärchen**), die mit den Geruchsstoffen in der vorbeiströmenden Einatemluft reagieren. Am anderen Ende ziehen ihre Axone als erster Hirnnerv (**Nervus olfactorius** ➤ 8.7.1) durch die Siebbeinplatte (➤ Abb. 9.8) zum **Riechkolben** *(Bulbus olfactorius).* Die Riechschleimhaut ist von kleinen Drüsen durchsetzt, den *Bowman-Drüsen.* Sie sondern ein dünnflüssiges (seröses) Sekret ab, das wahrscheinlich als Lösungsmittel für die zu riechenden Stoffe dient.

9.5.3 Über die Theorie des Riechens

Der Mensch kann etwa 10 000 verschiedene Gerüche unterscheiden. Diese Vielfalt entsteht durch die Kombination der Aktivierung von ca. 350 (!) verschiedenen Riechrezeptortypen. Eine Klassifikation in einzelne wenige Geruchsqualitäten – vergleichbar den Geschmacksqualitäten – ist deshalb nicht möglich.
Damit ein Stoff gerochen werden kann, muss er in gasförmigem Zustand mit der Einatemluft zu den Riechfeldern gelangen und mit den Rezeptoren der Riechfelder reagieren, so dass dort ein Generatorpotential entstehen kann. Am besten werden solche Substanzen gerochen, die sowohl *wasserlösliche Anteile* enthalten und damit gut in dem Schleim gelöst werden, der das Riechfeld bedeckt, als auch *fettlösliche Anteile,* die auf der Oberfläche der Riechzellen leichter an „ihre" Rezeptoren binden.
Bei ca. 80 % der Menschen gibt es in der Nase strukturelle Hinweise auf das Vorhandensein eines **Vomeronasalorgans** *(Jacobson-Organ)* im septumnahen Teil der unteren Nasenhöhle. Andere Säugetiere reagieren damit auf **Pheromone,** chemische Lockstoffe (gewissermaßen selbst gemachte „erotische Parfums"). Beim Menschen ist dies umstritten, möglicherweise beeinflussen Pheromone auch bei Menschen unbewusst Gefühle und (Sexual-)Verhalten.

9.5.4 Riechbahn

Die Riechkolben liegen beidseits in der vorderen Schädelgrube unter den Stirnlappen des Großhirns. Sie sind Schaltstationen, in denen die Nervensignale der Riechzellen auf die zweiten Neurone der **Riechbahn** umgeschaltet werden. Die Axone dieser zweiten Neurone ziehen über den **Tractus olfactorius** beidseits zu verschiedenen, entwicklungsgeschichtlich älteren Anteilen der Großhirnrinde. Diese Rindenanteile bilden zusammen mit Riechkolben und Tractus olfactorius das **Riechhirn,** das eng mit dem limbischen System verknüpft ist.
Der Verlust des Geruchssinns wird als **Anosmie** bezeichnet.

9.5.5 Geschmackssinn

Die *Chemorezeptoren* des **Geschmackssinns** werden durch *gelöste Substanzen* in der Mundhöhle erregt. Entsprechend dem Geruchssinn als Kontrollsystem für *eingeatmete* Substanzen ist der Geschmack eine Kontrolle für die *Nahrungs*bestandteile.
Wie der Geruchssinn, vermittelt auch der Geschmackssinn verschiedene Reflexe. Wie angenehme Gerüche, regen wohlschmeckende Speisen bekanntermaßen den Appetit und die Speichel- und Magensaftsekretion an, ekelhaft Riechendes und/oder Schmeckendes löst starke Abneigung und Brechreiz aus.
Allerdings ist der Geschmackssinn nur in der Theorie eine unabhängige Sinnesmodalität, denn tatsächlich ist an allen Geschmacksempfindungen der Geruchssinn stark beteiligt. Schaltet man den Geruchssinn etwa durch Zuklemmen der Nasenlöcher aus, „schmecken" Kartoffelbrei und Apfelmus gleich, das heißt fast nach gar nichts. Schließlich tragen auch der Tastsinn bzw. Druckrezeptoren im Mund dazu bei, dass Speisen „schmecken".

9.5.6 Geschmacksrezeptoren

Die Rezeptoren für den Geschmackssinn liegen in den **Geschmacksknospen,** die hauptsächlich auf der Zunge und in geringerem Maße im Nasen-Rachen-Raum vorhanden sind. Besonders konzentriert liegen sie in den drei verschiedenen Typen von **Zungenpapillen,** das sind kleine Schleimhauterhebungen, die dem Geschmacks- und Tastempfinden dienen. Ähnlich wie die Riechfelder sind auch die Geschmacksknospen aus **Stützzellen** und Sinneszellen – den **Geschmackszellen** – aufgebaut, wobei es sich hier allerdings um *sekundäre Sinneszellen* handelt (➤ Abb. 9.1).
Die Stützzellen sind spezialisierte Epithelzellen der Mundschleimhaut, die ebenso wie die nur etwa 14 Tage lebenden Geschmackszellen von den **Basalzellen** gebildet werden. Sie formen um die Sinneszellen herum eine Kapsel. Jede der länglichen Sinneszellen hat an einem Ende einen kleinen Fortsatz, das **Geschmacksstiftchen.** Es ragt an einer Öffnung, dem **Geschmacksporus,** aus der Geschmacksknospe hervor in die Mundhöhle und ist der reizaufnehmende Teil der Sinneszelle (➤ Abb. 9.9).

9.5.7 Reizung der Geschmacksrezeptoren

Damit eine Geschmacksempfindung entstehen kann, müssen Substanzen im Speichel gelöst sein und so zu den Poren der Geschmacksknospen gelangen. Dort reagieren sie im Bereich der Geschmacksstiftchen mit den Sinneszellen: Die unterschiedlichen chemischen Eigenschaften der Geschmacksstoffe führen über die Beeinflussung von Ionenkanälen (bzw. bei salzigen Stoffen auch durch Diffusion) in den Sinneszellen zur Auslösung von Generatorpotentialen.

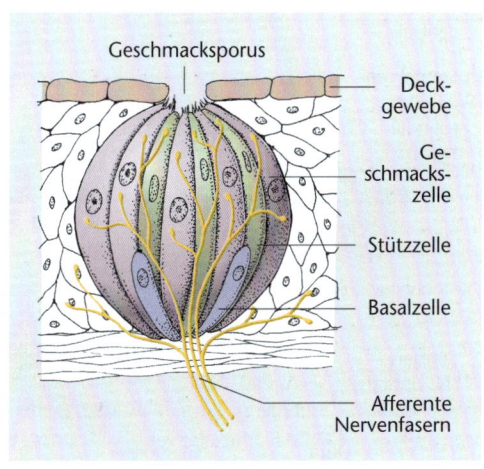

Abb. 9.9 Aufbau einer Geschmacksknospe.

Im Differenzierungsvermögen ist der Geschmackssinn dem Geruchssinn unterlegen. Alle Geschmacksempfindungen können auf wenige Grundqualitäten zurückgeführt werden, von denen **süß, salzig, sauer** und **bitter** am längsten bekannt sind. Vor einigen Jahren wurde als fünfte Geschmacksqualität **umami** (japanisch: lecker schmeckend) entdeckt. Die Umami-Rezeptoren werden z. B. durch die Aminosäure Glutamat erregt, die u.a. am typischen Geschmack von Soja-Sauce beteiligt ist. Als Nebenqualitäten werden ein alkalischer und ein metallischer Geschmack diskutiert. Für jede Geschmacksqualität ist wahrscheinlich ein bestimmter Rezeptortyp bzw. Ionenkanal zuständig, der für die betreffende Qualität maximal empfindlich ist.

Früher war man der Auffassung, dass die verschiedenen Rezeptortypen ganz unterschiedlich auf der Zunge verteilt seien (die für süß vornehmlich vorne an der Zungenspitze, für salzig vor allem vorne und vorne seitlich etc.) und zeichnete entsprechende *Zungenkarten*. Dies hat sich als nicht zutreffend erwiesen, die Unterschiede sind insgesamt gering. Eine Ausnahme ist bitter, das vornehmlich am Zungengrund geschmeckt wird.

9.5.8 Leitungsweg des Geschmackssinnes

Von den (sekundären) Geschmacksrezeptoren der Zunge ziehen die Nervenfasern hauptsächlich mit dem VII. und IX. Hirnnerven zum verlängerten Mark, wo sie im **Geschmackskern** *(Nucleus tractus solitarii)* enden. Von dort werden die Geschmacksreize zum Thalamus und weiter zur hinteren Zentralwindung, dem primären sensorischen Rindenfeld im Großhirn (➤ 8.8.9), geleitet.

Der Verlust des Geschmackssinns wird als **Ageusie** bezeichnet.

9.6 Auge und Sehsinn

Herausragende Bedeutung

Von allen Sinnesmodalitäten nimmt das Sehen für den Menschen eine Vorrangstellung ein. Ein Drittel der Großhirnrinde gehört zum visuellen System, und fast 40 % aller Leitungswege zum ZNS gehören zur Sehleitung.

Beim Sehen werden nicht nur *Helligkeitsunterschiede* und *Farben* erfasst, sondern es entsteht über die Wahrnehmung unterschiedlicher Entfernungen und die Lagebeziehungen von Objekten durch *beide* Augen auch ein *räumliches Bild* der Außenwelt. Gleichzeitig ist das Auge auch *zeitlich* hochauflösend: In heller Umgebung kann es bis zu 15, im Dunkeln jedoch nur bis zu fünf Bilder pro Sekunde unterscheiden.

9.6.1 Augapfel

Die **knöcherne Augenhöhle** enthält den **Augapfel** *(Bulbus oculi)* und ihn umgebendes Fettgewebe. Sechs äußere Augenmuskeln bewegen den Augapfel in der Augenhöhle (➤ Abb. 9.22).

Der Augapfel ist aus drei Schichten aufgebaut: der *äußeren*, *mittleren* und *inneren* Augenhaut (➤ Abb. 9.10, ➤ Abb. 9.11).

Äußere Augenhaut

Zur **äußeren Augenhaut** gehören die **Lederhaut** *(Sklera)* und die **Hornhaut** *(Kornea* ➤ Abb. 9.10, ➤ Abb. 9.11).

Die Lederhaut umgibt den gesamten Augapfel bis auf den vorderen Bereich. Sie ist eine straffe Bindegewebshülle, die dem Augapfel Festigkeit und Form verleiht und ihn schützt. Im Bereich des Sehnerven geht sie in eine *Duraschicht* (harte Hirnhaut ➤ 8.11.1) über, die den Sehnerven umgibt. Vorne geht die Lederhaut in die gefäßlose, transparente Hornhaut über.

Der vordere, sichtbare Lederhautabschnitt wird bis etwas über den Hornhautrand von einer Epithelschicht bedeckt und geschützt, der **Bindehaut** *(Konjunktiva)*. Die Bindehaut bedeckt auch die Innenseiten der Augenlider und verbindet sie mit dem Augapfel. Sie ist reichlich mit freien Nervenendigungen ausgestattet und daher z. B. bei eindringenden Fremdkörpern besonders schmerzempfindlich.

Mittlere Augenhaut

Die **mittlere Augenhaut** besteht aus **Aderhaut** *(Chorioidea)*, **Ziliarkörper** *(Corpus ciliare)* und **Iris** *(Regenbogenhaut* ➤ Abb. 9.11).

Die Aderhaut ist eine schwarzbraun pigmentierte Haut und liegt der Lederhaut innen an. Sie enthält zahlreiche Blutgefäße, die die Netzhaut versorgen. Durch ihre schwarzen Pigmente wirkt die Aderhaut wie die Wand einer Dunkelkammer und verhindert so Lichtreflexionen innerhalb des Augapfels.

Im vorderen Augenbereich geht die Aderhaut in den Ziliarkörper über. Er besteht aus Bindegewebs-

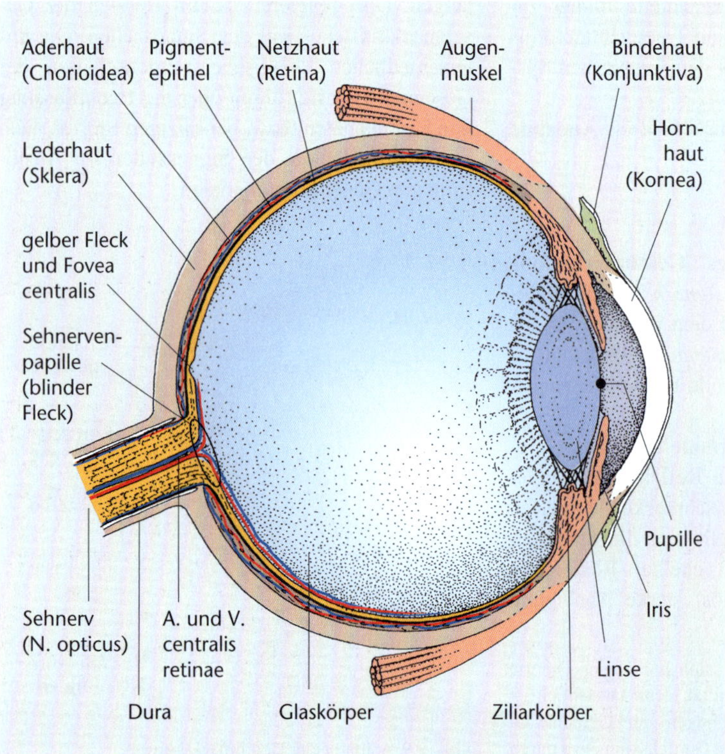

Abb. 9.10 (links): Struktur des Augapfels mit Hornhaut und Sehnerv. Das Licht gelangt durch die Hornhaut ins Innere des Auges. Es muss vordere Augenkammer, Linse und Glaskörper durchdringen, bevor es auf die Netzhaut trifft. Über den Sehnerven werden die Sinnesreize der Netzhaut dann zum Gehirn weitergeleitet.

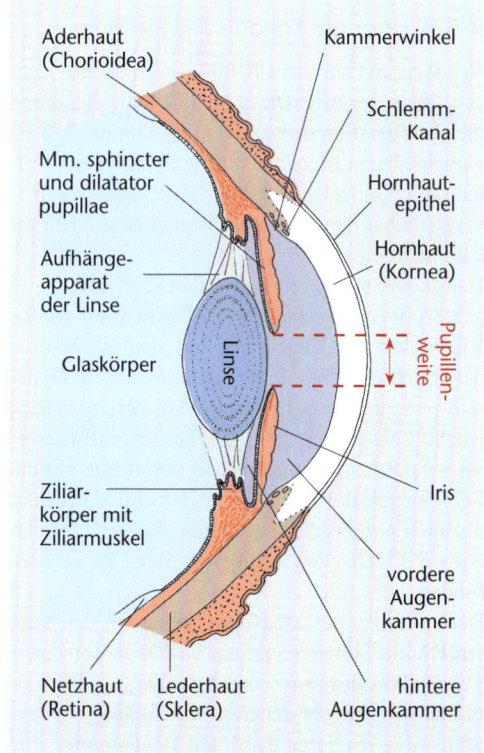

Abb. 9.11 (rechts): Ziliarkörper, Linse und Aufhängeapparat.

fortsätzen, deren Fasern die Augenlinse im Zentrum des Strahlenganges aufhängen, und dem ringförmigen **Ziliarmuskel**. Durch dessen Anspannung werden die Aufhängefasern der Linse **(Zonulafasern)** entspannt. Die Linse kann dann ihrer eigenen Elastizität folgen und nimmt eine kugelähnliche, d.h. stärker gekrümmte Form an. Auf diese Weise stellt sich der optische Apparat des Auges vom Sehen in der Ferne auf die Nähe um (➤ 9.6.5).

Kammerwasser

Die Bindegewebsfortsätze des Ziliarkörpers sind sehr reich an Blutgefäßen. In ihnen wird das **Kammerwasser** gebildet. Diese klare Flüssigkeit entspricht in der Zusammensetzung weitgehend dem Liquor (➤ 8.11.2). Das Kammerwasser füllt den vor der Linse liegenden Teil des Augapfels, der durch die *Iris* in eine **vordere** und eine **hintere Augenkammer** (➤ Abb. 9.11) unterteilt wird. Das Kammerwasser ernährt Hornhaut und Linse, die selbst gefäßlos sind.

Der Winkel, den Iris und Hornhaut einschließen, heißt **Kammerwinkel**. In diesem Bereich zwischen Leder- und Hornhaut liegen kleine Spalträume, über die das Kammerwasser des Auges in einen ringförmigen Kanal, den **Schlemm-Kanal**, und dann in das venöse Blut abfließt. Normalerweise befinden sich Kammerwasserproduktion und -abfluss im Gleichgewicht, so dass der **Augeninnendruck** stets etwa gleich hoch ist (normal 10–20 mmHg).

Glaukom

Beim **Glaukom** *(Grüner Star)* ist der Augeninnendruck erhöht. Häufigste Ursache ist eine Abflussbehinderung des Kammerwassers im Bereich des Kammerwinkels, die oft im höheren Lebensalter auftritt. Der erhöhte Augeninnendruck schädigt Netzhaut und Sehnerv und führt unbehandelt zur Erblindung.

> **Augeninnendruckmessung**
>
> Das Glaukom gehört zu den häufigsten Erblindungsursachen. Da chronische Formen oft lange Zeit keine Beschwerden bereiten oder diese fehlgedeutet werden, sind allen über 40-Jährigen regelmäßige Kontrollen des Augeninnendrucks durch den Augenarzt anzuraten.
> Die **Augeninnendruckmessung** *(Tonometrie)* ist durch Aufsetzen eines kleinen Messstempels auf die betäubte Hornhaut oder ohne Kontakt mittels eines kurzen, standardisierten Luftstoßes möglich. Wie der Blutdruck unterliegt auch der Augeninnendruck tageszeitlichen Schwankungen, so dass ein *Augendruck-Tagesprofil* oft aufschlussreicher ist als eine einmalige Messung.

Neben dem chronischen Glaukom gibt es den **akuten Glaukomanfall** mit heftigen Beschwerden: Herabsetzung des Sehvermögens mit Nebelsehen und Regenbogenfarbensehen sowie Allgemeinsymptome wie Kopfschmerzen, Übelkeit und Erbrechen.

Die Therapie des chronischen Glaukoms besteht in der Gabe von Augentropfen, welche den Kammerwasserabfluss verbessern und/oder die Kammerwasserproduktion drosseln. Bleibt der Augeninnendruck trotz regelmäßigen Tropfens zu hoch, kann eine Operation oder Laserbehandlung erfolgen.

Iris und Pupille

Die **Iris** *(Regenbogenhaut)* ist der sichtbare farbige Anteil des Augapfels. Die individuelle Augenfarbe entsteht durch Pigmenteinlagerungen: Blaue Augen sind wenig, braune stärker pigmentiert. Die Pigmentierung bildet sich erst im Verlauf des ersten Lebensjahres aus.

Die Iris enthält ring- und strahlenförmig angeordnete glatte Muskelfasern und hat in der Mitte ein Loch, die **Pupille**. Die Iris wirkt wie die Blende eines Fotoapparates: Sie passt die Pupillenweite unterschiedlichen Lichtverhältnissen an. Bei zunehmender Helligkeit, Naheinstellung (➤ 9.6.5) sowie starker Müdigkeit bewirkt der Parasympathikus reflektorisch eine Kontraktion der in die Iris eingebetteten Fasern des **M. sphincter pupillae**. Die Pupille wird dadurch enger, der Lichteinfall reduziert **(Miosis)**. Bei umgekehrten Reizen (➤ Abb. 9.12) kontrahieren sich unter dem Einfluss des Sympathikus die radiären Muskelfasern der Iris **(M. dilatator pupillae)**, und die Pupille erweitert sich **(Mydriasis)**.

Auch viele Medikamente wirken auf die Pupille. Atropin beispielsweise erweitert die Pupillen, Opiate führen dagegen zu einer deutlichen Pupillenverengung.

> **Pupillenreflexprüfung**
>
> Der **Pupillenreflex** wird mit einer Stablampe geprüft, die nach vorgegebenem Schema vor dem Auge des Patienten an- und ausgeschaltet wird. Ein gestörter Pupillenreflex ist ein Zeichen für eine Sehstörung oder neurologische Erkrankung. Deshalb müssen z. B. nach Schädel-Hirn-Traumen Pupillenweite, -form und -reaktion regelmäßig geprüft und dokumentiert werden. Der fehlende Pupillenreflex gilt als *unsicheres* Todeszeichen.

Innere Augenhaut

Zur **inneren Augenhaut** gehören die **Netzhaut** *(Retina)* mit den bildaufnehmenden Sinnesrezeptoren sowie das **Pigmentepithel**, das die Netzhaut umkleidet und störende Lichtstreuung aufhebt (➤ Abb. 9.14). Darüber hinaus bauen die Pigmentzellen die äußeren Abschnitte der Photorezeptoren ab, welche ständig nachgebildet werden. Bei der **Retinitis pigmentosa** ist diese Phagozytoseaktivität des Pigmentepithels gestört, was schließlich zur Zerstörung der Photorezeptoren führt.

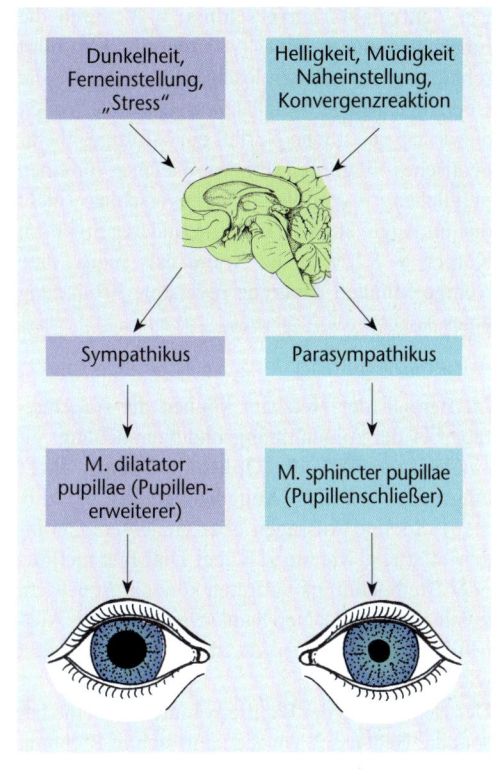

Abb. 9.12 Regulation der Pupillenweite durch Sympathikus und Parasympathikus.

Die Pigmentepithelschicht ist zwar mit der Aderhaut fest verwachsen, aber nur im Bereich des Sehnervenaustritts **(Papille)** und am Ziliarkörper auch mit der Netzhaut fest verbunden. An den übrigen Stellen wird der notwendige enge Kontakt zwischen diesen beiden Schichten durch den Augeninnendruck gewährleistet.

Netzhautablösung

Durch Verletzungen oder degenerative Prozesse kann sich die Netzhaut von der sie ernährenden Pigmentepithelschicht ablösen. Infolge einer solchen **Netzhautablösung** *(Ablatio retinae)* wird die Retina nicht mehr ernährt, Flüssigkeit dringt zwischen Netzhaut und Pigmentepithel ein. Der Patient bekommt schmerzlose Sehstörungen mit Lichtblitzen, verschleiertem Sehen und Gesichtsfeldausfällen. Therapeutisch müssen die beiden Schichten frühzeitig durch Laserstrahlen miteinander „verklebt" werden.

Netzhautgefäße

Die Netzhaut mit den Sinneszellen wird außer über die Aderhaut wesentlich über die **zentrale Netzhautarterie** *(Arteria centralis retinae)*, einen Ast der *Arteria carotis interna* (➤ Abb. 15.9), versorgt. Sie tritt zusammen mit dem Sehnerven in das Auge ein. Die venöse Ableitung erfolgt über die **zentrale Netzhautvene** *(Vena centralis retinae)*. Arterien und Venen verlaufen in vier Hauptästen über die gesamte optische Schicht mit Ausnahme der Stelle des schärfsten Sehens, der *Fovea centralis* (➤ Abb. 9.10).

Ein **Zentralarterienverschluss,** z. B. durch die Einschwemmung eines Blutgerinnsels, führt schlagartig zur schmerzlosen Erblindung. Da die Überlebenszeit der Netzhaut nur kurz ist, erfordert dieser augenärztliche Notfall ein sofortiges therapeutisches Eingreifen. Ein Warnzeichen für einen möglichen irreversiblen Arterienverschluss (nicht nur im Auge, sondern auch an anderer Stelle im Körper, ➤ 8.12) ist die **Amaurosis fugax,** eine wenige Minuten dauernde reversible Erblindung eines Auges.

Augenspiegelung

Im Bereich der Netzhaut können die Augengefäße bei der Augenhintergrunduntersuchung mit einem *Augenspiegel* (**Ophthalmoskop**) direkt eingesehen werden (**Augenspiegelung** ➤ Abb. 9.13). So sind Aussagen über Gefäßveränderungen möglich, wie sie z. B. bei Diabetes mellitus oder Bluthochdruck auftreten können. Außerdem können auch die Netzhaut selbst und die Austrittsstelle des Sehnerven, die Papille, beurteilt werden.

Der Beurteilung der Papille kommt dabei eine besondere Bedeutung zu: Sie kann sich in Richtung Glaskörper vorwölben (**Stauungspapille**) und so auf eine lebensbedrohliche Druckerhöhung im Schädelraum hinweisen (➤ 8.11.2). Eine Einsenkung der Papille *(Exkavation)* ist dagegen ein Zeichen für einen erhöhten Augeninnendruck (Glaukom).

9.6.2 Feingeweblicher Aufbau und Funktion der Netzhaut

Die Netzhaut ist eine komplex aufgebaute Einheit aus hintereinandergeschalteten Nervenzellschichten.

Ganz außen liegen als erstes Neuron der Sehbahn die **Photorezeptorzellen,** die mit ihren Endgliedern in das Pigmentepithel eintauchen. Man unterteilt sie in **Zapfen** und **Stäbchen.** Die Zapfen sind, grob gesagt, für das farbige Sehen am Tage verantwortlich, die Stäbchen für das Dämmerungssehen (➤ Abb. 9.14).

Die meisten der sechs Millionen *Zapfen* liegen im Bereich der optischen Achse im Zentrum der Netzhaut. Dieses Areal heißt **gelber Fleck** *(Macula lutea).* Es enthält in einer Vertiefung, der **Fovea centralis,** den Ort des schärfsten Sehens. Hier werden einfallende Lichtstrahlen wegen der hohen Zapfendichte (bis zu 150 000/mm^2) und der geringen Signalkonvergenz (zum Teil ist ein Zapfen mit einer eigenen Nervenzelle verknüpft) am genauesten abgebildet. Wenn wir einen Gegenstand fixieren, stellt sich der optische Apparat der Augen jeweils so ein, dass die Lichtstrahlen genau in den Bereich der Fovea centralis gebündelt werden. Die Zapfen vermitteln also neben dem Farbensehen auch eine genaue Bildauflösung. Für ihre Aktivität ist allerdings eine ziemlich hohe Helligkeit erforderlich, so dass man in der Dämmerung keine Farben mehr wahrnehmen kann.

Zusätzlich ist das Scharfsehen bei Dämmerung durch eine geringere Bildauflösung eingeschränkt. Bei den Stäbchen ist nicht jede Zelle mit einer separaten Nervenzelle verknüpft, wie es bei den Zapfen zum Teil der Fall ist, sondern es sind etwa 10–100 Stäbchen auf ein nachfolgendes Neuron verschaltet *(Signalkonvergenz).* Das Gesamtbild wird dadurch unschärfer, aber dafür reagiert dieses System auch noch bei sehr geringen Leuchtdichten. Die größte Dichte der Stäbchen (bis ca. 150 000/mm^2) besteht um die Fovea centralis herum. Darum kann man bei Dunkelheit besser sehen, wenn man etwas nicht genau fixiert, da bei direktem Betrachten eines Gegenstandes die Lichtstrahlen vor allem in den lichtunempfindlichen Bereich der Fovea centralis gebündelt werden.

Den Photorezeptoren sind in der Netzhaut als zweites Neuron die **Bipolarzellen** nachgeschaltet. Weitere retinale Neurone sind die **amakrinen Zellen** und **Horizontalzellen.** Sie stellen „Querverbindungen" her (sind also Interneurone, ➤ 4.5.1) und führen erste Verrechnungen der visuellen Information durch, etwa Einstellung auf die Lichtintensität (➤ 9.6.7), Kontrastbildung oder Analyse von Bewegungen.

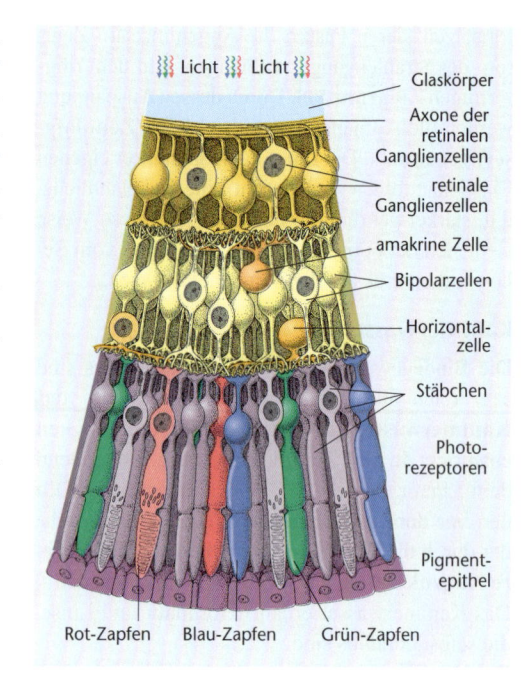

Abb. 9.14 Schichtaufbau der Retina im Detail. Das Licht muss die Axone der Ganglienzellen, die Ganglienzellen, die amakrinen Zellen, die Horizontalzellen und die Bipolarzellen der Retina durchdringen, bevor es auf die lichtempfindlichen Stäbchen und Zapfen trifft.

Die gesammelten Informationen konvergieren dann auf das dritte und letzte Neuron in der Netzhaut, die innen gelegenen **Ganglienzellen** (➤ Abb. 9.14). Die Axone der Ganglienzellen verlassen das Auge im Bereich der **Papille** und bilden den **Sehnerv** *(Nervus opticus).* An seiner Austrittsstelle gibt es keine lichtempfindlichen Zellen, man nennt sie daher den **blinden Fleck.** Diese Stelle wird nicht bewusst wahrgenommen, da sie auf den korrespondierenden Netzhautorten (➤ 9.6.5) beider Augen liegt und das Gehirn den Ausfall „ergänzt".

Makuladegeneration

Wenn die Makula geschädigt wird, kommt es zum Verlust des zentralen Sehens und damit des Scharfsehens und des Lesevermögens. Am häu-

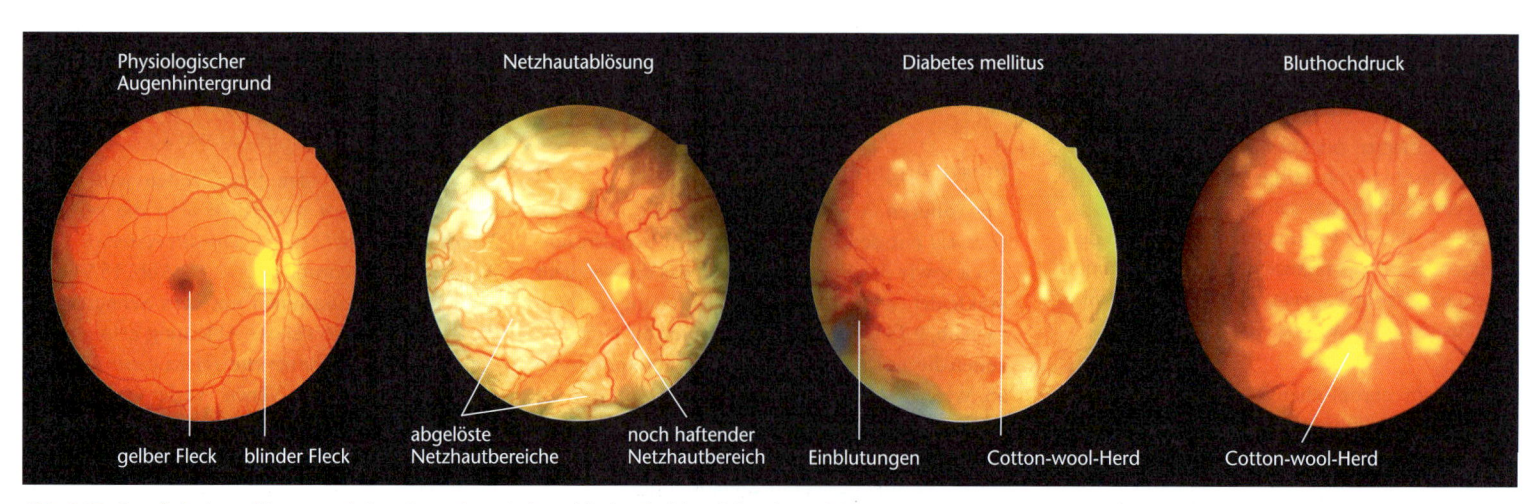

Abb. 9.13 Ganz links Augenhintergrund eines Gesunden mit dem „blinden Fleck" und dem fast gefäßfreien „gelben Fleck". Daneben verschiedene krankhafte Befunde. [T132, E143]

figsten ist die **altersbedingte Makuladegeneration** *(AMD)*, die ca. 5 % der über 60-Jährigen betrifft. Da die peripheren Netzhautabschnitte in der Regel erhalten bleiben, ist eine völlige Erblindung eher selten. Das Sehvermögen in Spätstadien reicht aber nicht zur Orientierung in fremder Umgebung.

9.6.3 Linse

Die **Linse** trägt mit ihrer Brechkraft dazu bei, dass die einfallenden Lichtstrahlen auf der Netzhaut zu einem scharfen Bild vereinigt werden können. Sie ist ein gefäßloser, transparenter Körper aus sehr langen, dünnen *Linsenfasern,* der von einer Bindegewebskapsel umgeben ist. Die Linsenoberfläche ist beidseits konvex gewölbt. Der Aufhängeapparat des Ziliarkörpers hält die Linse in ihrer Position hinter der Pupille.

Katarakt

Eine Trübung der Linse bezeichnet man als *Grauen Star* oder **Katarakt** (➤ Abb. 9.15). Am häufigsten ist der *Altersstar,* der sich meist um das 60. Lebensjahr bemerkbar macht. Die Linsentrübung beeinträchtigt zunehmend das Sehvermögen. Therapeutisch ersetzt der Augenarzt in einer *Staroperation* die getrübte Linse durch eine implantierte Kunststofflinse. Dadurch bessert sich das Sehvermögen meist erheblich. Da der Patient aber nicht mehr akkommodieren kann (➤ 9.6.5), braucht er eine Lesebrille.

9.6.4 Glaskörper

Der Innenraum des Augapfels hinter der Linse wird vom **Glaskörper** *(Corpus vitreum)* ausgefüllt. Er besteht aus einer durchsichtigen, gallertigen Masse, die die Form des Augapfels erhält und durch ihren Quellungsdruck zusammen mit dem Druck des Kammerwassers den notwendigen engen Kontakt zwischen Netzhaut und Pigmentepithel bewirkt.

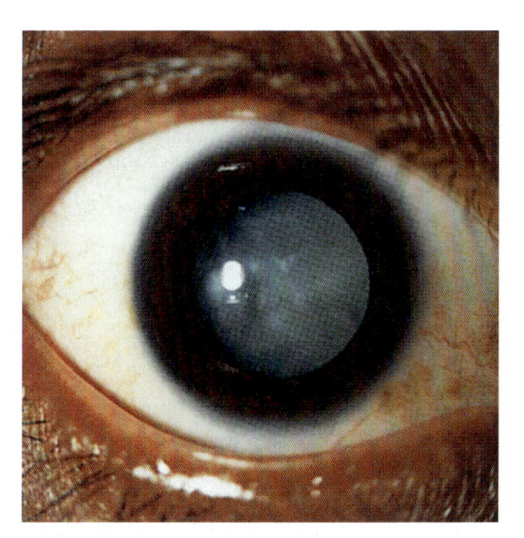

Abb. 9.15 Bei einem Katarakt (grauem Star) ist die Linse getrübt, hier schon mit dem bloßen Auge sichtbar. [E326]

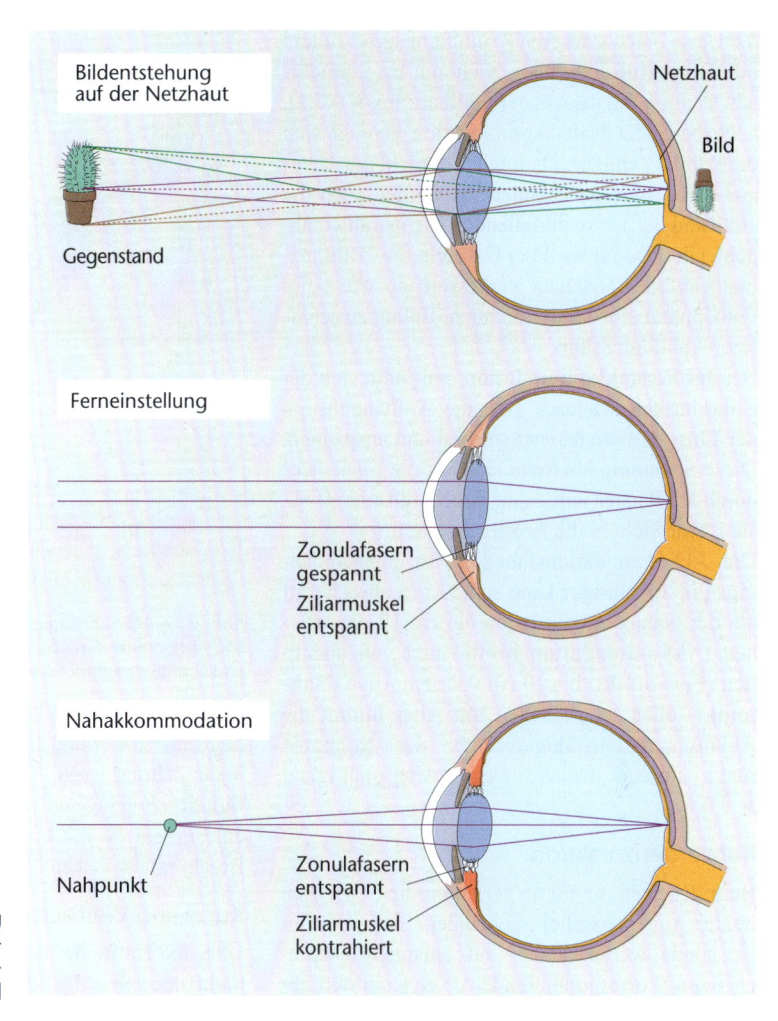

Abb. 9.16 Bildentstehung auf der Netzhaut, Ferneinstellung und Nahakkommodation. [L190, R124]

9.6.5 Sehfunktion: Lichtbrechung und Akkommodation

Damit ein Gegenstand scharf gesehen (abgebildet) werden kann, müssen die von einem bestimmten Punkt eines Gegenstandes ausgehenden Lichtstrahlen exakt auf die Netzhaut gebündelt werden. Diese Ablenkung der Lichtstrahlen heißt **Lichtbrechung.** Auf der Netzhaut entsteht dann ein *verkleinertes, spiegelbildliches* und *umgekehrt stehendes* Netzhautbild des betrachteten Gegenstandes (➤ Abb. 9.16). Dieses Netzhautbild wird durch das Gehirn wieder „richtig" nach oben gestellt.

Brechkraft des Auges

Die Brechkraft eines optischen Systems (z. B. einer optischen Linse) gibt an, wie stark das einfallende Licht abgelenkt wird. Maß für die Brechkraft ist die **Dioptrie** (kurz **dpt**). Sie ist definiert als der Kehrwert der Brennweite (in Metern) des optischen (brechenden) Systems. Eine Linse mit einer Brennweite von 10 cm (0,1 m) hat also eine Brechkraft von 10 Dioptrien. Sammellinsen haben positive, Zerstreuungslinsen negative Dioptriezahlen.

Die lichtbrechenden Medien des Auges sind Hornhaut, Kammerwasser, Linse und Glaskörper. Die Gesamtbrechkraft des Auges beträgt normalerweise 59 dpt, wobei die Hornhaut mit 43 dpt den Hauptteil ausmacht, gefolgt von der Linse, deren Brechkraft veränderlich ist (Akkommodation).

Visusprüfung

Die **Sehschärfe** *(Visus)* oder das Auflösungsvermögen des Auges beschreibt die Fähigkeit, zwei Punkte in einer bestimmten Entfernung noch getrennt wahrzunehmen. Sie wird im klinischen Alltag mit *Visustafeln* meist im Abstand von 5 m geprüft, auf denen Buchstaben in unterschiedlicher Größe erkannt werden sollen. Statt der Buchstaben können z. B. auch Ringe mit einer kleinen Aussparung *(Landolt-Ringe)* verwendet werden, wobei der Patient angeben soll, wo die Öffnung des Ringes ist.

Nah- und Fernakkommodation

Wir können sowohl weit als auch nah liegende Gegenstände gut sehen, alle werden scharf auf der Netzhaut abgebildet. Diese Anpassung an unterschiedliche Entfernungen geschieht durch eine Veränderung der Linsenkrümmung und damit der Linsenbrechkraft und heißt **Akkommodation.**
Bei der Nahakkommodation führt der vom Parasympathikus innervierte Ziliarmuskel (➤ 9.6.1) durch seine Kontraktion zur Entspannung des Aufhängeapparates der Linse (➤ Abb. 9.11, ➤ Abb. 9.16). Durch ihre *Eigenelastizität* nimmt

die Linse einen stärkeren Krümmungsgrad an und ihre Brechkraft nimmt zu. Nicht nur bei vermehrtem Lichteinfall ins Auge (Pupillenreflex ➤ 9.6.1), auch bei jeder Nahakkommodation verengt sich die Pupille *(Miosis)*. Dadurch fällt nicht nur weniger Licht ins Auge, sondern es werden auch die am Rand der Linse einfallenden Lichtstrahlen abgeblendet. Damit wird bei Nahsicht die „Bildqualität" auf der Netzhaut verbessert, so wie beim Fotoapparat eine kleine Blendenöffnung zu schärferer Abbildung führt.

Bei der **Fernakkommodation** entspannt sich der Ziliarmuskel, wodurch sich die Aufhängefasern der Linse *(Zonulafasern)* straffen und anspannen. Diese Spannung überträgt sich auf die Linse, wodurch sie flacher wird. Ihre Brechkraft nimmt ab, sie ist für Sicht in die Ferne eingestellt.

Die Akkommodationsfähigkeit ist altersabhängig: Ein 20-Jähriger kann seine Linsenbrechkraft bei der Nahakkommodation um ca. 10 dpt erhöhen **(Akkommodationsbreite)** und von unendlich **(Fernpunkt)** bis 10 cm vor dem Auge **(Nahpunkt)** alles scharf sehen. Im Alter nimmt die Akkommodationsfähigkeit ab, der Nahpunkt rückt immer weiter weg (Alterssichtigkeit ➤ 9.6.6).

Konvergenzreaktion

Beim Blick in die Ferne verlaufen die Sehachsen beider Augen parallel zueinander. Entfernte Gegenstände werden daher auf einander entsprechenden (korrespondierenden) Netzhautorten abgebildet. Werden näher liegende Objekte fixiert, müssen sich die Augäpfel in Richtung Nase hin bewegen, damit die Abbildung auf korrespondierenden Netzhautstellen erfolgt. Eine solche **Konvergenzreaktion** der Augen erfolgt reflektorisch durch die äußeren Augenmuskeln (➤ 9.6.9) gleichzeitig mit Nahakkommodation und Pupillenverengung (Miosis).

Die Konvergenzreaktion ist auch an der *Entfernungsmessung* beteiligt: Die Augen stellen sich immer auf das gerade fixierte Objekt ein. Aus dem dafür notwendigen Ausmaß der Konvergenz- und Akkommodationsreaktionen beider Augen erkennt das Gehirn die *Entfernung* des Gegenstandes.

Da die Augen durch ihren Abstand von etwa 7 cm Gegenstände aus etwas unterschiedlichen Blickwinkeln sehen, liefern sie zwei leicht unterschiedliche Bilder an das zentrale Nervensystem. Dort entsteht durch zentrale Verarbeitung dieser unterschiedlichen Informationen ein *räumliches Bild*.

9.6.6 Sehfehler

Alterssichtigkeit

Die Eigenelastizität der Linse nimmt mit steigendem Alter ab (➤ Abb. 9.17). Dadurch wird die Fähigkeit zur Nahakkommodation eingeschränkt. Die meisten Menschen können ab etwa 50–55 Jahren Gegenstände in der Nähe nicht mehr scharf sehen. Wenn ihr Nahpunkt weiter vor dem Auge liegt, als ihre Arme lang sind, können sie nicht mehr Zeitung lesen. Sie leiden unter **Alterssichtigkeit** *(Presbyopie)* und brauchen zum Lesen eine *Lesebrille* mit einer Sammellinse von einer Brechkraft zwischen 2 und ca. 5 dpt.

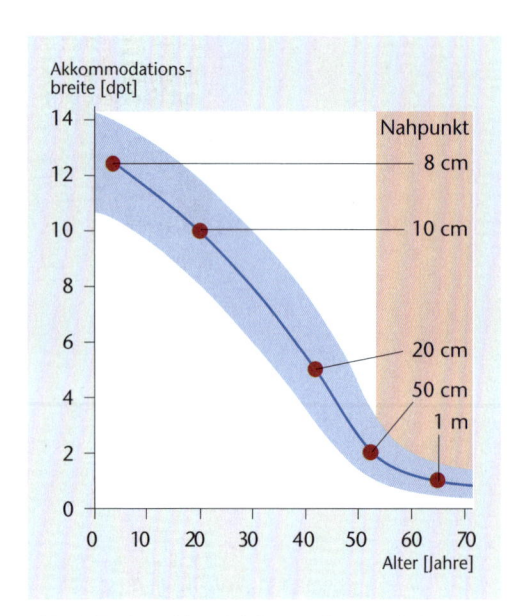

Abb. 9.17 Altersabhängigkeit von Akkommodationsbreite und Nahpunktentfernung (Angaben für Normalsichtige und korrigierte Fehlsichtige). [R124]

Kurz- und Weitsichtigkeit

Über die Hälfte der deutschen Erwachsenen sind nicht normalsichtig, d.h. ihre Augen bilden die einfallenden Lichtstrahlen aus der Ferne und/oder Nähe nicht scharf auf der Netzhaut ab.

Bei der mit Abstand häufigsten **Fehlsichtigkeit** *(Refraktionsanomalie)*, der **Kurzsichtigkeit** *(Myopie)*, ist der Augapfel anlagebedingt zu lang (häufig) oder die Brechkraft der Linse zu stark (selten). Deshalb werden parallel einfallende Lichtstrahlen schon *vor* der Netzhaut vereinigt. Entfernte Gegenstände können nicht scharf gesehen werden. Die Kurzsichtigkeit wird durch eine *Zerstreuungslinse (konkave Linse)* mit einer negativen Brechkraft ausgeglichen. Bei einem zu kurzen Augapfel (häufig) oder einer Linse mit zu schwacher Brechkraft (selten) resultiert eine **Weitsichtigkeit** *(Hyperopie)*. Hier vereinigen sich die Lichtstrahlen erst *hinter* der Netzhaut. In diesem Fall muss durch eine *Sammellinse (konvexe Linse)* mit einer positiven Brechkraft die Brechkraft des Auges erhöht werden, damit das Bild genau in der Netzhautebene entsteht (➤ Abb. 9.18).

Ein Kind mit angeborener Weitsichtigkeit kompensiert die zu schwache Brechkraft für das Sehen in der Ferne durch Akkommodation. Mit dieser geht jedoch die Konvergenzreaktion einher, so dass die Sehachsen der beiden Augen nicht mehr parallel liegen, wie es für das Sehen in die Ferne erforderlich ist. Als Folge entsteht im Gehirn ein Doppelbild. Das Gehirn reagiert mit der Unterdrückung eines der Bilder, woraus ein nur einäugiges Sehen resultiert. Der dauerhafte Verlust des räumlichen Sehens kann nur durch rechtzeitige Brillenverordnung verhindert werden.

Astigmatismus

Wenn die Hornhaut *nicht gleichmäßig* gewölbt ist, werden von einem Punkt ausgehende Lichtstrahlen auf der Netzhaut nicht als Punkt, sondern als Linie abgebildet. Diese meist angeborene Fehlbildung nennt man **Astigmatismus** *(Stabsichtigkeit)*. Therapeutisch wird der Fehler mit zylindrisch geschliffenen Gläsern oder Kontaktlinsen, in sehr ausgeprägten Fällen durch Transplantation einer intakten Hornhaut korrigiert.

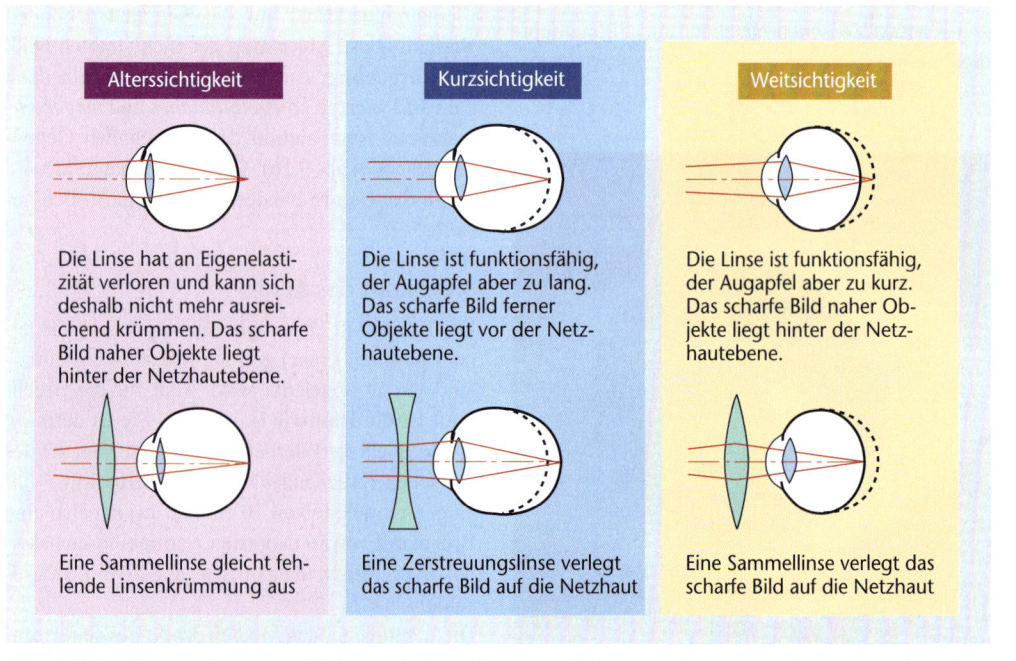

Abb. 9.18 Strahlengang beim alterssichtigen, beim kurzsichtigen und beim weitsichtigen Auge; im oberen Bild jeweils ohne, im unteren jeweils mit Korrektur.

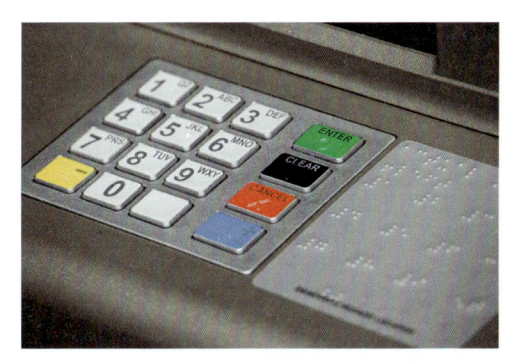

Abb. 9.19 Damit Blinde sich im Alltag zurechtfinden, sind auch Gebrauchsgegenstände, z. B. die Tastatur von Geldautomaten, mit Braille-Schrift versehen. [J751-076]

Laser-Behandlung der Hornhaut

Kurz- und Weitsichtigkeit wie auch Astigmatismus kann man bis zu einigen Dioptrien durch Anwendung eines Lasers korrigieren. Dazu werden mittels ultravioletten Laserlichts (Excimer-Laser) Teile der ca. 0,5 mm dicken Hornhaut abgetragen und dadurch die Hornhautkrümmung so verändert, dass die Brechkraft der Augapfellänge angepasst bzw. der Astigmatismus beseitigt ist. Nicht immer klappt dies allerdings so genau, dass der Patient danach auf Brille oder Kontaktlinsen verzichten kann, zudem sind Komplikationen möglich. Und: Vor einer späteren Alterssichtigkeit ist man nicht gefeit, da diese eine andere Ursache hat.

Blindheit

Von einer völligen **Blindheit** *(Amaurose)* spricht man, wenn Patienten keinerlei Sehvermögen mehr haben. Ihnen gleichgestellt sind nach dem Bundessozialhilfegesetz Patienten mit hochgradiger Sehschwäche (< 1/50 der normalen Sehschärfe oder extreme Einschränkung des Gesichtsfeldes), die sich in fremder Umgebung nicht mehr zurechtfinden.

Ursache für eine Blindheit sind meist Erkrankungen von Augen oder Sehnerven. Seltener sind Störungen im Bereich des zentralen Nervensystems, wo die Sinneseindrücke ausgewertet und bewusst werden (Rinden-, Seelenblindheit ▶ 8.8.9). *Angeborene Blindheit* kann z. B. Folge einer Rötelnembryopathie (▶ 21.6) sein. Die häufigsten Ursachen für im Erwachsenenalter *erworbene erhebliche Sehbehinderung oder Erblindung* sind Makuladegeneration (▶ 9.6.2), Glaukom (▶ 9.6.1), Diabetes mellitus (▶ 11.6.3), Gefäßerkrankungen der Netzhaut im Rahmen einer Hypertonie (▶ 15.4.1) und die Retinitis pigmentosa (▶ 9.6.1). Da es auch heute nur selten möglich ist, die Sehfähigkeit wiederherzustellen, kommt dem Schutz der Augen und der Früherkennung von Augen- und Allgemeinerkrankungen, die das Augenlicht gefährden, eine große Bedeutung zu. So sind regelmäßige augenärztliche Untersuchungen bei Allgemeinerkrankungen wie z. B. Diabetes mellitus oder Bluthochdruck (Hypertonie) neben der Behandlung der Grunderkrankung unbedingt erforderlich. Bei Gesunden sollten ab dem 40. Lebensjahr, bei stark Kurzsichtigen schon ab dem 20. Lebensjahr, regelmäßige augenärztliche Kontrollen erfolgen.

Entsprechend der überragenden Bedeutung des Sehsinns für unsere Orientierung in der Umwelt und die Kommunikation mit anderen Menschen stellt Blindheit, gerade wenn sie erst im höheren Lebensalter entsteht, eine schwerwiegende Belastung für den Betroffenen dar. Alle Betreuenden sind gefordert, ihm wieder zu einer möglichst großen Selbstständigkeit im Alltagsleben zu verhelfen. Dazu können Hilfen wie z. B. das Erlernen der *Punkte-* oder **Braille-Schrift,** Zusatzgeräte für Schreibmaschinen oder Computer, Vorlesegeräte, Blindenstock oder Blindenhund wesentlich beitragen. Gerade ältere Patienten bleiben aber oft von der Unterstützung Dritter abhängig.

9.6.7 Stimulation der Photorezeptoren

Damit Sehempfindungen entstehen können, müssen Lichtstrahlen, die auf der Netzhaut eintreffen, in Nervenimpulse übersetzt werden. Ein erster Schritt ist die Absorption von Lichtquanten (Photonen) durch die **Photopigmente** der Stäbchen und Zapfen. Die Photonenaufnahme führt zu molekularen Strukturveränderungen der Photopigmente und über eine Reihe von Zwischenschritten zu einer Änderung des Membranpotentials (▶ 8.1) zuerst der Photorezeptoren und dann der nachgeschalteten Bipolarzellen. An den Ganglienzellen entstehen daraufhin fortleitbare Aktionspotentiale. Damit ist die „Lichtenergie" in Aktionspotentiale übersetzt worden.

Erregung der Stäbchen

Die Stäbchen als Rezeptoren für das *Dämmerungssehen* enthalten als Photopigment **Rhodopsin** *(Sehpurpur)*. Es setzt sich aus dem Eiweiß **Opsin** und dem Vitamin-A-Abkömmling **Retinal** zusammen. Rhodopsin ist eine instabile Verbindung, die schon bei geringsten Lichteinwirkungen durch eine Kette chemischer Reaktionen in ihre beiden Bestandteile zerfällt. Durch den Zerfall werden die Ruhepotentiale der Stäbchen im Sinne einer *Hyperpolarisation* verändert. Diese Hyperpolarisation wird an die nachfolgenden Neurone weitergegeben und löst in den Ganglienzellen schließlich *Aktionspotentiale* aus. In der Dämmerung wird Rhodopsin rasch wieder aufgebaut, so dass die Stäbchen wieder empfangsbereit werden. Bei Helligkeit hält der Rhodopsinaufbau jedoch mit dem Zerfall nicht Schritt, dadurch sind die Stäbchen bei Tageslicht praktisch nicht erregbar.

Erregung der Zapfen

Die Zapfen als Rezeptoren für das *Farbensehen* enthalten in ihren Photopigmenten ebenfalls Retinal, aber statt des Opsins drei unterschiedliche Eiweißanteile, die jeweils für bestimmte Wellenlängenbereiche des Lichts besonders empfindlich sind. So gibt es Rezeptoren für den Gelbrot-, Grün- und Blauviolettbereich. Das breite Spektrum wahrnehmbarer Farben entsteht im Gehirn aus der Aufsummierung *(additiven Farbmischung)* der Erregungen dieser drei Rezeptortypen. Im Gegensatz zu den Stäbchen werden sie alle nur bei hellem Licht ausreichend gereizt (▶ Abb. 9.20).

Hell-Dunkel-Adaptation

Das Auge besitzt die Fähigkeit zur **Hell-Dunkel-Adaptation,** das heißt zur Anpassung an unterschiedliche Reizintensitäten. Dies ist sehr wichtig, da der Helligkeitsbereich, den das Auge wahrnehmen kann, außerordentlich breit ist (so ist ein Sonnentag etwa 2 Millionen mal heller als die Dämmerung). Dabei dauert die Anpassung an die Dunkelheit mit ca. 30 Minuten länger als die Anpassung an die Helligkeit, bei der nur ein Blendeffekt von einigen Sekunden auftritt.

Für die Adaptation sind drei Mechanismen von Bedeutung (▶ Abb. 9.21):
- Am effektivsten ist der **biochemische Prozess.** Bei Dunkelheit zerfällt nur wenig Sehfarbstoff, d. h. bei längerem Aufenthalt im Dunkeln reichert sich dieser in den Photorezeptoren an. Die Wahrscheinlichkeit, dass ein Sehfarbstoffteilchen vom Licht getroffen wird, nimmt damit zu (bei Helligkeit verläuft der Prozess entsprechend umgekehrt). Auf diese Weise kann die Lichtempfindlichkeit um ca. den Faktor 1 000 gesteigert werden
- An zweiter Stelle folgt ein **neuronaler Mechanismus.** Wie erwähnt, sind immer wenige Zapfen bzw. 10–100 Stäbchen mit *einem* nachfolgenden Neuron verknüpft. Bei der Dunkeladaptation vergrößert sich

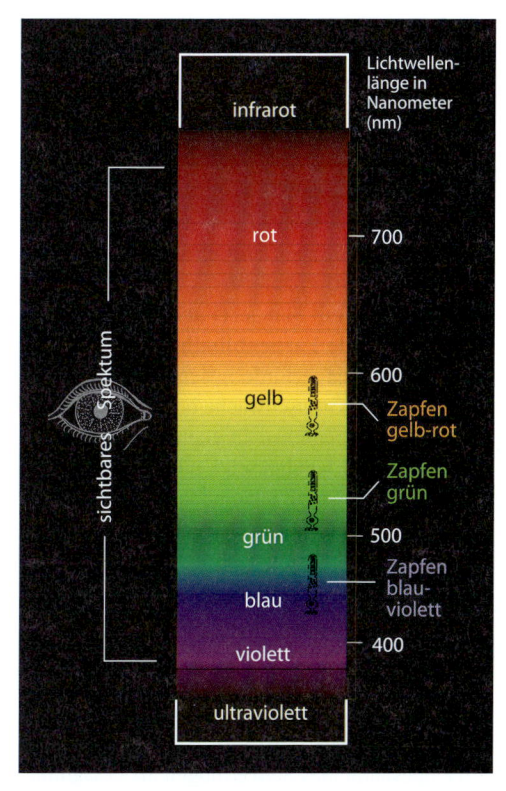

Abb. 9.20 Das sichtbare Licht liegt in einem Wellenlängenbereich zwischen 380 und 780 nm. Eingezeichnet sind die jeweiligen Empfindlichkeitsmaxima der Zapfen für gelbrot, grün und blauviolett.

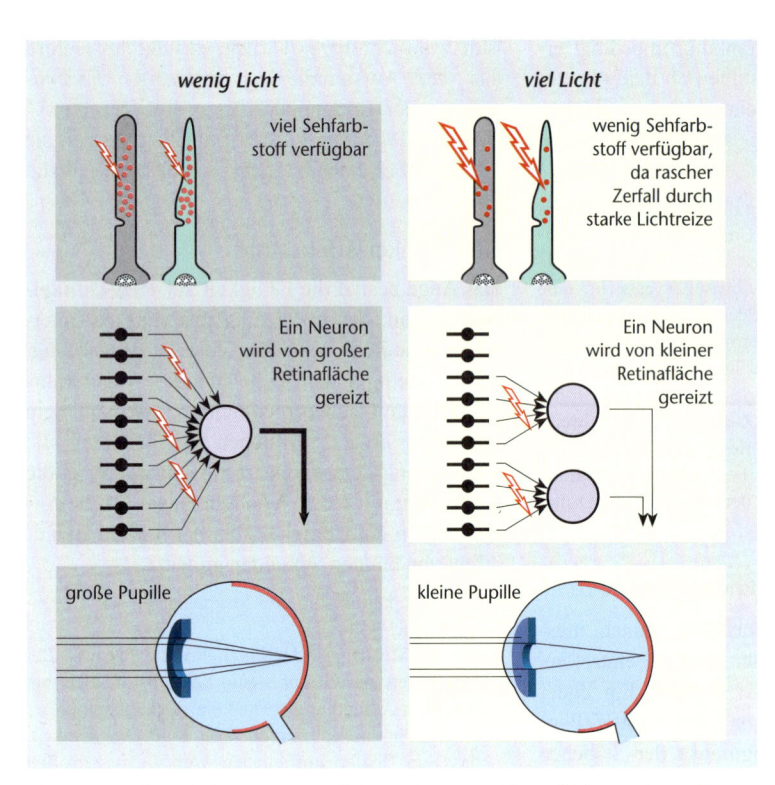

Abb. 9.21 Hell-Dunkel-Anpassungsreaktionen des Auges. Oben: Änderung der verfügbaren Sehfarbstoffmenge; Mitte: Bei „wenig Licht" wird ein Neuron von mehr Photorezeptoren gereizt als bei „viel Licht"; unten: Pupillenreaktion.

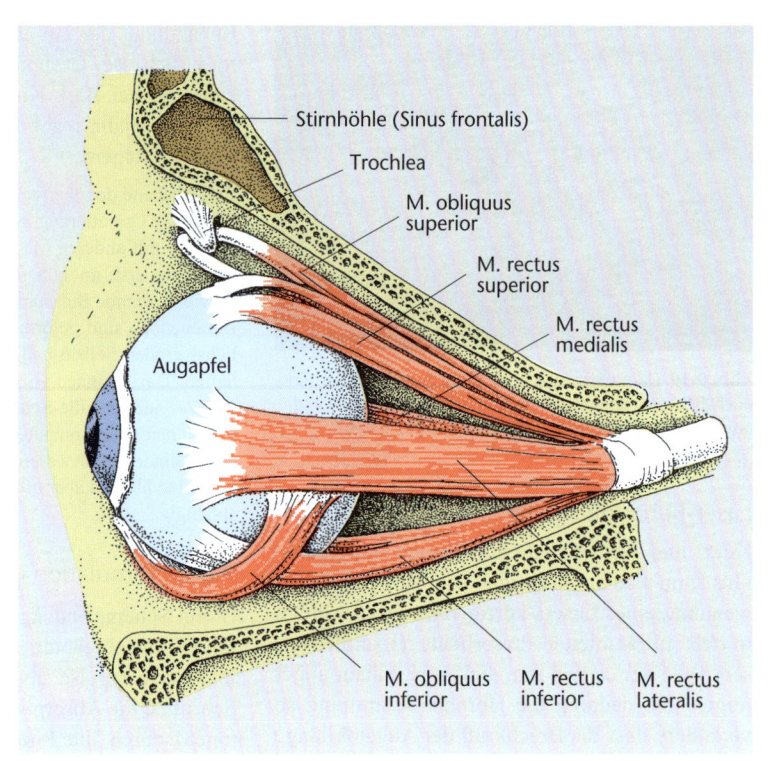

Abb. 9.22 Schnitt durch die Augenhöhle mit Blick von lateral auf die vier geraden und auf die zwei schrägen äußeren Augenmuskeln. Sie bewegen den Augapfel in der Augenhöhle.

die Zahl der Rezeptoren, die auf ein nachgeschaltetes Neuron konvergieren (➤ 9.6.2). Das Dunkelsehen wird dadurch nochmals ca. um den Faktor 100 verbessert – allerdings auf Kosten der Sehschärfe

› Einen sehr geringen Anteil leistet die **Pupille**. Sie kann durch ihre Verengung oder Erweiterung die einfallende Lichtmenge etwa 20fach verändern, reagiert aber bei plötzlichem Helligkeitswechsel sehr *schnell* (Pupillenreflex ➤ 9.6.1), wodurch die Gefahr der Blendung reduziert wird.

Farbenfehlsichtigkeit

Ist das normale Farbensehen gestört, spricht der Mediziner von **Farbenfehlsichtigkeit** oder *Farbsinnesstörung*. Am häufigsten sind dabei angeborene Störungen mit Mangel (**Farbschwäche**) oder Fehlen (**partielle Farbenblindheit**) eines der für das Farbensehen erforderlichen drei Photopigmente. Bei der Grünschwäche beispielsweise, der häufigsten Farbenfehlsichtigkeit, ist die Grünempfindlichkeit herabgesetzt, d.h. der Betroffene mischt mehr Grün zu, um eine vorgegebene Farbmischung nachzuahmen, als der Gesunde. Da die meisten dieser Erkrankungsformen X-chromosomal rezessiv (➤ 2.13.3) vererbt werden, sind wesentlich mehr Männer (8 %) als Frauen (0,4 %) betroffen. **Totale Farbenblindheit** (*Achromatopsie*) ist sehr viel seltener.

Nachtblindheit

Ein eingeschränktes Sehvermögen in der Dämmerung und im Dunkeln wird als **Nachtblindheit** bezeichnet. Häufige Ursache ist ein Vitamin-A-Mangel mit einer unzureichenden Bildung von Photopigment. Selten ist die Nachtblindheit genetisch bedingt: Hier sind Gene defekt, die für die Synthese von Rhodopsin zuständig sind.

9.6.8 Sehbahn

Die Aktionspotentiale aus den Ganglienzellen der Netzhaut gelangen mit dem **Sehnerven** *(N. opticus)* zur *Sehnervenkreuzung* (**Chiasma opticum**) unterhalb des Zwischenhirns (➤ 8.8.4). In diesem Bereich tauschen linker und rechter N. opticus je eine Hälfte ihrer Fasern aus, wobei die Fasern aus den beiden inneren (nasalen) Netzhauthälften jeweils zur Gegenseite kreuzen. Die gekreuzten Fasern bilden zusammen mit den jeweils ungekreuzten Fasern aus den äußeren (temporalen) Netzhauthälften die **linke** bzw. **rechte Sehbahn** (*Tractus opticus*). Durch die Kreuzung der Optikusfasern werden linke und rechte Gesichtsfeldhälften, die jeweils zunächst in *beiden* Netzhäuten repräsentiert waren, getrennt. Die Fasern aus jeder Fovea centralis verlaufen zum Teil gekreuzt, zum Teil ungekreuzt, d.h. sie erreichen beide Hirnhälften. Der größte Teil der Sehbahnfasern zieht zu einer Struktur des Thalamus, dem **seitlichen Kniehöcker** (*Corpus geniculatum laterale*), wo die Erregungen auf weitere Neurone umgeschaltet werden. Als **Sehstrahlung** erreichen die Axone dieser Nervenzellen dann die **primäre Sehrinde** im Hinterhauptlappen (➤ Abb. 8.39). Dort werden die Informationen aus beiden Augen zu einem einheitlichen Bild verschmolzen. Der übrige Teil der Sehbahnfasern wird im Mittelhirnbereich (➤ 8.8.2) umgeschaltet und vermittelt Reflexe wie z.B. die Pupillen- und die Akkommodationsreflexe.

Die primäre Sehrinde steht in enger Beziehung zur sekundären Sehrinde. Hier wird aus dem Sehen ein bewusstes Erkennen (➤ 8.8.9, ➤ 8.9).

Gesichtsfeld

Das **Gesichtsfeld** ist der Bereich, den man wahrnehmen kann, wenn die Augen einen bestimmten Punkt fixieren, d.h. sich *nicht* bewegen. Es kann mit verschiedenen Geräten ermittelt werden (**Perimetrie**). Dabei muss der Patient einen bestimmten Punkt fixieren, während verschiedene Leuchtmarken in das Gesichtsfeld eingespielt werden. Der Patient gibt ein Zeichen, wenn er diese sieht, ohne dabei den Blick vom fixierten Punkt im Zentrum zu wenden.

Gesichtsfeldausfälle

Viele Erkrankungen schränken das Gesichtsfeld ein: Schädigungen des Sehnerven (z.B. durch ein Glaukom ➤ 9.6.1), Netzhautablösungen (➤ 9.6.1) oder Hirntumoren.

Eine **bitemporale Hemianopsie** (**Hemianopsie** = halbseitiger Gesichtsfeldverlust) entsteht, wenn die mittleren Anteile der Sehnervenkreuzung geschädigt werden. Dies ist häufig durch Hypophysentumoren der Fall, da die Sehnervenkreuzung in unmittelbarer Nachbarschaft zur Hypophyse verläuft. Weil in den *mittleren* Anteilen der Sehnervenkreuzung die Axone der Ganglienzellen aus den beiden *nasalen* Netzhauthälften liegen, fehlen im Gesichtsfeld des Patienten die seitlichen (*temporalen*) Anteile, der Patient sieht „wie mit Scheuklappen".

9.6.9 Bewegungsapparat des Augapfels

Die Augäpfel werden in den Augenhöhlen durch je sechs quergestreifte Muskeln bewegt, die durch drei verschiedene Hirnnerven innerviert werden

(➤ Abb. 9.22, ➤ Tab. 9.1). Durch diese äußeren Augenmuskeln können die Augäpfel bewusst präzise in viele Richtungen gedreht werden. Unbewusst – reflektorisch – koordinieren die Augenmuskeln auch das Zusammenspiel beider Augäpfel bei der Ausrichtung für Nähe und Ferne (*Konvergenzreaktion* ➤ 9.6.5).

Schielen

Beim **Schielen** (*Strabismus*) ist die Koordination zwischen den äußeren Augenmuskeln gestört. Die beiden Sehachsen können dann nicht mehr so eingestellt werden, dass ein fixierter Gegenstand auf einander entsprechenden Netzhautpunkten abgebildet wird. Bei der häufigsten Form, dem *Strabismus convergens* oder **Einwärtsschielen,** überschneiden sich die Sehachsen vor den Augen, beim *Strabismus divergens* oder **Auswärtsschielen** weichen sie auseinander. Häufig übernimmt *ein* Auge die Führung, während das andere Auge in Schielstellung steht und seine Informationen zur Vermeidung von Doppelbildern zentral (also im Gehirn) unterdrückt werden. Die Behandlung ist ursachenabhängig.

9.6.10 Schutzeinrichtungen des Auges

Zu den Schutzeinrichtungen des Auges zählen Augenbrauen, Augenlider, Wimpern, Bindehaut (➤ 9.6.1) und Tränendrüsen (➤ Abb. 9.23).

Die **Augenbrauen** bilden oberhalb der Augen einen Schutzwall vor intensiver Sonnenstrahlung, Fremdkörpern und dem salzigen Stirnschweiß. Schutzfunktionen erfüllen auch die **Augenlider** (*Palpebrae*), die als Ober- und Unterlid die Lidspalte begrenzen. Auf den Lidrändern sitzen die **Augenwimpern.** In die Haarbälge der Augenwimpern münden verschiedene Drüsen (**Meibom-, Moll-, Zeis-Drüsen**), deren Sekret einen dünnen Film über der Tränenflüssigkeit bildet, der vor Verdunstung schützt. Diese Drüsen können sich manchmal entzünden: Es kann ein sehr schmerzhaftes **Gerstenkorn** (*Hordeolum*) oder, vor allem bei Sekretstau in den Meibom-Talgdrüsen, ein schmerzloses **Hagelkorn** (*Chalazion*) entstehen. Die Augenlider enthalten den Ringmuskel des Auges (*M. orbicularis oculi,* ➤ Abb. 6.18), durch den

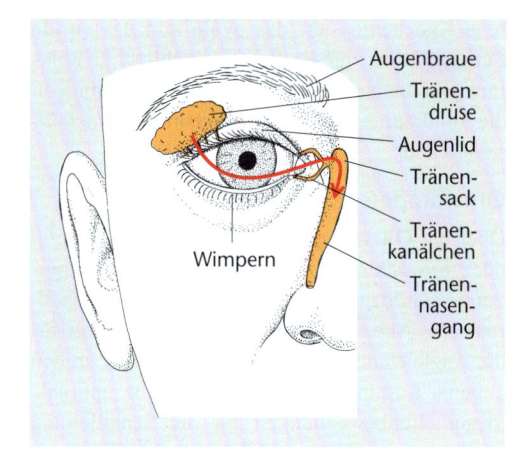

Abb. 9.23 Schutzeinrichtungen des Auges.

die Lidspalte geschlossen wird. Dadurch können die Lider die Augen im Schlaf bedecken. Seine Gegenspieler, also Lidöffner, sind der sympathisch innervierte **Tarsusmuskel** (*M. tarsalis, Müller-Lidheber*) und der **Oberlidheber** (*M. levator palpebrae*), der als quergestreifter Muskel willentlich gesteuert werden kann. Bei einer Lähmung dieser Muskeln hängt das Oberlid herab (**Ptose**). Durch den Lidschlag befeuchten die Lider gleichmäßig die der Luft ausgesetzten Augenabschnitte. Dies ist unbedingt erforderlich, da die Ernährung der Hornhaut nur bei einer ausreichenden Befeuchtung gewährleistet ist.

Tränenapparat

Die hierfür erforderliche Flüssigkeit wird von den **Tränendrüsen** (*Glandulae lacrimales*) gebildet. Diese *serösen Drüsen* (➤ 4.2.2) in Form und Größe einer Mandel liegen oberhalb der äußeren Augenwinkel in den Augenhöhlen. Sie sezernieren die **Tränenflüssigkeit** über mehrere Ausführungsgänge in die obere Umschlagfalte der Bindehaut. Die Tränenflüssigkeit ist eine wässrige Lösung und enthält Salze, Schleim und ein bakterizid (bakterienabtötend) wirkendes Enzym, das *Lysozym.* Die Tränenflüssigkeit gleicht Unebenheiten der Hornhaut aus und verbessert so deren optische Eigenschaften, sie schwemmt Fremdkörper wie z. B. Staubpartikel weg, schützt die Hornhaut vor Austrocknung (Trübungsgefahr!), dient der Abwehr von Krankheitserregern (Lysozym ➤ 13.2.1, Immunglobulin A ➤ 13.4.3) und wirkt auch als Schmierfilm für die Lider.

Durch den Lidschlag werden die Tränen über die gesamte vordere Augenfläche verteilt, sammeln sich dann im medialen Augenwinkel und fließen über die Tränenpunkte in die **Tränenkanälchen** (*Canaliculi lacrimales*), die in den **Tränensack** (*Saccus lacrimalis*) münden. Von dort aus fließt das Tränensekret über den **Tränen-Nasen-Gang** (*Ductus nasolacrimalis*) im Bereich des unteren Nasengangs in die Nasenhöhle (➤ Abb. 16.2).

> **Augenpflege**
>
> Die Reinigung der Augen erfolgt stets in der physiologischen Tränenflussrichtung, also von außen nach innen.

Weinen

Bei Reizung der Horn- oder Bindehaut durch einen Fremdkörper sowie bei emotionaler Erregung werden unter Einwirkung des Parasympathikus die Tränendrüsen zu starker Sekretion stimuliert. Der normale Abflussweg reicht nicht mehr aus, die Tränen fließen über den Lidrand (**Weinen**).

Konjunktivitis

Die **Konjunktivitis** ist eine akute oder chronische Entzündung der Bindehaut. Ursächlich unterscheidet man *infektiös* bedingte Bindehautentzündungen (durch Bakterien, Viren, Pilze) und *nichtinfektiöse*, z. B. durch Fremdkörper (Kontaktlinsen), Tabakrauch, Staub oder Allergien. Die Bindehaut ist durch Gefäßerweiterung gerötet und evtl. geschwollen, der Patient spürt Jucken, Brennen, Schmerzen und Fremdkörpergefühl („Sandkörner in den Augen"). Die Behandlung besteht je nach der Ursache z. B. in der Gabe antibiotikahaltiger, gefäßverengender oder antiallergischer Augentropfen bzw. -salben.

Fremdkörper und Verätzungen ➤ 24.8.3, ➤ 24.7.7

9.7 Hör- und Gleichgewichtsorgan

9.7.1 Einbettung in der Schädelbasis

Hör- und Gleichgewichtsorgan gehören zu den feinsten und verletzlichsten Strukturen im Körper des Menschen. Deshalb liegen sie gut geschützt in der Felsenbeinpyramide des Schläfenbeins, einem von der Schädelmitte nach außen ziehenden Knochen der Schädelbasis (➤ Abb. 6.11). Beide Organe haben unterschiedliche Funktionen:

> Das **Gehör** nimmt die Schallreize auf
> Das **Gleichgewichtsorgan** registriert Körperlage und -bewegung im Raum.

AUGENMUSKEL	FUNKTION	INNERVATION
M. rectus superior (Oberer gerader Augenmuskel)	Hebung und Innenrollung des Auges	N. oculomotorius (N. III)
M. rectus inferior (Unterer gerader Augenmuskel)	Blicksenkung und Außenrollung des Auges	N. oculomotorius (N. III)
M. rectus lateralis (Äußerer gerader Augenmuskel)	Abduktion des Auges (Auswärtsbewegung)	N. abducens (N. VI)
M. rectus medialis (Innerer gerader Augenmuskel)	Adduktion des Auges (Nasalbewegung)	N. oculomotorius (N. III)
M. obliquus superior (Oberer schräger Augenmuskel)	Abduktion, Einwärtsrollung, Blicksenkung, Sehne zieht durch die Trochlea (➤ Abb. 9.22)	N. trochlearis (N. IV)
M. obliquus inferior (Unterer schräger Augenmuskel)	Blickhebung, Abduktion und Außenrollung des Auges	N. oculomotorius (N. III)

Tab. 9.1 Funktion und Innervation (Nervenversorgung) der äußeren Augenmuskeln. (Hirnnerven ➤ 8.7)

196 SENSIBILITÄT UND SINNESORGANE

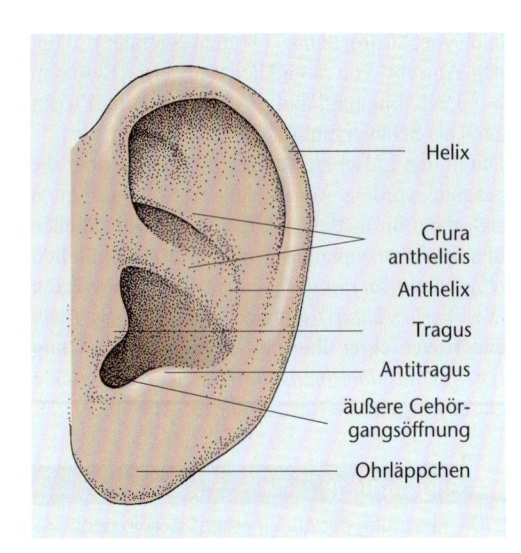

Abb. 9.24 Die Ohrmuschel.

Die Informationen aus beiden Organen werden über einen gemeinsamen Leitungsstrang, den *VIII. Hirnnerven* oder **Nervus vestibulocochlearis,** an das ZNS übermittelt. Dieser Nerv verläuft zusammen mit den ohrversorgenden Blutgefäßen vom Innenohr durch den inneren Gehörgang in das Schädelinnere.

9.7.2 Äußeres Ohr

Zum äußeren Ohr gehören **Ohrmuschel** und **äußerer Gehörgang.** Die knorpelige Ohrmuschel (➤ Abb. 9.24) wirkt als schallaufnehmender Trichter und leitet die Schallwellen in den **äußeren Gehörgang,** der leicht abgewinkelt von der Ohrmuschel zum Trommelfell zieht. Er enthält Drüsen, die **Cerumen** *(Ohrenschmalz)* bilden, und einzelne Haare. Sie schützen vor eindringenden Fremdkörpern.

> **Ohrreinigung**
>
> Die „Reinigung" des Ohres mit Wattestäbchen ist gefährlich: Zum einen wird Ohrenschmalz eher weiter ins Ohr geschoben anstatt herausbefördert, zum andern kann das Trommelfell dabei durchstoßen werden. Es reicht völlig, den Eingang des äußeren Gehörganges zu reinigen.

Das **Trommelfell** *(Membrana tympani)* ist die Grenze zwischen äußerem Ohr und Mittelohr. Es ist eine dünne Membran aus fibrösem Bindegewebe. Bei der **Ohrenspiegelung** *(Otoskopie)* kann es direkt eingesehen werden.

9.7.3 Mittelohr

Das **Mittelohr** (➤ Abb. 9.25) liegt in einer kleinen, luftgefüllten Knochenhöhle im Felsenbein, deren Hauptteil auch als **Paukenhöhle** *(Cavum tympani)* bezeichnet wird. Sie ist mit Epithel ausgekleidet und erstreckt sich vom Trommelfell bis zu einer knöchernen Wand des Innenohres. In dieser Wand befinden sich zwei membranverschlossene Knochenfenster: das **ovale** und das **runde Fenster.** Hinter diesen Fenstern schließt sich das Innenohr an. Nach hinten geht die Paukenhöhle in die Hohlräume des **Warzenfortsatzes** *(Mastoidzellen)* über.

Ohrtrompete

Über die **Ohrtrompete** *(Tuba auditiva eustachii* oder *Eustachische Röhre)* besteht eine Verbindung zwischen Mittelohr und oberem Rachenraum (➤ Abb. 16.2). Die Ohrtrompete sorgt für die Angleichung des Drucks im Mittelohr an den äußeren Luftdruck. Dadurch wird eine optimale Trommelfellbeweglichkeit für die Schallleitung gewährleistet und eine Verletzung des Trommelfells durch abrupte Druckschwankungen verhindert. Die Ohrtrompete öffnet sich beim Schlucken und Gähnen. Auf diese Weise kann bewusst ein Druckausgleich erzielt werden, wenn sich unterschiedliche Drücke beidseits des Trommelfells (z. B. im Flugzeug) durch Druckgefühl und Rauschen im Ohr unangenehm bemerkbar machen.

Drei winzige Knochen

Quer durch die Paukenhöhle verläuft die Kette der drei **Gehörknöchelchen Hammer** *(Malleus),* **Amboss** *(Incus)* und **Steigbügel** *(Stapes)* (➤ Abb. 9.25). Der *Hammergriff* ist mit dem Trommelfell fest verbunden. Sein *Köpfchen* liegt der Mittelohrwand an. Sein kürzerer *Fortsatz* ist an einem Drehpunkt mit dem Amboss und dieser wiederum gelenkig mit dem Steigbügel verknüpft. Der Steigbügel fügt sich mit seiner „Fußplatte" genau in das ovale Fenster zum Innenohr ein. Die Gehörknöchelchen übertragen die Schallwellen (➤ 9.7.5) vom Trommelfell auf das wesentlich kleinere ovale Fenster. Die beiden Mittelohrmuskeln (*M. tensor tympani* und *M. stapedius*) beeinflussen die Steifigkeit der Gehörknöchelchenkette und schützen das Innenohr durch reflektorische Kontraktion vor allzu starken Schallreizen.

Akute Mittelohrentzündung

Eine **akute Mittelohrentzündung** *(Otitis media acuta)* wird meist durch Nasen-Rachen-Infekte verursacht, die über die Ohrtrompete in die Paukenhöhle aufsteigen. Klinisch zeigen sich Fieber, Ohrenschmerzen und Schwerhörigkeit. Die entzündlichen Sekrete lassen den Druck in diesem beengten Raum ansteigen bis hin zum Zerreißen des Trommelfells *(Trommelfellperforation).* Die Behandlung erfolgt mit schleimhautabschwellenden Nasentropfen (um die Durchgängigkeit der Tuba auditiva zu verbessern) und ggf. Antibiotika. In schweren Fällen kann sich eine akute Mittelohrentzündung auf die Hohlräume des Warzenfortsatzes *(Mastoiditis)* oder die Hirnhäute *(Meningitis* ➤ 8.11.1) ausbreiten, oder sie kann zu einer *chronischen Otitis media* werden.

9.7.4 Innenohr

Das **Innenohr** mit den Sinnesrezeptoren für das Gehör und den Gleichgewichtssinn liegt in einem komplizierten Hohlraumsystem, dem **knöchernen Labyrinth** des Felsenbeins. Es besteht aus den drei Abschnitten Vorhof, Bogengänge und Schnecke (➤ Abb. 9.26, ➤ Abb. 9.27). Im Vorhof

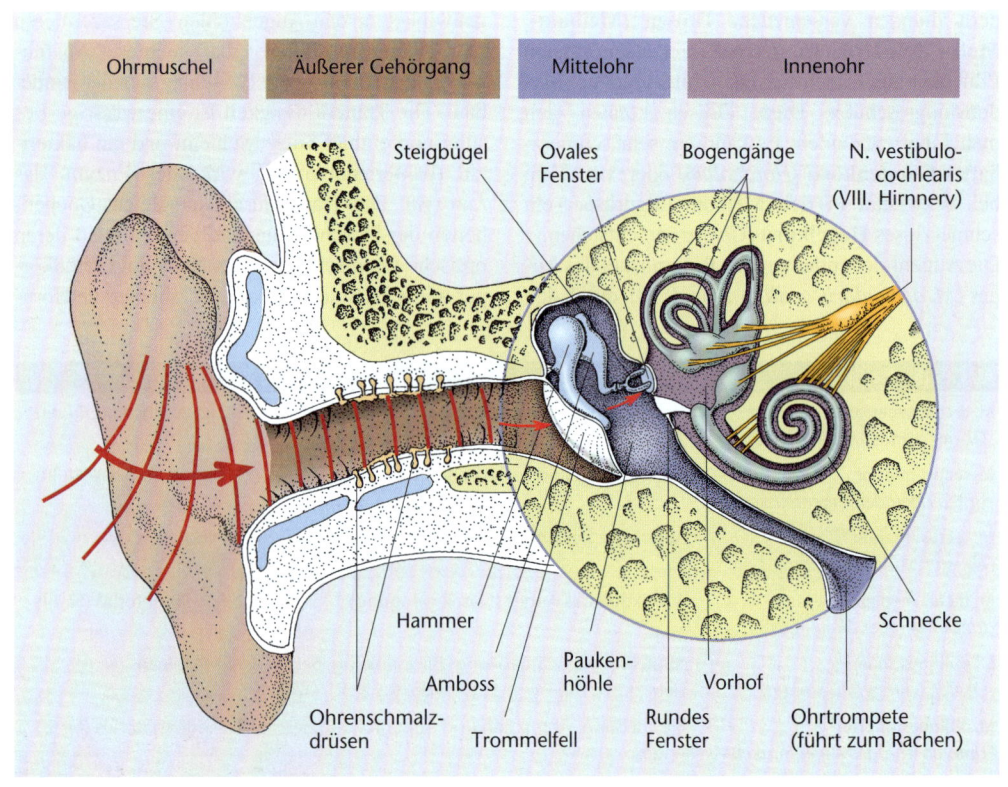

Abb. 9.25 Übersicht über das äußere Ohr, Mittelohr und Innenohr (vergrößert dargestellt).

SENSIBILITÄT UND SINNESORGANE 197

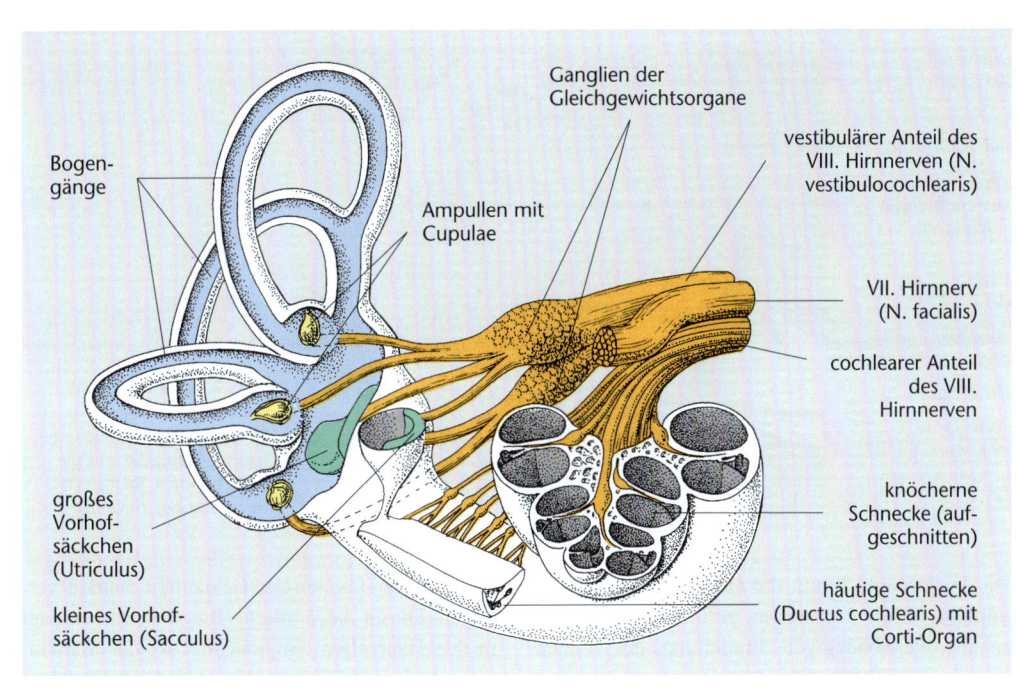

Abb. 9.26 Detailzeichnung von Bogengängen, Schnecke sowie VII. und VIII. Hirnnerven.

und in den Bogengängen liegen die Sinnesrezeptoren des Gleichgewichtsorgans. Die Schnecke enthält im Corti-Organ die Sinnesrezeptoren für das Gehör.

Die **Schnecke** (Cochlea) ist ein spiralig gewundener Knochenraum (**knöcherne Schnecke**), der mit liquorähnlicher **Perilymphe** gefüllt ist. Der Knochenraum windet sich in 2 ½ Windungen um eine Achse und bildet so den **Schneckengang**. Der „untere" Teil der Schnecke, die *Schneckenbasis,* enthält das ovale und das runde Fenster (▶ Abb. 9.27). Der „obere" Teil der Schnecke, die *Schneckenspitze,* wird **Helicotrema** genannt. Eine Zwischenwand teilt den Schneckengang in zwei Etagen: Die obere **Scala vestibuli** (Vorhoftreppe) beginnt am ovalen Fenster und verläuft von außen nach innen bis zur Schneckenspitze, wo sie in die unten gelegene **Scala tympani** (Paukentreppe) übergeht. Diese verläuft an der Schneckenspirale abwärts bis zum runden Fenster (▶ Abb. 9.31).

Zwischen Scala vestibuli und Scala tympani verläuft ein schlauchförmiger Hohlraum, die **häutige Schnecke** (Ductus cochlearis). Die häutige Schnecke ist ein membranöser Schlauch, im Querschnitt dreieckig und mit **Endolymphe** gefüllt. Die Endolymphe entspricht von der Zusammensetzung her etwa der Intrazellulärflüssigkeit. Die häutige Schnecke wird nach oben zur Scala vestibuli hin von der **Reissner-Membran** begrenzt, nach unten, zur Scala tympani, von der **Basilarmembran**. Die Basilarmembran verbreitert sich in ihrem Verlauf von der Schneckenbasis bis zur Schneckenspitze.

Auf der Basilarmembran im häutigen Schneckengang liegt das **Corti-Organ** (▶ Abb. 9.26, ▶ Abb. 9.29). Es besteht aus **Stützzellen** und **Haarzellen**, die an ihrem freien Ende feine härchenartige Zilien tragen, welche in die Endolymphe des häutigen Schneckengangs ragen. Die Härchen stehen mit einer gallertigen Membran (*Membrana tectoria*) in Verbindung, die das Corti-Organ bedeckt. Unterschieden werden die zahlenmäßig häufigeren **äußeren Haarzellen** von den **inneren Haarzellen**. Die äußeren Haarzellen verstärken die ins Innenohr übertragenen Schwingungen. Die inneren Haarzellen sind sekundäre Sinneszellen: Sie setzen die mechanischen Schwingungen in Nervensignale um und werden an ihrer Basis von Fasern des VIII. Hirnnerven (N. vestibulocochlearis) umfasst.

9.7.5 Schallwellen

Schallwellen sind Druckschwankungen der Luft, die z. B. von Musikinstrumenten oder der menschlichen Stimme erzeugt werden. Die so entstehenden Luftschwingungen breiten sich ähnlich wie Wellen auf einer Wasseroberfläche aus. Die *Tonhöhe* wird bestimmt durch die Anzahl der Schwingungen pro Zeiteinheit *(Frequenz),* während die Lautstärke von der Größe der Schwingung *(Amplitude)* abhängt.

Der Mensch kann Schallwellen in einem Frequenzbereich von 20–20 000 Hertz wahrnehmen (**Hertz** = Anzahl der Schwingungen pro Sekunde). Die obere Frequenzgrenze nimmt jedoch mit zunehmendem Alter deutlich ab. Sie liegt bei 50-Jährigen bei ca. 12 000 und bei 80-Jährigen nur noch bei ca. 5 000 Hz. Am empfindlichsten ist unser Gehör bei 2 000–5 000 Hertz (▶ Abb. 9.30).

Das physikalische Maß für die Amplitude der Druckschwankungen und damit für die Lautstärke ist der **Schalldruck**. Da unser Gehör einen sehr großen Schalldruckbereich von etwa 10^{-5}–10^2 Pa wahrnehmen kann, wurde das logarithmische Maß des **Schalldruckpegels** eingeführt, der in der Einheit **Dezibel** *(dB)* angegeben wird. Die subjektiv empfundene **Lautstärke** ist ebenfalls näherungsweise ein logarithmisches Maß und wird in **phon** angegeben. Bei 1 000 Hertz entsprechen sich Dezibel- und Phonwerte. Aufgrund der logarithmischen Beziehung versteckt hinter ein paar Dezibel mehr eine viel höhere Schalldruckzunahme, als man aufgrund der niedrigen Dezibel-Zahlen zunächst denken mag: Ist der aktuelle Schalldruck gleich einem definierten Bezugsschalldruck, so haben wir 0 dB. Bei 20 dB ist der aktuelle Schalldruck bereits 10-mal, bei 40 dB 100-mal und bei 60 dB 1 000-mal stärker als der Bezugsschalldruck!

Eine Zunahme der Lautstärke um 10 phon bedeutet für uns jeweils eine Verdopplung der Lautstärkeempfindung. Um dem Rechnung zu tragen, wurde ein weiteres subjektives Maß für die Lautstärkeempfindung eingeführt, die *Lautheits-* oder **Sone-Skala**. Ein 1 000 Hz-Ton von 40 phon Lautstärke entspricht 1 sone. Bei 50 phon empfinden wir diesen Ton doppelt so laut (2 sone), bei 60 phon vierfach so laut (4 sone) usw.

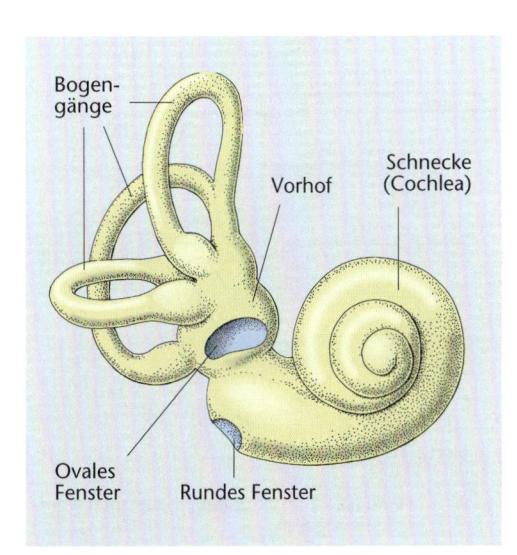

Abb. 9.27 Das knöcherne Labyrinth als Ausgussmodell.

> **Ab wann drohen Hörschäden?**
>
> Die Schwelle, bei der eine Dauerbelastung (40 Stunden pro Woche) zu Hörschäden führt, liegt bei 85 phon. Sie wird z. B. durch Pressluftbohrer und Kettensägen mit ca. 110 phon (jeweils in 1 m Entfernung) deutlich überschritten, aber auch bei Musik über Kopfhörer sind 100 phon häufig. 110 phon sind in Diskotheken in Nähe der Lautsprecher nicht selten, bleibende Hörschäden sind hier schon nach kurzer Wirkdauer (ca. 7 Minuten pro Woche) möglich (▶ Abb. 9.35). Die akute Schmerzgrenze liegt bei 120 phon.
>
> Zum Vergleich: Normale Umgangssprache liegt bei 55–60 phon, Verkehrslärm bei 70–90 phon, Staubsauger bei ca. 70 phon (in 1 m Entfernung).

SENSIBILITÄT UND SINNESORGANE

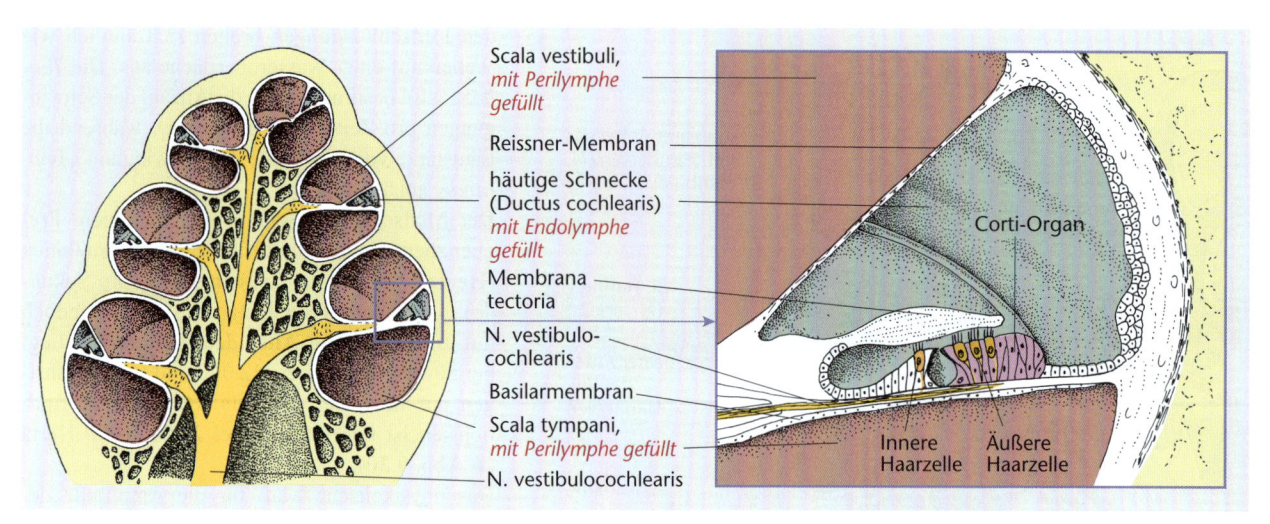

Abb. 9.28 Links: Schnitt durch die Schnecke. Man erkennt die Scala vestibuli, die häutige Schnecke und die Scala tympani. Rechts: Häutige Schnecke im Detail.

9.7.6 Physiologie des Hörvorgangs

Auf das Ohr eintreffende **Schallwellen** werden von der Ohrmuschel aufgenommen und durch den äußeren Gehörgang zum Trommelfell geleitet. Das Trommelfell wird durch die Schallwellen entsprechend ihrer Intensität und Frequenz in Schwingungen versetzt. Die Trommelfellschwingungen setzen sich über den festverwachsenen Hammergriff auf die Gehörknöchelchenkette fort. Über Amboss und Steigbügel erreichen sie das ovale Fenster. Dieser Weg des Schalls wird auch als *Luftleitung* bezeichnet.

Da der Hammergriff einen längeren Hebelarm hat als der Amboss und die Trommelfellfläche wesentlich größer ist als die des ovalen Fensters, wird der Schalldruck bei der Fortleitung der Schallwellen im Mittelohr etwa 20-fach verstärkt. Würde der Schall direkt auf das ovale Fenster mit der trägen Endolymphe dahinter treffen, so würden nur etwa 2 % der Schallenergie aufgenommen und der Rest reflektiert; der Mittelohrapparat erhöht diesen Wert auf ≥ 60 %.

Die Schallwellen können auch, allerdings wesentlich schlechter, direkt über den Schädelknochen (z. B. von einer aufgesetzten Stimmgabel) unter Umgehung des Mittelohres auf das Innenohr übertragen werden (*Knochenleitung* des Schalls).

Da der gesamte Raum der Hörschnecke mit (inkompressibler) Flüssigkeit gefüllt ist, folgt der schallwellenabhängigen Eindellung des ovalen Fensters (durch den Steigbügel) gegenläufig eine Ausbauchung des runden Fensters. Die Druckübertragung erfolgt über den beweglichen Ductus cochlearis und lenkt diesen dadurch aus (▶ Abb. 9.31). Steigbügelschwingungen am ovalen Fenster versetzen also die Perilymphe der Scala vestibuli in Schwingungen, die wiederum bei ihrer Übertragung auf die Scala tympani den zwischen Scala vestibuli und Scala tympani liegenden Ductus cochlearis zum Schwingen anregen. Die dabei auf diesem Endolymphschlauch zunächst nah am Steigbügel erzeugte Schwingung läuft dann als sog. *Wanderwelle* in Richtung **Helicotrema** ▶ Abb. 9.31)

Mit dem Ductus cochlearis schwingt zwangsläufig die Basilarmembran mit. Dadurch kommt es zu Scherbewegungen zwischen den Haarzellen im Corti-Organ und der gallertigen Membrana tectoria, und die Härchen der Haarzellen werden verbogen. Dieser *mechanische* Biegungsreiz erzeugt in den Haarzellen ein sich im Takt der Schwingung änderndes Generatorpotential. Die äußeren Haarzellen reagieren auf diese Potentialänderungen mit aktiven Längenänderungen. Sie fangen unter Energieverbrauch zu schwingen an und verstärken so die Wanderwelle (vergleichbar einem Kind auf der Schaukel, das durch seine Beinbewegungen den Schwung durchs Anstoßen verstärkt). Die inneren Haarzellen setzen im Rhythmus der mechanischen Schwingungen Transmitter frei, welche dann an den angrenzenden afferenten Nervenfasern Aktionspotentiale hervorrufen.

Unterschiedliche Tonhöhen

Die Basilarmembran ist zu Beginn an der Schneckenbasis schmal und *verbreitert* sich (obwohl sich die Schneckenwindung insgesamt verjüngt ▶ Abb. 9.31) zunehmend zum Helicotrema hin, wobei sie laufend an Steifigkeit verliert, ihre

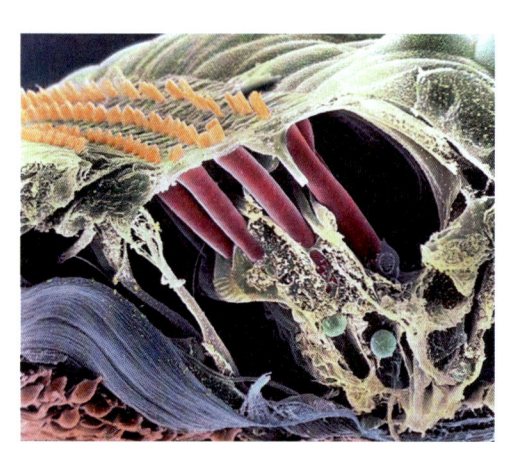

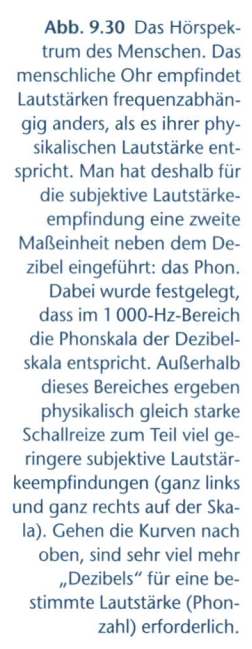

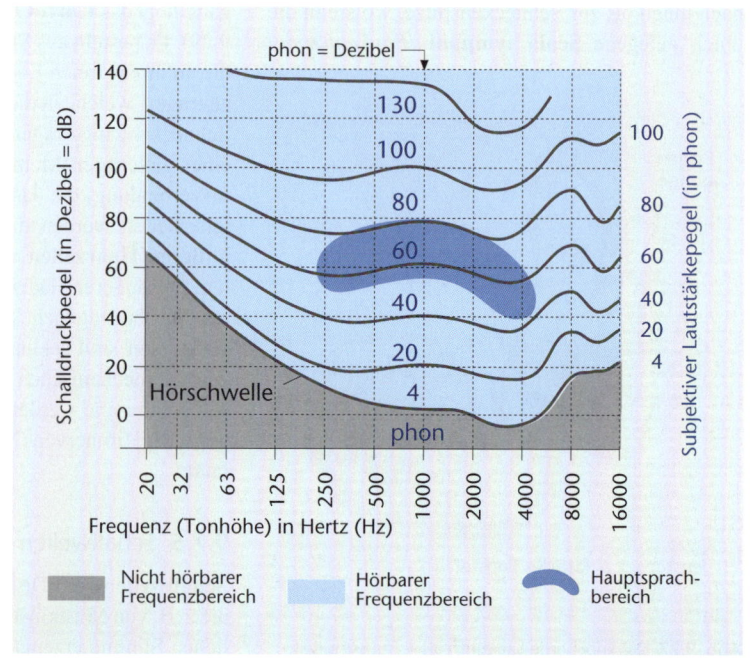

Abb. 9.29 Schnitt durch das Corti-Organ (rasterelektronenmikroskopische Aufnahme). [J600-118]

Abb. 9.30 Das Hörspektrum des Menschen. Das menschliche Ohr empfindet Lautstärken frequenzabhängig anders, als es ihrer physikalischen Lautstärke entspricht. Man hat deshalb für die subjektive Lautstärkeempfindung eine zweite Maßeinheit neben dem Dezibel eingeführt: das Phon. Dabei wurde festgelegt, dass im 1 000-Hz-Bereich die Phonskala der Dezibelskala entspricht. Außerhalb dieses Bereiches ergeben physikalisch gleich starke Schallreize zum Teil viel geringere subjektive Lautstärkeempfindungen (ganz links und ganz rechts auf der Skala). Gehen die Kurven nach oben, sind sehr viel mehr „Dezibels" für eine bestimmte Lautstärke (Phonzahl) erforderlich.

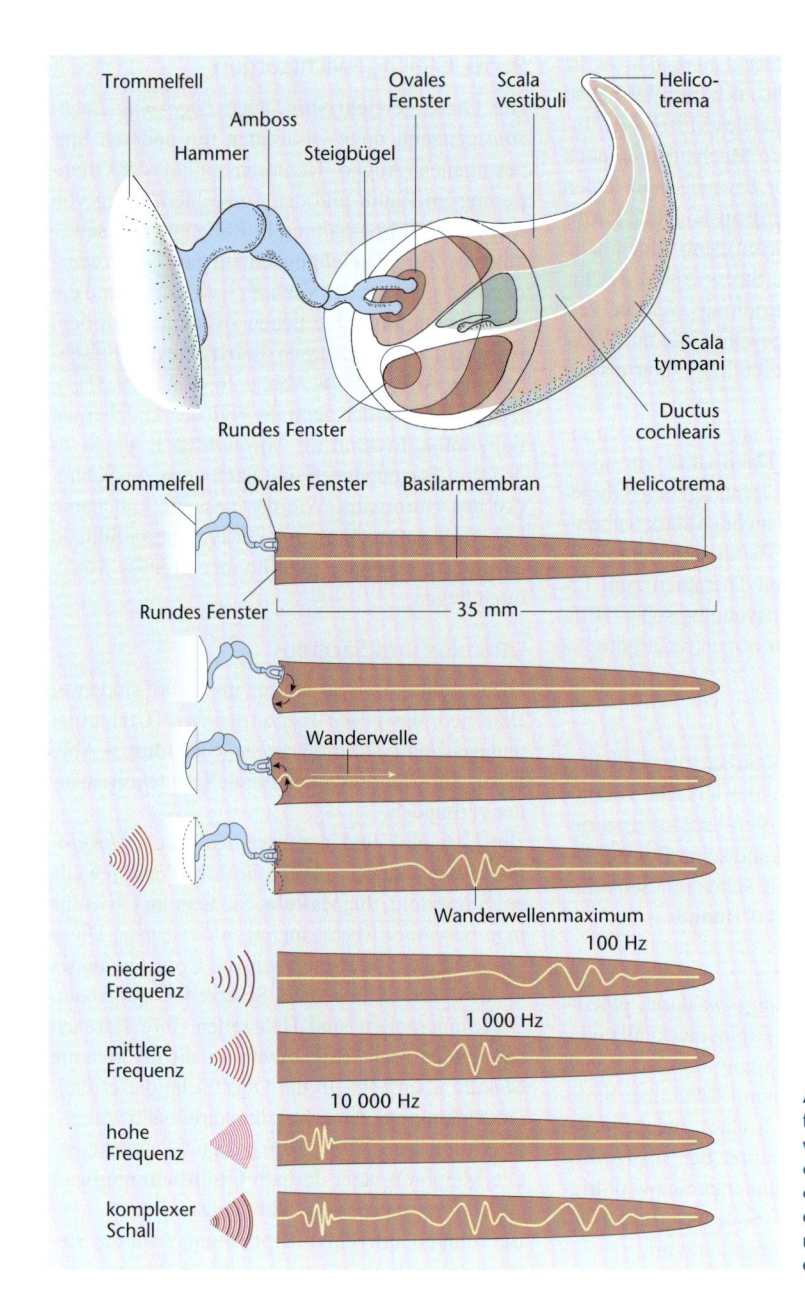

Abb. 9.31 Schema der Hörfunktion nach der Wanderwellentheorie. Die Schneckenspirale ist zur Verdeutlichung lang gestreckt und die Schwingung der Basilarmembran deutlich überhöht dargestellt.

Masse aber mit der Breite zunimmt. Dadurch geraten die breiteren Abschnitte zwar einerseits leichter in Schwingung als die schmalen, und die Bewegungen der Basilarmembran nehmen zur Schneckenspitze hin zu. Andererseits nimmt aber auch die Massenträgheit der Membran zum Helicotrema hin allmählich zu. Aufgrund der ortsabhängigen Kombination von Steifigkeit und Masse gibt es für jede Schwingungsfrequenz auf der Basilarmembran an einer bestimmten Stelle ein Auslenkungsmaximum (Resonanz), das heißt einen Ort, wo die äußeren Haarzellen am stärksten gereizt werden und somit am stärksten die Schwingung verstärken. An dieser Stelle antworten dann auch die inneren Haarzellen am stärksten. Schwingungen hoher Frequenz (entsprechen den hohen Tönen) haben dieses Maximum am Anfang der Basilarmembran nahe dem ovalen Fenster, während es sich bei niedrigeren Frequenzen (entsprechen den tieferen Tönen) immer weiter zur Schneckenspitze hin verschiebt. Jenseits des Ortes, an dem die Wanderwelle ihr Maximum erreicht hat, verlöscht sie komplett, sie kann also nicht an der Schneckenspitze reflektiert werden, was den Hörvorgang stören würde.

> ### Tonotopie
>
> Jeder Schwingungsfrequenz und damit jeder Tonhöhe entspricht ein ganz bestimmter Ort der maximalen Auslenkung der Basilarmembran, man spricht von der *Frequenzauflösung nach dem Ortsprinzip* (**Tonotopie**). Nimmt bei gegebener Frequenz die Lautstärke eines Tones und damit die Auslenkung der Basilarmembran zu, werden die Haarzellen stärker gereizt. So werden dann auf den zugehörigen Nervenfasern mehr Aktionspotentiale pro Zeit gebildet, und wir empfinden den Ton damit auch subjektiv als lauter.

Hörbahn

Die überschwelligen Generatorpotentiale (➤ 8.1.3) der Haarzellen lösen an den Nervenfasern, die die Haarzellen an der Basis umgreifen, Aktionspotentiale aus. Diese Nervenfasern bilden den *cochlearen* Anteil des Nervus vestibulo*cochlearis*. Sie verlaufen zu Kerngebieten im verlängerten Mark und kreuzen dort größtenteils zur Gegenseite. Die Fasern ziehen dann zum Teil zum Mittelhirn zur Vermittlung akustischer Reflexe, zum Teil über den Thalamus zur Schallwahrnehmung ins Hörzentrum des Großhirnschläfenlappens (➤ 8.8.9).

Orientierung im Raum

Die gleichzeitige Verarbeitung der akustischen Informationen aus *beiden* Ohren ist entscheidend für das **Richtungshören** und die akustische Orientierung im Raum. Die Signale aus linkem und rechtem Ohr unterscheiden sich geringfügig, da die Ohren von einer Schallquelle meist etwas unterschiedliche Abstände haben. Das der Schallquelle abgewandte Ohr hört den Ton etwas später *(Phasenverschiebung)* und etwas leiser *(Lautstärkenverschiebung)*. Durch die Aufarbeitung dieser Unterschiede kann das ZNS die Richtung einer Schallquelle erstaunlich gut orten.

Audiometrie

Ein Messverfahren für die Hörfunktion ist die so genannte **Audiometrie**. Ein Tongenerator *(Audiometer)* erzeugt Töne bestimmter Frequenz und Intensität. So können die individuellen **Hörschwellen** ermittelt werden, das heißt die minimalen Schallintensitäten, mit denen Töne bestimmter Frequenz gerade wahrgenommen werden können (Hörschwellen beim Gesunden ➤ Abb. 9.30). Bei einer Schwerhörigkeit sind die Hörschwellen erhöht (z. B. um 30 dB im 1 000-Hz-Bereich).

Otoakustische Emissionen

Eine einfache und schnelle Gehörprüfung ist die Registrierung der **otoakustischen Emissionen** *(OAE)*. Dies sind mit dem bloßen Ohr nicht hörbare Schwingungen, die im Innenohr nach einer kurzen Schallreizung durch die Eigenbewegungen der äußeren Haarzellen entstehen und aus dem Ohr abgestrahlt werden. Ihre Registrierung mittels eines sehr empfindlichen Mikrofons erfordert keinerlei Mitarbeit des Patienten und ist deshalb bereits für das *Neugeborenen-Hörscreening* einsetzbar.

9.7.7 Krankheitsbilder

Schwerhörigkeit

Schwerhörigkeit oder völliger Hörverlust sind für die Betroffenen schwere Behinderungen, da sie die Orientierung in der Umwelt und insbesondere die Kommunikation mit den Mitmenschen sehr beeinträchtigen.

- Bei der **Schallleitungs-Schwerhörigkeit** liegt die Störung im Bereich des äußeren Ohres oder des Mittelohres bis hin zum ovalen Fenster. Häufige Ursachen sind ein *Cerumenpfropf* (Schmalzpfropf) im äußeren Gehörgang, eine *Mittelohrentzündung* oder eine *Otosklerose*. Oft ist eine kausale Therapie möglich und erfolgversprechend
- Die **Schallempfindungs-Schwerhörigkeit** ist durch Störungen im Innenohr (z. B. Zerstörung der Haarzellen bei akustischem Trauma), am Hörnerven (z. B. Akustikusneurinom) oder im Bereich des ZNS bedingt. Eine kausale Therapie ist meist nicht möglich.

Obwohl **Hörgeräte** das Sprachverständnis oft entscheidend verbessern können, ist deren Akzeptanz in Deutschland nach wie vor gering: Nur schätzungsweise 25 % der Schwerhörigen in Deutschland benutzen ein Hörgerät.

Bei höchstgradig Schwerhörigen und Gehörlosen können Hörgeräte allerdings kein Sprachverständnis erreichen. Viele Gehörlose können aber vom Mund des Sprechenden ablesen, wenn langsam, klar und deutlich gesprochen wird. Untereinander können Gehörlose durch *Gebärdensprache* erstaunlich komplexe Sachverhalte austauschen, diese muss aber wie eine „neue" Sprache erlernt werden.

Bei Gehörlosigkeit kann in vielen Fällen das Einsetzen eines **Cochlea-Implantats** *(CI)* Hören ermöglichen. Dazu wird ein flexibler Schlauch, auf dem bis zu 22 Kontaktpunkte (Elektroden) angebracht sind, in die Schnecke implantiert. Über diese Elektroden können unterschiedliche Hörnervenfasern, die entsprechend der Tonotopie für unterschiedliche Tonhöhen (Frequenzen) zuständig sind, gereizt werden. Zerlegt man nun den von außen kommenden Schall elektronisch in Frequenzbänder und steuert damit die jeweilig zugehörigen Elektroden an, entsteht ein Höreindruck im Gehirn, der dem physiologischen ähnelt. Kinder mit angeborener Taubheit können so hören und sprechen lernen.

> **Missverständnisse**
>
> Ist die Schwerhörigkeit eines Patienten nicht bekannt, können durch die Schwerhörigkeit bedingte Missverständnisse als Verwirrtheit des Patienten interpretiert werden, etwa weil er auf Fragen nicht sofort oder falsch antwortet oder in eine andere Richtung läuft, als ihm erklärt wurde. Eine gewissenhafte Pflegeanamnese, genaue Dokumentation und Übergabe an Kollegen verhindern, dass ein schwerhöriger Patient als verwirrt „abgestempelt" wird.

Tinnitus

Unter *Tinnitus aurium* oder kurz **Tinnitus** versteht man die immer wiederkehrende oder dauernde subjektive Wahrnehmung eines Tones oder Geräusches, das objektiv nicht existiert, d.h. es ist von anderen Personen nicht zu hören. Ursachen sind Lärm oder Erkrankungen des Mittel- oder Innenohres, wobei die genauen Mechanismen noch unklar sind. Etwa 8 % aller Erwachsenen leiden unter Tinnitus, durch die stetig ansteigende Lärmbelastung (z. B. in Diskotheken) sind zunehmend auch junge Leute betroffen. Stress erhöht das Erkrankungsrisiko. Zur Behandlung werden verschiedenste Therapien angewandt, deren Wirksamkeit allerdings nicht wesentlich höher als die Spontanheilungsrate ist.

Nach sechs Monaten Dauer spricht man von einem *chronischen Tinnitus*. Dann ist es vor allem wichtig, dass der Betroffene lernt, mit dem Ohrgeräusch umzugehen, es nicht mehr so stark wahrzunehmen. Interdisziplinäre Therapiekonzepte u.a. mit Beratung, verschiedenen Therapien zum Erzielen einer Gewöhnung, psychologischer Hilfe und evtl. Selbsthilfegruppen zeigen recht gute Erfolge.

Otosklerose

Die **Otosklerose** ist eine Erkrankung des knöchernen Labyrinths. Aus ungeklärter Ursache verknöchern Bereiche des ovalen Fensters, so dass der Steigbügel dort fixiert wird und seine Beweglichkeit verliert. Es kommt zu schwerer Schallleitungs-Schwerhörigkeit und zu Tinnitus.

Akustisches Trauma

Ein akustisches Trauma kann *akut* durch plötzliche laute Geräusche (z. B. Explosionsknall) oder *chronisch* bei längerer Belastung mit Geräuschen über 85 dB auftreten. Es kommt dabei über Stoffwechselstörungen bzw. direkte mechanische Schädigungen zur Degeneration der Haarzellen. Folge ist eine Schallempfindungs-Schwerhörigkeit, besonders bei den Frequenzen um 4 000 Hertz, die oft von Tinnitus begleitet wird.

Altersschwerhörigkeit

Auch die **Altersschwerhörigkeit** (*Presbyakusis*) betrifft vorwiegend die Töne, die im oberen Frequenzbereich der Sprache und darüber liegen. Bislang wurde vermutet, dass ihr ein altersbedingter neuraler und zentraler Abbau zugrunde liegt. Neuere Untersuchungen lassen aber vermuten, dass vor allem unsere tägliche akustische Lärmbelastung mit verantwortlich gemacht werden muss.

Hörsturz

Im Gegensatz zur allmählichen Entwicklung der Altersschwerhörigkeit ist der **Hörsturz** ein akutes Ereignis mit plötzlicher, meist einseitiger Schallempfindungsschwerhörigkeit bis Taubheit, oft verbunden mit Tinnitus. Zugrunde liegen Durchblutungsstörungen des Innenohres, deren Ursache nicht genau bekannt ist. Therapeutisch versucht man, mit Infusionen von Substanzen, welche die Fließeigenschaften des Blutes verbessern, sowie von Glukokortikoiden das Hörvermögen wiederherzustellen.

9.7.8 Gleichgewichtsorgan

Der **Gleichgewichtssinn**, auch *Lage- und Drehsinn* genannt, dient zusammen mit anderen Sinnesorganen (Augen, Tiefensensibilität) der Orientierung im Raum und der Aufrechterhaltung von Kopf- und Körperhaltung in Ruhe und bei Bewegungen. Zum **Gleichgewichtsorgan** (*Vestibularapparat*) gehören der **Vorhof** (*Vestibulum*) und die drei **Bogengänge**. Sie liegen zusammen mit dem Hörorgan im knöchernen Labyrinth des Felsenbeins (▶ Abb. 9.25, ▶ Abb. 9.26, ▶ Abb. 9.27).

Der *Vorhof* ist der zentrale Teil des knöchernen Labyrinths. Er führt als Vorraum nach hinten zu den drei Bogengängen und nach vorn zur Schnecke des Hörorgans. Wie das gesamte knöcherne Labyrinth ist auch er mit Perilymphe gefüllt, in der mit Endolymphe gefüllte membranöse Strukturen liegen.

Utriculus und Sacculus

Die membranösen Strukturen im Vorhof sind zwei Bläschen, das *große Vorhofsäckchen* (**Utriculus**) und das *kleine Vorhofsäckchen* (**Sacculus**, ▶ Abb. 9.26). Sie sind durch zwei feine Gänge miteinander verbunden.

Der Utriculus und der Sacculus (auch *Makula-Organe* genannt) enthalten in ihrer Wand jeweils ein Sinnesfeld, die **Makula**. Sie liegt im Utriculus in *horizontaler* Ebene, im Sacculus *vertikal*. Diese Sinnesfelder sind ähnlich wie das Corti-Organ des Gehörs aus Sinnes- und Stützzellen aufgebaut. Die Sinneszellen sind Haarzellen. Ihre Härchen ragen in eine gallertige Membran, die die gesamte Makula überdeckt. In die Oberfläche dieser Gallertschicht sind feine Kalziumkarbonatkristalle – **Otolithen**, auch *Statolithen* genannt – eingelagert. Die Membran heißt deshalb **Otolithenmembran** (*Statolithenmembran* ▶ Abb. 9.32).

Bei ruhiger, aufrechter Kopfhaltung zieht die Statolithenmembran in der *vertikalen* Makula des Sacculus nach unten, dadurch werden die Sinneshärchen nach unten abgeschert, was über Nervenimpulse dem ZNS übermittelt wird. Der Utriculus meldet in dieser Situation nichts: Da seine Makula *horizontal* liegt, werden dort die Sinneshärchen nicht abgeschert. Beim Liegen beispielsweise verändern sich diese Verhältnisse: Jetzt steht die Utriculus-Makula senkrecht, ihre Sinneshärchen werden also abgeschert. Die Sacculus-Makula ist dagegen jetzt horizontal ausgerichtet und sendet keine Abscher-Impulse (▶ Abb. 9.33). **Schwerkraft** und andere **Linearbeschleunigungen** (Beschleunigung in gerader Richtung, wie im Auto oder im Fahrstuhl) sind die *adäquaten* Reize für die Sinneszellen der Makulaorgane. Die zentrale Verarbeitung ihrer Informationen vermittelt zum einen bewusste Empfindungen wie z. B. „Aufrechtstehen" oder „Liegen", zum anderen führt sie reflektorisch zur Anpassung von Tonus und Bewegung der Muskulatur, damit die Kopf- und Körperhaltung, z. B. bei Beschleunigungen nach vorne oder nach oben, aufrechterhalten werden.

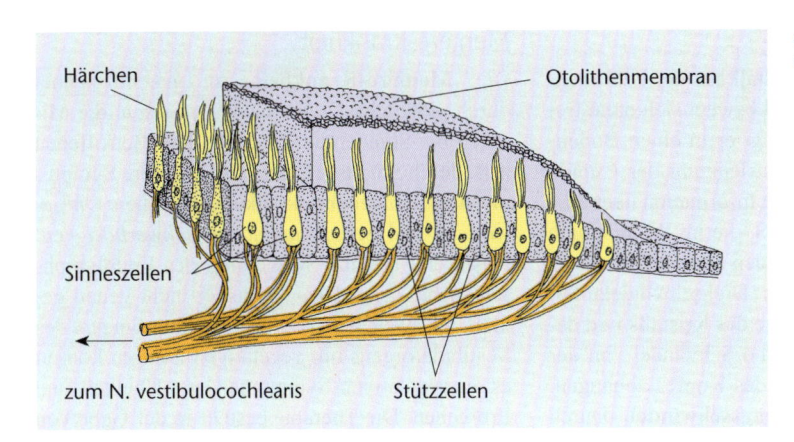

Abb. 9.32 (links): Aufbau der Makula.

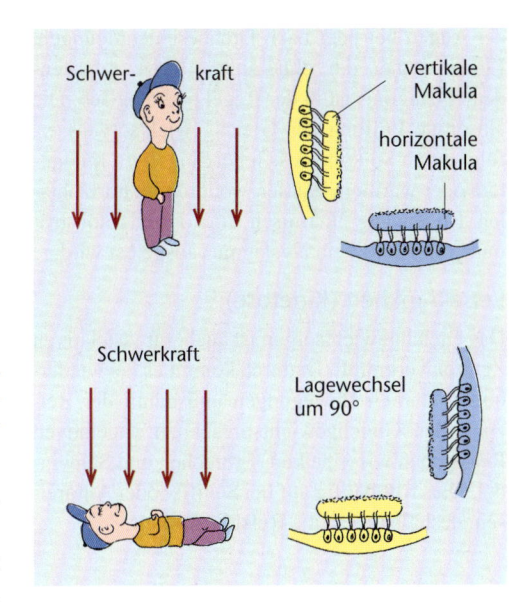

Abb. 9.33 (rechts): Ablenkung der Statolithenmembran beim Lagewechsel.

Bogengänge

Die drei *Bogengänge* stehen etwa im rechten Winkel zueinander in den drei Raumebenen. Es gibt einen vorderen und einen hinteren *vertikalen* und einen seitlichen *horizontalen* Bogengang. Sie beginnen und enden alle im Vorhofbereich, so dass sie zusammen mit diesem jeweils einen Ring bilden. In den *knöchernen Bogengängen* verlaufen die membranösen, mit Endolymphe gefüllten *häutigen Bogengänge*. Jeder Bogengang ist am Ende zur **Ampulle** erweitert. Dort befinden sich jeweils auf einer vorragenden Leiste **(Crista)** die Sinneszellen des Bogengangsystems. Es sind Haarzellen, die von Stützzellen umgeben sind. Ihre Härchen ragen in eine gallertartige, kuppelförmige Masse, die **Cupula**.

Jede Drehbewegung des Kopfes führt zu einer identischen Bewegung der Cupulae, die über den Bogengang fest mit dem Schädel verbunden sind. Die in den Bogengängen befindliche Endolymphe ist aber – wie jede Flüssigkeit – träge und folgt den Kopfbewegungen (präziser: Kopfbeschleunigungen) nur teilweise und mit zeitlicher Verzögerung. Die gallertige Cupula mit den eingebetteten Härchen wird dadurch abgebogen, und die Haarzellen werden gereizt. Die Nervenimpulse aus den Haarzellen werden an das ZNS übermittelt. Sie führen zur bewussten Empfindung von *Drehbewegungen* und bewirken reflektorisch die Muskelsteuerung, die zur Anpassung an die Situation erforderlich ist.

Da sich Endolymphe und Cupula nach einiger Zeit aber der Bewegung der Sinnesleiste anpassen, d.h. sich selbst mitdrehen, führen nur *Änderungen* der Drehbewegungen zur Reizung des Bogengangsystems. Die **Drehbeschleunigung** (bzw. die Abbremsung einer Drehbewegung) ist also der adäquate Reiz für die Bogengangsorgane (➤ Abb. 9.34).

Leitungsbahnen des Gleichgewichtsorgans

Von den Haarzellen des Gleichgewichtsorgans werden die Erregungsimpulse an Nervenzellen übermittelt, deren Zellkörper in einem Ganglion im inneren Gehörgang liegen. Ihre Fasern bilden den *vestibulären* Anteil des Nervus *vestibulo*cochlearis. Sie ziehen zum größten Teil zu Kerngebieten in der Medulla oblongata, ein kleiner Teil direkt zu Kleinhirnkernen. In den Vestibulariskernen der Medulla werden die Erregungen umgeschaltet. Über die sekundären Vestibularisbahnen erfolgt dann die Übermittlung an zahlreiche Hirngebiete: Rückenmark, Kleinhirn, Formatio reticularis, Thalamus und Hirnnervenkerne, v.a. für die Augen- und Halsmuskulatur (über die Nerven III, IV, VI, XI). Über diese Verbindungen werden die Erregungen des Gleichgewichtsapparates mit dem motorischen System verknüpft, so dass die Muskelbewegungen für eine normale Stellung des Kopfes, des Körpers und der Augen reflektorisch gesteuert werden können.

Eine wichtige Rolle bei dieser Steuerung spielen die Verbindungen zum Kleinhirn, das auf den Bewegungsablauf einwirkt (➤ 8.8.5). Vom Thalamus werden Informationen aus dem Gleichgewichtsorgan an die Großhirnrinde übermittelt, wo die bewussten Wahrnehmungen der Körperstellungen entstehen.

Gleichgewichts- und Nystagmusprüfung

Zur Abklärung von Gleichgewichtsstörungen lässt man den Patienten mit geschlossenen Augen bestimmte Bewegungen ausführen, z. B. Geradeausgehen oder Auf-der-Stelle-Treten. Aus den dabei auftretenden Abweichungen kann man Rückschlüsse auf den Ursprung der Störung ziehen.

Durch die Verschaltung der Augenmuskelkerne mit dem Vestibularorgan können Störungen im Vestibularbereich unwillkürliche, rhythmische Augenbewegungen zur Folge haben, einen **Nystagmus** *(Augenzittern)*. Er kann auch physiologischerweise auftreten, z. B. als Rückstellbewegung

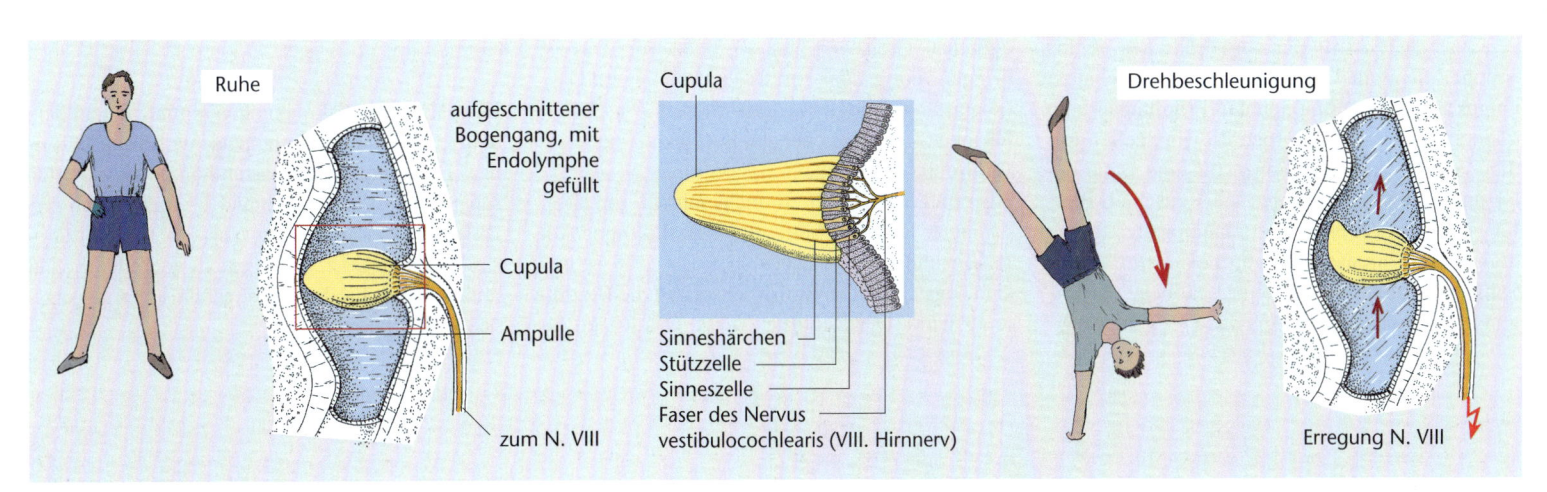

Abb. 9.34 Ablenkung der Cupula bei einer Drehbeschleunigung.

der Augen bei oder nach Drehbeschleunigungen. Ein spontaner, d.h. ohne äußere Reize auftretender, Nystagmus ist in der Regel pathologisch. Die einseitige Prüfung des Gleichgewichtsorgans erfolgt durch Spülung des Gehörgangs z. B. mit kaltem oder warmem Wasser, wodurch im horizontalen Bogengang thermisch eine Endolymphströmung und damit ein Nystagmus ausgelöst wird.

Reisekrankheit (Kinetose)

Das Gleichgewichtsorgan ist auch mit vegetativen Zentren verknüpft. Dadurch kommt es bei wiederholten starken Bewegungen und damit der Reizung des Gleichgewichtsorgans zu vegetativen Reaktionen wie Übelkeit, Erbrechen und Schwindel. Dies tritt häufig auf bei Schiffs- oder Autoreisen, deshalb der Name **Reisekrankheit.**

Lagerungsschwindel

Gelegentlich wird ein Kristall aus der Otolithenmembran herausgelöst und bewegt sich dann frei in der Endolymphe. Gelangt er in einen Bogengang, kann es dort zur Auslenkung der Cupula kommen. Die Folge ist eine Information über eine Drehbewegung an das ZNS, die im Widerspruch zu den Informationen aus den anderen Sinnesorganen steht, wodurch ein Drehschwindelanfall ausgelöst wird. Da die Lage des Kristalls und damit Reizung der Cupula und Schwindel von der Lage oder der Bewegung des Kopfes abhängen, spricht man von **Lagerungsschwindel.** Durch geeignete Kopflagerungsmanöver kann der Otolith wieder aus dem Bogengang herausbefördert werden.

Menière-Krankheit

Die **Menière-Krankheit** ist gekennzeichnet durch plötzliche *Drehschwindelattacken,* die Minuten bis Stunden anhalten und den Betroffenen z. B. durch Stürze gefährden. Als weitere Symptome dieser Innenohrerkrankung bestehen *Ohrgeräusche* und *Schallempfindungsschwerhörigkeit.* Auslösend ist eine Schwellung des Endolymphschlauchs, deren Ursache bisher nicht genau geklärt ist. Wegen der engen Verknüpfungen des Vestibularorgans mit vegetativen Zentren kommt es zu vegetativen Symptomen wie Übelkeit und Erbrechen. Die Therapie besteht in der Gabe von Antiemetika (z. B. Vomex A®) und durchblutungsfördernden Mitteln wie Betahistin (z. B. Vasomotal®).

GESUNDHEIT & LEBENSSTIL

9.8 Gehör: Ohrenbetäubend!

Das Gras wachsen hören? Na, das war einmal! Jugendliche, die regelmäßig Hardrock-Konzerte und Discos besuchen, lassen jedes Mal einen Sturm durch ihre Gehörgänge toben und ruinieren ihr Hörvermögen mit der Zeit. Bereits bei einem Discobesuch pro Woche über fünf Jahre ist der Schaden bei 5 % aller Jugendlichen irreversibel. Doch auch Stereoanlagen, Autoradios und Discmen sollten nicht unterschätzt werden. Vor allem wer unterwegs Musik über Ohrhörer hört, läuft Gefahr, zu kräftig aufzudrehen, um Außengeräusche zu eliminieren. Da werden die Ohren schnell einmal mit 100 phon oder mehr gepeinigt. Das ist eindeutig zu viel, wenn man bedenkt, dass die Lärmattacke nicht nur eine Viertelstunde dauert (was das Ohr noch akzeptieren würde), sondern mehrere Stunden. Täglich. Akzeptabel wären drei Stunden Kopfhörerkonsum mit 95 phon – auf eine Woche verteilt!

Pausenlos

Nach einem musikalischen Hurrikan müsste man den rund zwei Millionen Sinneshärchen im Innenohr, die vom Gebrause wie Getreidehalme umgeknickt sind, erst einmal Erholungsurlaub gönnen. Andernfalls sterben die Haarzellen mit der Zeit ab. Erste Anzeichen für eine Dauerbelastung sind Ohrgeräusche wie Rauschen, Pfeifen, Klingeln *(Tinnitus),* in einem späteren Stadium auch Ohrenschmerzen, meist Jahre später Schwerhörigkeit. Diese zeitverschobene Schädigung erschwert die Prophylaxe bei Jugendlichen. Möglicherweise sind *Trendy Plugs* eine Hilfe: schrill-bunte Ohrstöpsel, die seit einigen Jahren auf dem Markt sind und Schaden abwenden können.

Lautstärketest

Aber wann ist's genug und Zeit, die Stöpsel in die Ohren zu stecken? Wie laut es ist, kann man auch ohne technisches Gerät schätzen. Sprecher und Hörer sitzen sich im Abstand von 1 m gegenüber:
› Unterhaltung in normaler Lautstärke möglich bis 70 phon
› Verständigung mit erhobener Stimme möglich bei 80 phon
› Verständigung auch mit Rufen schwierig bei 100 phon
› Keine Verständigung mehr möglich ab 105 phon.

Passivhören

Straßenverkehr, Flugzeuge und Arbeitsplatz sind weitere Lärmquellen. Eine EU-Direktive, die seit 2006 in Kraft ist, schreibt für Arbeitsplätze einen täglichen Grenzwert von 87 phon vor. Das ist dringend nötig, denn bereits ab 85 phon wird Dauerbelastung fürs Gehör gefährlich. Lärmschwerhörigkeit steht somit bei den Berufskrankheiten in Deutschland ganz oben.
Aber nicht nur die Ohren sind gefährdet. Ein lärmgeplagter Körper schüttet die Stresshormone Adrenalin und Kortisol aus (▶ 11.5.3, ▶ 11.5.5), was sich negativ auf den Stoffwechsel und die Blutfette auswirkt. Der Blutdruck steigt. Das Risiko für Herz-Kreislauf-Erkrankungen nimmt zu, laut dem deutschen Bundesgesundheitsamt bereits bei einem Dauerlärmpegel von rund 65 phon. Experten schätzen, dass in Deutschland 2 % der tödlich verlaufenden Herzinfarkte auf das Konto von Lärmstress gehen. Dass dieser einem auch den Schlaf rauben kann, hat bestimmt schon jeder am eigenen Leib erfahren.

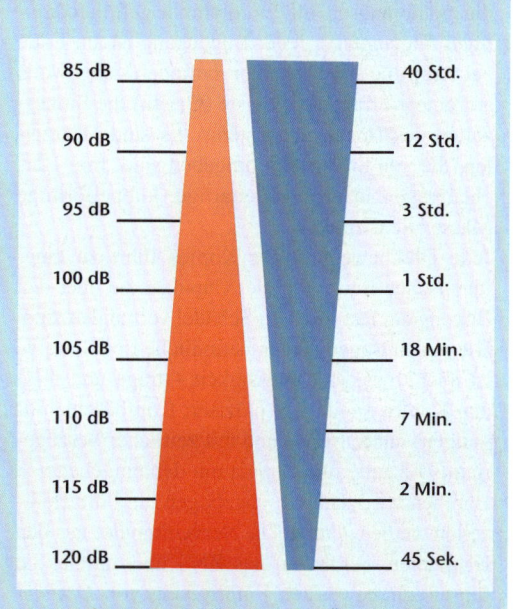

dB	Dauer
85 dB	40 Std.
90 dB	12 Std.
95 dB	3 Std.
100 dB	1 Std.
105 dB	18 Min.
110 dB	7 Min.
115 dB	2 Min.
120 dB	45 Sek.

Abb. 9.35 Die Abbildung zeigt, beim Überschreiten welcher wöchentlicher Einwirkungsdauer ein Schallereignis eines bestimmten Schalldruckpegels einen irreversiblen Hörschaden verursachen kann.

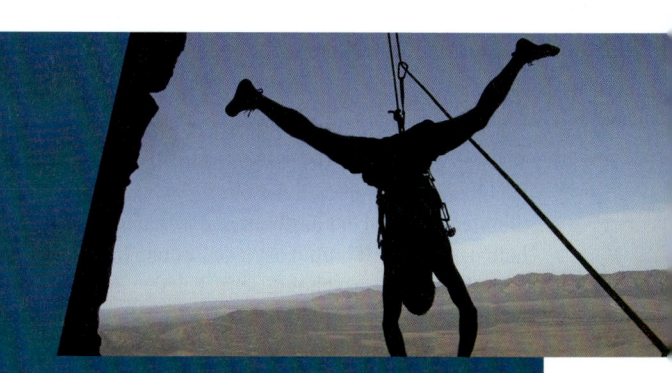

10 Psyche und psychische Erkrankungen

- **10.1 Grundbegriffe der Psychologie** 204
  - 10.1.1 Gefühle/Emotionen 204
  - 10.1.2 Motivation 206
  - 10.1.3 Psychohygiene 207

- **10.2 Grundbegriffe der Psychoanalyse** 207
  - 10.2.1 Es – Ich – Über-Ich 208
  - 10.2.2 Abwehrmechanismen 208
  - 10.2.3 Psychoanalyse als Therapieform 208

- **10.3 Der Weg zur Diagnose beim seelisch Kranken: Erhebung des psychischen Befundes** 208

- **10.4 Einteilung psychischer Störungen und Erkrankungen** 209

- **10.5 Organische psychische Störungen** 210
  - 10.5.1 Akute organische Störungen 210
  - 10.5.2 Chronische organische Störungen 210

- **10.6 Schizophrenien** 210

- **10.7 Affektive Störungen** 211

- **10.8 Angst- und Zwangsstörungen** 212
  - 10.8.1 Phobien 212
  - 10.8.2 Andere Angststörungen 212
  - 10.8.3 Zwangsstörung 212

- **10.9 Belastungs- und Anpassungsstörungen** 212

- **10.10 Dissoziative Störungen** 213

- **10.11 Persönlichkeitsstörungen** 213

- **10.12 Psychosomatik und psychosomatische Störungen** 213
  - 10.12.1 Überblick 213
  - 10.12.2 Essstörungen 213

- **10.13 Abhängigkeit** 214

- **10.14 Autismus und ADHS** 215

- **10.15 Selbstverletzung und Suizid (Selbsttötung)** 215

- **10.16 Therapie von psychiatrischen Erkrankungen** 216
  - 10.16.1 Überblick 216
  - 10.16.2 Psychotherapie 216
  - 10.16.3 Psychopharmaka 217

- **10.17 Alkohol und Drogen: Legal – illegal – nicht egal** 218

Wozu gibt es Gefühle? Was ist Schizophrenie? Worum geht es in der Psychosomatik? Fragen nach dem Funktionieren der Seele sind so alt wie die Menschheit. Und das Interesse ist auch außerhalb der Fachwelt groß: Fast jede Zeitung hat eine Ratgeberrubrik, psychologische Kurse sind gut besucht, und bei Gericht treten immer öfter psychiatrische Sachverständige auf.

Tatsächlich ist es faszinierend, sich damit zu beschäftigen, wie seelische Vorgänge zu erklären, wie sie zu verstehen sind. Die Erfassung, Beschreibung und Erklärung seelischer Phänomene stößt allerdings regelmäßig auf Probleme: Psychische Erscheinungen sind oft wenig konkret, schwer fassbar und flüchtig. Sie sind in der Regel nicht durch Laborwerte oder Röntgenbilder abbildbar. Zudem sind die Vorstellungen, wie die Psyche funktioniert, immer auch kulturell und gesellschaftlich beeinflusst.

Bis heute gibt es keine allgemeingültige, umfassende psychologische Theorie. Manchmal sind verschiedene Modellvorstellungen zur Erklärung bestimmter seelischer Erscheinungen sogar gegensätzlich. Dennoch sind die Erklärungsansätze wertvoll: Sie können im Einzelfall ein Verstehen seelischer Zusammenhänge ermöglichen, und aus ihnen lassen sich Ansätze zur Behandlung und Symptomlinderung ableiten.

Wie in anderen Gebieten, so haben sich auch im „Psycho-Bereich" verschiedene Untergebiete mit ähnlich klingenden Bezeichnungen gebildet (➤ Tab. 10.1).

10.1 Grundbegriffe der Psychologie

Psyche ist das griechische Wort für **Seele,** und beide Begriffe werden meist gleichbedeutend benutzt. Was aber genau darunter zu verstehen ist, darüber gibt es immer noch keine Einigkeit. Ganz allgemein bezeichnen sie Vorgänge des Denkens, Fühlens und Wollens, Fähigkeiten wie die Intelligenz, das Temperament, Interessen und Einstellungen sowie das Verhalten von Lebewesen. Diese verschiedenen „Bereiche" des Seelenlebens werden in der Wissenschaft voneinander getrennt, sind tatsächlich jedoch in vielfältiger Weise ineinander verflochten.

Auch Lern- und Kommunikationsmodelle sowie die damit verbundenen neurobiologischen Anpassungsvorgänge sind Themen der wissenschaftlichen Psychologie. Sie helfen zu erklären, wie (auffällige) Verhaltensweisen entstehen, und sind Grundlage für die Entwicklung psychotherapeutischer Behandlungsmethoden.

10.1.1 Gefühle/Emotionen

Emotionen (*Gemütsbewegungen, Gefühlszustände* und *-reaktionen*) sind ebenso wie ihre körperlichen Begleiterscheinungen jedem Menschen geläufig. Die Gefühle des Menschen sind so vielfältig, dass es schwerfällt, eine allgemeingültige Einteilung zu finden.

Emotionales Erleben geht einerseits häufig einher mit (trotz unterschiedlicher Gefühle ähnlichen!) physiologischen Veränderungen, ausgelöst durch das vegetative Nervensystem. Besonders häufig sind Pulsveränderungen, Erröten, Erweiterung/Verengung der Pupillen oder Muskelanspannung. Die Alltagssprache kennt diese Zusammenhänge: Vor Angst oder Aufregung „bekommt man Herzklopfen", es treibt einem „die Schamesröte ins Gesicht", man „bebt" (zittert) vor Wut. Andererseits kommt es zu einer persönlichen *kognitiven* („geistigen") Einschätzung der jeweiligen Situation. In der Regel steht für uns das persönliche Erleben des Gefühls im Vordergrund; die körperlichen Reaktionen nehmen wir eher als begleitend wahr.

Eine wichtige Rolle hierbei spielt das *limbische System* (➤ 8.8.7) im Gehirn. Es ist bedeutsam bei der Verarbeitung von Gefühlen, aber auch für Antrieb und Sexualität sowie bei der Gedächtnisbildung, gerade auch in Bezug auf emotional sehr bewegende oder traumatisierende (➤ 10.9) Situationen.

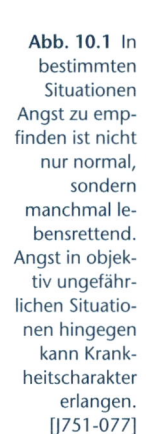

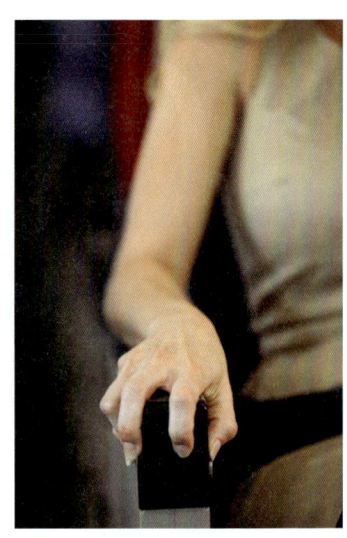

Abb. 10.1 In bestimmten Situationen Angst zu empfinden ist nicht nur normal, sondern manchmal lebensrettend. Angst in objektiv ungefährlichen Situationen hingegen kann Krankheitscharakter erlangen. [J751-077]

Angst

Angst bezeichnet den emotionalen Erregungszustand angesichts einer als physisch gefährlich oder psychisch bedrohlich erlebten Situation. Dabei ist es nicht notwendig, dass eine solche Gefährdung oder Bedrohung *tatsächlich* gegeben ist; die *subjektive* Einordnung gibt den Ausschlag. Hier ist etwa an die Angst vor Hunden zu denken, die aufgrund eines – möglicherweise lange zurückliegenden – negativen Erlebnisses auch in einer Situation erlebt wird, die objektiv keine Gefährdung darstellt. Selbst die Vorstellung einer entsprechenden Situation kann reichen, Angst auszulösen.

Körperlich äußern sich Angstzustände u.a. in erhöhter Herzfrequenz, Gefäßveränderungen, Kälte- und Hitzeempfindungen, Zittern, Übelkeit oder im Extremfall im Verlust der Schließmuskelkontrolle. Oft werden diese vegetativen Reaktionen von schnell und stereotyp ablaufenden motorischen Programmen (Abwehr- und Fluchtreaktionen) begleitet.

In Fällen extremer Angst spricht man von **Panik;** sie hat ausgeprägte Fluchttendenzen zur Folge. Gibt es keine Möglichkeiten des Entkommens, können massive physiologische Veränderungen bis hin zum Schock *(psychogener Schock)* beobachtet werden.

Obwohl es eine Vielzahl von Theorien über die Angstentstehung gibt, besteht weitgehend Einigkeit, dass Angst entwicklungsgeschichtlich ihren Ursprung in der Zeit hat, als gespannte (ängstliche) Aufmerksamkeit notwendig zum Überleben war. Die physiologischen Veränderungen, die mit der Angst einhergehen, bereiten den Organismus gleichzeitig auf die Flucht aus einer objektiv gefährlichen Lage vor.

Dieses alte Reaktionsmuster hilft dem heutigen Menschen allerdings nur noch selten. Weitaus häufiger sind angstauslösende Situationen, denen man sich nicht durch Flucht entziehen kann. Und schlimmer noch: Kommt es zu häufig zu der oben dargestellten *Stresssituation* (➤ 11.5.6), so schadet die (ursprünglich sinnvolle!) Reaktion dem Körper sogar. Daher geht es heute vielfach darum,

WAS IST EIGENTLICH …	
… Psychologie?	Wissenschaft von den (normalen) seelischen Vorgängen im Menschen, seinem Erleben, Denken, Fühlen und Verhalten
… Psychotherapie?	Systematische Behandlung mit „seelischen Mitteln", also aus der Psychologie entwickelten Verfahren, z. B. Gesprächstherapien (➤ 10.16.2)
… Psychosomatik?	Fachgebiet der Medizin, das sich mit denjenigen körperlichen Symptomen und Krankheiten befasst, die psychisch (mit)bedingt sind (soma = Körper)
… Psychoanalyse?	Bezeichnung sowohl für die von Sigmund Freud begründete psychologische Theorie (➤ 10.2.1) als auch für eine bestimmte Form der Psychotherapie (➤ 10.2.3)
… Psychiatrie?	Fachgebiet der Medizin, das sich mit Vorbeugung, Erkennung und Behandlung psychischer Krankheiten einschließlich der Rehabilitation des psychisch Kranken befasst
… Neurologie?	Fachgebiet der Medizin, das sich mit Vorbeugung, Erkennung, Behandlung und Rehabilitation von Krankheiten des zentralen und peripheren Nervensystems (➤ Kap. 8) sowie von Muskelerkrankungen befasst

Tab. 10.1 Schnelle Übersicht über die wichtigsten „Psycho"-Gebiete.

angstauslösende Situationen zu erkennen und so zu verarbeiten, dass sie ihren bedrohlichen Charakter verlieren **(Angstbewältigung, Angstreduzierung).** Die Angst eines Patienten vor einer ihm unbekannten Untersuchung etwa kann durch ausführliche Aufklärung oft reduziert werden. Auch die Minderung der allgemeinen Anspannung, mit der Angst stets gekoppelt ist, stellt eine Form der Angstbewältigung dar.

> **Angst ist normal**
>
> „Normale" Angst (▶ Abb. 10.1) ist ein Phänomen, das natürlicherweise zum Menschen gehört und das man zulassen sollte, denn sie hat eine wichtige Warnfunktion. Unterdrückte Angst schränkt die geistige und emotionale Beweglichkeit ein und lässt sich nicht mehr angemessen bearbeiten. Entscheidend ist nicht, *dass* man Angst hat, sondern *wie* man mit Angst umgeht.

Trauer

Trauer bezeichnet die emotionalen Reaktionen, die mit *Verlust-* oder *Trennungserlebnissen* einhergehen. Dies muss nicht der Tod eines Menschen sein (▶ Abb. 10.2); es kann sich auch um Trennung vom Partner, Wegzug eines wichtigen Freundes oder Verlust eines Organs handeln.

In allen diesen Fällen nehmen wir Abschied von Personen, Gegenständen oder Phasen unseres Lebens, die von Vertrautheit, Sicherheit und positiver Gewohnheit gekennzeichnet waren. Allmählich oder plötzlich geraten wir in eine Lage, die anders ist als vorher und die wir erst annehmen und bewältigen müssen, aus der wir im günstigen Fall aber auch bereichert und gestärkt hervorgehen können. Trauer bezeichnet also auch den **Prozess,** der dem Trauernden ermöglicht, sich in einer Welt neu zu orientieren, die nie mehr so sein wird, wie sie einmal war.

Die dafür notwendige psychische Leistung wird nach *Sigmund Freud* (1856–1939) als **Trauerarbeit** bezeichnet. Sie kann je nach Situation und Individuum wenige Monate, aber auch einige Jahre beanspruchen.

Es lassen sich dabei immer wiederkehrende Muster erkennen; man spricht von **Trauerreaktionen.** Sie treten in unterschiedlich intensiver Ausprägung alleine oder gemeinsam auf.

Körperliche Trauerreaktionen umfassen:
- Erschöpfung und Müdigkeit
- Schlaf- und Appetitlosigkeit
- Atemlosigkeit und Brustbeklemmungen.

Als *emotionale Trauerreaktionen* findet man:
- Tiefe Traurigkeit, aber auch Zorn und Wut
- Schuldgefühle und Angst
- Gefühle der Verlassenheit und Hilflosigkeit
- Sehnsucht nach dem Vergangenen oder Verlorenen.

Kulturelle Trauerreaktionen sind:
- Totenfeiern und -lieder (z. B. Kirchenlieder)
- Trauergemeinschaften (z. B. bei Trauergottesdiensten)
- Tragen schwarzer Kleidung
- Selbst gewählter Ausschluss von gesellschaftlichen Ereignissen (z. B. *Trauerjahr*).

Trauermodelle. Wissenschaftler, z. B. *Elisabeth Kübler-Ross* oder *John Bowlby,* haben versucht, den Verlauf der Trauer in Modellen zu beschreiben. Die meisten enthalten die Elemente **Schock, Trauerverhalten** (kulturell definiert, z. B. Versorgung der Toten, Gestaltung der Bestattung), **Trauerbewältigung** und **Trauerabschluss.** Allerdings hat jede Trauer ihren persönlichen Charakter und verläuft nicht linear: Die einzelnen Phasen können wiederholt abwechseln oder sich „durchmischen".

Folgende Trauerarbeiten sind zu meistern, damit sich Trauernde nach einer gewissen Zeit wieder der Zukunft zuwenden können:
- **Akzeptieren des Verlustes als Realität.** Der Trauernde sollte z. B. aufhören, den Tisch für den Verstorbenen mit zu decken
- **Zulassen des Schmerzes.** Die Auseinandersetzung mit dem Verlust findet zuerst „im Kopf" statt. Emotionen werden zurückgedrängt oder geleugnet. Am Ende dieser Phase sollte der Betroffene in der Lage sein, seinen Gefühlen, auch den sehr schmerzvollen Empfindungen, Raum zu geben
- **Anpassung an die neue Realität.** Vielleicht muss der Hinterbliebene Aufgaben des Verstorbenen übernehmen. Durch den Aufbau neuer Energien und neuer Beziehungen sollte eine neue Lebensphase beginnen.

> **Trauerarbeit unterstützen**
>
> Pflegende können Trauernden bei der Bewältigung der Traueraufgaben helfen:
> - Sie ermutigen Angehörige, den Verstorbenen anzusehen und zu berühren, selbst wenn dieser nach einem Unfall stark entstellt ist. Das erleichtert, „das Unbegreifliche zu begreifen". Zeigt der Angehörige Ablehnung, wird er aber nicht gezwungen
> - Sie lassen die Trauernden spüren, dass sie ihre Gefühle ausdrücken dürfen, sei es durch Klagen, Weinen oder auch Wutausbrüche. So wird der Schmerz der Trauer erfahrbar
> - Sie hören den Trauernden zu
> - Pflegende sind sich bewusst, dass sie den zentralen Wunsch der Trauernden nach dem „Ungeschehen-machen-Können" enttäuschen müssen. Sie halten diese Spannung aus und verzichten auf Ablenkung.

Pathologische Trauerreaktionen

- Manche Betroffene trauern über einen so langen Zeitraum hinweg, dass dieser nicht mehr im Verhältnis zu einer „gesunden" Verarbeitung des Verlusterlebnisses steht. Die Trauerreaktion wird *chronisch*
- Bei anderen Menschen tritt die Trauerreaktion erst mit *großer Verzögerung* ein. Sie wird dann oft durch Ereignisse ausgelöst, die in keinem direkten Zusammenhang mit dem Verlusterlebnis stehen
- Gelegentlich lassen sich *übertriebene Reaktionen* finden, die sich z. B. in massiven Verzweiflungsgefühlen äußern. Die Grenze zum „Normalen" ist dabei fließend
- Bei der *larvierten* („maskierten") *Trauerreaktion* schließlich zeigt der Betroffene körperliche Beschwerden (psychosomatische Symptome, Schmerzzustände), ohne sie bewusst mit dem Verlusterlebnis in Zusammenhang bringen zu können.

Aggression

Auch für die **Aggression** gilt: Bis heute gibt es keine allgemein anerkannte Theorie zu ihrer Entstehung. Es ist sogar umstritten, was unter dem Begriff zu verstehen ist. Die ursprüngliche Bedeutung meint, „einen Angriff machen", aber auch „etwas in Angriff nehmen" – also durchaus etwas Positives. Daher sprechen manche Wissenschaftler von *Gewalt* (statt von Aggression), wenn durch aggressive Handlungen *Schäden* entstehen.

Wie entsteht nun Aggression? Hierzu gibt es sehr unterschiedliche Erklärungsmodelle.

Aggression und Trieb. *Sigmund Freud* ging in seiner *Trieblehre* ursprünglich davon aus, dass neben einem das Leben erhaltenden und weiterentwickelnden Trieb *(Erostrieb)* ein gegensätzlicher Trieb existiere, dessen Ziel die Auflösung der lebenstiftenden Einheiten sei (**Thanatos-** oder *Todestrieb*). Diese beiden Triebe stünden in permanentem Widerstreit wie auch in ergänzender Funktion zueinander. Aggression sei nach dieser Lehre als der nach außen gerichtete und abgelenkte Todestrieb zu verstehen. Spätere Triebtheorien gehen davon aus, dass dieser Aggressions- oder Destruktionstrieb dem Menschen zwar angeboren sei, jedoch nicht in Zusammenhang mit einem Todestrieb stehe.

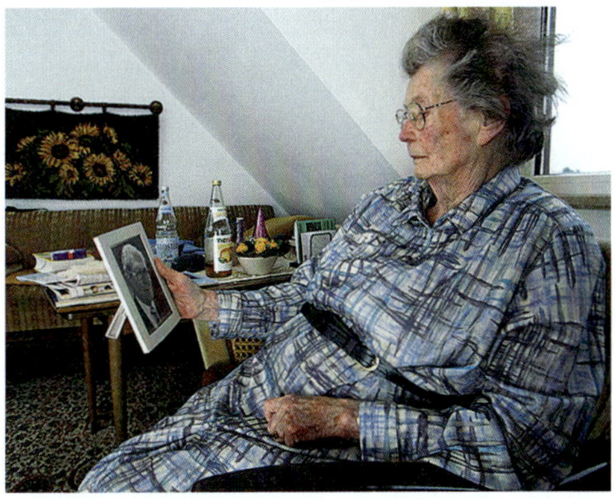

Abb. 10.2 Trauer, hier um den verstorbenen Ehemann, ist ein Prozess, der sehr unterschiedlich lange dauern kann. [K115]

Aggression und Frustration. Eine weitere Theorie geht davon aus, dass aggressives Verhalten die Folge von Enttäuschungen ist. Solche „unangenehmen Erfahrungen" lassen sich auch als **Frustration** bezeichnen. Frustration kann auftreten, wenn:

› Ein Verhalten, das auf ein bestimmtes Ziel ausgerichtet ist, im Ablauf gestört wird *(Hindernisfrustration)*
› Ein Bedürfnis (in welchem Bereich auch immer) nicht befriedigt werden kann *(Entbehrung; Mangelzustand)*
› Der Mensch Angriffen und Provokationen, aber auch anderen negativen physischen Einwirkungen wie etwa Lärm ausgesetzt ist *(schädigende Reize)*. Die *subjektive* Beurteilung, z. B. des Lärms, ist dabei ebenfalls von Bedeutung.

Dabei bestimmt offenbar die Stärke des Frustrationserlebnisses, ob die Reaktion aggressive Züge trägt oder nicht. So kann mäßig erlebte Frustration dazu führen, dass zur Erreichung des angestrebten Ziels vermehrte persönliche Anstrengung eingesetzt wird, während eine subjektiv massiv empfundene Frustration aggressives – und dann zerstörerisches – Verhalten zur Folge haben kann.

Aggression und Lernen. Es ist davon ausgehen, dass Menschen, die in ihrem Leben viele aggressive Vorbilder hatten, selbst auch aggressiver sind als diejenigen, die in einer relativ gewaltlosen Umgebung aufgewachsen sind *(Modelllernen)*. Das Erlernen aggressiven Verhaltens durch Modelle ist in den letzten Jahren vor allem durch die Diskussion um die Auswirkungen von Gewaltdarstellungen in den Medien (➤ Abb. 10.3) ins öffentliche Bewusstsein gerückt. Für das Verständnis von gelerntem aggressivem Verhalten ist es jedoch wichtig zu unterscheiden zwischen dem *Lernen* aggressiver Verhaltensweisen und der *Anwendung* des Gelernten. Es lässt sich festhalten, dass:

› Durch entsprechende Modelle aggressives Verhalten prinzipiell gelernt und somit nachgeahmt werden kann (Lernen *neuer Verhaltensweisen*)
› Durch das Beobachten *erfolgreichen* aggressiven Verhaltens dieses auch eingesetzt wird *(Lernen am Effekt)*.

Das bedeutet, dass aggressive Akte, die zum angestrebten Ziel geführt haben *(Erfolg)*, mit einer größeren Wahrscheinlichkeit nachgeahmt werden als solche, die ihr Ziel nicht erreicht haben oder mit negativen Sanktionen (Strafen) belegt wurden *(Misserfolg)*.

Auch *gesellschaftliche Bedingungen* können zur Zunahme von Aggression führen. So steigt z. B. in wirtschaftlich schwierigen Zeiten die Kriminalität.

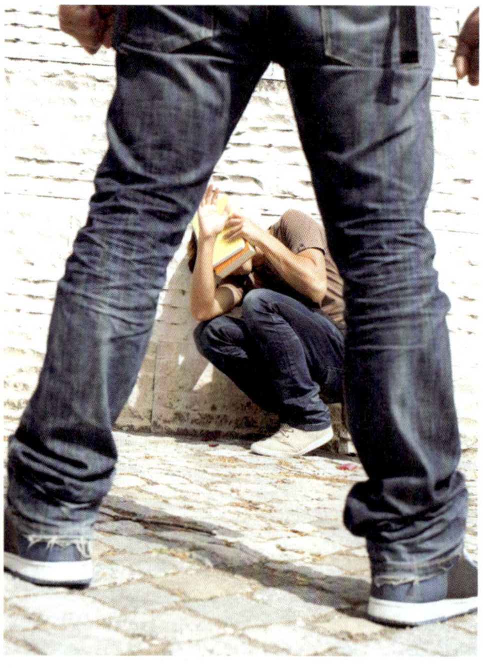

Vom Umgang mit Aggressionen

Ein Patentrezept für den Umgang mit Aggressionen (den eigenen wie denen anderer) gibt es nicht. Wichtig ist zu versuchen, die jeweiligen *Ursachen* zu erkennen. Daraus ergeben sich manchmal schon Ansätze zur Bewältigung. Ist jemand z. B. aus gutem Grund aggressiv, so können eine Entschuldigung und die Beseitigung des Anlasses Abhilfe schaffen.

Menschen, die unter ständiger Anspannung stehen, reagieren ebenfalls leichter aggressiv; hier sind Maßnahmen zur Entlastung letztlich erfolgreich. Ist die Aggression durch eine psychische Krankheit mitbedingt, wird sie sich durch fachgerechte Behandlung bessern.

Im Klinikalltag können z. B. Gespräche in Supervisions- oder Balintgruppen den Mitarbeitern helfen, angestaute Aggressionen zu erkennen und mit ihnen umzugehen.

10.1.2 Motivation

Wie kommt es, dass ein alter, aber gesunder Mensch, der in ein Altersheim ziehen muss, nach kurzer Zeit ganz unerwartet stirbt? Wieso riskieren manche Menschen für Ideen und Ideologien ihr Leben? Warum ergreift man genau diesen und nicht einen anderen Beruf?

Für jeden Menschen gibt es treibende Kräfte, die sein Verhalten beeinflussen. Diese Kräfte nennt man **Motivation**. „Motiviert sein" beinhaltet so verschiedene Bedeutungen wie „ein Bedürfnis haben", „ein bestimmtes Ziel erreichen wollen" oder „auf der Grundlage einer Überzeugung handeln". Die Gründe, die Menschen haben, so und nicht anders zu handeln, werden als **Motive** bezeichnet. Das Spektrum der **Motivationsmodelle** in der Psychologie ist breit. Es reicht von der einseitigen Hervorhebung angeborener Verhaltensweisen (z. B. bei dem Verhaltensforscher *Konrad Lorenz*) bis zu entgegengesetzten Vorstellungen von Wissenschaftlern, die praktisch alles Verhalten und Handeln allein psychologisch und sozial, also auf gemachte Erfahrungen und Umgebungseinflüsse, zurückführen. Einige Theorien seien kurz skizziert:

Biologisch verankerte Motivation

Diese Theorie bezieht sich auf **biologische Grundbedürfnisse**. Darunter fallen beispielsweise die *Hungermotivation* (Suche nach Nahrung bei Hungergefühl) oder die *Durstmotivation* (Suche nach Trinkbarem zur Regulierung des Flüssigkeitshaushaltes). Vertreter dieser Theorie gehen davon aus, dass der Organismus zum Handeln bewegt wird, wenn das physiologische Gleichgewicht durch eine Mangelsituation in Gefahr oder gestört ist, mit dem Ziel, dieses Gleichgewicht wiederherzustellen.

Es kann jedoch auf dieser Grundlage nicht einleuchtend erklärt werden, warum etwa Nahrungsreserven angelegt werden, obschon kein konkreter physiologischer Mangel vorliegt und Tieren schwerlich unterstellt werden kann, dass ihnen „bewusst" ist, dass im Winter wenig Nahrung zu finden sein wird. Noch schwieriger wird es, wenn eine Übertragung auf die komplexen psychischen und sozialen Gegebenheiten beim Menschen versucht werden soll. Wie etwa soll das Verlangen, Profifußballer zu werden, durch biologische Grundbedürfnisse erklärt werden?

Psychologische und soziale Motivation

Anders als biologische Motive, die als angeboren gelten können, sind die Motive der **psychologischen Motivation** erlernt, also erworben. Darunter fallen etwa das *Bedürfnis nach Sicherheit* oder die Entwicklung des *Selbstwerts*.

Eng verwandt ist die **soziale Motivation**. In der Praxis spricht man von sozialen Motiven dann, wenn sie hauptsächlich durch *soziale Interaktion* (zielgerichteter, wechselseitiger Austausch von Informationen zwischen Individuen) bedingt sind. Dazu zählen neben Motiven aus dem politischen und ideologischen Bereich *Bedürfnisse nach äußerer Sicherheit* oder *gesellschaftlicher Anerkennung*. Psychologische und soziale Motivation hängen letztendlich ab von der jeweiligen Situation und der Lebensgeschichte des Einzelnen. Die Motive eines kleinen Kindes sind z. B. wesentlich stärker an den Grundbedürfnissen orientiert als die eines Erwachsenen, und ein Mensch, der in einer liebevollen und anregenden Umgebung aufgewachsen ist, wird andere Motive als handlungsleitend erleben als jemand, der unter repressiven, krank machenden Bedingungen zu leiden hatte.

> **Kaum zu trennen**
>
> Tatsächlich bestimmen meist biologische, psychische und soziale Momente in unterschiedlich starker Ausprägung *gemeinsam* das menschliche Handeln. Noch komplexer wird es, wenn man berücksichtigen möchte, dass *unbewusste Motive* (➤ 10.2.1) einen Einfluss ausüben können.

Abb. 10.3 Auch wenn die Ursachen nicht ganz klar sind, die Gewaltbereitschaft der Jugendlichen nimmt seit Jahren zu. Ist Alkohol im Spiel, sinkt die Hemmschwelle weiter. [J751-078]

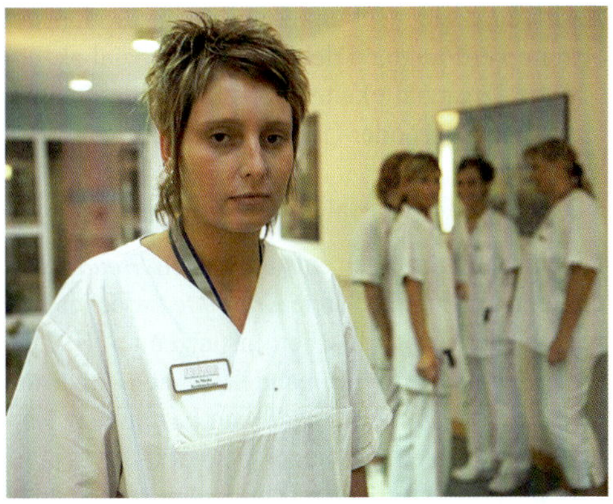

Abb. 10.4 Mobbing hat viele Gesichter – auch abschätzige Blicke, Tuscheln und Ausschließen gehören dazu. [K157]

Auch **Kommunikation** (), miteinander in Verbindung zu treten, sich auszutauschen, sich gegenseitig zu verstehen, ist ein menschliches Grundbedürfnis. Misslungene Kommunikation, Vereinsamung und Isolation können krank machen.

10.1.3 Psychohygiene

Die Arbeit mit Kranken ist – trotz ihrer Erfolgserlebnisse – oft anstrengend. Professionelle Helfer sind täglich mit Schmerzen, Leiden und Ängsten konfrontiert. Hygieneregeln zu beachten und sich vor der Übertragung von Krankheitserregern zu schützen ist Alltag. Keinesfalls selbstverständlich ist es dagegen, sich ebenso bewusst vor nachteiligen und möglicherweise krank machenden Einflüssen zu schützen, die sich aus den seelischen Belastungen im Arbeitsalltag ergeben.

Unter **Psychohygiene** versteht man alle Maßnahmen, die dazu dienen, Begegnungen mit den oft schweren Schicksalen der Patienten, Hilflosigkeit, aufwühlende Erfahrungen und Gefühle, auch unbefriedigende Situationen bei der Arbeit zu ertragen und zu bewältigen. Diese Maßnahmen schützen davor, durch ständige Überbeanspruchung im Lauf der Jahre selbst „auszubrennen" (**Burnout-Syndrom** ▶ 3.9). Allgemein gesprochen soll Psychohygiene die seelische Gesundheit erhalten helfen.

An Arbeitsstellen mit besonderen psychischen Belastungen der Mitarbeiter (z. B. psychiatrischen oder Tumorstationen) sind meist Supervisionsgruppen für das Team eingerichtet, die bei der Verarbeitung belastender Erfahrungen helfen. In diesen Gruppen werden unter Leitung eines erfahrenen – nicht zum Team gehörenden – Supervisors schwierige Situationen mit Patienten (oder im Team) besprochen. Ziel ist das bessere Verständnis der Hintergründe dieser Situationen und somit die Entlastung der Mitarbeiter.

Psychohygiene ist allerdings nicht nur in „helfenden" Berufen wichtig. **Mobbing** (▶ Abb. 10.4) beispielsweise, also systematische, regelmäßige und längerfristige Schikanen und Intrigen gegen eine Person, kann an praktisch jedem Arbeitsplatz, in der Schule oder im Privatleben auftreten und macht psychohygienische Maßnahmen und Beratung dringend erforderlich.

Stress

Wesentlich im Rahmen der Psychohygiene ist der Umgang mit **Stress**. Stress kann im Beruf auftreten, durch die Vielzahl der Erwartungen bedingt sein, welche die verschiedenen Menschen an einen stellen, oder auch durch schwere Krankheiten oder bevorstehende belastende Eingriffe verursacht werden. Daher sollen die psychologischen Kenntnisse über Stress ausführlicher dargestellt werden (hormonelle Grundlagen der Stressreaktion ▶ 11.5.6).

Stress gilt einerseits als wesentlicher Auslöser negativer Emotionen und psychischer wie physischer Erkrankungen. Andererseits können „stressige" Situationen auch Herausforderungen darstellen. Und: Erfolgreich bewältigte Stresssituationen (etwa eine bestandene Prüfung) führen zu positiven Emotionen, zum Gefühl, das Leben bewältigen zu können, und stärken sogar das Immunsystem. „Positiver Stress" wird als *Eustress* (*eu* = gut), schädigender Stress als *Dysstress* (*dys* = ungünstig, störend) bezeichnet.

Es ist falsch zu glauben, dass nur solche Ereignisse Stress auslösen, die von uns als belastend und negativ empfunden werden. „Kritisch" können auch schöne oder als positiv geltende Begebenheiten oder Veränderungen sein. Auch sie führen zu psychischen wie physiologischen Stressreaktionen des Organismus.

Die Psychiater *Richard R. Rahe* und *Thomas H. Holmes* haben in den sechziger Jahren aufgrund umfangreicher Studien eine Skala (Auszüge ▶ Tab. 10.2) entwickelt, die den Einfluss von Lebensereignissen in Form von *Belastungspunkten* darstellt. Sie sagen den Ausbruch einer ernsten Erkrankung (Herz-Kreislauf-Erkrankungen; Krebs) innerhalb von zwei Jahren voraus, wenn die Belastung zu einem gegebenen Zeitpunkt 300 Punkte und mehr beträgt.

EREIGNIS	BELASTUNGSPUNKTE
Tod des Ehepartners	100
Scheidung	73
Tod eines nahestehenden Familienmitgliedes	63
Verletzung oder Krankheit	53
Heirat	50
Schwangerschaft	40
Sexuelle Probleme	39
Außergewöhnlicher persönlicher Erfolg	28
Ärger mit Vorgesetzten	23
Wohnsitzwechsel	20
Urlaub	13
Weihnachten	12

Tab. 10.2 Belastungspunkte nach *R. Rahe* und *T. Holmes*.

Spätere Untersuchungen haben gezeigt, dass auch die Bewertung von „Stresspunkten" ihre Tücken hat; vielerlei Faktoren kommen hinzu, und nicht jeder Mensch, der eine hohe Zahl von Punkten aufweist, erkrankt notwendigerweise. Verantwortlich dafür ist die unterschiedliche Anpassungsfähigkeit, die eine mehr oder weniger gute Verarbeitung bzw. Bewältigung von Stress erlaubt. Hierbei spielen auch Alter und aktuelle Lebenssituation eine Rolle. Als Anhaltspunkte für die Wirkung von Stressreizen können folgende Faktoren dienen:

> *Reizintensität.* Ein mäßig intensiver Reiz kann Stimulation bedeuten, er bewirkt Aufmerksamkeit und Interesse. Eine hohe Intensität hat negative körperliche Veränderungen zur Folge
> *Dauer und Häufigkeit von Reizen.* Je öfter und/oder länger der Mensch einem Stressreiz ausgesetzt ist, desto wahrscheinlicher haben Mechanismen zur Kompensation nicht mehr den gewünschten Erfolg
> *Möglichkeiten zur Vermeidung oder Bewältigung.* Wenn es gelingt, einem Stressor auszuweichen oder so zu reagieren, dass die Stresswirkung minimiert wird, muss nicht mit Folgeschäden gerechnet werden
> *Vorerfahrungen.* Positive Erfahrungen mit der gleichen oder einer ähnlichen Stresssituation mindern Stress. Hatten jedoch Bewältigungsversuche in der Vergangenheit nicht den gewünschten Erfolg (etwa bei Prüfungen), so werden negative Gefühle (z. B. der Hilflosigkeit) eher zunehmen
> *Persönliche Grundanlage.* Manche Menschen haben in einer Stresssituation „die Ruhe weg" und lassen sich nicht beeindrucken, während andere die gleiche Situation als kaum erträglich empfinden. Dies hängt nicht nur von den Vorerfahrungen ab, sondern auch von der individuellen Grundstruktur, die sehr variabel ist
> *Aktivierungszustand.* Nicht zu jeder Tages- und Nachtzeit und nicht unter allen gegebenen Lebensbedingungen fühlt der Mensch sich gleichermaßen in der Lage, auf Stress angemessen zu reagieren. Wenn wir ausgeruht sind, ist unsere Reizschwelle sehr viel höher als nach einem anstrengenden Arbeitstag
> *Soziale Unterstützung.* Bei allen emotional belastenden Zuständen oder Prozessen ist es entlastend, wenn wir uns anderen Menschen mitteilen können, z. B. guten Freunden oder dem Partner. Das Gefühl, nicht allein dazustehen, gehört wohl zu den wichtigsten Voraussetzungen, um Stresssituationen erfolgreich zu begegnen.

10.2 Grundbegriffe der Psychoanalyse

Unter **Psychoanalyse** versteht man sowohl eine eigenständige psychologische Theorie als auch eine bestimmte Form der Psychotherapie. Begründer beider ist *Sigmund Freud*.

10.2.1 Es – Ich – Über-Ich

Von Freud stammt das *Drei-Instanzen-Modell* über die Struktur der Seele (➤ Abb. 10.5). Der „psychische Apparat" (die Seele) des Menschen besteht danach aus drei Instanzen. Das **Es** ist die Instanz der Triebe und Wünsche. Den aus dem Es auftauchenden Impulsen steht das **Über-Ich** entgegen, die Instanz des Gewissens, d.h. der erworbenen Wertvorstellungen und gesellschaftlichen Forderungen. Dem **Ich** als dritte Instanz kommt die Aufgabe zu, zwischen Es, Über-Ich und Realität zu vermitteln.

Wichtige Grundannahme der Psychoanalyse ist die Existenz des **Unbewussten**. Unbewusste Vorgänge können nur gegen den inneren Widerstand der betroffenen Person und mithilfe besonderer Techniken (etwa der Psychoanalyse) bewusst gemacht werden. Sie können aber trotzdem Einfluss auf Tun und Denken haben.

Beispielsweise erfährt ein Vereinsvorsitzender kurz vor einer Sitzung, dass ein Vereinsmitglied beachtliche Geldbeträge veruntreut hat. Er eröffnet die Sitzung mit: „Meine sehr geehrten Damen und Herren, leider muss ich Ihnen heute mitteilen, dass schlimme Dinge zum Vorschwein gekommen sind." An den Versprecher konnte er sich nach der Sitzung nicht erinnern. Der Versprecher ist Ausdruck eines Konflikts: Einerseits möchte er seinem Ärger Ausdruck verleihen, dem steht aber die gesellschaftliche Forderung gegenüber, in der Öffentlichkeit keine Kraftausdrücke zu verwenden. Der aggressive Wunsch ist daher ins Unbewusste „verdrängt", also abgeschoben worden. Er wirkte aber weiter und tauchte in einer verkleideten, kompromisshaften, dem Vorsitzenden nicht erinnerlichen Form wieder auf.

Demgegenüber sind **vorbewusste** Gedanken, Gefühle und Konflikte zu einem bestimmten Zeitpunkt nicht bewusst, grundsätzlich aber *bewusstseinsfähig*. Sie können ohne großen inneren Widerstand bewusst gemacht werden, ähnlich wie Namen, die man nicht täglich braucht, die man aber mit wenig Mühe „zurückholen" kann.

Kann ein Wunsch aus dem Es vom Über-Ich nicht akzeptiert werden, so entsteht ein **Konflikt**. Konflikte zwischen den verschiedenen Instanzen sind normal und können vom Ich auf verschiedene Weise gelöst werden.

Die Methoden, mit denen das Ich unlustvolle, ängstigende oder bedrohliche Impulse vom Bewusstsein fernhält, werden als *Abwehrmechanismen* bezeichnet.

10.2.2 Abwehrmechanismen

Abwehrmechanismen sind *unbewusste* innerseelische Vorgänge, die das Ziel haben, unangenehme Gefühle oder Wahrnehmungen nicht bewusst werden zu lassen. Sie haben Schutz- und Bewältigungsfunktion. Entstehen seelischer Schmerz, bestimmte Ängste oder Schuldgefühle aufgrund ungelöster Grundkonflikte immer wieder, können Abwehrmechanismen aber mit der Zeit nicht mehr schützen, sondern behindern evtl. sogar die Lösung des Grundkonflikts und tragen zur Bildung von Krankheitssymptomen bei.

Einige wichtige Abwehrmechanismen sind:

> *Verdrängung:* Verdrängung meint die Unbewusstmachung unerwünschter Impulse, z.B. „Vergessen" eines unangenehmen Zahnarzttermins
> *Reaktionsbildung:* Ein unerwünschter oder unerlaubter Impuls wird in sein Gegenteil verwandelt, z.B. Ärger in Freundlichkeit (jemand ist „scheißfreundlich")
> *Projektion:* Eigene Gefühle oder Tendenzen werden anderen zugeschrieben („Nicht ich bin aggressiv, sondern der Nachbar/meine Tochter.")
> *Rationalisierung.* Rationalisierung bezeichnet die Rechtfertigung von Erlebens- oder Verhaltensweisen durch Scheingründe („Ich putze nicht zu viel, das ist nötig zum Werterhalt des Hauses.")
> *Sublimierung.* Sublimierung meint die Umsetzung verdrängter Triebimpulse in sozial akzeptierte Ersatztätigkeiten, z.B. sexuelle Bedürfnisse in Sport oder Geigespielen.

10.2.3 Psychoanalyse als Therapieform

Psychische Störungen entstehen nach *Freud* durch unzureichend verarbeitete *Konflikte* zwischen den verschiedenen psychischen Instanzen (➤ 10.2.1). Oft, aber nicht immer, handelt es sich dabei um *frühkindliche Konflikte* während bestimmter Entwicklungsphasen (oral, anal, genital).

Ziel **psychoanalytischer Therapien** ist es, unbewusste Krankheitseinflüsse bewusst zu machen, damit der Patient dann nach angemessenen Konfliktlösungen suchen kann. Alle Psychotherapie-Methoden, die sich diese Grundannahme zu eigen gemacht haben, werden als *tiefenpsychologische* oder *psychodynamische Behandlungsverfahren* zusammengefasst.

Bei der **klassischen Psychoanalyse** mit mehreren Gesprächsterminen pro Woche über Jahre hinweg liegt der Patient auf einer Couch, an deren Kopfende der Therapeut sitzt. Der Patient teilt dem Therapeuten in freien Gedankensprüngen alle seine Gedanken, Empfindungen und auch Träume mit, egal ob sie ihm wichtig oder unwichtig erscheinen. Durch *Deuten* des inneren Zusammenhangs der Äußerungen können unbewusste Konflikte aufgedeckt werden. Die Rolle des Therapeuten ist dabei neutral, man sagt „abstinent". Dadurch können früher gemachte Beziehungserfahrungen mit Schlüsselpersonen (z.B. den Eltern) sich in der therapeutischen Beziehung wieder einstellen – ein Phänomen, das als *Übertragung* bezeichnet wird. Dies ermöglicht, frühere Familiensituationen anzusehen, unerfüllte Sehnsüchte und Wünsche zu betrauern und in der hilfreichen Beziehung zum Therapeuten neue, korrigierende Erfahrungen zu sammeln.

10.3 Der Weg zur Diagnose beim seelisch Kranken: Erhebung des psychischen Befundes

Sucht jemand wegen seelischer Symptome professionelle Hilfe auf, ist der erste Schritt zu identifizieren, ob es sich überhaupt um eine psychische Störung handelt und, falls ja, welcher Art sie ist. Hierzu liefert der **psychische Befund** wichtige Anhaltspunkte. Die **psychischen Grundfunktionen** werden bei der Kontaktaufnahme, im Gespräch und durch die Verhaltensbeobachtung beurteilt:

Bewusstsein umfasst *alle* psychischen Vorgänge (Gedanken, Gefühle, Wahrnehmungen, Wissen um das eigene Ich). **Quantitative Bewusstseinsstörungen** bezeichnen eine verminderte Wachheit unterschiedlicher Ausprägung (von Benommenheit bis zum Koma ➤ 8.8.3). Bei **qualitativen Bewusstseinsstörungen** ist der Betroffene zwar

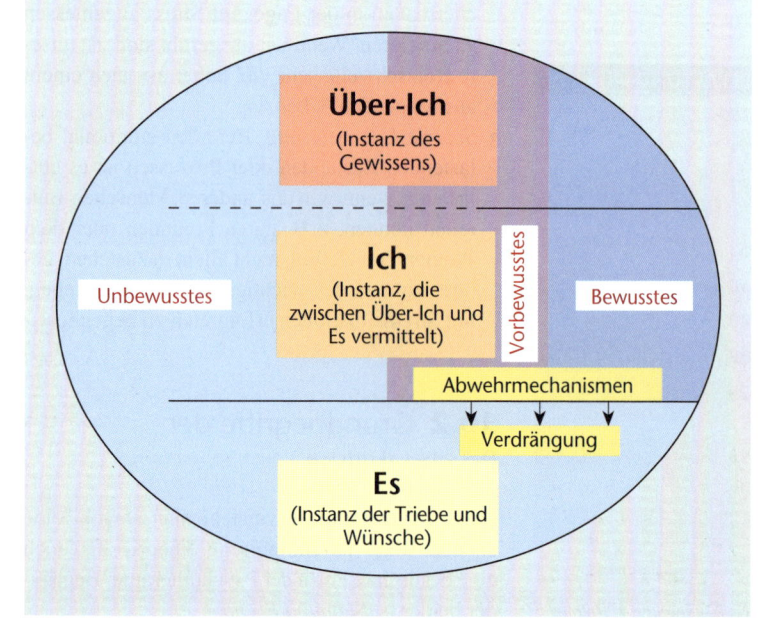

Abb. 10.5 Nach dem Psychoanalytiker Sigmund Freud besteht die menschliche Seele aus drei Instanzen: dem Es, dem Ich und dem Über-Ich. Das Ich hat in diesem Drei-Instanzen-Modell die Aufgabe, zwischen dem Es, dem Über-Ich und der Realität zu vermitteln.

wach, aber er erfasst z. B. die Gesamtsituation nicht mehr.

Orientiertheit gibt an, ob jemand zu Zeit, Ort, Situation und Person korrekt informiert ist. Bei **leichten Orientierungsstörungen** werden Datum oder Jahreszeit falsch benannt, mit zunehmender Schwere kann der Aufenthaltsort nicht mehr angegeben werden (z. B. wird das Krankenhaus mit einem Hotel verwechselt) oder die aktuelle Situation oder Personen werden verkannt (z. B. wird die Krankenschwester als Verwandte angesehen). **Desorientiertheit** kommt z. B. regelmäßig bei fortgeschrittener Demenz vor (▶ 23.4.3).

Die **Gedächtnisfunktionen** *(mnestische Funktionen)* sind Ausdruck der Fähigkeit zur Informationsaufnahme, -speicherung und -wiedergabe. Bei Störungen ist zunächst das Kurzzeit- und erst bei schweren Beeinträchtigungen auch das Langzeitgedächtnis betroffen (▶ 8.9).

> **Warnsignal**
>
> Plötzliche Bewusstseins-, Orientierungs- oder Gedächtnisstörungen sind Alarmzeichen. Sie können durch verschiedene körperliche Erkrankungen verursacht sein, innerhalb und außerhalb des Gehirns (z. B. Gehirnentzündung, Austrocknung). Daher muss umgehend ein Arzt informiert werden.

Das **Denken** verändert sich bei vielen psychischen Krankheiten.

Im **Denkablauf** (also der Art, *wie* jemand denkt) kann sich z. B. das *Denktempo* verlangsamen oder beschleunigen, im *Denkfluss* kann es zum Abriss oder zur Sperre kommen, was sich durch plötzliches, wiederholtes, unmotiviertes Stocken im Gespräch zeigt. *Zerfahrenes Denken,* teilweise mit unverständlichem Wortgemisch („Wortsalat") und Wortneubildungen, ist typisch bei Schizophrenien (▶ 10.6). Der Zusammenhang eines Gedankens mit dem vorhergehenden ist für den Untersucher nicht mehr nachvollziehbar. Der Mediziner spricht von **formalen Denkstörungen.**

Hingegen ist bei **inhaltlichen Denkstörungen** das *Was*, also der Denkinhalt, verändert. Beim **Wahn** bestehen *unkorrigierbare, objektiv falsche* Vorstellungen und Gedanken, gewissermaßen eine „Privatrealität". Beispielsweise glaubt eine Patientin, Queen Elizabeth zu sein. Ein Wahn ist für den Patienten völlig gewiss, zweifelsfrei und nicht zu entkräften, z. B. lässt sich der Wahn, eine Metallsonde im Gehirn zu haben, auch durch ein unauffälliges Röntgenbild nicht zerstreuen.

Die wichtigsten **Wahrnehmungsstörungen** bei psychiatrischen Erkrankungen sind **Halluzinationen** *(Trugwahrnehmungen).* Hierbei entstehen Sinneseindrücke *ohne* entsprechenden Außenreiz, z. B.:

> *Visuelle (optische) Halluzination,* z. B. Sehen von Tieren an einer weißen Decke
> *Olfaktorische Halluzination,* z. B. Riechen von Gas
> *Taktile Halluzination,* z. B. Wahrnehmung, angefasst zu werden, ohne dass jemand in der Nähe ist
> *Akustische Halluzination,* z. B. Hören von Stimmen im ruhigen Zimmer).

Die **Affektivität** beschreibt die Stimmungs- und Gefühlslage, also sowohl die längerfristige Grundstimmung (z. B. ausgeglichen, melancholisch, heiter) als auch aktuelle Emotionen (Ärger, Freude, Angst, Trauer). Eine **affektive Störung** ist z. B. die Depression mit einem Zustand der Freud- und Gefühllosigkeit und des (unangemessenen) Bedrückt- und Niedergeschlagenseins (▶ 10.7).

10.4 Einteilung psychischer Störungen und Erkrankungen

Wer ist psychisch krank?

Die Begriffe „abnorm" und „krank" setzen voraus, dass jemand in der Lage ist zu beurteilen, was als „normal" und was als krankhaft (pathologisch) anzusehen ist. Dies ist schon für körperliche Krankheiten nicht einfach (▶ 3.1.1). Doch gibt es hier eher messbare Kriterien wie z. B. Fieber, einen zu hohen Blutdruck oder veränderte Blutwerte. Beim menschlichen Erleben und Verhalten zu entscheiden, was normal und was krankhaft ist, hängt dagegen in hohem Maße vom Standpunkt des Betrachters ab, z. B. den Angehörigen, dem Psychiater und der Gesellschaft.

Noch schwieriger ist es, die Zahl psychisch Kranker zu beziffern. Nicht jeder, der seelische Probleme hat, ist psychisch krank, umgekehrt gibt es psychisch Kranke, die keinen Arzt aufsuchen und somit keinen Eingang in Statistiken finden. In der Studie „Gesundheit in Deutschland aktuell 2009" des Robert-Koch-Instituts gaben 13 % der Frauen und 8 % der Männer an, in den letzten vier Wochen seelisch belastet gewesen zu sein. 8 % der Frauen und 4 % der Männer berichteten, dass bei ihnen im letzten Jahr eine Depression oder depressive Verstimmung diagnostiziert worden sei. Anderen Untersuchungen zufolge haben ca. 30 % der Erwachsenen in Deutschland (Frauen häufiger als Männer) innerhalb eines Jahres eine psychische Störung.

Entstehungsmodelle und Einteilung psychischer Erkrankungen

Es ist schwierig, psychische Erkrankungen sinnvoll einzuteilen. Dies liegt u. a. daran, dass wir über die Ursachen und den Verlauf vieler Erkrankungen trotz großer Fortschritte nur über begrenztes Wissen verfügen.

Triadisches System nach Huber. Das **triadische System nach Huber** nutzt drei *Ursachenschwerpunkte* zur Einteilung:

> **Exogene** (körperlich begründbare) **Psychosen** sind durch körperliche Erkrankungen *(exogen = von außen kommend)* bedingt, etwa einen Gehirntumor oder eine Stoffwechselerkrankung
> Bei **endogenen Psychosen** *(endogen = von innen kommend)* ist keine Ursache fassbar, ihr Verlauf unterliegt einer gewissen Eigengesetzlichkeit. Hierzu gehören z. B. die Schizophrenien
> **Psychogene Erkrankungen** haben ihren Ursachenschwerpunkt in früher gemachten Erfahrungen und ungelösten Konflikten. Beispiel sind die sog. *Neurosen.*

Psychose bezeichnet üblicherweise solche psychischen Krankheiten, bei denen der Kranke in seinem Kontakt zur Realität erheblich gestört ist und in die sich ein Gesunder nur schwer einfühlen kann.

Neurose ist ein noch uneinheitlich benutzter Begriff, der meist nicht-organisch bedingte psychische Erkrankungen ohne (wesentliche) Störung des Realitätsbezuges meint. Typisch ist die unscharfe Grenze zwischen „krank" und „gesund". Viele früher als Neurose bezeichneten Erkrankungen werden heute mit der Bezeichnung *Störung* belegt.

Allerdings beruhen psychische Krankheiten selten nur auf *einer* Ursache. Daher wurde das triadische System als *Einteilungs*system verlassen. Die Begriffe des triadischen Systems werden aber teilweise weiterbenutzt.

ICD 10 und DSM IV. In Deutschland stehen zurzeit die **Einteilung nach ICD 10** *(Internationale Klassifikation der Krankheiten, 10. Version)* und das **DSM IV** *(Diagnostisches und statistisches Manual für psychische Krankheiten)* nebeneinander. Beide orientieren sich nicht an den Ursachen, sondern den *Symptomen* psychischer Krankheiten und überschneiden sich in weiten Teilen. Festgelegte Diagnosekriterien sollen die Willkür psychiatrischer Diagnosen verringern.

Für das Verständnis von seelischem Leiden und die Therapiewahl sind aber Überlegungen zu den Ursachenschwerpunkten psychischer Störungen weiter wichtig.

> **Nicht eine Ursache**
>
> Bei Verursachung, Auslösung und Verlauf psychischer Krankheiten spielen fast immer biologische, psychische *und* soziale Einflüsse eine Rolle. Die Gewichtung dieser Faktoren ist aber unterschiedlich.

Vulnerabilitäts-Stress-Modell. Als Erklärungsmodell für die Entstehung insbesondere der affektiven Störungen und der Schizophrenien wird derzeit das **Vulnerabilitäts-Stress-Modell** (▶ Abb. 10.6) bevorzugt. Danach führen angeborene oder erworbene körperliche und *psychosoziale Faktoren* zu einer individuellen *Anfälligkeit (Verletzlichkeit,* **Vulnerabilität,** *vulnus* = Wunde). Umgekehrt gibt es *protektive* (schützende) *Faktoren* wie etwa günstige Bewältigungsstrategien oder soziale Unterstützung, welche die Vulnerabilität mindern. Verschiedenste Belastungen lösen dann die manifeste Erkrankung aus (je höher die Vulnerabilität, desto geringer die notwendige Belastung). Das Vulnerabilitäts-Stress-Modell gehört zu den *bio-psycho-sozialen Krankheitsmodellen* (▶ 3.1.2).

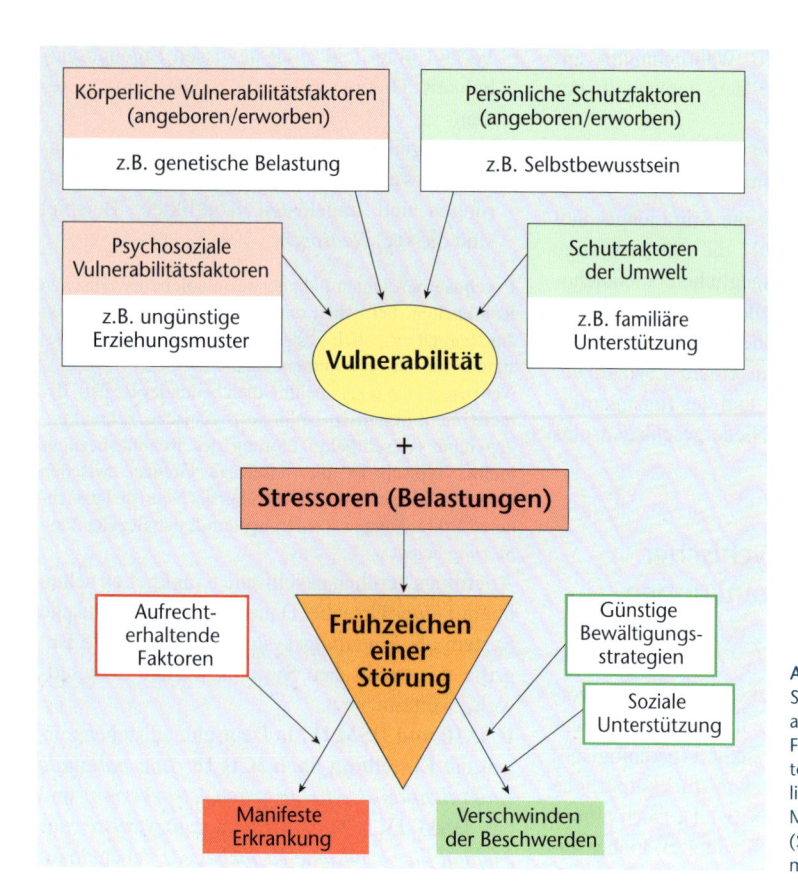

Abb. 10.6 Vulnerabilitäts-Stress-Modell. Verschiedene angeborene und erworbene Faktoren führen zu einer unterschiedlich starken Verletzlichkeit (Vulnerabilität) eines Menschen. Belastungen (Stressoren) führen dann zur manifesten Erkrankung.

Die psychische „Widerstandsfähigkeit", also die Fähigkeit, Belastungen zu meistern, wird auch als **Resilienz** bezeichnet.

Ob die Symptome wieder verschwinden oder andauern, hängt von weiteren Einflüssen ab, den *aufrechterhaltenden Faktoren*. Hierzu gehören z. B. ungünstige Verhaltensmuster des Betroffenen selbst (etwa Vermeidungsverhalten bei einer Angststörung, Fehlwahrnehmung eigener Eigenschaften) oder seiner Umgebung (etwa ungünstige Kommunikationsmuster in der Familie). Man spricht auch vom **Drei-Faktoren-Modell** (Vulnerabilität plus Stress plus aufrechterhaltende Faktoren).

10.5 Organische psychische Störungen

Organische psychische Störungen entstehen als Folge körperlicher Erkrankungen (z. B. Schädelverletzung oder Tumor).

Synonyme sind *organische Psychosyndrome (OPS)* oder *exogene Psychosen*: Exogen *(von außen kommend)* meint hier organisch verursacht.

Psychische Veränderungen können durch eine Vielzahl *körperlicher* Erkrankungen entstehen. Das Gehirn kann *direkt* von einem Krankheitsprozess (z. B. Entzündung) betroffen oder *indirekt* an einer Erkrankung anderer Organe beteiligt sein (z. B. Konzentrationsstörungen durch Stoffwechselprodukte bei Leberversagen).

Die psychischen Veränderungen können gering oder schwerwiegend sein, meist handelt es sich um eine Kombination von Symptomen (daher *Psychosyndrom*). Verschiedene körperliche Ursachen können dabei zu ähnlichen psychischen Zustandsbildern führen. Umgekehrt kann sich ein und dieselbe organische Ursache bei verschiedenen Patienten mit unterschiedlichen psychischen Symptomen darstellen.

Nach dem zeitlichen Verlauf werden die meist reversiblen (umkehrbaren) *akuten organischen Störungen* und die meist irreversiblen (unumkehrbaren) *chronischen organischen Störungen* unterschieden:

10.5.1 Akute organische Störungen

Akute organische Störungen *(akute exogene Psychosen)* können in ganz unterschiedlichen Situationen auftreten, so z. B. bei Alkohol- und Medikamentenentzug, bei Vergiftungen, bei Fieber, nach Operationen oder Hirnblutungen. Leitsymptome sind Desorientiertheit, Bewusstseinstrübung und Gedächtnisstörungen, aber auch Unruhe und optische Halluzinationen.

Die Behandlung der Ursache führt meist zum Abklingen der psychischen Veränderungen. Vorübergehend kann der Einsatz von Psychopharmaka (➤ 10.16.3) notwendig werden.

> **Dringend!**
> Bei akuten psychischen Störungen ist immer eine *eilige Abklärung der Ursache* angezeigt. Möglicherweise liegt eine fass- und behandelbare Ursache zugrunde!

10.5.2 Chronische organische Störungen

Leitsymptome **chronischer organischer Störungen** (*chronischer organischer Psychosyndrome*) sind *Persönlichkeitswandel* (*Wesensänderung*) und *Demenz* (organisch bedingter, fortschreitender Verlust geistiger Fähigkeiten ➤ 23.4.3). Beide Veränderungen können z. B. Folge eines Schädel-Hirn-Traumas oder schwerer Hirndurchblutungsstörungen sein. Demenz tritt typischerweise auch bei der *Alzheimer-Krankheit* auf (➤ 23.4.3).

Auch bei den chronischen hirnorganischen Störungen ist – soweit möglich – die Beseitigung der organischen Ursache die Therapie der Wahl. Sie wird ergänzt durch eine symptomorientierte Behandlung, die sowohl Medikamente als auch nicht-medikamentöse Verfahren (z. B. Tagesstrukturierung, Anregung zu sinnvoller Aktivität) umfasst.

10.6 Schizophrenien

Etwa 1 % der Bevölkerung erkrankt im Lauf des Lebens an einer **Schizophrenie**. Die Ersterkrankung liegt oft zwischen dem 20. und 30. Lebensjahr. Schizophrenien sind weltweit zu beobachten, selbst bei Naturvölkern – sie sind *keine* zivilisationsbedingten Erkrankungen.

Schizophrene Erlebnisweisen sind so ungewöhnlich, dass man sie kaum mitteilen oder nachvollziehen kann. Die *Symptome* betreffen in der Akutphase das Denken, die Wahrnehmung, das Ich-Erleben und die Affektivität (➤ Abb. 10.7).

› Unzusammenhängendes, *zerfahrenes Denken* mit *Gedankenabrissen* sowie *Wortneubildungen* können die Äußerungen des Betroffenen schwer verständlich oder gar unverständlich machen. Das Gedankenabreißen wird vom Kranken typischerweise als *Gedankenentzug* beschrieben („Der Nachbar saugt ferntelepathisch mit elektronischen Geräten meine Gedanken ab"). Häufig tritt ein Wahn auf, oft ein Beziehungs- oder Verfolgungswahn („Ich werde von der CIA beschattet")
› Wichtigste Wahrnehmungsstörung sind *Halluzinationen*. Besonders häufig sind *akustische* Halluzinationen, es werden flüsternde, kommentierende, schimpfende oder befehlende Stimmen gehört. Solche Wahrnehmungen werden oft in einen Wahn, etwa einen Verfolgungswahn, „eingebaut"
› Weiteres Leitsymptom sind *Störungen des Ich-Erlebens*. Der Betroffene erlebt z. B. seine Umgebung oder sich selbst als „eigenartig" oder „fremd", die Grenzen zwischen „Ich" und „Umwelt" sind unscharf, der Kranke hat beispielsweise das Gefühl, alle könnten seine Gedanken hören oder seine Gedanken kämen von außen. Auf eigenartige Weise sind die Betreffenden auf sich bezogen und gefühlsmäßig von der Umwelt abgekapselt (*Autismus*)

> Auch Störungen der *Affektivität* gehören zum Krankheitsbild. Typisch ist *Ambivalenz,* d.h. das Nebeneinander zweier gegensätzlicher, unvereinbarer Gefühlsregungen, Gefühle oder Bestrebungen (z. B. gleichzeitiges Lachen und Weinen). Als *Parathymie* oder *paradoxer Affekt* wird das „Nichtzueinanderpassen" von Erlebnis und dazugehörigem Gefühl bezeichnet. Der Patient berichtet z. B. lächelnd von grauenhaften Erfahrungen.

Störungen des *Antriebs* können von Starre *(katatoner Stupor)* bis zu extremer motorischer Unruhe *(Erregungszustand)* reichen.

Akute Schübe dauern Wochen, manchmal Monate, sie können einmalig bleiben, treten aber in der Mehrzahl der Fälle wiederholt auf. Oft kommt es nach dem Verschwinden der Akutsymptomatik nicht mehr zur vollen psychischen Wiederherstellung, die Betreffenden bleiben weniger belastbar, haben Konzentrationsstörungen und sind schneller erschöpfbar *(Residualsyndrom).*

Die Schizophrenie geht mit einer Dysfunktion des Dopaminsystems (► 8.2.3) einher, wobei eine *Überfunktion* in dem einen (u.a. Thalamus ► 8.8.4) und eine *Unterfunktion* in dem anderen dopaminergen Gehirngebiet (u.a. frontale Großhirnrinde ► 8.8.9) besteht.

Zur Behandlung werden v.a. Neuroleptika (► 10.16.3) wie Risperidon (Risperdal®) oder Olanzapin (Zyprexa®) eingesetzt, welche die Dopaminrezeptoren blockieren. Zusätzlich erfolgen individuell angepasste Psycho- und Soziotherapien, z. B. Psychoedukation (Information von Patient und Angehörigen über die Erkrankung und Warnzeichen eines Rezidivs), kognitives Training, Verhaltenstherapie (etwa Umgang mit Belastungen, Förderung günstiger Verhaltensweisen), Unterstützung z. B. bei der Wohn- und Arbeitssituation oder milieutherapeutische Tagesstrukturierung.

10.7 Affektive Störungen

Bei **affektiven Störungen** stehen krankhafte Veränderungen der Stimmung im Vordergrund.
Je nach „Auslenkung" werden *Depression* und *Manie* differenziert.

Depression

Depression bezeichnet einen Zustand niedergedrückter Stimmung, der mit einer Vielzahl körperlicher, psychischer und psychosozialer Symptome einhergehen kann. Schätzungsweise 15–20 % aller Menschen leiden (mindestens) einmal im Leben an einer behandlungsbedürftigen Depression.

Auch die Entstehung der Depressionen erklären sich die Mediziner heute durch ein Zusammenspiel verschiedenster und teilweise noch unbekannter innerer *und* äußerer Faktoren (► 3.2, ► 10.4).

Die frühere Einteilung unterschied v.a. *organische Depression* (durch eine körperliche Erkrankung), *endogene Depression* (ohne fassbare Ursache, Manifestationsform der *affektiven Psychose*) und *psychogene Depression* (z. B. *reaktive Depression* als Reaktion auf ein stark belastendes Ereignis).

Heutige Klassifikationssysteme stellen die Dauer (*depressive Episode, rezidivierende* oder *anhaltende depressive Störung*), den Schweregrad und eventuelle weitere Symptome in den Vordergrund.

Leitsymptom der Depression ist eine länger dauernde niedergedrückte Stimmung, die sich nicht nur in ihrer *Ausprägung,* sondern auch in ihrer *Art* von der normalen Traurigkeit unterscheidet: Typischerweise sprechen die Betroffenen nicht nur von Niedergeschlagenheit, sondern auch von *Leere* oder *Gefühl der Gefühllosigkeit* (► Abb. 10.8). Freudige äußere Ereignisse haben kaum Einfluss auf die Stimmung. Schuldgefühle, stark vermindertes Selbstwertgefühl und/oder Ängste sind fast immer vorhanden. So fühlt sich eine Frau beispielsweise schuldig an der völligen Vereinsamung einer alten Tante, weil sie vor Jahren deren Nachbarin gegenüber in einem Satz eine kritische Bemerkung fallen ließ. Solche Überzeugungen können vom Kranken nicht relativiert werden.

Charakteristisches äußerliches Merkmal des depressiv Kranken ist seine *Antriebslosigkeit.* Die Bewegungen sind langsam, alle Aktivitäten fallen schwer. Das Interesse an Hobbys, am Lebenspartner, an Freunden und selbst an den eigenen Kindern kann erlöschen. Gleichzeitig können Patienten aber unter teils erheblicher innerer Unruhe, Angst und Getriebenheit leiden. Dies führt zu unerwarteten Reaktionen bis hin zu Suizidversuchen.

Im Tagesverlauf ist die Symptomatik morgens am schlimmsten *(Morgentief).* Schlafstörungen sind die Regel.

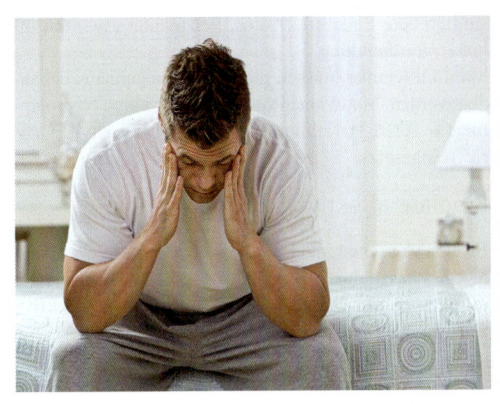

Abb. 10.8 Einige Depressive bezeichnen sich als traurig, andere empfinden noch mehr eine unendliche Leere, ein Gefühl der Gefühllosigkeit. [J751-079]

Vielfach bestehen auch körperliche Beschwerden, etwa Magenbeschwerden, Kopfschmerzen oder Schwindel. Manchmal sind sie sogar die vorherrschenden Symptome, so dass lange nicht an eine Depression gedacht wird.

Bei sehr schweren Depressionen kann sich ein *depressiver Wahn* entwickeln, der meist die oben dargestellten Symptome widerspiegelt. Der Betroffene hat etwa – entgegen den Tatsachen – die unkorrigierbare Gewissheit zu verarmen, an einer unheilbaren körperlichen Krankheit zu leiden oder mit nicht wiedergutzumachender Schuld beladen zu sein. Nach ICD 10 spricht man dann von einer „schweren depressiven Episode mit psychotischen Symptomen".

Ob eine ambulante Behandlung möglich oder eine Krankenhauseinweisung (wegen erhöhter Suizidgefahr) erforderlich ist, hängt vor allem von der Schwere der Depression ab. Organische Ursachen müssen immer ausgeschlossen bzw. behandelt werden. Psychotherapeutisch können zahlreiche Verfahren eingesetzt werden. Insbesondere bei schweren Depressionen werden *Antidepressiva* (► 10.16.3) gegeben, bei Wahn und Unruhe auch Neuroleptika oder Tranquilizer. Bei der Unterform der *saisonalen Depression (Winterdepression)* kann Lichttherapie helfen. Zusätzlich sind z. B. stützende Gespräche oder körperliche Aktivierung sinnvoll.

Manie

Leitsymptome der **Manie** sind eine krankhaft gehobene (euphorische) Stimmung, eine unerschütterliche Selbstüberschätzung und Antriebssteigerung bei schnell wechselnden Interessen und Gedanken.

Die Betroffenen fühlen sich ausgesprochen wohl, sind sorglos heiter und ständig aktiv (wobei aber die Aktivitäten oft nicht zu Ende geführt werden) und schlafen wenig. Die Größenphantasien können bis zum Größenwahn reichen („Ich habe die Welterneuerungspartei gegründet, der schon bald alle beitreten werden"). Die Stimmung kann in Gereiztheit und Aggression umschlagen, vor allem wenn die Umwelt sich den Phantasien und Aktivitäten widersetzt.

Die Kritik- und Urteilsfähigkeit der Kranken ist eingeschränkt. Zu Schwierigkeiten kommt es durch gesellschaftliche und geschäftliche Versprechungen, die die eigenen Möglichkeiten weit übersteigen. Nicht selten

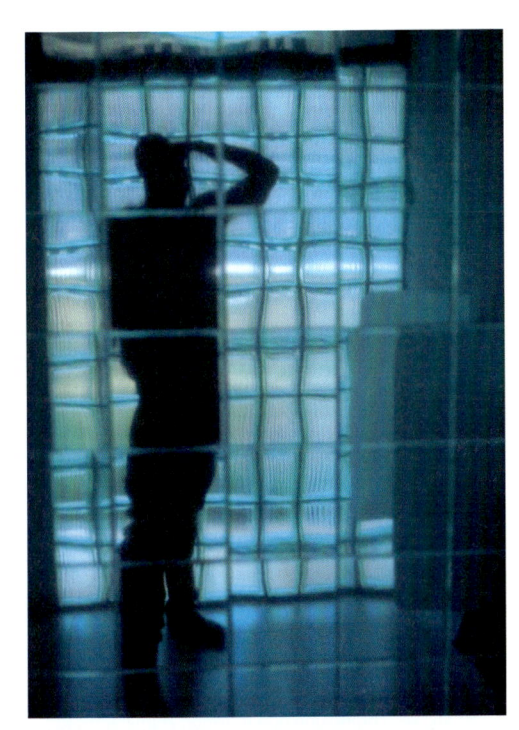

Abb. 10.7 Zerfahrenes Denken und Halluzinationen sind Symptome der Schizophrenie. [O495]

sind größere Einkäufe (Autos, Pelzmäntel usw.) mit oft hoher Verschuldung.

Manisch Kranke müssen meist im Krankenhaus behandelt werden. Medikamentös werden vor allem Neuroleptika (➤ 10.16.3), Lithium oder Valproat (Ergenyl®, Orfiril®) eingesetzt.

Bipolare affektive Störung

Es gibt Menschen, die nacheinander depressive und manische Phasen durchleben, teilweise liegt sogar eine gemischte Symptomatik vor. Diese **bipolare affektive Störung** geht mit einem hohen Suizidrisiko einher!

10.8 Angst- und Zwangsstörungen

Angst gehört zum menschlichen Leben dazu, sie ist oft sogar lebensrettend (➤ 10.1.1). Angst tritt andererseits bei vielen psychischen Erkrankungen auf, entweder als eine von vielen Beschwerden oder – bei **Angst- und Zwangsstörungen** – als Leitsymptom. Angststörungen sind häufig: Etwa jeder Zehnte ist zeitweise betroffen. Oft ist es nicht leicht zu entscheiden, was „noch normal" oder „schon krankhaft" ist. Als Faustregel kann gelten, dass Ängste oder Zwänge dann krankhaft sind, wenn sie das Alltagsleben einschränken oder wenn der Betroffene und/oder seine Umgebung darunter leiden. Die Behandlung erfolgt durch Psychotherapie, ggf. in Kombination mit Antidepressiva (➤ 8.2.3, ➤ 10.16.3).

10.8.1 Phobien

Unter **Phobie** versteht man die auf ein bestimmtes Objekt oder eine bestimmte Situation gerichtete Angst, die jedoch im Gegensatz zur „normalen" Angst nicht angemessen und weder durch Erklärungen noch durch Begründungen abbaubar ist. Sie ist nicht kontrollierbar und führt zu einer möglichst totalen *Vermeidung* der angstauslösenden Situation.

Typische Objekte einer Phobie sind z. B. Spinnen oder Mäuse, prinzipiell kommen aber unzählige Objekte oder Situationen in Frage (➤ Tab. 10.3, ➤ Abb. 10.9). Sieht sich der Betroffene dem angstbesetzten Objekt oder der gefürchteten Situation gegenüber, sieht er evtl. auch nur ein Foto davon oder denkt er daran, bekommt er Angst mit allen damit verbundenen körperlichen Erscheinungen wie Herzklopfen, Schweißausbruch und Zittern, aber auch Harndrang oder Durchfall (*Stressreaktion* ➤ 11.5.6). Vermeiden der Angstauslöser verhindert zwar kurzzeitig die Angst, führt aber langfristig zur Ausbreitung und Chronifizierung der Störung. Hat der Betroffene zunächst nur einen großen Bogen um frei laufende Hunde gemacht, so wechselt er im weiteren Verlauf die Straßenseite, wenn er einen kleinen Hund an der Leine sieht, meidet dann die Straßen, von denen er weiß, dass dort Hundebesitzer wohnen, und wagt sich im Extremfall kaum mehr aus dem Haus, weil er einem Hund begegnen könnte.

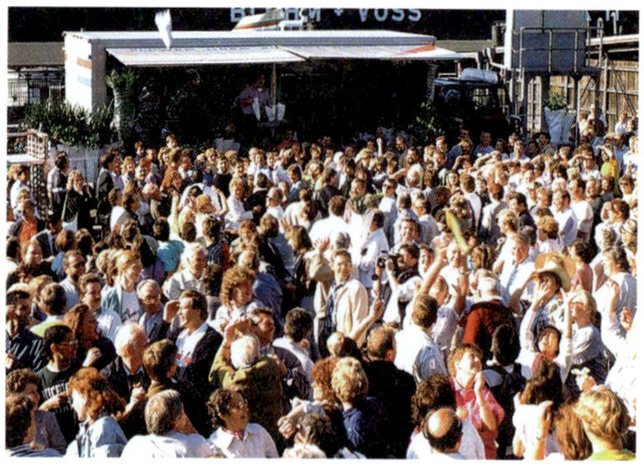

Abb. 10.9 Agoraphobie. Öffentliche Plätze, aber auch Menschenmengen können für Patienten zum Angstauslöser werden. [V225]

10.8.2 Andere Angststörungen

Bei der **generalisierten Angststörung** ist die Angst nicht auf ein bestimmtes Objekt bezogen, sondern eher unbestimmt und meist länger dauernd. Sie wird von vielerlei Sorgen und körperlichen Symptomen (Zittern, Schwitzen, Herzklopfen) begleitet.

Wiederkehrende heftige Angstzustände „aus heiterem Himmel" heißen **Panikattacken.** Scheinbar ohne äußeren Anlass setzen Angst und Beklemmung, Schwindel, Herzklopfen, Atemnot und andere körperliche Beschwerden ein. Nicht selten stehen Herzsymptome im Vordergrund (früher als *Herzneurose* bezeichnet), die wiederholt zur Untersuchung in der Krankenhausambulanz führen und teilweise beim Anblick des Arztes schon verschwinden. Typischerweise entwickelt sich schnell eine ausgeprägte *Erwartungsangst.*

10.8.3 Zwangsstörung

Leitsymptom der **Zwangsstörung** (*Zwangskrankheit, -neurose*) sind *Zwangsphänomene*: **Zwangsgedanken** sind Ideen, Vorstellungen oder Impulse, die sich gegen den eigenen Willen aufdrängen. Sie sind oft obszön oder gewalttätig und werden als quälend erlebt. Beispielsweise hat eine Mutter, immer wenn sie ein Messer sieht, den Impuls, damit ihr Kind zu erstechen. Dabei hat sie panische Angst, diesen Impuls eines Tages nicht mehr unterdrücken zu können. In der Regel führen Zwangsimpulse jedoch nicht zu Gewalttätigkeiten. Meist entwickeln sich **Zwangsrituale,** durch die der Impuls abreagiert wird. Die Patienten streichen z. B. mit der Fingerspitze dreimal über die Tapete.

Zwangshandlungen sind Tätigkeiten, die ständig wiederholt werden müssen, obwohl sie weder Spaß bereiten noch eine sinnvolle Funktion haben. Am häufigsten sind Wasch-, Ordnungs-, Zähl- oder Kontrollzwänge. Beim Waschzwang kann es z. B. zu Hautschädigungen kommen, weil die Patienten sich zweihundertmal am Tag die Hände waschen müssen (➤ Abb. 10.10). Beim Versuch, die Zwangsphänomene zu unterbinden, bekommt der Betreffende große Angst.

10.9 Belastungs- und Anpassungsstörungen

Posttraumatische Belastungsstörung

Nach schwersten Bedrohungen oder Katastrophen (z. B. bei Kriegs-, Folter- oder Verbrechensopfern, aber auch nach Naturkatastrophen, Unfällen) kann mit zeitlicher Verzögerung von Wochen bis Monaten eine **posttraumatische Belastungsstörung** *(PTBS)* auftreten.

Typisch sind *Nachhallerinnerungen* **(Flashbacks),** also das wiederholte Erleben des Traumas in sich aufdrängenden Erinnerungen oder Alpträumen. Auch Vermeidung aller Reize, die an das Trauma erinnern könnten, emotionaler Rückzug, Gefühlsabstumpfung, vegetative Übererregbarkeit, Schlaflosigkeit, Angst und Depression können zum Bild gehören.

Therapie der Wahl ist die psychotherapeutische Verarbeitung des Traumas, teilweise mit speziell hierfür entwickelten Verfahren.

Anpassungsstörung

Anpassungsstörungen liegt definitionsgemäß eine einschneidende Lebensveränderung oder länger dauernde Belastung zugrunde, etwa der Verlust nahestehender Menschen oder Entwurzelung durch Flucht (aber auch Wechsel in ein Altenheim).

Die Betroffenen sind depressiv und ängstlich, fühlen sich außerstande, den Alltag wie auch die Zukunft zu bewältigen. Die Behandlung besteht in

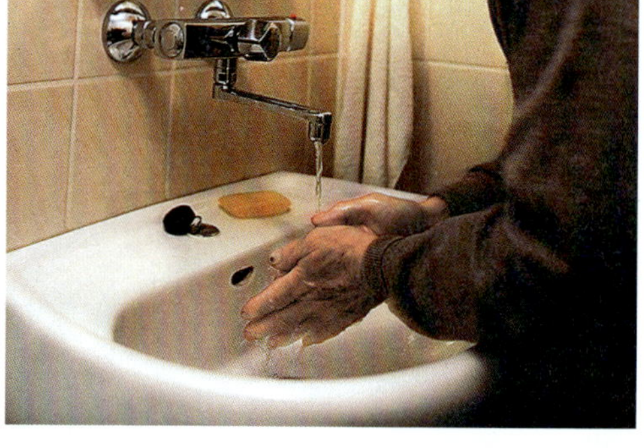

	ANGST VOR …
Akrophobie	… Höhen
Agoraphobie	… öffentlichen Plätzen, Menschenmengen
Arachnophobie	… Spinnen
Klaustrophobie	… (engen) Räumen
Zoophobie	… Tieren

Tab. 10.3 Einteilung von Phobien nach ihrem Inhalt (Beispiele).

Abb. 10.10 Menschen mit Waschzwang waschen sich aus Angst vor Verschmutzung und Infektion zigmal am Tag die Hände, selbst wenn sie sich nur in der Wohnung aufhalten. [J666]

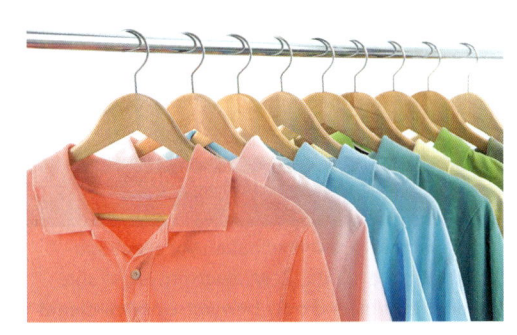

Abb. 10.11 Menschen mit einer zwanghaften Persönlichkeitsstörung sind überaus ordentlich. [J748-072]

stützenden Maßnahmen (z. B. Gespräche, Maßnahmen zur Integration), bei stärkerer Ausprägung auch in Psychotherapie.

10.10 Dissoziative Störungen

Bei **dissoziativen Störungen** *(Konversionsstörungen)* kommt es zu meist körperlichen Störungen ohne adäquate (angemessene) organische Ursache/Befunde, etwa zu Geh- oder Sprechstörungen, Blind- und Taubheit, Ohnmachts- oder „Krampf"anfällen.

Beispielsweise trat bei einer Frau eine Lähmung der gesamten linken Körperhälfte auf, nachdem sie von ihrem alkoholkranken Mann verprügelt wurde und dabei einen Schlag auf den linken Hinterkopf erhielt. Eine körperliche Ursache konnte ausgeschlossen werden. Nach Ansicht der Patientin gab es keine seelischen oder sozialen Probleme. Ihre einzige Sorge sei die Lähmung, wegen der sie nicht nach Hause könne.

Die Symptome sind nicht „simuliert", sie müssen ernst genommen werden. Im Idealfall kommt es durch Psychotherapie zu einem Lern- und Selbsterfahrungsprozess: Der Patient erlebt seine Symptome nicht mehr als Krankheit „aus heiterem Himmel", sondern als Signal „aus meinem Innersten", sucht nach umsetzbaren Lösungen, so dass das Symptom überflüssig wird.

10.11 Persönlichkeitsstörungen

Manche Menschen fallen im Alltag durch die starke Ausprägung einzelner Charakterzüge auf: Sie sind ordentlicher, besorgter, fröhlicher als der „Durchschnittsmensch". Führen solche dominierenden Persönlichkeitszüge zu Störungen im sozialen Bereich und/oder persönlichem Leid, spricht man von einer **Persönlichkeitsstörung.** Persönlichkeitsstörungen sind also „Extremvarianten" des menschlichen Charakters, wobei die Übergänge zwischen „ausgeprägten Charakterzügen" und Persönlichkeitsstörungen fließend sind.

Grundsätzlich kann jeder Charakterzug zur Persönlichkeitsstörung „entgleisen". Ein Mensch mit **querulatorischer** Persönlichkeit etwa zeichnet sich durch ständige Rechthaberei aus, **anankastische** *(zwanghafte)* Persönlichkeiten halten pedantische Ordnung (➤ Abb. 10.11), und bei **depressiven** Persönlichkeiten ist die Grundlebenseinstellung pessimistisch und negativ geprägt.

Die Behandlung erfolgt vor allem psychotherapeutisch, ist schwierig, meist langwierig und konzentriert sich auf die Bewältigung akuter Krisen.

10.12 Psychosomatik und psychosomatische Störungen

10.12.1 Überblick

> **Psychosomatik**
>
> Der Begriff *Psychosomatische Medizin,* kurz **Psychosomatik** umfasst:
> › Eine **Grundeinstellung,** die bei Diagnostik und Therapie von körperlichen Krankheiten seelische Faktoren stets mit berücksichtigt
> › Eine **Forschungsrichtung,** die mit Methoden aus Biologie, Medizin, Psychologie und Psychoanalyse die Bedeutung seelischer Vorgänge für die Entstehung und Fortdauer von körperlichen Krankheiten untersucht
> › Ein **Fachgebiet der Medizin,** das sich mit Erkennung und Behandlung von **psychosomatischen Krankheiten** befasst, also solchen körperlichen Beschwerden und Erkrankungen, die durch seelische Faktoren verursacht oder maßgeblich beeinflusst sind.

Das zentrale Problem der Psychosomatischen Medizin ist das Leib-Seele-Problem, also die Frage, wie sich seelische und körperliche Vorgänge gegenseitig beeinflussen. Wie entsteht der „rätselhafte Sprung" vom Psychischen ins Körperliche und umgekehrt?

In der westlichen Kultur galten Seele (griech. *psyche*) und Leib (griech. *soma*) lange als getrennt *(Leib-Seele-Dualismus).* Diese Trennung wird, auch angesichts neuerer Forschungsergebnisse etwa zu den Neurotransmittern und Neuropeptiden (➤ 8.2.4), zunehmend hinterfragt.

Die verschiedenen Konzepte der Psychosomatik sind als Versuche aufzufassen, die Wechselwirkungen zwischen Körper und Seele besser zu verstehen. Bis heute gibt es keine abschließenden Antworten.

Praktisch an jedem Organ des Körpers können Beschwerden entstehen, die im Wesentlichen psychisch bedingt sind. Welche Erkrankungen zu den psychosomatischen Erkrankungen zählen, hat sich über die Jahrzehnte immer wieder geändert, alle Aufzählungen und Listen waren und sind umstritten. Vielleicht ist es besser, sich ein Kontinuum vorzustellen mit rein körperlich bedingten Erkrankungen an dem einen und rein psychisch bedingten Erkrankungen an dem anderen Pol.

Hinzu kommt, dass auch primär körperlich bedingte Erkrankungen durch psychische Faktoren in ihrem Verlauf beeinflusst werden.

> **Schwerpunkte**
>
> Schwerpunkte der Psychosomatik als medizinisches Fachgebiet sind vor allem:
> › Körperliche Erkrankungen, die durch psychische Faktoren beeinflusst werden wie etwa Asthma bronchiale, Colitis ulcerosa, Morbus Crohn oder Neurodermitis. Bei fast allen chronischen Erkrankungen ist die Lebensqualität des Kranken davon abhängig, wie er mit der Erkrankung umgeht (insbesondere dass er sich ihr nicht hilflos ausgeliefert fühlt). Häufig wird auch der Krankheitsverlauf selbst beeinflusst. Entsprechend steht die Förderung günstiger Coping-Strategien (Bewältigungsstrategien) im Vordergrund
> › Funktionelle Störungen, die zu körperlichen Beschwerden wie Schmerzen oder Atemnot führen, ohne dass Organveränderungen feststellbar sind. Viele Patienten können *psychische* Faktoren als Ursache ihrer *körperlichen* Beschwerden nicht verstehen oder eingestehen. Hier muss zunächst ein entsprechendes Krankheitsmodell vermittelt und die Betroffenen zur Psychotherapie motiviert werden,
> › Ess- und Schlafstörungen.

10.12.2 Essstörungen

Psychosomatische Facheinrichtungen behandeln auch die häufiger werdenden **Essstörungen:**

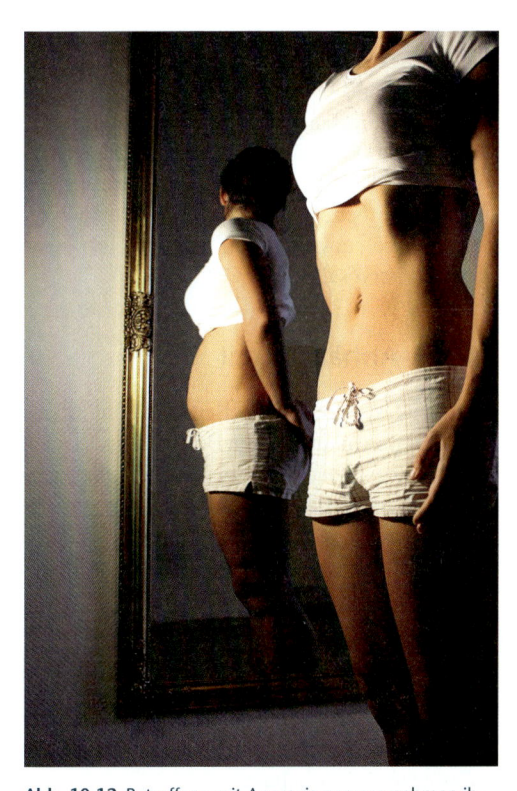

Abb. 10.12 Betroffene mit Anorexia nervosa nehmen ihren Körper verzerrt wahr. Wie in einem Zerrspiegel sehen sie sich selbst als zu dick, obwohl sie tatsächlich schlank oder sogar stark untergewichtig sind. [J748-073]

Anorexia nervosa

Von der **Anorexia nervosa** *(Magersucht)* sind am häufigsten heranwachsende Mädchen und junge Frauen betroffen. Ihre Entstehung ist wahrscheinlich multifaktoriell (genetische Faktoren, Störung des Serotoninhaushalts, überzogenes Schlankheitsideal, familiäre Verhaltensmuster, Persönlichkeit, widersprüchliche Rollenerwartungen an Frauen).

Die Erkrankung beginnt nicht selten nach einer „Fastenkur". Die Patientinnen können jedoch auch nach Erlangen des ursprünglichen Wunschgewichtes nicht aufhören zu fasten und aufgrund einer *Körperschemastörung* fühlen sie sich auch bei erheblichem Untergewicht noch zu dick (➤ Abb. 10.12). Das Körpergewicht liegt mindestens 15 % unterhalb des Normalgewichts bzw. der BMI unter 17,5 kg/m². Viele Betroffene lösen selbst Erbrechen aus, nehmen Abführmittel oder treiben exzessiv Sport. Bei ausgeprägten Verläufen kommt es zu körperlichen Folgeerkrankungen (Mangelerscheinungen, Zahnschäden durch das häufige Erbrechen), die Sterblichkeit liegt bei 5–10 %.

Die Behandlung ist langwierig und umfasst neben somatischen Maßnahmen (Beseitigung von Mangelzuständen) verschiedene Psychotherapien (➤ 10.16.2), die sowohl eine Verbesserung des Essverhaltens als auch die Bearbeitung der letztlich zugrunde liegenden Probleme zum Ziel haben.

Bulimie

Eine weitere psychisch bedingte Essstörung ist die **Bulimie** *(Ess-Brech-Sucht),* die als Komplikation einer Magersucht oder als eigenständige Erkrankung auftritt. Übergänge zwischen beiden sind möglich.

Heimliche „Fressanfälle" wechseln mit selbst herbeigeführtem Erbrechen und/oder Fasten zur Gewichtskontrolle ab. Auch hier sind Frauen deutlich häufiger betroffen, wobei die Erkrankung typischerweise etwas später beginnt als eine Anorexia nervosa.

10.13 Abhängigkeit

Die WHO verwendet den Begriff **Sucht** wegen seines oft diskriminierenden Beigeschmacks nicht mehr. Sie bevorzugt die Bezeichnung **Abhängigkeit** für verschiedene Formen des Angewiesenseins auf bestimmte Substanzen. Umgangssprachlich ist die Bezeichnung „Sucht" nach wie vor geläufig und gleichbedeutend mit Abhängigkeit.

Neben den **stoffgebundenen Abhängigkeiten** (z. B. Alkohol, Nikotin, Medikamente, Drogen) gibt es auch die **nichtstoffgebundenen Abhängigkeiten** wie etwa Spiel-, Kauf-, Arbeits- oder Internetsucht. Sie werden heute den *Impulskontrollstörungen* zugerechnet.

Die ICD 10 klassifiziert die Stoffsüchte als „psychische und Verhaltensstörungen durch psychotrope Substanzen" und unterteilt dann weiter nach Substanz und klinischem Erscheinungsbild, z. B. *akute Intoxikation, schädlicher Gebrauch, Abhängigkeitssyndrom, Entzugssyndrom, psychotische Störung.*

> **Auch körperliche Folgen drohen**
>
> Abhängigkeiten machen nicht nur psychisch krank, sondern ziehen oft schwere körperliche Krankheiten nach sich. Beispiele sind Leberschäden bei Alkoholkonsum oder Abszesse und HIV-Infektion bei i.v.-Drogenkonsum.

Psychische und körperliche Abhängigkeit

Unterschieden werden die psychische und die körperliche Abhängigkeit.

Die **psychische Abhängigkeit** zeichnet sich aus durch:
- Heftiges, unbezwingbares Verlangen, eine Substanz zu konsumieren oder ein Verhalten auszuüben mit dem Ziel, positive Empfindungen herbeizuführen oder unangenehme Empfindungen zu vermeiden **(Craving)**
- Verminderte Kontrolle über Beginn, Ende und Menge des Konsums
- Ausrichtung der Alltagsaktivitäten auf Möglichkeiten zum Konsum
- Vernachlässigung sozialer, familiärer und beruflicher Interessen

Zu den Kriterien der **körperlichen** *(physischen)* **Abhängigkeit** zählen:
- **Toleranzentwicklung.** Um die gleiche Wirkung zu erzielen, muss die Dosis immer mehr gesteigert werden
- **Entzugserscheinungen.** Wird das Suchtmittel abgesetzt, zeigen sich körperliche Entzugserscheinungen
- **Milderung der Entzugserscheinungen** durch Suchtmittel. Die Substanzen werden eingenommen, um die Entzugserscheinungen zu vermeiden oder zu lindern.

> **Welche Substanzen machen abhängig?**
>
> Abhängigkeitspotential haben vor allem Substanzen, die auf das Zentralnervensystem anregend, beruhigend oder bewusstseinsverändernd wirken.
>
> **Psychisch** abhängig machen Substanzen vom:
> - Amphetamintyp, z. B. Ecstasy
> - Cannabistyp (Haschisch, Marihuana)
> - Halluzinogentyp, z. B. LSD
> - Kokaintyp.
>
> **Psychisch und körperlich** abhängig machen Substanzen vom
> - Alkohol- und Barbiturattyp (einschließlich Nikotin und Benzodiazepinen)
> - Morphintyp (Opiate, wie z. B. Heroin).

Ursachen der Abhängigkeit

Warum wird der eine Mensch abhängig und der andere nicht, obwohl auch seine Lebenssituation nicht unproblematisch ist und auch er Zugang zu Alkohol oder Drogen hat? Abhängigkeiten sind vielfältig bedingt – eine alles erklärende Entstehungstheorie gibt es bis heute nicht. Unbestritten ist aber, dass bei der Abhängigkeitsentstehung unterschiedliche Faktoren – teils als Ursache, teils als Auslöser – zusammenspielen (➤ Abb. 10.13):
- *Genetische Veranlagung*
- *Biologische Faktoren,* z. B. im Neurotransmitterhaushalt des Gehirns (Beeinflussung des dopaminergen Belohnungssystems)

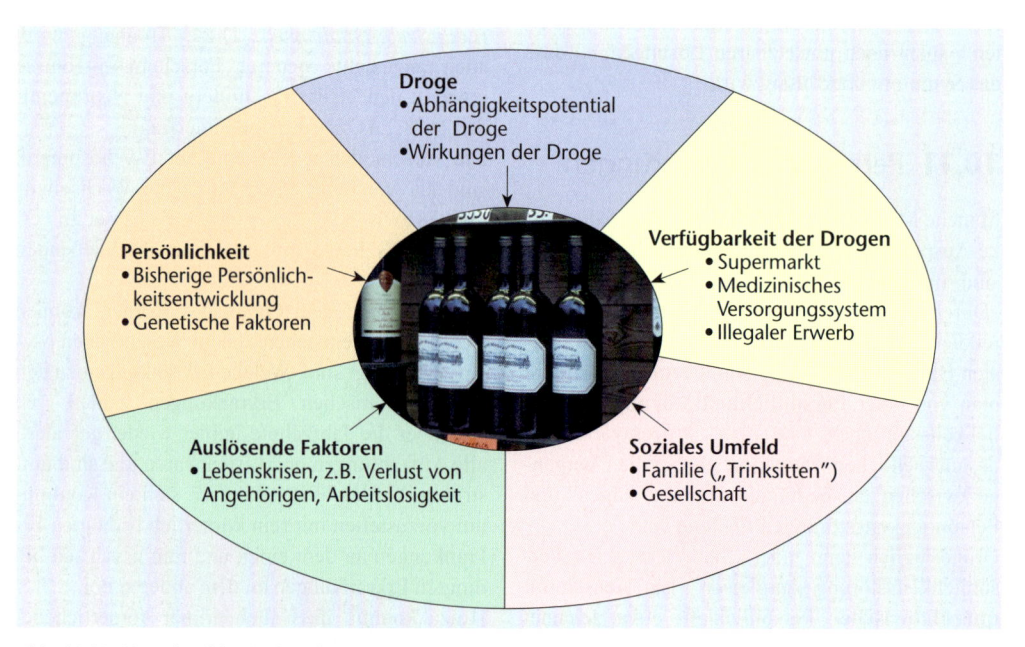

Abb. 10.13 Ob und welche Sucht sich entwickelt, hängt von vielen Faktoren ab. [Foto: K115]

- *Lernerfahrungen* (Wirkung der Droge als positiver Verstärker; Eltern, die Suchtmittelkonsum als Problemlösungsstrategie vorleben)
- *Psychische Faktoren* wie Persönlichkeitsentwicklung, geringe Frustrationstoleranz, Selbstwertprobleme
- *Gesellschaftliche Faktoren* (regionale „Trinksitten", Verfügbarkeit suchtauslösender Substanzen)
- Lebenskrisen und Belastungssituationen als *Auslöser*.

Entwicklung einer Abhängigkeit

Die **Entwicklung einer Abhängigkeit** verläuft typischerweise über mehrere Stadien:
- **Schädlicher Gebrauch/Missbrauch** (übermäßiger Konsum mit körperlichen und psychosozialen Schäden)
- **Gewöhnung** (Toleranzentwicklung)
- **Abhängigkeit** (Craving, Entzugserscheinungen bei Wegfall des Suchtmittels)

Wie schnell diese Stadien „durchlaufen" werden, ist unterschiedlich und auch von der Substanz abhängig.

Wege hinaus

Der Weg aus der Sucht ist hart, aber möglich. Zu Beginn steht immer die Motivation des Betroffenen selbst, von der Sucht loszukommen (**Motivationsphase**). Diese Motivation kann z. B. durch Familie, Freunde, medizinisches Personal und Beratungsstellen unterstützt werden.
Nächster Schritt ist die *Entgiftungs-* oder **Entzugsphase**. Für die Tabakentwöhnung gibt es mittlerweile strukturierte Programme, welche die Erfolgschancen deutlich erhöhen. Der Alkoholentzug kann je nach individueller Gesamtsituation ambulant oder stationär erfolgen, bei den übrigen stoffgebundenen Abhängigkeiten ist meist ein Krankenhausaufenthalt zum Suchtmittelentzug nötig.
An den Entzug schließt sich eine mehrmonatige **Entwöhnungsphase** an, in der der Patient auch psychisch von der Substanz bzw. Verhaltensweise loskommen soll. Sie kann je nach Einzelfall ambulant oder stationär erfolgen.
Während der Entzugs- und Entwöhnungsphase ist der **Suchtdruck** des Patienten hoch. Das Rückfallrisiko sinkt messbar, wenn neben den psychosozialen Behandlungsansätzen der Suchtdruck medikamentös vermindert wird, entweder durch **Anti-Craving-Substanzen** wie etwa Bupropion (Zyban®) bei Nikotinentwöhnung oder Acamprosat (Campral®) bei Alkoholentwöhnung oder durch *Ersatzmittel* (**Substitution**, z. B. als Nikotin-Pflaster beim Tabakentzug oder Buprenorphin = Subutex® beim Opiat-Entzug). Schwerstabhängigen von Heroin, bei denen Abstinenzversuche gescheitert sind, kann im Rahmen von Substitutionsprogrammen die Ersatzdroge *Methadon* über längere Zeit kontrolliert verabreicht werden – als Weg aus der Illegalität (Beschaffungskriminalität) und zur gesundheitlichen Stabilisierung. Voraussetzungen sind Distanz zur „Szene" und eine sinnvolle Beschäftigung.
Oftmals dauert der Weg aus der Sucht viele Jahre oder ein Leben lang, denn ein kontrollierter Umgang mit dem Suchtmittel ist dem Betroffenen meist auch nach Jahren nicht möglich. In dieser **Nachsorgephase** ist für viele der regelmäßige Besuch einer Selbsthilfegruppe eine entscheidende Hilfe.

> **Rückfälle gehören dazu**
> Rückfälle gehören oft zur Suchtbiografie – sie sind kein Grund, nicht dennoch auf ein suchtmittelfreies Leben zuzuarbeiten.

10.14 Autismus und ADHS

Bestimmte psychische Auffälligkeiten manifestieren sich bereits bei Minderjährigen. Für Diagnostik und Therapie ist ein eigenes Fachgebiet, die Kinder- und Jugendpsychiatrie und -psychotherapie, zuständig.

Autismus

Der **Autismus** wird den tiefgreifenden Entwicklungsstörungen zugerechnet. Die besonders schwere Form des **frühkindlichen Autismus** *(Kanner-Syndrom)* fällt spätestens nach dem dritten Lebensjahr meist bei Jungen auf. Es besteht eine schwere Kommunikations- und Verhaltensstörung mit fehlender emotionaler Resonanz (z. B. kaum oder keine Aufnahme von Blickkontakt) und stereotypen (gleichförmig sich wiederholenden) Verhaltensmustern.
Das **Asperger-Syndrom** gilt als milde Variante ohne Entwicklungsverzögerung bei normaler Intelligenz, aber mit auffälliger motorischer Ungeschicklichkeit.

Aufmerksamkeits-Defizit-(Hyperaktivitäts)-Syndrom

Eine recht häufige Störung ist das **Aufmerksamkeits-Defizit-(Hyperaktivitäts)-Syndrom**, kurz *AD(H)S*.
Die meisten Kinder fallen spätestens im frühen Grundschulalter durch erhebliche Störungen der Konzentration und der Impulskontrolle auf, d.h. sie sind ständig unaufmerksam, sprunghaft, führen keine Aufgabe zu Ende und können bei Spielen oder in der Schule nicht warten, bis sie an der Reihe sind (ADS). Viele, aber nicht alle Kinder sind außerdem motorisch hyperaktiv und „zappeln ständig herum" (ADHS). Folgen sind Verhaltens-, soziale und schulische Probleme sowie nicht selten Unfälle.
Die Behandlung setzt immer an mehreren Punkten an, z. B. Information und Schulung von Eltern und anderen Bezugspersonen und Verhaltenstherapie. Bei ausgeprägten Störungen hilft oft Methylphenidat (Ritalin®), das die Dopaminwirkung beeinflusst.

10.15 Selbstverletzung und Suizid (Selbsttötung)

Auch wenn sich **selbstverletzendes Verhalten** und **Suizid** (*Selbsttötung,* veraltet *Selbstmord*) bezüglich Motivation und angestrebtem Ziel deutlich unterscheiden, ist ihnen das autoaggressive (gegen sich selbst gerichtete) Handeln gemeinsam. Und es gibt fließende Übergänge: Fortgesetzte Selbstverletzungen können in Suizid münden, Suizidversuche wie Selbstverletzungen aussehen.

Selbstverletzendes Verhalten

Bei **selbstverletzendem Verhalten** fügen sich die Betreffenden absichtlich nicht-lebensbedrohliche Verletzungen zu. Besonders häufig ist „Ritzen", das Zufügen von oberflächlichen Schnitten, z. B. an den Unterarmen (▶ Abb. 10.14). Es gibt aber eine große Variationsbreite bis hin zu schweren Selbstverstümmelungen.
Selbstverletzendes Verhalten ist nicht typisch für eine bestimmte Erkrankung, es kann als Versuch der Spannungsabfuhr bei jüngeren Menschen mit bestimmten Persönlichkeitsstörungen (*emotional-instabile* oder *Borderline-Persönlichkeitsstörung*), aber auch bei Schizophrenien und posttraumatischen Belastungsstörungen beobachtet werden. Die Behandlung richtet sich nach der zugrunde liegenden Erkrankung.

Suizid

In Deutschland sterben jährlich fast 10 000 Menschen durch **Suizid,** mehr als bei Verkehrsunfällen! Die schwer schätzbare Zahl der *Suizidversuche* liegt noch um das 5- bis 100-fache höher.
Suizidversuche und tatsächliche Suizide unterscheiden sich oft in ihren Hintergründen: *Suizidversuchen* gehen in vielen Fällen schwere Kränkungserlebnisse voraus, sie sind häufig Kurzschlusshandlungen und können dann wichtigen Signalcharakter („Hilfeschrei") haben. *Vollendete Suizide* werden zu 60 % von psychisch Kranken, Alkohol- oder Drogenabhängigen begangen. Bei ihnen ist daher besondere Aufmerksamkeit angezeigt. Allerdings lassen sich Suizide nicht in je-

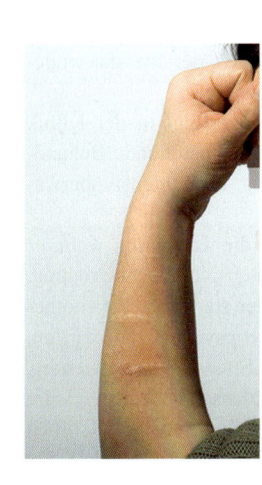

Abb. 10.14 Vernarbungen nach Selbstverletzung durch „Ritzen" des Arms. [J748-074]

dem Fall verhindern: Es kommt immer wieder zu Selbsttötungen von Patienten, bei denen auch erfahrene Psychiater nicht mit solch einem Schritt gerechnet hätten. Nur wenige Suizide sind echte *Bilanzsuizide*, bei denen ein psychisch Gesunder nach langem Nachdenken seine „Rechnung" mit dem Leben macht (Bilanz zieht) und sich dann das Leben nimmt.

Suizidgefährdete Menschen durchlaufen häufig vor ihrem Suizid(-versuch) ein *präsuizidales Syndrom* (nach *Erwin Ringel*). Sie fühlen sich einsam, ziehen sich von ihrer Umwelt zurück und entwickeln Aggressionen gegen ihre Mitmenschen, denen sie aber keinen Ausdruck verleihen. Schließlich wenden sie ihre aggressiven Gefühle gegen sich selbst.

Suizidgefährdung

Ein erhöhtes Suizidrisiko haben:
- Psychisch Kranke, Suchtkranke
- Sehr alte Menschen
- Jugendliche, besonders während der Ablösung vom Elternhaus
- Flüchtlinge und rassisch, religiös oder politisch Verfolgte
- Menschen, die bereits einen Suizidversuch in der Vorgeschichte haben oder einen Suizid ankündigen
- Menschen ohne enge Beziehungen, besonders ohne familiäre Bindungen
- Chronisch oder unheilbar Kranke.

Bei *Hinweisen auf Suizidgedanken* ist es wichtig, den Patienten auf seine Selbsttötungsgedanken *anzusprechen*. Dies können nicht nur offene oder versteckte Suiziddrohungen oder das Verschenken von Gegenständen sein, sondern z. B. auch eine plötzliche auffällige Besserung der Stimmung nach vorheriger Niedergedrücktheit (der Betroffene hat sich für den Suizid entschieden, Stimmungsaufhellung durch das Ende der Ungewissheit). Oft reagieren suizidale Menschen hierauf mit Erleichterung. Da eine genaue Gefährdungsbeurteilung Angehörige, aber auch nicht-spezialisierte professionelle Helfer wie etwa unerfahrene Pflegekräfte, fast immer überfordert, sollte ein spezialisierter bzw. erfahrener Arzt, z. B. ein Psychiater, hinzugezogen werden, der über das weitere Vorgehen entscheidet.

Nach einem Suizidversuch erfolgt in der Klinik zunächst die notwendige lebensrettende Behandlung, z. B. Magenspülung und Intensivüberwachung.

Entscheidend ist jedoch die *Verhütung weiterer Suizidversuche* durch intensive Nachbetreuung, z. B. durch ambulante oder stationäre Psychotherapie sowie verschiedene psychosoziale Hilfen. Für den Schritt weg vom Suizid ist es notwendig, dass der zum Tode entschlossene Mensch wieder in Beziehung zu anderen kommt. Daher sollten auch Angehörige mit einbezogen werden.

10.16 Therapie von psychiatrischen Erkrankungen

10.16.1 Überblick

Nach wie vor Stigma

Psychisch Kranke haben immer noch mit einer Reihe von Vorurteilen zu kämpfen, die ihre Eingliederung in die Gesellschaft erheblich erschweren. Um das Ziel der „sozialen Heilung" zu erreichen, müssen fast immer verschiedene Behandlungsansätze kombiniert werden und die unterschiedlichen medizinischen und sozialen Einrichtungen eng zusammenarbeiten.

Heute steht eine Vielzahl von Behandlungsmöglichkeiten bei psychischen Störungen zur Verfügung.
- Liegt der Symptomatik eine körperliche Ursache zugrunde, ist die Therapie der organischen Grunderkrankung wichtig
- Für viele Betroffene ist Psychotherapie sinnvoll. Das Verfahren wird individuell nach Krankheitsbild und Patient ausgewählt
- Gerade bei ausgeprägten Störungen ist die Einnahme von Psychopharmaka unverzichtbar
- Vielfach sind weitere Maßnahmen nötig, insbesondere ist die Gestaltung der *sozialen Rahmenbedingungen* für die Prognose von großer Bedeutung. Hierunter fallen z. B. *Alltags- und lebenspraktisches Training* zur (Wieder-)Erlangung der Selbstständigkeit im Alltag, *Beschäftigungs- und Arbeitstherapie, Wohnmöglichkeiten*, die den Betroffenen weder unter- noch überfordern, aber auch *Partner- und Familienberatung* zur Verbesserung der Beziehungen des Patienten.

10.16.2 Psychotherapie

Die **Psychotherapie** ist Behandlung mit „seelischen Mitteln", mit aus der Psychologie entwickelten Verfahren. Die Verfahren lassen sich nach ihrem Ansatz vor allem in *zwei Gruppen* einteilen:

Tiefenpsychologische Therapien

Tiefenpsychologische *(psychodynamische)* **Therapien** arbeiten aufdeckend, versuchen also unbewusste Wünsche und Konflikte ins Bewusstsein zu holen und zu bearbeiten. Sie erfordern verbale Ausdrucksfähigkeit und eine gewisse Belastbarkeit von Seiten des Patienten, da die Aufdeckung von Konflikten schmerzhaft sein kann.
Hierzu gehört z. B. die **klassische Psychoanalyse** (▶ 10.2.3). Wegen ihres hohen Aufwands werden heute aber vor allem kürzer dauernde Verfahren eingesetzt, etwa die **psychoanalytisch orientierte Psychotherapie** und die **psychoanalytische Kurzzeittherapie.** Patient und Therapeut sitzen sich gegenüber und bearbeiten vor allem Konflikte, die für die aktuellen Beschwerden Bedeutung haben (▶ Abb. 10.15). Auch Tagtraumtechniken und eine Vielzahl anderer Methoden werden dazu gerechnet.

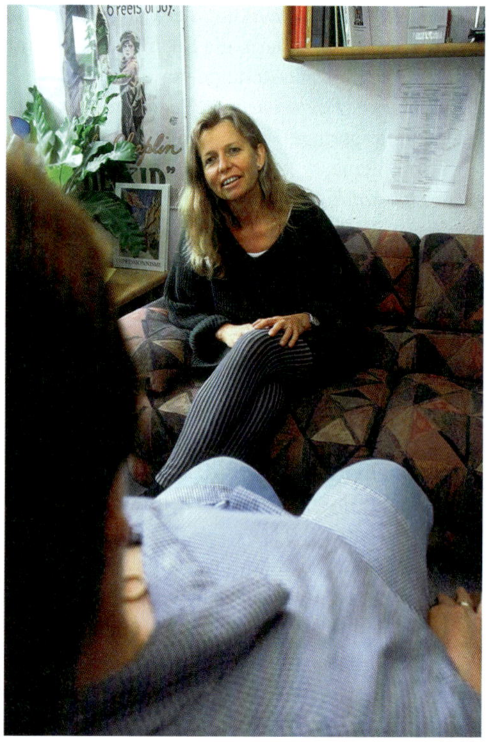

Abb. 10.15 Ein Grundpfeiler der Behandlung psychischer Störungen ist die Psychotherapie. Erfahrung und Persönlichkeit des Therapeuten sind mitentscheidend für den Therapieerfolg. [K157]

Verhaltenstherapien

Die andere Gruppe arbeitet stützend und „zudeckend", berücksichtigt also nicht unbewusste Konflikte und Phantasien. Hierzu zählen insbesondere die **Verhaltenstherapien,** durch die fehlangepasstes Verhalten „verlernt" und neues Verhalten gelernt werden kann.
Bei der **operanten Konditionierung** werden erwünschte Verhaltensweisen systematisch belohnt und damit bestärkt.
Bekannt (und erfolgversprechend) bei Phobien (▶ 10.8.1) sind **Konfrontationsverfahren.** Der Patient wird einer gefürchteten Situation (z. B. der Begegnung mit einer Spinne oder dem Fahren in einem Aufzug) ausgesetzt und erfährt mit Hilfe des Therapeuten, dass er die Angst aushalten kann, ja dass sie sogar nachlässt. Es kann mit wenig angsteinflößenden Situationen begonnen werden *(systematische Desensibilisierung)*, aber auch mit für den Betroffenen sehr beängstigenden *(Reizüberflutung, Flooding)*.
Viele Verhaltenstherapien berücksichtigen den Einfluss von Denkprozessen (kognitiven Prozessen) auf Gefühle und Verhalten. Die Patienten sollen ihre „Denkfehler" und falschen Bewertungen erkennen und korrigieren. Dadurch ändern sich auch Gefühle und Verhalten und dadurch wiederum das Denken. Diese Formen heißen **kognitive Verhaltenstherapien.**

Auch Übungsprogramme wie etwa *Stressbewältigungsverfahren* oder *Entspannungstechniken* können den Verhaltenstherapien zugerechnet werden.

10.16.3 Psychopharmaka

Psychopharmaka wirken im Gehirn und beeinflussen vor allem über Eingriffe in den Transmitterhaushalt die Gefühle und das Denken eines Menschen (▶ Tab. 10.4).

> **Schlechter Ruf zu Unrecht**
>
> Psychopharmaka haben in der Bevölkerung keinen guten Ruf. Dies ist wesentlich durch Unkenntnis bedingt. Richtig eingesetzt, bessern Psychopharmaka bei bestimmten Krankheiten die *Langzeitprognose* und stellen *kurzfristig* oft die einzige Möglichkeit dar, quälende oder gar selbstzerstörerische psychische Symptome zu lindern. Behandlungsziele sind weder die „Ruhigstellung" unbequemer Patienten noch der Ersatz „aufwändiger" Therapien durch eine „arbeitssparende" Pille! Im Gegenteil: Psychopharmaka ermöglichen dem Patienten durch die Symptomlinderung oft erst andere Therapien, z. B. eine Psychotherapie.

Tranquilizer

Tranquilizer *(Beruhigungsmittel)* wirken erregungsdämpfend, angst- und spannungslösend.
Sie werden bei allen Formen ausgeprägter, anders nicht beeinflussbarer Ängste sowie schweren depressiven Zuständen gegeben, außerdem zur Prämedikation vor Operationen oder zur Beruhigung des Herzinfarktpatienten.
Wichtigste Substanzklasse sind hier die **Benzodiazepine**. Wegen ihres Abhängigkeitspotentials (▶ 10.13) sind sie nur zur kurzzeitigen Behandlung geeignet (maximal 2–4 Wochen). Häufig verordnet werden z. B. Oxazepam (Adumbran®), Diazepam (Valium®) und Lorazepam (Tavor®).

Antidepressiva

Antidepressiva sollen die Stimmung aufhellen und die depressiven Symptome lindern. Je nach Typ wirken sie darüber hinaus entweder erregungsdämpfend oder aktivierend. Antidepressiva greifen insbesondere in den Noradrenalin- und Serotoninhaushalt ein (▶ 8.2.3).

Angezeigt sind Antidepressiva bei (ausgeprägten) Depressionen, Panikattacken, Angst- und Zwangsstörungen, Schlafstörungen (bei älteren Menschen) und chronischen Schmerzsyndromen.
Als Nebenwirkungen v. a. der älteren Antidepressiva, etwa Amitriptylin (Saroten®) oder Maprotilin (Ludiomil®), können Mundtrockenheit, Verstopfung, Schwitzen, Müdigkeit und Schwindel auftreten. Neuere Antidepressiva (z. B. *selektive Serotonin-Wiederaufnahme-Hemmer*, kurz *SSRI*, oder *selektive Serotonin-Noradrenalin-Wiederaufnahme-Hemmer*, kurz *SNRI* genannt) sind insgesamt nebenwirkungsärmer. Zu ihnen gehören z. B. Paroxetin (Seroxat®), Citalopram (Cipramil®) und Venlafaxin (Trevilor®).

> **Suizid trotz Medikation**
>
> Die stimmungsaufhellende Wirkung der Antidepressiva setzt erst nach ca. zwei Wochen ein, Nebenwirkungen und Antriebssteigerung jedoch schon früher! Dadurch kann eine Phase hoher Suizidgefährdung entstehen, weshalb die Patienten genau auf entsprechende Signale hin beobachtet werden müssen.

Phasenprophylaktika

Phasenprophylaktika oder *Stimmungsstabilisierer (mood stabilizer)* reduzieren die Häufigkeit depressiver und manischer Phasen. Zu ihnen gehören neben *Lithium-Salzen* vor allem einige *Antiepileptika* (Medikamente gegen Epilepsien), z. B. Valproat (etwa Ergenyl®, Orfiril®).

Neuroleptika

Neuroleptika greifen vor allem in den Dopaminhaushalt (▶ 8.2.3) ein. Sie wirken in jeweils einem bestimmten „Mischungsverhältnis" *antipsychotisch* und *erregungsdämpfend*:

- *Antipsychotisch* bedeutet die Dämpfung von Halluzinationen und Wahnideen, die günstigenfalls ganz verschwinden. Typische Nebenwirkungen älterer stark antipsychotischer *(hochpotenter)* Neuroleptika wie z. B. Haloperidol (Haldol®) sind unwillkürliche Muskelverkrampfungen *(Dyskinesien)* und ein symptomatisches Parkinson-Syndrom (▶ 8.2.3)

PSYCHOPHARMAKA MIT ANTIPSYCHOTISCHER WIRKUNG	PSYCHOPHARMAKA OHNE ANTIPSYCHOTISCHE WIRKUNG
› **Neuroleptika** *(Antipsychotika)* wirken gegen Halluzinationen, Wahn und psychotische Antriebs- und Affektstörungen › **Antidepressiva** heben eine krankhaft gesenkte Stimmungslage, vermindern Angst und Panik › **Phasenprophylaktika** *(Stimmungsstabilisierer, mood stabilizer)* senken vorbeugend die Häufigkeit manischer und depressiver Phasen	› **Tranquilizer** dämpfen Angst und Erregungszustände, wirken meist auch muskelentspannend und antiepileptisch › **Hypnotika** *(Schlafmittel)* helfen gegen Ein- und Durchschlafstörungen › **Psychostimulanzien** steigern Aufmerksamkeit und Wachheit › **Entwöhnungsmittel** *(Anticraving-Substanzen)* mindern Suchtdruck › **Antidementiva** (▶ 23.4.3) verbessern geistige Leistungsfähigkeit bei Demenzen

Tab. 10.4 Einteilung der Psychopharmaka nach angestrebter Wirkung.

- Schwach antipsychotische *(niederpotente)* Neuroleptika wie etwa Promethazin (Atosil®) und Levomepromazin (Neurocil®) wirken vor allem erregungsdämpfend und antriebsmindernd. Sie führen vorwiegend zu vegetativen Nebenwirkungen (Blutdrucksenkung, erhöhter Speichelfluss)
- Heute kommen oft *atypische Neuroleptika* zur Anwendung, die bei guter antipsychotischer Wirkung kaum motorische Nebenwirkungen zeigen, z. B. Olanzapin (Zyprexa®) oder Risperidon (Risperdal®), aber Stoffwechselrisiken wie starke Gewichtszunahme mit sich bringen.

Neuroleptika gibt es auch in Depot-Form: Die Patienten lassen sich z. B. alle drei Wochen eine Spritze geben und brauchen dann oft keine weiteren Medikamente mehr einzunehmen.

Psychostimulanzien

Unter diesem Begriff werden solche Stoffe zusammen gefasst, die zu verbesserter Aufmerksamkeit führen und Müdigkeit reduzieren. Medizinisch werden sie vor allem zur Behandlung des ADHS (▶ 10.14) eingesetzt. Der Einsatz muss wegen des bestehenden Abhängigkeitspotentials streng kontrolliert erfolgen.

GESUNDHEIT & LEBENSSTIL

10.17 Alkohol und Drogen: Legal – illegal – nicht egal

2007 mussten in Deutschland über 23 000 Kinder und Jugendliche nach Alkoholexzessen ins Krankenhaus, 20 % mehr als im Vorjahr. Fast 4 000 davon waren sogar höchstens 15 Jahre alt. Jugendtrend Komasaufen? Und selbst wenn die Alkoholvergiftung ein Einzelereignis bleibt, der Alkoholkonsum bleibt es trotz Abgabebeschränkungen (zu) häufig nicht.

Je früher, desto abhängiger

Wer bereits in der Pubertät Alkohol trinkt, leidet stärker unter den (Akut-)Auswirkungen, einerseits wegen des niedrigeren Körpergewichts, andererseits wegen der noch geringeren Fähigkeit der Leber, Alkohol abzubauen. Im Rausch nehmen Koordinationsfähigkeit und Urteilskraft ab, Unfälle und Verletzungen entsprechend zu. Hinzu kommen Aggressivität und Gewalt. Alkoholvergiftungen können tödlich enden, z. B. durch Atemstillstand. Typische Folgen am nächsten Tag sind Gedächtnislücken bis zum „Filmriss", Kopfschmerzen und Übelkeit. Schulische und soziale Probleme sind dann nicht mehr weit.

Die größte Gefahr lauert aber in der Alkoholabhängigkeit (▶ 10.13, ▶ Abb. 10.16). Gerade das noch nicht ausgereifte Gehirn Jugendlicher ist besonders gefährdet.

Trinken als Gruppenanlass

Jugendliche sind keine Solotrinker. In der Gruppe „nein" zu Alkohol zu sagen, ist beileibe nicht leicht. Schließlich will man dazugehören. Und wer will schon mit 15 uncool sein? Der Wunsch nach Abgrenzung von den Eltern, nach kribbelnden Abenteuern und Grenzerfahrungen, die Sehnsucht, der Schwerkraft des Alltags zu entrinnen und sich leicht und glücklich zu fühlen, das sind weitere wichtige Triebfedern, „es mal" zu probieren. Ob es bei einigen beschwipsten Versuchen bleibt oder ob die Suche nach Freiheit und Glück letztlich zur Fessel wird, hängt unter anderem ab von der Persönlichkeit und der eigenen Lebenslage, von der familiären Situation und vom sozialen Umfeld. Für Erwachsene, insbesondere Eltern, ist es keine leichte Aufgabe, labile oder gefährdete Jugendliche zu begleiten.

Bei Frauen doppelt gefährlich

Nicht minder beunruhigend: Die Mädchen holen auf und „übertrumpfen" die Jungs sogar bei den Krankenhausbehandlungen der unter 15-Jährigen.

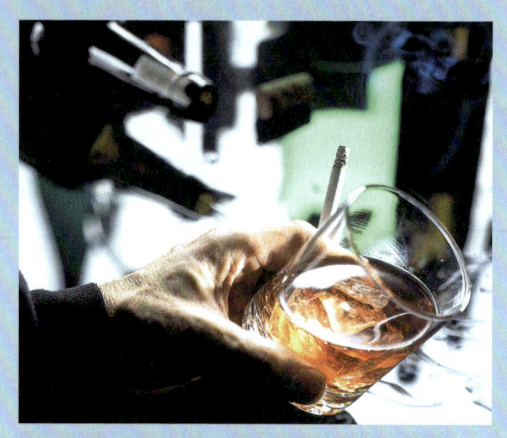

Abb. 10.16 Spätestens ab 18 frei käuflich: Alkohol – die Nummer 1 unter den Drogen in Deutschland. [J660]

Diese „Gleichberechtigung" ist gleich mehrfach bedenklich. Da Frauen meist leichter sind und proportional mehr Fettgewebe, aber weniger Körperwasser haben als Männer, ist bei gleicher Alkoholmenge die Konzentration des Blutalkohols höher. Zudem wird Alkohol im weiblichen Körper langsamer abgebaut. Und: Trinkt Frau in der Schwangerschaft, zwingt sie das Ungeborene mitzutrinken. Alkoholkonsum ist hierzulande die häufigste Ursache für nicht genetisch bedingte Fehlbildungen. Jährlich werden in Deutschland ca. 4 000 Neugeborene mit einem *fetalen Alkoholsyndrom*, also ausgeprägten alkoholbedingten Schäden, geboren. Gesichtsauffälligkeiten sind dabei noch das geringste Übel: An Intelligenzminderung, Lern- und Verhaltensstörungen haben die Kinder ihr Leben lang zu tragen.

Alkohol-Regeln

- Nicht gewohnheitsmäßig zu bestimmten Tageszeiten Alkohol trinken
- Kummer und Stress nicht mit Alkohol hinunterspülen
- Bei Einladungen auch alkoholfreie Getränke anbieten
- Mit Heranwachsenden über die Gefahr von Alkohol und anderen Drogen sprechen
- Kinder nie zum Alkoholtrinken auffordern
- Tolerierbare Tagesmenge nicht überschreiten: Männer 20–24 g, Frauen 10–12 g Alkohol; 0,33 l Bier enthält ca. 13 g; 0,125 l Wein ca. 11 g, 0,1 l Sekt ca. 9 g Alkohol.

Türöffner für andere Drogen

Alkohol geht oft mit Nikotin (▶ 16.13) Hand in Hand. Rauchen wiederum ebnet häufig den Weg in die illegalen Drogen. Nummer 1 ist hier nach wie vor **Cannabis. Marihuana** und vor allem **Haschisch** gelten irrtümlicherweise immer noch als ungefährlich. Beim Dauerkiffen führt *Tetrahydrocannabinol (THC)*, das Hauptrauschmittel des Cannabis, jedoch zu vielfältigen körperlichen Beschwerden, etwa zu Bindehautrötungen und Hormonstörungen. Schlimmer aber sind die Persönlichkeitsveränderungen mit Koordinationsstörungen, Antriebsschwäche und Teilnahmslosigkeit (*amotivationales Syndrom*), Vergesslichkeit, Depressionen. Sogar eine schizophrenieartige Psychose kann ausgelöst werden.

Frühzeitiges Gegensteuern erfolgreich

Der Weg aus der Sucht ist schwer, aber möglich. Es gibt vielfältige Unterstützungsangebote – auch niederschwellige und sogar anonyme, z. B. im Internet. Je früher Hilfe in Anspruch genommen wird, desto größer sind die Erfolgsaussichten, wieder einen kontrollierten Konsum oder stabile Abstinenz zu erreichen und damit gesünder zu leben.

Illegale harte Drogen

LSD *(Lysergsäurediäthylamid)* führt zu Halluzinationen und eventuell gefährlicher Bewusstseinserweiterung. Es sind schon LSD-Konsumenten im Glauben, sie könnten fliegen, aus dem Fenster gesprungen. Schizophrenieähnliche Störungen sind möglich.

Heroin ist verwandt mit dem Schmerzmittel Morphin (▶ 9.3.3). Es macht rasch euphorisch und dieser „Kick" führt zum Wunsch nach Wiederholung. Die Menge muss ständig erhöht werden, um einen erträglichen seelischen und körperlichen Zustand zu erreichen. Hat die Sucht die Oberhand, sind die körperlichen, sozialen und persönlichen Konsequenzen oft katastrophal.

Kokain gelangt meist durch Schnupfen über die Nasenschleimhaut ins Blut. „Koks" putscht auf, steigert das Glücksgefühl, kann aber auch Halluzinationen hervorrufen, die in Verfolgungswahn ausarten können.

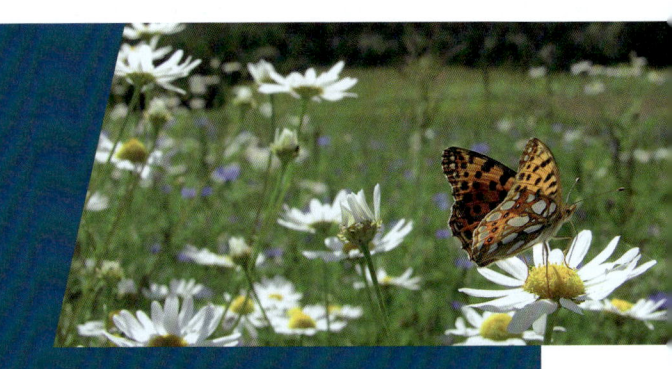

11 Hormonsystem

11.1	**Funktion und Arbeitsweise der Hormone** 220	**11.3** Epiphyse 224	**11.6** **Inselapparat der Bauchspeicheldrüse** 229
11.1.1	Einteilung der Hormone 220	**11.4** **Schilddrüse und Schilddrüsenhormone** 224	11.6.1 Aufbau und biologische Bedeutung des Insulins 230
11.1.2	Bildungsorte von Hormonen 220	11.4.1 Wirkungen und Regelkreis der Schilddrüsenhormone 225	11.6.2 Glukagon und Regulation des Blutzuckerspiegels 230
11.1.3	Chemischer Aufbau der Hormone 220	11.4.2 Schilddrüsenerkrankungen 225	11.6.3 Diabetes mellitus 230
11.1.4	Wirkprinzip und Hormonrezeptoren 221	11.4.3 Nebenschilddrüsenhormon und Regulation des Kalzium- und Phosphathaushalts 226	11.6.4 Akutkomplikationen des Diabetes mellitus 231
11.1.5	Transportproteine für Hormone 222		11.6.5 Diabetische Folgeerkrankungen 231
11.1.6	Abbau der Hormone 222	**11.5** **Hormone der Nebennieren** 227	11.6.6 Medikamentöse Behandlung des Diabetes mellitus 232
11.1.7	Steuerung der hormonellen Sekretion 222	11.5.1 Nebennierenrinde 227	
		11.5.2 Mineralokortikoide 228	11.6.7 Diätetische Behandlung des Diabetes mellitus 233
11.2	**Hypothalamus und Hypophyse** 222	11.5.3 ACTH und Glukokortikoide 228	
		11.5.4 Sexualhormone 229	**11.7** **Weitere endokrin aktive Gewebe** 233
11.2.1	Hormone des Hypothalamus und des Hypophysenhinterlappens 222	11.5.5 Nebennierenmark 229	
11.2.2	Hypophysenvorderlappen 224	11.5.6 Stressreaktion 229	
11.2.3	Wachstumshormon 224		

11.1 Funktion und Arbeitsweise der Hormone

Hormone sind Signal- und Botenstoffe („messenger"), welche wie das Nerven- und Immunsystem die Kommunikation zwischen Zellen und Organen ermöglichen und die biologischen Abläufe im Körper sowie das Verhalten und die Empfindungen eines Menschen entscheidend beeinflussen.

> **Lebensnotwendig**
>
> Hormone erfüllen zahlreiche wichtige Aufgaben im Körper. Sie:
> - Wirken auf die chemische Zusammensetzung des Inneren Milieus ein
> - Regulieren den Organstoffwechsel und die Energiebalance
> - Helfen dem Körper, mit Belastungen wie z. B. Infektionen, Verletzungen, Durst, Hunger, Temperaturextremen und emotionalem Stress fertig zu werden
> - Fördern Wachstum und Entwicklung
> - Steuern die Reproduktionsvorgänge, etwa Eizell- und Spermienbildung, Befruchtung, Schwangerschaft, Geburt sowie Ernährung des Neugeborenen
> - Beeinflussen Temperament und Verhalten.
>
> Hormone können auch therapeutisch zugeführt werden, um körpereigenen Ausfall, Unter- oder Überproduktion zu korrigieren oder die normale Produktion zu unterdrücken (z. B. durch die „Pille").

Früher bestand die Lehrmeinung, dass Hormone grundsätzlich über die Blutbahn zu ihren Zielzellen gelangen und somit immer weit entfernt vom Ort ihrer Ausschüttung wirken (**endokriner Weg**). Dies ist heute überholt: Zahlreiche Hormone erreichen Zielzellen in ihrer Nachbarschaft über Diffusion (**parakriner Weg**) oder wirken sogar auf die hormonproduzierende Zelle selbst (**autokriner Weg**).

Hormon- und Nervensignale im Vergleich

Während das Nervensystem seine Informationen in Sekundenschnelle nur zu ausgewählten Zellen weiterleitet, z. B. Muskel-, Drüsen- oder anderen Nervenzellen, erreichen Hormone *alle* Zellen der Umgebung bzw. des Körpers. Im Gegensatz zum Nervensignal arbeiten Hormone dabei relativ langsam: Es kann Minuten, Stunden oder, wie es z. B. beim Wachstum der Fall ist, auch Monate dauern, bis die Körperantwort erkennbar wird (▶ Tab. 11.1).

Die Entdeckung der auto- und parakrinen Sekretion und neuere Forschungsergebnisse zu Neurotransmittern und Neuropeptiden haben die Grenzen zwischen Hormon- und Nervensystem verschwimmen lassen:
- Es gibt Hormone mit „Doppelfunktion". Das Wehenhormon Oxytocin und das den Wasserhaushalt regulierende Hormon Adiuretin etwa haben außerdem im Zwischenhirn als *Neuropeptide* Einfluss z. B. auf Lernen, Gedächtnis und Verhalten. Auch Noradrenalin wirkt als Hormon *und* Neurotransmitter (▶ 8.2.3)
- Andererseits können auch Nervenzellen Hormone produzieren (**Neurohormone,** z. B. Adiuretin).

Auch zum Immunsystem, besonders zum Thymus, bestehen komplexe Verbindungen, denn viele Abwehrzellen produzieren hormonartige Botenstoffe (▶ 13.3).

> **Fließende Übergänge**
>
> Es gibt fließende Übergänge zwischen Hormonen, Neurotransmittern und Neuropeptiden. Wahrscheinlich sollte man allgemein von *Botenstoffen* sprechen, die je nach dem Ort ihrer Bereitstellung und ihrer Funktion als (Gewebs-)Hormon, Neurotransmitter oder Neuropeptid wirken.

Endokrinologie

Das Teilgebiet der Inneren Medizin, das sich mit Strukturen und Funktionen der Hormone sowie Diagnose und Behandlung von Störungen des Hormonsystems beschäftigt, ist die **Endokrinologie**. Aber auch in anderen medizinischen Disziplinen gibt es Fachleute für hormonelle Störungen, z. B. in der *Gynäkologie* und *Andrologie*, wo sie auf weibliche bzw. männliche Sexualhormonstörungen und die Behandlung der dadurch oft verursachten Unfruchtbarkeit spezialisiert sind.

11.1.1 Einteilung der Hormone

Die Hormone können auf verschiedene Art und Weise eingeteilt werden, z. B.:
- Nach dem Bildungsort
- Nach dem chemischen Aufbau
- Nach dem Wirkprinzip.

11.1.2 Bildungsorte von Hormonen

Zahlreiche Hormone werden von speziellen **endokrinen Drüsen** (*Hormondrüsen* ▶ Abb. 11.1) gebildet und dementsprechend als *Drüsenhormone* oder als **glanduläre Hormone** bezeichnet. Im Gegensatz zu den exokrinen Drüsen (▶ 4.2.2), die ihre Sekrete an die Oberfläche von Haut oder Schleimhäuten absondern, geben endokrine Drüsen ihre Produkte (also die Hormone) in den sie umgebenden interstitiellen Raum ab. Dieser ist meist von einem dichten Kapillargeflecht durchzogen. Die Hormone diffundieren rasch vom Interstitium in die Kapillaren und werden mit dem Blut schnell über den gesamten Körper verteilt. So erreichen die Hormone ihre jeweiligen Zielzellen, die über geeignete Rezeptoren die „Botschaft des Hormons" verstehen können (▶ 11.1.4).

Hormone werden außerdem in großem Ausmaß von spezialisierten Zellen anderer Körpergewebe gebildet, die als (**diffuse**) **endokrine Gewebe** (*diffus* = ausgebreitet, ohne feste Umgrenzung) bezeichnet werden (▶ Abb. 11.1). Zu diesen **Gewebshormonen** (*aglanduläre Hormone*) gehören beispielsweise das Erythropoetin und die Prostaglandine (▶ Tab. 11.4).

11.1.3 Chemischer Aufbau der Hormone

Chemisch kann man die Hormone wie folgt unterteilen (▶ Tab. 11.2):
- **Aminosäureabkömmlinge, Peptid- und Proteohormone:** Sie leiten sich von einer *Aminosäure* bzw. *Aminosäurekette* (▶ Abb. 1.28,

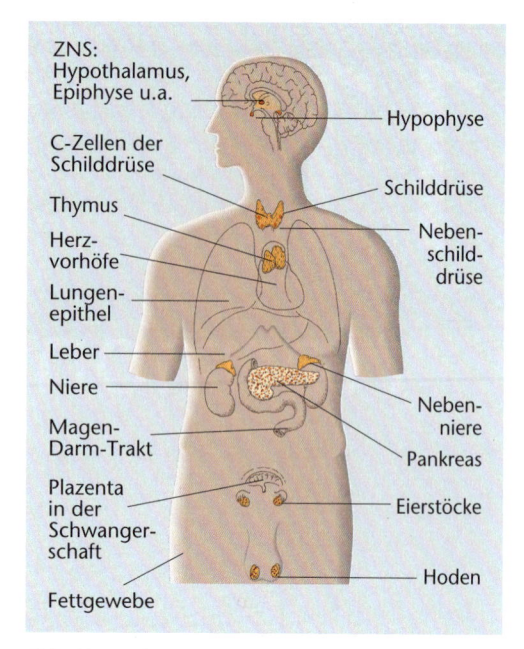

Abb. 11.1 Endokrine Drüsen und Gewebe als Orte der Hormonproduktion im menschlichen Körper (Auswahl). Die Plazenta in der Schwangerschaft nimmt eine Sonderstellung ein. Sie kann fast alle Hormone des Körpers synthetisieren, außerdem noch einige Hormone, die nur während der Schwangerschaft gebildet werden (▶ 21.3.4).

	NERVENSYSTEM	HORMONSYSTEM
Signalübermittlung	Elektrisch (Neuron, Axon) und chemisch (Synapse)	Chemisch (Hormone)
Zielzellen	Muskelzellen, Drüsenzellen, andere Nervenzellen	Alle Körperzellen mit passendem (spezifischem) Hormonrezeptor
Wirkungseintritt	Millisekunden bis Sekunden	Sekunden bis Monate
Folgereaktion	Muskelkontraktion, Drüsensekretion oder Aktivierung anderer Nervenzellen	Vor allem Änderung der Stoffwechselaktivität (z. B. Wachstum)

Tab. 11.1 Vergleich zwischen Nerven- und Hormonsignalen.

KLASSE	HORMON	HAUPTBILDUNGSORT
Aminosäure-Abkömmlinge	› Thyroxin, Trijodthyronin	Schilddrüse
	› *Katecholamine:* Adrenalin, Noradrenalin	Nebennierenmark
Peptid- und Proteohormone	› Oxytocin, Adiuretin › Releasing-, Inhibiting-Hormone (RH bzw. IH)	Hypothalamus
	› Insulin	Bauchspeicheldrüse
	› Wachstumshormon, Prolaktin, TSH, ACTH, FSH, LH	Hypophysenvorderlappen
	› Kalzitonin	Schilddrüse (C-Zellen)
	› Parathormon (PTH)	Nebenschilddrüse
Steroidhormone	› Aldosteron, Kortisol	Nebennierenrinde
	› Testosteron	Hoden
	› Östrogene und Progesteron	Eierstöcke
Arachidonsäureabkömmlinge	› Prostaglandine, Thromboxan	Überall im Körper

Tab. 11.2 Einteilung der Hormone nach ihrem chemischen Aufbau.

➤ Abb. 1.29) ab und sind daher überwiegend wasserlöslich (*hydrophil* ➤ 1.8.2). Die Schilddrüsenhormone sind als Ausnahme fettlöslich (*lipophil* ➤ 1.8.2)
› **Steroidhormone:** Als Abkömmlinge des Cholesterins (➤ Abb. 1.26) sind sie fettlöslich
› **Arachidonsäureabkömmlinge:** Einige Gewebshormone (z. B. die Prostaglandine) leiten sich von der Arachidonsäure ab, einer mehrfach ungesättigten Fettsäure (➤ Abb. 1.24). Sie sind ebenfalls fettlöslich.

Spritze oder Tablette?

Der chemische Aufbau eines Hormons bestimmt wesentlich die therapeutische Einnahmeform. Peptid- und Proteohormone würden bei oraler Einnahme im Magen-Darm-Trakt zerlegt und damit wirkungslos. Sie müssen deshalb *parenteral* (unter Umgehung des Magen-Darm-Traktes) verabreicht werden, z. B. als Spritze. Bei der Magen-Darm-Passage nicht abgebaut werden dagegen Steroidhormone und Aminosäureabkömmlinge. Sie können deshalb geschluckt werden (so etwa die „Pille" ➤ 20.5.8).

11.1.4 Wirkprinzip und Hormonrezeptoren

Damit eine Zielzelle ein Hormonsignal empfangen kann, muss sie **spezifische Hormonrezeptoren** besitzen, an die sich das Hormon anlagern kann. Hormon und Hormonrezeptor müssen wie Schlüssel und Schloss zusammenpassen. Wenn das Hormon an oder in der Zelle gebunden worden ist, werden komplizierte Stoffwechselvorgänge ausgelöst, die zu der gewünschten Hormonwirkung führen.

Für ein bestimmtes Hormon existieren dabei an Zellen verschiedener Gewebe oder Organe oft *mehrere* Rezeptortypen, so dass ganz unterschiedliche Hormonwirkungen die Folge sind. Dies gilt in gleicher Weise für die im Nebennierenmark gebildeten Neurotransmitter, die als nervale Botenstoffe den Hormonen sehr nahe stehen (➤ 11.5.5). Adrenalin z. B. bewirkt an vielen Gefäßen über α-Rezeptoren eine Gefäßverengung und über β-Rezeptoren eine Gefäßerweiterung (➤ 15.3.3).

Andererseits ist jede Zelle Zielzelle für unterschiedliche Hormone und besitzt dementsprechend *verschiedene* Hormonrezeptoren. Jede einzelne Körperzelle kann so über unterschiedliche Hormone zu unterschiedlichen, sogar gegensätzlichen Reaktionen veranlasst werden.

Hormonrezeptoren in der Zellmembran

Die meisten Aminosäureabkömmlinge, Peptid- und Proteohormone können wegen ihrer guten Wasserlöslichkeit (*Hydrophilie*), aber schlechten Fettlöslichkeit (*Lipophobie*) nicht durch die lipophile Zellmembran hindurchtreten (➤ 1.8.2). Diese Hormone binden sich von außen an einen in der Membran sitzenden **Zellmembranrezeptor**. Der Rezeptor ändert dadurch seine räumliche Struktur (er wird „aktiviert") und setzt in der Zelle eine Reaktionskette (Signalkaskade) in Gang, an deren Ende die „gewünschte" Zellantwort steht.

Ein häufiger Weg, die Botschaft weiterzuvermitteln, ist der über das **Adenylatzyklasesystem:** Der durch das Hormon aktivierte Rezeptor aktiviert seinerseits das Enzym **Adenylatzyklase**, welches sich an der Innenseite der Zellmembran befindet. Dieses Enzym fördert die Umwandlung von ATP in **cAMP** (*cyclo-AMP, zyklisches Adenosinmonophosphat*), das wie ATP zu den Nukleotiden zählt (➤ 1.8.4). cAMP aktiviert daraufhin eine **Proteinkinase,** welche durch Phosphorylierung (➤ 1.8.1) andere Enzyme hemmt oder aktiviert und so die gewünschte Hormonantwort der Zielzelle bewirkt (➤ Abb. 11.2). Zur Beendigung der Reaktionskette wird das relativ stabile cAMP in der Regel schnell wieder von einem anderen Enzym abgebaut, der **Phosphodiesterase.**

Stoffe wie das cAMP, die als dem Hormon nachgeschalteter, zweiter Botenstoff innerhalb der Zelle fungieren, werden **second messenger** genannt. Dabei können in einer Zelle viele Hormone anfänglich den gleichen second messenger benutzen. Das an der Zellmembran von außen gebundene Hormon heißt entsprechend **first messenger**.

Intrazelluläre Hormonrezeptoren

Steroidhormone und Schilddrüsenhormone können die Zellmembran durchdringen und an **intrazelluläre Hormonrezeptoren** binden. Die Rezeptoren für Schilddrüsenhormone befinden sich z. B. im Zellkern, die Steroidhormonrezeptoren im Zytoplasma. Auch im Zytoplasma gebildete Hormon-Rezeptor-Komplexe gelangen jedoch letztlich in den Zellkern. Die Hormone wirken dort direkt auf die DNA ein und beeinflussen die Proteinbiosynthese und damit die Zellfunktion.

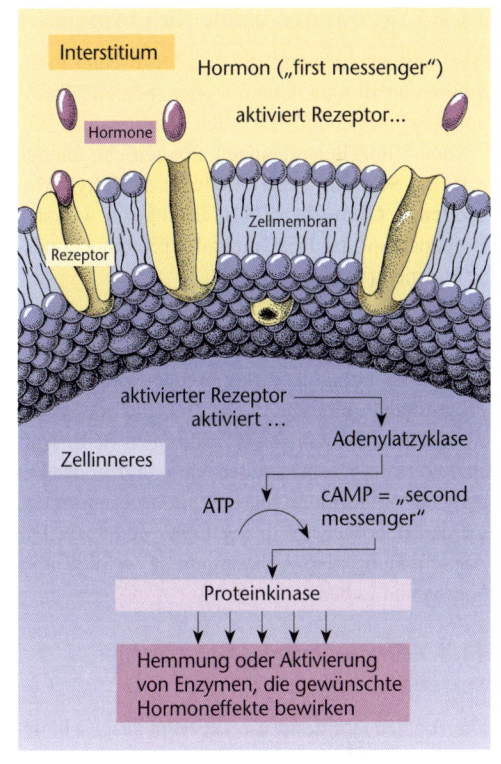

Abb. 11.2 Hormonwirkungsvermittlung über „first und second messenger" bei hydrophilen Hormonen.

Antihormone

Bestimmte Medikamente blockieren Hormonrezeptoren, so dass das physiologische Hormon nicht mehr andocken kann und unwirksam wird. Das ist *einer* der Mechanismen der sog. **Antihormone**, die man bei der Behandlung von Tumoren, deren Wachstum durch Hormone stimuliert wird, mit Erfolg einsetzt.
Wachstum und Ausbreitung des Brustkrebses etwa werden sehr häufig durch die weiblichen Geschlechtshormone, die Östrogene, gefördert. *Antiöstrogene*, u.a. das *Tamoxifen*, das die Rezeptoren besetzt, haben hier große klinische Bedeutung erlangt. Analoges gilt für den Prostatakrebs beim Mann, der mit *Antiandrogenen* (z. B. *Cyproteron*) therapiert werden kann.

11.1.5 Transportproteine für Hormone

Alle fettlöslichen und die Schilddrüsenhormone müssen im Blut an Albumin oder spezielle Transportproteine gebunden werden, damit sie im Blut zu den Zielzellen gelangen können. So binden z. B. die Schilddrüsenhormone an das **Thyroxinbindende Globulin** (TBG). Biologisch wirksam ist jedoch nur das freie, nicht das proteingebundene Hormon (➤ 11.4).

11.1.6 Abbau der Hormone

Die Inaktivierung der zirkulierenden Hormone erfolgt durch Aufnahme in die Zielzelle oder durch Abbau über verschiedene Reaktionen (z. B. Aufspaltung) im Plasma, in der Niere und in der Leber. Steroidhormone und Schilddrüsenhormone werden überwiegend in der Leber abgebaut. Die Ausscheidung der Abbauprodukte erfolgt über Nieren und Leber.

11.1.7 Steuerung der hormonellen Sekretion

Die von den Hormondrüsen ins Blut ausgeschütteten Hormonmengen sind minimal, und schon geringfügige Konzentrationsänderungen können tief greifende Folgen haben. Die Hormonsekretion muss also exakt gesteuert werden. Dies geschieht durch *Regelkreise*.

Regulation durch negative Rückkopplung

Ein einfacher Regelkreis (➤ 2.9, ➤ Abb. 2.20), jedoch mit großer Bedeutung für die Steuerung der hormonellen Sekretion ist die **Regulation durch negative Rückkopplung**. Der Blutzuckerspiegel (Regelgröße) etwa soll sich innerhalb einer bestimmten Spanne bewegen (Sollwert). Ist der aktuelle Blutzuckerspiegel (Istwert) zu hoch, schüttet die Bauchspeicheldrüse (Messfühler und Regler) das Hormon Insulin aus, welches den Blutzuckerspiegel v. a. durch Wirkung auf Leber- und Muskelzellen (Stellglieder) senkt. Mit sinkendem Blutzuckerspiegel sinkt die Insulinausschüttung wieder (negative Rückkopplung).
Ähnlich wird z. B. die Sekretion von Glukagon (➤ 11.6.2), Wachstumshormon (➤ 11.2.3) und Adiuretin (➤ 11.2.1) reguliert.

Hypothalamus-Hypophysen-Achse

Tatsächlich sind die Verhältnisse oft komplizierter. Zum einen wirken meist *mehrere* Regelkreise gleichzeitig auf *ein* Hormon ein. Zum anderen wird die Sekretion vieler Hormone *hierarchisch* geregelt (➤ Abb. 11.3):

> Als oberster Regler fungiert meist der **Hypothalamus.** Dort laufen viele Informationen über die Außenwelt und das Innere Milieu zusammen. Der Hypothalamus beeinflusst über *Releasing-Hormone* fördernd und über *Inhibiting-Hormone* hemmend einen zweiten Regler, den Hypophysenvorderlappen

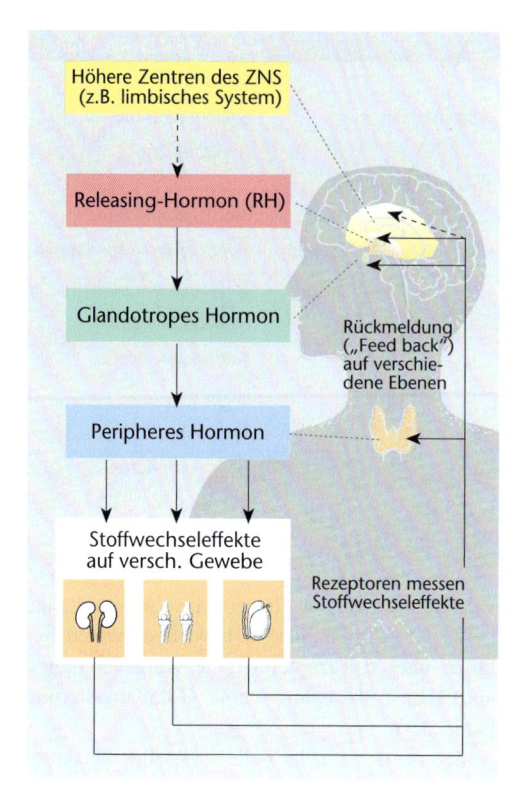

Abb. 11.3 Hierarchie der Hormonregulation.

> Der **Hypophysenvorderlappen** wiederum gibt *glandotrope Hormone* (*glandotrop* = auf Drüsen einwirkend) ab, die die „untergeordneten" Hormondrüsen beeinflussen
> Die „untergeordneten" **Hormondrüsen** (z. B. die Schilddrüse) stehen als letzte in dieser Hierarchie und beeinflussen über *periphere Hormone* direkt die ihnen zugeordneten **Zielzellen**
> Rückkoppelungen sind dabei auf verschiedenen Ebenen möglich.

Hormonsubstitution

Viele Hormone können heute synthetisch oder gentechnisch hergestellt werden. Für Menschen mit zweifelsfreiem Hormonmangel, etwa solche mit krankhaftem Kleinwuchs oder Typ-1-Diabetes, ist die dadurch gegebene Möglichkeit der risikoarmen Hormonsubstitution ein Segen. Unter Druck geraten ist hingegen die noch vor wenigen Jahren im großen Stil praktizierte **Hormonersatz-Therapie** (HRT, hormone replacement therapy) bei Frauen in und nach den Wechseljahren. Zwar sind damit lästige Hitzewallungen und Trockenheit der Scheidenschleimhaut in den Wechseljahren gut zu behandeln und der Abbau der Knochensubstanz aufzuhalten, wenngleich der erhoffte positive Effekt auf die Hautalterung fraglich ist. Hingegen ist ein steigendes Risiko für Brustkrebs und Herz-Kreislauf-Krankheiten wenig umstritten. Es hat ein Umdenken stattgefunden, bei Langzeitbehandlungen und beim rein „vorbeugenden" Einsatz dieser Hormone ist man zurückhaltender.

Auch Hormone als **Anti-Aging-Therapie** sind mit großer Skepsis zu betrachten: Zwar sinken etliche Hormonspiegel mit dem Alter, ob dies aber ein „echter Mangel" ist und ein „Ersatz" das Altern hinauszögern und den Körper attraktiv halten kann, ist mehr als fraglich. Falten, Fettpolster, Erektionsprobleme, schlechte Stimmung und Libidoverlust einfach mit Hormonen, ohne Nebenwirkungen und ohne mühsame Änderungen des Lebensstils beheben? Angesichts der komplexen Hormonwirkungen scheint dies doch eher wie ein modernes Märchen.

11.2 Hypothalamus und Hypophyse

Hypothalamus und Hypophyse liegen in den unteren Abschnitten des Zwischenhirns (Anatomie ➤ 8.8.4).

Der **Hypothalamus** ist das wichtigste Hirngebiet für die Regelung des Inneren Milieus und höchste Schaltstelle des Hormonsystems: Hier erfolgt zum einen die unabdingbare Rückkoppelung von tiefer gelegenen Strukturen (➤ 11.1.7, ➤ Abb. 11.7), zum anderen werden nervale Reize aus höher gelegenen ZNS-Strukturen in Hormonausschüttung „umgesetzt". Der Hypothalamus ist damit eine wichtige Verbindungsstelle zwischen Nerven- und Hormonsystem, über ihn beeinflusst z. B. Stress unseren Hormonhaushalt (➤ Abb. 11.17).

Die **Hypophyse** besteht aus dem **Hypophysenvorderlappen** (HVL, Adenohypophyse), der 75 % des Gesamtgewichtes ausmacht und aus drüsigem Gewebe gebildet wird, und dem kleineren **Hypophysenhinterlappen** (HHL, Neurohypophyse), der hauptsächlich aus einem Geflecht von Axonen aufgebaut ist (➤ Abb. 11.4). Die Zellkörper dieser Axone liegen im Hypothalamus, so dass der Hypophysenhinterlappen funktionell und anatomisch als Anhängsel des Hypothalamus zu sehen ist. Daher werden beide zusammen abgehandelt.

11.2.1 Hormone des Hypothalamus und des Hypophysenhinterlappens

Innerhalb des Hypothalamus gibt es verschiedene Kerngebiete (Ansammlungen von grauer Hirnsubstanz), die für den Hormonhaushalt von Bedeutung sind.

Hypophyseotrope Zone des Hypothalamus

An der Vorderseite liegt die **hypophyseotrope Zone**. Dort werden die erwähnten **Releasing-Hormone** (RH, Releasing factors, Liberine) und **Inhibiting-Hormone** (IH, Statine) gebildet, welche die Hypophyse beeinflussen. Diese Hormone werden in den *hypophysären Portalkreislauf* (ein dichtes Geflecht aus Kapillaren) abgegeben und über den *Hypophysenstiel* zur Hypophyse transportiert (➤ Abb. 11.4).

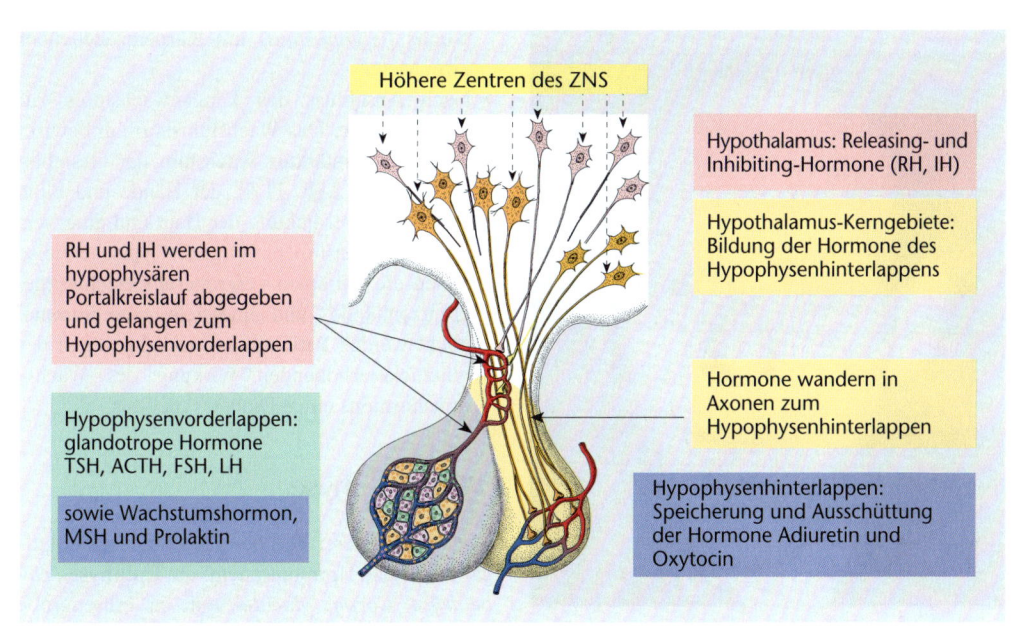

Abb. 11.4 Rolle der Hypophyse bei der hormonellen Sekretion und Regulation.

Rhythmik der Sekretion

Die Sekretion zahlreicher Hormone durch den Hypophysenvorderlappen erfolgt nicht kontinuierlich, sondern intermittierend, periodisch oder pulsatil mit einer endogenen Rhythmik („innere Uhr"). Der Rhythmusgeber wird im Hypothalamus vermutet. Auch die Ausschüttungsdynamik der Hormondrüsen oder -gewebe spiegelt diese Rhythmiken wider, so dass eine einzelne Hormonbestimmung im Blut oft wenig aussagekräftig ist. Diese endogenen Rhythmen sind sehr unterschiedlich lang: Bekannt sind ultrakurze, pulsatile Rhythmen (z. B. 4 Pulse pro Minute) wie z. B. bei Gn-RH, zirkadiane Rhythmen (z. B. des Kortisol- oder Melatoninspiegels im Blut), Rhythmen über etwa 28 Tage während des Menstruationszyklus (Sexualhormone), monats- oder sogar lebenslange Rhythmen (Schwangerschaftshormone während der Schwangerschaft bzw. Sexualhormone z. B. bei Eintritt der Pubertät oder des Klimakteriums).

Bei notwendiger Substitution mancher Hormone bei Hormonmangel oder bei hormoneller Normalisierung des weiblichen Zyklus, z. B. wegen Kinderlosigkeit, muss diese Rhythmik (mit einer rhythmisch arbeitenden Injektionspumpe) nachgeahmt werden, damit die Behandlung wirksam ist.

Releasing-Hormone stimulieren die Ausschüttung von Hypophysenvorderlappenhormonen, während Inhibiting-Hormone die Sekretion hemmen. Die wichtigsten Releasing- und Inhibiting-Hormone sind (➤ Abb. 11.5):

> **TRH** *(Thyreotropin-Releasing-Hormon)*, stimuliert die Ausschüttung von TSH (thyreoideastimulierendes Hormon ➤ 11.4.1)
> **CRH** *(Corticotropin-Releasing-Hormon)*, stimuliert die Ausschüttung von ACTH (adrenocorticotropes Hormon ➤ 11.5.3)
> **Gn-RH** *(Gonadotropin-Releasing-Hormon)*, stimuliert die Ausschüttung von FSH (follikelstimulierendes Hormon) und LH (luteinisierendes Hormon, ➤ 20.3.7)
> **GH-RH** *(Growth-Hormone-Releasing-Hormon)*, stimuliert die Wachstumshormonausschüttung (➤ 11.2.3)
> **GH-IH** *(Growth-Hormone-Inhibiting-Hormon, Somatostatin)*, hemmt die Wachstumshormonausschüttung
> **PRL-IH** *(Prolaktin-Inhibiting-Hormon*, identisch mit Dopamin), hemmt die Ausschüttung von Prolaktin (➤ 21.9.2).

Ein *einzelnes* Prolaktin-Releasing-Hormon (PRL-RH) gibt es nach heutigem Wissen nicht. Vielmehr stimulieren *mehrere* Hormone, etwa TRH und verschiedene Neuropeptide, die Prolaktinausschüttung.

Kerngebiete für den Hypophysenhinterlappen

Weitere wichtige Kerngebiete des Hypothalamus sind die *Nuclei supraoptici* und die *Nuclei paraventriculares*. Dort werden die Hypothalamushormone **Oxytocin** und **Adiuretin** gebildet, die in den Axonen der Nervenzellen zum Hypophysenhinterlappen transportiert werden, wo sie bei Bedarf ins Blut abgegeben werden. Aufgrund ihres Sekretionsortes werden die beiden Hormone auch als **Hypophysenhinterlappenhormone** bezeichnet.

Oxytocin

Oxytocin unterhält die regelmäßige Wehentätigkeit an der geburtsbereiten Gebärmutter und führt während der Stillperiode zur Entleerung der Milch aus den Milchgängen (➤ 21.9.2).

Bindungshormon Oxytocin

Oxytocin beeinflusst darüber hinaus Gefühle und Verhalten: Oxytocin schafft Vertrauen zwischen Menschen (es fördert die Bindung sowohl zwischen Paaren als auch zwischen Mutter und Baby), reduziert Angstgefühle und fördert Mitgefühl. Berührungen, Streicheln und Massagen fördern seine Produktion. In großen Mengen wird Oxytocin beim Orgasmus ausgeschüttet.

Adiuretin

Adiuretin, kurz *ADH* für *antidiuretisches* (gegen den Harndurchfluss gerichtetes) *Hormon*, ist entscheidend an der Regulierung des osmotischen Druckes (➤ 2.7.5) in der Extrazellulärflüssigkeit und des Flüssigkeitsvolumens im Körper beteiligt.

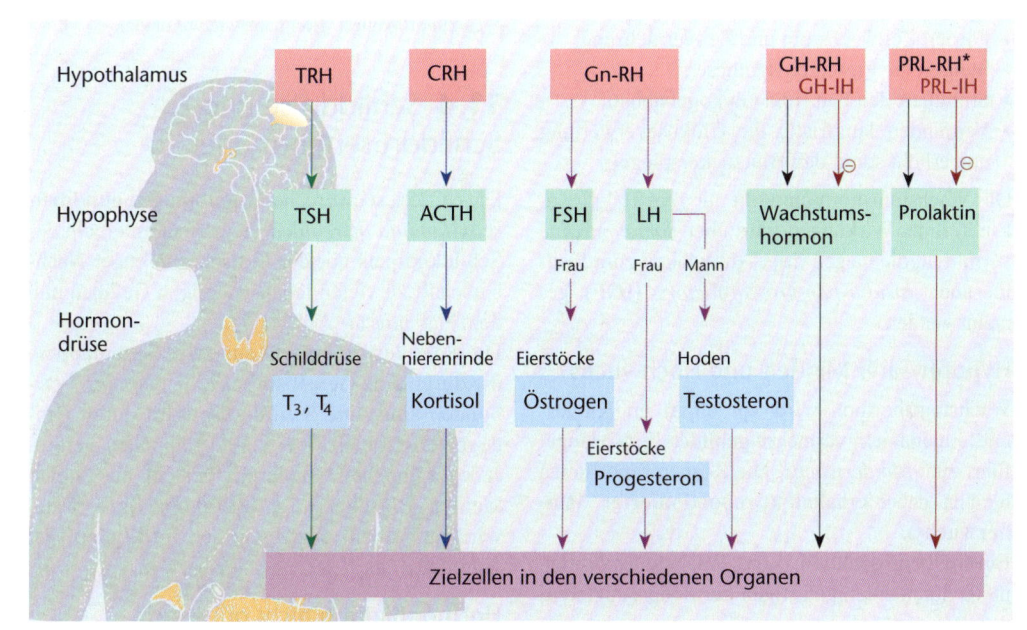

Abb. 11.5 Regulationsachsen der einzelnen Hormone (vereinfachte Darstellung).
* PRL-RH bezeichnet nicht ein einzelnes Hormon, sondern eine Funktion.

Es wird auch *Vasopressin* genannt, weil es in hohen Konzentrationen eine gefäßverengende Wirkung hat. Adiuretin fördert die Wasserrückresorption aus der Niere ins Blut, indem es die Wasserdurchlässigkeit der Zellmembran der distalen Tubuluszellen und der Sammelrohre erhöht (▶ 19.7). Dadurch wird weniger Urin ausgeschieden.

Wie Oxytocin und weitere Neuropeptide beeinflusst das Adiuretin Lernen und Gedächtnis.

Die Ausschüttung von Adiuretin wird durch Rezeptoren im Hypothalamus und in der Leber gesteuert, die den osmotischen Druck messen können *(Osmorezeptoren).* Steigt er z. B. durch längeres Dursten im Blut an, so wird vermehrt Adiuretin ins Blut abgegeben. Dadurch wird mehr Wasser in der Niere zurückgehalten, der Urin wird hyperosmolar und der osmotische Druck sinkt wieder. Die Adiuretinausschüttung wird außerdem über Volumenrezeptoren in den Herzvorhöfen, in der Aorta und der A. carotis beeinflusst.

Bei Adiuretinmangel im Hypothalamus und Leber kommt es zum **Diabetes insipidus** mit überschießender Urinproduktion *(Polyurie* = viel Urin) und als Folge des Flüssigkeitsverlustes zu starkem Durst *(Polydipsie* = viel trinken).

> **Trinken im Krankenhaus**
>
> Alkohol führt durch Hemmung der Adiuretinausschüttung ähnlich dem Adiuretinmangel zu vermehrter Harnausscheidung und gesteigertem Durstgefühl. Dies ist einer der Gründe, weshalb alkoholische Getränke eher als Genussmittel denn als Durstlöscher zu betrachten sind. Für den Krankenhausalltag geeignete Getränke sind zahlreiche Kräuter- oder Früchtetees sowie verdünnte Säfte.

11.2.2 Hypophysenvorderlappen

Der **Hypophysenvorderlappen** *(HVL, Adenohypophyse)* bildet eine große Anzahl verschiedener Peptid- und Proteohormone. Zum einen sind dies *glandotrope Hormone,* die untergeordnete Hormondrüsen steuern, zum anderen solche, die *direkt* auf die Zielzellen wirken (▶ Abb. 11.5).

Zu den wichtigsten glandotropen Hormonen des Hypophysenvorderlappens gehören:

> **TSH** *(Thyreoideastimulierendes Hormon),* fördert die Schilddrüsentätigkeit (▶ 11.4.1)
> **ACTH** *(Adrenokortikotropes Hormon),* stimuliert die Ausschüttung der Nebennierenrindenhormone, insbesondere der Glukokortikoide (▶ 11.5.3)
> **FSH** *(Follikelstimulierendes Hormon)* und **LH** *(Luteinisierendes Hormon),* fördern die Keimdrüsentätigkeit und steuern die Geschlechtshormonproduktion bei Mann und Frau (▶ Kap. 20, ▶ Kap. 21).

Direkt auf Zielzellen wirken:

> Das **Wachstumshormon,** welches das Körperwachstum kontrolliert (▶ 11.2.3)

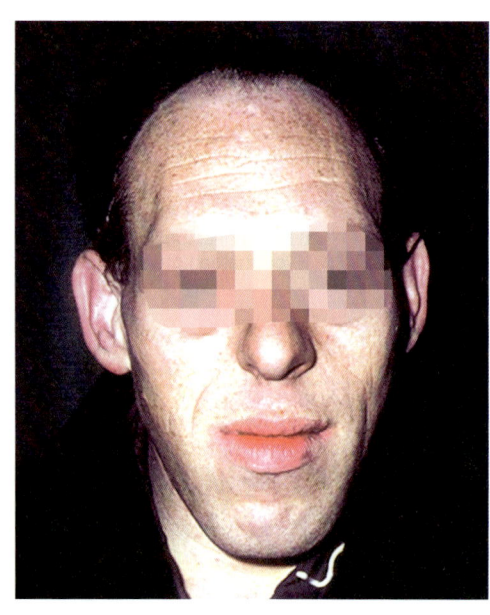

Abb. 11.6 30-jähriger Patient mit Akromegalie. Stirnbein, knöcherne und knorpelige Nase sowie Kinn lassen eine deutliche Vergrößerung erkennen. [T127]

> Das **Prolaktin,** das unter anderem die Milchproduktion in der Brustdrüse in Gang setzt (▶ 21.9.2)
> Das **MSH** *(Melanozytenstimulierendes Hormon).* Es wird stets zusammen mit ACTH ausgeschüttet (▶ 11.5.3) und beeinflusst unter anderem über Einflüsse auf die pigmentbildenden Melanozyten in der Haut (▶ 7.2.1) die Hautpigmentierung.

11.2.3 Wachstumshormon

Bildung und Sekretion des **Wachstumshormons** (auch *somatotropes Hormon,* kurz *STH, Human Growth Hormone,* kurz *HGH*) werden durch die hypothalamischen Hormone **GH-RH** und **GH-IH** *(Somatostatin)* reguliert. Es:

> Fördert Zellwachstum und Zellvermehrung
> Steigert die Proteinbiosynthese
> Stimuliert den Fett- und Glykogenabbau
> Vermindert langfristig die Glukoseverwertung und erhöht somit den Blutzuckerspiegel.

Das Wachstumshormon wirkt nur zum Teil direkt. Ein Teil der Wirkungen wird über *Somatomedine* vermittelt, die wegen ihrer Ähnlichkeit zum Insulin auch *Insulin-like-growth-factors* **(IGF)** genannt werden.

Hypophysärer Minder- und Hochwuchs

Wachstumshormon wird vor allem im Kindes- und Jugendalter vermehrt gebildet. Ein Mangel führt zum *Minderwuchs.* Die Körperproportionen bleiben dabei erhalten **(proportionierter Minderwuchs).**

Eine Überproduktion von Wachstumshormon, meist durch einen gutartigen hormonproduzierenden Tumor der Hypophyse, führt:

> Bei noch offenen Wachstumsfugen (Epiphysenfugen ▶ 5.1.5) zum **proportionierten Hochwuchs** *(Gigantismus)* mit Körpergrößen über zwei Meter
> Nach Abschluss des Längenwachstums zur **Akromegalie.** Das Wachstumshormon bewirkt dann ein verstärktes Wachstum der Gesichtsknochen (▶ Abb. 11.6), der Hände und Füße sowie eine Verdickung der Haut und eine Vergrößerung der inneren Organe. Typischerweise haben die Patienten vergröberte Gesichtszüge, „Pratzenhände" und eine tiefe, raue Stimme. Nicht wenige Patienten entwickeln wegen der blutzuckererhöhenden Wirkung des Wachstumshormons einen Diabetes mellitus.

11.3 Epiphyse

Noch ein weiterer Teil des ZNS übernimmt Aufgaben für das Hormonsystem: die **Epiphyse** *(Zirbeldrüse, Corpus pineale),* eine ca. erbsengroße Drüse oberhalb des Mittelhirns (▶ Abb. 8.29). Sie bildet v.a. aus Serotonin das Hormon **Melatonin,** dessen Ausschüttung durch Dunkelheit gefördert und durch Licht gehemmt wird.

Die genauen Aufgaben der Epiphyse und des Melatonins sind noch unklar. Als sicher gilt, dass die Epiphyse Bestandteil des **photoneuroendokrinen Systems** ist, in dem durch Informationen über die Tageslänge durch das Licht Tages- (zirkadiane) und Jahreszeitrhythmen gesteuert werden. Vermutet werden auch Einflüsse auf die Reproduktion, insbesondere den Eintritt der Pubertät. In der Epiphyse sitzt also eine unserer inneren biologischen „Uhren".

Melatonin wird gegen Schlafstörungen und zur Verschiebung des Tag-Nacht-Rhythmus bei Interkontinentalflügen eingesetzt, nach denen der *Jet-Lag* mit Konzentrations- und Schlafstörungen mehrere Tage zu schaffen macht. Seine kurzzeitige Einnahme gilt als risikoarm. Hingegen sind die Nebenwirkungen einer Langzeiteinnahme, wie sie v.a. im Rahmen der Anti-Aging-Medizin propagiert wird, nach wie vor unklar.

11.4 Schilddrüse und Schilddrüsenhormone

Die ca. 25 g schwere, hufeisenförmige **Schilddrüse** *(Glandula thyreoidea)* liegt dicht unterhalb des Schildknorpels vor der Luftröhre in enger Nachbarschaft zu vielen lebenswichtigen Gefäßen und dem N. vagus (▶ Abb. 11.7).

Die Schilddrüse besteht aus zwei Seitenlappen, die durch eine Gewebsbrücke, den *Isthmus,* verbunden sind. Die Schilddrüse wird durch Bindegewebsstraßen in einzelne Läppchen geteilt. Jedes Läppchen wiederum besteht aus vielen kleinen Bläschen, den **Follikeln.** Ihre Wand wird aus einem einschichtigen **Follikelepithel** gebildet.

Hormonbildung nicht ohne Jod

Die Follikelzellen produzieren zwei jodhaltige Schilddrüsenhormone: **Thyroxin** *(Tetrajodthyro-*

Abb. 11.7 Links Anatomie der Schilddrüse, rechts Regelkreis und Funktion der Schilddrüsenhormone.

nin, T_4) und **Trijodthyronin** (T_3). Thyroxin ist biologisch kaum wirksam, das eigentlich wirksame Hormon ist das Trijodthyronin.

In den Follikelepithelzellen wird zunächst das *Prohormon* (Hormonvorstufe) **Thyreoglobulin** gebildet, das pro Molekül über 100 Tyrosinreste enthält (*Tyrosin* ist ein Aminosäureabkömmling). An der Außenseite der Zellmembran wird das Thyreoglobulin *jodiert,* d.h. in jeden Tyrosinrest werden ein oder zwei Jodatome eingebaut. Jeweils zwei dieser jodierten Tyrosinreste schließen sich zusammen, so dass innerhalb des Thyreoglobulins Thyroxin- (mit vier Jodatomen) und Trijodthyroninmoleküle (mit drei Jodatomen) entstehen. Danach wird das Thyreoglobulin ins Follikellumen abgegeben und dort gespeichert. Bei Bedarf nehmen die Follikelepithelzellen das Thyreoglobulin aus dem **Kolloid** (hier: Gesamtheit des Follikelinhalts) wieder auf. Thyroxin und Trijodthyronin werden enzymatisch vom Thyreoglobulin abgespalten und diffundieren ins Blut, wo sie in erster Linie an das **Thyroxin-bindende Globulin** *(TBG)* gebunden transportiert werden.

Über 80 % des Trijodthyronins entstehen erst in den Zielzellen durch Abspaltung von Jod aus Thyroxin. Bei geringem Bedarf, aber auch bei schweren Erkrankungen entsteht durch die Dejodierung von Thyroxin in anderer Position nicht Trijodthyronin, sondern das biologisch inaktive **reverse Trijodthyronin** *(rT_3)*.

11.4.1 Wirkungen und Regelkreis der Schilddrüsenhormone

Wirkungen der Schilddrüsenhormone

Schilddrüsenhormone stimulieren den gesamten Stoffwechsel und haben Wirkungen auf praktisch alle Organe (➤ Abb. 11.7):
› Schilddrüsenhormone steigern Energieumsatz und Wärmeproduktion des Körpers und erhöhen den Sauerstoffbedarf. Sie stimulieren den Abbau von Fetten und Glykogen. In physiologischen Konzentrationen wirken sie eiweißanabol (Eiweiß aufbauend) und fördern Wachstum und Reifung des ZNS
› Sie bewirken eine Aktivitätszunahme des Nervensystems: Hohe Schilddrüsenhormonspiegel führen beispielsweise zu überschießenden Muskeldehnungsreflexen
› Schilddrüsenhormone erhöhen die Kontraktilität des Herzens und steigern die Erregungsbildung sowie die Erregungsleitungsgeschwindigkeit des Herzens
› Bei Kindern sind Schilddrüsenhormone unabdingbar für ein normales Körperwachstum und eine physiologische Gehirnentwicklung. Ein *Synergismus* (Zusammenwirken) mit dem Wachstumshormon ist nachgewiesen.

Regelkreis der Schilddrüsenhormone

Das Releasing-Hormon des Schilddrüsenhormon-Regelkreises heißt *Thyreotropin-Releasing-Hormon* **(TRH)**. Es stimuliert im Hypophysenvorderlappen die Ausschüttung von **TSH** *(Thyreoidea-stimulierendes Hormon).*

TSH führt in der Schilddrüse zur vermehrten Bildung von Schilddrüsenhormonen und zur Freisetzung der Schilddrüsenhormone aus ihrem Zwischenspeicher, dem Kolloid. Die Schilddrüsenhormone erreichen über das Blut alle Körperregionen, also auch Hypophyse und Hypothalamus, die mit Rezeptoren die erhöhten Spiegel im Blut wahrnehmen. Dadurch werden TRH- und TSH-Bildung und somit die weitere T_3- und T_4-Sekretion gehemmt (negative Rückkopplung ➤ Abb. 11.7).

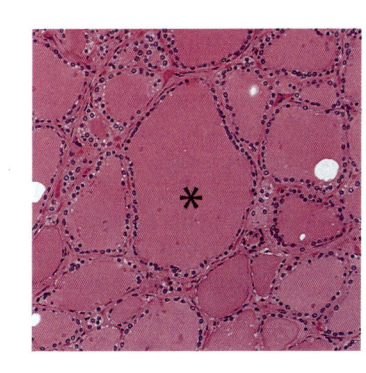

Abb. 11.8 Schilddrüse im mikroskopischen Bild. Das Follikellumen wird durch Kolloid (*) ausgefüllt. [M375]

11.4.2 Schilddrüsenerkrankungen

Bei den sehr häufigen Schilddrüsenerkrankungen müssen differenziert werden:
› Die *gestörte* Schilddrüsen*funktion* (➤ Tab. 11.3). Man unterscheidet die Normalfunktion der Schilddrüse (**Euthyreose**) von der Überfunktion (**Hyperthyreose**) und der Unterfunktion (**Hypothyreose**).
› Die *pathologisch veränderte* Schilddrüsen*größe*. Man unterscheidet die normal große und die vergrößerte Schilddrüse (**Struma**).

Sie können gemeinsam, aber auch getrennt voneinander auftreten.

Struma

Eine Vergrößerung der Schilddrüse nennt man **Struma** (Kropf); sie kann *gleichmäßig (Struma diffusa)* oder *knotig (Struma nodosa)* sein. 30 % der deutschen Erwachsenen haben eine Struma, meist mit normaler Schilddrüsenfunktion (➤ Abb. 11.9).

Häufigste Ursache einer Struma ist ein Jodmangel im Trinkwasser, wie er immer in vielen Gebieten Deutschlands immer noch vorkommt. Es kommt zum Mangel an T_3/T_4, dadurch zur Erhöhung der TSH-Ausschüttung und infolgedessen zur Schilddrüsenvergrößerung.

Oft kann eine Struma medikamentös behandelt werden. Führt die Struma jedoch durch Druck auf Luft- oder Speiseröhre zu erheblichen Beschwerden wie etwa Luftnot oder Schluckstörungen oder besteht der Verdacht auf eine maligne Entartung eines Schilddrüsenknotens *(Schilddrüsenkarzinom)*, muss sie operativ entfernt werden.

Verwendung jodierten Speisesalzes, der Kauf damit hergestellter Produkte und die Einnahme von Jodid-Tabletten in Phasen besonders hohen Bedarfs (z. B. Schwangerschaft) könnten die Strumahäufigkeit in Deutschland unter 5 % senken.

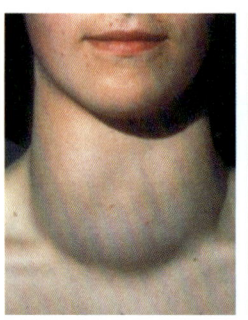

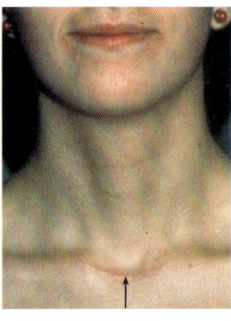

Abb. 11.9 20-jährige Patientin mit Struma nodosa, links vor, rechts nach der Operation (der Pfeil zeigt auf die kaum sichtbare Operationsnarbe). Außer einer Verdickung des Halses war der Patientin nichts aufgefallen. Man tastete zwei hühnereigroße Seitenlappen und einen tischtennisballgroßen Knoten im Isthmus der Schilddrüse. Die Patientin war euthyreot. [T127]

Abb. 11.11 Patientin mit Hypothyreose. Auffällig sind das teigig-verschwollene Gesicht, die blasse, trockene Haut, das glanzlose, struppige Haar und der insgesamt müde Gesichtsausdruck. [R101]

HYPERTHYREOSE	HYPOTHYREOSE
Grundumsatz erhöht	Grundumsatz erniedrigt
Körperlich und geistig lebhaft	Körperlich und geistig träge (geistige Behinderung, wenn ab Geburt)
Wärmeunverträglichkeit	Kälteempfindlichkeit
Hervortretende Augäpfel, starrer Blick	Teigige, verdickte Haut (Myxödem)
Gewichtsabnahme	Gewichtszunahme
Blutdruck erhöht	Blutdruck erniedrigt
Erhöhte Herzarbeit	Erniedrigte Herzfrequenz
Durchfall	Verstopfung
Schlaflosigkeit, innere Unruhe	Müdigkeit

Tab. 11.3 Die wichtigsten klinischen Symptome bei Hyper- und Hypothyreose.

Hyperthyreose

Bei einer **Hyperthyreose** liegt eine Überproduktion von Schilddrüsenhormonen vor. Sie äußert sich in Gewichtsabnahme durch krankhaft erhöhten Grundumsatz, Erhöhung der Körpertemperatur, Steigerung der Herzarbeit durch beschleunigte Herzfrequenz und erhöhte Schlagkraft, Schlaflosigkeit und innerer Unruhe, feinschlägigem Händezittern und gelegentlich auch Durchfall (➤ Tab. 11.3).

Häufigste Ursachen der Überfunktion sind ein *autonomes* (= selbstständiges) *Adenom* und ein *Morbus Basedow*. Beim autonomen Adenom handelt es sich um einen gutartigen Schilddrüsentumor, dessen Zellen nicht mehr unter der Kontrolle der Hypophyse arbeiten, sondern *ungehemmt* Thyroxin und Trijodthyronin produzieren. Der Morbus Basedow ist eine *Autoimmunerkrankung* (➤ 13.7.2), bei der Autoantikörper gegen die TSH-Rezeptoren des Schilddrüsengewebes eine Dauerstimulation der Hormonbildung und -ausschüttung bewirken. Typischerweise haben Basedow-Patienten neben den oben beschriebenen Symptomen der Hyperthyreose ein- oder beidseitig hervortretende Augen (*Exophthalmus* ➤ Abb. 11.10), die durch Gewebevermehrung hinter den Augäpfeln zustande kommen, sowie einen zu schnellen Herzschlag. Diese Drei-Symptomen-Kombination heißt **Merseburger Trias.**

Zunächst wird durch *Thyreostatika* die Synthese der Schilddrüsenhormone gehemmt und so die Stoffwechsellage normalisiert. Die weitere Behandlung (weiter Thyreostatika, Operation, Radiojodtherapie) hängt von der Grunderkrankung ab.

Hypothyreose

Eine **Hypothyreose,** d.h. ein Zuwenig an Schilddrüsenhormonen, führt zu entgegengesetzten Krankheitssymptomen. Am auffälligsten sind dabei meist eine Gewichtszunahme, ein teigig-verschwollenes Äußeres durch Verdickung der Haut *(Myxödem),* Verstopfung, Kälteempfindlichkeit, ständige Müdigkeit und geistige Verlangsamung (➤ Abb. 11.11). Gabe von Schilddrüsenhormonen bessert eindrucksvoll die Beschwerden.

Hauptursache *erworbener Hypothyreosen* sind Entzündungen des Schilddrüsengewebes **(Thyreoiditis),** häufig die autoimmun verursachte **Hashimoto-Thyreoiditis,** die zum Untergang von funktionstüchtigem Drüsengewebe führen.

Bei einer *angeborenen Hypothyreose* tritt neben den oben beschriebenen Symptomen zusätzlich eine irreversible (unumkehrbare) Verzögerung der körperlichen und geistigen Entwicklung mit hochgradiger geistiger Behinderung auf. Unter konsequenter Schilddrüsenhormongabe entwickeln sich die Kinder normal.

11.4.3 Nebenschilddrüsenhormon und Regulation des Kalzium- und Phosphathaushalts

Parathormon

Die **Nebenschilddrüsen** *(Epithelkörperchen)* sind vier ungefähr weizenkorngroße Knötchen an der Rückseite der Schilddrüse (➤ Abb. 11.12). Sie schütten das **Parathormon** *(PTH)* aus, das im Zusammenspiel mit Vitamin-D-Hormon (Kalzitriol) und Kalzitonin den Kalzium- und Phosphatstoffwechsel im Körper reguliert.

Absinken des Blutkalziumspiegels führt zur Freisetzung von Parathormon, Ansteigen hemmt seine Ausschüttung.

Parathormon erhöht den Kalzium- und senkt den Phosphatspiegel im Blut, indem es:
› Durch Aktivierung der Osteoklasten (➤ 5.1.3) den Knochenabbau und damit die Kalziumfreisetzung aus dem Knochen fördert
› Die Kalziumausscheidung über die Niere vermindert bei gleichzeitig erhöhter Phosphatausscheidung
› Die Kalziumresorption im Darm indirekt durch Förderung der Umwandlung einer Vitamin-D-Vorstufe zum wirksamen Vitamin-D-Hormon (Kalzitriol) steigert.

Hyper- und Hypoparathyreoidismus

Eine Überfunktion der Nebenschilddrüsen wird **Hyperparathyreoidismus** genannt. Ursache ist meist ein gutartiger Tumor in den Epithelkörperchen. Heute wird die Diagnose überwiegend durch Blutuntersuchungen aus anderem Grunde gestellt, bevor es zu Beschwerden gekommen ist. Ansonsten sind vermehrter Durst, Knochenschmerzen, Magenbeschwerden und Nierensteinbildung mit Koliken die Leitsymptome.

Eine Unterfunktion der Nebenschilddrüse **(Hypoparathyreoidismus)** ist am häufigsten Folge einer „zu gründlichen" Schilddrüsenoperation, bei der aus Versehen die Epithelkörperchen mit entfernt wurden. Klinisch kommt es als Folge des

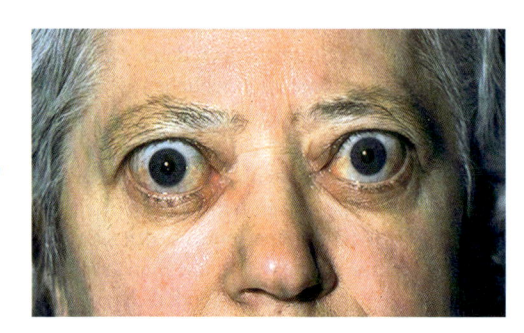

Abb. 11.10 53-jährige Patientin mit Morbus Basedow. Auffallend sind die hervortretenden Augen mit zurückgezogenen Oberlidern und der starre Blick. [T127]

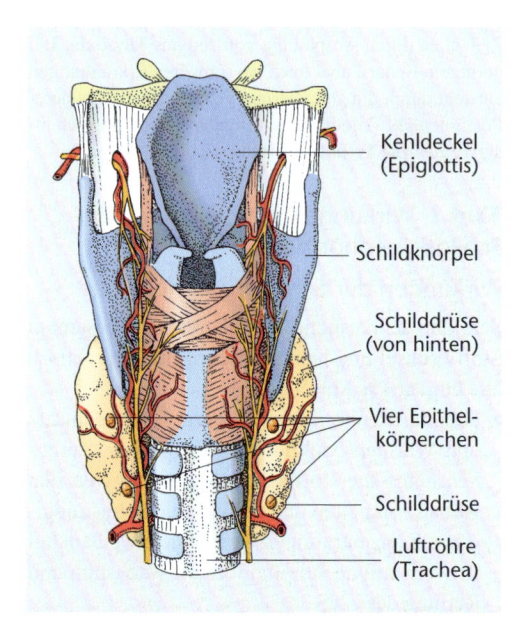

Abb. 11.12 Anatomie der Nebenschilddrüsen. Ansicht von dorsal auf Luftröhre und Speiseröhre.

- Kehldeckel (Epiglottis)
- Schildknorpel
- Schilddrüse (von hinten)
- Vier Epithelkörperchen
- Schilddrüse
- Luftröhre (Trachea)

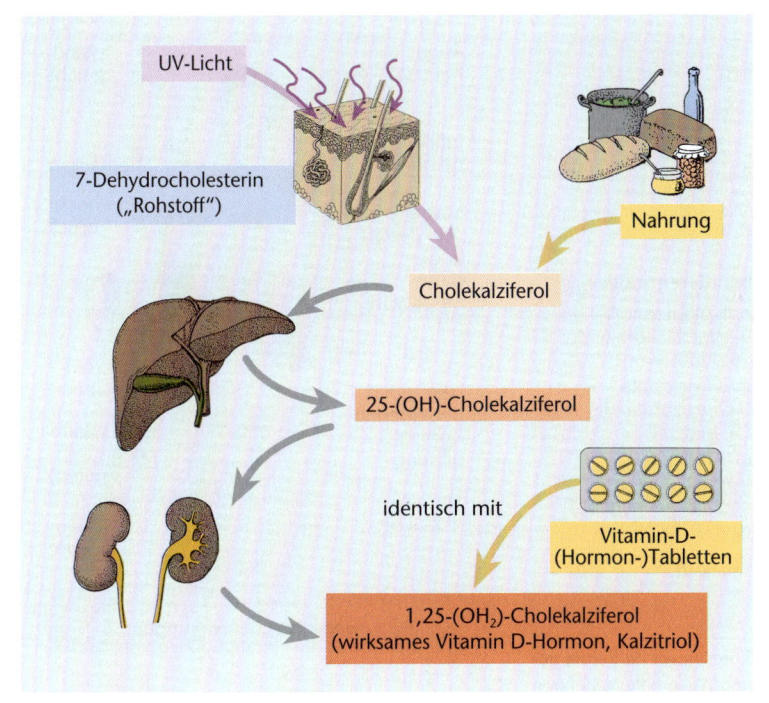

Abb. 11.13 Stoffwechsel des Vitamin-D-Hormons. Vitamin D, wie das Vitamin-D-Hormon oft kurz genannt wird, wird heute zu den Hormonen und nicht zu den Vitaminen gezählt, weil es der Körper unter dem Einfluss von UV-Licht in der Haut aus Vorstufen selbst bilden kann. Diese Vorstufen leiten sich vom Cholesterin ab. Durch chemische Umwandlung der Vitamin-D-Vorstufen in der Leber und in der Niere entsteht letztendlich die wirksame Form des Vitamin-D-Hormons, das 1,25-(OH)$_2$-Cholekalziferol. Dieses kann der Mensch auch über den Verdauungstrakt direkt aufnehmen.

niedrigen Blutkalziumspiegels unter anderem zu einer Übererregbarkeit der Nerven und der Muskulatur, die sich in anfallsartigen Muskelkrämpfen äußert (Tetanie ➤ 5.3.7).

Vitamin-D-Hormon

Vitamin-D-Hormon (oft kurz *Vitamin D; Cholekalziferol, Kalzitriol*) fördert die Kalziumaufnahme über den Darm, steigert die Kalziumrückresorption in der Niere und erhöht so, wie das Parathormon, den Blutkalziumspiegel (➤ Abb. 11.14). Am Knochen stimuliert Vitamin-D-Hormon einerseits die Osteoblastentätigkeit (➤ 5.1.3), führt jedoch andererseits vor allem bei zu hohen Konzentrationen zu einem gesteigerten Knochenabbau durch Osteoklasten. An den Nebenschilddrüsen hemmt Vitamin-D-Hormon die Sekretion von Parathormon.

Rachitis und Osteomalazie

Durch fehlende Sonnenbestrahlung der Haut oder Mangelernährung kann ein *Vitamin-D-Hormon-Mangel* auftreten. Es kommt zu einer mangelhaften Kalziumaufnahme aus dem Darm und damit zu einem Kalziumdefizit im Blut. Um den Serum-Kalzium-Spiegel trotzdem konstant zu halten, schöpft der Körper unter dem Einfluss erhöhter Parathormon-Spiegel vermehrt die Kalziumspeicher in den Knochen aus (➤ Abb. 11.14).
Bei Kindern resultiert eine **Rachitis** mit allgemeiner Erweichung und Verbiegung von Skelettteilen, die z. B. zu O-Beinen und glockenförmigem Brustkorb führen. Durch Vitamin-D-Hormon-Gabe bei Säuglingen ist sie heute selten.
Das entsprechende Bild beim Erwachsenen ist die **Osteomalazie,** mit krankhaften Knochenverkrümmungen, vor allem der statisch belasteten Knochen, Gangstörungen und Knochenschmerzen. Als Therapie verabreicht man in beiden Fällen das aktive Vitamin-D-Hormon.
Vitamin-D-Mangel begünstigt außerdem eine Osteoporose (➤ 5.4).

Kalzitonin

An der Regulation des Kalzium- und Phosphathaushaltes ist ferner **Kalzitonin** *(Thyreokalzitonin, Calcitonin)* beteiligt. Kalzitonin wird von den **C-Zellen** der Schilddrüse gebildet. Diese liegen zwischen den Schilddrüsenfollikeln. C-Zellen kommen auch in den Nebenschilddrüsen und im Thymus vor.
Kalzitonin hemmt die Freisetzung von Kalzium und Phosphat aus dem Knochen und fördert gleichzeitig deren Einbau in die Knochenmatrix (➤ 4.3.6). Dadurch senkt es die Kalziumkonzentration im Blut. An der Niere steigert Kalzitonin die Ausscheidung von Phosphat-, Kalzium-, aber auch Natrium-, Kalium- und Magnesium-Ionen.
Die Kalzitoninausschüttung wird vor allem über die Blut-Kalzium-Konzentration reguliert: Zunahme des Blut-Kalzium-Spiegels fördert, seine Abnahme hemmt die Hormonsekretion. Ferner wird die Kalzitoninsekretion durch gastrointestinale Hormone (z. B. Gastrin und Cholezystokinin ➤ Tab. 11.4) stimuliert. Auf diese Weise werden die mit der Nahrung aufgenommenen Kalzium-Ionen rasch in die Knochendepots eingebaut, so dass die Blutkalziumkonzentration nicht ansteigt.

11.5 Hormone der Nebennieren

Die **Nebennieren** *(Glandulae suprarenales)* sind paarig angelegte, zwergenhutförmige, jeweils ungefähr 5 g schwere Organe. Sie sitzen beidseits den oberen Nierenpolen auf. Man unterscheidet Nebennierenrinde und Nebennierenmark (➤ Abb. 11.17).

11.5.1 Nebennierenrinde

Volumenmäßig macht die **Nebennierenrinde** mehr als ¾ der gesamten Nebenniere aus. Man kann histologisch drei Schichten unterscheiden, in denen jeweils verschiedene Hormone (hauptsächlich) produziert werden (➤ Abb. 11.15):

> **Mineralokortikoide** (z. B. Aldosteron) in der äußeren **Zona glomerulosa**
> **Glukokortikoide** (z. B. Kortisol) in der mittleren **Zona fasciculata**
> Eine geringe Menge **Sexualhormone,** vorwiegend Androgene (männliche Sexualhormone), in der inneren **Zona reticularis.**

Alle Nebennierenrindenhormone sind Steroidhormone (➤ 11.1.3).

Morbus Addison

Der **Morbus Addison** (benannt nach dem englischen Arzt Thomas Addison) ist eine seltene Krankheit mit einem Mangel *aller* Nebennierenrindenhormone. Ursache ist meist ein Autoimmunprozess, der die Nebennierenrindenzellen zerstört. Typische klinische Zeichen sind allgemeine Abgeschlagenheit, niedriger Blutdruck, Übelkeit, Erbrechen, Gewichtsverlust, charakteristische Braunpigmentierung von Haut und Schleimhäuten (daher auch *Bronzehautkrankheit* genannt), Muskelschwäche, Herzrhythmusstörungen und – im schwersten Fall – ein Kreislaufversagen. Rechtzeitig erkannt, kann die Krankheit gut durch Hormonsubstitution behandelt werden.

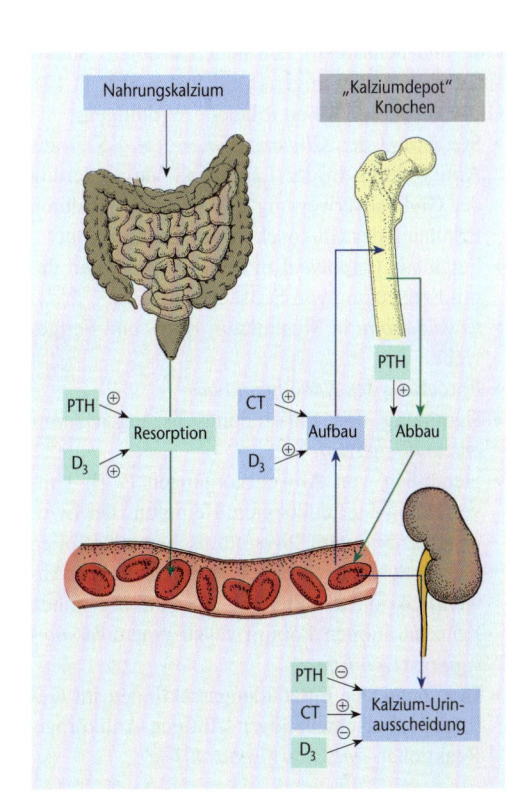

Abb. 11.14 Vereinfachtes Schema über die Regulation des Kalziumhaushalts. Grün sind die Vorgänge markiert, die den Blut-Kalzium-Spiegel erhöhen, blau diejenigen, die ihn senken. PTH = Parathormon, D$_3$ = Vitamin-D-Hormon, CT = Kalzitonin.

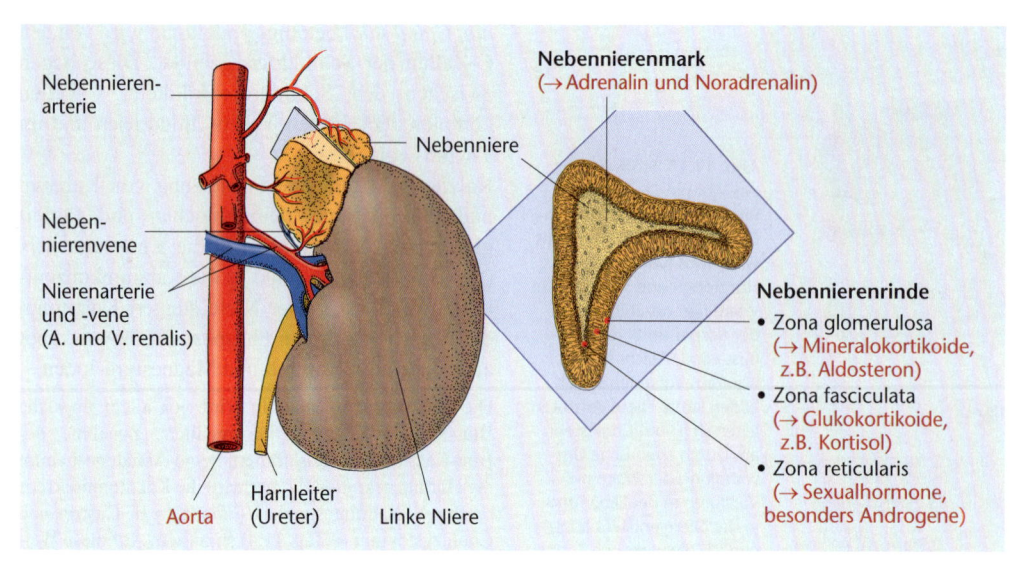

Abb. 11.15 Anatomie der Nebenniere. Die Schnittebene links oben ist rechts als „Glasscheibe" markiert.

11.5.2 Mineralokortikoide

Das wichtigste Mineralokortikoid ist das **Aldosteron.** Seine Ausschüttung wird überwiegend über den Renin-Angiotensin-Aldosteron-Mechanismus (➤ Abb. 19.10), durch niedrigen Serum-Natrium- oder hohen Serum-Kalium-Spiegel, geringes Blutvolumen sowie niedrigen Blutdruck ausgelöst.
Aldosteron wirkt vor allem auf die Niere und nimmt so an der Regulation des Elektrolyt- und Wasserhaushaltes, des Blutvolumens und des Blutdrucks teil. Aldosteron fördert in der Niere die Natrium- und damit die Wasserrückresorption und die Kaliumausscheidung. Es erhöht so den Serum-Natrium- und senkt den Serum-Kalium-Spiegel.

Morbus Conn

Insbesondere *Nebennierenrindenadenome* oder eine *idiopathische Nebennierenrindenhyperplasie* (ursächlich unklare, beidseitige Vermehrung des Nebennierenrindengewebes) können zu einem *primären Hyperaldosteronismus* führen. Er wird nach dem Endokrinologen *Jerome W. Conn* als **Morbus Conn** bezeichnet. Leitsymptome sind erhöhter Blutdruck, Muskelschwäche bis zu Lähmungen oder Muskelkrämpfe. Teilweise sind eine Natrium-Vermehrung und Kalium-Verminderung im Plasma und als Folge EKG-Veränderungen nachweisbar.

11.5.3 ACTH und Glukokortikoide

Die Ausschüttung der **Glukokortikoide** wird durch das **CRH** (*Corticotropin-Releasing-Hormon*) aus dem Hypothalamus und das **ACTH** aus der Hypophyse gesteuert. Dabei fördert CRH die ACTH-Sekretion, und ACTH stimuliert wiederum die Ausschüttung der Nebennierenrindenhormone. Die Glukokortikoidausschüttung unterliegt einer ausgeprägten Tagesperiodik mit einem morgendlichen Maximum.

Der Regelkreis der Glukokortikoidsekretion wird durch negative Rückkopplung (mit) gesteuert (➤ 11.1.7, ➤ Abb. 11.7): CRH- wie auch ACTH-Freisetzung werden durch niedrige Glukokortikoidspiegel im Serum gefördert und durch hohe gehemmt. Auch höhere Zentren des ZNS beeinflussen die Glukokortikoidausschüttung, z. B. im Rahmen der Stressreaktion (➤ 11.5.6).

Glukokortikoide

Das wirksamste Glukokortikoid ist das **Kortisol.** Die Nebennierenrinde stellt aber auch noch andere Glukokortikoide wie das **Kortison** und das **Kortikosteron** her.
Gemeinsam mit anderen Hormonen steuern die Glukokortikoide viele Stoffwechselvorgänge im Sinne einer *Bereitstellung von Energieträgern* (Glukose und Fettsäuren). Sie helfen dadurch, Stresssituationen zu bewältigen (➤ 11.5.6, ➤ Abb. 11.17). Glukokortikoide haben folgende Wirkungen:

> Steigerung der *Glukoneogenese* (➤ 1.8.1) aus Aminosäuren in der Leber und Verminderung der Glukoseverwertung in den Zellen, dadurch Erhöhung der Glukosekonzentration im Blut
> Fettabbau (Lipolyse) in der Peripherie und damit Freisetzung von Fettsäuren ins Blut
> *Eiweißabbau* in Muskulatur, Haut- und Fettgewebe
> Förderung des *Knochenabbaus*
> Hemmung von Entzündungsvorgängen *(antientzündlicher Effekt)*
> Hemmung von Abwehrvorgängen (z. B. Umverteilung der Leukozyten, Hemmung der Lymphozytenbildung). Physiologischerweise sollen hierdurch wahrscheinlich *überschießende* Abwehrreaktionen gehemmt werden, bei hohen Konzentrationen kommt es zu einem *immunsuppressiven Effekt*
> Hemmung der Entzündungsreaktionen im Gefolge (überschießender) Antigen-Antikörper-Reaktionen *(antiallergischer Effekt)*.

Glukokortikoidtherapie

Aufgrund ihrer Wirkung auf das Immunsystem eignen sich Glukokortikoide zur Therapie von Allergien, chronischen Entzündungen (z. B. chronische Polyarthritis) und Autoimmunerkrankungen sowie zur Verhütung von Abstoßungsreaktionen nach Transplantationen – überall dort also, wo eine Entzündungshemmung und/oder Immunsuppression erwünscht ist.
Die Glukokortikoidtherapie hat allerdings ihren Preis (➤ Abb. 11.16): Hochdosiert und über Wochen eingenommen, führt die Therapie zu einem *iatrogenen* Cushing-Syndrom (*iatrogen* = durch den Arzt verursacht). Die kritische Dosierung heißt *Cushing-Schwelle*. Zusätzlich versiegt die körpereigene Glukokortikoidproduktion durch negative Rückkopplung der ACTH-Ausschüttung. Bei plötzlichem Absetzen der Kortisontherapie droht deshalb ein lebensgefährlicher Glukokortikoidmangel, die *akute Nebenniereninsuffizienz*. Deshalb muss die Glukokortikoiddosis schrittweise über Wochen bis Monate reduziert werden („ausschleichen"), damit die Nebennierenrinde die Eigenproduktion wieder aufbauen kann.

Cushing-Syndrom

Bei länger dauernder Erhöhung des Glukokortikoidspiegel entwickelt sich ein **Cushing-Syndrom** (➤ Abb. 11.16). Am häufigsten ist es hierzulande als Nebenwirkung einer Glukokortikoidtherapie zu beobachten. Weitere Ursachen sind eine Über-

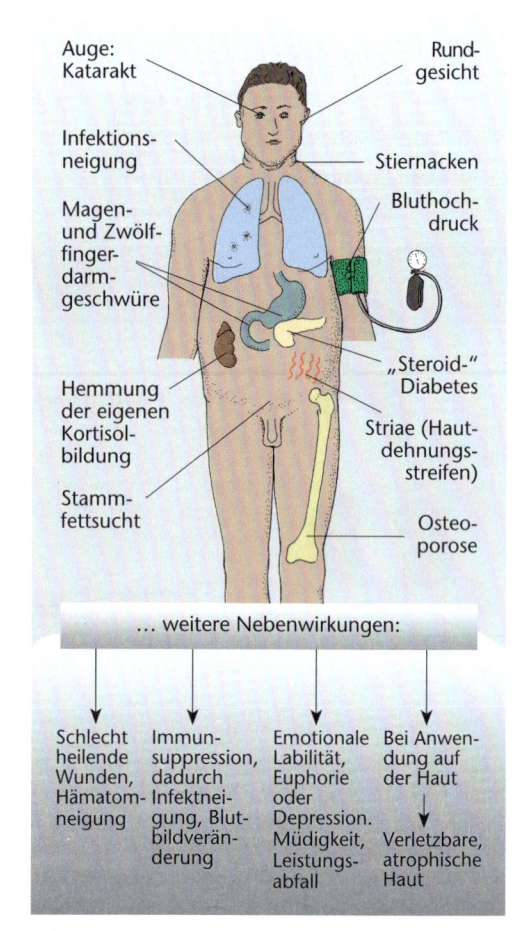

Abb. 11.16 Cushing-Syndrom (nach dem amerikanischen Neurologen H. W. Cushing), wie es bei Erkrankungen, aber auch als Nebenwirkung einer länger dauernden Behandlung mit Glukokortikoiden auftreten kann.

produktion von CRH und/oder ACTH oder ein glukokortikoidproduzierender Tumor in der Nebennierenrinde selbst.

11.5.4 Sexualhormone

In der Nebennierenrinde werden außerdem bei der Frau wie beim Mann männliche Sexualhormone (**Androgene**) und in geringerem Ausmaß auch weibliche Sexualhormone (**Östrogene**), insbesondere Östradiol, gebildet.

Das wichtigste Androgen der Nebennierenrinde ist das **Dehydroepiandrosteron** *(DHEA)*, das in den Zielzellen zu Testosteron und Östrogenen umgewandelt wird. Für die Frau ist die Nebennierenrinde der Hauptbildungsort der Androgene. In der Pubertät sind die Androgene der Nebennierenrinde für einen deutlichen Wachstumsspurt mit Eiweißaufbau verantwortlich.

Detailliert werden die männlichen und weiblichen Sexualhormone bei der Abhandlung der Geschlechtsdrüsen besprochen (▶ Kap. 20).

Androgenüberproduktion

Beim angeborenen **adrenogenitalen Syndrom** *(AGS)* kann die Nebennierenrinde infolge eines Enzymdefekts nicht ausreichend Kortisol und Aldosteron bilden. Durch die Rückkoppelung auf Hypothalamus und Hypophyse wird vermehrt ACTH gebildet, was zu Nebennierenrindenhyperplasie und Androgenüberproduktion führt. Die Kinder wachsen zunächst schnell, sind aber durch frühen Epiphysenschluss als Erwachsene zu klein. Bei Mädchen kommt es zur Vermännlichung (*Virilisierung* mit männlich aussehendem äußerem Genitale) bei ausbleibender Pubertät, bei Knaben zur vorzeitigen Ausbildung der sekundären Geschlechtsmerkmale ohne normale Entwicklung der Keimdrüsen. Die Behandlung besteht im individuell angepassten Kortisonersatz.

> **Anabolika**
>
> Synthetisch hergestellte Abkömmlinge der Androgene, sog. **Anabolika**, können zur Leistungssteigerung im Sport missbraucht werden (**Hormondoping**).
> Der Muskelaufbau und die nicht selten erwünschte Steigerung der Aggressivität (des „Kampfgeistes") werden jedoch durch beträchtliche Risiken erkauft – neben Zusammenbrüchen durch Überschreitung der physiologischen Leistungsgrenzen drohen z. B. Leberfunktionsstörungen und eine Beeinträchtigung der Fruchtbarkeit. Bei Frauen ist außerdem die vermännlichende Wirkung nicht ganz zu unterdrücken. Anabolika sind deshalb vom *Internationalen Olympischen Komitee (IOC)* streng verboten.

Erworbene Androgenüberproduktion, etwa bei Tumoren, führt bei Frauen zu typisch männlicher Glatzenbildung mit Geheimratsecken sowie männlicher Scham- und Körperbehaarung.

11.5.5 Nebennierenmark

Das **Nebennierenmark** ist keine Hormondrüse im engeren Sinne. Vielmehr kann es als verlängerter Arm des vegetativen Nervensystems aufgefasst werden (▶ 8.10), da es entwicklungsgeschichtlich einem umgewandelten sympathischen Ganglion entspricht. Deshalb findet man dort hochspezialisierte Neurone des Sympathikus. Diese Zellen schütten – nach Stimulation durch vegetative Neurone des ZNS – **Adrenalin** und **Noradrenalin** ins Blut aus.

Adrenalin und Noradrenalin gehören (zusammen mit Dopamin und Serotonin) zu den **Katecholaminen** und sind Neurotransmitter des Nervensystems (▶ 8.2.3). Sie steigern als Hauptwirkung rasch die Energiebereitstellung. Vom Nebennierenmark werden sie zwar kontinuierlich in einer niedrigen Rate sezerniert, charakteristisch sind aber die hochkonzentrierten Ausschüttungen in Stresssituationen.

11.5.6 Stressreaktion

Stress auslösende Ereignisse – dabei kann es sich um physische Stresssituationen wie Infektionen, Operationen, körperliche Höchstleistungen, aber auch um psychische Belastungen wie Angst, Ärger, Leistungsdruck oder gar Freude handeln – setzen im ZNS zwei parallel verlaufende Reaktionsketten in Gang, die zusammen als **Stressreaktion** bezeichnet werden (▶ Abb. 11.17):

› Über den Sympathikus wird das Nebennierenmark aktiviert, was zur Ausschüttung eines Katecholamingemisches von 80 % Adrenalin und 20 % Noradrenalin und innerhalb von Minuten zu deren Anstieg im Blut führt
› Hypothalamusaktivierung steigert die CRH-Ausschüttung. Dadurch setzt die Hypophyse mehr ACTH frei, welches in der Nebennierenrinde die Ausschüttung von Glukokortikoiden stimuliert.

Kurzfristig dominiert die Wirkung der Katecholamine, das heißt, alle Organfunktionen, die zum Überleben notwendig sind, werden aktiviert: Herzschlagfrequenz und Kontraktionskraft nehmen zu, die Durchblutung von Haut und inneren Organen ist reduziert. Die Durchblutung aller Organe, die kurzfristig zur Bewältigung der Stresssituation benötigt werden, ist gesteigert. Dies sind ZNS, (beanspruchte) Skelettmuskeln, Herzmuskel, Nebenniere und Lunge. Auch die Bronchien weiten sich, damit für die Muskelarbeit mehr Sauerstoff bereitgestellt werden kann. Über die Leber wird vermehrt Glukose ins Blut freigesetzt. Denkvorgänge dagegen werden zugunsten vorprogrammierter Reflexhandlungen blockiert. Alle Körperfunktionen sind quasi in „Alarm- und Fluchtbereitschaft".

Langfristig dominieren die überwiegend negativen Effekte der Glukokortikoide (▶ Abb. 11.17).

Mehr zu Stress (Eustress, Disstress) und Stressbewältigung ▶ *3.1.5,* ▶ *3.11,* ▶ *10.1.3*

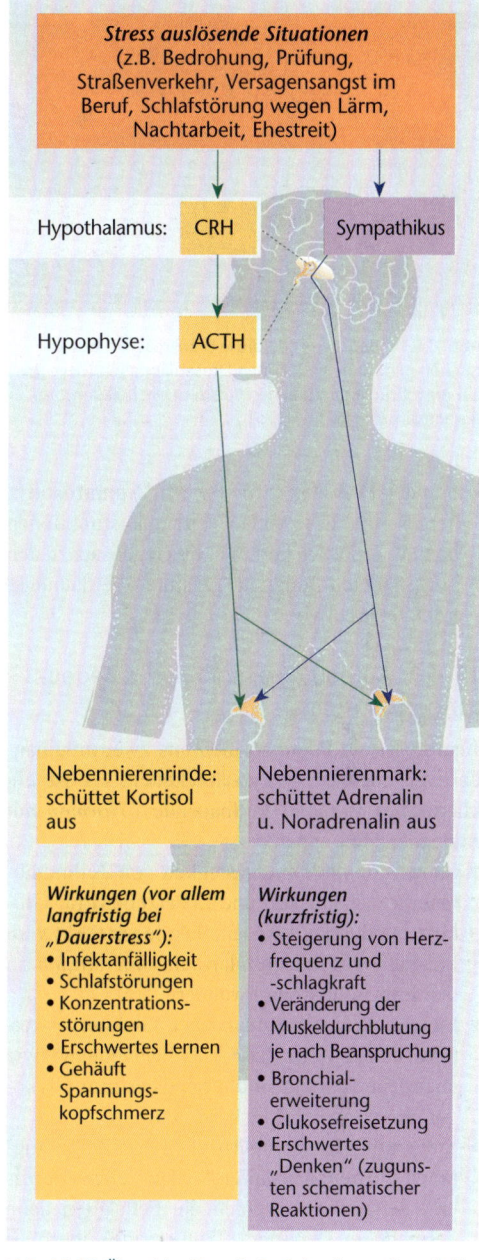

Abb. 11.17 Übersicht über die Reaktionsketten innerhalb der Stressreaktion.

11.6 Inselapparat der Bauchspeicheldrüse

In der Bauchspeicheldrüse (*Pankreas*, Anatomie ▶ 17.9, ▶ Abb. 17.45) liegen zwischen den exokrinen Drüsenteilen ca. 0,2 mm große Zellverbände, die wie *kleine Inseln* im ganzen Organ verstreut sind. Sie werden nach ihrem Entdecker **Langerhans-Inseln** oder in ihrer Gesamtheit **Inselapparat** genannt. Diese Inseln bestehen aus unterschiedlichen endokrin aktiven Zellen, die verschiedene, teils antagonistisch wirkende Peptidhormone bilden:

› Von den **B-Zellen**, die mit 60–80 % am häufigsten sind, wird **Insulin** gebildet
› Von den **A-Zellen** (15–20 %) wird **Glukagon** produziert

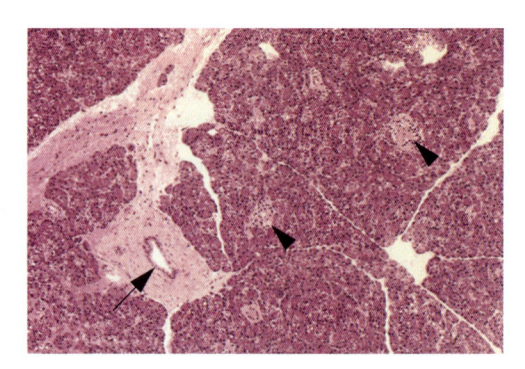

Abb. 11.18 Bauchspeicheldrüse (Pankreas) im histologischen Bild. In den exokrinen Drüsenläppchen (bei ➤ ein Ausführungsgang) liegen verstreut die helleren Langerhans-Inseln (▶). [M375]

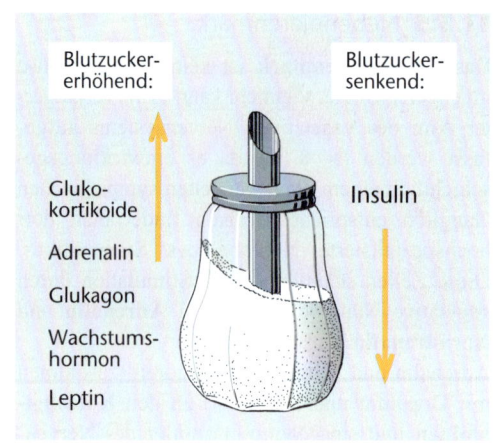

Abb. 11.19 Regulation des Blutzuckerspiegels durch verschiedene Hormone.

› Von den **D-Zellen** (5–15 %) wird **Somatostatin** hergestellt, das viele Verdauungsfunktionen hemmt. D-Zellen kommen im Gegensatz zu den vorgenannten Zellen im gesamten Verdauungstrakt verstreut vor.

11.6.1 Aufbau und biologische Bedeutung des Insulins

Insulin ist ein Peptidhormon aus zwei miteinander verbundenen Aminosäureketten. Es ist ein klassisches *anaboles (aufbauendes) Hormon* mit folgenden Wirkungen:

› Steigerung der Durchlässigkeit von Zellmembranen (v. a. Muskel- und Leberzellen) für Glukose, wodurch Glukosemoleküle verstärkt vom Plasma- bzw. Interzellularraum *(Interstitium)* in den Intrazellularraum wandern
› Steigerung der enzymatischen Glukoseverwertung in der Zelle (zur Energieerzeugung wie auch Überführung in die Speicherform Glykogen in Leber- und Muskelzellen)
› Steigerung der Durchlässigkeit von Zellmembranen für freie Fettsäuren. In den Zellen (Leber- und Fettgewebe) werden die Fettsäuren dann vermehrt in Depotfett (Triglyzeride) überführt und gespeichert
› Förderung der Proteinsynthese und Hemmung des Proteinabbaus, z. B. in der Skelettmuskulatur.

> **Einziger Blutzuckersenker**
>
> Insulin ist das *einzige* Hormon, das den Blutzuckerspiegel senkt und die Glukose für die Energieerzeugung in der Zelle verfügbar macht. Demgegenüber gibt es *mehrere* Hormone, v. a. Glukagon (aber auch Adrenalin, Glukokortikoide, Wachstumshormon, ➤ Abb. 11.19), die den Blutzuckerspiegel erhöhen.

11.6.2 Glukagon und Regulation des Blutzuckerspiegels

Das in den A-Zellen produzierte **Glukagon** ist, wie Insulin, ein Peptidhormon. Als Gegenspieler des Insulins erhöht es den Blutzucker durch Förderung von *Glykogenabbau* und *Glukoseneubildung (Glukoneogenese)* aus Milchsäure (Laktat) oder anderen Stoffwechselmetaboliten (➤ 1.8.1). Außerdem steigert Glukagon den Fett- und Proteinabbau.

Die wichtigsten Hormone für die Regelung des Blutzuckerspiegels sind die beiden bereits erwähnten Hormone Insulin und Glukagon. Ihre Sekretion wird in erster Linie durch den Blutzuckerspiegel gesteuert.

Auch Somatostatin und andere gastrointestinale Hormone wirken stimulierend oder hemmend. Zusätzlich steht der Inselapparat unter der Kontrolle des ZNS über Sympathikus und Parasympathikus.

11.6.3 Diabetes mellitus

Die *Zuckerkrankheit* oder der **Diabetes mellitus**, kurz **Diabetes**, ist in den letzten Jahrzehnten zur Volkskrankheit geworden („Diabetesepidemie"). Der *Deutsche Gesundheitsbericht Diabetes 2010* geht für Deutschland von mehr als 7 Millionen bekannten Diabetikern aus. Hinzu kommt die unbekannte, nicht unbeträchtliche Dunkelziffer. Vor allem zwei Diabetes-Typen sind bedeutsam:

Typ-1-Diabetes

Der **Typ-1-Diabetes** macht sich meist bis zum 30. Lebensjahr bemerkbar. Er ist autoimmun (➤ 13.7.2) bedingt. Wahrscheinlich lösen Virusinfekte bei gegebener erblicher Veranlagung eine Autoantikörperbildung und nachfolgende Zerstörung der B-Zellen des Pankreas aus. Die Bauchspeicheldrüse produziert kaum oder gar kein Insulin mehr – man spricht von einem *absoluten* Insulinmangel.

Das klinische Bild entwickelt sich typischerweise innerhalb weniger Wochen bis Monate. Durch die erhöhte Zuckerausscheidung mit dem Urin **(Glukosurie)** kommt es zu einer *Polyurie* (große Harnmengen), und obwohl der Patient großen Durst hat und viel trinkt *(Polydipsie)*, trocknet er aus *(Exsikkose)*. Bei zunehmender Stoffwechselentgleisung treten Übelkeit und Bewusstseinsstörungen hinzu. Der Blutzuckerspiegel (kurz *BZ*) ist deutlich erhöht (**Hyperglykämie**, *Überzuckerung*).

Typ-2-Diabetes

Der **Typ-2-Diabetes** macht in Deutschland 90 % aller Diabetesfälle aus. Betroffen sind v. a. Erwachsene mittleren und höheren Alters. Hauptfaktoren bei der Entstehung sind Übergewicht und Bewegungsmangel. Durch Überernährung mit entsprechend steigendem Insulinbedarf werden zuerst die Insulinrezeptoren in den Geweben gegenüber Insulin unempfindlicher (**Insulinresistenz**). Die B-Zellen müssen immer mehr Insulin produzieren, bis sie nach Jahren „nicht mehr mithalten können" und es zum *relativen* Insulinmangel kommt – die Krankheit manifestiert sich.

Typ-2-Diabetiker sind oft jahrelang beschwerdefrei oder -arm (nicht selten wird die Diagnose zufällig gestellt). Erste Beschwerden sind oft allgemeine Schwäche, gehäufte Harnwegsinfekte oder Pilzinfektionen der Haut (bei Frauen auch der Scheide) sowie Juckreiz. Durst und große Urinmengen treten erst später auf.

Metabolisches Syndrom

Störungen der Glukosetoleranz bzw. Diabetes mellitus Typ 2 treten nicht nur überzufällig häufig zusammen mit (stammbetontem) Übergewicht, erhöhten Blutfettspiegeln und Bluthochdruck auf, sondern bilden auch *pathophysiologisch* eine Einheit. Dieses **metabolische Syndrom** erhöht das Risiko (tödlicher) Herz-Kreislauf-Erkrankungen ganz erheblich.

Diagnose

> **Normalwert Blutzucker**
>
> Der normale **Nüchtern-Blutzucker** (genauer *Plasmaglukose*, nüchtern heißt 8 Stunden keine Kalorienzufuhr) liegt unter 5,6 mmol/l (100 mg/dl).

Diagnosekriterien des Diabetes nach *ADA (American Diabetes Association)* sind:

› Plasmaglukose nüchtern (8 Stunden keine Kalorienzufuhr) ≥ 7 mmol/l (≥ 126 mg/dl) oder
› Plasmaglukose zwei Stunden nach oraler Glukose-Belastung (mit 75 g) ≥ 11 mmol/l (≥ 200 mg/dl) oder
› Symptome des Diabetes mellitus *und* Plasmaglukose zu einem beliebigen Zeitpunkt ≥ 11 mmol/l (≥ 200 mg/dl) oder
› HbA_{1c} ≥ 6,5 % (48 mmol/mol Hb).

Je höher der Blutzuckerspiegel, desto mehr Glukose wird irreversibel an die Enden der β-Ketten des Hämoglobins (➤ 12.2.2) gebunden. Die Konzentration dieser **Glykohämoglobine** *(glykosilierte Hämoglobine)* im Blut erlaubt eine Aussage über den mittleren Blutzuckerspiegel der letzten Wochen. Am häufigsten bestimmt wird das HbA_{1c}

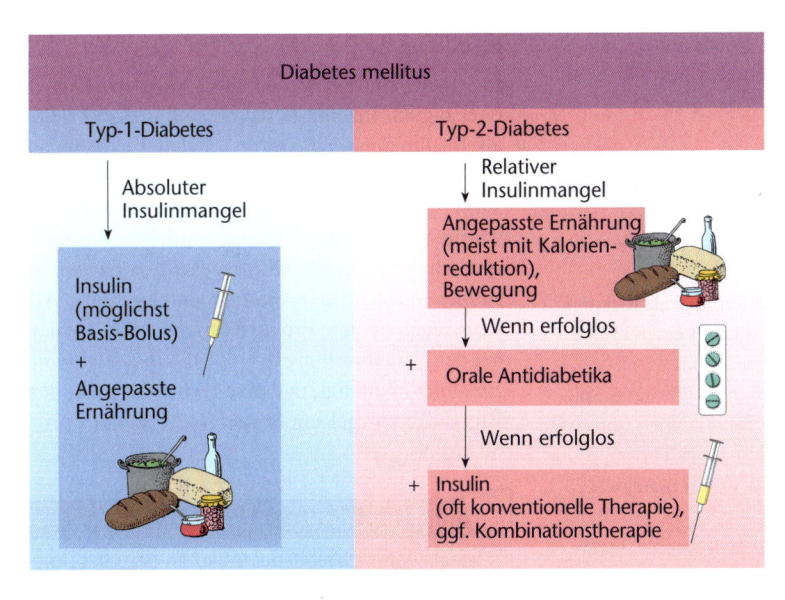

Abb. 11.20 Grundbausteine der Diabetestherapie.

(beim Gesunden ≤ 6 % bzw. 42 mmol/mol Hb nach neuerem Standard). Schon lange zur Behandlungskontrolle eingesetzt, ist es seit 2010 auch Diagnosekriterium der ADA.

Behandlung

Beim Diabetes mellitus Typ 1 besteht die Behandlung im lebenslangen Ersatz des fehlenden Insulins durch mehrere Insulininjektionen täglich sowie einer angepassten Ernährung (➤ 11.6.7).

Bei übergewichtigen Typ-2-Diabetikern stehen Gewichtsabnahme und Bewegung an erster Stelle. Konsequent durchgeführt, ist damit häufig eine wesentliche Stoffwechselverbesserung oder sogar -normalisierung zu erzielen. Bei Erfolglosigkeit werden orale Antidiabetika gegeben. Nicht selten nimmt die körpereigene Insulinproduktion nach Jahren (stark) ab. Dann erfolgt auch beim Typ-2-Diabetiker eine Insulinbehandlung.

Regelmäßige Bewegung beeinflusst die Stoffwechsellage günstig und vermindert den Insulinbedarf. Besonders wichtig ist sie bei Typ-2-Diabetikern, da bei ihnen Bewegungsmangel wesentlich an der Krankheitsentstehung beteiligt ist. Regelmäßige Ausdaueraktivität verbessert hier die Insulinresistenz. Bei Typ-1-Diabetikern liegt der Schwerpunkt meist anders. Sie möchten den gleichen Sport treiben wie gesunde Gleichaltrige und brauchen Wissen, wie dies für sie ohne Hypoglykämiegefahr möglich ist (Sport senkt – individuell unterschiedlich – den Blutzucker).

> **Diabetikerschulung**
>
> Die Prognose eines Diabetikers hängt wesentlich davon ab, wie der Betroffene mit der Erkrankung umgehen kann. Standard ist heute eine **Diabetikerschulung** nach Diagnosestellung und im weiteren Verlauf, die dem Patienten das notwendige Wissen über medizinische und pflegerische Aspekte bei Diabetes vermitteln und günstige Bewältigungsstrategien fördern soll.

11.6.4 Akutkomplikationen des Diabetes mellitus

Überzuckerung und diabetisches Koma

Kommt es – z. B. durch Infekte, Diätfehler oder Insulinunterdosierung – zu einem starken Blutzuckeranstieg (Hyperglykämie), so bemerkt der Betroffene zunächst Durst, vermehrte Harnausscheidung mit Austrocknung, Übelkeit und Schwäche. Werden diese Warnzeichen missachtet, kann sich ein lebensbedrohliches **diabetisches Koma** *(Coma diabeticum)* entwickeln. Nicht selten zeigt sich besonders der Typ-1-Diabetes auch erstmalig durch ein diabetisches Koma. Ein diabetisches Koma muss intensivmedizinisch durch Infusionen und Insulin behandelt werden.

Für das beim Typ-2-Diabetiker häufige **hyperosmolare Koma** sind sehr hohe Blutzuckerwerte über 40 mmol/l (> 720 mg/dl) charakteristisch. Beim **ketoazidotischen Koma** (vor allem bei Typ-1-Diabetikern) wird infolge des hochgradigen Insulinmangels die Lipolyse (Fettabbau ➤ 1.8.2) stark stimuliert. Die produzierten Ketonkörper führen zum Abfall des Blut-pH (➤ 19.9) und damit zur **Ketoazidose** (Übersäuerung durch zu viele Ketonkörper). Typisch ist ein *Azetongeruch* der Atemluft.

Unterzuckerung

Fällt der Blutzucker unter ca. 2,8 mmol/l (50 mg/dl) ab, etwa wenn ein behandelter Diabetiker zu essen „vergisst", bekommt der Betroffene Heißhunger, wird unruhig und zittrig. Fangen die Patienten diese **Unterzuckerung** (Hypoglykämie) nicht rasch durch Aufnahme schnell resorbierbarer Kohlenhydrate (Traubenzucker) ab, entwickelt sich – manchmal innerhalb weniger Minuten – ein **hypoglykämischer Schock**: Der Patient ist kaltschweißig und hat Bewusstseinsstörungen sowie evtl. neurologische Ausfälle (z. B. Lähmungen). Auf (intravenöse) Glukosegabe bessert sich das Befinden meist rasch.

11.6.5 Diabetische Folgeerkrankungen

Lebenserwartung und -qualität eines Diabetikers hängen heute überwiegend davon ab, ob es zu **diabetischen Folgeerkrankungen** kommt, an deren Entstehung ein hoher Blutzucker ganz wesentlich beteiligt ist. Je schlechter die Blutzuckerein-

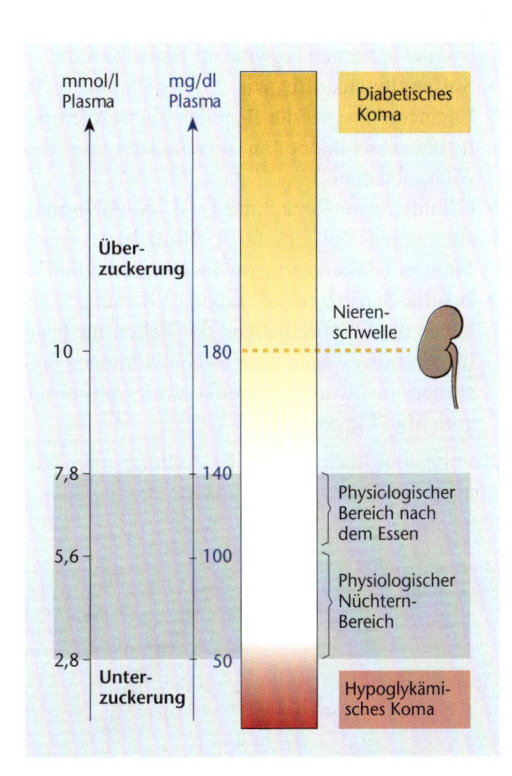

Abb. 11.21 Blutzuckerspiegel. Der dunkelgrau hinterlegte Bereich entspricht den physiologischen Blutzuckerschwankungen. Die Überzuckerung bis hin zum diabetischen Koma ist gelb, die Unterzuckerung rot unterlegt. Tritt Glukose im Urin auf, entspricht dies einer Überschreitung der Glukoseschwelle in der Niere (➤ 19.2.3).

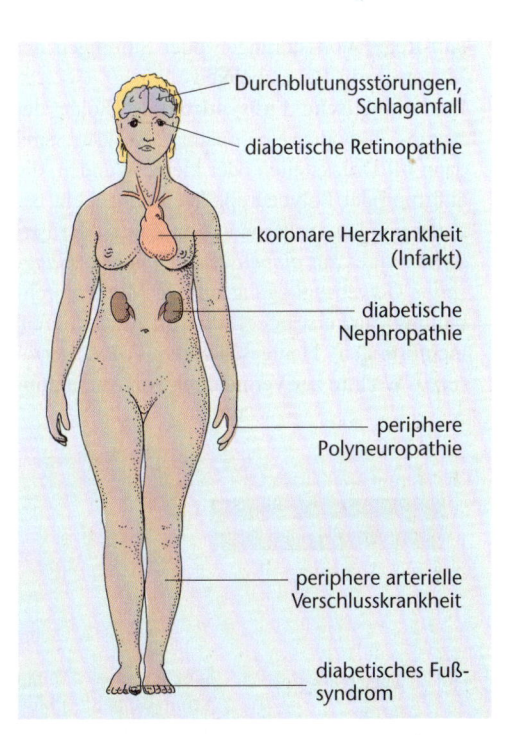

Abb. 11.22 Diabetische Folgeerkrankungen. Häufige Todesursachen bei Diabetikern sind Herzinfarkte, Schlaganfälle und Nierenversagen durch diabetische Nephropathie.

stellung, desto früher die Folgeerkrankungen. Bei Typ-2-Diabetikern können sie sogar schon bei Diagnose vorhanden sein, da ein Typ-2-Diabetes dann schon durchschnittlich 10 Jahre unerkannt bestanden hat.

Es können alle Organe betroffen sein (➤ Abb. 11.22):

- Die **Makroangiopathie** (Erkrankung der *großen* arteriellen Blutgefäße) äußert sich in einer ausgeprägten *Arteriosklerose*. Folgen sind eine früh einsetzende koronare Herzkrankheit (mit Herzinfarktgefahr), gehäufte Schlaganfälle sowie periphere arterielle Durchblutungsstörungen v.a. der Beine
- Bei der **Mikroangiopathie** sind die *kleinen* Arterien betroffen, besonders die der Nieren (Mitursache der diabetischen Nephropathie), der Nerven (Mitursache der diabetischen Neuropathie) und der Augen. Die **diabetische Retinopathie** (➤ Abb. 9.13) ist eine der häufigsten Erblindungsursachen
- Die **diabetische Nephropathie** ist wesentlich durch Mikroangiopathie und Verdickung der glomerulären Basalmembran verursacht. Früherkennung ist durch eine Urinuntersuchung mittels spezieller Urinteststreifen (z. B. Micral-Test®) möglich, da die Albuminausscheidung mit dem Urin schon früh (leicht) erhöht ist (*Mikroalbuminurie*, ➤ 19.4.4)
- Die **diabetische Polyneuropathie** (➤ 8.1.6) entwickelt sich durch Schädigung der die peripheren Nerven versorgenden Gefäße und durch direkte Nervenschädigung infolge des hohen Blutzuckers. Sie äußert sich z. B. in Sensibilitätsstörungen (frühe Beeinträchtigung des Vibrationsempfindens), Schmerzen und Lähmungen an den Extremitäten, aber auch Herz-Kreislauf-Regulationsstörungen oder Störungen der Magen-Darm-Beweglichkeit
- Das **diabetische Fußsyndrom** ist Folge der Angio- und/oder Neuropathie. Auslöser sind dann oft Druckstellen oder kleine Wunden, die aufgrund der Polyneuropathie häufig nicht bemerkt werden. Insbesondere an Zehen oder Ferse kommt es zur *diabetischen Gangrän* (*Gangrän* = Gewebsuntergang infolge Minderdurchblutung), an Ferse oder Ballen oft zu sehr tiefen, lochförmigen Hautgeschwüren *(Mal perforans)*. Wichtig zur Vermeidung von Amputationen ist eine frühzeitige Behandlung, u.a. mit Druckentlastung (z. B. durch optimale Schuhversorgung).

> **Fußpflege bei Diabetikern**
>
> Vorbeugend sollten Diabetiker:
> - Ihre Fußnägel nicht schneiden, nur feilen (Verletzungsgefahr)
> - Die Füße täglich kurz baden, gut abtrocknen und bei trockener Haut danach eincremen (nicht die Zehenzwischenräume)
> - Ihre Füße jeden Tag, evtl. mit Hilfe eines Spiegels, auf Rötungen und Verletzungen untersuchen
> - Füße trocken halten (z. B. durch geeignetes Strumpfmaterial)
> - Druckstellen durch Schuhe und schlecht sitzende Strümpfe vermeiden

11.6.6 Medikamentöse Behandlung des Diabetes mellitus

Orale Antidiabetika

Liegen keine Gegenanzeigen vor, gilt heute das Biguanid Metformin (z. B. Glucophage®) als am besten geeignet für Typ-2-Diabetiker, da es die Insulinwirkung in den Geweben verbessert, die Glukoseproduktion in der Leber bremst und die Gewichtsabnahme erleichtert. Bei Gegenanzeigen kommen u.a. folgende **orale Antidiabetika** („Zuckertabletten") in Betracht:

- **Acarbose** (z. B. Glucobay®) verlangsamt die Glukoseaufnahme ins Blut, indem es Kohlenhydrate spaltende Enzyme im Darm hemmt
- **Sulfonylharnstoffe** wie Glibenclamid (z. B. Euglucon®) regen die B-Zellen zur vermehrten Insulinausschüttung an (*erschweren* die Gewichtsabnahme!)
- **Glinide**, etwa Repaglinid (z. B. NovoNorm®), stimulieren bei erhöhtem Blutzucker (nach Mahlzeiten) kurzzeitig die Insulinproduktion
- **Insulin-Sensitizer** (Glitazone, z. B. Actos®) erhöhen die Empfindlichkeit der Zellen für Insulin, sind aber wegen ihrer Nebenwirkungen umstritten (es wurden bereits zwei Substanzen vom Markt genommen).

Kombination mehrerer oraler Antidiabetika miteinander und auch mit Insulingabe ist möglich.

Insulin

In Deutschland spritzen knapp 2 Millionen Diabetiker täglich Insulin, ¾ davon sind über 60 Jahre alt. Insulin muss *parenteral*, d.h. unter Umgehung des Verdauungskanals, zugeführt werden, da es sonst durch die Verdauungsenzyme abgebaut würde. Eine Neueinstellung wird heute grundsätzlich mit gentechnisch hergestellten *Humaninsulinen* oder *Insulin-Analoga* durchgeführt. Als Faustregeln gelten: Pro kg Körpergewicht werden bei der Neueinstellung 0,5–0,7 IE *(Internationale Einheiten)* benötigt, und eine IE Insulin senkt den Blutzuckerspiegel um etwa 1,7–2,8 mmol/l (30–50 mg/dl).

> **Injektionsorte**
>
> Insulin wird in aller Regel subkutan gespritzt (Injektionsorte ➤ Abb. 7.4). Eine Hautdesinfektion ist bei der Selbstinjektion zu Hause nicht nötig, wohl aber bei der Injektion durch Pflegende.

Die Injektion erfolgt heute in aller Regel mit einer Injektionshilfe (**Insulin-Pen**), eher selten mithilfe einer **Insulinpumpe**, bei der über einen unter der Haut liegenden Katheter *kontinuierlich* Insulin zugeführt wird. Jede Insulintherapie erfordert tägliche Blutzucker(selbst)kontrollen.

Es gibt folgende **Insulinarten**:

- **Kurz wirksame Insuline.** *Alt-* oder **Normalinsulin**, etwa Actrapid®, ist das einzige Insulin, das auch intramuskulär oder (vom Arzt) intravenös gespritzt werden kann. Der Wirkungseintritt liegt nach 15–30 Minuten, das Wirkmaximum nach 2–3 Stunden, das Wirkende nach 4–6 Stunden. Es wird vor allem bei Überzuckerung und bei einer intensivierten Insulintherapie eingesetzt. Noch etwas schneller wirken **kurz wirksame Insulin-Analoga**, z. B. Apidra®
- **Depot-Insuline** *(Verzögerungsinsuline)* wirken, wie ihre Name schon sagt, verzögert. **Intermediärinsuline** wirken 12–18 Stunden, **Langzeitinsuline** bis zu 30 Stunden. Depot-Insuline sind Bestandteil von Mischinsulinen und werden zur Deckung des *Basisbedarfes* gegeben
- **Mischinsuline** bestehen aus kurz wirksamem und Depot-Insulin in unterschiedlichen Antei-

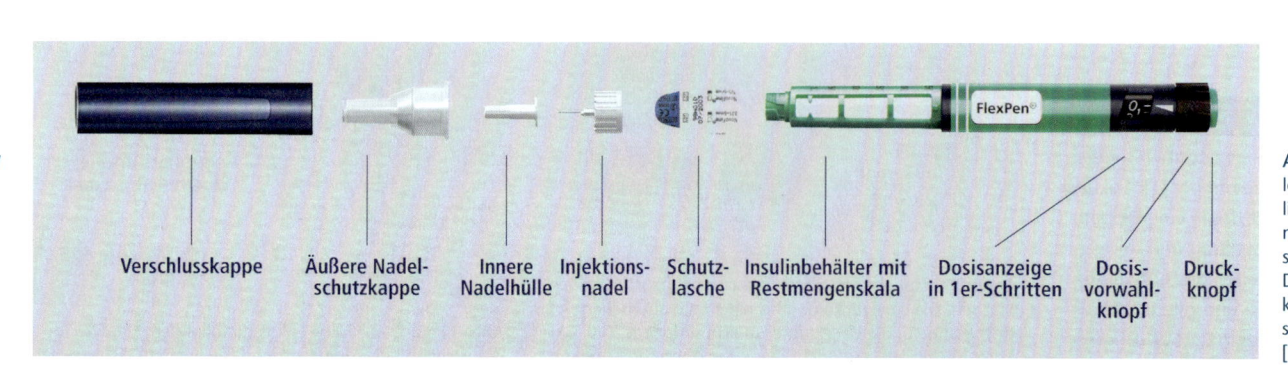

Abb. 11.23 Insulin-Pen (zerlegt). Im Pen liegt eine Insulinpatrone. Man stellt die benötigte Insulinmenge am Dosierrad ein und injiziert durch Druck auf den Injektionsknopf. Für jedes Insulin ist ein separater Pen erforderlich. [U107]

Verschlusskappe — Äußere Nadelschutzkappe — Innere Nadelhülle — Injektionsnadel — Schutzlasche — Insulinbehälter mit Restmengenskala — Dosisanzeige in 1er-Schritten — Dosisvorwahlknopf — Druckknopf

len. Ihr Hauptanwendungsgebiet ist die konventionelle Insulintherapie.

Typ-1-Diabetiker wählen meist die **intensivierte Insulintherapie** nach dem **Basis-Bolus-Konzept.** Dabei spritzt der Patient 1- bis 2-mal täglich ein Depot-Insulin zur Deckung des Basisbedarfes. Vor jeder Mahlzeit bestimmt er außerdem mit handelsüblichen Testgeräten seinen Blutzucker selbst und berechnet dann in Abhängigkeit vom aktuellen Blutzuckerwert und von der geplanten Mahlzeit die Dosis an kurz wirksamem Insulin, die er zusätzlich vor der Mahlzeit spritzen muss. Dadurch ist er in seiner Lebensführung sehr flexibel und kann kleinere Blutzuckerentgleisungen selbst korrigieren, muss aber entsprechend viele Stiche pro Tag in Kauf nehmen.

Beim Typ-2-Diabetes wird häufig eine **konventionelle Insulintherapie** durchgeführt, bei der zweimal täglich ein Mischinsulin gespritzt wird. Nachteilig sind ein starrer Tages- und Essensablauf und eine meist nur mäßige Stoffwechseleinstellung.

11.6.7 Diätetische Behandlung des Diabetes mellitus

> **Broteinheiten**
>
> Hauptziel bei den meist übergewichtigen Typ-2-Diabetikern ist die Gewichtsnormalisierung. Entsprechend steht für sie der *Energiegehalt* der Nahrung im Vordergrund (▶ 18.1).
> Hingegen müssen Typ-1-Diabetiker die Kohlenhydratmenge ihrer Nahrung möglichst genau berechnen. Maßeinheit für die Kohlenhydrate ist die *Kohlenhydrat-* oder **Broteinheit**, die als Schätzwert für eine Kohlenhydratportion von 10–12 g definiert ist. Ein normalgewichtiger Erwachsener ohne schwere körperliche Arbeit benötigt 20–25 BE pro Tag (1 BE entspricht etwa ½ Brötchen oder einer mittelgroßen Kartoffel).

Grundsäule jeder Diabetesbehandlung ist eine *angepasste* oder *diabetesgerechte Ernährung*. Dies ist eine vollwertige, ballaststoffreiche Ernährung, wie sie auch für Gesunde wünschenswert ist, mit besonderer Berücksichtigung von Kohlenhydratmenge und -art, da vor allem Kohlenhydrate blutzuckerwirksam sind. Bei Insulingabe oder Einnahme oraler Antidiabetika muss die Kohlenhydrataufnahme zeitlich mit der Medikamentenwirkung abgestimmt werden. Diabetiker sollten solche Kohlenhydrate bevorzugen, die möglichst langsam ins Blut übergehen. Ein Maß für den Anstieg der Blutglukose nach dem Essen ist der **glykämische Index** (kurz *Glyx, GI*). Er gibt die blutzuckersteigernde Wirkung an, die 100 g Kohlenhydrate in einem bestimmten Lebensmittel im Vergleich zum Blutzuckeranstieg durch 100 g reine Glukose (Traubenzucker) haben. Für Glukose ist der Wert 100 (Referenzwert), je niedriger er ist (z. B. Toastbrot 70, Vollkornbrot 55), desto langsamer werden die Kohlenhydrate aufgenommen. Unumstritten ist der glykämische Index aber nicht. Zusätzlich müssen der Kohlenhydratgehalt des Lebensmittels, seine Verarbeitung und die übrigen Bestandteilen der Mahlzeit berücksichtigt werden.

11.7 Weitere endokrin aktive Gewebe

Hormondrüsen sind wie erwähnt zwar die bekanntesten, nicht aber die einzigen Hormonproduzenten im menschlichen Körper (▶ 11.1.2, ▶ Abb. 11.1). Hormone werden vielmehr noch in einer Reihe anderer Zellen gebildet (▶ Tab. 11.4). Die genaue Funktion dieser Zellen und der von ihnen

HORMON (DETAILS)	BILDUNGSORT	WIRKUNG
Angiotensin II (▶ 19.3.1)	Im Blut durch Angiotensin-converting-Enzym (ACE) aus Angiotensin I	› Verengt die Blutgefäße, steigert den Blutdruck › Stimuliert die Aldosteron-Ausschüttung der Nebennierenrinde › Löst Durst und Salzhunger aus
Cholezystokinin-Pankreozymin (CCK ▶ 17.6.4)	Dünndarmschleimhaut	› Steigert die Bauchspeicheldrüsensekretion › Bewirkt die Gallenblasenkontraktion › Fördert die Darm- und hemmt die Magenbeweglichkeit
Erythropoetin (EPO ▶ 19.3.2)	Vorwiegend Niere	› Steigert die Erythropoese (Neubildung von roten Blutkörperchen)
Gastrin (▶ 17.4.3)	G-Zellen der Magenschleimhaut	› Steigert die Salzsäurebildung im Magen, fördert die Magenbeweglichkeit › Steigert die Gallen- und Bauchspeicheldrüsensekretion
Ghrelin (▶ 18.4.1)	Endokrine Zellen des Magenfundus	› Regelt Hunger- und Sättigungsgefühl
Histamin (▶ 13.7.1)	Vor allem Mastzellen, ferner Neurotransmitter in Teilen des Hypothalamus	› Bewirkt über H_1-Rezeptoren Kontraktion der glatten Muskulatur von größeren Blutgefäßen, Bronchien, Darm, Uterus; Erweiterung von kleineren Blutgefäßen (Haut!) und Herzkranzarterien; Steigerung der Kapillarpermeabilität, Stimulation der Adrenalinausschüttung, Schmerz und Juckreiz hervorrufend › Stimuliert über H_2-Rezeptoren die Magensaftsekretion
Leptin (▶ 18.4.1)	Fettgewebe	› Regelt Appetit und Energieumsatz
Natriuretische Peptide (▶ 14.6.3)	Myoendokrine Zellen v.a. der Herzvorhöfe	› Bewirkt über mehrere Mechanismen eine Blutdrucksenkung: › Steigert die glomeruläre Filtrationsrate › Fördert die Natrium- und Wasserausscheidung durch die Niere › Hemmt die Freisetzung von Renin, Aldosteron und Adiuretin › Erweitert die Arteriolen (kleinere Arterien)
Prostaglandine (▶ 3.5.3)	Praktisch im ganzen Körper, viele Subtypen (z. B. E_1, E_2, I_2)	› Spielen eine wichtige Rolle bei der Entstehung von Entzündungen, Schmerzen und Fieber › Entfalten vielfältige, teils gegensätzliche Wirkungen in praktisch allen Geweben und Organen
Sekretin (▶ 17.6.4)	Dünndarmschleimhaut	› Fördert die Bikarbonatbildung in der Bauchspeicheldrüse › Steigert den Gallenfluss › Hemmt die Magenbeweglichkeit und -sekretion
Serotonin (▶ 8.2.3)	Darmschleimhaut, Thrombozyten, basophile Granulozyten, ferner Neurotransmitter des ZNS	› Verengt die Blutgefäße in Lunge und Niere, erweitert die Blutgefäße in der Skelettmuskulatur › Steigert Herzfrequenz und Schlagkraft des Herzens › Beeinflusst den Tonus der glatten Muskulatur in Magen-Darm-Trakt und Bronchien
Thymosin, Thymopoetin (▶ 12.6.5)	Thymus	› Steuern die Reifung und Differenzierung der Immunzellen in den Lymphknoten
Vasoaktives intestinales Peptid (VIP)	Neurone in der Darmwand	› Hemmt die Magensaftsekretion und die Magen-Darm-Beweglichkeit › Steigert die Gallen- und Bauchspeicheldrüsensekretion

Tab. 11.4 Außer den Hormonen, die in diesem Kapitel, Kapitel 20 (Geschlechtshormone) und Kapitel 21 (Plazentahormone) besprochen werden, regeln viele weitere Gewebshormone die Stoffwechselaktivitäten unseres Organismus. Die Tabelle nennt die wichtigsten davon.

gebildeten (Gewebs-)Hormone ist teilweise noch nicht geklärt.

Hormone des Verdauungstrakts

Eine Vielzahl von Hormonen ist am Verdauungsprozess beteiligt. Sie stimmen die einzelnen Verdauungsschritte in Magen und Darm aufeinander ab (➤ Tab. 11.4, Details ➤ Kap. 17).

Hormone des Fettgewebes

Fettgewebe ist nicht nur ein Energiespeicher, sondern auch ein hormonell aktives Organ, das proportional zur Zahl der Fettzellen endokrine Substanzen abgibt, die über Appetit und Energieumsatz das Körpergewicht und die Fettanlage steuern. Weiterhin werden Blutgerinnung, der Gefäßtonus und Insulinempfindlichkeit der Gewebe beeinflusst.

Bekanntestes Hormon des Fettgewebes ist das **Leptin** (➤ 18.4.1). Im ZNS hemmt Leptin beim Gesunden den Appetit. Beim Übergewichtigen scheinen die Leptinrezeptoren im ZNS defekt zu sein, so dass der Appetit trotz hoher Leptinkonzentrationen nicht gedämpft wird. In der Peripherie erhöht Leptin interessanterweise den Blutdruck. Enge Beziehungen bestehen außerdem zum Glukosehaushalt, denn Leptin ist auch an der Hemmung der Insulinsekretion im Pankreas beteiligt.

12 Blut und Lymphe

12.1 Blut: Zusammensetzung und Aufgaben 236
12.1.1 Aufgaben des Blutes 236
12.1.2 Zelluläre Blutbestandteile 236
12.1.3 Überblick über die Hämatopoese 236
12.1.4 Plasma 237

12.2 Erythrozyten 238
12.2.1 Form der Erythrozyten 238
12.2.2 Hämoglobin 238
12.2.3 Bildung der roten Blutkörperchen (Erythropoese) 239
12.2.4 Erythrozytenabbau 239
12.2.5 Rotes Blutbild 240
12.2.6 Anämien 240
12.2.7 Polyglobulie 241

12.3 Leukozyten 241
12.3.1 Granulozyten 241
12.3.2 Monozyten 241
12.3.3 Lymphozyten 241
12.3.4 Bildung der weißen Blutkörperchen (Leukopoese) 242
12.3.5 Weißes Blutbild 242
12.3.6 Leukämien 242

12.4 Blutgruppen 243
12.4.1 Blutgruppensysteme 243
12.4.2 Blutspende, Blutprodukte und Bluttransfusionen 244

12.5 Blutstillung (Hämostase) 245
12.5.1 Thrombozyten 245
12.5.2 Bildung der Thrombozyten (Thrombozytopoese) 245
12.5.3 Gefäßreaktion 245
12.5.4 Thrombozytenfunktionen 245
12.5.5 Blutgerinnung 246
12.5.6 Gerinnungsdiagnostik 247
12.5.7 Thrombose und Embolie 248
12.5.8 Antikoagulation und Thrombolyse 248
12.5.9 Erhöhte Blutungsneigung (hämorrhagische Diathese) 249

12.6 Lymphatisches System 249
12.6.1 Lymphe und Lymphbahnen 249
12.6.2 Lymphödem 250
12.6.3 Lymphknoten 250
12.6.4 Milz 251
12.6.5 Thymus 251
12.6.6 Erkrankungen des lymphatischen Systems 252

12.1 Blut: Zusammensetzung und Aufgaben

Dass Blut „ein besonderer Saft" sei, meinte schon Goethe, und obwohl es mit bloßem Auge betrachtet wie eine homogene Flüssigkeit aussieht, ist es in Wirklichkeit ein kompliziertes Gemisch verschiedener Bestandteile.

Bei vielen Krankheiten ändert sich die Zusammensetzung des Blutes, da Blut mit praktisch allen Organen in Berührung kommt und Blutbestandteile (z. B. die Abwehrzellen des Blutes) nicht selten an der Überwindung von Krankheiten mitbeteiligt sind. Deshalb spielen in der modernen Medizin Blutuntersuchungen eine entscheidende Rolle, sowohl bei der Diagnostik als auch zur Therapieüberwachung.

Zentrifugiert man Blut (schleudert es also mit hoher Geschwindigkeit), so trennt es sich in zwei Phasen auf (➤ Abb. 12.1, ➤ Abb. 12.10):

- Die zellulären (festen) Bestandteile, auch **Blutkörperchen** genannt, die ungefähr 40–45 % des Gesamtblutvolumens ausmachen
- Die flüssige Fraktion, das **Blutplasma** („Blutwasser" ➤ 2.6), mit ca. 55–60 % des Blutvolumens. Entfernt man das Fibrinogen und andere Gerinnungsfaktoren (➤ 12.5.5) aus dem Blutplasma, erhält man das **(Blut-)Serum** (Merkhilfe: **P**lasma = **S**erum **p**lus Gerinnungsfaktoren). Das Serum entsteht auch als flüssiger Überstand, wenn man Blut in einem Röhrchen gerinnen lässt.

Beim Menschen beträgt die in Herz und Gefäßen zirkulierende Blutmenge etwa 7 % des Körpergewichtes. Das sind bei einem 70 kg schweren Erwachsenen also etwa 5 Liter.

Das Teilgebiet der Inneren Medizin, das sich mit der Diagnose und Behandlung von Bluterkrankungen befasst, wird **Hämatologie** genannt. Für die Versorgung der Patienten mit Blutprodukten sind **Transfusionsmediziner** zuständig.

> **Blut: Infektionsgefahr**
>
> Blut kann Bakterien und Viren enthalten. Bei *jedem* Umgang mit Blut oder bluthaltigen Medien sollten daher flüssigkeits- und virendichte Handschuhe getragen werden, um eine Infektion zu vermeiden.

12.1.1 Aufgaben des Blutes

Durch das weit verzweigte Netz der Blutgefäße erreicht das Blut jeden Winkel des Körpers. Es hat folgende Aufgaben:

- **Transportfunktionen:** Das Blut befördert Sauerstoff und Nährstoffe zu den Zellen und Kohlendioxid und Stoffwechselabfallprodukte wieder ab. Der Transport von Hormonen dient der Informationsübertragung
- **Abwehrfunktionen:** Ein Teil der Blutkörperchen sind Abwehrzellen, im Plasma befinden sich Antikörper (➤ 12.1.2, ➤ 13.1.3)
- **Abdichtung** von Gefäßwanddefekten durch die Fähigkeit der Blutstillung
- **Konstanthaltung des inneren Milieus:** Im Zusammenspiel mit Lunge und Niere werden der pH-Wert und die Salzkonzentrationen im Körper eingestellt. Die im Blut enthaltenen Puffersysteme (➤ 1.7.4) dämpfen Schwankungen des pH-Wertes. Auch die vor allem in Leber und Muskeln gebildete Wärme wird im Körper durch die ständige Blutzirkulation verteilt. Der Körperkern erhält eine gleich bleibende Temperatur von etwa 37 °C.

12.1.2 Zelluläre Blutbestandteile

Die zellulären Bestandteile (**Blutkörperchen** oder *feste Bestandteile*) werden unterteilt in (➤ Abb. 12.3):

- **Erythrozyten** *(rote Blutkörperchen)*, die Sauerstoff und Kohlendioxid transportieren und mit 99 % den größten Volumenanteil der Blutkörperchen stellen
- **Leukozyten** *(weiße Blutkörperchen)*, die der Abwehr von Krankheitserregern und sonstigen körperfremden Stoffen dienen und aus drei Zellarten bestehen: **Granulozyten, Lymphozyten** und **Monozyten**
- **Thrombozyten** *(Blutplättchen)*, die an der Blutstillung *(Hämostase)* beteiligt sind.

12.1.3 Überblick über die Hämatopoese

Jede Sekunde gehen über zwei Millionen Blutkörperchen zugrunde und ebenso viele werden im roten Knochenmark (➤ 5.1.3) im Prozess der **Hämatopoese** (*Blutbildung* ➤ 12.2, ➤ Abb. 12.3, ➤ 12.2.3, ➤ 12.3.4, ➤ 12.5.2) neu gebildet.

Alle Blutkörperchen lassen sich auf gemeinsame *pluripotente Stammzellen* (mit vielen Entwicklungsmöglichkeiten, ➤ 2.16) zurückführen. Diese bilden zum einen identische Tochterzellen, zum anderen spezialisierte *Vorläuferzellen* mit nur noch eingeschränkten Entwicklungsmöglichkeiten. Die Vorläuferzellen sind mikroskopisch nicht zu differenzieren, sie sind aber dadurch nachweisbar, dass aus ihnen unter Laborbedingungen Kolonien von beinahe reifen Blutzellen hervorgehen, weshalb sie auch *Colony Forming Units* (**CFUs**) heißen. Durch weitere Zellteilungen entstehen letztlich die „Endstufen" Erythrozyten, Granulozyten, Lymphozyten, Monozyten und Thrombozyten.

Gesteuert werden Teilung und Differenzierung durch verschiedene (Peptid-)**Wachstumsfaktoren**. Zu ihnen zählen die *Interleukine* (➤ 13.3) und die verschiedenen **Hämopoetine**, z. B. **Erythropoetin, Thrombopoetin** oder die *koloniestimulierenden Faktoren*, kurz **CSF**. Ein Teil davon wird heute therapeutisch eingesetzt, etwa das Erythropoetin gegen Blutarmut bei Niereninsuffizienz oder *Granulozyten-CSF* (**G-CSF**) gegen einen zytostatikabedingten schweren Mangel an Granulozyten und um vor Gewinnung von Blutstammzellen deren Konzentration im Blut zu erhöhen.

> **Blutstammzelltransplantation**
>
> Bei erkrankungs- oder therapiebedingter Schädigung von Blutzellen kann einem Teil der Patienten eine **Blutstammzelltransplantation** helfen. Am bekanntesten ist die Blutstammzelltransplantation bei Leukämien. Werden die Stammzellen aus dem Knochenmark gewonnen, spricht man auch von **Knochenmarktransplantation**, werden sie aus dem Blut isoliert, von **peripherer Blutstammzelltransplantation**. Auch aus **Nabelschnurblut** können nach der Geburt Blutstammzellen entnommen werden. Ob eigene Blutstammzellen oder die eines verwandten oder fremden Spenders transplantiert werden, hängt von der Grunderkrankung und der Verfügbarkeit eines Spenders ab. Die (durchaus beträchtlichen) Risiken der Blutstammzelltransplantation sind vor allem durch die meist notwendige aggressive Vorbehandlung (z. B. zum weitestmöglichen Abtöten der Leukämiezellen) und durch Abwehrreaktionen der übertragenen Zellen gegen den Empfänger (!) bedingt. Deshalb muss die Abwehr im ersten halben Jahr nach der Transplantation durch Immunsuppressiva (➤ 13.7.3) unterdrückt werden.

Vor der Geburt werden die Stammzellen in Dottersack, Leber, Milz und Knochenmarkhöhlen gebildet. Nach der Geburt entwickeln sich die Blutzellen nur noch im roten Knochenmark der kurzen und platten Knochen des Schädels, der Rippen, des Brustbeines, der Wirbelkörper, des Beckens

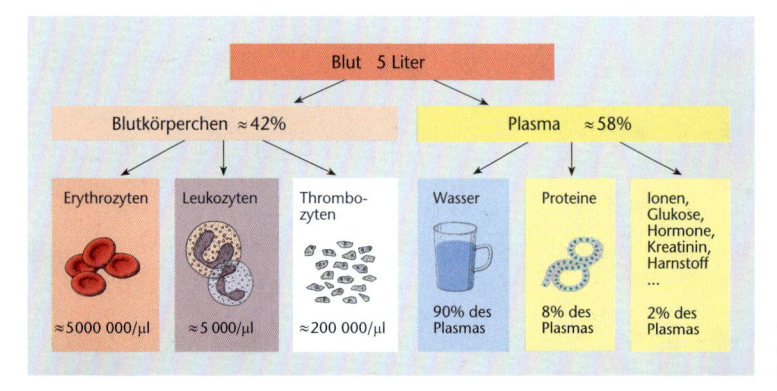

Abb. 12.1 Übersicht über die Bestandteile des Blutes (Richtwerte).

BLUT UND LYMPHE 237

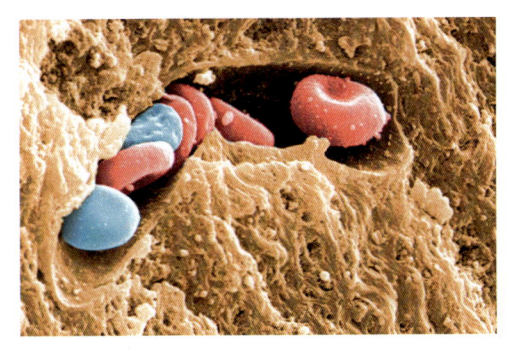

Abb. 12.2 Erythrozyten und Leukozyten (rot bzw. blau eingefärbt) in den Einbuchtungen des Knochenmarks. [X243]

und in den proximalen Abschnitten der Oberarm- und Oberschenkelknochen (beim Erwachsenen insgesamt ca. 400 g). Lediglich die Lymphozyten, eine Sorte weißer Blutkörperchen (➤ 13.1), vermehren sich außerdem in den lymphatischen Organen wie Milz, Lymphknoten und Thymus.
Wenn bei bestimmten Erkrankungen Knochenmarkuntersuchungen nötig sind, gewinnt man dieses in aller Regel durch **Beckenkamm-,** selten durch **Sternalpunktion.** Dabei wird mit einer Spezialnadel die Kompakta des Knochens durchbohrt und dann mit einer Spritze das flüssige rote Knochenmark aus der Knochenmarkhöhle aspiriert (angesaugt).

12.1.4 Plasma

Das Blutplasma ist eine klare, gelbliche Flüssigkeit. Es besteht aus ungefähr:
> 90 % Wasser
> 8 % Proteinen
> 2 % weiteren Substanzen, z. B. Ionen, Glukose, Vitaminen, Hormonen, Harnstoff, Harnsäure, Kreatinin und anderen Stoffwechselprodukten.

Plasmaproteine

Die **Plasmaproteine** sind ein Gemisch aus über 100 verschiedenen im Plasma gelösten Proteinen. Da sich die verschiedenen Eiweiße in Molekularmasse und elektrischer Ladung unterscheiden, wandern sie in einem elektrischen Gleichstromfeld unterschiedlich schnell und können so aufgetrennt werden. Folgende fünf Eiweißfraktionen lassen sich durch eine solche **Serumelektrophorese** (genauer *Serum-Eiweißelektrophorese*) bestimmen (➤ Abb. 12.4): **Albumin** (mengenmäßig mit 40 g/l am bedeutendsten), α_1-**Globuline,** α_2-**Globuline,** β-**Globuline** und γ-**Globuline.**
Die verschiedenen Plasmaproteine erfüllen folgende Funktionen:
> Aufrechterhaltung des *kolloidosmotischen Drucks,* vor allem durch Albumin. Der kolloidosmotische Druck (➤ 2.7.7) beeinflusst wesentlich Stoffaustausch und Wasserverteilung zwischen Plasma und Interstitium (➤ 15.1.6)
> *Transportvehikel:* Viele kleinmolekulare Stoffe, z. B. Hormone, Bilirubin, Eisen, aber auch Cholesterin und zahlreiche Medikamente, werden im Blut an Transport- oder Plasmaproteine gebunden
> *Pufferfunktion:* Eiweiße können H^+- und OH^--Ionen binden und damit zur Konstanthaltung des pH-Wertes beitragen (➤ 19.9.1)
> *Blutgerinnung:* Zu den Plasmaeiweißen gehören auch die Gerinnungsfaktoren (➤ 12.5.5)
> *Abwehrfunktion:* In der γ-Globulin-Fraktion finden sich die Antikörper (Immunglobuline, Ig ➤ 13.4.3)
> *Proteinreservoir:* Im Plasmaraum eines Erwachsenen sind ungefähr 200 g Eiweiße gelöst, die eine im Notfall schnell verfügbare Reserve für den Aufbau vom Körper dringend benötigter Eiweiße darstellen.

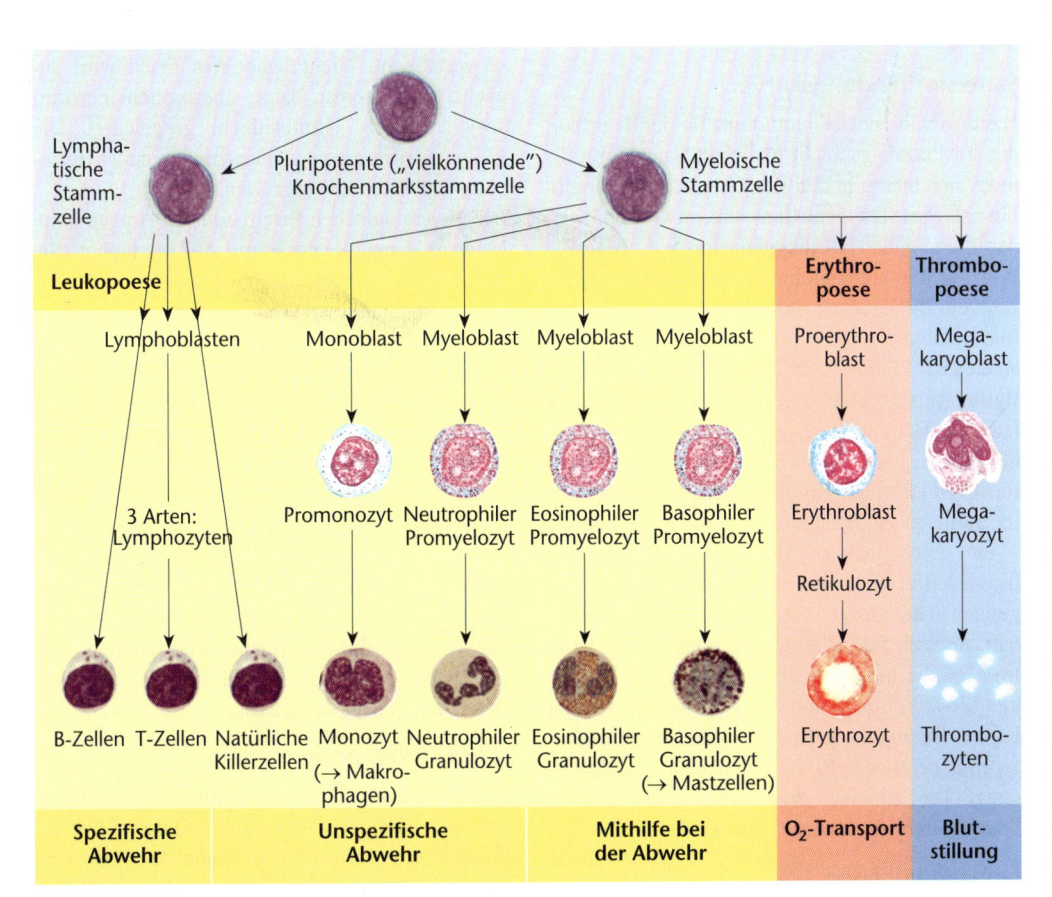

Abb. 12.3 Hämatopoese (vereinfachtes Schema, Megakaryozyt verkleinert). Von einer gemeinsamen Stammzelle ausgehend entwickeln sich die Blutkörperchen zu Monozyten, Granulozyten, Lymphozyten, Erythrozyten und Thrombozyten. Nicht dargestellt sind die Stadien der Vorläuferzellen.

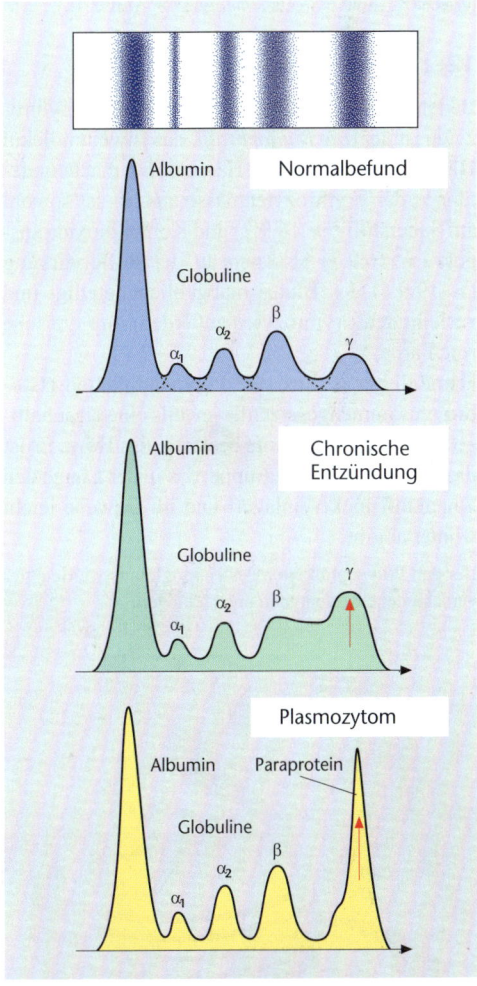

Abb. 12.4 Eiweißelektrophorese des Serums: Normalbefund und Befund bei verschiedenen Krankheitsbildern. Bei der chronischen Entzündung ist die γ-Globulin-Fraktion durch Vermehrung der Antikörper erhöht. Die hemmungslose Antikörperbildung des Plasmozytoms (➤ 12.6.6) zeigt sich durch eine Proteinzacke im Bereich der γ-Globuline.

12.2 Erythrozyten

12.2.1 Form der Erythrozyten

Die **Erythrozyten** sind in der Mitte eingedellte Scheiben mit einem Durchmesser von ca. 7,5 µm, einer Randdicke von 2 µm und einer Zentraldicke von 1 µm (▶ Abb. 12.5, ▶ Abb. 12.6). Die Zellmembran der Erythrozyten ist semipermeabel, das heißt, sie ist für einige Stoffe, z. B. Wasser, gut durchlässig, für andere, z. B. große Moleküle, schwer durchgängig (▶ 2.4). Bemerkenswert ist die starke Verformbarkeit der gesunden Erythrozyten: Sie können Kapillaren passieren, die mit einem Durchmesser von 3–5 µm nur halb so groß sind wie sie selbst.

Werden Erythrozyten in eine Kochsalzlösung gegeben, deren Konzentration an gelösten Teilchen größer ist als die des Plasmas *(hypertone Lösung)*, so strömt Wasser aus den Erythrozyten heraus: Der Erythrozyt schrumpft und nimmt eine sog. *Stechapfelform* an. Ist die Kochsalzlösung hingegen hypoton – liegt ihre Konzentration an gelösten Teilchen also unter der des Plasmas – strömt Wasser in den Erythrozyten hinein, so dass er langsam zu einer *Kugel* anschwillt und sogar platzen kann. Letzteres bezeichnet man als *Hämolyse* (▶ Abb. 2.16).

12.2.2 Hämoglobin

Bedeutsamster Funktionsbestandteil der Erythrozyten ist der *rote Blutfarbstoff*, das Eiweißmolekül **Hämoglobin** (kurz *Hb*). Hämoglobin macht ungefähr ⅓ der Erythrozytenmasse aus. Es ist sowohl am Sauerstoff- (▶ 16.9.2) und Kohlendioxidtransport (▶ 16.9.3) als auch an der Pufferwirkung (▶ 19.9.1) des Blutes maßgeblich beteiligt und verleiht den Erythrozyten außerdem ihre typische rote Farbe.

Hämoglobin ist aus vier Polypeptidketten (**Globin**) zusammengesetzt, die jeweils eine eisenhaltige Farbstoffkomponente besitzen, das **Häm**. Es ist das *Eisen* dieser Hämgruppe, das in der Lunge den Sauerstoff locker anlagert und im Gewebe leicht wieder abgibt.

Bei den Polypeptidketten des Hämoglobins werden vier verschiedene Kettentypen unterschieden:

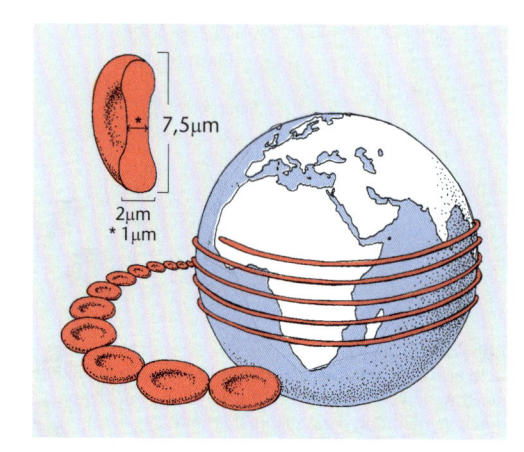

Abb. 12.5 Würde man die 25–30 Billionen Erythrozyten eines Menschen hintereinander zu einem Band anordnen, würde dieses ca. fünfmal um den Äquator reichen.

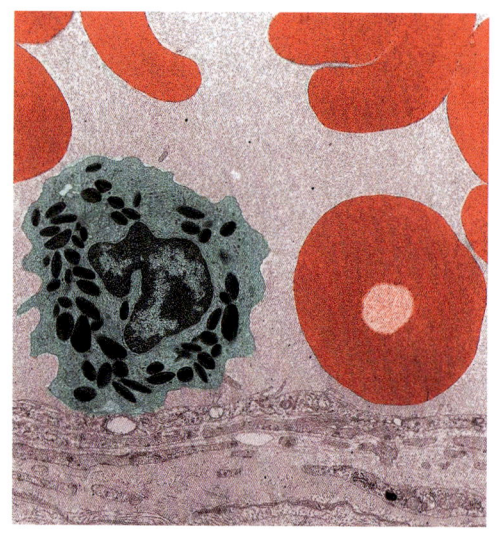

Abb. 12.6 Erythrozyten und ein Leukozyt. Die Struktur der Erythrozyten mit der kleinen Delle im Zentrum ist gut zu sehen, genau wie seine Verbiegbarkeit, aufgrund dessen er sich selbst durch feinste Kapillargefäße quetschen kann. [X243]

› Der größte Teil des Hämoglobins beim Erwachsenen, das **HbA$_1$**, besteht aus zwei α- und zwei β-Ketten
› Nur ca. 1–3 % des Erwachsenenhämoglobins setzen sich aus zwei α- und zwei δ-Ketten zusammen (**HbA$_2$**)
› Beim Fetus (Ungeborenen) überwiegt das **HbF** aus zwei α- und zwei γ-Ketten.

Die Gene, die die Hämoglobinsynthese kodieren, können wie andere Gene auch von Mutationen betroffen sein. Erbliche Anämien (= Blutarmut) sind eine mögliche Folge (▶ 12.2.6)

Sauerstoffbindungskurve

Hauptaufgabe des Hämoglobins ist der Transport des im Plasma schlecht löslichen Sauerstoffs. Er muss sich hierzu in den Lungen gut an Hämoglobin anlagern (**Oxygenation**) und im Gewebe wieder lösen können (**Desoxygenation** ▶ Abb. 12.7). Wie gut das Hämoglobin diese Aufgabe erfüllt, zeigt ein Blick auf die **Sauerstoffbindungskurve.** In der Lunge beträgt der pO_2 (▶ 16.9.1) beim Gesunden ca. 13 kPa (95 mmHg), die **Sauerstoffsättigung** (prozentualer Anteil des mit Sauerstoff beladenen Hämoglobins am Gesamthämoglobin) über 95 %. Da die Kurve in diesem Bereich sehr flach verläuft, führt ein Abfall des pO_2 nur zu relativ geringen Änderungen der Sauerstoffsättigung – ein „Sicherheitszuschlag", der gewährleistet, dass das Blut auch unter weniger günstigen Bedingungen in der Lunge, z. B. bei einem Höhenaufenthalt, ausreichend mit Sauerstoff angereichert wird. Im Gewebe hingegen liegt der pO_2 bei 2,7–8,1 kPa (20–60 mmHg) und damit im steilen Teil der Kurve. Bereits ein geringer Abfall des pO_2 führt zu einer deutlichen Reduktion der Sauerstoffsättigung, also zu einer erheblichen (zusätzlichen) Sauerstoffabgabe an das Gewebe.

Notwendig: Eisen

Notwendiger Bestandteil des Hämoglobins und eines der klinisch bedeutsamsten Spurenelemente (▶ 18.9.2) ist das **Eisen** (▶ Abb. 12.8).

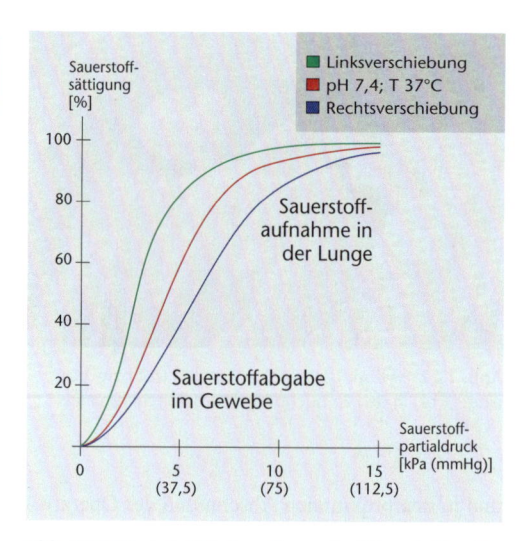

Abb. 12.7 Sauerstoffbindungskurve des Hämoglobins. Zu einer Rechtsverschiebung (blaue Kurve) kommt es z. B. bei pH-Abfall oder erhöhtem pCO_2. Dies begünstigt die Sauerstoffabgabe im Gewebe. Eine Linksverschiebung (grüne Kurve) unter entgegengesetzten Umständen fördert die Sauerstoffaufnahme (z. B. in der Lunge). Die Abhängigkeit der Lage der Bindungskurve vom pH-Wert wird auch als **Bohr-Effekt** bezeichnet.

Das mit der Nahrung aufgenommene Eisen (täglich ca. 10–30 mg) wird im Duodenum je nach Bedarf und Nahrungszusammensetzung zu 10–40 % resorbiert und im Plasma an das Eisentransportprotein **Transferrin** gebunden zu den Geweben transportiert. Der Großteil des an Transferrin gebundenen Eisens wird für die Hämoglobinsynthese verbraucht. Nicht benötigtes Eisen wird zunächst als **Ferritin,** dann – bei vollem Ferritinspeicher – als **Hämosiderin** gespeichert. Die Plasmaferritinspiegel stehen dabei in enger Beziehung zum Gesamtkörpereisen.

Die physiologischen Eisenverluste betragen beim Mann ca. 1 mg, bei der Frau 1,5–2 mg täglich. Sie stehen damit in etwa im Gleichgewicht mit der Eisenaufnahme. Dieses Gleichgewicht ist allerdings bei der Frau deutlich labiler als beim Mann: Da 1 ml Blut rund 0,5 mg Eisen enthält, können bereits verstärkte Menstruationen dazu führen, dass der Eisenverlust die Eisenaufnahme übersteigt. Auch eine Schwangerschaft kann das Eisengleichgewicht aus dem Lot bringen, denn die Frau braucht während der Schwangerschaft insgesamt 0,8–1g Eisen zusätzlich, d.h. ihr täglicher Bedarf beträgt, mit fortschreitender Schwangerschaft ansteigend, etwa 4–7 mg. Gerade Frauen sollten daher reichlich eisenreiche Lebensmittel wie Hülsenfrüchte, grüne Gemüse oder auch rotes (mageres) Fleisch verzehren.

Hämochromatose

Die (**primäre**) **Hämochromatose** ist mit 0,3 % eine der häufigeren genetisch bedingten Erkrankungen: Die Eisenaufnahme aus dem Darm ist ständig erhöht, der Körper kann das überschüssige Eisen nicht ausscheiden und lagert es insbesondere in Leber, Bauchspeicheldrüse und Gelenken ab. Folge sind vor allem Leberschäden, Gelenkbeschwerden und Diabetes mellitus ab dem mittleren Erwachsenenalter. Die Diagnose wird durch Blutuntersuchungen gesichert. Therapeutisch entfernt man das Eisen aus dem Körper, indem man ihm Erythrozyten und damit Eisen entzieht, entweder durch regelmäßigen Aderlass oder selektiven Entzug von Erythrozyten mittels eines Zellseparators *(Erythrozytapherese)*.

12.2.3 Bildung der roten Blutkörperchen (Erythropoese)

Spezialisiert sich eine Stammzelle in Richtung der roten Blutkörperchen, entwickelt sie sich zunächst zu einem **Proerythroblasten.** Die etwas reiferen **Erythroblasten** beginnen bereits mit der Hämoglobinsynthese. Während der Erythroblast noch einen normal geformten Zellkern besitzt, verdichtet sich dieser zunehmend und schrumpft bei der nächsten Entwicklungsstufe, dem **Normoblasten.** Bevor das rote Blutkörperchen das Knochenmark verlässt und ins Gefäßsystem eintritt, verliert es seinen Kern völlig – damit erlischt seine Fähigkeit zur Zellteilung. Im jungen **Erythrozyten** erkennt man noch netzartige Strukturen, die Resten ribosomaler RNA (➤ 2.5.2) entsprechen. Wegen dieser netzartigen Struktur (*rete* = Netz) werden die neu gebildeten Erythrozyten **Retikulozyten** genannt. Nach einigen Tagen verliert sich die Netzstruktur; damit liegt der etwa 7,5 µm große, *reife* Erythrozyt vor.

Regulation der Erythropoese

Damit ausreichend Erythrozyten im Blutkreislauf zirkulieren, muss die Erythropoese ständig angemessen stimuliert werden. Sauerstoffmangel im Gewebe, etwa bei Hämoglobinmangel, Atemwegserkrankungen sowie Aufenthalt in großen Höhen (➤ 16.10.4), ist ein starker Reiz für die Erythropoese: Vor allem in den Nieren wird dann das Hormon **Erythropoetin** *(EPO)* ausgeschüttet, welches das Knochenmark stimuliert (➤ 19.3.2).

Bei unzureichender körpereigener EPO-Produktion (etwa bei chronischem Nierenversagen) kann heute gentechnologisch hergestelltes EPO gespritzt werden. EPO wird auch zum Doping missbraucht, da es über eine Erhöhung der Erythrozytenzahl und damit der Sauerstofftransportfähigkeit des Blutes die Leistung von Ausdauersportlern steigern kann. Da sich aber gleichzeitig die Fließeigenschaften des Blutes verschlechtern (➤ 12.2.7), besteht das Risiko von Gefäßverschlüssen, z. B. mit Folge Herzinfarkt und Schlaganfall.

12.2.4 Erythrozytenabbau

Die vom Knochenmark freigesetzten ausgereiften Erythrozyten zirkulieren etwa 120 Tage im Blut. Dabei werden sie regelmäßig in der Milz einer reinigenden *Blutmauserung* unterzogen: Alte und funktionsuntüchtige Erythrozyten werden aus dem Blut entfernt. Die Erythrozyten verlassen in der Milz das Kapillarnetz und gelangen in das maschenartige Parenchym der roten Pulpa (➤ Abb. 12.9). Dort erkennen Makrophagen und Retikulumzellen überalterte Erythrozyten und bauen sie ab. Außerdem sind alte Erythrozyten starrer, so dass sie beim Wiedereintritt in das Gefäßsystem zerreißen und danach abgebaut werden. Intakte, gut verformbare Erythrozyten hingegen können sich durch kleine Poren der venösen Sinus zwängen (Sinus = besonders dünnwandige, weite Gefäße) und gelangen wieder in den Kreislauf zurück. Alte und defekte Erythrozyten werden aber nicht nur in der Milz, sondern auch in anderen Organen abgebaut. So verschwindet z. B. ein „blauer Fleck", also eine Einblutung in die Haut **(Hämatom),** nach einiger Zeit durch die Aktivität des Immunsystems (Abwehrsystems, ➤ 12.6.4).

Das beim Erythrozytenabbau frei werdende *Hämoglobin* wird in *Häm* und *Globin* aufgespalten. Anschließend wird das Eisen aus dem Hämmolekül freigesetzt und sofort wieder von einem Transportprotein aufgenommen. Dies schützt das für den Körper wichtige kleine Eisenion vor der Ausscheidung durch die Nieren. 90–95 % der Eisenmenge, die für die Neubildung von Hämoglobin gebraucht wird, stammt aus abgebauten Erythrozyten *(Eisenkreislauf)*. Der eisenfreie Molekülrest des Häms wird über mehrere Zwischenschritte zu *Bilirubin* (➤ 17.10.4) abgebaut und über Leber und Gallenwege ausgeschieden. Zum anderen erfolgt der Abbau weiter zum wasserlöslichen **Urobilinogen,** das mit dem Urin ausgeschieden wird. Ist die Bilirubinausscheidung gestört (etwa bei einer Leberfunktionsstörung) oder fällt zu viel Bilirubin an, kommt es zur *Gelbsucht* **(Ikterus** ➤ 17.10.4).

> **Anämie oder Polyglobulie**
>
> Jedes Missverhältnis zwischen Erythropoese und Erythrozytenabbau führt entweder zur **Anämie** (*Blutarmut* ➤ 12.2.6) oder zur **Polyglobulie** (*Vermehrung der Erythrozyten im Blut* ➤ 12.2.7).

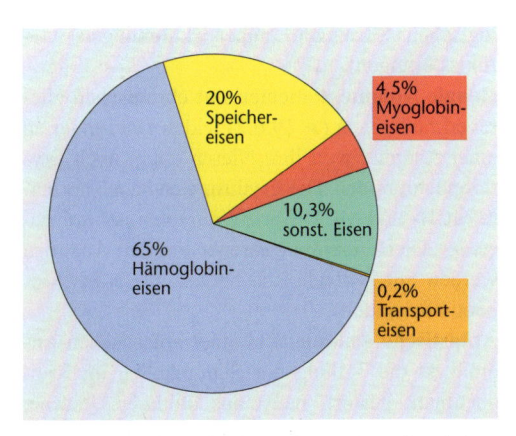

Abb. 12.8 Verteilung des Gesamtkörpereisens (ca. 4 g) auf Hämoglobineisen, Speichereisen (Ferritin und Hämosiderin), Myoglobineisen, Transporteisen (Transferrineisen) und sonstiges Eisen, z. B. in eisenhaltigen Enzymen.

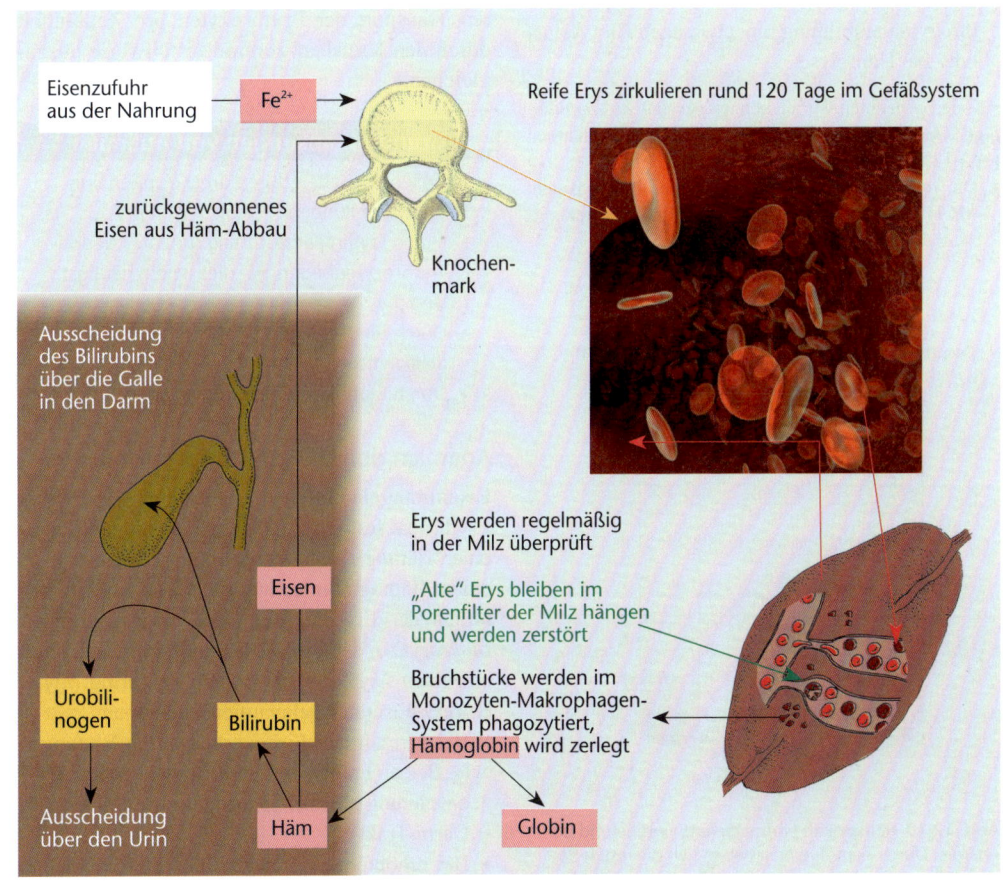

Abb. 12.9 Lebenszyklus der roten Blutkörperchen. Der Körper „recycelt" einen Großteil des Eisens aus den abgebauten Erythrozyten und nutzt es für die Erythrozytenneubildung. Die Aminosäuren des Globins werden zur Proteinsynthese wiederverwendet. [Foto: J748-076]

12.2.5 Rotes Blutbild

Im Krankenhausalltag spielt die Blutuntersuchung eine wichtige Rolle. Hier eine Zusammenstellung wichtiger Laborgrößen:

- **Hämoglobinkonzentration im Blut** *(Hb)*: Menge des roten Blutfarbstoffs in g pro Liter Blut. Normal sind beim Mann 135–175 g/l (13,5–17,5 g/dl), bei der Frau 120–160 g/l (12–16 g/dl). Einen erniedrigten Hb-Wert findet man bei allen Anämien (▶ 12.2.6)
- **Erythrozytenkonzentration** *(Erys)*: Beim Mann findet man normalerweise 4,5–5,9 Millionen Erythrozyten in einem Mikroliter Blut, bei der Frau 4,1–5,1 Millionen. Veränderungen der Erythrozytenkonzentration entsprechen häufig denen des Hämoglobins
- **Hämatokrit** *(Hk, Hkt)*: Der Volumenanteil der Erythrozyten am Gesamtblutvolumen wird als Hämatokrit bezeichnet. Er ist im Wesentlichen gleich dem gesamten Zellanteil. Er wird in Prozent oder als Dezimalbruch angegeben, z. B. 42 % = 42/100 = 0,42. Der Hämatokrit beträgt beim Mann 0,40–0,53, bei der Frau 0,36–0,48 und schwankt außerdem mit dem Lebensalter. Der Hämatokrit ist z. B. bei Polyglobulien sowie Exsikkose („Austrocknung") erhöht, bei Anämien und Überwässerung erniedrigt (▶ Abb. 12.10)
- **Retikulozyten**: Normalerweise zeigen 0,5–2 % der Erythrozyten die netzartigen Strukturen der jungen roten Blutkörperchen. Eine erhöhte Retikulozytenzahl deutet auf eine massive Erythrozytenneubildung hin, etwa nach Blutverlust oder bei Hämolyse.

Aus den genannten Werten können *geschlechtsunabhängige* Quotienten gebildet werden, die bei Anämien (▶ 12.2.6) Hinweise auf deren Ursache liefern:

- Die mittlere Hämoglobinmenge eines Erythrozyten. **MCH** = Hämoglobinkonzentration/Erythrozytenkonzentration (normal 28–33 pg)
- Das mittlere Volumen eines Erythrozyten. **MCV** = Hämatokrit/Erythrozytenkonzentration (normal 80–96 µm³)
- Die mittlere Hämoglobinkonzentration eines Erythrozyten. **MCHC** = Hämoglobinkonzentration/Hämatokrit (normal 330–360 g/l).

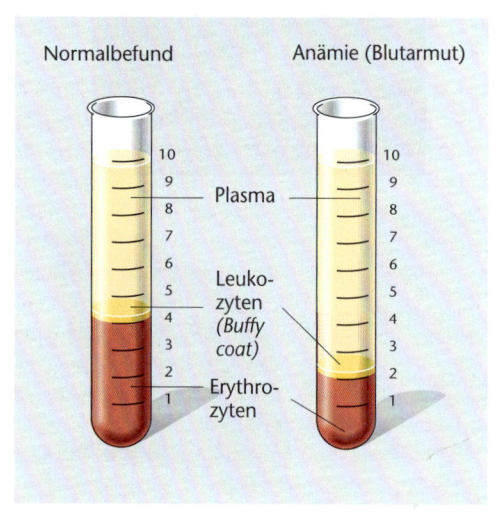

Abb. 12.10 Hämatokrit: Normalbefund und Befund bei Anämie. Durch Zentrifugieren haben sich die festen Bestandteile am Boden des Gläschens abgesetzt. Zwischen Plasma und Erythrozyten liegen in einer schmalen Schicht die Leukozyten *(Buffy coat)*.

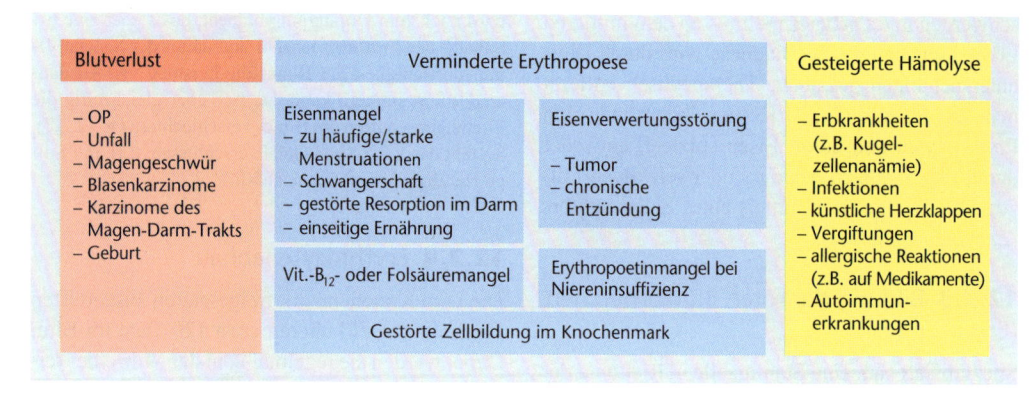

Abb. 12.11 Übersicht über die häufigsten Ursachen einer Anämie.

12.2.6 Anämien

Bei einer **Anämie** *(Blutarmut)* liegt die Hämoglobinkonzentration des Blutes unter 120 g/l bei Frauen (Schwangere 110 g/l) bzw. 130 g/l bei Männern. Die Betroffenen wirken blass und sind müde. Ist die Anämie stärker ausgeprägt, leiden sie schon bei geringer körperlicher Belastung unter Atemnot. Ihr Herz schlägt schneller, um den Mangel an Sauerstoffträgern durch häufigeren Transport der Erythrozyten pro Zeiteinheit durch den Kreislauf zumindest teilweise auszugleichen.

> **Grunderkrankungen von Anämien**
>
> Anämien entstehen durch drei Gruppen von Grunderkrankungen (▶ Abb. 12.11):
> - Durch **Erythropoesestörung** (unzureichende Erythrozytenbildung) – dies ist die häufigste Ursache
> - Durch übermäßigen Erythrozytenabbau (**hämolytische Anämien**)
> - Durch Blutverluste (**Blutungsanämie**).

Anämien durch Erythropoesestörung

Eisenmangelanämien. Häufigste Ursache einer Erythropoesestörung ist ein *Eisenmangel*, der zu einer Hämoglobinbildungsstörung und damit zu einem Hämoglobinmangel führt. Das mittlere Volumen der Erythrozyten (MCV) ist vermindert *(mikrozytär)*, der mittlere Hämoglobingehalt jedes einzelnen Erythrozyten (MCH) zu gering *(hypochrom)*. Eisenmangelanämien findet man:

- Bei vermehrtem Eisenverlust durch Blutungen (z. B. bei Frauen mit sehr starker Menstruationsblutung oder bei Sickerblutungen im Magen-Darm-Trakt)
- Bei erhöhtem Eisenbedarf (etwa während der Schwangerschaft), der nicht durch entsprechende Zufuhr ausgeglichen wird
- Bei eingeschränkter Eisenaufnahme, z. B. bei vegetarischer Ernährung, da Eisen aus Pflanzen deutlich schlechter aufgenommen wird als Eisen aus tierischer Kost.

Anämie der chronischen Erkrankung. Bei chronischen Entzündungen oder Tumorleiden kann das beim Erythrozytenabbau frei werdende Eisen vielfach nicht ausreichend wiederverwertet werden. Zusätzlich kann der Erythrozytenabbau gesteigert sein. Die hieraus resultierende Anämie heißt Anämie der chronischen Erkrankung. Diese Anämien können *hypo- oder normochrom* sowie *mikro- oder normozytär* sein.

Vitamin-B$_{12}$- und Folsäuremangelanämien. *Vitamin B$_{12}$* und *Folsäure* (▶ 18.8) spielen bei der DNA-Synthese und damit bei der Zellteilung eine wichtige Rolle. Ein Mangel an Vitamin B$_{12}$ oder Folsäure führt typischerweise zu einer *makrozytären* (MCV erhöht), *hyperchromen* (MCH erhöht) Anämie, d. h. die Zahl der Erythrozyten ist vermindert, aber die vorhandenen Erythrozyten sind im Mittel zu groß und enthalten zu viel Hämoglobin. Im Knochenmark sind abnorme Vorstufen der Erythropoese nachweisbar, die **Megaloblasten**. Ein Vitamin-B$_{12}$-Mangel kann u.a. durch Fehlen des zur Resorption notwendigen *Intrinsic-Faktors* (▶ 17.4.4) oder durch Fehlernährung (erhöhtes Risiko z. B. bei veganer Ernährung ohne jegliche tierische Produkte, ▶ 18.3) bedingt sein. Die Vitamin-B$_{12}$-Mangel-Anämie geht oft mit neurologischen Störungen einher (Lähmungen, Gefühlsstörungen).

Renale Anämie. Patienten mit chronischen Nierenerkrankungen (▶ 19.6.2) leiden fast immer an einer Anämie, weil ihre Nieren kaum noch Erythropoetin bilden. Die Erythrozyten haben normale MCH- und MCV-Werte *(normochrom, normozytär)*. Diese *renalen* (nierenbedingten) Anämien werden mit gentechnisch hergestelltem Erythropoetin behandelt.

Aplastische Anämie. Bei einer aplastischen Anämie ist die Teilung der Stammzellen im Knochenmark gestört, meist aus unklarer Ursache, seltener z. B. allergisch, toxisch oder infektiös. Aplastische Anämien gehen in der Regel mit normalen MCH- und MCV-Werten einher.

Abb. 12.11 – Tabelle:

Blutverlust	Verminderte Erythropoese		Gesteigerte Hämolyse
– OP – Unfall – Magengeschwür – Blasenkarzinome – Karzinome des Magen-Darm-Trakts – Geburt	Eisenmangel – zu häufige/starke Menstruationen – Schwangerschaft – gestörte Resorption im Darm – einseitige Ernährung	Eisenverwertungsstörung – Tumor – chronische Entzündung	– Erbkrankheiten (z. B. Kugelzellenanämie) – Infektionen – künstliche Herzklappen – Vergiftungen – allergische Reaktionen (z. B. auf Medikamente) – Autoimmunerkrankungen
	Vit.-B$_{12}$- oder Folsäuremangel	Erythropoetinmangel bei Niereninsuffizienz	
	Gestörte Zellbildung im Knochenmark		

Hämolytische Anämien

Gehen Erythrozyten massenweise vorzeitig zugrunde, mangelt es trotz gesteigerter Erythrozytenbildung immer mehr an funktionsfähigen Erythrozyten im Blut. Schwere **hämolytische Anämien** führen oft zur Gelbsucht (▶ 17.10.4), weil die Leber die vermehrt anfallenden Abbauprodukte des Hämoglobins nicht mehr ausscheiden kann. Mögliche Ursachen einer hämolytischen Anämie sind neben Erbkrankheiten (z. B. den Thalassämien, bei denen die Hämoglobinsynthese gestört ist) auch Infektionen (z. B. Malaria), Autoimmunerkrankungen und allergische Reaktionen auf Medikamente. Hämolytische Anämien sind *hypo- oder normochrom, mikro- oder normozytär*.

Blutungsanämien

Schließlich führt auch jeder 1–2 Liter übersteigende Blutverlust zu einer Anämie. Im Krankenhaus wird dies häufig *postoperativ* oder z. B. bei Patienten mit starken Blutungen im Verdauungskanal (Geschwüre, Tumoren, Divertikel, ▶ 17.8) beobachtet. Blutungsanämien sind normochrom und normozytär.

12.2.7 Polyglobulie

Der Anteil der Erythrozyten am Gesamtblutvolumen hat großen Einfluss auf die Zähigkeit (Viskosität) und damit auf die Fließeigenschaften des Blutes. Dickt das Blut durch ein „Zuviel" an Erythrozyten (**Polyglobulie**) ein, so werden Durchblutungsstörungen durch Verstopfungen der kleinsten Gefäße begünstigt. Durch solche *Mikrozirkulationsstörungen* kann z. B. ein Schlaganfall ausgelöst werden (▶ 8.12).
Häufige Ursache einer Erythrozytenvermehrung ist eine unzureichende Versorgung mit Sauerstoff durch schlechte Lungenfunktion oder, physiologisch, der Aufenthalt in großer Höhe – der Mediziner spricht von einer **sekundären Polyglobulie**. Hingegen handelt es sich bei der **Polycythaemia vera** um eine **primäre Polyglobulie** ohne andere Grunderkrankung: Hier ist das blutbildende Knochenmark selbst bösartig verändert.

12.3 Leukozyten

Die *weißen Blutkörperchen* oder **Leukozyten** (kurz *Leukos*) verdanken ihren Namen der weißlichen Farbe, die sie im ungefärbten Blutausstrich besitzen. Sie sind nach der Zentrifugation des Blutes als weißliche schmale Schicht (**buffy coat**) oberhalb der Erythrozyten zu sehen (▶ Abb. 12.10). Die Leukozyten stellen keine einheitliche Zellgruppe dar (▶ 12.1.2). Sie sind aber alle *kernhaltig* und *beweglich* sowie an der Abwehr von Fremdstoffen und Krankheitserregern (▶ Tab. 13.2) und beim Entzündungsprozess (▶ 3.5) beteiligt.
Die Gesamt-Leukozytenkonzentration im Blut beträgt normalerweise 4–9 pro Nanoliter (nl) bzw. 4 000–9 000 pro Mikroliter (μl). Allerdings steckt noch die vielfache Menge außerhalb des Blutgefäßsystems im Knochenmark und in den Geweben: Nur knapp 10 % der im Körper vorhandenen Leukozyten zirkulieren im Blut. Das Blutgefäßsystem stellt für die Leukozyten nur einen Transportweg dar, um von den Bildungsstätten an ihren Einsatzort in den Geweben zu kommen, wo sie ihre Aufgaben im Rahmen der Immunabwehr erfüllen.
Von den drei Hauptgruppen der Leukozyten, den *Granulozyten*, den *Monozyten* und den *Lymphozyten*, sind die Granulozyten im Blut zahlenmäßig mit etwa 60 % am stärksten vertreten (▶ Abb. 12.12).

12.3.1 Granulozyten

Die **Granulozyten**, so genannt wegen der *Granula* (Körnchen), die sie im Mikroskop nach dem Anfärben in ihrem Zytoplasma zeigen, sind mit einem Zelldurchmesser von 10–17 μm deutlich größer als die Erythrozyten (▶ Abb. 12.14). Je nach Anfärbbarkeit der Granula werden folgende Untergruppen differenziert:

Neutrophile Granulozyten

Die **neutrophilen Granulozyten**, mit ca. 95 % der überwiegende Teil der Granulozyten, haben ganz feine, nur schwach anfärbbare Granula. Sie halten sich nach ihrer Reifung im Knochenmark nur 6–8 Stunden im Blut auf, bevor sie zu ihren Einsatzorten, den Geweben und hier insbesondere den Schleimhäuten, auswandern. Dort können sie Bakterien, aber auch tote körpereigene Zellen im Rahmen der unspezifischen Abwehr phagozytieren („auffressen", ▶ Abb. 2.19, ▶ 13.2.2). Danach sterben sie selbst ab, und es entsteht ein Gemisch aus Granulozytenresten und anderen Gewebstrümmern, der **Eiter** (*Pus*, ▶ 3.5.6).

Eosinophile Granulozyten

Rund 3 % aller Granulozyten weisen *eosinophile* – d.h. durch den *roten* Farbstoff *Eosin* anfärbbare – Granula im Zytoplasma auf. Diese **eosinophilen Granulozyten** spielen bei der Abwehr von Parasiten und bei allergischen Reaktionen eine Rolle.

Basophile Granulozyten

Nur maximal 2 % der Granulozyten zeigen im Zytoplasma **basophile**, d.h. blau anfärbbare Granula, die u.a. Heparin (▶ 12.5.8) und Histamin (▶ 13.7.1) enthalten. Sie vermitteln zusammen mit den eosinophilen Granulozyten allergische Reaktionen vom Soforttyp (▶ 13.7.1), wobei die in den Granula enthaltenen Stoffe freigesetzt werden.
Die **Gewebs-Mastzellen** sind den basophilen Granulozyten sehr ähnlich und enthalten ebenfalls basophile Granula. Sie können wie die basophilen Granulozyten die Blutbahn verlassen und nehmen an lokalen allergischen Reaktionen teil.

12.3.2 Monozyten

Monozyten sind mit einem Durchmesser von 12–20 μm die größten Zellen im Blut. Sie besitzen einen großen, meist hufeisenförmig gebuchteten oder gelappten Kern, der sich in einem bläulichen Zytoplasma befindet. Monozyten verweilen nur 1–2 Tage im Blutgefäßsystem und wandern danach in verschiedene Organe, wo sie sich in ortsständige **Makrophagen** umwandeln. Makrophagen phagozytieren, wie der Name schon sagt, Mikroorganismen; außerdem gehören sie zu den antigenpräsentierenden Zellen (▶ Tab. 13.2).

12.3.3 Lymphozyten

Die **Lymphozyten**, die rund ein Drittel der Blutleukozyten ausmachen, sind kleine Zellen mit einem Durchmesser von 7–12 μm. Sie besitzen einen bläulich anfärbbaren, runden Kern. Lymphozyten werden in Knochenmark, Lymphknoten, Thymus und Milz gebildet. Nur etwa 4 % der Lymphozyten befinden sich im Blut, 70 % in den Organen des lymphatischen Systems (▶ 12.6), 10 % im Knochenmark und der Rest in anderen Organen. Neben kurzlebigen Lymphozyten, die nach ca. acht Tagen absterben, gibt es auch sehr langlebige Lymphozyten.
Entsprechend dem Ort ihrer Prägung (▶ 13.4) unterscheidet man **T-Lymphozyten** (Prägung im Thymus) und **B-Lymphozyten,** die bei Vögeln in der *Bursa Fabricii*, beim Menschen im Knochenmark (Merkhilfe: *bone marrow*) geprägt werden. B- und T-Lymphozyten haben Schlüsselfunktionen bei der spezifischen Abwehr (▶ 13.4). Die

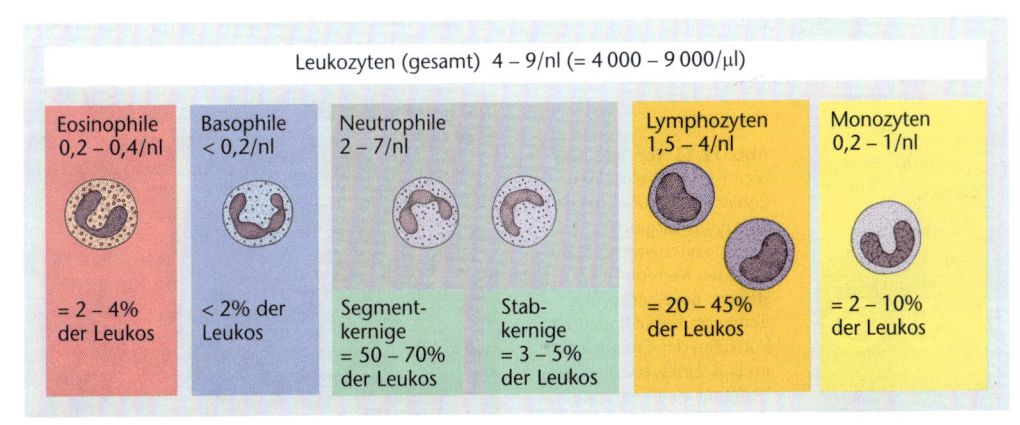

Eosinophile 0,2 – 0,4/nl	Basophile < 0,2/nl	Neutrophile 2 – 7/nl		Lymphozyten 1,5 – 4/nl	Monozyten 0,2 – 1/nl
= 2 – 4% der Leukos	< 2% der Leukos	Segmentkernige = 50 – 70% der Leukos	Stabkernige = 3 – 5% der Leukos	= 20 – 45% der Leukos	= 2 – 10% der Leukos

Abb. 12.12 Unterteilung (Differenzierung) der Leukozyten in die unterschiedlichen Zellarten mit Angaben der Werte beim Gesunden.

T-Lymphozyten werden dabei nochmals in drei Untergruppen aufgeteilt (**T-Helferzellen, zytotoxische T-Zellen** und **T-Zell-Gedächtnis** ▶ 13.4.1). Die B-Lymphozyten können sich zu **Plasmazellen** weiterentwickeln, welche **Antikörper** produzieren, d.h. genau passende Abwehrstoffe (Proteine) gegen Fremdstoffe und Krankheitserreger (▶ 13.4). Zu den Lymphozyten gehören außerdem die **natürlichen Killerzellen** (▶ 13.2.3).

12.3.4 Bildung der weißen Blutkörperchen (Leukopoese)

Sollen aus einer Stammzelle Leukozyten entstehen, so differenziert sie sich zunächst zum *Monoblasten, Lymphoblasten* oder *Myeloblasten*, aus denen die Hauptzelllinien der weißen Blutkörperchen hervorgehen (▶ Abb. 12.13):

- Aus den **Monoblasten** entstehen über mehrere Zellteilungsschritte die **Promonozyten**, die sich dann zu den **Monozyten** entwickeln
- Die **Lymphoblasten** durchlaufen zunächst das **Prolymphozytenstadium**, bevor sie sich zu den verschiedenen **Lymphozyten** differenzieren. Dabei müssen sie noch ein Prägungsstadium im Knochenmark oder Thymus durchlaufen
- Aus den **Myeloblasten** entstehen die **Granulozyten**. Die Myeloblasten besitzen einen großen, runden Zellkern, der mehrere Nukleoli enthält (▶ 2.5.1). Zunächst entstehen aus ihnen die **Promyelozyten** mit typischen eosinophilen Granula. Auf dieser Stufe hat sich der Stammbaum bereits in drei Linien aufgeteilt (eosinophile, basophile und neutrophile), die sich aber lichtmikroskopisch noch nicht voneinander unterscheiden. Erst bei der nächsten Entwicklungsstufe – den **Myelozyten** – treten die namengebenden eosinophilen, basophilen oder neutrophilen Granula auf. Im Laufe der Entwicklung vom Myelozyten zum **Metamyelozyten** werden Zellkern und Zellkörper kleiner und dichter. Die Metamyelozyten sind nicht mehr zur Zellteilung befähigt. Während sich die Granulozytenreihe bis dorthin durch *Zellteilung* weiterentwickelt hat, spricht man nun von der abschließenden *Zellreifung*. Aus den Metamyelozyten reifen die **stabkernigen Granulozyten**, die aktiv ins Blut einwandern. Als letzter Reifungsschritt schnürt sich der Zellkern an mehreren Stellen ein, wodurch die **segmentkernigen Granulozyten** entstehen.

Findet man im Blutausstrich vermehrt stabkernige, also „jugendliche" Granulozyten, so spricht der Kliniker von einer *Linksverschiebung*, weil sich das Mengenverhältnis der verschiedenen Entwicklungsstadien zu den unreifen Formen hin verschiebt („Gipfelverschiebung" nach links: ▶ Abb. 12.13). Sie weist auf eine akute Infektion hin, in deren Verlauf das Knochenmark kurzfristig vermehrt Granulozyten ins Blut ausschüttet, um die körpereigene Abwehr zu verstärken. Findet man dagegen ausschließlich segmentierte oder gar *übersegmentierte* (= überalterte) Granulozyten (*Rechtsverschiebung*, ▶ Abb. 12.14), deutet dies auf eine Störung der Leukopoese im Knochenmark hin, wie sie z.B. bei Vitamin-B$_{12}$-Mangel-Anämie (▶ 12.2.6) auftritt.

12.3.5 Weißes Blutbild

Die Konzentrationsbestimmung der einzelnen weißen Blutzellarten gibt oft entscheidende Hinweise auf Erkrankungen.

- **Leukozytenkonzentration (Leukos):** Gesamtzahl aller weißen Blutkörperchen pro Volumeneinheit Blut. Normal 4–9/nl ≙ 4 000–9 000/µl. Insbesondere bei zu niedriger (**Leukopenie**) oder zu hoher (**Leukozytose**) Leukozytenkonzentration liefert das **Differentialblutbild** detaillierte Informationen über das zahlenmäßige Verhältnis der einzelnen weißen Blutzellarten:
- **Lymphozyten:** Normal 1,5–4/nl ≙ 20–45 % der Leukos; erhöhte Konzentration *(Lymphozytose)* z.B. bei Keuchhusten, Tuberkulose und vielen Virusinfektionen sowie einigen Tumoren; erniedrigte Zahl *(Lymphopenie)* z.B. bei malignen Lymphomen (▶ 12.6.6), HIV-Infektion (▶ 13.10.5) und immunsuppressiver Therapie
- **Neutrophile Granulozyten:** Normal 2–7/nl ≙ 50–70 % der Leukos; erhöhte Konzentration bei allen bakteriellen Infektionen sowie vielen nicht-infektiösen Entzündungen (z.B. rheumatoide Arthritis)
- **Eosinophile Granulozyten:** Normal 0,2–0,4/nl ≙ 2–4 % der Leukos; erhöhte Konzentration *(Eosinophilie)* bei allergischen, parasitären und einigen Autoimmunerkrankungen
- **Basophile Granulozyten:** Normal 0,2/nl ≙ 2 % der Leukos; erhöhte Konzentration bei vielen chronischen Erkrankungen
- **Monozyten:** Normal 0,2–1/nl ≙ 2–10 % der Leukos; erhöhte Konzentration unter anderem bei vielen chronischen Infektionen und Entzündungen sowie bei akuten Infektionen in der Heilungsphase und bei Tumoren.

Das Differentialblutbild wird häufig durch weitere Bluttests ergänzt:

- Das in der Leber gebildete **CRP** (*C-reaktives Protein*) gehört zu den *Akute-Phase-Proteinen* (▶ 3.5.4) und ist heute der wichtigste Parameter in der Entzündungsdiagnostik. Es kann zwar nur im Labor bestimmt werden, ist aber wenig störanfällig und reagiert sehr schnell und empfindlich auf eine Entzündung im Körper. Normal 0,8–8 mg/l Serum
- Als Suchtest v.a. auf Entzündungen geeignet ist auch die Bestimmung der *Blutkörperchensenkungsgeschwindigkeit* (**BSG**, *BKS*): Man befüllt eine Spezialpipette mit Blut und liest nach einer Stunde ab, um wie viele Millimeter sich die festen Blutbestandteile abgesenkt haben. Normalwert: 10–20 mm/Std. bei Frauen und 5–10 mm/Std. bei Männern. Sie ist allerdings unspezifisch (als Ursache sind viele Erkrankungen möglich), wenig empfindlich (viele Erkrankungen führen nicht zu einer Erhöhung der BSG) und reagiert bei Entzündungen viel langsamer als das CRP.

12.3.6 Leukämien

> **Leukämien**
>
> Leukämien entstehen durch unkontrollierte Vermehrung von unreifen Stammzellen der Leukopoese.

Je nachdem, ob es sich um eine Entartung der Granulozytenreihe oder der Lymphozytenreihe

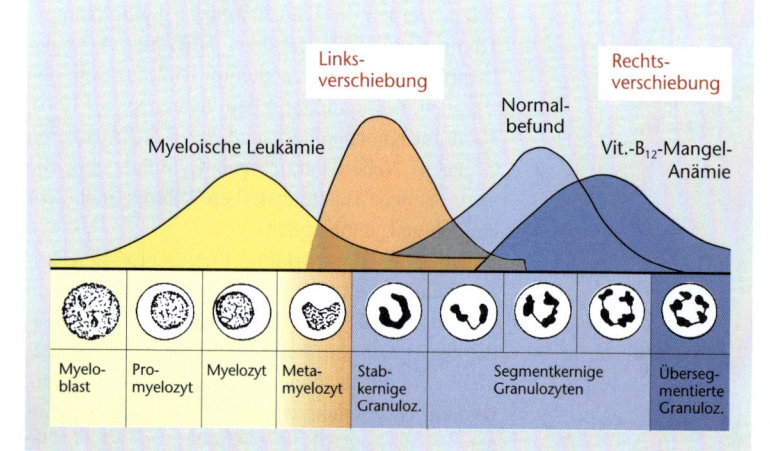

Abb. 12.13 Von links nach rechts sind die einzelnen Entwicklungsstufen der Granulozyten dargestellt. Das Granulozytenalter wird anhand der Kernform bestimmt. Bei einer myeloischen Leukämie findet man Vorstufen der Granulozyten im Blut. Linksverschiebung bedeutet einen erhöhten Anteil jüngerer, Rechtsverschiebung ein Mehr an älteren Granulozyten.

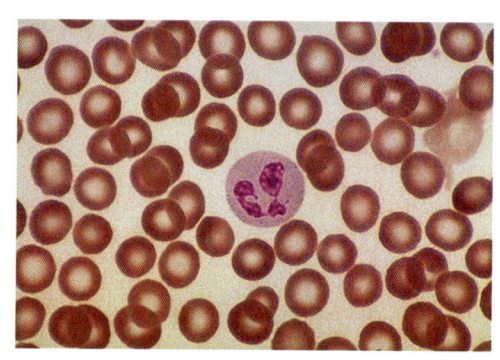

Abb. 12.14 Übersegmentierter Granulozyt im Blutbild, umgeben von Erythrozyten. [M172]

handelt, spricht man von einer *myeloischen* bzw. *lymphatischen* Leukämie. Von beiden gibt es jeweils eine *akute* und eine *chronische* Form. Man unterscheidet demnach die *akute myeloische Leukämie* (**AML**), die *akute lymphatische Leukämie* (**ALL**), die *chronische myeloische Leukämie* (**CML**) und die *chronische lymphatische Leukämie* (**CLL**).

Als Folge der ungehemmten Vermehrung bestimmter Reifungsstufen der Leukozyten im Knochenmark kommt es zur Verdrängung aller normalen Zellreifungsreihen. Die Patienten leiden deshalb zum einen oft unter *Anämie* und/oder *Blutungsneigung* aufgrund eines Erythrozyten- bzw. Thrombozytenmangels, zum anderen wegen der defekten weißen Blutkörperchen unter *Abwehrschwäche* und *Infektionsanfälligkeit*. Häufig beginnen die akuten Leukämien rasch, die chronischen Leukämien eher schleichend. Diagnostisch entscheidend sind Blutbild und Knochenmarkausstrich.

Unbehandelt führen akute Leukämien innerhalb von wenigen Wochen bis Monaten zum Tod. Sie werden mit *Zytostatika* (▶ 3.7.6) behandelt, anfänglich sehr intensiv, später schonender. Hierunter hat sich die Heilungschance bei der ALL, die hauptsächlich bei Kindern auftritt, wesentlich verbessert (Heilungsrate um 80 %). Die AML hingegen rezidiviert häufig, weshalb möglichst eine Blutstammzelltransplantation durchgeführt wird (▶ 12.1.3).

Die CML (Überleben ohne Behandlung meist 3–5 Jahre) kann heute durch rechtzeitige Gabe von *Kinase-Inhibitoren* (▶ 3.7.6) bei ca. 90 % der Betroffenen jahrelang in Schach gehalten, allerdings nicht geheilt werden. Die CLL verläuft sehr langsam, behandelt wird erst bei Beschwerden. Der Stellenwert *monoklonaler Antikörper* in der Therapie ist derzeit Gegenstand von Studien (▶ 3.7.6).

Pflege bei Abwehrschwäche

Die bei einer **Chemotherapie** oder vor Knochenmark- bzw. Stammzelltransplantation verwendeten *Zytostatika* (▶ 3.7.6) schädigen nicht nur die entarteten weißen Blutzellen, sondern *alle* sich häufig teilenden Körperzellen, z. B. Haarwurzelzellen, Schleimhautzellen und Vorläuferzellen der Blutkörperchen. Folgen der Thrombo- und Granulozytopenie sind Blutungsneigung und Abwehrschwäche. Vor einer Infektion schützen:
- Unterbringung des Patienten in einem Einzelzimmer
- Vor Betreten des Zimmers Händedesinfektion, Anlegen von Mundschutz und Schutzkittel
- Tägliches Waschen mit desinfizierenden Substanzen, täglicher kompletter Wäschewechsel, mehrfach täglich Mundspülungen mit gegen Pilze wirksamen Substanzen
- Tägliche Wischdesinfektion aller Kontaktflächen (Nachttisch, Boden usw.), Verbot von Blumen und Topfpflanzen
- Verwendung nur desinfizierter Untersuchungsgegenstände (z. B. Fieberthermometer)
- Keimarme Nahrung, also keine häufig bakteriell kontaminierten Lebensmittel wie z. B. Salate, Rohkost und Eierspeisen
- Beschränkung der Besucherzahl.

12.4 Blutgruppen

Mischt man Blut von verschiedenen Blutspendern, so kommt es oft zu einer **Agglutination** *(Verklumpung)*. Offensichtlich gibt es verschiedene „Blutsorten", die sich teilweise nicht miteinander vertragen.

12.4.1 Blutgruppensysteme

AB0-System

Schon 1901 entdeckte Karl Landsteiner die Ursache hierfür: Jeder Mensch besitzt phänotypisch eine der **vier Blutgruppen A, B, AB** und **0** (sprich: Null, ▶ Abb. 12.15). Diese Blutgruppennamen bezeichnen bestimmte Strukturmerkmale auf der Oberfläche der Erythrozyten, die nach festen Regeln vererbt werden (▶ 2.13.2) und zeitlebens bestehen bleiben. Diese Strukturmerkmale rufen (bei anderen Individuen) Reaktionen des Immunsystems (Abwehrsystems) hervor, sind also **Antigene** (▶ 13.1.1).

Wie kommt es zur Agglutination?

Im Blutplasma des Menschen mit den Blutgruppen A, B und 0 befinden sich Proteine (*Antikörper*, ▶ 13.4.3), die sich an die auf den Erythrozytenoberflächen der jeweils anderen Blutgruppen vorhandenen Antigene binden. So enthält Plasma der Blutgruppe A Antikörper gegen Erythrozyten der Blutgruppe B (kurz **Anti-B**) und umgekehrt. Plasma der Blutgruppe 0 enthält Antikörper gegen die Blutgruppen A, B und AB (also **Anti-A** *und* **Anti-B**). Nur Plasma der Blutgruppe AB ist frei von solchen Antikörpern. Diese AB0-Antikörper werden in den ersten Lebensmonaten nach Kontakt mit bestimmten Darmbakterien gebildet, die zufällig die gleichen Antigene A und B tragen wie die Erythrozyten *(reguläre Antikörper)*. Es werden jedoch immer nur Antikörper gegen diejenigen Antigene produziert, die nicht auf den eigenen Erythrozyten vorhanden sind.

Die Antikörper im AB0-System können aufgrund ihres Aufbaus (IgM-Antikörper, ▶ 13.4.3) die Erythrozyten miteinander vernetzen, so dass sich diese zusammenballen und das Blut verklumpt (▶ Abb. 13.8). Daher heißen die AB0-Antikörper auch **(Häm-)Agglutinine.**

Diese Agglutinationsreaktion macht man sich laborchemisch zunutze: Vermischt man Erythrozyten mit Anti-A- und Anti-B-Prüfserum, lässt sich so die AB0-Blutgruppe genau bestimmen (▶ Abb. 12.16).

Rhesussystem

Neben den AB0-Eigenschaften der Erythrozyten gibt es noch viele andere **Blutgruppensysteme**, also Antigenmuster auf Blutkörperchen. Klinisch besonders bedeutsam ist davon das **Rhesus-System**. Es umfasst mehrere Blutgruppenantigene (C, c, D, E, e), wobei das **Antigen D** das reaktionsstärkste ist. 86 % der Bevölkerung haben das D-Antigen – sie sind *Rhesus-positiv (Rh+)*. 14 % besitzen dagegen kein D-Antigen – sie sind *Rhesus-negativ (Rh–)*. Gekennzeichnet wird Rh– auch durch den Buchstaben d, der nur das Fehlen von D anzeigen soll und nicht für ein eigenes Merkmal „d" steht.

Insbesondere folgende drei Unterschiede zwischen AB0- und Rhesussystem sind von klinischer Bedeutung:
- Die Antikörper des Rhesussystems sind *irreguläre Antikörper*, d.h. sie werden erst *nach* Kontakt mit „falschen" Erythrozyten gebildet
- Die Antikörper des Rhesus-Systems sind vom Typ IgG (▶ 13.4.3, ▶ 13.4.4). Sie können Zellen nicht direkt verklumpen, diese aber über Mechanismen wie die Aktivierung des *Komplementsystems* (▶ 13.2.4) auflösen *(lysieren)*
- Die Rhesus-Antikörper sind im Gegensatz zu denen des AB0-Systems plazentagängig (▶ 13.4.3, ▶ 21.3).

Rhesusunverträglichkeit

Erhalten Rhesus-negative Patienten eine Bluttransfusion mit Rhesus-positivem Blut, so bilden sie *Anti-D-Antikörper*. Wird ihnen nach dieser *Sensibilisierung* später im Leben erneut Rhesus-positives Blut transfundiert, kann es durch Antigen-Antikörper-Reaktionen zu Krankheitserscheinungen kommen, die meist aber nicht so stark ausgeprägt sind wie bei einer AB0-Unverträglichkeit. Hingegen ist bei der Transfusion AB0-fremden Blutes bereits die Ersttransfusion gefährlich.

Kell-System

Das dritte Blutgruppensystem mit hoher *Antigenität (Immunogenität)* ist das **Kell-System** *(Kell-Cellano-System)*. Die wichtigen Antigene dabei sind K und k (kodominanter Erbgang ▶ 2.13.1).

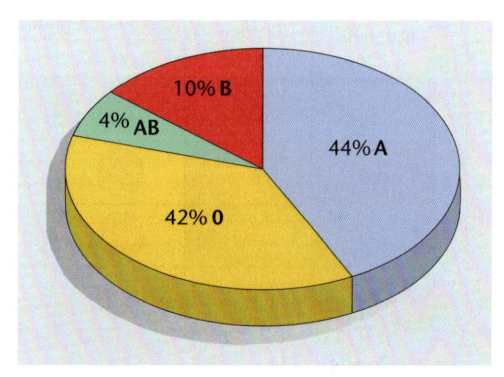

Abb. 12.15 Häufigkeitsverteilung der vier Blutgruppen in der deutschen Bevölkerung.

(44% A, 42% 0, 10% B, 4% AB)

92 % der deutschen Bevölkerung tragen die Anlage kk, 7,98 % Kk und 0,02 % KK. Um eine Sensibilisierung zu verhindern, sollte nur Kell-verträglich transfundiert werden, v.a. muss eine Immunisierung von Schwangeren und Hochrisikopatienten verhindert werden. Problematisch ist dabei in erster Linie die Versorgung mit KK-Blut.

Morbus haemolyticus neonatorum

Bei jeder Geburt (aber auch oft bei Fehlgeburten und allen Eingriffen in der Gebärmutter während der Schwangerschaft) gelangen kleine Mengen kindlichen Blutes in den mütterlichen Kreislauf. Ist die Mutter Rhesus-negativ, das Kind jedoch Rhesus-positiv, lösen die kindlichen Erythrozyten bei der Mutter eine Anti-D-Antikörperbildung aus. Wird die Mutter erneut mit einem Rhesus-positiven Kind schwanger, so greifen die plazentagängigen Rhesus-Antikörper der Mutter die kindlichen Erythrozyten im Mutterleib an. Zahlreiche Erythrozyten hämolysieren, es kommt beim Kind schon vor der Geburt zu Anämie, Gelbsucht (durch die Blutabbauprodukte ▶ 17.10.4) und schweren Ödemen (▶ 15.1.6). Dieser Symptomenkomplex wird als **Morbus haemolyticus neonatorum** bezeichnet und kann zum Tod des Kindes führen.

Die Bildung von Anti-D-Antikörpern bei der Mutter kann durch eine Injektion von Anti-D-Immunglobulin etwa in der 28. Schwangerschaftswoche (wegen der Plazentagängigkeit ist nur eine geringe Menge erlaubt) und sofort nach der Entbindung des ersten Rhesus-positiven Kindes verhindert werden. Die übergetretenen Antigene, die sich auf der Membranoberfläche der kindlichen Erythrozyten befinden, werden nun sofort durch die zugeführten Antikörper abgefangen. Dadurch kommt die mütterliche Antikörperbildung gar nicht erst in Gang. Diese **Rhesusprophylaxe** *(Anti-D-Prophylaxe)* erfolgt auch nach einer Fehlgeburt, einem Schwangerschaftsabbruch, einer Fruchtwasseruntersuchung und bei Blutungen in der Schwangerschaft.

12.4.2 Blutspende, Blutprodukte und Bluttransfusionen

Viele, gerade auch lebensbedrohliche Krankheitszustände gehen mit einem Mangel an Blutbestandteilen einher. Die *Substitution* (Ersatz) von **Blutprodukten** (labormedizinisch aufbereitete Blutbestandteile) ist deshalb häufig lebensrettend.

In Deutschland werden täglich ca. 15 000 Blutspenden benötigt. Spenden können gesunde Erwachsene im Alter von 18–68 Jahren, bei älteren Spendern oder Erstspendern über 60 Jahren entscheidet ein Arzt. Nach vorheriger Befragung und Untersuchung auf Spendetauglichkeit werden ca. 0,5 l Blut (Vollblut) aus einer Armvene entnommen, in einem Beutel konserviert und anschließend in verschiedene Fraktionen aufgeteilt (▶ Abb. 12.17). Der Blutvolumenverlust wird in ca. 2 Stunden durch Flüssigkeitsumverteilung im Körper ersetzt, der gesamte Volumenverlust ist bei ausreichendem Trinken nach einem Tag wieder ausgeglichen. Die Nachbildung der Erythrozyten beansprucht allerdings 2–3 Wochen, die Wiederauffüllung der Eisenspeicher (mit dem Hämoglobin geht Eisen verloren) sogar noch länger: bei ausgewogener Kost ca. 2 Monate bei Männern und 3 Monate bei Frauen. Deshalb dürfen in Deutschland Männer maximal 6-, Frauen maximal 4-mal pro Jahr Blut spenden (in der Schweiz 4- bzw. 3-mal). Vor jeder Spende wird überprüft, ob die Hämoglobinkonzentration des Blutes im Normalbereich (▶ 12.2.5) liegt.

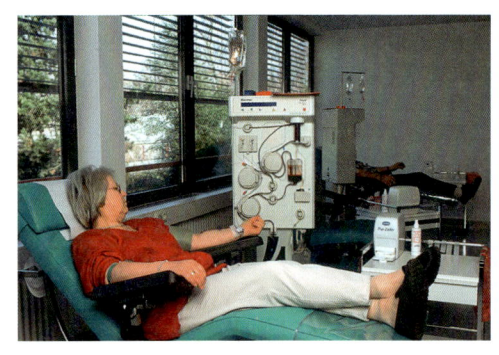

Abb. 12.17 Eine Frau bei der Blutspende. Da zurzeit nur ca. 2,5 % der generell für Blutspenden in Frage Kommenden Blut spenden, kann es insbesondere in Ferienzeiten zu Versorgungsengpässen kommen. [W157]

Übersicht Blutprodukte

- **Erythrozytenkonzentrate** *(EKs):* Gewonnen aus Vollblut, das mittels spezieller Maschinen (Separatoren) in seine Einzelbestandteile aufgetrennt und weiterverarbeitet wird. EKs sind bei 4 °C 5–7 Wochen lagerungsfähig. Indikationen: Routinetransfusion bei akutem Blutverlust, z. B. während oder nach größeren Operationen.
- Die **Eigenbluttransfusion** ist bei planbaren operativen Eingriffen Alternative zur üblichen Bluttransfusion ohne Infektionsrisiko. Werden z. B. zwei Ery-Konzentrate benötigt, spendet der Patient etwa 1 und 2 Wochen vor der geplanten Operation je ca. 300 ml Blut, das dann während der OP zur Verfügung steht.
- **Thrombozytenkonzentrate** *(TKs):* Aus einer Vollblutspende isolierte Thrombozyten eines einzelnen oder mehrerer Spender. Indikation: schwerer Thrombozytenmangel
- **Fresh Frozen Plasma** *(FFP):* Schockgefrorenes, zellarmes Plasma, bei – 30 °C ein Jahr haltbar. Indikationen: bei Gerinnungsstörungen, v.a. bei komplexem Gerinnungsfaktormangel (z. B. bei Lebererkrankungen, Verbrauchskoagulopathie)
- **Humanalbumin:** Lösung aus menschlichem Albumin mit einem Eiweißanteil von 5–20 %. Indikation: Eiweißverluste, z. B. nach Verbrennungen
- **Immunglobuline:** Antikörperpräparate, die vor allem zum Schutz vor Infektionskrankheiten bei hohem Ansteckungsrisiko oder nach möglichem Erregerkontakt gegeben werden (▶ 13.6.3), z. B. im Rahmen der Tetanusprophylaxe nach Verletzung (Tetagam®).

Jede Übertragung von Blutprodukten birgt vor allem zwei Risiken:
- Das Risiko der Unverträglichkeitsreaktion – jede Bluttransfusion entspricht immunologisch gesehen einer Transplantation

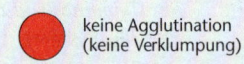

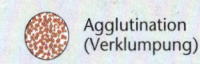

Abb. 12.16 Blutgruppenbestimmung im AB0-System. Links Reaktion der Erythrozyten mit den Testseren. Zur Sicherheit wird zusätzlich das Serum des Probanden mit Testerythrozyten vermischt. Die Ergebnisse müssen zueinander „passen".

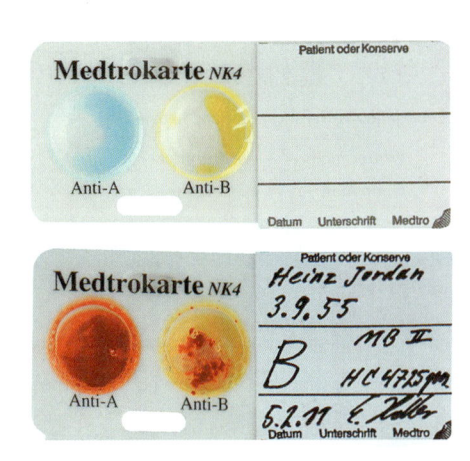

Abb. 12.18 Bedside-Test. Die vorbehandelten Prüfkärtchen enthalten in den Näpfchen Anti-A und Anti-B (oben). Nach dem Einbringen jeweils eines Tropfens Blut ist es hier zu einer Agglutination bei Anti-B, nicht aber bei Anti-A gekommen; der Patient hat also Blutgruppe B (unten). [V353]

› Das Risiko der Übertragung von Krankheitserregern, insbesondere von Viren, z. B. HIV, Hepatitis B, C.

Jede Blutkonserve wird deshalb auf AB0-, Rhesus- und Kell-Antigene, Antikörper A und B, irreguläre Antikörper (Antikörpersuchtest), Hepatitis, Lues und HIV untersucht. Der Zeitaufwand für alle Tests zusammen beträgt 6–8 Stunden. Unter der Voraussetzung einer sachgerechten Aufarbeitung, Austestung und Konservierung ist das Infektionsrisiko durch Blutkonserven in Deutschland heute fast vernachlässigbar.

Um Agglutinationsreaktionen und andere Unverträglichkeiten auszuschließen, sind vor einer Bluttransfusion **Kreuzproben** gesetzlich vorgeschrieben, die in der **Blutbank** – dem zentralen Krankenhausdepot für Blutprodukte – durchgeführt werden. Man unterscheidet den *Majortest*, bei dem Spendererythrozyten und Empfängerserum zusammengegeben werden, vom *Minortest*, der die Verträglichkeit der Empfängererythrozyten mit dem Spenderserum beurteilt und je nach Spendervortestung entfallen kann. Es darf nicht zu einer Antigen-Antikörper-Reaktion kommen.

Zur Vermeidung von Verwechslungen wird unmittelbar vor der Transfusion noch einmal am Krankenbett die Blutgruppe des Empfängers und meist auch der Konserven (**Bedside-Test,** *bedside* = Bettrand, ➤ Abb. 12.18) bestimmt.

Leichte Transfusionsreaktionen zeigen sich durch Unruhe, Kopfschmerzen, Schwindel, Übelkeit, Erbrechen, Fieber, Schüttelfrost und Juckreiz. Schwere Unverträglichkeiten, meist aufgrund einer Verwechslung der AB0-Gruppe, äußern sich zunächst durch Kreuzschmerzen und Hitzewallungen, Fieber, Schüttelfrost, Schock und Zeichen einer akuten Hämolyse mit nachfolgenden Herzrhythmusstörungen und Nierenversagen.

> **Aufbewahrungspflicht**
>
> Nach einer Transfusion muss der leere Konservenbeutel samt Infusionsbesteck noch für mindestens 24 Stunden im Kühlschrank aufbewahrt werden, damit im Falle von Unverträglichkeitsreaktionen Nachuntersuchungen des transfundierten Blutes möglich sind.

12.5 Blutstillung (Hämostase)

Nicht nur bei äußerlich sichtbaren Verletzungen ist die Intaktheit des Gefäßsystems gefährdet – ständig werden im Körper kleinste Gefäße undicht, so etwa bei Wachstumsprozessen, bei Entzündungen oder beim Stoß gegen einen harten Gegenstand. Da das arterielle Gefäßsystem unter Druck steht, könnte der Körper auch bei kleineren Gefäßverletzungen verbluten. Um dies zu verhindern, werden undichte Gefäße durch das **Blutstillungssystem** *von innen heraus* abgedichtet. Dabei greifen drei Reaktionsabläufe ineinander:
› Gefäßreaktion
› Thrombozytenadhäsion und -aggregation
› Blutgerinnung.

Gefäßreaktion und Thrombozytenadhäsion/-aggregation werden als **primäre Hämostase** bezeichnet, die Blutgerinnung als **sekundäre Hämostase.**

12.5.1 Thrombozyten

Eine entscheidende Rolle bei der primären Hämostase spielen die **Thrombozyten** *(Blutplättchen),* kernlose Scheibchen, die im Knochenmark gebildet und 1–2 Wochen später vor allem in Milz und Leber wieder abgebaut werden (➤ Abb. 12.19). Sie sind nur ca. 1–4 μm groß und 0,5 μm dick. Beim Gesunden findet man 150–400 Thrombozyten pro Nanoliter Blut.

Eine erhöhte Thrombozytenkonzentration (**Thrombozytose**) tritt beispielsweise bei Infektionen auf (**reaktive Thrombozytose**), aber auch als eigenständige (bösartige) Erkrankung (**essentielle Thrombozythämie**). Es kommt dadurch gehäuft zur Thrombenbildung (➤ 12.5.7). Bei einem Mangel an Thrombozyten (**Thrombozytopenie**) hingegen ist die Blutungsneigung erhöht (➤ 12.5.4).

12.5.2 Bildung der Thrombozyten (Thrombozytopoese)

Manche Stammzellen des Knochenmarks differenzieren sich zu **Megakaryoblasten.** Diese sind mit 25 μm Durchmesser sehr groß, besitzen einen runden Zellkern ohne Nukleoli und ein bläulich anfärbbares Zytoplasma. Hieraus entwickeln sich unter dem Einfluss des Hormons **Thrombopoetin** *(THPO)* über die **Promegaryozyten** die **Megakaryozyten,** auch *Knochenmarksriesenzellen* genannt. Sie sind mit einem Durchmesser zwischen 30 und 100 μm die größten Knochenmarkszellen. Durch Abschnürungen vom Zytoplasma eines Megakaryozyten entstehen etwa 4 000–5 000 **Thrombozyten.** Die Außenmembran der Thrombozyten leitet sich vom endoplasmatischen Retikulum der Megakaryozyten ab.

12.5.3 Gefäßreaktion

Unmittelbar nach einer Verletzung kommt es zur Verengung des verletzten Blutgefäßes *(Vasokonstriktion).* Dadurch fließt weniger Blut durch das betroffene Gebiet und der Blutverlust wird eingeschränkt. Das verletzte Gefäßendothel rollt sich zusammen und verklebt.

12.5.4 Thrombozytenfunktionen

Wird ein Gefäß verletzt, lagern sich mit Hilfe des aus Endothel und Thrombozyten freigesetzten **von-Willebrand-Faktors** *(vWF)* die Thrombozyten an die Bindegewebsfasern der Wundränder an (**Thrombozytenadhäsion**). Die Thrombozyten verformen sich und ballen sich zusammen (**Thrombozytenaggregation**), es entsteht ein **Thrombozytenpfropf** *(Thrombozytenthrombus),* der die Wunde, wenn sie nicht allzu groß ist, in 1–3 Minuten verschließt. Diese Zeit von der Verletzung bis zum Stillstand der Blutung heißt **Blutungszeit.**

Während der Aggregation setzen die Thrombozyten aus ihren Granula verschiedene Substanzen frei: **Thromboxan A$_2$** fördert die Vasokonstriktion des verletzten Gefäßes und die Zusammenballung der Thrombozyten, der **Thrombozytenfaktor 3** (kurz *TF 3,* auch *Plättchenfaktor 3*), ein Phospholipid der Thrombozytenmembran, spielt eine wichtige Rolle bei der Blutgerinnung (➤ 12.5.5).

Der Thrombus, der sich in der oben beschriebenen Weise langsam an den Wundrändern abscheidet, wird wegen seiner Farbe **weißer Abscheidungsthrombus** genannt. Im Gegensatz dazu bezeichnet man einen Thrombus, in dem sich zusätzlich Erythrozyten einlagern, als **roten Thrombus.**

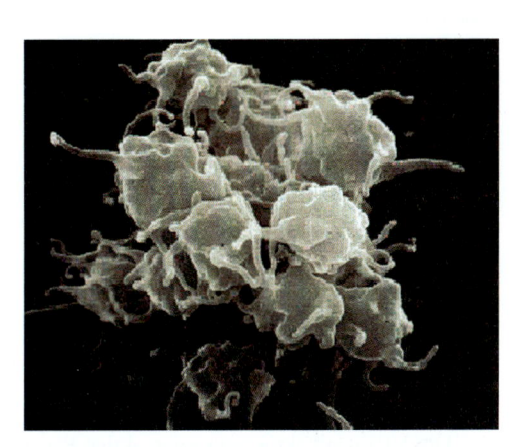

Abb. 12.19 Elektronenmikroskopische Aufnahme von aktivierten Thrombozyten (Blutplättchen). [E340]

Letzterer entsteht:
- In Form eines *roten Abscheidungsthrombus* als Produkt der späteren sekundären Hämostase oder
- In Form eines *Gerinnungsthrombus*, wenn die Gerinnung z. B. durch zu langsam fließendes Blut *(Stase)* ausgelöst wird und die Blutsäule im gesamten Gefäßquerschnitt „erstarrt" (▶ 12.5.7).

Hemmung der Thrombozytenaggregation

Zur Vorbeugung und Behandlung von Schlaganfällen (▶ 8.12), Herzinfarkten (▶ 14.7.3) und anderen Durchblutungsstörungen kann es sinnvoll sein, die Neigung der Thrombozyten zur Zusammenballung medikamentös herabzusetzen. Die seit langem als Schmerzmittel eingesetzte **Azetylsalizylsäure** (kurz ASS, z. B. Aspirin®) hemmt die Thrombozytenaggregation aufgrund einer Hemmung der Thromboxan-A_2-Bildung und eignet sich so zur Vorbeugung einer Thrombenbildung in den Arterien. Alternativ können Substanzen eingesetzt werden, welche die ADP-abhängige Thrombozyten*aktivierung* vermindern (wie Clopidogrel, z. B. Plavix®) oder den für die Aggregation wichtigen *GP-IIb/IIIa-Rezeptor* auf der Thrombozytenoberfläche blockieren (wie Eptifibatid, z. B. Integrilin®).

12.5.5 Blutgerinnung

Gefäßreaktion und Thrombozytenaggregation stoppen kleinere Blutungen zwar innerhalb weniger Minuten *vorläufig*, doch reichen sie allein für einen *dauerhaften* Blutungsstillstand nicht aus: Bereits nach wenigen Minuten nämlich beginnen sich die verengten Gefäße wieder zu erweitern, und ohne weitere Mechanismen könnte der Thrombozytenpfropf aufgelöst oder fortgespült werden – die Blutung würde wieder einsetzen. Praktisch gleichzeitig mit der Thrombozytenaggregation beginnt die **Blutgerinnung** *(plasmatische Gerinnung)* durch Bildung eines faserigen Netzes aus **Fibrin** um den Thrombozytenpfropf herum und unter Einschluss von Erythrozyten. Der **endgültige Thrombus** entsteht (▶ Abb. 12.20).
Damit es zur Fibrinbildung im Blut kommen kann, müssen zuvor viele *Gerinnungsfaktoren* einer nach dem anderen – im Sinne einer Kettenreaktion – aktiviert werden. Man bezeichnet diese Hintereinanderschaltung von Reaktionen als **Gerinnungskaskade**.

Gerinnungsfaktoren

Die **Gerinnungsfaktoren** sind Eiweißkörper im Blut, die, wenn sie aktiviert sind, wie Enzyme wirken, also bestimmte chemische Reaktionen beschleunigen. Traditionell bezeichnet man sie mit römischen Ziffern von I–XIII:
- Faktor I = Fibrinogen
- Faktor II = Prothrombin
- Faktor III = **Gewebsthrombokinase** *(Gewebsfaktor)*, Startpunkt des exogenen Gerinnungssystems
- Faktor IV = Kalzium
- **Faktor V** = *Proaccelerin*

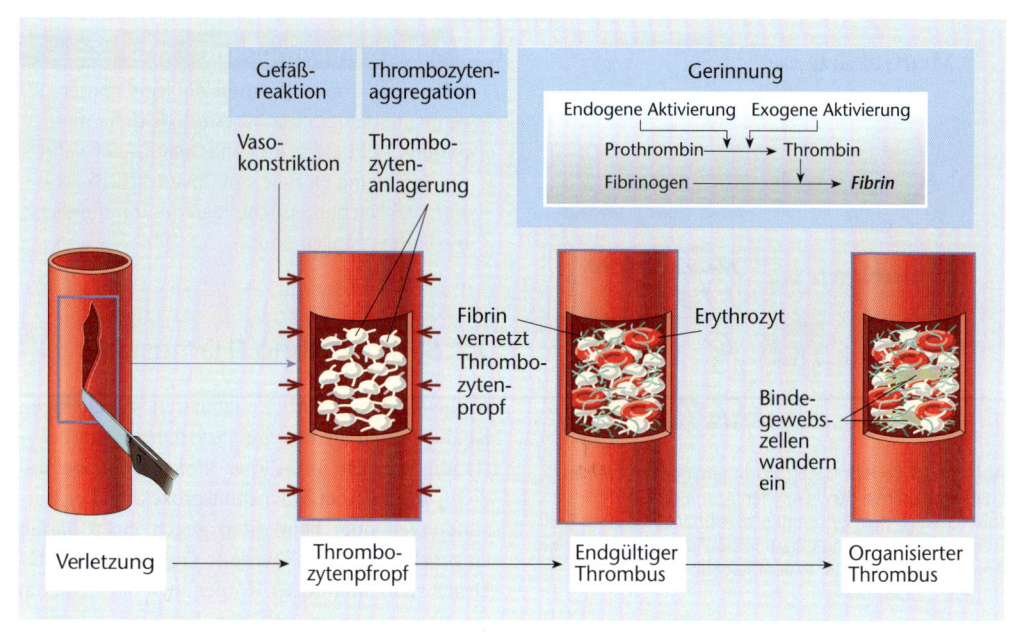

Abb. 12.20 Übersicht über die Blutstillung (Hämostase).

- Faktor VI entspricht aktiviertem Faktor V
- **Faktor VII** = *Proconvertin*
- **Faktor VIII** = *Hämophilie-A-Faktor (antihämophiles Globulin A)*
- **Faktor IX** = *Hämophilie-B-Faktor (Christmas-Faktor)*
- **Faktor X** = *Stuart-Prower-Faktor*
- **Faktor XI** = *Rosenthal-Faktor*
- **Faktor XII** = *Hageman-Faktor,* Startpunkt des endogenen Gerinnungssystems
- **Faktor XIII** = *fibrinstabilisierender Faktor*.

Gerinnungskaskade im Detail

Das Gerinnungssystem wird über zwei verschiedene Wege aktiviert:
- Das **exogene System** *(extrinsic system, extravaskulärer Weg)* wird bei größeren Gewebsverletzungen aktiviert, bei denen es zur Einblutung in das umliegende Gewebe kommt. Sobald Blut infolge einer Gefäßzerreißung in das Gewebe übertritt, wird der Gerinnungsfaktor III (Gewebsthrombokinase) freigesetzt. Gewebsthrombokinase aktiviert Faktor VII und setzt damit die Gerinnungskaskade sekundenschnell in Gang. Der aktivierte Faktor VII wandelt mit Hilfe von Kalzium Faktor X in seine aktive Form um (▶ Abb. 12.21)
- Ist der Gefäßschaden auf die Gefäßinnenhaut (Endothel) beschränkt, wird das exogene System nicht aktiviert. Hier startet die Gerinnung über das **endogene System** *(intrinsic system, intravaskulärer Weg)*. Die Gerinnung beginnt damit, dass sich Faktor XII durch Kontakt mit dem verletzten Endothel in seine aktive Form umwandelt *(Kontaktaktivierung)*, die dann Faktor XI und dieser wiederum Faktor IX aktiviert. Der aktivierte Faktor IX wandelt zusammen mit Faktor VIII den Faktor X in seine aktive Form um, wozu zusätzlich Kalzium-Ionen und der schon erwähnte Thrombozytenfaktor 3 (TF 3) aus den am verletzten Gefäß haftenden Thrombozyten gebraucht werden. Dass TF 3 nur an der verletzten Stelle vorhanden ist, trägt entscheidend dazu bei, dass die Gerinnung auf diesen Ort beschränkt bleibt. Die Gerinnungskaskade verläuft hier über mehr Schritte als beim exogenen Gerinnungssystem und benötigt deshalb mehr Zeit (ca. 1–6 min).

Endogenes und exogenes System kommen auf der Stufe der Faktor-X-Aktivierung zusammen. Die nun folgenden Schritte laufen gleich ab **(gemeinsame Endstrecke der Gerinnung)**: Faktor X führt zusammen mit Faktor V und Kalzium Prothrombin in aktives Thrombin über, welches dann Fibrinogen in Fibrin umwandelt. Der Fibrin stabilisierende **Faktor XIII** schützt den endgültigen Thrombozytenpfropf vor vorzeitiger Auflösung.

So vollständig getrennt, wie oben der besseren Anschaulichkeit halber dargestellt, sind exogenes und endogenes System allerdings nicht. Beispielsweise kann Faktor IX des endogenen Systems auch durch das exogene System aktiviert werden.

Schlüsselrolle des Kalziums

Kalzium nimmt nicht nur für die Thrombinbildung, sondern auch für mehrere andere Reaktionsschritte eine Schlüsselstellung ein.

Man kann deshalb Blut ungerinnbar machen, indem man durch Zusatz von Natriumzitrat oder EDTA die Kalzium-Ionen bindet. Dies ist wichtig für die Herstellung von Blutkonserven oder für die Konservierung von Proben vor Blutgerinnungstests.

Synthese der Gerinnungsfaktoren

Viele Gerinnungsfaktoren werden in der Leber synthetisiert. Deshalb können Lebererkrankungen zu einem Gerinnungsfaktormangel und dadurch zu Gerinnungsstörungen führen. Für die Bildung von Prothrombin (Faktor II) und die Gerinnungsfaktoren VII, IX und X benötigt die Leber **Vitamin K** (➤ 18.8). Da Vitamin K zu den fettlöslichen Vitaminen zählt, kann es von der Darmwand nur in Gegenwart von Fetten und Gallenflüssigkeit resorbiert werden. Hauptursachen eines Vitamin-K-Mangels sind Störungen der Fettresorption sowie lang andauernde Antibiotikatherapien, da sie die normale Darmflora abtöten können, welche einen Großteil des Vitamins K beisteuert.

Gerinnselretraktion und -organisation

Das Fibrinnetz zieht sich allmählich zusammen *(Retraktion)* und nähert dadurch die Wundränder einander an – die Wunde verkleinert sich. In das stabile, netzförmige Fibrin können nun Fibroblasten (Bindegewebszellen ➤ 3.5.5) einwachsen, den Thrombus bindegewebig umbauen (organisieren) und die Wunde endgültig verschließen. Eine **Narbe** entsteht.

Hemmstoffe der Gerinnungsfaktoren

So sinnvoll und notwendig die Gerinnung ist – überschießend oder am falschen Ort würde sie zu Gefäßverschlüssen mit unter Umständen lebensbedrohlichen Durchblutungsstörungen führen. Im Blut zirkulieren deshalb auch ständig Hemmstoffe der Gerinnungsfaktoren. Diese **Inhibitoren** sorgen (neben TF 3) u.a. dafür, dass die Blutgerinnung nur an der Verletzungsstelle erfolgt. Die wichtigsten Inhibitoren sind das *Antithrombin III* **(AT III)** sowie **Protein C** und **Protein S** (➤ Abb. 12.21). Ein Mangel an Inhibitoren kann Thrombosen verursachen (➤ 12.5.7).

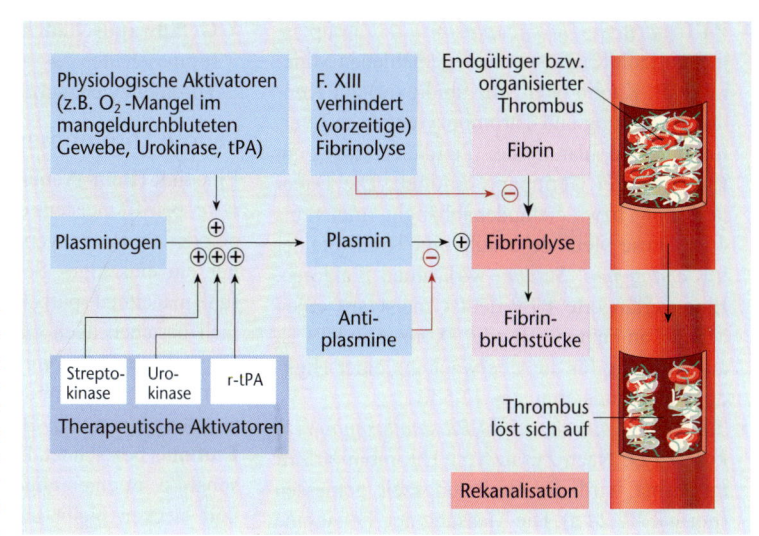

Abb. 12.22 Die Schritte der Fibrinolyse. Ins Blickfeld der modernen Medizin gerät immer mehr die therapeutische Aktivierung der Fibrinolyse, die die Chance zur Auflösung lebensbedrohlicher Gefäßverschlüsse eröffnet (z. B. beim Hirninfarkt).

Abschluss der Wundheilung und Fibrinolyse

Es wäre nicht sinnvoll, wenn das verletzte Gefäß dauerhaft verschlossen bliebe. Tage bis Wochen nach erfolgter Wundheilung werden deshalb in der Regel die Fibrinpfröpfe in mehreren Reaktionsschritten wieder abgebaut und damit die verschlossenen Blutgefäße wieder geöffnet *(rekanalisiert)*. Außerdem werden auch beim Gesunden ständig geringe Mengen Fibrin gebildet, die wieder aufgelöst werden müssen. Diese Reaktionskette, die zur Auflösung von Fibrin und damit von Thromben führt, heißt **Fibrinolyse** (*lysis* = Auflösung; ➤ Abb. 12.22).

Die Fibrinolyse wird durch das Enzym **Plasmin** in Gang gesetzt. Im Blut zirkuliert eine inaktive Vorstufe, das **Plasminogen**, das bei Bedarf durch Aktivatoren in das aktive Plasmin überführt wird. Zu den physiologischen Aktivatoren zählen z. B. die **Urokinase** *(uPA = urokinase plasminogen activator)* und der *Gewebsplasminogenaktivator* **(tPA = tissue plasminogen activator)**.

Im Gegensatz zur Fibrinbildung verläuft die Fibrinolyse zunächst sehr langsam, da sich der Körper nach einer Verletzung vor einer vorzeitigen Gerinnselauflösung schützen muss und deshalb Hemmstoffe der Fibrinolyse bildet, wie z. B. das α_2-**Antiplasmin**.

12.5.6 Gerinnungsdiagnostik

Zur Überprüfung des Gerinnungs- beziehungsweise Blutstillungssystems gibt es eine Reihe von Tests. Man benötigt dazu meist *Zitratblut*, also durch Zusatz von Natriumzitrat ungerinnbar gemachtes Blut. Die wichtigsten Tests sind:

› **Quick** *(Thromboplastinzeit, Prothrombinzeit)*: Zitratblut wird mit Gewebsthrombokinase und Kalzium vermischt, wodurch die Gerinnungskaskade in Gang gebracht wird. Die Dauer bis zum Einsetzen der Gerinnung ist vor allem abhängig von den Faktoren I, II, V, VII und X (➤ Abb. 12.21), d.h. der Quick-Test prüft in erster Linie das exogene System. Der Quick-Wert wird bezogen auf eine Standardzeit in Prozent angegeben; normal sind 70–120 %. Bei Gerinnungsstörungen oder bei der therapeutischen Antikoagulation (➤ 12.5.8) fällt der Quick-Wert ab

› **INR** *(International normalized ratio)*: Nachteil des Quick-Wertes ist, dass er stark vom verwendeten Reagens abhängt und die Werte unterschiedlicher Labors nicht miteinander verglichen werden können. Daher wird bei der Kontrolle einer Antikoagulation zunehmend die INR bestimmt, bei der diese Unterschiede durch einen entsprechenden Korrekturfaktor ausgeglichen werden. Der Normalwert ist 1,0, bei Gerinnungsstörung bzw. Antikoagulation wird er größer

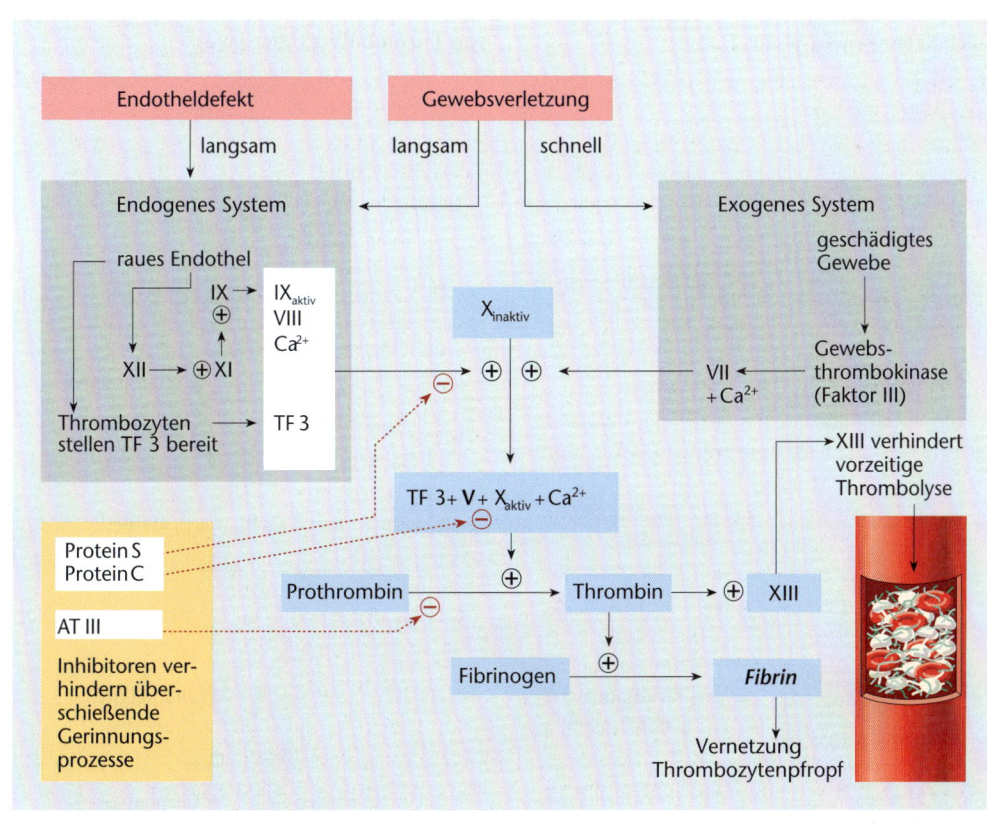

Abb. 12.21 Die Gerinnungskaskade.

- **PTT** (partielle Thromboplastinzeit): Zitratplasma wird mit Kalzium, einem gemahlenen Mineral (z.B. Kaolin oder Siliziumdioxid) zur Kontaktaktivierung und Thrombozytenfaktor 3 vermischt und dann die Zeitdauer bis zum Einsetzen der Gerinnung ermittelt. Die Dauer ist labor- bzw. methodenabhängig, meist bis 40 s. Diese Methode erlaubt eine Kontrolle der im *endogenen System* wirksamen Faktoren. Eine verlängerte PTT deutet meist auf einen Mangel an Faktor VIII oder IX hin. Die PTT ist auch wichtig für die Überwachung einer High-dose-Heparinisierung (▶ 12.5.8)
- **TZ** (*Thrombinzeit*, auch *Plasmathrombinzeit*, kurz *PTZ*): Nach Zusatz von Thrombin zu Zitratplasma wird die Gerinnungszeit gemessen (normal 17–24 s). Die Messung der TZ ist eine Methode zur Überwachung einer Heparinisierung oder einer Lyse-Therapie
- **Blutungszeit**: Screeningtest für die Thrombozytenfunktion (normal 1–3 min)
- **Thrombozytenkonzentration**: Normal 150–400/nl (150 000–400 000/µl)
- **Aggregationsfähigkeit der Thrombozyten**: Nach Zugabe einer aggregationsfördernden Substanz, z.B. Kollagen, wird das gebildete Thrombozytenaggregat geprüft
- **Fibrinogenkonzentration**: Sie wird z.B. zur Diagnostik einer erhöhten Blutungsneigung bestimmt (▶ 12.5.9). Normal 4,4–10,3 µmol/l (1,5–3,5 g/l)
- **Fibrinmonomere** (*lösliches Fibrin*): Ein Konzentrationsanstieg spricht für eine erhöhte Thrombinaktivität und damit für eine Hyperkoagulabilität
- **D-Dimere** (bei Verdacht auf tiefe Venenthrombose): D-Dimere entstehen beim Fibrinabbau durch die Fibrinolyse. Ihre Hauptbedeutung haben sie bei Verdacht auf tiefe Venenthrombosen und der Früherkennung einer Verbrauchskoagulopathie (▶ 13.8.1).

12.5.7 Thrombose und Embolie

Wenn sich innerhalb eines Gefäßes ein Blutgerinnsel bildet und das Gefäß verschließt, entsteht eine **Thrombose** *(Blutpfropfbildung)*. Drei Faktoren begünstigen ihre Entstehung *(Virchow-Trias)*:
- Eine *Blutströmungsverlangsamung* (**Stase**), wie sie z.B. bei Ruhigstellung (etwa durch Gips, OP oder Bettlägerigkeit) auftritt
- Eine *erhöhte Gerinnungsbereitschaft* (**Hyperkoagulabilität**), z.B. infolge eines Protein-S-, Protein-C- oder Antithrombin-III-Mangels. Häufigste Ursache, von der 6–8 % der Bevölkerung betroffen sind, ist die **Faktor-V-Leiden-Mutation**: Durch einen genetischen Defekt ist Faktor V nicht mehr durch Protein C inaktivierbar (*APC-Resistenz* = Resistenz gegen aktiviertes Protein C), was eine überschießende Gerinnung zur Folge hat (▶ Abb. 12.21)
- **Gefäßwandschäden** (z.B. arteriosklerotische Intimaschäden ▶ Abb. 15.3), welche die Thrombozytenaggregation begünstigen.

Venöse Thrombosen

Eine **tiefe (Bein-)Venenthrombose** *(Phlebothrombose)* betrifft meistens ein Bein, seltener beide Beine oder die Beckenvenen. Der Patient bemerkt oft nur ein einseitiges Schwere- und Spannungsgefühl, manchmal spürt er gar keine Symptome. Vielfach bestehen auch ein Unterschenkel- und/oder Oberschenkelödem und eine lokale Überwärmung. Löst sich der Thrombus oder ein Teil davon ab, so wandert er mit dem Blutstrom; er wird dann als **Embolus** bezeichnet. Er verursacht eine **Embolie**, sobald er in einen engen Gefäßabschnitt gelangt, dort stecken bleibt und dieses Gefäß verstopft. Losgelöste Thromben aus den Becken- oder tiefen Beinvenen durchwandern häufig das rechte Herz und verlegen dann Lungenarterien. Sie sind die häufigste Ursache einer evtl. lebensbedrohlichen **Lungenembolie** (▶ 16.11.5).

Wegen der Lungenemboliegefahr muss jede tiefe Beinvenenthrombose behandelt werden:
- High-dose-Heparinisierung (▶ 12.5.8)
- Straffer Kompressionsverband
- Evtl. Bettruhe; v.a. wenn ein bettlägeriger Patient eine frische Thrombose hat oder es sich um einen langstreckig nicht sehr fest haftenden Thrombus handelt („flottierender Thrombus")
- Evtl. Versuch der therapeutischen Fibrinolyse (Thrombolyse, Lyse-Therapie), das heißt der gezielten Thrombusauflösung
- Langfristige Kompressionstherapie zur Entlastung des durch die Thrombose meist teilweise zerstörten Venensystems.

Arterielle Thrombosen und Embolien

Auch im *arteriellen* Gefäßsystem können sich Thromben bilden, von der Gefäßwand lösen und als Embolus engere Gefäßabschnitte verschließen. Recht häufig ist eine Thrombenbildung im linken Vorhof des Herzens bei unbehandeltem Vorhofflimmern (▶ 14.5.8). Mögliche Folgen je nach Lokalisation der Embolie sind akute Durchblutungsstörungen eines Beins, Schlaganfall (▶ 8.12) oder Herzinfarkt (▶ 14.7.3). Akute Durchblutungsstörungen eines Beines zeigen sich durch akute, starke Schmerzen, weißliche Verfärbung der Haut und Bewegungsunfähigkeit. Die Fußpulse sind nicht mehr zu tasten, das Bein ist kühl. Die Behandlung erfolgt durch Schmerzbekämpfung und – je nach Einzelfall – durch rasche chirurgische Entfernung des Embolus *(Embolektomie)*, Fibrinolyse oder Heparinisierung.

Thrombenbildung in den Arterien selbst ist seltener.

12.5.8 Antikoagulation und Thrombolyse

Zur Vorbeugung einer *venösen* Thrombose bzw. Embolie bei einem Risikopatienten wird die Gerinnungsfähigkeit des Blutes medikamentös herabgesetzt. Man bezeichnet dies als *Gerinnungshemmung* oder **Antikoagulation** (umgangssprachlich fälschlicherweise häufig als „Blutverdünnung" bezeichnet). Die beiden wichtigsten Medikamente zur Antikoagulation sind das **Heparin** und die **Cumarinderivate** (▶ Abb. 12.23). Wird zur Auflösung eines bereits gebildeten Thrombus die Fibrinolyse aktiviert, spricht man von **Thrombolyse** (kurz *Lyse*).

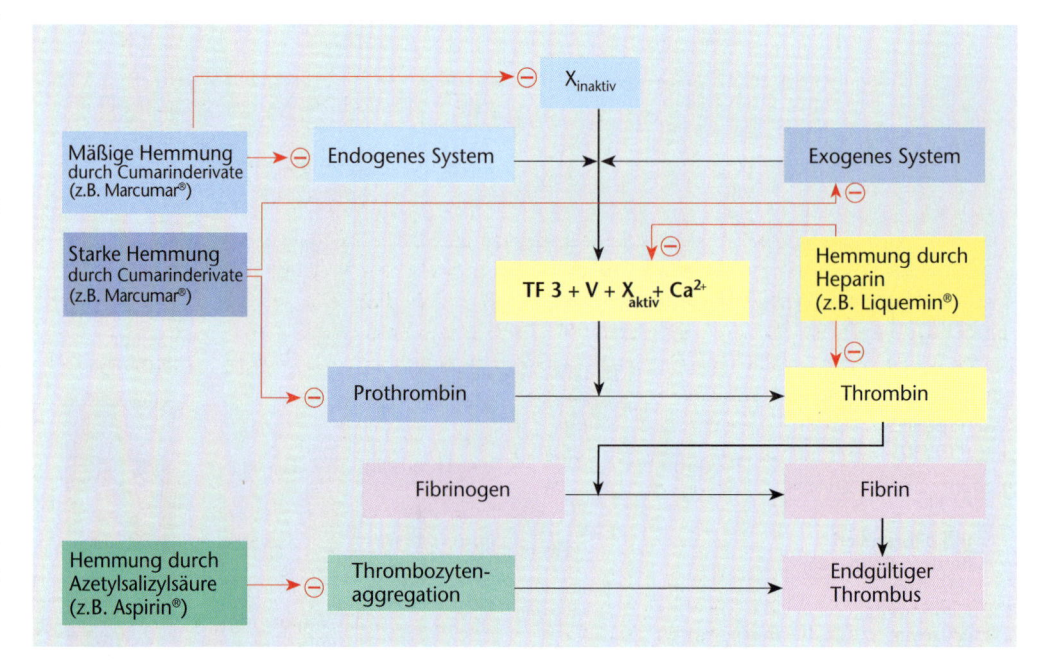

Abb. 12.23 Heparin, Cumarinderivate und Azetylsalizylsäure greifen an verschiedenen Stellen der Gerinnungskaskade hemmend ein (vereinfachtes Schema).

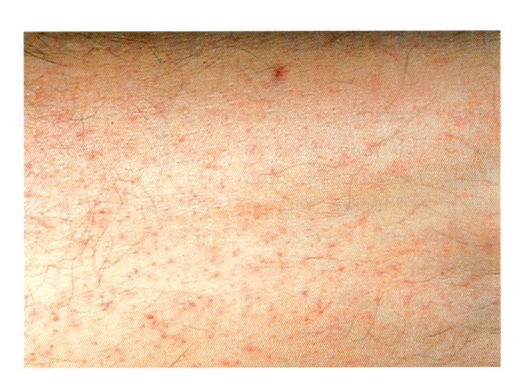

Abb. 12.24 Patient mit stecknadelkopfgroßen Blutungen (Petechien). [E341]

Soll eine Thrombenbildung in arteriosklerotisch veränderten, verengten *Arterien* verhindert werden (z. B. Vorbeugung vor einem Herzinfarkt oder Schlaganfall), werden Thrombozytenaggregationshemmer gegeben (▶ 14.7.2).

Heparin

Heparin verhindert die Bildung von Fibrin, hauptsächlich indem es mit Antithrombin III einen Komplex bildet und dadurch die aktivierten Faktoren II und X hemmt.

Zur Verhütung von Thrombosen *(Thromboseprophylaxe)* dient die **Low-dose-Heparinisierung,** heute meist mit der einmal täglichen subkutanen Injektion eines *fraktionierten* oder **niedermolekularen Heparins** *(NMH,* z. B. Clexane®, Fragmin®).

> **Thromboseprophylaxe**
>
> Da ohne (medikamentöse) Thromboseprophylaxe immer wieder Patienten an den Folgen einer Thrombose versterben, wird die wenig belastende Low-dose-Heparinisierung bei allen Patienten durchgeführt, die weniger als sechs Stunden am Tag das Bett verlassen. Sie kann durch aktive Bewegungsübungen und *medizinische Thromboseprophylaxestrümpfe* ergänzt werden, die die oberflächlichen Venen komprimieren und so den venösen Rückfluss im tiefen Venensystem verbessern. Der beste Schutz vor Thrombose ist allerdings frühzeitige Mobilisation.

Die *Vollheparinisierung* (**High-dose-** oder *therapeutische* **Heparinisierung**) dient der Verhinderung weiterer Thrombusbildung z. B. bei Venenthrombosen, Lungenembolien oder Herzinfarkt. Sie kann entweder intravenös über Infusionspumpen (Perfusor®) mit **unfraktioniertem Heparin** (z. B. Liquemin®) oder – zunehmend praktiziert – durch gewichtsangepasste subkutane Injektion niedermolekularer Heparine durchgeführt werden.

Cumarinderivate

Zur Langzeitantikoagulation werden fast nur **Cumarinderivate** (z. B. Phenprocoumon, etwa *Marcumar®*) eingesetzt, die im Gegensatz zu den Heparinen als Tabletten gegeben werden können. Cumarinderivate sind *Antagonisten* (Gegenspieler) des Vitamins K und hemmen somit die Bildung der Gerinnungsfaktoren II, VII, IX und X in der Leber. Um eine zu starke Gerinnungshemmung mit unvertretbar hoher Blutungsgefahr zu vermeiden, muss die Dosierung regelmäßig über den Quick- oder INR-Wert kontrolliert werden (Zielwert je nach Grunderkrankung 15–25 % bzw. 2,0–3,5).

> **Unter Marcumar® beachten**
>
> Patienten, die Marcumar® einnehmen, müssen darauf achten, sich nicht zu verletzen, und einen entsprechenden Marcumar®-Pass bei sich tragen. Ihnen dürfen (ebenso wie High-dose-heparinisierten Patienten) keinesfalls intramuskuläre Injektionen verabreicht werden, da starke Einblutungen ins Gewebe drohen. Auch sollten die Patienten stark Vitamin-K-haltige Lebensmittel wie etwa grüne Gemüse und Salate nur in Maßen und immer etwa gleichen Portionen verzehren, da sie die Wirkung des Marcumar® herabsetzen.

Die Cumarintherapie wird z. B. zur Rückfallprophylaxe nach Bein- oder Beckenvenenthrombose, nach Lungenembolie sowie nach akutem Herzinfarkt bei zusätzlichen Risikofaktoren für etwa 3–12 Monate, eventuell auch länger, eingesetzt.

Ein neu entwickeltes *orales* Antikoagulans ist z. B. Rivaroxaban (Xarelto®), das selektiv direkt den aktivierten Faktor X (Xa) hemmt.

Therapeutische Thrombolyse

Mit Hilfe von fibrinolytischen Substanzen kann versucht werden, thrombotische oder embolische Gefäßverschlüsse aufzulösen. Verwendet werden neben der aus Bakterien (Streptokokken ▶ 13.9.2) gewonnenen **Streptokinase** u. a. die aus menschlichem Urin gewonnene **Urokinase** und das gentechnisch hergestellte *r-tPA (rekombinanter tissue [= Gewebs-] Plasminogenaktivator)* sowie dessen Abkömmlinge. Wichtige Nebenwirkung während der Behandlung sind Spontanblutungen.

12.5.9 Erhöhte Blutungsneigung (hämorrhagische Diathese)

Eine *erhöhte Blutungsneigung* wird als **hämorrhagische Diathese** bezeichnet. In leichten Fällen klagen die Patienten nur über vermehrtes Nasenbluten oder gehäufte blaue Flecke, in schwersten Fällen kann es ohne sichtbaren Auslöser zu tödlichen Blutungen kommen.

Thrombozytenstörungen

Eine verminderte Thrombozytenkonzentration wird als **Thrombozytopenie** bezeichnet, eine Thrombozytenfunktionsstörung als **Thrombozytopathie.** Eine merklich erhöhte Blutungsneigung tritt meist erst bei Thrombozytenkonzentrationen unter 30/nl (30 000/µl) auf. Typisch für thrombozytenbedingte Blutungen sind stecknadelkopfgroße Kapillarblutungen *(Petechien* ▶ Abb. 12.24) oder kleinflächige Blutungen *(Purpura)*.

Koagulopathien

Koagulopathien sind durch Mangel oder Funktionsstörungen der Gerinnungsfaktoren bedingt. Wohl am bekanntesten ist die *Bluterkrankheit* (**Hämophilie**). Bei der *Hämophilie A* besteht ein Mangel an *Faktor VIII*, bei der viel selteneren **Hämophilie B** ein *Faktor-IX-Mangel*. Beide werden X-chromosomal-rezessiv (▶ 2.13.3, ▶ 3.2.2) vererbt und treten deshalb fast ausschließlich bei Männern auf.

Patienten mit ausgeprägter Hämophilie leiden schon bei kleinsten Verletzungen unter schweren, nicht zu stillenden Blutungen, die häufig in Gelenkhöhlen (**Hämarthros**) auftreten und dort längerfristig zu schweren Gelenkschäden führen können. Deshalb muss nach Verletzungen der fehlende Gerinnungsfaktor rasch durch Gerinnungsfaktoreninjektion *substituiert* (ersetzt) werden.

Viel häufiger aber ist das **von-Willebrand-Jürgens-Syndrom** *(vWS)*, bei dem es an **von-Willebrand-Faktor** *(vWF)* mangelt, der als Trägermolekül für Faktor VIII dient und auch bei der Thrombozytenaggregation eine Rolle spielt (▶ 12.5.4). Es verläuft oft leicht und wird häufig zufällig bemerkt, z. B. bei präoperativen Routineuntersuchungen.

Verbrauchskoagulopathie ▶ 13.8.1

Vasopathien

Auch **Vasopathien,** also Gefäßerkrankungen wie z. B. Gefäßentzündungen oder -fehlbildungen, können zu einer erhöhten Blutungsneigung führen. Das Beschwerdebild ist hier oft uncharakteristisch.

12.6 Lymphatisches System

Als **lymphatisches System** bezeichnet man die Gesamtheit aller Lymphbahnen sowie die **lymphatischen Organe** *Milz, Thymus,* den *lymphatischen Rachenring* mit Rachen-, Zungen- und Gaumenmandeln, *Lymphknoten* und das *lymphatische Gewebe* des Darms (z. B. die Peyer-Plaques des Dünndarms ▶ 17.5.3, ▶ Abb. 12.26). Alle lymphatischen Organe sind aus retikulärem Bindegewebe (▶ 4.3.3) aufgebaut, in das zahlreiche Lymphozyten (▶ 12.3.3) eingestreut sind.

Anatomisch gesehen ist das lymphatische System weitgehend identisch mit den Organen des Immunsystems (▶ 13.1.2); es erfüllt aber außer der Mitarbeit bei der *Immunabwehr* noch zwei weitere wichtige Aufgaben:

› Den *Transport* von Nahrungsfetten aus dem Darm (▶ 17.7.3)
› Die *Drainage* von interstitieller Flüssigkeit ins venöse System. Diese Flüssigkeit wird **Lymphe** genannt (▶ 12.6.1).

12.6.1 Lymphe und Lymphbahnen

Im arteriellen Schenkel der Kapillaren werden täglich etwa 20 l Flüssigkeit ins Interstitium filtriert, jedoch nur ca. 18 l davon im venösen Schen-

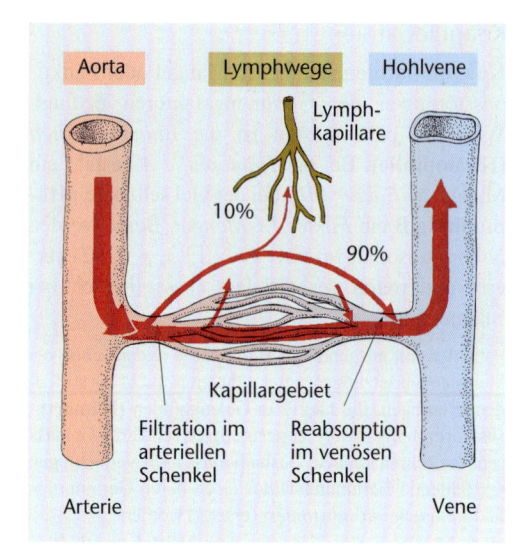

Abb. 12.25 Bildung der Lymphe im Kapillargebiet.

kel wieder reabsorbiert (➤ Abb. 12.25, ➤ Abb. 15.4). Die restlichen 2 l, also ca. 10 % der filtrierten Flüssigkeit, bilden die **Lymphe.** Ihre Zusammensetzung entspricht der des Blutplasmas mit dem Unterschied eines um zwei Drittel niedrigeren Eiweißgehaltes. Er beträgt durchschnittlich 20 g/l gegenüber 70–80 g/l im Blutplasma.

Die Lymphe wird von den **Lymphkapillaren** aufgenommen, die überall im Körper blind beginnen (➤ Abb. 12.25). Sie verlaufen etwa parallel zu den Venen und vereinigen sich zu zunehmend größeren Lymphbahnen. In die Lymphbahnen eingeschaltet sind **Lymphknoten** (➤ 12.6.3). Dort werden in der Lymphe enthaltene Stoffwechselprodukte, Zelltrümmer, Lymphozyten und Fremdkörper entfernt. Nachdem die Lymphe die Lymphknoten passiert hat, sammelt sie sich in den großen Lymphbahnen.

Die großen Lymphbahnen der unteren Körperabschnitte vereinigen sich in der *Cisterna chyli* und laufen als **Ductus thoracicus** *(Milchbrustgang)* durch das Zwerchfell ins hintere Mediastinum (➤ 14.1). Nach dem Zufluss der Hauptlymphbahnen des linken Armes und der linken Kopfhälfte mündet der Ductus thoracicus am linken **Venenwinkel,** dem Zusammenfluss von linker Kopf- und Armvene, ins Blut. Die Lymphe der rechten oberen Körperseite mündet dagegen als rechter **Hauptlymphgang** *(Ductus lymphaticus dexter)* direkt in den rechten Venenwinkel (➤ Abb. 12.27). Die Lymphbahnen stellen somit neben dem venösen System ein zweites Abflusssystem dar, durch das die interstitielle Flüssigkeit wieder ins Blut gelangt.

Lymphkapillaren sind wie Blutkapillaren mit Endothel ausgekleidet. Sie haben aber meist einen etwas größeren Durchmesser. Große Lymphgefäße besitzen eine Intima, eine Media mit glatter Muskulatur und eine bindegewebige Adventitia. Wie die Venen sind sie mit Klappen ausgestattet. Der Flüssigkeitstransport kann durch rhythmische Kontraktionen der Gefäßmuskulatur erfolgen, wobei die Lymphklappen einen Rückstrom verhindern. In den Lymphkapillaren und den Lymphbahnen der Skelettmuskulatur wird der Strom außerdem durch die sog. *Lymphpumpe* aufrechterhalten. Sie funktioniert vom Prinzip her wie die Muskelpumpe (➤ Abb. 15.6). Der Flüssigkeitsstrom kann durch Muskelarbeit auf das 10- bis 15-fache ansteigen.

12.6.2 Lymphödem

Eine Unterbrechung des Lymphabflusses, z. B. durch Entzündungen, Tumoren, aber auch Lymphknotenentfernung oder -bestrahlung, führt zu einem Rückstau der Lymphe im Gewebe. Die dadurch auftretende teigige Schwellung wird als **Lymphödem** bezeichnet. Häufig entsteht ein Lymphödem im Schulter-Arm-Bereich nach Entnahme der axillären Lymphknoten bei Entfernung eines Mammakarzinoms (➤ 20.3.10).

> **Entstauung bei Lymphödem**
>
> Die Behandlung eines Lymphödems besteht aus:
> - *Lymphdrainage,* einer Massageform, bei der der Masseur die gestaute Lymphe durch sanfte, flächige Handbewegungen in Richtung des Lymphflusses ausstreicht
> - Kompression der betroffenen Extremität, z. B. durch Kompressionsstrümpfe
> - Hautpflege
> - Häufigem Hochlagern
> - Bewegungstherapie.

12.6.3 Lymphknoten

In die Lymphbahnen sind als biologische Filterstationen gruppenweise die Lymphknoten zwischengeschaltet. Jeder Körperregion ist dabei eine Gruppe **regionaler Lymphknoten** zugeordnet. In den Lymphknoten wird die Lymphe gereinigt, Lymphozyten vermehren sich, und ausgereifte Abwehrzellen treten in engen Kontakt mit in der Lymphe

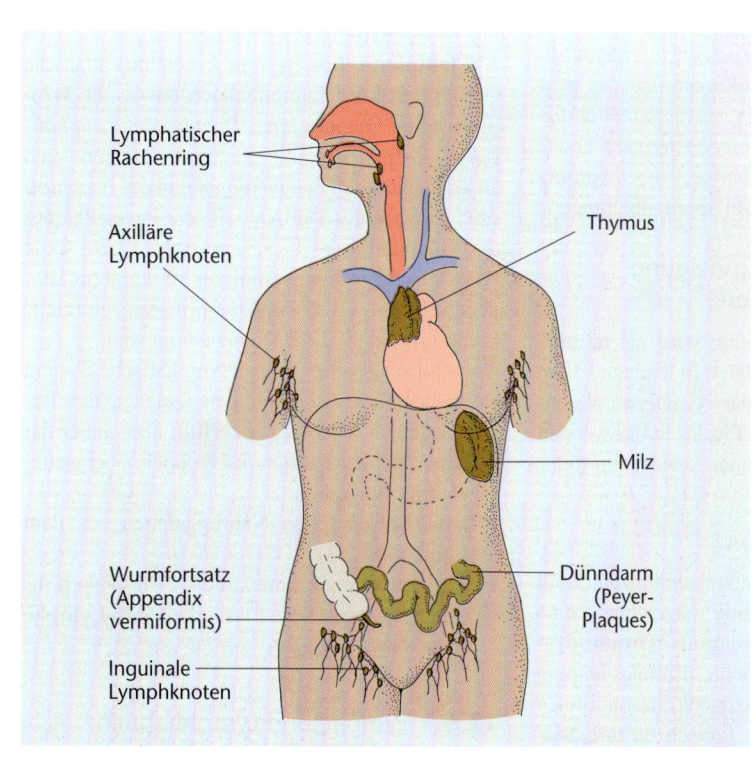

Abb. 12.26 Die lymphatischen Organe. Nach ihrer Bildung und Prägung wandern die Lymphozyten in die lymphatischen Organe aus, die über den ganzen Körper verstreut sind.

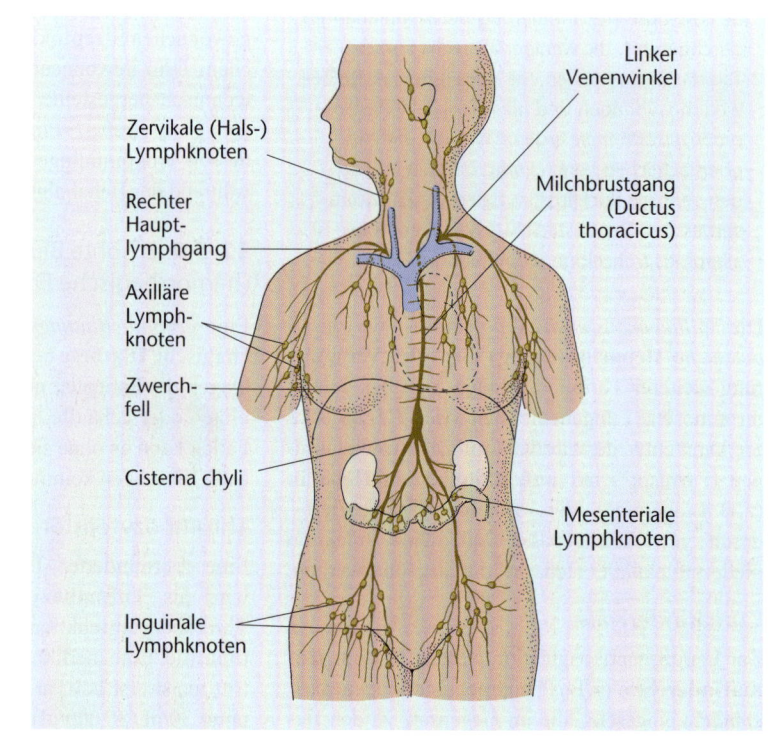

Abb. 12.27 Wichtige Lymphbahnen und Lymphknotenstationen. Der Ductus thoracicus übernimmt den größten Anteil des Lymphabflusses. Die Lymphe der rechten oberen Körperhälfte sammelt sich dagegen getrennt im rechten Hauptlymphgang.

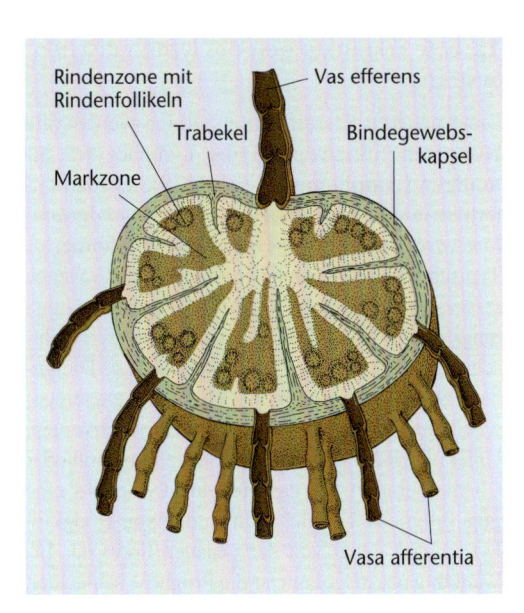

Abb. 12.28 Lymphknoten.

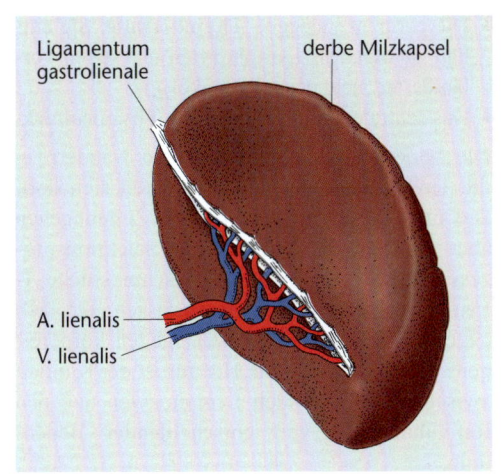

Abb. 12.29 Anatomie der Milz. Das Organ ist ca. 7 cm breit und ca. 12 cm lang. Von der Milzkapsel geht ein Halteband (Ligamentum gastrolienale) aus, das zum Magen zieht.

befindlichen Antigenen und setzen im Falle einer Infektion die spezifische Abwehr in Gang.

Ein **Lymphknoten** *(Nodus lymphaticus)* ist ein mehrere Millimeter langes, bohnenförmiges Körperchen, das von einer Bindegewebskapsel umschlossen ist (▶ Abb. 12.28). Aus der Kapsel ziehen mehrere kurze Bindegewebsbälkchen, die *Trabekel*, ins Innere. Dazwischen befindet sich ein Netz phagozytierender *Retikulumzellen*. Retikulumzellen findet man auch in anderen lymphatischen Organen wie z. B. der Milz, aber auch im Knochenmark als zelluläres Stützgerüst. In den Zwischenräumen liegt das lymphatische Gewebe. Dort findet die Vermehrung der Lymphozyten statt. Man unterscheidet eine äußere *Rindenzone* und eine innere *Markzone* des Lymphknotens. In der Rindenzone liegen die Lymphozyten in kugelförmigen Verdichtungszentren, den *Rindenfollikeln*. Dort finden sich vor allem B-Lymphozyten. Zwischen Rinden- und Markzone sind v. a. T-Lymphozyten zu finden, in der Markzone insbesondere strangförmig gruppierte B-Lymphozyten und Plasmazellen.

Die Lymphe erreicht den Lymphknoten über mehrere zuführende Lymphgefäße *(Vasa afferentia)* auf der konvexen Seite. Sie fließt dann langsam durch ein stark verzweigtes Hohlraumsystem *(Sinus)* in Richtung konkave Seite, wo sie den Lymphknoten über ein oder zwei ableitende Lymphgefäße *(Vasa efferentia)* wieder verlässt.

Lymphknotenschwellungen (Lymphome)

Bei einer Entzündung reagieren die regionalen Lymphknoten mit schmerzhafter Schwellung. So schwellen z. B. bei einer eitrigen Mandelentzündung (Tonsillitis ▶ Abb. 13.18) die Halslymphknoten an. Sie sind druckschmerzhaft und gut verschieblich.

Auch eine Krebserkrankung, etwa ein Mammakarzinom, kann sich durch Vergrößerung und Verhärtung der regionalen Lymphknoten äußern. Diese mit Tumorzellen infiltrierten Lymphknoten sind typischerweise unverschieblich, mit dem umgebenden Gewebe verbacken und schmerzlos. Als **Sentinel-***(Wächter-)***Lymphknoten** bezeichnet man den ersten im Lymphabflussweg eines Tumors gelegenen Knoten. Er wird heute bei Tumorerkrankungen oft allein anstelle der gesamten Lymphknotengruppe zur Diagnostik entfernt.

12.6.4 Milz

Die **Milz** *(Lien, Splen)* ist ein etwa 150 g schweres Organ im linken Oberbauch unter dem Zwerchfell (▶ Abb. 17.6, ▶ Abb. 12.29).

Am *Milzhilus* tritt die *Milzarterie* (**A. lienalis**) in die Milz ein, während die *Milzvene* (**V. lienalis**) sie hier verlässt (▶ Abb. 12.29).

Die Milz ist von einer mäßig derben Bindegewebskapsel umgeben, von der zahlreiche Gewebsbalken, die *Trabekel,* in das Organinnere einstrahlen (▶ Abb. 12.30). Das so entstandene dreidimensionale Balkenwerk umschließt Bereiche, die das eigentliche Milzgewebe enthalten. Es wird **Pulpa** genannt. Die Schnittfläche einer frischen Milz zeigt bei genauer Betrachtung ein ausgedehntes, dunkelrotes Gewebe, die **rote Pulpa,** in das viele stecknadelkopfgroße weiße Stippchen eingestreut sind, die **weiße Pulpa.** Rote und weiße Pulpa stehen in einem Volumenverhältnis von ungefähr 3:1. Die weiße Pulpa setzt sich aus lymphatischem Gewebe zusammen, das sich entlang der arteriellen Gefäße ausbreitet. Zusätzlich findet man kugelförmige Lymphfollikel. Die rote Pulpa besteht dagegen aus großen Bluträumen, den **Sinus,** und einem feinen bindegewebigen Maschenwerk, in das viele rote und weiße Blutkörperchen eingelagert sind.

Was leistet die Milz?

Gesicherte Funktionen der Milz sind:
- Identifizierung und Abbau von überalterten Blutzellen, zusammen mit den anderen Zellen des Monozyten-Makrophagen-Systems (▶ 4.3), das z. B. auch in der Leber (Kupffer-Sternzellen) und im Knochenmark vorkommt („Blutmauserung" ▶ 12.2.4)
- Abfangen und Abbau von Gerinnungsprodukten (kleine Thromben)
- Vorgeburtliche Hämatopoese (Blutbildung).

Für den Erwachsenen gehört die Milz nicht zu den lebenswichtigen Organen. Ihre Funktionen können offenbar von der Leber, vom Knochenmark und von anderen lymphatischen Organen übernommen werden. Dennoch werden vor allem in der ersten Zeit nach einer operativen Entfernung der Milz (Splenektomie), die z. B. bei einem Milzriss (Milzruptur) infolge einer Bauchverletzung nötig werden kann, häufig Komplikationen wie erhöhte Gerinnungsneigung, allgemeine Abgeschlagenheit und Neigung zu bakteriellen Infektionen (▶ 13.9) mit erhöhter Sepsisgefahr beobachtet.

12.6.5 Thymus

Der **Thymus** *(Bries)* liegt im vorderen Mediastinum (▶ 14.1) über dem Herzbeutel. Bei Kindern und Jugendlichen ist das Organ voll ausgebildet und erreicht ein Gewicht von maximal 40 g (▶ Abb. 12.31).

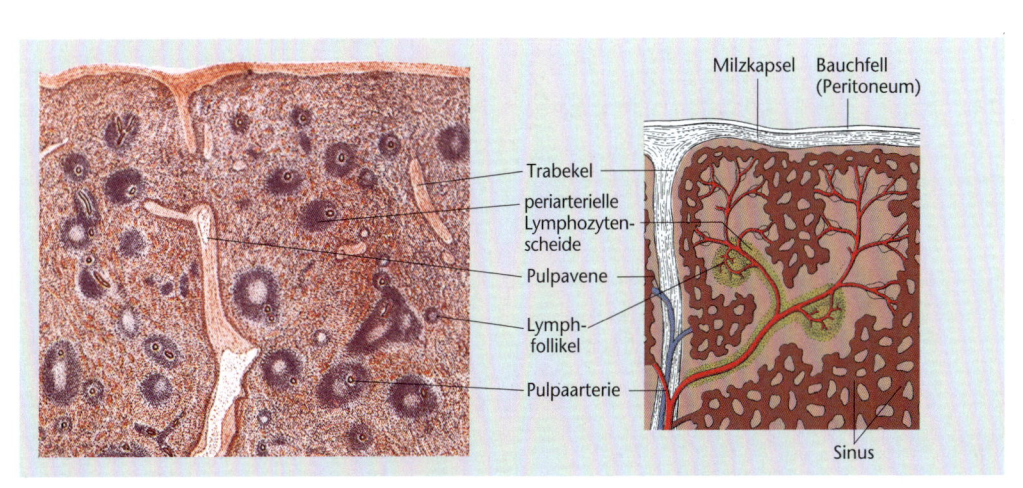

Abb. 12.30 Histologischer Feinbau der Milz, links im mikroskopischen Bild, rechts Schemazeichnung. [Foto: M375]

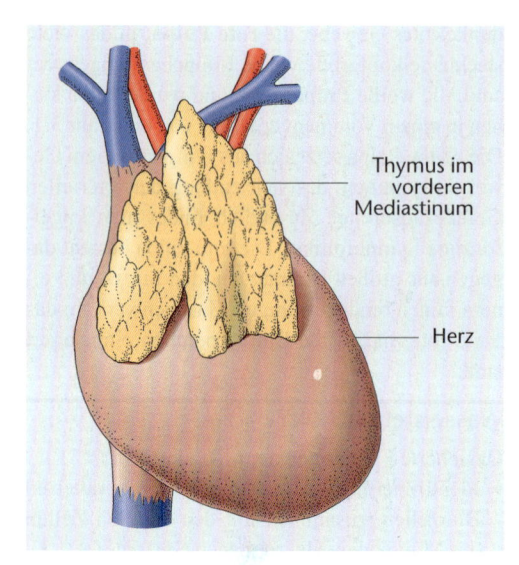

Abb. 12.31 Thymus eines Jugendlichen. Beim Kind ist der Thymus im Verhältnis zum Herz noch größer, beim Erwachsenen wird er zunehmend durch Fettgewebe ersetzt.

> Die peripher gelegene **Thymusrinde.** Sie enthält zahlreiche T-Lymphozyten und deren Vorläufer und sieht deshalb dunkel aus
> Das zentrale, lymphozytenarme **Thymusmark.**

Die Vorläufer der T-Lymphozyten wandern in die Thymusrinde ein und vermehren sich dort. Die meisten der neu gebildeten Zellen gehen aber im Rahmen komplizierter Selektionsprozesse wieder zugrunde, so dass nur solche T-Lymphozyten den Thymus verlassen, die sich gegen körperfremde und *nicht* gegen körpereigene Substanzen richten. Hierfür ist der Kontakt zwischen den reifenden Lymphozyten und den Retikulumzellen von entscheidender Bedeutung.

Bedeutung des Thymus

Im Thymus findet im Kindesalter die Prägung der T-Lymphozyten statt (➤ 13.4.1): Die T-Zellen lernen dort also, „selbst" von „fremd" zu unterscheiden und nur die Fremdstoffe im Rahmen einer Immunantwort anzugreifen.

Daneben sezerniert der Thymus verschiedene Hormone, die wahrscheinlich als Wachstumsfaktoren des Immunsystems wirken (auch ➤ Tab. 11.4).

12.6.6 Erkrankungen des lymphatischen Systems

Einer neueren Klassifikation zufolge werden alle bösartigen Erkrankungen der Lymphozyten als **maligne Lymphome** bezeichnet. Sie werden unterteilt in den **Morbus Hodgkin** *(Lymphogranulomatose)* und die **Non-Hodgkin-Lymphome.** Typischerweise kommen die Patienten wegen *schmerzloser* Lymphknotenvergrößerungen, Leistungsknick, Müdigkeit, Gewichtsverlust, Nachtschweiß oder unklaren Fiebers zum Arzt. Die genaue Diagnose erfordert die Entfernung und feingewebliche Untersuchung verdächtiger Lymphknoten. Unter optimaler Behandlung (Bestrahlung und/oder Chemotherapie) hat das Hodgkin-Lymphom eine gute Prognose. Die Behandlung der Non-Hodgkin-Lymphome hängt von der genauen Form der Erkrankung ab. Insgesamt ist die Prognose schlechter.

Zu den Non-Hodgkin-Lymphomen gehört auch das **Plasmozytom**, bei dem eine Plasmazelle (➤ 13.4.2) entartet und Unmengen eines einzigen (aber funktionsuntüchtigen) Antikörpers produziert. Nach unspezifischen Beschwerden wie etwa Abgeschlagenheit und Gewichtsverlust entwickeln sich oft eine Niereninsuffizienz und pathologische Frakturen (➤ 5.1.7), weil sich die tumorösen Plasmazellen in gesundes Knochengewebe fressen. Die massenhaften abnormen Antikörper lassen sich im Urin als sog. *Bence-Jones-Proteine* (Paraproteine; ➤ Abb. 12.4) nachweisen.

Umhüllt von einer zarten Bindegewebskapsel, besteht der Thymus aus zwei Lappen, die wiederum in glatte Läppchen mit einem Durchmesser bis ca. 2 mm aufgegliedert sind.
Das Gewebsgerüst des Thymus besteht aus einem Netz von verzweigten, epithelialen Retikulumzellen. Man unterscheidet:

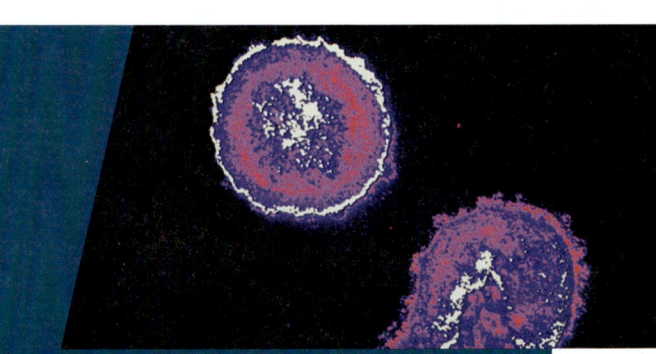

13 Immunsystem und Infektionen

13.1	**Bestandteile des Immunsystems** 254
13.1.1	Vier Teilsysteme der Abwehr 254
13.1.2	Organe des Immunsystems 254
13.1.3	Zellen des Immunsystems 254
13.1.4	Botenstoffe des Immunsystems 255

13.2	**Unspezifische Abwehr** 255
13.2.1	Äußere Schutzbarrieren 255
13.2.2	Phagozyten 256
13.2.3	Natürliche Killerzellen 256
13.2.4	Komplementsystem 256

13.3	**Zytokine – Botenstoffe des Immunsystems** 256

13.4	**Spezifische Abwehr** 257
13.4.1	T-Zellen 257
13.4.2	B-Zellen 258
13.4.3	Antikörper 258
13.4.4	Antigen-Antikörper-Reaktionen 259
13.4.5	Selbsterkennungs-Moleküle 259

13.5	**Drei Kurzberichte von der Abwehrfront** 260
13.5.1	Abwehr von Bakterien 260
13.5.2	Abwehr von Viren 260
13.5.3	Abwehr von Parasiten 260

13.6	**Impfungen** 260
13.6.1	Immunität 260
13.6.2	Aktivimmunisierung 261
13.6.3	Passivimmunisierung 261
13.6.4	Der Streit ums Impfen 261

13.7	**Erkrankungen des Immunsystems** 263
13.7.1	Allergien (Überempfindlichkeitsreaktionen) 263
13.7.2	Autoimmunkrankheiten 264
13.7.3	Immunsuppressive Therapie 264

13.8	**Infektionen** 265
13.8.1	Formen von Infektionskrankheiten 265
13.8.2	Ablauf einer Infektion 265
13.8.3	Infektionsquellen 266
13.8.4	Übertragungswege 266
13.8.5	Nosokomiale Infektionen 266

13.9	**Bakterielle Infektionen** 266
13.9.1	Infektionen durch Staphylokokken 267
13.9.2	Infektionen durch Streptokokken 267
13.9.3	Infektiöse Magen-Darm-Erkrankungen 267
13.9.4	Harnwegsinfektionen 268
13.9.5	Tuberkulose 268
13.9.6	Borreliose 268
13.9.7	Antibiotika und Antibiotikaresistenz 269

13.10	**Virale Infektionen** 269
13.10.1	Erkältungskrankheiten und Grippe 269
13.10.2	Herpesvirus-Infektionen 270
13.10.3	Frühsommer-Meningoenzephalitis (FSME) 270
13.10.4	Polio-Virus-Infektionen 271
13.10.5	Erworbenes Immundefektsyndrom – AIDS 271

13.11	**Prionenkrankheiten** 272

13.12	**Pilzinfektionen** 272

13.13	**Protozoeninfektionen und andere Parasitosen** 273

13 IMMUNSYSTEM UND INFEKTIONEN

Täglich versuchen Millionen Bakterien, Viren, Pilze und Parasiten in unseren Körper einzudringen. Sie leben in der Luft, in Nahrungsmitteln, auf der Haut und im menschlichen Körper selbst. Viele der Mikroorganismen schaden uns nicht, ja wir brauchen sie sogar, z. B. bei der Verdauung. Die meisten Mikroorganismen, die uns schaden können, vernichtet unser **Immunsystem** *(Abwehrsystem)*. Nur selten versagt diese Abwehrkraft, so dass es zum Ausbruch einer *Infektionskrankheit* kommt (➤ 13.8). Auch abnorme Körperzellen, insbesondere Tumorzellen (wie sie nach heutigem Kenntnisstand laufend in unserem Körper entstehen), werden in aller Regel von unserem Immunsystem erkannt und vernichtet.

> **Selbst oder fremd?**
>
> Das Immunsystem schützt unseren Organismus, unser „Selbst", indem es als fremd erkannte Strukturen abwehrt und in aller Regel vernichtet.

13.1 Bestandteile des Immunsystems

13.1.1 Vier Teilsysteme der Abwehr

Unser Immunsystem ist hochkomplex, bestehend aus einer Vielzahl von Eiweißen, Zellen und Organen. Prinzipiell werden *vier Teilsysteme* der Abwehr unterschieden (➤ Tab. 13.1), die jedoch eng zusammenarbeiten.

Unspezifische und spezifische Abwehr

> Die **unspezifische Abwehr** steht *antigenunabhängig* (➤ 13.2) von Geburt an zur Verfügung. Sie ist sehr schnell und sorgt dafür, dass z. B. Bakterien, die durch eine kleine Wunde in die Haut eingedrungen sind, rasch und noch am Ort ihres Eindringens unschädlich gemacht werden. Manchmal allerdings reicht die unspezifische Abwehr alleine nicht aus, um den Erreger vollständig zu vernichten. Dann kann sie ihn in der Regel aber so lange „in Schach halten", bis ein zweites System einsatzbereit ist
> Die **spezifische Abwehr,** die gegen ein *spezielles Antigen* (➤ 13.4) gerichtet ist. Sie braucht länger (Tage bis Wochen), um einen effektiven Gegenschlag vorzubereiten, dafür besitzt sie eine große *Selektivität* (Treffsicherheit). Außerdem hat die spezifische Abwehr die Fähigkeit, sich die Erreger „zu merken" *(Antigengedächtnis)*, so dass diese bei einem erneuten Angriff auf den Körper sozusagen schon erwartet werden und entsprechend schnell und effektiv unschädlich gemacht werden können.

Als **Antigene** werden all diejenigen körperfremden oder veränderten körpereigenen Strukturen bezeichnet, die beim Immunsystem einen Gegenangriff, die **Immunabwehr,** auslösen. Chemisch handelt es sich bei den Antigenen oft um große Proteine (Eiweiße ➤ 1.8.3) oder an Eiweiße gekoppelte Kohlenhydrate (Glykoproteine). Sie sitzen außen auf der Zellmembran und versehen die Zelle so mit „Etiketten" für „körpereigen" oder „körperfremd". Aber auch andere Stoffe wie Latex oder Nickel können antigen (allergen, ➤ 13.7.1) wirken.

Zelluläre und humorale Abwehr

Eine weitere Einteilung unterscheidet:
> **Zelluläre Abwehrmechanismen,** zellulär bezieht sich auf die zahlreichen Abwehrzellen, die *direkt* an der Beseitigung von Fremdstoffen beteiligt sind
> **Humorale Abwehrmechanismen** *(humoral = Körperflüssigkeiten betreffend)*, d. h. nicht-zelluläre, im Plasma oder in den verschiedenen Körperflüssigkeiten gelöste Substanzen wie die *Antikörper* (➤ 13.4.3) und Enzymsysteme (z. B. die *Komplementkaskade* ➤ 13.2.4).

> **Schichtdienst und Abwehr**
>
> Die Immunabwehr hängt auch von psychischen Faktoren wie Stress und von einem regelmäßigen Lebensrhythmus ab (➤ 13.5.3). So sind Menschen, die im Schichtdienst arbeiten, oft anfälliger für Infektionskrankheiten.
> Um den unumgänglichen Schichtdienst in der Pflege für den eigenen Körper möglichst schonend zu gestalten, sollte deshalb ein täglicher Wechsel zwischen Spät- und Frühdienst vermieden werden. Günstig ist, mit einer eine Woche umfassenden Frühdienstphase zu beginnen, der eine Spätdienstphase folgt, an die sich dann die Nachtdienstphase anschließt. Selbstverständlich sollten dazwischen freie Tage zur Erholung eingeplant werden.

13.1.2 Organe des Immunsystems

Grundsätzlich werden alle Abwehrzellen im Knochenmark gebildet und vermehren sich dort. Danach wandern sie aus und besiedeln die lymphatischen Organe, wo sie sich noch weiterentwickeln können.

Die lymphatischen Organe und Gewebe lassen sich unterteilen in:
> Die **primären lymphatischen Organe,** in denen die unreifen Immunzellen (Lymphoblasten ➤ Abb. 12.3) zu *immunreaktiven (immunkompetenten) Zellen* heranreifen, das heißt zu Zellen, die in der Lage sind, fremde Antigene zu erkennen. Zu den primär lymphatischen Organen gehören der Thymus und das Knochenmark. Die Immunzellen gelangen dann über Blut- und Lymphbahnen schließlich in
> Die **sekundären lymphatischen Organe**, sozusagen ihre „Arbeitsplätze", nämlich Lymphknoten, Milz, Mandeln (Tonsillen) und andere lymphatische Gewebe des Rachenrings, Peyer-Plaques des Dünndarms (➤ 17.5.3) und viele weitere schleimhautassoziierte lymphatische Gewebe. Hier findet neben der Antigenerkennung auch die weitere Vermehrung der Abwehrzellen statt.

13.1.3 Zellen des Immunsystems

Alle Abwehrzellen (➤ Tab. 13.2) leiten sich von *pluripotenten* („vielkönnend", mit mehreren Entwicklungsmöglichkeiten) Stammzellen des Knochenmarks ab (➤ 12.1.3, ➤ Abb. 12.3). Bei der Differenzierung („Spezialisierung") der Stammzellen zu Abwehrzellen können dann zwei Wege eingeschlagen werden:
> Sie können zu **myeloischen** *(myelos* = Mark, für Knochenmark) Vorläuferzellen (Myeloblasten ➤ Abb. 12.3) werden, die schließlich zu den drei Arten von *Granulozyten* (➤ 12.3.1) sowie zu den *Monozyten* und *Makrophagen* ausdifferenzieren. Diese Zellen bilden einen Teil der unspezifischen Abwehr (➤ 13.2)
> Oder sie werden zu **lymphatischen** Vorläuferzellen (Lymphoblasten ➤ Abb. 12.3) und bilden in der weiteren Entwicklung die *Lymphozyten* mit den Untergruppen der *T-* und der *B-Zellen* als Teil der spezifischen Abwehr (➤ 13.4) sowie den *natürlichen Killerzellen* (➤ 13.2.3).

Alle genannten Abwehrzellen gehören zu den *Leukozyten* (weiße Blutzellen ➤ 12.3, ➤ Abb. 12.12). Viele von ihnen patrouillieren ständig im gesamten Körper auf der Suche nach Eindringlingen (also fremden Antigenen) oder nach fremd gewordenen („entarteten") Körperzellen. Nur ca. 10 % halten sich dabei im Blut auf, 90 % befinden sich in den lymphatischen Organen, den Lymphgefäßen und in der *Interzellularsubstanz* (Zwischenzellsubstanz ➤ 4.3) nahezu aller Organe und Gewebe. Bei Abwehrvorgängen wandern sie verstärkt zum Ort des Geschehens. Durch die Freisetzung von sog. **Entzündungsvermittlern** (z. B.

	ZELLULÄRE ABWEHR	HUMORALE ABWEHR
Unspezifische Abwehr	› Makrophagen (➤ 13.2.2) › Neutrophile Granulozyten (➤ 12.3.1, ➤ 13.2.2) › Natürliche Killerzellen	› Komplementsystem (➤ 13.2.4) › Zytokine (➤ 13.3) › Lysozym (➤ 13.2.1)
Spezifische Abwehr	**T-Zellen:** › T-Helferzellen (➤ 13.4.1) › Zytotoxische T-Zellen (➤ 13.4.1) › T-Zell-Gedächtnis (➤ 13.4.1)	› Antikörper (produziert von stimulierten **B-Zellen** = Plasmazellen, ➤ 13.4.2, ➤ 13.4.3)

Tab. 13.1 Die vier Teilsysteme der Abwehr im Überblick. So getrennt wie in dieser Tabelle sind die Teilsysteme der Abwehr in Wirklichkeit allerdings nicht. Vielmehr sind die verschiedenen Abwehrmechanismen auf vielfältige Weise miteinander vernetzt und arbeiten eng zusammen.

Histamin, Bradykinin, Prostaglandinen) kommt es zu typischen *Entzündungszeichen* wie Rötung, Schwellung und Schmerzen (➤ 3.5.1). Außerdem vergrößern sich die für das betreffende Gebiet zuständigen Lymphknoten (➤ 12.6.3) durch Vermehrung von Abwehrzellen.

13.1.4 Botenstoffe des Immunsystems

Unser Körper verfügt nicht nur über zelluläre Abwehrmechanismen. Im Immunsystem gibt es eine große Zahl von Molekülen (Enzymkaskaden wie das *Komplementsystem* ➤ 13.2.4 und hormonartige Botenstoffe, *Zytokine* ➤ 13.3), die der Kommunikation der verschiedenen Abwehrzellen untereinander dienen und Mikroorganismen zerstören können. Diese **Botenstoffe** können Abwehrzellen zur Vermehrung anregen und eine Art Spur bilden, vergleichbar einem Duft, dem man sich nähert. Diese Spur lockt weitere Abwehrzellen an den Infektionsort – ein Phänomen, das man als **Chemotaxis** bezeichnet.

13.2 Unspezifische Abwehr

Die **unspezifische Abwehr** besteht aus:
› Den äußeren Barrieren
› Mehreren Gruppen weißer Blutzellen (*Leukozyten* ➤ 12.3)
› Mehreren Abwehrfaktoren wie dem Komplementsystem, Zytokinen und Lysozym.

13.2.1 Äußere Schutzbarrieren

Zur Abwehr gehören die **äußeren Schutzbarrieren** unseres Körpers, die ein Eindringen krankmachender Mikroorganismen meistens verhindern können, beispielsweise die Haut (➤ Kap. 7) und die Schleimhäute (➤ Abb. 13.1). Sie wirken in erster Linie als mechanischer Schutzwall, vergleichbar einer Mauer. Mit Flimmerepithel ausgekleidete Eingangspforten sind eine zusätzliche direkte Abwehr von Eindringlingen.
Durch die Produktion von *antimikrobiellen Stoffen* (bakterienhemmende Substanzen) wird die äußere Barriere noch sehr viel effektiver. Mundspeichel, Bronchialschleim und Tränenflüssigkeit enthalten das Enzym (➤ 1.9.1) **Lysozym,** eine antimikrobielle Substanz, die Zellwandstrukturen von grampositiven Bakterien (➤ 13.9) zerstören kann. Im Magen wird eine Vielzahl von Erregern durch den hohen Säuregehalt des Magensaftes (➤ 17.4.4) abgetötet.
Auch die **Normalflora** oder *physiologische Flora* (die Mikroorganismen, die physiologischerweise bestimmte Körperregionen des Menschen besiedeln) unterstützt durch ihre Stoffwechselaktivität oftmals unser Immunsystem. So leben beispielsweise in der Scheide der Frau *Milchsäurebakterien*. Die von diesen gebildete Milchsäure sorgt für den sauren pH-Wert der Scheide, der die Besiedlung mit *pathogenen* Bakterien in aller Regel verhindert.

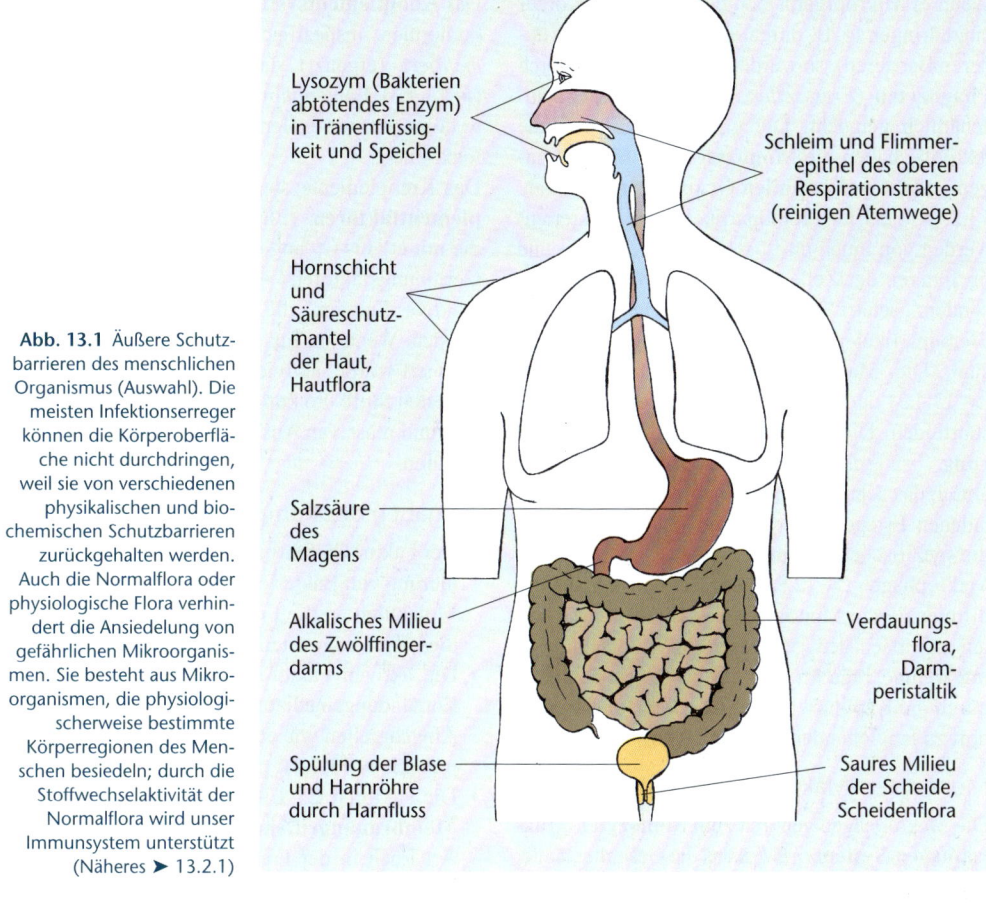

Abb. 13.1 Äußere Schutzbarrieren des menschlichen Organismus (Auswahl). Die meisten Infektionserreger können die Körperoberfläche nicht durchdringen, weil sie von verschiedenen physikalischen und biochemischen Schutzbarrieren zurückgehalten werden. Auch die Normalflora oder physiologische Flora verhindert die Ansiedelung von gefährlichen Mikroorganismen. Sie besteht aus Mikroorganismen, die physiologischerweise bestimmte Körperregionen des Menschen besiedeln; durch die Stoffwechselaktivität der Normalflora wird unser Immunsystem unterstützt (Näheres ➤ 13.2.1)

NAME	FUNKTION
Monozyten	Vorläufer der Makrophagen im Blut
Makrophagen (große Fresszellen)	Phagozytieren in allen Geweben und in der Lymphflüssigkeit
Antigenpräsentierende Zellen (APZ)*	Z. B. Makrophagen, B-Zellen und dendritische Zellen der Lymphknoten und des Knochenmarks; sie präsentieren den T-Zellen Antigene und starten damit eine Reaktionskette der Immunantwort
Granulozyten	
Neutrophile Granulozyten (kleine Fresszellen)	Phagozytieren Bakterien, Viren und Pilze im Blut; häufigste Abwehrzellen im Blut
Eosinophile Granulozyten	Abwehr von Parasiten, Beteiligung an allergischen Reaktionen
Basophile Granulozyten und Mastzellen	Abwehr von Parasiten, Beteiligung an allergischen Reaktionen, Histaminausschüttung mit der Folge u.a. von Juckreiz und Ödemen
B-Zellen	
B-Lymphozyten	Vorläufer der Plasmazellen
Plasmazellen	Antikörper produzierende Zellen
B-Zell-Gedächtnis	Ständige „Erinnerung" von B-Zellen an Antigene
T-Zellen	
T-Helferzellen	Aktivieren B-Lymphozyten zur Differenzierung zu Plasmazellen, erkennen Antigene auf antigenpräsentierenden Zellen
Zytotoxische T-Zellen	Erkennen und zerstören von Viren befallene Körperzellen und Tumorzellen, reagieren auf bestimmte Antigene der Zielzellen
T-Zell-Gedächtnis	Ständige „Erinnerung" von T-Zellen an Antigene (T-Helferzellen, zytotoxische T-Zellen)
Natürliche Killerzellen (NK)	Greifen unspezifisch virusinfizierte Zellen und antikörperbestückte Tumorzellen an

* Die Gruppe der antigenpräsentierenden Zellen gehört **funktionell** zu einer Zellgruppe: sie alle präsentieren Antigene.

Tab. 13.2 Die Funktionen der wichtigsten Abwehrzellen.

13.2.2 Phagozyten

Wenn es Mikroorganismen gelingt, in den Körper einzudringen (z. B. durch eine Verletzung der äußeren Barrieren), so werden sie in der Regel durch **Phagozyten** (*Fresszellen; phagein* = essen) unschädlich gemacht. Die größte phagozytotische Aktivität haben die **Monozyten**, die **Makrophagen** und die **neutrophilen Granulozyten** (➤ Tab. 13.2, ➤ 12.3.1). Fremdpartikel (z. B. Bakterien) werden von ihnen umflossen, eingeschlossen und im Inneren der Zelle verdaut (➤ Abb. 2.19). Besonders „scharf" sind die Phagozyten, wenn die Fremdpartikel noch besonders markiert worden sind. Die Markierung kann durch Antikörper (➤ 13.4.3) oder Komplementfaktoren (➤ 13.2.4) stattfinden. Dieses Phänomen wird als **Opsonierung** (= „schmackhaft machen") bezeichnet. Durch das schnelle Aufnehmen von antikörperbeladenen Erregern unterstützen Phagozyten somit die spezifische Abwehr.

Makrophagen (➤ 12.3.2) entwickeln sich aus undifferenzierten Monozyten des Blutes. Diese halten sich nach dem Verlassen des Knochenmarks nur wenige Tage im Blut auf, zwängen sich dann durch die Kapillarwände ins Gewebe und werden dort zu langlebenden Makrophagen.

Monozyten-Makrophagen-System

Die Makrophagen gehören zum **Monozyten-Makrophagen-System** *(MMS)*, das die Gesamtheit aller zur Phagozytose fähigen, aus gemeinsamen Vorläuferzellen hervorgehenden Zellen bezeichnet.

Zum Monozyten-Makrophagen-System gehören außerdem die *Mikroglia-Zellen* des ZNS (➤ 4.5.2), die *Alveolarmakrophagen* (➤ 16.6), die *Kupffer-Zellen* der Leber (➤ 17.10.2), die *Osteoklasten* (➤ 5.1.3) sowie die **dendritischen Zellen** *(dendritic cells, DC)*. Die unreifen dendritischen Zellen des Knochenmarks gelangen mit dem Blut in nicht-lymphatische Organe (darunter auch die Haut, wo diese Zellen dann *Langerhans-Zellen* heißen). Dort phagozytieren sie antigene Strukturen. Die reifenden dendritischen Zellen wandern dann in die Lymphknoten, wo sie eine spezifische Immunantwort (➤ 13.4) hervorrufen.

13.2.3 Natürliche Killerzellen

Die **natürlichen Killerzellen** *(NK-Zellen)*, eine Untergruppe der Lymphozyten, wirken vor allem gegen virusinfizierte und tumorartig veränderte Zellen (wie auch die zytotoxischen T-Zellen ➤ 13.4.1). Solche „entarteten" Zellen fallen den NK-Zellen dadurch auf, dass auf ihrer Membranoberfläche die MHC-I-Moleküle (➤ 13.4.5) defekt sind oder sogar fehlen. Die *Abwesenheit* dieses Signals für die Information „körpereigen" macht die NK-Zellen angriffslustig: Sie zerstören die veränderten Körperzellen durch Freisetzung zytotoxischer (zellschädigender) Substanzen, sog. **Zytotoxinen**. Ähnliche Abwehrstrategien werden auch von zytotoxischen T-Zellen (➤ 13.4.1) verwendet.

13.2.4 Komplementsystem

Das **Komplementsystem** ist das Hauptsystem der humoralen unspezifischen Abwehr und *komplementiert* (ergänzt) das sog. Antikörpersystem (➤ 13.4.3). Es vernichtet v.a. Bakterien und andere körperfremde Zellen und fördert Entzündungsreaktionen.

Das Komplementsystem besteht aus neun **Komplementfaktoren** (Plasmaproteinen ➤ 12.1.4), die mit C1 bis C9 abgekürzt werden. Wie bei den Gerinnungsfaktoren (➤ 12.5.5) handelt es sich um inaktive Enzyme, die kaskadenförmig aktiviert werden. Wenn *ein* Enzym einer niedrigeren Stufe aktiviert wurde, aktiviert es *mehrere* Enzyme der nächsten Stufe. So kommt es zu einer Kettenreaktion und massiven Ausbreitung der Komplementreaktion.

Aufgaben des Komplementsystems

> Der Faktor C3 führt zur schon erwähnten Opsonierung von Bakterien: Durch Bindung von C3-Molekülen an die Fremdzelloberfläche werden diese für Phagozyten noch „attraktiver"
> Die aktiven Faktoren C3 und C5 sind starke Entzündungsmediatoren – sie locken andere Abwehrzellen wie etwa Granulozyten an (Chemotaxis ➤ 13.1.4)
> Die Faktoren C5–C9 können den so genannten **Membranangriffskomplex** bilden, der eine Art Loch in der Fremdzellmembran erzeugt – durch dieses kommt es zum unkontrollierten Einstrom von Kalzium, Natrium und Flüssigkeit, bis die Fremdzelle platzt und abstirbt (Zytolyse ➤ Abb. 13.2).

Die Ingangsetzung dieser Kettenreaktion ist auf drei unterschiedlichen Wegen möglich:
> Im sog. **klassischen Weg** durch Antigen-Antikörper-Komplexe (➤ 13.4.4)
> Im sog. Lektinweg durch *Mannose-bindendes Lektin (MBL)*, das an Mannosereste auf Bakterienoberflächen gebunden hat (*Mannose* ist ein glukoseähnlicher Einfachzucker)
> Im so genannten **alternativen Weg** durch bakterielle Antigene.

Alle Wege münden in die Bildung des oben genannten Membranangriffkomplexes.

13.3 Zytokine – Botenstoffe des Immunsystems

Viele Zellen des Immunsystems geben hormonartige Botenstoffe ab, die insbesondere reife T- und B-Zellen zur Vermehrung und Differenzierung anregen und als Wachstumsfaktoren der Hämatopoese (➤ 12.1.3) wirken. Diese Botenstoffe heißen **Zytokine** bzw. **Lymphokine**, wenn sie von Lymphozyten produziert werden.

Interleukine

Die bekanntesten Zytokine sind die **Interleukine**, von denen zahlreiche bekannt sind. Für die Immunreaktion besonders wichtig ist **Interleukin-2**, welches vor allem von T-Helferzellen gebildet wird (➤ Abb. 13.6). Interleukin-2 wirkt zurück auf die T-Helferzellen und stimuliert deren eigene Vermehrung. Zusammen mit **Interleukin-4** unterstützt es die Differenzierung von B-Zellen zu antikörperbildenden Plasmazellen (➤ Abb. 13.6). Dem gegenüber hat **Interleukin-1** weniger spezifische Wirkungen: Es lockt z. B. Granulozyten und Fibroblasten (Bindegewebszellen) an den Ort der Entzündung und löst Fieber aus.

Interferone

Interferone *(IFN)* sind Proteine, die u.a. von virusinfizierten Zellen freigesetzt werden und mit der Virusvermehrung *interferieren*, also „dazwischenfunken". Interferone lösen die Produktion von „antiviralen" Proteinen aus und schützen so die noch gesunden Zellen vor einer Virusvermehrung. Neben dieser antiviralen Wirkung sind Interferone auch am „Wechselgespräch" zwischen Entzündungszellen beteiligt.

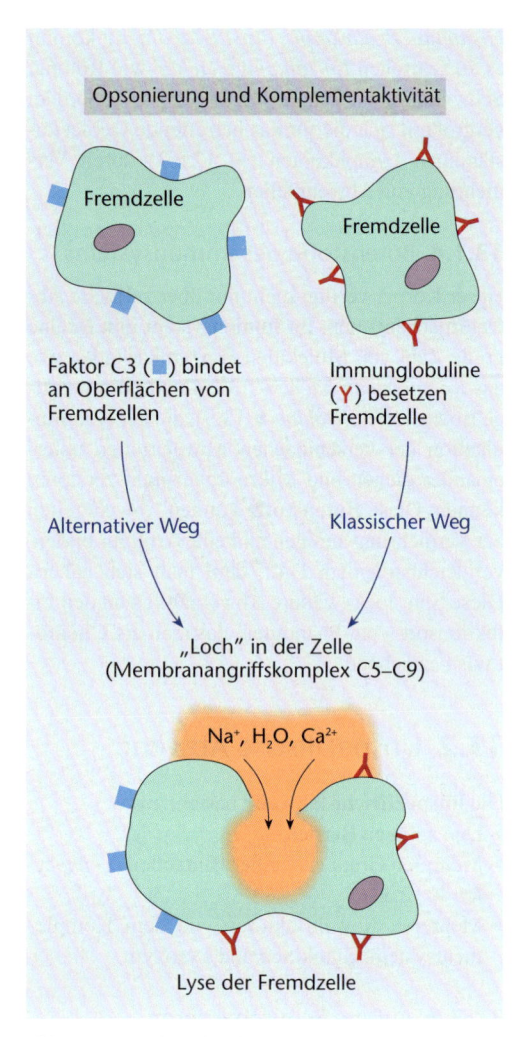

Abb. 13.2 Eine fremde Zelle wird entweder durch den Faktor C3 des Komplementsystems oder durch Antikörper (Immunglobuline) kenntlich gemacht (opsoniert). Das Komplementsystem bildet den Membranangriffskomplex (C5–C9), der zu einer Lyse der Zelle führt.

Tumor-Nekrose-Faktor

Der Name **Tumor-Nekrose-Faktor** *(TNF)* stammt von der ursprünglichen Beobachtung, dass Tumoren bei Patienten mit schweren bakteriellen Infektionen nekrotisch werden können. TNF hat eine direkte zytotoxische Wirkung, aber stimuliert auch zytotoxische T-Zellen (➤ 13.4.1) und neutrophile Granulozyten (➤ 13.2.2).

> **Zytokine in der Therapie**
>
> Zytokine werden auch therapeutisch eingesetzt, derzeit allerdings nur in sehr begrenztem Umfang. So werden die Interferone zurzeit gegen bestimmte seltenere Formen der Leukämie (Blutkrebs), einige wenige Tumore, verschiedene Arten der Virus-Hepatitis und Multiple Sklerose gegeben. Auch *Zytokin-Hemmstoffe* werden eingesetzt, so z. B. *TNF-Blocker* bei bestimmten Autoimmunkrankheiten (➤ 13.7.2). Die Interleukine befinden sich nach wie vor noch weitgehend im Versuchsstadium.

13.4 Spezifische Abwehr

Die **spezifische Abwehr** ist entwicklungsgeschichtlich jünger als die unspezifische. Die hierzu gehörenden Zellen sind die **Lymphozyten**. Man unterscheidet dabei T- und B-Lymphozyten (T- und B-Zellen). Zwei Besonderheiten zeichnen dieses Teilsystem aus:

Spezifität

Die spezifische Abwehr ist in der Lage, bestimmte molekulare Merkmale der Erreger zu erkennen und nur bei Vorhandensein dieser Merkmale zu reagieren. Grundlage dieser **Spezifität** sind **Antigen-Erkennungsmoleküle**, die zum einen als **T-Zell-Antigen-Rezeptoren** membrangebunden auf den T-Zellen vorkommen und zum anderen als **Antikörper** frei in den Körperflüssigkeiten und membrangebunden auf den B-Zellen zu finden sind. T-Zell-Antigen-Rezeptoren und Antikörper sind strukturell unterschiedlich, gehören aber zu einer „großen Familie".

Unser Immunsystem vermag eine unvorstellbare Vielfalt von Antigenen zu erkennen. Aber wie schafft es das Immunsystem, für jedes auch nur mögliche Antigen vom Masernvirus bis zur Industriechemikalie die „passenden" Rezeptoren bzw. Antikörper herzustellen? Und wie wird diese Vielfalt genetisch kodiert? Wäre jeweils ein Gen für einen Rezeptor „zuständig", bräuchte man hierfür Abermillionen von Genen – der Mensch hat nur einen Bruchteil davon!

Auf der DNA der Lymphozyten liegen viele verschiedene Abschnitte, die für den Zusammenbau der Antigen-Erkennungsmoleküle verantwortlich sind. Bei der Differenzierung von Lymphoblasten zu Lymphozyten werden jeweils verschiedene dieser Genabschnitte nach dem *Zufallsprinzip* miteinander kombiniert. So entsteht ein „Grundrepertoire" von „ungefähr passenden" Antikörpern mit noch geringer Spezifität. Nach der Reaktion mit einem Antigen werden die Lymphozyten aktiviert. Danach treten gehäuft Genmutationen und dadurch leicht veränderte Antikörper auf, die etwas besser oder schlechter „passen" als die vorherigen. Diese Differenzierung der Antikörper erfolgt so lange, bis sich ein Klon von reifen Lymphozyten bzw. Plasmazellen „durchgesetzt" hat, der das größte „Erkennungsvermögen" für das betreffende Antigen aufweist. Wenn man sich die Antigen-Erkennungsmoleküle als Schlösser vorstellt, dann sind die Antigene die Schlüssel, die genau zu ihnen passen und mit ihnen eine Verbindung eingehen können. Damit ist das Antigen erkannt, die Immunreaktion wird eingeleitet (➤ 13.4.4).

Gedächtnisfunktion des Immunsystems

Eine der bemerkenswertesten Eigenschaften des Immunsystems ist sein „Erinnerungsvermögen" an eine erste Begegnung mit einem Fremdantigen (*Primärreaktion* oder *„erstes" Erkennen*). Jede nachfolgende Begegnung mit demselben oder einem sehr ähnlichen Antigen (*Sekundärreaktion* oder *„zweites" Erkennen*) äußert sich in einer veränderten Immunantwort und damit einem teils lebenslangen Schutz, z. B. gegen das Masernvirus. Diese immunologische „Gedächtnisfunktion" liegt in der Existenz langlebiger Abwehrzellen (sog. **Gedächtniszellen**) begründet. Diese leben Monate bis viele Jahre, erkennen über ihre spezifischen Rezeptoren ein bestimmtes Antigen und leiten bei erneutem Kontakt sehr schnell und effektiv Abwehrreaktionen ein, so dass der Betreffende den abermaligen Erregerkontakt gar nicht bemerkt (geschützt oder *immun* ist). Wahrscheinlich leben die einzelnen Gedächtniszellen aber nicht lebenslang, so dass für lebenslanges „Erinnerungsvermögen" *wiederholter* Antigenkontakt oder *ständige* Anwesenheit von geringsten Antigenmengen (z. B. in den Lymphknoten) und die Bildung von Tochterzellen notwendig zu sein scheinen. Aus diesem Grund ist es sinnvoll, statt von der „Gedächtniszelle" eher von **B-Zell-Gedächtnis** bzw. **T-Zell-Gedächtnis** zu sprechen. Diese Bezeichnung repräsentiert eine *Funktion* (Gedächtnis) und schließt die Wechselwirkungen mit anderen, z. B. antigenpräsentierenden, Zellen sowie Zytokinen (➤ Tab. 13.2, ➤ Abb. 13.5) ein.

13.4.1 T-Zellen

Eine Gruppe von Lymphozyten sind die **T-Zellen**, benannt nach dem **T**hymus. Im Thymus werden die *unreifen* T-Zellen zu *immunkompetenten* T-Zellen. Sie „lernen" hier, „selbst" und „fremd" zu unterscheiden. Nur gegen Fremd-Antigene gerichtete T-Zellen verlassen den Thymus. T-Zellen, die körpereigene Strukturen erkennen und bekämpfen würden, werden ausgesondert und von Phagozyten vernichtet (➤ 13.7.2).

T-Zellen besitzen auf ihrer Oberfläche Antigen-Erkennungsmoleküle, mit denen fremdartige Antigene identifiziert werden können, die **T-Zell-Antigen-Rezeptoren**. Passt nun dieser T-Zell-Antigen-Rezeptor auf das dargebotene Antigen (➤ 13.4.5), so ist dies ein Reiz für die entsprechende T-Zelle, sich rasch zu vermehren und zu den verschiedenen Untergruppen auszudifferenzieren. Die zahlreichen neu entstandenen T-Zellen (alle mit dem gleichen Rezeptor wie die Ursprungszelle) leiten dann weitere Reaktionen ein, in deren Verlauf das Antigen beseitigt wird.

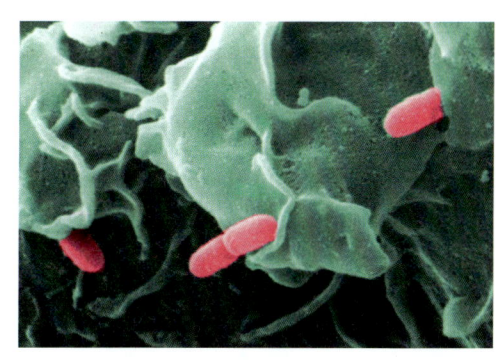

Abb. 13.3 T-Zelle (grün gefärbt) mit Bakterium (rosa gefärbt). [X243]

Untergruppen der T-Zellen

Die T-Zellen werden in drei Untergruppen mit verschiedenen Aufgaben eingeteilt:

> T-Helferzellen *(T_H-Zellen)*
> Zytotoxische T-Zellen *(T_c-Zellen)*
> T-Zell-Gedächtnis.

T-Helferzellen *(T_H-Zellen)* werden auch **T4-Zellen** genannt, da sie ein charakteristisches Oberflächenmolekül, das **CD4**, tragen. **CD** steht für *cluster of differentiation* und bezeichnet ein System von (durchnummerierten) Oberflächenmarkern auf weißen Blutkörperchen, insbesondere Lymphozyten. Außerdem ist ihre Membran durch einen T-Zell-Rezeptor für das *MHC-II-Molekül* (➤ 13.4.5) gekennzeichnet, welcher zusammen mit CD4 für die Erkennung von antigenpräsentierenden Makrophagen (➤ Tab. 13.2, ➤ Abb. 13.5) und B-Zellen (➤ Abb. 13.6) von besonderer Bedeutung ist.

Es werden zwei Typen von T-Helferzellen differenziert: die *T_H1-Helferzellen*, die Makrophagen aktivieren, und die *T_H2-Helferzellen*, welche B-Zellen aktivieren. Für diese Aufgaben müssen sie verschiedene Zytokine bilden und ausschütten (➤ 13.3).

T_H1- und T_H2-Zellen hemmen sich gegenseitig (**Suppression**). Diese und andere Hemmfunktionen wurden früher einer eigenen Zellfamilie, den „T-Suppressorzellen", zugeschrieben. Nach heutiger Kenntnis handelt es sich aber lediglich um die „üblichen" CD4- und CD8-T-Zellen, die allerdings reichliche Mengen von hemmenden Zytokinen ausschütten können.

Zytotoxische T-Zellen *(T_c-Zellen)* tragen ein charakteristisches Oberflächenmolekül, das **CD8**, weshalb sie auch **T8-Zellen** heißen. Für ihre „Zielerkennung" sind sie mit einem T-Zell-Rezeptor zur Erkennung von antigentragenden MHC-I-Molekülen ausgerüstet (➤ 13.4.5) und können z. B. virusinfizierte oder tumorartig veränderte Zellen direkt vernichten (➤ Abb. 13.4): Wenn sie derartige Zellen erkennen, geben sie sog. **Perforine** ab, kleine Eiweiße, welche die Membran der „Opferzelle" angreifen und durchlöchern. Durch

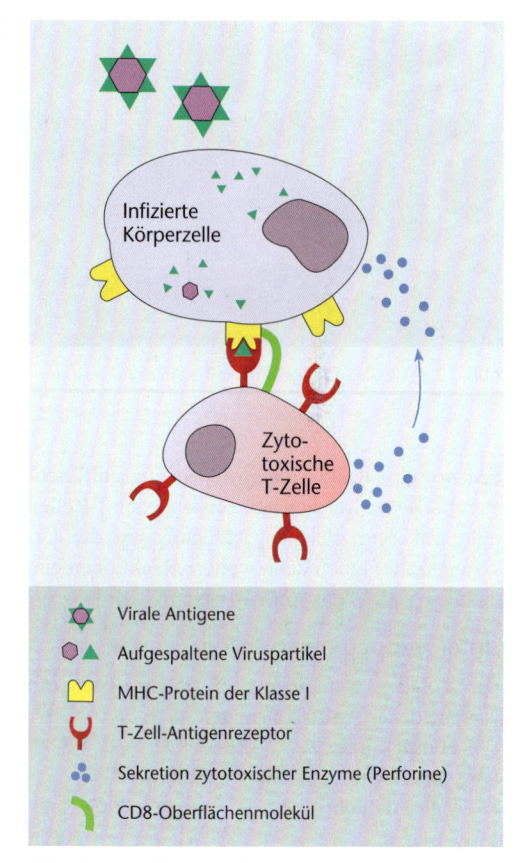

Abb. 13.4 Auf der virusinfizierten Zelle erscheinen neue Oberflächenantigene. Diese werden von den zytotoxischen T-Zellen erkannt, die daraufhin zytotoxische Enzyme freisetzen und die infizierte Zelle so abtöten.

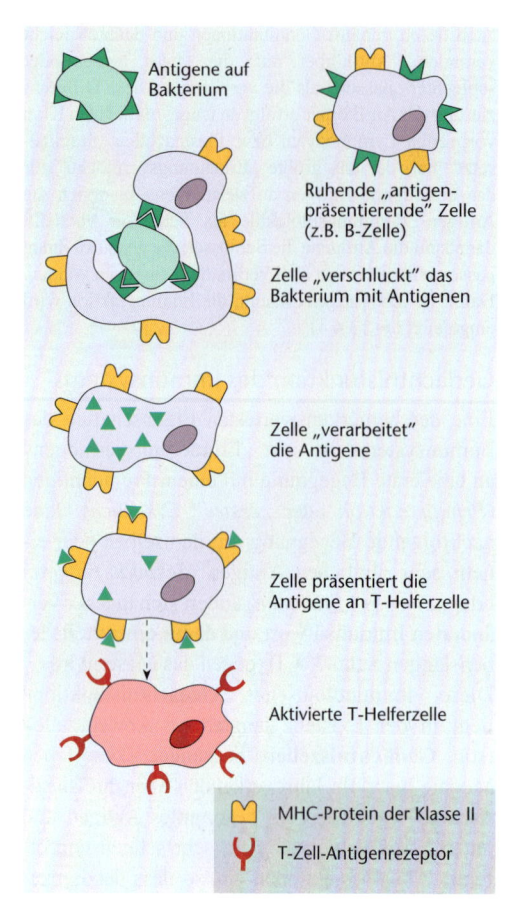

Abb. 13.5 Bakterielle Antigene werden durch antigenpräsentierende Zellen erkannt, verschluckt, verarbeitet und dann den T-Helferzellen dargereicht, die durch diese Wechselwirkung aktiviert werden.

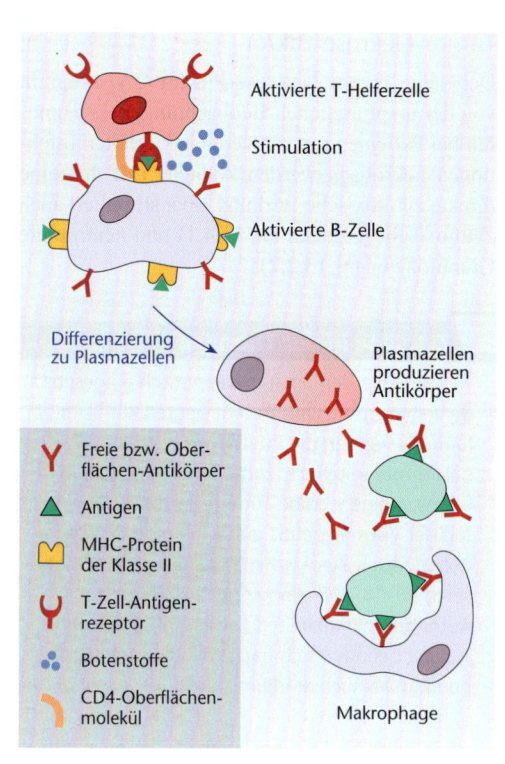

Abb. 13.6 Die aktivierte T-Helferzelle feuert B-Zellen an, die sich mit Hilfe von Botenstoffen (Interleukinen) zu Plasmazellen differenzieren. Diese produzieren Antikörper gegen die bakteriellen Antigene. Dadurch werden Makrophagen herbeigelockt, und die Schlacht ist gewonnen.

diese Löcher strömen Salz und Wasser ins Zellinnere, zusammen mit einem eiweißspaltenden Enzym **(Granzym B)**. Dadurch wird in der „Opferzelle" der programmierte Zelltod **(Apoptose)** ausgelöst (➤ 2.1).

T-Zell-Gedächtnis: Antigenspezifische T-Zellen werden nach einem Erstkontakt mit dem Fremd-Antigen über Monate bis Jahre „in Bereitschaft" gehalten, um beim nächsten „größeren Angriff" auf den Körper dieses Antigen sofort und zielgenau bekämpfen zu können (➤ 13.4.5, ➤ Tab. 13.2).

13.4.2 B-Zellen

Die **B-Zellen** reifen im Knochenmark (engl. *bone marrow*) zu immunkompetenten Zellen heran. Ihre Hauptaufgabe ist die Produktion von **Antikörpern** (➤ 13.4.3), die das humorale System der spezifischen Abwehr darstellen.

Antikörper sind große Moleküle, die zunächst als *Oberflächenantikörper* auf der Membranoberfläche der B-Zellen ruhen. Sie haben dieselbe Funktion wie die anders gebauten, *stets* membrangebundenen Erkennungsmoleküle auf der T-Zell-Oberfläche: Wenn eine B-Zelle „ihr" Antigen erkennt, ist dies ein Reiz zur Vermehrung und es entstehen aus ihr zahlreiche **Plasmazellen.** Dieser Vorgang erfordert die Mitwirkung von T-Helferzellen (T_H2-Zellen), welche den B-Zellen helfen, zu Plasmazellen heranzureifen (➤ Abb. 13.6).

Plasmazellen kann man als kleine Antikörper-„fabriken" bezeichnen – sie setzen während ihrer Lebenszeit von nur wenigen Tagen riesige Mengen *spezifischer* Antikörper frei, die genau zu dem Antigen passen, das den B-Lymphozyten stimuliert hat.

Die überwiegende Anzahl der Plasmazellen ist gewebsständig – sie sitzen in den interstitiellen (Zwischenzell-)Räumen vieler Organe sowie in den sekundären lymphatischen Organen und zirkulieren mit der Lymphflüssigkeit, finden sich aber kaum im Blut. Vom Beginn einer Infektion bis zur Bereitstellung einer ausreichenden Zahl passender Antikörper vergeht ca. eine Woche.

Weitere Typen von B-Zellen gehören zum **B-Zell-Gedächtnis**. Dies sind langlebige Zellen, die sich vor allem in den Lymphknoten und im Knochenmark befinden (➤ 13.4, ➤ Abb. 13.6).

13.4.3 Antikörper

Antikörper *(Ak)*, auch **Immunglobuline** *(Ig)* genannt, sind hochselektiv auf bestimmte Antigene passende Proteine, die von den oben genannten Plasmazellen sezerniert werden. Sie stellen die humorale Abwehr des spezifischen Systems dar (➤ Tab. 13.1).

Aufbau und Funktion der Antikörper

Antikörper bestehen aus vier miteinander verknüpften Proteinketten, je zwei leichten und zwei schweren Ketten, die zusammen ein Y-förmiges Molekül ergeben (➤ Abb. 13.7). An den beiden Armen des Y liegen die *Antigenbindungsstellen*, wodurch ein bivalentes (*bi* = zwei) Molekül ent-

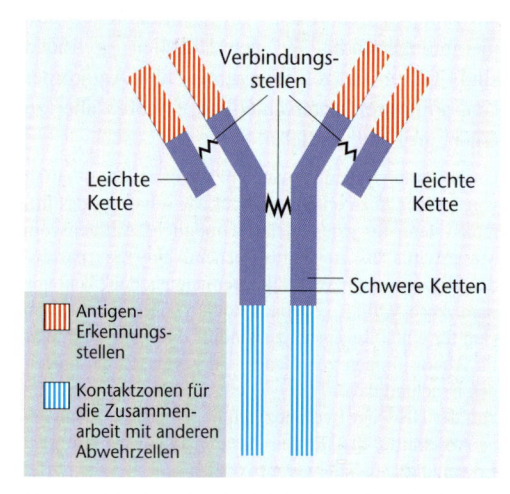

Abb. 13.7 Aufbau eines IgG-Antikörpers. Die charakteristische Y-Form des Antikörpers wird durch zwei schwere, miteinander verbundene Ketten gebildet, an deren kurzen Enden je eine leichte Kette angeknüpft ist. Die für die Abwehrfunktion relevanten Anteile des Moleküls sind entsprechend gekennzeichnet.

steht. Der Stamm des Y, der F_c-Teil, dient als Erkennungsstruktur (Opsonierung ➤ 13.2.2) z. B. für unspezifische Abwehrzellen (Granulozyten, natürliche Killerzellen).

Fünf Antikörperklassen

Man unterscheidet fünf **Antikörperklassen**.
Immunglobulin G, kurz **IgG**, macht mit etwa 80 % den größten Anteil der Antikörper aus. Es wird v.a. in der *späten* Phase der Erstinfektion und bei einer erneuten Infektion mit demselben Erreger gebildet. IgG-Antikörper können das *Komplementsystem* aktivieren und durch *Opsonierung* die Phagozytose von Erregern erleichtern. In der zweiten Schwangerschaftshälfte sind sie *plazentagängig* und treten somit vom mütterlichen ins fetale Blut über. Damit bieten sie in der Zeit, wo das Immunsystem von Fetus und Neugeborenem noch unreif ist, einen guten Schutz vor Infektionen (➤ 21.3.4).

IgM *(Immunglobulin M)* ist ein sehr großes Molekül, da hier fünf Y-förmige Antikörpermoleküle miteinander verbunden sind (*Pentamer; penta = fünf*). Aufgrund der vielen Antigenbindungsstellen kann IgM Zellen miteinander vernetzen (*agglutinieren* ➤ 12.4.1). IgM ist der erste Antikörper, der nach einer (Erst-)Infektion von der Plasmazelle sezerniert wird. Dadurch eignet er sich besonders zum laborchemischen Nachweis einer *Erstinfektion*. IgM ist nicht plazentagängig. Als Einzelmolekül *(Monomer)* kommt IgM außerdem als Antigenrezeptor auf der Oberfläche der B-Zellen vor, wo es als zellmembranständiges „Schloss" auf den „Antigen-Schlüssel" wartet, der zur Aktivierung der Zelle führt.

IgA *(Immunglobulin A)* ist als Einzelmolekül im Blut vorhanden, als Doppelmolekül (*Dimer; di = zwei*) kommt es in diversen Körpersekreten wie Speichel, Darmsekreten und Bronchialschleim vor. Es unterstützt die lokale Abwehr von Erregern, indem es ihre Anheftung an die Schleimhäute hemmt. IgA kommt auch in der Muttermilch vor, so dass das gestillte Neugeborene den „Antikörperschutzmantel" der Mutter teilt.

IgE *(Immunglobulin E)* spielt bei der Abwehr von Parasiten (z. B. Würmern) und bei Allergien (➤ 13.7.1) eine Rolle. Am Stamm seines Y-förmigen Moleküls besitzt es Strukturen, die an *Mastzellen* (➤ 13.7.1, ➤ Abb. 13.13) binden können. Mastzellen bzw. von ihnen abgegebene Sekrete sind hauptverantwortlich für die Symptome von allergischen Reaktionen (➤ 13.7.1).

IgD *(Immunglobulin D)* kommt ebenso wie das monomere IgM auf der Oberfläche von B-Zellen vor und dient wie dieses als zellständiges Antigen-Erkennungsmolekül. Andere Funktionen von IgD sind bisher nicht bekannt.

Monoklonale Antikörper

Bei einer normalen Abwehrreaktion werden immer *mehrere* B-Zellen aktiviert. Da sich diese B-Zellen genetisch leicht voneinander unterscheiden, sind auch die entstehenden Antikörper etwas verschieden. Man spricht von **polyklonalen Antikörpern** (ein Klon bezeichnet alle Nachkommen einer einzigen Zelle; *poly* = viel). In Forschung und Medizin werden dagegen häufig **monoklonale Antikörper** *(mAk)* verwendet. Dabei wird im Labor eine *einzige* Plasmazelle, z. B. aus der Milz einer Maus, isoliert und zur Vermehrung gebracht. Deren Nachkommen erzeugen *vollkommen gleiche* Antikörper in großer Menge.

In der *Diagnostik* werden monoklonale Antikörper beispielsweise für Tests auf Infektionserreger, aber auch zur Hormonspiegelbestimmung verwendet. *Therapeutisch* werden sie etwa gegen Brustkrebs, Leukämien und Autoimmunkrankheiten eingesetzt.

13.4.4 Antigen-Antikörper-Reaktionen

> **Schlüssel-Schloss-Prinzip**
>
> Ein Erreger kann nur dann durch einen Antikörper vernichtet werden, wenn der Antikörper genau zu einem Antigen des Erregers passt, ebenso wie sich eine Tür nur dann öffnet, wenn der Schlüssel exakt zum Schloss passt. Die Immunologen sprechen daher vom **Schlüssel-Schloss-Prinzip**.

Wie bereits erwähnt, besitzen die Antikörper Bindungsstellen für Fremdmoleküle (Antigene). Reagieren Antikörper nun mit „ihren" Antigenen, bilden sich **Antigen-Antikörper-Komplexe** (Schlösser mit eingestecktem Schlüssel).

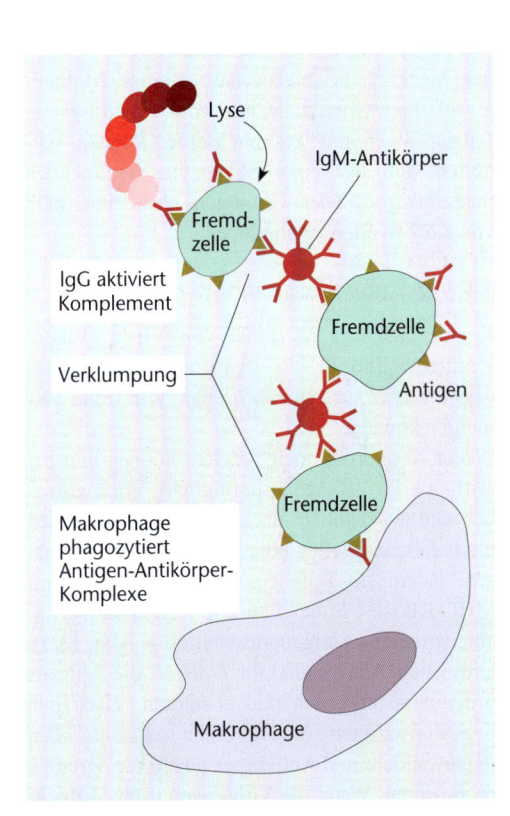

Abb. 13.8 Antigen-Antikörper-Reaktionen: Die großen IgM-Antikörper besitzen viele Bindungsstellen für Antigene. Sie sind in der Lage, Fremdzellen (z. B. blutgruppenfremde Erythrozyten) zu verklumpen. Die Komplexe werden von Phagozyten aufgenommen. Darüber hinaus können IgM und IgG das Komplementsystem aktivieren.

Die Antikörper können auf unterschiedliche Weise gegen Erreger oder Toxine wirken:

> **Agglutination.** Das große IgM-Molekül ist z. B. in der Lage, ganze Zellen miteinander zu verklumpen – so gehören die *Blutgruppenantikörper* Anti-A und Anti-B (➤ 12.4.1) zur IgM-Klasse. Die Antigen-Antikörper-Komplexe werden dann phagozytiert (➤ Abb. 13.8)
> **Komplementaktivierung.** Bei der Bindung von IgG oder IgM an ein membranständiges Antigen kann im weiteren Verlauf das Komplementsystem aktiviert werden (➤ 13.2.4). Dies führt zur Auflösung (Lyse) der Erregerzelle
> **Opsonierung.** Außerdem sind IgG-bedeckte, also opsonierte Zellen eine bevorzugte „Mahlzeit" von Fresszellen (➤ 13.2.2).

13.4.5 Selbsterkennungs-Moleküle

Es ist eine wesentliche Frage, wie der Körper es bewerkstelligt, fremde von eigenen Molekülstrukturen zu unterscheiden. Immerhin ist dies eine der unerlässlichen Leistungen der spezifischen Abwehr, denn andernfalls würde sie sich auch gegen die Antigene des eigenen Organismus richten und so nach wenigen Tagen zum Tode führen.

MHC-Moleküle

Dies zu vermeiden, ist Aufgabe der **MHC-Moleküle** (für *major histocompatibility complex = Haupt-Gewebeverträglichkeits-Komplex*). Diese Moleküle sind hochspezifisch, also bei jedem Menschen anders, aber bei allen (kernhaltigen) Zellen *eines* Menschen gleich. Nur bei eineiigen Zwillingen (➤ 21.1) sind sie identisch.

> **Kontrolle der Identität**
>
> Die MHC-Moleküle bilden zusammen mit einem eingelagerten Peptid eine Art „Personalausweis", der vom Immunsystem („Personenkontrolle") benutzt wird, um fremde von eigenen „Staatsbürgern" zu unterscheiden. Nur wenn das präsentierte Peptid ein körperfremdes Spaltprodukt ist, wird das Immunsystem aktiviert.

Der MHC wird häufig auch als **HLA** bezeichnet (für *Human Leukocyte Antigen = menschliches Leukozyten-Antigen*), da er zuerst auf Leukozyten (weißen Blutzellen) entdeckt wurde.

Man unterscheidet zwei Klassen von MHC-Molekülen:

> **MHC-Klasse-I-Moleküle (MHC-I)**, die auf allen kernhaltigen Zellen sowie den Thrombozyten vorkommen und die „klassischen" Transplantationsantigene sind
> **MHC-Klasse-II-Moleküle (MHC-II)**, die auf Lymphozyten und *antigenpräsentierende Zellen* (z. B. Makrophagen) beschränkt sind.

T-Zellen können Antigene nicht *direkt* erkennen, sondern müssen sie von **antigenpräsentierenden Zellen** *(APZ* ➤ Tab. 13.2, ➤ Abb. 13.5) *angeboten* bekommen. Bei dieser **Antigenpräsentation** wird den T-Zellen neben dem Antigenfragment immer auch das entsprechende MHC-Klasse-Molekül „gezeigt". Nur in dieser Verbindung kann die T-Zelle das Antigen als „fremd" erkennen

> *T-Helferzellen* (➤ 13.4.1) identifizieren den Komplex aus *MHC-II* und dem dargebotenen Antigen und aktivieren dann Makrophagen (T_H1-Zellen) und B-Zellen (T_H2-Zellen)
> *Zytotoxische T-Zellen* erkennen *MHC-I* zusammen mit dargebotenen Antigenen (➤ Abb. 13.4). Wird das angebotene Antigen als fremd erkannt, beginnen sie mit der Perforin-Ausschüttung (➤ 13.4.1) und zerstören die Zielzelle. Dies gilt auch für Tumorzellen, da hier ebenfalls fremdartige Antigene gebildet werden.

Das Problem der Transplantatabstoßung

Da sich die MHC-Moleküle von Mensch zu Mensch (und erst recht zwischen Mensch und Tier) unterscheiden, wird verständlich, warum fremde Organe fast immer abgestoßen werden oder nur unter starker **Immunsuppression** (medikamentöse Dämpfung des Immunsystems ➤ 13.7.3) toleriert werden. Vor allem die T-Zellen erkennen den vermeintlichen „Eindringling" und bekämpfen ihn. Man versucht daher heute im Falle von zur Verfügung stehenden Spenderorganen oder bei der Knochenmarktransplantation durch die sog. **HLA-Typisierung** einen Empfänger zu finden, dessen HLA- bzw. MHC-Muster dem des zu transplantierenden Organs bzw. Gewebe möglichst ähnlich ist. Dennoch ist auch in diesen Fällen fast immer eine lebenslange Gabe von Medikamenten nötig, die die Aktivität des Immunsystems hemmen.

13.5 Drei Kurzberichte von der Abwehrfront

13.5.1 Abwehr von Bakterien

Wenn eindringende **Bakterien** (Eigenschaften ➤ Tab. 13.3, ➤ 13.9, ➤ Abb. 13.15) „Pech haben", werden sie schon an der Eintrittspforte (z. B. einer kleinen Verletzung der Haut) von den ständig lauernden Phagozyten entdeckt und phagozytiert (➤ Abb. 13.8). Jedoch muss die spezifische Abwehr gerade bei größeren Bakterienmengen oder besonders virulenten (gefährlichen) Erregern zu Hilfe kommen. Hier sind es vor allem die antigenpräsentierenden B-Zellen, die mit Hilfe von T_H2-Zellen zu antikörperbildenden Plasmazellen differenzieren (➤ Abb. 13.6). Wenn sich die Antikörper an die Erreger binden, so können die Mikroorganismen durch nachfolgende Aktivierung des Komplementsystems vernichtet werden. Außerdem werden sie durch die anhaftenden Antikörper (Prinzip der Opsonierung) eine attraktive Mahlzeit für Phagozyten (Makrophagen und Granulozyten).

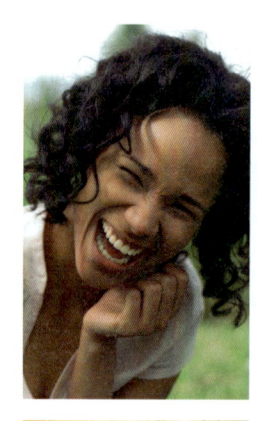

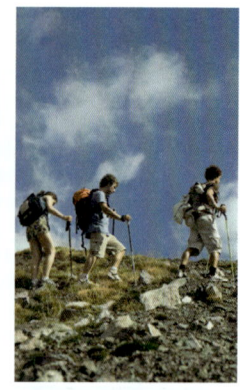

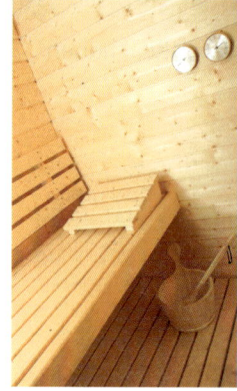

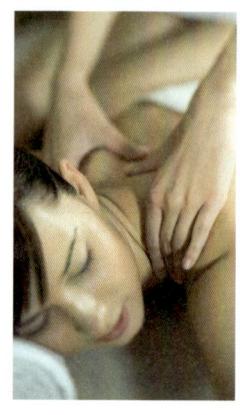

Abb. 13.9 Nicht nur Lachen hält gesund, auch körperliche Betätigung, Saunagänge oder Massagen stärken das Immunsystem. [J787]

Nicht wenige Bakterien haben allerdings Mechanismen entwickelt, um dem Immunsystem die Arbeit zu erschweren oder ihm sogar ganz zu entgehen: Sie tragen beispielsweise bestimmte Moleküle auf ihrer Oberfläche, die vom Immunsystem schwer als „fremd" erkannt werden können, umhüllen sich mit einer phagozytosehemmenden Schleimkapsel oder vermögen sogar innerhalb von Körperzellen zu überleben.

13.5.2 Abwehr von Viren

Kennzeichnendes Merkmal von **Viren** (Eigenschaften ➤ Tab. 13.3, ➤ 13.10, ➤ Abb. 13.24) ist, dass sie sich nur *innerhalb* einer Wirtszelle vermehren können.
Weder Antikörper noch T-Zellen können nun bereits *in einer Wirtszelle* befindliche Viren erkennen und unschädlich machen. Allerdings können die befallenen Zellen eine Art „SOS-Flagge" hissen, indem sie Teile des Virus zusammen mit MHC-Klasse-I-Molekülen auf ihrer Zelloberfläche darbieten (Antigenpräsentation ➤ Abb. 13.4). Dies ist ein Alarmsignal für *T-Zellen,* die Zelle als infiziert zu erkennen und abzutöten. Zusätzlich beginnen aktivierte *B-Zellen,* sich in *Plasmazellen* umzuwandeln und Antikörper gegen die Viren zu produzieren. Wenn die Viren nach ihrer Vermehrung in der Wirtszelle freigesetzt werden, sind sie für die Antikörper zugänglich.
Daneben werden von virusbefallenen Zellen **Interferone** ausgeschüttet, die die Nachbarzellen vor einer Virus-Invasion schützen (➤ 13.3).

13.5.3 Abwehr von Parasiten

Als **Parasiten** werden v.a. die verschiedenen den Menschen befallenden **Würmer** und humanpathogenen Einzeller **(Protozoen)** zusammengefasst (➤ Tab. 13.3, ➤ 13.13). Gegen Parasiten geht das Immunsystem in erster Linie mit den genannten Abwehrzellen vor, also Phagozyten, B- und T-Zellen. Daneben spielen Mastzellen (➤ Abb. 13.11), eosinophile Granulozyten (➤ Tab. 13.2) sowie Antikörper des Typs Immunglobulin E eine Rolle.
Mastzellen und eosinophile Granulozyten können zell- und gewebeschädigende Substanzen ausschütten. Mit Immunglobulin E besetzte Parasiten werden von den Mastzellen leicht erkannt – sie heften sich an die IgE-Antikörper und können bei diesem engen Kontakt den Parasiten durch die Abgabe von Zytokinen schädigen.

> **Immunstimulation**
>
> „Lachen hält gesund" – Hinter dieser Volksweisheit steckt die jahrhundertealte Erfahrung, dass lebensfrohe Menschen über bessere Abwehrkräfte verfügen als depressive Naturen. Selbstvertrauen, innere Ausgeglichenheit und offenes Interesse für die Umwelt bereichern das Leben und seine Funktionen. Ausreichend Schlaf und eine gesunde Ernährung sind ebenfalls wichtig für eine gute Abwehr. Die Natur bietet darüber hinaus zahlreiche Möglichkeiten, die Abwehrkräfte zu stärken. Ob Kneippkur, Massage, Sauna, Badekur oder körperliche Bewegung: Die Möglichkeiten, die eigene Abwehr zu verbessern, sind vielfältig. Auch sich der Sonne aussetzen, verbessert die Stimmung und damit die Immunlage. Nur auch hier gilt: Nichts übertreiben – zu viel des Guten schadet dem Körper und wirkt sogar immunschwächend.

13.6 Impfungen

13.6.1 Immunität

Nach bestimmten Infektionen, etwa nach einer Infektion mit dem Masernvirus, ist man nach der Ersterkrankung praktisch für immer vor weiteren Angriffen geschützt. Der Erreger verändert sich nicht und trifft im Körper auf ein immunologisches Gedächtnis (➤ 13.4), das den Erregern bei einem erneuten Kontakt meistens so schnell den Garaus macht, dass der Betreffende nichts bemerkt. Der Mediziner spricht von **erworbener Immunität** – also erworbener Unempfänglichkeit eines Organismus für eine Infektion mit pathogenen Mikroorganismen bzw. deren Toxinen.
Aus der erworbenen Immunität resultiert auch das Phänomen der sog. **Kinderkrankheiten:** Ist ein Erreger, der nach der Ersterkrankung eine lebenslange Immunität hinterlässt, in einer Bevölkerung sehr weit verbreitet, erkranken praktisch nur und praktisch alle Kinder, während die Erwachsenen

ORGANISMUS	MERKMAL	BEISPIELE
Bakterien	**Prokaryonten***, d.h. einfache Organismen ohne Zellorganellen und ohne Zellkern, das Erbgut liegt lose (z. B. als langer DNA-Faden) im Zytoplasma. Dadurch schnellere Vermehrung. Meist mit Zellwand	Strepto-, Staphylokokken, Salmonellen, Escherichia coli, Proteus, Klebsiellen, Sonderformen: Rickettsien und Mykoplasmen (extrem klein, keine Zellwand)
Viren	Bestehen nur aus Erbinformation (DNA *oder* RNA), verpackt in einen Proteinmantel (*Core, Kapsid*) und evtl. eine lipidhaltige Außenhülle (*Envelope*). Können sich nur in höheren Zellen vermehren und heißen deshalb *Sonderform des Lebens*	Grippe-, Hepatitis-, Herpes-, HI-, Pocken-, Masern-, Mumps-, Rötelnviren
Prionen	„Infektiöse" Proteinpartikel, nach heutigem Kenntnisstand ohne Nukleinsäure, die ihnen ähnliche, körpereigene Proteine „umfalten" können	Ein noch nicht näher definiertes Prion, welches die Creutzfeldt-Jakob-Krankheit, BSE und Kuru hervorruft
Pilze	Pflanzenähnliche Mikroorganismen, die jedoch keine Photosynthese (pflanzliche Energiegewinnung aus CO_2 und Sonnenlicht) durchführen können	Candida albicans (medizinisch wichtigster Hefepilz), Aspergillus fumigatus (Schimmelpilz)
Würmer, Insekten	*Parasitisch* lebende *Tiere* (Eukaryonten*)	Rinderbandwurm, Spulwurm, Kopflaus, Krätzmilbe
Protozoen („Urtierchen")	*Parasitisch* lebende *Einzeller* (Eukaryonten*)	Plasmodien, Trypanosomen (Erreger der Schlafkrankheit), Trichomonaden, Amöben

* Im Gegensatz zu den Prokaryonten (auch Prokaryoten, z. B. Bakterien) zählen Tiere, Pflanzen und Protozoen zu den Eukaryonten (auch Eukaryoten). Bei den Zellen der Eukaryonten ist das Erbmaterial, die Chromosomen also, in einem Kern zusammengefasst, der durch eine Kernmembran vom Zytoplasma getrennt wird (▶ Abb. 2.2, ▶ Abb. 2.4).

Tab. 13.3 Übersicht über die Gruppen der menschenpathogenen Mikroorganismen. Nicht aufgeführt sind die *Viroide* (sozusagen nackte Mini-Viren), da sie bisher nur bei Pflanzen beobachtet wurden.

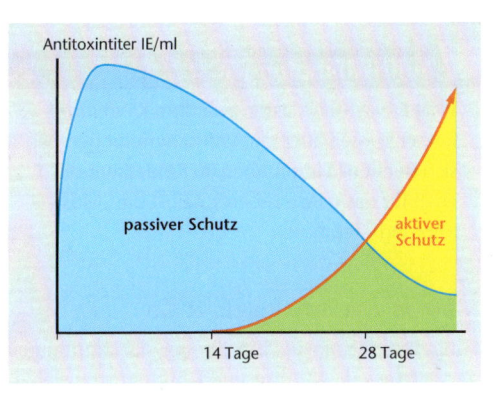

Abb. 13.10 Passiv- und Aktivimpfung können gleichzeitig an verschiedenen Körperstellen verabreicht werden (Simultanimpfung). Wenn der passive Schutz nachlässt, beginnt der aktive Schutz. [R243]

in der Regel nach einem früheren Kontakt *immun* dagegen sind.
Eine *manifeste* (sichtbare) Erkrankung ist dabei nicht notwendige Voraussetzung für den Erwerb der Immunität. Auch *inapparente* (nicht in Erscheinung tretende, ohne äußere Krankheitszeichen verlaufende) Infektionen können eine lang dauernde Immunität hinterlassen. Dies ist beispielsweise häufig beim Rötelnvirus zu beobachten.

13.6.2 Aktivimmunisierung

Eine *Schutzimpfung* (**Aktivimmunisierung**) bewirkt das Gleiche wie die oben dargestellte Erstinfektion: Durch eine künstliche Infektion mit einer kleinen Menge abgetöteter Keime, speziell vorbehandelter, wenig gefährlicher lebender Erreger oder Toxinmoleküle wird ein „kontrollierter Übungskampf" erzeugt. Das Immunsystem nutzt die vermeintliche Infektion, aktiv passende Antikörper und ein immunologisches Gedächtnis zu bilden (▶ Abb. 13.10, ▶ 13.4), die dann im Ernstfall, wenn es zur tatsächlichen Infektion kommt, parat stehen. Die Krankheitserreger werden dann meist schnell und inapparent vernichtet.

13.6.3 Passivimmunisierung

Gefährlich kann es beispielsweise werden, wenn sich eine Schwangere ohne Röteln-Antikörperschutz, besonders während der ersten drei Schwangerschaftsmonate, mit dem Rötelnvirus infiziert. Es drohen dann schwere Schäden des Embryos. Um diese gefürchtete **Röteln-Embryopathie** (▶ 21.6) zu verhindern, können der Schwangeren spezifische Röteln-Antikörper (*Röteln-Hyperimmunseren*) injiziert werden, die anstelle der nicht vorhandenen eigenen Antikörper die Rötelnviren unschädlich machen sollen, bevor sie auf das Kind übergreifen. Das kann allerdings nur in den ersten acht Tagen nach Rötelnkontakt die gefürchtete *Virämie* verhindern. Da das Immunsystem nicht selbst aktiv werden muss, spricht man von **Passivimmunisierung**.

Die Immunglobuline werden vom Blut anderer Kranker, die eine Rötelninfektion überstanden haben, gewonnen. Ihr Blut, das nun reichlich spezifische Antikörper enthält, wird gereinigt und im Antikörpergehalt zum sog. **Hyperimmunserum** konzentriert.

Auch bei Krankheiten, die weniger durch den Erreger selbst als durch von ihm produzierte Giftstoffe *(Toxine)* gefährlich werden, hat die passive Immunisierung große Bedeutung, weil durch das Hyperimmunserum die im Blut zirkulierenden Toxine unschädlich gemacht werden können. Dies kann bei Diphtherie-, Tollwut- oder, am bekanntesten, bei Tetanusinfektionen (z. B. Tetagam®) lebensrettend sein.

Nachteilig – von den hohen Kosten abgesehen – ist bei den Passivimmunisierungen, dass die Schutzwirkung auf 1–3 Monate beschränkt ist, da die zugeführten Antikörper vom Organismus allmählich abgebaut werden (▶ Abb. 13.10). Der Vorteil hingegen ist, dass kurzfristig Krankheiten verhindert oder zumindest gelindert werden können.

GESUNDHEIT & LEBENSSTIL

13.6.4 Der Streit ums Impfen

Kaum ist das Neugeborene acht Wochen alt, müssen die Eltern es impfen lassen. Müssen? Nein, eine Pflicht gibt es in den deutschsprachigen Ländern nicht. Aber das macht die Entscheidung nicht unbedingt einfacher. Denn um das Für und Wider beim Impfen, um die Anzahl der gleichzeitig durchgeführten Impfungen, um den „richtigen" Zeitpunkt und ob es notwendig ist, wirklich gegen alle empfohlenen Krankheiten zu immunisieren, darüber wird seit Jahrzehnten zum Teil heftig gestritten.

Tetanus, Diphtherie, Kinderlähmung

Akzeptiert sind die Impfungen gegen *Wundstarrkrampf* (**Tetanus**), **Diphtherie** und *Kinderlähmung* (*Poliomyelitis,* kurz **Polio**): Rund 95 % aller Dreijährigen sind dagegen geimpft.
Der Wundstarrkrampf wird vom Gift des allgegenwärtigen Bakteriums *Clostridium tetani* ausgelöst. Der Erreger dringt durch kleinste Hautverletzungen ein und führt zu schmerzhaften Muskelkrämpfen am ganzen Körper bis hin zum Tod. Auch die Diphtherie war noch im vergangenen Jahrhundert gefürchtet: Schwere Entzündungen der Atemwege können zum Ersticken führen. Auch das Herz kann angegriffen werden – möglicherweise mit tödlichen Folgen.
Ähnliches gilt für die Kinderlähmung. Noch bis in die Mitte des letzten Jahrhunderts hinein starben jährlich etwa 70 Kinder in der Schweiz daran – derzeit keines!

> **Auffrischimpfungen**
>
> Viele Erwachsene lassen zwar ihre Kinder impfen, vergessen aber die Auffrischimpfungen bei sich (nicht alle Impfungen im Kindesalter reichen für das ganze Leben!), selbst die „Muss-Impfung" Tetanus.

Mumps, Masern, Röteln & Co

Hingegen führte die Einführung der Impfungen gegen **Masern, Mumps** und **Röteln** in den siebziger Jahren des letzten Jahrhunderts jahrzehntelang zu einem heftigen Disput. Die Impfrate liegt in Deutschland nach wie vor für eine Ausrottung dieser Erkrankungen zu tief, ob wegen Impfboykotts, Impfmüdigkeit oder schlichten Vergessens v.a. der zweiten Impfung, ist nicht ganz klar. Manche Eltern halten Masern, Mumps und Röteln für harmlos, andere argumentieren, das Kind werde durch eine durchlebte Kinderkrankheit in seiner Entwicklung vorangebracht. Auch wenn Mediziner in der Sache „entgegenhalten" können – verunsichert werden manche Eltern trotzdem.

Mumps und Röteln verlaufen in der Tat meist glimpflich. Hauptkomplikation bei Mumps ist ab der Pubertät eine Hodenentzündung mit möglicher bleibender Zeugungsunfähigkeit. Röteln verlaufen für die Erkrankten selbst fast immer harmlos. Sie sind aber bei einer Erkrankung in der Schwangerschaft für das Ungeborene gefährlich: Die Schädigungen reichen von geistiger und körperlicher Behinderung über Blindheit bis zu Herzfehlern und Taubheit. Bei Masern gefürchtet sind Lungen- und insbesondere Gehirnentzündungen. Letztere sind mit einer Häufigkeit von bis zu 0,1 % der Erkrankten nicht selten und oft folgenschwer.

Um die Keuchhusten-Impfung im Säuglingsalter ist die Diskussion abgeflaut, seit besser verträgliche Impfstoffe verfügbar sind. Impflücken tun sich aber bei Jugendlichen und jungen Erwachsenen (potentielle Eltern!) auf.

Nicht so breit und kontrovers in der Öffentlichkeit diskutiert wurden die seitdem neu eingeführten Impfungen gegen **Hepatitis B, Pneumokokken, Meningokokken vom Typ C, Windpocken** *(Varizellen)* und bestimmte **humane Papilloma-Viren** *(HPV)*. Die Impfung gegen letztgenannte wird für Mädchen vor der Aufnahme von Sexualkontakten empfohlen, um das Risiko von Gebärmutterhalskrebs und Genitalwarzen zu senken.

Schadet die Impfung?

Häufig werden gesundheitliche Probleme nach einer Impfung gegen sie ins Feld geführt, wobei Impfnebenwirkungen, Impfkomplikationen und schwere Impfschäden gern vermischt werden. Denn Nebenwirkungen sind keinesfalls immer auch Impfkomplikationen oder gar Impfschäden. Zum Beispiel kann der Körper nach der Impfung mit leichtem Fieber auf den Impfstoff reagieren, gelegentlich sogar mit einer abgeschwächten Form der Krankheit („Impfmasern"). Das ist normal.

Gelegentlich berichten Eltern, ihr Baby sei am Tag nach der Impfung erkrankt, habe hohes Fieber oder eine Mittelohrentzündung bekommen. In diesem Fall sollte das Kind unbedingt vom Arzt untersucht und nicht vorschnell die Impfung angeschuldigt werden. Die ersten Impfungen fallen nämlich häufig mit dem Ende des „Nestschutzes" durch die Antikörper der Mutter zusammen, so dass Impfung und Infektion *zufällig* zeitlich dicht hintereinander eintreten.

Was Eltern überlegen sollten

Verunsicherte Eltern sollten sich zuerst von ihrem Kinderarzt beraten lassen, die Risiken einer Erkrankung ihres Kindes gründlich gegen die Risiken der Impfung abwägen und sich zusätzlich mit einigen Aspekten auseinandersetzen.

> Hätten sie die Zeit und die Sicherheit, das kranke Kind zu pflegen? Kinder mit Windpocken dürfen gut eine Woche nicht in Kindergarten oder Schule, mit Keuchhusten leiden sie wochenlang, auch nachts!
> Besucht das Kind eine Krippe? Je mehr Kinder, desto größer das Ansteckungsrisiko
> Infolge fehlender „Durchseuchung" im Kindesalter ist eine Verschiebung zu höheren Altersgruppen zu beobachten. So können Eltern heute nicht mehr davon ausgehen, dass ihr ungeimpfter Sohn Mumps schon vor der Pubertät bekommt.

Impfpläne

In Deutschland werden von der *Ständigen Impfkommission am Robert-Koch-Institut (STIKO,* www.rki.de) regelmäßig aktualisierte Impfempfehlungen herausgegeben (▶ Tab. 13.4); in Österreich vom *Bundesministerium für Gesundheit und Frauen* (www.bmgf.gv.at), in der Schweiz von der *Schweizerischen Kommission für Impffragen (SKIF)* beim Bundesamt für Gesundheit (www.bag.admin.ch/infekt).

IMPFSTOFF/ANTIGEN-KOMBINATIONEN	ALTER IN VOLLENDETEN MONATEN					ALTER IN VOLLENDETEN JAHREN			
	2	3	4	11–14	15–23	5–6	9–17	ab 18	≥ 60
T	1.	2.	3.	4.		A	A	A	
D/d	1.	2.	3.	4.		A	A	A	
aP/ap	1.	2.	3.	4.		A	A	A (einmalig bei der nächsten Td)	
HiB	1.	2	3.	4.					
IPV	1.	2	3.	4.			A		
HB	1.	2.	3.	4.			G		
Pneumokokken	1.	2.	3.	4.					S
Meningokokken				1. (ab vollendetem 12. Monat)					
MMR				1.	2.				
Varizellen				1.	2.			S	
Influenza									S
HPV							S Mädchen		

A Auffrischimpfung: Diese sollte möglichst nicht früher als 5 Jahre nach der vorhergehenden letzten Dosis erfolgen.
G Grundimmunisierung aller noch nicht geimpften Jugendlichen bzw. Komplettierung eines unvollständigen Impfschutzes
S Standardimpfungen mit allgemeiner Anwendung = Regelimpfungen

D/d = Diphtherie, T = Tetanus, aP/ap = Pertussis (Keuchhusten), HiB = Haemophilus influenza Typ B, IPV = Polio, HB = Hepatitis B, MMR = Masern/Mumps/Röteln, Varizellen = Windpocken, Influenza = Grippe, HPV = humane Papilloma-Viren, Td = Tetanus/Diphterie

Tab. 13.4 Impfkalender für Deutschland (leicht verändert nach den Empfehlungen der STIKO, Stand Juli 2010). Bei Kombinationsimpfstoffen sind die Angaben des Herstellers zu den Impfabständen zu beachten.

13.7 Erkrankungen des Immunsystems

HIV-Infektion und AIDS ➤ 13.10.5

13.7.1 Allergien (Überempfindlichkeitsreaktionen)

> **Allergie**
>
> Unter **Allergien** versteht man eine spezifische Überempfindlichkeit gegenüber bestimmten, an sich nicht schädlichen Antigenen. Das Immunsystem zeigt z. B. gegen Pollen eine so starke Reaktion, dass die Symptome dieser Überreaktion zur Qual und evtl. sogar lebensbedrohlich werden.

Die Allergie wird also, ebenso wie die Immunität, bei einem früheren Kontakt mit einem Antigen erworben; man spricht hier von **Sensibilisierung**. Das entsprechende Antigen wird als **Allergen** bezeichnet. Nach einer gewissen Ruhepause von Tagen bis Jahren, in der die Bildung der Antikörper und/oder aktivierten T-Zellen beginnt, kommt es zur Ausbildung der Überempfindlichkeit.

Man unterscheidet vier verschiedene Typen von allergischen Reaktionen, die sich unter anderem im Mechanismus der Immunantwort und in der Zeitspanne zwischen (erneutem) Allergenkontakt und Symptomausbildung unterscheiden (➤ Abb. 13.13):

Allergische Reaktion vom Typ I (Soforttyp)

Bei der **allergischen Reaktion vom Typ I** kommt dem IgE entscheidende Bedeutung zu.

Entsprechend disponierte Menschen reagieren auf bestimmte Antigene (z. B. Pollen, Erdbeeren, Penicillin) mit besonders starker Bildung von IgE (➤ 13.4.3). Dieses heftet sich mit seinem Stammteil an die Oberfläche von Mastzellen und basophilen Granulozyten. Bei einem erneuten Antigenkontakt verknüpft nun das Antigen die zellgebundenen IgE-Antikörper miteinander, was eine massive Freisetzung von *Histamin* und anderen Stoffen aus der Mastzelle zur Folge hat (➤ Abb. 13.13). Diese Substanzen führen zu einer starken Gefäßerweiterung, Flüssigkeit tritt aus den Blutgefäßen aus und innerhalb von Sekunden bis Minuten bilden sich *Ödeme* (➤ 15.1.6) und Blasen, der Blutdruck fällt ab. Außerdem kann es zu starkem Juckreiz und Atemnot kommen.

In günstigen Fällen bleibt die Reaktion *lokal* (örtlich) begrenzt, so etwa beim *Heuschnupfen* oder bei der Nesselsucht *(Urtikaria)*. Schwerstform der *generalisierten* allergischen Reaktion vom Typ I (generalisierte Sofortreaktion) ist der **anaphylaktische Schock** mit lebensbedrohlichem Blutdruckabfall, Bronchialverengung und Kehlkopfödem. Besonders häufig kommt es z. B. nach Injektion bestimmter Medikamente und Insektenstichen zu einem anaphylaktischen Schock. Bereits ein einziger Bienenstich kann innerhalb weniger Minuten tödlich sein!

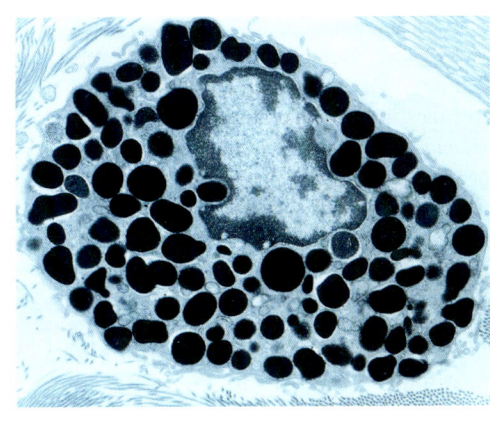

Abb. 13.11 Mastzelle. In den schwarzen Granula befindet sich u.a. Histamin, das bei einer allergischen Reaktion schlagartig freigesetzt wird. [C154]

> **Maßnahmen bei Anaphylaxie**
>
> Eine generalisierte allergische Reaktion vom Typ I darf nie unterschätzt werden. Innerhalb von Minuten kann sich nach scheinbar harmlosem Beginn ein anaphylaktischer Schock entwickeln. Daher:
> - Allergenzufuhr sofort stoppen
> - Patienten flach mit erhöhten Beinen lagern, Vitalzeichen kontrollieren
> - Notarzt rufen
> - Möglichst mehrere venöse Zugänge legen (lassen)
> - Medikamente bereitstellen: Ringer-Lösung, Adrenalin (z. B. Suprarenin®), Glukokortikoide (z. B. Solu-Decortin®), Antihistaminika (z. B. Tavegil®), ggf. Theophyllin (z. B. Euphyllin®), Dopamin (z. B. Dopamin-ratiopharm®)
> - Ggf. Intubationsbesteck richten.

Warum manche Menschen (Typ-I-)Allergien gegen Erdbeeren oder Gräserpollen, andere gegen Tierhaare, Schurwolle oder Bienengift entwickeln, ist unklar. Tatsache ist, dass die *Bereitschaft* zur Entwicklung einer Typ-I-Allergie vererbt wird – ca. 10–20 % der Bevölkerung sind sog. **Atopiker**. Unter dem Begriff der **Atopie** fasst man die Bereitschaft zu Erkrankungen zusammen, die sich in ganz unterschiedlichen Körperregionen manifestieren (atopia = nicht zuzuordnen, Ortlosigkeit):
- Allergisches *Asthma bronchiale* (➤ 16.11.2)
- *Urtikaria* (Nesselsucht mit Quaddelbildung in der Haut)
- *Neurodermitis* (endogenes Ekzem ➤ 7.5.2)
- Allergische *Konjunktivitis* (Bindehautentzündung des Auges)
- *Heuschnupfen* (Rhinitis allergica ➤ Abb. 13.12).

Die Häufigkeit atopischer Krankheitsbilder steigt an. Dabei scheint unser „hygienischer" Lebensstil mitverantwortlich zu sein (➤ 22.6.2).

Allergische Reaktion vom Typ II (zytotoxischer Typ)

Bei der antikörpervermittelten **allergischen Reaktion vom Typ II** spielen IgG und IgM im Zusammenwirken mit dem Komplementsystem die entscheidende Rolle.

Gesamtdeutscher Pollenflugkalender
(nach Pollenflugdaten von 2000 bis 2007)

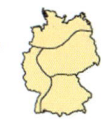

© Stiftung Deutscher Polleninformationsdienst
Charitéplatz 1, 10117 Berlin

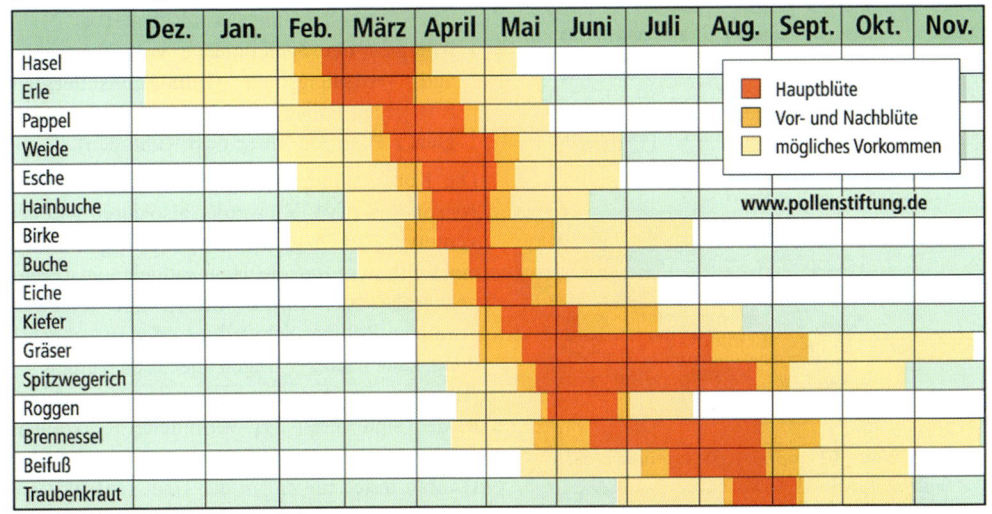

	Dez.	Jan.	Feb.	März	April	Mai	Juni	Juli	Aug.	Sept.	Okt.	Nov.
Hasel												
Erle												
Pappel												
Weide												
Esche												
Hainbuche												
Birke												
Buche												
Eiche												
Kiefer												
Gräser												
Spitzwegerich												
Roggen												
Brennessel												
Beifuß												
Traubenkraut												

Legende: Hauptblüte / Vor- und Nachblüte / mögliches Vorkommen
www.pollenstiftung.de

Abb. 13.12 Pollenallergien sind die häufigste Ursache für Reaktionen vom Soforttyp. Sie können zu Heuschnupfen oder allergischem Asthma führen. In Pollenflugkalendern ist die Hauptflugzeit der verschiedenen Allergene vermerkt. Betroffene können dann besondere Maßnahmen zur Allergenkarenz (Meiden der auslösenden Pollen) treffen, etwa nur zu bestimmten Tageszeiten lüften, oder vorbeugend mit Medikamenten behandelt werden. [T398]

Ein Beispiel für diese Reaktion ist die bereits beschriebene Unverträglichkeit verschiedener Blutgruppen: Die körpereigenen Antikörper binden sich dabei an fremde Spendererythrozyten und bewirken nach Komplementaktivierung deren Zerstörung – es kommt zur *Hämolyse* (➤ 12.4.2).

Allergische Reaktion vom Typ III (Immunkomplex-Typ)

Die **allergische Reaktion vom Typ III** ist bedingt durch im Blut zirkulierende Antigen-Antikörper-Komplexe, die aus nicht genau bekannten Gründen nicht durch Phagozyten aufgenommen und abgebaut werden. Diese Komplexe können an bestimmten Stellen des Körpers „hängen bleiben" (z. B. an Basalmembranen ➤ 4.2) und durch Aktivierung von Komplementfaktoren Gewebeschäden auslösen (➤ Abb. 13.13). Besonders häufig tritt dies in den Nieren auf mit der Folge einer *Glomerulonephritis* (Entzündung der Nierenkörperchen ➤ 19.4.4). Andere „Ablagerungsstellen" für solche Immunkomplexe sind die Gelenke und die Haut, wo sie zu Gelenkschmerzen und Urtikaria führen.

Allergische Reaktion vom Typ IV (verzögerter Typ, T-Zell-vermittelte Reaktion)

Die **allergische Reaktion vom Typ IV** wird vor allem durch T_H1-Zellen (➤ 13.4.1), Makrophagen sowie zytotoxische T-Zellen getragen. Antikörper spielen keine Rolle. Da die Symptome ihr Maximum erst 2–4 Tage nach einem Allergenkontakt erreichen, spricht man von einer *allergischen Reaktion vom verzögerten Typ*.

Diese Allergieform finden wir z. B. als **Nickelallergie** und bei der **Transplantatabstoßung**. Bei der Nickelallergie binden sich Nickelsalze an körpereigene Proteine, die daraufhin eine veränderte und fremde antigene Struktur darstellen und von T-Zellen attackiert werden. Auf der Oberfläche der Zellen des Transplantats befinden sich für den Empfängerorganismus fremde MHC-Moleküle (➤ 13.4.5). Diese Fremdheit wird von den T-Zellen erkannt, die daraufhin Zytokine ausschütten. Die Zytokine können sowohl direkte Schädigungen des Zielgewebes verursachen als auch Makrophagen aktivieren, die dann das Fremdgewebe attackieren und zerstören (➤ Abb. 13.13). Diagnostisch wird die allergische Reaktion vom Typ IV bei der *Tuberkulinreaktion* (➤ 13.9.5) ausgenutzt.

Diagnostik und Therapie der Allergien

Im klinischen Alltag sind vor allem zwei Allergieformen häufig:
> Allergien der Haut (**Kontaktallergien**, z. B. gegen Nickel oder Gummihandschuhe)
> Allergien der Schleimhäute von Atemwegen und Verdauungstrakt (**Inhalationsallergien**, z. B. gegen Pollen, bzw. **Nahrungsmittelallergien**, z. B. gegen Nüsse oder Kuhmilch).

Die Kontaktallergien gehören zu den *Allergien vom Spättyp* (Typ IV), werden also durch T-Zellen vermittelt. Zur Diagnose wird das Allergen mittels eines Pflasters *auf* die Haut aufgebracht (*Läppchenprobe* oder **Epikutantest**). Die Reaktion, etwa eine Rötung, Schwellung oder Bläschenbildung, kann nach 2–3 Tagen abgelesen werden. Allergien der Atemwege und des Verdauungstraktes sind meist IgE-vermittelte Reaktionen, gehören also zu den *Allergien vom Soforttyp* (Typ I). Man testet sie v.a. *in der Haut* (**Intrakutantest**). Die Reaktion auf den Hauttest, typischerweise eine starke histaminvermittelte Hautschwellung, ist oft schon nach etwa 15–30 Minuten sichtbar.

Wichtigster Schritt in der Behandlung ist die **Allergenkarenz**, d.h. das Meiden des Allergens. Medikamentös zur Beschwerdelinderung eingesetzt werden vor allem **Antihistaminika** (z. B. Cetirizin, etwa Zyrtec®), die die Histamin*wirkungen* reduzieren, **Mastzellstabilisatoren** (z. B. Chromoglycinsäure), die die Histamin*ausschüttung* vermindern, sowie in schweren Fällen die entzündungshemmenden **Glukokortikoide** (z. B. Decortin®, ➤ 11.5.3). Bei manchen Allergien kann eine **Hyposensibilisierung** durchgeführt werden: Durch Verabreichung steigender Dosen des Allergens „gewöhnt" sich der Körper allmählich an das Allergen, so dass die Allergiesymptome schwächer werden oder ganz zurückgehen.

13.7.2 Autoimmunkrankheiten

Die Antikörper und Antigenrezeptoren der T-Zellen sind aufgrund ihrer Vielfalt prinzipiell in der Lage, jeden beliebigen Eiweißkörper (also auch körpereigene) anzugreifen. Im Rahmen der Prägung in Thymus (T-Zellen) und Knochenmark (B-Zellen) werden die gegen den eigenen Körper gerichteten Abwehrzellen jedoch im Normalfall aussortiert, so dass nur solche Abwehrzellen in die Blutbahn gelangen, die nicht gegen die Antigene des eigenen Körpers reagieren. Das Nichtvorgehen gegen eigene Antigene heißt **Immuntoleranz**.

Dieser „Lernvorgang" des Immunsystems erfolgt etwa zum Zeitpunkt der Geburt. Stoffe, mit denen das Immunsystem zu dieser Zeit Kontakt hat, erkennt es normalerweise lebenslang als „körpereigen", alle später dazukommenden als „fremd". Versagt dieses Unterscheidungsvermögen im Laufe des Lebens, dann kommt es zu **Autoimmunkrankheiten**, bei denen **Autoantikörper** gegen körpereigenes Gewebe gebildet werden.

Zu diesen Autoimmunkrankheiten gehört z. B. das *akute rheumatische Fieber*: Ausgelöst durch eine an sich harmlose bakterielle Infektion beginnt eine Antikörperbildung gegen das eigene Herz- und Gelenkgewebe. Auch viele weitere Krankheiten sind durch Autoimmunvorgänge (mit) bedingt, unter anderem:
> Typ-I-Diabetes (➤ 11.6.3)
> Chronische Polyarthritis (➤ 4.7)
> Colitis ulcerosa, eine chronische Dickdarmentzündung (➤ 17.8.11)
> Morbus Basedow, eine Schilddrüsenerkrankung (➤ 11.4.2)
> Myasthenia gravis, eine Muskelerkrankung (➤ 8.2.3)
> Schuppenflechte *(Psoriasis)* der Haut (➤ 7.5.3).

13.7.3 Immunsuppressive Therapie

Autoimmunkrankheiten zeigen oft einen schweren und manchmal sogar tödlichen Verlauf. Um dies zu verhindern, können sie mit **Immunsuppressiva** behandelt werden, die das Immunsystem unterdrücken. Diese Medikamente finden auch

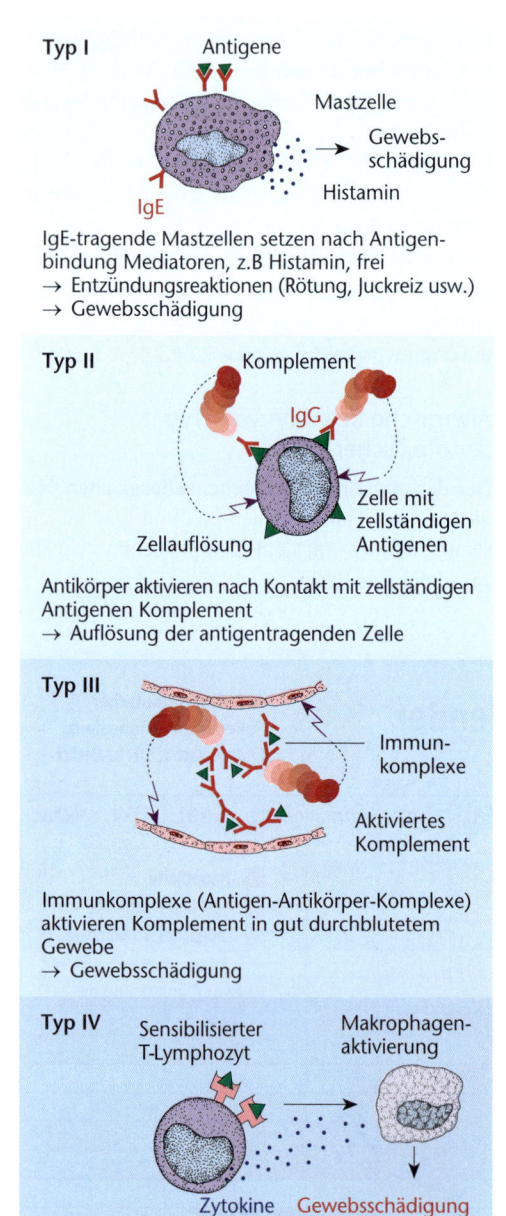

Abb. 13.13 Übersicht über die vier Typen allergischer Reaktionen.

Typ I
IgE-tragende Mastzellen setzen nach Antigenbindung Mediatoren, z.B Histamin, frei
→ Entzündungsreaktionen (Rötung, Juckreiz usw.)
→ Gewebsschädigung

Typ II
Antikörper aktivieren nach Kontakt mit zellständigen Antigenen Komplement
→ Auflösung der antigentragenden Zelle

Typ III
Immunkomplexe (Antigen-Antikörper-Komplexe) aktivieren Komplement in gut durchblutetem Gewebe
→ Gewebsschädigung

Typ IV
Sensibilisierte T-Lymphozyten sezernieren nach Antigenkontakt Zytokine
→ Makrophagenaktivierung
→ Gewebsschädigung

nach Transplantationen zur Unterdrückung von Abstoßungsreaktionen Einsatz.

Wichtige Immunsuppressiva sind z. B. die in der Nebennierenrinde gebildeten bzw. synthetisch hergestellten *Glukokortikoide* (Kortison ➤ 11.5.3), die meist rasch die Krankheitssymptome der Betroffenen lindern. Da die Glukokortikoide aber das gesamte (v.a. spezifische) Immunsystem schwächen und außerdem ihre „normale" Wirkung als Hormone entfalten, ziehen sie bei längerer Anwendung schwere Nebenwirkungen nach sich (➤ Abb. 11.16).

Zytostatika, z. B. Cyclophosphamid (etwa Endoxan®), schwächen ebenfalls *unspezifisch* das Immunsystem. Aufgrund ihrer zahlreichen Nebenwirkungen (➤ 3.7.6) werden sie nur bei sehr schweren Autoimmunkrankheiten gegeben.

Nach Transplantationen häufig eingesetzt wird *Ciclosporin A* (z. B. Sandimmun®), das über eine Hemmung der Bildung von Interleukin 2 die T-Zell-Vermehrung herabsetzt (➤ 13.3). Ebenfalls hemmend auf die Aktivierung von T-Lymphozyten wirkt *Tacrolimus* (Prograf®), das auch auf der Haut, z. B. bei Neurodermitis (etwa Protopic®), angewendet werden kann.

Mycophenolat-Mofetil (z. B. CellCept®) schwächt das Immunsystem unspezifisch durch Hemmung der Lymphozytenvermehrung. Hauptindikation ist die Immunsuppression nach Organtransplantation.

Auch *monoklonale Antikörper* (➤ 13.4.3) können immunsuppressiv wirksam sein, etwa indem sie CD-Moleküle oder den Interleukin-2-Rezeptor von Leukozyten blockieren. Einige (z. B. Simulect®) werden v.a. nach Organtransplantationen gegeben, andere (z. B. Humira®, Mabthera®, Remicade®) werden z. B. gegen entzündlich-rheumatische oder andere Autoimmunerkrankungen eingesetzt.

13.8 Infektionen

Erkrankungen, die durch Eindringen und Vermehrung von Mikroorganismen im Menschen entstehen, heißen **Infektionskrankheiten.** In der Klinik spricht man auch kurz von *Infektionen*, obwohl dies nicht ganz korrekt ist, da **Infektion** eigentlich die Übertragung, das Anhaften, Eindringen und die Vermehrung von Mikroorganismen oder Parasiten (Erregergruppen ➤ Tab. 13.3) im menschlichen Körper bezeichnet.

Was bedeuten Infektionen für die Gesellschaft?

Infektionskrankheiten haben großen Einfluss auf alle menschlichen Zivilisationen gehabt. Ihr seuchenhaftes Auftreten, z. B. die Pest im späten Mittelalter, hat Menschen immer wieder in ihrem Zusammenleben beeinflusst. Ein solches vorübergehend gehäuftes Auftreten einer Infektionskrankheit in einer Bevölkerung heißt heute **Epidemie.** Zieht eine Epidemie über (fast) die ganze Welt, spricht man von **Pandemie.** Dagegen wird das „norma-

le", ständige Auftreten eines Erregers in der Bevölkerung als **Endemie** bezeichnet.

Erst die wissenschaftliche Kenntnis der Erreger von Infektionskrankheiten und der Ausbau der **Hygiene** (Maßnahmen zur Infektionsverhütung) haben viele Infektionskrankheiten in den so genannten entwickelten Ländern weitgehend unter Kontrolle gebracht.

> **Vorsicht!**
>
> Entgegen früheren Hoffnungen sind die Infektionskrankheiten noch lange nicht besiegt. Im Gegenteil: Das Auftreten z. B. antibiotikaresistenter Bakterien sowie neue Infektionskrankheiten wie AIDS (➤ 13.10.5) oder Vogelgrippe (➤ 13.10.1) stellen echte Bedrohungen dar.

Infolge der weltweiten Mobilität können sich Erreger sehr schnell ausbreiten, wie 2002 der Erreger des *schweren akuten Atemwegssyndroms (severe acute respiratory syndrome,* **SARS**) zeigte, einer oft tödlichen Lungenentzündung. Er verbreitet sich v.a. durch Tröpfcheninfektion, wirksame Medikamente oder einen Impfstoff gibt es bis heute nicht. Als Pandemie der höchsten Stufe (Stufe 6) wurde 2009 die sog. **Schweinegrippe** (➤ 13.10.1) von der WHO ausgerufen. Glücklicherweise verlief die Erkrankung meist relativ mild und es konnte in kurzer Zeit ein Impfstoff dagegen entwickelt werden.

13.8.1 Formen von Infektionskrankheiten

Inapparente und apparente Infektionen

Vielleicht erstaunt es zu erfahren, dass wohl die meisten Infektionen **inapparent** verlaufen, das heißt, ohne dem Betroffenen Beschwerden zu bereiten. Dabei wird der Erreger vom Immunsystem des Wirtes (des infizierten Menschen) nach der Infektion vollständig beseitigt. Schwerere Infektionen hingegen verlaufen **apparent,** also mit Fieber oder anderen Krankheitszeichen.

Lokale und generalisierte Infektionen

Die Infektion kann auf die Eintrittspforte beschränkt bleiben **(lokale Infektion)** oder über Lymphknoten und Lymphbahnen bis ins Blut vordringen **(generalisierte Infektion,** *systemische Infektion, Allgemeininfektion*):

> Typische lokale Infektionen sind Wundinfektionen oder eine Gastroenteritis mit Durchfall, jedoch ohne schwere Beeinträchtigung des Allgemeinbefindens
> Generalisierte Infektionen sind z. B. Windpocken, das Pfeiffer-Drüsenfieber (Mononucleosis infectiosa) und die Virushepatitis. Fast alle schwereren Viruserkrankungen verlaufen generalisiert.

Bakteriämie und Sepsis

Dringen Bakterien nur kurzzeitig in die Blutbahn ein (etwa nach einer Zahnentfernung), so bezeich-

net man das als **Bakteriämie.** Dabei kommt es weder zur Vermehrung der Erreger im Blut noch zur Absiedlung in Organen.

Bei einer **Sepsis** oder *Blutvergiftung* hingegen werden von einem Herd aus (beispielsweise einer Wunde oder einem infizierten Knochen) kontinuierlich oder periodisch Erreger in die Blutbahn gestreut. Die Erreger gelangen mit dem Blut in alle Organe des Körpers und vermehren sich oft auch in der Blutbahn. Die Gefahr tödlicher Komplikationen ist groß:

> Infektiöse Absiedlungen *(septische Metastasen)* können lebenswichtige Organe (zum Beispiel das Gehirn) angreifen
> Oft entgleist das körpereigene Gerinnungssystem (**Verbrauchskoagulopathie,** *disseminierte intravasale Koagulopathie = DIC*) mit der Folge lebensgefährlicher innerer Blutungen
> Häufig sind schwere Kreislaufkomplikationen, die man als **septischen Schock** (➤ 24.5.2) bezeichnet: Ursächlich hierfür sind die an vielen Stellen des Körpers gleichzeitig ablaufenden starken Entzündungsreaktionen, die zum Zusammenbruch der Kreislaufregulation führen.

Trotz intensivmedizinischer Betreuung verläuft eine Sepsis oft tödlich.

> **Sepsisprophylaxe**
>
> Entscheidend für die Sepsisprophylaxe ist *aseptisches Vorgehen* bei allen Pflegemaßnahmen, z. B. beim Umgang mit Blasenkathetern, Infusionen und beim Verbandswechsel.

13.8.2 Ablauf einer Infektion

Jede Infektion verläuft in mehreren Stadien (➤ Abb. 13.14):

Invasionsphase *(Ansteckung).* In dieser ersten Phase dringt der Krankheitserreger in den Organismus ein, vermehrt sich jedoch zunächst nicht.

Inkubationsphase. Nach einer mehrstündigen bis mehrtägigen „Eingewöhnungsphase" beginnt sich der Erreger im Körper zu vermehren; der Infizierte hat aber noch keine Beschwerden. Kurz vor dem Auftreten von Fieber und anderen Symptomen findet meist eine Phase „explosionsartiger" Vermehrung statt.

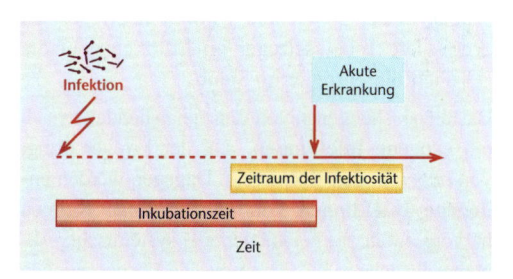

Abb. 13.14 Typischer zeitlicher Ablauf einer akuten Infektion.

Inkubationszeit

Als **Inkubationszeit** bezeichnet man den zeitlichen Abstand zwischen Ansteckung und Krankheitsausbruch. Die Inkubationszeiten der verschiedenen Infektionskrankheiten sind sehr unterschiedlich: Die Virusgrippe etwa hat eine Inkubationszeit von nur 1–3 Tagen, Mumps eine von ca. 3 Wochen, und bei AIDS können mehr als 10 Jahre zwischen Ansteckung und Ausbruch der Erkrankung liegen.

Krankheitsphase. Je nach Schwere der Infektionskrankheit empfindet der Patient nur eine leichte Beeinträchtigung des Allgemeinbefindens (z. B. Heiserkeit oder leichten Kopfschmerz) oder aber schwerere Symptome (z. B. hohes Fieber bis hin zur Sepsis).

Überwindungsphase. Wird die Infektion überstanden, so wird in dieser letzten Phase der Erreger aus dem Körper entfernt.

Dauerausscheidung. Bei einigen Keimen wird die Krankheit zwar besiegt, die Erregerelimination gelingt jedoch nicht, und die Keime ziehen sich in eine „Körpernische" zurück. So können Salmonellen beispielsweise über viele Jahre in der Gallenblase verbleiben. Von dort aus gelangen sie über den Darm immer wieder nach außen und können neue Infektionen bei anderen hervorrufen.

Persistenz. Herpesviren verbergen sich lange Zeit im Organismus (z. B. in regionalen Ganglienzellen) und nehmen dort einen symptomlosen Ruhezustand ein (▶ 13.10.2).

13.8.3 Infektionsquellen

Infektionskrankheiten entstehen nicht aus dem „Nichts". Vielmehr sind Reservoire nötig, in denen sich die Erreger aufhalten und die als **Infektionsquellen** für die weitere Ausbreitung der Erreger dienen:

- Die wohl wichtigste Infektionsquelle ist der *Mensch* selbst. Die Keime können z. B. mit dem Sputum (Beispiel Tuberkulose) oder dem Stuhl (Beispiel Salmonellosen) ausgeschieden werden. Der Betroffene braucht dabei nicht (apparent) krank zu sein
- *Tierische Infektionsquellen* sind etwa Rinder und Schweine für die entsprechenden Bandwurmerkrankungen (▶ 13.13)
- Viele Mikroorganismen sind nicht auf Menschen oder Tiere angewiesen, sondern können auch in der *unbelebten Umwelt* überleben, so etwa die Tetanuserreger im Erdreich oder die Tuberkuloseerreger im Staub.

Bei allen bisher genannten Beispielen handelt es sich um **exogene Infektionen**, d.h. der Erreger dringt von *außen* in den Körper ein. Dagegen werden **endogene Infektionen** von *körpereigenen* Keimen hervorgerufen, die bei lokaler oder systemischer Abwehrschwäche in für sie untypische Körperregionen gelangen (z. B. Darmkeime in die Harnblase).

13.8.4 Übertragungswege

Die wichtigsten **Übertragungswege** zum Menschen sind die:

- **Kontaktinfektion,** direkt oder indirekt (über Gegenstände oder Hände, an denen Erreger haften)
- **Fäkal-orale Übertragung** *(Schmierinfektion)* durch Verschleppen infektiösen Stuhls
- **Tröpfcheninfektion** durch Husten, Niesen oder Sprechen
- **Aerogene Infektion** oder *Aerosolinfektion* durch winzige Tröpfchen, die mit der Luft verbreitet werden können
- **Parenterale Übertragung** (z. B. über Stich mit verunreinigter Kanüle)
- **Sexuelle Übertragung** durch Geschlechtsverkehr
- **Diaplazentare Übertragung** von der infizierten Schwangeren auf das Ungeborene
- **Übertragung durch spezielle Vektoren** *(aktive Überträger),* etwa Mücken.

Desinfektion und Sterilisation

Um Infektionen zu verhüten, sind neben dem hygienegerechten Verhalten des Personals v.a. in Arztpraxen und Krankenhäusern Maßnahmen der Desinfektion und Sterilisation zur Keimvernichtung wichtig.

Als **Desinfektion** („Keimverminderung") bezeichnet man die *gezielte* (nicht vollständige) Keimvernichtung, z. B. auf Händen, anderen Hautflächen oder Materialoberflächen wie Fußböden oder Medizingeräten.

Bei der **Sterilisation** („Entkeimung") dagegen werden grundsätzlich *alle* Mikroorganismen abgetötet und alle Viren vollständig inaktiviert (leider aber nicht Prionen, die Erreger von BSE ▶ 13.11). Dies erfordert entweder hohe Temperaturen (120–200 °C), meist in Kombination mit Druck, Feuchtigkeit oder radioaktiver Strahlung, oder aggressive Chemikalien – weshalb nur widerstandsfähige Materialien wie z. B. medizinische Instrumente, Injektionslösungen oder Leinenwäsche sterilisierbar sind.

Eintrittspforten

Der Erreger muss nicht nur zum Menschen kommen, sondern auch in ihn hinein. Die wichtigsten Eintrittspforten der Keime sind kleinste Wunden der Haut oder der Schleimhäute (z. B. bei Nagelfalzverletzungen), Insektenstiche (z. B. bei Malaria ▶ 13.13) oder auch intakte Schleimhäute (z. B. bei Salmonellen ▶ 13.9.3). Einige Erreger vermögen auch durch die intakte Haut einzudringen (z. B. die Pärchenegel, die die Bilharziose verursachen).

13.8.5 Nosokomiale Infektionen

Manche Erreger führen bei praktisch jedem Infizierten ohne ausreichenden Antikörperschutz zum Ausbruch der entsprechenden Krankheit. Solche Erreger bezeichnet man als **obligat pathogen.**

Im Krankenhaus sind aber vor allem bei älteren oder abwehrgeschwächten Patienten die **fakultativ pathogenen** Keime inzwischen von weit größerer Bedeutung – das sind solche, die nur bei allgemeiner oder lokal begrenzter Abwehrschwäche (z. B. Harnblase bei Dauerkatheterisierung ▶ 19.5.6, OP-Wundgebiet) zu sog. **opportunistischen Infektionen** führen.

Sind Infektionen im Krankenhaus oder in einer vergleichbaren Einrichtung erworben, spricht man von **Nosokomialinfektionen.** Oft handelt es sich um opportunistische Infektionen, häufig sind:

- Harnwegsinfektionen, v.a. als Folge von Blasendauerkathetern
- Atemwegsinfektionen, z. B. infolge künstlicher Beatmung (Beatmungpneumonie)
- Postoperative Wundinfektionen. Die Keimverschleppung erfolgt häufig beim Verbandswechsel durch Ärzte oder Pflegende.

13.9 Bakterielle Infektionen

Sowohl leichte als auch schwere Infektionskrankheiten werden oft von **Bakterien** (▶ Tab. 13.3, ▶ Abb. 13.15) ausgelöst, z. B. fast alle eitrigen Infektionen und einige „klassische" Kinderkrankheiten. Dabei können nicht nur die Bakterien selbst, sondern auch die von ihnen gebildeten **Toxine** *(Giftstoffe)* Krankheitserscheinungen verursachen.

Bakterien lassen sich nach zahlreichen Kriterien einteilen, etwa nach ihrer Form (▶ Abb. 13.16) oder ihrer Anfärbbarkeit. **Grampositive Bakterien** (▶ Abb. 13.17) wie etwa Staphylokokken, Streptokokken und Pneumokokken lassen sich in der *Gramfärbung* anfärben und sehen dann lichtmikroskopisch violett aus. Hingegen lässt sich bei **gramnegativen Bakterien** der violette Farbstoff leicht wieder herauslösen und die Bakterien können dann mit einem roten Farbstoff gegengefärbt werden. Zu den gramnegativen Bakterien gehören die meisten Stäbchenbakterien, z. B. Escherichia coli und Salmonellen.

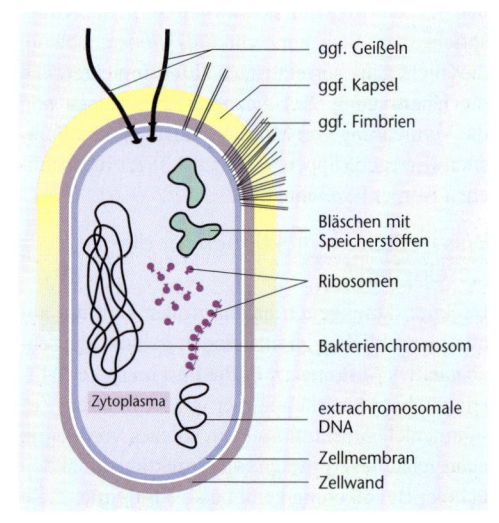

Abb. 13.15 Bakterium (Schemazeichnung).

IMMUNSYSTEM UND INFEKTIONEN

Staphylokokken
Abszess, Hauteiterung, Wundeiterung, Gastroenteritis, Osteomyelitis, Sepsis

Streptokokken
Scharlach, Angina, HNO-Infektion, Wundinfektion

Pneumokokken
Lungenentzündung, Mittelohrentzündung, Meningitis

Escherichia coli
Harnwegsinfekt, Gastroenteritis, Wundinfektion, Meningitis, nosokomiale Infektion

Salmonellen
Gastroenteritis, Typhus

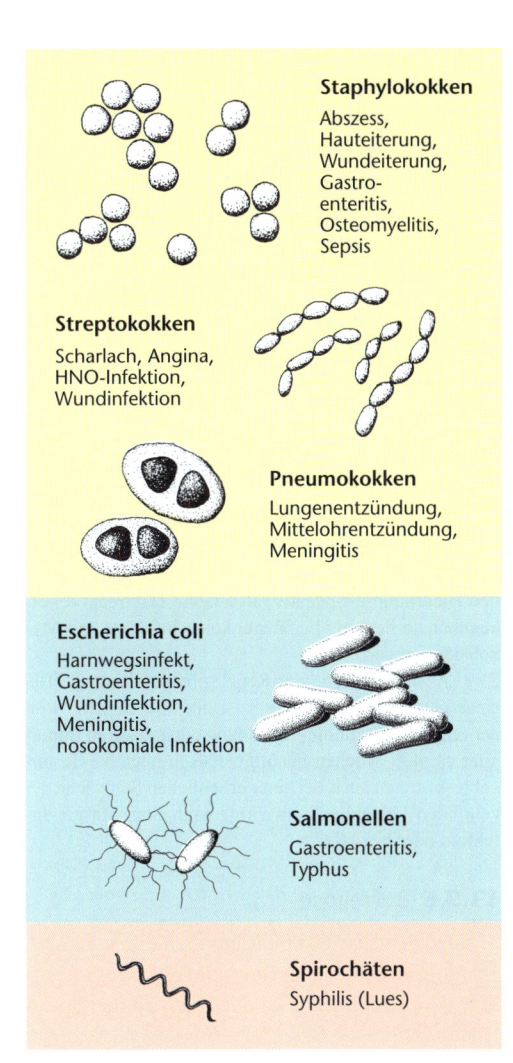

Spirochäten
Syphilis (Lues)

Abb. 13.16 Hunderte verschiedene Bakteriengruppen erzeugen beim Menschen z.T. harmlose, z.T. bedrohliche, selten sogar tödliche Erkrankungen. Im Mikroskop lassen sich die meisten menschenpathogenen Bakterien einer von drei Grundformen zuordnen: den kugelförmigen (gelb unterlegt), den stäbchenförmigen (blau unterlegt) und den spiralförmigen Bakterien (rot hinterlegt). [B116]

13.9.1 Infektionen durch Staphylokokken

Staphylokokken sind traubenförmig angeordnete **Kugelbakterien** (Kokken) und weltweit verbreitet. Harmlose Staphylokokkenarten gehören zur normalen Keimflora des Menschen (z. B. *Staphylococcus epidermidis* auf der Haut).
Die gefährlichen Staphylokokkenarten, insbesondere *Staphylococcus aureus,* und unter bestimmten Umständen auch die ansonsten harmlosen Staphylokokkenarten, rufen viele eitrige Entzündungen wie Abszesse, Furunkel (Haarbalgentzündungen, ➤ Abb. 3.11), Mastitis (Brustentzündung), Wund-, Haut-, Atemwegs- und Katheterinfektionen, Osteomyelitis (➤ 5.1.3) und Meningitis (Hirnhautentzündung ➤ 8.11.1) hervor.
Staphylokokken werden in der Regel durch Kontaktinfektion (meist durch Händekontakt, auch durch Pflegende und Ärzte!) übertragen.

> **Achtung!**
> Staphylokokkeninfektionen können praktisch jedes Organ und jede Körperhöhle befallen. Sie gehören aufgrund ihrer Resistenzentwicklung gegen Antibiotika zu den Problemkeimen im Krankenhaus (➤ 13.9.7).

13.9.2 Infektionen durch Streptokokken

Streptokokken sind kettenförmig angeordnete Kugelbakterien, die in der Natur weit verbreitet sind. Viele Streptokokkenarten können Erythrozyten auflösen *(hämolysieren).* Streptokokken verursachen z. B. Scharlach, Entzündungen im Hals-Nasen-Ohren-Bereich (z. B. eine eitrige Mandelentzündung ➤ Abb. 13.18), Wundinfektionen, Phlegmonen (sich flächenhaft ausbreitende eitrige Gewebsentzündungen), Endokarditiden (➤ 14.3.1) und viele Sepsisfälle.
Pneumokokken *(Streptococcus pneumoniae)* sind zu zweit in einer Kapsel eingelagerte Kugelbakterien. Sie können Mittelohrentzündungen, Hirnhautentzündungen, Lungenentzündungen und andere Infektionen der Luftwege verursachen.

13.9.3 Infektiöse Magen-Darm-Erkrankungen

Obwohl die Magensalzsäure viele Mikroorganismen abtötet, sind durch Mikroorganismen verursachte Magen-Darm-Erkrankungen recht häufig. Das Bakterium *Helicobacter pylori* (➤ 17.4.7) hat sich sogar auf das Leben im sauren Milieu des Magens spezialisiert.
(Bakterielle) Lebensmittelvergiftungen im engeren Sinne entstehen, wenn sich Bakterien in meist unsachgemäß gelagerten Lebensmitteln (z. B. Milch- und Eierspeisen) vermehren und Toxine produzieren. Beim Verzehr der verdorbenen Speisen gelangen die Toxine in den Verdauungstrakt und lösen dann die Krankheitserscheinungen aus. Am häufigsten verursachen *Staphylococcus aureus* und *Escherichia coli* (➤ Abb. 13.19) solche Lebensmittelvergiftungen, die sich überwiegend durch Brechdurchfälle bald nach dem Verzehr der verdorbenen Nahrung bemerkbar machen.
Abgegrenzt hiervon werden **Lebensmittelinfektionen** durch das Eindringen von Bakterien (oder Viren) in den Magen-Darm-Trakt. Ein Teil der Erreger vermag die Darmschleimhaut zu durchdringen und evtl. ins Blut zu gelangen. Erwähnt seien hier *Campylobacter* (häufigste bakterielle Erreger von gemeldeten Durchfallerkrankungen überhaupt in Deutschland, in 2009 ca. 63 000 gemeldete Fälle), *Salmonellen* und *Shigellen* als Erreger der *Darmruhr.*
Vibrio cholerae hingegen, der Erreger der *Cholera,* bleibt auf das Darmlumen beschränkt, wo die Choleravibrionen ein Enterotoxin (Choleratoxin) freisetzen. Folge sind extreme Durchfälle von bis zu einem Liter pro Stunde, die wegen des Wasser-, Kalium- und Bikarbonatverlustes zu einem lebensbedrohlichen Kreislaufschock (➤ 24.5.2), verbunden mit Hypokaliämie (➤ 19.8.2) und metabolischer Azidose (➤ 19.9.2), führen.
Nicht nur Bakterien, auch Viren können infektiöse Magen-Darm-Erkrankungen verursachen. Erkrankungen durch *Noroviren* sind meist kurz, aber sehr heftig. Sie betreffen besonders Kinder und alte Menschen und gefährden diese durch Austrocknung. Gefürchtet sind v.a. Ausbrüche in Krankenhäusern und Pflegeeinrichtungen, aber auch in Hotels oder auf Kreuzfahrtschiffen. 2009 wurden in Deutschland fast 111 000 Erkrankungen gemeldet. Insbesondere bei Kleinkindern sind *Rotaviren* eine häufige Durchfallursache.

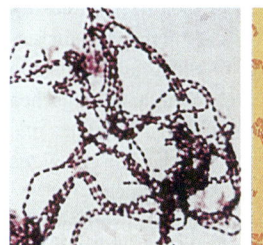

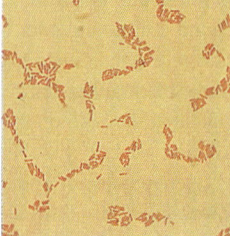

Abb. 13.17 Grampositive Bakterien wie etwa Streptokokken sehen in der Gramfärbung lila aus (links), gramnegative (rechts, hier E. coli) rosa. [R172]

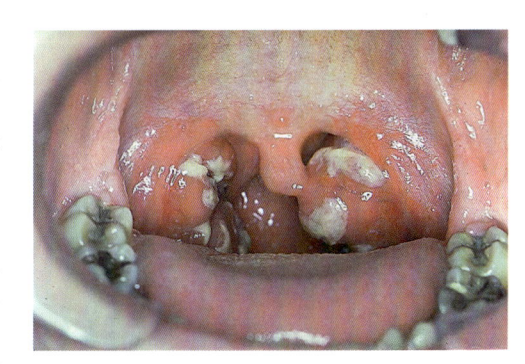

Abb. 13.18 Rachenbefund bei einer Mandelentzündung (Tonsillitis, Angina lacunaris), wie sie sehr häufig durch Streptokokken ausgelöst wird. [M117]

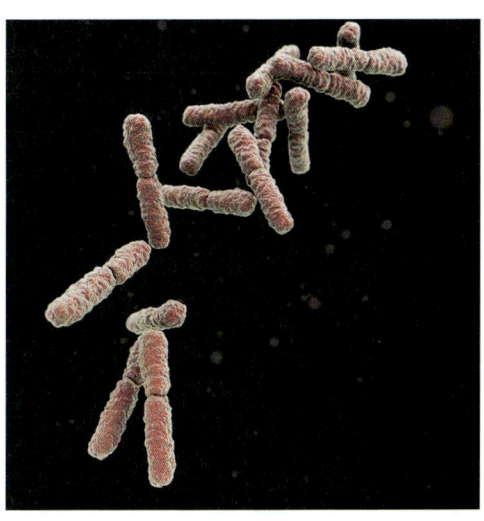

Abb. 13.19 Das Stäbchenbakterium Escherichia coli (E. coli). [U231]

Salmonellen

Immer wieder für Schlagzeilen sorgen infektiöse (Brech-)Durchfälle durch *Enteritis-Salmonellen,* oft kurz nur **Salmonellen** genannt: 2009 wurden in Deutschland mehr als 31 000 *Salmonellosen* gemeldet; von einer beträchtlichen Dunkelziffer ist auszugehen.

Salmonellen sind in der Tierwelt weit verbreitet. Als Infektionsquelle für den Menschen bedeutsam ist vor allem Geflügel, da befallene Tiere am ganzen Körper kontaminiert sind, so dass z. B. auch Eier salmonellenhaltig sind. Werden solche mit Salmonellen kontaminierten Speisen nicht ausreichend erhitzt und/oder bei Zimmertemperatur stehen gelassen, können sich die Bakterien vermehren und zu Erkrankungen führen. Befallene Menschen scheiden die Salmonellen mit ihrem Stuhl aus und können sie bei Nichtbeachtung der einschlägigen Hygieneregeln auf Speisen verschleppen.

Zwar dauert die Erkrankung bei ansonsten Gesunden meist nur wenige Tage, doch kann eine Salmonellengastroenteritis bei Säuglingen, älteren Menschen oder Abwehrgeschwächten auch tödlich verlaufen.

> **Salmonellen-Verbreitung**
>
> Besonders häufig sind Eier, Roheiprodukte und Geflügel, seltener Milchprodukte Quelle einer Salmonelleninfektion. Arbeitet ein Salmonellenausscheider in einem Lebensmittelbetrieb oder einer Großküche, können praktisch alle Speisen Ausgangspunkt einer Erkrankungswelle sein.

Wesentlich gefährlicher als Enteritis-Salmonellen sind ihre in Deutschland selteneren Verwandten, die *Typhus-* und *Paratyphus-Salmonellen.* Sie rufen mit **Typhus** bzw. **Paratyphus** schwere Allgemeinerkrankungen hervor. Einziges Erregerreservoir ist hier der Mensch, und Dauerausscheider haben als Infektionsquelle wesentlich größere Bedeutung als bei den Enteritis-Salmonellen.

13.9.4 Harnwegsinfektionen

Die häufigsten Erreger von **Harnwegsinfektionen** sind *Escherichia coli* (**E. coli**). Daneben sind die ebenfalls zu den *gramnegativen Stäbchen* zählenden Bakterien **Proteus, Klebsiella** und **Enterobacter** sowie die zu den *Kugelbakterien* zählenden **Enterokokken** bedeutsame Erreger im Harntrakt. Begünstigende Faktoren für Harnwegsinfektionen sind neben Harnstauungen infolge Engstellen in Harnleitern oder Harnröhre vor allem Dauerkatheter (▶ 19.5.6), durch die Bakterien von der Hautoberfläche in den Harntrakt verschleppt werden. In der Schwangerschaft können Harnwegsinfektionen Fehlgeburten auslösen.

Die genannten Stäbchenbakterien gehören zu den **Enterobakterien.** Ebenso wie die Enterokokken leben sie physiologischerweise im Darm. Die meisten Enterobakterien sind *fakultativ pathogen* und können bei Abwehrgeschwächten die unterschiedlichsten Infektionen hervorrufen, am häufigsten Harn-, Gallenwegs- und Atemwegsinfekte, Wundinfektionen und Meningitis (Hirnhautentzündung ▶ 8.11.1).

13.9.5 Tuberkulose

Die Übertragung des Erregers der **Tuberkulose,** des *Mycobacterium tuberculosis,* erfolgt meist durch Tröpfcheninfektion, wobei die Erreger in sehr kleinen Tröpfchen bis in die Alveolen (Lungenbläschen) gelangen. Dort werden sie zwar von Makrophagen phagozytiert (▶ Abb. 13.8), können sich aber in diesen wie auch extrazellulär im Lungengewebe weitervermehren. Über die Lymphwege erreichen die Mykobakterien die Lymphknoten und streuen von dort evtl. ins Blut. Innerhalb von 3–4 Wochen haben T-Lymphozyten die Erreger erkannt und aktivieren Makrophagen, wodurch diese phagozytierte Mykobakterien besser abtöten können. Um die Tuberkelbakterien bildet sich ein *Granulom,* ein Wall von Makrophagen und Lymphozyten **(Primär-Tbc).** Die Kombination von Primärherd, zugehörigem befallenem Lymphknoten und verbindendem Lymphgefäß heißt *Primärkomplex.* Der Primärherd kann narbig abheilen, verkalken oder sich verflüssigen *(Kavernenbildung, Verkäsung),* was die Vermehrung der Tuberkelbakterien begünstigt. Dadurch kann es zum Eindringen in weitere Lungenabschnitte oder ins Blut kommen. In 90 % der Fälle werden die Erreger in der Lunge abgekapselt und verursachen keine Beschwerden. Unter bestimmten Bedingungen, z. B. bei vorübergehender Immunschwäche, können die Erreger jedoch reaktiviert werden und in einer oft schleichenden, über mehrere Monate bis Jahre verlaufenden Infektion zunehmend größere Teile der Lunge befallen und unter Umständen zerstören **(postprimäre Tbc).**

Sowohl bei der Primär- als auch bei der Postprimär-Tbc können Tuberkelbakterien bei schlechter Abwehrlage aus einem Granulom heraus in die Blutbahn brechen und in innere Organe streuen, z. B. Lunge, Hirnhäute, Knochen oder Urogenitaltrakt. Gewinnen sie Verbindung zu den Atemwegen, so werden sie ausgehustet. Der Patient ist hochgradig ansteckend *(offene Tuberkulose).*

Bis vor etwa 50 Jahren war die Tuberkulose auch in Mitteleuropa eine häufige Todesursache. Heute fordert die Tbc vor allem in Asien und Afrika jährlich zwei Millionen Tote. Durch eine Antibiotikatherapie mit mehreren **Tuberkulostatika** (Substanzen gegen das Tuberkulose-Bakterium) über mindestens sechs Monate kann die Tuberkulose meist erfolgreich behandelt werden. In den letzten Jahren sind allerdings immer mehr Tuberkulosebakterien gegen die normalen Tuberkulostatika unempfindlich (resistent) geworden, so dass die Behandlung komplizierter geworden ist. In Deutschland ist die Zahl der an Tbc Erkrankten seit 2001 auf fast die Hälfte gesunken, 2009 erkrankten knapp 4 500 Menschen.

Um eine Ansteckung zu verhüten, muss das medizinische Personal besondere Vorschriften im Umgang mit Tuberkulosepatienten beachten. Auch besteht die Pflicht zur Meldung von Erkrankungsfällen an das Gesundheitsamt. Eine Impfung gegen Tbc (BCG-Impfung) wird in Deutschland und der Schweiz nicht mehr empfohlen.

Tuberkulintest

Nach wie vor unverzichtbar in der Tuberkulosediagnostik ist der **Tuberkulintest,** wobei heute ein Extrakt aus Tuberkelbakterien in die Haut gespritzt wird (Intrakutantest). Hat sich der Organismus schon mit Tuberkelbakterien auseinandergesetzt (durch Infektion oder Tbc-Impfung), so reagieren die T-Lymphozyten und bilden nach 2–3 Tagen ein rotes Knötchen an der Teststelle. Ist der Tuberkulintest negativ, also keine Hautreaktion erkennbar, so liegt in aller Regel keine Infektion mit Mykobakterien vor.

Zwei Ausnahmen von der Regel gibt es allerdings: Bei einer ganz frischen Infektion ist der Test negativ, weil der Organismus für die Ausbildung der zellulären Immunität ca. 4–6 Wochen benötigt. Falsch negative Testergebnisse treten auch bei einer erheblichen Schwäche der zellulären Abwehr auf, etwa kurz nach einer Masern-Infektion oder bei AIDS.

13.9.6 Borreliose

Schätzungsweise 60 000 Menschen erkranken pro Jahr in Deutschland an **Borreliose** *(Lyme-Borreliose).* Die Krankheit wird durch das zu den Spirochäten gehörende Bakterium *Borrelia burgdorferi* hervorgerufen, das im Darm von Zecken lebt. Beim Zeckenstich gelangt es mit den Sekreten der Zecke (▶ Abb. 13.20) in den Körper des Menschen. Infiziert ist derzeit etwa jede fünfte Zecke, wobei aber nicht jeder Stich zu einer Übertragung auf den Menschen führt (zur ebenfalls zeckenübertragenen FSME ▶ 13.10.3).

Eine Infektion macht sich in ca. der Hälfte der Fälle durch eine **Wanderröte** *(Erythema migrans)* bemerkbar, einer kreisförmigen Hautrötung

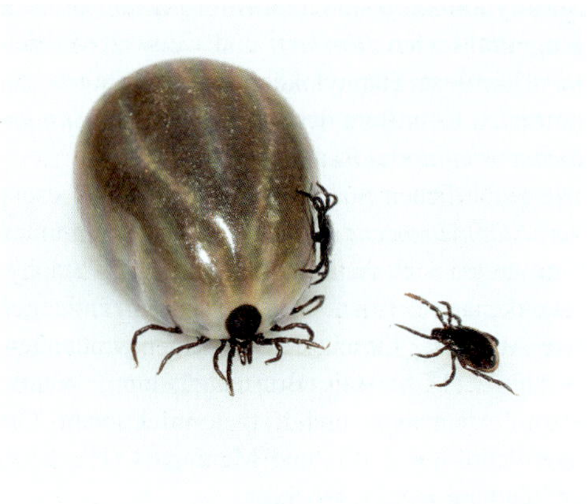

Abb. 13.20 Der Größenunterschied zwischen einer „hungrigen" und einer „satten" Zecke ist gewaltig. Links Zecke nach, rechts vor dem Blutsaugen. [J748-077]

IMMUNSYSTEM UND INFEKTIONEN

- Lange, geschlossene und möglichst helle Kleidung tragen, geschlossene Schuhe, Kleinkindern möglichst Sonnenhut aufsetzen
- Hosen in die Socken stecken
- Gebüsch, Unterholz und hohes Gras (möglichst) meiden
- Beim Rasten Unterlage auf Waldboden legen
- Ggf. Repellents benutzen
- Abends Körper auf Zecken absuchen
- Zecken mit Zeckenzange/-karte baldmöglichst entfernen

Abb. 13.21 Maßnahmen zum Schutz vor Zecken. [J666]

um die Einstichstelle, die sich allmählich vergrößert. Dieses Stadium I kann von Unwohlsein, Kopfschmerzen, Fieber und Lymphknotenschwellungen begleitet sein.

Wochen bis Monate später können brennende Nervenschmerzen auftreten, die häufig in lokaler Beziehung zur Zeckenstichstelle stehen. Außerdem sind in diesem Stadium II Lähmungen und Herzbeteiligung möglich. Monate bis Jahre nach der Infektion (Stadium III) kann sich eine Gelenkentzündung, häufig im Knie, entwickeln. Eine sehr seltene Spätmanifestation ist die Entzündung des Gehirns.

Die Borreliose kann in jedem Stadium von selbst ausheilen, und jedes Stadium kann auch übersprungen werden.

Der beste Schutz vor einer Borreliose ist, die Zecken gar nicht an sich heranzulassen (➤ Abb. 13.21) und, falls es doch eine geschafft hat, sie so schnell wie möglich zu entfernen. Einen Impfstoff gegen die europäischen Arten der Borreliose gibt es zurzeit noch nicht. Die Borreliose ist aber bei rechtzeitiger Gabe von Antibiotika gut behandelbar.

13.9.7 Antibiotika und Antibiotikaresistenz

Bakterien lassen sich oft durch Gabe entsprechender **Antibiotika** *(gegen Bakterien wirksame Arzneimittel)* wie z. B. Penicillin abtöten. Allerdings hilft nicht jedes Antibiotikum gegen jedes Bakterium. Vielmehr tötet jedes Antibiotikum nur ein bestimmtes Spektrum von Bakterien. Und auch wenn ein bestimmtes Antibiotikum generell wirksam ist, z. B. gegen Staphylokokken, können im Einzelfall Resistenzentwicklungen das Antibiotikum trotzdem nutzlos werden lassen:

Viele Bakterien entwickeln nämlich durch Erweiterung oder Änderung ihres Erbgutes Mechanismen, die das Antibiotikum unwirksam machen, es z. B. durch Änderung seiner Struktur inaktivieren. Bei jeder unklaren Infektion muss deshalb die entsprechende Urinprobe, Blutkultur oder der Wundabstrich bebrütet (➤ Abb. 13.22) und die gewachsenen Bakterien müssen systematisch auf ihre Empfindlichkeit gegenüber verschiedenen Antibiotika geprüft werden (*Resistenzprüfung*, **Antibiogramm** ➤ Abb. 13.23).

Eine bereits begonnene Behandlung muss dann unter Umständen entsprechend dem Ergebnis der Resistenzbestimmung auf ein wirksames Antibiotikum umgestellt werden.

MRSA

In Deutschland sind ca. 30 % aller Staphylokokkus-aureus-Stämme gegen viele Antibiotika resistent (**MRSA**, *Methicillin-* oder *multiresistenter Staphylokokkus aureus*). Auch bei den Tuberkuloseerregern und Salmonellen sind Resistenzen ein zunehmendes Problem. 2010 wurden in Deutschland sogar mehrere Fälle von sog. *NDM-1-bildenden* Bakterien (z. B. bei E. coli) berichtet, die gegen fast alle bekannten Antibiotika resistent waren.

Ein Grund dafür ist der zu sorglose Umgang mit Antibiotika (z. B. Einnahme bei Virusinfektionen, Unterdosierung oder zu kurze Behandlung, Antibiotika-Behandlung von Schlachttieren), der letztlich zur Selektion (➤ 2.15) und weiteren Vermehrung der gegen das Antibiotikum weniger empfindlichen Bakterien führt. Weitere wesentliche Ursache für die Verbreitung dieser Erreger sind mangelhafte Hygienemaßnahmen in Krankenhäusern, Pflegeeinrichtungen und Arztpraxen, vor allem die unzureichende Desinfektion der Hände.

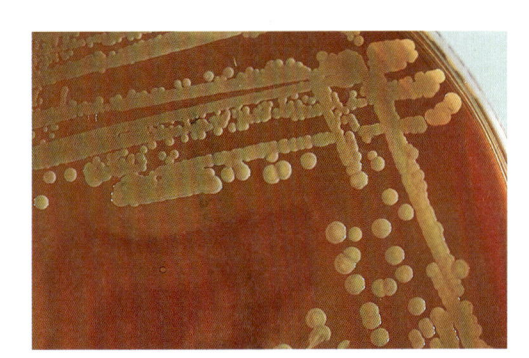

Abb. 13.22 Bakterienkultur auf festem Nährmedium, hier typisch goldgelbe (*aureus* = golden) Staphylokokkus-aureus-Kolonien. [R173]

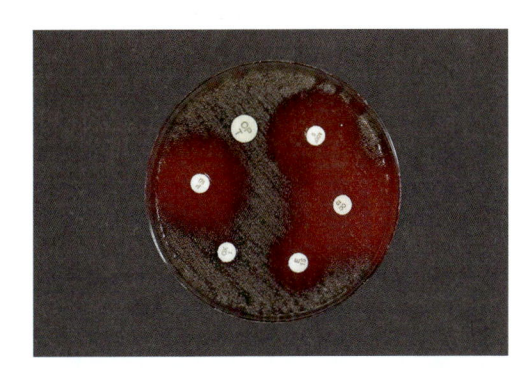

Abb. 13.23 Antibiogramm. Es ist deutlich zu sehen, dass die aufgelegten Antibiotikablättchen das Bakterienwachstum (netzartig auf dem gesamten Träger wachsende, punktförmige kleine Kolonien) unterschiedlich stark hemmen (rote Hemmhöfe um die Blättchen ohne Kolonien). [K115]

13.10 Virale Infektionen

Wahrscheinlich noch häufiger als bakterielle sind **virale Infektionen**. Die meisten „Erkältungskrankheiten" (Schnupfen, Grippe, Bronchitiden) gehören genauso hierzu wie viele infektiöse Darmerkrankungen (z. B. verursacht durch Noroviren, ➤ 13.9.3) und die überwiegende Zahl von Leber- oder Hirnhautentzündungen (➤ 8.11.1, ➤ 17.10.6). Auch die Mehrzahl der *Kinderkrankheiten* (➤ 22.6) wird von Viren ausgelöst, etwa Masern und Mumps (➤ 17.2.4).

Wie bereits erwähnt, bestehen **Viren** nur aus Erbgut (und zwar entweder DNA *oder* RNA, dementsprechend werden Viren auch als *DNA-* oder *RNA-Viren* klassifiziert), einem meist geometrisch-regelmäßig geformten Eiweißmantel *(Kapsid)* und vielfach zusätzlich einer *Virushülle*. Sie haben keine Möglichkeit zur Energiegewinnung oder zur Proteinsynthese, können also nicht selbstständig leben. Zur Vermehrung infizieren sie deshalb eine menschliche, tierische oder pflanzliche *Wirtszelle*, in der sie ihr eigenes Erbgut freisetzen. Dieses Erbgut wird in das Erbgut der Wirtszelle eingebaut und veranlasst im typischen Falle deren Proteinsyntheseapparat, tausendfach Viruspartikel zu synthetisieren und zu neuen kompletten Viren zusammenzusetzen. Vor „Erschöpfung" stirbt die Wirtszelle ab, die neuen Viren werden freigesetzt und infizieren weitere Körperzellen.

Nicht immer zeigt sich aber die Viruswirkung so rasch: Einige Viren beispielsweise bauen ihr Erbgut in das der Wirtszelle ein, die jedoch überlebt und das Erbgut des Virus an ihre Tochterzellen weitergibt. So kann das Virus jahrelang schlummern, bis nach Jahren die Infektion ausbricht (sog. **slow-virus-Infektion**). Andere Viren können die Wirtszelle in eine unkontrolliert wachsende Tumorzelle umwandeln **(onkogene Viren)**.

Da die Viren sich zu ihrer Vermehrung der Zellen ihres Wirts bedienen, sind sie medikamentös deutlich schwerer zu bekämpfen als Bakterien. Denn fast jedes Medikament, welches das Virus trifft, trifft auch den Wirt, also den Patienten. Bis heute stehen daher nur in relativ wenigen Fällen wirksame *Medikamente gegen Viren* **(Virostatika)** zur Verfügung.

13.10.1 Erkältungskrankheiten und Grippe

Vorzugsweise im Winterhalbjahr trifft es fast jeden von uns: Allgemeines Unwohlsein, Schnupfen, Husten und vielleicht auch Halsschmerzen und Heiserkeit lassen den (Arbeits-)Tag lang werden; die „Grippe" geht wieder um. Doch „Grippe" und „Grippe" sind zweierlei:

Spricht der Laie von der Grippe, so meint er meist die **banalen Erkältungskrankheiten** oder *grippalen Infekte*, hervorgerufen durch eine Vielzahl verschiedener Viren. Sie sind in aller Regel harmlos und nach einer Woche wieder vorbei.

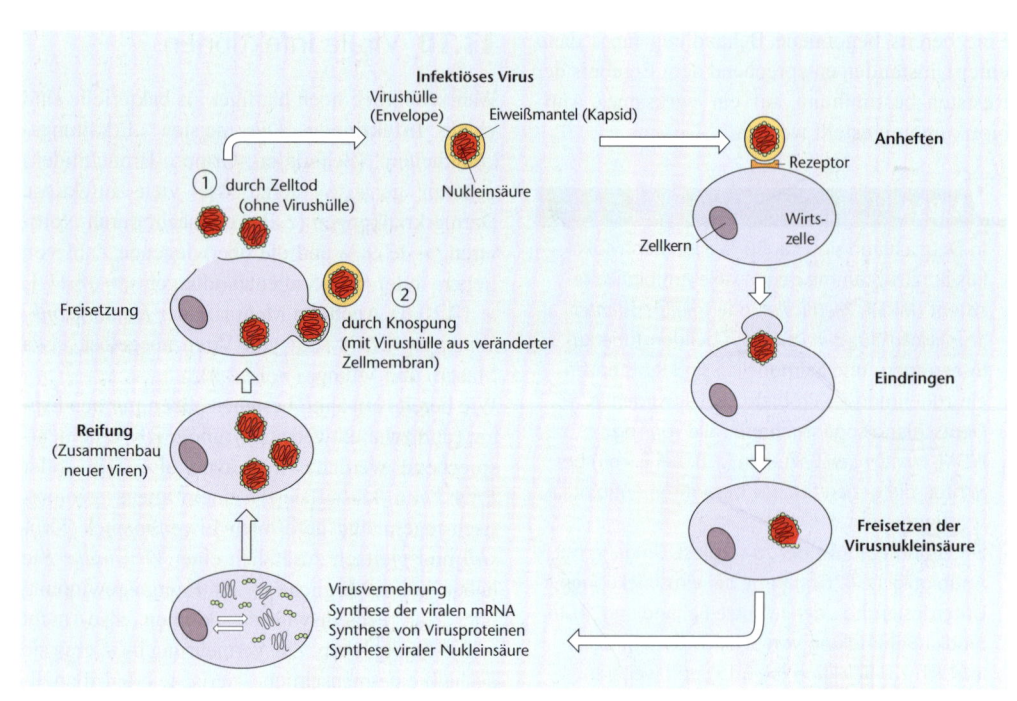

Abb. 13.24 Eindringen in die Wirtszelle, Vermehrung und Ausbreitung von Viren. [R172]

Anders hingegen die *echte Grippe,* die auch als *Virusgrippe* oder **Influenza** bezeichnet wird. Sie wird durch *Influenzaviren der Typen A, B* oder *C* hervorgerufen und durch *Tröpfcheninfektion* übertragen. Die Beschwerden sind meist stärker als bei der banalen Erkältung, im Frühstadium oder bei leichtem Verlauf ist die klinische Abgrenzung aber kaum möglich. Für Ältere, Abwehrgeschwächte und Patienten mit Vorerkrankungen der Atemwege stellt die Influenza eine ernste Bedrohung dar: Als Komplikation gefürchtet ist insbesondere die *Grippepneumonie,* die für die Mehrzahl der grippebedingten Todesfälle verantwortlich ist.

Für die Pathogenität (krank machende Wirkung) der Viren sind u.a. die Proteine *Hämagglutinin* (H) und *Neuraminidase* (N) an der Virusoberfläche bedeutend, von denen derzeit 16 bzw. 9 Untertypen bekannt sind. Entsprechend sind Neuraminidasehemmer (z. B. Tamiflu®, Relenza®) eine gewisse Hilfe bei der Behandlung der Virusgrippe: Sie behindern die Freisetzung von Viren aus infizierten Zellen und damit deren Verbreitung im Körper. Sie sind jedoch nur innerhalb 48 Stunden nach Auftreten der ersten Symptome und nur begrenzt wirksam.

Da sich die Influenzaviren außerordentlich rasch verändern, kann man nach durchgemachter Erkrankung nicht mit länger dauerndem Schutz rechnen. Es haben sich zwar spezifische Antikörper gebildet, doch „greifen" diese gegen das veränderte Virus weniger oder gar nicht mehr, so dass alle paar Jahre mit größeren Erkrankungswellen zu rechnen ist. Daher wird für gefährdete Personen die aktive Schutzimpfung gegen die Influenza empfohlen, die allerdings jährlich mit einem Impfstoff gegen die „wahrscheinlich aktuellen" Typen durchgeführt werden muss.

Viele Erreger großer Grippepandemien haben wahrscheinlich ihren Ursprung im Tierreich, vor allem bei Geflügel. Seit 2003 in weiten Bevölkerungskreisen bekannt ist die Influenza A H5N1, eine besonders aggressive Form der **Vogelgrippe** *(aviäre Influenza, Geflügelpest).* Das Virus kann auch beim Menschen ernste, teils tödliche Erkrankungen hervorrufen. Derzeit wird das Virus nur bei engem Kontakt mit infizierten Vögeln übertragen. Befürchtet wird aber, dass das Virus durch spontane Mutationen oder durch „Mischen" mit anderen Grippeviren bei gleichzeitiger Infektion auch von Mensch zu Mensch übertragen werden kann. Bleibt dabei die Pathogenität des Erregers hoch, könnten innerhalb kurzer Zeit viele Menschen daran sterben, falls nicht rechtzeitig ein Impfstoff entwickelt werden kann.

2009 breitete sich die **Schweinegrippe** *(Neue Grippe)* durch das H1N1-Virus von Mexiko aus weltweit aus. Der Erreger war aus einer Kombination zweier Schweine-Influenza-Viren entstanden. Dieser Erreger war zwar viel leichter auf (und zwischen) Menschen übertragbar, der Krankeitsverlauf aber meist milder als befürchtet. Zudem gelang es recht schnell, einen Impfstoff herzustellen.

13.10.2 Herpesvirus-Infektionen

Alle bedeutsamen **Herpesviren** haben eine gemeinsame Eigenschaft: Sie können nach der Erstinfektion lebenslang in Nervengewebe, Schleimhäuten, Speicheldrüsen oder Blutzellen persistieren („überwintern"). Dabei bleiben einige Arten im Allgemeinen **latent,** rufen also keine Krankheitszeichen hervor. Erst bei Abwehrschwäche oder anderen Störungen – ein Sonnenbrand kann schon ausreichen – brechen die Viren aus ihrer Latenz aus, vermehren sich schlagartig und führen zur sichtbaren Erkrankung:

Herpes labialis und genitalis

Eine solche *Reaktivierung* zeigt sich beim **Herpes-simplex-Virus Typ I** durch das gruppierte Auftreten kleiner, juckender Bläschen an der Lippen- oder Mundschleimhaut, die in 1–2 Wochen wieder abheilen. Selten kann es zum Befall des Gehirns in Form einer *Herpes-Enzephalitis* kommen, deren Prognose bei rechtzeitiger Gabe eines Virostatikums wie Aciclovir (z. B. Zovirax®) heute deutlich besser ist als früher.

Das **Herpes-simplex-Virus Typ II** bevorzugt das Genitale, wo es sich entlang der Schamlippen/des Penis ausbreitet und starken Juckreiz erzeugt.

Windpocken und Gürtelrose

Erreger der **Windpocken** ist das **Varizellen-Zoster-Virus** *(VZV),* ebenfalls ein Vertreter der Herpesfamilie. Dabei kommt es an Gesicht und Stamm, weniger an den Extremitäten, zu einem generalisierten knötchen- und bläschenförmigen Hautausschlag, der erst nach 1–2 Wochen wieder abklingt. Die Viren verbergen sich dann in Spinalganglien (▶ Abb. 8.18) entlang der Wirbelsäule. Jahrzehnte später kann das Virus aus den Ganglienzellen auswandern und eine meist einseitige, sehr schmerzhafte Entzündung des vom betroffenen Ganglion versorgten Hautbereiches hervorrufen. Äußerlich kann man den entzündeten Hautbezirk an einem gürtelförmigen, von der Wirbelsäule bis zur Bauch- oder Brustmitte ziehenden, rötlichen Ausschlag mit Bläschenbildung erken-

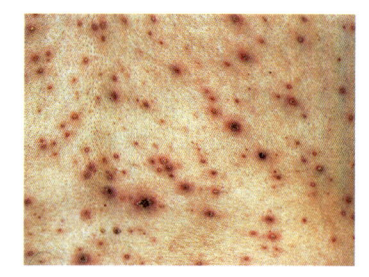

Abb.13.25 Hautbefund bei Windpocken. Charakteristisch ist das Nebeneinander von Bläschen und Krusten. [M132]

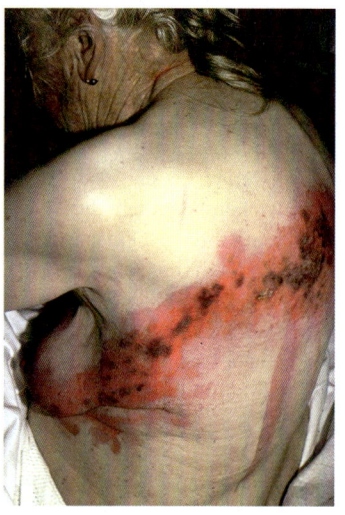

Abb.13.26 60-jährige Patientin mit ausgeprägter Gürtelrose am linken Brustkorb. Typisch ist die scharfe Abgrenzung des Entzündungsbereiches, der dem Innervationsgebiet eines oder mehrerer sensorischer Spinalganglien entspricht. [T195]

nen – daher der Name **Gürtelrose** (Herpes zoster). Auch hier helfen Virostatika.

> **Ansteckungsgefahr**
> Der Bläscheninhalt ist bei allen genannten Herpesviren-Erkrankungen infektiös!

13.10.3 Frühsommer-Meningoenzephalitis (FSME)

Die **Frühsommer-Meningoenzephalitis** *(FSME)* wird durch das *FSME-Virus* hervorgerufen. Es wird hauptsächlich durch Zecken übertragen, die es von Wirtstieren aufnehmen, in ihren Speicheldrüsen beherbergen und bei einem Stich auf den Menschen übertragen.

Wohl knapp ein Drittel der Infizierten bekommt nach 1–2 Wochen grippeähnliche Beschwerden. Bei 10 % der Infizierten kommt es nach ungefähr einer weiteren Woche zu einer Entzündung der Hirnhäute (Meningitis) und des Gehirns (Enzephalitis), die vor allem bei Erwachsenen zu Dauerschäden führen kann.

Im Gegensatz zur Borreliose ist die „Durchseuchung" der Zecken regional sehr unterschiedlich. In Süddeutschland (bis Südhessen und Thüringen), Österreich und Osteuropa sind besonders viele Zecken infiziert. In Deutschland erkrankten in den letzten Jahren durchschnittlich ca. 400 Menschen pro Jahr an FSME. Sicher schützen kann man sich durch eine (gut verträgliche) Impfung, die für alle Menschen empfohlen wird, die sich in Risikogebieten privat oder beruflich in der Natur aufhalten.

13.10.4 Poliovirus-Infektionen

Das **Poliovirus** wird von Mensch zu Mensch meist durch Schmierinfektionen übertragen. Es führt bei ca. 98 % der Infizierten zu allenfalls leichten grippeähnlichen Erscheinungen. Nur selten zerstört das Virus Motoneuronen in Rückenmark und Gehirn, die für die Skelettmuskulatur zuständig sind, und verursacht dadurch die namensgebenden, häufig bleibenden Lähmungen (**Poliomyelitis,** *Kinderlähmung*). In Deutschland trat dank der Impfung die letzte Erkrankung 1992 auf, das Poliovirus kann aber aus nach wie vor betroffenen Ländern „importiert" werden.

13.10.5 Erworbenes Immundefektsyndrom – AIDS

Das *erworbene Immundefektsyndrom* (*acquired immune deficiency syndrome*, **AIDS**) ist eine 1981 erstmals beschriebene Immunschwächekrankheit, Folge einer Infektion mit dem *humanen Immundefizienzvirus* (**HIV**) ist, das die T-Helferzellen zerstört. Die Infektion hat sich seitdem rasch ausgebreitet: Die Zahl der AIDS-Kranken beträgt weltweit ca. 34 Millionen. Allein 2008 haben sich 2,7 Millionen neu infiziert, ca.

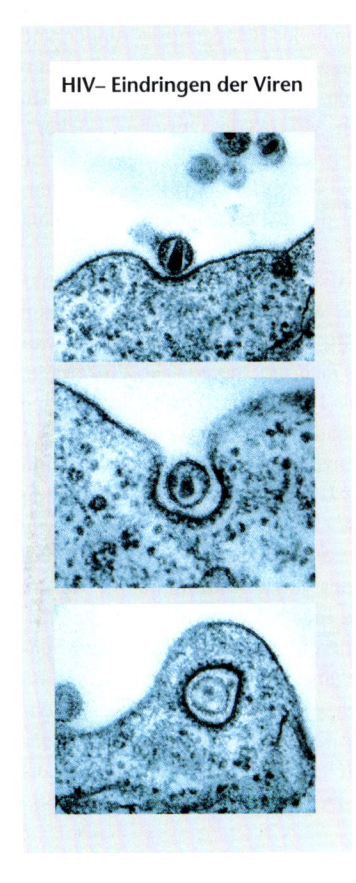

HIV – Eindringen der Viren

Abb. 13.27 Elektronenmikroskopische Bilder von HI-Viren, die gerade in eine menschliche Zelle eindringen. [T178]

2 Millionen sind an AIDS gestorben. Laut Statistik des Robert-Koch-Instituts gibt es in Deutschland ungefähr 67 000 Infizierte, die Zahl der HIV-Neuinfektionen betrug in den letzten Jahren knapp 3 000 pro Jahr, neu an AIDS erkrankten 2009 etwa 1 100 Personen.

Das Virus wird ausschließlich durch den Kontakt mit infizierten Körpersekreten weitergegeben. Hohe Viruskonzentrationen findet man in Blut, Sperma und Vaginalsekreten, daher sind der ungeschützte Geschlechtsverkehr und das „needle sharing" i.v.-Drogenabhängiger die Hauptübertragungswege. Eine Schutzimpfung gibt es bislang nicht.

Kurz nach der Infektion ist eine grippeähnliche Erkrankung (**akute HIV-Infektion,** *mononucleosis-like illness*) möglich. Danach ist der Infizierte völlig beschwerdefrei (**asymptomatische Infektion**), bis nach Monaten oder Jahren Lymphknoten an mehreren Körperstellen und über längere Zeit anschwellen (**generalisierte Lymphadenopathie**). Mit zunehmender Zerstörung der T-Helferzellen entwickelt sich in der Folge eine Abwehrschwäche, die zunehmend zu opportunistischen Infektionen (mit sonst ungefährlichen Krankheitserregern, ▶ 13.8.5) und einigen Tumoren führt. Einige Erkrankungen (z. B. die Pneumocystis-Pneumonie oder Kaposi-Sarkome) sind so typisch für eine Infektion mit dem HI-Virus, dass sie als **AIDS-definierende Erkrankungen** bezeichnet werden. Die meisten Patienten sterben schließlich an opportunistischen Infektionen, z. B. des Gehirns oder der Lunge.

Etabliert ist die **CDC-Klassifikation** (*CDC = Centers for Disease Control*, USA), die je nach Beschwerden drei *klinische* und je nach Zahl der T-Helferzellen im Blut noch einmal drei *Laborkategorien* unterscheidet. Die daraus resultierenden *neun* Zuordnungsmöglichkeiten werden dann zu drei Stadien gruppiert.

HIV-Infektion und AIDS sind nach wie vor unheilbar, jedoch in den Industrieländern Jahre bis Jahrzehnte beherrschbar:

> Die Vermehrung des Virus kann mittlerweile durch *Kombinationsbehandlung* mit mehreren antiviralen Substanzen wirksam gehemmt werden. Die Medikamente haben allerdings Nebenwirkungen, und die Viren können resistent werden, so dass die Behandlung kompliziert ist und vom Patienten hohe Kooperativität verlangt
> Die opportunistischen Infektionen werden konsequent und bei Bedarf auch prophylaktisch behandelt
> Durch gesunde Lebensweise unter Vermeidung immunschwächender Faktoren kann das Fortschreiten der Krankheit hinauszögert werden.

Trotz der Fortschritte muss jeder Betroffene langfristig mit sich verschlechterndem Gesundheitszustand und steigender Abhängigkeit von anderen rechnen. Angemessene psycho-soziale Unterstützung ist hier enorm wichtig. Angst vor Ansteckung und das nach wie vor vorhandene Stigma der Erkrankung lassen aber nicht selten stützende soziale Kontakte zerfallen, so dass Unterstützung durch Angehörige medizinischer und sozialer Berufsgruppen im Krankheitsverlauf zunehmend wichtiger wird.

Folgen der HIV-Infektion

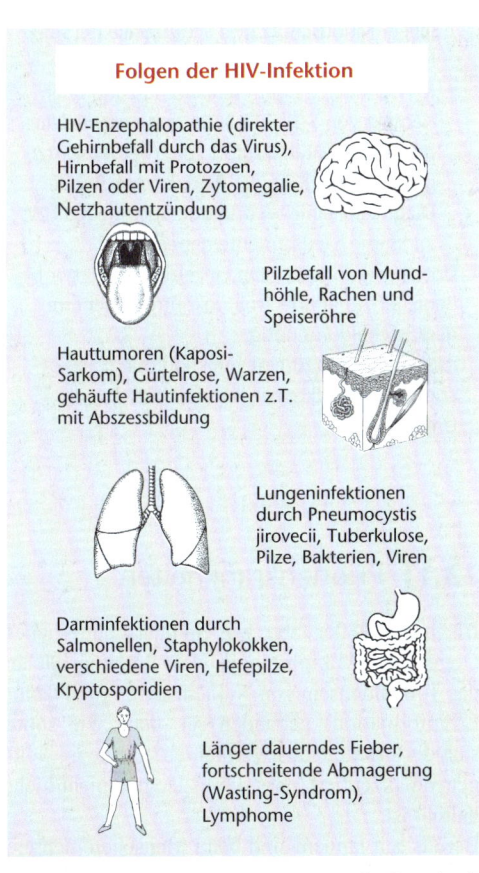

- HIV-Enzephalopathie (direkter Gehirnbefall durch das Virus), Hirnbefall mit Protozoen, Pilzen oder Viren, Zytomegalie, Netzhautentzündung
- Pilzbefall von Mundhöhle, Rachen und Speiseröhre
- Hauttumoren (Kaposi-Sarkom), Gürtelrose, Warzen, gehäufte Hautinfektionen z.T. mit Abszessbildung
- Lungeninfektionen durch Pneumocystis jirovecii, Tuberkulose, Pilze, Bakterien, Viren
- Darminfektionen durch Salmonellen, Staphylokokken, verschiedene Viren, Hefepilze, Kryptosporidien
- Länger dauerndes Fieber, fortschreitende Abmagerung (Wasting-Syndrom), Lymphome

Abb. 13.28 Klinische Symptome von AIDS, bedingt durch die Immunschwäche.

Schutz vor Ansteckung

Generell gelten bei HIV die gleichen Vorsichtsmaßnahmen wie bei Hepatitis-B- oder -C-Viren. Im privaten Bereich ist dies v.a. das Benutzen von Kondomen beim Geschlechtsverkehr mit neuen oder evtl. den Geschlechtspartner wechselnden Partnern („safer sex"). Drogenabhängige sollten keine Injektionsbestecke mit anderen teilen („safer use").

Bei der Betreuung von HIV-Infizierten sind die Hauptpfeiler:

- Bei jeder Blutabnahme Schutzhandschuhe tragen, ebenso bei allen Pflegemaßnahmen mit Kontakt mit infektiösem Material. Haut regelmäßig mit rückfettenden Substanzen eincremen, damit Hautrisse durch trockene Haut, über die die Erreger eindringen könnten, vermieden werden
- Verletzungen mit gebrauchten Instrumenten vermeiden. In Deutschland ist mittlerweile die Benutzung sog. *sicherer Instrumente* vorgeschrieben, wann immer dies technisch möglich ist. Bei ihnen ist das Risiko einer Verletzung nach Gebrauch durch spezielle Mechanismen, etwa Clips, die sich selbsttätig beim Herausziehen der Kanüle über deren Spitze legen, wesentlich vermindert. Ansonsten: alle möglicherweise kontaminierten Einwegmaterialien sofort und sicher in die dafür vorgesehen Behälter entsorgen
- Bei erhöhtem Risiko zusätzliche Schutzmaßnahmen treffen, z. B. Schutzkittel bei Durchfällen, Mundschutz und Schutzbrille bei stark hustenden Patienten tragen
- Bei dennoch eingetretener Verletzung oder Kontakt von Schleimhäuten mit potentiell infektiösem Material sofort zum (Betriebs-)Arzt gehen (> 24.8.1), der eine entsprechende Diagnostik einleitet und ggf. auch gegen HIV wirksame Medikamente geben kann.

Unterbringung in einem Einzelzimmer ist nur bei Begleiterkrankungen mit unkontrollierter Erregerausscheidung nötig.

Ausgeschlossen ist eine Infektion durch alltägliche Sozialkontakte wie Händeschütteln oder Umarmung.

13.11 Prionenkrankheiten

Bis in die 1980er Jahre war ein unerschütterliches Dogma der Mikrobiologie, dass Infektiosität an das Vorhandensein von Nukleinsäuren (und damit Erbinformation) gebunden sei, denn wie sollte sich der Erreger sonst vermehren? Heute ist weitgehend akzeptiert, dass dieses Dogma nicht mehr haltbar ist.

Bereits seit langem sind beim Menschen mehrere seltene ZNS-Erkrankungen bekannt, die unter dem Bild zunehmender Bewegungsstörungen und fortschreitenden geistigen Abbaus unaufhaltsam zum Tode führen. Das Gehirn der Verstorbenen zeigt unter dem Mikroskop typische „Löcher", weshalb diese Erkrankungen als **spongiforme (schwammartige) Enzephalopathien** zusammengefasst wurden. Eine Therapie gibt es bislang nicht.

Am häufigsten ist die **Creutzfeldt-Jakob-Krankheit** *(CJD)*, die weltweit 0,5–1 von 1 Million Menschen befällt, vornehmlich Ältere. Überwiegend handelt es sich um sporadische Einzelfälle, aber bei mehr als 100 Fällen weltweit konnte eine infektiöse Entstehung gesichert werden.

Spongiforme Enzephalopathien bei Tieren sind etwa die *Traberkrankheit* **(Scrapie)** der Schafe und Ziegen und – am bekanntesten – die *bovine spongiforme Enzephalopathie* **(BSE)** der Rinder, an der Ende des letzten Jahrhunderts v.a. in Großbritannien Tausende von Rindern verstarben. Die besondere Brisanz von BSE besteht darin, dass davon ausgegangen werden muss, dass BSE die Artgrenze überspringen und beim Menschen eine *neue Variante der Creutzfeldt-Jakob-Krankheit (vCJD)* hervorrufen kann, möglicherweise auf dem Boden einer genetischen Prädisposition.

Ursache spongiformer Enzephalopathien sind **Prionen** (Merkhilfe: *proteinartiges infektiöses Agens ohne Nukleinsäure*), krank machende, infektiöse Eiweiße, die sich von ihren „normalen" Verwandten im Körper nicht durch ihre *chemische*, sondern nur durch ihre *räumliche* Struktur unterscheiden. Die veränderten Prionproteine werden vom Organismus praktisch nicht abgebaut und wandeln ihre gesunden Nachbarn in einer noch nicht genau geklärten Kettenreaktion in die abnorme Form um. Prionen trotzen den üblicherweise gegenüber Bakterien und Viren wirksamen Sterilisationsverfahren und halten auch hohen Temperaturen hartnäckig stand, werden also durch Kochen oder Braten nicht zerstört.

Gefährliches Rind?

BSE ist höchstwahrscheinlich durch Verzehr verseuchter Rinderprodukte in einer Reihe von Fällen auf den Menschen übertragen worden und hat bei einem Teil davon die tödliche vCJD-Erkrankung verursacht. Übertragbar ist die Krankheit auch durch Bluttransfusionen.

Bis 2010 sind in Europa insgesamt 206 Personen infolge vCJD gestorben, davon 85 % in Großbritannien. Die Zahl der Neuerkrankungen ist rückläufig.

In Deutschland sind 2008 und 2009 unter vier Millionen getesteten Rindern nur noch jeweils zwei BSE-Erkrankungen festgestellt worden. Fälle von vCJD sind in Deutschland bisher nicht nachgewiesen.

13.12 Pilzinfektionen

Drei Krankheitsgruppen

Die in Mitteleuropa verbreiteten Pilze vermögen beim Gesunden nur lokale Mykosen auf Haut oder Schleimhaut hervorzurufen. Diese **Haut- und Schleimhautmykosen** lassen sich in der Regel leicht durch lokale **Antimykotika** behandeln (z. B. Canesten® oder Nystatin®).

Bei ausgeprägter Abwehrschwäche können manche Pilzarten jedoch ins Blut vordringen und innere Organe wie Lunge, Herz oder Gehirn schädigen (**opportunistische Systemmykosen**, z. B. *Soorsepsis*).

In Europa ganz selten sind **primäre systemische Mykosen** durch *obligat pathogene* Pilze, die auch bei Nicht-Abwehrgeschwächten die inneren Organe befallen.

Sprosspilze

Am häufigsten sind die **Sprosspilze** oder *Hefen*. Diese eiförmigen Pilze sind etwas kleiner als rote Blutkörperchen und vermehren sich durch Aussprossung. Bedeutendster Vertreter ist **Candida albicans.**

Die sehr häufigen Candida-Infektionen heißen *Soor* **(Candidose)**. Sie entstehen alle *endogen* (also von anderen Körperstellen des Patienten ausgehend) und treten abgesehen vom *Windelsoor* bei Säuglingen v.a. bei Antibiotikabehandlung und Abwehrschwäche (etwa bei Diabetikern, HIV-Infizierten) auf. Beispiele sind:

- *Vaginalsoor* der Scheide, besonders häufig während der Schwangerschaft und bei Einnahme der „Pille" (Östrogene begünstigen Candida-Besiedlung) auftretend
- *Mundsoor* (> Abb. 13.30)
- *Speiseröhrensoor*.

Eine Antibiotikabehandlung kann Candida-Infektionen begünstigen, da dadurch nicht nur die krank machenden Keime beseitigt, sondern auch die natürliche Bakterienflora geschwächt wird, die mit den Pilzen konkurriert und diese „in Schach hält".

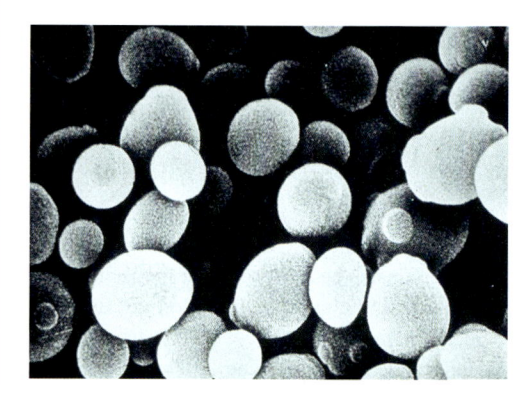

Abb. 13.29 Kugelige Zellen von Candida albicans im elektronenmikroskopischen Bild. [U149]

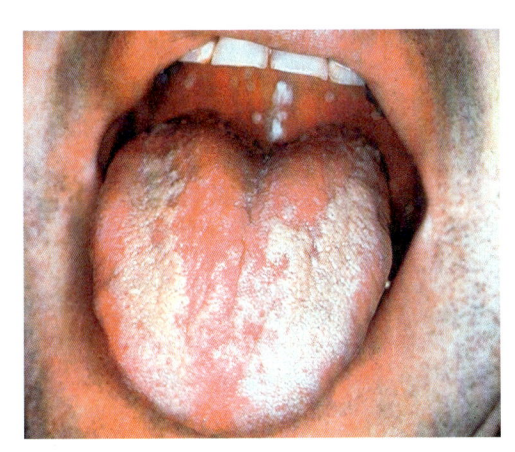

Abb. 13.30 Mundsoor. Typisch sind weißliche, abwischbare Beläge auf geröteter Schleimhaut auf der Zunge. [U136]

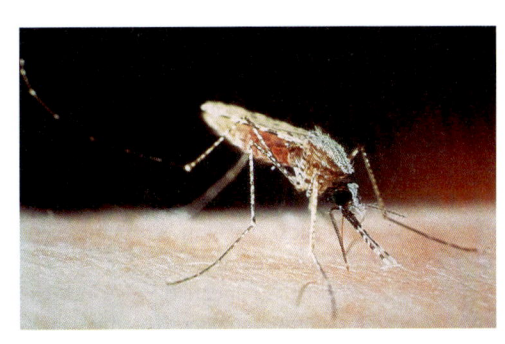

Abb. 13.31 Anophelesmücke. Sie gehört zur Familie der Stechmücken. Sticht eine Mücke einen Malariakranken, so kann sie Malariaerreger (Plasmodien) über das Blut aufnehmen und beim nächsten Stich auf einen anderen Menschen übertragen. [U136]

Fadenpilze

Neben Sprosspilzen verursachen auch **Fadenpilze** häufig Infektionen beim Menschen, z. B. Fußpilzerkrankungen oder Nagelmykosen (➤ Abb. 7.13), die z. B. in Schwimmbädern übertragen werden. Mehr als die Hälfte der erwachsenen Bevölkerung ist von *Hautmykosen* in den Zehenzwischenräumen betroffen. Zu ihrer Bekämpfung ist neben einer Antimykotika-Therapie das Trockenhalten der Füße wichtig.

Schimmelpilze

Schimmelpilze (wie z. B. *Aspergillus*) sind zwar in der Umwelt außerordentlich weit verbreitet, verursachen jedoch nur bei schwer immungeschwächten Patienten Lungen-, Ohr- oder, wenn der gesamte Organismus betroffen ist, *Systemmykosen*.

13.13 Protozoeninfektionen und andere Parasitosen

Protozoeninfektionen

Die weltweit häufigste **Protozoeninfektion** ist die **Malaria** (über 1 Million Todesfälle jährlich). Die Malariaerreger vermehren sich in den roten Blutkörperchen des Menschen, zerstören diese und führen durch Blutarmut, wiederkehrende Fieberanfälle und Schädigung v.a. der Nieren und des Gehirns zu einem häufig lebensbedrohlichen Krankheitsbild.
Am häufigsten wird *Plasmodium falciparum*, der gefährlichste Malariaerreger, durch Stiche der *Anophelesmücke* (➤ Abb. 13.31) in den tropischen und subtropischen Regionen Asiens, Afrikas und Amerikas übertragen. Ferntouristen bringen die Infektion mit nach Europa (ca. 900 Fälle in Deutschland jährlich); die Erkrankung kann bis zu zwölf Monate nach dem Mückenstich ausbrechen. Der Lebenszyklus der Malariaerreger ist kompliziert; so werden Vermehrungsstufen des Erregers sowohl in der Anophelesmücke als auch in der Leber und erst zum Schluss im roten Blutkörperchen durchlaufen.
Klinisch äußert sich die Malaria in meist anfallsweise auftretendem hohem Fieber, Schüttelfrost sowie schweren Kopfschmerzen und ausgeprägtem Schwächegefühl. Bei nicht erfolgreicher Behandlung können die Malariaerreger sowohl akut, z. B. durch Befall des Gehirns, zum Tode führen *(zerebrale Malaria)*, als auch über Jahre in Leber oder roten Blutkörperchen überleben und zum erneuten Aufflackern der Krankheitssymptome führen.

> **Malariaprophylaxe**
>
> Die Mücken stechen vor allem nachts. Daher sind das Schlafen unter einem Moskitonetz, das Auftragen von Schutzmitteln (*Repellentien*, wie DEET, Autan®) und das Tragen langer Kleidung bei abendlichen Aufenthalten im Freien einfache, aber wirksame Maßnahmen. Tropenreisende sollten sich zusätzlich vor Reiseantritt bei einem Tropeninstitut erkundigen, welche medikamentöse Malariaprophylaxe in Abhängigkeit von der geplanten Aufenthaltsdauer für ihr Zielgebiet sinnvoll ist. Diese Medikamentenprophylaxe bietet aber nur mäßigen Schutz und kann den Hautschutz nicht ersetzen. Eine Impfung gibt es noch nicht.

Wurmerkrankungen

Wurmerkrankungen *(Helminthosen)* sind in der Dritten Welt weit verbreitet und ein Zeichen von ungenügenden hygienischen Lebensbedingungen. In den Industriestaaten kommen nur wenige Wurmarten gehäuft vor. Vorzugsweise bei Kindern tritt die in aller Regel harmlose **Madenwurminfektion** *(Oxyuriasis)* auf. Typischerweise haben die betroffenen Kinder nachts, wenn die Weibchen ihre Eier ablegen, starken Juckreiz in der Analgegend. Sie kratzen sich ständig, wodurch Kratzeffekte und entzündliche Hautveränderungen entstehen.
Beim **Rinderbandwurm** *(Taenia saginata* ➤ Abb. 13.32) und dem verwandten **Schweinebandwurm** *(Taenia solium)* befallen die Larvenstadien Rinder bzw. Schweine als *Zwischenwirte* und bilden v.a. in deren Muskulatur sog. *Finnen*. Beim Genuss von (halb-)rohem Fleisch befallener Tiere gelangen die Finnen in den Darm des Menschen *(Endwirt)*, wo sie zu Würmern von mehreren Metern Länge heranwachsen. Mit Eiern gefüllte Bandwurmglieder werden über den Kot ausgeschieden und vom Rind bzw. Schwein über verseuchtes Futter wieder aufgenommen. Im Darm des Rindes bzw. Schweines schlüpfen erneut die Larven.
Der Patient bemerkt vom Bandwurmbefall meist nur einen mäßigen Gewichtsverlust, gelegentliche unbestimmte Bauchschmerzen sowie unspezifische Verdauungsstörungen wie z. B. Blähungen.
Wesentlich ernster sind Infektionen mit dem **Fuchsbandwurm** *(Echinokokken)*. Füchse, aber auch mäusefangende Haustiere wie Hunde oder Katzen können vom Fuchsbandwurm befallen sein und scheiden die Wurmeier mit dem Kot aus. Der Mensch kann sich infizieren, wenn er Wurmeier z. B. über bodennah wachsende Beeren und Pilze oder infolge mangelnder Hygienemaßnahmen im Umgang mit Haustieren aufnimmt.
Die sich entwickelnden Larven besiedeln vornehmlich Leber, Lunge und Gehirn. Gefährlich ist besonders *Echinococcus multilocularis*, da er viele kleine Finnen bildet, die in die Umgebung eindringen und die befallenen Organe weitgehend zerstören.
Bis zu ersten Beschwerden können 15 Jahre vergehen. Trotz Operation (falls überhaupt möglich) und Langzeitbehandlung mit **Anthelminthika** *(Wurmmitteln)* sind die Aussichten zweifelhaft und eine Heilung ist kaum möglich. Die Echinokokkose ist selten, 2008 wurden in Deutschland insgesamt 58 Fälle registriert.

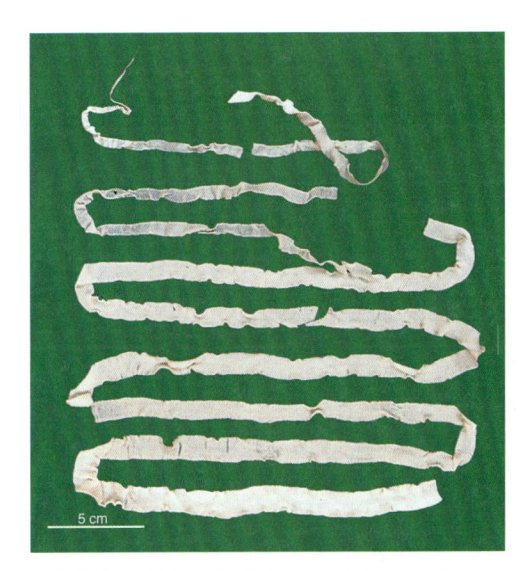

Abb. 13.32 Teile eines Rinder(finnen)bandwurms. Der ausgewachsene Rinderbandwurm kann bis zu 10 m lang werden, die einzelnen Glieder sind ungefähr 1–2 cm lang. Hier nicht dargestellt ist der Kopf des Bandwurms mit den Haftorganen. [E333]

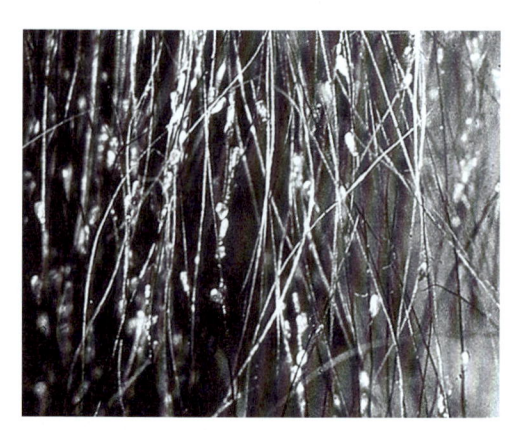

Abb. 13.33 Die Nissen der Kopfläuse sind manchmal nur bei gründlichem Suchen zu finden. [E331]

Erkrankungen durch Milben

Die meisten der weltweit verbreiteten Milbenarten sind für den Menschen harmlos. Nur eine Milbenart, die **Krätzmilbe** *(Sarcoptes scabiei)* kann den Menschen befallen und Eier in Hautgänge ablegen. Die resultierende Hauterkrankung wird wegen des starken Juckreizes im Volksmund als **Krätze** *(Skabies)* bezeichnet.

Häufiger sind Milben auf anderem Wege Ursache von Gesundheitsstörungen: Der Kot der **Hausstaubmilbe** *(Dermatophagoides)* kann für allergische Erscheinungen, wie z. B. Asthmaanfälle oder Hautrötungen, verantwortlich sein.

Insektenbefall

Die einige Millimeter großen **Kopfläuse** *(Pediculus capitis)* verursachen nicht selten kleine Ausbrüche in Kindergärten oder Schulen. Sie werden z. B. durch Kämme oder Mützen übertragen. Das Hauptsymptom ist intensiver Juckreiz. Die Eier der Läuse kleben an den Haaren fest und lassen sich bei gutem Licht mit dem Auge oder einer Lupe erkennen (▶ Abb. 13.33). Die Behandlung ist mit entsprechenden Präparaten aus der Apotheke möglich, allerdings kostet das „Entlausen" von Wäsche und evtl. Kuscheltieren teilweise viel Arbeit.

Filzläuse sind meist im behaarten äußeren Genitale zu finden. Sie werden beim Geschlechtsverkehr übertragen und verursachen ebenfalls Juckreiz sowie, durch das Kratzen bedingt, Hautentzündungen.

Kleiderläuse heften ihre Eier in Kleidersäume und rufen durch ihren Speichel Rötungen, Quaddeln und Knötchen mit starkem Juckreiz hervor.

14 Herz

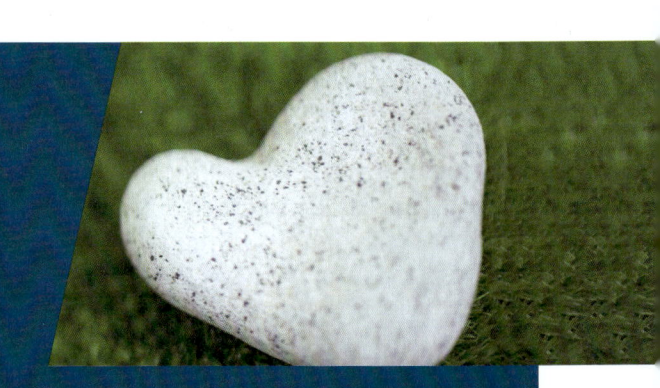

14.1	Einführung 276	14.4.4	Druckverhältnisse während des Herzzyklus 282	14.6	**Herzleistung und ihre Regulation** 287
14.2	**Vorhöfe, Kammern und Klappensystem** 276	14.4.5	Herztöne und Herzgeräusche 283	14.6.1	Herzzeitvolumen 288
14.2.1	Vier Innenräume 276	14.5	**Erregungsbildung und Erregungsleitung** 283	14.6.2	Einflussfaktoren auf die Herzleistung 288
14.2.2	Herzklappen 277	14.5.1	Autonomie des Herzens 283	14.6.3	Regulation der Herzleistung 288
14.2.3	Klappenebene 278	14.5.2	Physiologischer Erregungsablauf 283	14.6.4	Herzinsuffizienz 289
14.2.4	Rechter Vorhof 278	14.5.3	Grundlagen der Erregungsbildung 284	14.6.5	Medikamente zur Behandlung der Herzinsuffizienz 290
14.2.5	Rechte Kammer 278	14.5.4	Besonderheiten des Herzmuskels 284	14.6.6	Kardiomyopathien 290
14.2.6	Linker Vorhof 279	14.5.5	Elektrokardiogramm (EKG) 285	14.7	**Blutversorgung des Herzens** 291
14.2.7	Linke Kammer 279	14.5.6	AV-Blockierungen 286	14.7.1	Koronararterien 291
14.2.8	Defekte Klappen 279	14.5.7	Extrasystolen 286	14.7.2	Koronare Herzkrankheit 291
14.3	**Aufbau der Herzwand** 279	14.5.8	Vorhofflimmern 286	14.7.3	Herzinfarkt 293
14.3.1	Endokard 279	14.5.9	Kammerflimmern 287		
14.3.2	Myokard 280	14.5.10	Elektrolyte und ihre Bedeutung für die Herzaktion 287		
14.3.3	Herzbeutel 280				
14.4	**Herzzyklus** 281				
14.4.1	Vorhofzyklus 282				
14.4.2	Kammerzyklus 282				
14.4.3	Ventilebenenmechanismus 282				

14.1 Einführung

Zentrum des kardiovaskulären Systems

Das **Herz** (*Cor,* früher *Cardia*) ist die zentrale Pumpe des Kreislaufs. Dieser Muskel besonderen Typs treibt die Transportvorgänge in allen Blutgefäßen an. Blutgefäße und Herz bilden zusammen das *Herz-Kreislauf-System* oder **kardiovaskuläre System,** das den ganzen Körper mit Sauerstoff und Nährstoffen versorgt und Stoffwechselendprodukte und Kohlendioxid wieder abtransportiert.

Daneben produziert das Herzgewebe Hormone, die an der Volumen- und Druckregulation des Kreislaufs beteiligt sind (▶ Tab. 11.4).

Zwei Herzhälften für zwei Kreisläufe

Die *Herzscheidewand* (▶ 14.2.1) teilt das Herz in zwei Teile – beide arbeiten im gleichen Takt. Die *rechte Herzhälfte* nimmt das sauerstoffarme Blut aus den Körpervenen auf und pumpt es in den **Lungenkreislauf** *(kleinen Kreislauf),* wo es mit Sauerstoff angereichert wird. Aus den Lungen gelangt das Blut in die *linke Herzhälfte,* die es in die Aorta (Haupt-, große Körperschlagader) und damit zurück in den **Körperkreislauf** *(großen Kreislauf)* presst (▶ Abb. 14.1, ▶ Abb. 14.3).

> **Körper-/Lungenkreislauf**
>
> Die Abschnitte des Gefäßsystems, die von der rechten zur linken Herzhälfte ziehen, passieren die Lungen und gehören deshalb zum Lungenkreislauf. Die Gefäßabschnitte, die vom linken Herzen durch den gesamten Körper zum rechten Herzen ziehen, gehören zum Körperkreislauf.

Lage, Größe und Gewicht des Herzens

Das Herz sitzt zwischen den beiden Lungen in dem Teil des Thorax, der als *Mediastinum (Mittelfellraum)* bezeichnet wird. Zwei Drittel befinden sich in der linken, ein Drittel in der rechten Brustkorbhälfte. Hinten grenzt das Herz an Speiseröhre und Aorta, vorn reicht es bis an die Hinterfläche des Brustbeins, und unten sitzt es dem Zwerchfell auf. Die Herzachse verläuft diagonal: von rechts oben hinten nach links unten vorne (▶ Abb. 14.2).

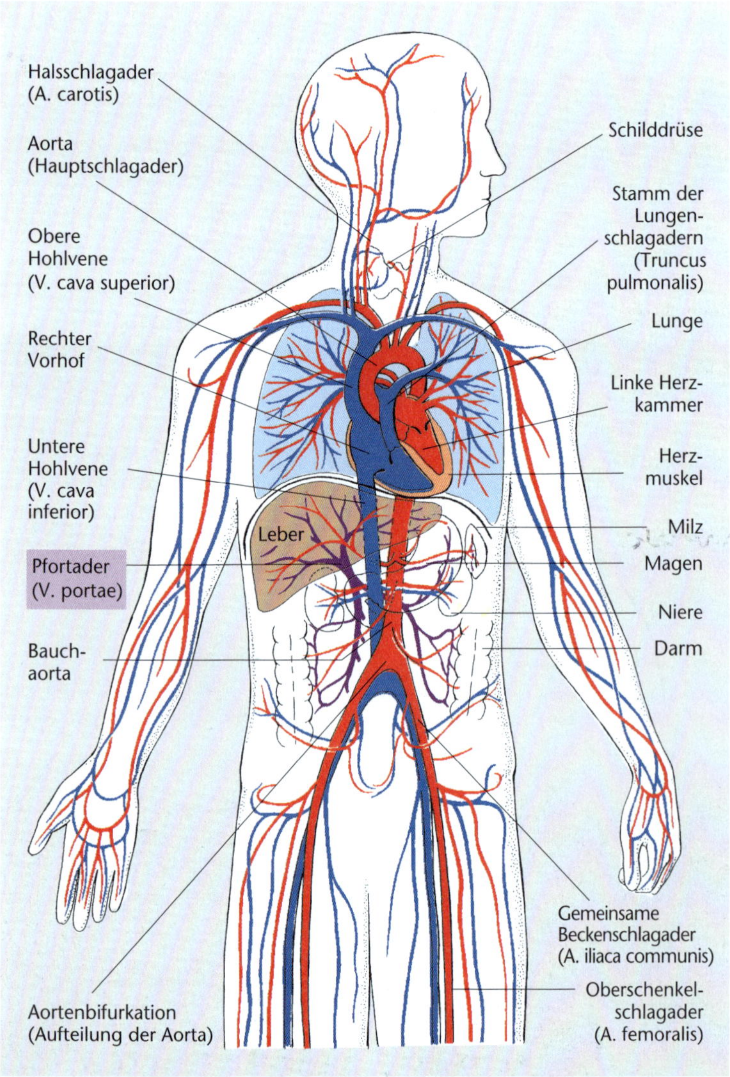

Das gesunde Herz ist etwa so groß wie eine geschlossene Faust und wiegt im Durchschnitt ca. 310 g beim Mann und ca. 225 g bei der Frau. Seine Form ähnelt einem abgestumpften Kegel.

Herzspitze und Herzspitzenstoß

Die **Herzspitze** liegt sehr nahe an der linken Brustwand. Jeder Herzschlag überträgt sich als Stoß auf die Brustwand. Durch Betasten der Brustwand von außen lässt sich dieser **Herzspitzenstoß** im 5. Interkostalraum (ICR) zwischen der 5. und 6. Rippe ermitteln und damit ohne Apparate die ungefähre Lage und Größe des Herzens feststellen (▶ Abb. 14.2).

14.2 Vorhöfe, Kammern und Klappensystem

14.2.1 Vier Innenräume

Das Herz ist ein Hohlmuskel mit vier verschiedenen Innenräumen. Beide Herzhälften haben jeweils (▶ Abb. 14.3):
- Einen kleinen, muskelschwachen **Vorhof** *(Atrium),* der das Blut aus Körper oder Lunge „einsammelt"
- Eine **Kammer** *(Ventrikel),* die das Blut aus dem Vorhof erhält und in den Körper- bzw. Lungenkreislauf presst.

Auch die **Herzscheidewand** *(Septum cardiale)* hat zwei Abschnitte: das **Vorhofseptum** *(Septum interatriale)* zwischen dem linken und rechten Vorhof und das **Kammerseptum** *(Septum interventriculare),* das die linke von der rechten Kammer trennt. Diese komplette Trennung der Herzhälften ist beim Fetus noch nicht vorhanden. Vor der Geburt besteht eine ovale Öffnung in der Vorhofscheidewand (Foramen ovale ▶ 21.5.2).

Vorhof- und Ventrikelseptumdefekt

Bleibt das Foramen ovale nach der Geburt offen oder besteht an anderer Stelle ein Loch im Vorhofseptum, lässt der nach der Geburt höhere Druck im linken Vorhof einen Teil des Blutes durch diesen **Vorhofseptumdefekt** wieder zurück in den rechten Vorhof strömen. Ein solcher Kurzschluss heißt auch **Shunt,** in diesem Fall *Links-Rechts-Shunt.* Auch die Scheidewand zwischen den beiden Herzkammern kann defekt sein **(Ventrikelseptumdefekt).** Folge ist auch hier ein Links-Rechts-Shunt. Vorhof- und Ventrikelseptumdefekte sind häufige angeborene Herzfehler und durch eine Operation relativ einfach zu korrigieren (▶ Abb. 14.4, ▶ Abb. 14.5).

Die Mehrarbeit, welche das Herz durch den Kurzschluss leisten muss, führt oft zur vorzeitigen Herzschwäche *(Herzinsuffizienz* ▶ 14.6.4). Die Sauerstoffversorgung des Körpers hingegen ist erst gefährdet, wenn es infolge von Veränderungen der Lungengefäße zu einer Druckerhöhung im rechten Herzen und damit zu einer Shuntumkehr (d.h. einem *Rechts-Links-Shunt)* kommt.

Abb. 14.1 Lungen- und Körperkreislauf (vereinfachte, nicht maßstabsgetreue Übersicht). Die rote Farbe symbolisiert das sauerstoffreiche Blut, das aus den Lungen zum linken Herzen und von dort weiter in die Schlagadern (Arterien) des Körperkreislaufs fließt. Blau dargestellt ist das sauerstoffarme Blut, das über die Venen des Körperkreislaufs und das rechte Herz wieder die Lungen erreicht. Violett gezeichnet ist das Pfortadersystem (Details ▶ 15.2.2).
Merke: Arterien sind vom Herzen wegführende Gefäße, Venen zum Herzen hinführende Gefäße.

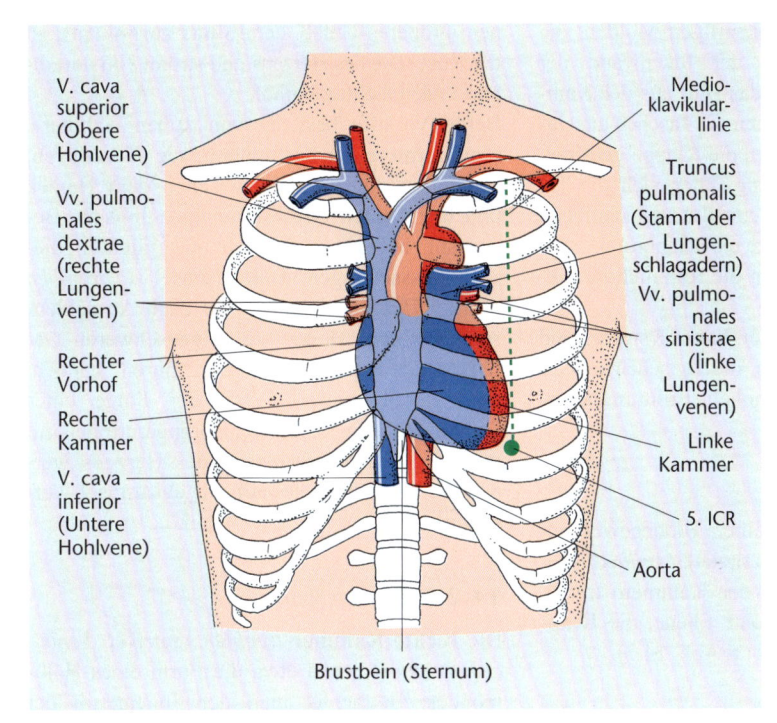

Abb. 14.2 Lage des Herzens im Mediastinum. Dort, wo die von der linken Schlüsselbeinmitte gezogene Linie (Medioklavikularlinie) den 5. ICR kreuzt, spürt man beim Gesunden den Herzspitzenstoß. Liegt er weiter außen, ist das Herz möglicherweise krankhaft vergrößert. (ICR = Interkostalraum)

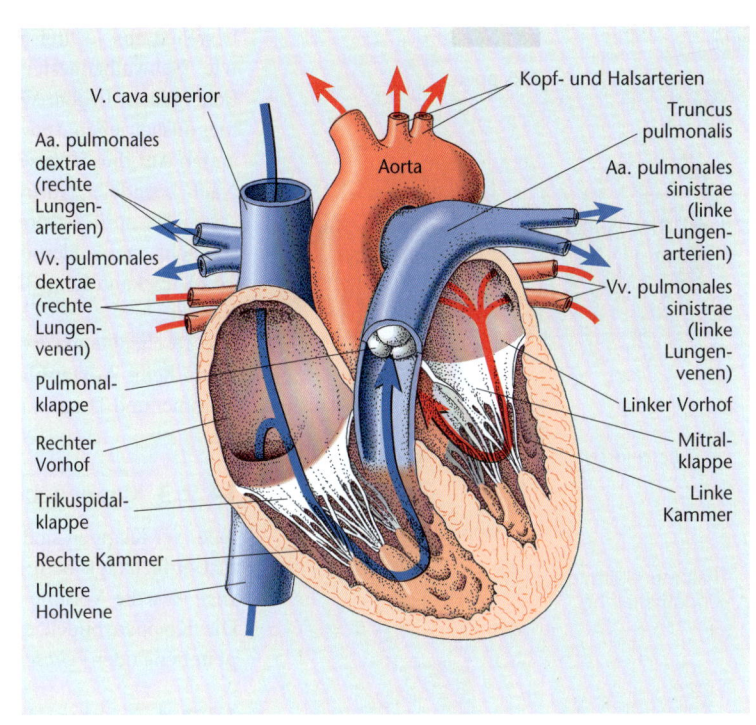

Abb. 14.3 Herz im Längsschnitt. Sauerstoffarmes Blut (blaue Pfeile) gelangt über die Hohlvenen in den rechten Vorhof und danach über die rechte Kammer in die Lungen. Das nach der Lungenpassage sauerstoffreiche Blut (rote Pfeile) strömt über die Lungenvenen in den linken Vorhof, von dort aus in die linke Kammer und dann über die Aorta in den Körperkreislauf.

14.2.2 Herzklappen

Die Herzkammern haben je einen Ein- und Ausgang. Die Eingänge führen von den Vorhöfen in die Kammern, die Ausgänge leiten das Blut in die größten Schlagadern des Körpers, die *Aorta* (große Körperschlagader, Hauptschlagader) und den *Truncus pulmonalis* (Stamm der Lungenschlagadern). An diesen vier Stellen sitzen die **Herzklappen.** Jede Klappe lässt sich vom Blutstrom nur in eine Richtung aufdrücken. Kommt der Druck von der anderen Seite, schlägt sie zu und versperrt den Weg. Wie das simple Ventil eines Fahrradschlauchs die unter Druck hineingepresste Luft zurückhält, so sorgen die gesunden Herzklappen dafür, dass das Blut immer nur in Richtung des physiologisch vorgesehenen Blutflusses gepumpt wird.

Mitral- und Trikuspidalklappe

Die Klappen zwischen Vorhöfen und Kammern bestehen aus dünnem weißem Bindegewebe. Deshalb und aufgrund ihrer Form nennt man sie **Segelklappen.** Sie heißen auch *Atrio-Ventrikular-Klappen (Vorhof-Kammer-Klappen)* oder kurz **AV-Klappen.**

> Die linke Segelklappe hat zwei Segel und wird als *Bikuspidalklappe* (*bicuspidalis* = zweizackig, -zipflig) bezeichnet. Mit etwas Phantasie sieht sie aus wie eine Bischofsmütze (Mitra) und heißt daher auch **Mitralklappe.**
> Die rechte Segelklappe heißt **Trikuspidalklappe,** weil sie drei Segel (*tricuspidalis* = dreizackig) besitzt.

Feine Sehnenfäden verbinden die Segelzipfel mit den **Papillarmuskeln,** dickeren Muskelzapfen in den Herzkammern. Die Verankerung der Segel an den Papillarmuskeln verhindert, dass die Segel bei der Kammerkontraktion (Systole ▸ 14.4) in die Vorhöfe zurückschlagen.

Aorten- und Pulmonalklappe

Die Klappen zwischen den Kammern und den großen Schlagadern, **Taschenklappen** genannt,

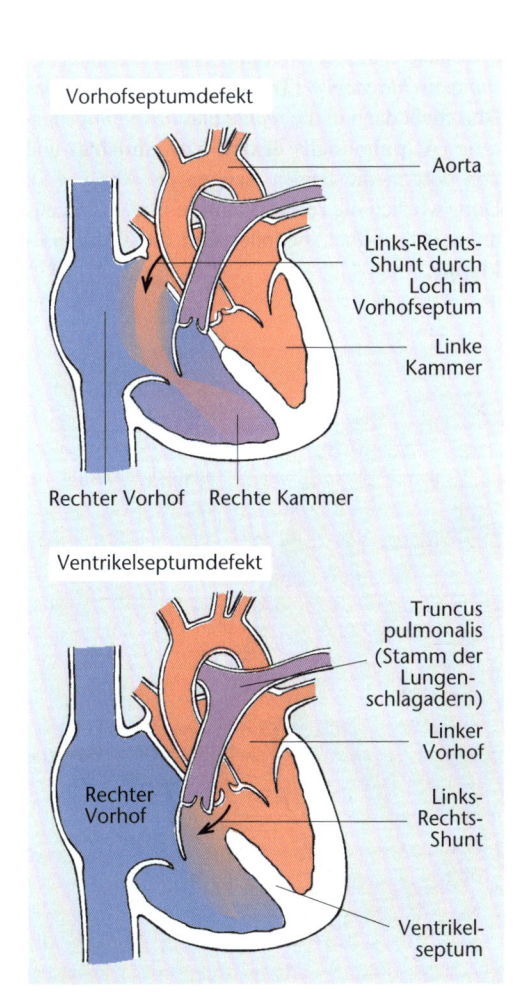

Abb. 14.4 Vorhof- und Ventrikelseptumdefekt. Bei beiden Herzfehlern fließt bereits sauerstoffangereichertes („rotes") Blut nochmals in die rechte Kammer und zirkuliert so mehrfach.

Abb. 14.5 Vorhofseptumdefekt in der Echokardiographie. Links: „normales" zweidimensionales Schnittbild (RA = rechter Vorhof, LA = linker Vorhof, Pfeil = Defekt). Rechts: Shunt im Farbdoppler (zwischen den Pfeilen). [R236]

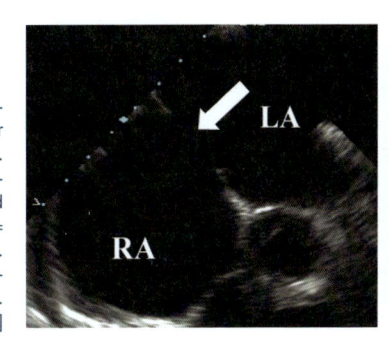

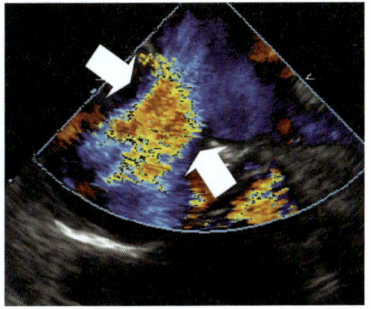

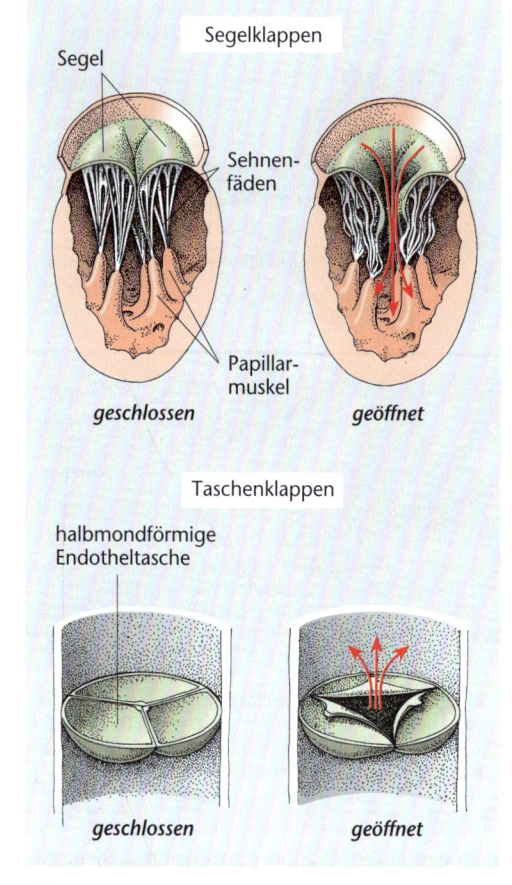

Abb. 14.6 Segel- und Taschenklappen im Vergleich. Die Segelklappen schließen sich passiv durch den Kammerdruck. Die Sehnenfäden, die an den Papillarmuskeln der Kammer ansetzen, verhindern ein Zurückschlagen der Segel in die Vorhöfe. Die Taschenklappen besitzen eine Napfform mit knopfförmigen Bindegewebsverdickungen in der Mitte. Sie schließen sich, wenn der Blutdruck in den Arterien den Kammerdruck übersteigt.

bestehen aus je drei taschenartigen Mulden, die wie Schwalbennester an der Innenwand der Schlagadern liegen. Wird das Blut aus der Kammer ausgetrieben, so weichen die Taschen auseinander. Auf diese Weise wird die Klappe geöffnet. Nach beendeter Austreibung füllen sich die Taschen mit zurückströmendem Blut und schließen so dicht aneinanderliegend die Klappe (➤ Abb. 14.6). Es kann kein Blut in die Kammer zurückfließen.

Die Taschenklappe zwischen linker Kammer und Aorta heißt **Aortenklappe**, die zwischen rechter Kammer und Truncus pulmonalis **Pulmonalklappe.**

14.2.3 Klappenebene

Alle vier Klappen sind an einem Bindegewebsgerüst aufgehängt, dem **Herzskelett** (*Anulus fibrosus*), das die Vorhöfe von den Kammern trennt. Die Klappen bilden dort eine Ebene, die **Klappenebene** oder *Ventilebene* (➤ Abb. 14.7).

14.2.4 Rechter Vorhof

Zwei große Venen führen sauerstoffarmes Blut zum **rechten Vorhof** (*Atrium dextrum*). Beide münden dort ohne Klappen.

› Die *obere Hohlvene* (**Vena cava superior**) sammelt Blut aus der oberen Körperhälfte, also von Kopf, Hals, Armen und Brustwand
› Die *untere Hohlvene* (**Vena cava inferior**) transportiert das aus Beinen, Rumpf und Bauchorganen kommende Blut.

Auch das Blut, das das Herz selbst verbraucht, fließt in den rechten Vorhof: Das venöse Blut der Herzkranzgefäße (➤ 14.7.1) sammelt sich in einem größeren Gefäß, dem **Sinus coronarius,** an der Rückseite des Herzens und strömt von dort direkt in den rechten Vorhof.

Beide Vorhöfe besitzen von außen sichtbare, zipfelförmige Ausbuchtungen, die **Herzohren.** Sie füllen die Nischen zwischen dem Herzen und den großen Gefäßstämmen. Klinische Bedeutung haben sie dadurch, dass sich in diesen Aussackungen Blutgerinnsel (*Thromben* ➤ 12.5.7) bilden können, die nach Ausschleusung aus dem Herzen zu folgenschweren Gefäßverstopfungen (*Embolien*) führen können, etwa der Hirnarterien mit der Folge eines Schlaganfalls (➤ 8.12). Bei Herzoperationen mit vorübergehendem Stillstand des Herzens werden die Herzohren deshalb oft chirurgisch verschlossen.

14.2.5 Rechte Kammer

Die **rechte Kammer** (*rechter Ventrikel, Ventriculus dexter*) hat in etwa die Form eines Halbmondes. Betrachtet man den Innenraum der Kammer, so fallen viele vorspringende, dünne Muskelleisten (**Trabekel**) und drei dickere Muskelzapfen auf, die **Papillarmuskeln.** An diesen ist wie erwähnt die Trikuspidalklappe aufgehängt.

„Ausgang" der rechten Kammer ist der *Stamm der Lungenschlagadern* (**Truncus pulmonalis**). Das Blut fließt dann in die *rechte* und *linke Lungenarterie* (**A. pulmonalis dextra** bzw. **sinistra**) und von dort in die beiden Lungen (➤ Abb. 14.3). Dort, wo sich die rechte Kammer in den Truncus pulmonalis öffnet, befindet sich die **Pulmonalklappe.**

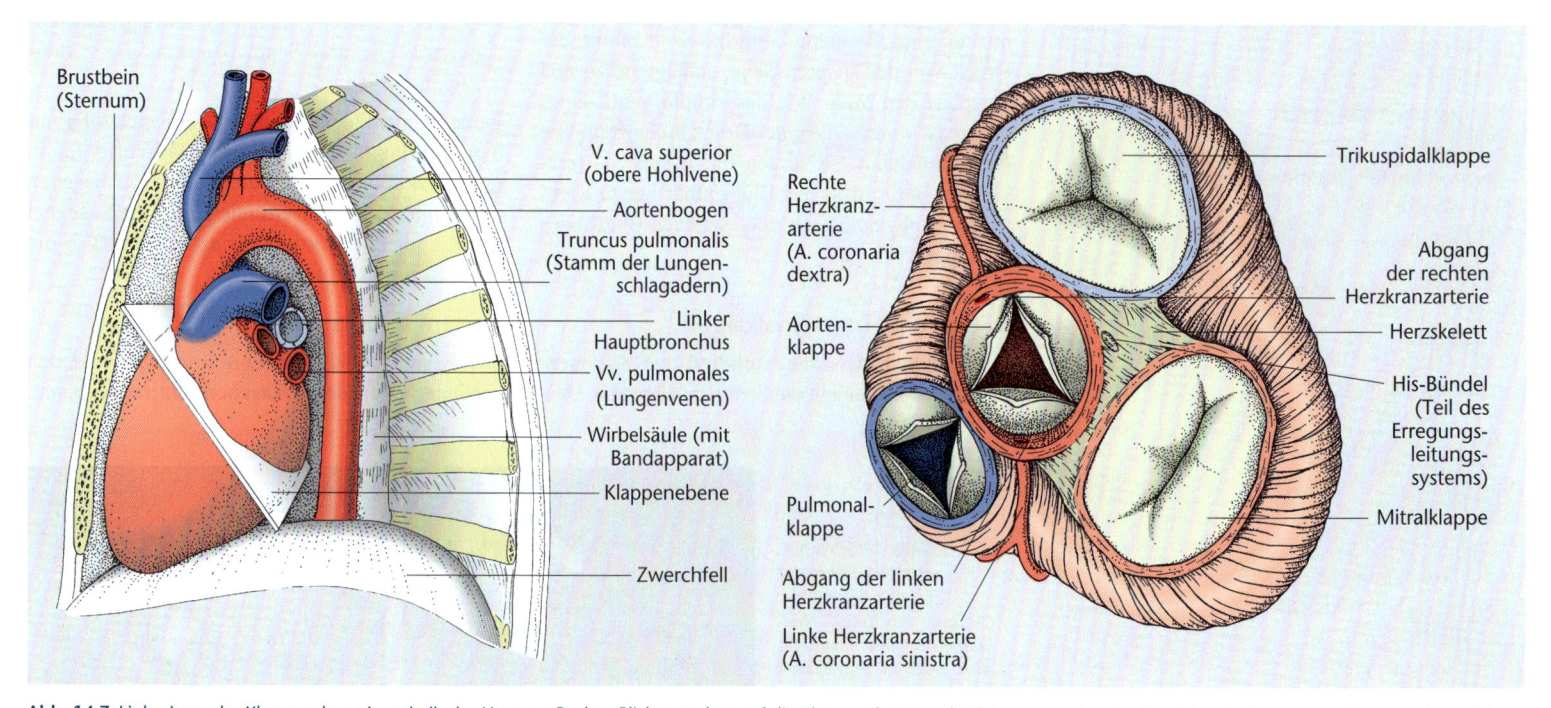

Abb. 14.7 Links: Lage der Klappenebene innerhalb des Herzens. Rechts: Blick von oben auf die Klappenebene nach Abtrennung der Vorhöfe. Alle vier Klappen werden von einem Bindegewebsgerüst zusammengehalten, dem Herzskelett. Man erkennt den Abgang der linken und rechten Herzkranzarterie oberhalb der Aortenklappe aus der Aorta sowie das His-Bündel (➤ 14.5.2), das an dieser Stelle die Klappenebene durchstößt.

14.2.6 Linker Vorhof

Das sauerstoffreiche Blut aus der Lunge fließt über vier horizontal verlaufende *Lungenvenen* (**Vv. pulmonales**) in den **linken Vorhof** (*Atrium sinistrum*). Die „Tür" zur linken Kammer bildet die Mitralklappe (➤ 14.2.2).

14.2.7 Linke Kammer

Die Muskulatur der **linken Kammer** (*linker Ventrikel, Ventriculus sinister*) ist die dickste und stärkste des gesamten Herzens – sie ist etwa dreimal so dick wie die der rechten Kammer. An der Innenfläche der linken Kammer sind wiederum Trabekel und (zwei) Papillarmuskeln zu erkennen.

Von der linken Kammer aus wird das Blut in die **Aorta** (*Hauptschlagader, große Körperschlagader*) gepumpt. Die Aortenklappe trennt die linke Kammer von der Aorta. Sie ist ähnlich aufgebaut wie die Pulmonalklappe und lässt das Blut nur von der Kammer in die Aorta, nicht aber zurück fließen.

14.2.8 Defekte Klappen

Eine Herzklappe muss sich zum einen öffnen, um den Blutfluss in die vorgegebene Richtung zu ermöglichen. Zum anderen muss sie sich rasch wieder schließen können, damit ein unökonomischer Rückfluss des Blutes (*Reflux mit Pendelblut*) verhindert wird. Jede dieser Teilfunktionen kann gestört sein.

Klappenstenosen

Bei einer **Klappenstenose** öffnen sich die Segel bzw. Taschen nicht weit genug, die Lichtung der Klappe ist zu eng. Das Herz muss einen höheren Druck aufbringen, um das Blut durch die kleinere Öffnung zu pumpen. Übersteigt dies die Leistungsfähigkeit des Herzens, entsteht eine Herzschwäche (*Herzinsuffizienz* ➤ 14.6.4).

Beispielhaft sei hier die *Mitralklappenstenose* genannt. Die verklebten Mitralklappensegel engen die Öffnung zwischen linkem Vorhof und linker Kammer ein. Dadurch kann sich der (muskelschwache) Vorhof schlechter entleeren und erweitert sich mit der Zeit. Es resultiert ein Blutrückstau in den Lungenkreislauf. Gleichzeitig sinkt durch die geringere Füllung der Kammer die in den Körperkreislauf ausgeworfene Blutmenge.

Klappeninsuffizienzen

Wenn z. B. die Sehnenfäden oder Papillarmuskeln reißen oder nach Entzündungsprozessen Teile der Herzklappen narbig verkürzt sind, schließt die Klappe nicht mehr dicht. Die Ventilfunktion der Klappe geht verloren, und bei jeder Herzaktion strömt trotz „geschlossener" Klappe ein Teil des Blutes entgegen der physiologischen Blutflussrichtung durch die Klappe zurück. Folge dieser **Klappeninsuffizienzen** ist ebenfalls eine Herzinsuffizienz: Das hin- und herpendelnde Blut erfordert eine schließlich kaum mehr zu leistende Mehrarbeit.

Bei der *Mitralklappeninsuffizienz* etwa schließt die Mitralklappe ungenügend. Durch das Pendelblut vergrößert sich der linke Vorhof. Bei langsamer Krankheitsentstehung kann sich die muskelstarke linke Kammer an die Belastung anpassen (➤ 14.3.2) und lange Zeit ausreichend Blut in den Körperkreislauf pumpen. Bei der akuten Form droht dagegen rasch ein lebensbedrohliches Lungenödem (➤ 14.6.4).

Therapie der Klappendefekte

Höhergradige Klappendefekte müssen behandelt werden. Klappenstenosen können zwar mit Hilfe von Herzkathetern durch einen Ballon erweitert (Ballondilatation) und/oder mit einem klappentragenden Stent (➤ 14.7.2) versorgt werden. Oft ist jedoch der *chirurgische* Klappenersatz Therapie der Wahl. Bei Klappeninsuffizienzen ist die herzchirurgische Rekonstruktion der defekten Klappe (v.a. der Mitralklappe) meist möglich. Andernfalls ist ebenfalls ein Klappenersatz mit einer mechanischen Klappe oder einer Bioprothese möglich. Vorteil der mechanischen Klappen ist ihre unbegrenzte Haltbarkeit, jedoch ist wegen der großen Thrombosegefahr eine lebenslange Antikoagulation (➤ 12.5.8) notwendig. Bei den aus tierischem Material (**Xenografts** ➤ 4.6.3) gefertigten oder von menschlichen Spenderherzen (**Allografts**) stammenden Bioprothesen ist eine Antikoagulation nur einige Monate lang nötig. Die Bioprothesen neigen aber zur Degeneration und müssen nach ca. 10–15 Jahren ersetzt werden. Für Kinder eignen sich nur Allograft-Prothesen.

14.3 Aufbau der Herzwand

Die Herzwand lässt sich von innen nach außen in drei Schichten gliedern (➤ Abb. 14.10):
> Die *Herzinnenhaut* oder das **Endokard** (weniger als 1 mm dick)
> Die *Herzmuskelschicht* oder das **Myokard** (im linken Ventrikel ca. 8–11 mm, im rechten Ventrikel ungefähr 2–4 mm und in den Vorhöfen rund 1 mm dick)
> Die *Herzaußenhaut* oder das **Epikard** (weniger als 1 mm dick).

Umschlossen wird das Herz vom **Perikard** (ungefähr 1 mm dick), das zusammen mit dem Epikard den *Herzbeutel* (➤ 14.3.3) bildet.

Echokardiographie

Zwar werden die Herzkonturen auch durch Röntgen des Brustkorbs dargestellt (➤ Abb. 14.10), viel aufschlussreicher ist aber die **Echokardiographie** (*Ultraschalluntersuchung des Herzens*). Sie gehört heute zur Routinediagnostik bei Herz-Kreislauf-Problemen. Je nach Fragestellung wird der Schallkopf dabei auf den Brustkorb aufgesetzt oder in die Speiseröhre eingeführt (*transthorakale* bzw. *transösophageale* oder *Schluck-Echokardiographie*). Mit der Echokardiographie können Herzgröße, Strukturen und Wandstärke der Kammern und Vorhöfe sowie die Klappen einschließlich ihrer Bewegungsabläufe beurteilt werden. Bei der **Doppler-Echokardiographie** werden durch Kombination mit dem **Doppler-Ultraschall** Strömungsrichtung, -geschwindig-keit (➤ Abb. 14.9), das Strömungsvolumen im Herzen und den in abgehenden Gefäßen und die Widerstände in den Gefäßen dargestellt. Durch eine Farbkodierung (blau, wenn sich der Blutfluss vom Schallkopf wegbewegt, rot, wenn der Blutfluss auf den Schallkopf gerichtet ist, sog. **Farbdoppler**) ist die Strömungsrichtung gut zu beurteilen. Die Farbintensität informiert über die Flussgeschwindigkeit.

14.3.1 Endokard

Das **Endokard** ist eine sehr dünne und glatte Epithelschicht, die ähnlich einer Tapete beide Vorhöfe und Kammern auskleidet und die Klappen überzieht.

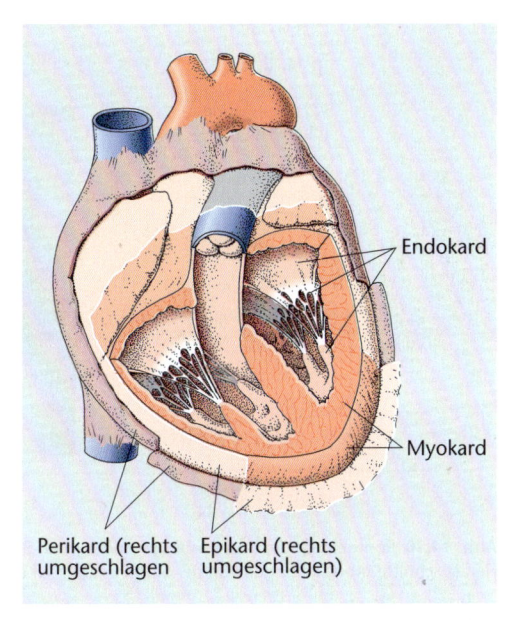

Abb. 14.8 Längsschnitt durch das Herz. Man erkennt den dreischichtigen Aufbau der Herzwand. Die Herzklappen bestehen aus einer doppelten Endokardschicht.

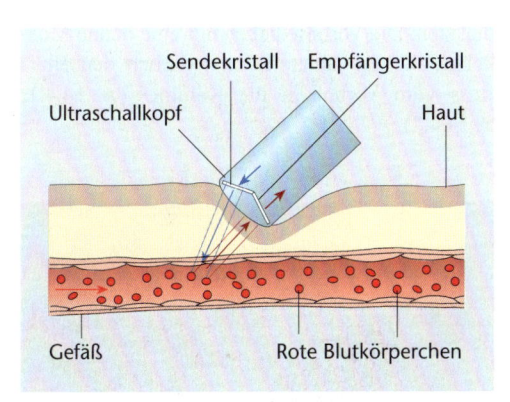

Abb. 14.9 Prinzip der Blutflussgeschwindigkeitsmessung durch den so genannten Doppler-Effekt. Trifft eine Schallwelle einer bestimmten Frequenz (meist mehrere MHz) auf ein sich bewegendes rotes Blutkörperchen, wird die reflektierte Schallwelle abhängig von der Flussgeschwindigkeit im Gefäß in ihrer Frequenz verändert (Doppler-Effekt). Da die Frequenzverschiebung im hörbaren Bereich liegt, kann man mit einem Mikrophon das Strömungsgeräusch hören bzw. die Frequenzen aufzeichnen. Der Winkel zwischen dem Ultraschallkopf und dem Gefäß sollte möglichst klein sein.

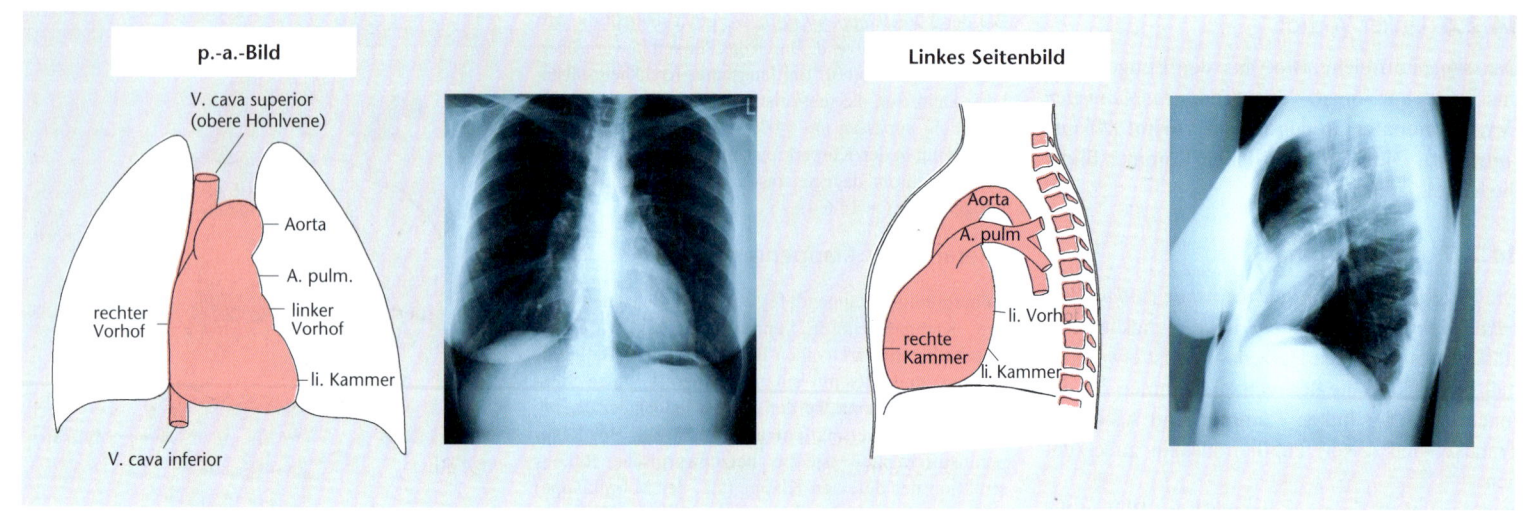

Abb. 14.10 Röntgenbild des Brustkorbs von vorn („p.-a.-Bild" = posterior-anterior-Bild) und von der Seite. Die Herzform im Röntgenbild gibt Aufschluss über die Größe der einzelnen Herzabschnitte. Abweichungen von der Norm deuten auf eine Herzerkrankung hin. [Rö-Bilder: O177]

Endokarditis

Eine infektiöse oder durch Autoantikörper (rheumatisch ➤ 4.7) bedingte Entzündung des Endokards **(Endokarditis)** wirkt sich vor allem an den Klappen aus, da diese lediglich aus einer gefäßlosen, dünnen, mit Endokard überzogenen Bindegewebsplatte bestehen (➤ Abb. 14.11). Häufige Spätkomplikationen sind hier Klappendefekte (➤ 14.2.8).

14.3.2 Myokard

Zwischen Endokard und Epikard liegt die *Muskelschicht des Herzens,* das **Myokard.** Es ist die arbeitende Schicht des Herzens.
Dabei muss die Muskulatur der linken Kammer die größte Kraft aufbringen – von hier aus wird ja das Blut in den Körperkreislauf gepumpt, der dem Herzen einen höheren Austreibungswiderstand entgegensetzt als der Lungenkreislauf. Deshalb ist in der linken Kammer die Myokardschicht am dicksten. Die Vorhöfe haben nur eine dünne Muskelschicht: Sie unterstützen lediglich den Blutfluss vom Vorhof in die Kammer (➤ 14.4.1, ➤ 14.4.2).

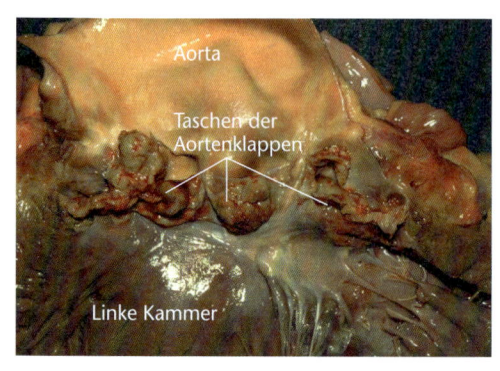

Abb. 14.11 Endokarditis der Aortenklappe mit ulzerativen (geschwürigen) Veränderungen, die zu Klappeninsuffizienzen führen. [T173]

Mikroskopisch besteht die Herzmuskulatur aus einem Netz quergestreifter, sich verzweigender Muskelfasern, die die Herzhöhle spiralförmig umwickeln. Funktionell nehmen die Herzmuskelfasern eine Zwischenstellung zwischen glatter und quergestreifter Muskulatur ein (➤ 4.4.3, ➤ 14.5.4), weil sie:

› Zur Kontraktion keine Nerven- oder Stromimpulse von außen benötigen und damit der glatten Muskulatur ähneln
› Wie die glatte Muskulatur nicht der willkürlichen Beeinflussung unterliegen
› Sich aber trotzdem so schnell wie die Skelettmuskulatur kontrahieren können.

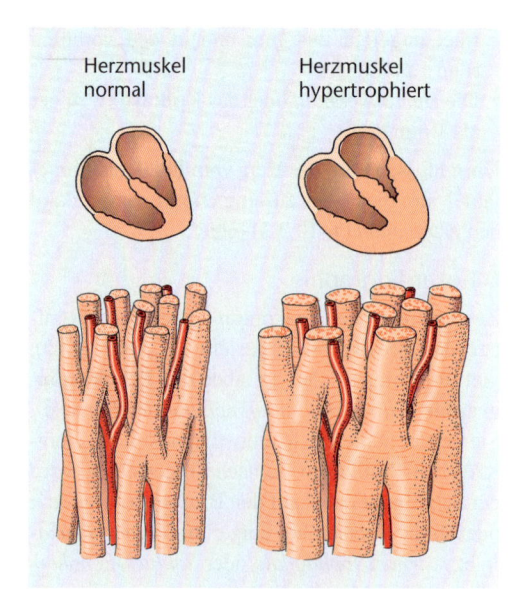

Abb. 14.12 Links die Ernährungssituation für ein normales, 300 g schweres Herz, rechts bei Herzmuskelhypertrophie. Die Diffusionsstrecke für Sauerstoff und Nährstoffe wird bei einem Herzgewicht von ca. 500 g (sog. **kritisches Herzgewicht**) zu lang, um das Innere der Muskelfaser ausreichend ernähren zu können.

Herzmuskelhypertrophie

Der Herzmuskel kann sich an lang andauernde Belastungen anpassen, indem die einzelnen Muskelfasern länger und dicker werden (*hypertrophieren* ➤ 3.3).
Physiologisch ist eine (mäßige) **Herzmuskelhypertrophie** bei trainierten Sportlern, v.a. bei Ausdauersportlern. Sie ermöglicht dem Herzen, eine größere Leistung zu erbringen.
Pathologisch ist jedoch die Herzmuskelhypertrophie z. B. bei Bluthochdruck oder Klappenstenosen. Hier muss das Herz dauernd gegen einen erhöhten Widerstand pumpen. In fortgeschrittenen Stadien erweitern sich durch den größeren Herzinnendruck meist auch die Kammerhohlräume *(Dilatation)*.
Aus der Herzmuskelhypertrophie können medizinische Probleme entstehen. Die vergrößerte Herzmuskelmasse muss weiterhin über die Herzkranzgefäße (➤ 14.7.1) und die angeschlossenen Kapillaren mit Sauerstoff ernährt werden. Da aber die Zahl der Kapillaren bei der Hypertrophie nicht steigt, wird die Transportstrecke vom Blutgefäß zum Muskelfaserinneren bei der Hypertrophie immer größer. Die Blutversorgung reicht ab einer bestimmten Dicke der Muskelfasern deshalb nicht mehr aus (➤ Abb. 14.12).

14.3.3 Herzbeutel

Der **Herzbeutel** bildet die bindegewebige Hülle des Herzens:
› Das **Epikard** bildet das innere Blatt des Herzbeutels
› Das **Perikard,** das zum Herzinneren hin aus einer serösen Schicht und nach außen hin aus einer derben Bindegewebsschicht besteht, stellt das äußere Blatt des Herzbeutels dar. Außen ist das Perikard nach unten mit dem Zwerchfell und seitlich mit der Pleura verwachsen. Es fixiert dadurch das Herz im Mediastinalraum.

Im Bereich der Pforten für die großen Gefäße des Herzens geht das innere in das äußere Blatt (also das Epikard in das Perikard) über (➤ Abb. 14.13). Zwischen Epikard und Perikard befindet sich ein schmaler Spalt, die *Herzbeutel-* oder **Perikardhöhle**. In diesem Spalt befinden sich 10–15 ml klarer Flüssigkeit: die *Herzbeutelflüssigkeit*. Sie dient als Gleitfilm während der Herzaktion und reduziert so die Reibung zwischen den Blättern des Herzbeutels auf ein Minimum.

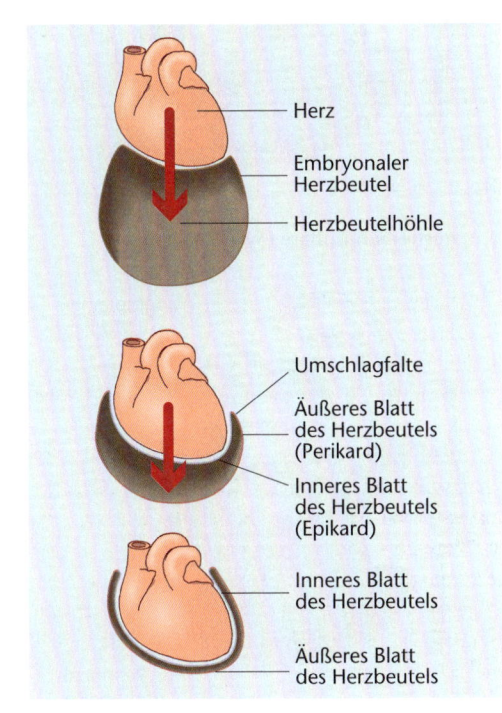

Abb. 14.13 Hineinwachsen des Herzens in den Herzbeutel während der Embryonalzeit. An der Umschlagfalte des embryonalen Herzbeutels geht das äußere Blatt (Perikard) in das innere Blatt (Epikard) über.

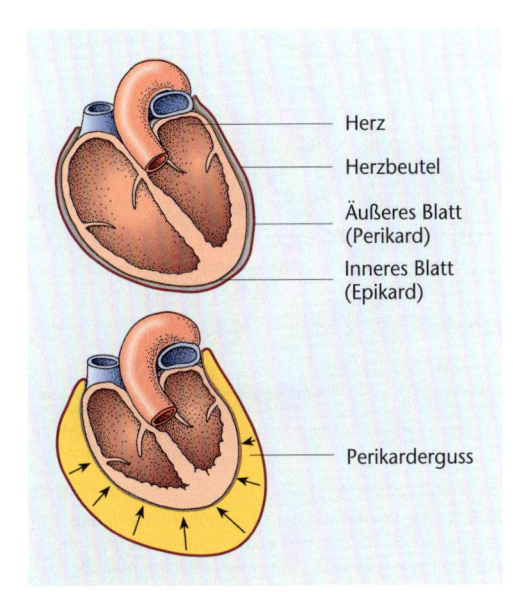

Abb. 14.14 Perikarderguss (Schemazeichnung). Da das Perikard kaum elastisch ist, wirkt der Flüssigkeitsdruck vor allem nach innen auf das Herz und beeinträchtigt die Blutfüllung der Herzhöhlen.

Perikarditis und Perikarderguss

Bei Entzündungen des Herzbeutels (**Perikarditis**) kann es zu sehr schmerzhafter Reibung der Herzbeutelblätter kommen. Bildet sich in der Folge zwischen beiden Blättern ein *Erguss* (krankhafte Flüssigkeitsansammlung), spricht man von einem **Perikarderguss**.

Da das Perikard nur wenig dehnbar ist, übt vor allem ein schnell entstehender Perikarderguss Druck auf das Herz aus (➤ Abb. 14.14). Die Herzhöhlen werden eingeengt und können sich nicht mehr ausreichend mit Blut füllen. Die Folge einer solchen sog. **Herzbeuteltamponade** ist eine verminderte Auswurfleistung des Herzens und damit eine teils bedrohliche Herzinsuffizienz (➤ 14.6.4).

14.4 Herzzyklus

Beim gesunden Erwachsenen schlägt das Herz in körperlicher Ruhe etwa 70-mal pro Minute. Mit jedem Schlag *(Kontraktion)* wird Blut aus den beiden Herzkammern in den Lungen- und in den Körperkreislauf gepumpt. Die Kontraktion führt zum Druckanstieg in den Kammern (➤ Abb. 14.15) und zum Öffnen der Klappen. Dadurch verkleinert sich ruckartig der Innenraum der Herzhöhlen, so dass das Blut herausgeschleudert wird. Anschließend erschlafft die Muskulatur – die Höhlen erweitern sich wieder und füllen sich durch das dabei entstehende Druckgefälle erneut mit Blut.

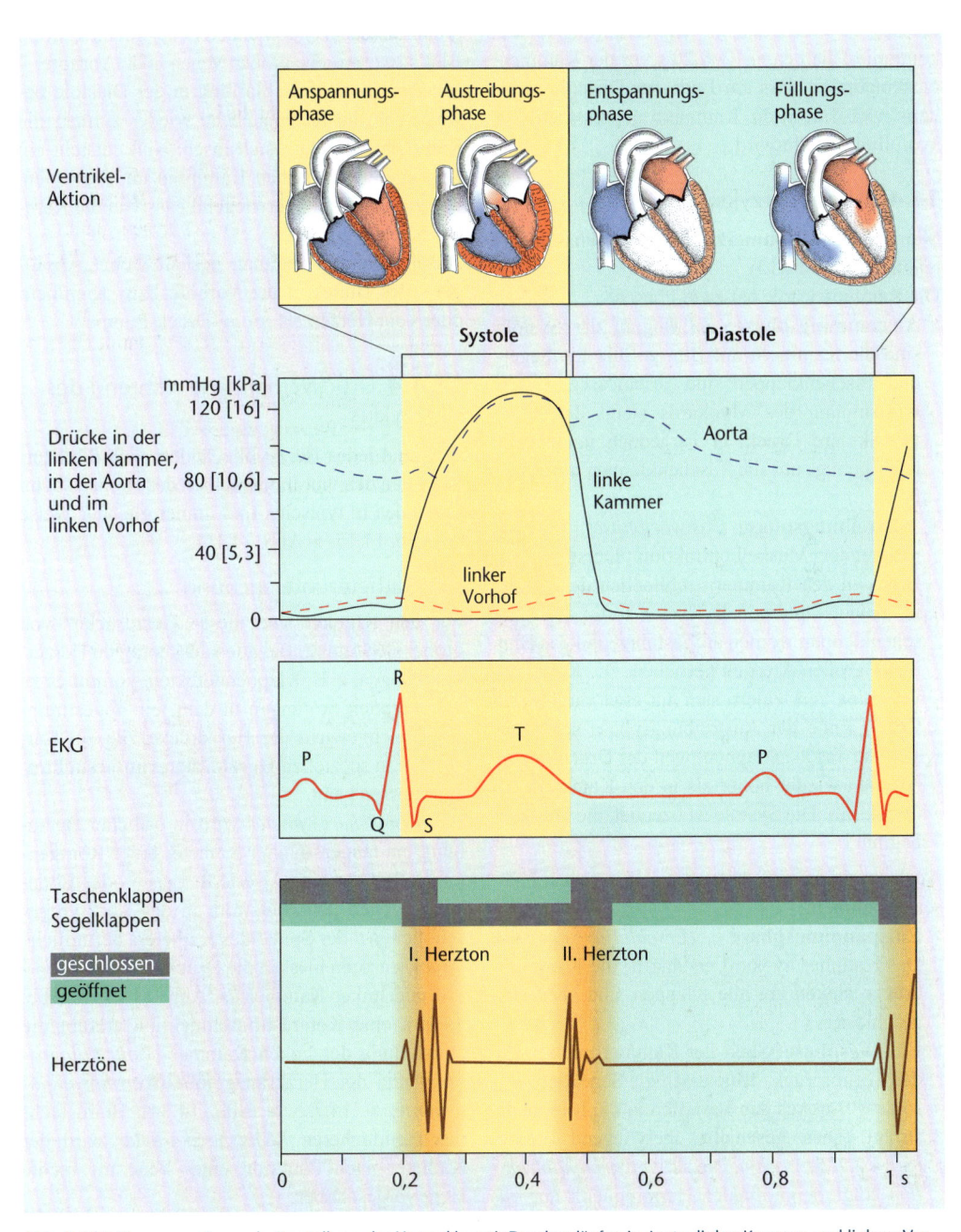

Abb. 14.15 Zusammenfassende Darstellung des Herzzyklus mit Druckverläufen in Aorta, linker Kammer und linkem Vorhof (hier bei einer Herzfrequenz von ca. 80 Schlägen/min). Außerdem sind das EKG und die Herztöne wiedergegeben.

Systole und Diastole

Die Kontraktionsphase des Herzens nennt man **Systole** (griech. *Zusammenziehung*). Sie dauert gut 0,25 s. Die Erschlaffungs- und Füllungsphase bilden die **Diastole** (griech. *Ausdehnung*). Ihre Dauer ist stark frequenzabhängig und liegt bei einer Frequenz von 70 Herzschlägen/min bei knapp 0,60 s.

14.4.1 Vorhofzyklus

Auch die Vorhöfe unterliegen einem ständigen Wechsel von Kontraktion und Erschlaffung.
Die Phasen des Kontraktionszyklus von Vorhöfen und Kammern sind dabei exakt aufeinander abgestimmt, um dem Herzen eine optimale Auswurfleistung zu ermöglichen: Die Vorhofmuskulatur kontrahiert sich ca. 0,12–0,20 s vor der Kammermuskulatur, so dass am Ende der Diastole möglichst viel Blut in die Kammern gepresst und die Vorfüllung erhöht wird.

14.4.2 Kammerzyklus

Man kann den **Kammerzyklus** in vier Phasen einteilen (➤ Abb. 14.15).
Die Kammersystole hat zwei Phasen:

- **Anspannungsphase:** Zu Beginn der Systole sind die Kammern mit Blut gefüllt, die Segel- und Taschenklappen sind geschlossen. Durch Anspannung des Myokards steigt der intraventrikuläre Druck, er ist jedoch noch nicht hoch genug, um die Taschenklappen aufzustoßen
- **Austreibungsphase** (*Auswurfphase*): Bei zunehmender Muskelkontraktion übersteigt der Druck in den Kammern schließlich den Druck in Truncus pulmonalis bzw. Aorta: Die Taschenklappen werden aufgestoßen und das Blut in die großen Arterien getrieben. Die Kammervolumina verkleinern sich auf etwa die Hälfte. Gegen Ende der Austreibungsphase schließen sich die Taschenklappen, weil der Druck in den Arterien wieder höher als in den Kammern ist (➤ 14.2.2). Die Systole ist beendet, die Diastole beginnt.

Auch die Kammerdiastole setzt sich aus zwei Phasen zusammen:

- **Entspannungsphase** (*Erschlaffungsphase*): Das Kammermyokard erschlafft, die Kammerdrücke sinken ab, alle Klappen sind abermals geschlossen
- **Füllungsphase:** Sinkt der Kammerdruck unter den Vorhofdruck, öffnen sich die Segelklappen, so dass Blut aus den Vorhöfen in die Kammern strömt. Dies geschieht überwiegend passiv (➤ 14.2.2, ➤ 14.4.3). Die aktive *Vorhofkontraktion* trägt bei normaler Herzfrequenz nur zu etwa 10–15 % zur Kammerfüllung bei. Die Füllungsphase endet mit dem Schließen der Segelklappen – die neue Systole beginnt.

Schlagvolumen

Aus jeder der beiden Kammern werden pro Herzschlag beim gesunden (untrainierten) Erwachsenen in Ruhe etwa 70 ml Blut ausgetrieben. Dies entspricht etwa der halben Kammerfüllung.

14.4.3 Ventilebenenmechanismus

Während der Austreibungsphase wird nicht nur Blut in die großen Arterien *gepresst*. Vielmehr verlagert sich die Klappenebene (Ventilebene) des Herzens (➤ 14.2.3, ➤ Abb. 14.7) bei der systolischen Kammerverkleinerung in Richtung Herzspitze, so dass die (mittlerweile erschlafften) Vorhöfe gedehnt werden. Die Vorhofdrücke sinken, und aufgrund des dabei entstehenden Druckgefälles strömt Blut *passiv* aus den großen Venen in die Vorhöfe.
Mit der Kammererschlaffung in der Diastole bewegt sich die Klappenebene wieder zurück, die Kammern erweitern sich rasch. Nun entsteht ein Druckgefälle zwischen Kammern und Vorhöfen, welches das Blut überwiegend passiv in die Kammern gelangen lässt.
Anschaulich spricht man deshalb vom „Ansaugen" des Blutes in die Vorhöfe bzw. Kammern oder vom Herzen als „Saug-Druck-Pumpe".

14.4.4 Druckverhältnisse während des Herzzyklus

Während jedes Herzzyklus ändern sich die Blutdrücke in den vier Innenräumen des Herzens beim Gesunden in typischer und immer gleicher Weise (➤ Abb. 14.15, ➤ Abb. 14.16).

Herzkatheteruntersuchung

Für den Kliniker sind diese „Herzdrücke" von großer Bedeutung: Bei allen ausgeprägten Herzerkrankungen, z. B. Klappendefekten, kommt es zu gravierenden Störungen in dem fein abgestimmten Gleichgewicht der Herzdrücke, die ein Kardiologe in speziellen **Herzkatheteruntersuchungen** messen kann.
Beim *Linksherzkatheter* wird in örtlicher Betäubung ein langer, dünner Katheter unter Röntgenkontrolle über eine Arterie in Leiste oder Ellenbeuge gegen den Blutstrom in das Herz vorgeschoben. An der Spitze des Katheters befindliche Drucksensoren messen die Drücke in linkem Vorhof und linker Kammer (➤ Abb. 14.15, ➤ Abb. 14.16), eine Kontrastmittelinjektion erlaubt die Darstellung der linken Kammer (*Ventrikulographie*) und der Herzkranzgefäße (*Koronarangiographie*, ➤ 14.7.2, ➤ Abb. 14.34). Beim technisch einfacheren *Rechtsherzkatheter* wird der Katheter nach Punktion einer Vene ins rechte Herz vorgeschoben.
Aufgrund großer Fortschritte mit speziellen Kontrastmitteln, schnellem Bildaufbau und der Möglichkeit der dreidimensionalen Bildbearbeitung

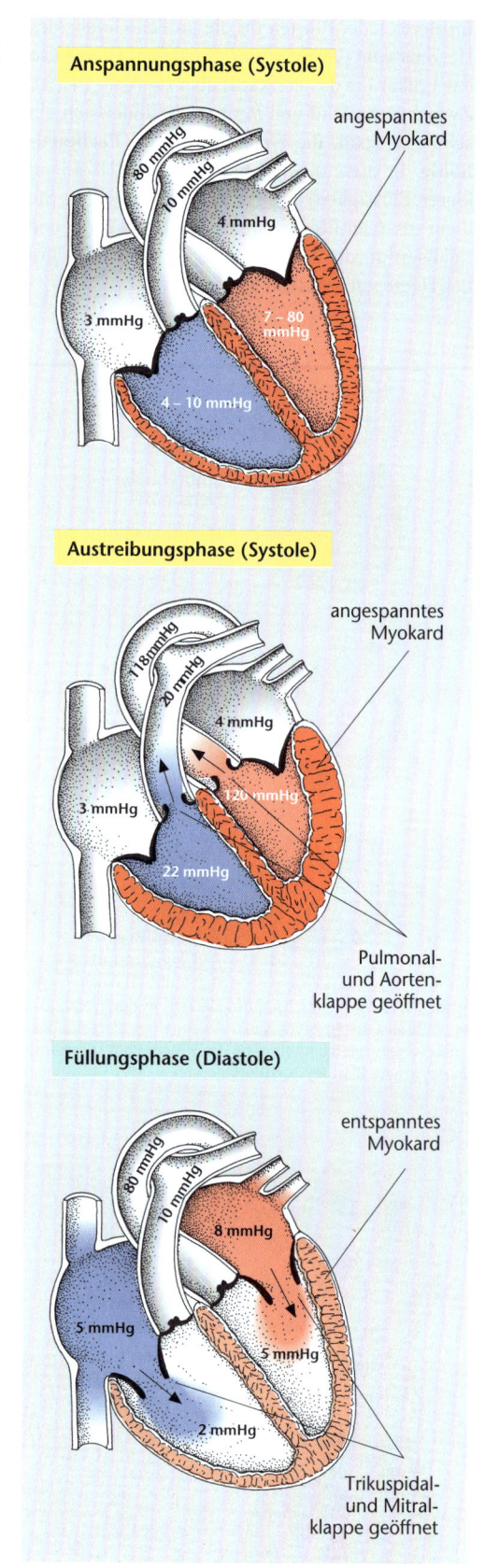

Abb. 14.16 Darstellung der Druckverhältnisse in den verschiedenen Herzräumen in der Systole und Diastole (10 mmHg ≙ 1,33 kPa). Bei der Systole kann man die Anspannungsphase (in der die Taschenklappen noch geschlossen sind) von der Austreibungsphase unterscheiden. Die Diastole beginnt mit der Entspannungsphase. In der anschließenden Füllungsphase der Diastole strömt das Blut über die Vorhöfe durch Trikuspidal- und Mitralklappe in die Kammern ein.

werden die invasiven Herzkatheteruntersuchungen zunehmend durch Echokardiokardiographie (➤ 14.3), Computer- und Kernspintomographie abgelöst. Es gelingt mittlerweile, Strukturen von nur 1 mm Durchmesser abzubilden, was auch eine teilweise Beurteilung der Koronargefäße und von Bypässen ermöglicht.

14.4.5 Herztöne und Herzgeräusche

Das Herz arbeitet nicht lautlos. Die durch Muskelanspannung und Bewegung der Klappen entstehenden Schwingungen werden auf den Brustkorb übertragen, wo sie durch *Auskultation* („Abhorchen" ➤ Abb. 14.17) oder Aufzeichnung mit einem Mikrofon **(Phonokardiographie)** registriert werden können.

Herztöne

Als **Herztöne** werden in der Regel *kurze* Schallereignisse (➤ Abb. 14.15) bezeichnet. Am gesunden Herzen lassen sich *zwei* Herztöne auskultieren:

> Den **ersten Herzton** hört man in der Anspannungsphase der Systole. Das Kammermyokard zieht sich ruckartig zusammen, die Kammern geraten in Schwingungen. Der erste Herzton heißt daher auch *Anspannungston*
> Der **zweiten Herzton** kommt durch das „Zuschlagen" der Aorten- und der Pulmonalklappe zustande. Er markiert das *Ende der Systole* und wird als *Klappenton* bezeichnet.

Gelegentlich kann noch ein **dritter Herzton** gehört werden, der durch den Bluteinstrom in die Kammern zu Beginn der Diastole hervorgerufen wird und physiologisch oder pathologisch sein kann. Ein durch die Vorhofsystole bedingter **vierter Herzton** ist meistens pathologisch.

Herzgeräusche

Herzgeräusche sind in der Regel durch Turbulenzen im Blutstrom bedingt. Sie dauern länger als die Herztöne und schwellen langsam an und ab. Während Herzgeräusche bei Kindern oft harmlos sind, weisen sie beim Erwachsenen eher auf einen gestörten Blutfluss hin.

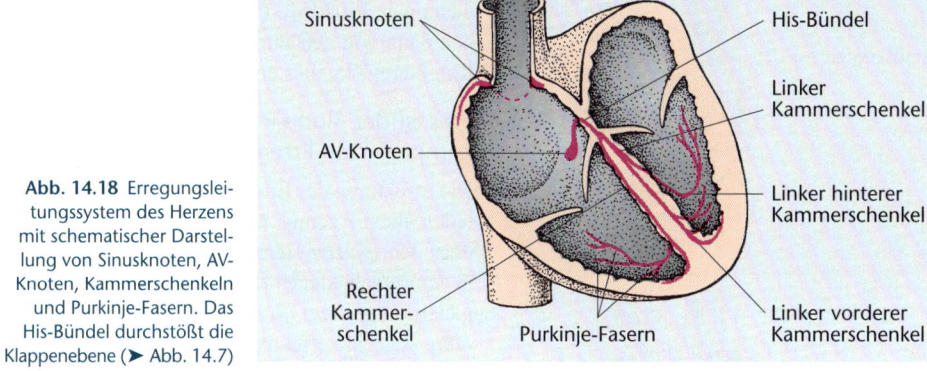

Abb. 14.18 Erregungsleitungssystem des Herzens mit schematischer Darstellung von Sinusknoten, AV-Knoten, Kammerschenkeln und Purkinje-Fasern. Das His-Bündel durchstößt die Klappenebene (➤ Abb. 14.7)

Systolikum – Diastolikum

Bei einem Herzgeräusch während der Systole spricht man von einem **Systolikum**. Tritt das Herzgeräusch während der Diastole auf, so nennt man es **Diastolikum**.

Bei einer Klappenstenose (➤ 14.2.8) „zwängt" sich das Blut z. B. durch eine zu enge Öffnung: Es bilden sich Wirbel, die Geräusche erzeugen. Schließt eine Klappe nicht dicht, so kommt es zum Zurückschwappen *(Reflux)* von Blut. Auch dies erzeugt abnorme Herzgeräusche.

Bei der Abklärung krankheitsverdächtiger Herzgeräusche ist heute die Echokardiographie (➤ 14.3) unverzichtbar. Sie stellt Herz- oder Herzklappenfehler risiko- und schmerzfrei in Minuten dar.

14.5 Erregungsbildung und Erregungsleitung

14.5.1 Autonomie des Herzens

Jeder Muskel benötigt einen elektrischen Impuls zur Kontraktion (➤ 5.3.5). Doch während der Skelettmuskel durch einen Nerv zur Kontraktion angeregt wird, erregt sich das Herz selbst – erkennbar daran, dass es in geeigneter Nährlösung auch außerhalb des Körpers weiterschlägt. Der Antrieb für die Herztätigkeit liegt also im Herzen selbst, es arbeitet **autonom** (unabhängig).

Zwar erhält das Herz auch vom ZNS (über den Sympathikus und den Parasympathikus) Impulse, die zum Herzen ziehenden Nerven haben aber nur einen begrenzten regulierenden Einfluss (➤ 8.10, ➤ 14.5.3). Das Herz würde auch ohne sie arbeiten. Diese Selbstständigkeit verdankt das Herz spezialisierten (Herz-)Muskelzellen, die in der Lage sind, elektrische Erregungen zu bilden und diese schnell weiterzuleiten. Dieses System spezialisierter Muskelzellen nennt man daher das **Erregungsbildungs-** und das **Erregungsleitungssystem** (➤ Abb. 14.18).

14.5.2 Physiologischer Erregungsablauf

Die wichtigste Struktur für die Erregungsbildung ist der **Sinusknoten** in der Wand des rechten Vorhofes unmittelbar an der Mündungsstelle der oberen Hohlvene. Hier enden auch die meisten der die Herzaktion regulierenden Fasern vom Sympathikus und Parasympathikus. Vom Sinusknoten gehen normalerweise alle Erregungen für die rhythmischen Kontraktionen des Herzens aus, er bestimmt die Häufigkeit des Herzschlags, die *Herzfrequenz*. Deshalb wird er als *Schrittmacher* des Herzens bezeichnet.

Vom Sinusknoten gelangt die Erregung ohne spezielles Leitungssystem über die normale Vorhofmuskulatur zu einem weiteren Schrittmacherzentrum, dem **AV-Knoten**. Er liegt am Boden des rechten Vorhofes dicht an der Vorhofscheidewand nahe der Grenze zwischen Vorhof und Kammer (daher *AV-Knoten* = **A**trio-**V**entrikular-**K**noten). Er nimmt die Erregungen von der Vorhofmuskulatur auf und leitet sie weiter zum His-Bündel.

Das sehr kurze **His-Bündel** verläuft am Boden des rechten Vorhofes in Richtung Kammerscheidewand. Dort teilt es sich in rechten und linken Kammerschenkel.

Die **Kammerschenkel** (auch *Tawara-Schenkel* genannt) ziehen an beiden Seiten der Kammerscheidewand herzspitzenwärts und zweigen sich dort weiter auf.

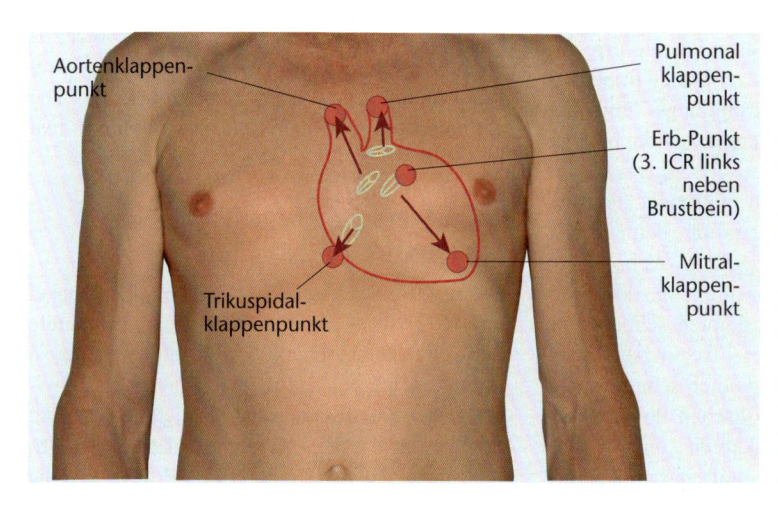

Abb. 14.17 Auskultation des Herzens. Aufgezeichnet sind die Projektion der vier Klappen auf die Herzwand und die besten Abhör- oder Ableitstellen für die einzelnen Klappen auf dem Brustkorb. Die Pfeile markieren die Richtung der akustischen Ausbreitung von Herztönen und -geräuschen. Am Erb-Punkt hört man den ersten und zweiten Herzton meist gleich gut und kann sich so einen Überblick über die Herzaktionen verschaffen (ICR = Interkostalraum). [Foto: O405]

Die Endabzweigungen der Kammerschenkel nennt man **Purkinje-Fasern**. Die Erregungen gehen dann von den Purkinje-Fasern direkt auf die Kammermuskulatur über (➤ Abb. 14.19).

Was ist der Sinn einer derart komplizierten Erregungsleitung?

Die Strukturen des Erregungsleitungssystems verteilen die Erregung mit *hoher Geschwindigkeit* über den *ganzen Herzmuskel*. Die Muskelzellen in den verschiedenen Herzregionen werden so fast gleichzeitig erregt *(Synchronisierung der Herzaktion)*, was eine effektive Kontraktion des Herzens gewährleistet.

Lediglich im AV-Knoten erfährt die Erregungsleitung eine leichte Verzögerung, so dass sich *erst* die Vorhöfe und *dann* die Kammern zusammenziehen. Auf diese Weise werden die Kammern zunächst noch stärker mit Blut aus dem Vorhof gefüllt, bevor sie sich kontrahieren und Blut in den Kreislauf pumpen (➤ Abb. 14.20).

14.5.3 Grundlagen der Erregungsbildung

Wie bei der Skelettmuskel- und der Nervenzelle, so kann man auch bei der Herzmuskelzelle ein *Ruhepotential* (Ruhezustand, „Aus") von einem *Aktionspotential* (Aktionszustand, „Ein") unterscheiden (➤ 5.3.5, ➤ 8.1).

Bei der Arbeitsmuskulatur des Herzens ist – wie bei der Skelettmuskulatur – das Ruhepotential physiologischerweise stabil. Ein Aktionspotential wird nur ausgelöst, wenn ein von *außen* kommender Impuls die Zellmembran zuvor bis zum Schwellenpotential depolarisiert hat.

Bei den Zellen des Erregungsbildungs- und -leitungssystems hingegen ist das Ruhepotential nicht stabil. Vielmehr steigt das Ruhepotential nach einem Aktionspotential von seinem negativsten Wert (**maximales diastolisches Potential**) kontinuierlich an, bis das Schwellenpotential erreicht ist und ein neues Aktionspotential ausgelöst wird. Dieser Vorgang wird als **diastolische Selbstdepolarisation** *(spontane diastolische Depolarisation)* bezeichnet und ist die Grundlage der Erregungsbildung im Herzen.

Warum nun gehen beim Gesunden alle Erregungen vom Sinusknoten aus, wenn doch prinzipiell alle Zellen des Erregungsbildungs- und -leitungssystems zur Selbstdepolarisation befähigt sind?

Dies liegt vor allem darin begründet, dass die diastolische Selbstdepolarisation beim Sinusknoten am raschesten verläuft (➤ Abb. 14.20). Auch die Repolarisation nach einem Aktionspotential verläuft beim Sinusknoten schneller als bei den übrigen Zellen des Erregungsbildungssystems, so dass der Sinusknoten schneller wieder vom maximalen diastolischen Potential aus „starten" kann. Der Sinusknoten „feuert" so in der Regel am schnellsten, und eine vom Sinusknoten ausgehende Erregung erreicht die nachgeordneten Zentren von außen, bevor diese überhaupt bei ihrem eigenen Schwellenpotential angelangt sind.

Manchmal aber ist die Fähigkeit der **nachgeordneten** *(sekundären)* **Erregungszentren** (also von AV-Knoten, His-Bündel, Kammerschenkel und Purkinje-Fasern) zur Erregungsbildung lebensrettend: Fällt die Erregungsbildung im Sinusknoten aus oder wird diese nicht bis zur Kammer weitergeleitet, so übernimmt eines der nachgeordneten Zentren die Aufgabe des „Schrittmachers" für die Kammer. In der Regel ist dies der AV-Knoten, da er die höchste Eigenfrequenz (etwa 40–50 Erregungen/min) nach dem Sinusknoten hat. Die Kammer schlägt dann in Ruhe also 40- bis 50-mal pro Minute.

14.5.4 Besonderheiten des Herzmuskels

Wirkt auf einen Skelett- oder einen Herzmuskel ein elektrischer Reiz ein, der eine bestimmte Schwelle überschreitet (überschwelliger Reiz), so kommt es bei beiden zu einer Kontraktion. Zwischen der Kontraktion eines Skelettmuskels und der des Herzmuskels gibt es jedoch wichtige Unterschiede, das Alles-oder-Nichts-Prinzip und die Nicht-Tetanisierbarkeit des Herzens.

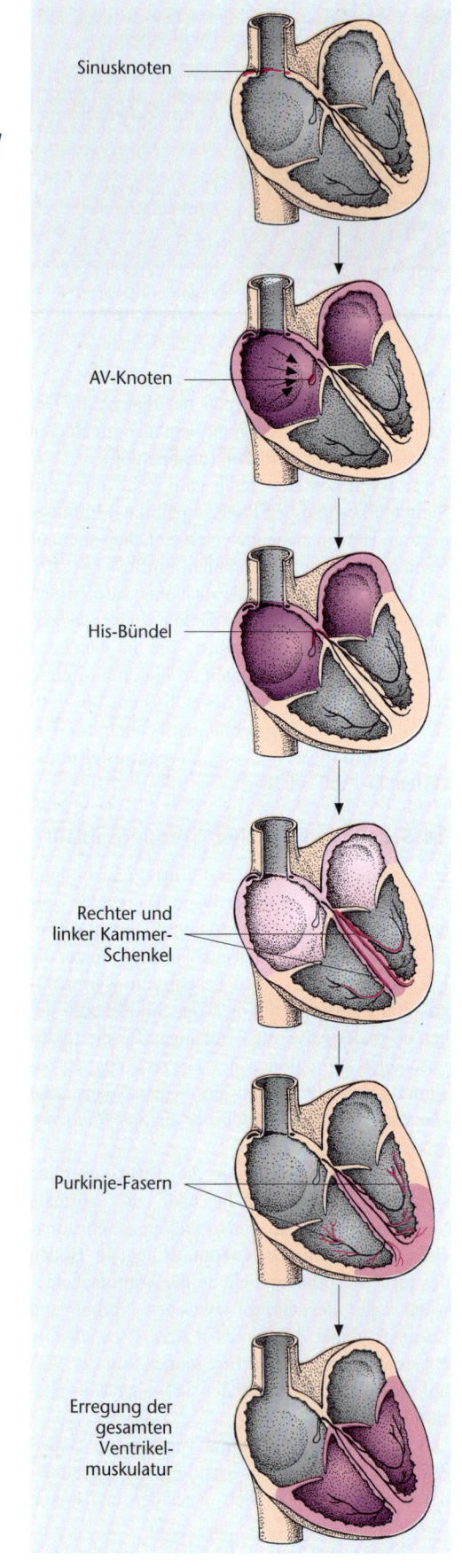

Abb. 14.19 Die Erregungsausbreitung. Die violetten Flächen kennzeichnen die erregten Myokardanteile. Zunächst kontrahiert sich die Vorhofmuskulatur. Danach greift die Erregung auf die Kammern über, wobei sich zuerst das Septum kontrahiert.

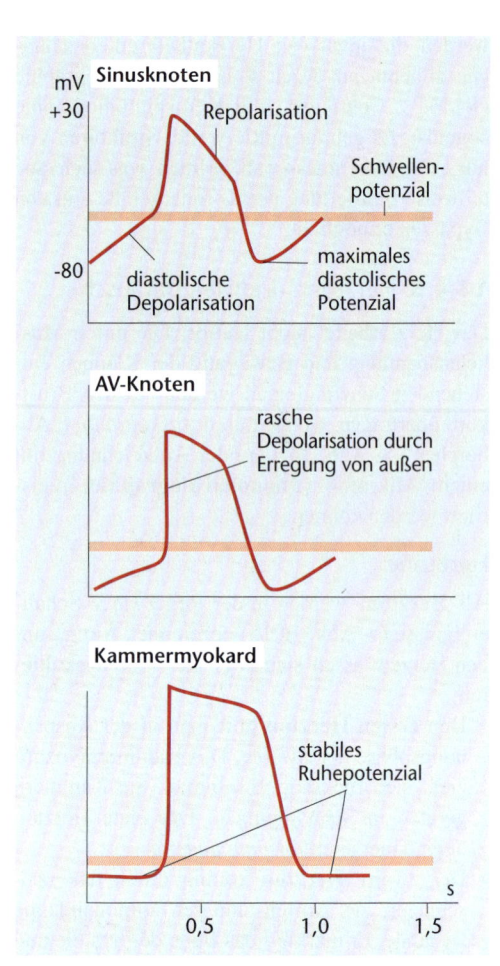

Abb. 14.20 Aktionspotentiale des Sinusknotens, des AV-Knotens und des Kammermyokards im Vergleich.

Alles-oder-Nichts-Prinzip

Die Kontraktion eines Skelettmuskels ist umso stärker, je mehr Nervenfasern erregt werden, die zu diesem Muskel ziehen. Diese abgestufte Kontraktionsstärke beruht auf der *Rekrutierung* (Heranziehung) einer unterschiedlichen Zahl **motorischer Einheiten,** die *getrennt* voneinander *nerval* erregt werden können (➤ 5.3.5). Außerdem ist die Kraft jeder motorischen Einheit von der Frequenz der einlaufenden Aktionspotentiale abhängig (➤ 5.3.5).

Beim Herzmuskel ist es anders: Die einzelnen Herzmuskelzellen sind elektrisch nicht gegeneinander isoliert, sondern die Erregungen gehen durch *Gap-Junctions* (spezielle Zellkontakte ➤ 4.2) von einer Myokardzelle auf die nächste über. Somit gibt es für überschwellige Erregungen keine „Grenzen", und eine Erregung erfasst immer *alle* Herzmuskelzellen. Entweder erzeugt der Reiz also eine Kontraktion des gesamten Herzmuskels oder (bei unterschwelligem Reiz) gar keine **(Alles-oder-Nichts-Prinzip).** Auch die beim Skelettmuskel mögliche Kraftabstufung durch Superposition und Tetanus (➤ 5.3.7) gibt es beim Herzmuskel nicht.

Nicht-Tetanisierbarkeit

Unmittelbar nach einer Aktion ist der Skelett- wie der Herzmuskel für eine gewisse Zeit durch einen weiteren Reiz unerregbar. Die Muskelzelle antwortet nicht mit einer Kontraktion, sondern ist **refraktär** *(unempfänglich).* Diese Zeit wird **Refraktärzeit** genannt (➤ 8.1.5).

Die Refraktärzeit steht in enger Beziehung zur Dauer des Aktionspotentials und ist beim Herzen mit 0,3 s relativ lang. Dies schützt den Herzmuskel vor einer zu schnellen Kontraktionsfolge. Beim Skelettmuskel (bei dem Aktionspotential wie Refraktärzeit sehr kurz sind) kann durch Erhöhung der Erregungsfrequenz eine Dauerkontraktion **(Tetanus)** ausgelöst werden. Eine Dauerkontraktion wäre jedoch beim Herzen tödlich, denn es braucht die (lange) Erschlaffungsphase, um sich wieder mit Blut zu füllen. Das Herz ist nicht *tetanisierbar.*

Kurz vor Ende der Refraktärzeit liegt jedoch eine kritische Phase für das Herz: Wenn zu dieser Zeit, in der schon wieder ein Teil der Fasern erregbar ist, ein zusätzlicher Reiz eintrifft (z. B. durch eine Extrasystole ➤ 14.5.7), kann unter Umständen ein rasend schnelles Kammerflimmern (➤ 14.5.9) entstehen.

14.5.5 Elektrokardiogramm (EKG)

Bei der Ausbreitung der elektrische Erregung über das Herz kommt es zu einem (wenn auch geringen) *Stromfluss,* der nicht an den äußeren Grenzen des Herzens Halt macht, sondern sich bis auf die Körperoberfläche ausbreitet. Daher lassen sich auch an der Brustwand oder an Armen und Beinen elektrische Potentialdifferenzen messen. Diese vom Herzen erzeugten Spannungsschwankungen werden als *Elektrokardiogramm* oder kurz **EKG** erfasst. Meist wird ein **Ruhe-EKG** abgeleitet, bei dem der Patient ruhig liegt. Um standardisierte und damit auswertbare Ergebnisse zu erhalten, sind die Punkte zur Ableitung der Spannungen genau definiert (➤ Abb. 14.21).

Die vier Elektroden für die **Extremitätenableitungen** werden an den Hand- und Fußgelenken befestigt (➤ Abb. 14.21). Die sechs Elektroden für die **Brustwandableitungen** werden an genau definierten Punkten am Brustkorb angebracht: V_1 über dem 4. ICR (Interkostalraum) rechts neben dem Brustbein, V_2 über dem 4. ICR links neben dem Brustbein, V_4 im 5. ICR in der Medioklavikularlinie, V_3 auf der Mitte der Verbindungslinie zwischen V_2 und V_4, V_5 und V_6 auf gleicher Höhe wie V_4, jedoch einmal am Vorderrand der Achselhöhle und einmal unterhalb der Achselhöhle.

Das **Belastungs-EKG** (z. B. durch Fahrradergometer, Laufband) dient z. B. der Diagnose und Verlaufskontrolle von Durchblutungsstörungen des Herzens (➤ 14.7.2), die unter körperlicher Belastung auftreten. Ein **Langzeit-EKG** (meist 24 Stunden) soll nur zeitweise auftretende Rhythmusstörungen aufdecken.

Beim Gesunden zeigt das EKG eine typische Abfolge regelmäßig wiederkehrender *Zacken, Wellen, Strecken* und *Komplexe* (➤ Abb. 14.22): Die **P-Welle,** mit der der elektrische Herzzyklus beginnt, entspricht der *Vorhoferregung.* Das **PQ-Intervall** *(PQ-Dauer, PQ-Zeit),* das mit der P-Welle beginnt und mit Beginn des QRS-Komplexes aufhört, gibt die *atrioventrikuläre Überleitungszeit* an.

Der **QRS-Komplex** entspricht der *Kammererregung,* die **T-Welle** der *Erregungsrückbildung* in der Kammer. Die Erregungsrückbildung in den Vorhöfen wird vom QRS-Komplex überlagert und

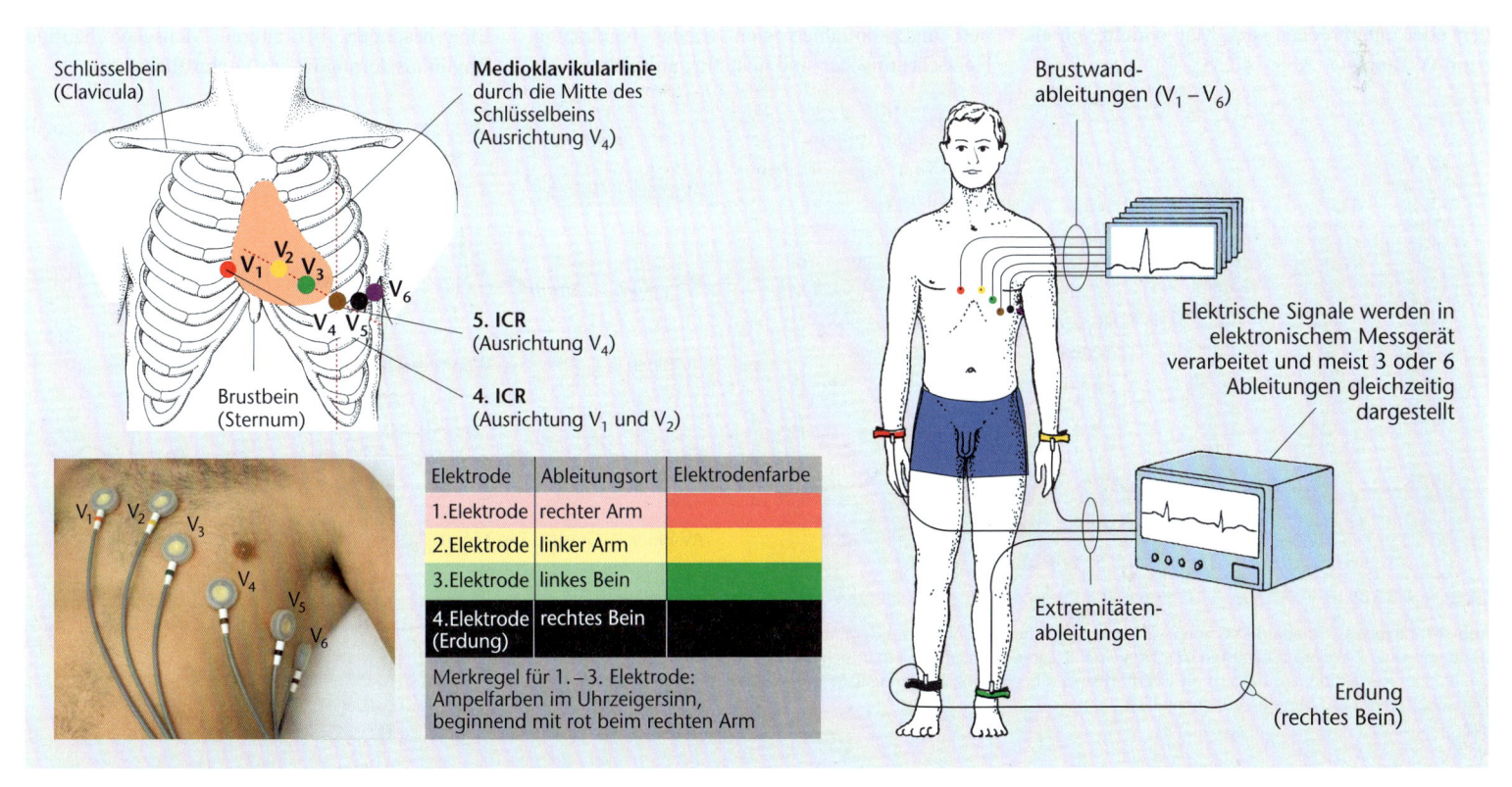

Abb. 14.21 Platzierung der EKG-Elektroden auf der Brustwand und an den Extremitäten. Man unterscheidet die Brustwandableitungen von den Extremitätenableitungen. Rechts die Platzierung der Elektroden für die Extremitätenableitungen, links diejenige für die Brustwandableitungen. [Foto: K115]

Elektrode	Ableitungsort	Elektrodenfarbe
1. Elektrode	rechter Arm	rot
2. Elektrode	linker Arm	gelb
3. Elektrode	linkes Bein	grün
4. Elektrode (Erdung)	rechtes Bein	schwarz

Merkregel für 1.–3. Elektrode: Ampelfarben im Uhrzeigersinn, beginnend mit rot beim rechten Arm

ist daher nicht sichtbar. Die **Q-Zacke** zeigt die Erregung des Kammerseptums, die **R-Zacke** die Erregung des größten Anteils des Kammermyokards und die **S-Zacke** die Erregung der „letzten Ecke" des Myokards, der linken Kammer. Das **QT-Intervall** *(QT-Dauer, QT-Zeit)* deckt die gesamte elektrische Kammersystole ab (➤ Abb. 14.22).

> **Tachy- und Bradykardie**
>
> Bei einer **Tachykardie** schlägt das Herz zu schnell, in Ruhe häufiger als 90- bis 100-mal pro Minute. Umgekehrt liegt die Herzfrequenz bei der **Bradykardie** mit weniger als 50–60 Schlägen pro Minute zu niedrig. Für Sportler, die durch Training ein größeres Herzschlagvolumen erhalten, ist eine niedrige Frequenz normal.

Aussagemöglichkeiten des EKG

Das EKG gestattet Aussagen über Herzrhythmus und -frequenz und ermöglicht, Störungen der Erregungsbildung, -ausbreitung und -rückbildung zu erkennen und zu lokalisieren. Stirbt z. B. ein Teil des Muskelgewebes ab (Herzinfarkt ➤ 14.7.3), so wird hier der Strom nicht mehr weitergeleitet, oft mit der Folge typischer EKG-Veränderungen (➤ Abb. 14.37). Extraschläge (Extrasystolen) stellen sich dar, auch pathologische Elektrolytveränderungen im Blut spiegeln sich in typischen EKG-Mustern wider.

14.5.6 AV-Blockierungen

Bei Herzerkrankungen kann die Erregungsüberleitung vom Vorhof zur Kammer krankhaft verzögert oder unterbrochen sein. Man spricht von einem **AV-Block** (➤ Abb. 14.23).

> Beim **AV-Block I. Grades** ist die Überleitung verzögert, eine Behandlung meist nicht nötig
> Beim **AV-Block II. Grades** wird *ein Teil* der Vorhofaktionen *gar nicht* zu den Kammern übergeleitet. Beim *Typ Mobitz I (Wenckebach-Periodik)* verzögert sich die Überleitung immer mehr, bis schließlich eine Überleitung ausfällt. Beim *Typ Mobitz II* werden die Vorhoferregungen in einem bestimmten Rhythmus übergeleitet, z. B. bei der 2 : 1-Überleitung nur jede zweite
> Beim **AV-Block III. Grades** ist die Überleitung der Vorhoferregung auf die Kammern *aufgehoben*, Vorhöfe und Kammern schlagen unabhängig voneinander **(AV-Dissoziation)**. Die Kammerfrequenz ist mit ca. 40 Schlägen/min sehr niedrig. Es droht ein Kreislaufkollaps mit einer Durchblutungsminderung des Gehirns und kurzzeitigem Bewusstseinsverlust. Daher wird der AV-Block III. Grades in aller Regel durch Einsetzen eines (permanenten) Schrittmachers behandelt (➤ Abb. 14.24).

Ein kurz dauernder Bewusstseinsverlust („Ohnmacht") wird unabhängig von seiner Ursache als **Synkope** bezeichnet. Liegt der Synkope eine Herzrhythmusstörung zugrunde (etwa ein AV-Block III. Grades), spricht man von einem **Adams-Stokes-Anfall**.

Künstliche Herzschrittmacher

Schlägt das Herz zu langsam, kann es mit einem Herzschrittmacher wieder „in Takt" gebracht werden. Das kleine Gerät mit Kompaktbatterie wird im oberen Brustkorbbereich unter die Haut eingepflanzt und durch Elektroden mit dem Herzen verbunden. So wird der Herzmuskel elektrisch stimuliert und kontrahiert sich wieder regelmäßig. Herzschrittmacher sind heute in zahlreichen technischen Ausführungen verfügbar und können so den Bedürfnissen des einzelnen Patienten angepasst werden (➤ Abb. 14.24).

14.5.7 Extrasystolen

Ein außerhalb des regulären Grundrhythmus auftretender Herzschlag heißt **Extrasystole**.
Supraventrikuläre Extrasystolen haben ihren Ursprung im Sinusknoten, AV-Knoten oder Vorhofmyokard. Sie kommen sowohl bei Gesunden als auch bei Herzkranken vor. Eine Behandlung ist nur bei gehäuftem Auftreten direkt hintereinander („in Salven") erforderlich, da dann die Gefahr eines Vorhofflatterns oder eines Vorhofflimmerns besteht.
Ventrikuläre Extrasystolen können von allen Teilen des Kammermyokards oder dem His-Bündel ausgehen. Sie werden meist als unangenehmes „Herzstolpern" empfunden. Einzelne ventrikuläre Extrasystolen sind auch bei Gesunden möglich. Häufigen ventrikulären Extrasystolen liegt aber oft eine organische Herzkrankheit (z. B. eine koronare Herzkrankheit ➤ 14.7.2) zugrunde. Es drohen eine **ventrikuläre Tachykardie** und als Schwerstformen *Kammerflattern* und *Kammerflimmern* (➤ 14.5.9).
Medikamente gegen Herzrhythmusstörungen heißen **Antiarrhythmika**. Wegen ihrer begrenzten Wirksamkeit und Nebenwirkungen – sie können eine Herzinsuffizienz verschlimmern und selbst Rhythmusstörungen auslösen – werden sie eher zurückhaltend eingesetzt.

14.5.8 Vorhofflimmern

Eine besonders bei älteren Menschen häufige Rhythmusstörung ist das **Vorhofflimmern**.

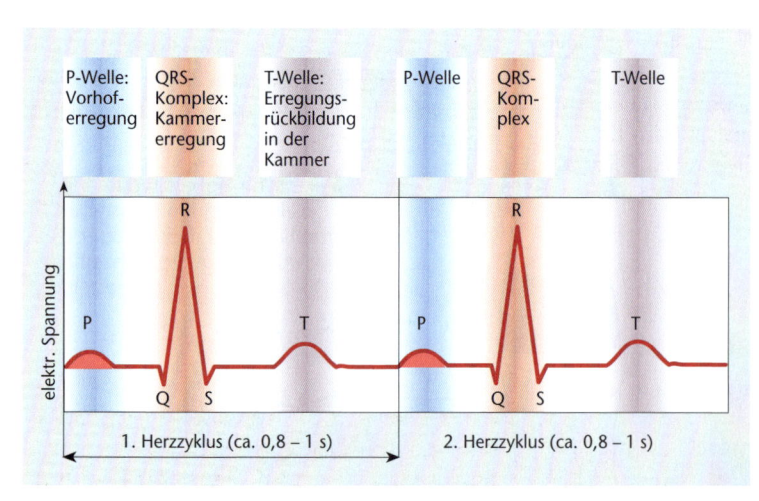

Abb. 14.22 (oben): Standard-EKG von zwei Herzzyklen eines Gesunden. Aus dem Abstand von einer P-Welle zur nächsten bzw. von einer R-Zacke zur nächsten ergibt sich die Dauer einer Herzaktion, aus der sich die Herzfrequenz, d.h. die Zahl der Herzschläge pro Zeiteinheit (meist pro Minute), errechnen lässt.

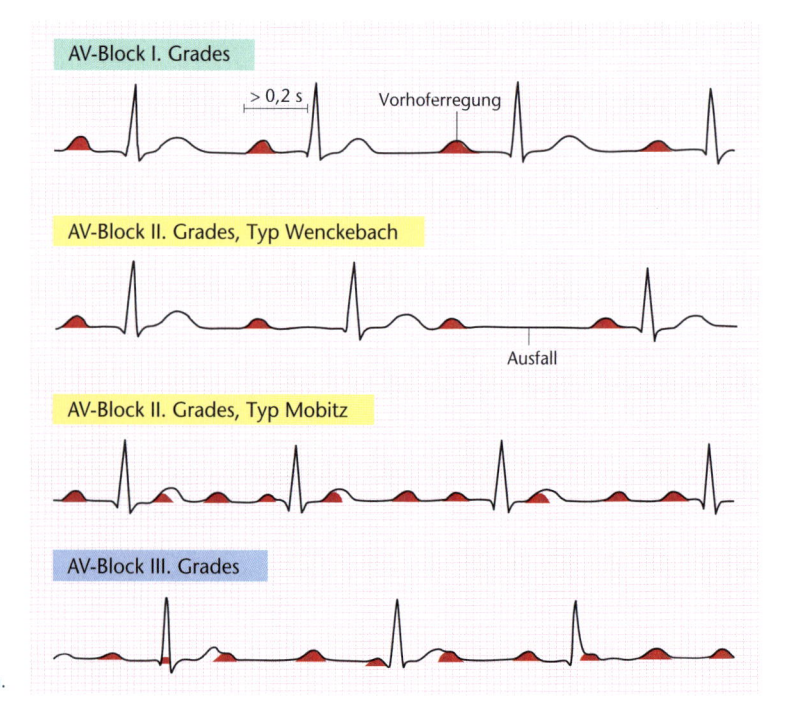

Abb. 14.23 (rechts): EKG bei verschiedenen AV-Blöcken.

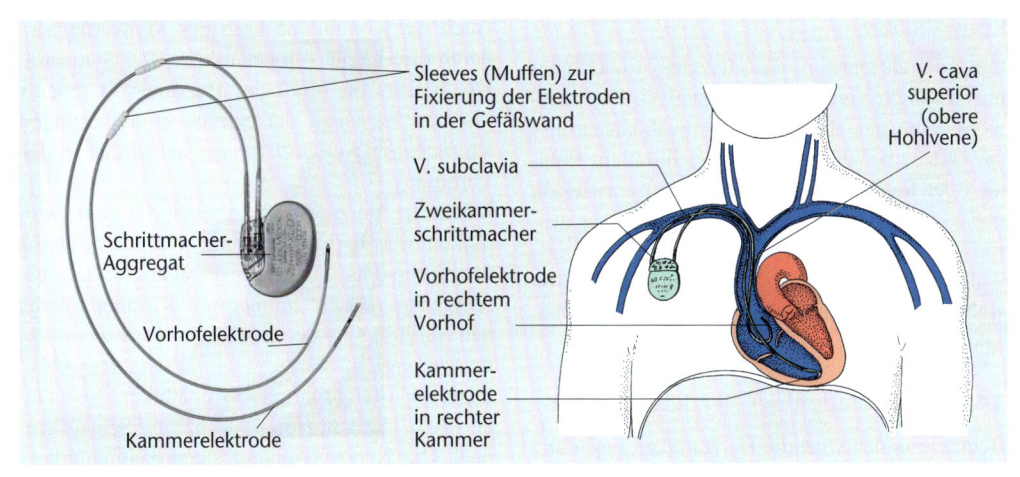

Abb. 14.24 Moderner sensorgesteuerter Zweikammerschrittmacher: Zwei elektrische Leitungen erreichen über Schlüsselbeinvene (V. subclavia) und obere Hohlvene (V. cava superior) das rechte Herz. Eine Elektrode wird im rechten Vorhof und die andere in der rechten Kammer verankert. [Foto: V112]

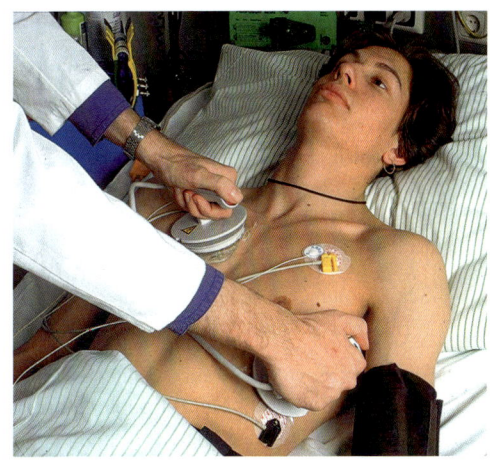

Abb. 14.26 Defibrillation eines Patienten mit Kammerflimmern. Die mit Elektrodenpaste bestrichenen Elektroden werden mit Druck unterhalb des Schlüsselbeines und unterhalb der linken Brustwarze aufgesetzt. [K183]

Durch Störungen der Erregungsbildung und -leitung im Bereich der Vorhöfe läuft die elektrische Erregung nicht mehr geordnet, sondern völlig unkoordiniert über die Vorhöfe, man stellt sich dies als „kreisende" Erregungen vor.

Da die Vorhofaktion für die Herzleistung und den Kreislauf nicht sehr bedeutend ist, bereitet Vorhofflimmern dem Patienten häufig wenige Beschwerden. Der immer vorhandene unregelmäßige Puls **(absolute Arrhythmie)** wird oft nicht bemerkt. Durch die ungünstigen Blutströmungsverhältnisse, vor allem im linken Vorhof, kann es aber dort zu einer Thrombenbildung kommen, wodurch eine arterielle Embolie ausgelöst werden kann (▶ 12.5.7). Das Schlaganfallrisiko ist deshalb stark erhöht.

Bei einem Teil der Betroffenen kann der Sinusrhythmus wiederhergestellt werden. Gelingt das nicht, muss eine Langzeit-Antikoagulation erfolgen, in Deutschland in der Regel mit Marcumar®, um die Thrombenbildung zu verhindern (▶ 12.5.8).

14.5.9 Kammerflimmern

In der Entstehung durch „kreisende Erregungen" dem Vorhofflimmern vergleichbar, aber lebensbedrohlich ist das **Kammerflimmern,** z. B. bei einem Herzinfarkt. Die Kammererregungen folgen extrem rasch aufeinander (Herzfrequenz über 400 Herzschlägen/min ▶ Abb. 14.25). Die daraus entstehenden Kontraktionen sind zu schwach und zu wenig aufeinander abgestimmt, um genügend Blut aus den Herzkammern zu treiben. Das Herz „zittert" nur noch und von außen ist kein Puls mehr tastbar. Es kommt zum funktionellen **Herz-Kreislauf-Stillstand.**

Dem Kammerflimmern kann ein **Kammerflattern** (250–400 Schläge/min ▶ Abb. 14.25) vorangehen. Hier liegt die Frequenz niedriger als beim Kammerflimmern, so dass unter Umständen noch vereinzelte koordinierte Herzaktionen möglich sind.

> **Defibrillation**
>
> Kammerflattern und -flimmern entsprechen funktionell einem Herz-Kreislauf-Stillstand und erfordern daher die sofortige *kardiopulmonale Wiederbelebung* (▶ 24.4). Zusätzlich wird versucht, durch einen elektrischen Stromschlag *(Defibrillation)* die „kreisende" Erregung zu stoppen und eine geordnete Erregungsleitung wiederherzustellen (▶ Abb. 14.26).

14.5.10 Elektrolyte und ihre Bedeutung für die Herzaktion

Für eine ungestörte Herztätigkeit ist es wichtig, dass die *Elektrolyte* (▶ 19.8) im Blut im Normalbereich liegen. Dies gilt besonders für das Kalium- (K^+) und das Kalzium-Ion (Ca^{2+}).

Schlüsselstellung: Kalzium

Ein Aktionspotential führt nur dann zu einer (Herz-)Muskelkontraktion, wenn genug Ca^{2+} vorhanden ist **(elektromechanische Koppelung).** Während des Aktionspotentials werden Kalziumkanäle geöffnet, so dass große Mengen Kalzium von außen in die Zelle strömen und den Kontraktionsmechanismus in Gang setzen (▶ Abb. 5.21).

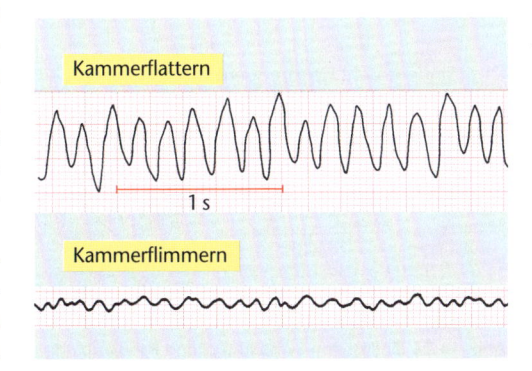

Abb. 14.25 Kammerflattern und Kammerflimmern im EKG. [A300]

Lebenswichtig: Kalium

Kalium befindet sich in der Zelle in hoher Konzentration. Enthält nun die umgebende Flüssigkeit zu wenig Kalium *(Hypokaliämie),* so nimmt die K^+-Permeabilität der Zellmembran ab, und es kommt trotz eines größeren K^+-Konzentrationsgefälles zwischen Extra- und Intrazellulärraum (und damit eigentlich einer Hyperpolarisation der Zelle, ▶ 8.1.3) leichter zur Erregungsbildung und -ausbreitung. Dadurch kann es zu Herzrhythmusstörungen mit Extrasystolen bis hin zum Kammerflimmern kommen.

Mäßig erhöhte Kaliumwerte *(Hyperkaliämie)* steigern die Erregungsbildung und -leitung, da es durch die Verminderung des K^+-Konzentrationsgefälles zwischen Extra- und Intrazellulärraum zu einer Depolarisation und damit Annäherung des Ruhepotentials an die Erregungsschwelle kommt. Bei einer ausgeprägten Hyperkaliämie wird das Herz jedoch wegen der ausgelösten Dauerdepolarisation unerregbar und deshalb gelähmt.

Deshalb ist es bei herzkranken Patienten wichtig, regelmäßig die Elektrolytspiegel zu kontrollieren, zumal die „Herzmedikamente" dieser Patienten häufig als Nebenwirkung den Kaliumspiegel und (seltener) den Kalziumspiegel beeinflussen (▶ 19.8.2, ▶ 19.8.3).

14.6 Herzleistung und ihre Regulation

Unser Herz arbeitet unermüdlich, nicht nur im umgangssprachlichen, sondern auch im physikalischen Sinne: Bei jedem Herzschlag wird Blutvolumen unter Aufbau von Druck gegen einen bestimmten Austreibungswiderstand ausgeworfen, also Druck-Volumen-Arbeit geleistet. Hinzu kommt die Arbeit, die zur Beschleunigung des Blutes erforderlich ist. Wird diese **Herzarbeit** auf die Zeit bezogen, ergibt sich die **Herzleistung.**

14.6.1 Herzzeitvolumen

In körperlicher Ruhe beträgt die **(Herz-)Schlagfrequenz** des erwachsenen Menschen etwa 70 Schläge pro Minute. Sowohl der rechte als auch der linke Ventrikel werfen bei jeder Aktion des erwachsenen Herzens ca. 70 ml Blut aus – das **Schlagvolumen**. Das **Herzzeitvolumen** errechnet sich aus diesen beiden Werten:

Schlagvolumen × Schlagfrequenz
= Herzzeitvolumen

Wird das Herzzeitvolumen auf Minutenbasis errechnet, so wird es auch als **Herzminutenvolumen** bezeichnet. Unter Ruhebedingungen pumpt das Herz etwa 5 l Blut pro Minute in den Lungen- bzw. Körperkreislauf (70 ml × 70/min = 4 900 ml/min).

Bei körperlicher Arbeit und Sport kann das Herzzeitvolumen um ein Vielfaches gesteigert werden (▶ 15.3.4). Dies geschieht im Wesentlichen über eine Zunahme der Herzfrequenz. Trainierte haben zusätzlich ein größeres und bei Arbeit stärker steigerbares Schlagvolumen als Untrainierte.

14.6.2 Einflussfaktoren auf die Herzleistung

Insbesondere drei Einflussfaktoren auf die Herzleistung sollen hier betrachtet werden, da sie für das Verständnis von Herzerkrankungen und Herzmedikamenten unabdingbar sind:

Vorlast

Der engl. Begriff *Preload* bedeutet „Vorbelastung, Vordehnung". Im Zusammenhang mit der Herzmuskelkontraktion bezeichnet er die Beziehung zwischen der Länge der Herzmuskelfaser *vor* der Kontraktion und ihrer Fähigkeit, aktiv Spannung zu entwickeln: Eine kurze Herzmuskelfaser vermag nur eine geringe Spannung zu entwickeln, vergleichbar einem fast schlaffen Gummiband. Wird die Herzmuskelfaser etwas vorgedehnt, kontrahiert sie sich erheblich kräftiger, ebenso wie ein vorgespanntes Gummi. Bei zu starker Dehnung allerdings lässt die Kraft der Herzmuskelfaser wieder nach, wie ein überdehntes Gummi mit kleinen Rissen. Zur Beschreibung dieser **Vorlast** dient beim Herzen allerdings nicht die Länge der einzelnen Herzmuskelfaser, sondern die *enddiastolische Füllung* (bzw. der enddiastolische Füllungsdruck) *der linken Kammer*. Die Fähigkeit des Herzens, Spannung zu entwickeln, steigt also mit zunehmender Anfangsfüllung zunächst an und nimmt nach Überschreiten eines Optimums wieder ab.

Nachlast

Als **Nachlast** oder *Afterload* wird der Auswurfswiderstand bezeichnet, den die Kammer überwinden muss, um das Blut in die Arterie zu pressen. Klinisches Maß für die Nachlast ist der *mittlere Aortendruck*. Je höher der Aortendruck ist, desto schwerer fällt es dem Herzen, das Blut auszuwerfen, d.h. desto geringer ist bei sonst gleichen Bedingungen das Schlagvolumen.

Kontraktilität

Die Kontraktionskraft des Herzens ist aber nicht nur abhängig von Vor- und Nachlast. Beispielsweise kann das Herz unter Sympathikuseinfluss (▶ 14.6.3) bei *gleichem* enddiastolischem Volumen der linken Kammer mehr Kraft entwickeln und so entweder ein höheres Schlagvolumen auswerfen oder gegen einen höheren Austreibungswiderstand anpumpen. Diese **Kontraktilitätssteigerung** wird auch als **positive Inotropie** bezeichnet.

14.6.3 Regulation der Herzleistung

Beim Gesunden wird die Herztätigkeit rasch und innerhalb weiter Grenzen an die Bedürfnisse des Organismus angepasst – man denke nur an eine plötzliche Aufregung mit Blutdruckanstieg, einen Sprint zur Bushaltestelle oder das Aufstehen aus dem Liegen.

Die Herznerven

Das vegetative Nervensystem (▶ 8.10) wirkt mit seinen Anteilen Sympathikus und Parasympathikus ständig auf das Herz ein.
Während der Sympathikus alle Bereiche des Herzens innerviert und die Herzleistung steigert, übt der zum Parasympathikus gehörende Nervus vagus (▶ 8.7.5, ▶ 8.10.2) einen weniger ausgeprägten hemmenden Einfluss aus, da er hauptsächlich mit dem rechten Vorhof verbunden ist.
Überwiegt der Parasympathikus, so schlägt das Herz langsamer *(negativ chronotrope Wirkung)*, überwiegt der Sympathikus, so schlägt es schneller *(positiv chronotrope Wirkung)* (▶ Abb. 14.27).

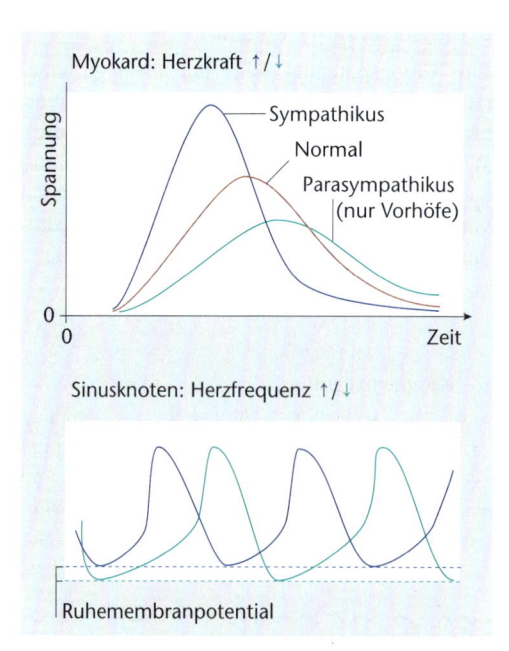

Abb. 14.27 Einfluss von Sympathikus und Parasympathikus auf das Herz. Der Sympathikus (blau) führt u.a. zu Kontraktilitäts- und Freqenzsteigerung, der Parasympathikus (türkis) hat umgekehrte Effekte.

Auch die Kontraktionskraft des Myokards wird durch die Herznerven beeinflusst. Der Sympathikus steigert die Kraft des Herzmuskels *(positiv inotrope Wirkung)*, der Nervus vagus verringert sie *(negativ inotrope Wirkung,* jedoch nur in den Vorhöfen).
Durch die Herznerven wird auch die Geschwindigkeit der Erregungsleitung verändert: Durch den Sympathikus wird die Erregungsleitung beschleunigt *(positiv dromotrope Wirkung)*, durch den Nervus vagus verlangsamt *(negativ dromotrope Wirkung)*.
Unter Belastung führt der Sympathikus also zu einer Zunahme von Herzfrequenz *und* Schlagvolumen. Das Herzzeitvolumen steigt dadurch erheblich. Im Extremfall kann das Herz bis etwa 20 l Blut pro Minute beim Untrainierten und über 30 l pro Minute beim Hochleistungssportler fördern (▶ 15.3.4).

> **Kurzzeitbelastung**
>
> Die Herznerven sind von großer Bedeutung bei Anpassungsvorgängen für kurz dauernde Belastungen. Sie regulieren:
> › **Schlagfrequenz** (Chronotropie)
> › **Schlagkraft** (Inotropie)
> › **Erregungsleitungsgeschwindigkeit** (Dromotropie)

Frank-Starling-Mechanismus

In gewissen Grenzen ist das Herz in der Lage, *unabhängig* von der Nervenversorgung das Schlagvolumen selbstständig zu regulieren. Besteht beispielsweise in der Aorta ein erhöhter Druck, bleibt eine größere Menge Restblut in der linken Kammer zurück. Dadurch vergrößert sich die Vorlast (▶ 14.6.2), die Kammermuskulatur wird stärker gedehnt. Da das Herz physiologischerweise etwas unterhalb des „Vordehnungsoptimums" arbeitet, wirkt sich die erhöhte Vorlast günstig aus: Die Muskelfasern können sich nun stärker zusammenziehen und das Blut mit höherer Kraft auswerfen, das Schlagvolumen erhöht sich, und das Restblut in der Kammer vermindert sich (evtl. über mehrere Stufen) wieder auf das normale Volumen. Dieses Prinzip wird als **Frank-Starling-Mechanismus** bezeichnet.
Sind die Herzmuskelfasern jedoch überdehnt, z.B. bei einer chronischen Druck- oder Volumenbelastung, so ist das „Vordehnungsoptimum" überschritten, und der Frank-Starling-Mechanismus wirkt nicht mehr.
Der Frank-Starling-Mechanismus hat für die exakte Abstimmung der Herzzeitvolumina beider Kammern Bedeutung: Würde beispielsweise die Förderleistung der rechten Kammer die der linken Kammer übersteigen, so käme es zu einem Blutstau in der Lunge mit nachfolgendem Lungenödem (▶ 14.6.4). Die Anpassung der Herzleistung an akute körperliche Belastungen wird hingegen

hauptsächlich durch neuro-humorale Regulationsmechanismen geleistet.

Weitere Regulationsmechanismen

Unspezifisch können Faktoren wie Schmerz, Emotionen und Fieber die Herzfrequenz beeinflussen. Weitere enge Beziehungen bestehen zwischen der Herztätigkeit und der Kreislaufregulation (➤ 15.3.5) sowie dem Hormonhaushalt (➤ 11.5.6, ➤ Abb. 11.17).

Beispielsweise befinden sich in Vorhöfen und Kammern Dehnungsrezeptoren, die auf eine Blutdrucksteigerung mit einer Hemmung des Sympathikus und einer Stimulierung des Parasympathikus reagieren und so zu einer Blutdrucksenkung führen (➤ 15.3.5).

Eine Volumenbelastung des Herzens führt zu einer Dehnung der Vorhöfe und zur Freisetzung z. B. von **atrialem natriuretischen Peptid** (*ANP*, *Atriopeptin*, ➤ Tab. 11.4), das die Harnbildung und Natriumausscheidung fördert, so dass das „Zuviel" an Volumen wieder ausgeschieden wird. Gleichzeitig wird die Adiuretinausschüttung im Hypophysenhinterlappen gehemmt (➤ 19.7), was über eine Senkung der Wasserrückresorption in der Niere ebenfalls eine Steigerung der Harnausscheidung zur Folge hat.

14.6.4 Herzinsuffizienz

Kann das Herz die zur Versorgung des Körpers erforderliche Pumpleistung nicht mehr erbringen, spricht man von *Herz(muskel)schwäche* oder **Herzinsuffizienz** (*Insuffizienz* = Unzulänglichkeit). Dabei ist die Auswurfleistung der linken Kammer (*Linksherzinsuffizienz*), der rechten Kammer (*Rechtsherzinsuffizienz*) oder beider (*Globalinsuffizienz*) herabgesetzt.

Die Ursachen für eine Herzinsuffizienz sind vielfältig (➤ Abb. 14.28). In Deutschland steht heute die koronare Herzkrankheit (➤ 14.7.2) an erster Stelle, gefolgt vom Bluthochdruck. Weitere Ursachen sind Krankheiten, die den Herzmuskel oder die Herzklappen direkt angreifen, etwa Entzündungen.

> **Sinkende Belastbarkeit**
>
> Leitsymptome der Herzinsuffizienz sind eine verminderte körperliche Belastbarkeit, Atemnot und Wassereinlagerungen (➤ Abb. 14.28).

Kompensiert und dekompensiert

Bei einer Herzinsuffizienz versucht der Körper auf mehreren Wegen, die Pumpschwäche des Herzens zu kompensieren:

› Durch Herzvergrößerung (Frank-Starling-Mechanismus ➤ 14.6.3) und später Herzhypertrophie (➤ 14.3.2). Beide Mechanismen sind aber nur bis zu einem gewissen Grad vorteilhaft
› Durch Erhöhung des Sympathikotonus (➤ 14.6.3)
› Durch Aktivierung des Renin-Angiotensin-Aldosteron-Systems (➤ 19.3.1). Zwar wird durch Gefäßengstellung und Wasserretention kurzfristig ein höherer Blutdruck trotz der Herzschwäche erreicht, langfristig leidet das ohnehin schon geschädigte Herz aber unter der erhöhten Vor- und Nachlast.

Solange das Herz die Pumpleistung hierdurch noch aufrechterhalten kann, spricht man von einer **kompensierten Herzinsuffizienz**.

Bei einer **dekompensierten Herzinsuffizienz** sind die Zeichen der Herzschwäche auch bei leichteren Belastungen schon vorhanden: Aufgrund der verminderten Pumpleistung des Herzens muss der Sauerstoffgehalt des Blutes von allen Geweben stärker als normal ausgeschöpft werden, das nicht-sauerstoffbeladene (desoxigenierte) Hämoglobin im Blut steigt an. Sind mehr als 5 g Hb/dl entsättigt, wird das Blut dunkel („blau"). Ist das in Haut und Schleimhäuten der Fall, entsteht dort eine Blauverfärbung, eine **Zyanose** (*cyan* = blau, ➤ 16.9.4). Die Herzinsuffizienz kann so ausgeprägt sein, dass selbst in Ruhe Luft- oder Atemnot (*Dyspnoe*) besteht. Das Herz ist dann in der Regel stark vergrößert und neigt zu *Herzrhythmusstörungen* und *Tachykardie*.

Es gibt mehrere Stadieneinteilungen der Herzinsuffizienz, von denen in Deutschland die der New York Heart Association in die Stadien *NYHA I–IV* am gebräuchlichsten ist (je höher die Zahl, desto schwerer die Herzinsuffizienz, ✚).

Folge mangelnder Herzleistung: Ödeme

Lässt die Pumpleistung des Herzens nach, so staut sich Blut zunächst in den Vorhöfen und dann weiter in den Venen des Körperkreislaufes (bei Rechtsherzinsuffizienz) bzw. des Lungenkreislaufes (bei Linksherzinsuffizienz).

Da die Kapillaren nicht dicht (wie etwa Wasserrohre), sondern eher porös sind (wie etwa Seidenstrümpfe), diffundiert ein Teil der rückgestauten Flüssigkeit ins Gewebe. Das Gewebe lagert „Wasser" ein, genauer ein Plasmafiltrat (➤ 12.1.4); es entstehen **Ödeme** (➤ 15.1.6). Ödeme bilden sich bei Rechtsherzinsuffizienz vor allem in den Beinen (Beinödeme ➤ Abb. 14.29), im Bauchraum (*Aszites* ➤ 17.10.8) und im Pleuraraum (*Pleuraerguss* ➤ 16.7). Bei der Linksherzinsuffizienz kommt es zur Wassereinlagerung in den Pleuraraum (Pleuraerguss) und in das Lungengewebe, deren stärkste Form das *Lungenödem* mit lebensgefährlicher Atemnot ist.

Typisch für *kardiale* (herzbedingte) Ödeme ist ihre Lageabhängigkeit. Weil durch die waagerechte Lage der Beine im Schlaf die Ödeme leichter „ausgeschwemmt" werden, müssen die Betroffenen vor allem nachts häufiger Wasser lassen (*Nykturie*).

Weitere Ödemursachen ➤ 15.1.6

Linksherzinsuffizienz

Häufige Ursachen: Koronare Herzkrankheit, Bluthochdruck, Klappenfehler (v.a. des linken Herzens), Herzinfarkt, Rhythmusstörungen

- Blaue Lippen, „sieht kurzatmig aus"
- Benutzt verstärkt Atemhilfsmuskulatur
- Stützt sich auf, um Atemhilfsmuskulatur zu benutzen

- Schwäche und Ermüdbarkeit
- Atemnot bei Belastung, evtl. auch in Ruhe
- Rasselgeräusche über der Lunge, Husten
- Zyanose

Rechtsherzinsuffizienz

Häufige Ursachen: Linksherzinsuffizienz, Herzklappenfehler (v.a. des rechten Herzens), Lungenerkrankungen

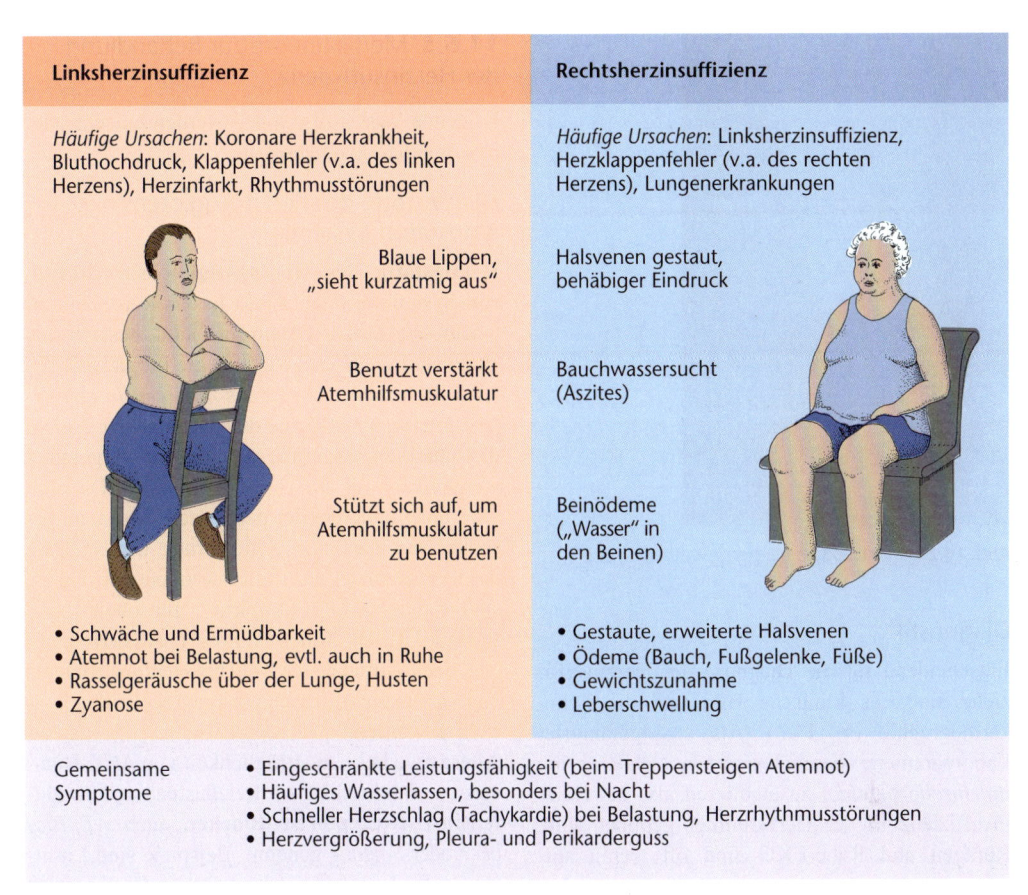

- Halsvenen gestaut, behäbiger Eindruck
- Bauchwassersucht (Aszites)
- Beinödeme („Wasser" in den Beinen)

- Gestaute, erweiterte Halsvenen
- Ödeme (Bauch, Fußgelenke, Füße)
- Gewichtszunahme
- Leberschwellung

Gemeinsame Symptome
- Eingeschränkte Leistungsfähigkeit (beim Treppensteigen Atemnot)
- Häufiges Wasserlassen, besonders bei Nacht
- Schneller Herzschlag (Tachykardie) bei Belastung, Herzrhythmusstörungen
- Herzvergrößerung, Pleura- und Perikarderguss

Abb. 14.28 Häufige Ursachen und Leitsymptome der Links- und Rechtsherzinsuffizienz im Vergleich.

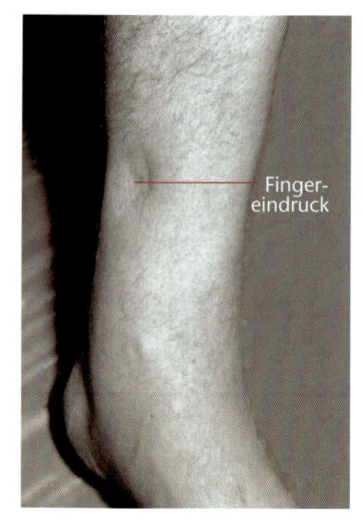

Abb. 14.29 Knöchelödem bei Herzinsuffizienz. [T127]

Diagnostik

Entscheidend für die Diagnose der Herzinsuffizienz sind das klinische Bild und die Echokardiographie (▶ 14.3). Als aussagefähigster Laborparameter beginnt sich das BNP *(brain natriuretic peptide)* zu etablieren, das bei Herzinsuffizienz in der Herzkammer gebildet wird. Röntgen und Ruhe-EKG sind oft wenig aufschlussreich.

Therapieprinzipien

Auf einen einfachen Nenner gebracht, muss die Vorlast (▶ 14.6.2) verringert und das Auswurfvolumen über eine Absenkung der Nachlast erhöht werden. Die drei wichtigsten Ansätze sind:
- Therapie der Grunderkrankung (z. B. koronare Herzkrankheit, Bluthochdruck, Rhythmusstörungen)
- Entlastung des Herzens durch gefäßerweiternde und/oder harntreibende Medikamente. Hierbei nehmen heute die ACE-Hemmer und Angiotensin-II-Rezeptoren-Blocker eine Vorrangstellung ein (▶ 14.6.5)
- Allgemeinmaßnahmen, z. B. (angepasste) körperliche Aktivität, Gewichtsreduktion bei Übergewicht, salzarme Kost und Flüssigkeitseinschränkung, weitgehender Verzicht auf Alkohol, keine Zigaretten.

> **Herzbettlage**
>
> Viele Patienten mit fortgeschrittener Herzinsuffizienz leiden auch in Ruhe an Atemnot. Eine Oberkörperhochlagerung bis hin zur Herzbettlage (▶ Abb. 14.30) lindert die quälenden Beschwerden: Durch das Absenken der Beine verschiebt sich das Blut in die Beinvenen, die Vorlast des geschädigten Herzens wird vermindert und das Herz so entlastet. Im Sitzen kann der Patient zudem die Atemhilfsmuskulatur (▶ 16.8.2) besser einsetzen, so dass die Sauerstoffversorgung verbessert wird.

14.6.5 Medikamente zur Behandlung der Herzinsuffizienz

Folgende Wirkstoffgruppen werden einzeln oder in Kombination eingesetzt:

Hemmstoffe des Renin-Angiotensin-Aldosteron-Systems

Hemmstoffe des Renin-Angiotensin-Aldosteron-Systems greifen direkt in das Renin-Angiotensin-Aldosteron-System ein und bessern bei Herzinsuffizienz nachweislich die Prognose.

ACE-Hemmer hemmen das *Angiotensin-converting-Enzym*, so dass aus dem Angiotensin I nicht das blutdrucksteigernde Angiotensin II gebildet werden kann (▶ 19.3.1, ▶ Abb. 19.10). Dadurch wird unter anderem der periphere Widerstand gesenkt, was über eine Reduzierung der Nachlast das Herz entlastet. Häufig verwendete Substanzen sind Captopril (z. B. Lopirin®, Tensobon®) und Enalapril (z. B. Xanef®, Pres®). ACE-Hemmer sind heute Mittel erster Wahl bei Herzinsuffizienz. Blutkalium und -kreatinin sollten regelmäßig kontrolliert werden.

Alternative bei Unverträglichkeit von ACE-Hemmern (z. B. chronischem Reizhusten) sind **Angiotensin-II-(Rezeptoren-)Blocker**, auch *AT₁-Blocker* oder *Sartane* genannt. Beispiele sind Losartan (z. B. Lorzaar®), Irbesartan (z. B. Karvea®) oder Telmisartan (z. B. Micardis®). Sie blockieren die Angiotensin-Wirkung an seinem *AT₁-Rezeptor* und wirken dadurch ganz ähnlich wie die ACE-Hemmer.

Beta-Rezeptoren-Blocker

Da bei chronischer Herzinsuffizienz ein gesteigerter Sympathikustonus besteht, der auch für die Tachykardie verantwortlich ist, haben sich **(selektive) Beta-Rezeptoren-Blocker** *(Beta-Blocker, β-Blocker)* zur Hemmung des Sympathikus bewährt, die vor allem die *β₁-Rezeptoren* des Herzens hemmen. Beta-Rezeptoren-Blocker verbessern ebenfalls die Überlebensrate herzinsuffizienter Patienten. Gute Erfahrungen liegen besonders bei Carvedilol (Dilatrend®), Bisoprolol (Bilol®) und Metoprolol (z. B. Beloc®, Prelis®) vor (▶ 14.7.2).

Diuretika

Diuretika sind harntreibende Pharmaka (▶ 19.2.4). Sie schwemmen Ödeme aus und entlasten das Herz durch Minderung der Vor- und Nachlast.
- **Thiazide** fördern den Harnfluss mäßig bis mittelstark. Beispiele sind Xipamid (z. B. Aquaphor®) und Hydrochlorothiazid (z. B. Esidrix®). Sie sind vor allem als Blutdrucksenker sehr geeignet. Der ausschwemmende Effekt ist bei herzschwachen Patienten oft limitiert
- Ebenfalls eher schwach diuretisch wirksam sind Aldosteronantagonisten wie Spironolacton (z. B. Aldactone®). Ihre Prognoseverbesserung wird wesentlich auf die Senkung des erhöhten Aldosteronspiegels mit nachfolgenden günstigen Effekten auf Herz und Gefäße zurückgeführt
- **Schleifendiuretika** wirken schneller und stärker als Thiaziddiuretika. Beispiele hierfür sind Furosemid (z. B. Lasix®) und Piretanid (z. B. Arelix®).

Unter Diuretikabehandlung sind regelmäßige Kontrollen des Blutkaliums (▶ 14.5.10) und des Kreatinins (▶ 19.2.5) nötig.

Herzglykoside

Herzglykoside oder *Digitalis-Glykoside* sind Wirkstoffe aus Fingerhutarten. Sie steigern die Kontraktionskraft der Herzmuskulatur, verlangsamen die Herzfrequenz und verzögern die Erregungsleitung im AV-Knoten. Beispiele sind Acetyldigoxin (etwa Novodigal®), Methyldigoxin (etwa Lanitop®) und Digitoxin (etwa Digimerck®). Herzglykoside werden heute nur noch bei Herzinsuffizienz mit Tachykardie oder höhergradiger Herzinsuffizienz (niedrig dosiert) gegeben.

Nitrate

Nitrate weiten die glatte Gefäßmuskulatur durch Freisetzung von Stickstoffmonoxid (NO), und zwar die venöse stärker als die arterielle. Durch Absenken der Vor- und – weniger ausgeprägt – Nachlast wird das Herz geschont. Nitrate werden v.a. eingesetzt:
- Bei akuter Herzinsuffizienz und Angina-pectoris-Anfällen in Infusions- oder Sprayform, um die Beschwerden rasch zu lindern
- Bei gleichzeitiger koronarer Herzkrankheit (▶ 14.7.2).

14.6.6 Kardiomyopathien

Bei den **Kardiomyopathien** bestehen eine Dilatation (Ausweitung) aller Herzhöhlen *(dilatative Kardiomyopathie)*, Verdickungen des Herzmuskels *(hypertrophe Kardiomyopathie)* oder Störungen der Dehnbarkeit des linken Ventrikels in der Diastole *(restriktive Kardiomyopathie)*, ohne dass andere Herz- oder Gefäßleiden hierfür verantwortlich wären (▶ Abb. 14.31).

Heute führen die Mediziner viele Kardiomyopathien auf virale, autoimmune oder genetische Faktoren zurück.

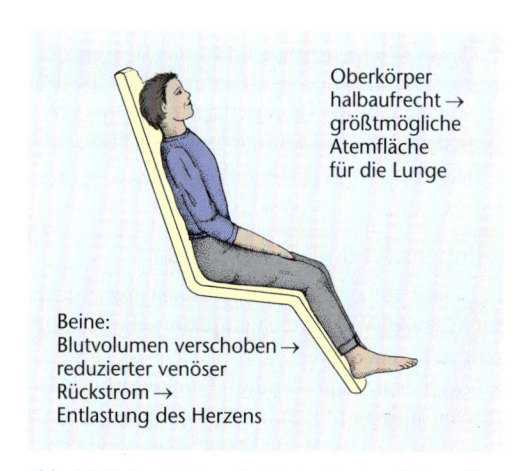

Abb. 14.30 Herzbettlage bei akuter Herzinsuffizienz. Diese Lagerung kann z. B. mit Hilfe eines Sitzwagens oder eines speziellen Herzbettes mit nach unten verstellbarem Fußteil durchgeführt werden.

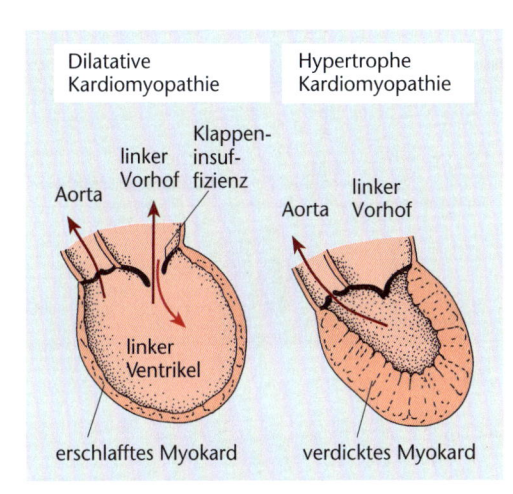

Abb. 14.31 Zwei Formen der Kardiomyopathie. Bei der dilatativen Kardiomyopathie „erschlafft" der Herzmuskel, wodurch sich die Herzhöhlen erweitern. Folgen sind eine verminderte Auswurfleistung und eine Klappeninsuffizienz. Bei der hypertrophen Kardiomyopathie verdickt sich der Herzmuskel, ohne aber dadurch kräftiger zu werden.

Auch Alkoholmissbrauch kann zur Kardiomyopathie führen.
Die Symptome einer Kardiomyopathie gleichen denen der Herzinsuffizienz (wegen der Dilatation der Herzhöhlen) oder der Angina pectoris (wegen der ungünstigen Sauerstoffversorgung des geschädigten Herzmuskels ➤ 14.7.2). Die Behandlung ist überwiegend symptomatisch. Bei (noch) gutem Allgemeinzustand wird gerade bei der dilatativen Kardiomyopathie wegen der sonst schlechten Prognose eine Herztransplantation erwogen.

Herztransplantation

Eine **Herztransplantation,** das Einsetzen eines Spenderherzens, ist manchmal die letzte Therapiemöglichkeit, z. B. bei einer fortschreitenden Kardiomyopathie oder bei operativ nicht korrigierbaren angeborenen Herzfehlern. Sie ist schon bei Babys möglich, die obere Altersgrenze bestimmt der Allgemeinzustand des Empfängers. Zurzeit werden in Deutschland etwa 350 Herztransplantationen jährlich durchgeführt. Die Tendenz ist fallend, da Spenderherzen fehlen; die Warteliste ist entsprechend lang. Zehn Jahre nach Transplantation leben noch mehr als 50 % der Operierten. Allerdings muss die Immunabwehr lebenslang durch Medikamente unterdrückt werden.
Ein transplantiertes Herz ist dauerhaft vom vegetativen Nervensystem abgetrennt. Die Herzleistung kann deshalb nur noch 60 % der maximalen Leistung eines normalen Herzens erreichen. Die Leistungssteigerung wird über den Frank-Starling-Mechanismus und die Wirkung von Adrenalin hervorgerufen, das bei Sympathikusstimulation aus der Nebenniere ausgeschüttet und über das Blut zum Herzen transportiert wird.

> **Das Herz hergeben**
>
> Für die meisten Patienten ist eine Herztransplantation mehr als eine Operation. Das Herz als Lebenssymbol wegzugeben, auch wenn es seinen Dienst nicht mehr tut, und das eines hirntoten Spenders annehmen zu müssen, bedeutet eine enorme psychische Belastung. Diese Patienten erleben alle Hochs und Tiefs ihres „geschenkten" Lebens und brauchen die einfühlsame Unterstützung ihrer Umgebung, im Krankenhaus wie zu Hause.

14.7 Blutversorgung des Herzens

Wie jedes Organ muss auch das Herz *selbst* mit Blut versorgt werden. Dabei verbraucht das Herz bereits in Ruhe 5 % des gesamten gepumpten Blutes für die eigene Arbeit (250–300 ml/min) und 10 % des Ruheenergieumsatzes, obwohl es nur knapp 0,5 % des gesamten Körpergewichts ausmacht!

14.7.1 Koronararterien

Das Herz wird über zwei kleine Gefäße mit Blut versorgt, die von der Aorta abzweigen: Das eine zieht quer über die rechte, das andere quer über die linke Herzhälfte. Da beide Arterien mit ihren Verzweigungen das Herz wie ein Kranz umschließen, werden sie als **Koronararterien** *(Herzkranzarterien)* bezeichnet.
Die *rechte Koronararterie* (**Arteria coronaria dextra,** *RCA*) versorgt bei den meisten Menschen den rechten Vorhof, die rechte Kammer, die Herzhinterwand und einen kleinen Teil der Kammerscheidewand mit Blut.
Die *linke Koronararterie* (**Arteria coronaria sinistra,** *LCA*) teilt sich in zwei starke Äste, den **Ramus circumflexus** *(RCX)* und den **Ramus interventricularis anterior** *(RIVA)*, die im Normalfall für die Durchblutung des linken Vorhofes, der linken Kammer und eines Großteils der Kammerscheidewand sorgen (➤ Abb. 14.32).
Die Venen des Herzens verlaufen etwa parallel zu den Arterien, vereinigen sich zu immer größeren Gefäßen und münden als *Sinus coronarius* in den rechten Vorhof (➤ 14.2.4).

14.7.2 Koronare Herzkrankheit

Verengungen der Koronararterien (**Koronarstenosen**) sind überwiegend durch Ablagerungen an den Gefäßwänden im Rahmen einer *Arteriosklerose* (➤ 15.1.4) bedingt. Wichtigste Risikofaktoren sind Rauchen, Bluthochdruck, Diabetes mellitus und Blutfettstoffwechselstörungen. Es fließt weniger Blut durch die Koronararterien, und die Sauerstoffversorgung des Herzmuskels wird schlechter. Diese **koronare Herzkrankheit** (kurz **KHK**) einschließlich ihrer Folgeerkrankungen ist in den Industrieländern die häufigste Todesursache überhaupt.

> **KHK-Symptome**
>
> Die KHK kann sich äußern in:
> › Herzrhythmusstörungen
> › Herzinsuffizienz
> › Angina-pectoris-Anfällen
> › Herzinfarkt, evtl. mit kardiogenem Schock
> › Plötzlichem Herztod (plötzliches Herzversagen, z. B. infolge Kammerflimmern).

Im Gegensatz zu den Herzkranzarterien erkranken die Herzkranzvenen fast nie.

Angina pectoris

Bei deutlich herabgesetzter Durchblutung des Herzmuskels stellen sich unter körperlicher Belastung, nach üppigen Mahlzeiten, bei Kälte oder „Stress" anfallsartige Schmerzen in der Herzgegend ein: Der Patient empfindet einen Schmerz oder ein sehr unangenehmes Engegefühl in der Brust, das typischerweise in den linken Arm ausstrahlt. Dieser durch Sauerstoffmangel des Herzmuskels verursachte Schmerz wird als **Angina pectoris** („Brustenge") oder *Stenokardie* bezeichnet. Aber auch Schmerzen im Unterkiefer, Ausstrahlungen in den Rücken oder Bauch, Übelkeit und Erbrechen können (oft fehlinterpretierte) Leitsymptome sein (➤ Abb. 14.33).

> **Alarmsignal**
>
> Insbesondere neu auftretende oder sich verändernde Angina-pectoris-Beschwerden sind sehr ernstzunehmende Vorwarnungen eines Herzinfarkts.

> **Erstmaßnahmen**
>
> › Hilfe rufen (im Krankenhaus über die Rufanlage Alarm auslösen). Patienten nicht alleine lassen
> › Patienten beruhigen, absolute Ruhe einhalten lassen, mit erhöhtem Oberkörper lagern, beengende Kleidung entfernen
> › Vitalzeichen kontrollieren
> › Bei einem systolischen Blutdruckwert über 100 mmHg 1–2 Hübe Nitroglyzerin-Spray verabreichen (Bedarfsmedikation oder Arztanordnung)
> › Weitere Maßnahmen (z. B. Sauerstoffgabe, EKG) nach Arztanordnung.

Sind die Koronararterien so stark verengt (stenosiert), dass Angina-pectoris-Anfälle schon bei leichter Belastung oder in Ruhe auftreten, kann es leicht z. B. durch ein anhaftendes kleines Blutgerinnsel (Thrombus) zu einem vollständigen Verschluss einer Koronararterie kommen. Dann sinkt die Sauerstoffversorgung so weit ab, dass ein Teil der Herzmuskelfasern abstirbt. Das Absterben (Nekrose) von Herzmuskelgewebe infolge von

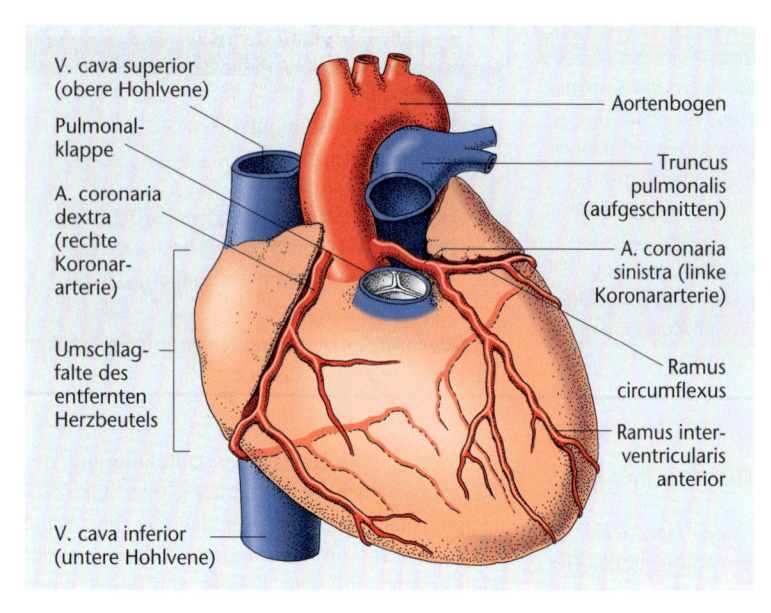

Abb. 14.32 (links): Verlauf der Koronararterien. Die linke Koronararterie zieht hinter dem Truncus pulmonalis entlang zur Herzvorderseite, wo sie sich in einen vorderen Ast, den Ramus interventricularis anterior, und einen seitlichen Ast, den Ramus circumflexus, aufteilt.

Abb. 14.33 (rechts): Charakteristische Ausbreitung des Angina-pectoris-Schmerzes, die allerdings nicht immer vorhanden ist. Insbesondere bei Frauen (aber auch Diabetikern) fehlt dieses typische Muster oft.

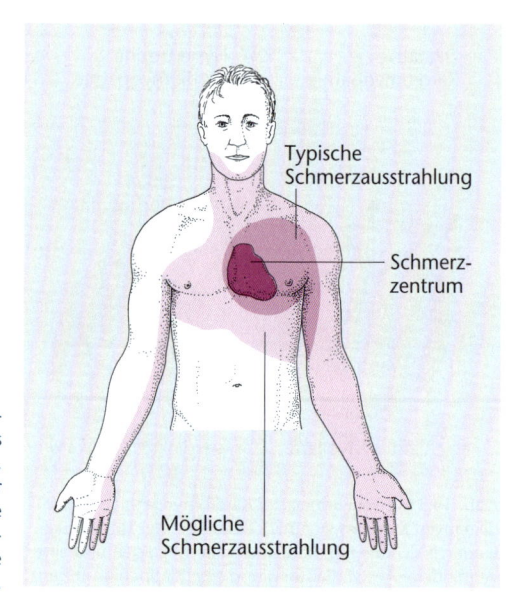

Sauerstoffmangel nennt man *Herz-* oder *Myokardinfarkt* (➤ 14.7.3).

Diagnostik

Die ersten Untersuchungen sind meist Ruhe-, Belastungs- und ggf. Langzeit-EKG (➤ 14.5.5) sowie Echokardiographie (➤ 14.3). Bei der **Myokardszintigraphie** werden radioaktive Substanzen gespritzt, die sich abhängig von der Durchblutung im Herzmuskel anreichern und so lokale Durchblutungsstörungen darstellen.

Um definitiv festzustellen, wie stark die Koronararterien bereits verengt sind, kann man im Rahmen einer Linksherzkatheteruntersuchung unter Röntgendurchleuchtung Kontrastmittel in die Koronararterien spritzen. Diese Untersuchung heißt **Koronarangiographie** (➤ Abb. 14.34, ➤ 14.4.4). Die kontrastmittelgefüllten Gefäße stellen sich im Bild dar, eventuell vorhandene Engstellen oder Verschlüsse werden als Kontrastmittelaussparungen sichtbar.

Medikamentöse Behandlung der koronaren Herzkrankheit

Neben der Umstellung eines herzschädigenden Lebensstils sind die folgenden Medikamente ein wichtiger Eckpfeiler der notwendigen Herzinfarktprophylaxe.

Nitrate. Die am häufigsten eingesetzte Substanzgruppe zur Verhütung von Angina-pectoris-Anfällen und Herzinfarkt. Sie beeinflussen auch eine gleichzeitig bestehende Herzinsuffizienz positiv (➤ 14.6.5). Nitrate entlasten das Herz durch Senkung der Vor- und Nachlast und erweitern die Koronararterien, so dass sich die Sauerstoffversorgung des Herzmuskels verbessert.

Beispielhaft seien Glyceroltrinitrat („Nitroglycerin", z. B. Nitrolingual®, Coro Nitro®), Isosorbitdinitrat (z. B. Isoket®, ISDN-Stada®, Iso-Mack®) und Isosorbitmononitrat (z. B. ISMO®, Mono-Mack®, Corangin®) genannt.

Nitrate werden im akuten Angina-pectoris-Anfall mit einer Art Minispraydose unter die Zunge gesprüht oder der Patient zerbeißt eine spezielle Zerbeißkapsel. Die Nitrate werden über die Mundschleimhaut rasch in den Körper aufgenommen, so dass die Beschwerden binnen weniger Minuten nachlassen. Für die Dauermedikation gibt es Tabletten oder Pflaster.

Nachteilig ist der häufig auftretende „Nitratkopfschmerz", der aber bei Fortsetzung der Behandlung oft besser wird.

Beta-Rezeptoren-Blocker. Diese (➤ 14.6.5) besetzen am Herzen die β_1-Rezeptoren des Sympathikus (➤ 8.10.2) und hindern so die körpereigenen Stoffe Noradrenalin und Adrenalin, ihre Sympathikuswirkung (Erhöhung der Herzfrequenz und des Schlagvolumens) zu entfalten. Dadurch sinkt der Sauerstoffverbrauch des Herzens.

Kalzium-Antagonisten wie etwa Nifedipin (z. B. Adalat®) blockieren den Kalziumeinstrom in die Zelle bei einer Erregung. Dadurch verringern sich Herzfrequenz und Kontraktilität, und die AV-Überleitung wird verlangsamt. Durch eine Erschlaffung im arteriellen Gefäßbett kommt es zu einer herzentlastenden Blutdrucksenkung. Auch die Koronararterien weiten sich. Bestimmte lang wirksame Kalzium-Antagonisten werden eingesetzt, wenn Beta-Rezeptoren-Blocker nicht gegeben werden dürfen oder nicht ausreichen.

Thrombozytenaggregationshemmer. Beispielsweise Azetylsalizylsäure (z. B. Aspirin®) oder Clopidogrel (z. B. Plavix®) hemmen die Zusammenballung von Blutplättchen (➤ 12.5.4) und wirken damit der Ausbildung eines infarktauslösenden Thrombus in den Koronararterien entgegen.

Statine. Diese sind auch Basismedikamente bei KHK. Sie sind eine Gruppe von **Lipidsenkern** (Medikamente, die den Blutfettspiegel senken, ➤ 18.6, z. B. *Simvastatin*), hemmen frühe Schritte der Cholesterinbiosynthese und senken dadurch deutlich den Blutcholesterinspiegel (ein erhöhtes LDL-Cholesterin ist wesentlicher Risikofaktor für eine KHK). Nach heutiger Kenntnis verbessern sie aber auch *unabhängig* vom Blutcholesterinspiegel die Prognose, wahrscheinlich durch Wirkung auf Gefäße, Blutplättchen und Entzündungshemmung.

Rekanalisierende Maßnahmen

Bei weitgehenden Koronarstenosen wird versucht, die Gefäßlichtung wieder zu erweitern.

› Bei der *perkutanen transluminalen koronaren Angioplastie* (kurz **PTCA,** auch als *koronare Ballondilatation* bezeichnet) wird unter Röntgendurchleuchtung ein dünner Ballonkatheter von der A. femoralis aus in das erkrankte Koronargefäß vorgeschoben, der Ballon in der Engstelle aufgeblasen und dadurch die Stenose aufgedehnt

Abb. 14.34 Koronarangiographie bei koronarer Herzerkrankung. Der Ramus circumflexus der linken Koronararterie ist fast völlig verschlossen. [X112]

› Die Ballondilatation wird heute sehr häufig durch Einlage eines **Stents** ergänzt. Ein Stent ist eine Art Drahtgeflecht, das in das geweitete Gefäß eingelegt wird und es von innen für den Durchfluss offen halten soll. Zusätzlich ist in der Regel die Einnahme von Thrombozytenaggregationshemmern nötig.

Sind mehrere Koronararterien verengt, ist meist die operative Anlage einer „Umleitung", eines **Bypasses,** besser:

› Beim *aorto-koronaren Venen-Bypass,* kurz **ACVB,** werden dem Patienten ein oder mehrere Venenstücke (meist aus der V. saphena magna) entnommen und zwischen dem herznahen Abschnitt der Aorta und den Koronararterien distal der Engstelle oder des Verschlusses eingesetzt (➤ Abb. 14.35)
› In ca. 75 % wird heute ein *arterieller Bypass* angelegt. Die hinter dem Brustbein verlaufende A. thoracica interna (aus der A. subclavia) wird distal abgetrennt und hinter der Engstelle der Koronararterie neu eingepflanzt (**Mammaria-Bypass,** *Mammaria-koronarer-Bypass,* kurz *MCB, IMA-Bypass*). Auch die Verpflanzung der Armarterie (A. radialis) ist möglich.

Ballondilatationen und Stenteinlagen werden von *Kardiologen* (also spezialisierten Internisten), Bypassoperationen von *Herzchirurgen* durchgeführt. 2008 wurden in Deutschland etwas mehr als 61 000 Bypassoperationen durchgeführt.

14.7.3 Herzinfarkt

Rund 280 000 Menschen erleiden pro Jahr in Deutschland einen **Herzinfarkt,** Männer fast doppelt so häufig wie Frauen.
Durch Verschluss einer Herzkranzarterie stirbt das von dieser Arterie versorgte Herzmuskelgewebe ab. Da der Herzmuskel nicht regeneriert, bleibt eine bindegewebige Narbe zurück. Meistens ist der Infarkt in der linken, gegenüber Sauerstoffmangel empfindlicheren Kammer lokalisiert.

Der Herzinfarkt zählt zu den häufigsten Todesursachen in Deutschland. Der Tod ist dabei meist unmittelbare Folge einer akut nachlassenden Herzleistung oder vom Infarktareal ausgehender Herzrhythmusstörungen. Besonders bedrohlich ist die erste Stunde nach dem Ereignis.

> **Psyche und Herzinfarkt**
>
> Kaum jemand zweifelt heute noch ernsthaft daran, dass psychische und psychosoziale Faktoren beim Entstehen eines Herzinfarktes bedeutsam sind.
> Zum idealen Nährboden für Herzkreislauferkrankungen, wie z. B. Übergewicht, erhöhten Blutfetten, Bewegungsarmut, Zuckerkrankheit und Rauchen, kommen seelische Faktoren hinzu, wie sie aus Leistungsdruck, beruflichem Ehrgeiz, finanziellen Problemen und Sorgen oder Fehlen von harmonischen Lebensumständen resultieren. Die Unfähigkeit vieler Menschen zum Zufriedensein, Loslassen und Entspannen überträgt sich im wahrsten Sinne des Wortes auf die Gefäße von Herz und Körper: Herzensprobleme werden zu Herzproblemen.
> Dem großen Anteil solcher psychischer Faktoren bei der Entstehung des Herzinfarktes und anschließend bei den Chancen für die Gesundung wird nach Meinung erfahrener Ärzte viel zu wenig Rechnung getragen. Nur Formen der Prävention und Therapie, die klinische, medikamentöse *und* psychosoziale Aspekte berücksichtigen, können die Zahl der Herzinfarktopfer verringern.

Symptome und Diagnosesicherung

Leitsymptome des Herzinfarktes sind akut einsetzende, ausstrahlende und oft anhaltende Schmerzen unter dem Brustbein (bei Frauen jedoch oft Oberbauchschmerzen!), Atemnot, Angst, Vernichtungsgefühl, Blässe, kalter Schweiß und das Gefühl eines „eisernen Reifens um die Brust".

> **Kardiogener Schock**
>
> Der **kardiogene Schock** ist ein lebensbedrohliches Kreislaufversagen mit schwerem Sauerstoffmangel des Organismus, hervorgerufen durch ein primäres Herzversagen („Pumpversagen"). Er ist eine häufige Komplikation bei Herzinfarkt, Herzrhythmusstörungen oder Lungenembolie.
> Der Patient zeigt schwerste Symptome einer Herzinsuffizienz (z. B. „Brodeln" über der Lunge), hat einen zu schnellen Herzschlag und zu niedrigen Blutdruck sowie eine blasse, kaltschweißige Haut, eventuell mit Zyanose. Der Kranke ist unruhig und hat (Todes-)Angst, das Bewusstsein kann getrübt sein. Aufgrund der Minderdurchblutung der Niere ist die Harnausscheidung stark vermindert. Die Behandlung ist ursachenabhängig.

Zur Diagnosesicherung leitet der Arzt ein *EKG* ab, das bei einem durch alle Schichten des Myokards reichenden Infarkt (transmuraler Infarkt) typische Veränderungen zeigt, v.a. eine Erhöhung der ST-Strecke (➤ Abb. 14.37). Man spricht von einem **STEMI** *(ST-elevation myocardial infarction).* Kommt es jedoch nur im Innenschichtbereich des Myokards zu einer Nekrose, geht dies nicht mit einer ST-Strecken-Veränderung einher (**NSTEMI** = *non-ST-elevation myocardial infarction*).
Weiterer Pfeiler der Diagnostik sind Blutuntersuchungen. Sonst nur im Zellinneren befindliche *Herzmuskeleiweiße und -enzyme* gelangen bei einem Infarkt ins Blut und sind dort erhöht nachweisbar. Ihre Konzentration gibt Hinweise auf den zeitlichen Verlauf und den Schweregrad des Herzinfarktes. Die kardialen *Troponine I und T* sind als zerfallende Muskelproteine bereits 3–4 Stunden nach Auftreten der Schmerzen sehr verlässliche frühe Marker bei beiden Formen des Infarktes. Etwas später steigt die ebenfalls herzmuskelspezifische *CK* (*Kreatinphosphokinase,* Normalwert bis 170 U/l).

Akuttherapie bei Herzinfarkt

> **Erstmaßnahmen bei Infarkt**
>
> Vor Eintreffen des Notarztes:
> › Sofort Rettungsdienst und Notarzt benachrichtigen. Bei einem Herzinfarkt entscheidet jede Minute über Leben und Tod
> › Ggf. sofort reanimieren (➤ 24.4)
> › Patienten mit erhöhtem Oberkörper lagern, beengende Kleidung entfernen, körperliche Ruhe einhalten lassen
> › Patienten nicht alleine lassen, Vitalzeichen kontrollieren
>
> Im Notarztwagen:
> › Sauerstoff geben
> › Bei systolischem Blutdruck über 100 mmHg 1–2 Hübe Nitroglycerin-Spray verabreichen

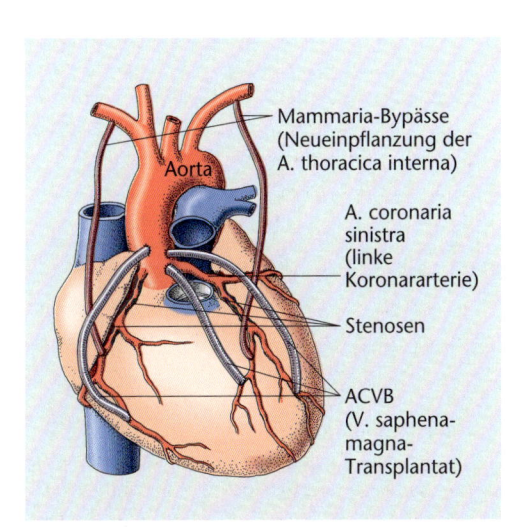

Abb. 14.35 Umgehung hochgradig verengter Koronararterien durch aorto-koronare Venen-Bypässe (ACVB) und durch Neueinpflanzung der A. thoracica interna.

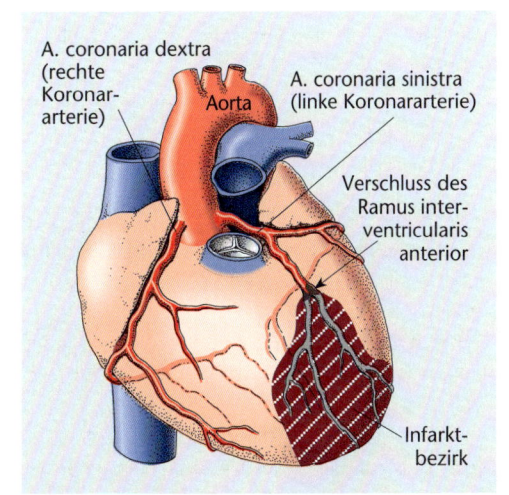

Abb. 14.36 Herzinfarkt. Durch einen Verschluss des Ramus interventricularis anterior wird der komplette Infarktbezirk nicht mit sauerstoffreichem Blut versorgt.

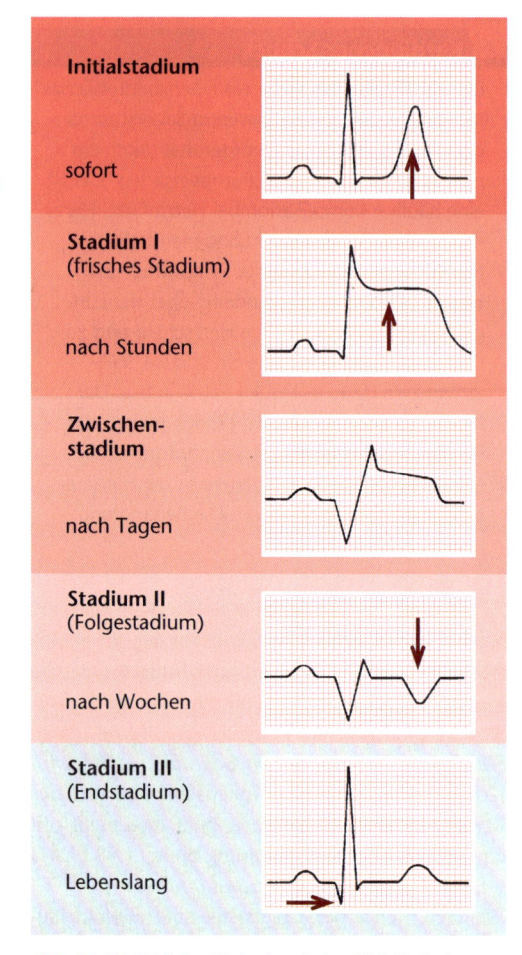

Abb. 14.37 Zeitlicher Verlauf typischer EKG-Veränderungen beim STEMI-Herzinfarkt. Zunächst fallen im EKG eine hohe T-Welle und eine Erhöhung der ST-Strecke auf. Im Verlauf des Heilungsprozesses verändert sich das EKG in charakteristischer Weise. Auch noch nach Jahren kann man an der vertieften Q-Zacke erkennen, dass ein Herzinfarkt stattgefunden hat.

- Arzt: Schmerzmittel (z. B. Morphin), Beruhigungsmittel (z. B. Valium®) zur Senkung des Sauerstoffverbrauchs und Dämpfung des ZNS, Thrombozytenaggregationshemmer (➤ 12.5.4) und Antikoagulantien (➤ 12.5.8), um weitere Thrombosierungen in den Koronararterien zu vermeiden. Behandlung von Komplikationen wie etwa Herzrhythmusstörungen oder Schock.

Ziel ist eine Wiedereröffnung des verschlossenen Gefäßes. Ist eine kardiologische Abteilung mit einem Herzkatheterlabor schnell erreichbar, ist für die meisten Patienten eine umgehende Koronarangiographie mit Ballondilatation und Stentimplantation am erfolgversprechendsten. Alternative ist eine konservative Thrombolyse auf der Intensivstation, durch die das Blutgerinnsel aufgelöst werden soll.

Nach den besonders komplikationsreichen ersten 2–3 Tagen kann der Patient in der Regel auf eine „normale" internistische Station verlegt werden. Dort wird der Infarktpatient Schritt für Schritt mobilisiert, ggf. eine bildgebende oder Labordiagnostik nachgeholt bzw. ergänzt und die weitere Behandlung eingeleitet.

Weiterbehandlung

Die medikamentöse Behandlung nach Infarkt entspricht im Wesentlichen der bei KHK (➤ 14.7.2). Oft empfiehlt sich eine *Anschlussheilbehandlung (AHB)*, während der die Belastung des Patienten weiter gesteigert wird und der Patient zu einer Änderung seiner Lebensführung (Rauchen, Ernährung, angepasste Bewegung, Stressbewältigung) hingeführt werden soll.

Frauenherzen schlagen anders

Vermutet wurde es schon immer, aber bewiesen haben es erst neuere kardiologische Studien und gesicherte klinische Beobachtungen. Auch beim Herzen gibt es geschlechtstypische Unterschiede. Für das weibliche Herz gilt:

- In der Längsrichtung zieht es sich weniger zusammen als beim Mann. Auch die gleichzeitige Rotationsbewegung, die beim „Auswringen" der Herzkammern mithilft, fällt schwächer aus
- Die Anfälligkeit für Psychostress ist größer. Bei einer Sonderform der Kardiomyopathie, die zu 90 % das weibliche Geschlecht betrifft, lässt sich fast immer in der Anamnese ein schwer stressendes Lebensereignis feststellen
- Diagnostisch versagt das Belastungs-EKG häufiger
- Bei Herztransplantationen sind Abstoßungsreaktionen relativ häufiger
- Die größten Unterschiede finden sich bei Ursachen, Symptomen und Folgen des Herzinfarktes. Die typischen arteriosklerotischen Plaques (➤ 15.1.4) fehlen oft – angenommen wird eine geringere Gefäßelastizität, die zu Mikrozirkulationsstörungen führt. Ebenso fehlen oft die charakteristischen Brustschmerzen mit Ausstrahlung in den Arm. Frauen leiden mehr unter Oberbauchbeschwerden, Übelkeit und Atemnot, was in der Klinik oft fehldeutet wird und zum verspäteten Einsetzen der Therapie führt
- Dies wird als einer der Gründe angesehen, warum unmittelbar nach dem Herzinfarkt die Sterblichkeit bei Frauen doppelt so hoch ist wie bei Männern.

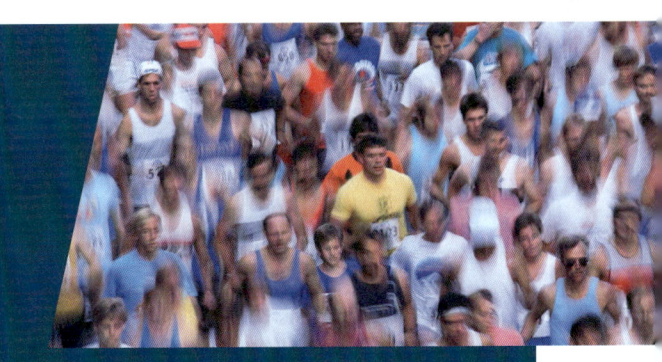

15 Kreislauf und Gefäßsystem

15.1 Aufbau des Gefäßsystems 296	15.2.3 Venen des Körperkreislaufs 301	15.3.5 Blutdruck und Blutdruckregulation 304
15.1.1 Kardiovaskuläres System 296	15.2.4 Lungenkreislauf 302	
15.1.2 Arterien 296	**15.3 Physiologische Eigenschaften des Gefäßsystems** 302	**15.4 Blutdruckregulationsstörungen** 306
15.1.3 Arteriolen 296		
15.1.4 Arteriosklerose 297	15.3.1 Blutströmung 302	15.4.1 Bluthochdruck (Hypertonie) 306
15.1.5 Aneurysmen 297	15.3.2 Strömungswiderstand 302	15.4.2 Zu niedriger Blutdruck (Hypotonie) 307
15.1.6 Kapillaren 298	15.3.3 Blutverteilung und Körperdurchblutung 302	15.4.3 Schock 307
15.1.7 Venolen und Venen 299	15.3.4 Organismus bei körperlicher Arbeit 303	**15.5 Gefäßerkrankungen – Sauerstoff im Stau** 308
15.2 Abschnitte des Kreislaufs 299		
15.2.1 Arterien des Körperkreislaufs 299		
15.2.2 Pfortadersystem 300		

15.1 Aufbau des Gefäßsystems

15.1.1 Kardiovaskuläres System

Die Blutgefäße gehören zu den wichtigsten Transportwegen des menschlichen Körpers. Zusammen mit dem Herzen bilden sie das *Herz-Kreislauf-* oder **kardiovaskuläre System.** Dieses versorgt alle Zellen mit Sauerstoff und Nährstoffen und transportiert gleichzeitig Stoffwechselendprodukte wieder ab.

Der menschliche Kreislauf wird in den **Körperkreislauf** *(großen Kreislauf)* und den **Lungenkreislauf** *(kleinen Kreislauf)* gegliedert (▶ Abb. 14.1).

Körperkreislauf

Die linke Herzkammer presst das sauerstoffreiche Blut in die **Aorta** *(große Körperschlagader, Hauptschlagader),* die größte Schlagader des Körpers. Diese teilt sich in andere große *Schlagadern* auf, die **Arterien** (▶ Abb. 15.9). Sie führen das sauerstoffreiche, hellrote Blut vom Herzen in den ganzen Körper. Dabei verzweigen sie sich in immer kleinere Äste, die **Arteriolen.**

Die Arteriolen teilen sich weiter, und schließlich fließt das Blut in haardünne Gefäße, die **Kapillaren,** durch deren durchlässige Wand Sauerstoff, Nährstoffe und Stoffwechselprodukte zwischen Gewebe und Blut ausgetauscht werden. Die Gesamtfläche aller Kapillaren im Körper beträgt 1 000 Quadratmeter – dies entspricht etwa zehn Vierzimmerwohnungen!

Am anderen Ende der Kapillaren sammeln **Venolen** das jetzt sauerstoffarme, dunkelrote Blut und vereinigen sich zu immer größeren **Venen.** Die beiden größten Venen des Menschen, die *obere* und *untere Hohlvene* (**Vena cava superior** und **inferior** ▶ Abb. 15.10), führen das Blut in den rechten Herzvorhof zurück.

Lungenkreislauf

Die rechte Herzkammer pumpt das sauerstoffarme Blut in den Lungenkreislauf. Auch seine Arterien verästeln sich bis auf Kapillardicke. Im Kapillarnetz der Lunge reichert sich das Blut mit Sauerstoff an und gibt gleichzeitig Kohlendioxid ab, das anschließend ausgeatmet wird. Die Lungenvenen führen das sauerstoffreiche Blut in den linken Vorhof zurück, wo der Kreislauf von vorn beginnt.

> **Arterie oder Vene?**
>
> In **Arterien** strömt das Blut *vom Herzen weg.* Im Körperkreislauf führen die Arterien hellrotes, sauerstoffreiches Blut, im Lungenkreislauf hingegen fließt in ihnen sauerstoffarmes, dunkelrotes Blut. **Venen** leiten das Blut *zum Herzen zurück.* Sie enthalten im Körperkreislauf sauerstoffarmes Blut, während sie im Lungenkreislauf sauerstoffreiches Blut transportieren.
> Die großen Arterien des Körperkreislaufs gehören zum **Hochdrucksystem,** die Venen des Körperkreislaufs und alle Gefäße des Lungenkreislaufs zum **Niederdrucksystem** (▶ Abb. 15.9, ▶ Abb. 15.10).

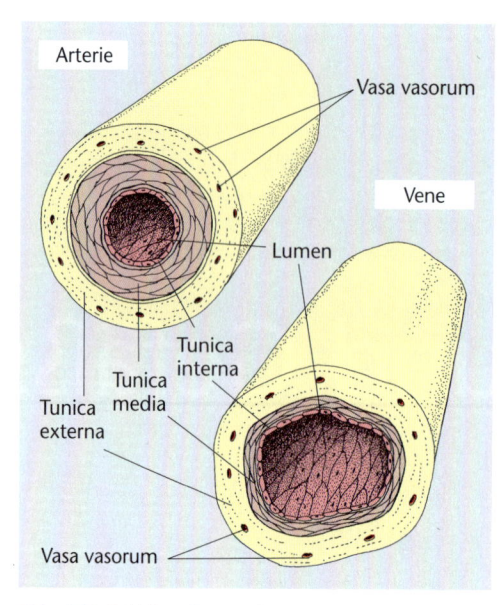

Abb. 15.1 Schichtaufbau größerer Arterien und Venen.

15.1.2 Arterien

Wandaufbau

Arterien sind aus drei Wandschichten aufgebaut, die einen Hohlraum umschließen, das **Gefäßlumen** (*Lumen* bezeichnet die lichte Weite eines Hohlorgans ▶ Abb. 15.1).

› Flache Zellen (einschichtiges Plattenepithel ▶ Abb. 4.2) kleiden das Gefäßlumen aus und bilden das **Gefäßendothel,** das mit dem Blut direkt Kontakt hat. Darunter liegen feine Bindegewebsfasern und eine elastische Membran. Sie bilden zusammen mit dem Gefäßendothel die **Tunica interna** (kurz *Interna,* auch *Tunica intima* oder kurz *Intima*)
› In der mittleren, kräftigsten Schicht, der **Tunica media** oder *Media,* verlaufen glatte Muskelzellen und elastische Fasern
› Die äußere Schicht, die **Tunica externa** (kurz *Externa* oder früher *Adventitia*), besteht aus Bindegewebe und elastischen Fasern. Bei den größeren Arterien verlaufen in ihr Gefäße, **Vasa vasorum** genannt, und Nerven zur Versorgung der Arterienwand.

Arterien vom elastischen Typ

Bei herznahen Schlagadern, etwa der Aorta oder der Halsschlagader, überwiegen in der Media die elastischen Fasern – dies sind **Arterien vom elastischen Typ.** Sie leisten einen wichtigen Beitrag zur gleichmäßigen Funktion des Kreislaufs: Der vom Herzen während der Systole ruckartig ausgeworfene Blutstrom dehnt die Gefäßwand kurz auf. Während der Herzmuskel sich in der Diastole entspannt, zieht sich die hier sehr elastische Gefäßwand wieder zusammen und schiebt das im Lumen gespeicherte Blut weiter. So sorgen die herznahen, elastischen Gefäße für einen gleichmäßigen Blutstrom. Wären sie starr wie Wasserrohre, stünde nach Beendigung jeder Herzaktion der Blutstrom still. In Anlehnung an Ausgleichs- und Speicherbehälter hinter Kolbenpumpen heißt dieser Mechanismus **Windkesselfunktion,** die entsprechenden Arterien nennt man *Windkesselgefäße* (▶ Abb. 15.2).

Die *Dehnbarkeit* der Gefäße heißt **Compliance.** Die Compliance des venösen Systems ist ca. 200-mal größer als die des arteriellen Systems. Mit zunehmendem Alter oder bei bestimmten Erkrankungen nimmt die Compliance ab.

Arterien vom muskulären Typ

Bei den Arterien in der Körperperipherie hingegen überwiegen in der Media die glatten Muskelzellen. Diese **Arterien vom muskulären Typ** können durch Kontraktion oder Entspannung die Weite ihres Lumens und damit den Strömungswiderstand (▶ 15.3.2) und die Durchblutung der von ihnen versorgten Organe beeinflussen. Daher heißen die Arterien vom muskulären Typ auch *Widerstandsgefäße.*

15.1.3 Arteriolen

Am Übergang zwischen Arterien und Kapillaren finden sich die **Arteriolen.** Sie bilden den Hauptanteil der Widerstandsgefäße und sind somit entscheidend an der Widerstandsregulation beteiligt (▶ Abb. 15.11).

Die Wand der Arteriolen besteht aus Endothel, einem Gitterfasernetz und einer einschichtigen, glatten Muskelzellschicht. Das vegetative Nervensystem (▶ 8.10), lokal anfallende Stoffwechselprodukte und vom Endothel gebildete Botenstoffe steuern den Spannungszustand der glatten Muskulatur und damit die Arteriolenweite und so die Durchblutung. Ziehen sich die Muskeln zusammen, wird der Gefäßquerschnitt kleiner (*Gefäßengstellung,* **Vasokonstriktion**), und die Durchblutung im nachfolgenden Kapillargebiet sinkt. Erschlaffen sie, erweitert sich die Arteriole (*Gefäßweitstellung,* **Vasodilatation**), und die Durchblutung nimmt zu.

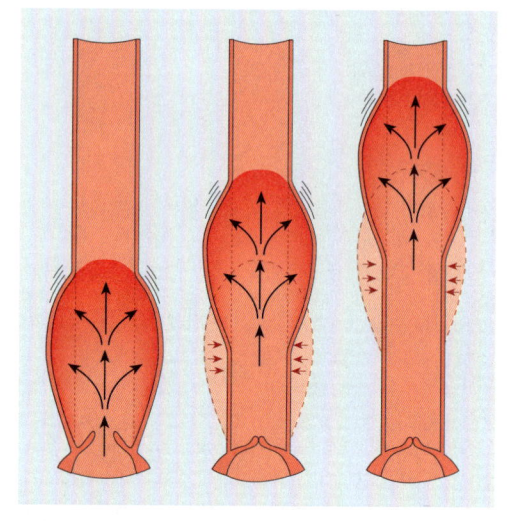

Abb. 15.2 Windkesselfunktion. Infolge der Windkesselfunktion herznaher Arterien breiten sich Blutströmung und Pulswelle kontinuierlich über die Arterien aus. Dabei ist die Pulswellengeschwindigkeit sehr viel größer als die Blutströmungsgeschwindigkeit.

15.1.4 Arteriosklerose

Gefahr Nummer 1 für ein gesundes Gefäßsystem ist in unserer Gesellschaft die **Arteriosklerose** *(Atherosklerose)*. Sie beinhaltet gemäß Definition der Weltgesundheitsorganisation (WHO) Veränderungen der Arterieninnenwand (Ansammlung von Fettsubstanzen, Kohlenhydraten, Blutbestandteilen, Bindegewebe und Kalzium) *und* Veränderungen der Gefäßmuskelschicht. Beide führen zu Verhärtung und Elastizitätsverlust der Arterienwand sowie durch Wandverdickung (arteriosklerotische Plaques) mit sekundärer Thrombenbildung zur Verengung des Gefäßlumens. Als Folge entsteht eine Mangeldurchblutung von Geweben und Organen. Arteriosklerosebedingte Herz-Kreislauf-Erkrankungen zählen zur häufigsten Todesursache in den Industriestaaten.

Streng genommen ist Arteriosklerose ein Sammelbegriff für verschiedene degenerative Erkrankungen der Gefäße. Da die im Folgenden im Detail dargestellte Atherosklerose jedoch weitaus am bedeutendsten ist, werden die beiden Begriffe meist (so auch hier) synonym gebraucht.

Risikofaktoren

Bei der Entstehung der Arteriosklerose spielen einerseits **Risikofaktoren** eine Rolle, die vom Patienten nicht beeinflussbar sind, wie eine genetische Prädisposition, höheres Lebensalter und männliches Geschlecht. Daneben beeinflussen vor allem die Lebensbedingungen unserer „modernen" Zivilisation die Entstehung der Arteriosklerose, besonders (➤ Abb. 15.3):

- Über- und Fehlernährung und Fettstoffwechselstörungen mit zu hohem „bösem" LDL-Cholesterin und zu niedrigem „gutem" HDL-Cholesterin im Blut (➤ 15.5, ➤ 18.4, ➤ 18.6)
- Rauchen
- Hypertonie (Bluthochdruck ➤ 15.4.1)
- Diabetes mellitus (➤ 11.6.3), v.a. Diabetes mellitus Typ 2
- Übergewicht
- Bewegungsmangel
- Psychosoziale Faktoren.

Pathogenese

Schlüsselrollen für die Arterioskleroseentstehung spielen das *LDL-Cholesterin,* reaktive *Sauerstoffradikale* (aggressive Moleküle mit ungepaarten Elektronen ➤ Abb. 1.10), das *Stickstoffmonoxid (NO,* auch *EDRF = endothelium derived relaxing factor* genannt), das vom Endothel der Gefäße gebildet wird (➤ 15.3.3), und eine *Endothelverletzung.*

Endothelschaden und -dysfunktion: Plaques und Thromben. Normalerweise besteht ein Gleichgewicht zwischen NO und Sauerstoffradikalen. NO kommt dabei eine Schutzfunktion zu, indem es u.a. die Gefäße entspannt, das Einwandern von Makrophagen in die Intima vermindert und die Thrombozyten-Aggregation hemmt. Häufen sich nun Sauerstoffradikale im Blut an, wird die Verfügbarkeit von NO herabgesetzt und dadurch seine Schutzfunktion vermindert (**endotheliale Dysfunktion**).

Kommt es hierdurch oder durch andere Einflüsse zur **Endothelschädigung,** heften sich Monozyten am Endothel an, nisten sich als ortsständige Makrophagen (Fresszellen ➤ 13.2.2) in der Intima ein und führen zu einer Entzündung. Bei zu hohem LDL-Cholesterin-Blutspiegel nehmen nun die Makrophagen in hohem Ausmaß LDL-Cholesterin auf. Sie werden so zu fetthaltigen **Schaumzellen**, dem Hauptbestandteil der **arteriosklerotischen Plaques**. Sie können bindegewebig überzogen werden, aber auch reißen (rupturieren), so dass sich Thrombozyten anlagern und dort ein Blutgerinnsel (**Thrombus**) entsteht. Durch Einlagerung von Kalksalzen in die geschädigte Intima bilden sich **Verkalkungen.** Die Gefäße werden zunehmend enger bis zum Verschluss.

Diese **Response-to-Injury-Theory** (deutsch: *Antwort-auf-Verletzung-Theorie*) mit der Endothelverletzung am Beginn der Schädigungskaskade ist das zur Zeit akzeptierteste Erklärungsmodell für die Entstehung der Arteriosklerose. Sicher hat auch das Gerinnungssystem Einfluss. Geschädigte Endothelzellen bilden weniger NO und *Prostazyklin* (ein Prostaglandin, ➤ 3.5.3, ➤ Tab. 11.4), die die Thrombozytenaggregation hemmen. Ohne sie werden die Thrombozyten schneller auf den Endothelschaden aufmerksam und setzen die Gerinnungskaskade (➤ 12.5.5) in Gang.

Gefäßverschluss und Infarkt. Der vollständige Verschluss *(Obliteration)* des Gefäßes hat zur Folge, dass das ursprünglich von dieser Arterie versorgte Gefäßgebiet einen akuten Sauerstoffmangel erleidet – der Mediziner spricht von **Ischämie.** Stirbt das ischämische Gewebe ab, liegt ein **Infarkt** vor.

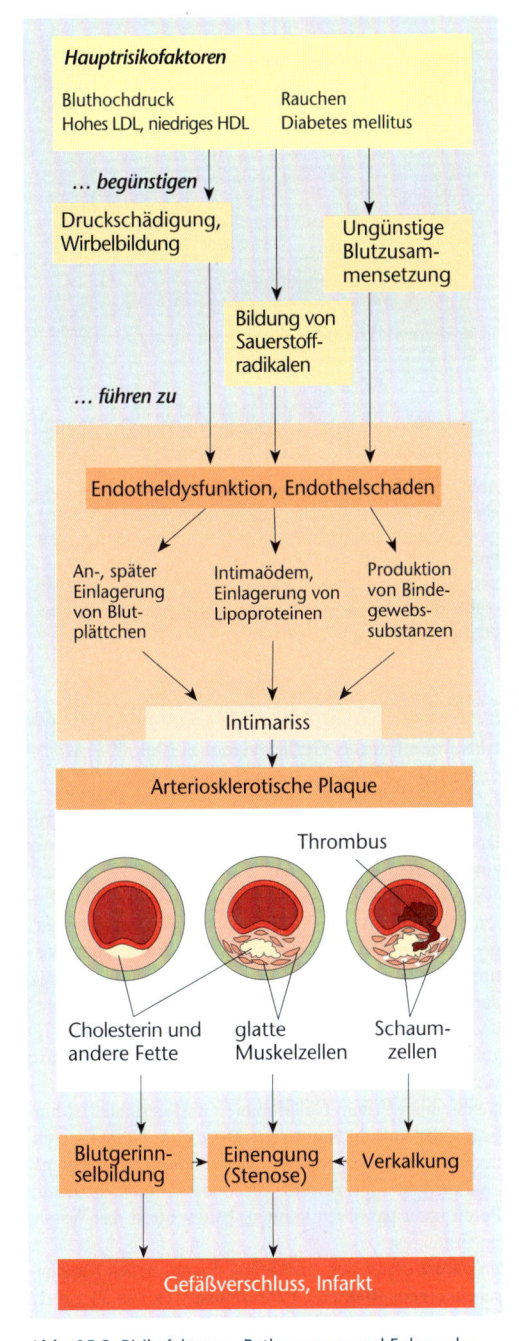

Abb. 15.3 Risikofaktoren, Pathogenese und Folgen der Arteriosklerose.

> **Ganzer Körper betroffen**
>
> Wichtige durch die Arteriosklerose bedingte Krankheitsbilder sind:
> - Koronare Herzkrankheit und Herzinfarkt (➤ 14.7.2, ➤ 14.7.3)
> - Schlaganfall (➤ 8.12)
> - Verschlüsse der Bauch-, Becken- und Beinarterien (➤ 15.5)
> - Arteriosklerotische Aneurysmen (➤ 15.1.5).
>
> In der Regel ist die Arteriosklerose keine lokale, sondern eine *generalisierte* Gefäßerkrankung. Patienten mit Arteriosklerose haben daher oft *mehrere* dieser Erkrankungen.

15.1.5 Aneurysmen

Eine umschriebene Gefäßausweitung heißt **Aneurysma**. Man spricht von einem *echten Aneurysma* **(Aneurysma verum)**, wenn alle drei Gefäßwandschichten an der Aussackung beteiligt sind. Diese Ausweitung kann angeboren sein, aber auch im Laufe des Lebens entstehen, z.B. infolge einer Arteriosklerose. Am häufigsten sind Aneurysmen der Aorta, wobei sie sich zu 85 % im Bauch- und zu 15 % im Brustabschnitt der Aorta finden.

Bauchaorten-Aneurysma

Vom **Bauchaorten-Aneurysma** sind Männer viermal häufiger als Frauen betroffen, der Altersgipfel liegt bei 60–70 Jahren. Heute werden die meisten Aneurysmen v.a. durch Ultraschalluntersuchungen diagnostiziert, bevor sie zu Symptomen wie Schmerzen oder einer pulsierenden Schwellung geführt haben.

Nur bei kleinen Aneurysmen beschwerdefreier Patienten kann unter Kontrollen abgewartet werden. Bei Aneurysmen über ca. 5 cm Durchmesser wächst die Gefahr, dass das Aneurysma *rupturiert* (reißt) und der Betroffene möglicherweise in Minuten innerlich verblutet. Deshalb ist oft die vorsorgliche Aneurysmaausschaltung empfehlenswert, je nach individuellem Befund durch offene operative *Aneurysmaresektion* mit Einsetzen einer *Gefäßprothese* oder „geschlossenes" endovaskuläres Einsetzen eines *Stents* über eine Beinarterie.

15.1.6 Kapillaren

Die mikroskopisch feinen Kapillaren verbinden die Arteriolen mit den Venolen. Sie bilden ein im gesamten Körper ausgedehntes, unterschiedlich dicht geknüpftes Netz:
- Gewebe mit hohem Sauerstoffbedarf, beispielsweise die Muskeln oder die Nieren, besitzen eine hohe Kapillardichte
- Auch die Lunge hat für den Gasaustausch ein Kapillarnetz hoher Dichte
- Sehnen und andere Gewebe mit niedriger Stoffwechselaktivität (bradytrophe Gewebe ▶ 4.3.5) hingegen haben nur wenige Kapillaren
- In Augenlinse und Hornhaut des Auges sowie in Knorpel, Herzklappen und Oberhaut (Epidermis) finden sich beim Gesunden überhaupt keine Kapillaren. Diese Strukturen werden in der Regel durch Diffusion versorgt.

> **Dekubitusgefahr!**
>
> Die Gefäßwände der Kapillaren sind dünn, der Blutdruck in den Kapillaren ist niedrig. Deshalb reicht im Liegen oft schon der Druck des aufliegenden Körpers, um die Kapillaren abzudrücken und den Stoffaustausch zu unterbrechen. Bleibt der Druck länger als zwei Stunden bestehen, werden die Zellen irreversibel geschädigt und beginnen abzusterben: Ein **Dekubitus** (*Druckgeschwür, Wundliegen* ▶ 7.5.9) entsteht. Die Gefahr ist bei zusätzlichen Hautschädigungen oder Minderdurchblutung besonders hoch.

Rechnet man die Gefäßquerschnitte aller Kapillaren zusammen, so ergibt sich ein *Gesamt*querschnitt, der denjenigen in den übrigen Gefäßgebieten weit übersteigt. Der Blutstrom ist in den Kapillaren besonders langsam (▶ Abb. 15.11), was den Stoffaustausch durch die Kapillarwand begünstigt. Denn im Gegensatz zu den Arterien, deren Wand für Blutbestandteile undurchdringlich ist, ist die dünne Kapillarwand porös und besteht nur noch aus dem Endothel und einer dünnen Basalmembran (▶ 4.2). Durch die Poren werden Substanzen zwischen Gefäß und Gewebe ausgetauscht. Anders ausgedrückt: Die Kapillarwände bilden eine *semipermeable* Membran (▶ 2.4.2), die von allen Substanzen außer Blutkörperchen und Plasmaeiweißen frei passiert werden kann.

Druckverhältnisse im Kapillargebiet

Entscheidend für den Stoffaustausch im Kapillargebiet sind die Druckverhältnisse. Je nach Druckgradient gelangen Flüssigkeit und Nährstoffe in das umliegende Gewebe (*Auswärtsströmung, Fil-*

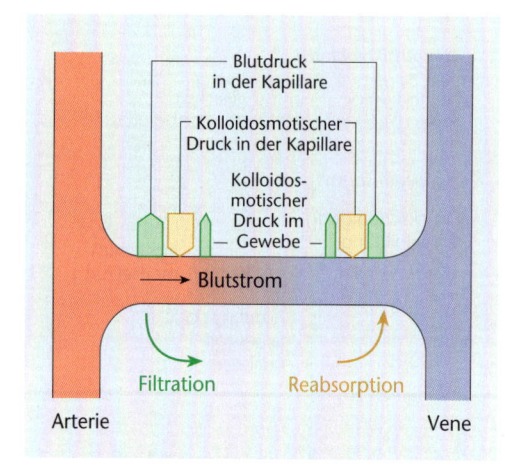

Abb. 15.4 Druckverhältnisse im Kapillargebiet. Im arteriellen Schenkel der Kapillare überwiegen die nach außen gerichteten Kräfte (dargestellt durch entsprechend breite Pfeile), Flüssigkeit wird filtriert. Im venösen Schenkel haben sich die Kräfteverhältnisse umgekehrt, Flüssigkeit wird reabsorbiert. Der besseren Anschaulichkeit wegen wurde der Lymphabfluss hier vernachlässigt (▶ 12.6.1).

tration) oder es strömen Abfallprodukte mit der Flüssigkeit in das Gefäßsystem zurück (*Einwärtsströmung, Reabsorption* (▶ Abb. 15.4).

Der *Rest-Blutdruck* ist am Anfang des arteriellen Kapillarschenkels mit ca. 30 mmHg am höchsten und sinkt zum venösen Ende hin auf ca. 10 mmHg. Er „drückt" Wasser, Ionen und andere kleine Moleküle durch die Poren der Kapillarwand ins Gewebe, ist also nach „außen" gerichtet. In die gleiche Richtung wirkt der **kolloidosmotische Druck** (▶ 2.7.7) des Gewebes (Interstitium), der Wasser und kleine Moleküle ins Interstitium „zieht" und schätzungsweise bei 5 mmHg liegt. Der Flüssigkeitsdruck im Interstitium liegt bei etwa Null, kann also vernachlässigt werden.

Nach „innen" (zum Gefäßinneren hin) gerichtet ist hingegen der **kolloidosmotische Druck** im Gefäßinneren, der sowohl im arteriellen wie venösen Schenkel ca. 25 mmHg beträgt: Eiweiße (besonders *Albumin*), die die Poren nicht passieren können, halten quasi das Wasser im Gefäß fest.

Insgesamt ergibt sich am Anfang des arteriellen Kapillarschenkels ein **effektiver Filtrationsdruck** von 30 mmHg + 5 mmHg − 25 mmHg = 10 mmHg; d.h. am arteriellen Schenkel der Kapillaren werden Flüssigkeit und kleine Moleküle ins Interstitium *filtriert*. Am venösen Schenkel überwiegen durch das Absinken des Blutdrucks die nach innen gerichteten Kräfte, Flüssigkeit und kleine Moleküle werden in die Kapillaren *reabsorbiert*, ▶ Abb. 15.4). Pro Tag gelangen rund 20 Liter Flüssigkeit durch die Kapillarwände in das Interstitium. 18 Liter davon fließen im venösen Schenkel der Kapillaren wieder in das Gefäßsystem zurück. Zwei Liter strömen indirekt durch das *Lymphsystem* ins Blut zurück (▶ 12.6.1).

Ödeme

Ödeme sind krankhafte Flüssigkeitsansammlungen im Gewebe. Sie entstehen, wenn das Gleichgewicht zwischen Filtration einerseits und Reabsorption plus Lymphabfluss andererseits zugunsten der Filtration verschoben ist (▶ Abb. 15.5).

Ödeme können verschiedene Ursachen haben:
- *Erhöhter Blutdruck in den Kapillaren.* Ist der Druck in den Kapillaren erhöht, so steigt die Filtration, und bei erschöpfter Transportkapazität der Lymphgefäße sammelt sich Flüssigkeit im Gewebe. Zu einer Druckerhöhung im arteriellen Schenkel der Kapillare kommt es z.B. bei Blutdrucksteigerung, zu einer Druckerhöhung im venösen Schenkel bei Herzinsuffizienz (generalisiert) oder Venenthrombose (lokal). Knöchelödeme entstehen häufig durch Venenklappeninsuffizienz bei langem Stehen (hydrostatischer Druck, ▶ 15.3.5). Sie bilden sich im Liegen wieder zurück
- *Verminderter kolloidosmotischer Druck.* Sinkt der Albumingehalt im Blut, entweder durch verminderte Bildung bei schweren Lebererkrankungen oder Hungerzustand (*Hungerödeme*) oder bei Eiweißverlusten über die Nieren (nephrotisches Syndrom) oder die Haut (infolge Verbrennungen), so wird weniger Wasser in den Kapillaren zurückgehalten
- *Störung des Lymphabflusses.* Sind die Lymphbahnen z.B. durch einen Tumor verlegt, können Ödeme im Einzugsbereich die Folge sein
- *Erhöhte Permeabilität der Kapillarwände.* Eine erhöhte Durchlässigkeit der Kapillaren für Eiweiße, etwa bei einer Allergie oder Entzündung, führt ebenfalls zu (lokalen) Ödemen. Im Gegensatz zu den bisher genannten Formen sind die so entstandenen Ödeme aber *proteinreich*.

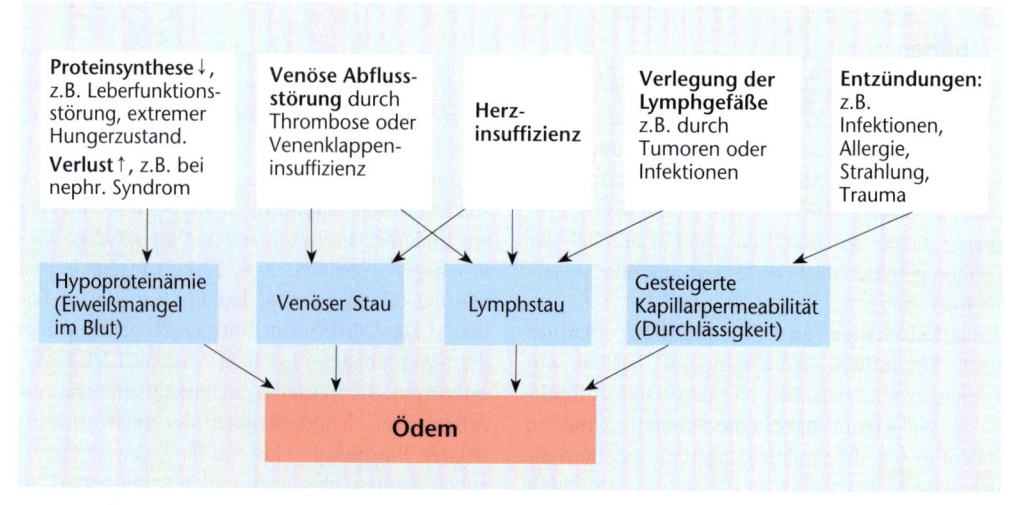

Abb. 15.5 Übersicht über die möglichen Ursachen einer Ödembildung.

15.1.7 Venolen und Venen

Nachdem das Blut die Kapillaren durchflossen hat, gelangt es in kleine Venen, die **Venolen,** die das Blut sammeln und es den größeren Venen zuleiten, die zum Herzen zurückführen.

In den Venen und Venolen des Körperkreislaufs befinden sich etwa 65 %, in den Venen des Lungenkreislaufs ca. 10 % des gesamten Blutvolumens. Deshalb nennt man sie auch **Kapazitätsgefäße.** Bei Bedarf können aus diesem Reservoir größere Blutmengen in andere Teile des Körpers verschoben werden.

> **Venöses Volumen nutzen**
>
> Das hohe Blutvolumen im venösen System macht man sich z. B. bei der Lagerung eines Patienten mit einem Kreislaufkollaps zunutze: Durch Hochhalten der Beine fließt das in den Beinvenen gespeicherte Blut wieder zum Herzen zurück, Füllungsdruck und Schlagvolumen des Herzens steigen an.

Wandaufbau

In den Venen herrscht ein niedrigerer Druck als in den Arterien, weshalb Venen viel dünnwandiger sind als Arterien. Bis auf folgende Unterschiede entspricht der Schichtaufbau der Venenwand in etwa dem der Arterien (die einzelnen Schichten sind aber schlechter gegeneinander abgegrenzt als in Arterien): Die äußere Schicht ist dicker, die Muskulatur schwächer, und die innere Schicht bildet in den Venen der Rumpfwand und der Extremitäten **Taschenklappen.** Meist zwei sich gegenüberstehende Endothelausstülpungen bilden zusammen eine Art Ventil (vergleichbar den Taschenklappen des Herzens), das den Blutstrom zum Herzen hin freigibt (▶ Abb. 15.6). Strömt das Blut jedoch in die andere Richtung, so entfalten sich die Taschenklappen und verhindern den Rückfluss.

Unterstützt wird dieses Klappensystem durch die Skelettmuskulatur, die eine Vene umgibt. Kontrahiert sich die Muskulatur, z. B. beim Gehen oder Laufen, so drückt sie die Vene rhythmisch zusammen und presst dadurch das Blut zum Herzen. Diese **Muskelpumpe** vergrößert den Rückfluss zum Herzen erheblich.

Am Bein finden sich drei Arten von Venen mit Klappen: **tiefe Venen,** die tief in der Muskulatur das Blut zum Herzen zurücktransportieren, **oberflächliche Venen,** die ein Netzwerk unter der Haut bilden, und schließlich die **Perforansvenen** (*Perforation* = Durchbruch), die oberflächliches und tiefes Venensystem verbinden. Gesunde Perforansvenen sind Einbahnstraßen – in ihnen kann das Blut nur von den oberflächlichen in die tiefen Venen strömen.

Krampfadern

Das Klappensystem der Venen funktioniert nur bei einem ausreichenden **Tonus** (Spannungszustand) der Venenwand. Reicht die Wandspannung nicht aus, entfernen sich die Enden der Klappen voneinander, und die Venenklappen schließen nicht mehr vollständig. Man spricht von einer **Venenklappeninsuffizienz.** Der Rückfluss dehnt die Venenwand zusätzlich auf, so dass **Varizen** (*Krampfadern*) entstehen. Der Patient leidet unter einer **Varikose** (*Krampfaderleiden*).

Besonders groß ist die Neigung zu Krampfadern in der Schwangerschaft, wenn durch das von der Plazenta gebildete Progesteron (▶ 21.3.4) der Tonus der glatten Muskulatur generell und damit auch der Venentonus abnimmt.

Venöse Thrombosen ▶ *12.5.7*

15.2 Abschnitte des Kreislaufs

15.2.1 Arterien des Körperkreislaufs

Der Körperkreislauf beginnt in der linken Herzkammer, führt über die Aorta zu den Kapillaren und über das venöse System zurück zur oberen und unteren Hohlvene und in den rechten Vorhof. Die **Aorta** gibt zunächst zwei kleine Äste ab, die den Herzmuskel mit Blut versorgen: die *linke* und *rechte Koronararterie* (**Arteria coronaria sinistra** bzw. **dextra,** ▶ 14.7.1). Danach steigt sie auf (*aufsteigende Aorta*, **Aorta ascendens**), verläuft im Bogen oberhalb des Truncus pulmonalis und zieht dann abwärts (*absteigende Aorta*, **Aorta descendens** ▶ Abb. 15.7).

Aortenbogen

Am **Aortenbogen** entspringen mehrere große Arterien: zunächst geht rechts der **Truncus brachiocephalicus** ab. Dieser Gefäßstamm teilt sich nach wenigen Zentimetern in die **A. subclavia dextra** *(rechte Schlüsselbeinschlagader)* und die **A. carotis communis dextra** *(rechte gemeinsame Halsschlagader)*. Als Nächstes zweigen die **A. carotis communis sinistra** *(linke gemeinsame Halsschlagader)* und die **A. subclavia sinistra,** *die linke Schlüsselbeinschlagader,* aus der Aorta ab.

Die beiden Halsschlagadern (kurz *Karotiden*) ziehen dann kopfwärts. In der **Karotisgabelung** am oberen Kehlkopfrand teilen sie sich jeweils in die **A. carotis externa** *(äußere Halsschlagader)* und in die **A. carotis interna** *(innere Halsschlagader)*. Die Karotisgabel, v.a. der Anfangsteil der A. carotis interna, ist etwas erweitert. Dieser weitere Bereich heißt auch **Karotissinus.** Die A. carotis externa versorgt Kehlkopf, Mundhöhle, Schilddrüse, Kaumuskulatur, Nase und das Gesicht. Die A. carotis interna speist das Auge und den größten Teil des Gehirns (▶ 8.12).

Armarterien

Die Aa. subclaviae versorgen die Arme (▶ Abb. 15.7, ▶ Abb. 15.9). Sie ziehen zunächst zur Achsel und geben dabei mehrere Äste ab. Dazu gehören die rechte und die linke *Wirbelschlagader* (**A. vertebralis),** die an der Halswirbelsäule zum Gehirn verlaufen, sowie mehrere Äste für Brustwand, Hals- und Nackenregion. In der Achsel ändert die A. subclavia ihren Namen in **A. axillaris** *(Achselarterie).* Diese zieht weiter zum Oberarm und wird zur **A. brachialis** *(Armschlagader).*

Diese teilt sich in der Ellbeuge auf in die **A. radialis** *(Speichenschlagader)* und die **A. ulnaris,** die *Ellenschlagader*. Die A. radialis verläuft entlang der Speiche in Richtung Hand. An ihr wird gewöhnlich der Puls gemessen. Die A. ulnaris zieht entsprechend an der Ellenseite weiter. Beide verzweigen sich und versorgen Unterarm und Hand.

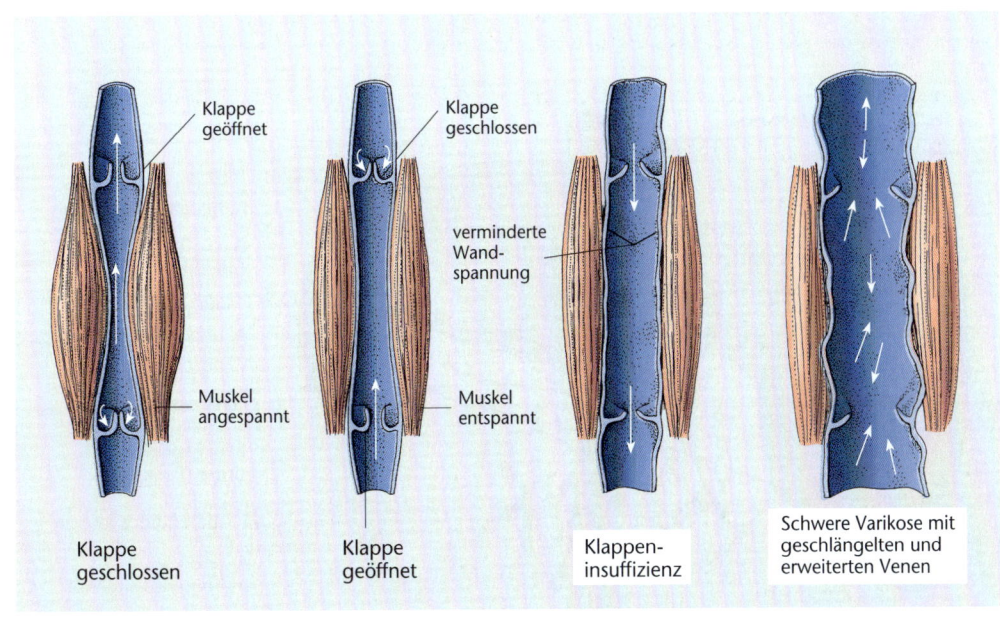

Abb. 15.6 Funktion der Venenklappen. Im ersten Bild wird das Blut durch Kontraktion der anliegenden Muskeln durch die geöffnete Venenklappe nach oben zum Herzen gepresst. Die untere, geschlossene Klappe verhindert einen Rückstrom. Bei entspannter Muskulatur (zweites Bild) kann Blut von unten durch die jetzt geöffnete Klappe nachfließen. Sind die Venen erweitert (drittes Bild), schließen die Klappen nicht mehr vollständig. Blut strömt der Schwerkraft folgend zurück in die Körperperipherie (viertes Bild). Es entsteht eine Varikose.

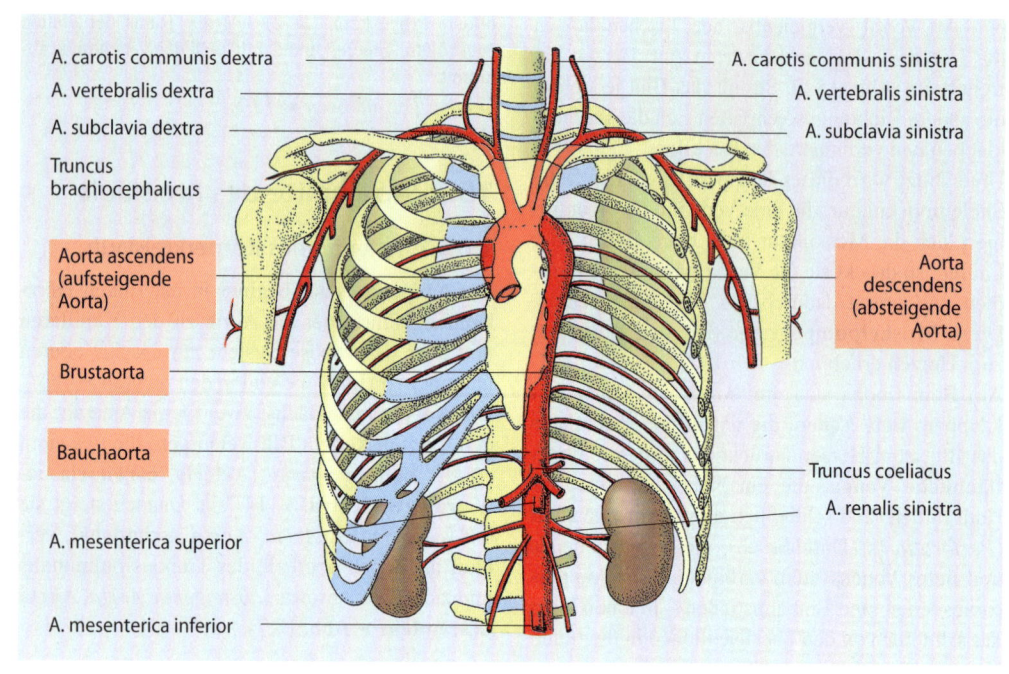

Abb. 15.7 Übersicht über die wichtigsten Gefäßabgänge der Aorta.

Gefäße des Bauchraums

Die Aorta verläuft im absteigenden Teil als *Aorta descendens* dicht vor der Wirbelsäule und gibt im Brustraum die **Interkostalarterien** *(Zwischenrippenschlagadern)* ab, die entlang der Rippen verlaufen. Danach passiert sie das Zwerchfell und tritt in das Retroperitoneum (➤ 17.1.3) ein.
Hieß die Aorta bis zum Zwerchfell noch **Brustaorta**, so wird sie jetzt **Bauchaorta** genannt. Im Bauchraum zweigt zunächst der **Truncus coeliacus** ab (➤ Abb. 15.8), ein kräftiger Arterienstamm, der sich nach wenigen Zentimetern in drei Äste aufteilt: die **A. gastrica sinistra** *(linke Magenschlagader)* für den Magen, die **A. hepatica communis** *(gemeinsame Leberschlagader)* v.a. für die Leber und die **A. lienalis** *(Milzschlagader)* für die Milz. Weiter unten gibt die Aorta zwei große Arterien ab, die überwiegend den Darm versorgen, die **A. mesenterica superior** und **inferior** *(obere* und *untere Eingeweideschlagader)*. Etwas unterhalb der A. mesenterica superior zweigen seitlich die beiden *Nierenarterien* **(Aa. renales)** ab (➤ Abb. 15.7, ➤ Abb. 15.9).
Vor dem 4. Lendenwirbel gabelt sich die Aorta in die linke und rechte **A. iliaca communis** *(gemeinsame Beckenarterie)*, die sich wiederum in die *innere* und *äußere Beckenarterie* **(A. iliaca interna** und **externa)** teilen. Die A. iliaca interna versorgt die Beckenorgane.
Die A. iliaca externa tritt in die **Lacuna vasorum**, eine Lücke zwischen Schambein und Leistenband (➤ Abb. 6.40). Hier verlaufen die Gefäße für das Bein. Während die Arterie abwärts zieht, wird sie zunächst am Oberschenkel zur **A. femoralis** *(Oberschenkelschlagader)* und läuft dann als **A. poplitea** *(Kniekehlenschlagader)* durch die Kniekehle. Unterhalb der Kniekehle teilt sie sich in drei Äste: die **A. peronea** *(Wadenbeinschlagader)*, die **A. tibialis anterior** *(vordere Schienbeinschlagader)* und die **A. tibialis posterior** *(hintere Schienbeinschlagader)*. Diese drei Arterien verzweigen sich und versorgen den Unterschenkel und den Fuß.

Pulsmessung

Der von der Herzaktion erzeugte Druckpuls wird über das Arteriensystem in die Peripherie weitergeleitet und kann dort getastet werden. Diese einfache **Pulsmessung** gibt oft ohne technischen Aufwand entscheidende Hinweise auf Zustand und Funktion des Herz-Kreislauf-Systems eines Patienten. Kriterien sind: die *Pulsfrequenz* (die in aller Regel der Herzfrequenz entspricht ➤ 14.4), seine *Regelmäßigkeit*, die *Kraft des Pulses* (**harter** oder **weicher Puls,** *Pulsus durus* oder *mollis*), die *Amplitude* (Höhe) des Pulses (**großer** oder **kleiner Puls,** *Pulsus magnus* oder *parvus*) und seine *Anstiegssteilheit bzw. -schnelligkeit* (**schnellender** oder **verzögerter Puls,** *Pulsus celer* oder *tardus*).

> **Tastpunkte zum Pulsmessen**
>
> Geeignete Tastpunkte zur Pulsmessung (➤ Abb. 15.9) finden sich dort, wo größere Arterien dicht unterhalb der Hautoberfläche oder über harten Strukturen wie Knochen verlaufen, gegen die man sie tasten kann. Am häufigsten wird der Puls an der A. radialis gemessen. Hierzu legt man Zeige-, Mittel- und Ringfinger parallel zueinander am handgelenksnahen Speichenende auf der Hohlhandseite auf.
> Andere Stellen, an denen sich auch bei schlechter Kreislaufsituation noch der Puls messen lässt (z. B. im Schock), sind die A. carotis am Hals und die A. femoralis in der Leistenbeuge. An der A. carotis sollte man den Puls aber nur einseitig und vorsichtig messen, da die Reizung der Pressorezeptoren im Bereich der Karotisgabelung zu einem Abfall von Puls und Blutdruck führen kann.

Zur klinischen Untersuchung gehört außerdem das Tasten des Pulses in der Leistenbeuge, in der Kniekehle und an Fußknöchel und Fußrücken. Der Untersucher erkennt so möglicherweise Gefäßverschlüsse, wie sie z. B. bei Rauchern häufig auftreten.

15.2.2 Pfortadersystem

Das venöse Blut aus den Bauchorganen fließt nicht direkt zum rechten Herzen zurück, sondern vereinigt sich zunächst in einer großen Vene, der

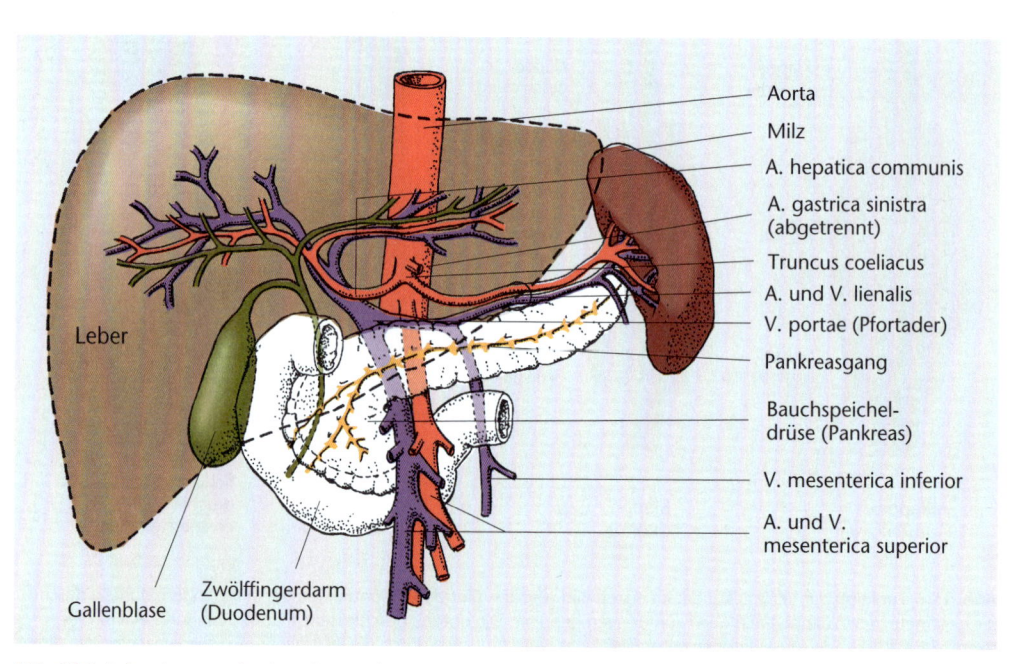

Abb. 15.8 Aufzweigungen der Aorta im Bauchraum und wichtige Gefäße des Pfortadersystems.

KREISLAUF UND GEFÄSSYSTEM **301**

Pfortader (**V. portae,** ➤ Abb. 15.8). Diese führt das nährstoffreiche Blut aus den Verdauungsorganen zur Leber, wo es sich mit dem sauerstoffreichen Blut der Leberarterie vermischt (➤ Abb. 17.7, ➤ Abb. 17.49).

In der Leber laufen dann zahlreiche biochemische Prozesse ab. Die Leber entgiftet gefährliche Substanzen und verändert manche aufgenommenen Stoffe so, dass die Körperzellen sie weiterverarbeiten können (➤ 17.10.3). Dazu durchfließt das Blut von V. portae und A. hepatica (Leberarterie) das Kapillarnetz der Leber. Danach gelangt es über die *Lebervenen* (**Vv. hepaticae**) und die V. cava inferior in den rechten Vorhof.

15.2.3 Venen des Körperkreislaufs

Aus den Kapillaren fließt das Blut über Venolen in die Venen. Der Verlauf der Venen entspricht meist dem der Arterien, es gibt jedoch insgesamt mehr Venen als Arterien. Die Venen münden letztlich in die V. cava superior oder inferior. Die **V. cava superior** *(obere Hohlvene)* sammelt das Blut aus Armen, Kopf, Hals und Brust. Die **V. cava inferior** *(untere Hohlvene)* nimmt das Blut von Bauchraum, Bauchwand, Beckenorganen und Beinen auf.

Das venöse Blut aus dem Herzmuskel fließt über mehrere kleinere Venen in den **Sinus coronarius,** eine große Sammelvene, die in den rechten Herzvorhof mündet.

Am Arm leiten die meist paarig angelegten *Ellen-* und *Speichenvenen* (**Vv. ulnaris** und **Vv. radialis**) das Blut in die **V. brachialis** *(Oberarmvene),* wel-

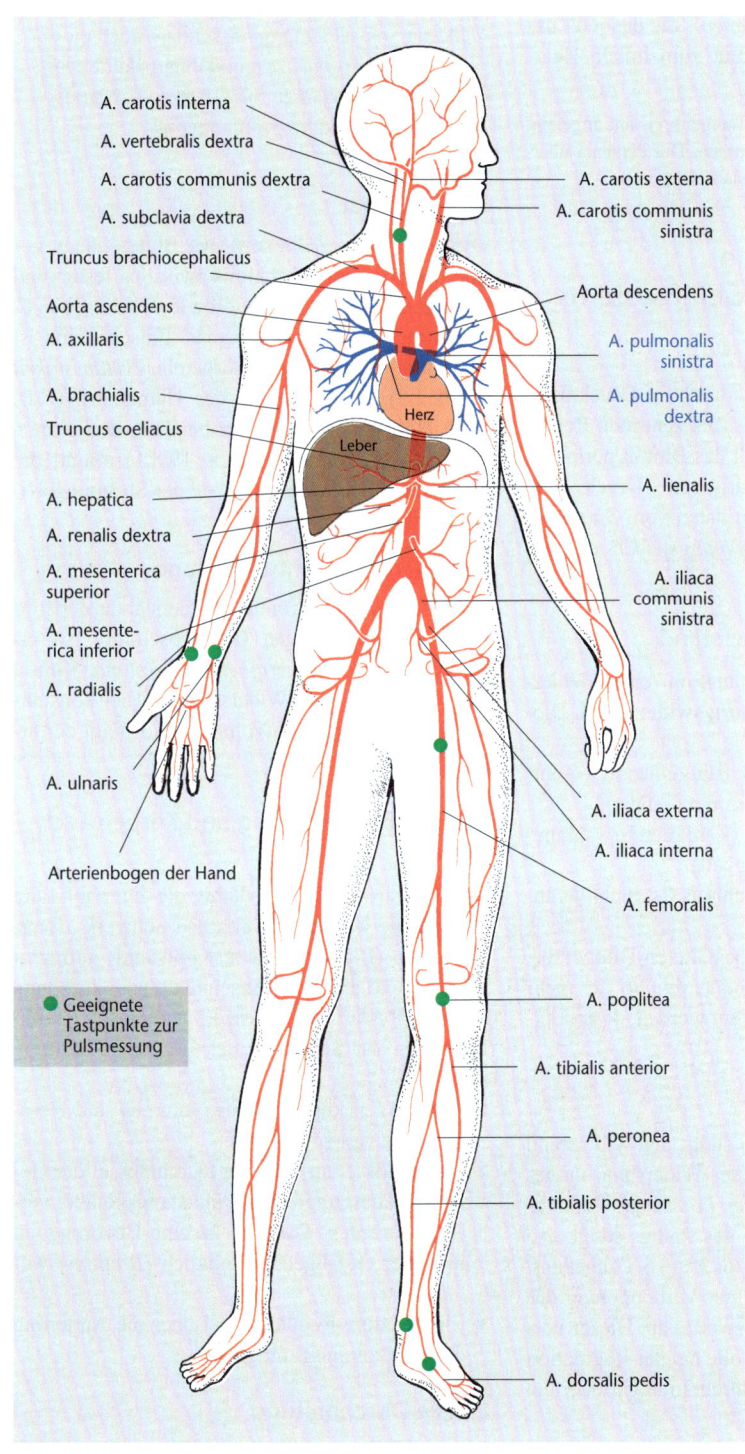

Abb. 15.9 Die wichtigen Arterien in der Übersicht.

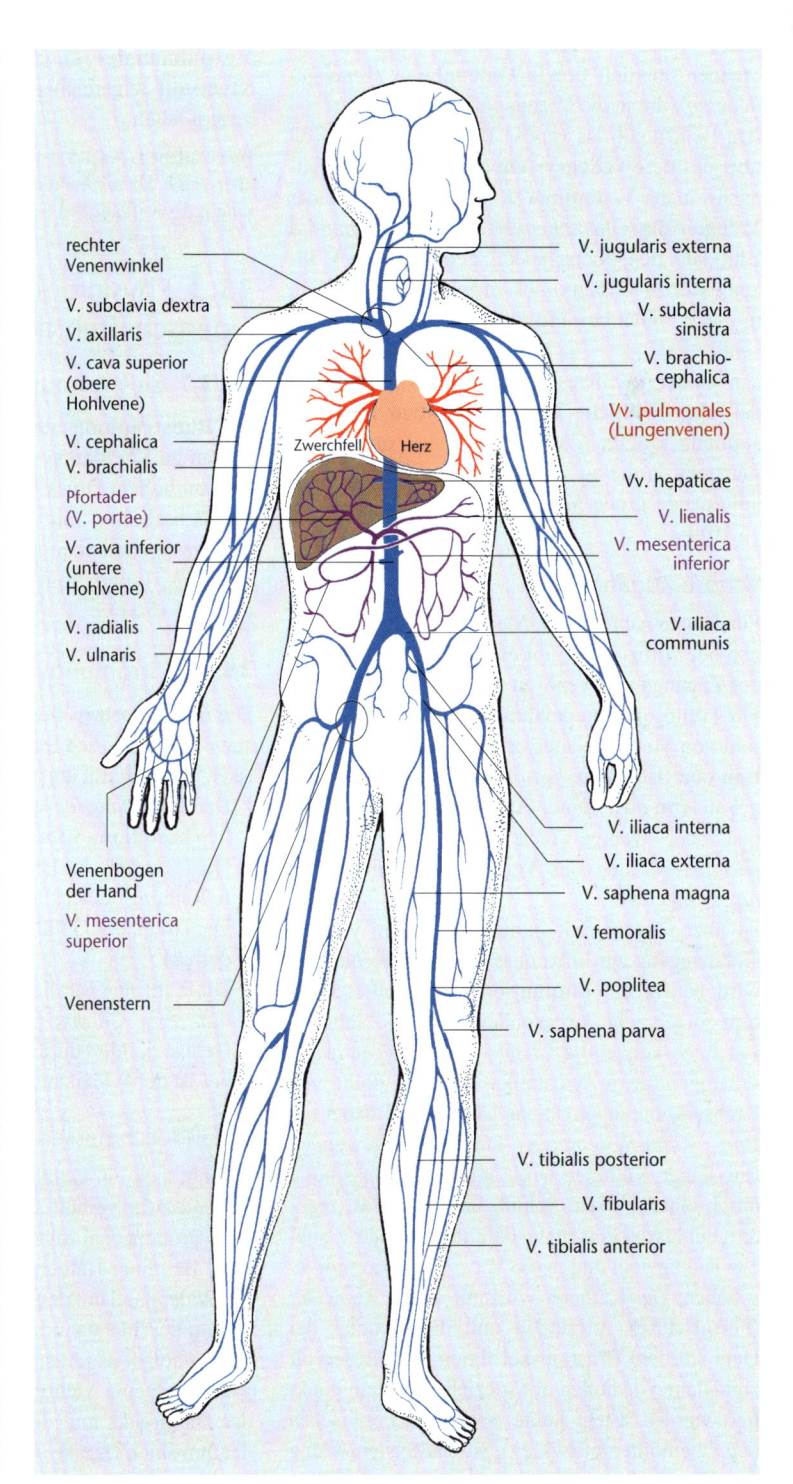

Abb. 15.10 Die wichtigen Venen in der Übersicht.

che in die **V. subclavia,** die *Schlüsselbeinvene,* übergeht (▶ Abb. 15.10). Diese vereinigt sich im linken bzw. rechten **Venenwinkel** mit der **V. jugularis interna** *(innere Drosselvene)* und dem rechten Hauptlymphgang bzw. Milchbrustgang (▶ Abb. 12.27) und führt in die V. cava superior.

Die V. jugularis interna nimmt venöses Blut aus Gehirn und Gesicht auf. Das venöse Blut aus der Kopfschwarte, der Haut des Hinterhauptes und dem Mundboden fließt in der **V. jugularis externa** *(äußere Drosselvene),* die in die V. subclavia oder den Venenwinkel mündet.

Das Blut aus den Bauchorganen fließt in die Pfortader (Details ▶ 15.2.2), das Blut aus den Beckenorganen sammelt sich in **Venenplexus** *(Venengeflechten),* die in die V. cava inferior münden.

Am Bein fließt das venöse Blut zum großen Teil über das **tiefe Venensystem** und sammelt sich zunächst in der **V. poplitea** *(Kniekehlenvene).* In der **V. femoralis** *(Oberschenkelvene)* durchströmt das Blut dann den Oberschenkel, gelangt in die **V. iliaca externa** *(äußere Beckenvene)* und schließlich in die **V. iliaca communis** *(gemeinsame Beckenvene).*

Ein kleiner Anteil des venösen Blutes gelangt über das **oberflächliche Beinvenensystem** in die **V. saphena magna** *(große Rosenvene),* die im **Venenstern** in die aus der Tiefe des Oberschenkels kommende große **V. femoralis** mündet (▶ Abb. 15.10).

Venöse Zugänge

Für Blutentnahmen, i.v.-Medikamentenapplikationen oder Infusionen gibt es verschiedene Formen des Zugangs zum venösen Kreislauf:

Für (venöse) Blutentnahmen und die Einmalzufuhr von Medikamenten erfolgt eine **Venenpunktion** oberflächlicher peripherer Venen, in der Regel an Arm oder Hand. Für Infusionen über Stunden oder wenige Tage wird nach Punktion peripherer Venen eine **Venenverweilkanüle** *(Venüle)* eingelegt.

Ist über längere Zeit immer wieder ein venöser Gefäßzugang zur Infusionstherapie notwendig, so wird häufig ein **implantierbares Kathetersystem** eingebracht, insbesondere wenn die Substanzen hoch konzentriert sind oder die Venenwand schädigen (etwa Zytostatika zur Behandlung von Krebserkrankungen). Sehr häufig wird dabei ein *Port-a-Cath-System* oder kurz **Port** verwendet. Ein feiner Katheter wird unter Lokalanästhesie durch einen kleinen Schnitt unterhalb des (rechten) Schlüsselbeins in die darunterliegende V. subclavia eingelegt und in die V. cava superior vorgeschoben. Der Katheter wird mit einem Reservoir (Portgehäuse) verbunden und dieses unter der Haut auf dem Brustmuskel fixiert. Das Reservoir kann dann von außen mit speziellen Nadeln punktiert werden. Liegt keine Nadel (z. B. zwischen den Chemotherapiezyklen), ist das System völlig von Haut bedeckt und der Patient kann z. B. ganz normal baden.

15.2.4 Lungenkreislauf

Der Lungenkreislauf beginnt in der rechten Herzkammer und endet im linken Vorhof. Aus dem **Truncus pulmonalis,** dem *Stamm der Lungenschlagadern,* gehen zwei große Arterien hervor, die **linke** und **rechte A. pulmonalis** *(linke und rechte Lungenschlagader).* Diese teilen sich in immer feinere Äste bis zu den Kapillaren auf, die die Lungenbläschen (Alveolen ▶ Abb. 16.12, ▶ Abb. 16.13) wie ein feines Netz umspannen und so das sauerstoffarme Blut zum Gasaustausch an die Alveolen heranführen.

Venolen und Venen vereinigen sich zu vier großen **Vv. pulmonales** *(Lungenvenen),* die das jetzt mit Sauerstoff angereicherte Blut zum linken Herzvorhof leiten.

Im Fetalleben (▶ 21.5) ist der Lungenkreislauf angelegt, aber durch Shunts kurzgeschlossen. Die Plazenta übernimmt die Aufgabe des Gasaustausches.

15.3 Physiologische Eigenschaften des Gefäßsystems

15.3.1 Blutströmung

Die **Blutströmung** entsteht durch die Druckdifferenzen im Kreislaufsystem. Aus zentralen Regionen mit hohem Druck fließt das Blut in periphere Gefäßabschnitte mit niedrigerem Druck. Die Fließgeschwindigkeit hängt dabei vom *Blutdruck* (▶ 15.3.5) und vom *Strömungswiderstand ab* (▶ Abb. 15.11).

15.3.2 Strömungswiderstand

Die Gefäße setzen dem Blutstrom einen Widerstand entgegen, den **Strömungswiderstand.** Dieser wird bestimmt durch:
> Den *Durchmesser* eines Blutgefäßes (wesentlich beeinflusst vom *Tonus* der Gefäße)
> Die *Viskosität* des Blutes (Zähigkeit bzw. „innere Reibung" einer Flüssigkeit)
> Die *Länge* des Gefäßabschnitts (ist nicht veränderbar)
> Die Zahl der parallel geschalteten Blutgefäße, d.h. vom *Gesamt-Gefäßquerschnitt* (je mehr Gefäße parallel durchströmt werden, desto kleiner ist der Widerstand).

Gefäßdurchmesser

Verengt sich ein Gefäß, so steigt der Widerstand an, und zwar verhält sich der Widerstand umgekehrt proportional zur *vierten Potenz* des Gefäßradius! Bei einer Halbierung des Radius steigt also der Widerstand um den Faktor $2^4 = 16$. Umgekehrt sinkt der Widerstand bei einer Verdoppelung des Radius auf $1/16$ des Ausgangswertes ab. Dieser Vorgang spielt eine wichtige Rolle bei der Regulation des Blutdrucks und der Durchblutungssteuerung der einzelnen Organe.

Im Normalzustand sind über 80 % der Arteriolen eng gestellt, wobei sich die einzelnen Arteriolen in rhythmischem Wechsel öffnen und weiten. Sind – etwa in einem Entzündungsgebiet oder bei großer Hitze – mehr als 20 % der Arteriolen geweitet, so sinkt der Strömungswiderstand rasch ab, damit nimmt die lokale Durchblutung stark zu. Umgekehrt kann der Sympathikus über diesen Mechanismus die Durchblutung innerer Organe bei einer Stressreaktion schnell reduzieren (▶ 8.10.2).

> **Arteriolen**
>
> Durch die von Organ zu Organ je nach lokalem Sauerstoffbedarf unterschiedliche Zahl der offenen Arteriolen wird nicht nur die lokale Durchblutung einzelner Organe, sondern auch die Blutverteilung zwischen und innerhalb der verschiedenen Regionen des Gesamtorganismus geregelt und dem Bedarf angepasst.

Blutviskosität

Die Viskosität (Zähigkeit) des Blutes hängt vor allem ab von dem Verhältnis zwischen festen und flüssigen Blutbestandteilen sowie von der Eiweißzusammensetzung des Plasmas. Entscheidend ist der Anteil der roten Blutkörperchen (*Hämatokrit* ▶ 12.2.5). Bei Zunahme des Hämatokrit (z. B. nach Höhenanpassung oder bei Dehydratation = Verlust von Körperwasser ▶ 19.8.1) nimmt die Viskosität überproportional zu, der Strömungswiderstand steigt.

Peripherer Gesamtwiderstand

Addiert man die Strömungswiderstände der hintereinandergeschalteten Gefäßabschnitte, so ergibt sich der *totale periphere Widerstand.* Nimmt der totale periphere Widerstand zu (bei konstantem Herzzeit- und Blutvolumen), so steigt der arterielle Blutdruck.

15.3.3 Blutverteilung und Körperdurchblutung

Die Blutströmung und damit die Durchblutung der Organe wird unter variablen Schwerkraftverhältnissen (Liegen, Stehen, Kopfstand) aufrechterhalten und an den wechselnden Sauerstoff- und Nährstoffbedarf angepasst. Physiologische Möglichkeiten zur Sicherung der Organdurchblutung sind:
> Am Herzen können Schlagvolumen und Herzfrequenz verändert werden
> Im Gefäßsystem kann der Durchmesser der Gefäße, insbesondere der Widerstandsgefäße, verändert werden. Dadurch ist eine Bevorzugung mancher Gefäßgebiete möglich *(Blutumverteilung)*
> Eine weitere Regulation ist über die Änderung des Blutvolumens möglich.

Lokale Durchblutung

Manche Organe, etwa Gehirn, Herz oder Nebennieren, müssen immer gut durchblutet sein, andere

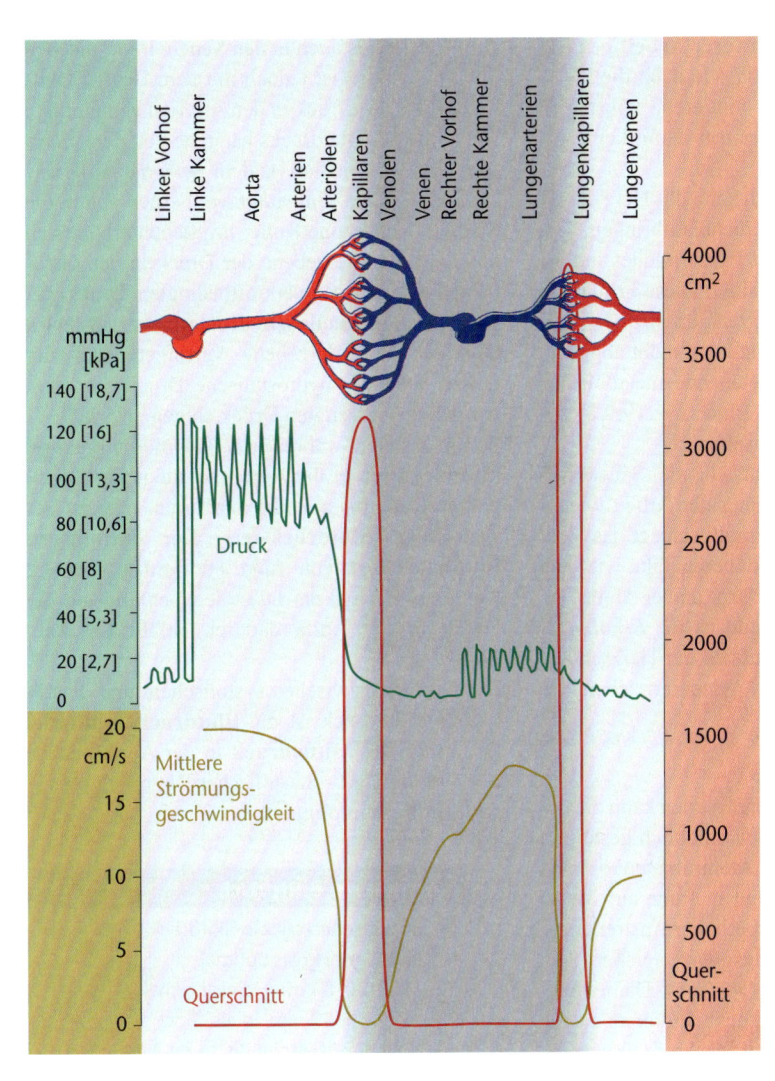

Abb. 15.11 Veränderung von Sauerstoffbeladung (rot, blau), Blutdruck, Strömungsgeschwindigkeit und Gefäßquerschnitt entlang der verschiedenen Gefäßabschnitte des Körper- und Lungenkreislaufs.
In den Arteriolen fällt der Blutdruck aufgrund des hohen Widerstandes rasch ab. Da die Durchschnittsgeschwindigkeit an einem bestimmten Punkt umgekehrt proportional dem Gesamt-Gefäßquerschnitt an diesem Punkt ist, fließt das Blut in der Aorta am schnellsten und in den Kapillaren durch die starke Zunahme des Gefäßquerschnittes am langsamsten (ein breiter Fluss fließt langsam …). [B171]

hingegen, beispielsweise die Skelettmuskulatur, benötigen in Ruhe wenig, unter Belastung jedoch sehr viel mehr Blut. Daher sind Mechanismen zur **lokalen Durchblutungsregulation** erforderlich. Die lokale Durchblutung wird in erster Linie über eine *Änderung der Gefäßweite* im Bereich der Widerstandsgefäße gesteuert. Folgende Mechanismen sind daran beteiligt:

› *Myogene Durchblutungsregulation:* Die meisten Organgefäße mit Ausnahme der Lunge halten die Durchblutung unabhängig von Blutdruckschwankungen über eine durch die Gefäßmuskulatur selbst gesteuerte Verengung bzw. Erweiterung konstant: Bei erhöhtem Blutdruck verengt sich die Gefäßmuskulatur, während sie sich bei abnehmendem Blutdruck wieder erweitert **(Bayliss-Effekt)**. Man nennt diesen Mechanismus auch *Selbstregulation* oder **Autoregulation** der Gefäße. Organe mit ausgeprägter Autoregulation sind Niere und Gehirn. Sie sichert bis zu einem kritischen unteren Blutdruckwert eine konstante Perfusion der Organe
› *Regulation durch Stoffwechselprodukte:* Praktisch alle kleinen Arterien (Arteriolen) reagieren auf *lokale chemische Einflüsse* wie Sauerstoffmangel, Anstieg von CO_2 und Milchsäure mit Gefäßerweiterung und damit einer Steigerung der lokalen Durchblutung. So können z. B. bei verstärkter Organtätigkeit, bei intensiver Muskelarbeit oder nach einer vorübergehenden Unterbrechung der Durchblutung Stoffwechselprodukte besser abtransportiert werden. Umgekehrt nimmt die lokale Durchblutung ab, wenn z. B. durch Hyperventilation zu viel CO_2 abgeatmet wird (z. B. „Schwarzwerden vor Augen" durch Abnahme der Netzhautdurchblutung beim Luftmatratzenaufblasen)
› *Regulation durch Hormone und vom Endothel und von den Thrombozyten produzierte Stoffe* (➤ 15.1.4): Die wichtigsten Substanzen mit Wirkung auf die Gefäßweite sind Histamin, Bradykinin, Serotonin und Prostaglandine, Thromboxan, NO, weitere sog. *Endotheline*, aber auch Adenosin, Angiotensin II, Adiuretin, Adrenalin und Noradrenalin
› *Regulation durch Nervenimpulse:* Entscheidend ist hier der Sympathikus (➤ 8.10), der die Weite der Widerstandsgefäße reguliert. Abhängig von Gefäßruhetonus und „Rezeptorausstattung" der verschiedenen Organe (Erregung von α-Rezeptoren führt zur Vasokonstriktion, Erregung von β-Rezeptoren zur Vasodilatation) führt seine Aktivierung zu unterschiedlich starker Verengung oder Erweiterung der Gefäße. So wirkt der Sympathikus in den meisten Organen gefäßverengend, in der arbeitenden Skelettmuskulatur kommt es jedoch durch lokale chemische Faktoren zu einer Gefäßerweiterung und so zu einer Umverteilung des Blutes im Sinne einer muskulären Leistungssteigerung.

In vielen Geweben beeinflussen sog. **Nebenschlussgefäße** *(arteriovenöse Anastomosen)* die lokale Durchblutung. Dies sind Kurzschlussverbindungen, die bei Öffnung einen großen Teil des Blutes direkt in das venöse System überleiten. Das Blut umgeht so das Kapillargebiet.
Ultraschall-Doppler-Untersuchungen in Kombination mit der (zweidimensionalen) Sonographie (➤ 14.3, ➤ Abb. 14.9) erlauben heute eine nicht-invasive Untersuchung fast aller genannten Eigenschaften des Blutkreislaufs: Bei größeren Arterien und Venen kann z. B. über Gefäßdurchmesser und Strömungsgeschwindigkeit die durchströmende Blutmenge *quantitativ* (Menge pro Zeiteinheit) erfasst werden, bei kleineren Gefäßen gestattet das Doppler-Spektrum *qualitativ* zu beurteilen, welche Widerstände das Gefäß der Strömung entgegensetzt.

15.3.4 Organismus bei körperlicher Arbeit

Bei schwerer Muskelarbeit muss bis zu 100-mal mehr Sauerstoff zur Muskulatur transportiert werden als in Ruhe. Gleichzeitig müssen die vermehrt anfallenden Stoffwechselprodukte *Kohlendioxid* und *Milchsäure* **(Laktat)** abtransportiert werden. Beides erfordert eine verstärkte Muskeldurchblutung sowie entsprechende Anpassungsvorgänge von Herz-Kreislauf-System und Atmung (➤ 16.10).

Vasodilatation der kleinsten Gefäße

Die stark vermehrte Durchblutung der Muskulatur wird durch Weitstellung der Muskelgefäße *(Vasodilatation)* erreicht. Auslöser hierfür sind die in die kleinsten Blutgefäße zurückfließenden Stoffwechselprodukte des *anaeroben* (= ohne Sauerstoff ablaufenden) Energiestoffwechsels (insbesondere die Milchsäure), die in den ersten Minuten körperlicher Arbeit in großer Menge anfallen (➤ 5.3.6). Zusätzlich wirkt auch der lokal fallende Sauerstoffpartialdruck (➤ 16.9.1) gefäßerweiternd.

Allerdings wird bei reiner Haltearbeit (z. B. Hakenhalten in Operationssaal) die vermehrte Durchblutung zum Teil dadurch behindert, dass der ununterbrochen angespannte Muskel seine eigenen Gefäße abdrückt; er ermüdet daher bei **statischer Haltearbeit** besonders schnell. Günstiger dagegen sind **rhythmisch-dynamische Arbeiten,** bei der Kontraktion und Erschlaffung einander abwechseln, wie es z. B. beim Gehen oder Ballspielen geschieht.

Steigerung der Herzleistung

Durch den enormen Blutbedarf der Muskulatur müssen **Herzarbeit** und **Herzleistung** (Herzarbeit bezogen auf die Zeit) um ein Vielfaches zunehmen. Erreicht wird dies v.a. durch eine erhöhte *Herzfrequenz*. Diese steigt im Gleichgewicht *(Steady state)* von ca. 70 Schlägen/min in Ruhe auf höchstens 130 Schläge/min (➤ Abb. 15.13). Solche Arbeit kann über viele Stunden

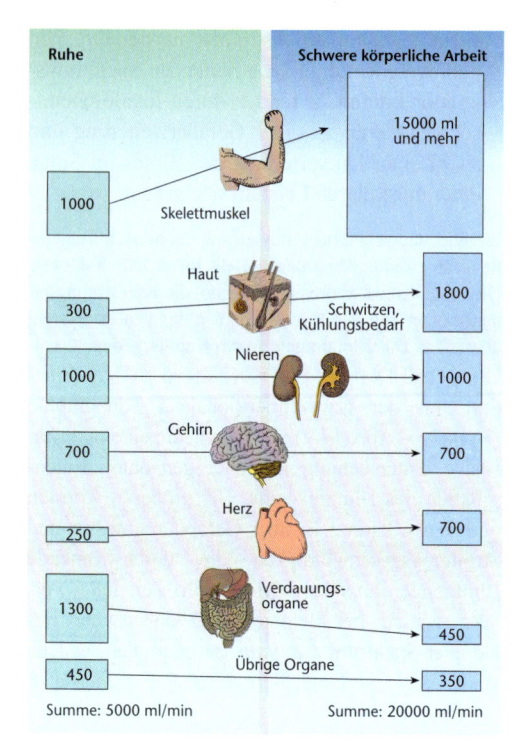

Abb. 15.12 Organdurchblutung in Ruhe und bei schwerer körperlicher Arbeit.

aufrechtgehalten werden. Bei kurzzeitiger, maximaler Anstrengung kann die Herzfrequenz bis auf ca. 200 Schläge/min ansteigen. Quantitativ weniger bedeutsam ist die Zunahme des *Schlagvolumens* (▶ 14.6.1), sie beträgt ca. 25 % beim Untrainierten und 50 % beim Trainierten. Das *Herzminutenvolumen* kann dadurch von 5 l/min bis auf 20 l/min beim Untrainierten ansteigen und erreicht Werte über 30 l/min bei Hochleistungssportlern.

Hingegen sinkt die Durchblutung des Magen-Darm-Trakts bei körperlicher Arbeit, so dass sein Anteil am Herzminutenvolumen besonders klein wird. Gehirn und Nieren zeigen eine *relative* Durchblutungsabnahme. Bei körperlicher Belastung findet also eine *Umverteilung* des Blutvolumens statt (▶ Abb. 15.12).

Bei **leichter und mittelschwerer Arbeit** pendeln sich die Laktatkonzentration wie auch die Herzfrequenz bald auf einen mittleren, konstanten Wert *(Steady State)* ein – es tritt damit keine Ermüdung ein (▶ Abb. 15.13).

Bei **schwerer Arbeit** jedoch kann das Herz die erforderliche Dauerleistung nicht aufbringen. Die Herzfrequenz steigt, bis das Herz ermüdet und die Herzleistung sogar wieder sinkt. Diese Ermüdung wird durch steigende *Laktatkonzentration* verstärkt (das anfallende Laktat kann nicht abgebaut werden). Die dadurch entstehende metabolische Azidose (Ansäuerung des Blutes, ▶ 19.9.2) bedingt letztlich den Leistungsabbruch.

Die bei Arbeitsbeginn entstehende Sauerstoffschuld wird nach Beendigung der Arbeit wieder getilgt (▶ Abb. 15.13). Deshalb schlägt das Herz auch nach Arbeitsende im höheren Takt, wie man auch noch einige Minuten lang „außer Atem" ist. Maß für die Sauerstoffschuld ist die *Erholungspulssumme*, d.h. die Gesamtzahl der Herzschläge nach Arbeitsende bis zum Wiedererreichen des Ruhepulses.

Steigerung der Atmung

Durch tieferes und schnelleres Atmen kann die Atmung bei körperlicher Arbeit erheblich gesteigert werden – von einem Atemminutenvolumen (▶ 16.8.5) von etwa 7 l/min in Ruhe auf bis zu 100 l/min bei extremer körperlicher Anstrengung. Oberhalb der Dauerleistungsgrenze reichert sich Milchsäure im Körper an (▶ oben). Dann steigt das Atemminutenvolumen sogar stärker an als die Produktion von CO_2 im Stoffwechsel (Hyperventilation, ▶ 16.8.6). Das Abatmen von mehr CO_2 und damit Kohlensäure (▶ 1.7.4) wirkt so einem milchsäurebedingten Abfall des pH-Wertes (▶ 1.7.3) entgegen (▶ 19.9.1).

15.3.5 Blutdruck und Blutdruckregulation

Blutdruck

Der **Blutdruck** ist die Kraft, die das Blut auf die Gefäßwände ausübt. Diese Kraft wirkt sowohl in den Arterien als auch in den Venen. Im klinischen Sprachgebrauch ist jedoch mit dem Begriff Blutdruck stets der Druck in den Arterien gemeint.

Die Höhe des Blutdrucks hängt ab von dem *Herzzeitvolumen* (▶ 14.6.1), dem *peripheren Widerstand* und dem *Blutvolumen*. Ferner spielt die Körperposition eine Rolle: Im Stehen erhöht sich unterhalb der Herzebene der Druck in den Gefäßen durch den schwerkraftbedingten Druck der stehenden Blutsäule **(hydrostatischer Druck).** Oberhalb der Herzebene verringert sich der Druck, weil der hydrostatische Druck dort dem vom Herzen erzeugten Druck entgegenwirkt.

Pumpt das Herz während der Kammerkontraktion (Systole) Blut in die Aorta, so steigt der Druck dort in Ruhe bis auf 120 mmHg an. Dies ist der **systolische Blutdruckwert.** Der **diastolische Blutdruckwert** von rund 80 mmHg entsteht, wenn das Herz in der Diastole erschlafft und der Druck in der Aorta dadurch abfällt (▶ Abb. 14.15).

Die Differenz zwischen systolischem und diastolischem Blutdruck ist die **Blutdruckamplitude.** Der **arterielle Mitteldruck** in der Aorta beträgt etwa 95 mmHg (= diastolischer Blutdruck plus ⅓ der Blutdruckamplitude).

> **Normwerte Blutdruck**
>
> Beim Erwachsenen gilt ein Blutdruck von:
> - < 120/80 mmHg als optimal
> - 120–129/80–84 mmHg als normal
> - 130–139/85–89 mmHg als „noch"-normal
>
> Etwas höhere systolische Werte bei Menschen über 60 Jahren gelten als akzeptabel, aber nicht als normal.

Der Blutdruck sollte sich innerhalb eines fest geregelten Normalbereichs bewegen. Zu hohe Werte (Hypertonie ▶ 15.4.1) können Herz, Nieren und Gehirn schädigen. Zu niedriger Blutdruck (Hypotonie ▶ 15.4.2) führt dazu, dass zu wenig Nährstoffe und Sauerstoff zu den Organen gelangen – Warnsignal ist Schwindel durch die Minderung der Gehirndurchblutung. Im Extremfall, dem Schock (▶ 15.4.3, ▶ 24.5.2), kommt es zum Organversagen. Gleichzeitig muss der Blutdruck aber auch ständig wechselnden Belastungen angepasst werden – bei einem anstrengenden Dauerlauf muss der Körper höhere Werte für ein etwa 4-mal höheres Herzminutenvolumen aufbringen als in Ruhe.

Voraussetzung jeder Blutdruckregulation ist, dass der Körper den Blutdruck in den Gefäßen selbst messen kann. Hauptsächlich in Aorta und Halsschlagadern messen druckempfindliche Sinneszellen, die **Pressorezeptoren,** die Dehnung der Arterienwand (▶ Abb. 15.14). Dehnt ein höherer Druck die Wand, so senden die Pressorezeptoren verstärkt Impulse an das verlängerte Mark des Gehirns aus, bei zu niedrigen Werten nimmt die Zahl der Impulse ab.

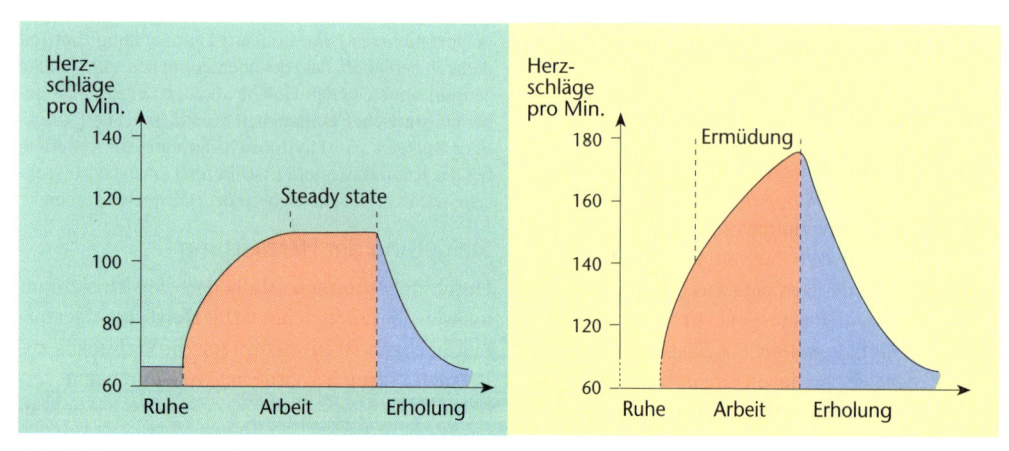

Abb. 15.13 Herzfrequenz bei einer Arbeit unterhalb und oberhalb der Dauerleistungsgrenze. Die blau hinterlegten Flächen entsprechen der jeweiligen Erholungspulssumme.

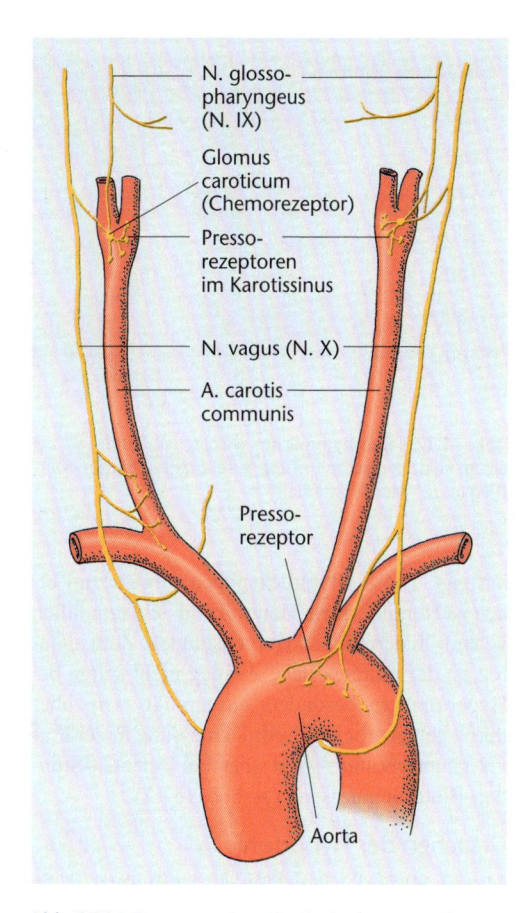

Abb. 15.14 Pressorezeptoren im Aortenbogen, entlang der A. carotis communis und insbesondere im Bereich ihrer Gabelung messen den Blutdruck. Das Glomus caroticum dient als Chemorezeptor für die Atemregulation (➤ 16.10.2).

Die Blutdruckregulation kann auch als Regelkreis mit negativer Rückkopplung (➤ 2.9) interpretiert werden. *Regelgröße* ist der mittlere arterielle Blutdruck, der von den Pressorezeptoren als *Messfühler* registriert wird. Führen *Störgrößen*, wie z. B. Aufstehen, zu einer Abweichung vom *Sollwert*, so werden über die *Stellglieder* Herz und Widerstandsgefäße entsprechende Korrekturen (z. B. Erhöhung der Herzfrequenz, Engstellung der Arterien) vorgenommen. Nähert sich der *Istwert* dem Sollwert wieder an, werden die Korrekturen zurückgefahren *(negative Rückkopplung).*

Kurzfristige Blutdruckregulation

Die Mechanismen der **kurzfristigen Blutdruckregulation** greifen innerhalb von Sekunden, z. B. beim Aufstehen (➤ Abb. 15.15).
Wichtigster Mechanismus ist hier der **Pressorezeptorenreflex.** Blutdruckabfall führt reflektorisch über die Kreislaufzentren im verlängerten Mark zur Stimulation des Sympathikus. Dadurch wird das vom Herzen ausgeworfene Blutvolumen gesteigert, zusätzlich kommt es evtl. zur Gefäßverengung in Haut, Niere und Magen-Darm-Trakt. Dehnt ein erhöhter Blutdruck die Gefäßwand, so wird umgekehrt die Sympathikusaktivität gehemmt.

Bei länger anhaltenden Blutdrucksteigerungen allerdings passen sich die Pressorezeptoren an den erhöhten Wert an.
Der Reflexbogen läuft über das „Kreislaufzentrum" des verlängerten Marks. Hier gehen weitere Meldungen aus dem Körper ein (z. B. Atmung, Schmerz- und Kältereize). Dadurch wird die Beeinflussung des Blutdrucks durch Schmerz, Kälte sowie durch emotionale Reize verständlich.
In den Herzvorhöfen befinden sich **Dehnungsrezeptoren,** die in vergleichbarer Weise, aber weniger stark auf einen Blutdruckabfall mit Aktivierung und auf einen Blutdruckanstieg mit Hemmung der sympathischen und Aktivierung der parasympathischen Zentren reagieren.

Mittelfristige Blutdruckregulation

Bei den Mechanismen der **mittelfristigen Blutdruckregulation** ist insbesondere das *Renin-Angiotensin-Aldosteron-System* zu nennen (➤ 19.3.1). Sinkt die Nierendurchblutung ab (etwa durch Blutdruckabfall, aber auch durch Nierenarterienverengung), führt dies zu erhöhter Reninfreisetzung in der Niere. Renin fördert die Umwandlung von Angiotensinogen zu Angiotensin I, aus dem dann mit Hilfe des *Angiotensin-converting-Enzyms (ACE)* Angiotensin II entsteht. Durch die starke gefäßverengende Wirkung des Angiotensins II steigt der Blutdruck wieder an.

Langfristige Blutdruckregulation

Die **langfristige Blutdruckregulation** läuft über die Regulation des Blutvolumens und damit über die Niere:
› *Druckdiurese:* Steigt der arterielle Mitteldruck über den Normalwert von etwa 95 mmHg, so nimmt die renale Flüssigkeitsausscheidung deutlich zu, bei einem Absinken des Mitteldrucks vermindert sich umgekehrt die Flüssigkeitsausscheidung (➤ 19.2.2)
› *Ausschüttung von antidiuretischem Hormon (ADH, Adiuretin):* Eine Volumenzunahme im Gefäßsystem führt zu einer verminderten ADH-Sekretion im Hypothalamus (➤ 11.2.1) und damit zu einer Steigerung der Diurese (➤ 19.2.2). Nimmt das in den Gefäßen zirkulierende Volumen hingegen ab, wird mehr ADH ausgeschüttet, die Diurese sinkt
› *Ausschüttung von Aldosteron:* Durch die bereits oben erwähnte Aktivierung des Renin-Angiotensin-Aldosteron-Systems (➤ 19.3.1) wird bei einem Blutdruckabfall vermehrt Aldosteron gebildet, das die Natrium- und Flüssigkeitsreabsorption in der Niere und damit das Blutvolumen steigert. Umgekehrt führt ein Blutdruckanstieg zur Hemmung des Renin-Angiotensin-Aldosteron-Systems
› *Auf die Nieren wirkende Botenstoffe:* Durch Erhöhung des Blutvolumens werden in den Herzvorhöfen hormonähnliche Botenstoffe (z. B. ANP ➤ 14.6.3, ➤ Tab. 11.4) freigesetzt, die an

der Niere die Diurese steigern. Dadurch wird der Volumenüberschuss wieder ausgeglichen. Bei einem Blutdruckabfall laufen die umgekehrten Vorgänge ab.

Die aus diesen Mechanismen resultierende Veränderung des Plasmavolumens beeinflusst über den Dehnungszustand der Gefäße und die venöse Füllung, genauer den zentralvenösen Druck **(ZVD),** die Auswurfleistung des Herzens und damit den Blutdruck.

Blutdruckmessung

Als Standard gilt die nach dem italienischen Arzt *Scipione Riva-Rocci* benannte *indirekte, unblutige Blutdruckmessung* (daher auch die Bezeichnung **RR** für den Blutdruck). Der Untersucher setzt sein Stethoskop in die Ellenbeuge – etwa dort, wo die A. brachialis verläuft – und pumpt eine darüber angebrachte Blutdruckmanschette auf, bis im Stethoskop keine Pulsgeräusche mehr zu hören sind (➤ Abb. 15.16). Dann wird der Druck langsam abgelassen. Unterschreitet der Manschettendruck den systolischen Blutdruck, beginnen pulssynchrone Strömungsgeräusche hörbar zu werden, die **Korotkow-Geräusche.** Der erste dieser Töne zeigt den systolischen Druck an. Bei weiter nachlassendem Druck werden die Töne auf einmal deutlich leiser – diese

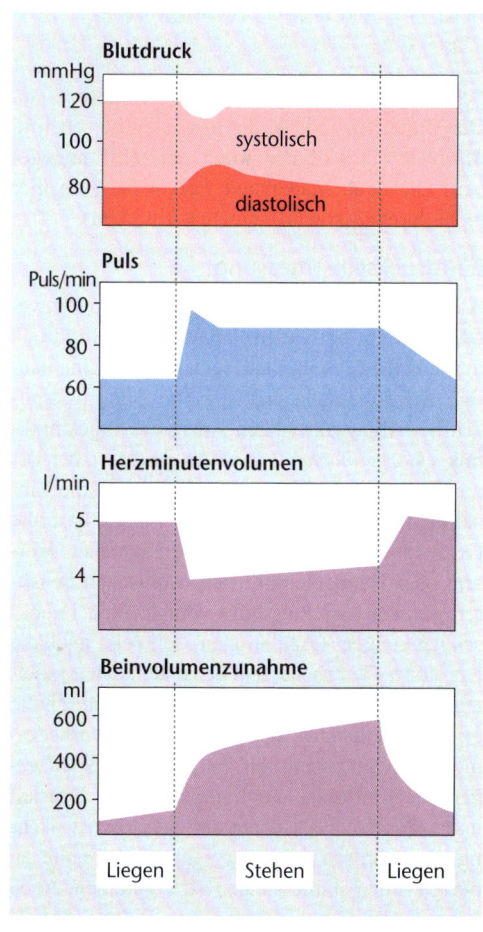

Abb. 15.15 Normale Veränderung von Blutdruck, Puls, Herzminuten- und Beinvolumen beim Aufrechtstehenden und beim Liegenden.

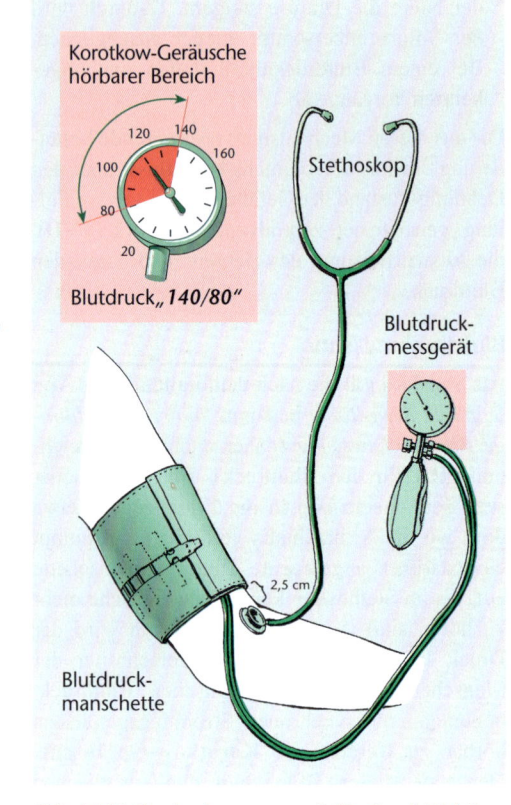

Abb. 15.16 Blutdruckmessung nach Riva-Rocci. Wichtig: Nur bei einer zum Armumfang passenden Manschettenbreite und Messen auf Herzhöhe sind die gemessenen Werte korrekt. Bei zu schmaler Manschette ergeben sich falsch hohe, bei zu breiter falsch niedrige Werte.

15.4 Blutdruckregulationsstörungen

15.4.1 Bluthochdruck (Hypertonie)

Die Zahlen für die Bluthochdruckhäufigkeit schwanken stark. Legt man die oben genannten WHO-Normwerte für den Blutdruck zugrunde (auch für ältere Menschen), so hat evtl. fast jeder zweite Erwachsene in Deutschland einen *erhöhten arteriellen Blutdruck* (**Hypertonie**), etwa die Hälfte davon, ohne es zu wissen.

Bluthochdruck ist eine Zeitbombe: Er begünstigt die Entstehung einer Arteriosklerose (➤ 15.1.4) und zählt zusammen mit Fettstoffwechselstörungen (v.a. Hypercholesterinämie, ➤ 15.5, ➤ 18.6.1), Diabetes, Rauchen und (stammbetontem) Übergewicht zu den Hauptrisikofaktoren sowohl für den Schlaganfall als auch für den Herzinfarkt.

Definition der Hypertonie

Hypertonie wird definiert als ein systolischer Blutdruck von ≥ 140 mmHg und/oder ein diastolischer Blutdruck von ≥ 90 mmHg und je nach Blutdruckhöhe in drei Schweregrade (leicht, mäßig, schwer) unterteilt. Bei einer **malignen Hypertonie** liegt der diastolische Wert über 120 mmHg, und es liegen bereits schwere Augenhintergrundveränderungen oder Nierenschäden vor.

> **Hypertensive Krise**
>
> *Bluthochdruckkrisen* (**hypertensive Krisen**) mit Werten meist über 220/120 mmHg können lebensbedrohlich sein. Sie zeigen sich meist durch Kopfschmerzen, Sehstörungen, Schwindel und Übelkeit, eventuell auch Bewusstseinsstörungen oder neurologische Ausfälle. Bis zum Eintreffen des Notarztes gilt:
> - Patienten beruhigen, mit erhöhtem Oberkörper lagern (bei Bewusstlosigkeit in stabiler Seitenlage), jede körperliche Anstrengung vermeiden
> - Vitalzeichen engmaschig/kontinuierlich kontrollieren
> - Falls vorhanden, angeordnete Bedarfsmedikation des Patienten verabreichen, z. B. Nifedipin-Zerbeißkapsel, Nitrendipin-Lösung oral, jedoch nicht bei Angina pectoris! Bei Angina pectoris Nitratspray/-kapsel geben.
>
> Der Arzt legt unverzüglich einen venösen Zugang, um Medikamente i.v. verabreichen zu können, beispielsweise den α-Rezeptoren-Blocker Urapidil (etwa Ebrantil®).

Gefährlicher Morgenhochdruck

In den frühen Morgenstunden schaltet der Körper um von „Schlafen" auf „Wach-Sein". Dies spiegelt sich auch in der Tagesrhythmik des Blutdrucks wider, der in den frühen Morgenstunden nach einem deutlichen Tief in der Nacht wieder

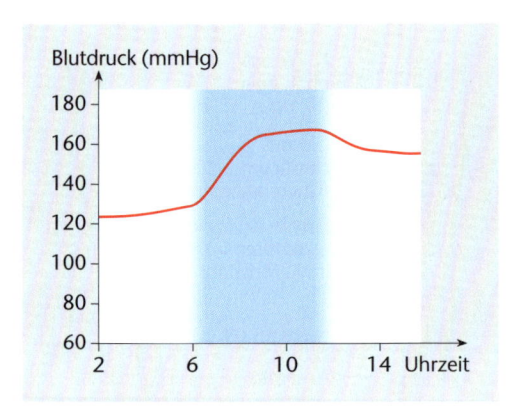

Abb. 15.17 Tagesrhythmik des systolischen Blutdrucks bei einem Hypertoniker mit einem ausgeprägten Blutdruckanstieg in den Morgenstunden.

ansteigt. Diese Blutdruckspitzen führen zum einen zu Herzinfarkten, Herztod und Schlaganfällen gehäuft in den frühen Morgenstunden. Zum anderen ist der morgendliche Anstieg nicht selten bei Hypertonikern besonders ausgeprägt, wird aber durch gelegentliche Blutdruckmessung in der Praxis kaum erkannt, wohl aber bei einer 24-Stunden-Blutdruckmessung (➤ Abb. 15.17).

Ursachen der Hypertonie

Mit 80–90 % der Patienten am häufigsten ist die **primäre** (*essentielle*) **Hypertonie.** Hier greifen mehrere äußere Risikofaktoren wie etwa Übergewicht, Rauchen, hoher Kochsalzkonsum, Bewegungsmangel oder ungünstige Stressbewältigung auf dem Boden einer genetischen Veranlagung ineinander und führen zur Manifestation des Bluthochdrucks.

Bei der **sekundären Hypertonie** ist eine Ursache feststellbar. Heute gilt der früher bei leichter Ausprägung oft nicht diagnostizierte Morbus Conn (➤ 11.5.2) als häufigste Ursache, gefolgt von Erkrankungen der Nieren oder Nierengefäße. Auch Medikamente (z. B. Glukokortikoide, „Pille") können verantwortlich sein.

Beschwerden

Viele Hypertoniker haben allenfalls uncharakteristische Symptome wie Kopfdruck, Kopfschmerzen, Ohrensausen oder Schwindel. Nicht selten zeigt sich die Hypertonie daher erst durch ihre Komplikationen, etwa eine Herzschwäche (➤ 14.6.4), eine koronare Herzkrankheit (➤ 14.7.2) oder einen Schlaganfall (➤ 8.12).

Diagnostisches Vorgehen

Wird unter Ruhebedingungen bei *mehrfachen* Messungen zu *unterschiedlichen* Zeitpunkten ein höherer Blutdruck festgestellt, so liegt eine Hypertonie vor. Dann wird zunächst mit einem Basisprogramm wenig belastender Untersuchungen nach Hinweisen auf eine sekundäre Hypertonie und/oder bereits vorhandene Organschäden durch den Bluthochdruck gesucht. Je nach Befunden erfolgen weitere, ggf. auch invasive Maßnahmen.

Schwelle gibt den diastolischen Blutdruck an. Der Blutdruck wird in der Praxis immer noch in *Millimeter Quecksilbersäule* (**mmHg**) angegeben. Die neue Maßeinheit *Pascal* hat sich hier nicht durchgesetzt (10 mmHg ≙ 1,33 kPa).

Blutdruckselbstmessung

Allein die Praxisatmosphäre oder die Arztanwesenheit treibt bei vielen Patienten den Blutdruck in die Höhe („Weißkittel-Hochdruck"). Eine häufige Selbstmessung erfasst *echte* Blutdruckspitzen bei Alltagsaktivitäten sowie die Tagesrhythmik (*Morgenhochdruck*) und verbessert bei der medikamentösen Bluthochdrucktherapie die Einnahmetreue der Patienten (*Compliance*). Fast alle Geräte zur Selbstmessung messen heute an Oberarm oder Handgelenk mit elektronischen Sensoren die von der Pulswelle verursachten Druckschwankungen (Oszillationen), teilweise auch die Korotkow-Geräusche, und berechnen den arteriellen Mitteldruck. Das Aufblasen der Manschette erfolgt automatisch. Wichtig auch hier: Vorher einige Minuten ruhen, auf Herzhöhe messen (wegen des Einflusses des hydrostatischen Drucks) und „Messarm" entspannt auflegen. Es ist wichtig, nur klinisch validierte (geprüfte) Geräte zu nutzen, um Fehlmessungen zu vermeiden. Auch Langzeit-Blutdruckmessungen (z. B. 24-Stunden-Überwachung) erfolgen mit solchen automatischen Geräten.

Behandlung

Bei Patienten mit einer sekundären Hypertonie ist die Behandlung der Grunderkrankung vorrangig, etwa die operative Behebung oder Aufdehnung einer Nierenarterienverengung.

Bei der Mehrzahl der Patienten besteht die Behandlung aber in der Kombination einer veränderten Lebensführung, d.h. nicht-medikamentöser Therapie, und einer medikamentösen Therapie, die meist lebenslang erforderlich ist. Ziel ist die Senkung der Blutdruckwerte auf Werte unter 140/90 mmHg. Bei einigen Erkrankungen, z. B. beim Diabetes, sollten bereits „noch-normale" Werte behandelt werden.

Jeder Millimeter zählt

Das Heimtückische am Hochdruck ist, dass er nicht weh tut, gleichzeitig aber ein großes Risiko u.a. für Schlaganfall und Herzinfarkt darstellt. Bereits wenige mmHg – so neue wissenschaftliche Studien – reduzieren dieses Risiko beträchtlich. 2–4 Kilo auf der Waage weniger schaffen schon einige mmHg. Man kann dem Hochdruck auch davonlaufen, wenn man es nur regelmäßig tut. Muss man blutdrucksenkende Medikamente einnehmen, darf man sie nicht absetzen, auch wenn sich der Blutdruck normalisiert hat. Und schließlich muss mit der lange akzeptierten Vorstellung aufgeräumt werden, dass ein etwas höherer Blutdruck im Alter harmlos sei. Wahr ist allerdings, dass eine Blutdrucksenkung im Alter besonders vorsichtig erfolgen muss.

Ein Blutdruck entwickelt sich nicht über Nacht und sollte daher auch nicht über Nacht, sondern langsam über mehrere Wochen gesenkt werden. Dies ist besonders wichtig bei älteren Menschen und Patienten mit vorgeschädigten Blutgefäßen.

Nicht-medikamentöse Therapie

Bei vielen Patienten mit einer milden Hypertonie normalisieren bereits die folgenden Maßnahmen den Blutdruck:
- Gewichtsabnahme bei Übergewicht
- Ausdauersport oder regelmäßige, intensivere körperliche Betätigung (jedoch kein Kraft- oder Wettkampfsport oder Sportarten mit hohen Belastungsspitzen)
- Kochsalzreduktion
- Einschränkung des Alkohol- und Koffeinkonsums
- Verzicht auf Rauchen
- Erlernen von Stressbewältigungstechniken
- Ggf. Absetzen der Pille.

Medikamentöse Therapie

Am häufigsten verwendet werden heute die folgenden Medikamentengruppen (Wirkungsprinzip ➤ 14.6.5). Möglich sind sowohl eine Mono- als auch eine Kombinationstherapie.
- ACE-Hemmer, Angiotensin-II-Rezeptoren-Blocker
- Beta-Rezeptoren-Blocker
- Diuretika
- α-Rezeptoren-Blocker
- (Lang wirksame) Kalzium-Antagonisten.

Da viele Hypertoniker (zunächst) keine Beschwerden durch ihre Erkrankung haben, ist eine ausführliche Patientenaufklärung wichtig. Ansonsten lassen die Betroffenen die Medikamente nicht selten eigenmächtig weg und gefährden dadurch ihre Gesundheit.

Ebenso wichtig ist es, den Patienten zur Änderung seines Lebensstils zu motivieren. Die oft mühevolle und unbequeme Lebensstiländerung senkt nicht nur direkt den Blutdruck und verbessert das Ansprechen auf die Medikamente (die dann evtl. reduziert werden können), sondern bekämpft auch andere Herz-Kreislauf-Risikofaktoren und senkt dadurch das *gesamte* kardiovaskuläre Risiko des Betroffenen.

15.4.2 Zu niedriger Blutdruck (Hypotonie)

Weit geringere medizinische Bedeutung hat der *zu niedrige Blutdruck* (**Hypotonie**) mit Blutdruckwerten unter 100/60 mmHg. Hauptbeschwerden der Patienten sind Abgeschlagenheit, Leistungs- und Konzentrationsschwäche sowie Schwindel. Am häufigsten ist die **primäre Hypotonie** ohne erkennbare Ursache, die besonders häufig schlanke junge Frauen betrifft. In der Regel reichen einfache physikalische Maßnahmen (z. B. Gefäßtraining durch Wechseltraining, Kneipp-Anwendungen oder Bürstenmassagen) sowie regelmäßige sportliche Betätigung aus.

15.4.3 Schock

Ein Versagen der Kreislaufregulation mit gefährlicher Durchblutungsverminderung lebenswichtiger Organe nennt man **Schock** (Details ➤ 24.5.2). Leitbefund ist der gefährlich niedrige, evtl. sogar nicht mehr messbar Blutdruck zusammen mit einem Abfall der Gewebedurchblutung, was zu einer lebensbedrohlichen Beeinträchtigung der Organfunktion führt.

GESUNDHEIT & LEBENSSTIL

15.5 Gefäßerkrankungen – Sauerstoff im Stau

Blutgefäße sind lebensnotwendige Transportwege. Aber an ihren Innenwänden bleiben ständig Minimengen an Fett und anderen Blutbestandteilen hängen – praktisch jeder 80-Jährige hat einen oder mehrere der drei V-Befunde: **V**erengung, **V**erkalkung, **V**erschluss. Viel zu oft wird der normale und auch von der Veranlagung beeinflusste Alterungsprozess durch die Lebensgewohnheiten vorverlegt. Begünstigend wirken Rauchen, Bluthochdruck, Übergewicht, Diabetes mellitus und ein zu hoher Cholesterinspiegel im Blut.

Cholesterin: weniger ist mehr

Das deutsche Frühstücksei kam in den 70er-Jahren als Cholesterinhammer unter Beschuss. Mit seinen etwa 250 mg Cholesterin bei einem Tagesbedarf von 300 mg gehört es für Personen mit erhöhten Cholesterinwerten zu den „schweren Fällen".

Ganz so einfach ist die Sache allerdings nicht. Nicht nur Cholesterin, auch eine zwar cholesterinarme, aber fettreiche Ernährung mit viel gesättigten Fetten (in Fleisch, Butter, Käse, Sahne) erhöht den Cholesterinspiegel. Trans-Fettsäuren (▶ 1.8.2), u.a. in Eiscreme, Blätterteig und Frittiertem, lassen – obwohl ungesättigt – die Menge am „bösen" LDL-Cholesterin steigen.

Hinzu kommt: Cholesterin hat auch seine positiven Seiten. Ohne Cholesterin wäre der Aufbau von Zellwänden nicht möglich; Gehirn und Nebennierenrinde wären nicht funktionsfähig. Cholesterin ist an der Synthese von Gallensäuren, Hormonen und Vitamin D beteiligt.

70 % des benötigten Baustoffs produziert der Körper selbst. Den Rest nimmt er über tierische Nahrungsmittel auf. Pflanzen liefern kein Cholesterin.

Die „Bösen" und die „Guten"

Geht die Balance zwischen Cholesterinproduktion und -zufuhr einerseits sowie Verbrauch bzw. Ausscheidung andererseits verloren, erhöhen sich die Blutcholesterinwerte. Doch selbst erhöhte Werte sagen nicht alles. Cholesterin zählt chemisch zu den Fetten. Damit die öligen Tropfen nicht an den Gefäßwänden kleben, werden sie für den Transport zu den Körperzellen in Lipoproteine verpackt: in die **LDL** (*Low-Density-Lipoproteine*) und die größeren **VLDL** (*Very-Low-Density-Lipoproteine*). Beide können Cholesterin an die Gefäßwände abgeben und begünstigen so die Entstehung von Arteriosklerose (▶ 15.1.4). Das hat ihnen das Adjektiv „böses" Cholesterin eingetragen. Das „gute" *High-Density-Lipoprotein* (**HDL**) kann umgekehrt Fette aus Zellen und Gefäßwänden abtransportieren (▶ Abb. 15.18).

Die Leber entzieht dem Blutstrom LDL und wandelt das darin enthaltene Cholesterin in Gallensäuren um, die über die Gallenwege in den Zwölffingerdarm abgegeben werden.

Sind die HDL mit Cholesterin vollständig beladen, übertragen sie das Cholesterin auf LDL.

Das „gute" HDL-Cholesterin:
HDL können Cholesterin auch direkt aus den Ablagerungen (Plaques) herauslösen und somit das Risiko für einen Gefäßverschluss senken.

HDL können überschüssiges Cholesterin aus den Zellen aufnehmen.

VLDL = Very Low Density Lipoproteins
LDL = Low Density Lipoproteins
HDL = High Density Lipoproteins
Cholesterin

Den Großteil des Cholesterins (rote Pfeile) synthetisiert die Leber, der kleinere Teil kommt aus der Nahrung.

Die Leber gibt Cholesterin als VLDL ins Blut.

VLDL wird nach einiger Zeit zu LDL umgebaut.

LDL kann Cholesterin an Zellen im ganzen Körper abgeben und sie damit mit diesem wichtigen Baustein versorgen.

Haben die LDL-Moleküle jedoch zu viel Cholesterin, so „laden" sie es in die Innenwände der Gefäße ab. Cholesterin verursacht in Arterienwänden die Bildung von arteriosklerotischen Herden, der Quelle von Koronargefäßverengungen und Herzinfarkt.

Körperzellen

Blutgefäß

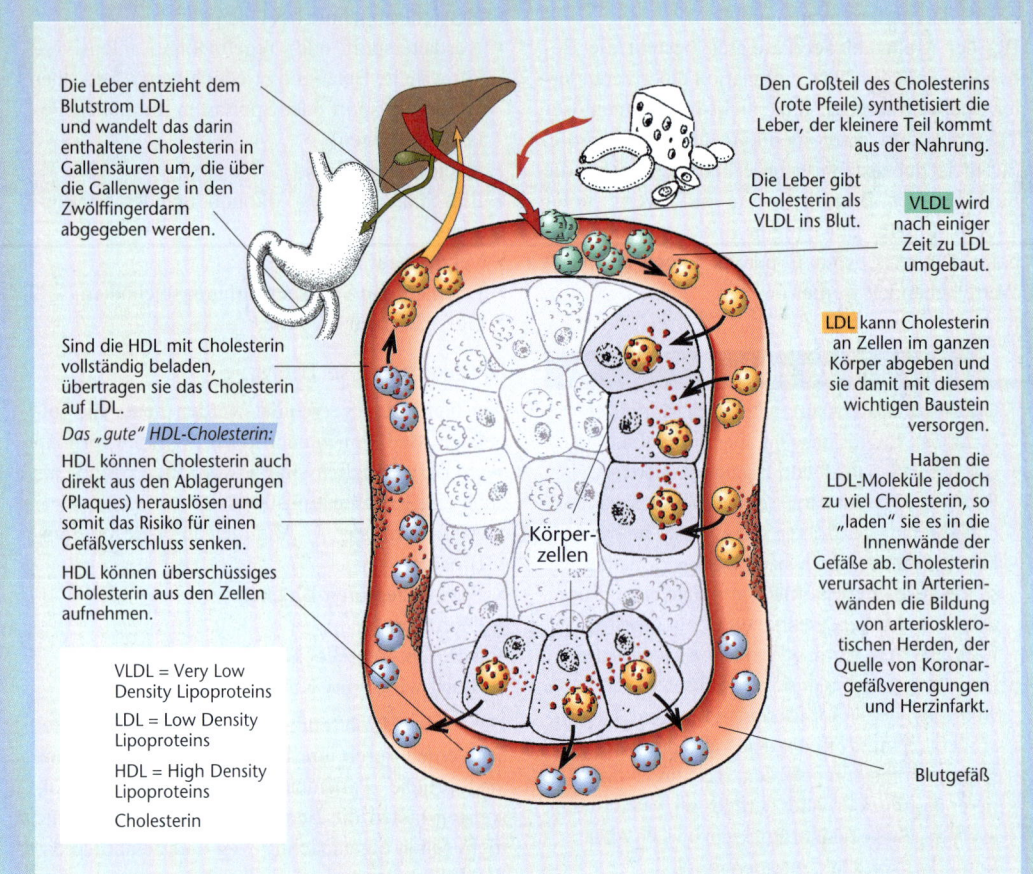

Abb. 15.18 Wie Adern ihr Fett abbekommen – Übersicht über den Cholesterinhaushalt.

Raucherbein – kein Durchkommen mehr

Sind die Extremitätenarterien von den Verengungen betroffen, entsteht die *arterielle Verschlusskrankheit (AVK)*, zu 90 % in den Beinen. Erste Anzeichen von Durchblutungsstörungen können sich scheinbar harmlos in kalten Füßen manifestieren. Verstärkt sich das Leiden, sind beim Gehen immer häufiger Pausen nötig. Viele Betroffene bleiben während dieser schmerzhaften Attacken vor Geschäftsauslagen stehen – daher die Bezeichnung *Schaufensterkrankheit (Claudicatio intermittens)*. Da neun von zehn Patienten rauchen, sprechen Laien auch vom „Raucherbein". Die meisten Erkrankten sind über 50, denn es vergehen Jahre bis zu den ersten Symptomen. Allein in Deutschland gibt es 3,5 Millionen AVK-Patienten, von denen über 30 000 pro Jahr eine Gliedmaßenamputation nicht erspart bleibt.

Herzinfarkt – keine reine Männersache

Von 100 Patienten mit einer Schaufensterkrankheit sterben 30 innerhalb der nächsten fünf Jahre an den Folgen eines Schlaganfalls oder Herzinfarktes, denn meist sind nicht nur die Beine befallen. Auf den arteriosklerotischen Plaques der Herzkranz- oder hirnversorgenden Arterien bilden sich dann Blutgerinnsel, die z. B. ein Herzkranzgefäß vollends verstopfen. Die Region des Herzmuskels, die von der betroffenen Arterie versorgt wird, ist nun von der Sauerstoffzufuhr abgeschnitten (▶ 14.7.3). Die Zellen sterben innerhalb weniger Stunden ab. Deshalb ist Eile geboten. Leider werden die Symptome häufig nicht früh genug erkannt. Da der Herzinfarkt das Image einer Männerkrankheit hat, wird vor allem bei Frauen nicht daran gedacht, zumal diese oft über andere Symptome klagen als Männer (▶ 14.7.3).

Schlaganfall – nach Minuten tote Zellen

Auch die Anzeichen eines Schlaganfalls (▶ 8.12) werden leider nicht immer erkannt. Wird eine Hirnarterie durch ein Gerinnsel blockiert, kommt die Versorgung der Nervenzellen mit Sauerstoff „schlagartig" zum Stillstand. Die betroffenen Neuronen sterben bereits nach wenigen Minuten ab. Erhöhter Blutdruck gilt als größter einzelner Risikofaktor.

Risiken in Griff kriegen

Arterienverengungen sind irreparabel. Grund genug, auf die Gefäße zu achten. Vernünftig essen und regelmäßig durch Bewegung ins Schwitzen kommen, das fördert nicht nur die Balance zwischen „gutem" und „bösem" Cholesterin, sondern reguliert zudem den Blutdruck, hält das Gewicht in Schach und wirkt positiv auf den Stoffwechsel.

16 Atmungssystem

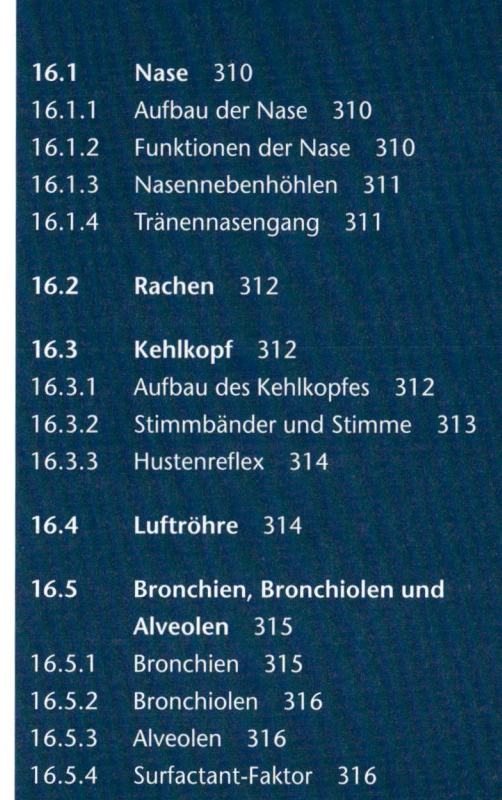

16.1 Nase 310
16.1.1 Aufbau der Nase 310
16.1.2 Funktionen der Nase 310
16.1.3 Nasennebenhöhlen 311
16.1.4 Tränennasengang 311

16.2 Rachen 312

16.3 Kehlkopf 312
16.3.1 Aufbau des Kehlkopfes 312
16.3.2 Stimmbänder und Stimme 313
16.3.3 Hustenreflex 314

16.4 Luftröhre 314

16.5 Bronchien, Bronchiolen und Alveolen 315
16.5.1 Bronchien 315
16.5.2 Bronchiolen 316
16.5.3 Alveolen 316
16.5.4 Surfactant-Faktor 316

16.6 Lungen 316

16.7 Pleura 317

16.8 Atemmechanik 318
16.8.1 Zwerchfell 318
16.8.2 Inspiration 318
16.8.3 Exspiration 319
16.8.4 Bauchpresse 319
16.8.5 Lungen- und Atemvolumina 319
16.8.6 Ventilation 320

16.9 Gasaustausch 321
16.9.1 Partialdrücke 321
16.9.2 Sauerstofftransport im Blut 321
16.9.3 Kohlendioxidtransport im Blut 322
16.9.4 Zyanose 322

16.10 Steuerung der Atmung 323
16.10.1 Atemmuster 323
16.10.2 Atmungskontrolle über die Blutgase 323
16.10.3 Weitere Einflussfaktoren auf die Atmung 324
16.10.4 Anpassung an Höhe 325
16.10.5 Anpassungsvorgänge unter Wasser 325

16.11 Häufige Krankheitsbilder 326
16.11.1 Pneumonie 326
16.11.2 Asthma bronchiale 326
16.11.3 Chronisch-obstruktive Lungenerkrankungen 327
16.11.4 Bronchialkarzinom 327
16.11.5 Lungenembolie 328
16.11.6 Mukoviszidose 328
16.11.7 Schlaf-Apnoe-Syndrom 328

16.12 Künstliche Beatmung 329

16.13 Rauchen: Vom Qualm zur Qual 329

16 ATMUNGSSYSTEM

Mit Hilfe des **Atmungssystems** *(respiratorisches System)* ist der Körper in der Lage zu atmen, das heißt Gase mit der Umgebung auszutauschen. Diesen Gasaustausch zwischen Blut und Umgebung nennt man **äußere Atmung**. Der Lunge kommt dabei die Funktion zu, den für alle Lebensvorgänge unabdingbaren Sauerstoff aus der Atemluft aufzunehmen und Kohlendioxid als wichtiges Endprodukt des Körperstoffwechsels abzugeben. Durch die Abatmung des Kohlendioxids nimmt die Lunge auch an der Aufrechterhaltung des Säuren-Basen-Haushalts teil.

Im Gegensatz hierzu bezeichnet man als **innere Atmung** die in der Zelle ablaufende Herstellung von ATP durch die „Verbrennung" von Nährstoffen (➤ 1.8.5), wozu der mit der äußeren Atmung bereitgestellte Sauerstoff benutzt wird. Die Lungen sind Teil der unteren Atemwege, denen die Organe der oberen Atemwege vorgeschaltet sind (➤ Abb. 16.1):

› Zu den **oberen Atemwegen** *(obere Luftwege, oberer Respirationstrakt)* gehören Nase, Nasennebenhöhlen und Rachenraum

› Zu den **unteren Atemwegen** *(untere Luftwege, unterer Respirationstrakt)* zählen Kehlkopf, Luftröhre, Bronchien sowie die Lungen selbst.

Lunge und Umwelt

Die Lunge ist im Grunde ein nach innen verlagertes Oberflächenorgan und damit eine **Grenzfläche zur Umwelt**. Alles, was der Mensch in die Luft abgibt, atmet er wieder ein, von Rußteilchen aus Verbrennungsanlagen (am häufigsten: die Zigarette) über Asbestfasern bis hin zu Dämpfen, die etwa bei der Medikamentenzubereitung entstehen.

Es ist also kein Wunder, dass viele Erkrankungen der Lunge durch den engen Kontakt der Lunge zur Umwelt entstehen: Das Bronchialkarzinom und das Lungenemphysem etwa sind Reaktionen auf die Schädigung durch Rauch und Rußstoffe, die Staublunge des Bergarbeiters spiegelt die Schädigung durch Quarzkristalle wider, und der Reizhusten an Sommertagen ist der „Gruß" des bei Smog entstehenden Ozons. Erster Schritt zur Prävention vieler Lungenerkrankungen ist damit die Reinhaltung der Luft, wobei der effektivste Schritt oft das Ausdrücken der Zigarette ist (➤ 16.13).

16.1 Nase

16.1.1 Aufbau der Nase

Zu den sichtbaren äußeren Teilen der **Nase** gehören die **Nasenlöcher**, die **Nasenflügel**, die **Nasenspitze**, der **Nasenrücken** und die **Nasenwurzel**. Die äußere Form der Nase wird vor allem von mehreren kleinen **Nasenknorpeln** geprägt.

Neben diesem äußerlich sichtbaren Anteil gibt es noch den wesentlich größeren inneren Teil der Nase, die **Nasenhöhle** (➤ Abb. 16.2). Sie liegt als horizontal gestellter Kanal über dem harten Gaumen (➤ Abb. 6.14). Ihre vom Oberkiefer gebildeten Seitenwände neigen sich zur Mitte und vereinigen sich unter der Schädelbasis mit der *Siebbeinplatte* (Lamina cribrosa, ➤ Abb. 6.10, ➤ Abb. 16.2) zum **Nasenhöhlendach**. So wird die Nasenhöhle zu einem annähernd dreieckigen Hohlraum, der durch die **Nasenscheidewand** *(Septum nasi)* in eine rechte und linke Hälfte aufgeteilt wird.

Am vorderen Naseneingang verhindern starre Haare das Eindringen größerer Fremdkörper. Der hintere Ausgang der Nasenhöhle wird von den **Choanen** gebildet – dies sind die in den Rachenraum führenden *hinteren Nasenöffnungen*.

Die Oberfläche der Seitenwände der Nasenhöhle wird durch die **untere, mittlere** und **obere Nasenmuschel** *(Concha nasalis inferior, media, superior)* vergrößert. Durch diese drei in die Nasenhöhle reichenden „Stege" entstehen links und rechts je ein **unterer, mittlerer** und **oberer Nasengang** (➤ Abb. 16.2).

16.1.2 Funktionen der Nase

Die **Nasenhöhle** hat im Wesentlichen drei Funktionen:
› Erwärmung, Vorreinigung und Anfeuchtung der Atemluft
› Beherbergung des Riechorgans
› Resonanzraum für die Stimme.

Erwärmung, Vorreinigung und Anfeuchtung der Atemluft

Die Wand der Nasenhöhle ist von einer Schleimhaut überzogen, an deren Oberfläche sich ein *mehrreihiges Flimmerepithel* mit Flimmerhärchen befindet (➤ Abb. 4.2, ➤ Abb. 4.3). Die Flimmerhärchen bewegen sich rhythmisch, wobei ihre Bewegungsrichtung zum Rachen hinführt. Im Rachen angekommen, werden die auf den Schleimhäuten abgefangenen Staubteilchen und Bakterien verschluckt. *Becherzellen,* die zwischen den Flimmerepithelzellen eingelagert sind (➤ Abb. 4.3),

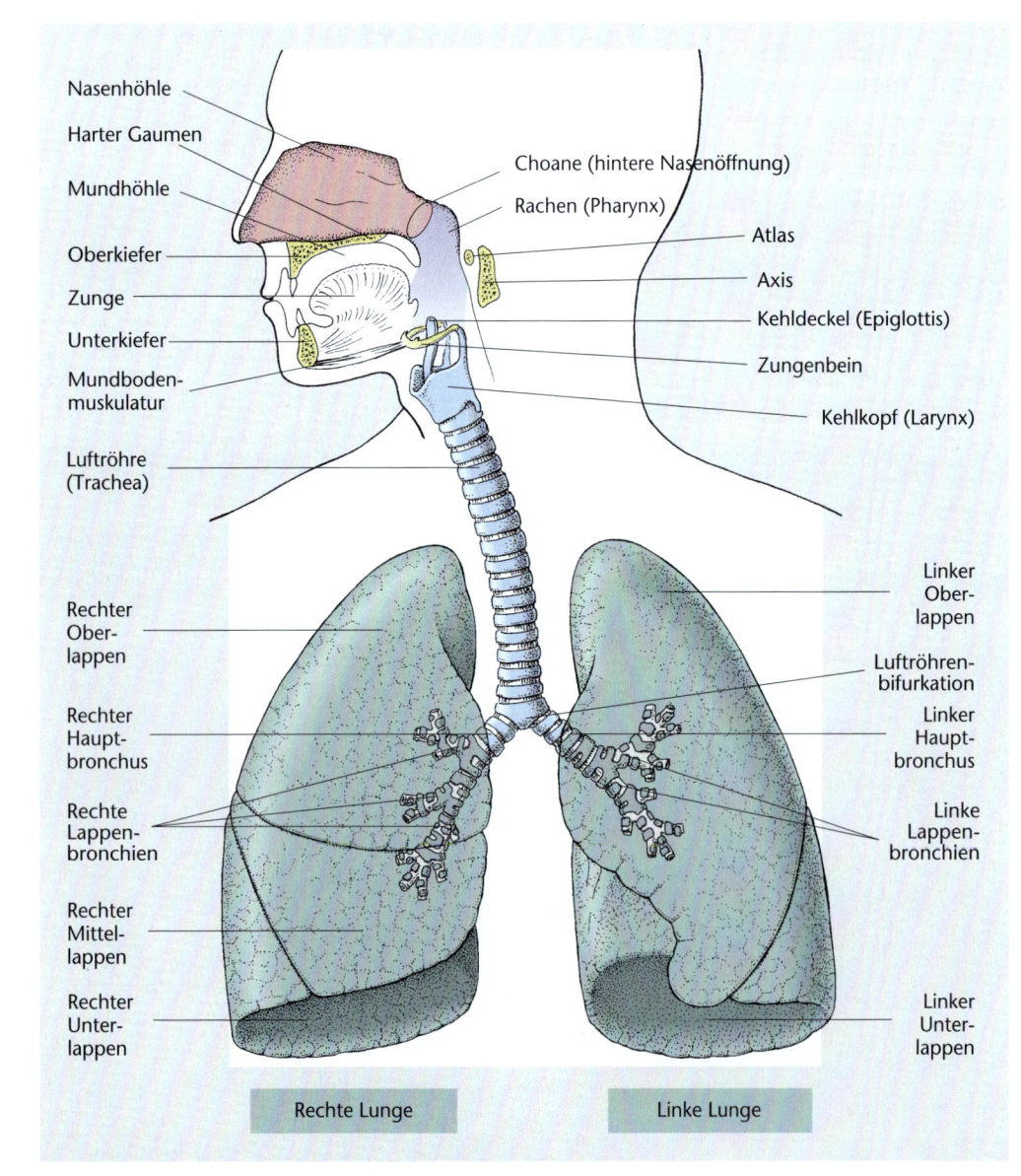

Abb. 16.1 Atmungssystem in der Übersicht.

Beschriftungen der Abbildung: Nasenhöhle, Harter Gaumen, Mundhöhle, Oberkiefer, Zunge, Unterkiefer, Mundbodenmuskulatur, Luftröhre (Trachea), Rechter Oberlappen, Rechter Hauptbronchus, Rechte Lappenbronchien, Rechter Mittellappen, Rechter Unterlappen, Rechte Lunge, Choane (hintere Nasenöffnung), Rachen (Pharynx), Atlas, Axis, Kehldeckel (Epiglottis), Zungenbein, Kehlkopf (Larynx), Linker Oberlappen, Luftröhrenbifurkation, Linker Hauptbronchus, Linke Lappenbronchien, Linker Unterlappen, Linke Lunge.

produzieren den jedem bekannten Schleim. Durch die Arbeit der Flimmerhärchen und ständige Flüssigkeitsausscheidung wird die Atemluft *gereinigt* und *angefeuchtet*.

Die *Vorwärmung* der Atemluft erfolgt durch ein dichtes Geflecht von mikroskopisch feinen Blutgefäßen unter der Nasenschleimhaut. Gesteuert wird die Durchblutung der Nasenschleimhaut durch den V. und VII. Hirnnerven (N. trigeminus und N. facialis, ➤ 8.7.3): Je kälter die Einatemluft ist, desto stärker wird die Schleimhaut durchblutet und die Atemluft erwärmt. Durch kleine Verletzungen (etwa durch Nasenbohren), aber auch Entzündungen und Infektionen können einige dieser Blutgefäße platzen – es kommt zum **Nasenbluten** (*Epistaxis* ➤ 24.8.2).

> **Sauerstoffgabe**
>
> Bei Patienten mit Luftnot wird die Atemluft oft mit Sauerstoff angereichert. Sauerstoff ist als medizinisches Gas jedoch nicht vorgewärmt und befeuchtet. Um zu verhindern, dass Nasenschleimhaut und untere Atemwege durch diesen Sauerstoff austrocknen und geschädigt und damit für eine bakterielle Besiedelung anfälliger werden, wird das Gas vor der Verabreichung durch ein warmes Wasserbad geleitet und dadurch erwärmt und befeuchtet.

Schnupfen

Das beschriebene Flimmerepithel kommt laufend mit Bakterien und Viren in Kontakt. Zum einen können mit der Einatemluft erregerhaltige (infektiöse) Tröpfchen, z. B. mit Schnupfen- oder Grippeviren, eingeatmet werden (Tröpfcheninfektion). Zum anderen können Erreger durch ungewaschene Hände auf die Schleimhäute gebracht werden (Kontaktinfektion). Gelingt es den Erregern, die lokale Schleimhautabwehr zu durchbrechen, so kommt es zum **Schnupfen** mit überschießender Produktion von zunächst wässrigem und dann zähflüssigem Nasenschleim. Ein solcher virusbedingter Schnupfen wird oft auch als **Erkältung** oder *grippaler Infekt* bezeichnet. Der Begriff „Grippe" sollte wegen der Verwechslungsmöglichkeit mit der *echten Grippe* oder *Influenza* vermieden werden (➤ 13.10.1).

Riechfunktion

Unter dem von der Siebbeinplatte (Lamina cribrosa) gebildeten Nasenhöhlendach liegt die **Riechschleimhaut** (➤ Abb. 9.8). Die dort eingestreuten Riechzellen sind die Zellkörper des **Riechnerven** (*N. olfactorius* = I. Hirnnerv), der mit vielen feinen Fasern, den **Riechfäden** oder *Fila olfactoria*, durch die Siebbeinplatte in die vordere Schädelgrube aufsteigt. Er meldet Geruchsänderungen der Einatemluft an das *Riechhirn* (➤ 9.5.4). Auf diese Weise kann über Geruch vor schädlichen Stoffen in der Atemluft warnen und bewirken, dass man den Atem anhält.

Auch wird durch den Duft von leckeren Speisen die Speichel- und Magensaftsekretion in Gang gesetzt – oder durch schlechten Geruch vor dem Genuss verdorbener Speisen gewarnt (➤ 9.5.1). Der Geruchssinn beeinflusst zudem ganz wesentlich die Geschmacksfunktion: Ist z. B. durch einen Schnupfen das Riechen gestört, schmeckt uns das Essen nicht mehr so wie sonst.

16.1.3 Nasennebenhöhlen

In die Nasenhöhle münden die klinisch bedeutsamen paarig angeordneten Nasennebenhöhlen (➤ Abb. 16.3):

› Die **Stirnhöhlen** *(Sinus frontales)*
› Die **Kieferhöhlen** *(Sinus maxillares)*
› Die **Siebbeinzellen** *(Sinus ethmoidales)*
› Die **Keilbeinhöhlen** *(Sinus sphenoidales)*.

Stirnhöhle, Kieferhöhle und Siebbeinzellen stehen über kleine Gänge mit dem mittleren Nasengang in Verbindung, der Keilbeinhöhlengang mündet oberhalb der oberen Nasenmuschel.

Die Nasennebenhöhlen dienen der Gewichtsverminderung des knöchernen Schädels und stellen einen Resonanzraum für die Stimme dar.

„Sekretfalle" – Sinusitis

Bei Fortleitung eines Infektes aus der Nasenhöhle können die Nasennebenhöhlen in Mitleidenschaft gezogen und zur „Sekretfalle" werden: Die entzündete Schleimhaut schwillt an, verlegt die Verbindung zur Nasenhöhle und das Sekret kann nicht mehr abfließen (*Nasennebenhöhlenentzündung*, **Sinusitis**). So kann sich z. B. Eiter wochen- und monatelang in den Nasennebenhöhlen sammeln und zu Mattigkeit, hartnäckigen Kopf- und Kieferschmerzen führen.

Mit abschwellenden Nasentropfen, Rotlicht und Antibiotika versucht man, die Entzündung zur Abheilung zu bringen. Inhalationen mit Wasserdampf (z. B. mit Zusatz von Kamille) können die Heilung unterstützen. Bisweilen wird allerdings eine operative Öffnung der Nasennebenhöhlen notwendig.

16.1.4 Tränennasengang

In den unteren Nasengang mündet der **Tränennasengang**, ein von Schleimhaut ausgekleidetes enges Röhrchen, über das die Tränenflüssigkeit aus dem inneren Augenwinkel in den unteren Nasengang der Nasenhöhle abgeleitet wird (➤ Abb. 16.2).

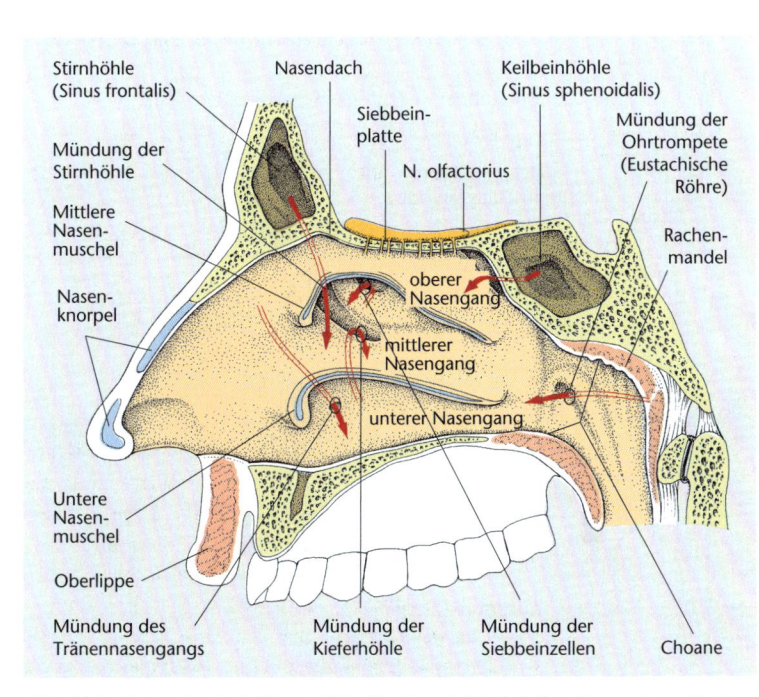

Abb. 16.2 Schnitt durch die Nasenhöhle. Die Nasenhöhle hat über Gangsysteme Verbindung zu verschiedenen Knochenhohlräumen.

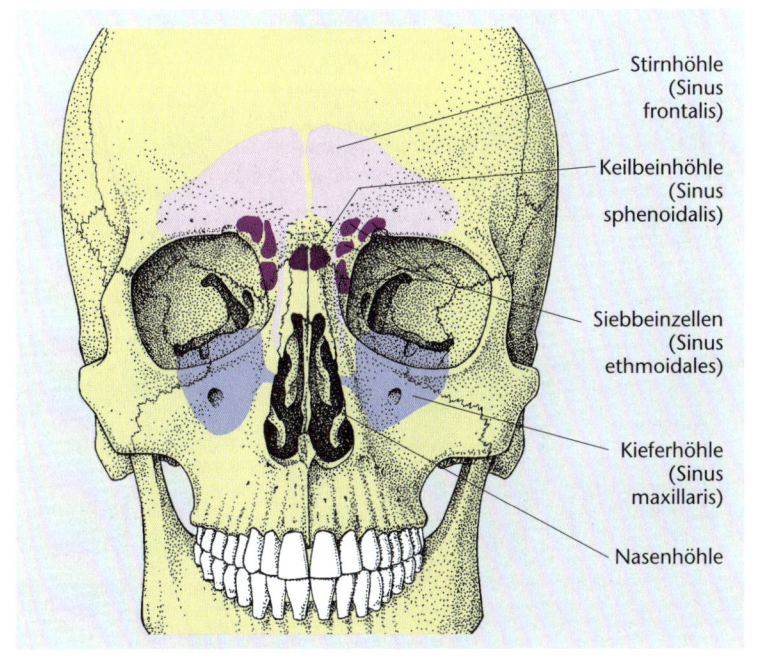

Abb. 16.3 Nasennebenhöhlen. Projektion der einzelnen Höhlen auf die vordere Schädeloberfläche.

Deshalb muss man sich häufig beim Weinen, das heißt bei übermäßiger Sekretion von Tränenflüssigkeit, die Nase putzen.

16.2 Rachen

Der **Rachen** *(Pharynx, Schlund)* ist ein Muskelschlauch, der sich von der Schädelbasis bis zur Speiseröhre erstreckt. Er liegt *vor* der Halswirbelsäule und *hinter* der Nasen- und Mundhöhle.
Im Rachen kreuzen sich die (mit Nase und Mund beginnenden) Luft- und Speisewege und teilen sich am Ende des Rachens wieder auf in die:
› Vorne gelegenen weiterführenden Atemwege (Kehlkopf und Luftröhre)
› Hinten gelegene, vor der Halswirbelsäule verlaufende Speiseröhre *(Ösophagus,* ➤ 17.3, ➤ Abb. 16.4).

Die „Kreuzung" zwischen Luft- und Speiseweg führt bisweilen zum „Verschlucken". Der Kehldeckel am Eingang des Kehlkopfes fungiert hier als Schutzmechanismus (➤ 16.3.1).

Nasopharynx

Das obere Drittel des Rachenraums wird **Nasopharynx** *(Nasenrachen)* genannt. In ihn münden die Choanen und die **Ohrtrompeten** *(Eustachische Röhren, Tubae auditivae,* kurz *Tuben)*, zwei feine Verbindungskanäle zu den Paukenhöhlen des Mittelohrs. Durch diese Kanäle werden die Mittelohrräume belüftet und Druckunterschiede zwischen Mittelohrraum und Außenluft ausgeglichen (➤ 9.7.3).
Im Nasopharynx liegt auch die **Rachenmandel** *(Tonsilla pharyngea),* die der Infektabwehr dient.

Im Kindesalter kann die Rachenmandel bisweilen so stark wuchern (**adenoide Vegetationen** oder *Polypen*), dass sie die Nasenatmung behindert und zu chronischem Schnupfen, Pharyngitis, Bronchitis und Verlegung der Tubenöffnungen mit chronischen Mittelohrentzündungen führt. Sie muss dann operativ entfernt werden *(Adenotomie)*.

Oropharynx

Der **Oropharynx** *(Mundrachen)* ist der mittlere Rachenabschnitt mit einer weiten Öffnung zum Mundraum. Er dient als gemeinsamer Passageabschnitt für Luft und Nahrung. In ihm liegen seitlich zwischen dem vorderen und hinterem Gaumenbogen die beiden **Gaumenmandeln** (meist kurz *Mandeln, Tonsillae palatinae, Gaumentonsillen,* ➤ Abb. 16.4, ➤ 17.2.5). Sie dienen als Teil des **lymphatischen Rachenringes** (➤ 12.6) ebenfalls der Immunabwehr. Zu diesem gehören außerdem die erwähnte *Rachenmandel,* die seitlich von oben auf die Gaumenmandeln zulaufenden **Seitenstränge** und die am Zungengrund gelegenen **Zungenbälge,** die in ihrer Gesamtheit die **Zungenmandel** *(Tonsilla lingualis)* bilden.

Die Gaumenmandeln entzünden sich häufig, z. B. durch Racheninfektionen mit *Streptokokken* (➤ 13.9.2). Vor allem Kinder leiden oft unter einer solchen *Mandelentzündung* oder **Angina tonsillaris.** Wegen ihrer Bedeutung für die Immunabwehr werden die Gaumenmandeln bei chronisch wiederkehrender Angina aber nur wenn unbedingt nötig in einer *Tonsillektomie* entfernt. Die Indikation zu dieser OP wird heute viel strenger als früher gestellt. Dennoch ist eine Tonsillektomie immer noch der häufigste Routineeingriff in der Hals-Nasen-Ohren-Chirurgie.

Laryngopharynx

Der untere Abschnitt des Rachenraums heißt **Laryngopharynx** *(Kehlkopfrachen)* und reicht vom Zungenbein bis zur Speiseröhre bzw. zum Kehlkopf. Hier erfolgt der eigentliche Schluckakt.

16.3 Kehlkopf

Der **Kehlkopf** *(Larynx)* hat zwei Funktionen:
› Er verschließt bei Bedarf die unteren Atemwege und schützt sie vor der Aspiration von Nahrungsbestandteilen
› Er ist das Hauptorgan der Stimmbildung.

16.3.1 Aufbau des Kehlkopfes

Der Kehlkopf (➤ Abb. 6.17, ➤ Abb. 16.1, ➤ Abb. 16.5) ist ein röhrenförmiges Knorpelgerüst, das sich v.a. beim Mann durch den sog. **Adamsapfel** vorne am Hals leicht tasten lässt. Der Kehlkopf erstreckt sich vom Zungengrund bis hin zur Luftröhre. Obwohl dieser Abschnitt der Atemwege relativ kurz ist, ist er doch äußerst kompliziert gebaut; als wichtige Strukturen enthält er den *Kehldeckel* und die *Stimmbänder* (➤ 16.3.2). Seine Festigkeit erhält er durch neun Knorpelstücke, die durch Bänder sowie durch an Außen- und Innenseite verlaufende Muskeln verbunden sind (➤ Abb. 16.5).
Der größte Knorpel ist der **Schildknorpel** *(Cartilago thyroidea),* dessen scharfkantiger Vorsprung den Adamsapfel markiert und dem Kehlkopf seine dreieckige Form gibt.

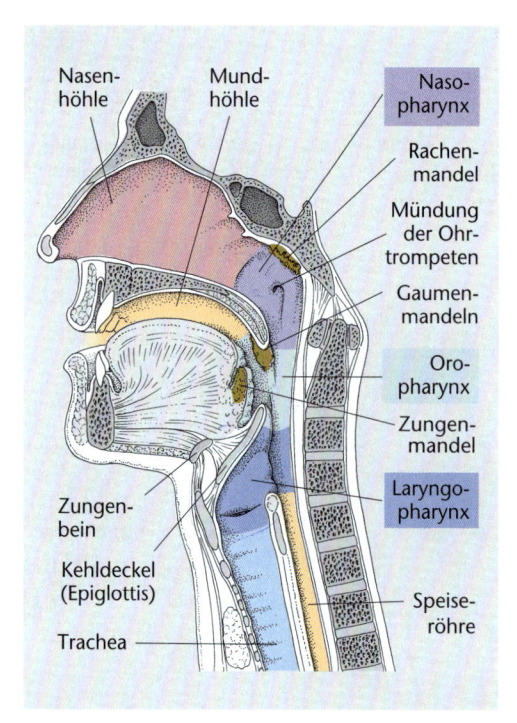

Abb. 16.4 Schnitt durch den Rachen. Man erkennt die drei Abschnitte Nasopharynx, Oropharynx und Laryngopharynx.

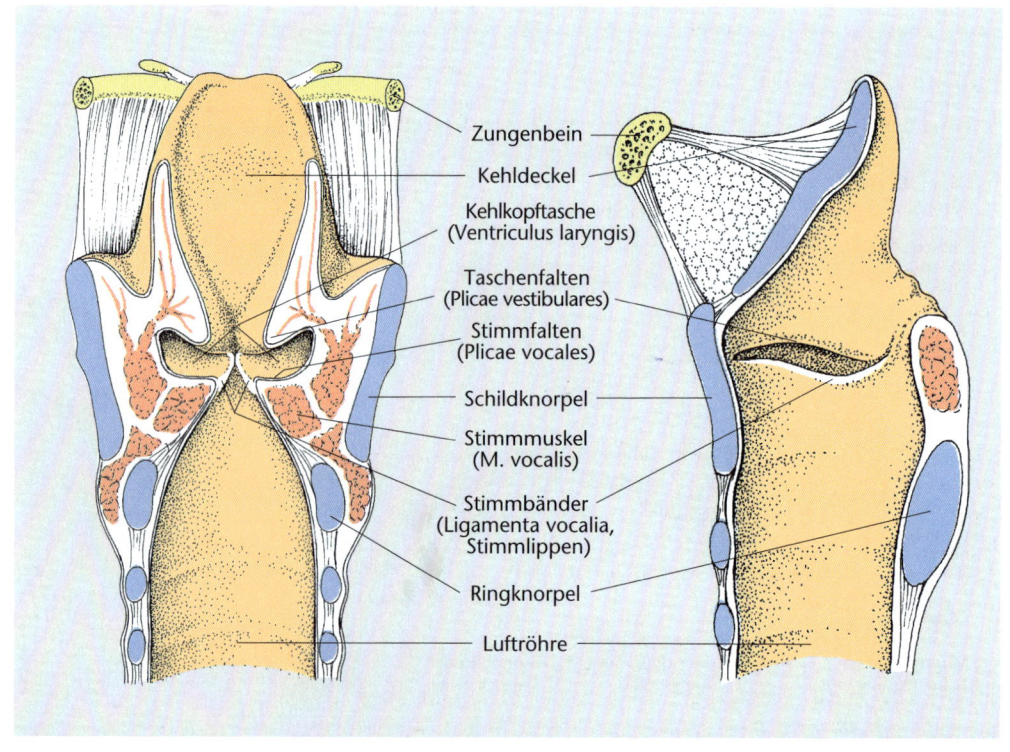

Abb. 16.5 Längsschnitte durch den Kehlkopf (Larynx): Ansicht von hinten (links) und von der Seite (rechts).

Auf dem Oberrand des Schildknorpels sitzt der **Kehldeckel** *(Kehlkopfdeckel, Epiglottis)*. Er ist die Schaltstelle der „Kreuzung" zwischen Luft- und Speiseweg im Rachen. Der Kehldeckel steht wie ein umgedrehter Schuhlöffel am Kehlkopfeingang. Beim Ein- und Ausatmen steht er gestreckt nach oben – die Atemluft kann von oben aus den Choanen nach vorne unten in den Kehlkopf gelangen. Beim Schlucken (▶ 17.2.7) hingegen legt sich der Kehldeckel wie ein schützendes Dach über den Kehlkopfeingang und verschließt diesen. Dadurch gelangt der Speisebrei, der von vorne (vom Mundraum her) in den Rachen eintritt, nach hinten und verlässt den Rachenraum durch die dorsal gelegene Speiseröhre.

Unter dem Schildknorpel folgt als Zwischenstück zur Luftröhre der siegelringförmige **Ringknorpel** *(Cartilago cricoidea)*, dessen Verdickung (das „Siegel") nach hinten gerichtet ist. Schild- und Ringknorpel sind durch Gelenke miteinander verbunden. Das Siegel des Ringknorpels bildet außerdem die Basis für die kleinen **Stellknorpel** *(Cartilagines arytaenoideae)*, die für die Stellung und Spannung der Stimmbänder verantwortlich sind (▶ Abb. 6.17).

Der gesamte Kehlkopf, mit Ausnahme des Kehldeckels und der Stimmbänder, ist von einer Schleimhaut ähnlich der Nasenschleimhaut bedeckt; diese trägt auch hier ein Flimmerepithel mit Schleim bildenden Becherzellen. Unter dem Epithel liegt zudem ein ausgedehntes Blutgefäßnetz. Dadurch wird die Atemluft im Kehlkopfbereich weiter befeuchtet und angewärmt.

Laryngitis und Larynxödem

Die *Kehlkopfentzündung* (**Laryngitis**) ist meist durch einen viralen Infekt bedingt und tritt oft zusammen mit einer *Rachenentzündung* (**Laryngopharyngitis**) oder einer Entzündung der *Luftröhre* (**Laryngotracheitis**) auf. Klinisch äußert sich eine Laryngitis durch einen trockenen, bellenden Husten und Heiserkeit.

Den Symptomen zugrunde liegt die entzündungsbedingte Schwellung der Kehlkopfschleimhaut, das **Larynxödem**. Diese Aufquellung des Bindegewebes wird dadurch gefördert, dass das Larynxepithel einem lockeren, gefäßreichen Bindegewebe aufliegt.

Pseudokrupp

Insbesondere Kleinkinder können im Rahmen von Virusinfektionen ausgedehnte Kehlkopfentzündungen mit Beteiligung des Rachens und der Bronchien entwickeln, die als **Pseudokrupp** bezeichnet und gegenüber dem „echten Krupp" bei Diphtherie abgegrenzt werden. Typisch sind vor allem nächtliche *Pseudokrupp-Anfälle* mit bellendem Husten, Heiserkeit, Atemgeräuschen bei der Einatmung und Atemnot.

Als Erstmaßnahme sollte für kühle, feuchte Atemluft gesorgt werden, z. B. durch Öffnen der Fenster. Meist bringen aber erst die Gabe kortisonhaltiger Zäpfchen sowie eventuell das Einatmen (Inhalation) von abschwellenden Mitteln Erleichterung bei der Atemnot. Ganz selten ist eine *Intubation* (▶ 16.12) nötig.

Epiglottitis

Eine bedrohliche Sonderform der Laryngitis ist die **Epiglottitis** *(Kehldeckelentzündung)*, die vor allem bei 2- bis 5-Jährigen auftritt. Im Gegensatz zum Pseudokrupp sind hier immer Bakterien die Ursache. Bei dieser hochfieberhaften Infektion schwillt der Kehldeckel (Epiglottis) plötzlich an, so dass Schluckstörungen, starker Speichelfluss und Atemnot auftreten. Jedes Kind mit Verdacht auf Epiglottitis muss sofort auf die Intensivstation gebracht werden. Bestätigt sich der Verdacht, so ist eine Intubation unumgänglich. Es wird dann versucht, die Entzündung durch Gabe von Antibiotika zum Stillstand zu bringen. Heute ist die Epiglottitis wegen der weit verbreiteten Impfung gegen Haemophilus influenzae B (HiB), das für die meisten Epiglottitisfälle verantwortliche Bakterium, sehr selten geworden.

16.3.2 Stimmbänder und Stimme

Die Schleimhaut des Kehlkopfes bildet zwei waagerechte Faltenpaare: Dies sind zum einen die **Stimmfalten** *(Plicae vocales)* und zum anderen die darüber gelegenen **Taschenfalten** *(Plicae vestibulares)*. Letztere werden auch *falsche Stimmbänder* genannt, da sie an der Stimmbildung nicht beteiligt sind. Die zwischen Taschenfalten und Stimmfalten gelegene Aussackung der Schleimhaut heißt **Kehlkopftasche** *(Ventriculus laryngis)*. Die beiden echten **Stimmbänder** *(Ligamenta vocalia, Stimmlippen)* liegen in der Mitte des Kehlkopfinneren (▶ Abb. 16.5). Sie verlaufen als oberer freier Rand der Stimmfalten von der Innenfläche des Schildknorpels nach hinten zu den beiden bereits erwähnten Stellknorpeln (▶ Abb. 6.17). An den Stellknorpeln setzen mehrere kleine Muskeln an, die die Stellknorpel drehen und dadurch die Stimmbänder indirekt bewegen. Die beiden Stimmbänder bilden zwischen sich die **Stimmritze,** die, abhängig von der Einstellung der Kehlkopfmuskeln, mehr oder weniger weit geöffnet ist. Die Stimmbänder sind von einem widerstandsfähigen, unverhornten Plattenepithel überzogen, das bei der laryngoskopischen Betrachtung wegen der durchscheinenden Blutgefäße hellrosa und glänzend erscheint. Die meisten Kehlkopfmuskeln, welche die Stimmbänder bewegen, werden vom **N. recurrens** innerviert, einem Ast des N. vagus (▶ Abb. 8.25). Gelegentlich wird der „Recurrens" bei Schilddrüsenoperationen verletzt. Die Folge ist dann eine Stimmbandlähmung *(Recurrensparese)*, die sich in der Regel durch Heiserkeit äußert.

Laryngoskopie

Als wichtiges Hilfsmittel zur Beurteilung des Kehlkopfes verwendet der Hals-Nasen-Ohren-Arzt die *Spiegeluntersuchung des Kehlkopfes* (**Laryngoskopie**). Er schiebt dabei einen kleinen Spiegel durch den Mund in den Rachen und kann dadurch nicht nur die Stimmfalten auf Entzündungen oder Tumoren, sondern auch die Beweglichkeit der Stimmlippen beurteilen. Alternative ist der Einsatz fiberoptischer Instrumente (Endoskope), die durch die Nase in den Rachen vorgeschoben werden.

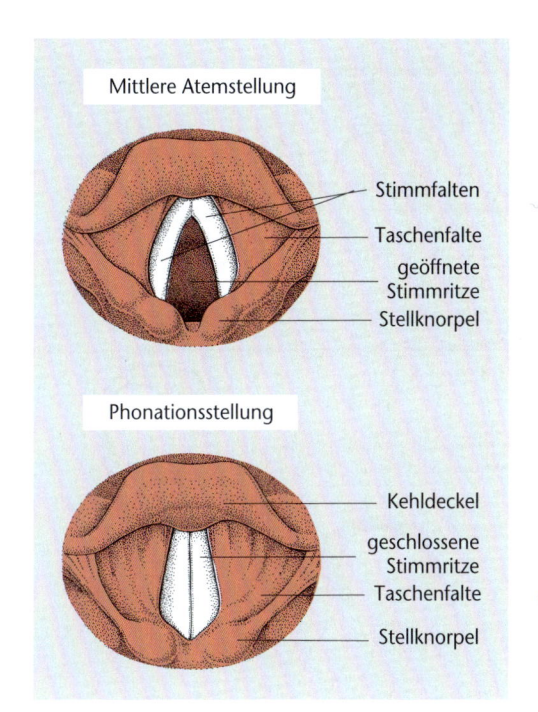

Abb. 16.6 Stimmritze in mittlerer Atem- und Phonationsstellung. Letztere wird vor dem Sprechen eines Vokals eingenommen.

Stimmbandreizung

Die Stimmbänder können insbesondere im Winterhalbjahr schnell austrocknen, da sie keine eigenen Schleimdrüsen besitzen. Sie reagieren mit einer **Stimmbandreizung,** erkennbar an einer heiseren, krächzenden Stimme. Die Stimme muss dann geschont und die relative Luftfeuchtigkeit der Einatemluft sollte auf mindestens 50 % angehoben werden.

Bewegungen der Stimmbänder

Die Atemluft muss den Spalt zwischen den beiden Stimmbändern *(Stimmritze)* passieren. Bei ruhiger Atmung werden die Stimmbänder durch mäßige Muskelspannung in einer Mittelstellung gehalten (mittlere Atemstellung). Verkürzt sich der paarige **M. cricoarytenoideus lateralis** *(seitlicher Ringknorpel-Stellknorpel-Muskel,* oft kurz *Lateralis)*, der vom Ringknorpel bis zum Stellknorpel verläuft, so verengt sich die Stimmritze (Stimmbildungs- oder Phonationsstellung ▶ Abb. 16.6). Dies ist z. B. für Wortbildungen wie „Affe" oder „Otto" erforderlich. Die Stimmritze wird hier zunächst verschlossen und dann durch den Luftdruck plötzlich aufgestoßen. Bei Hauchlauten (wie z. B. im Wort „juhu") muss die Stimmritze weit gestellt werden. Dies besorgt der **M. cricoarytenoideus posterior** *(hinterer Ringknorpel-Stellknorpel-Muskel,* oft kurz *Postikus)*, der auch bei normaler Atmung die Stimmritze offen hält. Er ist der einzige Kehlkopfmuskel, der die Stimmritze öffnet.

Stimmbildung

Bei der **Stimmbildung** oder *Phonation* werden die Stimmbänder durch einen Luftstrom in regelmäßige Schwingungen versetzt. Hierdurch wer-

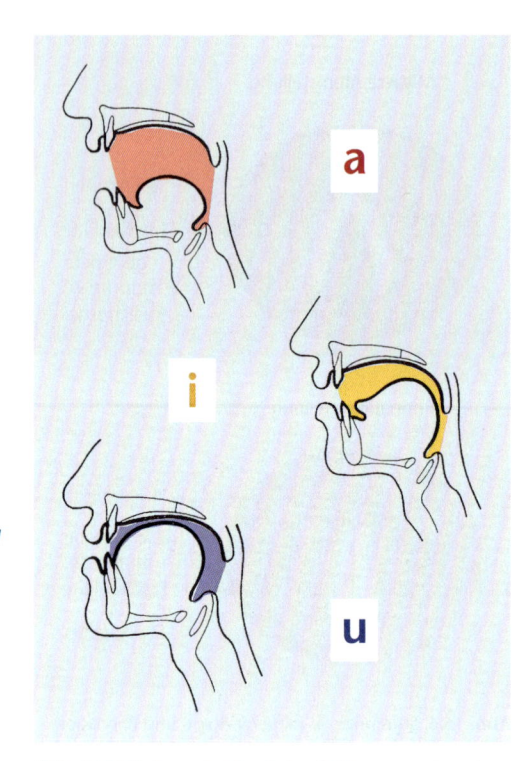

Abb. 16.7 Stellung der für die Lautbildung verantwortlichen Organe Zunge, Lippen und Mund beim Sprechen der Vokale (Selbstlaute) a, i und u. [B159]

den Höhe, Lautstärke und Klang unserer Stimme beeinflusst.

Die Frequenz der Schwingungen und damit die Höhe des Grundtons kann durch die Änderung der Stimmband*spannung* reguliert werden; die Lautstärke dagegen hängt von der *Schwingungsamplitude* („Ausschlag" des Stimmbandes) und damit von der Stärke des Luftstroms ab. Die Fülle bzw. der Klang der Stimme wird schließlich durch den Resonanzraum von Rachen, Mund- und Nasenhöhle erzeugt (➤ Abb. 16.7).

Tonhöhe

Die **Tonhöhe** hängt von der Schwingungsfrequenz der Stimmbänder ab:
- Soll ein hoher Ton erzeugt werden, so werden die Stimmbänder durch Kontraktion von Kehlkopfmuskeln stärker gespannt (vergleichbar mit dem Höherstimmen einer Gitarrensaite)
- Sollen die Stimmbänder tiefer klingen, so können sie durch entsprechende Bewegungen der Kehlkopfmuskeln entspannt werden. Weite, langsamere Schwingungen erzeugen dann tiefere Töne.

Lautbildung

Ist die Stimmbildung vor allem von den Schwingungseigenschaften der Stimmbänder abhängig, so ist die Bildung der Laute weit komplizierter. Die **Lautbildung** oder *Artikulation* kommt nämlich dadurch zustande, dass die im Mund-, Nasen- und Rachenraum enthaltene Luft durch Bewegungen der Hals- und Kopfmuskulatur jeweils in eine bestimmte Form gebracht und in Schwingung versetzt wird (man spricht bei diesem formveränderlichen Schwingungsraum auch von **Resonanzraum** oder „Ansatzrohr"). Die Schwingungen können entweder von den Stimmbändern ausgehen oder aber an anderen Strukturen wie etwa den Zähnen oder Lippen entstehen (➤ Abb. 16.7).

Je nach Form des Resonanzraumes entstehen bestimmte Frequenzen und charakteristische Resonanzen, wodurch die verschiedenen Klangbilder der Laute entstehen. Bei der Bildung der Konsonanten (Mitlaute) etwa wird das Ansatzrohr stärker verengt als bei den Vokalen (Selbstlauten). Weitere Charakteristika der unterschiedlichen Laute sind:
- Alle Vokale entstehen durch plötzliches „Aufstoßen" der geschlossenen Stimmbänder
- Die einzelnen Konsonanten werden vor allem durch unterschiedliche Stellungen der Zahnreihen, der Lippen und Zunge sowie des weichen Gaumens gebildet
  - Bei den *stimmhaften Konsonanten* (b, d, g, m, n) schwingen die Stimmbänder gleichzeitig
  - Bei den *stimmlosen Konsonanten* (z. B. t, k, p, f) sind sie nicht beteiligt
- Auch beim Flüstern schwingen die Stimmbänder nicht, vielmehr wird die durch den Kehlkopf ausströmende Luft für die Lautbildung im Ansatzrohr ausgenutzt. Auf diese Weise können auch Patienten, deren Kehlkopf operativ entfernt wurde, sprechen.

Stimmbruch

Kinder haben einen kleineren Kehlkopf mit kürzeren Stimmbändern und dadurch eine höhere Stimme als Erwachsene. In der Pubertät nehmen Kehlkopf und Stimmbänder an Länge und Gewicht zu – bei Jungen wesentlich mehr als bei Mädchen. Die Jungenstimme senkt sich daher während des Stimmbruchs um etwa eine Oktave (sechs Ganztöne), die des Mädchens nur um 2–3 Ganztöne.

16.3.3 Hustenreflex

Gelangt ein Fremdkörper in den Kehlkopf oder in die tieferen Atemwege, so legen sich die Stimmbänder sofort unter starker Muskelanspannung aneinander. Anschließend kommt es zum reflektorisch ausgelösten **Hustenreiz**, wodurch der Fremdkörper im Idealfall mit einem kräftigen Ausatmungsstoß, der die Stimmritze aufsprengt, in den Mund zurückgeschleudert wird. Dieser **Hustenreflex** dient der Reinigung des Bronchialbaumes.

> **Aspirationsprophylaxe**
>
> Die Kreuzung von Speise- und Luftwegen macht den Menschen anfällig für das *Verschlucken* (**Aspiration**): Statt in die Speiseröhre gelangt Nahrung in den Kehlkopf und evtl. weiter in die Luftröhre und die unteren Atemwege.
> Kehlkopf, Kehldeckel und Hustenreflex sind hier lebenswichtig. Sie schützen die Lunge beim Essen und Schlucken vor dem Eindringen größerer Partikel. Bei folgenden Patienten sind diese Funktionen oft gestört, und sie sind durch Aspiration gefährdet:
> - Frisch operierte Patienten, die Narkosemittel erhalten haben oder intubiert waren
> - Patienten, die lange beatmet waren
> - Patienten nach einem Schlaganfall
> - Patienten mit schweren neurologischen Erkrankungen

Husten und Auswurf

Husten tritt nicht nur im Rahmen des erwähnten physiologischen Hustenreflexes auf, sondern ist auch ein sehr häufiges Krankheitszeichen.

Mehr zu Husten

Husten kann *akut* auftreten und nur kurze Zeit dauern (etwa bei einer Erkältung), oder als *chronischer* Husten länger anhalten, z. B. die rezidivierenden (wiederkehrenden) Hustenanfälle beim Asthma bronchiale oder der fast ständige Husten bei der chronischen Bronchitis.

Wird durch Husten Sekret in die oberen Atemwege befördert, so spricht man von **produktivem Husten**, das Sekret wird oft als *Auswurf* (**Sputum**, nicht zu verwechseln mit Speichel!) ausgespuckt oder verschluckt.

Andererseits kann ein Husten den Menschen auch ohne nennenswerten Sekrettransport plagen. Ein solcher **Reizhusten** tritt z. B. beim Bronchialkarzinom auf, in der Anfangsphase einer Bronchitis oder beim *Keuchhusten (Pertussis)*, einer bakteriellen Infektion mit typischen quälenden Reizhustenanfällen.

Bei blutenden Lungentumoren oder bei einem Lungeninfarkt, aber auch bei schweren entzündlichen Lungenerkrankungen – etwa bei der Tuberkulose (➤ 13.9.5) – kann es zum Abhusten von Blut kommen (**Bluthusten** oder *Hämoptyse*). Das Blut stammt hierbei aus dem Rachen, den Bronchien oder den Lungen und darf nicht mit dem **Bluterbrechen** (*Hämatemesis*) verwechselt werden, bei dem das Blut aus dem Verdauungstrakt stammt.

16.4 Luftröhre

Unterhalb des Ringknorpels beginnt die **Luftröhre** (*Trachea* ➤ Abb. 16.5, ➤ Abb. 16.8). Sie ist ein durchschnittlich 11 cm langes Rohr aus C-förmigen, durch glatte Muskulatur miteinander verbundenen Knorpelspangen. Die 16–20 Knorpelspangen halten die Luftröhre auch bei einem Unterdruck, wie er beim Einatmen entsteht, offen. Die Luftröhre ist an ihrer Hinterwand abgeflacht. Diese Abflachung entsteht durch die nach hinten weisenden Öffnungen der Knorpelspangen, über die sich die dünne Muskelwand der Luftröhre spannt. An dieser weichen Hinterwand hat die Luftröhre Kontakt mit der Speiseröhre (➤ Abb. 16.4).

Zwischen den Knorpelspangen liegt elastisches Bindegewebe, das der Luftröhre *Quer- und*

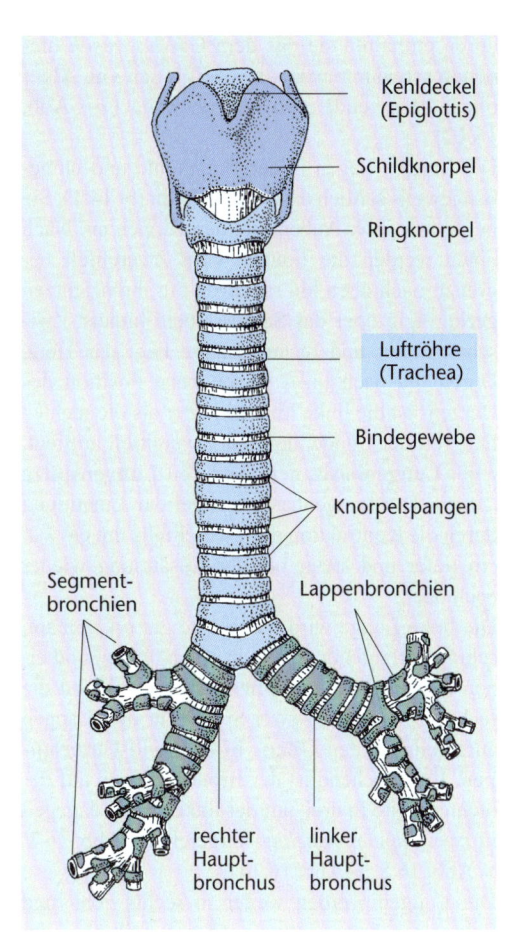

Abb. 16.8 Kehlkopf, Luftröhre und große Bronchien in der Übersicht.

Längselastizität verleiht. So kann die Luftröhre z. B. beim Schluckakt problemlos mit dem nach oben steigenden Kehlkopf in der Länge gedehnt werden. Die *Querelastizität* ist v.a. beim Hustenstoß wichtig, bei dem es zu einer ausgeprägten Längs- und Querverschiebung der Luftröhrenwand kommt, so dass Fremdkörper oder Schleim mit dem durch den Hustenstoß beschleunigten Luftstrom fortgerissen werden können.

Wie der übrige Atemtrakt ist auch die Luftröhre von einer Schleimhaut mit Flimmerepithel (➤ Abb. 16.9) und Schleim bildenden Becherzellen überzogen. Unter dem Epithel liegen im Bindegewebe eingebettet die Schleim bildenden **Trachealdrüsen,** die ebenfalls zur Befeuchtung der Schleimhaut beitragen. Durch den Flimmerschlag werden kleine Teilchen, z. B. Staub, zurück nach oben in Rachen und Mund befördert.

16.5 Bronchien, Bronchiolen und Alveolen

16.5.1 Bronchien

An ihrem unteren Ende, etwa in Höhe des fünften Brustwirbels, teilt sich die Luftröhre in die beiden **Hauptbronchien.** Diese Stelle ist bei der *Bronchoskopie* gut an einem keilartig hervorragenden Knorpelstück zu erkennen, der **Carina** (➤ Abb. 16.11). Die Luftröhrengabelung heißt auch **Luftröhrenbifurkation** *(Bifurcatio tracheae).*

Der rechte Hauptbronchus ist meist etwas weiter und verläuft steiler als der linke, der sich an das darunterliegende Herz anpassen muss. Deshalb rutscht ein Fremdkörper in aller Regel in den rechten Hauptbronchus. Von hier muss er bronchoskopisch wieder entfernt werden.

Die Wand der Hauptbronchien ist ähnlich aufgebaut wie die Wand der Luftröhre – auch sie besteht aus Knorpelspangen und Schleimhaut mit Flimmerepithel.

Nach wenigen Zentimetern teilen sich die Hauptbronchien weiter auf:
› Der rechte Hauptbronchus teilt sich in *drei* Hauptäste für die drei Lappen der rechten Lunge
› Der linke Hauptbronchus teilt sich in *zwei* Hauptäste für die zwei Lappen der linken Lunge.

Diese fünf Hauptäste, die **Lappenbronchien,** teilen sich dann wie das Geäst eines Baumes weiter in **Segmentbronchien** (➤ Abb. 16.11, ➤ Abb. 16.14), die sich wiederum in immer kleinere Äste verzweigen. Durch mehr als 20 Teilungsschritte entsteht so der **Bronchialbaum.** Je kleiner die Bronchien werden, desto einfacher und dünnwandiger wird ihr innerer Aufbau. Schon auf der Ebene der Lappenbronchien werden die großen Knorpelspangen durch kleine unregelmäßige Knorpelplättchen ersetzt.

Bronchoskopie

Die endoskopische Untersuchung der Atemwege heißt **Bronchoskopie** (➤ Abb. 16.10, Allgemeines zur Endoskopie ➤ 17.1.5).

Sie wird heute meist mit einem *flexiblen* (biegsamen) Bronchoskop nach Rachenanästhesie und in leichter Sedierung (Beruhigung) durchgeführt. Der Arzt kann die Atemwege bis in die von den Segmentbronchien abzweigenden *Subsegmentbronchien* einsehen, Zellen aus den Atemwegen oder eine Gewebeprobe aus der Bronchialwand zur weiteren Untersuchung gewinnen. Therapeutisch kann er z. B. Schleim absaugen und Tumoren abtragen.

Für bestimmte Zielsetzungen ist jedoch die *starre* Bronchoskopie überlegen, sie muss in Narkose durchgeführt werden. Das starre Bronchoskop kann allerdings nur bis zu den Lappenbronchien (➤ Abb. 16.11) vorgeschoben werden.

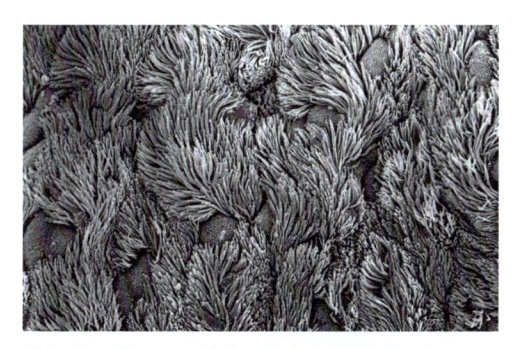

Abb. 16.9 Flimmerepithel der Luftröhre (Trachea) im Elektronenmikroskop. Da alle Oberflächenzellen vollständig mit Härchen bedeckt sind, kann man die Zellgrenzen nicht erkennen. [M375]

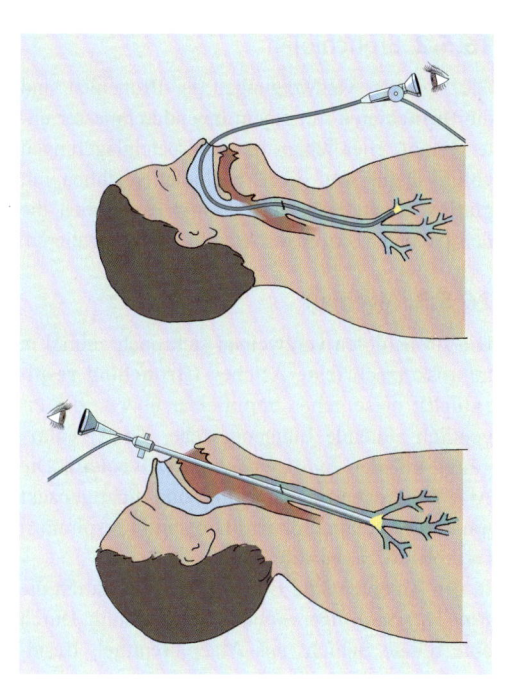

Abb. 16.10 Große Bedeutung in Diagnose wie Therapie von Atemwegs- und Lungenerkrankungen hat die Bronchoskopie: oben mit flexiblem, schlauchförmigem, unten mit starrem, rohrartigem Bronchoskop.

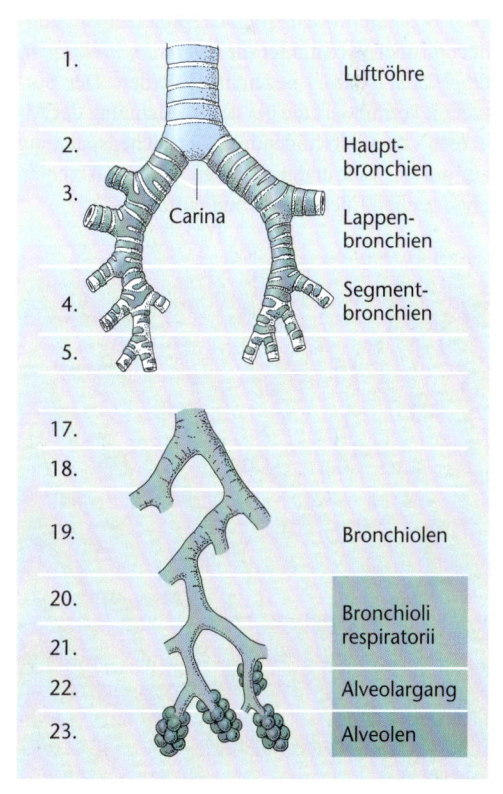

Abb. 16.11 Geäst des Bronchialbaums. Von der Luftröhre bis zu den Alveolen zählt man durchschnittlich 23 Aufteilungen.

16.5.2 Bronchiolen

Die kleinsten Verzweigungen der Bronchien sind die **Bronchiolen** mit einem Innendurchmesser unter 1 mm. Hier fehlen die Knorpeleinlagerungen völlig. Dafür sind die Bronchiolen reichlich mit **glatten Muskelfaserzügen** (▶ 4.4.1) versehen, die den Zu- und Abstrom der Atemluft aktiv regulieren.

16.5.3 Alveolen

Die Bronchiolen verzweigen sich noch einmal in mikroskopisch feine Ästchen (**Bronchioli respiratorii**); diese gehen unmittelbar über in das eigentlich atmende Lungengewebe, die **Alveolargänge** mit den *Lungenbläschen* (**Alveolen**). Die Alveolen liegen traubenförmig und dicht gepackt um die Alveolargänge und Bronchioli respiratorii (▶ Abb. 16.11, ▶ Abb. 16.12).

In den Alveolen sind Blut und Luft nur durch die *Blut-Luft-Schranke* voneinander getrennt: Durch eine dünne Schicht aus Alveolarepithel, Basalmembran und Kapillarendothel tritt Sauerstoff aus der Alveolarluft ins Kapillarblut über, während Kohlendioxid den umgekehrten Weg nimmt (▶ Abb. 16.13).

16.5.4 Surfactant-Faktor

Die Alveolen haben bei der Ausatmung einen Durchmesser von ca. 0,2 mm, der bei der Einatmung auf 0,4 mm ausgedehnt wird. Ihre Wand ist nur etwa 1 µm (0,001 mm) dick und nur aus einer einzigen plattenförmigen Deckzellenschicht aufgebaut. Die Innenfläche der Alveolen ist ausgekleidet mit einem Gemisch aus *Phospholipiden* (▶ 1.8.2), die in den Alveolarepithelzellen gebildet und auch als **Surfactant** (*surface active agent, Oberflächenfaktor*) bezeichnet werden. Der Surfactant vermindert die bei der Ausdehnung der Alveolen zu überwindende Oberflächenspannung auf gut ⅒. Erst dadurch lassen sich die Alveolen ohne großen Energieaufwand entfalten.

Die spannungsmindernde Wirkung des Surfactants ist umso größer, je kleiner die Alveole ist. Dies ist deshalb günstig, weil kleinere Alveolen aus physikalischen Gründen *(Laplace-Gesetz)* einen höheren Innendruck aufweisen als größere. Ohne die „ausgleichende" Wirkung des Surfactants wären kleine Alveolen viel schwerer auszudehnen als größere. Die Einatemluft würde somit in erster Linie in die größeren Alveolen gelangen, weil dieser Weg für sie am leichtesten ist. Dadurch entstünden mit der Zeit wenige große Alveolen. Diese haben aber bei gleichem Volumen eine geringere Oberfläche als viele kleine, die für den vom Körper benötigten Gasaustausch des Körpers zu klein wäre.

Der Surfactant-Faktor und die Zahl der elastischen Fasern im Lungengewebe, welche die Alveolen wie ein Netz umgeben, sind auch die wichtigsten Einflussgrößen für die *Lungendehnbarkeit,* die **Compliance**. Infolge von Alterungsvorgängen sinkt die Compliance im Laufe des Lebens ab.

Atemnotsyndrom des Neugeborenen

Da sich der Surfactant vor allem im letzten Drittel der Schwangerschaft bildet, ist er bei Frühgeborenen oft nicht ausreichend vorhanden und das Kind deshalb von einem **Atemnotsyndrom** (auch *Respiratory Distress Syndrome, RDS,* oder *hyaline Membrankrankheit* genannt) bedroht.

Ist vor der Entbindung noch etwas Zeit, versucht man durch Gabe von Glukokortikoiden (▶ 11.5.3) über den Blutkreislauf der Mutter die Lungenreifung und damit die Fähigkeit zur Surfactant-Bildung zu fördern. Nach der Geburt kann heute künstlich hergestellter Surfactant über einen Tubus in der Luftröhre in die Lunge des Frühgeborenen eingebracht werden, um seine Überlebenschancen zu verbessern.

16.6 Lungen

Die beiden **Lungen** bestehen zum einen aus den dem *Gastransport* dienenden *Atemwegen,* d.h. den Bronchien mit ihren Verästelungen, zum anderen enthalten sie das dem *Gasaustausch* dienende schwammartige, aus Millionen von Alveolen bestehende *Alveolargewebe* (▶ Abb. 16.12).

Die Lungen liegen in der Brusthöhle und umgeben jeweils seitlich das Mediastinum (▶ 14.1). Sie liegen mit ihrer Außenseite den Rippen an. Nach unten werden die Lungen vom Zwerchfell begrenzt; nach oben hin ragen sie mit ihren Spitzen geringfügig über das Schlüsselbein hinaus. Zwischen linker und rechter Lunge liegt das Herz. Durch die nach links verschobene Position des Herzens ist die linke Lunge kleiner als die rechte. Der Teil der Lunge, der dem Zwerchfell aufliegt, heißt **Lungenbasis,** der obere Teil **Lungenspitze** *(Apex)*. Die Lungenbasis tritt bei der Einatmung durch die Kontraktion des Zwerchfells um ca. 3–4 cm tiefer und steigt bei der Ausatmung wieder nach oben.

Die linke Lunge wird durch eine gut erkennbare, schräg verlaufende Spalte in einen oberen und einen unteren **Lungenlappen** geteilt, während die rechte Lunge durch zwei Spalten in drei Lappen aufgeteilt ist: den **Ober-, Mittel-** und **Unterlappen.** Entsprechend ist der Bronchialbaum auf der rechten Seite in drei, auf der linken Seite dagegen in zwei *Lappenbronchien* aufgeteilt (▶ Abb. 16.1, ▶ Abb. 16.8, ▶ Abb. 16.14).

Die Lungen werden weiter in rechts zehn und links neun **Lungensegmente** unterteilt (bei der Durchnummerierung der Lungensegmente wird links das siebte Segment übersprungen). Diese Segmente werden jeweils von einem *Segmentbronchus* mit Atemluft versorgt. Die Segmentgrenzen sind äußerlich im Gegensatz zu den Lappengrenzen nicht mehr sichtbar. Sie haben jedoch jeweils ihre eigene Blutversorgung **(bronchoarterielle Einheit).** Dies ist vor allem in der Thoraxchirurgie von Bedeutung – Lungensegmente lassen sich einzeln schonend herausoperieren.

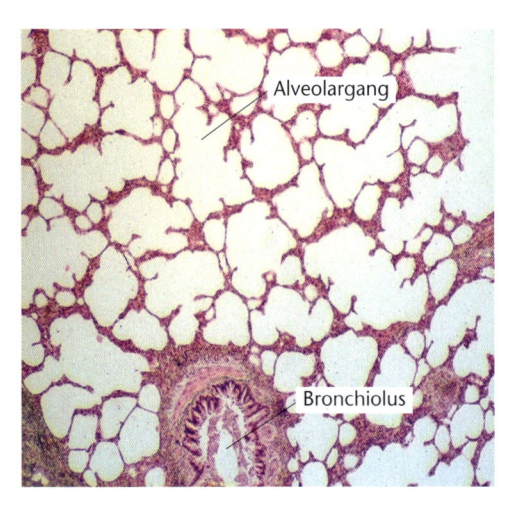

Abb. 16.12 Gesundes Lungengewebe. Der histologische Schnitt zeigt das dichte Alveolargitternetz der Lunge, in das Bronchiolen eindringen. Sie sind von Bindegewebe umgeben. [X141]

Abb. 16.13 Bau der Lungenbläschen (Alveolen). Jede Alveole ist von breit ausgezogenen, miteinander zusammenhängenden Kapillaren umgeben, so dass sie praktisch komplett in eine dünne Blutschicht „eingehüllt" ist (in der Abbildung sind die Kapillaren zur besseren Veranschaulichung weit auseinander stehend gezeichnet). Dort findet der Gasaustausch statt. Die Gase müssen dabei die Epithelschicht der Alveole, die Basalmembran und das Endothel der Kapillare durchdringen.

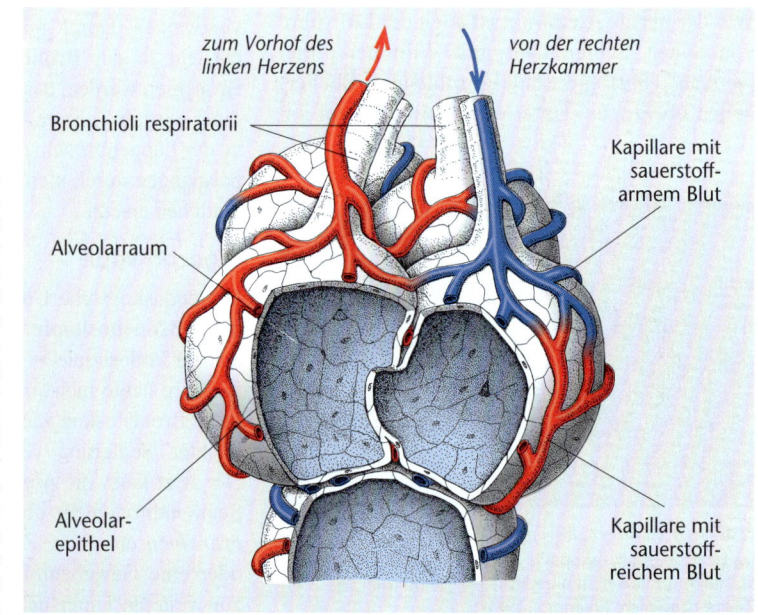

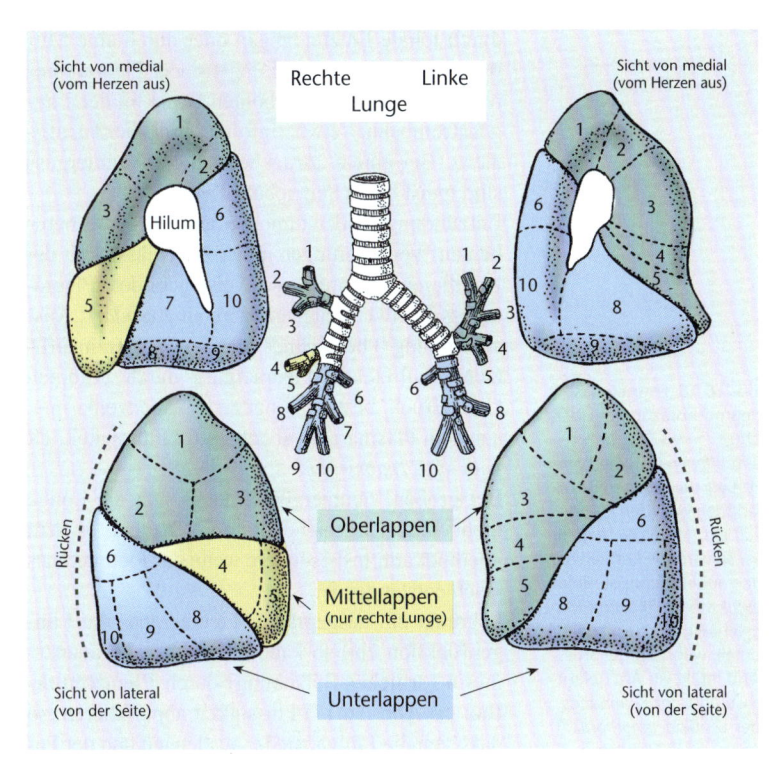

Abb. 16.14 Aufteilung der Lunge in Lappen und Segmente, oben Ansicht von medial, unten von lateral. Bei der rechten Lunge werden der Oberlappen in drei, der Mittellappen in zwei und der Unterlappen in fünf Segmente unterteilt. Die linke Lunge besteht aus einem Oberlappen mit fünf und einem Unterlappen mit vier Segmenten. Die Unterlappen liegen dabei vorwiegend der hinteren Brustwand an, die Oberlappen und der rechte Mittellappen liegen dagegen vorwiegend vorne.

Lungenhilum

Die Hauptbronchien und die Lungengefäße treten über das an der medialen Seite einer jeden Lunge gelegene **Lungenhilum** *(Lungenwurzel)* in die Lungen ein.

Im Bereich des Lungenhilums befinden sich außerdem Lymphknoten. Die Lungen werden von Lymphgefäßen durchzogen. In den Lymphgefäßen wandern mit der Lymphe weiße Blutkörperchen und **Alveolarmakrophagen** (➤ 16.9). Die Alveolarmakrophagen sind zur Phagozytose fähig und transportieren Fremdkörper oder Gifte.

Bei vielen Erkrankungen der Bronchien oder des Lungengewebes vergrößern sich die Lymphknoten im Lungenhilum, weil sich Abwehrzellen in ihnen stark vermehren oder sich Tumorzellen dort ansiedeln und zu einer Lymphknotenmetastase führen konnten. Sie können dann im Röntgenbild typische Schatten geben *(Hilumverbreiterung,* ➤ Abb. 16.15).

Blutversorgung der Lungen

Die Blutversorgung der Lungen erfolgt aus zwei Gefäßnetzen:

- Die Lungen werden von den Blutgefäßen des *Lungenkreislaufs* (➤ 15.2.4) als erstem Gefäßnetz durchzogen. In den *Lungenarterien* gelangt sauerstoffarmes Blut zu den Alveolen, um dort Kohlendioxid abzugeben und Sauerstoff aufzunehmen. Das dadurch „erneuerte" Blut fließt in den *Lungenvenen* zum linken Vorhof zurück und wird daraufhin über die linke Herzkammer in den Körperkreislauf eingespeist. Die Gefäße des Lungenkreislaufs dienen also dem *Gasaustausch*
- Die Eigenversorgung des Lungengewebes mit Blut erfolgt hingegen nicht über den Lungenkreislauf, sondern aus Ästen des Körperkreislaufes (zweites Gefäßnetz), und zwar über die aus der Aorta entspringenden *Bronchialarterien.*

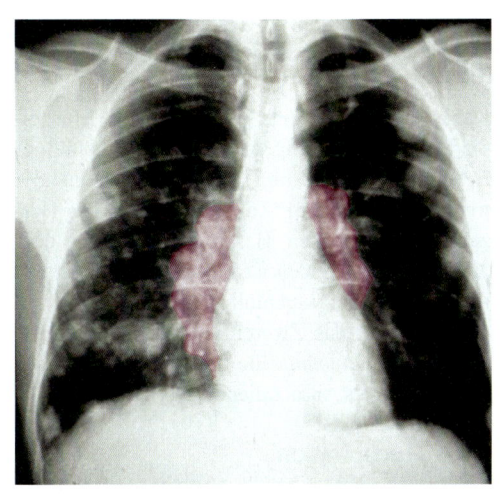

Abb. 16.15 Hilumverbreiterung (rosa) und Lungenmetastasen (sichtbar als wolkige Verschattungen) bei einem Patienten mit Hodentumor. [U136]

> **Untersuchung der Lunge**
>
> Erster Schritt ist die **körperliche Untersuchung** der Lunge:
> - Ist bei der **Perkussion** *(Abklopfen)* die „beklopfte" Lunge z. B. vermehrt luftgefüllt (wie etwa beim *Emphysem*), so ist der **Klopfschall** laut und übermäßig hohl (etwa wie beim Klopfen auf eine Schuhschachtel). Ist der „beklopfte" Raum dagegen flüssigkeitsgefüllt oder anderweitig verdichtet (etwa bei Lungenentzündung oder Kollaps eines Lungensegments), so ist der Klopfschall gedämpft. Der Klopfschall des gesunden Lungengewebes liegt etwa in der Mitte dazwischen. Durch Perkussion lässt sich auch die Verschieblichkeit der Lungenuntergrenzen bei der Ein- und Ausatmung prüfen
> - Durch **Auskultation** *(Abhören)* der Atemgeräusche mit dem Stethoskop kann der Arzt z. B. eine Lungenentzündung erkennen: Die entzündungsbedingte Verdichtung des Lungengewebes verstärkt die Schallleitung, so dass das Atemgeräusch über dem betroffenen Lungenabschnitt „schärfer" bzw. lauter erscheint *(bronchiales Atemgeräusch).* Bei einer Flüssigkeits- oder Luftansammlung im Pleuraspalt (Pleuraerguss bzw. Pneumothorax) oder dem Kollaps (Atelektase) eines Lungenbezirks dagegen wird die Fortleitung der Atemgeräusche auf den Brustkorb behindert, die Atemgeräusche sind abgeschwächt. Auch die Atemwege lassen sich beurteilen: Ein „Pfeifen" bei der Ausatmung (**Giemen**) weist z. B. auf eine Verengung der Bronchien hin, etwa durch Asthma. Ein **Brummen** deutet ebenfalls auf eine Verengung der Bronchien oder auf darin schwingende Sekrete hin (z. B. bei Bronchitis). Schwerer zu hören und am ehesten als feines „Blubbern" bei der Einatmung zu beschreiben sind **feuchte Rasselgeräusche**, die auf Flüssigkeitsansammlungen im Lungengewebe hinweisen und z. B. bei Lungenentzündung oder *Lungenödem* (➤ 14.6.4) auftreten.
>
> Oft wird die körperliche Untersuchung durch **bildgebende Verfahren** ergänzt. Am häufigsten werden konventionelle **Röntgenaufnahmen** des Thorax/der Lungen in zwei Ebenen durchgeführt (➤ Abb. 16.15). Kleine Veränderungen sind jedoch besser durch die **Computertomographie** *(CT)* darzustellen, die auch zur weiteren Abklärung pathologischer Befunde im Thoraxröntgenbild zum Einsatz kommt. Bei Verdacht auf eine Lungenembolie ist heute die CT nach Kontrastmittelgabe (**CT-Angiographie**), möglichst in Spiraltechnik, die Methode der Wahl; sie hat die **Lungenszintigraphie** weitgehend ersetzt.
> Die **Ultraschalluntersuchung** wird zur Beurteilung und ggf. sonographisch gestützten Punktion von Pleuraergüssen (➤ Abb. 16.17) und pleuralen Veränderungen eingesetzt. Zur Untersuchung des lufthaltigen Lungenparenchyms ist sie nur begrenzt geeignet.

16.7 Pleura

Beide Lungen sind von einer hauchdünnen, mit Gefäßen versorgten Hülle, dem **Lungenfell** *(Pleura visceralis),* überzogen. Das Lungenfell grenzt, nur durch einen flüssigkeitsgefüllten Spalt getrennt, an das **Rippenfell** *(Pleura parietalis),* das die Brustwand, das Zwerchfell und das Mediastinum auskleidet. Beide Pleurablätter

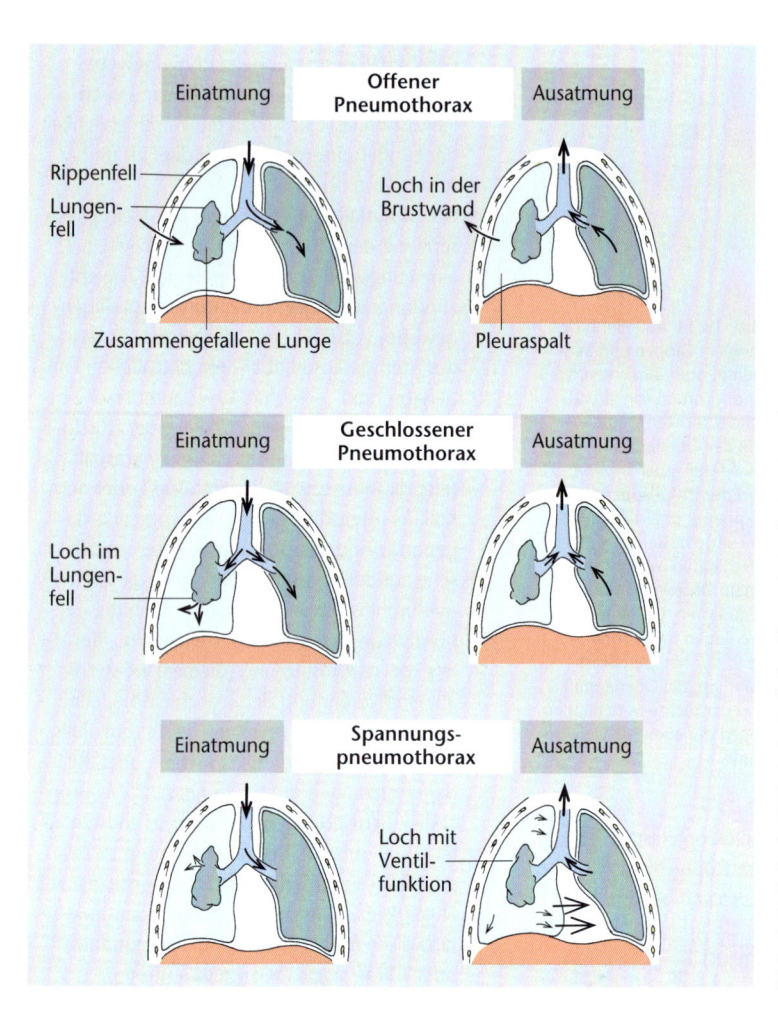

Abb. 16.16 Formen des Pneumothorax in der Übersicht.
Beim *offenen Pneumothorax* tritt Luft durch einen Brustwanddefekt in den Pleuraspalt ein. Atmet der Patient aus, so wird die Luft wieder nach außen gepresst. Beim *geschlossenen Pneumothorax* besteht ein Loch im Lungenfell, während die Brustwand intakt ist. Am gefährlichsten ist der *Spannungs- oder Ventilpneumothorax:* Die bei jeder Atembewegung eindringende Luft kann nicht mehr entweichen, weil ein Gewebestück als Ventil wirkt. So entsteht ein Überdruck im Pleuraraum der kranken Seite, der das Herz verdrängt und die gesunde Lunge komprimiert.

werden zusammen als **Pleura** oder *Brustfell* bezeichnet. Das Rippenfell ist mit sensiblen, schmerzleitenden Nerven versorgt und deshalb schmerzempfindlich. Dagegen sind das Lungenfell und das Lungengewebe selbst schmerzunempfindlich.

Am Lungenhilum (➤ 16.6) gehen die beiden Pleurablätter ineinander über und bilden so einen geschlossenen Spaltraum, den *Interpleuralraum* oder **Pleuraspalt.**

Unterdruck zwischen den Pleurablättern

Im Pleuraspalt (d.h. zwischen beiden Pleurablättern) herrscht ein Unterdruck. Dieser negative *intrapleurale Druck* („Sog") sorgt dafür, dass alle Bewegungen der Brustkorbwand direkt auf die Lungen übertragen werden. So führt die Erweiterung des Brustkorbes durch die Einatembewegung zu einer Ausdehnung des Lungengewebes.

Damit die Lungen bei der Ein- und Ausatmung reibungsfrei im Thorakalraum gleiten können, muss die Oberfläche der Pleurablätter spiegelglatt sein und der Pleuraspalt mit einer serösen Flüssigkeit „geschmiert" werden. In der Tat werden beide Pleurablätter durch eine Schicht flacher Deckzellen geglättet, wobei die Deckzellen des Rippenfells wässrige **Pleuraflüssigkeit** als Gleitmittel produzieren.

Pneumothorax

Beispielsweise durch eine Stichverletzung oder das Platzen von Alveolen kann Luft in den Pleuraspalt gelangen. Bei einem solchen **Pneumothorax** (➤ Abb. 16.16) bewegt sich zwar der Brustkorb, der sonst vorhandene Unterdruck zwischen Lungenfell und Rippenfell ist jedoch aufgehoben. Das Lungengewebe fällt aufgrund seiner Eigenelastizität in sich zusammen wie ein Luftballon. Es kann damit nicht mehr zum Gasaustausch beitragen.

Die Behandlung des Pneumothorax besteht im Entfernen der Luft durch eine geeignete Vakuumpumpe *(Pleuradrainage).* Bei einem Spannungspneumothorax ist sofortiges Eingreifen erforderlich: Lebensrettend ist hier das rasche Ablassen des Überdrucks (ebenfalls durch Pleuradrainage).

Pleuritis

Bei einer *Entzündung der Pleurablätter* (**Pleuritis**) lagert sich den sonst glatten Oberflächen oft Fibrin an, so dass die Pleurablätter schmerzhaft aneinanderreiben und jeder Atemzug dadurch zur Qual wird. Häufig tritt eine Pleuritis als Folge einer Lungenentzündung auf.

Pleuraerguss

Eine Ansammlung von Flüssigkeit im Pleuraspalt heißt **Pleuraerguss.** Pleuraergüsse entstehen z. B. durch lokale Entzündungen oder durch eine Mitreaktion der Pleura bei Lungen- oder Pleuratumoren, aber auch durch erhöhten Druck in der Lungenstrombahn, etwa infolge Linksherzinsuffizienz. Bei einem „druckbedingten" Pleuraerguss sind meist beide Seiten betroffen.

Entzündungs- oder tumorbedingte Ergüsse beruhen auf Veränderungen in der Durchlässigkeit der Kapillaren; der auf diese Weise gebildete Pleuraerguss ist eiweißreich und wird als *Exsudat* („Ausschwitzung") bezeichnet. Der bei der Herzinsuffizienz auftretende Pleuraerguss durch erhöhten Gefäßdruck besteht hingegen aus eiweißarmer, aus dem Plasmaraum abgepresster Flüssigkeit, einem sog. *Transsudat.*

Bei großen Pleuraergüssen kann sich die Lunge nicht mehr ausreichend entfalten und es tritt Atemnot auf, insbesondere wenn der Pleuraerguss rasch entstanden ist.

Schränkt ein ausgeprägter Pleuraerguss die Lungenfunktion ein, so kann der Arzt in Lokalanästhesie (örtlicher Betäubung) durch **Pleurapunktion** (➤ Abb. 16.17) Flüssigkeit abpunktieren, so dass sich die Lunge wieder ausdehnen und der Patient besser atmen kann. Auch bei unklarer Ursache des Pleuraergusses ist eine Pleurapunktion sinnvoll. Die entnommene Flüssigkeit wird dann im Labor z. B. auf Tumorzellen untersucht.

16.8 Atemmechanik

Damit die Alveolen ständig mit frischer, sauerstoffreicher Atemluft belüftet werden, muss sich der Brustkorb bei Erwachsenen ca. 15-mal und bei Kindern ca. 25-mal pro Minute ausdehnen *(Einatmung* bzw. **Inspiration**) und wieder zusammenziehen *(Ausatmung* bzw. **Exspiration**). Da die Lunge elastisch und selbst nicht aktiv beweglich ist, folgt sie bei den Atembewegungen der Erweiterung und Verengung des Brustkorbs und den Bewegungen des Zwerchfells. Die Weite des Brustraums wird durch die jeweilige Rippenstellung und durch den Zwerchfellstand bestimmt (➤ Abb. 16.18).

16.8.1 Zwerchfell

Das **Zwerchfell** ist eine breite, gewölbte Muskelplatte, die kuppelartig gegen die Brusthöhle gerichtet ist und Brust- und Bauchhöhle voneinander trennt (➤ Abb. 6.35). Zu beiden Seiten des Herzens, das über den Herzbeutel fest mit dem Zwerchfell verbunden ist, liegen die Lungen mit ihrer Basis dem Zwerchfell auf (➤ Abb. 16.18). In der Mitte hat das Zwerchfell eine Sehnenplatte *(Centrum tendineum),* die den Muskelfasern des Zwerchfells als Ansatz dient.

16.8.2 Inspiration

Spannt sich das Zwerchfell an, so senkt sich die Zwerchfellkuppel und dehnt die Lungen auf, indem sie sie nach unten zieht. Unterstützend kontrahieren sich bei der Inspiration die zwischen den Rippen verspannten *äußeren Zwischenrippenmuskeln* **(Mm. intercostales externi)** und erweitern den Thorax nach vorne und in geringerem Umfang zur Seite (➤ Abb. 16.18).

Brust- oder Bauchatmung

Je nachdem, ob die Inspiration überwiegend durch Senkung des Zwerchfells mit Vorwölbung des Bauches oder durch Hebung der Rippen zustande kommt, spricht man vom *Bauchatmungstyp* oder *Brustatmungstyp*. So sind z. B. Säuglinge ausgesprochene Bauchatmer – das „Bäuchlein" wölbt sich nach außen vor.

Atemhilfsmuskulatur

Bei vertiefter Atmung, z. B. bei Atemnot, werden das Zwerchfell und die äußeren Zwischenrippenmuskeln durch die **Atemhilfsmuskulatur** unterstützt. Diese normalerweise anderen Funktionen dienenden Muskeln liefern im Bedarfsfall zusätzliche Muskelkraft zur Ausweitung des Brustkorbs (Details ➤ 6.3.7).

16.8.3 Exspiration

Während die Inspiration aktiv erfolgt, geschieht die Exspiration überwiegend passiv. Die Exspiration beginnt mit der Erschlaffung der Mm. intercostales externi und des Zwerchfells. Dabei verengt sich der Brustkorb schon infolge der Eigenelastizität von Lungengewebe und Brustkorb. Unterstützend können sich bei der Ausatmung die *inneren Zwischenrippenmuskeln* **(Mm. intercostales interni)** kontrahieren. Durch ihren Faserverlauf wird bei der Kontraktion die jeweils obere Rippe der darunterliegenden angenähert und damit der Brustkorb abgesenkt.

Auch die Ausatmung kann durch Atemhilfsmuskulatur unterstützt werden. Als „Hilfsausatmer" werden bei angestrengter Atmung, beim Husten und Niesen, die Bauchmuskeln eingesetzt, welche die Rippen herabziehen und als *Bauchpresse* die Eingeweide mit dem Zwerchfell nach oben drängen.

16.8.4 Bauchpresse

Werden die Atembewegung des Brustkorbs nach Abschluss der Inspirationsbewegung angehalten, die Stimmbänder verschlossen und die Bauchmuskulatur willkürlich kontrahiert, steigt der Druck im Bauchraum stark an. Dies ist bei der Stuhlentleerung wichtig, bei der in der Regel die **Bauchpresse** eingesetzt wird. Auch bei den Presswehen unterstützt die Bauchpresse den Weg des jungen Menschen auf die Welt.

16.8.5 Lungen- und Atemvolumina

Bei jedem Atemzug treten in Abhängigkeit von Körpergröße und Körperbau etwa 500 ml Luft in den Respirationstrakt ein. Davon gelangen jedoch nur ⅔ in die Alveolen. Der Rest verbleibt in den größeren, dickwandigen Atemwegen wie Kehlkopf, Luftröhre und Bronchien. Die Luft in diesem **anatomischen Totraum** kann somit nicht am Gasaustausch teilnehmen.

Totraum kann aber auch im Bereich der Alveolen entstehen, etwa wenn die Alveolen zerstört sind (etwa im Rahmen eines Emphysems ➤ 16.11.3) oder nicht mehr richtig durchblutet werden (z. B. bei einer Lungenembolie, ➤ 16.11.5). Dieser Totraum heißt **alveolarer Totraum**. Der gesamte Totraum (also anatomischer plus alveolarer Totraum) wird auch als **funktioneller Totraum** bezeichnet.

Bei einem gesteigerten funktionellen Totraum wird mehr Atemvolumen „verschwendet". Der Patient gleicht dies zunächst dadurch aus, dass er öfter und tiefer Luft holt (das Keuchen des Emphysempatienten). Kann er die da-

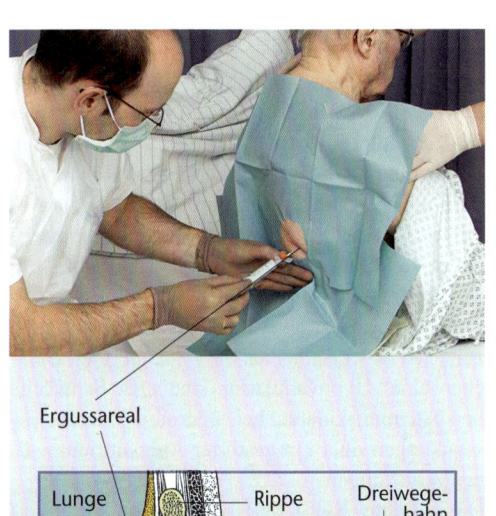

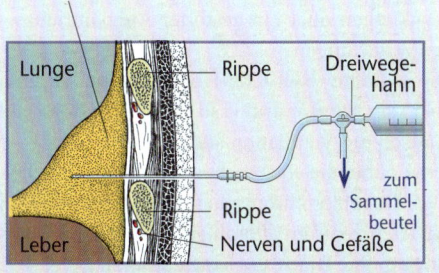

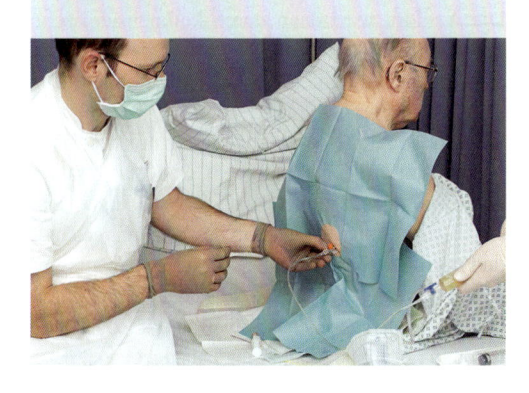

Abb. 16.17 (links): Pleurapunktion. Als günstige Lagerung des Patienten hat sich das Sitzen auf einem Stuhl oder am Bettrand bei nach vorn gebeugtem Oberkörper bewährt. Nach sonographischer Lokalisation des Ergusses sticht der Arzt meist im 5.–8. Interkostalraum ein.
Mitte: Die Nadel wird an der Oberkante einer Rippe eingestochen, damit die unter der Rippe verlaufenden Gefäße und Nerven nicht verletzt werden.
[Foto: K115]

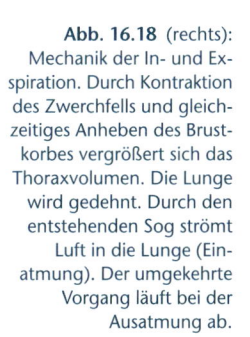

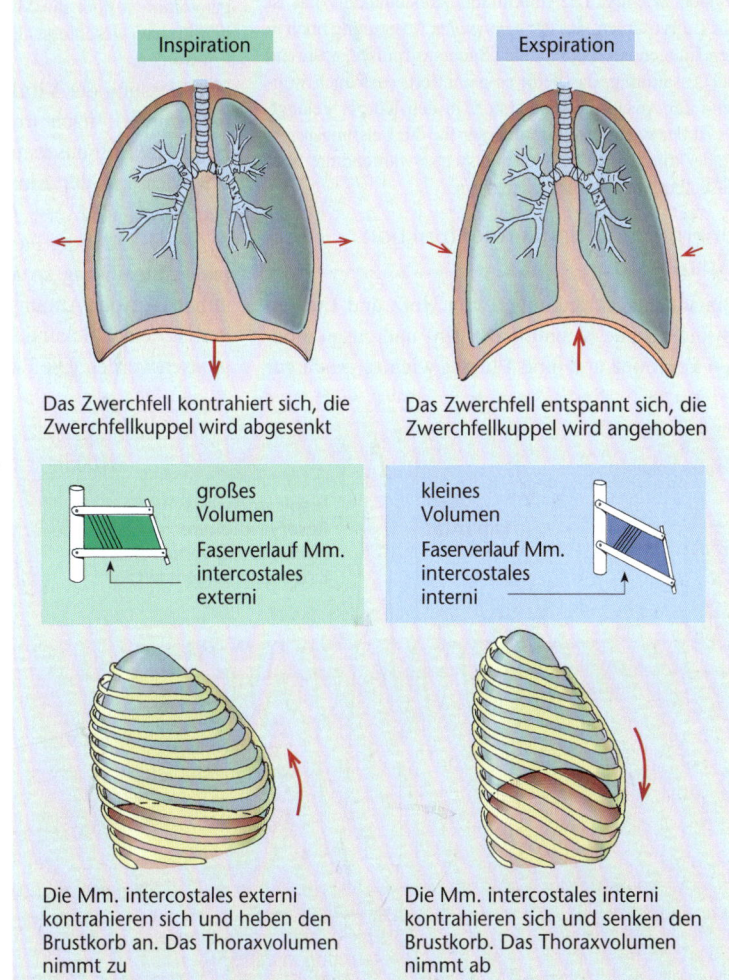

Abb. 16.18 (rechts): Mechanik der In- und Exspiration. Durch Kontraktion des Zwerchfells und gleichzeitiges Anheben des Brustkorbes vergrößert sich das Thoraxvolumen. Die Lunge wird gedehnt. Durch den entstehenden Sog strömt Luft in die Lunge (Einatmung). Der umgekehrte Vorgang läuft bei der Ausatmung ab.

mit verbundene Mehrarbeit der Atemmuskulatur nicht mehr aufbringen, so leidet er an chronischer Ateminsuffizienz (▶ 16.11.3).

Ein gesunder, erwachsener Mann atmet pro Minute 14- bis 16-mal ein und wieder aus, seine **Atemfrequenz** liegt also bei ca. 15 Atemzügen/min. Wie oben erwähnt beträgt sein **Atemzugvolumen** in Ruhe ca. 500 ml. Somit ergibt sich ein **Atemminutenvolumen** oder allgemein *Atemzeitvolumen* von ungefähr 7,5 l/min. Da das Atemzugvolumen von der Körpergröße abhängt, liegt das Atemminutenvolumen bei der Frau meist um etwa 15–20 % niedriger.

Durch verstärkte Inspiration kann man *nach* normaler Inspiration pro Atemzug zusätzlich noch weitere 2–3 l Luft einatmen; man nennt dieses Volumen **inspiratorisches Reservevolumen** (▶ Abb. 16.19). Durch verstärkte Ausatmung (*nach* der normalen Exspiration) kann eine weitere Luftmenge von ca. 1 l ausgeatmet werden. Sie wird **exspiratorisches Reservevolumen** genannt. Addiert man zu ihr das Atemzugvolumen und das inspiratorische Reservevolumen, so erhält man die **Vitalkapazität.** Dieser Wert gibt das maximal ein- und ausatembare Luftvolumen an.

Aber auch nach der stärksten Ausatmung bleibt noch Luft in den Lungen zurück. Diese Restluft heißt **Residualvolumen.** Die Summe aus Vitalkapazität und Residualvolumen ergibt die **Totalkapazität.** Sie ist das maximal mögliche Luftvolumen, das die Lungen aufnehmen können.

Für den Anästhesisten und Internisten ist die Summe aus exspiratorischem Reservevolumen und Residualvolumen, die **funktionelle Residualkapazität** *(FRC),* besonders wichtig. Die funktionelle Residualkapazität ist das Luftvolumen, das nach *normaler* Ausatmung noch in den Lungen ist. Es dient als „Sauerstoffpuffer" während der Ausatmung, das heißt es garantiert, dass auch während der Ausatmung Sauerstoff in den Körper gelangt. Es ist der wichtigste Gradmesser für die Leistungsreserve der Lungen, welche beispielsweise während der Narkose überlebenswichtig sein kann.

Überprüfung der Lungenfunktion (Spirometrie)

Bei vielen Erkrankungen von Herz und Lungen ist die genaue Kenntnis der ein- und ausatembaren Volumina und ihres Flusses wichtig. Auch vor Narkosen wird häufig die **Lungenfunktion** geprüft. Hierzu bläst der Patient über einen Schlauch in ein **Spirometer,** das seine Atmungskurve als Volumen-Zeit-Diagramm oder als Fluss-Volumen-Kurve aufzeichnet (▶ Abb. 16.19, ▶ Abb. 16.20).

Aufwendiger ist die **Ganzkörper***(Body)***-Plethysmographie,** bei der die genannten und noch weitere Lungenvolumina über die Messung von Druckveränderungen in einer geschlossenen Umgebungskammer gemessen werden.

Zur Messung der **Vitalkapazität** wird der Patient aufgefordert, nach maximaler Inspiration möglichst *viel* Luft auszuatmen.

Zur Messung der **Einsekundenkapazität** *(Tiffeneau-Test, FEV_1 = forciertes exspiratorisches Volumen)* muss der Patient nach vorheriger maximaler Einatmung so *kraftvoll* wie möglich ausatmen. An der Atmungskurve kann dann das innerhalb einer Sekunde ausgeatmete Volumen abgelesen werden. Die Einsekundenkapazität beträgt normalerweise 75–85 % der Vitalkapazität und ist vor allem bei Asthma stark erniedrigt. Mit weiteren Untersuchungen können Totraum, Residualvolumen sowie inspiratorisches und exspiratorisches Reservevolumen erfasst werden.

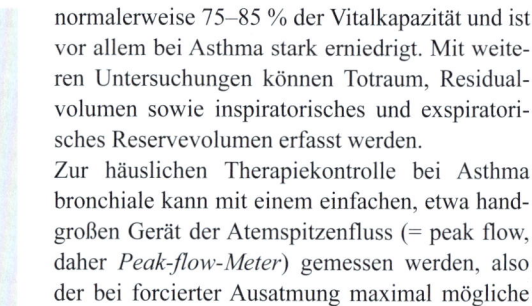

Zur häuslichen Therapiekontrolle bei Asthma bronchiale kann mit einem einfachen, etwa handgroßen Gerät der Atemspitzenfluss (= peak flow, daher *Peak-flow-Meter*) gemessen werden, also der bei forcierter Ausatmung maximal mögliche Luftfluss.

16.8.6 Ventilation

Die ein- und ausgeatmeten Lungenvolumina bestimmen, in welchem Maße die Lunge *belüftet* oder **ventiliert** wird. Ein gutes Maß für die **Ventilation** ist z. B. das oben beschriebene Atemminutenvolumen. Es wird von der Atemfrequenz und von der Atemtiefe (d.h. dem Atemzugvolumen) bestimmt. Die ausreichende Ventilation der Lunge ist eine entscheidende Voraussetzung für den Gasaustausch in den Alveolen.

Betrachtet man nun die obigen Ausführungen zum Totraum (▶ 16.8.5), so wird allerdings verständlich, dass das ein- oder ausgeatmete Volumen selbst noch keine Garantie für einen ausreichenden Gasaustausch ist – nur der Teil der Ventilation, der über den anatomischen Totraum hinaus tatsächlich die Gasaustauschfläche erreicht, steht dem Körper zur Verfügung.

Eine verminderte Ventilation (**Hypoventilation**) führt zum Anstieg der CO_2- und zum Abfall der O_2-Konzentration in den Alveolen. Jede Erhöhung des CO_2 bewirkt eine Ansäuerung (▶ 16.9.3, Azidose ▶ 19.9.4) des Blutes, ein entsprechender Abfall des O_2 macht sich dagegen wegen der Plateauphase der Sauerstoffbindungskurve (▶ 12.2.2) in der O_2-Beladung des Blutes kaum bemerkbar. Sinkt die Ventilation, ist die CO_2-Änderung also zunächst bedeutsamer als die O_2-Änderung. Ursachen einer Hypoventilation sind z. B. Schwäche der Atemmuskulatur bei neuromuskulären Erkrankungen oder ein gestörter Atemantrieb, z. B. bei Vergiftungen.

Die erhöhte Blut-CO_2-Konzentration stimuliert aber das Atemzentrum, so dass der Körper automatisch die Ventilation steigert (▶ 16.10.2) – sofern er über die entsprechenden Kraftreserven verfügt. Bei einer chronischen Hypoventilation wird das Atemzentrum allerdings unempfindlich gegen eine erhöhte Blut-CO_2-Konzentration (▶ 16.10.2). Die Azidose wird dann durch kompensatorische Mechanismen der Niere (▶ 19.9) beseitigt, so dass sich ein (stärkerer) O_2-Abfall gravierender auswirkt als der CO_2-Anstieg.

Umgekehrt führt eine übermäßige Ventilation (**Hyperventilation**) zum Abfall der CO_2-Konzentration im Blut. Sie kann psychisch bedingt sein (▶ 16.10.3), tritt aber auch in der Schwangerschaft und in großen Höhen auf. Bei stoffwechselbedingter Übersäuerung des Blutes versucht der Körper durch kompensatorische Hyperventilation (▶ 19.9.2) H^+-Ionen in Form von Kohlensäure abzugeben.

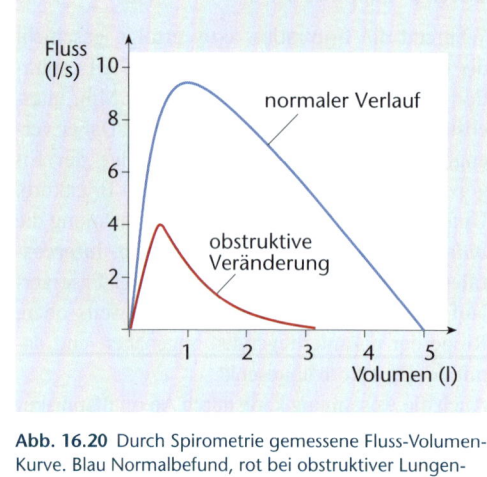

Abb. 16.20 Durch Spirometrie gemessene Fluss-Volumen-Kurve. Blau Normalbefund, rot bei obstruktiver Lungenfunktionsstörung (z. B. im Asthmaanfall). Die Verengung der Atemwege führt hier zu einer erheblichen Minderung des Luftflusses.

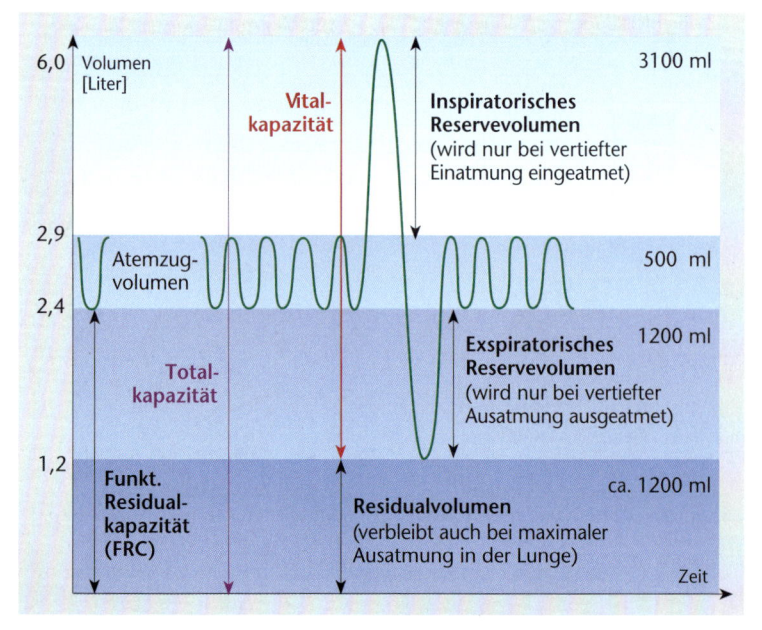

Abb. 16.19 Atemvolumina bei Ruheatmung und bei vertiefter Ein- und Ausatmung. Werden Volumina addiert, so spricht man auch von „Kapazitäten". [R104-03]

16.9 Gasaustausch

> **Ort des Gasaustausches**
>
> In den Alveolen (Lungenbläschen) findet der **Gasaustausch** statt, also die Diffusion von Kohlendioxid aus den Kapillaren in die Alveolen und die Diffusion von Sauerstoff ins Blut.

Betrachtet man lediglich die Aufnahme von Sauerstoff in das Blutsystem, so spricht man auch von der **Oxygenierung** oder *Oxygenation* (▶ 12.2.2). Durch den bläschenartigen Aufbau des Lungengewebes erhält die innere Oberfläche der Lunge eine gewaltige Ausdehnung: Ihre Gesamtoberfläche beträgt beim Erwachsenen ca. 100 m² (Quadratmeter); diese Fläche wird auch als *Gasaustauschfläche* bezeichnet. Außerdem können in den Alveolen durch die **Alveolarmakrophagen** Fremdkörper wie z. B. kleine Rußteilchen phagozytiert (aufgenommen) werden. Da die Rußteilchen in den Alveolarepithelzellen liegen bleiben, sieht die Lunge eines starken Rauchers schwarz aus.

Die Alveolen sind außen korbartig von dünnen Bluträumen überzogen, den „Kapillaren" des Lungenkreislaufs. Der zuführende Schenkel dieser Kapillaren enthält kohlendioxidreiches und sauerstoffarmes („blaues") Blut, das über die rechte Herzkammer in den Lungenkreislauf gepumpt wird (▶ 14.2.5). Während seiner Passage durch die Lungenkapillaren muss sich dieses Blut mit einer Kontaktzeit von 0,8 s in körperlicher Ruhe und 0,3 s bei Schwerarbeit mit Sauerstoff beladen und Kohlendioxid abgeben. Sauerstoff und Kohlendioxid diffundieren dazu durch:

> Das Alveolarepithel
> Die Basalmembran
> Das Kapillarendothel.

Sie alle zusammen bilden die **Blut-Luft-Schranke,** die beim Gesunden nicht dicker als 1 μm (1/1 000 mm) ist.

Vergleicht man Einatemluft und Ausatemluft miteinander, so stellt man fest, dass durch den Gasaustausch in den Alveolen der Sauerstoffgehalt gegenüber der eingeatmeten Luft um ca. 4 % geringer und der Kohlendioxid-Gehalt um ca. 4 % größer geworden ist (▶ Tab. 16.1). Rechnet man diese Zahlen auf das eingeatmete Volumen um, so erkennt man, dass die Gasmenge, die tatsächlich ausgetauscht worden ist, recht gering ist – über 90 % der Luft wurden praktisch nur hin- und herbewegt, und nur etwa ein Fünftel des eingeatmeten Sauerstoffs wurde verbraucht (▶ Tab. 16.1).

Komponenten des Gasaustauschs

Verfolgt man den Weg der Atemluft von Mund und Nase, also der „Außenwelt", ins Blut, so werden einem die verschiedenen Schritte bzw. Komponenten des Gasaustausches klar (▶ Abb. 16.21):

> Zunächst muss die Außenluft die Gasaustauschfläche erst einmal erreichen; die Belüftung (**Ventilation**) der Lunge ist also die erste Voraussetzung für den Gasaustausch
> Die Luftgase müssen dann vom Alveolarraum ins Blut gelangen (oder umgekehrt); die **Diffusion** über die Blut-Luft-Schranke wäre also der nächste Schritt
> Danach werden die Luftgase im Blut an Hämoglobin gebunden und transportiert – der **Gastransport** schließt sich nahtlos an
> Eine wichtige Komponente des Gasaustausches ist aber auch die *Lungendurchblutung* (**Perfusion**). Kommt der eingeatmete Sauerstoff nämlich gar nicht in Kontakt mit dem Blut, so kann kein Gasaustausch stattfinden. Dabei muss die Durchblutung stets genau auf die Ventilation abgestimmt werden, da sonst entweder ein Teil der Belüftung oder aber ein Teil der Durchblutung „vergeudet" wird (man spricht auch von *Ventilations-Perfusions-Inhomogenitäten*).

16.9.1 Partialdrücke

Der Übertritt von Sauerstoff aus dem Alveolarraum in die Kapillaren geschieht passiv durch Diffusion (▶ 2.7.4). Bei der Diffusion zwischen einem gasgefüllten Raum (dem Alveolarraum) und einem flüssigkeitsgefüllten Raum (den Blutkapillaren) hängt das Ausmaß des Gaswechsels von den *Teildrücken* (**Partialdrücken,** *partial* = Teil) der einzelnen Gase in diesen Räumen ab. Das Gasgemisch Luft hat einen Sauerstoffanteil von 21 %. Bei einem Gesamtluftdruck (auf Meereshöhe) von 101 kPa (760 mmHg) beträgt der **Sauerstoffpartialdruck** (pO_2) 21 % von 101 kPa (760 mmHg) = 21,2 kPa (159 mmHg).

In den Alveolen ist die Gaszusammensetzung jedoch anders als in Luft, da dieser Raum mit Wasserdampf gesättigt ist und CO_2 aus dem Blut abgegeben wird. Hier beträgt der Sauerstoffpartialdruck normalerweise 13,3 kPa (100 mmHg) und der **Kohlendioxidpartialdruck** 5,3 kPa (40 mmHg). Nach einem vollständigen Gasaustausch zwischen Lunge und Blut sind die Partialdrücke in beiden Räumen gleich.

Für die Effektivität des Gasaustausches ist entscheidend, welcher Anteil des Sauerstoffs in den großen Arterien des Körperkreislaufs wieder erscheint und damit für den Stoffwechsel des Körpers und der Organe genutzt werden kann. Besonders bei *schlechter Abstimmung von Ventilation und Perfusion* leidet die Effektivität des Gasaustausches.

Auch der Abtransport des Kohlendioxids beruht auf einem Gefälle von höheren zu niedrigeren Partialdrücken. Da im Körperstoffwechsel große Mengen an Kohlendioxid produziert werden und die Konzentration von Kohlendioxid in der Luft gering ist, verläuft das Diffusionsgefälle in der Lunge allerdings in umgekehrter Richtung als beim Sauerstoff.

Diffusionskapazität

Ein Maß für die Gasaustauschfähigkeit der Lunge ist die **Diffusionskapazität.** Sie ist definiert als Volumen oder Teilchenzahl eines Gases, das bei einer gegebenen Partialdruckdifferenz pro Minute von den Alveolen ins Blut (oder umgekehrt) diffundiert. Je größer die Alveolaroberfläche und je kleiner die Blut-Luft-Schranke ist, desto größer ist die Diffusionskapazität der Lunge.

16.9.2 Sauerstofftransport im Blut

Der über die Lungen ins Blut aufgenommene Sauerstoff diffundiert sofort in die roten Blutkörperchen. Hier lagert er sich zum größten Teil an das Hämoglobin an (roter Blutfarbstoff ▶ 12.2.2). Steht nur wenig Hämoglobin zur Verfügung, etwa bei der *Anämie* (Blutarmut, ▶ 12.2.6), kann auch nur wenig Sauerstoff transportiert werden: Es treten Leistungsschwäche, Müdigkeit und Kurzatmigkeit auf. Ein kleiner Teil, etwa 1,5 %, wird gelöst im Blutplasma transportiert.

Der **O_2-Gehalt** des Blutes und damit die Menge an Sauerstoff, die im Blut transportiert werden kann, hängt nicht nur von der Hämoglobinkonzentration im Blut ab, sondern auch davon, wie viel von dem Hämoglobin mit Sauerstoff gesättigt ist. Normalerweise sind im arteriellen Blut etwa

	EINATEMLUFT	AUSATEMLUFT
Stickstoff	79 %	79 %
Sauerstoff (O_2)	21 %	17 %
Kohlendioxid (CO_2)	0,04 %	4 %

Tab. 16.1 Ein- und Ausatemluft im Vergleich. Der Sauerstoffgehalt der Ausatemluft ist um 4 % gegenüber der Einatemluft verringert worden. Der Kohlendioxidgehalt hat dagegen um etwa 4 % zugenommen.

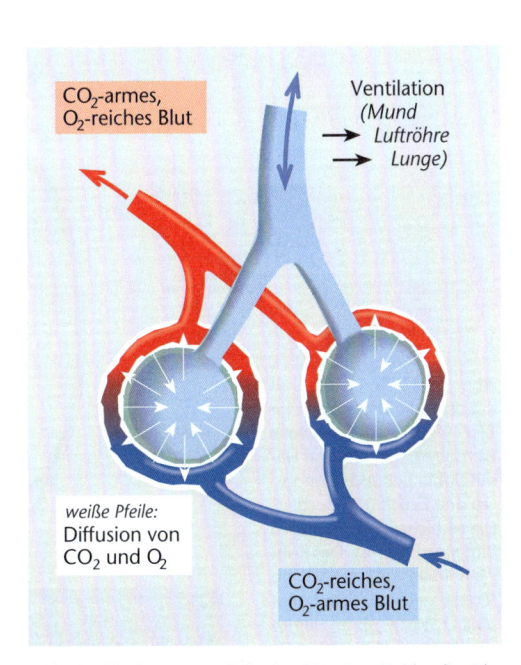

Abb. 16.21 Gasaustausch in den Alveolen. Kohlendioxidreiches und sauerstoffarmes Kapillarblut erreicht die Alveolen und umströmt sie. Nach dem Gasaustausch enthält der ableitende Kapillarschenkel sauerstoffreiches und kohlendioxidarmes Blut.

97 % des zur Verfügung stehenden Hämoglobins mit Sauerstoff gesättigt. Die O_2-Sättigung des Hämoglobins kann im Blut oder auch mit speziellen auf die Haut aufgebrachten Sensoren gemessen und auf *Sauerstoffsättigungsmonitoren* wiedergegeben werden (**Pulsoxymetrie**).

Wie viel Sauerstoff insgesamt an das Gewebe abgegeben und dort bei Bedarf verbraucht werden kann (O_2-**Angebot**), hängt nicht nur vom O_2-Gehalt des Blutes, sondern auch von der Herzleistung, also dem Herzminutenvolumen, und von der lokalen Durchblutung ab.

Bei der Abgabe des Sauerstoffs an das Körpergewebe trennt sich der Sauerstoff vom Hämoglobin und diffundiert ins Gewebe. Hierfür sorgt der Konzentrations- bzw. der Partialdruckunterschied zwischen dem sauerstoffreichen Blut und dem relativ sauerstoffarmen Gewebe (▶ 15.1.6).

Nach der Sauerstoffabgabe ist das Blut erheblich sauerstoffärmer. Die **Sauerstoffausschöpfung** beträgt bei körperlicher Ruhe im Schnitt 25 %, schwankt aber zwischen 7 % (Nieren) und 60 % (Herzmuskel). Beim Skelettmuskel steigt sie von 28 % in Ruhe auf 80 % bei höchster Belastung an. Ebenso ist sie bei Anämie und bei Zyanose (▶ 16.9.4) erhöht.

Hypoxie und Hypoxämie

Hinter diesen komplizierten Begriffen verbergen sich folgende Sachverhalte:

- Fällt der Sauerstoffgehalt des Blutes unter den Normalwert ab, so spricht man von **Hypoxämie** (hyp- steht für hypo, d.h. „zu wenig"; ox- steht für Sauerstoff; -ämie steht für Blut). Da bei körperlicher Ruhe nur etwa ein Viertel des Sauerstoffs im Blut tatsächlich von den Zellen verwertet wird, muss eine Hypoxämie nicht sofort zu einer Einschränkung der Sauerstoffversorgung der Zellen führen, da die Sauerstoffausschöpfung des Blutes gesteigert werden kann
- Ist der Sauerstoffgehalt des Blutes so niedrig, dass die Versorgung der Zellen mit Sauerstoff eingeschränkt ist, liegt eine **Hypoxie** (hyp- für „zu wenig", -oxie für Sauerstoff) vor. Die Funktion bzw. Leistung der Zellen ist vermindert (ein Beispiel wäre die bei schwerem Sauerstoffmangel auftretende Bewusstlosigkeit).

16.9.3 Kohlendioxidtransport im Blut

Öffnet man eine Mineralwasserflasche, so perlen einem sofort Kohlendioxidgasblasen entgegen. Dieses Kohlendioxid (CO_2) ist im Mineralwasser *physikalisch gelöst* gewesen und kann nun nach Beseitigung des Überdrucks in der Flasche aus dieser entweichen.

Auch im Blut sind immerhin 10 % des abzutransportierenden CO_2 physikalisch gelöst (▶ Abb. 16.22). 80 % des Kohlendioxids werden jedoch nach einer chemischen Umwandlungsreaktion in Form von Bikarbonat (HCO_3^-) transportiert. Die Umsetzung von Kohlendioxid in Bikarbonat und Wasserstoffionen erfolgt direkt nach der Aufnahme des CO_2 ins Blut im venösen Schenkel der Kapillare nach folgender Formel:

$$CO_2 + H_2O \rightarrow H_2CO_3 \rightarrow HCO_3^- + H^+$$

Im Plasma verläuft diese Reaktion nur sehr langsam; in den Erythrozyten dagegen wird sie durch das Enzym **Carboanhydrase** 10 000-fach beschleunigt. Durch diese Reaktion werden 80 % des aus dem Zellstoffwechsel gebildeten Kohlendioxids in den Erythrozyten in Bikarbonat (HCO_3^-) umgewandelt. 45 % des Bikarbonats diffundieren ins Blutplasma zurück und 35 % verbleiben in den Erythrozyten.

Weitere 10 % des Kohlendioxids werden direkt an die Proteinketten des Hämoglobin-Moleküls angelagert (es entsteht $HbCO_2$) und in dieser Form transportiert.

Alle beschriebenen Reaktionen der Aufnahme von Kohlendioxid ins Blut sind also zusammengefasst die Folgenden:

- Physikalische Lösung im Plasma
- Anlagerung an das Hämoglobin
- Aufnahme als Bikarbonat im Erythrozyten
- Aufnahme als Bikarbonat im Plasma

und verlaufen bei der Kohlendioxidabgabe in der Lunge wieder in umgekehrter Form ab.

Bei der Lungenpassage werden jedoch lange nicht alle Kohlendioxid- bzw. Bikarbonatmoleküle aus dem Blut abgegeben. Dies wäre auch nicht sinnvoll, weil ein gewisser Kohlendioxidgehalt im Blut z.B. zur Aufrechterhaltung des physiologischen Blut-pH-Wertes (▶ 19.9.1) und für die Steuerung der Atmung (▶ 16.10.2) erforderlich ist.

Bei vielen Lungen- und Kreislauferkrankungen kommt es zu einem ungenügenden Abtransport von Kohlendioxid. Diese CO_2-Überladung heißt **Hyperkapnie**. Sie geht – durch die oben beschriebene Reaktion verständlich – mit einem Absinken des pH-Werts einher.

16.9.4 Zyanose

> **Zyanose**
>
> **Zyanose** bezeichnet eine Blauverfärbung von Haut oder Schleimhaut auf Grund eines verminderten O_2-Gehalts des Blutes.

Eine Zyanose tritt immer dann auf, wenn mehr als 5 g/dl des Hämoglobins nicht mit Sauerstoff beladen sind – bei einem normalen Hämoglobinwert von 15 g/dl ist das etwa ein Drittel des Hämoglobins.

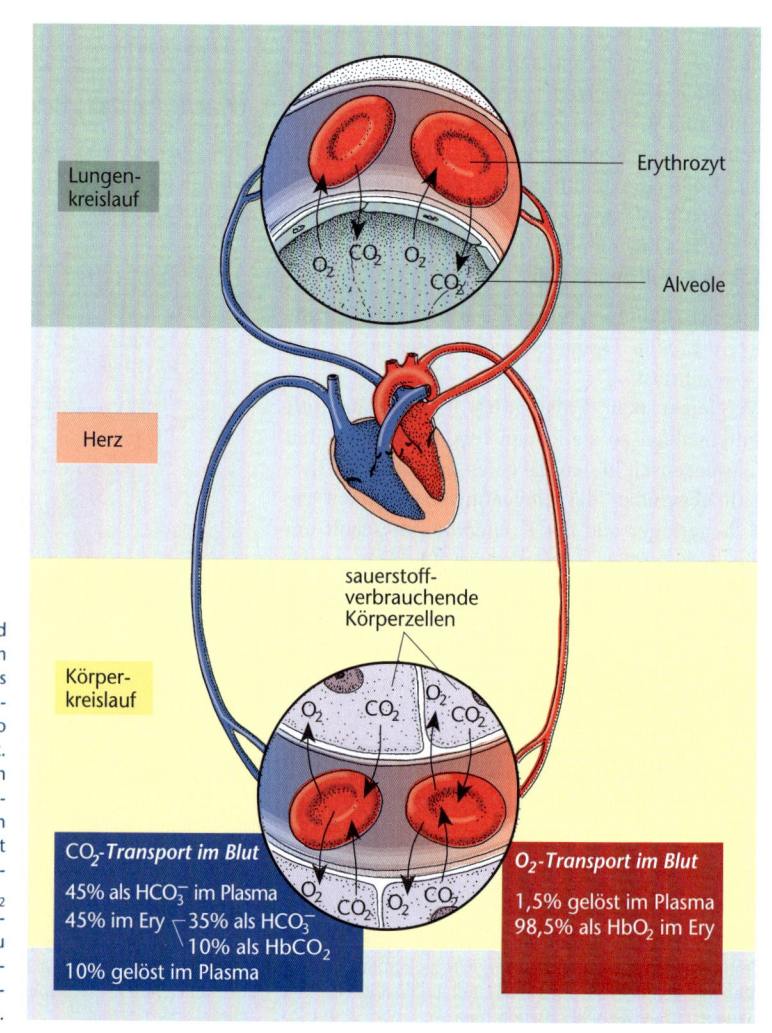

Abb. 16.22 Sauerstoff- und Kohlendioxidtransport im Blut. 98,5 % des Sauerstoffs werden in der Lunge an Hämoglobin gebunden und so zu den Zellen transportiert. Die restlichen 1,5 % sind im Blutplasma gelöst. Das Kohlendioxid wird zu 45 % im Erythrozyten als Bikarbonat (HCO_3^-) bzw. als an Hämoglobin gebundenes CO_2 ($HbCO_2$), zu 45 % im Plasma als Bikarbonat und zu 10 % als physikalisch gelöstes CO_2 zur Lunge zurücktransportiert.

CO_2-Transport im Blut
45 % als HCO_3^- im Plasma
45 % im Ery — 35 % als HCO_3^-
— 10 % als $HbCO_2$
10 % gelöst im Plasma

O_2-Transport im Blut
1,5 % gelöst im Plasma
98,5 % als HbO_2 im Ery

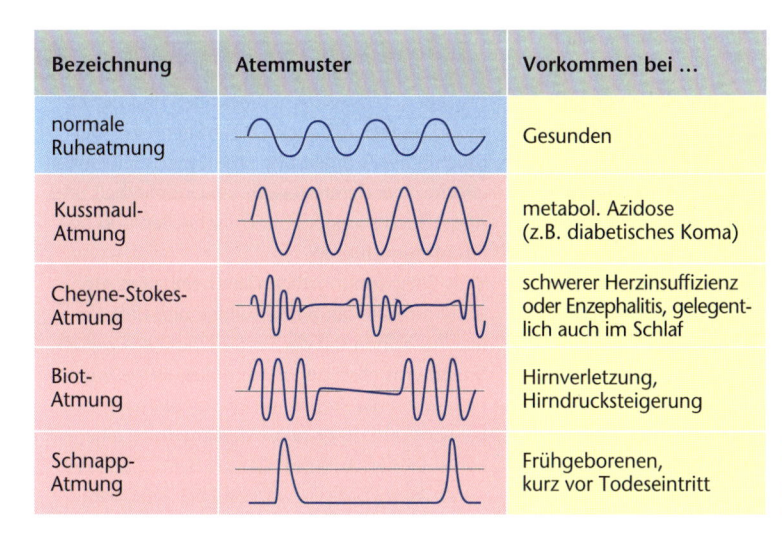

Bezeichnung	Atemmuster	Vorkommen bei …
normale Ruheatmung	∿∿∿	Gesunden
Kussmaul-Atmung	∿∿∿ (tief)	metabol. Azidose (z.B. diabetisches Koma)
Cheyne-Stokes-Atmung	(an-/abschwellend)	schwerer Herzinsuffizienz oder Enzephalitis, gelegentlich auch im Schlaf
Biot-Atmung	(Gruppen mit Pausen)	Hirnverletzung, Hirndrucksteigerung
Schnapp-Atmung	(einzelne Stöße)	Frühgeborenen, kurz vor Todeseintritt

Abb. 16.23 Normales und krankhaftes Atemmuster. Die gerade horizontale Linie gibt die Atemruhelage an.

Man unterscheidet zwischen einer zentralen und einer peripheren Zyanose:
> Bei der **zentralen Zyanose** ist das gesamte zirkulierende Blut „untersättigt" und damit bläulich verfärbt. Deshalb erkennt man die zentrale Zyanose am besten dort, wo die Haut dünn ist und über ein sehr dichtes Kapillarbett verfügt, also z.B. an den Lippen. Eine zentrale Zyanose tritt bei Lungenerkrankungen (eingeschränkte Sauerstoffaufnahme) oder bei bestimmten Herzfehlern auf
> Eine **periphere Zyanose** zeigt sich dagegen dort, wo der Blutfluss naturgemäß verlangsamt ist, also an den Finger- und Zehen(nägeln) – daher der Name „periphere" Zyanose, auch Akrozyanose (Zyanose an den Körperenden). Sie hat ihre Ursache in einer erhöhten *Sauerstoffausschöpfung* im Gewebe. Sie tritt bei Kälte auf oder bei Herzerkrankungen, die mit einer zusätzlichen Verlangsamung des Blutflusses einhergehen, z.B. bei der Herzinsuffizienz oder beim Schock.

16.10 Steuerung der Atmung

Während das Herz weitgehend autonom arbeitet und Impulse aus dem ZNS lediglich regulierend eingreifen (➤ 14.5.1), ist die ebenfalls rhythmisch verlaufende Atemtätigkeit nur durch Taktgeber im ZNS möglich. Das Steuersystem für die Atmung, das **Atemzentrum,** liegt in der *Medulla oblongata* unmittelbar oberhalb des Halsrückenmarks (➤ 8.8.2).
Das Atemzentrum steuert die gesamte Atemmuskulatur. Es besteht aus getrennt liegenden **Inspirations-** und **Exspirationskernen.** Der rhythmische Wechsel zwischen Inspiration und Exspiration erfolgt durch rhythmisch wechselnde Impulsaussendungen aus den jeweils zuständigen Kerngebieten, die über Halsmark und periphere Nerven die Atemmuskeln und -hilfsmuskeln zur Kontraktion veranlassen. Durch Blutungen oder Gewebeschwellung (Hirnödem) kann der Druck innerhalb des Schädels so stark ansteigen, dass die Medulla oblongata mitsamt des Atemzentrums zusammengequetscht wird. Diese sog. Einklemmung (➤ 8.8.2, ➤ 8.11.2) kann tödlich sein.

16.10.1 Atemmuster

Die (Ruhe-)Atmung eines Gesunden ist regelmäßig, alle Atemzüge sind in etwa gleich tief und die Ausatmung dauert länger als die Einatmung. Bei vielen Stoffwechsel-, Lungen- und Kreislauferkrankungen verändert sich dieses **Atemmuster** in typischer Weise (➤ Abb. 16.23):
> Die **Kussmaul-Atmung** zeichnet sich durch abnorm tiefe Atemzüge aus. Sie ist bei einer Übersäuerung des Blutes zu beobachten (Azidose, ➤ 19.9.2), etwa bei einem entgleisten Diabetes mellitus (*Coma diabeticum* ➤ 11.6.4). Durch die verstärkte Ventilation wird vermehrt Kohlendioxid abgeatmet und dadurch die Säurebelastung vermindert (kompensiert)
> Bei der **Cheyne-Stokes-Atmung** („periodische Atmung") wechseln sich Phasen zu- und abnehmender Frequenz und Tiefe mit Atempausen ab. Sie ist typisch für die schwere Herzinsuffizienz, kommt aber auch bei Störungen des zentralen Nervensystems (etwa bei Hirnentzündungen) vor
> Die **Biot-Atmung** (von langen Atempausen unterbrochene rasche Atemzüge) weist auf eine schwerwiegende ZNS-Störung, etwa starken Hirndruck, hin
> Die **Schnappatmung** tritt v.a. vor dem Todeseintritt (präfinal) auf.

16.10.2 Atmungskontrolle über die Blutgase

Erhöht sich der Sauerstoffbedarf des Körpers, z.B. bei körperlicher Arbeit, so sinkt der Sauerstoffpartialdruck im Blut ab; gleichzeitig steigt der Kohlendioxidpartialdruck durch die vermehrt aus dem Zellstoffwechsel abgegebenen Kohlendioxidmoleküle. Durch den gesteigerten CO_2-Anfall vermehren sich auch die Bikarbonat- (HCO_3^-) und die Wasserstoffionenmenge (H^+) im Blut (➤ 16.9.3), was zu einem Absinken des pH-Wertes (*Azidose* ➤ 19.9.4) führt: Das Blut wird „sauer".
Alle drei Mechanismen werden vom Körper zur *chemischen Atmungskontrolle* benutzt; eine zusätzliche Atemtätigkeit wird somit ausgelöst durch einen:
> Erhöhten CO_2-Partialdruck *(CO_2-Antwort)*
> Absinkenden pH-Wert *(pH-Antwort)*
> Absinkenden O_2-Partialdruck *(O_2-Antwort).*

Dabei führt vor allem der Anstieg des CO_2-Partialdrucks zu einer ausgeprägten Steigerung des Atemminutenvolumens (➤ Abb. 16.24).

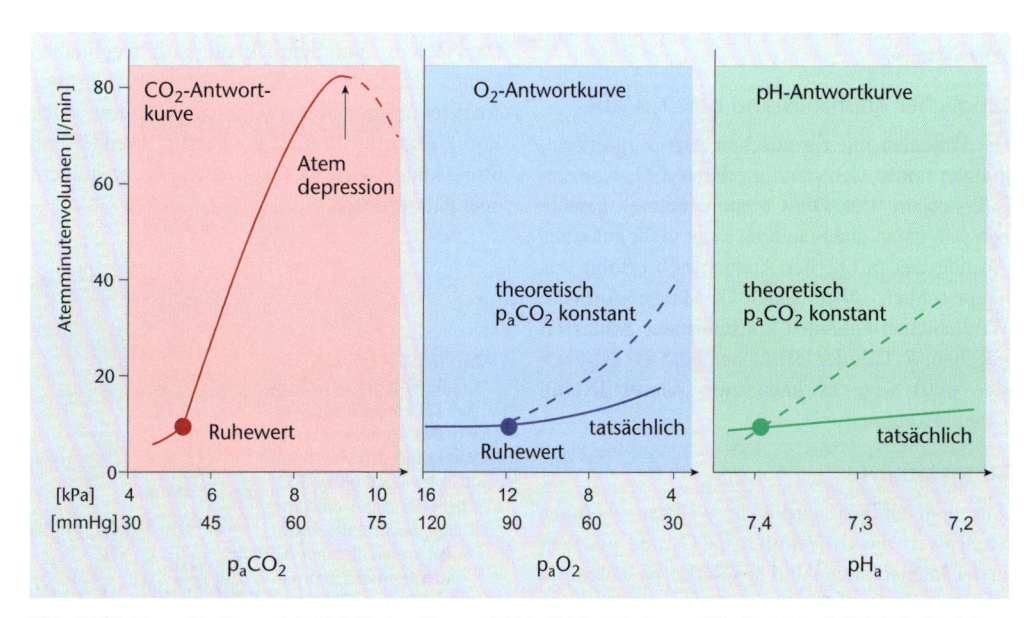

Abb. 16.24 Atemzeitvolumen (als Maß für den Atemantrieb) in Abhängigkeit vom CO_2-Partialdruck (links), O_2-Partialdruck (Mitte) und pH-Wert (rechts) im arteriellen Blut. Gestrichelte Kurve: Verhalten des Atemzeitvolumens bei Konstanthalten des CO_2-Partialdrucks auf 5,4 kPa (40 mmHg). Durchgezogene Kurve: Realitätsnahes Verhalten des Atemzeitvolumens.

Periphere Chemorezeptoren

O_2- und CO_2-Partialdruck sowie pH-Wert werden über Chemorezeptoren gemessen und die Werte an das Atemzentrum übermittelt. Diese chemischen Fühler befinden sich in kleinen Geflechten der peripheren Nervennetze des Parasympathikus, die aus dem IX. und X. Hirnnerv hervorgehen. Sie liegen z. B. an der Teilungsstelle der A. carotis communis und werden daher auch **Glomus caroticum** oder *Paraganglion caroticum* genannt (▶ Abb. 15.14). Weitere parasympathische Rezeptorenfelder liegen zwischen Lungenarterie und Aortenbogen **(Glomus aorticum)**.

Zentrale Chemorezeptoren

Ein anderer Typ von Chemorezeptoren befindet sich im verlängerten Mark des Gehirns (▶ 8.8.2). Er reagiert auf Anstieg des pCO_2 und Abfall des pH-Wertes und bedingt damit die *pH-* und die *CO_2-Antwort*. Durch die daraus resultierende Steigerung des Atemvolumens wird mehr CO_2 über die Lunge abgegeben und der pH-Wert steigt wieder an. Der Mechanismus trägt somit zur Konstanthaltung des Inneren Milieus (▶ 2.8) bei.

CO_2-Narkose

Übersteigt der CO_2-Partialdruck einen Wert von 8,0–9,4 kPa (60–70 mmHg), so können die Nervenzellen nicht mehr richtig funktionieren und es setzt eine Bewusstseinstrübung, im Extremfall Bewusstlosigkeit, ein, die sog. **CO_2-Narkose.** Gleichzeitig kommt es bei diesen hohen pCO_2-Werten durch Lähmung des Atemzentrums zu einer *Abnahme* des Atemzeitvolumens, so dass ein Teufelskreis mit rasch steigenden CO_2-Partialdrücken entsteht.

Die CO_2-Narkose ist häufig Ursache für Arbeitsunfälle, z. B. in Futtersilos oder Bergwerken. Da CO_2 schwerer ist als Luft, reichert es sich am Boden von Gruben oder Bodensenken an. Gelangt ein Mensch in eine solche Zone mit sehr hohem CO_2-Gehalt, tritt nach kurzer Zeit Bewusstlosigkeit auf, und ohne rasches Eingreifen kommt es zum Tod durch Ersticken. Als Arbeitsschutzmaßnahme tragen zumindest Bergarbeiter CO_2-Messgeräte am Körper, die sie frühzeitig vor einer Erstickungsgefahr warnen.

Möglicher Atemstillstand bei O_2-Gabe

Bei Patienten mit chronischen Atemwegserkrankungen finden sich ständig erhöhte CO_2-Konzentrationen im Blut. Die Chemorezeptoren gewöhnen sich daran und reagieren nicht mehr auf einen Anstieg des pCO_2: der Atemantrieb erfolgt nun hauptsächlich über eine O_2-Mangel-Antwort. Wird solchen Patienten konzentrierter Sauerstoff gegeben, so fällt der letzte Atemantrieb (der niedrige pO_2) weg: es kann zum **Atemstillstand** *(Apnoe)* kommen.

Blutgasanalyse

Aus dem Obigen wird klar, welchen zentralen Stellenwert die Größen pO_2, pCO_2 und pH-Wert in der Intensivpflege und bei Narkosen haben. Da Blutgase und pH-Wert von der Lungenfunktion und vom Säuren-Basen-Haushalt (▶ 19.9) abhängen, wird die Blutgasanalyse vor allem bei Lungenerkrankungen, bei der Beatmung von Patienten und bei Störungen im Säure-Basen-Haushalt (z. B. diabetisches Koma, Schock) eingesetzt. Auf vielen Intensivstationen oder in der Nähe von OP- und Kreißsaal stehen kompakte *Blutgasanalysegeräte* zur Verfügung.

Die **Blutgasanalyse** *(BGA)* wird bei Intensivpatienten meist aus arteriellem Blut durchgeführt. Hierzu wird z. B. die A. radialis (Speichenarterie) mit einer dünnen Kanüle punktiert. Bei Neugeborenen wird die BGA aus *arterialisiertem Kapillarblut* bestimmt. Hierzu wird zunächst die Haut erwärmt, um das kapilläre Blut möglichst stark mit Blut aus den Arterien anzureichern (zu „arterialisieren"). Dann sticht man z. B. ein spitzes Lanzettchen in die Ferse des Säuglings und lässt das austretende (nicht herausge„quetschte"!) Blut luftblasenfrei in ein Glasröhrchen aufsteigen.

16.10.3 Weitere Einflussfaktoren auf die Atmung

Atmung und Arbeit

Während *körperlicher Arbeit* wird die Zunahme des Atemzeitvolumens (▶ Abb. 16.25) nicht nur durch eine Erregung der zentralen und peripheren Chemorezeptoren erzeugt. Vielmehr wird das Atemzentrum unmittelbar bei Aufnahme der körperlichen Belastung auch durch die motorischen Rindenfelder mit erregt (▶ 8.8.9).

Atmung und Schmerz/Temperatur

Schmerz- und *Temperaturreize* beeinflussen ebenfalls die Atemtätigkeit. So reduzieren starke Kältereize den Atemanreiz. Deshalb sollen Freibadbesucher nie aus der Sommerhitze heraus ins kalte Badewasser springen: Im ungünstigsten Fall kann dadurch die Atmung angehalten und ein Herz-Kreislauf-Stillstand provoziert werden.

Atmung und Psyche

Dass einem „vor Schreck die Luft wegbleiben kann", zeigt die starke Beeinflussbarkeit des Atemzentrums durch *psychische Faktoren*. Auch Zorn, sexuelle Erregung, Furcht, Freude und Stress können den Atemantrieb entweder steigern oder unterdrücken.

Atmung und Entspannung

Zwischen dem seelischen Befinden und der Atmung besteht ein enger Zusammenhang. Bei psychischer Anspannung atmet man nicht selten „flacher", andererseits können Unsicherheit und Angst auch zu einer abnorm schnellen und tiefen Atmung führen.

Viele Entspannungstechniken beinhalten Atemübungen: Das langsame, ruhige und tiefe Ein- und Ausatmen mit der Vorstellung eines weiten Brustraums etwa gehört zum *Autogenen Training*. Auch die *Progressive Relaxation* (nach Jacobson) und die *Hypnose* bedienen sich einer kontrollierten Atmung. Gerade beim „Loslassen" durch Atemkontrolle während der verschiedenen Entspannungstechniken verkrampfen sich zahlreiche stressgeplagte Menschen. Eine wirkungsvolle Unterstützung zur Entspannung bietet hier die atemstimulierende Einreibung *(ASE)* mit ätherischen Ölen (▶ Abb. 16.26).

Psychogene Hyperventilation

Eine zu schnelle und zu tiefe Atmung **(Hyperventilation)** ist in der Regel psychisch bedingt (z. B. bei Prüfungsstress, Panik oder Beziehungskonflikten); man spricht entsprechend von **psychogener Hyperventilation**.

Das vermehrte Abatmen von CO_2 führt zu einer Senkung des pCO_2 und zu einer Alkalose (▶ 19.9.5) im Blut. Als Folge der Alkalose sinkt die Konzentration des frei im Blut gelösten Kalziums ab, was wiederum die Nervenleitung beeinträchtigt und zu neurologischen Symptomen führt: Zunächst verspürt der Betroffene ein Kribbeln in den Händen und um den Mund herum; dann verkrampfen sich die Hände zu einer so genannten *Pfötchenstellung*. Schwindel, Benommenheit und Angst treten hinzu, bis auf einmal bestimmte Muskelgruppen zu krampfen anfangen. Schließlich fällt der Betroffene wegen einer durch den erniedrigten pCO_2 verursachten Verengung der Gehirngefäße und den dadurch bedingten O_2-Mangel in Ohnmacht.

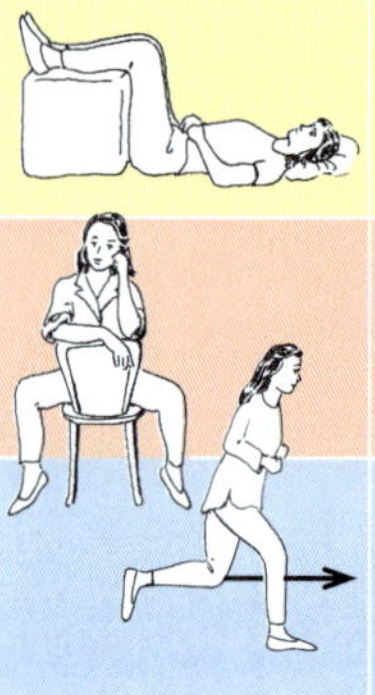

Abb. 16.25 Anpassung der Atmung und der Herztätigkeit bei körperlicher Belastung. Das Atemminutenvolumen kann sich von 4–8 l/min in Ruhe auf bis zu 50 l/min bei Höchstdauerleistung erhöhen. Sowohl das Atemzugvolumen als auch die Atemfrequenz nehmen dabei zu. Das Herzminutenvolumen kann sich dabei auf gut das 4-Fache oder mehr erhöhen, abhängig vom Trainingszustand.

	Atemzugvolumen	Atemfrequenz	Atemminutenvolumen	Herzschlagvolumen	Herzfrequenz	Herzminutenvolumen
liegend	350 ml	12/min	4,2 l/min	60 ml	60/min	3,6 l/min
sitzend	500 ml	16/min	8 l/min	80 ml	70/min	5,6 l/min
laufend	2000 ml	25/min	50 l/min	100 ml	140/min	14 l/min

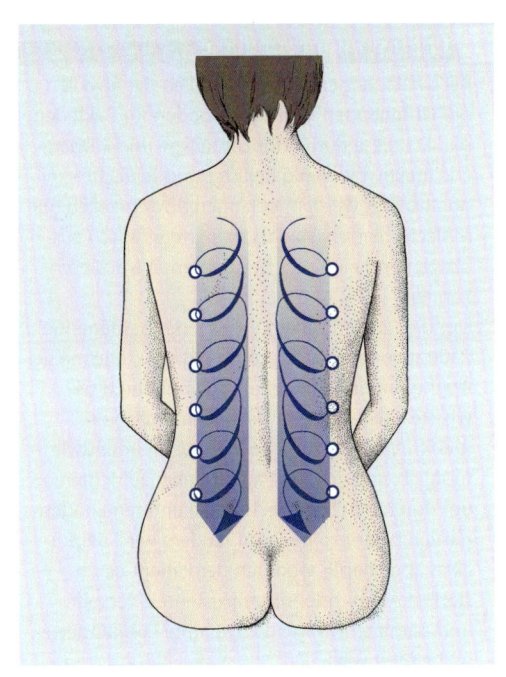

Abb. 16.26 Atemstimulierende Einreibung. Hierbei massiert der Therapeut oder die Pflegekraft den Rücken des Patienten mit langsamen kreisförmigen Bewegungen. Die atemstimulierende Einreibung fördert die Körperwahrnehmung und die Konzentration auf die Atmung, die Atmung des Patienten wird gleichmäßiger und ruhiger.

Die Therapie besteht vor allem in der Beruhigung des Patienten. Oft hilft auch, den Patienten in einen Plastikbeutel atmen zu lassen: CO_2-reiche Luft wird beim Ausatmen im Beutel angereichert, wieder eingeatmet und der durch den übertriebenen Atemantrieb abgesunkene CO_2-Partialdruck wieder normalisiert. Allerdings kann diese Methode auch die Angst verstärken. In schweren Fällen ist eine Sedierung, z. B. mit Diazepam (z. B. Valium®), nötig.

16.10.4 Anpassung an Höhe

In Meereshöhe liegt der *Luftdruck* (= Barometerdruck) bei ca. 760 mmHg (101,3 kPa). Mit zunehmender Höhe über dem Meeresspiegel fällt der Luftdruck ab, bei 5 500 m etwa auf die Hälfte des Ausgangswertes. Damit sinkt aber auch der *Sauerstoffpartialdruck* in der Atemluft (Sauerstoffpartialdruck = Sauerstoffteilkonzentration × Barometerdruck, ➤ 16.9.1), und es entsteht ein Sauerstoffmangel in der Höhe.

Höhenumstellung

Die kurzfristigen Veränderungen und Gegenregulationen des Organismus beim Aufstieg und bei Aufenthalt in großen Höhen werden **Höhenumstellung** genannt:
› Die Herzfrequenz steigt, insbesondere bei körperlicher Arbeit
› Das Atemminutenvolumen nimmt in Ruhe geringfügig und bei körperlicher Arbeit erheblich zu
› Die gesteigerte Atmung führt zu Veränderungen im Säure-Basen-Haushalt (respiratorische Alkalose ➤ 19.9.5).

Als Anhaltspunkte können für einen gesunden, nicht an große Höhen gewöhnten Menschen folgende Werte bei raschem Aufstieg dienen: Eine Höhe bis zu 2 000 m wird in aller Regel problemlos vertragen. Zwischen 2 000 und 4 000 m sind bereits deutliche Reaktionen des Organismus zu beobachten, der Betreffende wird schneller müde und ist weniger leistungsfähig.

Höhen über 4 000 m erfordern systematische und stufenweise Adaptation an die Höhe; der Höhenaufenthalt muss quasi trainiert werden. In jeder Höhe, aber mit zunehmender Höhe häufiger (z. B. bei sehr raschem Aufstieg ab 3 000 m bei 75 % aller Menschen) können sonst als Folge des Sauerstoffmangels erste Symptome einer **akuten Höhenkrankheit** auftreten. Kopfschmerzen, Übelkeit, Appetitlosigkeit und unruhiger Schlaf sind Frühzeichen. Bei Warnsymptomen wie Leistungsabfall, schweren Kopfschmerzen, Schlaflosigkeit, Erbrechen oder Schwindel muss der Abstieg schnellstens erfolgen.

Durch Atmung reinen Sauerstoffs (100 % O_2) werden diese Grenzen zwar nach oben verschoben, aber nicht aufgehoben. Daher sind z. B. in der Luft- und Raumfahrt *Druckkabinen* oder das *Tragen von Druckanzügen* erforderlich.

Höhenakklimatisation

Dass Bergsteiger über 8 000 m hohe Berge ohne Sauerstoff besteigen (etwa den Mt. Everest erstmalig 1978 durch *Reinhold Messner*) und dass menschliche Siedlungen noch bis 5 000 m Höhe möglich sind, liegt darin begründet, dass *längere* Höhenaufenthalte entsprechende Gegenregulationen auf den Sauerstoffmangel und die respiratorische Alkalose in Gang setzen. Diese werden zusammenfassend als **Höhenakklimatisation** bezeichnet:
› Der Sauerstoffmangel stimuliert die Bildung von Erythropoetin und damit die Bildung der sauerstofftransportierenden roten Blutkörperchen (➤ 12.2.3), der *Hämatokrit* (Anteil der Erythrozyten am Gesamtblutvolumen) steigt **(Höhenpolyglobulie)**. Nachteilig ist allerdings, dass das Blut hierdurch „zäher" wird und schlechter die kleinsten Blutgefäße passieren kann
› Die notwendige Herzminutenvolumenzunahme erfolgt ökonomischer durch Steigerung des Schlagvolumens und nicht nur der Herzfrequenz (➤ 14.6.1)
› Der Organismus reagiert empfindlicher auf Sauerstoffmangel und erhöhten Kohlendioxidgehalt des Blutes. Dadurch kann er schneller auf eine Sauerstoffunterversorgung reagieren
› Der durch die Hyperventilation veränderte Säuren-Basen-Haushalt normalisiert sich wieder, da die Niere mehr Bikarbonat ausscheidet (➤ 1.7.4, ➤ 19.9.5)
› Bei Akklimatisation über Generationen optimieren sich Form des Brustkorbs, Lungenvolumen und Atemtypus

› Die gesamte Austauschfläche der Lunge für Sauerstoff ist beim chronisch Höhenadaptierten größer als beim „Flachländer", somit ist auch die O_2-Diffusionskapazität größer (➤ 16.9.1).

16.10.5 Anpassungsvorgänge unter Wasser

Zwei Aspekte sind für das Verständnis der Anpassungsvorgänge unter Wasser entscheidend: die Atmung beim Tauchen und die bei zunehmender Tiefe veränderten Druckverhältnisse.

Streckentauchen mit angehaltener Atmung

Die „einfachste" Form des Tauchens ist das Tauchen mit angehaltener Atmung. Während des Tauchens steigt der Kohlendioxiddruck des Blutes an, da das Kohlendioxid unter Wasser nicht abgeatmet werden kann. Das dadurch entstehende Gefühl der Atemnot zwingt den Taucher zum Auftauchen.

Um die Tauchzeit zu verlängern, *hyperventilieren* nicht wenige Taucher vor dem Abtauchen, d.h. sie atmen sehr tief und schnell. Durch die Hyperventilation sinkt der Kohlendioxidgehalt in den Lungenbläschen ab, in geringerem Maße steigt der Sauerstoff „vorrat" an. Dadurch besteht allerdings die Gefahr, dass der Taucher wegen des dadurch verringerten Atemreizes (➤ 16.10.2) zu spät mit dem Auftauchen beginnt und dann *vor* Erreichen der Wasseroberfläche durch Sauerstoffmangel bewusstlos wird und ertrinkt.

Schnorcheln

Längeres Tauchen knapp unter der Wasseroberfläche wird durch einen **Schnorchel** möglich, ein ca. 30 cm langes Rohr, das die Mundhöhle des Tauchers mit der Außenluft verbindet und so das At-

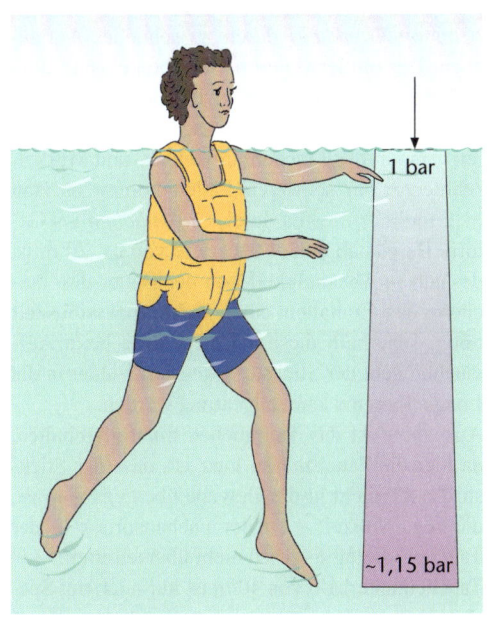

Abb. 16.27 Umgebungsdruckverhältnisse beim Eintauchen des gesamten Körpers ins Wasser.

men unter Wasser erlaubt. Eine größere Tiefe ist unmöglich, da ein zu langer Schnorchel den anatomischen Totraum (➤ 16.8.5) so vergrößern würde, dass keine Frischluft mehr von der Wasseroberfläche in die Lungenalveolen gelangt. Außerdem könnte man den Brustkorb gegen den Wasserdruck nicht mehr erweitern, also nicht mehr einatmen.

Tieftauchen mit angehaltener Atmung

Beim Tieftauchen tritt ein weiteres Problem hinzu: Mit zunehmender Tauchtiefe steigt der *Wasserdruck,* der von außen auf den Körper einwirkt, erheblich an. Die luftgefüllten Räume im Körper wie Lunge und Mittelohr, in denen weiterhin der „normale" Luftdruck herrscht, werden zusammengedrückt *(komprimiert),* und es drohen druckbedingte Verletzungen (**Barotraumen**), etwa das Platzen des Trommelfells, in größeren Tiefen auch das Reißen von Lungengefäßen.

Außerdem darf ein Taucher, der mit angehaltener Atmung tief taucht, nicht so lange unter Wasser bleiben, bis er die Atemnot kaum noch aushält: Ebenso wie beim Abtauchen der *Sauerstoffpartialdruck* (➤ 16.9.1) durch die zunehmende Tiefe steigt (was eine zusätzliche Sauerstoff„reserve" schafft), verschwindet diese „Reserve" beim Auftauchen wieder (auf den letzten 10 m um die Hälfte). Berücksichtigt der Taucher dies nicht, wird er bewusstlos und ertrinkt.

Tieftauchen mit Geräten

Mit **Pressluft-Tauchgeräten,** die den Druck der Einatemluft automatisch dem Wasserdruck anpassen, kann bis etwa 30–40 m Tiefe getaucht werden. In größeren Tiefen kommt es durch einen verstärkten Übergang von Stickstoff in die Gewebe zum **Tiefenrausch,** der sowohl mit Euphorie als auch mit Panik und Bewusstlosigkeit einhergehen kann.

Hinzu tritt die Gefahr der **Taucherkrankheit** *(Caisson-Krankheit)* durch zu schnelles Auftauchen: Der mittlerweile im Gewebe gelöste Stickstoff bleibt bei zu schneller Drucksenkung nicht gelöst, sondern bildet Gasblasen. In leichten Fällen verspürt der Taucher nur Gelenk- und Muskelschmerzen, in schweren Fällen kommt es zum evtl. tödlichen Koma durch *Gasembolien* ins Gehirn. Bereits ab einer Tauchtiefe von ca. 20 m ist deshalb in Abhängigkeit von der Dauer des Tauchens das Einhalten einer **Dekompressionszeit** nötig. Innerhalb dieser Warteperiode beim Auftauchen geht der Stickstoff langsam wieder in die Lunge über und kann abgeatmet werden.

Ausnahme ist das Tieftauchen mit Luftanhalten, da hier die Tauchzeit so kurz ist, dass der Stickstoff noch nicht in die Gewebe übergegangen ist, die sog. Nullzeit – so der Fachausdruck in der Tauchphysiologie – wird nicht überschritten.

Tauchen unterhalb von 40 m ist nur noch mit Spezialgasgemischen aus Sauerstoff, Stickstoff und Helium möglich. Größere Tiefen als ca. 90 m erfordern Druckanzüge oder das Tauchen in Tauchkapseln.

16.11 Häufige Krankheitsbilder

16.11.1 Pneumonie

Das Lungengewebe kann durch die unterschiedlichsten Erreger infiziert werden. Man spricht von einer **Pneumonie** *(Lungenentzündung).* Dabei kann sich die Entzündung auf das an den Bronchialbaum angrenzende Gewebe beschränken (**Bronchopneumonie**) oder einen ganzen Lungenlappen befallen (**Lappenpneumonie** oder *Lobärpneumonie*). Eine besondere Form der Pneumonie stellt die Lungentuberkulose dar (➤ 13.9.5).

Klinisch äußert sich die Pneumonie durch Fieber, Tachykardie und eine schnelle, oberflächliche und erschwerte Atmung mit eventuellem Einsatz der Atemhilfsmuskulatur. Oft bestehen Husten und Auswurf. Die Pneumonie führt zu einer zunehmenden Verdichtung und Wassereinlagerung des betroffenen Gewebes; auf diesen Veränderungen beruht die Diagnose der Erkrankung im Röntgenbild. Die Verdichtung kann so weit gehen, dass die Alveolen nicht mehr zum Gasaustausch beitragen können. Durch die auf diese Weise entstehende Einschränkung der Sauerstoffaufnahme kann eine Pneumonie auch heute noch tödlich verlaufen.

Meist aber kann eine (bakterielle) Pneumonie durch Gabe von Antibiotika erfolgreich behandelt werden. Bei schweren Verlaufsformen muss Sauerstoff gegeben werden, bisweilen ist eine Intubation und Beatmung notwendig.

Bei künstlich beatmeten Patienten auf Intensivstationen wird durch programmierte Serien von sehr tiefen Atemzyklen zur Pneumonieprophylaxe Atemgymnastik simuliert. Dadurch wird das gesamte Lungengewebe aufgebläht und „durchlüftet". Eine natürliche Form der Atemgymnastik ist das *Gähnen*. Durch die damit verbundene tiefe Durchlüftung der Lunge wird dem Entstehen einer Lungenentzündung entgegengewirkt.

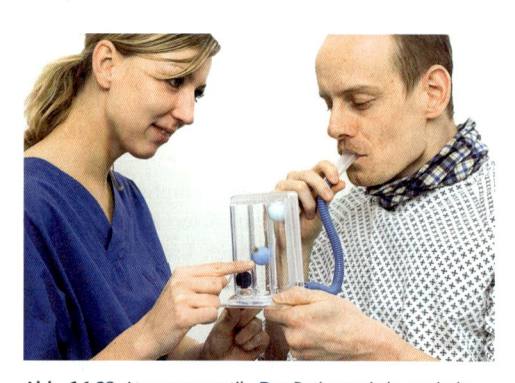

Abb. 16.28 Atemgymnastik. Der Patient wird angehalten, die Bälle möglichst lange schweben zu lassen. Dadurch wird die Belüftung insbesondere der basalen Lungenabschnitte verbessert und einer Pneumonie vorgebeugt. [K115]

> ### Pneumonieprophylaxe
>
> Bei bettlägerigen Patienten stellen die Alveolen der Unterlappen ideale Nährböden für Bakterien dar. Da diese durch Horizontallage und körperliche Inaktivität wenig belüftet und schlecht durchblutet werden, gelangen Abwehrzellen nur schlecht hierhin, so dass sich Erreger rasch ausbreiten und eine sog. Bettpneumonie auslösen können.
>
> Um dies zu verhindern, muss jeder bettlägerige Patient vorbeugend (prophylaktisch) regelmäßig Atemgymnastik betreiben, sowohl durch bewusstes, tiefes Atmen als auch mithilfe von *Atemtrainern* (➤ Abb. 16.28): Wenn irgendwie möglich, soll sich der Patient dabei aufrichten, um durch den Lagewechsel die unteren Lungenpartien besser zu belüften. Zudem wird der Rücken abgeklopft, wodurch der Patient einen starken Atem- oder sogar Hustenreiz verspürt und damit stoßweise das gesamte Lungengewebe belüftet wird.
>
> Ein weiterer wichtiger Faktor für die erfolgreiche Pneumonieprophylaxe ist eine ausreichende Trinkmenge. Nur wenn der Organismus genügend Flüssigkeit hat, kann der Schleim in den Bronchien verflüssigt und abgehustet werden. Auch bei verminderten Zwerchfellbewegungen steigt die Gefahr einer Pneumonie. Ursachen hierfür sind beispielsweise Blähungen durch eine postoperative Darmatonie oder eine schmerzbedingte Schonatmung nach Operationen im Bauchraum. Hier gehören zusätzlich regelmäßige Schmerzmittelgaben, gezielte Atemübungen (je nach Operation) sowie eine frühzeitige Mobilisierung zu den Bausteinen der erfolgreichen postoperativen Pneumonieprophylaxe.

16.11.2 Asthma bronchiale

Durch eine (Fehl-)Reaktion des Abwehrsystems in der Bronchialschleimhaut kommt es bei 5 % der Erwachsenen und 15 % der Kinder zu einer chronischen Entzündung und dadurch bedingten Überreaktivität des Bronchialsystems *(Hyperreagibilität)* mit wiederkehrenden Atemnotanfällen. Auslöser können Allergene wie z. B. Hausstaubmilben, Bestandteile von Tierhaaren oder Pollen sowie Atemwegsinfektionen, psychische Erregung oder Anstrengung sein. Oft tritt die Atemnot aber auch ohne erkennbare Ursache auf.

Im Asthmaanfall sind die Bronchien durch Kontraktion (Verkrampfung) der Muskulatur und entzündungsbedingte Schwellung der Bronchialschleimhaut verengt; hierdurch wird v.a. die Ausatmung erschwert. Zusätzlich wird ein besonders zäher Schleim abgesondert, der die kleinen Atemwege einengt (Dyskrinie ➤ Abb. 16.29).

Bei der Asthmabehandlung werden immer inhalierbare Medikamente eingesetzt, je nach Schwere der Erkrankung zusätzlich Tabletten. Inhalierbare Medikamente haben den Vorteil, dass ihre Kon-

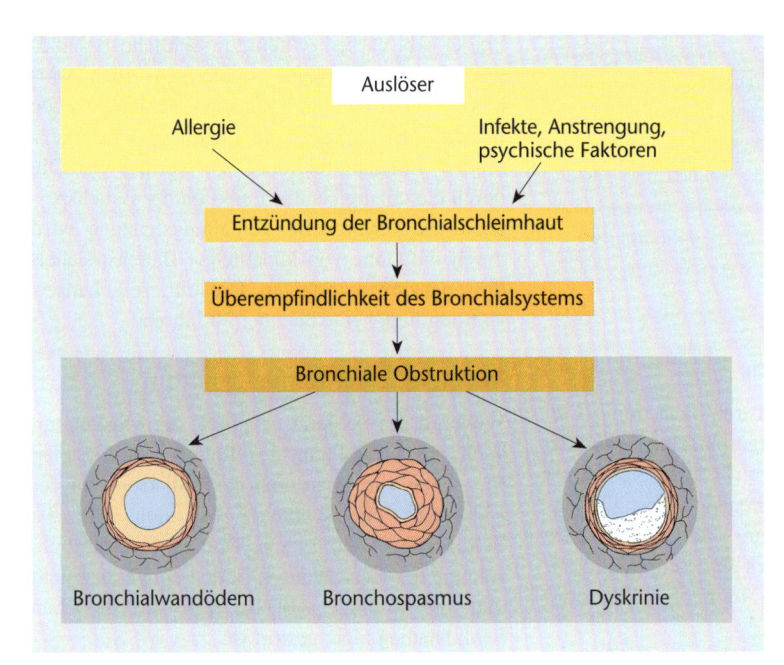

Abb. 16.29 Pathogenese und Pathophysiologie des Asthma bronchiale. Starke Schwellung der Bronchialschleimhaut (**Ödem**), Kontraktion der Bronchialmuskulatur (**Bronchospasmus**) sowie übermäßige und zähe Schleimbildung (**Dyskrinie**) führen zum Atemnotanfall.

zentration in den Atemwegen hoch, ihre Konzentration im Blut (die für die meisten Nebenwirkungen entscheidend ist) aber niedrig ist. *Sympathomimetika* beispielsweise erweitern im Anfall die Bronchien und bessern dadurch die Beschwerden (Sympathikuswirkungen ➤ Tab. 8.1). Inhalierbare *Glukokortikoide* (➤ 11.5.3) bekämpfen die für die Überreaktion wesentliche Entzündung der Atemwege und kommen deshalb bei Asthma regelmäßig zum Einsatz.

Medikamente inhalieren

Medikamente können inhaliert werden als:
- **Dosieraerosole.** Dosieraerosole sind kleine, wie ein Spray zu betätigende Kanister mit einem kurzen Mundstück, die ein flüssiges Treibmittel und den (festen) Wirkstoff enthalten. Durch die Benutzung einer Vorschaltkammer *(Spacer)* wird das Mundstück sozusagen verlängert; dadurch gelangt ein größerer Anteil in die Lungen. Dies verbessert die Wirkung und vermindert bei Inhalation von Glukokortikoiden die Gefahr einer Besiedelung des Mundes mit dem Pilz Candida albicans. Wichtig: langsame und tiefe Inhalation, dann langes „Halten" des Atems über 5–10 s
- **Pulverinhalatoren.** Hier „saugt" der Patient das (treibmittelfreie) Trockenpulver ein. Verfügbar sind Einzelkapselsysteme (z. B. Spinhaler®, Aerolizer®), Multirevolverkapseln (z. B. Rotadisk®), Systeme für mehrere Einzeldosen (z. B. Diskus®) und Gesamtreservoire mit Abgabe jeweils gleicher Einzeldosen (z. B. Turbohaler®, Novolizer®). Wichtig: kräftige und tiefe Inhalation, dann langes „Halten" des Atems über 5–10 s
- **Vernebler.** In Verneblern wird das Medikament in einer Kochsalzlösung mittels Druckluft „nassvernebelt" (d.h. in Aerosole verwandelt).

Erzeugt wird die Druckluft von einem Kompressor *(Düsenvernebler,* etwa PariBoy®) oder durch Ultraschall *(Ultraschallvernebler).* Trotz weitaus längerer Inhalationsdauer (10–15 min) ist die Wirkung durch Verneblung nicht besser als bei einem Dosieraerosol mit Spacer. Wichtig: langsame und tiefe Atmung während der Behandlung.

16.11.3 Chronisch-obstruktive Lungenerkrankungen

Bei der **chronisch-obstruktiven Lungenerkrankung** (auch *chronic obstructive pulmonary disease,* kurz *COPD, obstruktiv* = einengend) sind die unteren Atemwege nicht nur zeitweilig, sondern ständig mehr oder minder verengt.
Es beginnt bei der überwiegenden Mehrzahl der Patienten scheinbar harmlos mit morgendlichem sog. *Raucherhusten* mit schleimig-weißem Auswurf – ca. 80 % der Betroffenen waren oder sind Raucher. Der Husten wird mit der Zeit schlimmer, und es tritt eine durch Entzündungs- und Vernarbungsvorgänge bedingte Atemwegsverengung hinzu. Sie ist durch Medikamente nur teilweise zu beheben – die **chronische Bronchitis** ist zur **chronisch-obstruktiven Bronchitis** geworden. Die chronisch-obstruktive Bronchitis zeigt sich durch zunehmende Atemnot, zunächst vor allem bei Belastung und bei den häufigen Atemwegsinfekten, die durch den reichlichen Schleim begünstigt werden.
Wirkt der Schädigungsfaktor auch jetzt noch weiter ein, verliert das Lungengewebe viele seiner Alveolarsepten (die haarfeinen Zwischenwände zwischen den Alveolen), der Brustkorb weitet sich auf und kann in der Ausatmung nicht mehr auf das Normalmaß zusammensinken, was der Mediziner als *Lungenüberblähung* oder **Lungenemphysem** bezeichnet. Durch den Umbau des Lungengewebes mit Untergang der Alveolen steigt der Totraum

(➤ 16.8.5) in der Lunge, so dass die Lunge in schweren Fällen nicht mehr ausreichend belüftet (ventiliert) wird – es kommt zur chronischen Ateminsuffizienz mit Anstieg der CO_2-Konzentration und Abfall der O_2-Konzentration im Blut.
Dieser Zustand hat ernste Folgen für das Herz: Da sich durch den Lungenumbau auch die Zahl der kleinen Lungengefäße reduziert und damit der Strömungswiderstand im Lungenkreislauf zunimmt, muss das rechte Herz gegen einen erhöhten Druck anpumpen. Dies führt zunächst zu einer Vergrößerung und langfristig zu einer *Insuffizienz* (➤ 14.6.4) des rechten Herzens, dem **Cor pulmonale.**
Medikamente können zwar die Beschwerden lindern, das Fortschreiten der Erkrankung kann aber nur durch das (möglichst frühzeitige) Beseitigen des Schädigungsfaktors verhindert werden. Und das bedeutet meist: mit dem Rauchen aufhören (➤ 16.13). Im Spätstadium können die häusliche Sauerstoffgabe sowie eine zusätzliche (zeitweilige) Beatmung über eine Maske lindernd wirken.

16.11.4 Bronchialkarzinom

Der *Lungenkrebs,* genauer das **Bronchialkarzinom,** war vor dem 20. Jahrhundert eine Rarität. Heute ist es bei Männern wie Frauen die dritthäufigste Krebsneuerkrankung. Etwa 40 000 Menschen versterben jährlich in Deutschland daran.
Hauptgrund ist der ausgiebige Griff zur Zigarette, wodurch krebsfördernde Substanzen (Kanzerogene ➤ 3.7.3) in die Lungen gelangen. Andere Ursachen sind krebserregende Arbeitsstoffe wie Asbestfasern und polyzyklische Kohlenwasserstoffe sowie die von Verbrennungsmotoren produzierten Feinstäube. Durch den Zigarettenrauch werden die Epithelzellen der Bronchialschleimhaut gereizt. Infolge dieses ständigen, entzündungsähnlichen Reizes sezernieren die Becherzellen ein Übermaß an Schleim, der den sog. *Raucherhusten* auslöst. Andere Zellen reagieren mit einer überschießenden Zellteilung auf die Schadstoffe. Dadurch und durch DNA-Veränderungen infolge der Schadstoffeinwirkung können Zellen entarten und schließlich zum **Karzinom** auswachsen (➤ Abb. 16.30, ➤ Abb. 16.31).

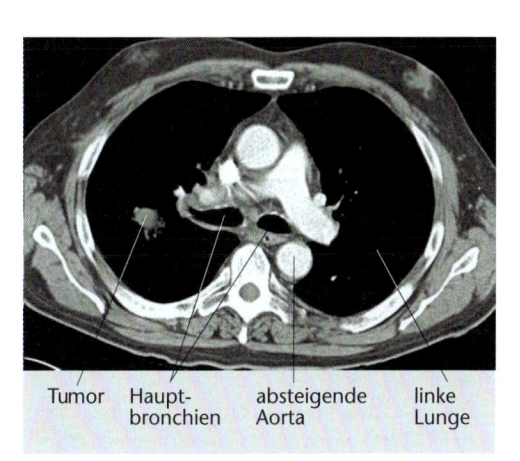

Abb. 16.30 Unverzichtbar in der Tumordiagnostik ist heute die Computertomographie. [T078]

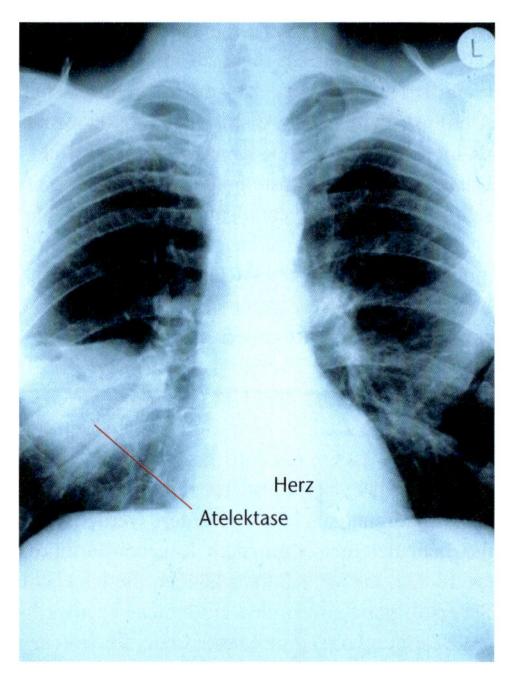

Abb. 16.31 Bronchialkarzinom. Ein Kollaps (*Atelektase*) des rechten Mittellappens hat zu einer Verdichtung (im Röntgenbild Aufhellung) des entsprechenden Lungenareals geführt. Die Atelektase ist Folge des tumorbedingten Verschlusses des Bronchus. [T127]

Obwohl Patienten mit einem Bronchialkarzinom zunächst meist auf eine chirurgische Behandlung und/oder eine Chemotherapie ansprechen, ist ihre Prognose insgesamt schlecht. Fünf Jahre nach Diagnosestellung leben nur noch weniger als 16 %. Inzwischen ist auch in Europa die Diskussion entbrannt, ob die Tabakindustrie für die von ihr mitverursachten Schäden aufkommen soll.

Feinstaub

Als **Feinstäube** werden kleine Schwebeteilchen aus Ruß oder anderen Stoffen mit einer Korngröße unter 10 μm bezeichnet. Sie entstehen im Straßenverkehr (vor allem durch die Verbrennung von Dieselkraftstoff, aber auch durch Brems- und Reifenabrieb), in Kraftwerken, Heizanlagen, bei der industriellen Produktion und beim Rauchen. Wegen ihrer geringen Größe setzen sich Feinstäube leicht auf den Schleimhäuten des gesamten Respirationstrakts und sogar in den Alveolen fest und können dort Entzündungen auslösen. Langfristig kann dies Bronchitis, chronischen Husten und das Bronchialkarzinom begünstigen.
Ganz kleine Teilchen (besonders die unter 1 μm großen *Nanopartikel*) machen vor allem in Dieselabgasen zahlenmäßig den größten Teil aus und sind besonders gefährlich: Sie verteilen sich nicht nur rascher in der Luft, sondern können auch die Alveolarzellen durchwandern. Sie werden vom Abwehrsystem nicht erkannt und können in den Körperzellen Schäden auslösen. So zeigen Untersuchungen, dass die ganz feinen Stäube Herzrhythmusstörungen hervorrufen

bzw. verstärken können. Es wird geschätzt, dass in Deutschland mehr als 10 000 herzbedingte Todesfälle pro Jahr durch Feinstäube verursacht sind – betroffen sind in aller Regel bereits herzkranke Menschen. Auch eine Schädigung des Erbgutes wurde bei Laborexperimenten an Mäusen nachgewiesen; ob dieses Ergebnis auf den Menschen übertragbar ist, ist unbekannt.

16.11.5 Lungenembolie

Wird die arterielle Lungenstrombahn durch Einschwemmung eines Blutgerinnsels (*Embolus*) teilweise verschlossen, spricht man von einer **Lungenembolie.** Meist haben sich diese Gerinnsel von Thromben aus Bein- oder Beckenvenen abgelöst. Durch die plötzlich eingeschränkte Lungendurchblutung entstehen Atemnot und Zyanose (▶ 16.9.4).
Die Diagnose einer Lungenembolie wird heute durch spezielle Computer- oder Kernspintomographien zur Gefäßdarstellung (*CT-* oder *MR-Angiographie*) gesichert. Therapeutisch wird Heparin i.v. verabreicht. Bei massiver Lungenembolie ist eine *Thrombolyse* (▶ 12.5.8) oder eine operative Entfernung des verstopfenden Blutgerinnsels (*Embolektomie*) nötig.
Die Lungenembolie ist nicht selten tödlich. Am häufigsten tritt sie nach Operationen und Entbindungen auf, prinzipiell sind aber alle Patienten gefährdet, die nicht mindestens 5–6 Stunden täglich außerhalb ihres Bettes verbringen. Hieraus wird die immense Bedeutung der Frühmobilisierung und der Thromboseprophylaxe (▶ 12.5.8) verständlich.

16.11.6 Mukoviszidose

Die **Mukoviszidose** (*zystische Fibrose*) ist die häufigste angeborene Stoffwechselerkrankung. Jeder 25. Deutsche trägt die Anlage zur Mukoviszidose in sich (▶ 3.2.2); wegen ihres rezessiven Erbgangs beträgt die Erkrankungshäufigkeit aber „nur" 1 : 2 000 Lebendgeborene.
Alle exokrinen Drüsen bilden zu zähflüssige Sekrete. Dies betrifft z. B. die Bauchspeicheldrüse. Infolge der Verstopfung der Pankreasgänge gelangen zu wenige Verdauungsenzyme in den Darm, und es entwickelt sich eine schwere Verdauungsstörung. Schon beim Neugeborenen kann es zu einer Verstopfung des Darms mit Mekonium (Stuhl des Neugeborenen) kommen (**Mekoniumileus**).
Häufig sind jedoch chronische *Bronchial- und Lungenentzündungen* die Erstsymptome. Hierfür ist der zu zähe Bronchialschleim verantwortlich, der eine Reinigung der Lunge erschwert und zu Bakterienansiedlungen im Respirationstrakt führt. Da die Lungenprobleme häufig schon beim Säugling auftreten und oft mit einer Mangelernährung verbunden sind, ist eine *Gedeihstörung* ein weiteres typisches Krankheitszeichen.

Leider gibt es bisher keine ursächliche Behandlung dieser Erkrankung. Lindernd werden Antibiotika und Atemgymnastik sowie schleimlösende Inhalationen eingesetzt, um die immer wiederkehrenden Lungeninfektionen zu vermeiden. Die durch die unzureichende Funktion der Bauchspeicheldrüse verminderte Verdauungsleistung wird durch die Gabe von künstlichen Bauchspeicheldrüsenenzymen gesteigert. Die mittlere Lebenserwartung liegt heute bei über 30 Jahren.

16.11.7 Schlaf-Apnoe-Syndrom

Während des Schlafes erschlafft die Muskulatur, auch die Muskulatur des Rachens. Bei vielen Menschen wird hierdurch der Luftstrom bei der Einatmung eingeschränkt, was sich z. B. als **Schnarchen** äußern kann. Dies ist ungefährlich, solange der Gasaustausch in der Lunge ausreicht und die normale Abfolge der verschiedenen Schlafstadien nicht gestört ist.
Bei etwa 10 % der Männer und 4 % der Frauen geht die Verlegung der oberen Atemwege während des Schlafs jedoch so weit, dass der Luftstrom immer wieder komplett unterbrochen ist (**Apnoe**), obwohl der Schlafende sichtbar nach Luft ringt. Da die Apnoen durch eine Verlegung (Obstruktion) der Atemwege bedingt sind, spricht man auch von **obstruktiven Apnoen.** Wegen des immer wieder unterbrochenen Luftstroms kommt es zu einem Anstieg des Kohlendioxid- und einem Abfall des Sauerstoffgehalts im Blut, was wiederum die Ausbildung eines Bluthochdrucks im Lungenkreislauf (pulmonale Hypertonie, ▶ 15.4.1) mit nachfolgender Belastung des rechten Herzens fördert. Da die Apnoen auch über unterschwellige „Schreckreaktionen" die Schlafqualität beeinträchtigen, leiden die Patienten am Tag oft unter morgendlichen Kopfschmerzen, Schläfrigkeit (auch am Steuer), Konzentrationsstörungen, Impotenz, Depressionen, Leistungsknick und Verhaltensänderungen (▶ 8.14).
Dem Schlaf-Apnoe-Syndrom zugrunde liegen meist Übergewicht (zu viel „Halsspeck"), Alkoholkonsum am Abend (zusätzliche Muskelentspannung), seltener auch eine Hypertrophie der Rachenmandeln.
Die Diagnose wird durch eine **Polysomnographie** im Schlaflabor gestellt. Dabei werden sowohl der Atemfluss als auch Herzfrequenz, Sauerstoffsättigung, Muskelbewegungen und ein Elektroenzephalogramm (EEG) zur Beurteilung der Schlafstadien und der Schlafqualität aufgezeichnet.
Grundlage der Therapie ist ein Ausschalten der Risikofaktoren wie Übergewicht oder Alkoholkonsum, was leider nur selten gelingt. Deshalb wird zusätzlich meist eine nächtliche Beatmung über eine **CPAP-Maske** (*CPAP = continuous positive airway pressure*, d.h. kontinuierlicher Überdruck, ▶ Abb. 16.32) erforderlich. Der dabei kontinuierlich applizierte Luftdruck wirkt dem Kollaps der oberen Atemwege entgegen.

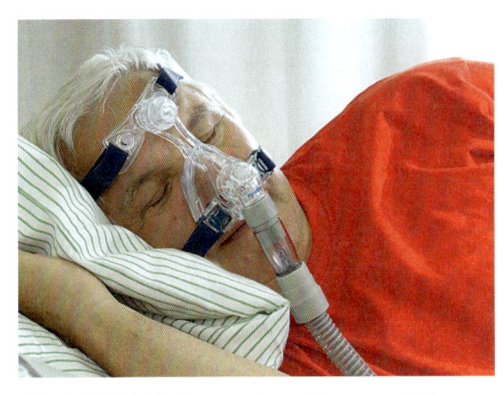

Abb. 16.32 Die Patienten müssen sich zwar zunächst an die nächtliche CPAP-Beatmung gewöhnen, danach geht es vielen aber deutlich besser. [V081]

16.12 Künstliche Beatmung

Viele Erkrankungen führen dazu, dass die Lungen ihre Funktion nicht mehr ausreichend ausüben können. Eine **künstliche Beatmung** soll dann Sauerstoffmangel vermeiden und die Vitalfunktionen erhalten. Die Erkrankungen, die eine künstliche Beatmung erforderlich machen, lassen sich in drei Gruppen einteilen:

> **Lähmung oder Insuffizienz der Atemmuskulatur**, z. B. Ausfall der Atemmuskulatur bei hoher Querschnittslähmung, aber auch Erschöpfung der Atemmuskulatur bei chronisch-obstruktiven Lungenerkrankungen (➤ 16.11.3)
> **Verengung der Atemwege**, z. B. bei Epiglottitis (➤ 16.3.1), beim schweren Asthmaanfall (➤ 16.11.2) oder beim Schlaf-Apnoe-Syndrom (➤ 16.11.7)
> **Lungenversagen** *(pulmonale Insuffizienz)*, z. B. im Schock (➤ 24.5.2), bei Lungenödem (➤ 14.6.4) oder bei ausgedehnten Pneumonien.

Der häufigste Anlass ist jedoch die Allgemeinnarkose bei Operationen.
Um das Beatmungsgas in die Lunge transportieren zu können, stehen verschiedene Zugangswege zur Verfügung:

> Beatmung über einen in die Luftröhre eingeführten Tubus **(endotracheale Intubation)**. Wird der Tubus durch den Mund vorgeschoben, so spricht man von *orotrachealer Intubation*, erfolgt der Zugang über die Nase, von *nasotrachealer Intubation*. Die Intubation erfolgt am liegenden, möglichst ruhiggestellten oder bereits narkotisierten Patienten unter laryngoskopischer Sicht (➤ Abb. 24.16). Der eingeführte Tubus wird anschließend gut fixiert, damit er nicht herausrutscht
> Beatmung über einen bis dicht an die Stimmritze reichenden Tubus – dieser wegen seiner aufblasbaren Manschette am unteren Ende als **Larynxmaske** bezeichnete Tubus kommt häufig bei kurz dauernden Narkosen zum Einsatz
> Beatmung über **Trachealkanülen**. Hierbei wird eine Kunststoff- oder Metallkanüle durch ein operativ angelegtes Stoma („Loch") direkt durch die Halswand in die Luftröhre eingelegt. Dies wird z. B. bei langzeitbeatmeten Patienten zur Schonung des Kehlkopfes bevorzugt
> In speziellen Situationen kann auch über auf Mund und Nase aufgesetzte **Atemmasken** beatmet werden, so z. B. bei der Notfallversorgung (➤ Abb. 24.7) oder der nächtlichen Heimbeatmung bei Schlaf-Apnoe-Syndrom (➤ 16.11.7). Diese „tubuslose" Beatmung wird zunehmend angewendet und auch als **nicht-invasive Ventilation** *(NIV)* bezeichnet.

Die Atemarbeit wird in der Regel durch ein *Beatmungsgerät*, den **Respirator**, übernommen. Dessen Leistung wird genau an die unterschiedlichen Erfordernisse bei verschiedenen Lungenerkrankungen angepasst. So lassen sich z. B. die *Beatmungsdrücke* bzw. die *Atemvolumina* verändern; ebenso lassen sich die Atemfrequenz sowie das *zeitliche Verhältnis zwischen Einatmung und Ausatmung* einstellen. Darüber hinaus kann der Respirator auch auf eine eventuell noch bestehende Eigenatmung des Patienten abgestimmt werden.

GESUNDHEIT & LEBENSSTIL

16.13 Rauchen: Vom Qualm zur Qual

Wer qualmt, lebt gefährlich: Tabakkonsumenten sterben im Schnitt 13–14 Jahre früher. In Deutschland sind das täglich 300–400 Personen. Diese Zahl überrundet die Sterberate bei AIDS, Alkohol, illegalen Drogen oder Verkehrsunfällen. Ein Drittel der Krebs- und Herz-Kreislauf-Erkrankungen und knapp 90 % der Lungenkarzinome werden durch Rauchen verursacht.
Und es sind nicht wenige, die so gefährlich leben: In Deutschland und Österreich rauchen ca. 28 % der Männer und 19 % der Frauen täglich, in der Schweiz sind es mit 23 bzw. 18 % etwas weniger.

Süchtig und krank

Rauchen ist bei vielen Rauchern mehr als eine Gewohnheit, denn **Nikotin** macht abhängig. Pflanzen bilden dieses Gift zur Abwehr von Insekten, bei denen es die Funktion der Nervenzellen stört. Beim robusteren Menschen führt Nikotin dagegen zu einer allgemeinen Entspannung und leichten Bewusstseinsänderung, ohne die Raucher sehr schnell nicht mehr sein können. In einer Schweizer Studie wurden Jugendliche zwischen 13 und 19 Jahren gefragt, weshalb sie rauchen. Während noch keiner der 13- bis 16-Jährigen bei der Antwort „Aus Abhängigkeit/Sucht; ich kann nicht aufhören" ein Kreuzchen machte, waren es bei den 17- bis 19-Jährigen bereits 21 %.
In Zigaretten & Co. sind aber noch weit mehr Gifte enthalten: Mit jedem Lungenzug inhalieren Raucher etwa 4 000 Chemikalien. Über 40 Substanzen dieses Teer-Chemie-Cocktails (z. B. Benzol, Formaldehyd, Dioxin) sind stark krebserregend. Und da sie von der Lunge ins Blut gelangen, können sie im ganzen Körper ihr zerstörerisches Werk verrichten. Kohlenmonoxid verhindert in den Lungenbläschen, dass sich Sauerstoff an die roten Blutkörperchen bindet. Weniger Sauerstoff wird im Blut transportiert.
Die hässlichen braun-gelben Finger und Zähne sind zwar sichtbar, aber ansonsten das geringste Problem. Erste gesundheitliche Reaktion auf die Giftzufuhr ist häufig Husten: Die gereizte Bronchialschleimhaut reagiert mit Entzündungen und sondert Schleim in die Bronchien ab. Nikotin verengt die Gefäße und führt zur Arteriosklerose. Folgen sind Herzinfarkt, Schlaganfall sowie das vom Volksmund als „Raucherbein" bezeichnete langsame Verschließen des peripheren Gefäßsystems. Und: Rauchen erhöht das Tumorrisiko deutlich.

Bei Frauen besonders „wirksam"

Eine Kohortenstudie der Universität von Kopenhagen belegt, dass Frauen empfindlicher auf Tabakgifte reagieren als Männer. Schon bei 3–5 Zigaretten täglich verdoppelt sich ihr Risiko für einen Herzinfarkt oder vorzeitigen Tod; bei Männern „erst" ab 6–9 Stück. In Deutschland erkranken immer mehr Frauen an Lungenkrebs.
Gravierend sind auch die Auswirkungen des Rauchens auf den weiblichen Hormonhaushalt. Die wenigsten Frauen wissen, dass Zigaretten Substanzen enthalten, die antiöstrogen wirken – mit den Folgen unter anderem einer gestörten Fruchtbarkeit, etwa 1–1,5 Jahre früherer Wechseljahre und einem höheren Osteoporoserisiko. Nehmen Raucherinnen die „Pille", steigt ihr Thromboserisiko (➤ 20.5.8).

Geschädigt durch Mitrauchen

Während der Schwangerschaft versuchen viele Raucherinnen, mit dem blauen Dunst Schluss zu machen, nur etwa 50 % mit Erfolg. Je mehr die Frau raucht, desto weniger wiegt das Neugeborene. Und es zeigt Entzugserscheinungen, wenn der „Stoff" plötzlich fehlt, den es während der Schwangerschaft mitrauchen musste. Das

Risiko für den Plötzlichen Kindstod nimmt um das 10- bis 20-fache zu (➤ 22.6.1). Starker Konsum führt häufiger zu einer Fehl- oder Frühgeburt.

Schaffen es die Eltern nicht aufzuhören, bleiben ihre Kinder Passivraucher, die im Vergleich zu rauchfrei aufwachsenden Kindern viel häufiger unter Mittelohrentzündungen, Infektionen der unteren Atemwege und Asthma leiden. Mitrauchende Kinder rauchen später häufiger selbst.

Auch Erwachsene leiden: Reizungen der Atemwege und Augen, Schwindel und Kopfschmerzen gehören zu den häufigsten Beschwerden durch verrauchte Räume. Herz-Kreislauf-Erkrankungen werden begünstigt, für regelmäßige Passivraucher steigt die Gefahr eines Lungentumors um knapp 25 %.

Aufhören. Aber wie?

Natürlich gibt es Senkrechtstarter, die mit einem einzigen willentlichen Klimmzug beschließen: Das war die Letzte. Drei von vier Aussteigern brauchen aber mehrere Anläufe. Trotz wachsenden Problembewusstseins kennen sich immer noch zu wenige Ärzte in der Raucherentwöhnung aus. Umso wichtiger ist es, den letzten Zug gut zu planen. Das steigert die Erfolgschancen. Der körperliche Nikotinentzug dauert etwa 10 Tage bis 3 Wochen.

Planung:
› Sich klarwerden, wann man zur Zigarette greift. Bei Nervosität? Eine möglichst stressfreie Zeit für den Ausstieg wählen (Urlaub). Beim Ausgehen? Für die erste Zeit darauf verzichten. Nach dem Essen? Die Wohnung zigarettenfrei halten
› Familienangehörigen und Freunden den Entschluss mitteilen. Das schafft „Öffentlichkeit"

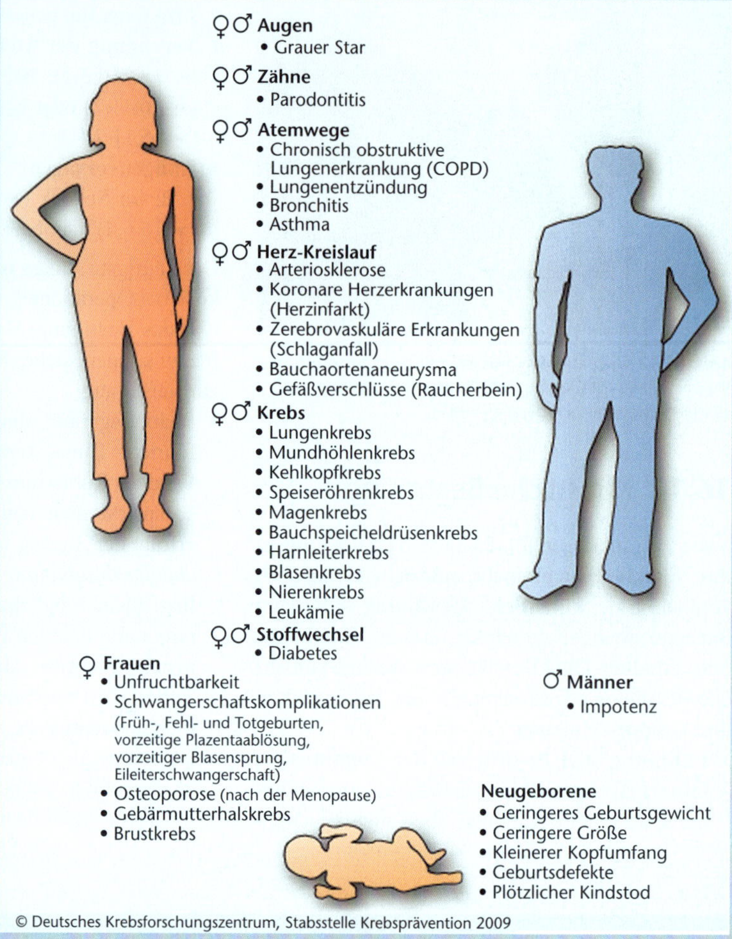

Abb. 16.33 Lungenkrebs ist zwar vielleicht das bekannteste, aber bei weitem nicht das einzige Risiko durch Rauchen – Rauchen schädigt den ganzen Organismus. [T111-01]

♀♂ **Augen**
• Grauer Star

♀♂ **Zähne**
• Parodontitis

♀♂ **Atemwege**
• Chronisch obstruktive Lungenerkrankung (COPD)
• Lungenentzündung
• Bronchitis
• Asthma

♀♂ **Herz-Kreislauf**
• Arteriosklerose
• Koronare Herzerkrankungen (Herzinfarkt)
• Zerebrovaskuläre Erkrankungen (Schlaganfall)
• Bauchaortenaneurysma
• Gefäßverschlüsse (Raucherbein)

♀♂ **Krebs**
• Lungenkrebs
• Mundhöhlenkrebs
• Kehlkopfkrebs
• Speiseröhrenkrebs
• Magenkrebs
• Bauchspeicheldrüsenkrebs
• Harnleiterkrebs
• Blasenkrebs
• Nierenkrebs
• Leukämie

♀♂ **Stoffwechsel**
• Diabetes

♀ **Frauen**
• Unfruchtbarkeit
• Schwangerschaftskomplikationen (Früh-, Fehl- und Totgeburten, vorzeitige Plazentaablösung, vorzeitiger Blasensprung, Eileiterschwangerschaft)
• Osteoporose (nach der Menopause)
• Gebärmutterhalskrebs
• Brustkrebs

♂ **Männer**
• Impotenz

Neugeborene
• Geringeres Geburtsgewicht
• Geringere Größe
• Kleinerer Kopfumfang
• Geburtsdefekte
• Plötzlicher Kindstod

© Deutsches Krebsforschungszentrum, Stabsstelle Krebsprävention 2009

und erschwert das Kneifen. Außerdem können Unterstützung und Anteilnahme matchentscheidend sein.

Hilfen:
› Mit dem Hausarzt den Ausstieg besprechen
› Gruppenkurse mit anderen Aussteigern besuchen
› Qualmende Freunde nicht einladen
› Bei starken Rauchern: Nikotinpflaster oder -kaugummi.

Und: Die meisten brauchen mehrere Anläufe. Ein neuer Versuch ist allemal besser als Frustrauchen!

17 Verdauungssystem

17.1	**Übersicht** 332
17.1.1	Aufbau und Funktionen 332
17.1.2	Feinbau des Verdauungstraktes 332
17.1.3	Peritoneum 333
17.1.4	Gefäßversorgung des Bauchraumes 334
17.1.5	Gastroenterologische Diagnostik 335

17.2	**Mundhöhle und Rachenraum** 335
17.2.1	Mundhöhle 335
17.2.2	Zähne 336
17.2.3	Zunge 338
17.2.4	Speicheldrüsen 339
17.2.5	Gaumen 339
17.2.6	Rachen 340
17.2.7	Schlucken 340

17.3	**Speiseröhre** 340
17.3.1	Verlauf der Speiseröhre 340
17.3.2	Passage des geschluckten Bissens durch die Speiseröhre 341
17.3.3	Erkrankungen der Speiseröhre 341

17.4	**Magen** 342
17.4.1	Abschnitte des Magens 342
17.4.2	Muskeln der Magenwand 342
17.4.3	Magenschleimhaut 342
17.4.4	Magensaft 342
17.4.5	Durchmischung des Speisebreis 343
17.4.6	Entleerung des Magens 343
17.4.7	Erkrankungen des Magens 344

17.5	**Dünndarm** 345
17.5.1	Abschnitte des Dünndarms 345
17.5.2	Dünndarmbewegungen 346
17.5.3	Dünndarmschleimhaut 346

17.6	**Pankreassaft und Galle, Gallenwege und Gallenblase** 347
17.6.1	Pankreassaft 347
17.6.2	Galle 347
17.6.3	Funktion der Galle bei der Fettverdauung 347
17.6.4	Regulation der Bildung von Galle und Pankreassaft 348
17.6.5	Gallenwege 348
17.6.6	Gallenblase 348

17.7	**Resorption** 349
17.7.1	Verdauung und Resorption der Eiweiße 349
17.7.2	Verdauung und Resorption der Kohlenhydrate 349
17.7.3	Verdauung und Resorption der Fette 350
17.7.4	Resorption der Elektrolyte 350
17.7.5	Resorption der Vitamine 350
17.7.6	Resorption der Nukleinsäuren 350
17.7.7	Malassimilationssyndrom 350

17.8	**Dickdarm und Rektum** 351
17.8.1	Blinddarm und Appendix 351
17.8.2	Kolon 352
17.8.3	Rektum 352
17.8.4	Transport des Dickdarminhalts 352
17.8.5	Stuhlentleerung 353
17.8.6	Stuhl 353
17.8.7	Defäkationsstörungen 353
17.8.8	Reizdarmsyndrom 354
17.8.9	Dickdarmpolypen 354
17.8.10	Kolorektale Karzinome 354
17.8.11	Chronisch-entzündliche Darmerkrankungen 354
17.8.12	Dickdarmdivertikulose und -divertikulitis 355
17.8.13	Ileus 355

17.9	**Pankreas** 355

17.10	**Leber** 356
17.10.1	Lage und makroskopischer Aufbau der Leber 356
17.10.2	Feinbau der Leber 357
17.10.3	Die Leber als Entgiftungs- und Ausscheidungsorgan 357
17.10.4	Gallenfarbstoff Bilirubin 358
17.10.5	Die Leber als zentrales Stoffwechselorgan 359
17.10.6	Virushepatitis 359
17.10.7	Fettleber 359
17.10.8	Leberzirrhose 360
17.10.9	Lebermetastasen 360
17.10.10	Lebertransplantation 360

17.1 Übersicht

17.1.1 Aufbau und Funktionen

> **Digestion und Resorption**
>
> Der Mensch ist auf die regelmäßige Zufuhr von Nahrung angewiesen. Nach ihrer Aufnahme wird die Nahrung *mechanisch* zerkleinert und mithilfe von Verdauungsenzymen *chemisch* zerlegt – man spricht von **mechanischer** und **chemischer Verdauung.** Zusammenfassend wird der Abbau der Nahrung in resorptionsfähige (aufnehmbare) Bestandteile **Digestion** genannt. Die Nährstoffmoleküle können dann die Darmschleimhaut passieren und über kleine Blut- und Lymphgefäße in den Blutkreislauf gelangen. Dieser Vorgang heißt **Resorption** oder *Absorption*.

Der **Verdauungstrakt** *(Magen-Darm-Trakt, Gastrointestinaltrakt)* bildet ein durchgehendes „Rohr", das mit dem Mund beginnt und mit dem After (Anus) endet (➤ Abb. 17.1).
Muskelkontraktionen der Wand des Verdauungstraktes fördern die mechanische Zerkleinerung und die intensive Durchmischung des Nahrungsbreis, wellenförmige Muskelkontraktionen in nur eine Richtung **(Peristaltik)** transportieren den Magen-Darm-Inhalt weiter.
Die von verschiedenen Organen entlang des Verdauungstraktes bereitgestellten enzymreichen Sekrete bewerkstelligen die chemische Verdauung. Diese Organe liegen zum Teil vollständig außerhalb des Verdauungstraktes. Die Mundspeicheldrüsen, Bauchspeicheldrüse *(Pankreas),* Leber und Gallenblase produzieren bzw. speichern Verdauungssekrete und geben diese über Gänge *(Ductus)* in den Verdauungstrakt ab.

Flüssigkeitsumsatz

Pro Tag nimmt der Mensch etwa zwei Liter Flüssigkeit (Getränke bzw. Wassergehalt der Nahrung ➤ Abb. 19.20) auf. Dies ist jedoch nur der kleinere Teil der insgesamt etwa zehn Liter Flüssigkeit, die täglich im Verdauungstrakt umgesetzt werden. Den mit etwa acht Litern weitaus größeren Anteil bilden die Verdauungssekrete selbst. Von diesem Flüssigkeitsvolumen werden über 95 % im Dünndarm und 3 % im Dickdarm wieder in den Körperkreislauf aufgenommen (rückresorbiert). Der Rest, mit etwa 150 ml weniger als 2 %, wird mit dem Stuhl ausgeschieden.

17.1.2 Feinbau des Verdauungstraktes

Die Wand des Verdauungstraktes besteht aus vier Schichten, die je nach Erfordernis in den verschiedenen Abschnitten etwas unterschiedlich aufgebaut sind (➤ Abb. 17.2). Von innen nach außen sind dies:
- Die Mukosa (Schleimhaut)
- Die Submukosa
- Die Muskularis (Muskelschicht)
- Die Serosa.

Die **Mukosa,** eine Schleimhaut, bildet die innere Wandschicht. Sie besteht aus einem dünnen Epithel, das in direktem Kontakt mit der zu verdauenden Nahrung steht. An das Epithel schließen sich lockeres Bindegewebe und eine Schicht glatter, unwillkürlich arbeitender Muskulatur *(Lamina muscularis mucosae)* an. Diese feine, zur Schleimhaut gehörende Muskelschicht gestattet Eigenbewegungen der Schleimhaut und ermöglicht einen innigen Kontakt des Epithels mit der Nahrung.
Die **Submukosa** trennt als schmale Bindegewebsschicht die Schleimhaut von der Muskelschicht. Ab der Speiseröhre enthält sie ein Nervenfasergeflecht, den **Plexus submucosus** *(Meissner-Plexus),* der zum enterischen Nervensystem zählt (➤ 8.10.4).

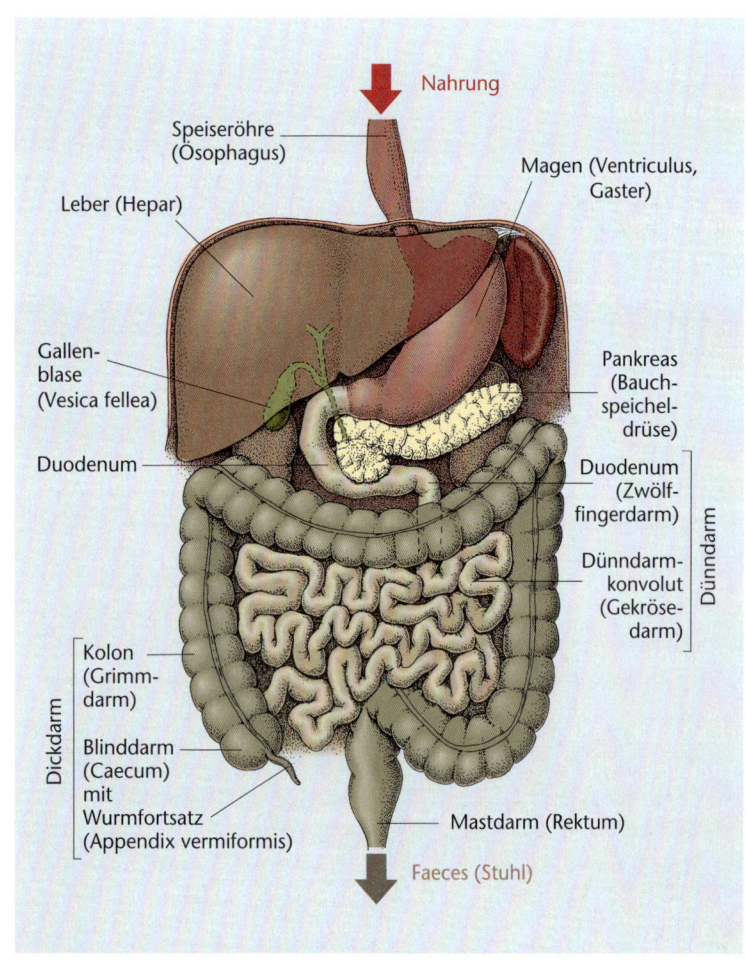

Abb. 17.1 Übersicht über die Verdauungsorgane. Blinddarm und Kolon werden zusammen als Dickdarm bezeichnet.

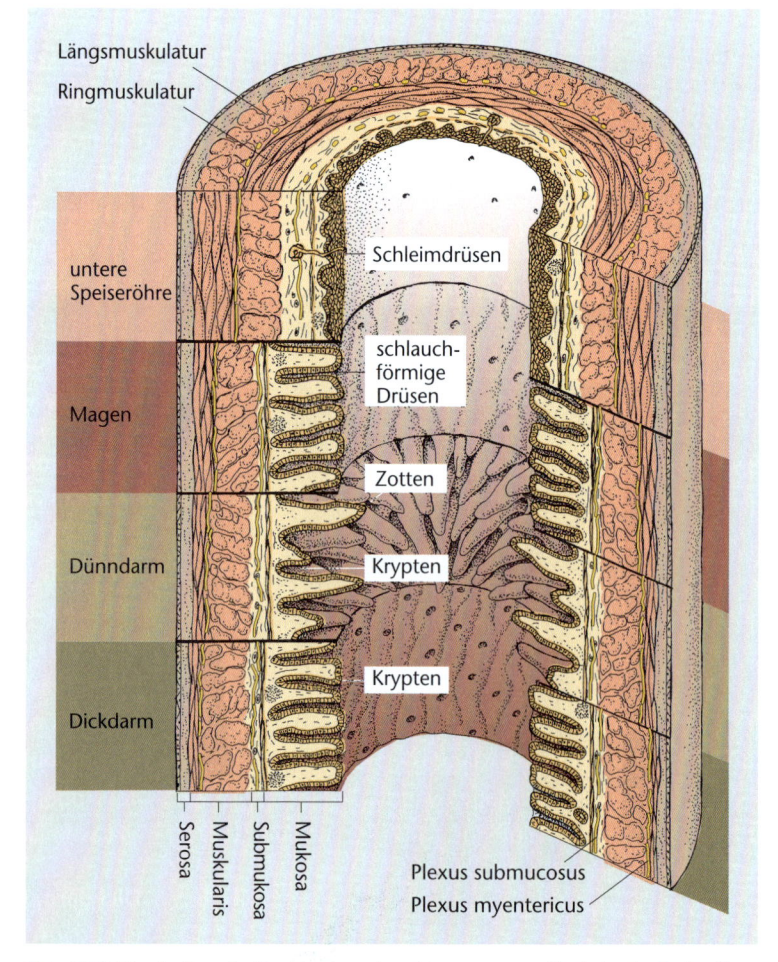

Abb. 17.2 Wandaufbau des Verdauungstraktes. Vom untersten Abschnitt der Speiseröhre bis zum Dickdarm findet man den prinzipiell gleichen Wandaufbau.

Die **Muskularis** von Mund, Rachen und oberem Teil der Speiseröhre besteht aus quergestreiften Muskelfasern (➤ 4.4.2), die willkürlich kontrahiert werden können. Im übrigen Teil des Verdauungstraktes besteht die Muskularis aus *glatter Muskulatur* (➤ 4.4.1), die gewöhnlich in Form einer *inneren Ringmuskelschicht* und einer *äußeren Längsmuskelschicht* angeordnet ist. Zwischen beiden liegt als weiterer Teil des enterischen Nervensystems der **Plexus myentericus** *(Auerbach-Plexus)*.

Die **Serosa** bildet die äußerste Gewebsschicht des Verdauungstraktes. Sie ist eine sehr dünne Membran, welche Schleimstoffe absondert und damit das leichte Übereinandergleiten verschiedener Bauchorgane ermöglicht. Die Serosa wird auch als *Peritoneum viscerale* (viszerales Blatt des Bauchfells ➤ 17.1.3) bezeichnet.

Die Serosa kommt allerdings nur bei den *in der Bauchhöhle* gelegenen Organen vor. Bei Mundhöhle, Rachen und Speiseröhre stellt stattdessen lockeres Bindegewebe (*Adventitia* genannt) die Verbindung zu den benachbarten Geweben her.

17.1.3 Peritoneum

Die meisten Verdauungsorgane liegen im **Bauchraum**. Dieser wird ringsum von der Muskulatur der Bauchwand und des Rückens, oben vom Zwerchfell und unten von der Beckenbodenmuskulatur begrenzt. Der ganze Bauchraum ist von einer spiegelglatten Haut, dem *Bauchfell* oder **Peritoneum**, ausgekleidet. Das Peritoneum umschließt die so gebildete **Bauchhöhle**. Der Raum, der *hinter* der Bauchhöhle liegt, wird entsprechend als **Retroperitonealraum** bezeichnet (*retro* = dahinter).

Intra-, retro- und extraperitoneal

Von besonderer klinischer Bedeutung ist die Beziehung der Verdauungsorgane zum Peritoneum (➤ Abb. 17.4). Der Magen-Darm-Trakt steht in der Embryonalzeit zunächst über eine breite Brücke mit dem Retroperitonealraum in Verbindung, die in der Folge immer schmaler wird. Zusätzlich verändert sich die Lage der Verdauungsorgane durch erhebliches (auch ungleiches) Längenwachstum, Drehungen von Magen-Darm-Anteilen sowie Verschmelzungen von Gewebeschichten.

Ist ein Organ am Ende der Embryonalzeit größtenteils von Peritoneum überzogen, z. B. der Hauptteil des Dünndarms, liegt es **intraperitoneal** (*im* Peritonealraum). Mit der hinteren Bauchwand bleibt das Organ über das gedoppelte Peritoneum in Verbindung. Die beiden Peritonealschichten, verstärkt durch Bindegewebe, bilden ein elastisches Aufhängeband. Über diesen „Stiel", beim Dünndarm **Mesenterium**, beim Dickdarm **Mesokolon** genannt, werden die intraperitoneal gelegenen Organe mit Lymph- und Blutgefäßen sowie Nerven versorgt.

Von einem **retroperitoneal** gelegenen Organ spricht man, wenn ein Organ nur *zum Teil* (an der Vorderseite) von Bauchfell überzogen ist. Retroperitoneal gelegene Organe haben kein Mesenterium bzw. Mesokolon, sondern sind fest mit der rückseitigen Bauchwand verwachsen. Solche Organe sind z. B. die Bauchspeicheldrüse, der Zwölffingerdarm (Duodenum), die Nieren und die Harnblase, die Bauchaorta und die untere Hohlvene.

Extraperitoneale Organe haben keinerlei Kontakt zum Peritoneum, also auch keinen Peritonealüberzug. Ein Beispiel ist der Mastdarm, das Rektum.

Anhand eines Modells lassen sich diese Zusammenhänge gut verdeutlichen. Man stelle sich einen aufgeblasenen Luftballon (entspricht der Bauchhöhle mit dem umgebenden Peritoneum) vor, in den ein Gegenstand vorgeschoben wird. Durch das Schieben des Gegenstands in den Luftballon legt sich die Haut des Ballons über den Gegenstand (➤ Abb. 17.3). Zur Unterscheidung nennt man das die Eingeweide überziehende Blatt des Bauchfells das **Peritoneum viscerale** (*viscera* = Eingeweide), im Modell wäre dies die unmittelbar der Hand anliegende Luftballonhaut. Dagegen ist das **Peritoneum parietale** der Teil des Peritoneums, der die Wände der Bauchhöhle auskleidet (im Modell der Rest der Luftballonhaut).

Peritonitis

Eine *Bauchfellentzündung* (**Peritonitis**), deren Verlauf oft lebensbedrohlich ist, kann zahlreiche Ursachen haben, es stehen aber zwei im Vordergrund:

> **Bakterielle Infektionen.** Mit über 90 % häufigste Ursache einer Peritonitis ist die *Perforation* (Durchbruch) eines keimbesiedelten Abschnitts des Verdauungsrohres, z. B. des Wurmfortsatzes (*Appendizitis* ➤ 17.8.1) oder eines Divertikels (➤ 17.8.12), mit nachfolgender Keimverschleppung in die Bauchhöhle
> **Chemisch-toxische Entzündungen.** Deutlich seltener (< 10 %) sind Entzündungen durch nicht-infektiöse Substanzen, z. B. in die Bauch-

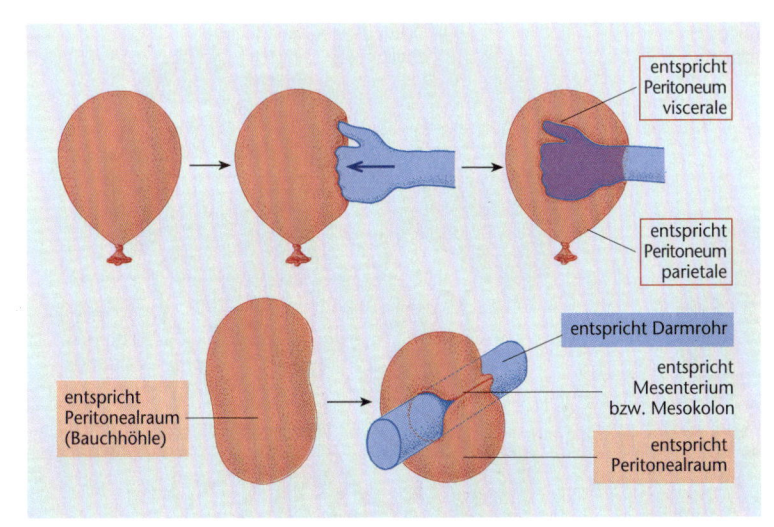

Abb. 17.3 (oben): Modell für die Beziehung zwischen Bauchorganen und Bauchfell. Die Bauchorgane liegen so in der Bauchhöhle wie ein Gegenstand, der in einen aufgeblasenen Luftballon hineingedrückt worden ist.

Abb. 17.4 (rechts): Längsschnitt durch das Abdomen mit Darstellung der Beziehung der Bauchorgane zum Peritoneum. Zwischen Magen und Bauchspeicheldrüse liegt ein Hohlraum (*Bursa omentalis*), der Verbindung zur Bauchhöhle hat. Seine Wände verkleben zum großen Netz, das sich über die Dünndarmschlingen legt.

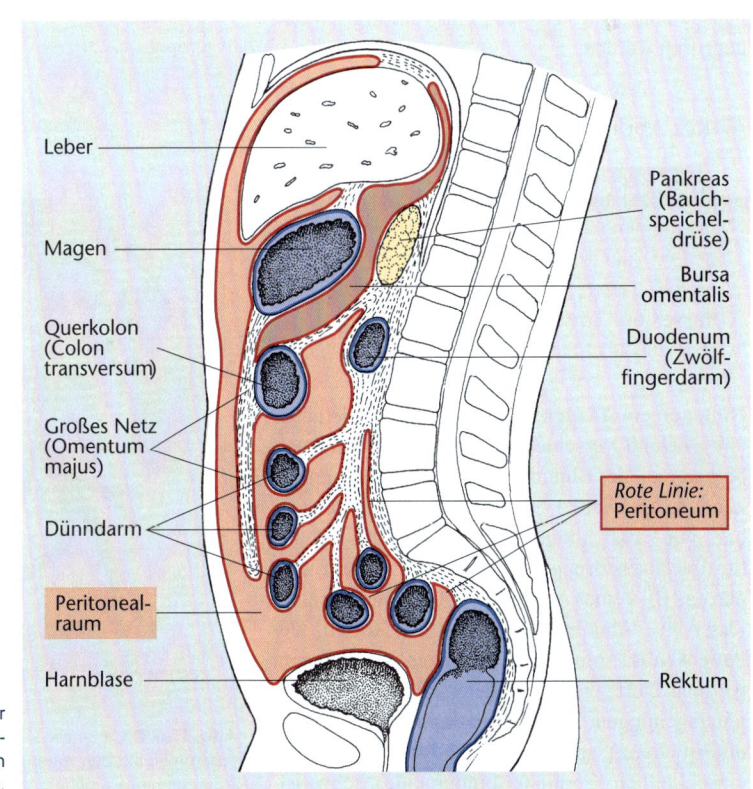

334 VERDAUUNGSSYSTEM

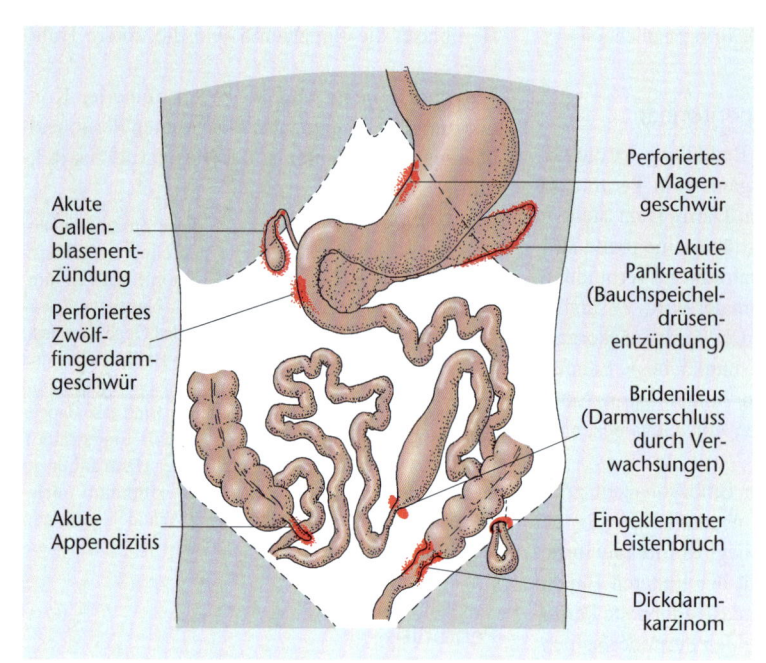

Abb. 17.5 Die häufigsten Ursachen des Akuten Abdomens im Bauchraum.

höhle gelangte Blutkoagel, Galle oder Pankreassaft.

Eine *lokale,* begrenzte Peritonitis *(Peritonitis circumscripta)* verursacht nur lokale Beschwerden, vor allem einen starken, aber eingrenzbaren Bauchschmerz. Charakteristisch für eine *diffuse (generalisierte) Peritonitis* ist dagegen eine zunehmende Abwehrspannung der gesamten Bauchmuskulatur, die sich bis zum „brettharten" Bauch steigern kann.

Ohne Behandlung treten eine Schocksymptomatik (➤ 24.5.2) sowie eine Darmlähmung *(paralytischer Ileus* ➤ 17.8.13) hinzu, es besteht akute Lebensgefahr. Spätestens jetzt muss chirurgisch eingegriffen werden.

Akutes Abdomen

Akut lebensbedrohlich

Unter einem **Akuten Abdomen** oder *akuten Bauch* versteht man die Kombination aus rasch einsetzenden, starken Bauchschmerzen (meist mit Übelkeit und Erbrechen), Abwehrspannung („harter Bauch") und Kreislaufstörung.

Hinter einem **Akuten Abdomen** können sich über ein Dutzend verschiedene Krankheitsbilder verbergen, von der Blinddarm- oder Gallenblasenentzündung (➤ Abb. 17.5) über den Harnleiterstein bis zur Bauchhöhlenschwangerschaft. Selbst Stoffwechselstörungen oder ein Herzinfarkt können das Bild eines Akuten Abdomens hervorrufen. Das Akute Abdomen ist immer ein Notfall. Der Patient muss sofort in ein Krankenhaus gebracht werden. Dort wird mithilfe von Blut- und Urinuntersuchungen, EKG, Sonographie (Ultraschalluntersuchung) und Röntgenuntersuchung (ggf. einschließlich Computertomographie) schnellst-

möglich die Ursache geklärt und die Therapie eingeleitet.

17.1.4 Gefäßversorgung des Bauchraumes

Arterien des Bauchraumes

Die Verdauungsorgane des Bauchraumes werden über drei große, ventral aus der Bauchaorta abzweigende Arterienstämme mit Blut versorgt (➤ Abb. 17.6).

Die erste Abzweigung der Bauchaorta, unmittelbar nach deren Zwerchfelldurchtritt, ist der **Truncus coeliacus** mit seinen drei Ästen **A. gastrica sinistra** *(linke Magenarterie),* **A. hepatica communis** *(gemeinsame Leberarterie)* und **A. lienalis** *(Milzarterie).* Sie zweigen sich noch weiter auf und versorgen Leber, Gallenblase und Magen *ganz* sowie die Bauchspeicheldrüse und das Duodenum (Zwölffingerdarm) *teilweise* mit Blut.

Unmittelbar unterhalb des Truncus coeliacus entspringt die **A. mesenterica superior** *(obere Eingeweideschlagader).* Von ihr gehen zunächst kleinere Äste ab, die Duodenum, Magen und Bauchspeicheldrüse mit versorgen. Anschließend zweigt sie sich arkadenförmig auf und versorgt den ganzen Dünndarm sowie etwa die Hälfte des Dickdarms (ungefähr bis zur Mitte des Querkolons) mit Blut.

Einige Zentimeter unterhalb der A. mesenterica superior entspringt die **A. mesenterica inferior** *(untere Eingeweideschlagader).* Auch sie zweigt sich arkadenförmig auf und versorgt die untere Hälfte des Dickdarms. Ihr Endast, die **A. rectalis superior** *(obere Mastdarmarterie),* versorgt den größten Teil des Mastdarms (Rektum). Kleinere Zuflüsse erhält der Mastdarm noch aus dem kleinen Becken (*A. rectalis media* aus der A. iliaca interna und *A. rectalis inferior* aus der A. pudenda interna).

Venen des Bauchraumes

Die von den drei genannten Arterienstämmen versorgten Bauchorgane sammeln ihr venöses Blut in einem gemeinsamen System, aus dem die *Pfortader* (**Vena portae**) hervorgeht. Diese bringt das Blut zur „Stoffwechselzentrale" Leber, wo es erneut in ein Kapillarsystem einmündet (➤ Abb. 17.7).

Hiervon abweichend geben die Venen aus dem mittleren und unteren Mastdarm (Rektum) ihr Blut über die *Vv. iliacae* in die *untere Hohlvene*

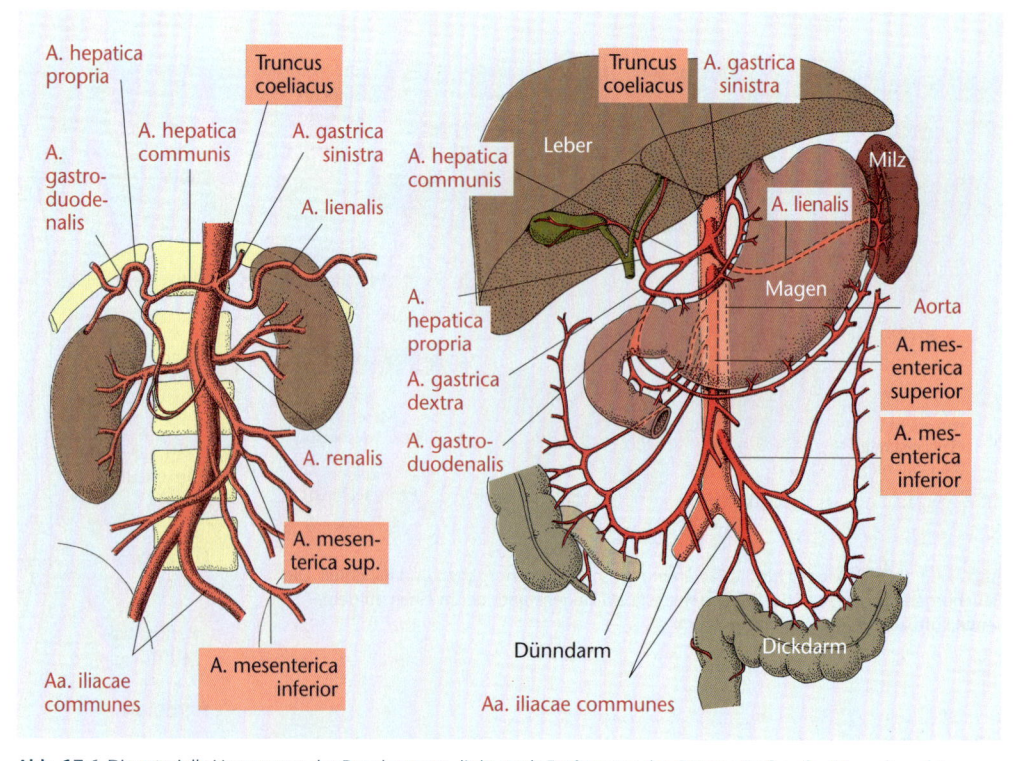

Abb. 17.6 Die arterielle Versorgung der Bauchorgane, links nach Entfernung der Organe (außer der Nieren), rechts zusammen mit den zugehörigen Organen. Die wichtigsten Abgänge der Aorta im Bauchraum sind Truncus coeliacus, A. mesenterica superior, A. mesenterica inferior und Nierenarterien (Aa. renales).

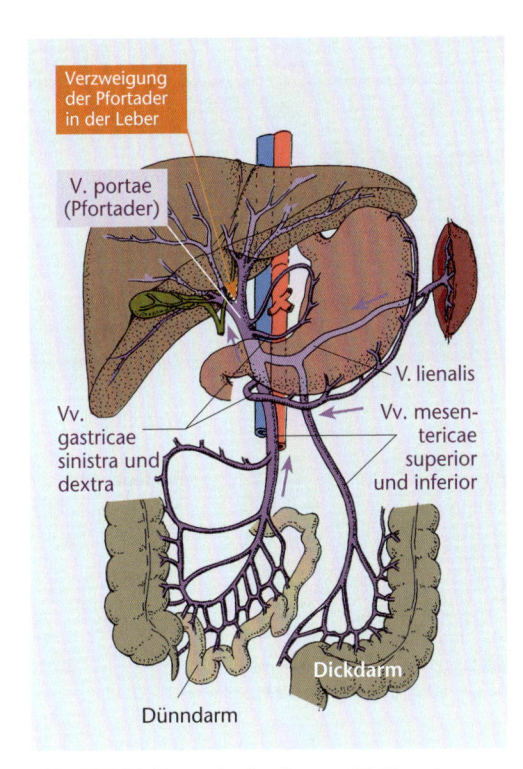

Abb. 17.7 Die Venen des Bauchraums. Die V. portae (Pfortader) nimmt venöses Blut aus dem Magen, der Milz, dem Dünndarm und dem größten Anteil des Dickdarms auf und leitet es zur Leber.

(**Vena cava inferior**) ab. Dies ist klinisch bedeutsam: Verabreicht man ein Medikament als Zäpfchen, gelangen die aufgenommenen Wirkstoffe an der Leber vorbei direkt in den großen Kreislauf, und die Verstoffwechselung durch die Leber fällt weg.

Lymphgefäße und Lymphknoten

Die *Lymphgefäße* des Bauchraumes halten sich im Wesentlichen an den Verlauf der Arterien. Sie münden nach Passage der verstreut liegenden *Lymphknoten* in ein um den Truncus coeliacus gelegenes gemeinsames Sammelbecken, die **Cisterna chyli**. Von ihr geht der *Milchbrustgang* (**Ductus thoracicus**) aus (➤ Abb. 12.27), der entlang der Brustwirbelsäule nach oben verläuft und im linken Venenwinkel hinter dem linken Schlüsselbein in den Blutkreislauf mündet.

17.1.5 Gastroenterologische Diagnostik

Magen-Darm-Probleme sind sehr häufig, und hinter Bauchschmerzen können sich viele verschiedene Erkrankungen verbergen – von harmlosen Blähungen bis zum Karzinom. Das Teilgebiet der Inneren Medizin, das sich mit Erkrankungen des Verdauungstraktes beschäftigt, ist die **Gastroenterologie**.

Basis der Diagnostik sind wie bei anderen Organsystemen auch:

> **Inspektion** *(Betrachten)*, z. B. auf gelbe Hautfärbung (➤ 17.10.4)
> **Palpation** *(Betasten)*, etwa auf Druckschmerz oder zur Bestimmung der Lebergröße
> **Perkussion** *(Beklopfen)*, z. B. auf einen vermehrten Luftgehalt bei Blähungen
> **Auskultation** *(Abhören)*, v. a. der Darmgeräusche zur Beurteilung der Darmtätigkeit.

Vielfach sind aber weitergehende Untersuchungen, etwa Blutuntersuchungen, bildgebende Untersuchungen oder Endoskopien („Spiegelungen"), erforderlich.

Sonographie

Heute unverzichtbar ist die *Ultraschalldiagnostik* (**Sonographie**). Sie funktioniert nach dem Prinzip des *Echolots*. Von einem Schallkopf werden Schallwellenimpulse mit Frequenzen von 1–15 Megahertz in den Körper ausgesendet. Die Gewebe im Körper setzen der Schallausbreitung unterschiedlichen Widerstand entgegen. Je nach Widerstandsunterschied kommt es an den Grenzflächen zweier Gewebe zu unterschiedlich starker Schallreflexion (*Echogenität*; hoch z. B. bei Knochen). Aus der Zeit, die die *Echos* bis zur Rückkehr in den gleichen Schallkopf benötigen, kann die Tiefe der reflektierenden Strukturen im Körper bestimmt werden. Die unterschiedliche Echointensität wird beim Aufbau eines Bildes auf einem Monitor in unterschiedliche Helligkeit umgesetzt. Weitaus am gebräuchlichsten ist die *zweidimensionale Sonographie*, welche die bekannten, bewegten Schnittbilder des Körpers liefert (➤ Abb. 17.36).

Endoskopie

Endoskopie bezeichnet das Ausleuchten („Spiegeln") von Hohlorganen oder Körperhohlräumen mit einem schlauchförmigen optischen Instrument, dem **Endoskop** (➤ Abb. 17.8). An seiner Spitze wird ein Bild durch optische Linsen erzeugt und entweder über ein Bündel von Glasfasern übertragen oder von einem kleinen Video-Chip aufgenommen. Über weitere Kanäle können z. B. Flüssigkeit abgesaugt oder *Gewebeproben* (**Biopsien**) entnommen werden.

Bei der Untersuchung von Speiseröhre, Magen, Zwölffingerdarm (*Ösophago-Gastro-Duodenoskopie*, ➤ Abb. 17.8, ➤ Abb. 17.9) und Dickdarm (*Koloskopie*) ist die Endoskopie heute von überragender Bedeutung, da sie gleichzeitig eine Gewebeentnahme und kleinere Eingriffe ermöglicht.

Bei der **Endosonographie** werden Sonographie und Endoskopie kombiniert: Durch einen winzig kleinen Ultraschallkopf im Endoskop kann z. B. die Ausdehnung eines Tumors innerhalb der Wand des Verdauungstraktes oder angrenzende Organe wie Teilen der Bauchspeicheldrüse besser beurteilt werden.

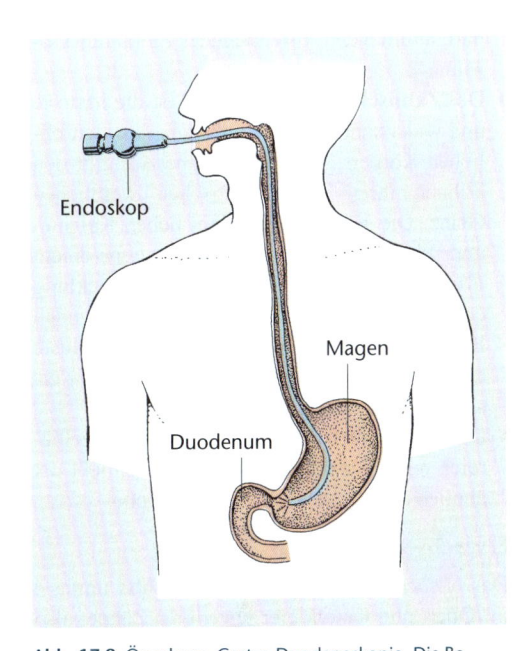

Abb. 17.8 Ösophago-Gastro-Duodenoskopie. Die Bezeichnung „Magenspiegelung" ist nicht ganz korrekt, weil neben dem Magen auch die Speiseröhre und das Duodenum (Zwölffingerdarm) beurteilt werden.

Abb. 17.9 „Panorama" beim Blick durchs Endoskop – hier ein Blick in ein Duodenum. Man erkennt eine Geschwulst an der Wand, die die Papilla Vateri verdeckt. [F217]

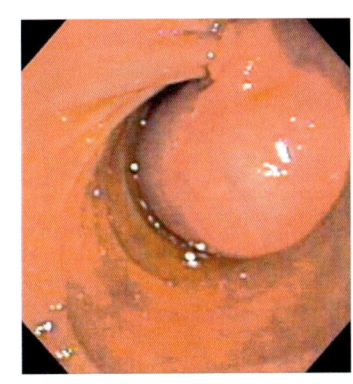

17.2 Mundhöhle und Rachenraum

17.2.1 Mundhöhle

Die **Mundhöhle** *(Cavum oris)* ist der erste Abschnitt des Verdauungsrohres. Sie dient der Aufnahme und Vorbereitung der Speisen für die weitere Verdauung und besteht aus dem **Mundhöhlenvorhof** – dem Raum zwischen Wangen, Lippen und den Zähnen – sowie dem **Mundhöhlenhauptraum** oder der *eigentlichen Mundhöhle*. Nach oben wird diese Mundhöhle vom *harten* und *weichen Gaumen* begrenzt (➤ 17.2.5), nach unten durch die Unterseite der Zunge und die **Mundbodenmuskulatur**, eine Muskelplatte, die sich zwischen den Unterkieferästen ausspannt. Die seitlichen Begrenzungen bilden die Zahnreihen von Ober- und Unterkiefer, nach hinten schließt sich der Rachen an die Mundhöhle an (➤ Abb. 17.10). An den **Lippen** geht die Mundschleimhaut in die äußere Gesichtshaut über. Hier ist die Epithelschicht so dünn, dass das darunterliegende blutgefäßreiche Gewebe als „Lippenrot" leuchtend durchscheint. Deshalb kann man z. B. eine *Zyanose* an den Lippen gut erkennen (➤ 16.9.4). Dem festen Verschluss der Lippen dient der **M. orbicularis oris** *(Mundringmuskel)*, ein Ausläufer der mimischen Muskulatur (➤ 6.2.7).

Abb. 17.10 Blick in die Mundhöhle.

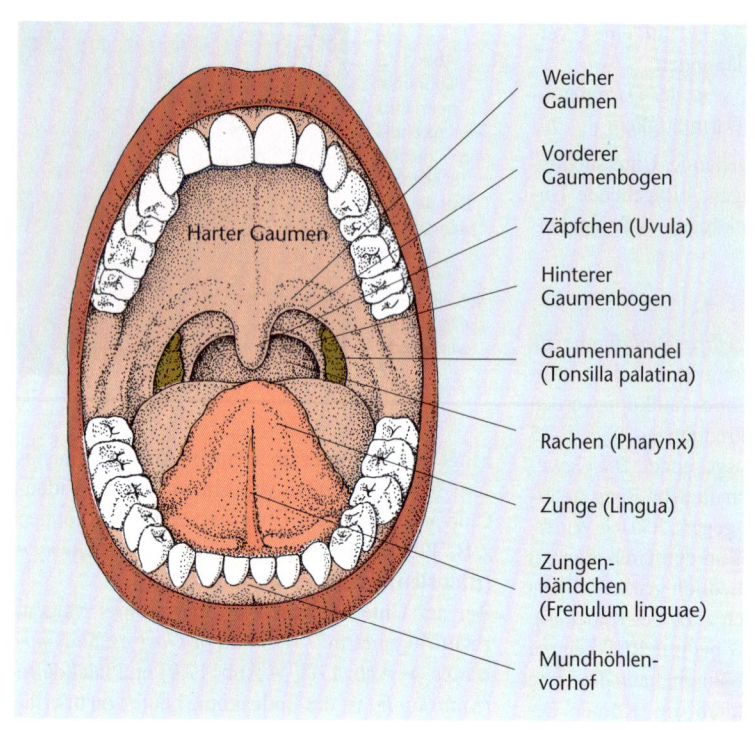

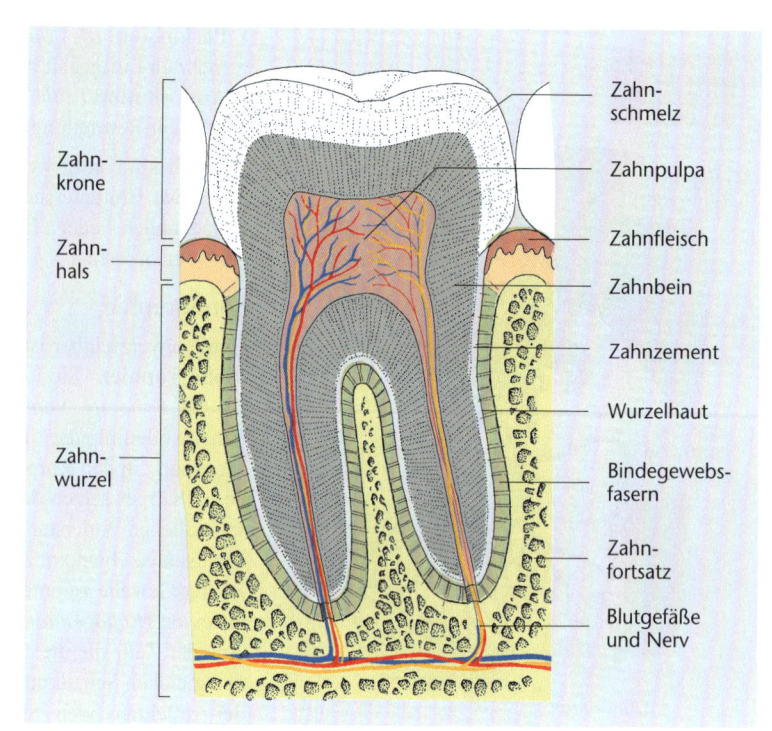

Abb. 17.11 Längsschnitt durch einen Backenzahn und seine Wurzeln.

Die innere Oberfläche der Mundhöhle wird von einer Schleimhaut gebildet, die aus einem mehrschichtigen unverhornten Plattenepithel (➤ Abb. 4.2) besteht und in die zahlreiche Schleim absondernde Drüsen eingelassen sind. Im Bereich der Zahnfortsätze von Ober- und Unterkiefer ist die Mundschleimhaut fest mit der Knochenhaut verwachsen und wird dort als **Zahnfleisch** (Gingiva) bezeichnet.

17.2.2 Zähne

Die Verdauung beginnt mit der *mechanischen Zerkleinerung* der Nahrung durch die Zähne. Die unterschiedliche Form der Zähne (➤ Abb. 17.12) erlaubt die Zerkleinerung verschiedenartigster Nahrungsmittel: Die **Mahlzähne** dienen in erster Linie dem Zermahlen von pflanzlichen Nahrungsmitteln wie Obst und Gemüse, während die wesentlich schärferen **Schneidezähne** vor allem dem Abbeißen dienen.

Den aus dem Zahnfleisch herausragenden sichtbaren Teil des **Zahnes** (Dens) nennt man **Zahnkrone** (Corona), er ist vom *Zahnschmelz* überzogen. Als **Zahnhals** (Collum) bezeichnet man die Übergangsstelle der schmelzbedeckten Krone zum Zement der Zahnwurzel. Die **Zahnwurzel** (Radix) schließlich ist der von außen nicht sichtbare Teil des Zahnes, der in den **Zahnfächern** (Zahnalveolen) der **Zahnfortsätze** (Alveolarfortsätze) verankert ist (➤ Abb. 17.11, ➤ Abb. 17.13). Die **Zahnwurzel** ist von der **Wurzelhaut** (Periodontium) umschlossen und durch straffe Bindegewebsfasern elastisch in ihrem Fach im Kieferknochen aufgehängt. Am unteren Ende der Zahnwurzel, der **Wurzelspitze**, befindet sich eine kleine Öffnung, über die der Zahn mit Blut- und Lymphgefäßen sowie mit Nerven versorgt wird. Im Inneren des Zahnes bildet die **Zahnpulpa** (Pulpa dentis) das gefäß- und nervenreiche Bindegewebe der Zahnhöhle (➤ Abb. 17.11).

Hartsubstanzen der Zähne

Zähne sind aus drei sehr harten Baustoffen aufgebaut:
- Das **Zahnbein** (Dentin) bildet die Hauptmasse des Zahnes. Es steht von seiner Struktur her dem Knochengewebe sehr nahe und ist durch seinen Feinbau und hohen Kalkgehalt sehr hart, ähnlich dem Elfenbein der Elefantenstoßzähne
- Der **Zahnschmelz** (Enamelum) ist die härteste und widerstandsfähigste Substanz des menschlichen Körpers. Der Schmelzüberzug gibt den Zähnen ihren charakteristischen weißlichen Glanz. Die Härte verleiht ihm neben Kalzium und Phosphat besonders das Spurenelement *Fluor* (➤ Tab. 18.5). Nach seiner Entwicklung enthält der Zahnschmelz weder Zellen noch Blutgefäße oder Nerven. Schmelzverluste durch Abnutzung oder Karies können *nicht* ersetzt werden
- Der **Zahnzement**, der den Zahn im Wurzelbereich mit einer dünnen Schicht umschließt, ist ähnlich aufgebaut wie Knochengewebe.

Erwachsenengebiss

Das *bleibende* bzw. **Erwachsenengebiss** umfasst im Ober- und Unterkiefer jeweils 16 Zähne, also insgesamt 32 Zähne (➤ Abb. 17.14, ➤ Abb. 17.15). Pro Kiefer finden sich in der Mitte vier scharfkantige **Schneidezähne** (Incisivi). An diese schließt sich beidseits ein **Eckzahn** (Caninus) an. Anschließend folgen auf beiden Seiten je zwei **Backenzähne** (Praemolares) und drei **Mahlzähne** (Molares). Die hintersten Mahlzähne heißen **Weisheitszähne**, weil sie in der Regel erst nach dem 17. Lebensjahr auswachsen. Relativ häufig können sie aus Platzmangel nicht durchbrechen, bleiben im Kiefer stecken und müssen durch den Zahnarzt entfernt werden.

Die **Krone** bzw. *Kaufläche* der Backenzähne besteht aus zwei Höckern. Während die Backenzähne im Unterkiefer stets nur eine Wurzel aufweisen, haben sie im Oberkiefer teilweise zwei Wurzeln. Die Kauflächen der Mahlzähne bestehen aus mehreren, meist vier oder fünf Höckern. Im Unterkiefer besitzen sie zwei Wurzeln, im Oberkiefer drei.

Um bei zahnärztlichen Befundaufnahmen und Behandlungen die Dokumentation zu erleichtern, wird durch die **Zahnformel** jedem Zahn eine bestimmte Nummer zugeordnet. Dazu werden die Zähne einer *Kieferhälfte*, beginnend mit dem vordersten Schneidezahn bis zum Weisheitszahn, mit 1–8 durchnummeriert. Zusätzlich stellt man den Zähnen des rechten Oberkiefers eine 1, denen des linken Oberkiefers eine 2, denen des linken Unterkiefers eine 3 und denen des rechten Unterkiefers eine 4 voran (➤ Abb. 17.14).

Zahnentwicklung

Die Entwicklung der Zähne verläuft in der *Zahnleiste* der Kieferknochen. Der Mensch hat zwei „Garnituren" von Zähnen, die aufeinander folgen.

Milchgebiss und Zahnwechsel

Die erste Garnitur, die **Milchzähne**, bricht etwa zwischen dem 6. Lebensmonat und dem 2. Le-

VERDAUUNGSSYSTEM 337

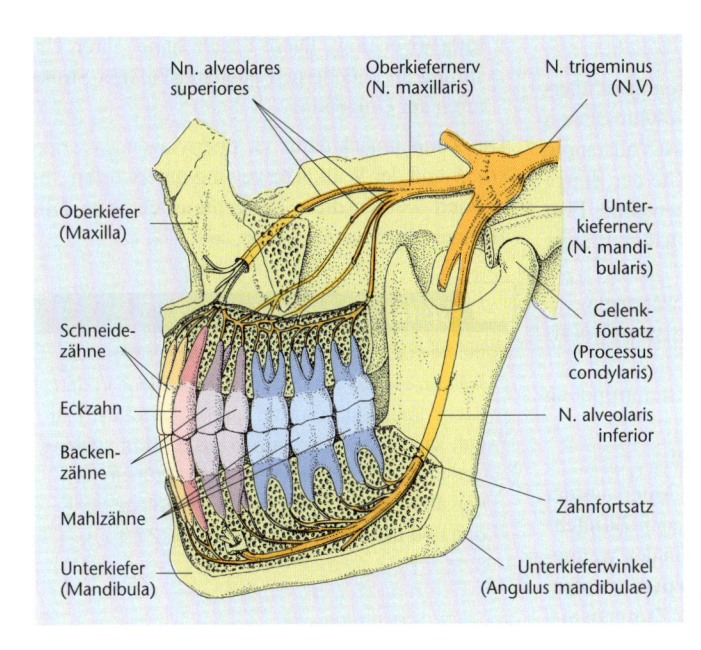

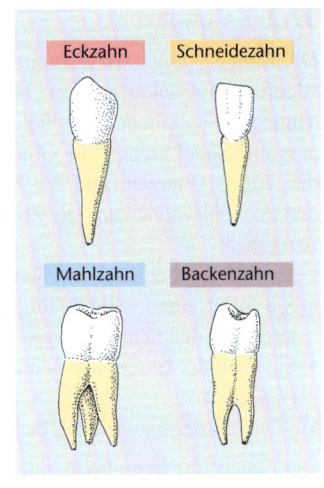

Abb. 17.12 (oben): Zahnformen.

Abb. 17.13 (links): Ober- und Unterkiefer mit versorgenden Nerven.

bensjahr durch. Das Milchgebiss besteht nur aus 20 Zähnen. Pro Kiefer sind dies vier Schneide-, zwei Eck- und vier Mahlzähne.

Etwa ab dem sechsten Lebensjahr fallen die Milchzähne aus. In den entstehenden Lücken brechen die bleibenden Zähne, die zu diesem Zeitpunkt bis auf die Weisheitszähne bereits vollständig vorgebildet sind, nach und nach durch. In der Phase des **Zahnwechsels** finden sich also sowohl bleibende Zähne als auch Milchzähne im Gebiss (➤ Abb. 17.15, ➤ Abb. 17.16).

Parodontose

Unter **Parodontose** versteht man den Schwund des **Zahnhalteapparats** (Parodontium). Dieser besteht aus dem Zahnfleisch, dem (Wurzel-)Zement, der Wurzelhaut mit den Haltefasern und dem Alveolarknochen.

Ursache der Parodontose ist eine unzulängliche oder falsche Mundhygiene mit Bildung von **Zahnbelägen** (Plaques). Hinzu kommen weitere Faktoren wie etwa Fremdkörper am Zahnfleischrand (z. B. Kronen), eine erbliche Veranlagung, Rauchen oder Stress. Es bilden sich **Zahnfleischtaschen**, die sich durch Bakterien entzünden. Wird diese **Zahnfleischentzündung** (Gingivitis) nicht behandelt, greift sie auf tiefere Strukturen des Zahnhalteapparats über. Korrekt wäre also der Ausdruck **Parodontitis.** Der Zahn verliert seine feste Verankerung und fällt schließlich durch fortschreitende Lockerung aus. Schätzungsweise 50–80 % der Erwachsenen ab etwa 35 Jahren sind betroffen, in höheren Altersgruppen ist die Parodontose heute die häufigste Ursache für Zahnverlust!

Karies

Unter **Karies** (Zahnfäule) versteht man eine meist unter Braunfärbung verlaufende Erweichung der Zahnhartsubstanzen, v.a. des Zahnschmelzes und des Zahnbeins.

Bei diesem *Entkalkungsprozess* spielen Bakterien, vor allem *Streptococcus mutans*, eine wesentliche Rolle. Sie bauen die in der Mundhöhle vorhandenen Kohlenhydrate (➤ 18.5) ab, wobei aggressive Säuren entstehen, die die Hartsubstanzen des Zahnes angreifen und schrittweise entkalken. Besonders gefährdet sind die schmalen Vertiefungen (Fissuren) der Kaufläche und die Zahnzwischenräume.

Erreicht der Zahnzerfall die Nähe der Pulpahöhle, so wird der Zahn empfindlich, besonders auf Kältereize. Ist das Zahnbein an einer Stelle völlig entkalkt, so gelangen Bakterien und Nahrungsbestandteile *in* die Pulpahöhle und damit an den Zahnnerv, was meist mit heftigen Zahnschmerzen einhergeht. Ohne rechtzeitiges zahnärztliches Eingreifen droht eine Entzündung der Zahnhöhle (Pulpitis), die oft eine *Wurzelbehandlung* mit Entfernen des Zahnnerven oder sogar die Entfernung des Zahns (Extraktion) erforderlich macht.

Kariöse Zahndefekte müssen vom Zahnarzt ausgebohrt und mit einer Füllung versehen werden. Dabei gibt es heute mehrere Alternativen zum früher allgemein üblichen Amalgam, einer wegen ihres Quecksilbergehalts umstrittenen Metalllegierung. Aber ob Amalgam, Keramik, Kunststoffe oder Gold – (Vor- und) Nachteile haben sie alle. Umso wichtiger ist die Prävention:

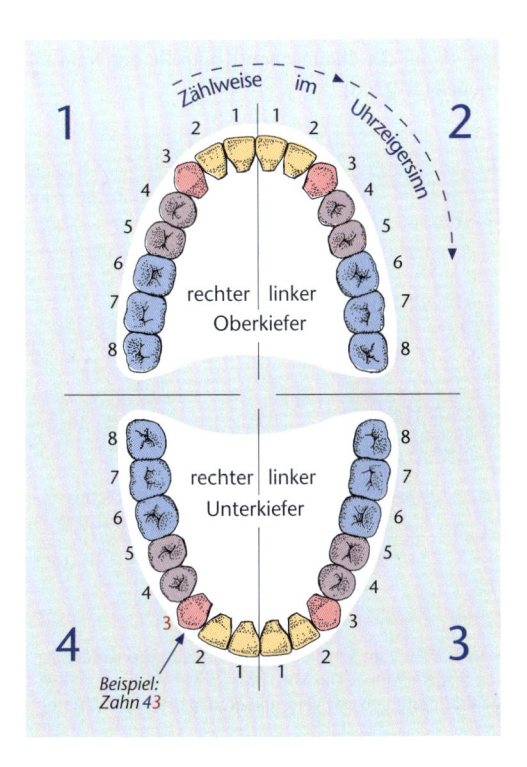

Abb. 17.14 (links): Die allgemeine Zahnformel. Der Zahn 43 ist der Eckzahn (3. Zahn von der Mittellinie aus) im rechten Unterkiefer (4). Diese Zahnformel gilt allgemein für alle Zahnkonstellationen.

Abb. 17.15 (rechts): Milchgebiss und Erwachsenengebiss, jeweils mit Durchbruchszeitpunkt der einzelnen Zähne (linke Abbildungshälfte).

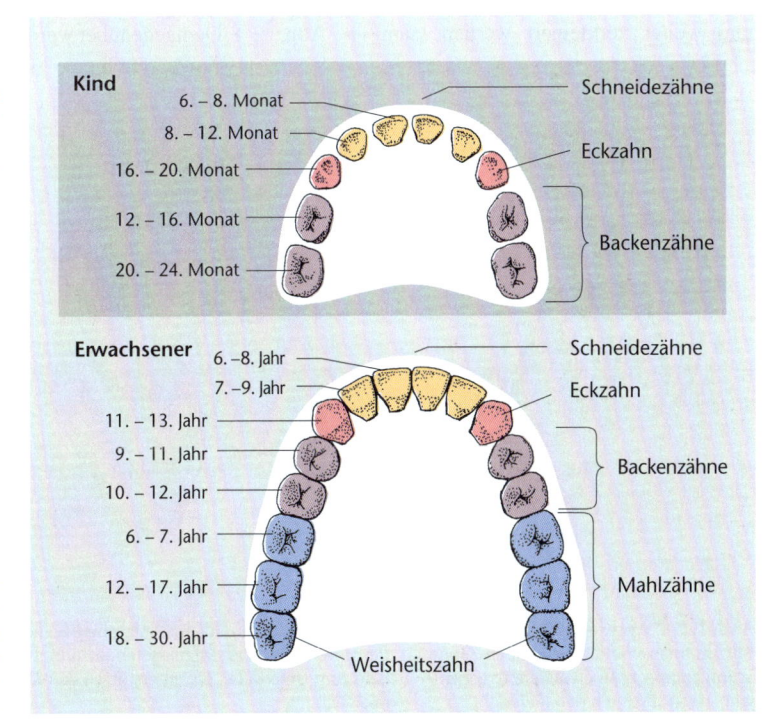

Kariesprophylaxe

› Gute Zahnhygiene – täglich mindestens zweimaliges Zähneputzen *nach* dem Essen
› Wenig Zucker und Süßigkeiten
› Kontrollen durch den Zahnarzt mindestens alle sechs Monate
› Fluoridzufuhr. Fluorid-Ionen unterstützen die Verkalkung und Regeneration der Zahnhartsubstanzen und erhöhen ihre Widerstandsfähigkeit gegen die von Mundbakterien gebildeten Säuren. Fluoridzufuhr ist besonders in der Zeit der Zahnentwicklung sinnvoll (5. Schwangerschaftsmonat bis etwa 10. Lebensjahr). In den ersten Lebensjahren werden Fluoridtabletten empfohlen, im ersten Lebensjahr kombiniert mit Vitamin D (zur Rachitisprophylaxe, ➤ 11.4.3). Sinnvoll ist danach die Verwendung fluoridierten Kochsalzes sowie bei älteren Kindern und Erwachsenen die Benutzung spezieller, besonders fluoridhaltiger Zahngele einmal pro Woche (✚).

Kauvorgang

Bei den Kauvorgängen kann man Schneide- und Mahlbewegungen unterscheiden. Bei der **Schneidebewegung** wird der Unterkiefer gegen den Oberkiefer bewegt. Die Muskeln, die dabei aktiv sind, sind der **M. masseter** *(Kaumuskel)* und der **M. temporalis** *(Schläfenmuskel)*. Bei der **Mahlbewegung** wird der Unterkiefer nach vorne bzw. hinten gezogen, und zwar durch den hinteren Teil des M. temporalis bzw. durch den **M. pterygoideus lateralis** *(seitlicher Flügelmuskel)*. Unterstützt werden diese Bewegungen durch die Aktivität der Wangenmuskulatur und die Bewegungen der Zunge, wodurch sichergestellt wird, dass die Nahrung immer wieder zwischen die Zahnreihen gelangt und weiter zerkleinert werden kann (➤ Abb. 17.17).

17.2.3 Zunge

Die **Zunge** *(Lingua)* ist ein von Schleimhaut überzogener Muskelkörper, der bei geschlossenem Mund die eigentliche Mundhöhle fast vollständig ausfüllt. Dabei berührt die Oberfläche der Zunge den harten Gaumen, und die Zungenspitze liegt den Schneidezähnen an. Die Zunge hat vielfältige Aufgaben:

› Sie hilft mit bei Kau- und Saugbewegungen
› Sie formt einen schluckfähigen Bissen *(Bolus)* und leitet den Schluckakt ein
› Sie dient der Geschmacks- und Tastempfindung (Küssen!)
› Sie ist an der Lautbildung beteiligt.

Die Zunge besteht in ihrem hinteren Anteil aus der fest mit dem Mundboden verwachsenen **Zungenwurzel** *(Radix linguae)*. Diese geht in den weitgehend frei beweglichen **Zungenkörper** mit dem **Zungenrücken** über und läuft in der **Zungenspitze** aus. Streckt man die Zungenspitze nach oben, so erkennt man in der Mitte der Zungenunterfläche das **Zungenbändchen** *(Frenulum linguae)*, welches die Aufwärtsbewegung der Zungenspitze begrenzt. Folgt man dem Zungenbändchen an der Unterfläche der Zunge, so gelangt man zu den Öffnungen der Ausführungsgänge der beiden Unterkieferspeicheldrüsen.

Muskulatur der Zunge

Der Vielzahl möglicher Zungenbewegungen entspricht anatomisch ein komplexer, dreidimensionaler Aufbau ihres Muskelkörpers. Dabei ist es zweckmäßig, zwei Systeme von Muskelfasern zu unterscheiden:

› Die **Binnenmuskulatur** wird von Faserzügen gebildet, die streng auf die Zunge beschränkt und nicht an Skelettteilen befestigt sind. Diese Fasern führen zu *Verformungen* (also Verdickung oder Abflachung) der Zunge
› Demgegenüber werden *Lageveränderungen* der Zunge durch eine Kontraktion der **Außenmuskulatur** erzeugt. Diese Fasern haben ihren Ursprung an knöchernen oder muskulären Strukturen der Umgebung.

Die Zungenmuskulatur ist überwiegend *quergestreift* und der Willkürbewegung unterworfen. Innerviert werden diese Zungenmuskeln vom XII. Hirnnerven *(N. hypoglossus,* ➤ 8.7.4).

Aspirationsprophylaxe

Bei Bewusstlosigkeit erschlafft die Zungenmuskulatur, so dass die Zunge in Rückenlage in den Rachenraum zurückfallen kann. Erbricht der Patient, kann das Erbrochene in die Luftröhre gelangen und der Betroffene ersticken. Deshalb Bewusstlose immer in die stabile Seitenlage bringen und den Kopf überstrecken (➤ 24.3.2).

Zungenschleimhaut

Die Oberfläche der Zunge ist, wie die übrige Mundhöhle, von einer Schleimhaut überzogen, deren äußerste Schicht aus einem mehrschichtigen Plattenepithel besteht. Die Zungenunterfläche ist glatt, der Zungenrücken und die Zungenränder zeigen dagegen eine außergewöhnlich raue Oberfläche. Der Grund dafür ist, dass die Zunge in diesen Bereichen zahlreiche warzenförmige Erhebungen hat, die man als **Papillen** bezeichnet. Nach ihrer äußeren Form unterscheidet man:

› **Fadenförmige Papillen** *(Papillae filiformes)*
› **Pilzförmige Papillen** *(Papillae fungiformes)*
› **Warzenförmige Papillen** *(Papillae vallatae)*
› **Blattförmige Papillen** *(Papillae foliatae)*.

Die weißlichen, überwiegend verhornten fadenförmigen Papillen sind von sensiblen Nervenendigungen versorgt und dienen der *Tastempfindung*. In den übrigen Papillen sind **Geschmacksknospen** eingelassen, die der Geschmackswahrnehmung und damit der chemischen Kontrolle der Nahrung dienen (➤ 9.5.6).

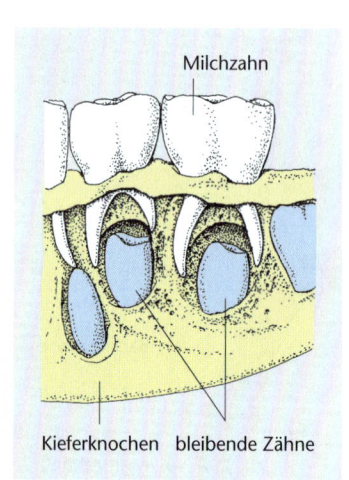

Abb. 17.16 Wechselgebiss. Unter den Milchzähnen sind die bleibenden Zähne schon angelegt. Ab etwa dem 6. Lebensjahr treten sie durch den Kiefer.

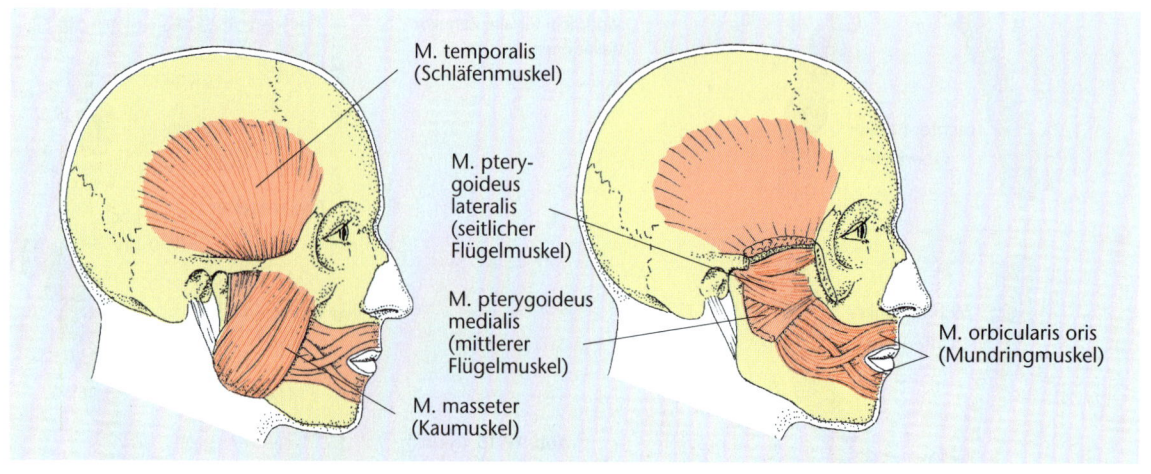

Abb. 17.17 Kaumuskulatur, links oberflächliche, rechts tiefe Schicht. Der M. temporalis zieht vom Schläfenbein hinab zum Kronenfortsatz des Unterkiefers. Der M. masseter entspringt am Jochbogen und zieht hinab zum Unterkieferwinkel. Die Mm. pterygoidei ziehen vom Keilbein zum Unterkiefer. Sie unterstützen den Kieferschluss (medialer Teil) bzw. die Kieferöffnung und das Verschieben des Unterkiefers (lateraler Teil).

Im Bereich der Zungenwurzel findet man in der Schleimhaut zahlreiche Haufen von lymphatischen Zellen, die der Infektionsabwehr dienen und einen Teil des sogenannten **lymphatischen Rachenrings** darstellen (➤ Abb. 12.26).
Schließlich sind im Bereich des Zungengrundes Drüsen in die Schleimhaut eingelassen, die fettspaltende Enzyme (Lipasen) bilden. Sie unterstützen den Abbau von Nahrungsfetten.

17.2.4 Speicheldrüsen

Der Mundspeichel wird von zahllosen mikroskopisch kleinen Drüsen innerhalb der Mundschleimhaut sowie drei großen, paarigen Speicheldrüsen gebildet, die außerhalb des Mundraums liegen (➤ Abb. 17.18).
Die paarigen Drüsen geben ihr Sekret über Gangsysteme in den Mundraum ab. Die **Ohrspeicheldrüse** (*Glandula parotis*, kurz **Parotis**) liegt vor bzw. etwas unterhalb des Ohres zwischen der Haut und dem M. masseter (Kaumuskel). Sie gibt ihr Sekret über einen relativ langen Ausführungsgang (*Ductus parotideus*), der gegenüber dem zweiten Mahlzahn des Oberkiefers endet, in die Mundhöhle ab.
Die **Unterkieferspeicheldrüse** (*Glandula submandibularis*) liegt an der Innenseite des Unterkiefers unterhalb der Mundbodenmuskulatur. Ihr langer Ausführungsgang (*Ductus submandibularis*) mündet unter der Zunge an einer kleinen, warzenartigen Erhebung nahe dem Zungenbändchen.
Die **Unterzungendrüse** (*Glandula sublingualis*) liegt direkt der Mundbodenmuskulatur auf und breitet sich seitlich beidseits bis zum Unterkiefer aus. Sie gibt ihr Sekret über mehrere kurze Ausführungsgänge, die beidseits der Zunge enden, in die Mundhöhle ab. Ein größerer Ausführungsgang endet gemeinsam mit dem Ausführungsgang der Unterkieferspeicheldrüse an dem kleinen Schleimhauthöckerchen am Zungenbändchen. ≙ *carancula sublingualis*

Zusammensetzung des Speichels

Der **(Mund-)Speichel** ist das Gemisch der Sekrete aus allen Speicheldrüsen und besteht zu circa 99 % aus Wasser. Den Rest bilden die *Elektrolyte*, *Enzyme* (v.a. **Ptyalin**, eine Stärke spaltende α-Amylase), *antimikrobiell wirkende Substanzen* (z. B. *Lysozym*) und insbesondere *Schleimstoffe* (*Muzine*), die den Bissen gleitfähig machen und Kau- und Sprechbewegungen erleichtern (Details zur Zusammensetzung des Speichels sowie Steuerung der Speichelsekretion ✚).

> **Soor-/Parotitisprophylaxe**
>
> Bei Flüssigkeitsmangel oder (längerem) Fasten ist der Speichelfluss vermindert. Die Mundschleimhaut trocknet aus, ist leichter verletzbar und wird anfällig für Infektionen (z. B. *Soor* ➤ 13.12). Auch das Risiko einer Speicheldrüsenentzündung, v. a. einer *Ohrspeicheldrüsenentzündung* (*Parotitis*), ist durch die unzureichende Speichelproduktion erhöht. Bei Patienten, die nicht essen oder trinken dürfen, ist deshalb eine regelmäßige und gewissenhafte Mundpflege unabdingbar. Zusätzlich sollte der Speichelfluss durch Reize wie Lutschen von Eiswürfeln, Kaugummi oder eine gezielte Massage entlang der Speicheldrüsen angeregt werden.

Mumps

Mumps (*Ziegenpeter*, *Parotitis epidemica*) ist eine akute Viruserkrankung, die bevorzugt die Ohrspeicheldrüsen befällt. Es kommt dabei neben Fieber, Kopf- und Gliederschmerzen zur Anschwellung meist beider Ohrspeicheldrüsen, wodurch Kaubewegungen schmerzhaft sind. Als Komplikation gefürchtet ist bei Jungen ab der Pubertät eine Hodenentzündung (*Mumpsorchitis*), weil sie zu späterer Sterilität (Unfruchtbarkeit ➤ 20.5.7) führen kann. Auch eine begleitende Entzündung der Bauchspeicheldrüse (*Pankreatitis*) oder eine Hirnhautentzündung (*Meningitis*) kommen vor. Mumpsviren sind weltweit verbreitet und werden in der Regel durch Tröpfcheninfektion übertragen. Heute ist Mumps durch die Schutzimpfung (➤ 13.6) hierzulande eher selten.

17.2.5 Gaumen

Der **Gaumen** ist gleichzeitig Dach der Mundhöhle und Boden der Nasenhöhle. Er:
- Trennt Mund- und Nasenhöhle
- Bildet das Widerlager der Zunge beim Sprechen und Kauen
- Verschließt den oberen Rachenraum beim Schlucken
- Unterstützt die Lautbildung (➤ 16.3.2): die Bildung des Vokals **i** und der Konsonanten **k** und **ch** ist an einen normalen Gaumenschluss gebunden.

Führt man die Zungenspitze von den vorderen Schneidezähnen entlang des Daches der Mundhöhle nach hinten, so stellt man fest, dass der Gaumen aus zwei Teilen besteht: dem vorderen **harten Gaumen** und dem hinteren **weichen Gaumen**, auch *Gaumensegel* oder *Velum palatinum* genannt (➤ Abb. 17.10).
Der vordere Teil des harten Gaumens besteht aus den Gaumenfortsätzen der Oberkieferknochen (*Processus palatinus maxillae*), die sich in der Mittellinie vereinigen und ein dünnes, knöchernes Gewölbe bilden. Den hinteren Abschluss des harten Gaumens bilden die sich anschließenden Gaumenbeine (*Ossa palatina* ➤ Abb. 6.15).
Der dann folgende weiche Gaumen ist eine Sehnen-Muskel-Platte, die, ausgehend vom harten Gaumen und von knöchernen Strukturen der Schädelbasis, zum einen in das bindegewebige Grundgerüst des Gaumensegels einstrahlt und zum anderen im Bogen zum Zungengrund verläuft. Kontrahiert sich die Muskulatur des weichen Gaumens, so wird das Gaumensegel insgesamt angespannt und verlagert sich nach oben. Dadurch legt sich der untere Rand des weichen Gaumens mit dem in der Mitte gelegenen **Zäpfchen** (*Uvula*) an die Rachenwand an und verschließt den Nasen-Rachen-Raum gegen die Mundhöhle (*Gaumenschluss*).
Die seitlichen Ränder des Gaumensegels werden von zwei hintereinander gelegenen Schleimhautfalten gebildet, die zum Zungengrund und zur seitlichen Rachenwand führen und als **vorderer** bzw. **hinterer Gaumenbogen** bezeichnet werden. Dazwischen liegen beidseits die **Gaumenmandeln** (*Tonsillae palatinae*), die Teil des lymphatischen Rachenringes sind.

> **Zahnprothese immer tragen**
>
> Herausnehmbare Zahnprothesen sollten möglichst immer getragen werden, auch wenn der Betroffene vorübergehend nicht essen darf und möglichst auch nachts. Der Zahn haltende Teil des Gaumens verformt sich schon in 3–8 Tagen so, dass die Prothese nicht mehr richtig passt und evtl. Druckstellen und Kauprobleme entstehen.

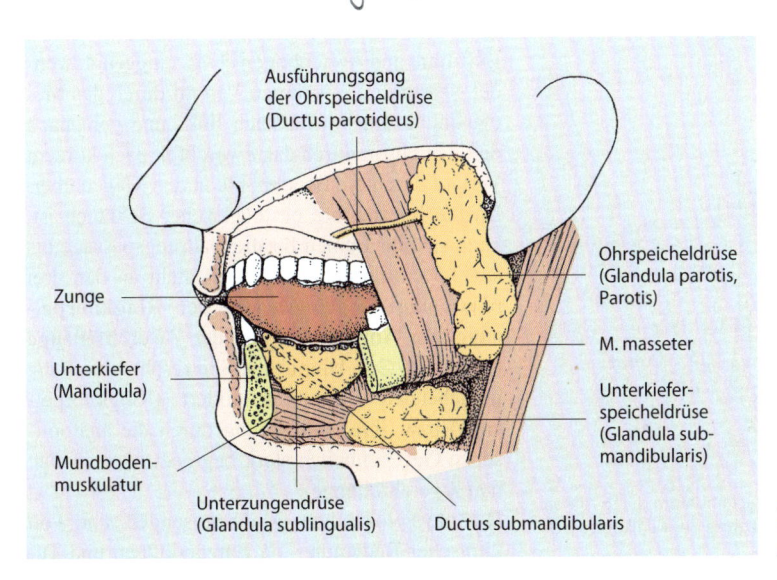

Abb. 17.18 Die großen Speicheldrüsen und ihre Ausführungsgänge.

17.2.6 Rachen

Der **Rachen** *(Pharynx, Schlund)* ist ein von Schleimhaut ausgekleideter Muskelschlauch, der an der Schädelbasis beginnt und am unteren Ende in die Muskulatur der Speiseröhre übergeht.
Er besteht aus quergestreifter Muskulatur und verbindet Mundhöhle und Speiseröhre, andererseits aber auch Nase und Luftröhre. In seinem mittleren Teil kreuzen sich Atem- und Speiseweg, wobei insbesondere beim Schlucken weder Nahrung noch Flüssigkeit in die Nase oder Luftröhre übertreten darf (➤ Abb. 17.19).

17.2.7 Schlucken

Ist die Nahrung genügend zerkaut und mit Speichel vermischt, formt die Zunge einen schluckfähigen **Bissen** *(Bolus)*. Der dann folgende **Schluckakt** stellt einen komplizierten Bewegungsablauf dar, der zunächst willkürlich und dann unwillkürlich (reflektorisch) abläuft.
Eingeleitet wird der Schluckakt durch eine willkürliche Zungenbewegung, die die Nahrung ähnlich dem Stempel einer Spritze nach hinten in den Rachen schiebt, wobei der harte Gaumen als Widerlager dient.
Reizung von Berührungsrezeptoren an Gaumenbögen, Rachenhinterwand oder Zungengrund löst dann reflektorisch den Schluckakt aus: Der Nasen-Rachen-Raum wird durch Anheben des Gaumensegels und gleichzeitige Kontraktion der Rachenwand abgedichtet. Anschließend kontrahiert sich die Mundbodenmuskulatur, wodurch sich der Kehlkopfeingang verschließt und der Nahrungseintritt in die Luftröhre verhindert wird. Dabei helfen die reflektorische Hemmung der Atmung und der Verschluss der Stimmritze. Da der Kehlkopf teilweise an der Mundbodenmuskulatur befestigt ist, führt deren Kontraktion zu einer Aufwärtsbewegung des Kehlkopfs, wodurch sich der Kehldeckel passiv über den Kehlkopfeingang legt (➤ Abb. 17.19).
Mit dem Verschluss des kreuzenden Atemweges kommt es gleichzeitig zu einer von oben nach unten verlaufenden Kontraktionswelle der Rachenmuskulatur, die den Bissen schließlich in die Speiseröhre gelangen lässt (Weitertransport der Nahrung ➤ 17.3.2).

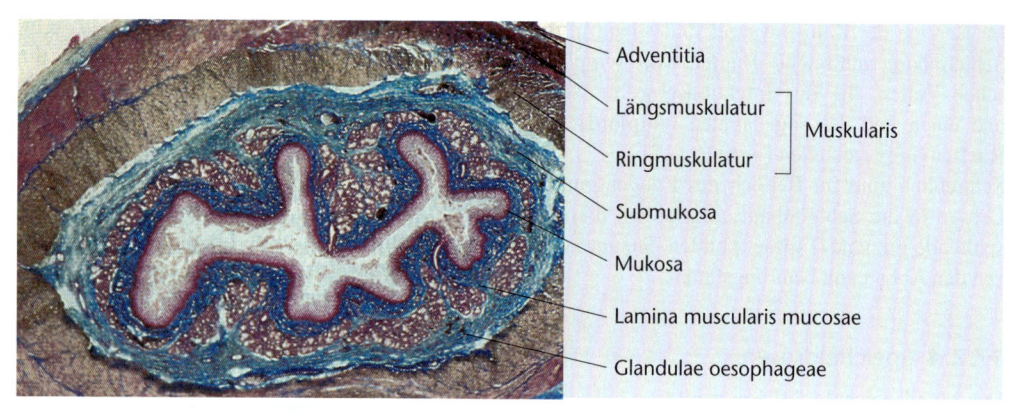

Abb. 17.20 Histologischer Schnitt durch die Speiseröhre. Charakteristisch für die Speiseröhre ist die sternförmige Fältelung der Schleimhaut, deren Dehnung auch großen Bissen die Passage erlaubt. Die Drüsensekrete der Glandulae oesophageae machen die Schleimhautoberfläche geschmeidig. [X141]

„Kloß im Hals"

Jeder Mensch muss in seinem Leben „harte Brocken schlucken". Nicht immer gelingt das. Ein zuschnürendes Gefühl im Hals, dem mit Räuspern und Hüsteln begegnet wird, kann das erste Mal durchaus im Rahmen einer Halsentzündung auftreten. Rasch kann das Räuspern und Hüsteln jedoch zur Gewohnheit werden. Seelische Probleme verlagern die Betroffenen dann eventuell dauerhaft in den Hals, sie können den Konflikt „nicht schlucken". Typisch für das psychisch bedingte **Globusgefühl** (Gefühl, einen Kloß im Hals zu haben) ist, dass die Beschwerden während der Mahlzeiten verschwinden. Nach dem Ausschluss entzündlicher und tumoröser Ursachen werden zur Behandlung Entspannungstechniken empfohlen.

17.3 Speiseröhre

Die **Speiseröhre** *(Ösophagus)* ist ein etwa 25 cm langer Muskelschlauch, der Rachen und Magen verbindet. In der Speiseröhre finden keine Verdauungsvorgänge statt, sie dient lediglich als Transportweg zwischen Mund und Magen. Ihr allgemeiner Aufbau entspricht dem des übrigen Verdauungsrohres (➤ 17.1.2), wobei das Speiseröhrenepithel als innere Oberfläche der Schleimhaut wie im Mundbereich aus einem mehrschichtigen, nicht verhornten Plattenepithel besteht (➤ Abb. 17.20).

17.3.1 Verlauf der Speiseröhre

Die Speiseröhre beginnt hinter dem Ringknorpel des Kehlkopfs dicht vor dem sechsten Halswirbelkörper. Sie verläuft dann hinter der Luftröhre im Mediastinum (Mittelfellraum) abwärts, wobei sie sich zunehmend von der Wirbelsäule entfernt. Auf Höhe der Luftröhrengabelung wird sie zwischen Luftröhre und Aortenbogen etwas eingeengt, wendet sich in ihrem weiteren Verlauf durch das Mediastinum zunehmend nach links und geht nach dem Durchtritt durch das Zwerchfell nach kurzem Verlauf durch die Bauchhöhle in den Magen über. Da die Speiseröhre ein elastischer Schlauch ist, kann sich ihr Lumen für die Nahrungspassage bis auf 3,5 cm aufdehnen, jedoch nicht an den drei *physiologischen Engstellen*, der **Ringknorpelenge,** der **Aortenenge** und der **Zwerchfellenge** (➤ Abb. 17.21). Hier ist die Speiseröhre durch die umgebenden Strukturen fixiert (Ringknorpelenge) bzw. ihre Aufdehnung durch die anatomischen Gegebenheiten stark begrenzt (Aortenenge und Zwerchfellenge).
Die physiologischen Ösophagusengen sind von klinischer Bedeutung, da Entzündungen und Tu-

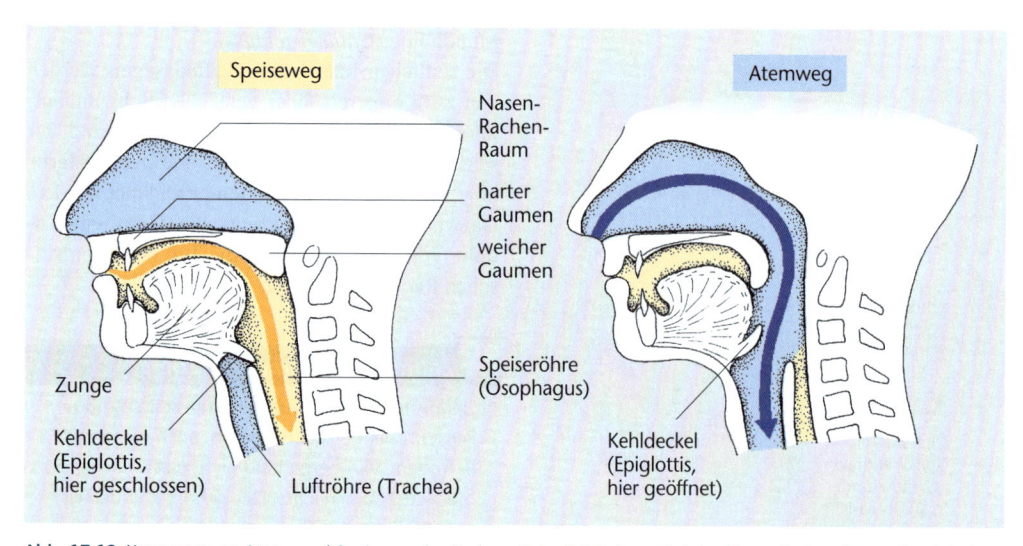

Abb. 17.19 Kreuzung von Atem- und Speiseweg im Rachen. Beim Schlucken wird der Nasen-Rachen-Raum durch Anheben des Gaumensegels und Kontraktion der Rachenwand abgedichtet. Durch die Aufwärtsbewegung des Kehlkopfes legt sich der Kehldeckel über den Kehlkopfeingang und verschließt den Luftweg.

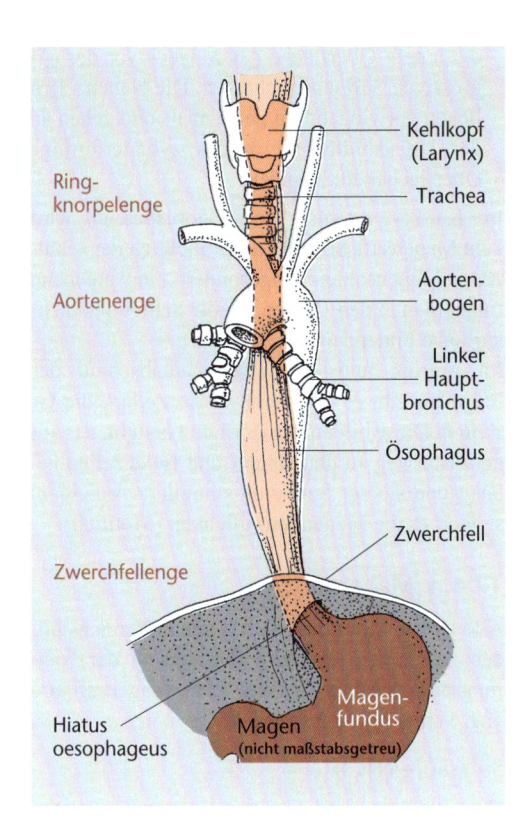

Abb. 17.21 Verlauf der Speiseröhre und ihre physiologischen Engstellen.

moren des Ösophagus bevorzugt hier entstehen. Auch verschluckte Fremdkörper oder zu große Bissen bleiben hier stecken, v.a. in der Ringknorpelenge, da sich ihr Lumen nur auf 1,5 cm aufdehnen lässt.

17.3.2 Passage des geschluckten Bissens durch die Speiseröhre

Der Tonus (➤ 5.3.7) der Speiseröhrenmuskulatur ist sowohl an ihrem Beginn als auch an ihrem Ende deutlich erhöht. Da hieraus *funktionell* ein Verschlussmechanismus resultiert, nennt man diese Stellen auch den **oberen** und **unteren Ösophagussphinkter.** Die Sphinktere öffnen sich reflektorisch bei der Passage eines Bissens.

Nach Beginn des Schluckakts erschlafft der *obere Ösophagussphinkter,* der Bolus kann vom Rachen in die Speiseröhre übertreten. Anschließend wird er weiter in Richtung Magen transportiert. Dies geschieht durch Kontraktionen der beiden muskulären Wandschichten des Ösophagus:
> Unmittelbar *unterhalb* des geschluckten Bolus kontrahieren sich die äußeren, längsverlaufenden Muskelfasern, was zu einer Lumenerweiterung unterhalb des Bolus führt
> In das so geschaffene Reservoir wird der Bolus durch Kontraktion des ihn *oberhalb* umschließenden Abschnitts der Ringmuskelfasern vorgeschoben.

Diese beiden Vorgänge wiederholen sich so lange, bis der Bolus durch die Speiseröhre transportiert ist, was normalerweise ca. eine halbe Minute in Anspruch nimmt. Eine solche wellenförmige Kontraktionsfolge glatter Muskulatur wird als **Peristaltik** bezeichnet.

Kommt die peristaltische Welle am unteren Ösophagusende an, so wird reflektorisch der *untere Ösophagussphinkter* geöffnet, und der Bolus kann in den Magen eintreten (➤ Abb. 17.22).

17.3.3 Erkrankungen der Speiseröhre

Warnsignal Dysphagie

Leitsymptom vieler Speiseröhrenerkrankungen ist die *Schluckstörung* (**Dysphagie**). Bei Männern über 50 Jahren ist die häufigste Ursache hierfür das *Ösophaguskarzinom* (Speiseröhrenkrebs). Deshalb sollte jede länger bestehende Schluckstörung endoskopisch abgeklärt werden.

Refluxösophagitis und Hiatushernien

Bei unzureichendem Verschluss des unteren Ösophagussphinkters kann Magensaft in die Speiseröhre zurückfließen **(Reflux).** Leitbeschwerden der daraus resultierenden **Refluxkrankheit** (*gastroesophageal reflux disease,* kurz *GERD*) sind Sodbrennen, saures Aufstoßen, brennende Schmerzen hinter dem Brustbein sowie Schluckschmerzen, Husten und Heiserkeit. Entwickelt sich eine Speiseröhrenentzündung, spricht man auch von einer **Refluxösophagitis.**

Die Therapie der Refluxösophagitis richtet sich nach dem Schweregrad der Erkrankung. Nur bei leichteren Beschwerden können Verhaltensänderungen genügen:
> Gewichtsnormalisierung, keine Mahlzeiten am späten Abend
> Verzehr kohlenhydratreicher Nahrung, wodurch die Bildung von saurem und pepsinhaltigem Magensaft gehemmt wird
> Nach dem Essen nicht sofort hinlegen, Liegen mit erhöhtem Oberkörper
> Alkohol-, Kaffee-, Nikotinabstinenz.

Bei der medikamentösen Behandlung stehen heute Medikamente im Vordergrund, die die Säurebildung im Magen hemmen, v.a. Protonenpumpenhemmer (➤ 17.4.7).

Auch bei Verlagerung von Teilen des Magens durch den *Hiatus oesophageus* (➤ Abb. 17.21) in den Brustraum (**Hiatushernie** ➤ Abb. 17.23) kann es zu Refluxbeschwerden kommen. Die Therapie der häufigen *axialen Gleithernie* entspricht, falls Beschwerden vorliegen, der der Refluxösophagitis. Alle anderen Hiatushernien müssen wegen der Gefahr der lebensgefährlichen *Speiseröhreneinklemmung* (**Ösophagusinkarzeration**) operiert werden.

Ösophaguskarzinom

Das **Ösophaguskarzinom** geht überwiegend aus dem Plattenepithel der Speiseröhre hervor, ist also ein Plattenepithelkarzinom (➤ 3.7.2). Es nimmt derzeit an Häufigkeit zu, seine Entstehung wird insbesondere durch Rauchen, hochprozentige alkoholische Getränke und eine Refluxösophagitis begünstigt.

Für eine Therapie mit *kurativer* (heilender) Zielsetzung ist eine Frühdiagnose von entscheidender Bedeutung. Fast immer ist eine radikale Operation mit Entfernung eines Teils oder des ganzen Ösophagus erforderlich. Der dabei entstandene Defekt

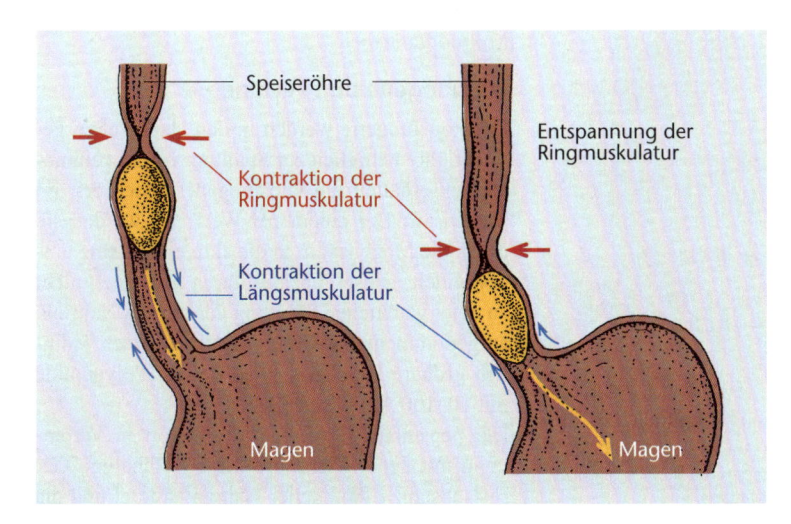

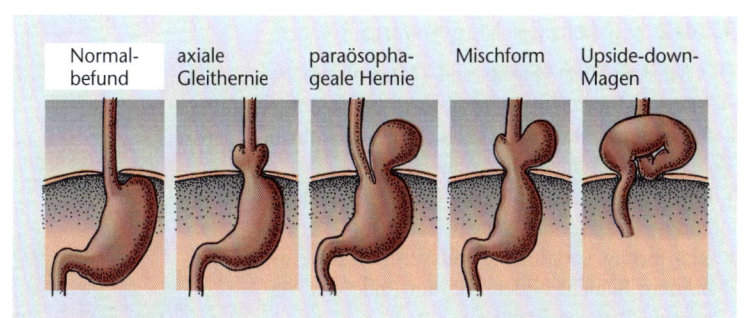

Abb. 17.23 (oben): Verschiedene Formen der Hiatushernie. Die axiale Gleithernie ist mit 90 % der Fälle am häufigsten. [A300-190]

Abb. 17.22 (links): Peristaltische Kontraktionswelle der Ösophagusmuskulatur. Durch Kontraktion der Ringmuskulatur oberhalb des Bolus und gleichzeitige Kontraktion der Längsmuskulatur darunter wird der Bissen in den Magen vorgeschoben.

wird durch „Hochziehen" des Magens in den Brustraum oder durch Verpflanzung eines Darmstücks mit Bildung einer Ersatzspeiseröhre überbrückt.

Häufig wird die Diagnose allerdings (zu) spät gestellt. Dann besteht die Möglichkeit, den Tumor zu *bestrahlen* und einen Ösophagusverschluss durch *Lasertherapie* oder Einlage eines *Stents* zu verhindern.

Ösophagusvarizen ▶ 17.10.8

17.4 Magen

An die Speiseröhre schließt sich als sackartige Erweiterung des Verdauungskanals der **Magen** *(Ventriculus, Gaster)* an. In ihm wird die bereits in der Mundhöhle begonnene Verdauung der Nahrung fortgesetzt.

Das *Fassungsvermögen* des Magens beträgt etwa 1,5 l. Bindegewebige Bänder, die zu Leber und Milz ziehen, stabilisieren den Magen in seiner Position in der Bauchhöhle. Trotzdem variiert die Form des Magens ständig je nach Füllungszustand und Körperlage.

17.4.1 Abschnitte des Magens

Den Mageneingang, also den Übergang von der Speiseröhre zum Magen, bezeichnet man als **Kardia** *(Magenmund)*. Seitlich davon, unmittelbar unter dem Zwerchfell, liegt die kuppelförmige Erweiterung des Magens, der **Fundus** *(Magengrund)*. Dies ist beim stehenden Menschen die am höchsten liegende Region des Magens, in der sich die beim Essen zwangsläufig mitgeschluckte Luft ansammelt.

An den Fundus schließt sich der größte Teil des Magens, der *Magenkörper* **(Korpus)**, an. Dieser geht über in den *Vorraum des Pförtners (Antrum pyloricum)*, meist kurz als **Antrum** bezeichnet. Den Abschluss des Magens bzw. den Übergang zum Dünndarm stellt der *Pförtner* **(Pylorus)** her (▶ Abb. 17.24).

Die Magenwand weist einige Besonderheiten auf, die im Folgenden dargestellt werden.

17.4.2 Muskeln der Magenwand

Die Muskeln der Magenwand (Muskularis) bestehen in Abweichung zum übrigen Verdauungskanal aus *drei* übereinandergelagerten Schichten. Von außen nach innen sind dies:

› Längsmuskelfasern als Fortsetzung der äußeren Längsmuskelschicht der Speiseröhre
› Ringförmig verlaufende Muskelfasern, die die mittlere Schicht bilden und am Ende des Magens an Dicke zunehmen
› Schräg verlaufende Muskelfasern als innerste Schicht.

Dadurch kann sich der Magen auf vielfältige Weise kontrahieren, seine Größe der jeweiligen Füllung anpassen, den Nahrungsbrei mit dem Magensaft mischen und den Nahrungsbrei zum Magenausgang weiterleiten.

17.4.3 Magenschleimhaut

Die rötlich-graue Magenschleimhaut ist beim entleerten Magen in ausgedehnte Längsfalten gelegt, welche am Pylorus zusammenlaufen. Die „Täler" zwischen den Längsfalten werden auch als *Magenstraßen* bezeichnet; am ausgedehntesten findet man sie an der kleinen **Magenkurvatur** *(Kurvatur = Krümmung* ▶ Abb. 17.24), also dem kürzesten Weg zwischen Mageneingang und Magenausgang.

Histologischer Aufbau

Die Oberfläche der Magenschleimhaut besteht aus einem einreihigen Zylinderepithel. Dieses Epithel ist extrem gefaltet, wodurch sehr viele schlauchförmige Drüsen entstehen, die den verdauenden Magensaft produzieren. Man findet diese Drüsen zwar im ganzen Magen, Magensaft wird jedoch nur im Fundus und Korpus des Magens produziert.

Die Fundus- und Korpusdrüsen enthalten drei unterschiedliche Zellarten (▶ Abb. 17.25):

› Die **Belegzellen** *(Parietalzellen)* liegen überwiegend im mittleren Abschnitt der Drüsenschläuche, vereinzelt aber auch am Drüsengrund. Ihre Hauptaufgabe ist die Bildung von *Salzsäure*. Daneben produzieren die Belegzellen den *Intrinsic-Faktor*, ein Glykoprotein, das für die Aufnahme von Vitamin B_{12} benötigt wird
› Die **Hauptzellen** sind in der Tiefe der Drüsenschläuche, aber auch in den mittleren Abschnitten lokalisiert. Sie bilden das eiweißspaltende Enzym *Pepsin*, genauer seine inaktive Vorstufe *Pepsinogen*, sowie geringe Mengen *Lipase* (▶ 17.4.5, ▶ 17.6.1)
› Die **Nebenzellen** bilden den *muzinhaltigen Magenschleim* und *Bikarbonat (HCO_3^-)*, welche die innere Oberfläche des Magens vor der aggressiven Salzsäure schützen. Die Nebenzellen liegen vorwiegend im Drüsenhals und gehen an der Drüsenmündung in das zylinderförmige Oberflächenepithel über.

Im Kardia-, Antrum- und Pylorusbereich wird kein Magensaft, sondern ausschließlich der schützende Magenschleim abgesondert – entsprechend findet man in den Drüsen nur die Schleim und Bikarbonat bildenden Nebenzellen.

Im Antrum und im Schleimhautabschnitt des Pförtners gibt es noch eine vierte Zellart, die **G-Zellen.** Diese bilden das Hormon **Gastrin,** das auf dem Blutweg zu den Haupt- und Belegzellen gelangt und sie zur Sekretion stimuliert. Außerdem steigert es die Magenbeweglichkeit (Motilität).

17.4.4 Magensaft

Alle Drüsen des Fundus- und Korpusbereichs bilden zusammen, in Abhängigkeit von der Nahrungsaufnahme, etwa zwei Liter Magensaft pro Tag. Seine Bestandteile sind:

Salzsäure (HCl)

Die Salzsäure wird von den Belegzellen produziert. Physiologischer Reiz ist die Nahrungsaufnahme, die über verstärkte Histamin- und Gastrinproduktion die Salzsäuresekretion stark ansteigen lässt. Die H^+-Ionen (Protonen) der Salzsäure werden dabei unter Energieverbrauch durch eine spezielle *Protonenpumpe* in die Magenlichtung abgegeben (Details zur Salzsäurebildung in den Belegzellen ⊕).

Bei maximaler Sekretion von Salzsäure sinkt der pH-Wert des Magensaftes auf Werte um pH = 1 (▶ 1.7.3). Durch den Speisebrei wird er auf etwa pH = 2–4 abgepuffert, der Bereich, in dem auch Pepsin seine volle Wirkung entfaltet. Die Salzsäure *denaturiert* die in der Nahrung enthaltenen Eiweiße: Ihre dreidimensionale Struktur bricht zusammen, so dass sie für eiweißspaltende Proteasen im Darm leichter angreifbar werden.

Die Salzsäure wirkt auch als Desinfektionsmittel gegen mit der Nahrung aufgenommene Bakterien und Viren. Nach Passage des Magens ist der Speisebrei gewöhnlich frei von vermehrungsfähigen Mikroorganismen.

Pepsinogene und Pepsine

Die **Pepsinogene** werden in den Hauptzellen gebildet. Ihre Fähigkeit zur Spaltung von Eiweißmolekülen erhalten die Pepsinogene jedoch erst im Magensaft: Bei einem pH-Wert < 6 werden sie durch die Magensäure in die aktiven **Pepsine** umgewandelt. Diese Pepsine führen aber noch nicht zu einer gänzlichen Spaltung der mit der Nahrung aufgenommenen Eiweiße, sondern lassen lediglich gröbere Bruchstücke entstehen (Polypeptide mit 10–100 Aminosäuren).

Der pepsinhaltige Magensaft zerstört in Verbindung mit der Magensäure die eiweißhaltige Gerüstsubstanz pflanzlicher Nahrungsmittel und die

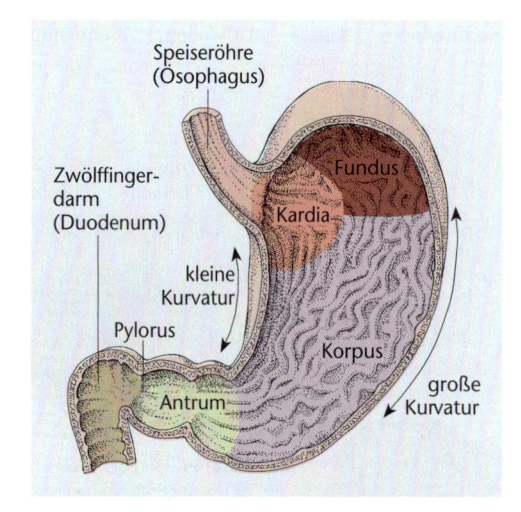

Abb. 17.24 Magen im Längsschnitt. Man erkennt die Abschnitte Kardia, Fundus, Korpus, Antrum und Pylorus. Außerdem unterscheidet man zwischen der großen und kleinen Krümmung (Kurvatur) des Magens.

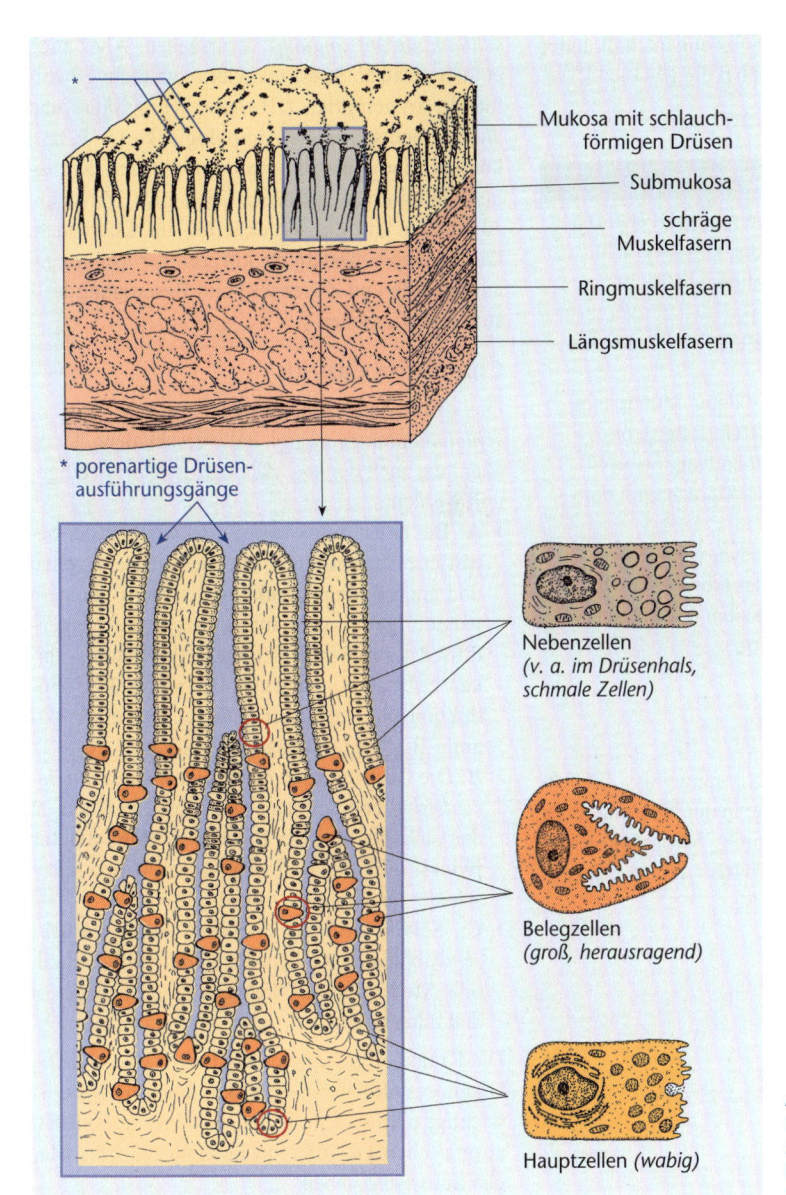

Abb. 17.25 Aufbau der Magenschleimhaut. Die schlauchförmigen Drüsen bestehen aus Haupt-, Beleg- und Nebenzellen.

bindegewebigen Hüllen tierischer Nahrungsmittel. Dies ermöglicht erst die Freisetzung etlicher Nährstoffe.

Magenschleim

Der muzinhaltige Magenschleim wird von allen Oberflächenzellen der Magenschleimhaut und besonders den Nebenzellen der Magendrüsen gebildet. Das zähe Muzin haftet intensiv auf der Oberfläche der Zellen und bildet einen geschlossenen Film, der den gesamten Binnenraum des Magens auskleidet. Der Schleimfilm und die darin befindlichen puffernden Bikarbonat-Ionen (➤ 1.7.4) schützen die Schleimhautzellen vor dem Angriff der Salzsäure und dem Pepsin und verhindern somit eine Selbstverdauung. Dazu ist neben der intakten Schleimschicht auch eine ausreichende Durchblutung der Schleimhaut erforderlich.

Intrinsic-Faktor

Der **Intrinsic-Faktor** wird von den Belegzellen der Magenschleimhaut gebildet. Er wird benötigt, um das Vitamin B_{12} im Dünndarm aufzunehmen (➤ 18.8).

Die ausreichende Zufuhr von Vitamin B_{12} ist für sich schnell teilende Gewebe (blutbildendes Knochenmark, Haut, Schleimhäute), aber auch für das Nervensystem unverzichtbar. Bei länger dauerndem Mangel entwickeln sich v.a. eine *makrozytäre Anämie* (➤ 12.2.6) sowie Schäden am Nervensystem.

Steuerung der Magensaftbildung

Magensaft wird gebildet, wenn sich Nahrung in Magen oder Dünndarm befindet oder der Magen mit Nahrung „rechnet". Man kann drei Phasen der Regulation unterscheiden (weitere Details ➕):

› Die **nervale Phase** *(kephale Phase),* die vom Gehirn gesteuert wird. Auslösende Reize, vor allem Geruchs- und Geschmacksreize, stimulieren über Parasympathikusaktivierung (➤ 8.10.4) die Magensaftbildung, bevor sich Nahrung im Magen befindet. So wird der Magen auf die Nahrungsaufnahme vorbereitet

› Die **Magenphase** *(gastrische Phase),* die durch Dehnung der Magenwand (vegetativer Reflex ➤ 8.10.3) erfolgt. Hierdurch wird die Säureproduktion der *Belegzellen* wie auch die Abgabe von *Gastrin* aus den G-Zellen angeregt. Außerdem führen angedaute Eiweiße im Antrum- und Pylorusbereich ebenfalls zu einer Freisetzung von Gastrin

› Die **intestinale Phase,** die durch Hormone des Dünndarms gesteuert wird. Sind größere Mengen stark saurer Nahrung und Fette in den Dünndarm übergetreten, wird das Hormon **Sekretin** (➤ Tab. 11.4) gebildet. Es drosselt die Salzsäureproduktion und hemmt die Magenentleerung.

17.4.5 Durchmischung des Speisebreis

Bei leerem Magen sind die Muskelfasern der Magenwand stark zusammengezogen, und die Innenwände des Magens liegen einander weitgehend an. Gelangt nach dem Schluckakt Speisebrei in den Magen, führt der dadurch erzeugte Füllungsdruck zu einer reflektorischen Erschlaffung und damit Verlängerung der Muskelfasern, wodurch sich die Magenwände ausdehnen und Platz für die aufgenommene Nahrung geschaffen wird.

Durch **peristaltische Kontraktionswellen,** die im Abstand von etwa 20 s über den Magen in Richtung Pylorus verlaufen, wird der Speisebrei im Magen ständig durchmischt. Dies dient einerseits der mechanischen Zerkleinerung und ist andererseits für die Fettverdauung von erheblicher Bedeutung: Die schlecht oder gar nicht wasserlöslichen Fette neigen nämlich dazu, zu großen Fetttropfen zusammenzufließen und damit Fett verdauenden Enzymen (Lipasen) eine nur geringe Angriffsfläche zu bieten. Dies wird durch die intensive Durchmischung im Magen verhindert, wobei winzige Fetttröpfchen entstehen.

17.4.6 Entleerung des Magens

Der Mageninhalt wird in kleinen Portionen an den sich anschließenden Zwölffingerdarm *(Duodenum)* weitergegeben. Vom Antrum gehen, vermittelt über den N. vagus, starke peristaltische Kontraktionswellen aus, der Pylorus öffnet sich kurzzeitig, und ein kleiner Anteil des Speisebreis kann in den Zwölffingerdarm übertreten.

Die Geschwindigkeit, mit der sich der Magen insgesamt entleert, hängt stark von der Zusammensetzung der Nahrung ab, so dass die **Magenverweilzeit** zwischen 2 und 7 Stunden, in der Schwangerschaft teils noch beträchtlich länger, schwankt. Kohlenhydratreiche Speisen (das Frühstücksbrötchen) verweilen am kürzesten im Magen, während fettreiche Speisen (die Weihnachtsgans) am langsamsten den Magen passieren (➤ Abb. 17.26). Aufgenommene Flüssigkeiten verlassen den Magen in sehr kurzer Zeit.

17.4.7 Erkrankungen des Magens

Dyspepsie

Schmerzen im Oberbauch, Druckgefühl, Völlegefühl, Aufstoßen, Sodbrennen, Übelkeit und Blähungen, zusammenfassend auch als **Dyspepsie** bezeichnet, sind häufiger Grund für einen Arztbesuch. Findet sich hierbei weder endoskopisch noch histologisch ein krankhafter Befund, spricht der Mediziner von **funktioneller Dyspepsie.** In 90 % aller Fälle von Oberbauchbeschwerden ist eine funktionelle Dyspepsie oder eine Refluxkrankheit (➤ 17.3.3) die Ursache.

Erbrechen

Erbrechen *(Emesis)* ist ein Schutzreflex, der den Mageninhalt entleert. Nach einer tiefen Inspiration erschlaffen Magen- und Speiseröhrenverschluss, Kehlkopf und Nasenraum werden verschlossen und der Mageninhalt wird durch eine ruckartige Kontraktion von Zwerchfell und Bauchmuskulatur nach oben gepresst. Erbrechen zählt zu den Hauptbeschwerden bei Magen-Darm-Erkrankungen, kommt aber beispielsweise auch vor bei Herzinfarkt, Migräne, Hirnhautentzündung oder Erkrankungen des Gleichgewichtsorgans (Menière-Krankheit) sowie als Medikamentennebenwirkung. Häufig leiden auch Schwangere im ersten Drittel der Schwangerschaft unter Übelkeit und Erbrechen, wobei die genauen Ursachen noch unbekannt sind.

> **Pflege bei Erbrechen**
> - Um eine Aspiration zu vermeiden, Patienten aufrecht sitzen lassen oder, falls dies nicht möglich oder der Patient bewusstlos ist, in Seitenlage bringen
> - Ggf. Zahnprothesen entfernen. Nierenschale und Zellstoff reichen
> - Nach dem Erbrechen Patienten Mundpflege anbieten und Zähne putzen (lassen), beschmutzte Kleidung und Bettwäsche wechseln. Patienten bis zur Rücksprache mit dem Arzt nüchtern lassen
> - Uhrzeit des Erbrechens sowie Menge, Art, Aussehen und Geruch des Erbrochenen dokumentieren, bei Auffälligkeiten (z. B. Blut) Erbrochenes dem Arzt zeigen.

Akute Gastritis

Exzessiver Alkohol- oder Nikotingenuss, Infektionen oder bakterielle Toxine in der Nahrung (z. B. Lebensmittelvergiftung durch Staphylokokken) können eine **akute Gastritis** *(akute Magenschleimhautentzündung)* verursachen. Aber auch ein Übermaß an Stress und viele entzündungshemmende Arzneimittel, z. B. Azetylsalicylsäure und andere nichtsteroidale Antiphlogistika (➤ 9.3.3), können eine Gastritis auslösen. Zu den Krankheitssymptomen gehören Übelkeit, Erbrechen, Aufstoßen und ein Druckgefühl im Oberbauch. Die Therapie besteht in kurzzeitiger Nahrungskarenz (Tee und Zwieback) und Beseitigung feststellbarer Ursachen.

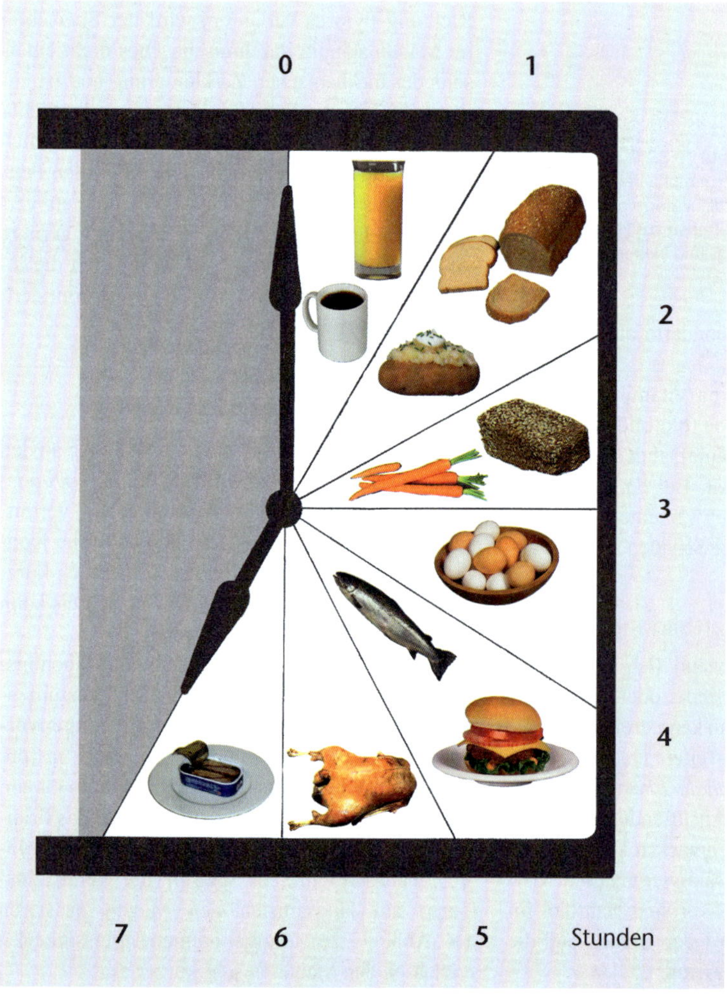

Chronische Gastritis

Die **chronische Gastritis** *(chronische Magenschleimhautentzündung)* hat verschiedene Ursachen, die nach der sog. *ABC-Klassifikation* eingeteilt werden:

- **A:** Bei einer *Autoimmungastritis* bildet der betroffene Patient Antikörper gegen Belegzellen und andere Magenstrukturen, so dass in einem langjährigen Entzündungsprozess die Magendrüsen atrophieren (schwinden). Dadurch sinken Salzsäure- und auch Intrinsic-Faktor-Produktion mit drohender Entwicklung einer Vitamin-B_{12}-Mangel-Anämie (➤ 12.2.6)
- **B:** Die Gastritis kann durch eine *bakterielle Besiedelung* bedingt sein. Der häufigste Keim ist das stäbchenförmige Bakterium **Helicobacter pylori** *(HP),* das auch sehr saures Milieu unbeschadet übersteht (➤ Abb. 17.28)
- **C:** Selten wird sie *chemisch* durch zurückschwappenden Gallensaft *(Gallenreflux)* und/oder Medikamente (NSAID, ➤ 9.3.3) ausgelöst und unterhalten.

Die Krankheitssymptome sind oft vieldeutig. Die Diagnosestellung mit Endoskopie und Biopsie ist wichtig, u.a. weil Patienten mit einer chronisch-atrophischen Gastritis ein deutlich erhöhtes Magenkrebsrisiko haben.

Ulkuskrankheit

Ein **Ulkus** *(Geschwür)* ist ein umschriebener Defekt der Schleimhaut, der die Eigenmuskelschicht der Schleimhaut *(Lamina muscularis mucosae)* überschritten hat (➤ Abb. 17.27). Ulzera kommen nicht nur am Magen, sondern häufig auch am Zwölffingerdarm (Duodenum) vor und werden deshalb hier gemeinsam besprochen. Man unterscheidet grundsätzlich zwei Ulkusformen:

- Das **akute Ulkus,** ein in der Regel einmaliges Ereignis, z. B. infolge von Stress (etwa beim Patienten auf der Intensivstation)
- Die **Ulkuskrankheit.** Hierbei treten *chronisch-rezidivierend* (➤ Abb. 3.18) über lange Zeit hinweg immer wieder neue Ulzera auf.

Die Ursache eines Ulkus liegt in einem gestörten Gleichgewicht zwischen den aggressiven, die Schleimhaut angreifenden Faktoren und dem Schutzmechanismus der Schleimhaut. Als wichtiger aggressiver Faktor hat sich eine Besiedelung der Magenschleimhaut mit *Helicobacter pylori* (➤ Abb. 17.28) erwiesen. Man findet diese Bakterien bei 95 % der Patienten mit einem Ulcus duo-

Abb. 17.26 Verweilzeiten verschiedener Speisen im Magen. [J668, außer Vollkornbrot: K115, Gans: J787, Sardine: O495]

deni und bei 75 % der Patienten mit Ulcus ventriculi. Interessanterweise liegt aber auch bei der Hälfte der gesunden Erwachsenen eine symptomlose HP-Besiedelung vor. Zur Manifestation eines Ulkus müssen somit weitere Faktoren hinzukommen, von denen die wichtigsten sind:
> Salzsäure, Pepsin, Galle
> Stress, Rauchen
> Nichtsteroidale Antiphlogistika (> 9.3.3)
> Glukokortikoide, vor allem in Kombination mit NSAID.

Eine gute Durchblutung der Schleimhäute von Magen und Duodenum schützt vor Ulzera, weil dadurch lokal eine ausreichende Schleim- und Bikarbonatsekretion gewährleistet ist.

Das **Ulcus ventriculi** *(Magengeschwür)* ist typischerweise eine Erkrankung des höheren Lebensalters. Als charakteristisch gilt der *Sofortschmerz nach Nahrungsaufnahme*. Das **Ulcus duodeni** *(Zwölffingerdarmgeschwür)* kommt häufiger vor als das Magengeschwür und betrifft meist jüngere Männer. Zu den typischen Beschwerden zählt der *Spätschmerz*, das heißt Schmerzen etwa zwei Stunden nach Nahrungsaufnahme. Weiterhin gehören zu beiden Ulkusformen krampfartige Oberbauchschmerzen, Druck- und Völlegefühl nach dem Essen und eventuell Gewichtsabnahme. Die Diagnose wird endoskopisch-bioptisch gesichert, wobei gleichzeitig eine Gewebeprobe für einen enzymatischen Schnelltest auf Helicobacter pylori entnommen wird.

Um Duodenal- und Magenulzera zur Abheilung zu bringen, müssen ulkusauslösende Medikamente und Zigaretten „abgesetzt" werden. Bei Nachweis von Helicobacter pylori wird heute eine **HP-Eradikationstherapie** durchgeführt: Diese in der Regel einwöchige medikamentöse Behandlung besteht aus der kombinierten Gabe eines Protonenpumpenhemmers mit zwei Antibiotika *(Tripletherapie)*. Bei über 90 % der Patienten führt dieses Vorgehen zum Verschwinden der HP-Infektion und zum Ausheilen der Ulkuskrankheit.

Bei Helicobacter-negativen Ulzera wird vor allem an dem aggressiven Faktor, der Magensäure, angesetzt. Medikamente erster Wahl sind heute **Protonenpumpenhemmer** wie Omeprazol (z. B. Antra®), die den H^+/K^+-Austausch der Belegzellen hemmen und so die Säureproduktion unterdrücken. Weniger stark wirksam sind **H_2-Blocker** wie Ranitidin (z. B. Zantic®), welche die Histaminrezeptoren blockieren.

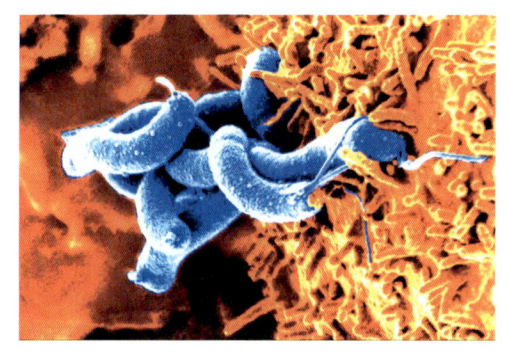

Abb. 17.28 Helicobacter-pylori-Bakterien (blau, hier auf Zellen der Magenschleimhaut, orange) sind geradezu auf das Überleben im sauren Milieu des Magens „spezialisiert". Eine Helicobacter-Infektion ist wesentlich an der Entstehung von Magen- und Duodenalulzera beteiligt und auch Risikofaktor für bestimmte Magenkarzinome. [T332-01]

Hierdurch wurden andere Medikamente weitgehend zurückgedrängt, Operationen sind nur noch selten nötig.

Auch Ulkuskomplikationen sind durch die Fortschritte der medikamentösen Behandlung selten geworden. **Blutungen** aus dem Geschwür machen sich durch **Bluterbrechen** *(Hämatemesis)* oder **Teerstuhl** (Schwarzfärbung des Stuhls) bemerkbar. Größere akute Blutverluste in den Darm führen außerdem zu Kreislaufstörungen bis zum Schock (> 24.5.2) und zur *Blutungsanämie*, während der kontinuierliche Verlust kleiner Blutmengen zu einer *Eisenmangelanämie* führt (> Abb. 12.11).

Bei der **Perforation** durchbricht das Geschwür die Magen- bzw. Duodenalwand; Speisebrei gelangt in die Peritonealhöhle und führt zu einem Akuten Abdomen und einer lebensgefährlichen Peritonitis (> 17.1.3).

Magenkarzinom

Das **Magenkarzinom** nimmt seit Jahren an Häufigkeit ab und macht derzeit knapp 5 % aller Krebsneuerkrankungen aus. Risikofaktoren sind bestimmte Magenerkrankungen, übermäßiger Alkoholkonsum, Rauchen, chemische Karzinogene (> 3.7.3) wie Nitrosamine in gepökelten Fleisch- und Wurstwaren und eine Helicobacter-Infektion. Die Symptome sind meist über lange Zeit uncharakteristisch („empfindlicher Magen"), weshalb das Magenkarzinom in der Regel erst spät entdeckt wird. Die Diagnose wird durch Endoskopie mit gleichzeitiger Biopsie gesichert.

Die Therapie richtet sich ganz wesentlich nach dem Tumorstadium. Im günstigsten Fall kann der Tumor chirurgisch vollständig entfernt werden. Evtl. kann bei primär nicht operablen Tumoren (ohne Fernmetastasen) versucht werden, durch Radio- oder Chemotherapie (sog. neoadjuvante Therapie) den Tumor auf ein operables Maß zu verkleinern.

Palliative Maßnahmen (wie Anlage einer Ernährungsfistel oder Einlegen eines Tubus zur Stenoseüberbrückung) sind bei fortgeschrittenen Stadien bzw. Komplikationen erforderlich. Die Prognose ist insgesamt eher ungünstig, da der Tumor früh lymphogen, hämatogen (> Abb. 3.16) oder ins Peritoneum metastasiert. Sehr gut sind hingegen die Heilungschancen des **Magenfrühkarzinoms** *(early cancer)*, bei dem der Tumor auf Magenschleimhaut und Submukosa begrenzt ist.

17.5 Dünndarm

Der **Dünndarm** *(Intestinum tenue)* ist der auf den Magen folgende Abschnitt des Verdauungsrohres. Er ist etwa 3–4 m lang (im erschlafften Zustand nach dem Tode 5–7 m) und hat einen Durchmesser von ungefähr 2,5 cm.

Hauptaufgabe des Dünndarms ist es, den im Mund und Magen vorverdauten Speisebrei *(Chymus)* zu Ende zu verdauen und die dabei entstehenden Bruchstücke aus kleinen Molekülen über das Epithel der Dünndarmschleimhaut in den Kreislauf aufzunehmen.

Auch die ungefähr 8 l Verdauungssäfte (Speichel, Magensaft, Galle, Bauchspeicheldrüsensekret, Dünndarmsekret), die im Verlauf eines Tages ins Verdauungsrohr gelangen, werden bei der Dünndarmpassage größtenteils wieder über das Epithel der Schleimhaut ins Blut rückresorbiert. Diese gewaltige Resorptions- bzw. Absorptionsaufgabe des Dünndarms erfordert eine riesige innere Oberfläche, weshalb die Dünndarmschleimhaut im Vergleich zu anderen Abschnitten des Verdauungsrohres am stärksten aufgefaltet ist (> Abb. 17.2).

17.5.1 Abschnitte des Dünndarms

Der Dünndarm besteht aus drei Abschnitten, die ohne scharfe Grenze ineinander übergehen (> Abb. 17.29):
> *Zwölffingerdarm* (**Duodenum**)
> *Leerdarm* (**Jejunum**)
> *Krummdarm* (**Ileum**).

Unmittelbar auf den Magen folgt als erster Abschnitt des Dünndarms das etwa 25 cm lange, C-förmige *Duodenum*. Während der aufsteigende Anfangsteil *(Bulbus duodeni)* noch beweglich ist, sind die folgenden Abschnitte des Duodenums mit der hinteren Bauchdecke verwachsen und liegen somit retroperitoneal (> 17.1.3).

Das duodenale **C** umschließt den Kopf der Bauchspeicheldrüse, deren Ausführungsgang in der Regel gemeinsam mit dem Gallengang etwa in der Mitte des absteigenden Duodenalschenkels an einer kleinen warzenförmigen Erhebung *(Papilla Vateri)* ins Duodenum mündet.

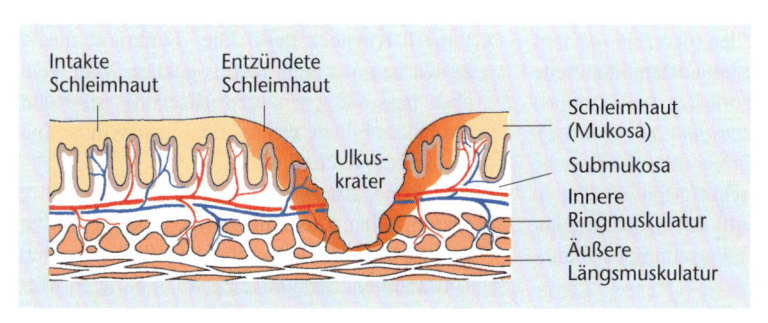

Abb. 17.27 Schematische Darstellung eines Geschwürs (Ulkus). Der Gewebsdefekt umfasst nicht nur die Schleimhaut, sondern reicht tiefer und erfasst in dieser Abb. die Submukosa und die innere Ringmuskulatur.

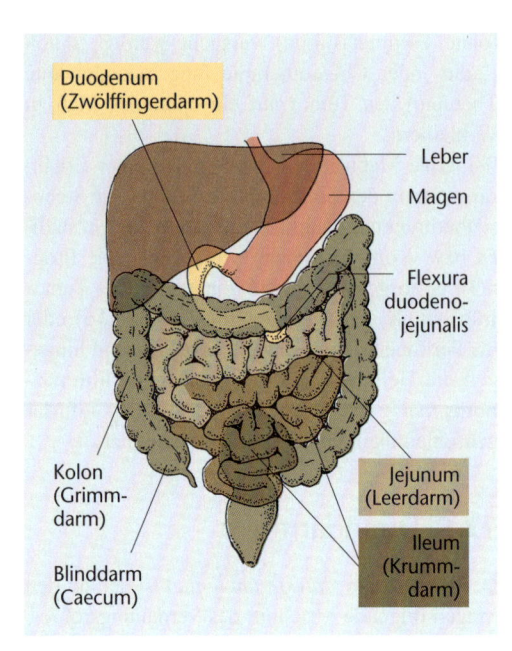

Abb. 17.29 Die verschiedenen Dünn- und Dickdarmabschnitte.

An seinem Ende löst sich das Duodenum wieder von der hinteren Bauchwand und geht mit einem scharfen Knick *(Flexura duodenojejunalis)* in das frei bewegliche *Jejunum* über. Dieses ist wesentlich länger als das Duodenum und geht seinerseits ohne scharfe Begrenzung in das *Ileum* über. Das Jejunum macht etwa ⅖, das Ileum fast ⅗ der gesamten Dünndarmlänge aus.

Die beweglichsten Darmabschnitte

Im Gegensatz zum Duodenum zeigen Jejunum und Ileum eine außergewöhnliche Beweglichkeit, die aus der Art ihrer Befestigung an der hinteren Bauchwand resultiert.
Jejunum und Ileum hängen in ihrer ganzen Länge an einem fettreichen, bindegewebigen Aufhängeband, dem **Mesenterium** (➤ 17.1.3). Dieses Mesenterium ist an der hinteren Bauchwand entlang in einer Linie befestigt, die von der Flexura duodenojejunalis schräg nach rechts abwärts bis zur Mündung des Dünndarms in den Dickdarm reicht. Diese Befestigungslinie heißt **Mesenterialwurzel** *(Radix mesenterii)* und ist etwa 16 cm lang. Da Jejunum und Ileum zusammen etwa 20-mal länger sind als die Mesenterialwurzel, legt sich das Mesenterium in leicht verschiebbare Falten und erhält damit Ähnlichkeit mit einer Krause – deshalb wird das Mesenterium auch als *Gekröse* bezeichnet.

17.5.2 Dünndarmbewegungen

Der Speisebrei wird über unterschiedliche Bewegungsmuster mit den Verdauungssäften durchmischt und in ca. 6–10 Stunden durch den Dünndarm befördert. Diese Bewegungen werden durch das enterische Nervensystem (➤ 8.10.4) gesteuert und verlaufen autonom, d.h. auch ohne äußere Innervation. Analog zur Autonomie der kardialen Erregung spricht man von einer **Autonomie der Darmbewegungen,** und wie beim Herzen führen Einflüsse des Parasympathikus und Sympathikus nur zu einer *Modifikation* entsprechend den Anforderungen des Gesamtorganismus.
Folgende Dünndarmbewegungen können unterschieden werden:
› Die **Eigenbeweglichkeit der Zotten** durch Kontraktionen der Eigenmuskelschicht der Schleimhaut. Sie wird vom Plexus submucosus der Submukosa gesteuert und verbessert den Kontakt zwischen Epithel und Speisebrei zur notwendigen Aufnahme der Nährstoffe
› **Mischbewegungen** durch rhythmische Einschnürungen der Ringmuskulatur sowie **Pendelbewegungen,** die von der Längsmuskulatur bewirkt werden. Ausgelöst werden die Mischbewegungen durch lokale Dehnungen der Dünndarmwand, die über Rezeptoren der Schleimhaut registriert und, nach Informationsverarbeitung im Plexus myentericus, mit motorischen Impulsen an die Muskulatur beantwortet werden
› **Peristaltische Wellen** (➤ 17.4.5) zur Fortbewegung des Darminhalts in Richtung Dickdarm
› Im verdauungsfreien Intervall läuft alle 1,5–2 Stunden eine kräftige peristaltische Welle über Magen und Dünndarm. Dieser **myoelektrische Motorkomplex** *(migrating motor complex,* kurz *MMC)* entfernt Bakterien und Speisereste. Das damit manchmal einhergehende „Magenknurren" ist kein Hungerzeichen!

17.5.3 Dünndarmschleimhaut

Oberflächenvergrößerung

Der allgemeine Aufbau der Dünndarmwand entspricht dem des übrigen Verdauungsrohres (➤ Abb. 17.2). Besonderheiten zeigt hingegen die Schleimhaut. Sie ist so aufgebaut, dass eine starke Vergrößerung der resorbierenden Oberfläche erzielt wird. Diese Oberflächenvergrößerung entsteht zum einen durch hohe, ringförmig verlaufende Falten der Schleimhaut, die **Kerckring-Falten.** Auf diesen Falten finden sich finger- bis fadenförmige, ungefähr 1 mm hohe *Aus*stülpungen, die als **Zotten** bezeichnet werden, sowie etwas kürzere *Ein*stülpungen, die **Krypten** heißen (➤ Abb. 17.30, ➤ Abb. 17.31). Dadurch wird die durch die Schleimhautfalten schon vergrößerte Oberfläche noch weiter vergrößert.
Der größte Beitrag zur Oberflächenvergrößerung geht aber von den Epithelzellen (den *Enterozyten)* selbst aus: Sie tragen an der lumenständigen Seite dicht beieinanderstehende Fortsätze des Zytoplasmas, die **Mikrovilli** *(Bürstensaum* ➤ Abb. 4.1). Insgesamt erreicht die resorbierende Oberfläche des Dünndarms durch Kerckring-Falten, Zotten und Krypten sowie Mikrovilli 200 Quadratmeter (also eine Fläche von zwei Vierzimmerwohnungen!).

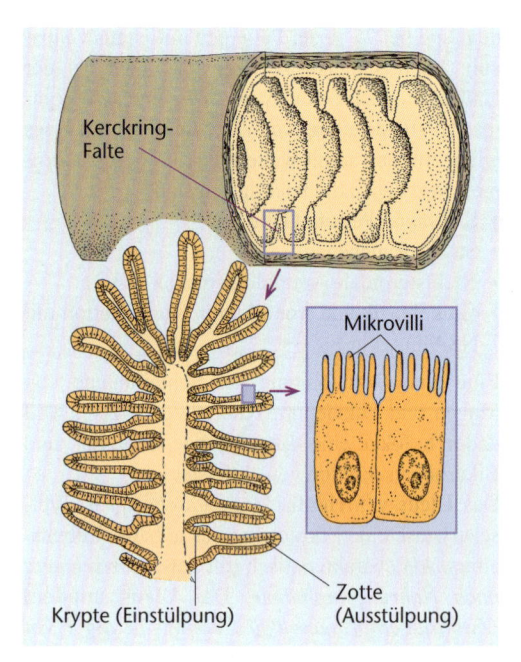

Abb. 17.30 Kerckring-Falten, Zotten, Krypten und Mikrovilli vergrößern die Resorptionsfläche des Dünndarms.

Schleimhaut der Zotten und Krypten

Das **Zottenepithel** des Dünndarms wird hauptsächlich von den **Enterozyten** (resorbierende *Saumzellen)* mit dem erwähnten Bürstensaum und eingestreuten *Becherzellen* gebildet. Dazwischen liegen einzelne *endokrine Zellen.* Sie setzen verschiedene Hormone frei, welche die Verdauungstätigkeit mit regulieren.
Dicht unter dem Zottenepithel liegt ein engmaschiges Netz von Blutkapillaren, welches der Versorgung der Zotten und der Aufnahme der resorbierten Nährstoffe dient. Im Zentrum der etwa vier Millionen Zotten findet sich jeweils ein *Lymphgefäß,* durch das die Darmlymphe *(Chylus)* transportiert wird (➤ Abb. 17.37). Während des Verdauungsvorgangs sind die Zotten in ständiger Bewegung, tauchen in den Speisebrei und nehmen Moleküle auf, die dann über die Kapillaren oder das zentrale Lymphgefäß abtransportiert werden. Zwischen den Zotten senken sich die schlauchförmigen Krypten in die Tiefe und bilden die **Lieberkühn-Drüsen.** Hier entsteht ein Teil des Safts, der vom Dünndarm selbst gebildet und dem Speisebrei zugemischt wird. Das Epithel der Zotten geht ohne Übergang in das der Krypten bzw. Lieberkühn-Drüsen über. In den Lieberkühn-Drüsen findet man folgende Zellarten:
› Schleimbildende Becherzellen
› **Paneth-Körnerzellen.** Die Funktion dieser Zellen ist noch nicht restlos geklärt. Man weiß aber, dass sie sehr stoffwechselaktiv sind und ein Sekret bilden, das reich an Lysozym ist und damit antibakteriell wirkt
› Endokrine, also hormonbildende Zellen
› Stammzellen. Das Dünndarmepithel gehört zu den Geweben mit den höchsten Teilungs- und Umsatzraten: Schon nach etwa 3–6 Tagen wer-

den die Zellen jeweils an der Zottenspitze abgestoßen und durch neue ersetzt, die aus den Krypten heraus nachwachsen. Daher gehört das Dünndarmepithel zu den (insbesondere gegen ionisierende Strahlung und Zytostatika) empfindlichsten Geweben des menschlichen Körpers.

Ausschließlich im Duodenum findet man die **Brunner-Drüsen** *(Glandulae duodenales)*. Sie sind tief in der Darmwand gelegen, meistens in der Submukosa, und reich an mukösen Zellen. Sie sezernieren ein alkalisches, mukoides Sekret, das die Dünndarmmukosa vor dem sauren Speisebrei aus dem Magen schützt.

Lymphatisches Gewebe des Dünndarms

Gegen Ende des Ileums nimmt die oberflächenvergrößernde Faltung der Dünndarmschleimhaut immer mehr ab. Dafür nimmt die Zahl der in das Epithel eingestreuten Becherzellen auf Kosten der Enterozyten zu.

Außerdem findet man im Ileum Ansammlungen lymphatischen Gewebes in Form zahlreicher *Lymphfollikel,* knötchenförmigen Lymphozytenhaufen, deren Aufgabe es ist, eingedrungene Krankheitserreger und andere Antigene unschädlich zu machen. Zusammenfassend werden die zahlreichen Lymphfollikel auch als **Peyer-Plaques** bezeichnet (➤ 13.1.2).

Dünndarmsaft

Der **Dünndarmsaft** ist das Sekret, das von allen Brunner- und Lieberkühn-Drüsen des Dünndarms gemeinsam gebildet wird und ins Darmlumen gelangt. Er erfüllt vornehmlich eine „Vehikelfunktion" für die im Darm gelösten Substanzen, indem er den Kontakt zwischen ihnen und den resorbierenden Mikrovilli der Enterozyten verbessert.

Enteritis

Bei einer *Dünndarmentzündung* **(Enteritis)** reagiert das Dünndarmepithel mit einer sehr starken Absonderung von Gewebswasser. Wässrige, oft übel riechende **Durchfälle** *(Diarrhoen)* sind die Folge. Zu den vielfältigen Ursachen einer Enteritis gehören z. B. Infektionen und Nahrungsmittelunverträglichkeiten.

Häufig ist eine Enteritis mit einer Magenschleimhautentzündung kombiniert – man spricht dann von einer **Gastroenteritis.** Bei Kombination einer Schleimhautentzündung des Dünndarms und des Dickdarms liegt eine **Enterokolitis** vor.

17.6 Pankreassaft und Galle, Gallenwege und Gallenblase

Zur abschließenden Verdauung des Speisebreis werden Galle- und Pankreassaft benötigt, die von **Leber** bzw. *Bauchspeicheldrüse* **(Pankreas)** gebildet und im Duodenum dem Darminhalt beigemischt werden. Leber und Pankreas werden später ausführlich dargestellt (➤ 17.9, ➤ 17.10). Hier soll nur die Funktion ihrer Säfte für Verdauung und Resorption erläutert werden.

17.6.1 Pankreassaft

Pro Tag werden vom Pankreas etwa 1,5 l Sekret gebildet und dem Dünndarminhalt beigemischt. Der den Magen verlassende Speisebrei ist nach seiner Durchmischung mit dem Magensaft stark sauer und muss im Dünndarm wieder neutralisiert werden. Dies ist wichtig, weil die Enzyme des Pankreassaftes bei saurem pH-Wert ihre Spaltfunktion nicht erfüllen können. Zu dieser Neutralisierung trägt der *bikarbonatreiche* Pankreassaft zusammen mit den alkalischen Sekreten der Leber und des Darmsaftes maßgeblich bei.

Pankreasenzyme

Das Pankreas stellt zahlreiche Enzyme her, die für die endgültige Spaltung von Eiweißen, Kohlenhydraten und Fetten notwendig sind.

Die wichtigsten eiweißspaltenden Enzyme sind **Trypsin** und **Chymotrypsin,** die ähnlich den Pepsinogenen des Magens als inaktive Vorstufen – *Trypsinogen* und *Chymotrypsinogen* – abgesondert werden. Dadurch wird eine Selbstverdauung des Pankreas verhindert. Erst im Dünndarm werden diese inaktiven Vorstufen in die aktiven Enzyme überführt: Trypsinogen wird von der **Enteropeptidase,** einem Enzym, das in der Dünndarmschleimhaut gebildet wird, in das aktive Trypsin umgewandelt. Trypsin überführt nun sowohl seine eigene Vorstufe als auch Chymotrypsinogen in die aktive Form. Die aktiven Enzyme spalten Peptidbindungen *innerhalb* des Eiweißmoleküls auf, wodurch wiederum kleinere Peptide entstehen (➤ Abb. 17.32).

Ein weiteres Enzym des Pankreassaftes ist die **Carboxypeptidase.** Sie spaltet einzelne Aminosäuren vom *Carboxylende* der Peptide ab, die dann resorptionsfähig sind.

Die Kohlenhydratverdauung wird vom Pankreasenzym α-**Amylase** unterstützt, das pflanzliche Stärke bis zum Zweifachzucker Maltose spaltet.

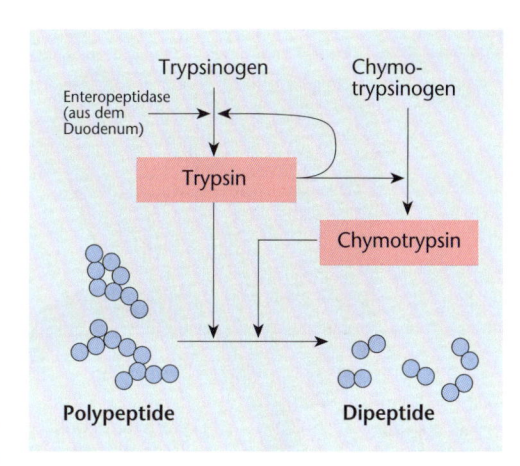

Abb. 17.32 Eiweißspaltung durch die Pankreasenzyme.

Das wichtigste von der Bauchspeicheldrüse produzierte Enzym zur Fettverdauung ist die **Lipase,** die von den Neutralfetten (Triglyzeriden) Fettsäuren abspaltet. Damit die Lipase ihre volle Wirkung entfalten kann, müssen die Fetttropfen in der Nahrung zerkleinert (emulgiert) werden. Dies geschieht durch die Magenmotorik (➤ 17.4.5) und die Gallensäuren (➤ 17.6.3).

17.6.2 Galle

Die Leber bildet kontinuierlich über den Tag etwa 0,5 l Galle, eine gelbbraune Flüssigkeit, die über den Gallengang ins Duodenum gelangt. Wird keine Galle zur Verdauung benötigt, so ist der Schließmuskel an der Mündungsstelle ins Duodenum *(M. sphincter Oddi)* verschlossen. Dadurch staut sich die Galle zurück und gelangt über einen Verbindungsgang zur **Gallenblase** (➤ Abb. 17.34). Hier wird sie durch Wasserrückresorption auf eine Menge von etwa 50–80 ml *(Blasengalle)* eingedickt und bei Bedarf durch Kontraktionen der Muskelwand der Gallenblase portionsweise ins Duodenum abgegeben.

Zusammensetzung der Galle

Die Galle besteht – neben Wasser und Elektrolyten – aus Gallensäuren, Cholesterin, Lezithin, Bilirubin und anderen körpereigenen und -fremden Substanzen, z. B. gut fettlöslichen Hormonen und Medikamenten.

17.6.3 Funktion der Galle bei der Fettverdauung

Für die Fettverdauung und -resorption sind folgende Inhaltsstoffe der Galle von großer Bedeutung:
› Die **Gallensäuren** (z. B. Cholsäure und Chenodesoxycholsäure)
› Cholesterin sowie Lezithin und andere Phospholipide.

Die Gallensäuren werden in der Leber aus *Cholesterin* gebildet. Sie setzen die Oberflächenspannung zwischen Fetten und Wasser herab und ermöglichen damit eine sehr feine Verteilung der

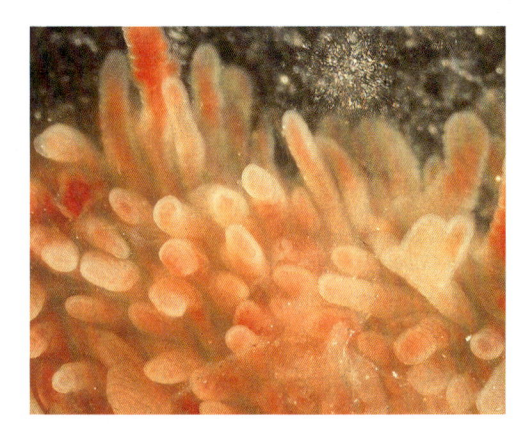

Abb. 17.31 Zotten im Dünndarm des Menschen (rasterelektronenmikroskopische Aufnahme). In der Aufsicht sieht man angedeutet die zwischen den Zotten liegenden Krypten. [F218]

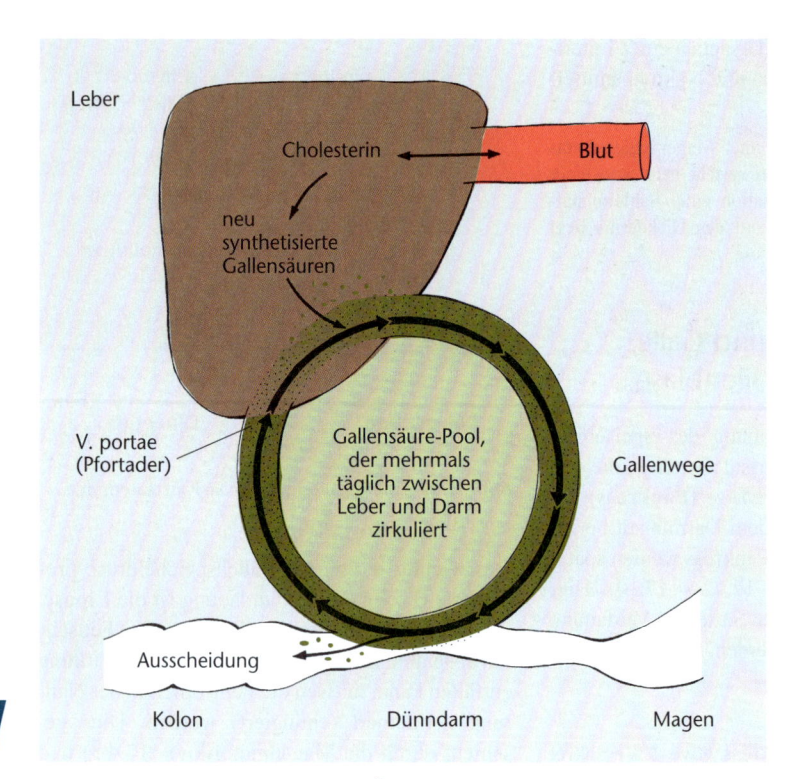

Abb. 17.33 Enterohepatischer Kreislauf. Über 90 % der Gallensäuren, die täglich über die Gallenwege in den Darm gelangen, werden „recycelt" (zurückgewonnen) und der Leber wieder zugeführt. Nur etwa 10 % der Gallensäuren werden über den Stuhl ausgeschieden. [B171]

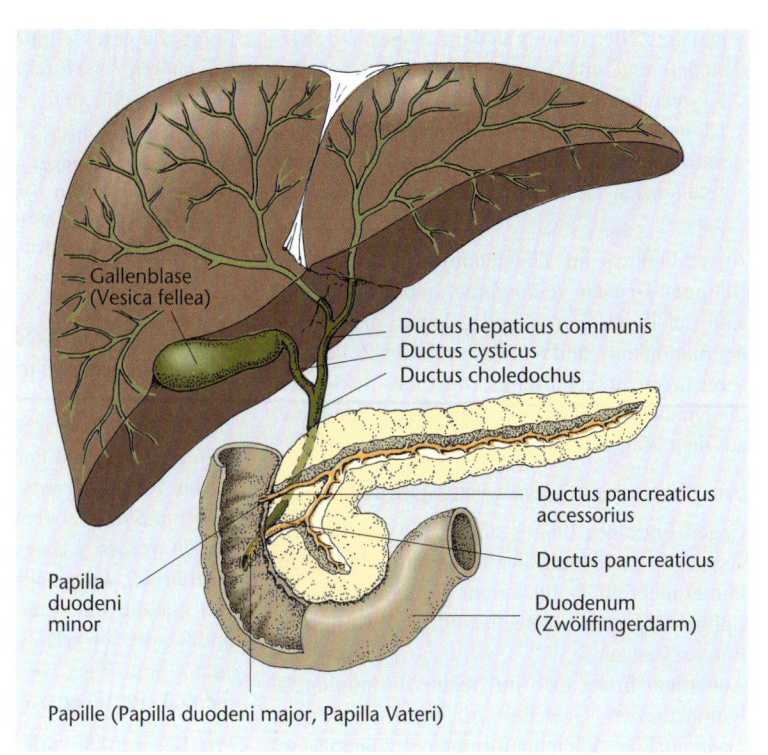

Abb. 17.34 Verlauf von Gallenwegen und Pankreasgang. Meist münden Ductus choledochus und Ductus pancreaticus gemeinsam ins Duodenum. Manchmal existiert ein zweiter Ausführungsgang (Ductus pancreaticus accessorius) mit eigenem Abfluss ins Duodenum (Papilla duodeni minor).

Fette im Dünndarminhalt. Diese *Emulgierung* gelingt den Gallensäuren dadurch, dass sie *gleichzeitig* lipo- und hydrophile Eigenschaften (▶ 1.8.2) besitzen, sich also leicht sowohl mit Wasser als auch mit Fetten verbinden.

Im Dünndarm ballen sich die Fettpartikel mit den Gallensäuren spontan zu kleinsten Partikeln, den *Mizellen*, zusammen, die den fettspaltenden Lipasen eine gute Angriffsmöglichkeit zur Spaltung bieten. Außerdem stellen diese Mizellen den notwendigen Kontakt zur Darmschleimhaut her, so dass die in ihnen gelösten Fettbestandteile von der Dünndarmschleimhaut aufgenommen werden können.

Lezithin als wichtigstes Phospholipid ist mit seinen hydro- und lipophilen Eigenschaften ebenfalls eine lösungsvermittelnde Substanz und trägt zur Emulgierung der Fette bei.

Enterohepatischer Kreislauf

Im Dünndarm werden die Gallensäuren zum Teil unter Mitbeteiligung von Bakterien zu *sekundären Gallensäuren* umgewandelt. Im letzten Abschnitt des Ileums *(terminales Ileum)* werden die Gallensäuren zu etwa 90 % rückresorbiert, gelangen mit dem Pfortaderblut wieder zur Leber und werden dort erneut in die Galle abgegeben.

Dieser *Kreislauf der Gallensäuren* zwischen Leber und Darm wird als **enterohepatischer Kreislauf** bezeichnet. Er entlastet die Leber, da diese durch das beständige „Recycling" (bis zu 14-mal pro Tag) nur wenige Gallensäuren neu herstellen muss (▶ Abb. 17.33).

17.6.4 Regulation der Bildung von Galle und Pankreassaft

Die Bildung von Galle und Pankreassaft wird zum einen vom vegetativen Nervensystem gesteuert, zum anderen von zwei Hormonen, die von der Duodenalschleimhaut freigesetzt werden, sobald saurer bzw. fettreicher Speisebrei vom Magen ins Duodenum gelangt:

> Das Hormon **Sekretin** führt am Pankreas zu einer starken Anreicherung des gebildeten Saftes mit Bikarbonat und trägt somit maßgeblich zur Neutralisierung des sauren Chymus (Speisebrei) bei. Ferner steigert Sekretin die Gallenbildung in der Leber

> **Cholezystokinin** (kurz *CCK*, identisch mit *Pankreozymin*, ▶ Tab. 11.4) erhöht den Enzymgehalt des Pankreassaftes. Ferner kontrahiert sich durch dieses Hormon die Gallenblase; gleichzeitig erschlafft der Schließmuskel des Gallenganges (M. sphincter Oddi), wodurch die in der Gallenblase gespeicherte und eingedickte Galle ins Duodenum abgegeben werden kann.

17.6.5 Gallenwege

Die beiden aus der Leber kommenden Gallengänge, der *rechte* und *linke Lebergang* (**Ductus hepaticus dexter** und **sinister**), vereinigen sich an der Leberpforte zum *gemeinsamen Lebergang,* dem **Ductus hepaticus communis.** Aus diesem geht nach kurzer Strecke und in spitzem Winkel der **Ductus cysticus** *(Gallenblasengang)* ab, der die Verbindung zur Gallenblase herstellt. Nach dem Abgang des Ductus cysticus wird der eigentliche Gallengang nun als **Ductus choledochus** *(Hauptgallengang)* bezeichnet. Dieser 6–8 cm lange Gang steigt hinter dem Duodenum ab, durchquert den Pankreaskopf und mündet in der Regel gemeinsam mit dem Ausführungsgang des Pankreas (Ductus pancreaticus) in die **Papille** *(Papilla duodeni major, Papilla Vateri)* des Duodenums (▶ Abb. 17.34). Abflusshindernisse im Verlauf des Gallengangs führen zu einem Aufstau der Galle mit begleitender **Gelbsucht** *(Verschlussikterus* ▶ 17.10.4).

17.6.6 Gallenblase

Die birnenförmige **Gallenblase** *(Vesica fellea)* liegt an der Eingeweidefläche („Unterseite") der Leber und ist dort mit deren bindegewebiger Kapsel verwachsen. Sie ist etwa 8–11 cm lang, 3–4 cm dick und besitzt ein Volumen von 30–60 ml.

Man unterscheidet an der Gallenblase:
> Den *Gallenblasenhals,* an dem der Ductus cysticus einmündet
> Den *Gallenblasenkörper,* der den Hauptteil der Gallenblase ausmacht
> Den *Gallenblasengrund* (Fundus).

Die innen liegende Schleimhaut der Gallenblase besteht aus einem hohen Zylinderepithel, dessen lumenwärts gerichtete Zellen kleine Ausstülpungen *(Mikrovilli)* besitzen. Diese Mikrovilli resorbieren Wasser aus der Galle, wodurch die in der Gallenblase befindliche Galle stark eingedickt *(konzentriert)* wird. Dies geschieht vor allem über einen aktiven Transport von Elektrolyten (Natrium, Chlorid) durch die Schleimhaut der Gallenblase in die Blutgefäße der Gallenblasenwand, wobei das Wasser aus osmotischen Gründen den Elektrolyten in gleicher Richtung folgt.

Unter dem Epithel der Gallenblase liegt eine Schicht dehnbarer, glatter Muskulatur. Wird Galle im Dünndarm benötigt, so kontrahiert sich die Muskelschicht, und die Galle wird über den Ductus cysticus und Ductus choledochus ins Duodenum abgegeben, wobei der Schließmuskel an der Mündungsstelle (M. sphincter Oddi) reflektorisch erschlafft.

Gallensteine

Bei manchen Menschen entstehen **Gallensteine** *(Konkremente)* aus den in der Galle hoch angereicherten Salzen oder aus Cholesterin. Sie sind manchmal klein wie Brillantsplitter, manchmal so groß wie Murmeln (➤ Abb. 17.35).

Besonders häufig treten Gallensteine bei Über- oder Fehlernährung, Diabetes oder erhöhten Blutfettwerten auf, Frauen sind doppelt so häufig betroffen wie Männer: Es kommt in der Galle zu einem Missverhältnis zwischen den schlecht wasserlöslichen Bestandteilen, z. B. dem Cholesterin, und den lösungsvermittelnden Gallensäuren mit der Folge, dass steinartige Gebilde in Gallenblase oder Gallenwegen auskristallisieren. Das **Gallensteinleiden** *(Cholelithiasis)* ist die bei weitem häufigste Erkrankung des rechten Oberbauches. ¾ der Betroffenen haben aber keine oder nur geringe Beschwerden, z. B. ein Druckgefühl im Oberbauch, typischerweise nach Aufnahme fettreicher und blähender Nahrungsmittel.

Gallenkolik

Starke Beschwerden treten bei Einklemmung eines Steines in den Gallenwegen auf. Um das Galleabflusshindernis zu beseitigen, kontrahiert sich die glatte Muskulatur der Gallenblase verstärkt. Die dabei akut auftretende Drucksteigerung in der Gallenblase führt zur sehr schmerzhaften **Gallenkolik** mit wellenförmigen, krampfartigen Schmerzen (➤ 4.4.1) im rechten Mittel- und Oberbauch, die in die korrespondierende *Head-Zone* am Rücken und evtl. die rechte Schulter ausstrahlen (➤ Abb. 8.48). Bleibt der Stein trotz der verstärkten Gallenblasenkontraktionen im Ductus choledochus hängen, so führt die Galleabflussstörung zur **Gelbsucht** *(Verschlussikterus* ➤ 17.10.4). Diese tritt bei komplettem Verschluss schon nach wenigen Stunden auf.

Bei den Diagnoseverfahren steht heute die *Sonographie* ganz im Vordergrund (➤ 17.1.5, ➤ Abb. 17.36).

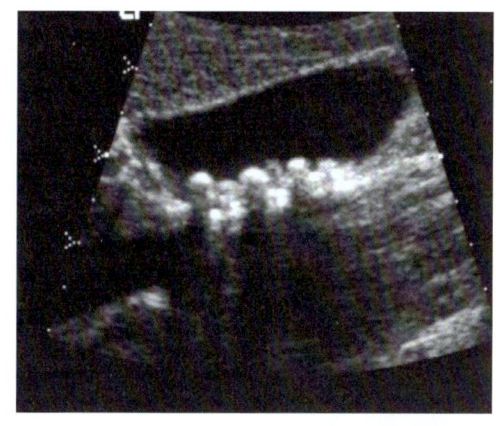

Abb. 17.36 Mithilfe der Sonographie lassen sich Gallensteine schmerz- und risikofrei binnen Minuten diagnostizieren. [E334]

ERCP

Eine „Mischung" zwischen Röntgen und Endoskopie stellt die **ERCP** *(endoskopisch-retrograde Cholangio-Pankreatikographie)* dar. Hierbei wird die Papille, die Mündungsstelle des Gallengangs ins Duodenum, endoskopisch aufgesucht und anschließend Kontrastmittel eingespritzt, wodurch die Gallenwege und auch der Pankreasgang *retrograd* (entgegen der normalen Richtung) dargestellt werden. Bei der ERCP kann z. B. durch einen kleinen Schnitt in die Papille *(Papillotomie)* einem Stein, der kurz vor der Papille steckenblieb, der Abgang ermöglicht werden.

Therapie der Gallenkolik

Eine Gallenkolik wird mit krampflösenden und schmerzstillenden Mitteln behandelt. Ferner ist eine Nahrungskarenz für mindestens 24 Stunden erforderlich.

Kommt es bei einem Steinträger zu einer Kolik oder Entzündung, sollte die Gallenblase operativ entfernt werden **(Cholezystektomie).** Die Entfernung der Gallenblase erfolgt heute meist minimal-invasiv („Schlüsselloch-Chirurgie"), d. h. die Operation findet durch kleinste Zugänge hindurch statt. Nach einer Übergangszeit können die meisten Menschen auch ohne Gallenblase „normal" essen.

Cholezystitis

Gallensteine begünstigen eine durch den Gallengang aufsteigende bakterielle Infektion. Deshalb ist die akute *Gallenblasenentzündung,* die **Cholezystitis,** eine ernsthafte Komplikation des Gallensteinleidens. Die Symptome ähneln denen einer Gallenkolik, zusätzlich besteht Fieber und die Gallenblase ist oft schmerzhaft tastbar. Die Therapie entspricht der einer Gallenkolik, wobei zusätzlich Antibiotika verabreicht werden.

Die Cholezystitis kann zur **Gallenblasenperforation** *(Perforation* = Durchbruch) führen. Eine chronische Cholezystitis ist auch Risikofaktor für die Entstehung eines **Gallenblasenkarzinoms.**

17.7 Resorption

Nach Zumischung von Galle und Pankreassaft und unterstützt von dem im Dünndarm selbst gebildeten Verdauungssaft liegen alle Voraussetzungen für die endgültige Zerlegung der Nahrungsbestandteile und deren Aufnahme in den Organismus *(Resorption)* vor. Diese Vorgänge beginnen im Duodenum und sind in der Regel nach Passage des Jejunums abgelaufen. Das Ileum stellt eine *Resorptionsreserve* dar, v. a. für Wasser und Elektrolyte. Ausnahmen sind Gallensäuren und Vitamin B_{12} (➤ 18.8), die *ausschließlich* im Ileum resorbiert werden.

17.7.1 Verdauung und Resorption der Eiweiße

Die im Magen unter dem Einfluss der Pepsine und der Salzsäure begonnene Eiweißverdauung stoppt im Dünndarm zunächst wieder, da der hier annähernd neutrale pH-Wert die Pepsine inaktiviert. Dafür gelangen mit dem Pankreassaft die Eiweiß spaltenden Enzyme Trypsinogen und Chymotrypsinogen in den Dünndarm und werden dort aktiviert (➤ Abb. 17.32).

Neben Trypsin und Chymotrypsin, die die Eiweiße im Inneren spalten *(Endopeptidasen),* beteiligen sich weitere Pankreasenzyme an der Eiweißverdauung: die *Carboxy-* und die *Aminopeptidasen,* die jeweils einzelne Aminosäuren von den Enden her abspalten *(Exopeptidasen).* In der Regel entstehen dabei Peptide von etwa acht Aminosäuren. Diese werden von *Aminopeptidasen* des Bürstensaums in Aminosäuren, Di- und Tripeptide zerlegt. Gerade die Di- und Tripeptide können rasch resorbiert werden. Für die Einzelaminosäuren gibt es verschiedene aktive Transportsysteme. Neugeborene können auch noch ganze Proteine aufnehmen (z. B. IgG ➤ 13.4.3).

17.7.2 Verdauung und Resorption der Kohlenhydrate

Den größten Teil der in der Nahrung enthaltenen Kohlenhydrate nimmt der Mensch in Form von *Polysacchariden* wie z. B. Stärke (etwa in Kartoffeln und Reis) auf. Die enzymatische Aufschließung dieser Polysaccharide beginnt bereits im Mund durch die α-Amylase der Speicheldrüsen, das **Ptyalin.** Dabei entstehen zunächst größere Polysaccharidbruchstücke (Dextrine). Im Magen stoppt die Kohlenhydratverdauung wieder, da das Ptyalin durch den sauren Magensaft inaktiviert wird.

Im Duodenum erfolgt dann eine erneute Zugabe von α-Amylase durch das Pankreas. Durch ihre Wirkung entstehen Oligosaccharide und Maltose. Im Gegensatz zu den Aminosäuren können die Kohlenhydrate nur als Einzelzucker (Monosaccharide) aufgenommen werden. Daher spalten die Bürstensaumenzyme die vorhandenen Disaccharide (vor allem Maltose, Laktose und Saccharose; Enzyme jeweils mit Endung -ase) in die Monosaccharide Glukose, Galaktose und Fruktose. Die ersten

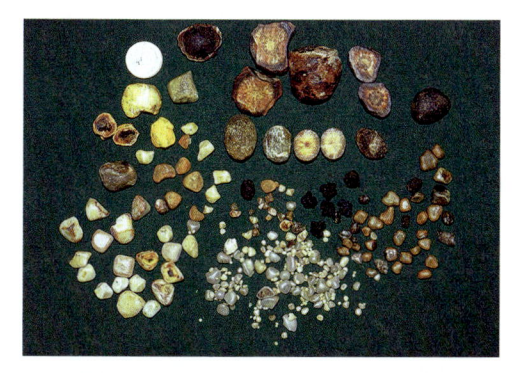

Abb. 17.35 Verschiedene Gallensteine. Man erkennt hellgelbe kugelig-ovale Cholesterinsteine, kleine schwarze Bilirubinsteine und gemischte Steine, die den größten Anteil aller Gallensteine ausmachen. Entsprechend ihrer Zusammensetzung aus Cholesterin, Bilirubin und Kalk unterscheiden sie sich in Form, Farbe und Festigkeit. [T173]

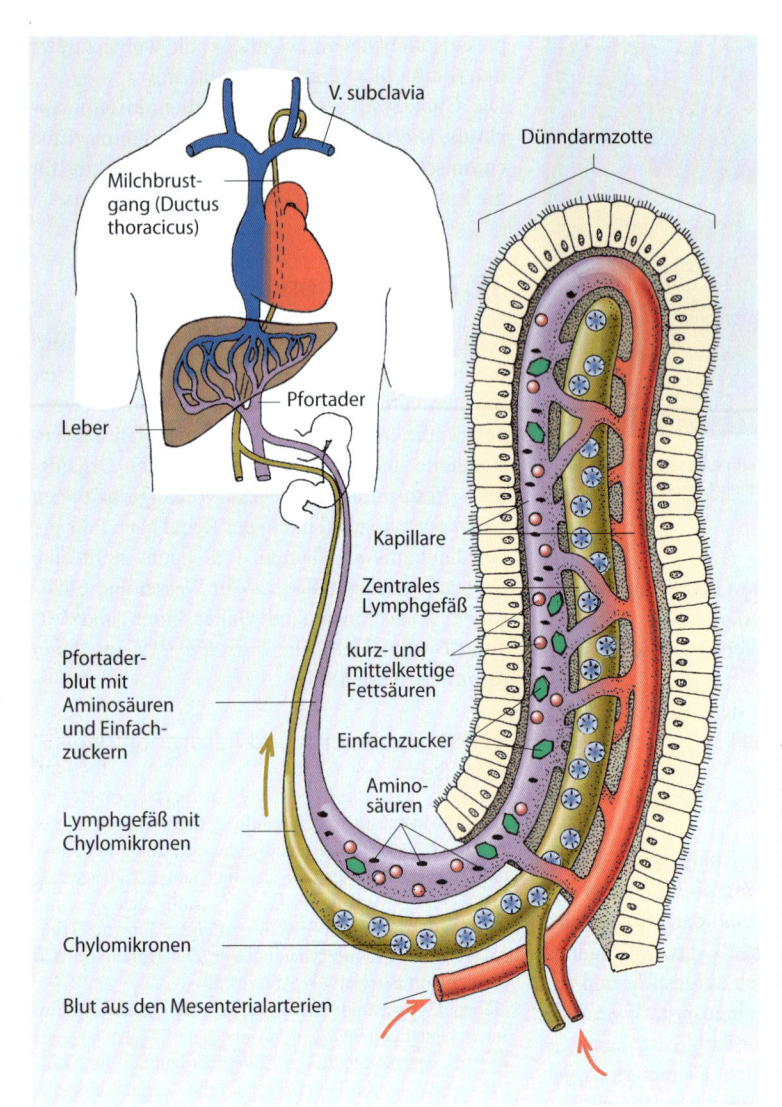

Abb. 17.37 Resorption der Nährstoffe in den Dünndarmzotten und deren Abtransport über das Pfortader- und Lymphsystem. Zucker, Aminosäuren und kurz- bzw. mittelkettige Fettsäuren gelangen über Blutkapillaren zur V. portae (Pfortader) und dann in die Leber. Langkettige Fettsäuren, Cholesterinester und Phospholipide werden dagegen als Chylomikronen über das Lymphsystem abtransportiert.

beiden werden durch einen aktiven Na⁺-Kotransport resorbiert, Fruktose dagegen durch erleichterte Diffusion. Aus der Zelle diffundieren alle Monosaccharide ins Blut und gelangen über die Pfortader in die Leber.

17.7.3 Verdauung und Resorption der Fette

Fette werden z. B. in Wurst, Eiern, Milch, Nüssen, Butter und Öl aufgenommen. Mit etwa 90 % bilden die *Triglyzeride* (Neutralfette) den Hauptanteil dieser Fette (➤ 1.8.2). Die übrigen 10 % sind Phospholipide, Cholesterin und die fettlöslichen Vitamine (A, D, E und K ➤ 18.8).
Die Spaltung der Triglyzeride beginnt bereits im sauren Milieu des Magens unter dem Einfluss der **Zungengrundlipasen** (➤ 17.2.3). Der größte und abschließende Teil der Fettverdauung findet im Dünndarm statt, nachdem Galle und Pankreassaft dem Speisebrei zugemischt wurden. Unter dem Einfluss der **Pankreaslipase** werden die Triglyzeride in Monoglyzeride und freie Fettsäuren gespalten. Ferner erfolgt eine teilweise Aufschließung der Cholesterin-Fettsäure-Verbindungen und der Phospholipide durch Enzyme der Bauchspeicheldrüse.
Monoglyzeride, Fettsäuren, Cholesterin, Phospholipide und fettlösliche Vitamine lagern sich dann unter dem Einfluss der Gallensäuren zu winzigen Gebilden, den **Mizellen,** zusammen. Erst diese Mizellen können den idealen Kontakt zur Dünndarmschleimhaut herstellen, indem sie sich zwischen die Mikrovilli einbetten.
Die Resorption der Fette und ihrer gespaltenen Bausteine erfolgt überwiegend im Duodenum und im beginnenden Jejunum. Die kurz- und mittelkettigen Fettsäuren gelangen durch Diffusion in die Kapillaren der Darmzotten und von dort über das Pfortadersystem zur Leber. Die größeren Fettmoleküle werden in der Epithelzelle von einer Proteinhülle umgeben. Diese Fett-Eiweiß-Tröpfchen heißen **Chylomikronen.** Die Lymphgefäße der Darmzotten leiten die Chylomikronen über größere Lymphgefäße und den **Milchbrustgang** (*Ductus thoracicus* ➤ Abb. 12.27, ➤ Abb. 17.37) an der Leber vorbei in den Blutkreislauf.

17.7.4 Resorption der Elektrolyte

Die im Darm befindlichen Elektrolyte (u.a. Natrium, Kalium, Magnesium, Chlorid) stammen hauptsächlich aus den in den Darm abgegebenen Verdauungssäften und nur zum kleineren Teil aus der aufgenommenen Nahrung und Getränken. Sie werden überwiegend im Bereich des Jejunums teils aktiv, teils passiv rückresorbiert. Den rückresorbierten Elektrolyten folgt Wasser osmotisch nach.
Nicht resorbierbare Moleküle wie Glaubersalz, Sorbit oder besonders Polyethylenglycol (Macrogol), werden als osmotische Abführmittel, z. B. zur Vorbereitung einer Darmspiegelung, verwendet.

17.7.5 Resorption der Vitamine

Die *fettlöslichen* Vitamine A, D, E, K sind nur über die Mizellenbildung in Gegenwart anderer Fette resorbierbar (➤ 18.8).
Die meisten *wasserlöslichen* Vitamine, z. B. die B-Vitamine und das Vitamin C, werden über passive Diffusion resorbiert. Das Vitamin B_{12} kann allerdings, wie erwähnt, nur mit dem vom Magen produzierten *Intrinsic-Faktor* im Ileum aufgenommen werden (➤ 17.4.4).

17.7.6 Resorption der Nukleinsäuren

Die Nukleinsäuren (DNA und RNA) werden durch Enzyme des Pankreas (DNasen und RNasen) zu den entsprechenden Nukleotiden hydrolysiert. Die Nukleotide werden im Bereich des Bürstensaums durch weitere Enzyme in die kleineren Baueinheiten zerlegt (Nukleoside, Basen, Zucker) und im Jejunum resorbiert.

17.7.7 Malassimilationssyndrom

Eine verminderte Nährstoffausnutzung wird als **Malassimilation** (*assimilare* = ähnlich machen) bezeichnet. Die Malassimilation wird unterteilt in:
› **Maldigestion.** Darunter versteht man eine *unzureichende Verdauung* der Nahrung
› **Malabsorption.** In diesem Fall ist die *Resorption* der Nährstoffmoleküle nach normaler Verdauung gestört.

Hauptursachen sind:
› Ein Mangel an Verdauungsenzymen bei chronischen Erkrankungen des Pankreas (➤ 17.9)
› Ein Mangel an Gallensäuren, z. B. bei Abflussstörungen der Galle
› Chronisch-entzündliche Darmerkrankungen, z. B. der Morbus Crohn (➤ 17.8.11)
› Operative Entfernung von Magen- oder Dünndarmabschnitten
› Nahrungsmittelallergien (➤ 13.7.1)
› Intoleranz von Milchzucker, meist genetisch bedingt durch einen Mangel des Enzyms **Laktase (Laktoseintoleranz),** oder Unverträglichkeit von Fruchtzucker (Fruktose), verursacht durch unzureichende Resorption (**Fruktosemalabsorption** ➤ 18.5).

Zu den klinischen Symptomen gehören Blähungen, *voluminöse Gärungsstühle* (täglich über 300 g Stuhlgewicht) und evtl. *Fettstühle* (hoher Fettgehalt der Stühle). Folgen der verminderten Nährstoffaufnahme sind Gewichtsverlust sowie Vitamin-, Eiweiß- und andere Mangelerscheinungen. Die Malassimilation kann oft ohne wesentliche Belastung des Patienten durch Blut-, Stuhl- oder Atemtests diagnostiziert werden.

Beim H_2-**Atemtest** wird nach oraler Gabe eines bestimmten Kohlenhydrats (z. B. Laktose, Saccharose, Glukose, Fruktose, Laktulose) die Konzentration von Wasserstoff (H_2) in der Ausatmungsluft gemessen. H_2 entsteht bei der bakteriellen Spaltung von Kohlenhydraten im Dickdarm, wird vom Blut aufgenommen und in der Lunge abgegeben. Je schlechter das gegebene Kohlenhydrat resorbiert wird, desto mehr davon wird im Darm bakteriell abgebaut und desto höher ist der H_2-Anteil in der Ausatmungsluft. Die Ursachenklärung kann aber z. B. eine Endoskopie erfordern.

Die Therapie ist ursachenabhängig. In jedem Fall müssen die lebenswichtigen, nicht ausreichend aufgenommenen Vitamine und Spurenelemente substituiert (ersetzt) und der Wasser- und Elektrolythaushalt reguliert werden.

Glutensensitive Enteropathie

Die **glutensensitive Enteropathie** ist eine Autoimmunerkrankung, bei der es zu einer Unverträglichkeitsreaktion gegen das in vielen Getreiden enthaltene Klebereiweiß *Gluten* und in der Folge zu einer Schädigung der Dünndarmschleimhaut kommt. Insbesondere verkümmern die resorbierenden Zotten. Beginnt die Erkrankung schon im Kindesalter, wird sie als **Zöliakie** bezeichnet. Die Therapie besteht in einer lebenslangen, strikt glutenfreien Diät.

17.8 Dickdarm und Rektum

Der **Dickdarm** und das sich anschließende **Rektum** *(Mastdarm)* bilden den letzten Abschnitt des Verdauungsrohres. Sie sind zusammen etwa 1,5 m lang. Verdauung und Resorption der Nährstoffe sind bereits abgeschlossen, im Dickdarm werden vor allem noch Wasser und Elektrolyte rückresorbiert. Hierdurch wird der Darminhalt auf eine Ausscheidungsmenge von etwa 150–200 ml pro Tag eingedickt und nach Speicherung im Rektum als halbfester **Stuhl** *(Kot, Faeces)* schließlich über den After ausgeschieden.

Der Dickdarm ist im Unterschied zum Dünndarm reichlich mit Bakterien (vorwiegend Anaerobier, aber auch Escherichia coli und andere Stäbchenbakterien ▶ 13.9) besiedelt, die für den Menschen unverdauliche Nahrungsreste durch Gährungs- und Fäulnisvorgänge weiter abbauen.

Man unterscheidet folgende Dickdarmabschnitte, die ohne deutliche Begrenzung ineinander übergehen (▶ Abb. 17.39):

> Der **Blinddarm** *(Caecum)* mit dem **Wurmfortsatz** *(Appendix vermiformis)*
> Das **Kolon** *(Grimmdarm)* mit seinen vier Abschnitten **Colon ascendens** *(aufsteigender Grimmdarm)*, **Colon transversum** *(querverlaufender Grimmdarm)*, **Colon descendens** *(absteigender Grimmdarm)* und **Colon sigmoideum** *(S-förmiger Grimmdarm,* kurz **Sigma** oder *Sigmoid)*.

Der Aufbau der Dickdarmwand entspricht dem des übrigen Verdauungstraktes (▶ Abb. 17.2), zeigt aber folgende Besonderheiten:

Dickdarmschleimhaut

An der Dickdarmschleimhaut findet man keine Zotten mehr, sondern ausschließlich besonders tiefe Einstülpungen, die *Dickdarmkrypten* (▶ Abb. 17.38). Das einschichtige Kryptenepithel besteht vorwiegend aus *schleimbildenden Becherzellen,* deren Schleim die Dickdarmschleimhaut gegenüber dem sich zunehmend verfestigenden Stuhl gleitfähig hält. An den Kryptenübergängen finden sich neben den Becherzellen zusätzlich resorbierende Epithelzellen, die zum Darmlumen hin einen Bürstensaum (Mikrovilli) besitzen. Hier erfolgt die Rückresorption von Wasser und Elektrolyten.

Tänien, Haustren, Appendices epiploicae

Charakteristisch ist außerdem die äußere Längsmuskelschicht: Sie verläuft nicht gleichmäßig um den ganzen Darm, sondern ist zu drei bandförmigen Streifen zusammengebündelt, den **Tänien** (▶ Abb. 17.39).

Durch Kontraktionen der Ringmuskelschicht entstehen im Abstand von einigen Zentimetern Einschnürungen, zwischen denen dann **Haustren** als *Ausbuchtungen* deutlich hervortreten. Die Haustren sind keine starren Gebilde, sondern verändern entsprechend der Ringmuskelkontraktionen ihre Form.

Über der gesamten Dickdarmoberfläche sind oft noch gelbe Anhängsel zu erkennen, die **Appendices epiploicae.** Das sind kleine fettgefüllte Ausstülpungen der Dickdarmserosa. Bei adipösen Menschen sind sie besonders ausgeprägt.

Bauchfellüberzug des Dickdarms

Blinddarm, Colon transversum und Sigma sind vollständig von Serosa überzogen und nur über ein dünnes Aufhängeband, das **Mesokolon** *(Dickdarmgekröse),* elastisch mit der hinteren Bauchwand verbunden. Über dieses Mesokolon wird der Dickdarm mit Blut- und Lymphgefäßen sowie Nerven versorgt. Diese Abschnitte liegen *intraperitoneal* und sind somit gut beweglich (▶ 17.1.3).

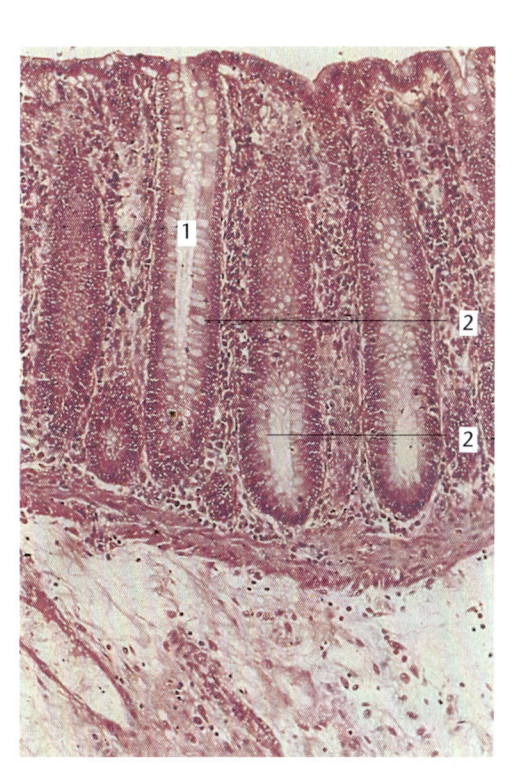

Abb. 17.38 Histologischer Schnitt durch die Dickdarmschleimhaut. Typischerweise findet man nur Krypten (1) und keine Zotten. Als ovale Aufhellungen erkennt man im Epithel die Becherzellen (2). [X141]

Im Gegensatz dazu sind Colon ascendens und descendens nur an ihrer Vorderseite von Bauchfell überzogen und an ihrer Hinterseite *fest* mit der hinteren bzw. seitlichen Leibeswand verwachsen. Sie liegen somit *retroperitoneal* und sind im Bauchraum nicht beweglich.

17.8.1 Blinddarm und Appendix

Der erste, vor der rechten Darmbeinschaufel gelegene Abschnitt des Dickdarms ist der **Blinddarm** *(Caecum).* Er stellt den weitesten, aber mit nur 6–8 cm Länge auch kürzesten Dickdarmabschnitt dar. In den Blinddarm stülpt sich von links her in einem nahezu rechten Winkel das Dünndarmende, das *terminale Ileum,* ein. An der Einmündungsstelle entstehen zwei Schleimhautfalten, die als **Ileozäkalklappe** *(Valva ileocaecalis)* bezeichnet werden. Diese Klappe lässt in periodischen Abständen Dünndarminhalt in den Dickdarm übertreten. Ein Rückfluss ist normalerweise ausgeschlossen, da die Ileozäkalklappe als Ventil wirkt. Am unteren Ende des Blinddarms hängt als wurmförmiges Anhangsgebilde der **Wurmfortsatz** *(Appendix vermiformis).* Seine Schleimhaut ist ähnlich aufgebaut wie die des Dickdarms, in die Wand sind jedoch zahlreiche Lymphfollikel eingelagert, die insbesondere im Kindesalter der Infektabwehr dienen. Die Länge des etwa 1 cm dicken Wurmfortsatzes variiert erheblich (2–25 cm), durchschnittlich ist er etwa 10 cm lang. Klinisch bedeutsam ist seine große Lagevariabilität, wodurch die Diagnose einer Entzündung des Wurmfortsatzes *(Appendizitis)* erheblich erschwert werden kann.

Appendizitis

Die **Appendizitis** wird im Volksmund auch *Blinddarmentzündung* genannt – korrekt ist aber *Wurmfortsatzentzündung.* Sie ist die häufigste akute Baucherkrankung und betrifft insbesondere Kinder und Jugendliche. Weil der Wurmfortsatz eine Sackgasse für den Speisebrei bildet, können sich Keime, die in diesem Darmabschnitt reichlich im Speisebrei zu finden sind, leicht ausbreiten.

Die Diagnose kann schwierig sein – nur etwa die Hälfte der Patienten zeigt die klassische Symptomenfolge:

> Appetitlosigkeit, Übelkeit und Erbrechen
> Ziehende bis kolikartige Schmerzen in Nabelgegend oder Oberbauch
> Nach einigen Stunden Wanderung des nun kontinuierlichen Schmerzes in den rechten Unterbauch (jedoch nicht in der Spätschwangerschaft, was in diesem Fall die Diagnostik zusätzlich erschwert)
> Mäßiges Fieber bis 39 °C. Dabei ist die Temperaturdifferenz bei rektaler und axillärer Messung, die normalerweise ca. 0,5 °C beträgt, deutlich vergrößert.

Die Therapie der Appendizitis besteht in einer frühzeitigen operativen Entfernung des Wurmfortsatzes, der **Appendektomie.** Ansonsten droht durch die entzündliche Schwellung und unter Umständen spätere Eiterbildung und Gewebsnekrose (Absterben von Gewebe) eine Überdehnung und damit ein Platzen *(Perforation)* des Wurmfortsatzes.

17.8.2 Kolon

An den Blinddarm schließt sich das **Colon ascendens** *(aufsteigender Grimmdarm)* an. Es verläuft der rechten Bauchwand anliegend nach oben bis zur Leber. Hier macht es eine scharfe Biegung *(Flexura coli dextra)* und verläuft dann als **Colon transversum** *(querverlaufender Grimmdarm)* zum linken Oberbauch in die Nähe der Milz. Hier macht das Kolon wieder einen scharfen Knick *(Flexura coli sinistra)* und verläuft als **Colon descendens** *(absteigender Grimmdarm)* an der seitlichen Bauchwand abwärts. In Höhe der linken Darmbeinschaufel löst sich das Kolon von der seitlichen Bauchwand und geht in einer S-förmigen Krümmung in das **Sigma** *(Colon sigmoideum)* über. Das Sigma verlässt den Bauchraum, tritt ins kleine Becken ein und geht in das **Rektum** über.

17.8.3 Rektum

Das **Rektum** *(Mastdarm)* bildet den 15–20 cm langen letzten Darmabschnitt. Es liegt im *kleinen Becken* außerhalb der Bauchhöhle und ist somit

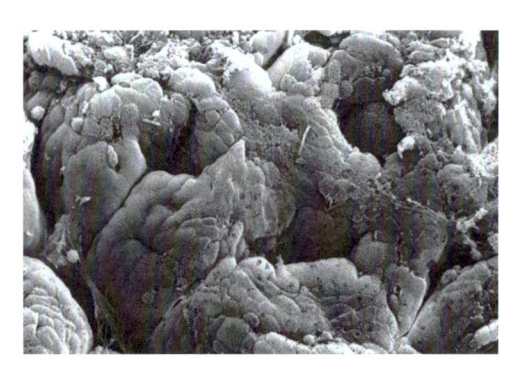

Abb. 17.40 Rasterelektronenmikroskopische Aufnahme der Oberflächenstruktur des menschlichen Mastdarms. [X243]

nicht mehr von Bauchfell überzogen. Im Gegensatz zum Kolon bildet die äußere Längsmuskulatur wieder eine rundum geschlossene Schicht, Tänien und Haustren sind also nicht vorhanden. Das Rektum verläuft nicht, wie es sein Name vermuten lässt, vollkommen gerade, sondern hat wie das Sigma eine S-Form. In seinem oberen Teil folgt es der Ausbuchtung des Kreuzbeins, biegt dann in Höhe des Steißbeins nach hinten um und endet im After (Anus).

Die oberste „Etage" des Rektums bildet die *Ampulla recti,* kurz **Ampulle.** Sie ist der Sammelbehälter, in dem der Stuhl vor der Ausscheidung über Stunden (bisweilen sogar bis zu drei Tage lang) gespeichert wird.

Der **After** *(Anus)* ist schließlich die Öffnung, durch die der Darm an die Körperoberfläche mündet. Er wird durch zwei unterschiedliche Muskeln verschlossen:

> Den **inneren Afterschließmuskel** *(M. sphincter ani internus),* der die abschließende Verstärkung der inneren Ringmuskelschicht des Darmes darstellt und nicht willkürlich beeinflusst werden kann (glatte Muskulatur)
> Den **äußeren Afterschließmuskel** *(M. sphincter ani externus).* Er gehört der quergestreiften Beckenbodenmuskulatur an und kann willkürlich kontrahiert werden.

Die Schleimhaut entspricht im oberen Abschnitt der Dickdarmschleimhaut, geht aber dann in die äußere Haut des Afters (mit Haaren und Talgbzw. Schweißdrüsen) über. In der **Hämorrhoidalzone** (➤ Abb. 17.41) liegt unter der Schleimhaut des Rektums ein Venengeflecht, das mit der *oberen Mastdarmschlagader* **(A. rectalis superior)** in Verbindung steht. Dieser *arterio-venöse Schwellkörper* trägt neben den beiden beschriebenen Muskeln maßgeblich zum Verschluss des Afters bei.

Hämorrhoiden

Hämorrhoiden sind *knotenartige Erweiterungen* des beschriebenen arterio-venösen Schwellkörpers. Ein Einriss dieser Gefäße führt zu typischerweise hellroten Blutauflagerungen auf dem Stuhl. Weitere Symptome sind Nässen und Brennen in der Analregion sowie Schmerzen beim Stuhlgang. Bringen Allgemeinmaßnahmen wie Stuhlregulierung, Analhygiene und Kamillensitzbäder keine Linderung, sind bei fortgeschrittenen Stadien Verödung oder operative Entfernung der Hämorrhoiden *(Hämorrhoidektomie)* angezeigt.

17.8.4 Transport des Dickdarminhalts

Im Dickdarm können drei Bewegungsformen unterschieden werden:

> **Segmentationen.** Sie entstehen durch rhythmische Einschnürungen der Ringmuskulatur und führen zur erwähnten Haustrierung des Dickdarms. Die Segmentationen verzögern die Passage des Darminhalts, so dass Elektrolyte und Wasser ausreichend resorbiert werden können. Erschlafft der kontrahierte Darmabschnitt und kontrahiert sich die Muskulatur an anderer Stelle, wird der Darminhalt kräftig durchmischt
> **Propulsive Massenbewegungen.** Kontrolliert durch das vegetative Nervensystem (➤ 8.10), folgt der Erschlaffung der Darmmuskulatur eine starke Kontraktionswelle, die den Stuhl in Richtung Darmausgang transportiert. Eine derartige Massenbewegung tritt ungefähr 3- bis 4-mal täglich auf, bevorzugt morgens nach dem Aufstehen sowie nach den Mahlzeiten. Sie ist nicht selten mit Stuhldrang (und nachfolgender Stuhlentleerung) verbunden
> **Peristaltische Wellen** (im Dickdarm selten).

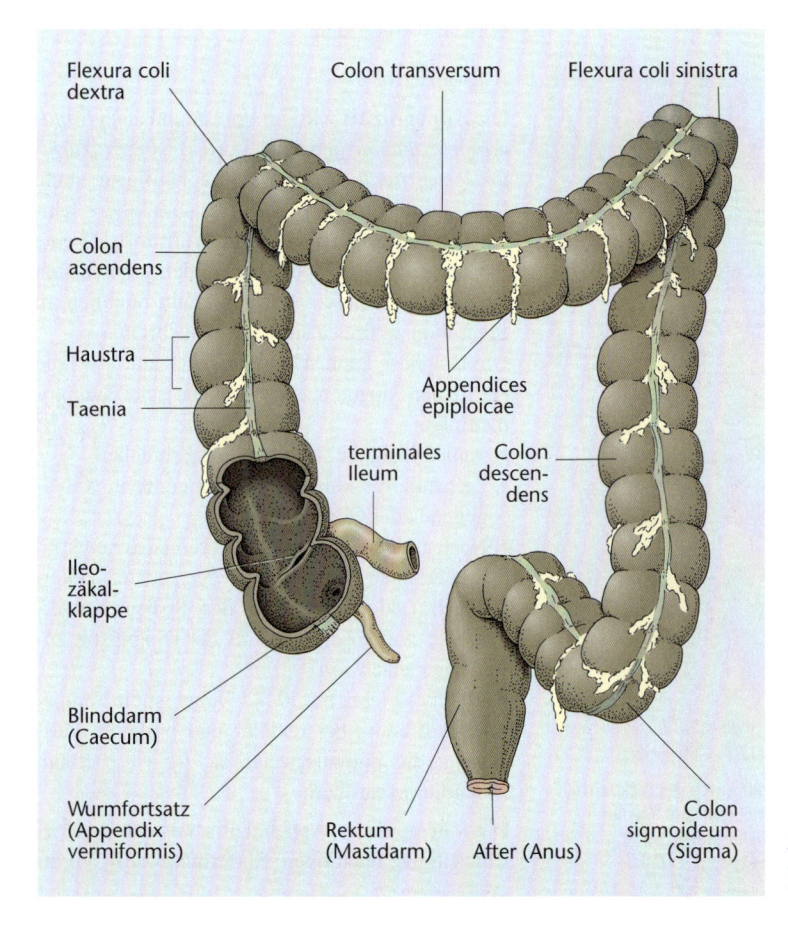

Abb. 17.39 Dickdarm (Caecum und Kolon) und Rektum in der Vorderansicht.

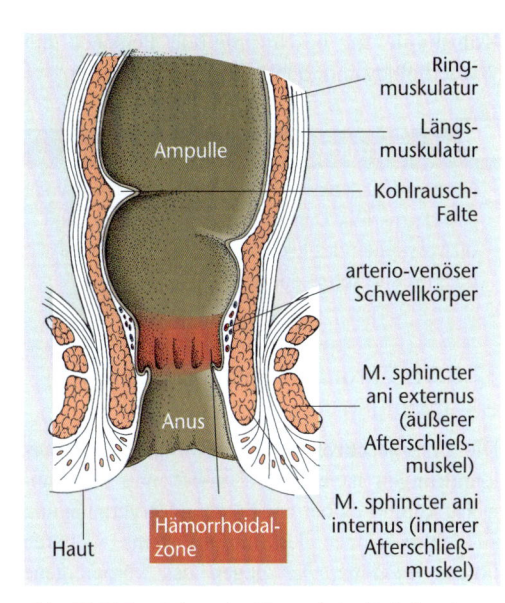

Abb. 17.41 Das Rektum im Längsschnitt. Zwischen Ampulle und After liegt die Hämorrhoidalzone. Dort findet sich unter der Schleimhaut ein arterio-venöser Schwellkörper.

Die Motorik des Dickdarms wird wie in anderen Abschnitten des Verdauungstraktes durch den zwischen der inneren Ring- und der äußeren Längsmuskulatur liegenden Plexus myentericus gesteuert. Der Einfluss des autonomen Nervensystems modifiziert die Aktivität des Plexus: Der Parasympathikus fördert den Weitertransport des Darminhalts, während der Sympathikus den Weitertransport hemmt.

17.8.5 Stuhlentleerung

Die **Stuhlentleerung** *(Defäkation)* ist ein reflektorisch ablaufender Vorgang, der jedoch willentlich beeinflusst werden kann. Bei ausreichender Füllung der Ampulle werden dort Dehnungsrezeptoren erregt. Diese senden über afferente Nervenbahnen Impulse zum *Defäkationszentrum* im Sakralmark, außerdem wird im Großhirn die Empfindung „Stuhldrang" ausgelöst. Vom Defäkationszentrum werden dann parasympathische Nervenfasern erregt, die zum einen den inneren Afterschließmuskel erschlaffen lassen und zum anderen zur Kontraktion der äußeren Längsmuskulatur des Rektums führen. Dadurch wird der Stuhl nach außen getrieben. Eine anhaltende Kontraktion von Zwerchfell und Bauchmuskeln, die *Bauchpresse* (▶ 16.8.4), unterstützt den Vorgang. Ein Aufschub der Stuhlentleerung über eine gewisse Zeit ist deshalb möglich, weil der äußere Afterschließmuskel willentlich kontrahiert und damit die Stuhlentleerung verhindert werden kann.

Die Entleerungshäufigkeit *(Defäkationsfrequenz)* ist von Mensch zu Mensch sehr unterschiedlich und bewegt sich normalerweise im Rahmen von dreimal täglichen bis zu dreimal wöchentlichen Entleerungen. Dementsprechend variiert auch die Verweildauer des Darminhaltes im Rektum von 12 bis über 60 Stunden erheblich.

17.8.6 Stuhl

Der **Stuhl** *(Kot, Faeces)* ist der eingedickte und durch Bakterien zersetzte, unverdauliche Rest des Nahrungsbreis. Der Stuhl besteht zu 75 % aus Wasser, der Rest setzt sich folgendermaßen zusammen:
› Unverdauliche, teilweise zersetzte Nahrungsbestandteile (vorwiegend Zellulose)
› Abgestoßene Epithelzellen der Darmschleimhaut
› Schleim
› Bakterien (pro Gramm Stuhl etwa 10 Milliarden)
› *Sterkobilin*, das im Darm durch Umwandlung des Gallenfarbstoffs Bilirubin gebildet wird (▶ 17.10.4) und dem Stuhl seine eigentümliche, bräunliche Farbe verleiht
› Gärungs- und Fäulnisprodukte, die bei den bakteriellen Zersetzungsvorgängen im Dickdarm entstehen und für den unangenehmen Geruch des Stuhls verantwortlich sind
› Entgiftungsprodukte, das sind Arzneimittel, Giftstoffe und deren Abbauprodukte sowie andere von der Leber über die Galle in den Darm abgegebene Stoffwechselprodukte.

> **Stuhlbeobachtung**
>
> Die Farbe des Stuhls (normal: hell- bis dunkelbraun) wird – abgesehen von Krankheiten – auch verändert durch manche Nahrungsmittel (wie Lakritze, Rote Bete, Heidelbeeren und Spinat) sowie einige Medikamente, z. B. Eisenpräparate. Deshalb erfragen die Pflegenden bei Farbveränderungen stets die Ernährung der letzten Tage. Helles rotes Blut im Stuhl kann durch Blutungen im Anal-, Rektum- oder Dickdarmbereich (z. B. aus Hämorrhoiden, Divertikeln oder Tumoren) bedingt sein. Durch verdautes Blut aus Blutungen im oberen Verdauungstrakt (Speiseröhre, Magen, Zwölffingerdarm) entsteht schwarzer, oft klebriger, Stuhl *(Teerstuhl)*.

17.8.7 Defäkationsstörungen

Obstipation

Unter **Obstipation** *(Verstopfung)* versteht man eine verzögerte und erschwerte Darmentleerung. Der Stuhl ist infolge Wasserentzugs hart und trocken und die Entleerung wird dadurch schmerzhaft. In seltenen Fällen tritt die Obstipation als Warnsymptom einer ernsten Grundkrankheit, z. B. eines Dickdarmtumors, auf (▶ 17.8.10). Meistens handelt es sich aber um eine funktionelle Störung bei:
› Flüssigkeitsmangel (durch Flüssigkeitsverluste oder unzureichende Zufuhr)
› Ballaststoffarmer Ernährung
› Bewegungsmangel.

Laxanzien *(Abführmittel)* dürfen nur kurzzeitig (etwa bei vorübergehender Immobilisierung) verordnet werden, da sie längerfristig an Wirksamkeit einbüßen und oft den Kaliumhaushalt durcheinanderbringen (▶ 19.8.2).

> **Obstipation und Ernährung**
>
> Die einfachste und effektivste Maßnahme, sich vor Verstopfung zu schützen, ist eine Ernährung aus ballaststoffreicher Kost mit Vollkornbrot, viel rohem Gemüse und Obst. Dazu morgens ein Glas lauwarmes Mineralwasser auf nüchternen Magen – das regt die Darmtätigkeit genauso an wie Leinsamen oder Weizenkleie.
> Wer zu Verstopfung neigt, sollte bereits bei den ersten Anzeichen auf stopfende Nahrungsmittel wie kakaohaltige Produkte, Bananen, Äpfel, schwarzen Tee, Heidelbeeren und Milch verzichten und lieber abführende Nahrungsmittel wie Rhabarber, Sauerkraut, eingeweichte Dörrpflaumen, Butter- und Dickmilch, Melonen und Feigen wählen. Generell sollte viel Mineralwasser getrunken werden.
> Auch gewisse „Äußerlichkeiten" helfen: Man sollte sich Zeit und Ruhe für das „stille Örtchen" gönnen und sich nicht unter den Druck stellen, jeden Tag „müssen" zu müssen. Dreimal die Woche reicht völlig, und von Verstopfung spricht man sowieso erst, wenn es länger als drei Tage nicht zum Stuhlgang gekommen ist. Und auch dann ist es wenig hilfreich, nur auf die Verdauung zu achten, wirkt doch nichts verstopfender auf den Darm als der ständige Gedanke an den Stuhlgang.

Durchfall

Eine erhöhte Stuhlfrequenz (über 3-mal täglich) heißt **Durchfall** *(Diarrhoe)*, wobei in schweren Fällen bis zu 30 Entleerungen pro Tag vorkommen. Der Stuhl ist breiig-flüssig (Wassergehalt über 75 %), die Stuhlmenge vermehrt (über 250 g/Tag). *Akute Durchfälle* sind meist infektiös bedingt, z. B. durch verdorbene Lebensmittel, Viren wie Rota- oder Noroviren oder Bakterien wie Salmonellen oder bestimmte E.-coli-Stämme. Hingegen haben *chronische Durchfälle* meist nicht-infektiöse Ursachen – z. B. chronisch-entzündliche Darmerkrankungen, Medikamente (u.a. Antibiotika, Abführmittel) oder ein *Malabsorptionssyndrom* (▶ 17.7.7).

Insbesondere bei Säuglingen und älteren Menschen kommt es bei stärkeren Durchfällen rasch zur Austrocknung und zu oft lebensgefährlichen Elektrolytstörungen, vor allem des Kaliums, wodurch die Herzfunktion beeinträchtigt wird (▶ 14.5.10).

Tenesmus

Unter **Tenesmus** versteht man einen ständigen, schmerzhaften Stuhldrang bei geringer oder gar fehlender Stuhlentleerung. Der dabei vorliegende krampfhafte Verschluss des Analsphinkters wird oft von einer entzündlichen Reizung des Sphinkters oder einer Mastdarmentzündung *(Proktitis)* hervorgerufen.

Stuhlinkontinenz

Bei der **Stuhlinkontinenz** kann der Stuhl nicht mehr zurückgehalten werden, und es kommt zum unwillkürlichen Einkoten. Die Stuhlinkontinenz nimmt mit steigendem Lebensalter zu. Ursächlich spielen z. B. Lähmungen, Tumoren im Enddarm- und Analbereich sowie die Demenz eine bedeutende Rolle. Bei Frauen sind vaginale Geburten ein Risikofaktor, da sie den Beckenboden schwächen und (oft zunächst unbemerkt) die Schließmuskeln schädigen können.

17.8.8 Reizdarmsyndrom

Das **Reizdarmsyndrom** (auch *Colon irritabile* oder *Reizkolon* genannt) ist gekennzeichnet durch ständig wiederkehrende funktionelle Störungen in der Darmmotilität und -sekretion mit Völlegefühl, Blähungen, Darmkrämpfen, Verstopfung *(Obstipation)* oder Durchfall *(Diarrhoe)* als Leitsymptomen. Es ist eine der häufigsten Erkrankungen des Magen-Darm-Traktes, bis zu 50 % der Besuche bei Gastroenterologen sind hierdurch bedingt. Die Ursache ist unklar (▶ 8.10.4).
Die Diagnose ist eine Ausschlussdiagnose, d.h. es muss durch entsprechende Untersuchungen sichergestellt werden, dass keine fassbaren organischen Erkrankungen wie etwa Darmentzündungen oder Tumoren vorliegen.

17.8.9 Dickdarmpolypen

Dickdarmpolypen sind Wucherungen der Dickdarmschleimhaut (vor allem *Adenome* ▶ 3.7.2), die meist einen pilzähnlichen Stiel besitzen, manchmal aber auch in flacher Wuchsform auftreten (▶ Abb. 17.42, ▶ Abb. 17.43). Oft findet man sie zufällig bei einer Dickdarmspiegelung. Gelegentlich machen sie sich durch Blut- und Schleimabgang bemerkbar. Da sie zu Karzinomen entarten können (also *Präkanzerosen* darstellen ▶ 3.7.1), sollte man jeden Polypen endoskopisch

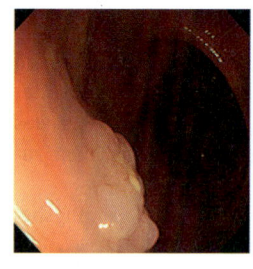

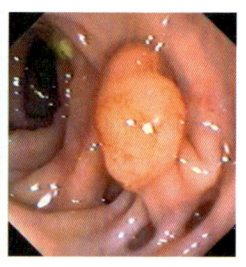

Abb. 17.43 Links breitbasiger, rechts gestielter Dickdarmpolyp in der Endoskopie. [E335, R132]

mit einer Schlinge abtragen und histologisch untersuchen lassen.

17.8.10 Kolorektale Karzinome

Kolorektale Karzinome

Bösartige Tumoren von Kolon und Rektum stehen in der Häufigkeitsstatistik der Krebsneuerkrankungen bei Männern und Frauen an zweiter Stelle. Die beiden wichtigsten Alarmsymptome sind:
› Blut im Stuhl
› Plötzliche Änderung der Stuhlgewohnheiten, z. B. Verstopfung *(Obstipation)*, Durchfall *(Diarrhoe)*, verstärkte Blähungen sowie Schleimbeimengungen im Stuhl oder unwillkürlicher Stuhlabgang.

Ungefähr 5 % der kolorektalen Karzinome sind erblich bedingt. Ein weiteres Risiko ist falsche Ernährung, insbesondere ballaststoffarme, fett- und fleischreiche Kost (▶ 18.10).
Das kolorektale Karzinom ist meist ein Adenokarzinom, ca. ¾ sind in Rektum oder Sigma lokalisiert. Kolorektale Karzinome entstehen im Verlauf vieler Jahre überwiegend aus Polypen (**Adenom-Karzinom-Sequenz**). Sie metastasieren zunächst in die regionalen Lymphknoten, die ersten Fernmetastasen entstehen durch Ausbreitung über die Pfortader in der Leber (portaler Metastasierungstyp ▶ Abb. 3.16).
Die Diagnose wird in der Regel endoskopisch (Koloskopie und Biopsie) gestellt. Je nach Tumorstadium wird die operative Entfernung mit einer Strahlen- und/oder Chemotherapie kombiniert (vorausgehend oder nachfolgend). Manchmal muss ein künstlicher Darmausgang *(Anus praeter)* angelegt werden, der an der vorderen Bauchwand mündet. Austauschbare Beutel mit Klebehaftung ermöglichen die Stuhlhygiene.
Im Vergleich zum Ösophagus- und Magenkarzinom sind die Heilungschancen beim Kolon- und Rektumkarzinom relativ hoch. Sie könnten aber noch höher sein, wenn das Darmkrebsvorsorgeprogramm in Deutschland besser genutzt würde: Dieses beinhaltet ab dem 50. Lebensjahr eine jährliche Stuhluntersuchung auf okkultes („verstecktes") Blut, z. B. durch einen Haemoccult®-Test, und ab dem 56. Lebensjahr eine **Vorsorge-Koloskopie** für beschwerdefreie Personen mit Wiederholungsmöglichkeit zehn Jahre später.

Dickdarmkrebs frühzeitig erkennen

Die Vorsorge-Koloskopie ist der beste Schutz vor Dickdarmkrebs: Darmpolypen (Adenome), die oft Vorstadien des Krebses sind, werden dabei erkannt und sofort entfernt.

17.8.11 Chronisch-entzündliche Darmerkrankungen

Die Ursache **chronisch-entzündlicher Darmerkrankungen** ist bis heute unbekannt. Möglicherweise kommt es bei entsprechender Veranlagung zu Fehlreaktionen des Immunsystems, in deren Folge *Autoantikörper* gegen das körpereigene Darmgewebe gebildet werden (▶ 13.7.2). Folge sind chronisch-rezidivierende oder kontinuierliche, teils lebenslang wieder aufflackernde Entzündungen. Von besonderer Bedeutung sind der **Morbus Crohn** und die **Colitis ulcerosa**.
Der *Morbus Crohn* tritt meist zwischen dem 20. und 30. Lebensjahr auf. Die Erkrankung kann an jeder Stelle des Verdauungstraktes vom Mund bis zum After vorkommen, wobei die Lokalisation im terminalen Ileum und Kolon überwiegt. An den betroffenen Abschnitten sind *alle* Wandschichten des Verdauungskanals entzündet, die Darmwand ist hier stark verdickt und zeigt entzündliche *Granulome* (▶ 3.5.6).
Neben kolikartigen Schmerzen haben die Patienten etwa 3- bis 6-mal am Tag Durchfälle, meist *ohne* Blut- oder Schleimbeimengungen. Da die Entzündung *alle* Wandschichten erfasst, bilden sich häufig **Fisteln**, also direkte Verbindungen zur äußeren Haut (typischerweise Analfisteln) oder zu Nachbarorganen (z. B. Blasen- oder Scheidenfisteln).

Die Therapie des Morbus Crohn erfolgt so lange wie möglich konservativ. Hierzu gehören in der akuten Phase eine ballaststoffarme Diät („Astronautenkost"), evtl. sogar eine intravenöse Ernährung, sowie entzündungshemmende Medikamente (z. B. Azulfidine®, Glukokortikoide). Da die Erkrankung aber in Schüben verläuft und kaum jemals ausheilt, muss im weiteren Verlauf meist operiert werden, z. B. um narbige Darmverengungen zu beseitigen oder sehr stark betroffene Darmabschnitte zu *resezieren* (operativ entfernen).

Bei der *Colitis ulcerosa* beginnt der schubweise Krankheitsprozess im Rektum und breitet sich von dort über das ganze Kolon aus. Die Entzündung ist auf Mukosa und Submukosa begrenzt und führt zu oberflächlichen Geschwüren *(Ulzerationen)*. Bei typischer Symptomatik zählt man bis zu 20 blutig-schleimige Durchfälle pro Tag.

Die konservative Therapie mit Diät und antientzündlichen Medikamenten ähnelt der des Morbus Crohn und richtet sich nach dem aktuellen Aktivitätsgrad der Erkrankung. Da das Dickdarmkarzinomrisiko stark erhöht ist, sind regelmäßige Kontrollendoskopien nötig. Meist wird auch nach einer gewissen Krankheitsdauer empfoh-

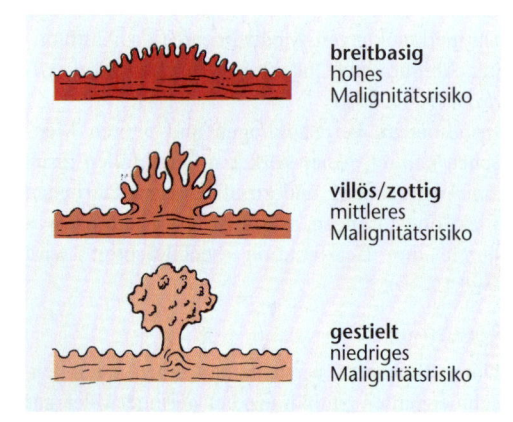

Abb. 17.42 Dickdarmpolypen, verschiedene Wuchsformen. Das Entartungsrisiko ist bei breitbasig wachsenden Polypen höher als bei gestielten.

- breitbasig — hohes Malignitätsrisiko
- villös/zottig — mittleres Malignitätsrisiko
- gestielt — niedriges Malignitätsrisiko

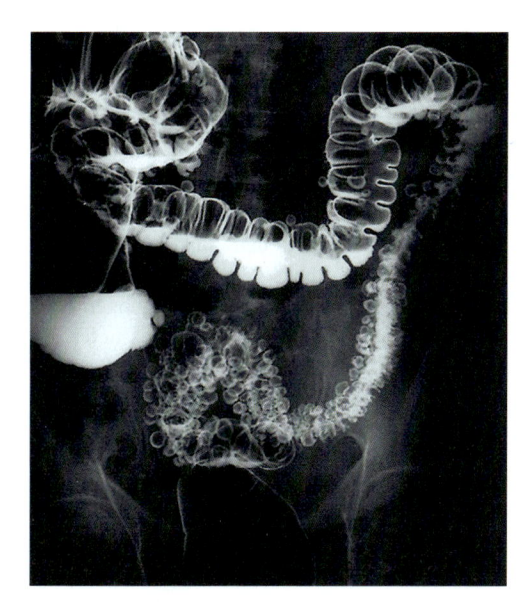

Abb. 17.44 Zahlreiche Dickdarmdivertikel in Colon descendens und sigmoideum beim Doppelkontraströntgen des Dickdarms. Im Colon transversum sind die Haustren gut zu erkennen. [E179-168]

len, den Dickdarm operativ zu entfernen, um einer Karzinomentstehung zuvorzukommen. Die Kontinenz kann dabei in der Regel erhalten werden.

17.8.12 Dickdarmdivertikulose und -divertikulitis

Divertikel sind umschriebene Ausstülpungen der Wand eines Hohlorgans. Sind alle Wandschichten beteiligt, spricht man von einem *echten Divertikel*. Tritt dagegen nur die Schleimhaut durch Lücken der Muskularis aus, so nennt man dies *falsche Divertikel*. Divertikel können prinzipiell an allen Abschnitten des Verdauungsrohres vorkommen.
Bei der **Divertikulose des Dickdarms** liegen zahlreiche falsche Divertikel vor, insbesondere im Sigma (➤ Abb. 17.44). Die Mehrzahl älterer Menschen über dem 70. Lebensjahr hat solche Divertikel, die aber meist keine oder nur geringe Beschwerden bereiten. Gelegentlich kommt es aber zu einer Entzündung **(Divertikulitis),** wenn im Divertikel angestauter Darminhalt die Divertikelwand schädigt und in der Folge Darmbakterien die Divertikel durchwandern. Gefährlich ist die Perforation der Darmwand mit nachfolgender Peritonitis.

17.8.13 Ileus

Ileus bezeichnet das Unvermögen des Darmes, seinen Inhalt weiterzubefördern. Unterschieden werden *mechanischer* und *paralytischer Ileus*.
Dem **mechanischen Ileus** liegt eine *Verlegung der Darmlichtung* zugrunde, von *innen* etwa durch Fremdkörper oder Tumoren, von *außen* z. B. durch Brucheinklemmung oder narbige Verwachsungen *(Briden)*. Anfänglich versucht der Darm durch kräftige Kontraktionen, die sich in kolikartigen Schmerzen äußern, das Hindernis zu überwinden. Als Ausdruck des Passagestopps kommt es zu Stuhl- und Windverhalt sowie zum Erbrechen. Unbehandelt entwickelt sich rasch ein lebensbedrohlicher Zustand: Der Darmabschnitt vor dem Hindernis erweitert sich und es folgen massive Flüssigkeitsverluste in das Darmlumen mit der Folge einer Hypovolämie (➤ 19.8.1) und Schockgefahr (➤ 24.5.2).
Beim **paralytischen Ileus** ist die Darmmotorik gelähmt. Hauptursachen sind eine postoperative Darmlähmung oder Entzündungen im Bauchraum, z. B. eine perforierte Appendizitis oder eine Peritonitis (➤ 17.1.3). Beim paralytischen Ileus fehlt die Darmperistaltik („Totenstille im Bauch"). Ist die Darmlähmung (noch) nicht vollständig, das heißt sind noch einzelne Darmgeräusche hörbar, nennt man diesen Zustand **Subileus.**
Die Behandlung eines Ileus besteht im Ersatz von Flüssigkeit und Elektrolyten sowie der Druckentlastung von Magen und Dünndarm mittels Einlage von Sonden. Ein mechanischer Ileus muss meistens sofort operiert werden, beim paralytischen Ileus genügen oft konsequentes Absaugen, parenterale Ernährung, Elektrolytausgleich, medikamentöse Anregung der Darmperistaltik und ggf. Infektionsbekämpfung. Das Krankheitsbild ist sehr ernst – abhängig von der Ursache des Ileus und dem Zeitpunkt des Therapiebeginns stirbt jeder 4.– 10. Betroffene.

17.9 Pankreas

Lage und makroskopischer Aufbau

Das Pankreas ist etwa 15–20 cm lang, 1,5–3 cm dick und rund 80 g schwer. Der vom C-förmigen Abschnitt des Duodenums eingeschlossene *Pankreaskopf* ist der breiteste Anteil des Organs. An den Kopf schließt sich der *Pankreaskörper* an, gefolgt vom *Pankreasschwanz,* welcher am *Milzhilus* (➤ 12.6.4) endet (➤ Abb. 17.45). Das Pankreas ist an seiner Vorderseite von Bauchfell überzogen, liegt also retroperitoneal.

> **Zwei Anteile**
>
> Das **Pankreas** (die *Bauchspeicheldrüse*) bildet als *exokrine Drüse* (Drüse mit äußerer Sekretion ➤ 4.2.2) den *Pankreassaft,* der in den Dünndarm abgegeben wird und zahlreiche *Verdauungsenzyme* enthält (➤ 17.6.1).
> Als *endokrine Drüse* (Drüse mit innerer Sekretion) bildet das Pankreas in den *Langerhans-Inseln* Hormone für den Kohlenhydratstoffwechsel (➤ 11.6).

Exokrines Pankreas

Das Innere des Organs wird von kleinen serösen Drüsenläppchen gebildet, deren Ausführungsgänge alle in den großen Hauptausführungsgang des Pankreas, den **Ductus pancreaticus,** münden. Dieser durchzieht das gesamte Organ vom Schwanz- bis zum Kopfbereich und mündet (bei etwa 80 % der Menschen) gemeinsam mit dem Gallengang an der *Papilla duodeni major* ins Duodenum. Manchmal findet man einen Seitenast des Ductus pancreaticus (*Ductus pancreaticus accessorius* ➤ Abb. 17.34), der dann eine eigene Mündungsstelle ins Duodenum besitzt (*Papilla duodeni minor*).

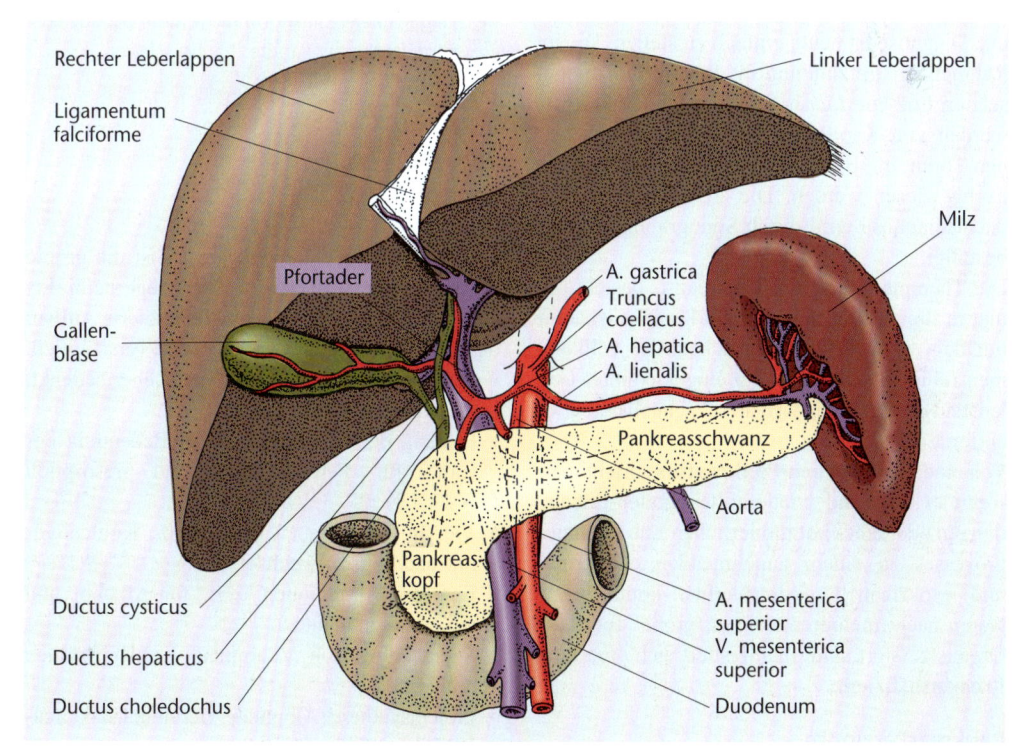

Abb. 17.45 Die Oberbauchorgane in der Vorderansicht.

Endokrines Pankreas: Langerhans-Inseln

Neben den exokrinen Drüsen, in denen ca. 1,5 l Pankreassaft täglich gebildet werden und die zusammen die Hauptmasse des Pankreas ausmachen, existiert im selben Organ ein zweites System von Zellen. Diese endokrinen (hormonbildenden) Zellen liegen in kleinen Gruppen im ganzen Pankreas verstreut, die wegen ihrer inselähnlichen Verteilung nach ihrem Entdecker **Langerhans-Inseln** heißen (▶ Abb. 11.18).

Man kann in den „Inseln" mindestens drei Arten von Zellen unterscheiden, die unterschiedliche Hormone bilden (Details zu Zellen und Hormonen ▶ 11.6): Die **A-Zellen** bilden das blutzuckersteigernde **Glukagon,** die **B-Zellen** das blutzuckersenkende **Insulin** und die **D-Zellen Somatostatin,** das viele Verdauungsfunktionen hemmt.

Pankreatitis

Bei einer **akuten Pankreatitis** *(Bauchspeicheldrüsenentzündung)* werden die Verdauungsenzyme des Pankreas bereits innerhalb des Organs freigesetzt und aktiviert, was zu einer *Selbstverdauung* des Pankreas und lebenswichtiger umliegender Strukturen führen kann. Deshalb enden schwerste Entzündungen auch heute noch häufig tödlich. Als Ursache stehen Gallenwegserkrankungen, insbesondere Gallensteine (vor allem bei Frauen), sowie Alkoholmissbrauch (vor allem bei Männern) im Vordergrund.

Die Erkrankung beginnt plötzlich mit heftigen, konstanten Oberbauchschmerzen mit meist gürtelförmiger Ausstrahlung in den Rücken, begleitet von Übelkeit und Erbrechen. Der Darm arbeitet fast nicht mehr *(Subileus* ▶ 17.8.13).

Die Diagnose ist heute einfach zu stellen. Die im Rahmen der Entzündung ins Interstitium freigesetzten Enzyme *Lipase* und *Amylase* (▶ 17.6.1) werden von Kapillaren aufgenommen, erscheinen somit im Blut und können laborchemisch nachgewiesen werden. Die so gewonnene Verdachtsdiagnose wird durch Sonographie und CT bestätigt.

Die Therapie der akuten Pankreatitis besteht primär in strenger Nahrungs- und Flüssigkeitskarenz mit dem Ziel, die Bauchspeicheldrüse vollkommen ruhig zu stellen. Ist ein eingeklemmter Gallenstein die Ursache, wird dieser schnellstmöglich entfernt.

Von einer **chronischen Pankreatitis** spricht man, wenn es aufgrund wiederholter akuter Entzündungen oder eines kontinuierlichen Entzündungsprozesses zu einem zunehmenden endokrinen und exokrinen Funktionsverlust kommt. Erst wenn nach mehreren Jahren große Teile des Organs zerstört sind, manifestiert sich eine **Pankreasinsuffizienz.**

Pankreaskarzinom

Der häufigste Tumor des Pankreas ist das **Pankreaskarzinom,** ein meist vom Epithel der kleinen Pankreasgänge ausgehendes Adenokarzinom. In 60 % der Fälle ist der Pankreaskopf befallen *(Pankreaskopfkarzinom).* Die Ursache ist nicht bekannt. Zigarettenrauchen, übermäßiger Alkoholkonsum und eine chronische Pankreatitis gelten als Risikofaktoren. Die Symptome sind meist uncharakteristisch: Oberbauchschmerzen, Appetitverlust, Gewichtsabnahme, Leistungsknick. Bei Verlegung der ableitenden Gallenwege kann eine schmerzlose Gelbsucht (ein sog. Verschlussikterus ▶ 17.10.4) mit prall gefüllter Gallenblase **(Courvoisier-Zeichen)** eventuell früh auf den Krankheitsprozess hindeuten.

Insgesamt ist der Krankheitsverlauf aber eher schleichend und der Tumor wird spät entdeckt, so dass bei Diagnosestellung nur etwa 20 % der Patienten radikal operiert werden können und eine Heilungschance haben.

> **Pankreasinsuffizienz**
>
> Bei krankheitsbedingter Zerstörung oder Entfernung von mehr als 90 % des Pankreasgewebe resultieren deutliche Zeichen einer **Pankreasinsuffizienz:**
>
> › Zum einen fehlen die Verdauungsenzyme des Pankreas mit der Folge eines *Malassimilationssyndroms* (▶ 17.7.7). Deshalb müssen regelmäßig und hoch dosiert Pankreasenzympräparate gegeben werden
> › Zum anderen fehlen Insulin und Glukagon zur Blutzuckerregulation, wobei Insulin das *einzige blutzuckersenkende* Hormon des Körpers ist. Es entsteht ein Diabetes mellitus (Zuckerkrankheit ▶ 11.6.3), der immer mit Insulin behandelt werden muss. Da auch der Insulin-Gegenspieler Glukagon nicht mehr produziert wird, ist dieser Diabetes häufig schwer „einzustellen".

17.10 Leber

Die rötlich-braune **Leber** *(Hepar)* ist die größte Anhangsdrüse des Darms und wiegt beim Erwachsenen etwa 1,5 kg. Der komplizierte Aufbau des mehrfach gelappten Organs wird verständlich, wenn man die Hauptaufgaben der Leber bedenkt, insbesondere:

› Bildung der Gallenflüssigkeit (Bedeutung der Galle für Fettverdauung und -resorption ▶ 17.7.3)
› Vielfältige Aufgaben im Eiweiß-, Kohlenhydrat- und Fettstoffwechsel
› Entgiftungsfunktionen, z. B. für Alkohol und viele Medikamente
› Speicherung von Vitaminen, Kohlenhydraten und Fetten
› Proteinsynthese (Albumine, Gerinnungsfaktoren)
› Bilirubinsekretion
› Mitregulation des pH-Wertes
› Ort der Blutbildung beim Embryo und Fetus.

17.10.1 Lage und makroskopischer Aufbau der Leber

Lage der Leber im Bauchraum

Die Hauptmasse der Leber liegt unter der rechten Zwerchfellkuppel und ist an deren Form angepasst. Der linke Leberlappen reicht weit über die Mittellinie hinaus in den linken Oberbauch (▶ Abb. 17.45, ▶ Abb. 17.47).

Die Leber folgt den Atembewegungen des Zwerchfells und tritt bei der Einatmung tiefer, bei der Ausatmung wieder höher. Da sie größtenteils unter dem Brustkorb verborgen ist, kann der Arzt allenfalls den vorderen, unteren Leberrand tasten. Hierzu legt er seine Finger mit sanftem Druck unter den rechten Rippenbogen und lässt den Patienten dann tief einatmen. Mit der Abwärtsbewegung der Leber gleitet der untere Leberrand unter den Fingern des Arztes vorbei und ist insbesondere bei einer Lebervergrößerung oder bei verdichtetem Lebergewebe gut tastbar.

Makroskopischer Aufbau

Betrachtet man die Oberfläche der Leber, so kann man die obere, konvexe *Zwerchfellseite* von der unteren, leicht konkaven *Eingeweideseite* unterscheiden. Der vordere spitzwinklige Rand der Leber stellt dabei den vorderen Übergang zwischen Zwerchfell- und Eingeweideseite dar (▶ Abb. 17.45, ▶ Abb. 17.46).

Von vorne erkennt man zwei unterschiedlich große Lappen, den größeren **rechten** und den kleineren **linken Leberlappen.** Außerdem sieht man das an der Unterseite des Zwerchfells befestigte sichelförmige **Ligamentum falciforme** (▶ Abb. 17.45), das grob die Trennlinie zwischen rechtem und linkem Leberlappen markiert. Die exakte anatomische Trennung in rechten und linken Leberlappen wird aber durch das Verzweigungsmuster der Lebergefäße bestimmt.

Betrachtet man die Leber schließlich von der Eingeweidefläche her (▶ Abb. 17.46), so erkennt man noch zwei kleinere Lappen: den **Lobus quadratus** *(quadratischer Lappen)* und den **Lobus caudatus** *(geschwänzter Lappen).* Nach ihrer Gefäßversorgung sind sie dem linken Leberlappen zuzuordnen.

Zwischen diesen beiden kleineren Lappen befindet sich eine quergestellte Nische, die **Leberpforte** *(Porta hepatis).* An der Leberpforte treten die **A. hepatica propria** (kurz auch *A. hepatica, Leberarterie)* und die **V. portae** *(Pfortader)* als zuführende Blutgefäße in die Leber ein, während der **Ductus hepaticus dexter** und **sinister** *(rechter* bzw. *linker Lebergallengang),* von den beiden Leberlappen kommend, die Leber hier verlassen. Außerdem findet man an der Leberpforte noch austretende Lymphgefäße sowie zum autonomen Nervensystem gehörende Nervenfasern.

Die Leber ist an ihrer Außenseite von einer derben *Bindegewebskapsel* sowie fast gänzlich von Bauchfell überzogen. Die Leber und die an ihr befestigte Gallenblase liegen damit *intraperitoneal,*

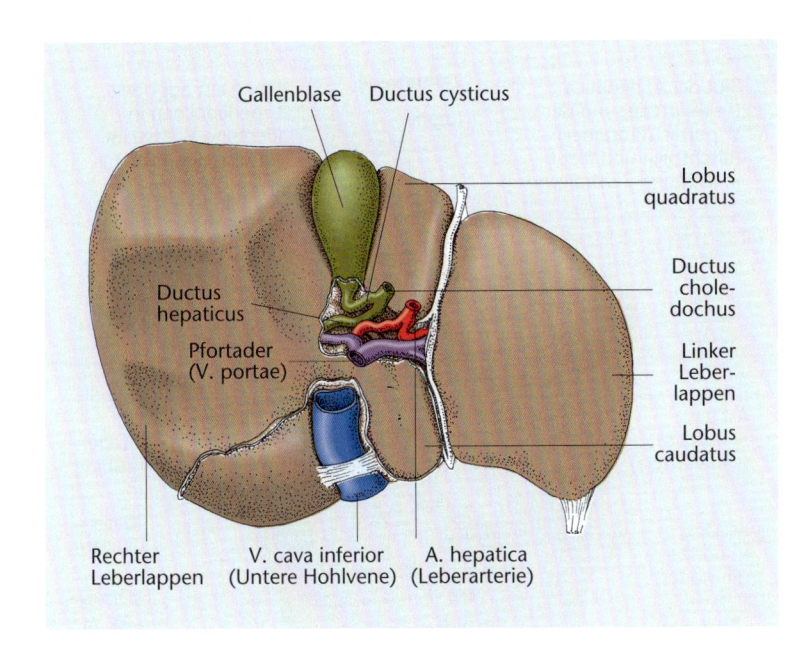

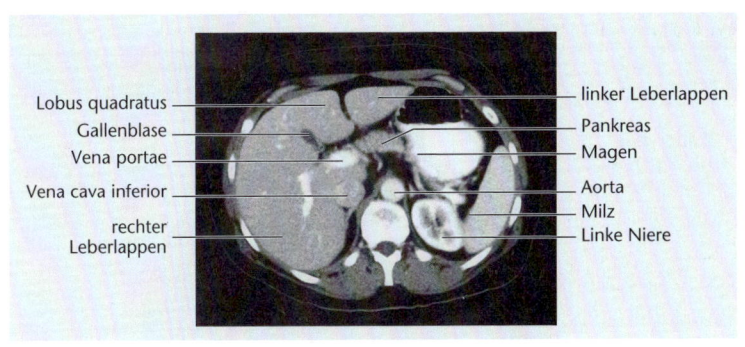

Abb. 17.47 (oben): Horizontaler CT-Schnitt durch die Leber. [E240]

Abb. 17.46 (links): Eingeweidefläche (Unterseite) der Leber.

nur an der hinteren, oberen Zwerchfellseite ist die Leber in einem kleinen dreieckigen Bezirk fest mit dem Zwerchfell verwachsen. Bindegewebskapsel und Bauchfellschicht werden vom Nervensystem sensibel innerviert, sind also *schmerzempfindlich*.

Blutversorgung

Ca. 25 % des zur Leber gelangenden Blutes ist sauerstoffreich und stammt aus der A. hepatica (propria). Diese geht aus der A. hepatica communis (▶ Abb. 15.8, ▶ Abb. 17.6) hervor.
75 % ihres Blutes (über 1 l pro Minute) erhält die Leber aber durch die V. portae (Pfortader). Das venöse Blut der V. portae (▶ Abb. 17.7) enthält unter anderem die im Dünndarm resorbierten Nährstoffe, Abbauprodukte aus der Milz, Hormone des Pankreas und auch Stoffe, die teilweise schon von der Magenschleimhaut resorbiert wurden, z. B. Alkohol.

17.10.2 Feinbau der Leber

Die Leber ist aus einer riesigen Zahl von 1–2 mm großen **Leberläppchen** *(Lobuli hepatici)* aufgebaut (▶ Abb. 17.48). Auf Schnittpräparaten erscheinen diese Leberläppchen wie sechseckige Bienenwaben angeordnet. An den Eckpunkten dieser „Waben" stoßen jeweils drei verschiedene Leberläppchen aneinander. Hier befinden sich die **Periportalfelder,** in denen jeweils ein feiner Ast der V. portae, ein Ast der Leberarterie und ein kleiner Gallengang verlaufen. Dieses auch als *Glisson-Trias* bezeichnete Versorgungssystem bringt somit zu jeweils drei Leberläppchen nährstoffreiches Pfortaderblut und sauerstoffreiches arterielles Blut und enthält andererseits feine Abflüsse von Gallenkapillaren aus jeweils drei Leberläppchen.
In der Mitte eines jeden Leberläppchens verläuft die **Zentralvene.** Sternförmig darum ordnen sich die *Leberzellen* (**Hepatozyten**) wie Mauern an (▶ Abb. 17.48), wobei jede „Mauer" aus 1–2 Zelllagen besteht. Dazwischen liegen die **Lebersinusoide**, die das Kapillargebiet der Leber darstellen. In diesen Lebersinusoiden mischt sich das arterielle Blut mit dem Blut aus der Pfortader und fließt nun langsam zentralwärts. In der Mitte des Leberläppchens finden die Sinusoide Anschluss an die Zentralvene, über die das Blut aus dem Leberläppchen abfließt. Die abfließenden Zentralvenen aller Leberläppchen sammeln das Blut in immer größer werdenden Venen. Über die drei großen *Lebervenen* (**Vv. hepaticae**) fließt dieses Blut dicht unter dem Zwerchfell in die untere Hohlvene *(V. cava inferior)* ab.
Die Lebersinusoide sind von einem löchrigen Endothel ausgekleidet, durch dessen Poren alle Plasmabestandteile ungehindert in den **Dissé-Raum** (▶ Abb. 17.49) gelangen können, einen schmalen Spaltraum zwischen den Endothelzellen und den Hepatozyten. Erst hier treten die Leberzellen mit den Plasmabestandteilen in Kontakt, wobei fingerförmige Ausläufer der Hepatozyten (Mikrovilli) in den Dissé-Raum hineinragen. Die Hepatozyten nehmen Nähr- und Abfallstoffe aus dem Plasma auf, bauen diese um oder speichern sie und geben Stoffwechselprodukte ab.
Im Endothelverband der Lebersinusoide liegen als weitere Zellart die **Kupffer-Sternzellen** (▶ Abb. 17.49), die dem Monozyten-Makrophagen-System (▶ 13.2.2, ▶ Tab. 13.2) angehören und Bakterien, Fremdstoffe und Zelltrümmer phagozytieren.

Intrahepatische Gallengänge

Neben dem System der Lebersinusoide existiert in der Leber ein zweites Kapillarsystem mit **Gallenkapillaren,** das räumlich völlig getrennt von den Lebersinusoiden verläuft. Diese Gallenkapillaren werden durch rinnenartige Spalträume gebildet, die zwischen zwei benachbarten Hepatozyten ausgespart bleiben und deren Wände von den Zellmembranen der Hepatozyten gebildet werden (▶ Abb. 17.49).
Die Flussrichtung in den Gallenkapillaren ist der der Lebersinusoide entgegengesetzt: Sie beginnen im Zentrum der Leberläppchen und münden in den Periportalfeldern in größere Sammelgänge *(interlobuläre Gallengänge)*. In ihrem weiteren Verlauf vereinigen sich diese Sammelgänge immer mehr, bis schließlich an der Leberpforte nur noch ein Hauptast aus dem rechten und dem linken Leberlappen austritt. Dies sind der **Ductus hepaticus dexter** und **sinister** *(rechter und linker Lebergallengang)*, die sich außerhalb der Leber zum **Ductus hepaticus communis** *(gemeinsamer Lebergallengang)* vereinigen. Hinter dem Abgang des *Ductus cysticus,* dem Verbindungsgang zur Gallenblase, heißt dieser Hauptgang *Ductus choledochus* (▶ Abb. 17.34).

17.10.3 Die Leber als Entgiftungs- und Ausscheidungsorgan

Die Leber ist das wichtigste Organ für die *Entgiftung* bzw. den *Abbau* sowohl von Fremd- als auch von körpereigenen Stoffen. Dazu verfügen die Leberzellen über zahlreiche *Enzyme,* die in anderen Körperzellen nicht oder nicht in diesem Ausmaß vorhanden sind. Nach Aufnahme der auszuscheidenden Stoffe in die Leberzellen bewerkstelligen diese Enzyme den Abbau bzw. die chemische Vorbereitung für die Ausscheidung. Zwei unterschiedliche Wege werden hierbei beschritten:

> **Ausscheidung über die Niere.** *Gut wasserlösliche* Abbauprodukte werden von den Leberzellen in die Lebersinusoide abgegeben. Von dort gelangen sie über den Blutkreislauf zur Niere und verlassen mit dem Urin den Organismus. Zu wasserlöslichen Abbauprodukten wird in der Leber z. B. die Mehrzahl der Medikamente umgewandelt

> **Ausscheidung über die Galle.** *Schlecht wasserlösliche* und damit auch im Blut schlecht lösliche Abbauprodukte werden auf der den Lebersinusoiden gegenüberliegenden Seite der Leberzellen in die Gallenkapillaren abgegeben. Durch die emulgierende Wirkung der Gallensäuren können sie in der Galle in Lösung gehalten werden und gelangen mit dieser in den

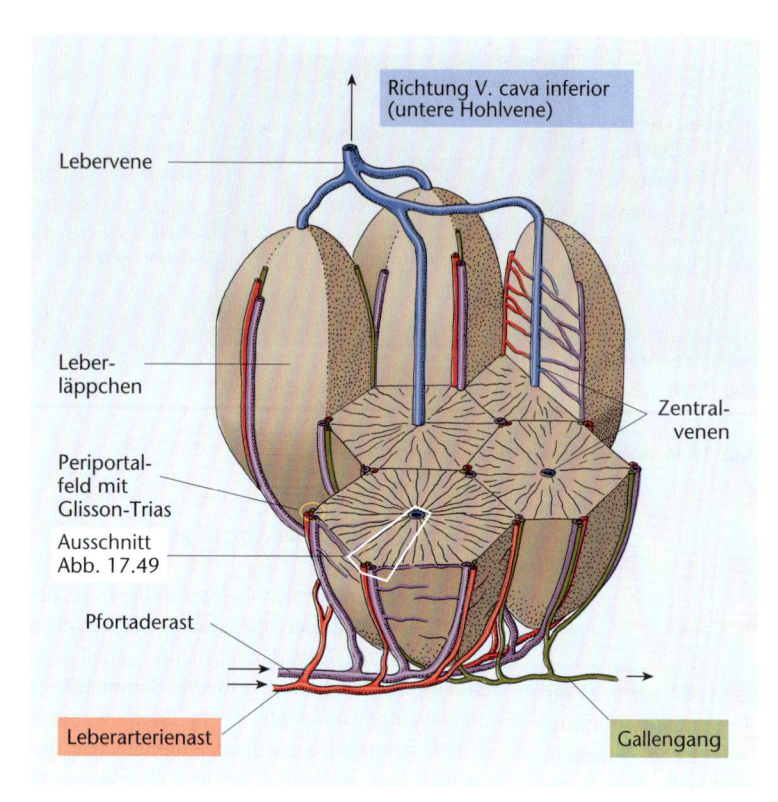

Abb. 17.48 Leberläppchen. In jedes Leberläppchen fließt Leberarterien- und Pfortaderblut. Gleichzeitig wird Gallenflüssigkeit und Lebervenenblut abgeleitet.

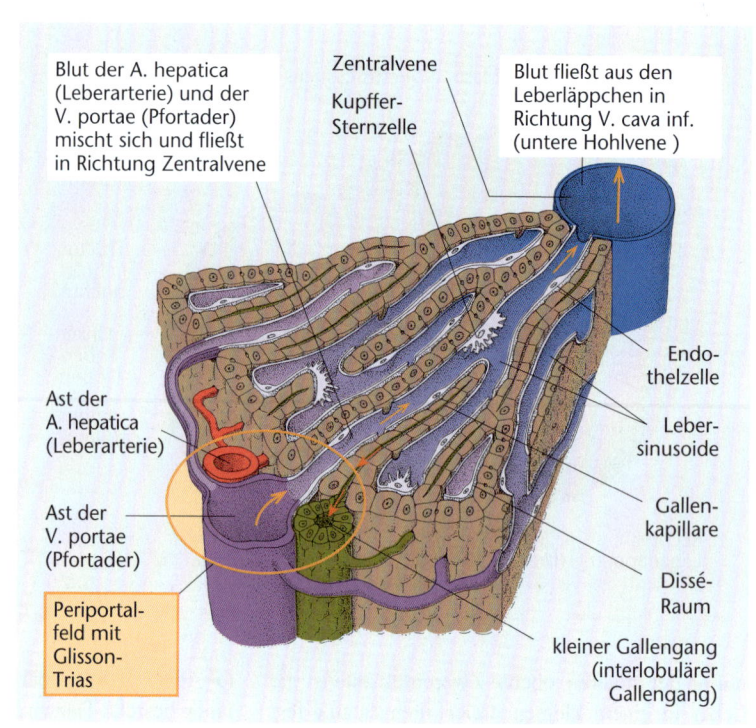

Abb. 17.49 Leberzellen mit den Blut- und den Gallenkapillaren. In den Lebersinusoiden vermischt sich arterielles Blut mit Pfortaderblut und fließt in Richtung Zentralvene. Zwischen den Gefäßwänden der Lebersinusoide und den Hepatozyten liegt der Dissé-Raum.

Darm, von wo aus sie mit dem Stuhl ausgeschieden werden. Mit der Galle ausgeschieden werden beispielsweise (zumindest zum Teil) große Arzneistoffmoleküle, sowohl als gallenlösliche Abbauprodukte als auch in unveränderter Form. Dazu gehören u.a. Antibiotika, Steroidhormone (Glukokortikoide) und Herzglykoside (Digitoxin).

First-pass-Effekt

Eine besondere Bedeutung fällt der Leber durch ihre Einbindung in den *Pfortaderkreislauf* zu: Sie wirkt wie ein *Filter* für alle Stoffe, die im Magen-Darm-Trakt resorbiert werden und vor dem Erreichen des großen Kreislaufs die Leber passieren. Dieser Filterwirkung fallen auch Arzneistoffe „zum Opfer", die dem Organismus oral zugeführt werden, weil die resorbierten Wirkstoffe bei Passage der Leber bereits zu einem erheblichen Teil inaktiviert werden (**First-pass-Effekt,** *first pass* = erster Durchgang).

Leberpassage vermeiden

Man kann den Wirkungsverlust der Leberpassage auf verschiedene Arten vermeiden, z. B. wenn man das Medikament am Verdauungskanal vorbei *(parenteral)* mit einer Spritze *intravenös, intramuskulär* oder *subkutan* gibt (➤ Abb. 7.3). Bei all diesen Injektionen wird der First-pass-Effekt umgangen. Auch bei der rektalen Applikationsform als Zäpfchen wird die Leberpassage zumindest zum Teil vermieden.

Gefährliches Ammoniak

Ammoniak ist ein Giftstoff, der die Neurotransmittersysteme (➤ 8.2.3) und damit die Signalverarbeitung im Gehirn gravierend stört. Ammoniak fällt in erheblichen Mengen beim Eiweißabbau an, daneben werden geringere Mengen aus dem Darm resorbiert. Das Ammoniak wird beim Gesunden durch die Leber entgiftet, die Ammoniak zu ungefähr 90 % in den wasserlöslichen Harnstoff umwandelt (➤ 17.10.5).

Leberkoma

Bei schweren Leberschäden mit unzureichender Entgiftungsfunktion der Leber steigt die Menge von Ammoniak und anderen Eiweißabbauprodukten im Blut an, was zu neurologischen und psychischen Auffälligkeiten des Kranken wie etwa Schläfrigkeit, Sprachstörungen, Handzittern und Schriftveränderungen führt. Die schwerste Form dieser hepatischen **Enzephalopathie** ist das **Leberkoma**, das häufig tödlich verläuft. Unterschieden werden das *Leberzerfallskoma* bei massivem Leberzellzuntergang (z. B. bei einer Hepatitis ➤ 17.10.6) und das *Leberausfallskoma* bei Leberzirrhose (➤ 17.10.8), das durch zusätzliche Faktoren wie z. B. hohe Eiweißzufuhr ausgelöst wird.

17.10.4 Gallenfarbstoff Bilirubin

Ein wesentlicher Bestandteil der Galle (➤ 17.6.2) ist das **Bilirubin,** das zum überwiegenden Teil aus dem Abbau der roten Blutkörperchen (Erythrozyten ➤ Abb. 12.6) stammt. Genauer gesagt ist es das Endabbauprodukt des **Häms,** der sauerstoffbindenden Komponente des Hämoglobins. Der Abbau findet in den Zellen des Monozyten-Makrophagen-Systems von Milz, Knochenmark und Leber statt und führt über das grünliche Zwischenprodukt **Biliverdin** schließlich zum gelblichen Bilirubin. Bilirubin ist wasserunlöslich und wird daher im Blut an Albumin gebunden transportiert. Man nennt diese Form des Bilirubins auch **indirektes Bilirubin.** In der Leber wird es vom Albumin abgetrennt und in die Leberzellen aufgenommen. Hier wird es an eine Säure, die *Glukuronsäure,* gekoppelt (konjugiert), dabei entsteht das besser wasserlösliche *Bilirubinglukuronid*. Diese Form, auch **direktes Bilirubin** genannt, wird dann mit der Galle ausgeschieden. Im Darm wird das Bilirubin durch die Tätigkeit von Darmbakterien weiter umgewandelt zu **Sterkobilin** (braun) und **Urobilinogen** (gelb). Urobilinogen wird teilweise aus dem Darm rückresorbiert und danach teils in der Leber weiter abgebaut, teils (insbesondere bei hohen Konzentrationen) mit dem Urin ausgeschieden, der dadurch seine gelbe Farbe erhält.

Gelbsucht

Die Bilirubinkonzentration im Blut beträgt normalerweise unter 1 mg/dl. Eine Erhöhung auf über 2 mg/dl führt zum Bild des **Ikterus** *(Gelbsucht),* wobei die charakteristische Gelbfärbung zuerst am Auge *(Sklerenikterus)* und später auch an der Haut sichtbar wird (➤ Abb. 17.50). Man unterscheidet folgende Ikterusformen:

- Der **prähepatische Ikterus.** Hier liegt die Störung *vor* der Leber, meist in einem verstärkten Untergang roter Blutzellen *(Hämolyse)*. Durch das vermehrt anfallende Bilirubin wird die Leber in ihrer Ausscheidungsfunktion überfordert. Man findet dann im Blut einen erhöhten Spiegel des *indirekten Bilirubins*
- Der **intrahepatische Ikterus.** Seine Ursache liegt in einer Funktionsstörung *in* der Leber (z. B. durch eine infektiöse Hepatitis oder Leberzirrhose). Die geschädigte Leber kann den regulären Anfall an Bilirubin nicht bewältigen. Im Blut sind typischerweise *direktes* und *indirektes Bilirubin* erhöht
- Der **posthepatische Ikterus.** Hier liegt die Störung *hinter* der Leber. Infolge einer Verlegung der Gallenwege z. B. durch Gallensteine oder Tumoren (deshalb auch *Verschlussikterus* genannt) staut sich das bereits ausgeschiedene *direkte Bilirubin* zurück, tritt ins Blut über und kann dort in erhöhter Konzentration gemessen werden. Typischerweise findet man bei Patienten mit posthepatischem Ikterus auch einen bierbraun verfärbten Urin, der beim Schütteln gelblich schäumt. Weiterhin charakteristisch ist der helle, entfärbte Stuhl. Dies rührt daher, dass das Bilirubin durch den Verschluss des Gallengangs nicht mehr in den Darm gelangt und somit die normalerweise im Darm entstehenden Abbauprodukte des Bilirubins, die dem Stuhl seine charakteristische Farbe geben, fehlen.

Neugeborenenikterus ➤ 22.2.1

17.10.5 Die Leber als zentrales Stoffwechselorgan

Die Leber erfüllt eine Reihe lebenswichtiger Stoffwechselaufgaben, die im Folgenden anhand der Kohlenhydrate, Eiweiße und Fette zusammenfassend dargestellt werden.

Kohlenhydratstoffwechsel der Leber

Stimuliert durch das Hormon Insulin, nimmt die Leber Glukose aus der Blutbahn auf und speichert es als Glykogen in den Leberzellen – die Leber dient also als *Kohlenhydratspeicher*. Bei Bedarf wird dieses gespeicherte Glykogen wieder zu Glukose (Traubenzucker) abgebaut und an das Blut abgegeben. Ausgelöst wird die *Freisetzung* der Glukose aus Glykogen vor allem durch die Hormone *Adrenalin* aus dem Nebennierenmark und *Glukagon* (➤ 17.9) aus den Inselzellen des Pankreas. Da schon nach einer kurzen Fastenperiode von 24 Std. die Glykogenvorräte der Leber erschöpft sind, existiert noch ein weiterer Stoffwechselweg, der die Leberzellen in die Lage versetzt, Glukose *neu* zu bilden. Für diese Zuckerneubildung *(Glukoneogenese)* sind als Ausgangsstoff z. B. verschiedene Aminosäuren oder Laktat geeignet (Details ➤ 1.8.1), während dies aus Fettsäuren nicht möglich ist. Außerdem kann die Leber als einziges Organ Fruktose und Galaktose in Glukose umwandeln.

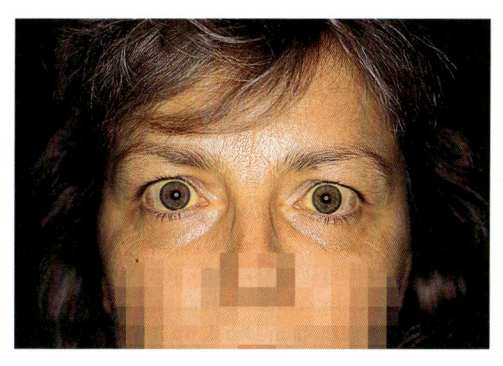

Abb. 17.50 Ikterus mit typischer Gelbfärbung der Haut und insbesondere der Bindehäute. [R168]

Eiweißstoffwechsel der Leber

Auch im Stoffwechsel der Eiweiße und Aminosäuren nimmt die Leber eine zentrale Stellung ein. Insbesondere stellt die Leber die meisten der im Blut benötigten Eiweiße her, vor allem:
- *Albumine* und viele andere Proteine des Blutes (*Globuline*). Ausnahme sind die γ-Globuline, die von den Plasmazellen des Immunsystems produziert werden (➤ 13.4.3)
- Blutgerinnungsfaktoren (➤ 12.5.5).

In der Leber findet ein ständiger Um- und Abbau von Eiweißen und deren Bausteinen, den Aminosäuren, statt. Aus der großen Menge Stickstoff bzw. Ammoniak, die bei diesen Um- und Abbauvorgängen anfällt, bildet die Leber beim Erwachsenen pro Tag etwa 20–25 g **Harnstoff**. Dieser wird ins Blut abgegeben und über den Urin ausgeschieden (➤ 19.4.1).

Fettstoffwechsel der Leber

Nicht nur im Fettgewebe, auch in der Leber werden Neutralfette (Triglyzeride) gespeichert, wobei im Hungerzustand wieder freie Fettsäuren mobilisiert werden können. Die Leber erzeugt aus den Fettsäuren mittels der β-Oxidation (➤ 1.8.2) viel Energie, die unter anderem für Energie verbrauchende Stoffwechselvorgänge wie z. B. die Glukoneogenese verwendet wird.

17.10.6 Virushepatitis

Akute Virushepatitis

Verschiedene Viren befallen bevorzugt die Leber und verursachen eine *akute Leberentzündung* **(akute Virushepatitis)**, die durch Nachweis von Virusantigenen und/oder vom Patienten gebildeten Antikörpern diagnostisch gesichert werden kann. Im Hauptstadium zeigt sich eine Virushepatitis oft durch einen *intrahepatischen Ikterus*. In seltenen Fällen kann bei einem *fulminanten* (raschen und sehr schweren) Verlauf mit massivem Untergang von Leberzellen ein tödliches *Leberzerfallskoma* auftreten.

Vergleichsweise wenig gefährlich ist die **Hepatitis A**, deren Erreger das *Hepatitis-A-Virus (HAV)* ist. Das Virus wird mit dem Stuhl ausgeschieden, der häufigste Infektionsweg ist die fäkal-orale Übertragung über kontaminierte Nahrungsmittel oder Trinkwasser. Die Prognose ist – auch ohne besondere Therapie – günstig, da keine chronischen Krankheitsverläufe vorkommen.

Das **Hepatitis-B-Virus** *(HBV)* verursacht die **Hepatitis B** und wird vor allem *parenteral* (z. B. über Blut, Blutprodukte, verunreinigte Nadeln und Spritzen etwa bei Drogenabhängigen, bei der Geburt durch Kontakt des Kindes mit dem mütterlichen Blut) sowie durch *Sexualkontakt* übertragen. Alle Körperflüssigkeiten eines Hepatitis-B-Kranken (Blut, Speichel, Urin, Sperma) sind potentiell infektiös. Da ein chronischer Verlauf in etwa 10 % der Krankheitsfälle droht, sollten Berufstätige im Gesundheitswesen, die beruflichen Kontakt mit infektiösen Patienten oder Sekreten haben, geimpft werden. Hierzu stehen heute zuverlässige und gut verträgliche Impfstoffe (z. B. Gen H-B-Vax®) zur Verfügung.

Die **Hepatitis C**, deren Erreger das *Hepatitis-C-Virus (HCV)* ist, wird wie die Hepatitis B überwiegend *parenteral* übertragen. Die Hepatitis C hat eine ernste Prognose, da sie zu über 50 % einen chronischen Verlauf nimmt. Um dies zu verhindern, wird frühzeitig eine Therapie mit Interferon begonnen. Die heute zugelassenen pegylierten, d.h. an ein Polyethylenglykol (PEG)-Molekül gekoppelten Interferone (z. B. Pegasys®) müssen nur noch einmal wöchentlich s. c. appliziert werden.

Weitere Formen der Virushepatitis sind in Europa selten.

Chronische Virushepatitis

Ist eine Hepatitis nach sechs Monaten nicht ausgeheilt, so spricht man von einer **chronischen Virushepatitis**. Ohne Therapie münden die chronischen Hepatitiden häufig in eine Leberzirrhose (➤ 17.10.8). Daneben droht als Spätkomplikation, v.a. auf dem Boden einer Zirrhose, die Entwicklung eines **primären Leberzellkarzinoms**. Deshalb werden chronische Virushepatitiden mit Interferon oder Interferon und Ribavirin (ein Virushemmer, z. B. Copegus®) behandelt.

17.10.7 Fettleber

Von einer **Fettleber** spricht man definitionsgemäß bei einer diffusen Ablagerung von Fetttröpfchen in mindestens der Hälfte der Leberzellen. Im Anfangsstadium sind die Patienten trotz deutlicher Lebervergrößerung (➤ Abb. 17.51) meist beschwerdefrei. Hauptursachen sind die hyperkalorische Ernährung und insbesondere der Alkoholmissbrauch.

> **Alkohol in Maßen**
>
> Die „Grenze" für einen risikoarmen Alkoholkonsum wird heute für Frauen bei 12 g, für Männer bei 24 g Alkohol täglich angesetzt.
>
> Alkohol pro Getränk in g
> $$= \frac{Vol\%}{100} \times \text{Volumen des Getränks in ml} \times 0{,}8 \frac{g}{ml}$$
>
> Beispiel: 500 ml Bier mit 5 Vol%
>
> Alkohol in g $= 0{,}05 \times 500\,ml \times 0{,}8 \frac{g}{ml} = 20\,g$
>
> Die „leberunschädliche" Grenze bei ansonsten gesunden Frauen liegt somit bei knapp 0,33 l Bier, 0,25 l Alcopop, 150 ml Wein oder 40 ml Cognac/Weinbrand pro Tag.

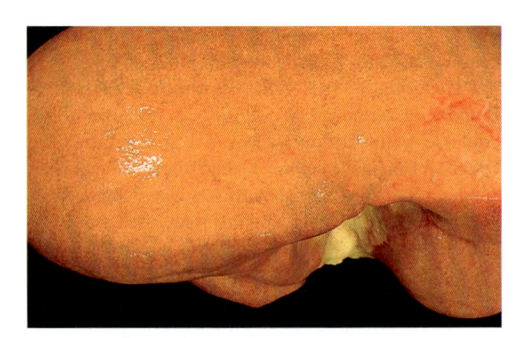

Abb. 17.51 Bei einer alkoholbedingten Leberschädigung kommt es zunächst zur Fettleber. Diese Leber ist erheblich vergrößert und ausgeprägt gelb verfärbt. [T399]

Überschreitet die tägliche Alkoholzufuhr weiter das zuträgliche Maß, so resultiert ein schubweises Auftreten einer nichtinfektiösen **Fettleberhepatitis,** die jedes Mal vom Untergang von Lebergewebe begleitet wird.
Bei Fortsetzung des Alkoholabusus wird der knotige Umbau der Leber immer wahrscheinlicher.

17.10.8 Leberzirrhose

Bei der **Leberzirrhose** sind die Läppchen- und Gefäßstruktur unwiderruflich zerstört und das zugrunde gegangene Lebergewebe ist durch bindegewebige Narben und Regeneratknoten ersetzt. In gut der Hälfte der Fälle ist die Leberzirrhose auf chronischen Alkoholmissbrauch (➤ 17.10.7) zurückzuführen, knapp 30 % sind Spätfolgen einer chronischen Virushepatitis. Der Rest verteilt sich auf ganz unterschiedliche, eher seltene Ursachen. Klinische Zeichen sind (➤ Abb. 17.52):

- **Allgemeinsymptome** wie Druck- und Völlegefühl im Oberbauch, Abgeschlagenheit, verminderte Leistungsfähigkeit
- **Leberhautzeichen** wie *Gefäßspinnen* (**Spider naevi**), *Palmarerythem* (gerötete Handflächen), Lacklippen und -zunge, brüchige weiße Nägel
- **Hormonelle Störungen.** Beim Mann Verlust der Sekundärbehaarung, Potenzstörung, Hodenatrophie und evtl. Ausbildung einer Brust (**Gynäkomastie**); bei der Frau Menstruationsstörungen
- **Tastbarer Leberbefund.** Anfänglich vergrößerte Leber mit höckriger Oberfläche. Im Endstadium ist die Leber aufgrund der Schrumpfung verkleinert.

Durch den Umbau der Leber kommt es außerdem zu einer Einengung der Pfortaderstrombahn. Das Blut staut sich ins Pfortaderstromgebiet (➤ Abb. 17.7) zurück, in dem nun höhere Drücke herrschen als normal (*Pfortaderhochdruck* oder **portale Hypertension**). Dadurch wird das Blut in normalerweise nicht oder nur wenig benutzte Gefäßgebiete, z. B. die Venen der Speiseröhre, gelenkt, die dann wie Krampfadern prall gefüllt und sehr verletzungsempfindlich sind. Da durch den Leberschaden gleichzeitig ein Mangel an Gerinnungsfaktoren (➤ 12.5.5) mit herabgesetzter Gerinnungsfähigkeit des Blutes vorliegt, resultiert bei Einriss dieser **Ösophagusvarizen** eine lebensbedrohliche **Ösophagusvarizenblutung** mit Erbrechen von teilweise großen Blutmengen im Schwall. Als Notfallmaßnahme versucht der Arzt, die Blutungsquelle *endoskopisch* (➤ 17.1.5) zu verkleben.

Auch die Bildung des **Aszites,** einer Ansammlung von freier Flüssigkeit im Bauchraum, rührt zum einen aus dem erhöhten Druck im Pfortaderstromgebiet, zum anderen spielt für dessen Bildung die verminderte Synthese von Bluteiweißen (v.a. Albuminen) in der Leber eine wichtige Rolle (➤ Abb. 17.53). Die verminderte Bildung von Gerinnungsfaktoren kann zu lebensbedrohlichen Blutungen führen.

Unter einer **hepatischen Enzephalopathie** versteht man die neurologischen und psychischen Symptome, die durch die zirkulierenden Giftstoffe im Blut verursacht werden. Im schlimmsten Fall resultiert ein *Leberausfallskoma* (➤ 17.10.6), an dem viele Zirrhosepatienten sterben. Auch das Risiko eines *primären Leberzellkarzinoms* ist erhöht.

17.10.9 Lebermetastasen

Viel häufiger als primär von der Leber ausgehende bösartige Tumoren *(Leberzellkarzinom)* sind **Lebermetastasen** (➤ 3.7.4). Der Primärtumor liegt oft im Einzugsgebiet der Pfortader; insbesondere *Magen-*, *Kolon-* und *Rektumkarzinome* streuen bevorzugt in die Leber.

Es kommen *isolierte* und *multiple* Metastasen vor, die gewöhnlich bei der Ultraschalluntersuchung als rundliche Knoten erkannt werden können.
Bei einer **Metastasenleber** ist die Leber förmlich von Tumorknoten übersät, die sich an der Oberfläche verwölben. Bei Vorliegen mehrerer Lebermetastasen ist in aller Regel eine Heilung des Kranken nicht mehr möglich. Die Prognose ist dementsprechend sehr schlecht – die meisten Betroffenen sterben innerhalb eines Jahres.

17.10.10 Lebertransplantation

Bei der **Lebertransplantation** wird die gesunde Leber eines Verstorbenen in den Körper eines leberkranken Patienten verpflanzt. Aufgrund ihrer Fähigkeit zur Regeneration kann auch die Teilleber eines Lebendspenders *(Leberteil-Lebendspende)* transplantiert oder die Spenderleber eines Verstorbenen auf zwei Patienten aufgeteilt werden *(Split-Leber-Transplantation).*

Im Kindesalter sind meist angeborene Gallenwegsfehlbildungen, bei Jugendlichen Stoffwechselerkrankungen und bei Erwachsenen eine Zirrhose mit terminaler Leberinsuffizienz Grund für eine Transplantation. Wie generell nach Organtransplantationen müssen Abstoßungsreaktionen lebenslang durch Immunsuppressiva wie Ciclosporin (z. B. Sandimmun®) unterdrückt werden. Je nach Grunderkrankung liegt die 5-Jahres-Überlebensrate heute über 80 %.

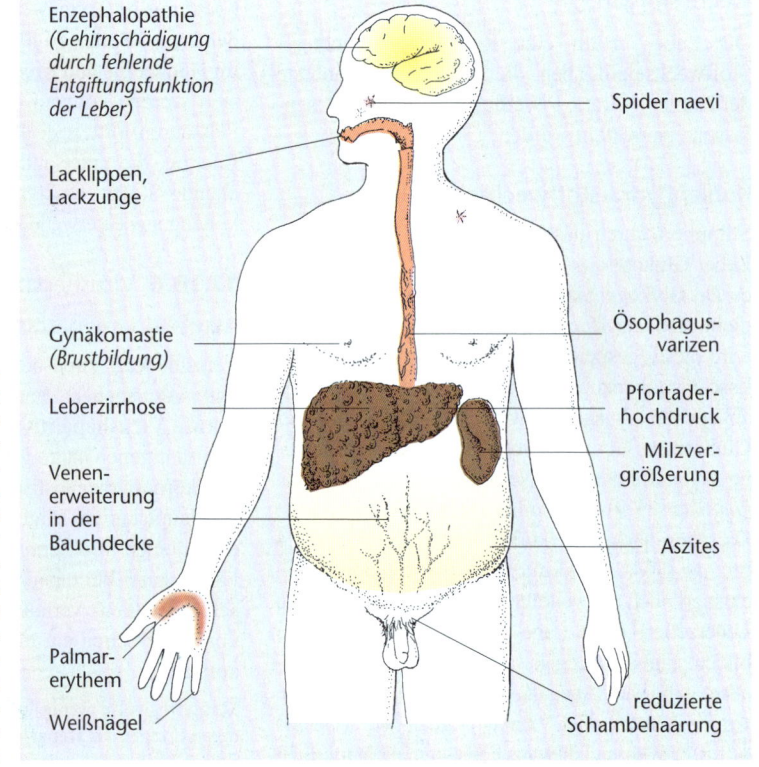

Abb. 17.52 Typische Symptome eines Patienten mit Leberzirrhose. Durch den Pfortaderhochdruck entwickeln sich Ösophagusvarizen, Milzvergrößerung, Aszites und erweiterte Bauchhautvenen. An der Haut sieht man Gefäßsternchen, die Spider naevi, ein Palmarerythem (gerötete Handinnenflächen) und verminderte Achsel-, Scham- und Bauchbehaarung. Beim Mann kann sich eine Gynäkomastie (Brustbildung) einstellen.

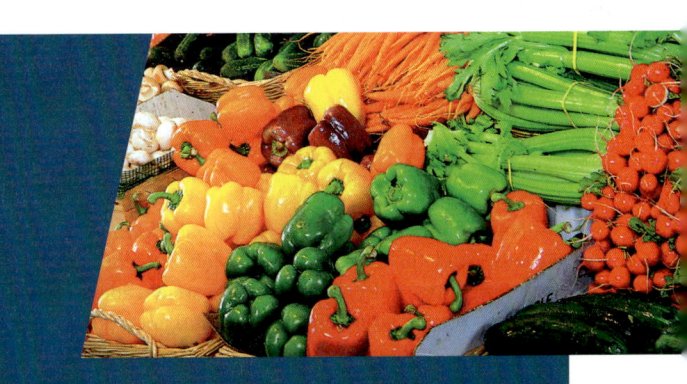

18 Stoffwechsel, Wärmehaushalt und Ernährung

18.1	**Wie viel Energie braucht der Mensch?** 362	18.4.2	Normal- und Übergewicht 366	**18.8**	**Vitamine** 370
		18.4.3	Adipositas: Körper im Überfluss 367	**18.9**	**Mineralstoffe** 372
18.2	**Wärmehaushalt und Temperaturregulation** 363	18.4.4	Untergewicht 368	18.9.1	Mengenelemente 372
				18.9.2	Spurenelemente 373
		18.5	**Kohlenhydratstoffwechsel** 368		
18.3	**Zusammensetzung der Nahrung** 365	**18.6**	**Fettstoffwechsel** 369	**18.10**	**Ballaststoffe** 373
18.4	**Essverhalten und Körpergewicht** 365	**18.7**	**Eiweiß- und Nukleinsäurestoffwechsel** 369	**18.11**	**Sekundäre Pflanzenstoffe** 374
18.4.1	Regelung der Nahrungsaufnahme: Appetit, Hunger, Sättigung 366	18.7.1	Eiweißstoffwechsel 369	**18.12**	**Gewürzstoffe** 374
		18.7.2	Purinstoffwechsel 370	**18.13**	**Parenterale Ernährung** 374

18.1 Wie viel Energie braucht der Mensch?

Energieliefernde Stoffwechselprozesse *(Katabolismus)* sind für den Organismus lebenswichtig. Nur mit ihrer Hilfe kann er in ausreichendem Umfang die Struktur seiner Zellen aufbauen und aufrechterhalten *(Anabolismus)*. Auch für körperliche Arbeit und zur Konstanthaltung des Inneren Milieus wird Energie benötigt (▸ 2.8, ▸ Abb. 18.1).

Diese Energie führt sich der Mensch in Form der **Nahrungsmittel** zu, deren Energiegehalt in den chemischen Bindungen der drei Hauptnährstoffe **Fett, Eiweiß** und **Kohlenhydrate** gespeichert ist. Die beim Abbau der Nährstoffe frei werdende Wärmeenergie wird zur Aufrechterhaltung der Körpertemperatur benötigt (▸ 18.2).

Der Energiegehalt von Nahrungsmitteln wird in der Einheit (Kilo-)**Joule** oder (Kilo-)**Kalorie** ausgedrückt. 1 Kilokalorie (1 kcal = 1 000 Kalorien) entspricht der Energie, die man braucht, um einen Liter Wasser von 14 auf 15 °C zu erwärmen; 1 kJ ≅ 0,24 kcal bzw. 1 kcal ≅ 4,2 kJ.

Der Energieumsatz wird in **Watt** (W) angegeben oder, wenn es sich um tagesbezogene Durchschnittswerte handelt, in kJ/Tag oder kcal/Tag.

Energiebedarf und -umsatz

Als Faustregel gilt, dass für den nicht schwer körperlich arbeitenden Menschen eine Zufuhr von ca. 10 000 kJ (2 400 kcal) pro Tag ausreichend ist. Das entspricht einem mittleren Energieumsatz von 115 W, ein Wert, der überraschend gering ist – schon eine helle Glühlampe verbraucht fast so viel Energie. Bei ganztägiger Schwerstarbeit oder Leistungssport kann aber weit mehr benötigt werden.

Richtwerte für den Energiebedarf können entsprechenden Tabellen entnommen werden (▸ Tab. 18.1). Diese sollten neben dem Körpergewicht das Geschlecht, das Lebensalter, die körperliche Aktivität und besondere Lebensumstände wie Schwangerschaft berücksichtigen.

Da der tägliche Energiebedarf von vielen Faktoren abhängt und selbst bei körperlicher Ruhe sehr unterschiedlich ist, hat man einen **Grundumsatz** *(GU)* definiert, der unter festgelegten Bedingungen gemessen wird:

› Morgens
› Nüchtern
› In Ruhe (liegend)
› Bei behaglicher Umgebungstemperatur.

Man gibt den Grundumsatz meist pro m² Körperoberfläche an (▸ Abb. 18.2), da die umgesetzte Energie als Wärme über die Hautoberfläche an die Umgebung abgegeben wird. Je größer die Oberfläche, desto höher der Wärmeverlust und damit der Energieumsatz, der zur Aufrechterhaltung der Körperkerntemperatur nötig ist. Die Körperoberfläche wird aus Körpergröße und -gewicht mittels eines Nomogramms oder einer Gleichung ermittelt.

Energiegehalt der Nährstoffe

Aus Fett, Eiweiß und Kohlenhydraten werden im Stoffwechsel unterschiedliche Mengen an Energie gewonnen: Pro aufgenommenes Gramm Kohlenhydrat und Eiweiß sind dies 17 kJ (4 kcal), pro Gramm Fett 38 kJ (9 kcal).

Diese Zahlen bezeichnen den vom Menschen verwertbaren (biologischen) Energiegehalt; der tatsächliche (physikalische) Energiegehalt ist höher, weil wir vor allem die Eiweiße nicht vollständig „verbrennen" können (▸ 1.8.3).

Bei einer kalorisch ausreichenden Ernährung sollte ein Gleichgewicht zwischen Kalorienzufuhr und -verbrauch bestehen, gleichzeitig sollte jeweils ein bestimmter Kalorienanteil aus Fett, Eiweiß und Kohlenhydraten stammen (▸ 18.3). Umgerechnet auf Absolutzahlen in Gramm, ergibt sich damit für einen „Durchschnittsmann" mit 75 kg Körpergewicht und sitzender Tätigkeit ein täglicher Bedarf an Kohlenhydraten von ca. 360 g, an Eiweiß und Fett von knapp bzw. ca. 75 g (Frauen benötigen weniger, körperlich schwer Arbeitende brauchen mehr als überwiegend Sitzende). Tatsächlich aber wird sehr oft vor allem zu viel Fett aufgenommen, bei deutschen Männern liegt die durchschnittliche Fettaufnahme derzeit über 100 g täglich!

Nun isst der Mensch die Nährstoffe nicht in Form von reinen Fetten, Eiweißen oder Kohlenhydra-

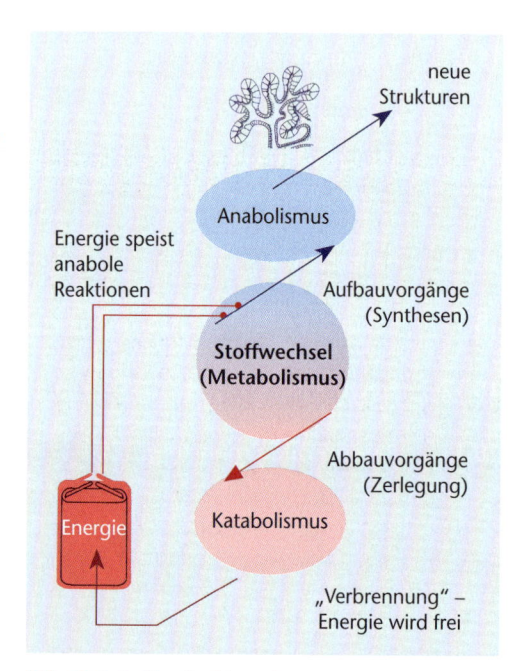

Abb. 18.1 Stoffwechsel (Metabolismus): Schaffung neuer Organstrukturen heißt Anabolismus, Zerlegung und Verbrennung von Nahrungsbestandteilen oder Körperreserven Katabolismus.

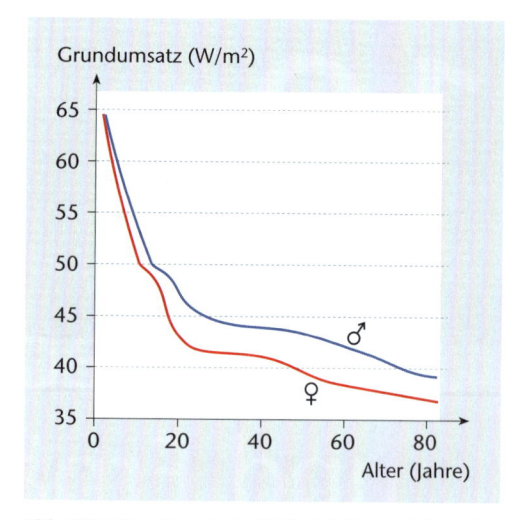

Abb. 18.2 Grundumsatz in Abhängigkeit vom Lebensalter. Säuglinge und Kleinkinder haben eine im Verhältnis zum Körpergewicht große Körperoberfläche und zusätzlichen Energiebedarf zum Aufbau von Körperstrukturen. Nach einem Plateau sinkt der Grundumsatz ab ca. dem 40. Lebensjahr nochmals ab.

TÄTIGKEIT	MANN (75 KG)		FRAU (60 KG)	
	kJ/Tag [kcal/Tag]	Watt (ca.)	kJ/Tag [kcal/Tag]	Watt (ca.)
Sitzende Tätigkeit (Büroangestellte)	10 200 [2 400]	120	7 800 [1 900]	90
Überwiegend sitzende Tätigkeit (Student, Laborant)	11 700 [2 800]	135	9 000 [2 100]	105
Überwiegend gehende/stehende Tätigkeit (Verkäufer, Handwerker)	13 100 [3 100]	150	10 100 [2 400]	115
Körperlich anstrengende Tätigkeit (Bauarbeiter)	14 600 [3 500]	170	11 200 [2 700]	130
Mehrbedarf in der Schwangerschaft (2. Hälfte)	–	–	1 100 [255]	13
Mehrbedarf bei vollem Stillen (erste vier Monate)	–	–	2 700 [635]	31

Tab. 18.1 Energiebedarf und -umsatz unter verschiedenen Bedingungen (Werte gerundet, nach den D-A-CH-Referenzwerten für die Nährstoffzufuhr). Beim genauen Energiebedarf spielen noch weitere Faktoren eine Rolle (z. B. Freizeitaktivitäten, psychische Unruhe, Stoffwechselbesonderheiten). Alte Menschen haben einen geringeren Energiebedarf. Kurzfristig kann der Energieumsatz deutlich höher liegen als im Tagesmittel. Flottes Treppensteigen erfordert ca. 1 000 W, beim 100-m-Lauf können über 2 000 W geleistet werden (100 W = 8 640 kJ/Tag).

ten, sondern nimmt sie in den verschiedenen Nahrungsmitteln wie Fleisch, Milch, Eiern, Kartoffeln, Obst oder Gemüse gemischt zu sich. Der Energiegehalt der Nahrungsmittel kann **Kalorientabellen** entnommen werden. Spezielle Tabellen enthalten darüber hinaus die Anteile der drei Grundnährstoffe in den einzelnen Nahrungsmitteln.

> **Oft vergessen: Getränke**
>
> Meist unterschätzt wird der Energiegehalt von Getränken, insbesondere alkoholischen Getränken (1 g Alkohol liefert ca. 30 kJ ≅ 7 kcal): Trinkt man also zu einer sonst ausgewogenen Ernährung jeden Abend zusätzlich eine Flasche Bier (0,5 l), so macht sich dies am Jahresende durch rund 9 kg mehr auf der Waage bemerkbar. Und nicht nur Limonade und Cola, auch die als gesund geltenden Säfte enthalten relativ viele Kalorien und sollten mit Wasser verdünnt getrunken werden.

18.2 Wärmehaushalt und Temperaturregulation

Der Mensch gehört zu den **homoiothermen** *(homöothermen, gleichwarmen)* **Lebewesen**, d.h. seine Körpertemperatur ist im Wesentlichen unabhängig von der Umgebungstemperatur. Dies bietet im Vergleich zu den **poikilothermen** *(wechselwarmen)* **Lebewesen** zahlreiche Vorteile, insbesondere die Möglichkeit gleichbleibend hoher Aktivität trotz unterschiedlicher Umgebungstemperaturen.

Da der Körper ständig Wärme an die Umwelt abgibt, muss diese ebenfalls ständig nachgebildet werden. Dies erfolgt durch den Abbau der Nährstoffe. So werden z.B. bei der Bildung von energiereichem Phosphat (ATP, ➤ 1.8.5) ca. 50 % der in den Nährstoffen gespeicherten Energie als Wärme frei. Bei körperlicher Ruhe produziert die Leber die meiste Wärme, bei starker körperlicher Arbeit sind es die Muskeln.

Konstante Temperatur im Körperkern

Die inneren Organe (etwa Leber, Milz, Nieren, Herz, Rückenmark und Gehirn) brauchen eine konstante Temperatur des Körperinneren für ihre Stoffwechselleistung: Bei Temperaturen unterhalb 35 °C funktionieren viele lebenswichtige, durch *Enzyme* (➤ 1.8.3) beschleunigte Stoffwechselreaktionen kaum noch, bei Temperaturen über 41,5 °C werden die Enzymeiweiße zerstört *(denaturiert)*.

Die normale **Körperkerntemperatur** beträgt beim Gesunden ca. 37 °C. Sie schwankt im Tagesverlauf nur um etwa ± 0,5 °C (Minimum morgens gegen drei Uhr, Maximum abends gegen 18 Uhr). Am konstantesten ist die Temperatur nach dem Aufwachen am Morgen: Diese **Basaltemperatur** unterliegt bei Frauen den Einflüssen des Monatszyklus. Sie nimmt nach dem Eisprung um etwa 0,3–0,5 °C zu (➤ Abb. 20.33) und bleibt für einige Monate hoch, wenn eine Schwangerschaft eintritt. Den Körperkern umgibt die **Körperschale.** Hierzu zählen vor allem Haut und Extremitäten, die deutlich mehr als der Körperkern an den Schwankungen der Umgebungstemperatur teilnehmen (➤ Abb. 18.3): Bei einer Raumtemperatur von 20 °C und einer Körperkerntemperatur von 37 °C weisen Füße und Hände im Durchschnitt eine Hauttemperatur von nur 28 °C auf. An heißen Tagen oder beim Schwitzen können sie sich aber auch über die Körperkerntemperatur hinaus erwärmen.

Regelung der Temperatur

Die Konstanthaltung der Körpertemperatur erfordert eine genaue **Temperaturregulation** *(Thermoregulation):* Nur wenn Wärmeproduktion und Wärmeaufnahme einerseits und Wärmeabgabe andererseits im Gleichgewicht miteinander stehen, bleibt die Körpertemperatur gleich.

Wärmeproduktion und Wärmeaufnahme

Körperwärme wird produziert vor allem durch den Stoffwechsel innerer Organe (Leber), durch willkürliche Muskelbewegung (körperliche Anstrengung) oder unwillkürliche Muskelarbeit (Kältezittern). Der Grund-Energieumsatz der Organe und damit deren Wärmeproduktion ist u.a. abhängig von der Konzentration der Schilddrüsenhormone (➤ 11.4).

Die zitterfreie Wärmebildung im braunen Fettgewebe, einem besonders mitochondrienreichen (➤ 2.5.6) Teil des Fettgewebes, spielt für die Wärmebildung bei Säuglingen eine wichtige Rolle. Beim Erwachsenen gibt es nur noch spärliche Mengen von braunen Fettzellen. Sie spielen dort deshalb eine untergeordnete Rolle für die Wärmeproduktion.

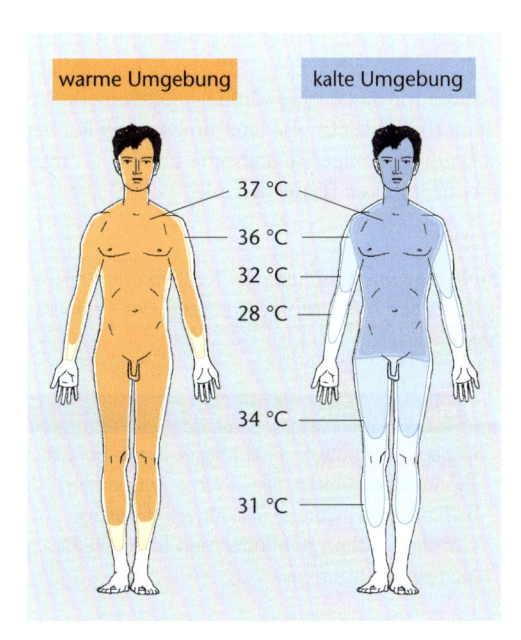

Abb. 18.3 Zonen gleicher Temperatur eines Erwachsenen in warmer und kalter Umgebung.

Befinden sich warme Strahler (z. B. Infrarotstrahler, Sonne) in der Umgebung und/oder ist die Umgebungstemperatur sehr hoch, nimmt der Körper zusätzlich Wärme aus der Umgebung auf.

Wärmeabgabe

Physikalisch betrachtet, kommen bei der Wärmeabgabe an die Umwelt vier Mechanismen des Wärmetransports zum Tragen:
- **Konvektion** *(Wärmeströmung,* Wärmetransport durch ein bewegtes Medium), beispielsweise der Wärmeabtransport durch die bewegte Luft an der Hautoberfläche
- **Konduktion** *(Wärmeleitung,* Wärmetransport durch ruhende Stoffe), beispielsweise die Auskühlung des Gesäßes beim Sitzen auf einem kalten Stein. Auch tauschen die verschiedenen Körpergewebe so miteinander Wärme aus
- **Wärmestrahlung** (elektromagnetische Strahlung). Ähnlich wie ein Heizungsradiator gibt der Körper Wärme in Form von Wärmestrahlung ab
- **Wärmeabgabe durch Verdunstung.** Über die Verdunstung von Schweiß kann der Körper eine beträchtliche Wärmemenge abgeben.

Regelkreis der Temperaturregulation

Man kann die Temperatur als Regelkreis betrachten (➤ 2.9): Temperaturempfindliche Messfühler, die **Thermorezeptoren** *(-sensoren),* messen ununterbrochen die Temperatur (= Regelgröße) im Körperkern, in der Haut und im Rückenmark. Es lassen sich dabei Rezeptoren für „warm" und „kalt" unterscheiden. Die Thermorezeptoren melden ihre Werte über Nerven an das **thermoregulatorische Zentrum** im Hypothalamus (= Regler). Stimmt der Istwert nicht mit dem Sollwert überein, so erfolgt über Muskulatur, Hautdurchblutung, Schweißbildung und Verhalten (= Stellgliedern) eine weitestmögliche Annäherung an den Sollwert (➤ Abb. 18.4).

Kurzzeitige Wärmebelastung

Bei einer kurzzeitigen Wärmebelastung wird die Wärmeabgabe erhöht: Durch Gefäßweitstellung (Vasodilatation) steigt die Hautdurchblutung und als Folge die Wärmeabgabe an die Umgebung. Die gerötete Haut bei körperlicher (oder psychischer) Anstrengung ist Folge dieses Regelmechanismus. Zusätzlich wird die Schweißdrüsentätigkeit erheblich gesteigert.

Kurzzeitige Kältebelastung

Melden die Thermorezeptoren der Haut eine zu niedrige Außentemperatur, laufen entgegengesetzte Vorgänge ab. Noch bevor die Körperkerntemperatur sinkt, drosselt der Körper die Hautdurchblutung, um die Wärmeabgabe einzuschränken. Durch gesteigerte Wärmebildung kann er dem Auskühlen weiter entgegenwirken. Dazu dienen zum einen willkürliche Muskelbewegungen, etwa das Stampfen mit den Füßen im Winter beim Warten an einer

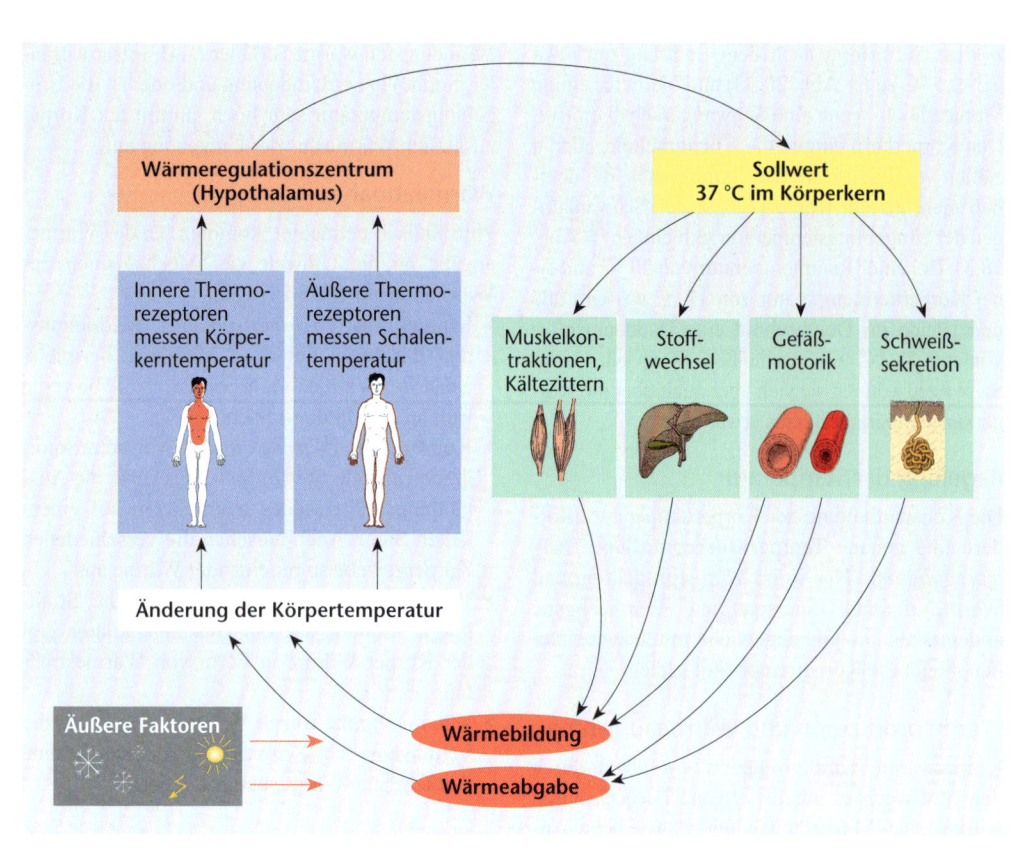

Abb. 18.4 Regelkreis der Körpertemperatur. Rezeptoren in der Haut und im Körperkern messen die Schalen- und Kerntemperatur und übermitteln sie an das Gehirn, wo der Istwert mit dem Sollwert verglichen wird. Von dort wird über Wärmebildung, Veränderung der Durchblutung, Schweißsekretion und sinnvolles Verhalten (z. B. Anziehen eines Mantels) die notwendige Temperaturanpassung eingeleitet.

Bushaltestelle. Reichen die willkürlichen Bewegungen nicht aus, so löst das thermoregulatorische Zentrum unwillkürliche Muskelaktionen aus: Das Kältezittern, bei dem viele Muskelfasern in Aktion treten, dient der Wärmebildung und wirkt dem Auskühlen des Körperkerns entgegen.

Hinzu kommt die Temperaturregulation durch sinnvolles Verhalten: Bei Hitze ist einem jede körperliche Aktivität zu viel und der Schatten am angenehmsten, vor Kälte schützen wir uns z. B. durch warme Kleidung.

Akklimatisierung

Bei der Wochen bis Jahre dauernden Anpassung an länger dauernde, klimatisch bedingte Wärme oder Kälte spricht man von **thermischer Akklimatisierung** oder *Adaptation:*

› Bei der Wärmeanpassung steigert der Körper die Schweißmenge. Gleichzeitig setzt er die Salzkonzentration des Schweißes herab. Dadurch erreicht er eine beschleunigte Verdunstung des Schweißes und vermeidet Salzverluste. Zusätzlich verspürt der Betroffene größeren Durst und trinkt regelmäßig mehr

› Die Anpassungsfähigkeit des Menschen an Kälte ist geringer als diejenige an Wärme. Dies hängt damit zusammen, dass die Steigerung der Wärmeproduktion bei Kälte geringer ist als die entsprechenden Wärmeverluste durch Schwitzen, wenn es in der Umgebung heiß ist. Der Mensch ist also eher ein „Warmtier".

Hitzschlag und Hyperthermie

Reichen die oben genannten Mechanismen der Wärmeabgabe nicht aus, etwa bei tropischen Außentemperaturen, großen körperlichen Aktivitäten und/oder unzureichender Schweißbildung (z. B. Marathonlauf im feuchtheißen Klima), staut sich die Wärme im Körper. Dies löst bei besonders hohen Temperaturen einen **Hitzschlag** aus. Der Betroffene hat starke Kopfschmerzen, Schwindel, einen schnellen Puls und eine beschleunigte Atmung. Unbehandelt drohen Bewusstlosigkeit und schließlich der Tod durch Überwärmung des Körpers. Beim Hitzschlag ist also die Körpertemperatur bei *normalem* Temperatursollwert erhöht – man spricht auch von **Hyperthermie.**

Fieber

Fieber ist eine Erhöhung der Körperkerntemperatur auf über 38 °C infolge Erhöhung des Temperatursollwertes.

> **Fieber positiv betrachtet**
>
> Fieber ist ein notwendiger Mechanismus bei Entzündungsreaktionen: Die erhöhte Temperatur hilft, die Entzündungs- und Abwehrvorgänge schneller in Gang zu bringen und damit die Heilung zu beschleunigen.

Meist kommt Fieber durch die Einwirkung von **Pyrogenen** zustande. Dies sind Fieber erzeugende Stoffe, die von Bakterien und Viren im Körper freigesetzt werden und über *Zytokine* (➤ 13.3) und die Ausschüttung von *Prostaglandinen* (➤ 11.7) zu einer Erhöhung des Temperatursollwertes im Hypothalamus (➤ 8.8.4) führen. Die stärksten Pyrogene sind die der gramnegativen *Bakterien* (➤ 13.9).

Als Folge der Sollwerterhöhung liegt die Körperkerntemperatur zunächst unter dem Sollwert. Der Körper regelt die Temperatur nach, indem er die Hautgefäße verengt und Kältezittern auslöst. Im *Fieberanstieg* friert der Kranke also, obwohl seine Körpertemperatur vielleicht schon erhöht ist. Ist der neue Sollwert erreicht, bleibt die Körperkerntemperatur für eine Weile auf einem höheren Niveau *(Plateauphase).* Nach Überwindung der Krankheit sinkt der Sollwert im Hypothalamus wieder auf 37 °C. Der Istwert ist nun im Vergleich zum Sollwert zu hoch: Im nun folgenden *Fieberabfall* erweitern sich die Gefäße, der Kranke schwitzt und fühlt sich heiß an.

Fiebersenkende Maßnahmen

Bei sehr hohem Fieber, etwa ab 41,5 °C, beginnen allerdings die Körpereiweiße zu denaturieren. Dies führt zum **Hitzetod,** wenn keine Gegenmaßnahmen wie die Gabe von fiebersenkenden Medikamenten (➤ 9.3.3) und ggf. zusätzlich Wadenwickel ergriffen werden. Hohes Fieber sollte also gesenkt werden. Bei besonderer Gefährdung sollte schon früher eingegriffen werden, etwa bei Herzkranken wegen der Kreislaufbelastung durch Fieber.

> **Wadenwickel**
>
> Das Anlegen von feuchten **Wadenwickeln** erzeugt Verdunstungskälte und wirkt dadurch fiebersenkend. Dies ist nur in der Phase des Fieberabfalls sinnvoll, da der Körper während des Fieberanstiegs und -plateaus gegen den Wärmeverlust ankämpfen würde. Die Füße müssen warm und gut durchblutet sein und die Temperatur des Wickels sollte nur wenig unter der des Patienten liegen. Ansonsten führen die kalten Wickel zu einer Engstellung der Gefäße, und eine Wärmeabgabe ist kaum möglich. Für Wadenwickel werden dünne Tücher verwendet. Angelegt werden Wadenwickel über eine Stunde, wobei sie alle 10 Minuten gewechselt werden, spätestens jedoch, wenn sich der Wickel warm anfühlt. Anschließend kontrollieren die Pflegenden die Temperatur des Patienten, die nicht mehr als 1–2 °C in dieser Stunde gesunken sein sollte.

Zu berücksichtigen ist auch der erhöhte Flüssigkeitsverlust bei Fieber durch das verstärkte Schwitzen. Zum Ausgleich geeignet sind Kräuter- oder Früchtetees und verdünnte Säfte, wobei insbesondere Kinder und alte Menschen immer wieder an das Trinken erinnert werden müssen.

Unterkühlung

Bei **Unterkühlung** *(Hypothermie)* ist die Körpertemperatur unter 35 °C gesunken (▶ Tab. 24.2). Der Betroffene zittert, klagt über Schmerzen und hat eine blasse, kalte Haut. Bei weiter sinkender Körpertemperatur verschwindet das Zittern, der Unterkühlte verliert das Bewusstsein, die Reflexe bis hin zum Atemreflex erlöschen. Atemstillstand und tödliches Kammerflimmern des Herzens (▶ 14.5.9) sind die Folge.

18.3 Zusammensetzung der Nahrung

Nicht nur die Energiebilanz, auch das Verhältnis der **Makronährstoffe** Kohlenhydrate, Fette und Eiweiße zueinander muss stimmen. Zudem ist auf ausreichende Vitamine, Mengen- und Spurenelemente sowie Ballaststoffe zu achten. Vitamine, Mengen- und Spurenelemente werden als **Mikronährstoffe** zusammengefasst.

> **Ausgewogene Ernährung**
>
> Am günstigsten ist eine Ernährung, die 55–65 % der Kalorien als Kohlenhydrate, 25–30 % in Form von Fetten und 10–15 % als Eiweiß enthält.

Pflanzliche Lebensmittel (Obst, Gemüse, Salat und Vollkornprodukte) stellen mit fast ¾ des Lebensmittel-Gesamtgewichts (▶ Abb. 18.5) die Basis der Ernährung dar. Sie enthalten viele Vitamine sowie Ballast- und Mineralstoffe, die der Körper braucht. Empfohlen werden für einen „Durchschnittserwachsenen" mehrere Scheiben Brot, drei Portionen Gemüse, zwei Portionen Obst und eine Portion Kartoffeln, Nudeln oder Reis täglich. Eine Portion entspricht volumenmäßig jeweils etwa einer Handvoll oder der geschlossenen Faust des Betroffenen, Gramm-Angaben sind entsprechenden Tabellen zu entnehmen.

Tierische Lebensmittel machen rund ¼ aus, davon überwiegend fettarme Milch und Milchprodukte. Als sinnvoll werden für Erwachsene z. B. 150 ml Milch, 150 g Joghurt und 50–60 g Käse (ca. zwei Scheiben) täglich angesehen (der Kalziumbedarf wird allerdings hierdurch noch nicht gedeckt, ▶ 5.4). Fleisch und Wurst sollten weit seltener gegessen werden als heute vielfach üblich; pro Woche 300–600 g reichen. Dafür sollten Meeresfische häufiger auf dem Speisezettel stehen, mindestens zweimal wöchentlich. Fisch enthält viel Jod, außerdem haben fette Meeresfische wie Hering oder Makrele ein günstiges Fettsäureprofil mit reichlich ω-(Omega-)3-Fettsäuren, die den Blutfetthaushalt günstig beeinflussen. Bei Eiern sind drei pro Woche angemessen.

Generell sollten hochwertige pflanzliche **Fette und Öle** wie Raps- oder Sojaöl gegenüber tierischen wie etwa Schmalz bevorzugt werden.

Bei den **Getränken** liegt die Betonung auf den kalorienfreien Getränken, allen voran Mineral- und Trinkwasser sowie ungezuckerte Kräuter- und Früchtetees.

Vegetarische Kost

Vegetarier haben eine durchschnittlich höhere Lebenserwartung und leiden seltener an bestimmten chronischen Krankheiten als ihre Fleisch essenden Mitmenschen. Viele Vegetarier leben allerdings generell gesünder als der Durchschnittsmensch, z. B. mit wenig Alkohol und viel Sport.

Fest steht: Otto Normalverbraucher verzehrt deutlich mehr Fleisch, als gesund ist. Um Mangelerscheinungen zu vermeiden, sollte der Vegetarier seinen Speisezettel allerdings sorgfältig zusammenstellen. Am geringsten ist das Risiko von Mangelerscheinungen bei *Ovo-Lacto-Vegetariern*, die außer pflanzlichen Produkten auch Milch und Eier zu sich nehmen. Sie stellen den größten Anteil der Vegetarier und finden ihr täglich benötigtes Quantum an Eiweiß, Kalzium, aber auch Vitamin-B$_{12}$ in Milch, Quark, Käse und Eiern. Eisen ist in Spinat, Rosenkohl und Hülsenfrüchten enthalten. Einen ähnlichen Speiseplan haben die *Lacto-Vegetarier* – nur verzichten sie zusätzlich noch auf Eier.

Anders die *Veganer:* Sie essen *keinerlei* tierische Produkte und müssen ihren Eiweißbedarf durch pflanzliche Nährstoffe, etwa Soja, Nüsse und Hülsenfrüchte, decken. Da der Mensch jedoch viele qualitativ unterschiedliche Eiweiße und vor allem die acht essentiellen Aminosäuren (▶ 1.8.3) braucht, muss der Veganer möglichst viele pflanzliche Eiweißlieferanten penibel kombinieren. Auch das Risiko eines Vitamin-B$_{12}$-Mangels ist hoch, wobei Beschwerden häufig erst nach Jahren auftreten (▶ 18.8). Und: Selbst bei ausgeklügeltem Diätplan sollten Kinder sowie schwangere und stillende Frauen sich nicht ohne sorgfältige Substitution der fehlenden Nährstoffe vegan ernähren.

> **Ausgewogene Ernährung**
>
> Egal, um welche Kostform es sich handelt: Je kleiner die „erlaubte" Lebensmittelpalette, desto größer die erforderliche Sorgfalt beim Zusammenstellen des Speiseplanes.

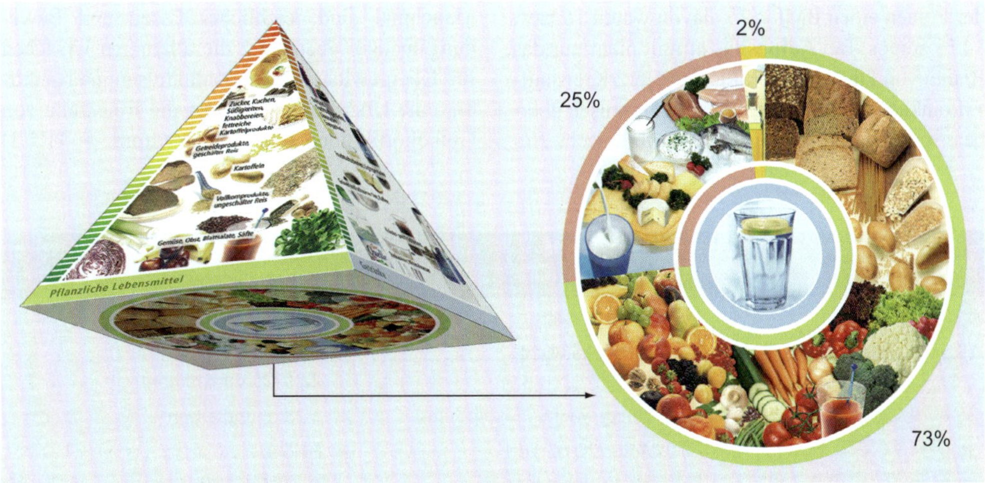

18.4 Essverhalten und Körpergewicht

Essen ist nicht nur eine Sache des Körpers oder der Vernunft, unsere Psyche entscheidet mit darüber, was und wie viel wir essen. Emotionen spielen eine entscheidende Rolle. Und auch unsere Geschichte: Bis vor wenigen Jahrzehnten war die Umwelt, in der sich der Mensch und seine Geschmacksvorlieben entwickelten, von immer wiederkehrender Nahrungsknappheit geprägt (und ist es in vielen Ländern immer noch). Süßes und Fettes in Form von reifen Früchten und durchwachsenem Fleisch zu mögen, sorgte in früherer Zeit für die dringend benötigten Reserven.

> **Ernährung, Körper und Psyche**
>
> Die Wechselwirkungen zwischen Ernährung, Körper und Psyche sind sehr komplex. Beteiligt sind u.a. hormonelle, neuronale, metabolische, psychische und soziale Faktoren. Da überrascht es nicht, dass das System störanfällig ist, was in unserer Nahrungsmittel-Überflussgesellschaft zu erheblichen gesundheitlichen Problemen führt. Nur noch Kalorien zu zählen und den Fettgehalt in Gramm zu berechnen, ist allerdings auch nicht anzustreben. Eine ausgeprägte Fixierung, sich gesund zu ernähren, kann sogar Krankheitscharakter erlangen.

Abb. 18.5 Die *Dreidimensionale Lebensmittelpyramide* der *Deutschen Gesellschaft für Ernährung e.V. (DGE)* verbindet quantitative und qualitative Aussagen in einem Modell. Ihre Basis ist der *DGE-Ernährungskreis* (rechts, die Prozentangaben beziehen sich auf das Lebensmittel-Gesamtgewicht), die Pyramidenseiten zeigen, welche Lebensmittel der jeweiligen Gruppe bevorzugt werden sollten. [W245]

> Essen bedeutet nicht nur Zufuhr des Lebensnotwendigen, sondern auch Genuss, und so soll es auch sein. Also Essen in Ruhe, unter Berücksichtigung individueller Geschmacksvorlieben und Verträglichkeit. Ein Stück Schokolade oder Kuchen, bewusst und nicht nebenher gegessen, oder das abendliche Grillen in Gesellschaft beispielsweise machen eine ausgewogene Ernährung nicht ungesund.

18.4.1 Regelung der Nahrungsaufnahme: Appetit, Hunger, Sättigung

Jeder weiß, dass Nahrungsaufnahme und Stimmung eng miteinander verknüpft sind. Unser Wohlbefinden wird stark durch die Verfügbarkeit des „Glückshormons" *Serotonin* in unserem Gehirn beeinflusst, was sich z. B. bei der Einnahme von Medikamenten wie Fluoxetin (z. B. Fluctin®) zeigt, die die Konzentration von Serotonin an den Synapsen erhöhen. Die Zufuhr von Kohlenhydraten und Fetten erhöht ebenfalls die Serotoninkonzentration, indem sie über unterschiedliche Mechanismen die Aufnahme der Aminosäure *Tryptophan*, der Vorstufe von Serotonin, ins Gehirn fördert. Essen wird also mit Wohlbefinden belohnt. Dass dieses System normalerweise nicht überbeansprucht wird, liegt an einer übergeordneten Kontrolle von Hunger und Sättigung, bei welcher der **Hypothalamus** (➤ 8.8.4) eine zentrale Rolle spielt.

Die *tägliche Nahrungsaufnahme* wird u.a. durch die beiden Hormone **Ghrelin** und **Cholezystokinin** (CCK, ➤ 17.6.4, ➤ Tab. 11.4) geregelt:

- Ghrelin wird in der Magenschleimhaut produziert, gelangt über die Blutbahn zum Hypothalamus und erzeugt dort Hungergefühl. Mit zunehmender Magenfüllung sinkt die Ghrelinkonzentration. Das durch ein fehlendes Sättigungsgefühl gekennzeichnete *Prader-Willi-Syndrom* etwa geht mit massiv erhöhten Ghrelin-Spiegeln einher
- CCK wird im Dünndarm gebildet, wenn dort Nahrung verdaut wird. Es erzeugt ein Sättigungsgefühl, ebenso wie der Anstieg der Blutglukosekonzentration.

Auch über den Zustand der Energiereserven des Körpers wird der Hypothalamus informiert und kann so *langfristig* die *Energiebilanz* steuern. Hieran sind die Hormone **Leptin** und **Insulin** beteiligt. Die Fettzellen produzieren Leptin (➤ 11.7), das eine appetithemmende Wirkung hat. Je weniger Fettgewebe vorhanden ist, desto geringer die Leptinfreisetzung. Insulin verstärkt die Wirkung von Leptin.

Die anfängliche Hoffnung, Übergewicht durch künstliche Zufuhr von Leptin zu reduzieren, hat sich nur für die sehr seltenen Fälle eines Leptinmangels erfüllt – die Regulation des Körpergewichts wie die Leptinwirkungen sind sehr komplex. Die Leptinspiegel Übergewichtiger sind in aller Regel hoch. Möglicherweise liegt bei diesen Menschen eine *Leptinresistenz* vor, die im Einzelnen aber noch weitgehend unklar ist.

Es gibt Hinweise darauf, dass die Ghrelinausschüttung steigt und die Leptinausschüttung sinkt, wenn die Schlafdauer verkürzt wird. Da sich in den letzten Jahrzehnten die durchschnittliche *Schlafdauer* der Bevölkerung sowohl in den USA als auch in Deutschland um mehr als eine Stunde verkürzt hat, könnten auch veränderte Hormonspiegel und der dadurch gesteigerte Appetit mit für die Zunahme von Übergewicht verantwortlich sein.

Die genannten Stoffe allein erklären jedoch noch nicht die gesamte Regelung der Nahrungsaufnahme. Etliche weitere Hormone, Transmitter, Neuromodulatoren und Stoffwechselprodukte sind beteiligt, deren Wirkmechanismen entweder noch nicht voll aufgeklärt oder die noch nicht identifiziert sind.

18.4.2 Normal- und Übergewicht

BMI

Derzeit am häufigsten genutzt zur Beurteilung des Gewichts wird der **Body-Mass-Index** *(BMI)*. Er ist eng mit der Fettmasse korreliert und unabhängig vom Geschlecht. Der BMI kann zum einen berechnet werden:

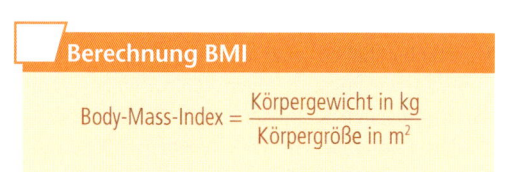

> **Berechnung BMI**
>
> $$\text{Body-Mass-Index} = \frac{\text{Körpergewicht in kg}}{\text{Körpergröße in m}^2}$$

Zum anderen kann der BMI aus entsprechenden Nomogrammen und Tabellen abgelesen werden (Beurteilung des BMI ➤ Tab. 18.2).

Übergewicht und Adipositas

Bei einem BMI ≥ 25 spricht man von **Übergewicht**, bei einem BMI ≥ 30 von **Adipositas**. Laut dem *Statistischen Bundesamt* hatten 2009 in Deutschland ca. 60 % der Männer und ca. 43 % der Frauen einen BMI ≥ 25, davon waren 16 bzw. 14 % adipös. Bei Adipositas nimmt nicht nur das Risiko von Diabetes mellitus und Herz-Kreislauf-Erkrankungen enorm zu, auch der chronisch überbeanspruchte Bewegungsapparat verursacht Beschwerden – Lebenserwartung und Lebensqualität nehmen deutlich ab. Statistiken zeigen, dass das Optimum der Lebenserwartung im BMI-Bereich von 22,5–25 liegt. Ab einem BMI von 28 steigt das Sterberisiko überproportional, v.a. infolge von Herz-Kreislauf-Erkrankungen. Die Sterblichkeit ist aber auch bei einem BMI < 22,5 erhöht, hauptsächlich durch (raucherbedingte) Lungenerkrankungen und Krebserkrankungen.

Fettverteilungsmuster

Für das Erkrankungsrisiko bei Adipositas ist die *Verteilung* des Fetts im Körper allerdings aussagekräftiger als der BMI: Die *Birnenform* mit subkutanen Fettpolstern an Gesäß und Oberschenkeln tun der Gesundheit kaum Abbruch. Ungünstig ist dagegen die *Apfelform* der Körperfettverteilung mit schlanken Gliedmaßen und betontem Fettansatz am Körperstamm. Dies liegt nach heutigem Wissen in der unterschiedlichen Stoffwechselaktivität des subkutanen und viszeralen Fetts begründet.

Das **Fettverteilungsmuster** kann durch den **Taillenumfang**, das *Verhältnis von Taillen- zu Hüftumfang* (**Taille-Hüft-Quotient**, *waist [to] hip ratio, WHR*) oder das *Verhältnis von Taillenumfang zu Körpergröße* (**Taille-Größe-Quotient**, *waist [to] height ratio, WHtR*) bestimmt werden (➤ Tab. 18.3). Am besten geeignet ist wahrscheinlich das Verhältnis von Taillenumfang zu Körpergröße.

Bei der *Hautfaltenmessung* (Kalipermetrie) wird an verschiedenen Stellen das unter der Haut eingelagerte Fett gemessen. Die addierten Ergebnisse lassen Rückschlüsse auf den Körperfettanteil zu.

Reduktion des Übergewichts

Übergewicht ist multifaktoriell bedingt (➤ 3.2.2). Sicher spielen genetische Faktoren eine Rolle. Für die rasche Zunahme übergewichtiger Menschen in den letzten Jahrzehnten sind allerdings Veränderungen des Lebensstils verantwortlich: ein Mehr an Kalorienaufnahme bei gleichzeitig gesunkenem Energieverbrauch.

Manchmal sind reichliches Essen und Bewegungsmangel aber nicht die alleinigen Ursachen für Übergewicht. Auch Schilddrüsenunterfunktion, eine Überproduktion oder die Einnahme von Glukokortikoiden (Cushing-Syndrom, ➤ 11.5.3)

BMI $\frac{kg}{m^2}$	KATEGORIE	RISIKO FÜR BEGLEITERKRANKUNGEN
< 18,5	Untergewicht	Erhöht
18,5–24,9	Normalgewicht	18,5–22,5 erhöht 22,5–25 durchschnittlich
25,0–29,9	Übergewicht, Präadipositas	≥ 28 gering erhöht
30,0–34,9	Adipositas Grad 1	Erhöht
35,0–39,9	Adipositas Grad 2	Hoch
≥ 40	Adipositas Grad 3	Sehr hoch

Tab. 18.2 Beurteilung des BMI von Erwachsenen anhand statistischer Untersuchungen.

GESUNDHEITLICHES RISIKO	MÄNNER	FRAUEN
Taillenumfang [cm]		
Erhöht	94–101,9	80–87,9
Deutlich erhöht	≥ 102	≥ 88
Taille-Hüft-Quotient		
Erhöht	≥ 1,0	≥ 0,85
Taille-Größe-Quotient		
Erhöht	< 40 Jahre: > 0,5* > 50 Jahre: > 0,6*	

* vorläufige Richtwerte, genauere Werte werden zurzeit ermittelt

Tab. 18.3 Wer bei schlanken Armen und Beinen einen deutlich sichtbaren Bauch vor sich herträgt (apfelförmige Körperfettverteilung), hat ein besonders hohes Risiko für Folgekrankheiten wie z. B. Herzinfarkt, Schlaganfall und Diabetes.

sowie Psychopharmaka können zu einer Gewichtszunahme führen. Insbesondere bei schnell entstandenem Übergewicht sowie bei weiteren Auffälligkeiten wie etwa roten Hautstreifen (*Striae* ▶ 7.3.1, ▶ Abb. 11.16) sollte hiernach gesucht werden.

Nach derzeitigem Wissensstand zur Normalisierung des Körpergewichts nicht sinnvoll sind *Sonderdiäten*, welche die Zahl der verwendbaren Nahrungsmittel stark einschränken. Sie sind wissenschaftlich nicht gesichert und insbesondere bei Patienten mit Vorerkrankungen evtl. sogar schädlich.

Statt rabiater Fastenkuren sollte das Gewicht *langfristig* und *langsam* reduziert werden. Die wichtigsten Bausteine hierfür sind:

› Regelmäßiger Ausdauersport und eine vielseitige Lebensweise
› Geregelte Mahlzeiten, kein ständiges Essen
› Deutlich weniger Fett, als die traditionelle deutsche Küche vorsieht
› Weniger „hoch verfeinerte" Nahrungsmittel, die oft stark salz- oder zuckerhaltig sowie „konzentriert" (hoher Kaloriengehalt pro Gewichtseinheit) sind
› Mehr naturbelassene Nahrungsmittel mit ausreichend Vitaminen und Ballaststoffen.

Diese Anforderungen werden beispielsweise sehr gut von der (kalorienreduzierten) Vollwertkost erfüllt: Bei einer Diät von z. B. 4 200 kJ (1 000 kcal) täglich ist eine Gewichtsabnahme von (knapp) 1 kg pro Woche realistisch. Anschließend muss durch inzwischen eingeübte bessere Ernährungsgewohnheiten dieses Gewicht beibehalten werden. Nur so können die Gesundheitsrisiken wirksam gesenkt werden. Wie die Praxis zeigt, muss dabei der „innere Schweinehund" täglich neu besiegt werden, denn wer zu Übergewicht neigt, wird diese Veranlagung sein ganzes Leben behalten. Angemessene Ernährungsgewohnheiten können auch durch verhaltenstherapeutische Maßnahmen (z. B. Gruppentherapien) antrainiert bzw. konsolidiert werden.

Übergewicht ist aber nicht automatisch mit einer kürzeren Lebenserwartung verbunden, ebenso entscheidend ist körperliche Aktivität: Inaktive Schlanke haben keine höhere Lebenserwartung als Übergewichtige, die sich ausreichend bewegen und körperlich fit sind. Dies hängt damit zusammen, dass körperliche Aktivität im Organismus vielfältige positive Wirkungen entfaltet (▶ 6.9).

Medikamentöse und chirurgische Maßnahmen

Unterstützend können für einen befristeten Zeitraum Medikamente eingesetzt werden. Zugelassen ist *Orlistat* (z. B. Xenical®), das die Aufnahme von Fett aus dem Darm reduziert, indem es das fettspaltende Enzym Lipase (▶ 17.7.3) hemmt. Es wirkt nicht appetitzügelnd. Eine mehrmonatige Anwendung führt zu einer zusätzlichen Gewichtsabnahme von wenigen Kilogramm – eine Lösung des Problems ist es also nicht.

In Extremfällen sind chirurgische Maßnahmen (bariatrische Chirurgie) zur Reduzierung der Kalorienzufuhr möglich. Beim Einsetzen eines *Magenbandes (gastric banding)* wird ein silikonbeschichtetes Band um den Magen gelegt und durch diese künstliche Enge ein Vormagen vom Restmagen abgetrennt. Der Speisebrei sammelt sich im Vormagen und dehnt diesen; der Patient kann nicht mehr Nahrung zu sich nehmen, als in den Vormagen passt, und hier befindliche Rezeptoren bewirken über Botenstoffe ein vorzeitiges Sättigungsgefühl. Ähnlich wirkt ein *Magenballon*, der mittels eines Gastroskops in den Magen eingeführt und mit einer Lösung gefüllt wird. Der Ballon schwimmt anschließend im Magen und verringert so das freie Magenvolumen.

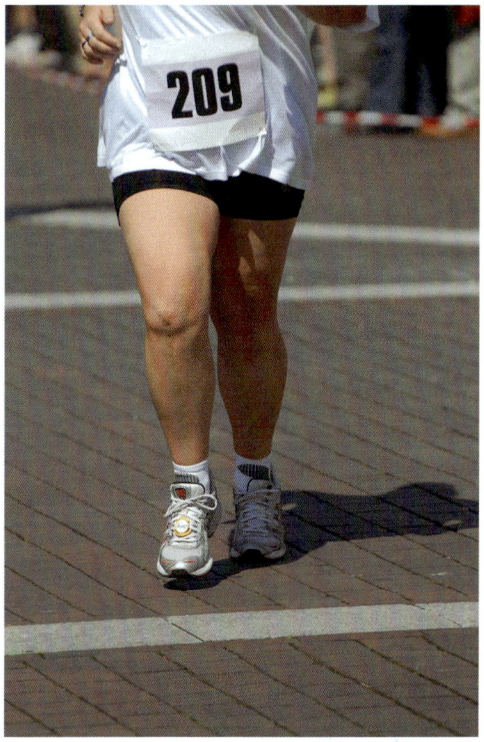

Beide Maßnahmen sind reversibel, im Gegensatz zum *Magen-Bypass-Verfahren*, bei dem ein kleiner Teil des oberen Magens vom Restmagen getrennt und mit dem ebenfalls abgetrennten Dünndarm (Jejunum) verbunden wird. Zwölffingerdarm und obere Teile des Dünndarms werden so bei der Nahrungspassage umgangen, ihre für die Verdauung wichtigen Sekrete gelangen durch eine Y-förmige Verbindung erst ca. 1,5 m unterhalb des neuen Magenausgangs in den Dünndarm. Nährstoffaufnahme und Fettverdauung werden dadurch stark eingeschränkt. Fettabsaugung ist keine ursächliche Behandlung des Übergewichts, sondern ein rein kosmetischer Eingriff.

Abb. 18.6 Auch wenn es schwerfällt – Bewegung ist nicht nur wesentlich für die Gewichtsabnahme, sondern reduziert vor allem das gesamte Herz-Kreislauf-Risiko. [J745-011]

GESUNDHEIT & LEBENSSTIL

18.4.3 Adipositas: Körper im Überfluss

„Wo werden wir unsere Polizisten und Feuerwehrleute finden, wenn die Kinder vor der Prognose stehen, dass sie fettleibig und im Erwachsenenalter herzkrank und anfälliger für Krebs und eine ganze Reihe anderer Krankheiten werden?" Das fragte *Richard Carmona*, Leiter der amerikanischen Gesundheitsbehörde, 2006 in einem Vortrag an der Universität von South Carolina. Und er gab noch eins drauf: „Fettleibigkeit ist der Terror im Inneren."

Starker Tobak. Wer aber glaubt, das gelte nur fürs ferne Nordamerika, irrt. Europa holt auf. Und Deutschland liegt ganz vorn. Übergewicht ist hierzulande inzwischen zum Gesundheitsproblem Nummer 1 mutiert.

Schon vor der Geburt zu schwer

Beginnen wir ganz vorne, bei dem Ungeborenen und seiner Mutter, denn spätere Gewichtsprobleme scheinen sich früh anzubahnen: Schon länger ist bekannt, dass übergewichtige Frauen und Schwangere, die deutlich mehr als 16 Kilogramm zunehmen, schwere Kinder (4 000 g und mehr) zur Welt bringen. Diese Kinder haben ein erhöhtes Adipositasrisiko. Der Anteil solcher Neugeborenen hat in den letzten Jahren stark zugenommen. Aber auch Untergewicht des Neugeborenen birgt ein Risiko für späteres Übergewicht, wahrscheinlich durch das „Hochpäppeln" und die rasche Gewichtszunahme in den ersten Lebensmonaten. Raucht die Mutter während der Schwangerschaft, ist das Kind ebenfalls anfälliger für Übergewicht, evtl. infolge einer veränderten Appetitkontrolle im Gehirn. Positiv fürs Normalgewicht ist dagegen Muttermilch. Kinder, die mehr als drei Monate gestillt werden, haben ein halb so großes Risiko für Adipositas wie Flaschenkinder. Stillen ist außerdem ein „Kalorienfresser": Das Baby trinkt der Mutter täglich 650 kcal (2 700 kJ) weg.

Mollige Kinder – dicke Erwachsene

Dass der knubbelige Wonneproppen oft schon mit zwei Jahren zu schwer ist, ignorieren Eltern gern. Damit stellen sie die Weichen für eine übergewichtige Karriere. In der Schweiz betrifft das bereits jedes 5. Kind; jedes 15. ist adipös. Dicken Kindern fällt es schwer zu rennen, zu klettern, zu balancieren, so dass viele bei Schuleintritt motorische Defizite und Koordinationsstörungen mitbringen. Ihre Gelenke nehmen über die Jahre Schaden. Stark übergewichtige Kinder und Jugendliche mit Bluthochdruck (▶ 15.4.1) und Diabetes mellitus Typ 2 (▶ 11.6.3) sind heute keine Seltenheit mehr! Aber auch die Seele leidet, denn Pummelchen werden häufig gehänselt und zu Außenseitern. Wer Kummer hat, sucht Trost bei Chips, Big-Macs, Riegel, Cola & Co. Und nimmt so auf der Aufwärtsspirale des Gewichts die nächste Runde.

Vorbild ist wichtig. Information auch

Eine genetische Veranlagung fürs Dickwerden gilt beim Menschen heute als gesichert. Entscheidend für überflüssige Pfunde sind jedoch Essgewohnheiten und Lebensstil. Eltern haben hier eine Vorbildfunktion, sind sich dessen aber oft zu wenig bewusst. Aufklärung tut also not. Die Charité in Berlin hat gute Erfahrungen mit Seminaren für Eltern gemacht. In den ersten 18 Monaten nach der Geburt des ersten Kindes wurden sie unter anderem über die Entwicklung und Ernährung ihres Babys sowie die Bedeutung von Bewegung informiert. Nach einem Jahr hatten die Kinder dieser Eltern signifikant niedrigere Werte bei der Hautfaltenmessung als Gleichaltrige, deren Eltern nicht an diesem Programm teilnahmen.

So macht man eine gute Figur

Wir sind von Esswaren umzingelt. Da helfen ein paar Faustregeln, um nicht zuzunehmen:
> Keine Reste aufessen. Besser: weniger kochen (und wenn doch was übrig bleibt, einfrieren)
> Großpackungen meiden – sie verleiten zum Mehr-Essen
> Menüplan aufstellen. Nach einer Liste einkaufen, um Fehleinkäufe zu vermeiden
> Selbst kochen. Fertigmenüs enthalten häufig zu viel Fett und Salz
> Sich bewegen. Das Minimum für Erwachsene täglich 30 Minuten, für Kinder eine Stunde (▶ 6.9)
> Genug schlafen. Die Verringerung der Schlafdauer bei Kindern und Jugendlichen im Vergleich zu früher wird mit der Zunahme des Übergewichts in Zusammenhang gebracht, evtl. infolge einer verminderten nächtlichen Leptinfreisetzung
> Dickmacher Alkohol möglichst meiden.

Abnehmen beginnt im Kopf

Aber keinesfalls mit einer Abmagerungskur. Es ist belegt, dass Diäten aller Art die Pfunde noch vermehren. Wer nachhaltig Gewicht verlieren will, muss sein Essverhalten ändern. Das setzt Kenntnisse über die bisherigen „falschen" Gewohnheiten voraus. Am besten notiert man während einer Woche, was, wann, wie (Hastig? Nebenbei?) und wo verzehrt wird. Das Ergebnis sagt auch, ob man Frust-, Trauer-, Einsamkeits- oder Stressesser ist. Strategien und Gewohnheiten, die zu Übergewicht geführt haben, müssen vermieden werden. Aber ohne Verbote, denn sie sind sichere Gewicht-Heber: „Nie mehr Schokolade" ist nicht durchzuhalten und führt bei einmaligem „Sündigen" dazu, dass die ganze Tafel verschwindet, weil nun eh alles keinen Sinn mehr hat. Erfolgversprechender sind reduzierte Portionen (z. B. eine kleine Rippe Schokolade) ohne schlechtes Gewissen – ein Grundsatz fürs Essen allgemein: kleinere Portionen, nur einmal schöpfen, mehr bei Gemüse, Salat und Früchten zulangen statt bei Fettsaucen und Buttertorten. Und das meistens lebenslang, denn die persönliche Veranlagung ist nicht zu ändern.

18.4.4 Untergewicht

Nicht nur ein Zuviel, auch ein Zuwenig an Nahrung ist für den Körper schädlich und in unserer (Wohlstands-)Gesellschaft gar nicht einmal so selten:
> Schätzungsweise 1–2 % aller jungen Mädchen und Frauen leiden unter der **(Pubertäts-)Magersucht** *(Anorexia nervosa)*, einer psychisch bedingten Essstörung (Details ▶ 10.12.2). Junge Männer sind seltener betroffen
> Körperliche, insbesondere chronische Erkrankungen können in jedem Alter zu Untergewicht (und Mangelerscheinungen) führen
> Auch sehr alte Menschen sind eine Risikogruppe. Hier spielen zahlreiche Faktoren eine Rolle, von verminderter Mobilität und dadurch reduzierten Einkaufsmöglichkeiten über fehlende Gesellschaft beim Essen und altersbedingte Veränderungen des Geschmacksempfindens bis zu schlecht sitzenden Prothesen.

18.5 Kohlenhydratstoffwechsel

Kohlenhydratstoffwechsel

Die aufgenommenen Kohlenhydrate werden im Verdauungstrakt bis zu Zweifach- und Einfachzuckern gespalten (▶ 17.7.2). Hierbei fällt hauptsächlich **Glukose** *(Traubenzucker)* an. Die übrigen Einfachzucker, z. B. Fruktose und Galaktose, werden in der Leber ebenfalls überwiegend zu Glukose umgewandelt.

Glukose ist das wichtigste energieliefernde Molekül des Menschen: Das Gehirn deckt seinen Energiebedarf fast ausschließlich über Glukose. Andererseits ist aber auch ein Zuviel schädlich und kann bis zum Koma führen. Entsprechend wird der Glukosespiegel im Blut in engen Grenzen konstant gehalten, zwischen 2,8 und 7,8 mmol/l Plasma (50–140 mg/dl Plasma, ▶ Abb. 11.21). Speicherform der Glukose ist das Glykogen. Es bildet einen schnell verfügbaren Energiespeicher, der jedoch nur für etwa einen Tag den Grundumsatz decken kann.

Biochemische Grundlagen ▶ 1.8.1

Kohlenhydrate in der Ernährung

55–65 % der Gesamtkalorien (mindestens aber 50 %) sollen aus Kohlenhydraten stammen. Günstig ist, möglichst viel Kohlenhydrate in Form von *Polysacchariden* (▶ 1.8.1) zu sich zu nehmen, wobei die *Stärke* (Amylose ▶ 1.8.1) am bedeutsamsten ist. Stärkereich sind z. B. Getreide, Kartoffeln und einige Gemüse. Gerade Vollkornprodukte enthalten darüber hinaus Ballaststoffe und viele andere ernährungsphysiologisch wertvolle Substanzen und sollten deshalb reichlich verzehrt werden.

Laktoseintoleranz und Fruktosemalabsorption

Ca. 20 % der Bevölkerung haben eine **Laktoseintoleranz**, bei der ein erblicher oder erworbener *Laktasemangel* dazu führt, dass Milchzucker (Laktose) im Darm nicht (ausreichend) gespalten wird.

Noch mehr Menschen leiden unter einer **Fruktosemalabsorption** *(intestinale Fruktoseintoleranz, Fruchtzuckerunverträglichkeit)*, bei der Fruchtzucker (Fruktose) vom Dünndarm nicht vollständig aufgenommen wird, weil das zuständige Transportsystem nicht oder nicht ausreichend funktioniert, kombiniert mit einer funktionellen Darmstörung. Leitsymptome sind in beiden Fällen Blähungen, Bauchschmerzen und Durchfälle. Verzehr kleinerer Laktose- bzw. Fruktosemengen wird aber oft vertragen.

Diabetes mellitus

Beim *Diabetes mellitus (Zuckerkrankheit,* Details ▶ 11.6.3) ist der Blutzuckerspiegel durch verminderte Insulinproduktion oder geringere Insulinempfindlichkeit der Zellen chronisch erhöht (Insulin ermöglicht die Aufnahme von Glukose in die Zellen). Dies kann sowohl akut zu lebensbedrohenden Situationen als auch zu chronischen Folgeerkrankungen führen. Gerade der Diabetes mel-

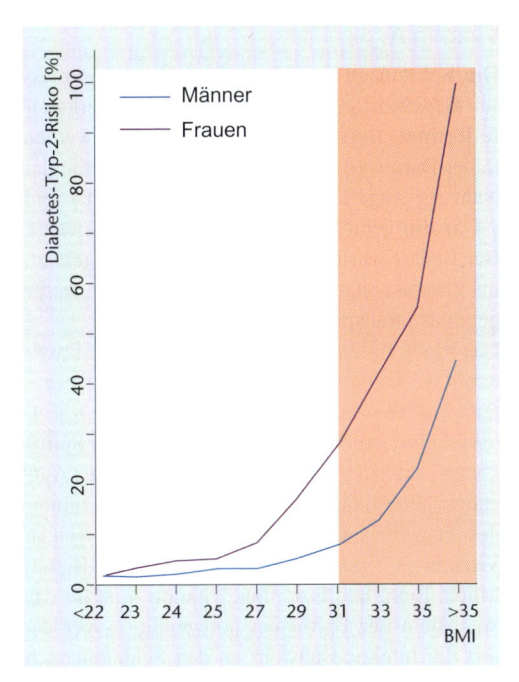

Abb. 18.7 Je höher das Körpergewicht eines Menschen ist, desto größer ist sein Diabetes-Typ-2-Risiko. Nach: Prentice, A.: Obesity – the inevitable penalty of civilisation? Obesity Matters 1 (1998) 17–20

litus Typ 2 wird in den Industrienationen immer häufiger (➤ Abb. 18.7).

Die Behandlung unterscheidet sich je nach Diabetesform. Immer aber ist eine diabetesgerechte Ernährung erforderlich. Diese entspricht im Wesentlichen einer gesunden, vollwertigen Ernährung, wie sie für alle Menschen empfohlen (aber nicht praktiziert) wird, jedoch mit besonderer Berücksichtigung der (blutzuckersteigernden) Kohlenhydrate sowie oft zeitlicher Abstimmung der Kohlenhydratzufuhr auf die Medikamentengabe.

18.6 Fettstoffwechsel

Stoffwechsel der Fette

Fette können in großen Mengen im Körper gespeichert werden. Sie dienen zur „Polsterung" von Organen (Baufett) und als Energievorrat (Speicherfett).

Die Triglyzeride (*Neutralfette* ➤ 1.8.2) der Nahrung werden im Darm zu Fettsäuren und Glyzerin gespalten. Die Fettsäuren können von den Zellen ebenso wie die Glukose zur Energieerzeugung herangezogen werden. Bei geringem Bedarf oder Überernährung baut der Organismus Fettsäuren und Glyzerin wieder zu Triglyzeriden zusammen und speichert diese hauptsächlich im Fettgewebe und in der Leber. Auch aus überschüssiger Glukose kann der Organismus Triglyzeride bilden.

Cholesterinstoffwechsel ➤ 15.1.4, ➤ 15.5, ➤ *Abb. 15.3*
Biochemische Grundlagen ➤ 1.8.2

Fette in der Ernährung

Für gesunde Erwachsene werden ca. 70 g Fett täglich (Männer etwas mehr, Frauen etwas weniger, entsprechend ca. 25–30 % der Gesamtkalorien) empfohlen. Zu beachten ist, dass z. B. Wurst und Käse teils beträchtliche Anteile an **versteckten,** d.h. *nicht sichtbaren* **Fetten** enthalten.

Nahrungsfette liefern aber nicht nur (viel) Energie, sondern auch essentielle Fettsäuren (➤ 1.8.2) und sind unabdingbar z. B. für die Resorption fettlöslicher Vitamine (➤ 18.8).

Günstig sind ein möglichst hoher Anteil an ungesättigten Fettsäuren (pflanzliche Fette, besonders Raps-, Walnuss-, Olivenöl; Meeresfische) und ein möglichst geringer Verzehr gesättigter Fettsäuren (v. a. in tierischen Fetten). Die Cholesterinaufnahme sollte bei höchstens 300 mg täglich liegen.

Fettstoffwechselstörungen

Triglyzeride und Cholesterin werden im Blut zum Transport an Eiweiße gebunden, die so entstehenden Komplexe heißen *Lipoproteine*. Ist die Serumkonzentration einzelner oder mehrerer Lipoproteine bei mehreren Untersuchungen erhöht, so bezeichnet man dies als **Hyperlipoproteinämie** *(Hyperlipidämie)*.

Lässt man das aus einer Blutprobe entnommene Gemisch der im Blut zirkulierenden Lipoproteine im elektrischen Feld wandern (*Elektrophorese*, ➤ Abb. 12.4), so kann genau ermittelt werden, welche Anteile *(Fraktionen)* der Lipoproteine vermehrt sind.

Allgemein kann man *primäre*, oft genetisch bedingte, von *sekundären*, das heißt im Rahmen anderer Erkrankungen auftretenden Hyperlipidämien unterscheiden. Sekundäre Hyperlipidämien sind z. B. Folge von Diabetes (➤ 11.6.3) oder Alkoholmissbrauch.

> **Risikofaktor Cholesterin**
>
> Von den verschiedenen Lipiden besitzt das Cholesterin (➤ 1.8.2) die größte Bedeutung als Risikofaktor der Arteriosklerose (➤ 15.1.4). Insbesondere Patienten mit erhöhtem **LDL-Cholesterin** *(LDL = low density lipoprotein)* sind stark arteriosklerosegefährdet. Dagegen hat die **HDL-Fraktion** *(HDL = high density lipoprotein)* eine Schutzwirkung gegen die Arteriosklerose, da HDL-Partikel das Cholesterin aus Zellen und sogar defekten Gefäßwänden wieder aufnehmen können.

Bei leicht bis mäßig erhöhten Blutfettspiegeln reicht eine cholesterin- und fettarme Diät. Allerdings lässt sich das Cholesterin durch entsprechende Ernährung nur um 10–15 % senken. Bleibt die Diät erfolglos, so werden erhöhte Triglyzeridwerte vor allem mit **lipidsenkenden Fibraten,** erhöhte LDL-Cholesterin-Werte insbesondere mit Hemmern der Cholesterinsynthese (sog. **Statine**) behandelt. Zusätzliche Risikofaktoren wie z. B. Übergewicht oder Bluthochdruck müssen unbedingt behandelt werden, da das Risiko für Gefäßkrankheiten bei *mehreren* Risikofaktoren unverhältnismäßig steil ansteigt.

Der Zielwert des LDL-Cholesterins hängt vom Gesamt-Gesundheitszustand des Betroffenen ab: Ohne weitere Risikofaktoren sollte das LDL-Cholesterin unter 4 mmol/l (160 mg/dl) liegen, bei weiteren Risikofaktoren wie etwa Rauchen oder Bluthochdruck unter 3,3 mmol/l (130 mg/dl) und bei bereits vorhandenen Gefäßerkrankungen oder Diabetes mellitus unter 2,5 mmol/l (100 mg/dl). Wünschenswert ist ein HDL-Wert über 45 mg/dl bei Frauen und über 35 mg/dl bei Männern.

18.7 Eiweiß- und Nukleinsäurestoffwechsel

Biochemische Grundlagen ➤ *1.8.3*, ➤ *1.8.4*

18.7.1 Eiweißstoffwechsel

Im Körper werden ständig Eiweiße auf-, um- und abgebaut. Dadurch geht dauernd Eiweiß verloren, das durch die Nahrung ersetzt werden muss, um Strukturen (z. B. die Muskeln) und Funktionen (z. B. die Antikörperbildung) des Körpers zu erhalten. Die im Urin enthaltene Menge an stickstoffhaltigem Harnstoff (➤ 17.10.5) gibt einen Hinweis auf die umgesetzte Eiweißmenge. Führt man mehrere Tage (bei sonst energetisch ausreichender Ernährung) kein Eiweiß zu, sinkt die Stickstoffausscheidung nicht auf Null ab, sondern bleibt bei 3 g pro Tag stehen, was einem Eiweißabbau von 18 g entspricht. Man nennt dies das **absolute** *Stickstoff*- bzw. **Eiweißminimum.** Nimmt man täglich ca. 40 g Eiweiß auf, scheidet man genauso viel Stickstoff aus, wie in der aufgenommenen Eiweißmenge enthalten war; sie wird als **Bilanzminimum** bezeichnet. Dieses Gleichgewicht besteht aber nur bei absoluter Ruhe. Wird körperliche oder geistige Arbeit geleistet, müssen ca. 50–80 g Eiweiß täglich aufgenommen werden, um das **funktionelle Eiweißminimum** zu erreichen.

Nahrungseiweiße versorgen den Körper mit den benötigten (essentiellen) Aminosäuren (➤ 1.8.3). Wichtige Eiweißlieferanten sind z. B. fettarmes Fleisch, Fisch, Milch- und Milchprodukte, Ei, Kartoffeln und Hülsenfrüchte.

Für den „Durchschnittserwachsenen" wird derzeit eine Eiweißaufnahme von 0,8 g pro kg Körpergewicht und Tag empfohlen, für Kinder etwas mehr. Für Schwangere gilt ein „Zuschlag" von ca. 10 g täglich, für Stillende von etwa 15 g.

Phenylketonurie

Bei der **Phenylketonurie** reichert sich durch einen rezessiv vererbten Enzymdefekt (➤ Abb. 3.6) die Aminosäure Phenylalanin im Blut (➤ 1.8.3) an. Durch toxische Stoffwechselprodukte des Phenylalanins wird die ZNS-Entwicklung beeinträchtigt, geistige Behinderung ist die Folge. Um dies zu verhindern, muss so früh wie möglich mit einer phenylalaninarmen Diät begonnen werden. In Deutschland werden deshalb alle Neugeborenen im Rahmen des Neugeborenen-Screenings (➤ 22.1) auf eine Phenylketonurie untersucht.

18.7.2 Purinstoffwechsel

Ähnlich wie es einen ständigen Umsatz von Proteinen gibt, baut der Körper auch permanent *Nukleinsäuren* (➤ 1.8.4) ab und an anderer Stelle wieder neu auf. Die momentan nicht gebrauchten Bausteine (Pyrimidin- und Purinbasen) werden weiter abgebaut. Endprodukt bei den *Purinbasen* ist die **Harnsäure,** die beim Gesunden über die Niere ausgeschieden wird. *Pyrimidine* werden hingegen zu einfach ausscheidbaren Verbindungen (Wasser, Ammoniak, Kohlendioxid und Essigsäure) abgebaut.

Gicht

Die **Gicht** entsteht auf dem Boden einer erblichen Harnsäure-Ausscheidungsstörung. Bei Überernährung, insbesondere auch hohem Fleischkonsum, steigt dann die Harnsäurekonzentration im Blut und in anderen extrazellulären Räumen an. Mehr Männer als Frauen sind betroffen. Die schlecht wasserlösliche Harnsäure kristallisiert in Salzform *(Urat)* aus, v.a. in der Gelenkflüssigkeit. Die Kristalle reizen das Gewebe stark, es kommt in der Synovialmembran (➤ 5.2.2) der Gelenke zu einer akuten Entzündungsreaktion – der Betroffene erleidet einen **akuten Gichtanfall** mit stärksten Schmerzen. Am häufigsten ist das Großzehengrundgelenk betroffen **(Podagra),** seltener das Sprunggelenk oder andere Gelenke.

Die heftigen Schmerzen des akuten Gichtanfalls können mit entzündungshemmenden Medikamenten (nichtsteroidale Antiphlogistika ➤ 9.3.3, Colchicin) sowie kühlenden Umschlägen gelindert werden und klingen meist nach einigen Tagen wieder ab.

Nach dem akuten Ereignis soll der Patient eine purinarme Diät einhalten, um weitere Gichtanfälle zu verhindern (wenig Fleisch, wenig Alkohol, keine Innereien, Wildbret und einige Fischarten wie z. B. Sardinen). Medikamentös wird meist Allopurinol (z. B. Zyloric®) gegeben, das die Harnsäurebildung senkt und eine Lockerung der Diät ermöglicht, wobei auf eine ausreichende Trinkmenge geachtet werden sollte. Bei konsequenter Behandlung sind chronische Formen und Nierenschädigungen selten.

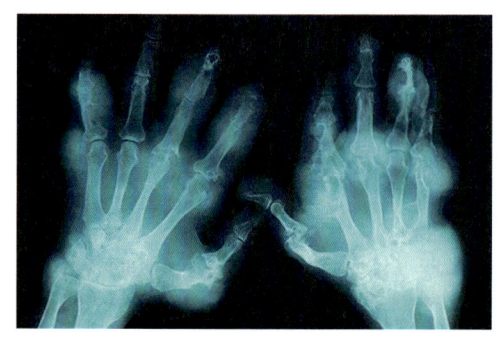

Abb. 18.8 Röntgenbild der Hände bei Gicht. [T170]

18.8 Vitamine

Vitamine sind lebenswichtige organische Verbindungen, die der Körper nicht selbst herstellen kann. Sie müssen daher mit der Nahrung zugeführt werden. Einige Vitamine bezieht der Körper allerdings nicht nur direkt aus der Nahrung, sondern auch von Darmbakterien, die z. B. Vitamin K und Folsäure im Rahmen ihres Stoffwechsels bilden. Vitamin D kann mit Hilfe des Sonnenlichtes in der Haut gebildet werden.

> **Vitamintabletten?**
>
> Eine insgesamt ausgewogene, abwechslungsreiche Nahrung enthält trotz individueller Nahrungszusammenstellung von allen Vitaminen ausreichende Mengen, so dass beim gesunden Erwachsenen keine **Vitaminmangelerscheinungen** *(Hypovitaminosen)* auftreten. Zusätzliche Vitamingaben sind nur nötig bei:
> › Ungenügender Vitaminzufuhr, z. B. bei nicht ausreichender oder einseitiger Ernährung, etwa bei Magersucht (➤ 18.4.4), veganer Ernährung oder Alkoholmissbrauch
> › Erhöhtem Vitaminbedarf wie z. B. bei Säuglingen oder während Schwangerschaft und Stillzeit
> › Verminderter Vitaminresorption, z. B. bei Malassimilationssyndromen (➤ 17.7.7).
>
> Vitamintabletten enthalten aber nur Vitamine, nicht die sekundären Pflanzenstoffe und andere wertvolle Substanzen normaler Vitaminlieferanten wie Obst, Salat und Gemüse. Durch Vitamintabletten wird also eine einseitige Ernährung nicht vollwertig! Teils hoch dosierte Vitamingaben werden zwar immer wieder gegen vielerlei Beschwerden und auch zur Verlangsamung des Alterns empfohlen, Studien konnten dies jedoch bisher nicht belegen. Teilweise erwiesen sie sich sogar als nachteilig.

Fett- und wasserlösliche Vitamine

Aufgrund ihrer verschiedenen Löslichkeit werden die Vitamine in **fettlösliche** und **wasserlösliche Vitamine** unterteilt (➤ Tab. 18.4). Zu den fettlöslichen Vitaminen gehören die Vitamine A, D, E und K (Merkwort: EDeKA), die anderen sind wasserlöslich.

Diese zunächst rein chemisch-physikalische Untergliederung ist auch medizinisch bedeutsam. Fettlösliche Vitamine können nur ausreichend resorbiert werden, wenn genügend Galle sezerniert wird und die Fettresorptionsmechanismen intakt sind (➤ 17.7.3). Und: Eine übermäßige Zufuhr fettlöslicher Vitamine kann schaden, da diese nur begrenzt ausgeschieden werden können **(Hypervitaminose).** Ein Überangebot an wasserlöslichen Vitaminen kann der Körper dagegen in der Regel durch Ausscheidung mit dem Urin beseitigen.

Vitamin A

Die Substanzen der **Vitamin-A-Gruppe** umfassen die fettlöslichen, lichtempfindlichen Wirkstoffe **Retinol, Retinal** und **Retinsäure.** Sie werden in der Darmwand durch Spaltung von den mit der Nahrung zugeführten *Provitaminen* α-, β- und γ-Carotin gebildet und in der Leber gespeichert. Bei Bedarf werden sie aus der Leber freigesetzt, ins Plasma abgegeben und dort an Plasmaeiweiße gebunden transportiert.

Das für die Vitamin-A-Synthese wichtigste Provitamin β-Carotin ist ein weit verbreiteter Pflanzenfarbstoff. Besonders reichlich kommt es in Karotten und grünen Gemüsen wie Broccoli oder Spinat vor (➤ Abb. 18.9). Aus rohen Karotten ist die Aufnahme allerdings schlecht, diese sollten zumindest blanchiert werden. Nennenswerte Mengen an Vitamin A findet man auch in Leber, Butter, Milch, Eiern und Fischtran. Vitamin A ist für das Wachstum der Epithelien notwendig, es verbessert die Infektionsabwehr an den Schleimhäuten und ist als Bestandteil des Sehpurpurs für den Sehvorgang unentbehrlich. Schließlich ist es auch am Skelettwachstum beteiligt. Zusammen mit Vitamin E und Vitamin C gilt v.a. β-Carotin als wichtiger Schutz vor dem Einfluss von Sauerstoffradikalen (➤ 23.1.2).

Bei Unterversorgung mit Vitamin A machen sich zuerst eine beeinträchtigte Dunkeladaptation und Nachtblindheit bemerkbar (➤ 9.6.7). Weiterer Vitamin-A-Mangel führt zur Hornhautdegeneration *(Xerophthalmie),* zu Wachstumsstörungen sowie zu Atrophie und Verhornung von Schleimhäuten und Haut *(Hyperkeratose).* Eine Überdosierung von β-Carotinen oder Vitamin A ist ebenfalls schädlich. Sie erzeugt u.a. trockene Haut, Haarausfall, das Sehen von Doppelbildern, erhöht bei Rauchern sogar das Lungenkrebsrisiko und ist in der Schwangerschaft ein Teratogen (➤ 21.4).

Vitamin D

Die **Vitamin-D-Substanzen** oder *Calciferole* sind Vorstufen des *Vitamin-D-Hormons (D_3-Hormon, Kalzitriol).* Sie werden deshalb im Hormonkapitel besprochen (➤ 11.4.3).

Vitamin E

Die **Vitamin-E-Gruppe** *(Tokopherole)* wird nur von Pflanzen synthetisiert. Zu den ergiebigsten Quellen gehören Getreidekeime, Pflanzenöle und Blattgemüse. Gespeichert werden Tokopherole in Nebenniere, Milz und Pankreas. Die biologische Bedeutung von Vitamin E ist nicht völlig geklärt, es scheint jedoch als Oxidationsschutz bei verschiedenen Stoffwechselvorgängen zu wirken, insbesondere beim Abbau ungesättigter Fettsäuren. Aufgrund der weiten Verbreitung der E-Vitamine sind Mangelerscheinungen kaum möglich.

Vitamin K

Das physiologischerweise im menschlichen Organismus vorkommende **Vitamin K** ist das von

Darmbakterien (v.a. E. coli) gebildete **Menachinon** *(Vitamin K₂)*. Es kann durch das aus Pflanzen stammende **Phyllochinon** *(Vitamin K₁)* ersetzt werden, das von Darmbakterien z. T. noch in eine weitere Form, *Vitamin K₃*, umgewandelt wird. Alle Formen steigern in der Leber die Synthese der Gerinnungsfaktoren II (Prothrombin), VII, IX und X (➤ 12.5.5).

Ein Vitamin-K-Mangel kann bei Erwachsenen durch andere Erkrankungen auftreten, v.a. einen Gallengangsverschluss oder unzureichende Galleproduktion in der Leber mit nachfolgender unzureichender Vitamin-K-Aufnahme aus dem Darm. Auch langanhaltende Antibiotikatherapien, bei denen die Darmflora geschädigt wird, kann Vitamin-K-Mangel auslösen. Es kommt zu einem Mangel an Gerinnungsfaktoren und dadurch zur Blutungsneigung, da die Leber ihre Syntheseaufgaben nicht mehr erfüllen kann. Vergleichsweise häufig tritt ein Vitamin-K-Mangel aber bei Neugeborenen auf, so dass Säuglinge heute routinemäßig eine (bevorzugt orale) Prophylaxe mit Vitamin K₁ (Konakion®) erhalten.

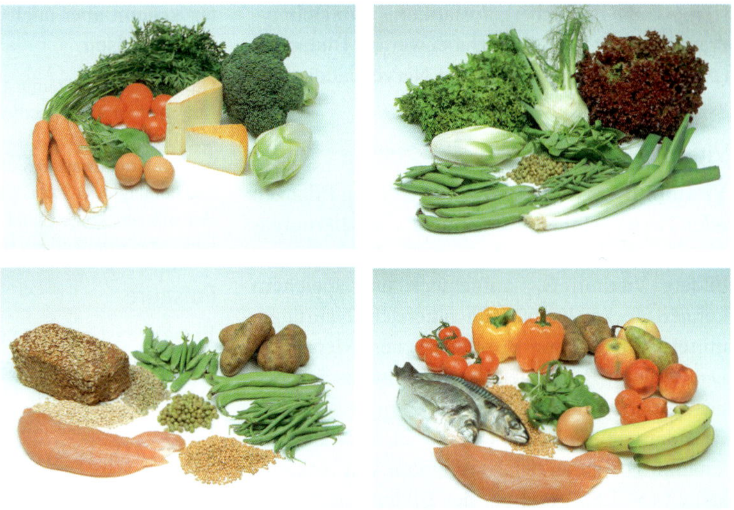

Abb. 18.9 Diese Lebensmittel sind wichtige Lieferanten von Vitaminen. Links oben sind einige wichtige Retinol- und Carotinoidquellen, rechts oben finden Sie wichtige Folsäurequellen. **Unten** finden sich Vitamin-B-Quellen, links Vitamin B₁ (Thiamin) und rechts unten Vitamin B₆ (Pyridoxin). [K115]

Vitamin B₁

Das wasserlösliche *Thiamin* oder **Vitamin B₁** kommt in den Keimanlagen von Getreide (also in Vollkorn-, nicht aber in Weißmehl), in Hefe, Gemüse und Kartoffeln vor (➤ Abb. 18.9). Auch tierische Organe enthalten Vitamin B₁, insbesondere Innereien. Vitamin B₁ wird im Organismus mit Phosphatgruppen verbunden und geht dabei in seine wirksame Form, das *Thiaminpyrophosphat*, über. Dieses Coenzym hat eine Schlüsselfunktion innerhalb des Kohlenhydratstoffwechsels und für die Synthese des Neurotransmitters Azetylcholin (➤ 8.2.3).

Ein reiner **Vitamin-B₁-Mangel** äußert sich in verminderter geistiger und körperlicher Leistungsfähigkeit, Appetitlosigkeit, Gewichtsverlust und Muskelschwund.

Häufiger als ein isolierter Vit.-B₁-Mangel ist die **Beri-Beri-Krankheit,** eine komplexe Vitaminmangelerkrankung, bei der noch andere B-Vitamine fehlen. Sie tritt in den Entwicklungsländern bei einseitiger Ernährung mit poliertem Reis auf und äußert sich in Schäden des Nervensystems, Muskel- und Herzschwäche sowie Ödemen.

Vitamin B₂

Vitamin B₂ *(Laktoflavin* oder *Riboflavin)* kommt in allen tierischen und pflanzlichen Zellen vor. Den höchsten Gehalt besitzen Hefe, Getreidekeime sowie Leber, Milch und Käse. Auch Darmbakterien tragen zur Bereitstellung von Vitamin B₂ bei. Aus Vitamin B₂ werden zwei Coenzyme gebildet, die für die Wasserstoffübertragung in der Atmungskette unentbehrlich sind (➤ 1.8.1).

Vitamin-B₂-Mangelerscheinungen treten nur selten isoliert auf, beobachtet worden sind Blutarmut *(Anämien)*, Entzündungen von Haut *(Dermatitis)*, Schleimhäuten und Augenhornhaut *(Keratitis)* sowie Wachstumsstörungen.

Vitamin B₆

Unter dem Begriff **Vitamin B₆** (Pyridoxin) werden die drei Stoffe **Pyridoxol, Pyridoxal** und **Pyridoxamin** zusammengefasst, die im Organismus gleichermaßen wirksam sind. Vitamin B₆ ist notwendig für die Biosynthese von Nukleinsäuren (➤ 1.8.4). Es kommt in allen lebenden Zellen vor, besonders reichlich in Hefe, Körnerfrüchten, grünem Gemüse sowie Innereien und Milchprodukten (➤ Abb. 18.9). Ein Mangel an Vitamin B₆ tritt bei normaler Ernährung kaum auf – man findet ihn aber nicht selten beim chronischen Alkoholmissbrauch sowie bei länger dauernder hoch do-

VITAMIN	WICHTIG FÜR/ALS	MANGELERSCHEINUNG(EN)	TAGESBEDARF (ERWACHSENER) CA.
Fettlösliche Vitamine			
Vitamin A (Retinole)	Sehvorgang, Epithelien, Immunsystem	Nachtblindheit, Hautschäden	0,8–1 mg
Vitamin D (Calciferole)	Knochenaufbau, Immunregulation	Rachitis (➤ 11.4.3), Osteomalazie, Begünstigung der Osteoporose. Muskelschwäche	< 65 Jahre 5 µg > 65 Jahre 10 µg
Vitamin E (Tokopherole)	Oxidationsschutz (v.a. für ungesättigte Fettsäuren)	Extrem selten, v.a. Schäden an Muskeln und Nervensystem	12–15 mg
Vitamin K (Menachinon)	Kofaktor bei der Bildung einiger Gerinnungsfaktoren	Störungen der Blutgerinnung. Evtl. bei Frauen erhöhtes Knochenbruchrisiko	60–80 µg
Wasserlösliche Vitamine			
Vitamin B₁ (Thiamin, Aneurin)	Kohlenhydratstoffwechsel, Nerventätigkeit	Leistungsschwäche, Gewichtsabnahme, Muskelschwund, Beri-Beri-Krankheit	1–1,3 mg
Vitamin B₂ (Riboflavin)	Stoffwechsel und Hormonproduktion	Blutarmut (Anämie), Entzündungsneigung	1,2–1,5 mg
Vitamin B₆ (Pyridoxin)	Aminosäurestoffwechsel	Nervenschäden, Haut-/Schleimhautentzündungen, Blutarmut	1,2–1,5 mg
Vitamin B₁₂ (Cobalamin)	Nukleinsäuresynthese: Bildung von Erythro-, Leuko- und Thrombozyten	Blutarmut (Anämie ➤ 12.2.6), Schäden am Nervensystem	3 µg
Vitamin C (Ascorbinsäure)	Kollagensynthese, Antioxidans; evtl. Stärkung des Immunsystems	Skorbut (z. B. Zahnfleischbluten, Bindegewebsschwäche)	100 mg
Folsäure	Nukleinsäuresynthese, Zellteilung	Blutarmut (Anämie); fetale Neuralrohrdefekte	400 µg (Frauen mit Kinderwunsch mehr)
Pantothensäure	Zentrale Substanz im Stoffwechsel	Unbekannt	6 mg
Biotin *(Vitamin H)*	Stoffwechsel	Hautentzündungen	30–60 µg
Niazin (Nikotinsäure und -amid)	Zentrale Substanz im Energiestoffwechsel	„Pellagra" mit neurologischen Störungen, Hautentzündungen, Durchfall	13–17 mg

Tab. 18.4 Kleine Vitamin-Kunde. Als Tagesbedarf sind Referenzwerte der ernährungswissenschaftlichen Gesellschaften von Deutschland, Österreich und der Schweiz angegeben.

sierter Gabe des Tuberkulostatikums Isoniacinhydrazid (INH) (> 13.9.5). Dabei werden Blutarmut (Anämie), Krampfanfälle und Nervenentzündungen *(Neuritiden)* beobachtet.

Vitamin B_{12}

Vitamin B_{12} *(Cobalamin)* wird nicht von Pflanzen oder Tieren gebildet, sondern nur von Mikroorganismen. Da Tiere aber das von den Bakterien gebildete Vitamin B_{12} aufnehmen und speichern können, decken hauptsächlich tierische Nahrungsmittel den Vitamin-B_{12}-Bedarf des Menschen. Das Vitamin-B_{12}-Molekül gehört chemisch zu einer Gruppe, die eng mit dem *Porphyrin,* dem Grundgerüst des Häms (> 12.2.2), verwandt ist. Vitamin B_{12} ist an der Biosynthese von Nukleinsäuren (> 1.8.4) und bei der Bildung der Markscheiden im Nervensystem (> 4.5.3) beteiligt. Ein Vitamin-B_{12}-Mangel ist relativ häufig, da zur Resorption des Vitamins (= *Extrinsic-Faktor*) der von der Magenschleimhaut gebildete *Intrinsic-Faktor* (> 17.4.4) erforderlich ist. Der Intrinsic-Faktor kann z. B. nach Magenresektionen oder bei ausgeprägter Atrophie der Magenschleimhaut nicht mehr ausreichend hergestellt werden. Diese Patienten müssen einmal monatlich eine Vitamin-B_{12}-Injektion erhalten (die orale Gabe würde nichts nützen, da ja die Resorptionsfähigkeit erloschen ist). Der Mangel äußert sich vor allem in einer makrozytären hyperchromen Anämie sowie neurologischen Störungen (> 12.2.6).

Vitamin C (Ascorbinsäure)

Vitamin C oder *Ascorbinsäure* ist das wohl bekannteste Vitamin. Es ist reichlich in frischen Früchten enthalten (obwohl der Mitteleuropäer sein Vitamin C vor allem aus Kartoffeln bezieht). Viele industriell hergestellte Lebensmittel enthalten Vitamin-C-Zusätze.

Neben dem Menschen haben nur noch Affen und Meerschweinchen im Rahmen der Entwicklungsgeschichte durch einen Genverlust die Fähigkeit verloren, das Vitamin C selbst zu produzieren. Da die Nahrung aber reichlich Vitamin C enthält, brachte dieser Gendefekt keinen grundsätzlichen Nachteil mit sich.

Vitamin C gilt, wie das Vitamin E, als Oxidationsschutzmittel im zellulären Stoffwechsel. Es ist an der Synthese oder am Umbau von Hormonen und Coenzymen genauso beteiligt wie am Stoffwechsel der Aminosäuren und des Kollagens oder an der Abdichtung von Kapillaren. Auch begünstigt es die Resorption von Eisen im Dünndarm. Aufgrund seiner Reduktions-Oxidations-Eigenschaften wird dem Vitamin C eine Schutzfunktion gegenüber Alterungsprozessen nachgesagt.

Ob eine künstliche Vitamin-C-Zufuhr sinnvoll ist, kann nicht eindeutig bejaht werden. Zwar gibt es Hinweise, dass bei schweren körperlichen Anstrengungen, akuten und chronischen Infektionskrankheiten und Stoffwechselerkrankungen (wie z. B. Diabetes mellitus) sowie während Schwangerschaft und Stillperiode der Vitamin-C-Bedarf erhöht ist, sinnvoller als Vitamintabletten scheint aber auch hier ein Mehr an Früchten und Gemüsen.

Die klassische Vitamin-C-Mangelkrankheit, der **Skorbut,** tritt in den westlichen Ländern nicht mehr auf. Leichtere Vitamin-C-Mangelerscheinungen sind jedoch bei Fehlernährung, bei chronischer Magenschleimhautentzündung oder Leberzirrhose beobachtet worden. Die Betroffenen klagen über Müdigkeit, Infektanfälligkeit, langsame Wundheilung und Blutungsneigung.

Folsäure

Folsäure ist im Pflanzen- und Tierreich weit verbreitet und wird außerdem von Darmbakterien im Darm synthetisiert. Hauptlieferanten sind grüne Blattgemüse, Tomaten, Vollkornprodukte und Leber (> Abb. 18.9).

Im Organismus wird Folsäure unter Beteiligung von NADPH zu *Tetrahydrofolsäure* (kurz FH_4) reduziert, das bei der Übertragung kleinerer Kohlenstoffmoleküle (z. B. Methyl-Gruppen = CH_3) eine Schlüsselposition einnimmt. Auch zum Aufbau neuer Erbsubstanz, d.h. bei allen Zellteilungen, wird Tetrahydrofolsäure benötigt (> 2.12).

Ein Folsäuremangel ist verhältnismäßig häufig. Beim Erwachsenen zeigt er sich am ehesten am stoffwechselaktiven Knochenmark durch eine makrozytäre Anämie (> 12.2.6). In der Schwangerschaft erhöht Folsäuremangel das Risiko eines Neuralrohrdefektes beim Neugeborenen *(Spina bifida* > Abb. 21.13). Daher wird bereits vor einer (geplanten) Schwangerschaft eine zusätzliche Folsäuregabe empfohlen (0,4 mg/Tag). Ein Zuviel an (künstlich zugeführter) Folsäure steht allerdings im Verdacht, das Risiko einiger Krebserkrankungen zu erhöhen.

Pantothensäure

Pantothensäure ist weit verbreitet und findet sich in den meisten tierischen Lebensmitteln, aber auch in Hefe, grünem Gemüse und Getreide. Es ist Bestandteil des *Coenzyms A* (> 1.8.1), eine durch ihre hohe Bindungsenergie zentrale Substanz für den gesamten Stoffwechsel. Mangelerscheinungen sind beim Menschen nicht bekannt.

Biotin

Vitamin H (**Biotin**) kommt in allen Zellen, besonders in Hefe, Innereien und Eigelb, vor. Biotin ist eine wichtige Molekülgruppe von Enzymen, die Kohlensäurereste (Carboxylgruppen) übertragen. Ein Mangel an Vitamin H tritt beim Menschen nicht auf, wohl auch deshalb, weil Darmbakterien ebenfalls Biotin synthetisieren.

Niazin

Niazin ist die zusammenfassende Bezeichnung für **Nikotinsäure** und **Nikotinsäureamid.** Beide sind weit verbreitet und kommen reichlich in Hefe, Nüssen, Innereien und Milchprodukten vor. Auch stellen die Bakterien im Darm des Menschen und der Mensch selbst aus der Aminosäure Tryptophan Niazin her, so dass bei ausreichendem Tryptophangehalt der Nahrung Niazin nicht von außen zugeführt werden muss. Niazin ist ein Baustein für ein lebenswichtiges, wasserstoffübertragendes Coenzym, das NAD (> 1.8.1).

Die typische Niazinmangelerscheinung ist die **Pellagra.** Sie tritt vor allem in Entwicklungsländern durch Tryptophanmangel infolge einseitiger Maisernährung auf. Die Pellagra wird auch als *3-D-Krankheit* bezeichnet, da es bei ihr zu Hautentzündung *(Dermatitis),* Verdauungsstörungen *(Diarrhoe),* psychischen Symptomen und *Demenz* kommt.

18.9 Mineralstoffe

Neben Kohlenhydraten, Fetten, Eiweißen und Vitaminen sowie ausreichender Wasserzufuhr sind die **Mineralstoffe** *(Salze, Elektrolyte)* für die Gesundheit unerlässlich. Man unterscheidet:

> Die **Mengenelemente** *(Mineralstoffe* im engeren Sinn), die in vergleichsweise großen Mengen benötigt werden; das sind die Ionen der sieben Elemente Kalium, Natrium, Kalzium, Chlor, Phosphor, Schwefel und Magnesium
> Die **Spurenelemente,** die nur in äußerst geringen Mengen – eben „Spuren" – in Körper und Nahrung vorkommen.

18.9.1 Mengenelemente

Biochemische Grundlagen > Tab 1.1

Bei normaler Ernährung (auch vegetarischer) kann vor allem bei **Kalzium** (Ca^{2+} > 12.5.5) eine Unterversorgung auftreten, wenn der Bedarf erhöht ist (Schwangerschaft, Stillzeit, Wachstum), kalziumreiche Lebensmittel wie Milchprodukte, Fisch, Blatt- und Wurzelgemüse gemieden oder „kalziumbindende" Nahrungsmittel mit hohem Oxalsäuregehalt (z. B. Spinat, Rhabarber) zu reichlich verzehrt werden. Die Zufuhr soll ca. 1 000 mg Ca^{2+} täglich betragen, bei älteren Menschen etwas mehr, auch zur Osteoporose-Vorbeugung (> 5.1.6, > 5.4).

Kaliummangel (Kaliumtagesbedarf ca. 2 g) kann bei erhöhtem Verlust durch übermäßiges Schwitzen, anhaltenden Durchfall und Erbrechen, aber auch Missbrauch von Abführmitteln sowie bei Einnahme bestimmter harntreibender Medikamente auftreten (> 19.8.2). Hauptfolgen sind Muskelschwäche (auch am Darm) und in ausgeprägten Fällen Herzrhythmusstörungen.

Der Bedarf an **Magnesium** von täglich 300-400 mg wird durch ausgewogene Mischkost gedeckt. Ein Mangel ist bei erhöhtem Bedarf z. B. infolge schwerer körperlicher Arbeit oder Leistungssport möglich. Leitsymptome sind Muskelschwäche und gehäufte Muskelkrämpfe.

Bei **Natrium** und **Chlorid** besteht hierzulande mit einer Aufnahme von 10–15 g NaCl täglich eine Überversorgung, wesentlich bedingt durch vorgefertigte Lebensmittel, zu viel Salz beim Kochen oder Nachsalzen bei Tisch. Benötigt werden nur

ca. 2 g! Durch eine erhöhte Natriumaufnahme sind zumindest Risikopatienten vermehrt bluthochdruckgefährdet (➤ 15.4.1).
Für alle Mengenelemente bestehen individuelle Ausscheidungsmöglichkeiten, so dass keine Anreicherung im Körper zu befürchten ist.

Ernährungsempfehlungen

In den „reichen" Industrieländern gilt vor allem:
> Viel Kalzium
> Wenig Kochsalz.

18.9.2 Spurenelemente

Spurenelemente kommen nur in äußerst geringen Mengen in der Nahrung und im Organismus vor. Zu den *essentiellen* Spurenelementen (➤ Tab. 18.5) zählen:

> **Eisen:** Es ist Baustein des Blutfarbstoffes Hämoglobin, des Muskelfarbstoffes Myoglobin und der mitochondrialen Eisenproteine (➤ 2.5.6)
> **Jod,** das für den Aufbau der Schilddrüsenhormone benötigt wird (➤ 11.4)
> **Fluor,** das für einen harten, gegenüber Bakterien widerstandsfähigen Zahnschmelz (➤ 17.2.2) von Bedeutung ist
> **Kobalt** als Bestandteil von Vitamin B$_{12}$
> **Chrom, Kupfer, Mangan, Molybdän, Selen** und **Zink,** die in intra- und extrazellulären Enzymen enthalten sind.

Bei **Zinn** und **Vanadium** ist die Lebensnotwendigkeit nicht gesichert. Nicht lebensnotwendige Spurenelemente sind **Aluminium, Brom, Gold** und **Silber.** Eindeutig toxische Wirkungen entfalten **Antimon, Arsen, Blei, Cadmium, Quecksilber** und **Thallium.**

Spurenelementmangel

Aufgrund des geringen Tagesbedarfs macht sich Mangel an einem essentiellen Spurenelement erst allmählich und mit zum Teil uncharakteristischen Symptomen bemerkbar.
Am häufigsten ist der **Eisenmangel,** der sich durch Eisenmangelanämie und allgemeine Leistungsminderung zeigt (➤ 12.2.6). Er betrifft vor allem Frauen (menstruelle Blutverluste). In der Schwangerschaft ist der Eisenbedarf mehr als verdoppelt (Eisenentzug durch den Fetus sowie Blut- und Gewebeneubildung bei der Mutter).

Die Dosis macht das Gift

Nur für wenige Spurenelemente existieren Ausscheidungsmechanismen, so dass sich überschüssige Substanzen im Körper ablagern und selbst essentielle Spurenelemente Vergiftungserscheinungen hervorrufen können.
So führt z. B. eine (deutliche) Fluorüberdosierung zur Anreicherung von Fluoriden im Zahnschmelz und zu kosmetisch störenden Dunkelfärbungen der Zähne.
Es gibt außerdem seltene, angeborene Verwertungsstörungen für Eisen und Kupfer, die zu einer krankhaften Speicherung dieser Elemente führen. Die Eisenspeicherkrankheit ist die **Hämochromatose** (➤ 12.2.2). Beim **Morbus Wilson** kommt es zu einer Kupferablagerung in verschiedenen Organen, darunter auch dem Gehirn, mit der Folge schwerer Störungen der Motorik.

18.10 Ballaststoffe

Der Name **Ballaststoffe** stammt aus dem 19. Jahrhundert, als man diese unverdaulichen, meist pflanzlichen Verbindungen für unnütz – eben Ballast – hielt. Heute wissen wir, dass diese Substanzen sehr wohl (günstige) Wirkungen auf den menschlichen Organismus entfalten.
Zu den Ballaststoffen gehören **lösliche Faserstoffe** wie **Pektin, Inulin** und **Oligofruktose** (in Obst, Gemüse und Getreide). Sie können von den körpereigenen Verdauungsenzymen nicht gespalten, wohl aber zum Teil von Bakterien im Dickdarm abgebaut werden. Die Abbauprodukte, kurzkettige Fettsäuren, säuern das Darmmilieu an und steigern die Ausscheidung von Gallensäuren (➤ 17.6.3), was zu einer Verminderung des Cholesterinblutspiegels beiträgt. Ein Teil dieser Substanzen, die sog. **Präbiotika,** fördert die Vermehrung der „nützlichen" Darmbakterien *Laktobazillen* und *Bifidusbakterien*.

Unlösliche Faserstoffe sind v.a. **Zellulose, Hemizellulose** und **Lignin.** Sie werden weder vom Körper noch mikrobiell abgebaut und tragen des-

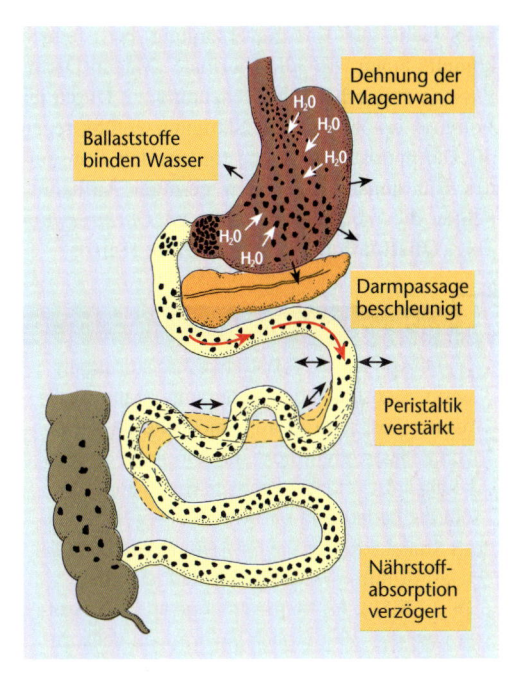

Abb. 18.10 Ballaststoffe: Unverdauliche pflanzliche Fasern, die vom menschlichen Darm nicht gespalten werden können. Sie lassen den Nahrungsbrei aufquellen und regen dadurch die Darmperistaltik an (Obstipationsprophylaxe).

ELEMENT	WIRKUNGSORT/FUNKTION(EN)	MANGELERSCHEINUNG(EN)	KÖRPERBESTAND	TAGESBEDARF
Chrom	Kohlenhydratstoffwechsel	Nur bei längerer künstlicher Ernährung	ca. 5 mg	30–100 µg
Eisen	Bestandteil von Hämoglobin, Myoglobin und Faktoren der Atmungskette	Blutarmut (Anämie), evtl. Infektionsneigung	2–4 g	10–15 mg Schwangere 30 mg
Fluor*	Härtet den Zahnschmelz	Erhöhte Karieshäufigkeit	2–6 g	3,1–3,8 mg
Jod	Bestandteil der Schilddrüsenhormone	Schilddrüsenvergrößerung, seltener -unterfunktion	10–20 mg	150–200 µg
Kobalt	Bestandteil von Vitamin B$_{12}$	Anämie	ca. 1 mg	< 1 µg
Kupfer	Bestandteil von Oxidasen	Blutarmut (Anämie), gestörte Eisenresorption und Kollagensynthese	ca. 100 mg	1–1,5 mg
Mangan	U.a. Bestandteil von Enzymen des Kohlenhydratstoffwechsels	Nur bei längerer künstlicher Ernährung	ca. 20 mg	2–5 mg
Molybdän	Bestandteil von Redox-Enzymen	Nur bei längerer künstlicher Ernährung	ca. 20 mg	50–100 µg
Selen	Bestandteil von Enzymen, evtl. Immunregulation, Antioxidans	Abwehrschwäche, Herzmuskelerkrankungen	ca. 10 mg	30–70 µg
Zink	Bestandteil vieler Enzyme	Wachstums-, Wundheilungsstörungen, Haarausfall, Hautentzündung, Infektanfälligkeit, Durchfall	ca. 2 g	7–10 mg

* Lebensnotwendigkeit nicht völlig gesichert, Kariesprophylaxe

Tab. 18.5 Essentielle (lebensnotwendige) Spurenelemente.

halb nicht zur Energieversorgung bei. Jedoch kommt ihnen für die normale Magen-Darm-Passage eine erhebliche Bedeutung zu. Durch ihr Volumen erhöhen sie das Sättigungsgefühl, regen die Darmperistaltik an und fördern den Transport des Nahrungsbreis. Bei zu geringer Aufnahme neigen die meisten Menschen zu *Darmverstopfung* (**Obstipation** ➤ 17.8.7, ➤ Abb. 18.10).

> **Vorbeugende Wirkung**
>
> Diabetes mellitus, Fettstoffwechselstörungen und Gallensteinleiden treten unter ballaststoffreicher Kost seltener auf. Reichlicher Verzehr von Ballaststoffen senkt somit indirekt das Risiko chronischer Herz-Kreislauf-Erkrankungen. Auf die Bedeutung ballaststoffarmer Nahrung als Risikofaktor für die Entstehung von kolorektalen Tumoren wurde bereits hingewiesen (➤ 17.8.10). Als Mindestmenge an Ballaststoffen werden 30 g täglich in Form von Vollkornprodukten, Kartoffeln, Gemüse oder Obst empfohlen.

18.11 Sekundäre Pflanzenstoffe

Sekundäre Pflanzenstoffe sind für den pflanzlichen Stoffwechsel nicht notwendig, sondern dienen der Pflanze z. B. zur Abwehr von Fraßfeinden. Zu den sekundären Pflanzenstoffen zählen beispielsweise **Carotinoide, Flavonoide, Phytosterine, Sulfide** und **Phytoöstrogene.** Man findet sie in Obst, Gemüse und Vollkornprodukten.

Etliche sekundäre Pflanzenstoffe fördern nach heutigem Wissen die menschliche Gesundheit. Es gibt Hinweise, dass die antioxidative Wirkung von Carotinoiden und Flavonoiden den Schutz vor Arteriosklerose erhöhen und die Wirkung schädlicher Radikale an Augenlinse und Netzhaut vermindern kann. Phytosterine haben einen cholesterinsenkenden Effekt, besonders auf das LDL. Auch eine Senkung des Risikos für bestimmte Krebserkrankungen wird diskutiert.

Wie hoch der Bedarf an sekundären Pflanzenstoffen ist, ist noch unklar. Auch ob sie allein wirken oder nur zusammen mit Vitaminen, Mineral- und Ballaststoffen, kann noch nicht beantwortet werden.

> **Was soll man essen – Was darf man essen?**
>
> Es vergeht wohl keine Woche ohne neue Schreckensmeldung: Kopfsalat mit Nitrat, Dioxin in Eiern, Pestizidcocktail im Gemüse, Gammelfleisch, vielleicht noch mit Hormonen als Dreingabe, Zusatzstoffe fast überall. Kein Wunder, dass gerade an ihrer Gesundheit interessierten Verbrauchern der Kopf schwirrt. Was soll man essen – was darf man überhaupt noch essen? Nun, diese Frage muss letztlich jeder für sich beantworten. Einiges aber spricht dafür, dass eine vielseitige, „normale" Ernährung nach wie vor das Beste ist.
>
> Sicher sollten Meldungen über Schadstoffe in Lebensmitteln ernst genommen und ggf. mit einem Abstimmen über den Einkaufskorb beantwortet werden. Misstrauen ist aber durchaus angebracht, z. B. wenn sich im „Sommerloch" die Meldungen häufen oder ein bis dahin unbekannter Schadstoff dank verbesserter Nachweismöglichkeiten plötzlich „überall" ist. Wie viel nehme ich von dem betreffenden Lebensmittel wirklich pro Woche zu mir? Worin besteht die Gefahr – in einem „ekligen" Gefühl, Durchfall oder einer unheilbaren Krankheit? Helfen möglicherweise einfache Maßnahmen wie simples Abwaschen oder Durchgaren?
>
> Oder ist es vielleicht gesünder, auf **Functional-Food** zurückzugreifen, also Lebensmittel, die durch bestimmte Zusätze einen Nutzen für die Gesundheit bringen sollen: cholesterinsenkende Margarine, Omega-3-Eier, Joghurt mit **Probiotika** („günstigen" Keimen für den Darm) und **Präbiotika** (zum „Füttern" derselben), Vitamin-Cornflakes. Insgesamt wohl eher selten. Denn die meisten der bei Functional-Food postulierten Zusatzeffekte sind bislang nicht bewiesen, Langzeiterfahrungen gibt es keine, und möglicherweise entfalten die zugesetzten Stoffe nur im Zusammenspiel mit anderen Substanzen ihre Wirkung. Wahrscheinlich genauso gut und auf jeden Fall billiger ist es, sich die Inhaltsstoffe verarbeiteter Lebensmittel anzuschauen und entsprechend auszuwählen. Auch andere „Spezialprodukte" sind ihren Aufpreis oft nicht wert. Gummibärchen sind auch ohne besonderen Aufdruck fettarm, die meisten „Kinderlebensmittel" enthalten jede Menge Fett oder Zucker, und warum weniger gesüßte Produkte teurer sein müssen als stärker gezuckerte, ist auch nicht so ohne weiteres einzusehen. Das soll nicht heißen, dass die Lebensmittelindustrie nicht ihre unbestreitbaren Vorteile hat: Ohne ihre Techniken wären viele unserer Lebensmittel um einiges „ungesünder", man denke etwa an das früher übliche Pökeln oder Einkochen mit Unmengen von Zucker zur (trotzdem nicht immer erfolgreichen) Konservierung.
>
> Last not least – Essen ist auch Genuss. Wer jeden Bissen dreimal auf die Diätwaage legt und auf seine prozentualen Bestandteile hin untersucht, bevor er ihn in den Mund schiebt, mag zwar prozentuale Vorgaben optimal einhalten. Die Zahl derer, die sich aber nicht nur ein schlechtes Gewissen, sondern eine handfeste psychische Störung einhandeln, scheint zu wachsen. Und gesund kann das auch nicht mehr sein …

18.12 Gewürzstoffe

Zu den **Gewürzstoffen** zählen die Duft- und Aromastoffe, die den Speisen zum Teil ihren Geruch und Geschmack verleihen. Sie sind nicht lebensnotwendig. Dennoch wirken sie anregend auf die Sekretion von Verdauungssäften, machen die zugeführten Nahrungsmittel oft bekömmlicher und schmackhafter und tragen damit zur Gesundheit bei.

Bei sehr reichlichem Konsum von scharfen Gewürzen – wie er in einigen asiatischen Regionen üblich ist – treten allerdings gehäuft Karzinome des Mund- und Rachenraums auf.

18.13 Parenterale Ernährung

Viele Kranke sind nicht mehr in der Lage, sich selbst über den Verdauungstrakt *(enteral)* ausreichend mit Nährstoffen zu versorgen, so etwa:
> Patienten mit Bewusstseinsstörungen
> Patienten mindestens sechs Stunden vor und nach Operationen – hier darf nichts gegessen werden, um Komplikationen wie etwa das Aspirieren (➤ 24.7.1) von erbrochenem Speisebrei zu verhindern
> Patienten ohne ausreichenden Willen, selbst genug zu essen, beispielsweise Magersüchtige (➤ 18.4.4).

Können solche Patienten auch über eine Magen- oder Dünndarmsonde **(künstliche enterale Ernährung)** nicht ausreichend versorgt werden, ist eine **parenterale Ernährung** *(parenteral* = unter Umgehung des Darmes) erforderlich.

Auswahl der Nährlösungen

Auswahl und Dosierung der parenteralen Nährlösungen richten sich nach vier Leitfragen:
> Wie lange wird voraussichtlich parenteral ernährt werden müssen? Bei weniger als zwei Tagen reicht der Ersatz von Flüssigkeit, Elektrolyten und Glukose. Bei mehr als drei Tagen sollten dann auch Aminosäuren, Fette, Vitamine und Spurenelemente gegeben werden
> Wie hoch ist der aktuelle Bedarf an Flüssigkeit, Energie, Proteinen und Fetten? Dieser richtet sich wie bei der enteralen Ernährung nach Alter und Geschlecht, wobei für Fieber und den „Aggressionsstoffwechsel" (hoher kataboler Stoffwechsel ➤ Abb. 18.1) Schwerkranker und Frischoperierter hohe Zuschläge einzukalkulieren sind
> Welche Grunderkrankung muss berücksichtigt werden? Einige Erkrankungen, z. B. der Leber, erfordern spezielle Nährlösungen
> Welche Abweichungen des Inneren Milieus liegen beim betreffenden Patienten vor? Fast alle schwerkranken Patienten haben Veränderungen in ihrer „Blutchemie", die nur durch individuell angepasste Nährlösungen korrigiert werden können.

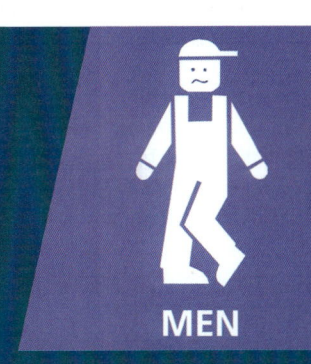

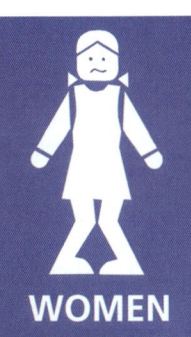

19 Niere, Harnwege, Wasser- und Elektrolythaushalt

19.1	**Aufbau der Nieren** 376	**19.4**	**Zusammensetzung des Urins** 382	**19.7**	**Wasserhaushalt** 388
19.1.1	Äußere Gestalt 376	19.4.1	Urinbestandteile 382	**19.8**	**Elektrolythaushalt** 390
19.1.2	Innerer Nierenaufbau 376	19.4.2	Nierensteine 382	19.8.1	Störungen im Natrium- und Wasserhaushalt 390
19.1.3	Blutversorgung der Nieren 377	19.4.3	Bakterien im Urin 382	19.8.2	Störungen im Kaliumhaushalt 390
19.1.4	Nephron 377	19.4.4	Urindiagnostik 382	19.8.3	Störungen im Kalzium- und Magnesiumhaushalt 391
19.1.5	Juxtaglomerulärer Apparat 378	**19.5**	**Ableitende Harnwege** 383	19.8.4	Störungen im Chlorid- und Phosphathaushalt 391
19.1.6	Sammelrohre 379	19.5.1	Nierenbecken 383		
19.2	**Funktion der Nieren** 379	19.5.2	Harnleiter 384	**19.9**	**Säuren-Basen-Haushalt** 391
19.2.1	Glomerulärer Filtrationsdruck 379	19.5.3	Harnblase und Harnröhre 384	19.9.1	Konstanthaltung des Blut-pH 391
19.2.2	Autoregulation der Nierendurchblutung und der glomerulären Filtration 379	19.5.4	Harnblasenentleerung 384	19.9.2	Metabolische Azidose 392
		19.5.5	Harnkontinenz 385	19.9.3	Metabolische Alkalose 392
19.2.3	Funktionen des Tubulussystems 379	19.5.6	Harnwegsinfekte 385	19.9.4	Respiratorische Azidose 392
19.2.4	Diuretikatherapie 380	19.5.7	Harnblasenkarzinom 386	19.9.5	Respiratorische Alkalose 392
19.2.5	Messgrößen der Nierenfunktion 381	**19.6**	**Niereninsuffizienz** 386		
19.3	**Niere als endokrines Organ** 381	19.6.1	Akutes Nierenversagen 386		
19.3.1	Renin 381	19.6.2	Chronisches Nierenversagen 387		
19.3.2	Erythropoetin 382	19.6.3	Urämie 387		
		19.6.4	Leben mit der Dialyse 387		

376 NIERE, HARNWEGE, WASSER- UND ELEKTROLYTHAUSHALT

Mit **Harnproduktion** und **Harnausscheidung** erfüllt das Harnsystem, und hier besonders die Nieren, mehrere für die Aufrechterhaltung des Inneren Milieus entscheidende Regulationsaufgaben:

- Ausscheidung von Stoffwechselendprodukten, v.a. des Eiweißstoffwechsels
- Ausscheidung von Fremdsubstanzen wie Medikamenten und Umweltgiften (Entgiftungsfunktion)
- Regulation der Elektrolytkonzentrationen
- Regulation des Blutdrucks
- Konstanthaltung des Wassergehaltes und des osmotischen Drucks (➤ 2.7.5)
- Aufrechterhaltung des Säure-Basen-Gleichgewichtes und damit des pH-Wertes
- Bildung des Enzyms Renin (beeinflusst Elektrolythaushalt und Blutdruck ➤ 19.3.1) und des Hormons Erythropoetin (stimuliert die Blutbildung ➤ 12.2.3)
- Umwandlung einer Vitamin-D-Vorstufe in das wirksame Vitamin-D-Hormon, das Kalzitriol (➤ Abb. 11.13)

Nephrologie und Urologie

Die Behandlung von Nierenerkrankungen ist Gegenstand der **Nephrologie,** eines Teilgebietes der Inneren Medizin. Nierenbeckenerkrankungen und Störungen der ableitenden Harnwege sind dagegen Gegenstand der **Urologie,** eines vorwiegend operativen Fachgebiets, das auch für alle Störungen der männlichen Geschlechtsorgane zuständig ist.

19.1 Aufbau der Nieren

19.1.1 Äußere Gestalt

Die beiden **Nieren** (➤ Abb. 19.1) liegen links und rechts der Wirbelsäule dicht unter dem Zwerchfell. Die rotbraunen Organe sind etwa 11 cm lang, 6 cm breit, 2,5 cm dick und 150 g schwer. Ihre äußere Form erinnert an eine große Bohne. Die linke Niere nimmt den Raum vom 11. Brustwirbel bis zum 2. Lendenwirbel ein, die rechte liegt wegen der darüberliegenden Leber etwa einen Wirbelkörper tiefer.

Die Nieren werden nicht vom Peritoneum (Bauchfell) bedeckt, sondern liegen dorsal der Bauchhöhle im *Retroperitonealraum* (➤ 17.1.3). In diesem Raum zwischen der Hinterwand des Peritoneums und der Rückenmuskulatur befinden sich außer den Nieren auch die Nebennieren und die Harnleiter.

Nierenhilum und Nierenkapsel

In der Mitte des medialen Nierenrandes liegt eine nischenförmige Vertiefung, das **Nierenhilum.** An dieser Stelle befindet sich das *Nierenbecken,* das den aus dem Nierenparenchym kommenden Harn sammelt. Hier treten Nierenarterie, Nierenvene, Nerven und Lymphgefäße sowie der Harnleiter ein bzw. aus.

Jede Niere ist von einer derben **Nierenkapsel** überzogen, einer transparenten Bindegewebshülle. Um die Nierenkapsel herum liegt eine kräftige Schicht Fettgewebe, die von einer weiteren dünneren Bindegewebshülle umgeben ist. Durch Fett und Bindegewebe wird die Niere an der hinteren Bauchwand verankert und vor Stoßverletzungen geschützt.

19.1.2 Innerer Nierenaufbau

Schneidet man eine Niere der Länge nach auf, so erkennt man drei Zonen: Im Inneren liegt das **Nierenbecken** (*Pelvis renalis*), das vom **Nierenmark** (*Medulla renalis*) umhüllt wird. Das Nierenmark ist fein gestreift. Ganz außen liegt die **Nierenrinde** (*Cortex renalis* ➤ Abb. 19.2).

Von der Rinde ziehen die **Nierensäulen** (*Columnae renales*) zum Nierenbecken. Auf diese Weise wird die Markschicht in mehrere kegelförmige Lappen, die **Markpyramiden,** gegliedert, deren Spitzen die **Nierenpapillen** (*Papillae renales*) bilden. Umgekehrt setzt sich das Nierenmark in strahlenförmigen Fortsätzen, den **Markstrahlen,** in die Nierenrinde fort.

Jede Nierenpapille besitzt mikroskopisch kleine Öffnungen, die in einen kleinen Hohlraum, den

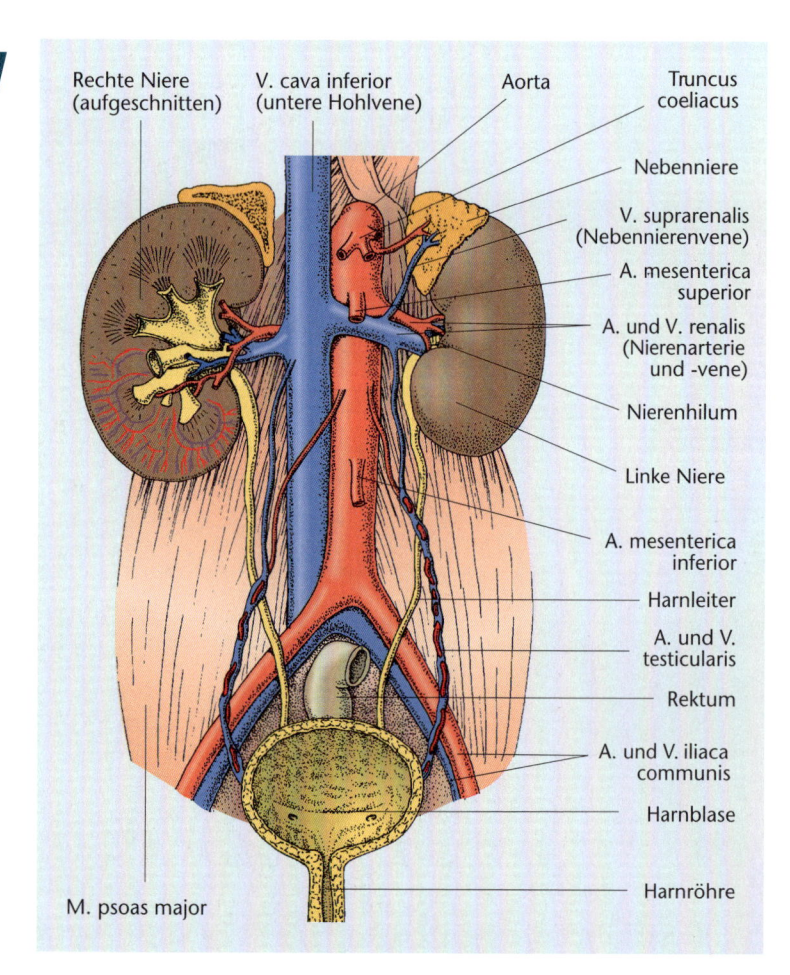

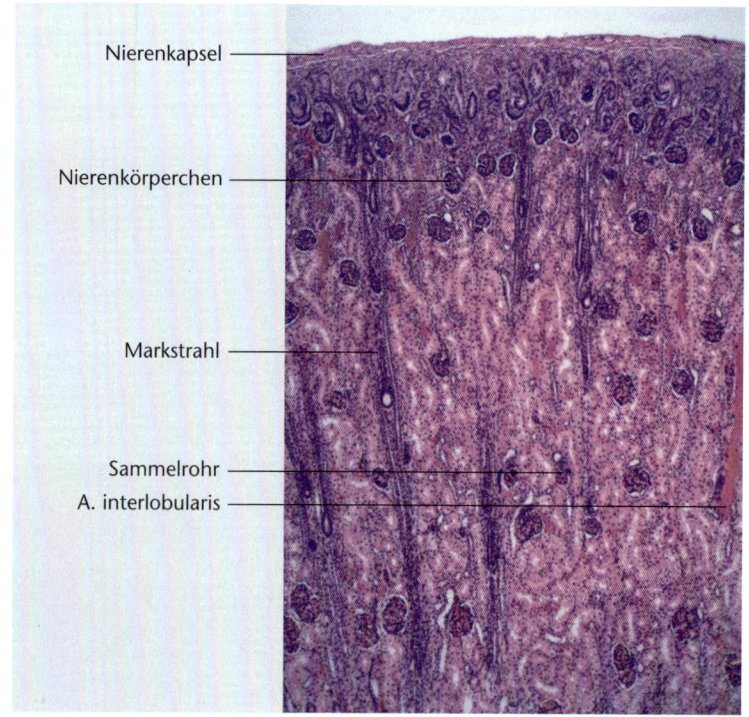

Abb. 19.2 (oben): Die Histologie der Nierenrinde. Es wird deutlich, dass die Nierenrinde hauptsächlich aus Nierenkörperchen und gewundenen Tubulusabschnitten besteht. Die Marksubstanz setzt sich strahlenartig in die Nierenrinde fort (daher die Bezeichnung „Markstrahlen"). [X141]

Abb. 19.1 (links): Das Harnsystem besteht aus linker und rechter Niere, den beiden Harnleitern, der Harnblase und der Harnröhre.

NIERE, HARNWEGE, WASSER- UND ELEKTROLYTHAUSHALT

Nierenkelch, münden. Dort wird der fertige Harn aufgefangen und in das Nierenbecken weitergeleitet, das den Harn sammelt (➤ Abb. 19.3).

19.1.3 Blutversorgung der Nieren

Die Nieren werden außerordentlich reichlich mit Blut versorgt: Im Mittel fließt ca. 1 Liter pro Minute zu den Nieren, dies entspricht stattlichen 20 % des Herzminutenvolumens!

Für die Erfüllung ihrer vielfältigen Aufgaben besitzt die Niere ein kompliziert aufgebautes Gefäßsystem (➤ Abb. 19.3, ➤ Abb. 19.7). Jede Niere erhält ihr Blut über die linke bzw. rechte *Nierenarterie* **(A. renalis)**, die direkt aus der Aorta entspringt. Nach ihrem Eintritt am Nierenhilum verzweigen sich linke und rechte Nierenarterie in **Zwischenlappenarterien (Aa. interlobares)**, die in den Säulen zwischen den Markpyramiden in Richtung Nierenrinde aufsteigen. Im Grenzbereich zwischen Nierenmark und Nierenrinde geben die Zwischenlappenarterien fächerförmig die **Bogenarterien (Aa. arcuatae)** ab, die sich weiter verzweigen und als **Zwischenläppchenarterien (Aa. interlobulares)** zur Nierenkapsel ziehen. Von diesen Verzweigungen entspringen mikroskopisch kleine Arteriolen, die jedes **Nierenkörperchen** (*Corpusculum renale*) mit Blut versorgen. In den Nierenkörperchen wird der Primärharn (➤ 19.1.4) abgefiltert. Jede Niere besitzt etwa eine Million solcher Nierenkörperchen, die in der gesamten Rindenregion verteilt sind.

Blutversorgung der Nierenrinde

Zu jedem Nierenkörperchen zieht eine zuführende Arteriole **(Vas afferens)**. Diese bildet dann im Nierenkörperchen ein Knäuel von parallel geschalteten Kapillaren, den **Glomerulus** (das **Glomerulum**, erstes Kapillarnetz). Diese Kapillaren münden in die abführende Arteriole **(Vas efferens)**, welche sich erneut aufzweigt und das Tubulussystem mit einem zweiten Kapillarnetz, den *peritubulären Kapillaren (Vasa recta),* versorgt. Ein aus einer Arterie hervorgehendes Kapillarnetz, das sich, wie die Glomeruluskapillaren, wieder zu einer *Arterie* (statt einer Vene) vereinigt, wird als **arterielles Wundernetz** *(Rete mirabile)* bezeichnet.

Das Tubulussystem besteht aus mikroskopisch kleinen Röhren, in denen der in den Nierenkörperchen abfiltrierte Primärharn auf seinem Weg zu den ableitenden Harnwegen in Zusammensetzung und Volumen drastisch verändert wird. Hierbei spielt der enge Kontakt zwischen den Nierentubuli und den peritubulären Kapillaren eine besonders wichtige Rolle (➤ Abb. 19.4).

Blutversorgung des Nierenmarks

Eine Besonderheit stellen die abführenden Arteriolen derjenigen Nierenkörperchen dar, welche nahe am Übergang der Nierenrinde zum Nierenmark liegen *(juxtamedulläre Glomeruli)*. Diese bilden lang gestreckte und gerade Gefäße *(Vasa recta)*, die weit in das Nierenmark hineinragen und deren Kapillaren vor allem die Sammelrohre umschlingen (➤ Abb. 19.4). Diese besondere anatomische Anordnung ist von großer Bedeutung für die Konzentrierung des Harns im Nierenmark (➤ 19.1.6).

Venöses System der Niere

Die peritubulären Kapillaren sowie die Kapillaren der Vasa recta münden in die **Zwischenläppchenvenen** *(Vv. interlobulares)*, die das venöse Blut über die **Zwischenlappenvenen** *(Vv. interlobares)* und **Bogenvenen** *(Vv. arcuatae)* zur *Nierenvene* **(V. renalis)** leiten, die in die *untere Hohlvene* **(V. cava inferior)** mündet.

19.1.4 Nephron

Die Harnbildung erfolgt in den **Nephronen**, den eigentlichen Funktions- und Baueinheiten der Niere (➤ Abb. 19.4, ➤ Abb. 19.5). Jedes Nephron besteht aus dem *Nierenkörperchen* und den dazugehörigen kleinsten Harnkanälchen, dem *Tubulusapparat*. Sie bilden zusammen eine funktionelle Einheit:

> Im Nierenkörperchen wird der *Primärharn* oder das **Glomerulusfiltrat** durch Filtrierung des Blutes gewonnen, welches durch das glomeruläre Gefäßknäuel (➤ 19.1.3) fließt
> Im Tubulusapparat wird der Primärharn durch Reabsorptionsvorgänge stark konzentriert, durch Sekretionsvorgänge mit Stoffwechselprodukten „angereichert" und als **Sekundärharn** weitergeleitet.

Produktion des Glomerulusfiltrats

Das Nierenkörperchen besteht aus einem Blutgefäßknäuel, dem bereits erwähnten **Glomerulus**, und einer diesen umgebenden Kapsel, der **Bowman-Kapsel**. Die Bowman-Kapsel hat zwei Schichten, das **innere** und das **äußere Kapselblatt**.

Die Harnbildung im Nierenkörperchen beginnt mit dem Abpressen eines **Ultrafiltrats** in das Innere des Nierenkörperchens. Als „Filter" lassen sich drei Schichten unterscheiden (**Blut-Harn-Schranke** ➤ Abb. 19.6):

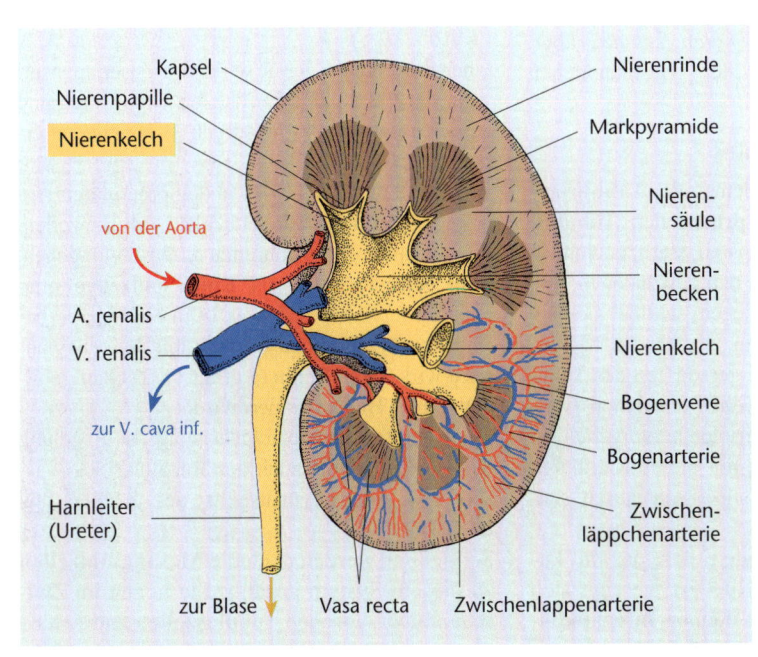

Abb. 19.3 (oben): Längsschnitt durch eine Niere. Im oberen Teil sind Markpyramiden und Nierenpapillen dargestellt, im unteren das Gefäßsystem der Niere.

Abb. 19.4 (rechts): Nierenkörperchen, Vas afferens und efferens sowie Tubulusapparat.

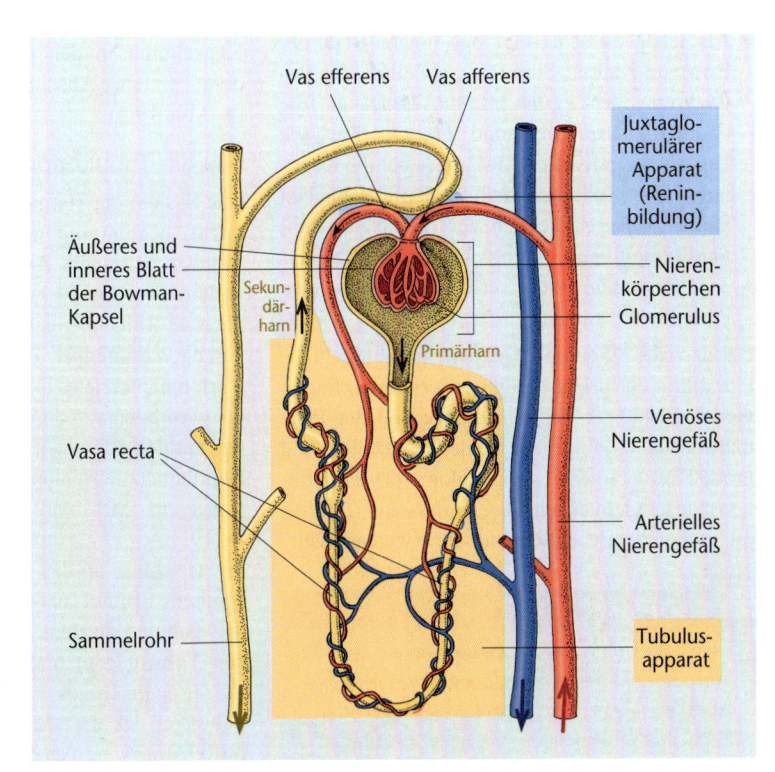

378 NIERE, HARNWEGE, WASSER- UND ELEKTROLYTHAUSHALT

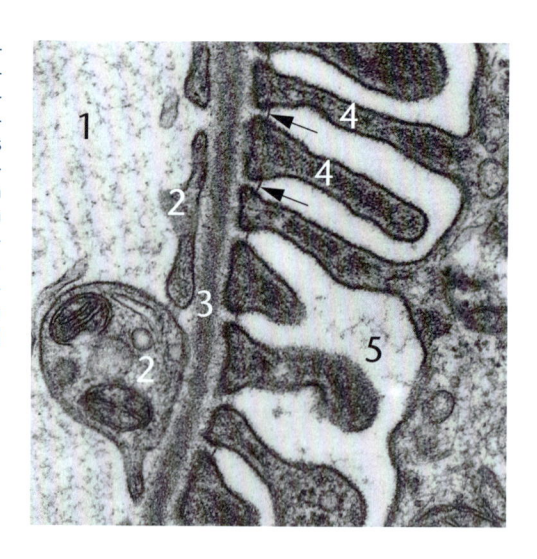

Abb. 19.5 (links): Feinbau eines Nierenkörperchens. Der juxtaglomeruläre Apparat ist die Kontaktzone zwischen zuführender Arteriole und dem anliegenden Tubulusabschnitt (➤ 19.4.1).

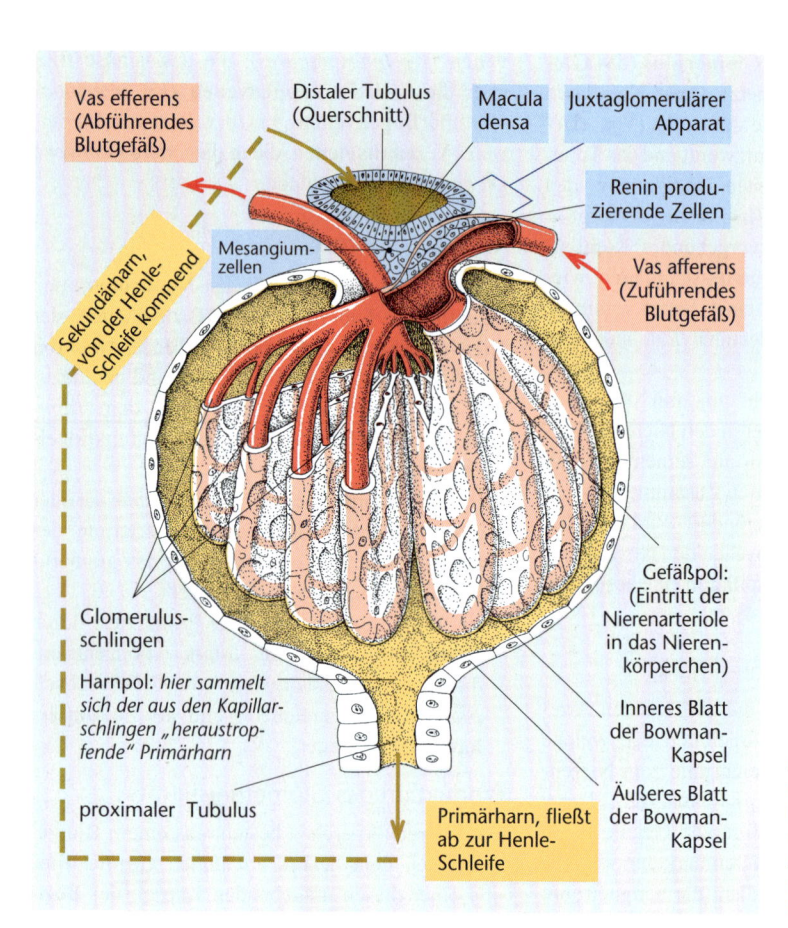

Abb. 19.6 (rechts): Blut-Harn-Schranke im Elektronenmikroskop. (1) bezeichnet das Innere einer Kapillare. Der „Filter" besteht aus dem porösen Kapillarendothel (2), der Basalmembran (3) und der Schlitzmembran (←), welche die Podozytenfortsätze (4) überspannt. Erst nach deren Passage befindet sich das Ultrafiltrat im Kapselraum (5). [M375]

- Zuerst müssen die Endothelzellen der Blutgefäße passiert werden; sie haben ca. 70 nm große Poren und stellen nur für Zellen eine Barriere dar
- Es folgt eine mit ca. 400 nm relativ dicke **Basalmembran.** Sie enthält viele negative Ladungen, die größere, ebenfalls negativ geladene Proteine am Durchtritt hindern
- Als letzte Schicht folgt das innere Blatt der Bowman-Kapsel: Sternförmige Zellen, die **Podozyten** oder *Füßchenzellen,* bedecken die Glomeruluskapillaren und breiten ihre wie Farnblätter geformten Ausläufer über die Kapillaren aus. Zwischen den Ausläufern bleiben kleine Schlitze, die von der (extrazellulären) **Schlitzmembran** überbrückt werden. Ihre nur 2–5 nm weiten Poren verhindern effektiv den Proteindurchtritt.

Das nach der Filtration im **Kapselraum** befindliche Ultrafiltrat entspricht bezüglich der Konzentration niedermolekularer Teilchen weitgehend der Plasmaflüssigkeit. Hingegen werden Blutzellen und große Plasmaproteine von der glomerulären Filtrationsbarriere zurückgehalten, so dass das Ultrafiltrat normalerweise zellfrei und sehr eiweißarm ist.

> **Warnsignal**
>
> Eiweiß im Urin ist immer verdächtig auf eine Störung der Filterfunktion der Glomeruluskapillaren, wie sie bei der Glomerulonephritis oder bei diabetischen Nierenschäden vorkommt.

Gefäß- und Harnpol des Nierenkörperchens

Vas afferens und Vas efferens – also Anfang und Ende des Kapillarknäuels – liegen dicht zusammen am **Gefäßpol** des Nierenkörperchens, der in Richtung Nierenrinde zeigt. Am gegenüberliegenden – also Richtung Nierenmark weisenden – Ende liegt der **Harnpol**. Dort geht der Kapselraum in den *proximalen Tubulus* über, dem ersten Abschnitt der Harnkanälchen (➤ Abb. 19.5).

Bau des Tubulusapparates

Das System der Harnkanälchen, der **Tubulusapparat,** beginnt mit dem **proximalen Tubulus,** welcher in seinem Anfangsteil stark gewunden verläuft (➤ Abb. 19.7). An den gewundenen Teil, noch im Rindenbereich gelegen, schließt sich ein gerade verlaufender Teil an, der bis ins Nierenmark hinunterzieht. Dieser gerade Teil des Tubulus wird intensiv von dem oben erwähnten zweiten, aus den efferenten Arteriolen hervorgehenden Kapillarnetz umschlungen; mit diesen Kapillaren findet ein intensiver Flüssigkeitsaustausch statt (➤ 19.2.3).
Im Anschluss an das gerade Stück, das mit kubischem Epithel ausgekleidet ist, verengt sich der Tubulus zu dem sehr dünnen **intermediären Tubulus** mit platten Epithelzellen. Dieser macht einen Bogen und zieht im aufsteigenden Schenkel des **distalen Tubulus** zurück in unmittelbare Nähe des Nierenkörperchens. Diese Schlinge, die durch den intermediären Tubulus und die geraden Anteile von proximalem und distalem Tubulus gebildet wird, heißt **Henle-Schleife.**

Dort angekommen, windet sich der distale Tubulus und berührt die zuleitende Arteriole (Vas afferens) des Nierenkörperchens. Diese sich berührenden Abschnitte von Arteriole und Tubulus bilden zusammen mit spezialisierten Nierenzellen den **juxtaglomerulären Apparat** (juxta = nahe bei, neben).

19.1.5 Juxtaglomerulärer Apparat

Der **juxtaglomeruläre Apparat** *(JGA)* befindet sich an der Kontaktstelle von distalem Tubulus und zuführender Arteriole. Die Zellen des distalen Tubulus sind an diesem Ort höher, schmaler und besonders spezialisiert; man nennt diesen Strukturkomplex **Macula densa** (➤ Abb. 19.5).
Über die Macula densa wirkt die Zusammensetzung der Flüssigkeit im distalen Tubulus regelnd zurück auf den Filtrationsdruck in den Nierenkörperchen (➤ 19.2.2).
Eine weitere Struktur des juxtaglomerulären Apparates sind umgewandelte glatte Muskelzellen, die vor allem die zuführende Arteriole umgeben. Man bezeichnet sie als **Epitheloidzellen** oder auch *myoepitheliale Zellen*. In ihrem Inneren befinden sich zahlreiche Granula mit dem enzymatisch wirksamen Renin (➤ 19.3.1), das hier gebildet und ins Blut sezerniert wird.
Die Reninfreisetzung trägt sowohl zur Regelung des Blutdrucks als auch zur Regelung des Wasser- und Elektrolythaushalts des Körpers bei (➤ 19.3.1).
Schließlich werden noch die **Mesangiumzellen** zu diesem System gezählt. Sie liegen im Zwischenraum zwischen Tubuluszellen und Arteriole (also unter der Macula densa, ➤ Abb. 19.5). Sie haben unter anderem die Fähigkeit zur Phagozytose, sind kontraktil (➤ 5.3.10) und wahrscheinlich in der Lage, auf Hormonreize mit

einer Änderung der Nierenaktivität zu reagieren.

19.1.6 Sammelrohre

An die distalen Tubuli schließen sich die **Sammelrohre** an, wobei sich jeweils mehrere Tubuli zu einem Sammelrohr vereinigen. Die Sammelrohre sind zum einen Ableitungswege für den Harn, zum anderen Wirkungsort des in der Hypophyse gebildeten Hormons *Adiuretin* (**ADH** ➤ 11.2.1). Das ADH nimmt entscheidenden Einfluss auf die Menge des auszuscheidenden Harns, indem es die Rückresorption von Wasser im distalen Tubulus und in den Sammelrohren stimuliert und den Harn dadurch konzentriert. Bei ADH-Mangel kommt es zum **Diabetes insipidus** (➤ 11.2.1).

Schließlich erreicht der Harn das Nierenbecken und wird von dort über die Harnleiter (➤ 19.5.2) in die Harnblase (➤ 19.5.3) geleitet.

19.2 Funktion der Nieren

19.2.1 Glomerulärer Filtrationsdruck

Am Anfang der Glomerulusschlingen herrscht ein Blutdruck von etwa 50 mmHg, am Ende ist er mit etwa 48 mmHg kaum geringer. Dieser **glomeruläre Blutdruck** ist jedoch nicht identisch mit dem **glomerulären Filtrationsdruck** (also dem eigentlich wirkenden Filterdruck, mit dem der Primärharn abgepresst wird), da dem glomerulären Blutdruck zwei Drücke entgegenwirken:
- Zum einen der durch die Bluteiweiße bedingte kolloidosmotische Druck des Blutes (➤ 2.7.7). Am Anfang der Kapillarschlingen beträgt er etwa 20 mmHg, am Ende ist er durch das Abpressen von Flüssigkeit auf etwa 36 mmHg angestiegen
- Zum anderen der hydrostatische Druck in der Bowman-Kapsel (etwa 12 mmHg).

Für den effektiv wirksamen Filtrationsdruck in den Glomerulusschlingen ergibt sich somit:
Am Anfang der Glomerulusschlinge:

50 mmHg - 20 mmHg - 12 mmHg = 18 mmHg

Am Ende der Glomerulusschlinge:

48 mmHg - 36 mmHg - 12 mmHg = 0 mmHg

Am Ende der Glomerulusschlingen ist der effektiv wirksame Filtrationsdruck also auf Null abgefallen.

Glomeruläre Filtrationsrate (GFR)

Das Volumen des Glomerulusfiltrates, welches sämtliche Nierenkörperchen beider Nieren pro Zeiteinheit erzeugen, bezeichnet man als **glomeruläre Filtrationsrate.** Sie beträgt beim jungen Erwachsenen ca. 120 ml pro Minute. Dies entspricht einem Filtrationsvolumen von 180 l Glomerulusfiltrat pro 24 Stunden (eine Badewannenfüllung!). Somit wird das gesamte Blutplasmavolumen (ca. 3 l) täglich etwa 60-mal in den Nieren filtriert und zum größten Teil (99 %) rückresorbiert.

19.2.2 Autoregulation der Nierendurchblutung und der glomerulären Filtration

Würde jede Schwankung des arteriellen Blutdruckes zu einer ebenso starken Veränderung des glomerulären Blutdrucks und damit des glomerulären Filtrationsdruckes führen, so wäre dies mit einer kontinuierlichen Nierenfunktion nicht vereinbar, da die Nierenfunktion bereits bei verhältnismäßig geringem Blutdruckabfall zum Erliegen käme. Die Niere ist jedoch in der Lage, bei einem mittleren arteriellen Blutdruck von 80–180 mmHg sowohl den Blutdruck in den Glomeruluskapillaren als auch die glomeruläre Filtration erstaunlich konstant zu halten. Diese Fähigkeit der Niere wird als **Autoregulation** bezeichnet. Folgende Mechanismen bestimmen die glomeruläre Filtrationsrate:
- Die glatten Muskelfasern der zu- und abführenden Arteriolen stellen selbsttätig (autoregulatorisch) ihre Weite so ein, dass am Anfang der Glomeruluskapillaren ein glomerulärer Blutdruck von etwa 50 mmHg beibehalten wird (*myogene Durchblutungsregelung,* ➤ 15.3.3)
- Steigt die Kochsalzkonzentration im distalen Tubulus, wird über die Macula densa eine Verengung der zuführenden Arteriole veranlasst und damit die glomeruläre Filtrationsrate verringert (*tubulo-glomeruläre Rückkopplung*). So werden Filtration und Salzausscheidung aufeinander abgestimmt
- Neben dem **Renin-Angiotensin-System** (➤ 19.3.1) ist noch ein in den Herzvorhöfen gebildetes Hormon, das **atriale natriuretische Peptid** (*ANP, Atriopeptin,* ➤ 14.6.3), an der Regulation der Filtrationsrate beteiligt: Steigt das Blutvolumen, wird ANP freigesetzt, welches die glomeruläre Filtrationsrate erhöht und die Natriumausscheidung im Tubulussystem steigert. Beides begünstigt die Wasserausscheidung (➤ 19.7).

Wird der autoregulatorische Blutdruckbereich unterschritten, so nehmen glomeruläre Filtrationsrate und Nierendurchblutung linear ab. Es wird dann nur noch ganz wenig (**Oligurie**) oder sogar kein Urin (**Anurie**) mehr produziert – ein akutes Nierenversagen bildet sich aus (➤ 19.6.1).
Auch ein „Zuviel" ist nicht gut. Steigt der mittlere arterielle Blutdruck auf Werte deutlich über 180 mmHg, erhöht sich wegen der nun nicht mehr möglichen Autoregulation die glomeruläre Filtrationsrate. Es werden dann so hohe Filtratvolumina produziert, dass die tubulären Transportprozesse „überfordert" sind.
Bei einer Blutdruckerhöhung über 95 mmHg wird das Nierenmark, wo der Harn konzentriert wird, durch höhere Blut-Stromstärken „ausgewaschen". Das Resultat ist eine verstärkte Harnausscheidung, die so nach ihrer Entstehung **Druckdiurese** genannt wird.

19.2.3 Funktionen des Tubulussystems

Nachdem der *Primärharn* (**Glomerulusfiltrat**) aus dem Kapselraum in das Tubulussystem gelangt ist, wird er dort in seiner Zusammensetzung verändert und konzentriert. Das Volumen des **Endharns** *(Sekundärharn)* beträgt mit ca. 2 Litern nur etwa 1 % des Primärharnvolumens, und der Endharn kann eine bis zu viermal so hohe Osmolarität haben (➤ 2.7.6) wie das Plasma.

Die Tubuluszellen besitzen zahlreiche molekulare Transportsysteme (➤ 2.7) für verschiedene Substanzen (➤ Abb. 19.8).
Bei den Rückresorptionsvorgängen steht die Wiedergewinnung lebenswichtiger Elektrolyte, Glukose und Aminosäuren im Vordergrund.
- Chlorid, Bikarbonat, Natrium, Kalium und Kalzium werden durch aktive Rückresorption aus dem Tubuluslumen wieder in das Blut aufgenommen. Dabei folgt diesen Ionen jeweils passiv ein Wassereinstrom ins Blut. ⅔ des Primärharnwassers werden bereits im proximalen Tubulus zurückresorbiert
- Neben Elektrolyten werden auch Aminosäuren und Glukose aktiv rückresorbiert und dem Körper wieder zugeführt. Allerdings kann der Rückresorptionsmechanismus nur eine bestimmte Menge dieser Stoffe pro Minute bewältigen. Wird die maximale Transportkapazität, der sog. **Schwellenwert,** überschritten, so scheidet der Körper den „Überschuss" mit dem Harn aus
- Aus dem Tubuluslumen werden nicht nur Stoffe ins Blutsystem aufgenommen (resorbiert), sondern auch umgekehrt in das Tubulussystem abgegeben (sezerniert). Dieser Vorgang heißt **tubuläre Sekretion.** Dadurch beschleunigt der Körper vor allem die Ausscheidung von körperfremden Substanzen wie z. B. Penicillin und vielen anderen Medikamenten. Aber auch körpereigene Abbauprodukte wie Harnsäure und Ammoniak werden auf diese Weise schneller ausgeschleust
- Ein anderer wichtiger Sekretionsvorgang ist die Abgabe von H^+-Ionen bei einer azidotischen Stoffwechsellage (➤ 19.9).

Harnkonzentrierung im Gegenstromprinzip

Aufsteigender und absteigender Schenkel der Henle-Schleife sowie Sammelrohre verlaufen parallel mit gegensätzlicher Flussrichtung des Harns. Durch diese Anordnung, verbunden mit unterschiedlicher Durchlässigkeit der verschiedenen Tubulusabschnitte, kann der Harn besonders effektiv konzentriert werden – man spricht von der **Harnkonzentrierung im Gegenstromprinzip.**

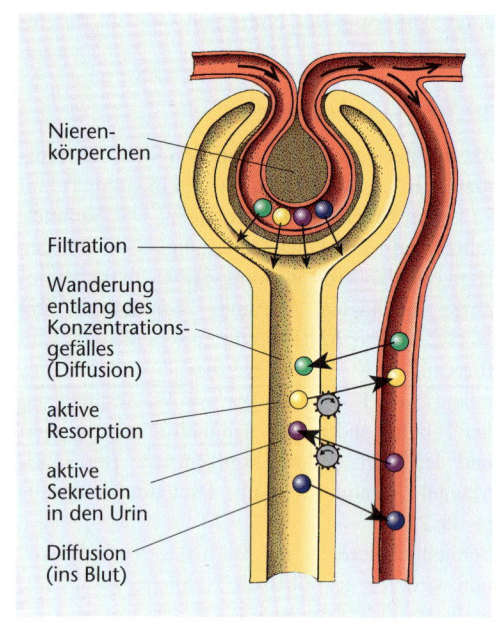

NIERE, HARNWEGE, WASSER- UND ELEKTROLYTHAUSHALT

Abb. 19.7 (links): Links Tubulussystem, rechts Blutversorgung der Nierenrinde (schematisiert).

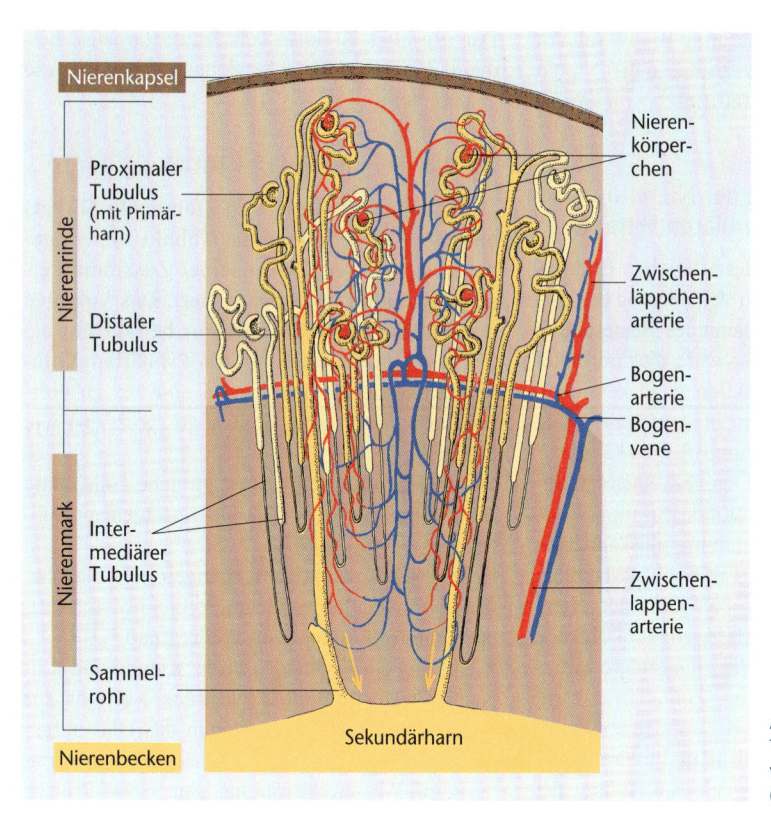

Abb. 19.8 (rechts): Transportvorgänge im Tubulussystem. Es gibt vier verschiedene Möglichkeiten des Stofftransportes zwischen Tubuli, Interstitium und Blutgefäßen: Filtrierte Substanzen können aus dem Primärharn aktiv wieder entfernt werden (z. B. Aminosäuren und Glukose, gelb); manche Stoffe wandern entsprechend einem Konzentrationsgefälle durch Diffusion aus dem Tubulus in das Blut zurück (z. B. Harnstoff, blau) oder aus dem Blut in die Tubuli (z. B. Ammoniak, grün). Einige Stoffe werden zusätzlich zur Filtration aktiv aus dem Blut in das Tubuluslumen sezerniert (z. B. Harnsäure und Penicillin, lila).

Die Harnkonzentrierung im Gegenstromprinzip erfolgt vereinfacht wie folgt (➤ Abb. 19.9):
> Der im absteigenden Schenkel der Henle-Schleife ankommende Harn hat zunächst die gleiche Osmolarität wie das Plasma (a)
> Im aufsteigenden Schenkel wird aktiv Natriumchlorid aus dem Tubulus ins Gewebe gepumpt. Für Wasser ist der aufsteigende Schenkel undurchlässig, so dass die Osmolarität im Gewebe steigt (b)
> Infolgedessen strömt Wasser aus dem (wasserdurchlässigen) absteigenden Schenkel ins Gewebe, der Harn wird also zum Mark hin zunehmend stärker konzentriert (hyperton)
> Mit dem Harnfluss gelangt der höher konzentrierte Harn in den aufsteigenden Schenkel der Henle-Schleife. Dort wird weiter Natriumchlorid aus dem Tubulus ins Gewebe gepumpt, der Vorgang wiederholt sich (c)
> Wenn der Harn durch die parallel zu den Henle-Schleifen laufenden Sammelrohre fließt, wird ihm erneut osmotisch Wasser entzogen, und er wird noch konzentrierter
> Das Wasser diffundiert aus dem Gewebe in die peritubulären Kapillaren und wird mit dem Blut abtransportiert, so dass der Konzentrierungsmechanismus ständig ablaufen kann.

Tatsächlich sind die Verhältnisse noch komplizierter, da sich nicht nur NaCl, sondern auch Harnstoff im Gewebe anreichert und dadurch die Harnkonzentrierung noch verstärkt.

Glukosurie des Diabetikers

Jeder Transportmechanismus hat nur eine bestimmte Kapazität. Ist die maximale Transportkapazität für einen Stoff überschritten, erscheint der „Überschuss" im Urin. Beim Diabetiker liegt die Glukose-Blutkonzentration oft über diesem Schwellenwert, der für Glukose bei ca. 10 mmol/l (≅ 180 mg/dl) liegt. Übersteigt die Konzentration der Glukose im Blut und damit auch im Glomerulusfiltrat diesen Wert, so kommt es zur Glukoseausscheidung mit dem Urin (*Glukosurie* ➤ Abb. 11.21). In der Harnblase bildet Glukose einen idealen Nährstoff für Bakterien, die z. B. von außen durch die Harnröhre in die Blase gelangt sind. Das ist einer der Gründe, weshalb Diabetiker häufig unter Harnwegsinfekten leiden. Mit der Glukose wird aus osmotischen Gründen auch mehr Wasser ausgeschieden. Deshalb haben unbehandelte und schlecht eingestellte Diabetiker charakteristischerweise großen Durst (*Polydipsie* = vermehrtes Trinken) und müssen häufig und viel Urin lassen (*Polyurie*).

19.2.4 Diuretikatherapie

Viele Patienten erhalten Medikamente, die das Urinvolumen erhöhen – sog. **Diuretika.** Sie werden eingesetzt zur Senkung eines Bluthochdrucks (➤ 15.4.1), zur Reduzierung des Flüssigkeitsvolumens in den Gefäßen und damit zur Entlastung des Herzens bei Herzinsuffizienz (➤ 14.6.4) und zur Steigerung der Urinproduktion, z. B. bei Niereninsuffizienz (➤ 19.6). Viele Diuretika verändern die beschriebenen Sekretions- und Rückresorptionsmechanismen im Tubulussystem. Am aufsteigenden Teil der Henle-Schleife wirken **Schleifendiuretika** (wie Furosemid, z. B. Lasix®) und reduzieren dort die Rückresorption von Natrium, Kalium und Chlorid. **Thiazide** (z. B. Esidrix®) hemmen die Rückresorption von NaCl im distalen Tubulus. Durch den gekoppelten Ionen- und Wassertransport wird die Wasserrückresorption stark vermindert, das Urinvolumen steigt an. Die Wirkung der Schleifendiuretika ist zwar relativ kurz, dafür aber rasch und ausgeprägt.

Leider stören viele Diuretika die Elektrolytbalance des Körpers: Die meisten Diuretika erhöhen v.a. das Risiko eines Kaliummangels (*Hypokaliämie* ➤ 19.8.2). Ausnahme sind sog. „kaliumsparende Diuretika" wie Triamteren (z. B. Iatropur®) oder Amilorid. Deshalb kontrolliert man bei solchen

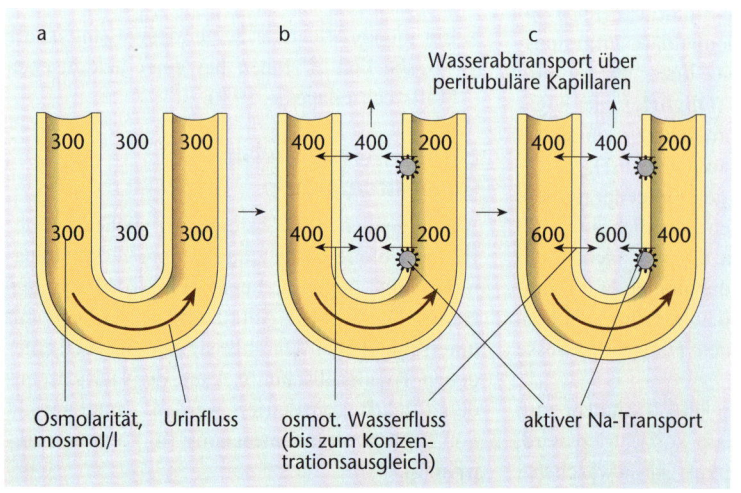

Abb. 19.9 Harnkonzentrierung im Gegenstromprinzip.

Patienten den Serumkaliumspiegel häufiger. Fällt dieser unter den Normalbereich (➤ Tab. 19.1), so muss er durch Verzehr von kaliumreichen pflanzlichen Nahrungsmitteln oder, wenn das nicht ausreicht, mittels Kalium-Brausetabletten normalisiert werden.

> **Pflege bei Diuretika**
>
> Die Pflege von Patienten unter Diuretika-Einnahme erfordert besondere Vorsichtsmaßnahmen:
> - Zur Kreislaufüberwachung Puls und Blutdruck täglich kontrollieren. Patienten auf *Exsikkose* (Austrocknung) und Kreislaufbeschwerden beobachten und ggf. beim Aufstehen begleiten
> - Körpergewicht 1- bis 2-mal wöchentlich kontrollieren
> - Thromboseprophylaxe (➤ 12.5.8) durchführen, da eine zu schnelle Ödemausschwemmung die Bluteindickung und damit die Thromboseentstehung begünstigt
> - Diuretika möglichst morgens verabreichen, um die Nachtruhe des Patienten durch häufiges nächtliches Wasserlassen nicht zu stören.

19.2.5 Messgrößen der Nierenfunktion

Im praktischen Klinikalltag spielt die Frage, ob die Nierenfunktion eines Patienten (noch) ausreichend ist, eine wichtige Rolle und wird entsprechend kontrolliert.

Harnpflichtige Substanzen

Am einfachsten kann die Nierenfunktion durch Bestimmung der **harnpflichtigen Substanzen** im Blut beurteilt werden. Hierunter versteht man solche Substanzen, die *ausschließlich* durch die Nieren ausgeschieden werden und sich daher bei Nierenfunktionsstörungen zunehmend im Blut anreichern.

Die größte Bedeutung in der Diagnostik hat das *Kreatinin* aus dem Muskelstoffwechsel. Weniger empfindlich ist der *Harnstoffspiegel* im Blut (Harnstoff stammt aus dem Proteinstoffwechsel).

Clearance-Untersuchungen

Nachteilig ist, dass sowohl der Kreatinin- als auch der Harnstoffspiegel im Blut erst ansteigen, wenn die glomeruläre Filtrationsrate (GFR) bereits deutlich vermindert ist. Hier helfen **Clearance-Untersuchungen** weiter.

Wie bereits erwähnt, reinigt die Niere die Körperflüssigkeit von vielen harnpflichtigen Substanzen. Die **Clearance** (*to clear* = reinigen) gibt Auskunft über die Geschwindigkeit, mit der die Niere bestimmte Stoffe aus dem Körper entfernt. Sie hängt ab von der:
- Filtration im Glomerulus
- Resorption aus dem Tubulusapparat
- Sekretion hinein in den Tubulusapparat.

Am einfachsten sind die Verhältnisse bei solchen Substanzen, die glomerulär filtriert, tubulär aber weder sezerniert noch resorbiert werden. Ihre Clearance entspricht in etwa der glomerulären Filtrationsrate. Diesem Idealzustand sehr nahe kommt das Kreatinin, so dass gilt:

> **Kreatininclearance**
>
> $$\text{Kreatininclearance} \cong \text{GFR} = \frac{\text{Kreatininkonzentration im Urin}}{\text{Kreatininkonzentration im Plasma}} \times \frac{\text{ml Urinvolumen}}{\text{min}}$$

Die normale Kreatininclearance beträgt im jungen Erwachsenenalter etwa 125 ml/min bei Männern und 110 ml/min bei Frauen. Mit dem Alter nimmt sie ab.

Viele Substanzen werden nicht nur filtriert, sondern im Tubulussystem zusätzlich resorbiert oder sezerniert. Auch für diese Substanzen kann die Clearance berechnet werden. Sie ist für Substanzen, die im Tubulussystem resorbiert werden (z. B. Glukose), niedriger als die GFR; für Substanzen, die im Tubulus sezerniert werden (etwa Penicillin oder Oxalsäure), ist sie hingegen höher als die GFR. *Urindiagnostik* ➤ 19.4.4

19.3 Niere als endokrines Organ

19.3.1 Renin

Renin wird in spezialisierten Epitheloidzellen des Vas afferens gebildet (➤ 19.1.5). Die Ausschüttung von Renin wird durch eine Abnahme der Gefäßdehnung im Vas afferens stimuliert, also immer dann, wenn der Blutdruck abfällt (z. B. beim Kreislaufschock) oder der Blutzufluss zur Niere gestört ist, wie es bei der Nierenarterienstenose vorkommt. Eine Zunahme der Sympathikusaktivität (➤ 8.10) erhöht die Reninausschüttung, während Angiotensin II und Aldosteron hemmend wirken. Hierdurch „verzahnen" sich Blutdruck- und Volumenkontrolle.

Renin-Angiotensin-Aldosteron-System (RAAS)

> **Schlüsselrolle**
>
> Das **Renin-Angiotensin-Aldosteron-System** spielt eine herausragende Rolle in der Regulation des Salz- und Wasserhaushaltes und des Blutdrucks (➤ Abb. 19.10).

Das Enzym Renin spaltet von dem aus der Leber stammenden Protein **Angiotensinogen** ein Eiweißbruchstück aus zehn Aminosäuren ab, das **Angiotensin I**. Nach dem „Abschneiden" von zwei weiteren Aminosäuren durch das **Angiotensin-converting-Enzym** *(ACE)* entsteht das biologisch aktive **Angiotensin II** *(AT II)*. Angiotensin II löst durch Vasokonstriktion (Gefäßengstellung) eine Blutdruckerhöhung aus, steigert den Durst und stimuliert die Na^+-Reabsorption im proximalen Tubulus sowie die Ausschüttung von **Aldosteron** (➤ 11.5.2) und ADH (➤ 11.2.1). Aldosteron fördert die Na^+-Rückresorption im distalen Tubulus, ADH diejenige von Wasser in demselben Tubulusabschnitt, vor allem aber in den Sammelrohren (➤ 19.1.6).

Hemmstoffe des RAAS

ACE-Hemmer wie etwa Captopril (z. B. Lopirin®) und Enalapril (z. B. Xanef®) hemmen das Angiotensin-converting-Enzym und unterdrücken dadurch die Bildung des blutdruckwirksamen Angiotensins II. **Angiotensin-II-Rezeptoren-Blocker** (*AT₁-Blocker*, *Sartane*, etwa Losartan, z. B. Lorzaar®, und Candesartan, z. B. Blopress®) blockieren die Angiotensin-II-Rezeptoren an den glatten Gefäßmuskelzellen. Das im Blut zirkulierende Angiotensin II kann nicht mehr daran binden und keine Wirkung mehr entfalten. Beide werden zur Behandlung des Bluthochdrucks (➤ 15.4.1) und der Herzinsuffizienz (➤ 14.6.4) eingesetzt.

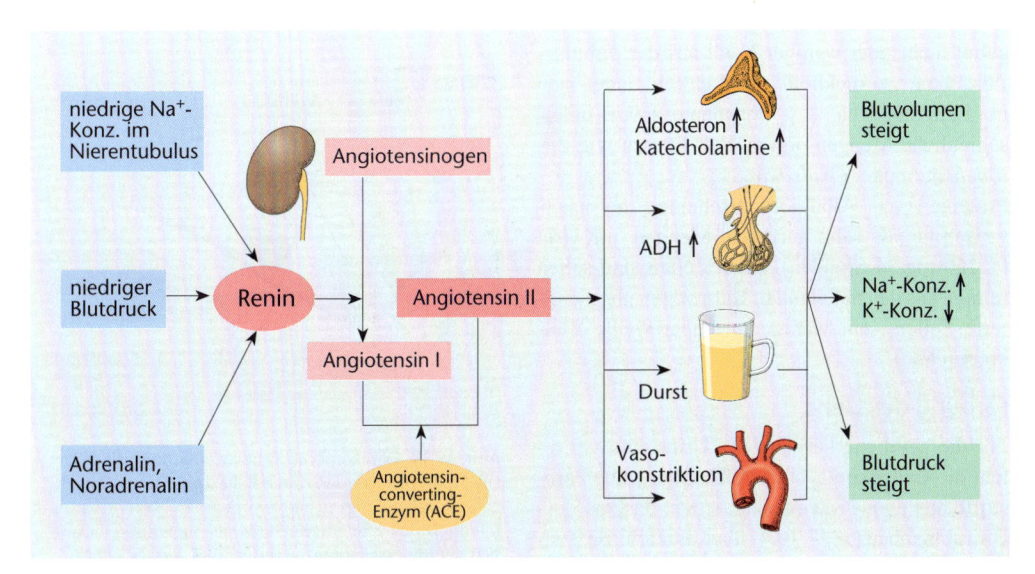

Abb. 19.10 Übersicht über das Renin-Angiotensin-Aldosteron-System.

19.3.2 Erythropoetin

Erythropoetin *(EPO)* ist ein Eiweißhormon, das beim Erwachsenen hauptsächlich in der Niere und zu einem geringen Teil auch in der Leber gebildet wird. Als Reaktion auf Sauerstoffmangel, z. B. bei Blutarmut (Anämie) oder beim Aufstieg ins Hochgebirge, wird die Produktion des Hormons angekurbelt. Hierdurch wird die Neubildung von roten Blutkörperchen (Erythrozyten) im Knochenmark stimuliert (➤ 12.2.3) und dadurch die Sauerstofftransportkapazität des arteriellen Blutes erhöht.

Gentechnologisch hergestelltes *(rekombinantes)* EPO wird zur Behandlung der Anämie bei Patienten mit einem chronischem Nierenversagen (➤ 19.6.2) und bei Tumorpatienten eingesetzt, aber auch von Sportlern zum Doping missbraucht (➤ 12.2.3).

Die Niere ist darüber hinaus an der Bildung des Vitamin-D-Hormons *(Kalzitriol)* beteiligt (➤ 11.4.3).

19.4 Zusammensetzung des Urins

19.4.1 Urinbestandteile

Urin *(Harn)* besteht zu 95 % aus Wasser. Wichtigster gelöster Bestandteil des Urins ist der in der Leber als Endprodukt des Eiweißstoffwechsels gebildete Harnstoff (➤ 17.10.5). Von ihm werden täglich rund 20 g ausgeschieden.

In größerer Menge werden außerdem die schwer wasserlösliche Harnsäure (ca. 0,5 g pro Tag) sowie das aus dem Muskelstoffwechsel und dem Fleisch der Nahrung stammende Kreatinin (ca. 1,5 g pro Tag) mit dem Urin aus dem Organismus entfernt. Außerdem enthält der Urin organische und anorganische Salze, neben Kalksalzen insbesondere Kochsalz *(NaCl)* und Kaliumchlorid *(KCl)*, von denen etwa 10 g täglich ausgeschieden werden. Die Menge an ausgeschiedenem Kochsalz unterliegt der Kontrolle von Aldosteron (➤ 11.5.2), das in Abhängigkeit vom Kochsalzangebot mehr oder weniger NaCl aus der Tubulusflüssigkeit „zurückhölt". Schließlich findet man im Urin noch ca. 3 g Phosphate sowie unterschiedliche Mengen organischer Säuren wie *Zitronensäure* oder *Oxalsäure.*

Proteine (v.a. Albumin) erscheinen normalerweise nur in sehr geringen Mengen im Urin (< 150 mg/24 Stunden). Auch Zellen sind selten (einige aus den ableitenden Harnwegen abgeschilferte Zellen, sehr wenige rote oder weiße Blutkörperchen).

Färbung des Urins

Für die gelbliche Färbung des Urins sind vor allem die **Urochrome**, stickstoffhaltige gelbe Farbstoffe aus dem Proteinabbau, sowie das aus dem Bilirubinabbau (➤ 17.10.4) über die farblose Zwischenstufe **Urobilinogen** entstehende orangegelbe **Urobilin** verantwortlich.

> **Veränderte Urinfarbe**
>
> Ein schmutzig-brauner oder rötlicher Urin weist auf eine Nieren- bzw. Harnwegsblutung hin *(Hämaturie)*, ein trüber oder gar weißlich-cremiger Urin auf eine Infektion mit massiver Beimengung von weißen Blutkörperchen *(Leukozyturie)*. Bei Urinproben, die vor der Untersuchung zu lange an der Luft standen, kann eine Trübung oder Flockung allerdings normal sein.

Urin-pH ➤ 19.9.1

19.4.2 Nierensteine

Eine **Nierensteinerkrankung** *(Nephrolithiasis)* wird am häufigsten durch kleine **Nierensteine** mit einem Durchmesser von wenigen Millimetern ausgelöst. Sie entwickeln sich, wenn sich im Harn Kristalle bilden (gehäuft z. B. bei hoher Harnkonzentration und bestimmten Stoffwechselstörungen), die in der Folge immer größer werden und zu einem Stein „auswachsen". Um das durch den Stein entstandene Abflusshindernis zu „beseitigen", kommt es zu heftigen Kontraktionen der glatten Muskulatur des Harnleiters, die sich klinisch in **Nierenkoliken** äußern: heftigste, wellenförmig auftretende Schmerzen im Lenden- und Rückenbereich. Oft besteht eine *Hämaturie* (Blut im Urin). Ein „Maximalfall" des Nierensteins ist der „Ausgussstein", der das gesamte Nierenbecken ausfüllt. Die Schmerzen werden durch heiße Kompressen und Analgetika gelindert. Geht der Stein nicht durch krampflösende Medikamente, reichlich Flüssigkeit und Bewegung ab, ist heute meist die *extrakorporale Stoßwellenlithotripsie* **(ESWL)** Verfahren der Wahl (➤ Abb. 19.11). Dabei wird der Stein durch starke Schallwellen, die Stoßwellen, zertrümmert. Damit die Steinreste gut ausgeschwemmt werden können, muss der Patient viel trinken. Eine weitere Möglichkeit ist, den Stein mit Hilfe einer in den Harnleiter vorgeschobenen Schlinge „herauszuziehen".

Reichliches Trinken beugt durch die Harnverdünnung einer erneuten Steinbildung vor. Je nach Steinzusammensetzung kann z. B. eine oxalatarme Ernährung oder (medikamentöses) Ansäuern oder Alkalisieren des Urins sinnvoll sein.

19.4.3 Bakterien im Urin

Urin ist normalerweise steril, d.h. keimfrei. Bei einer **Bakteriurie** hingegen enthält der Urin Bakterien. Bestehen zusätzliche Krankheitszeichen wie etwa eine vermehrte Ausscheidung weißer Blutkörperchen mit dem Urin oder Fieber, spricht der Mediziner von einem **Harnwegsinfekt** (➤ 19.5.6). Die Verdachtsdiagnose wird durch eine Teststreifenuntersuchung des Urins gestellt: **Nitrit** weist auf harnwegspathogene Keime hin, da Nitrit nur durch die Aktivität von (Nitrat reduzierenden) Bakterien entstehen kann, bei einer Entzündung sind Leukozyten und evtl. Blut nachweisbar. Bebrütet man bakterienhaltigen Urin **(Urinkultur)**, so kann der kultivierte Bakterientyp auf seine Empfindlichkeit gegenüber Antibiotika getestet werden (Antibiotikabehandlung immer erst *nach* der Urinentnahme beginnen!). Allerdings können Keime, die an der äußeren Harnröhre haften, beim Wasserlassen *(Miktion)* mit in die Urinprobe gelangen und so das Ergebnis der Urinkultur verfälschen. Um diesen Untersuchungsfehler zu minimieren, untersucht man generell **Mittelstrahlurin** (MSU). Selten muss durch Katheterisierung oder Punktion der Harnblase ein von solchen Verunreinigungen freier **Katheterurin** bzw. **Blasenpunktionsurin** gewonnen werden. Die Urinprobe wird dann so schnell wie möglich ins Labor gebracht.

Gewinnung von Mittelstrahlurin

Zum Nachweis eines Harnwegsinfekts ist der Morgenurin am besten geeignet, da er bei Vorliegen eines Harnwegsinfekts die höchste Keimzahl enthält. Zur Gewinnung des Mittelstrahlurins wäscht sich der Patient sorgfältig die Hände und trocknet sie mit einem Einweghandtuch. Das Genitale wird mit sterilen Tupfern gereinigt. Die erste Urinprobe (ca. 50 ml) wird in die Toilette entleert, dann werden etwa 20 ml Harn in einem Transportbehälter aufgefangen und der restliche Urin wiederum in die Toilette entleert.

19.4.4 Urindiagnostik

Schon seit langer Zeit wird Urin als Hilfsmittel zur Erkennung von Krankheiten benutzt. So erhielt die Zuckerkrankheit *(Diabetes mellitus; Diabetes* = Hindurchlassen, *mellis* = Honig) ihren Namen durch den süßlichen Beigeschmack des Urins der Zuckerkranken.

Urinteststreifen

Teststreifen weisen rasch und kostengünstig folgende pathologische Urinbestandteile nach (➤ Abb. 19.12):

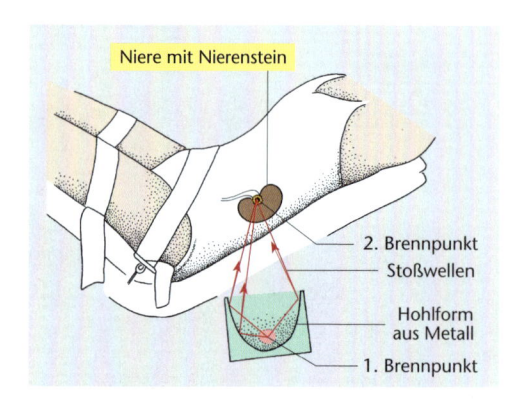

Abb. 19.11 Extrakorporale Stoßwellenlithotripsie (ESWL). Die Stoßwellen werden durch Reflektoren so gebündelt, dass sie sich auf den zu zertrümmernden Nierenstein zentrieren. Durch wiederholte Stoßwellenbelastung lockert sich der Mineralverbund und der Stein zerbröckelt in sandkorngroße Teile, die mit dem Urin ausgeschieden werden.

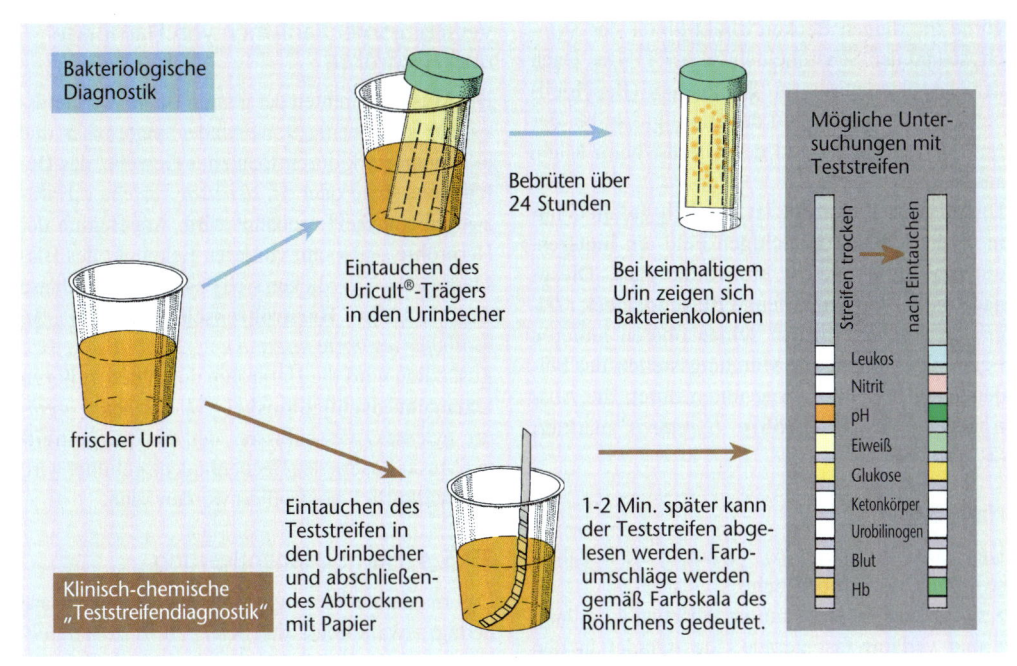

Abb. 19.12 Einfache Urinuntersuchungen im Klinikalltag, auf Station und in der Praxis.

Die mikroskopische Untersuchung des Urinsediments kann z. B. Zellen, verschiedene Kristalle oder Zylinder zeigen (➤ Abb. 19.13). **Zylinder** sind rollenförmige Zusammenballungen von Erythrozyten, Leukozyten, Eiweißen *(hyaline Zylinder)* oder Epithelzellen *(Epithelzylinder)*, die aus der Niere stammen und als „Ausgussmodell" eines Tubulus ihre typische Form erhalten. Von einer geringen Zahl hyaliner Zylinder abgesehen, ist ihr Auftreten immer pathologisch und weist auf eine Erkrankung der Niere hin. Im eingetrockneten und gefärbten Urinsediment kann man ggf. auch Bakterien und Hefepilze nachweisen. Bei Männern können einzelne Spermien vorhanden sein.

19.5 Ableitende Harnwege

19.5.1 Nierenbecken

Die **ableitenden Harnwege** beginnen mit den Sammelrohren, die sich zu *Papillengängen* vereinigen und auf den Nierenpapillen – also den Spitzen der kegelförmigen Markpyramiden – münden. Hier fließt der Urin in einen der 8–10 *Nierenkelche* und weiter ins **Nierenbecken** (➤ Abb. 19.3). Das Nierenbecken ist wie der gesamte Harntrakt von einem mehrschichtigen **Übergangsepithel** ausgekleidet (➤ 4.2.1). In der Wand des Nierenbeckens liegen auch glatte Muskelfasern, die den Abtransport des Urins in die Harnleiter fördern.

Proteine. Eine zu hohe Eiweißausscheidung mit dem Urin heißt **Proteinurie**. Eine leicht erhöhte Albuminausscheidung, **Mikroalbuminurie** genannt, ist häufiges Frühzeichen einer Nierenschädigung beim Diabetes mellitus (Spezialteststreifen erforderlich). Eine höhere, mittels „normaler" Teststreifen nachweisbare Eiweißausscheidung beruht oft auf einer **Glomerulonephritis,** einer beidseitigen Entzündung der Nierenkörperchen nicht durch Bakterien, sondern aufgrund immunologischer Reaktionen. Die Folge einer massiven Eiweißausscheidung ist ein Protein-, insbesondere Albuminmangel im Blut, der Ödeme (anfangs häufig beidseitige *Lidödeme*) und eine Erhöhung des Blutfettspiegels nach sich zieht (aufgrund der Abhängigkeit des Fettstoffwechsels vom Proteinhaushalt). Man spricht vom **nephrotischen Syndrom.** Auch Medikamente und Erkrankungen anderer innerer Organe können ein nephrotisches Syndrom auslösen.

Glukose. Wie erwähnt, wird Glukose mit dem Urin ausgeschieden, sobald der Blutglukosewert seinen Schwellenwert von etwa 10 mmol/l (≅ 180 mg/dl) übersteigt. Ein Nachweis von Glukose im Urin deutet somit meist auf eine ungünstige Diabeteseinstellung hin.

Erythrozyten. Rote Blutkörperchen im Urin **(Hämaturie)** können durch Entzündungen, Steine, Tumoren oder Verletzungen im Bereich der Nieren oder der ableitenden Harnwege bedingt sein.

Leukozyten. Größere Mengen von weißen Blutzellen im Urin **(Leukozyturie)** deuten auf eine Infektion der Nieren oder der ableitenden Harnwege hin. Sind Leukozyten massenhaft vorhanden oder Eiterbeimischungen deutlich sichtbar, spricht man auch von **Pyurie.**

Ketonkörper. Ketonkörper entstehen, wenn bei besonderen Stoffwechsellagen (Fasten, *Ketoazidose* bei schlecht eingestelltem Diabetes ➤ 11.6.4, ➤ 18.5) große Mengen Fett abgebaut werden. Das dann im Übermaß anfallende Acetyl-CoA wird in Ketonkörper umgebaut (➤ 1.8.2).

Urinsediment

Wird Urin zentrifugiert, reichern sich die festen Bestandteile im Bodensatz an, dem **Urinsediment** *(Harnsediment)*.

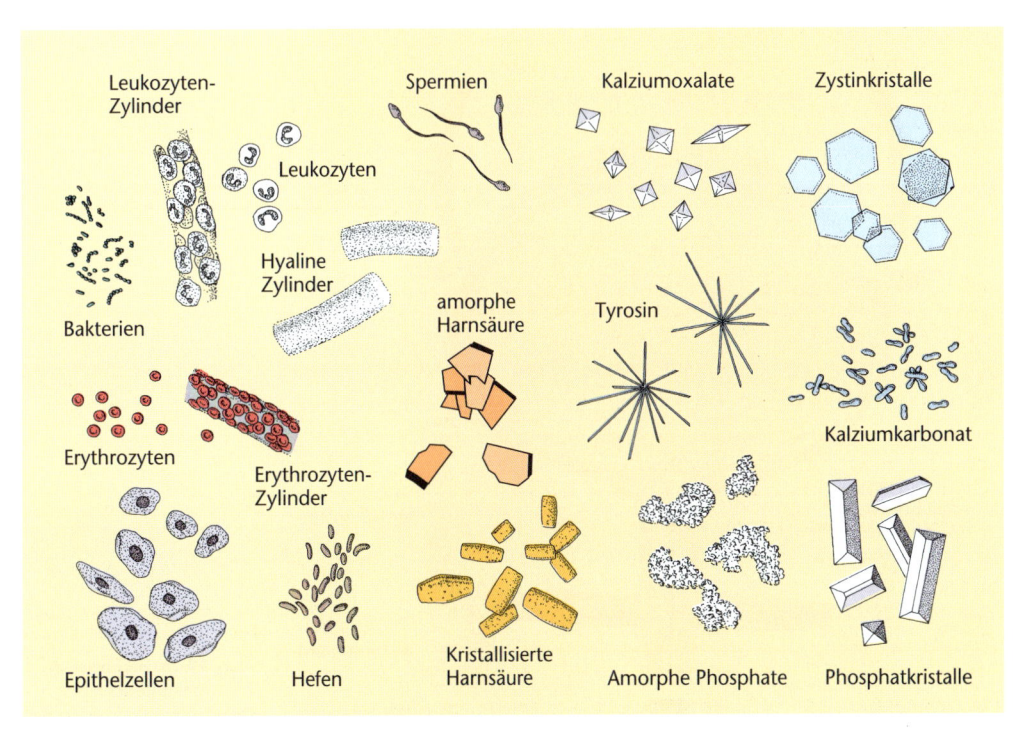

Abb. 19.13 Physiologische und pathologische Bestandteile im Urinsediment, Blick durchs Mikroskop (die Größenverhältnisse der einzelnen Sedimentbestandteile entsprechen nicht den natürlichen Verhältnissen). Die verschiedenen Kristalle (rechts) sind an sich ohne Krankheitswert, können aber auf eine (beginnende) Nierensteinerkrankung hinweisen. Zylinder sind – von einer kleinen Anzahl hyaliner Zylinder abgesehen – fast immer Signal einer Nierenerkrankung. Bakterien oder Hefen weisen auf eine Infektion hin.

19.5.2 Harnleiter

Das Nierenbecken verengt sich nach unten zum **Harnleiter** *(Ureter)*. Die beiden Harnleiter sind etwa 2,5 mm dicke und 30 cm lange Schläuche, die retroperitoneal – also hinter dem Bauchfell – in das kleine Becken ziehen und dort in die Harnblase einmünden. Die Einmündungsstelle ist dabei so in der Blasenwand angelegt, dass sie als Ventil wirkt: Der Urin kann zwar von den Harnleitern in die Blase fließen, nicht jedoch umgekehrt. Ist dieser Ventilmechanismus z. B. bei Fehlbildungen defekt, so kommt es beim Wasserlassen zum **vesikoureteralen Reflux** (Rückfluss) von Blasenurin in den Harnleiter und das Nierenbecken. Hierdurch können Krankheitserreger in die Niere verschleppt werden.

Physiologische Harnleiterengen

An den drei **physiologischen Harnleiterengen** ist der Harnleiter enger als im übrigen Verlauf, und zwar:

> Am Abgang aus dem Nierenbecken
> An der Kreuzung des Harnleiters mit A. und V. iliaca communis (➤ Abb. 19.1)
> Während des letzten Stückes durch die Harnblasenwand.

Diese Engstellen haben klinische Bedeutung: Hier bleiben Nierensteine bevorzugt „hängen" und führen dann zu Nierenkoliken.

19.5.3 Harnblase und Harnröhre

Harnblase

Die **Harnblase** *(Vesica urinaria)* ist ein aus *glatter Muskulatur* gebildetes Hohlorgan. Sie liegt vorne im kleinen Becken direkt hinter der Symphyse und den Schambeinen (➤ 6.7.1). Das Dach der Harnblase wird vom Peritoneum (Bauchfell) bedeckt, der dorsale Teil der Blase grenzt bei der Frau an die Vagina und den Uterus, beim Mann ans Rektum.

Die Blasenschleimhaut ist deutlich gefaltet; nur in einem kleinen dreieckigen Feld am hinteren, unteren Blasenfeld ist sie völlig glatt. Dieses nach hinten spitz zulaufende **Blasendreieck** *(Trigonum vesicae)* wird in seinen oberen hinteren Eckpunkten durch die Mündungsstellen der beiden Harnleiter und vorne unten durch die Austrittsstelle der **Harnröhre** *(Urethra)* markiert (➤ Abb. 19.14).

Harnröhre

Die **Harnröhre** *(Urethra)* verbindet die Harnblase mit der Körperoberfläche:

> Die Harnröhre der Frau ist nur etwa 4 cm lang und verläuft fast gerade. Sie mündet in den Scheidenvorhof
> Die Harnröhre des Mannes ist mit etwa 20 cm deutlich länger mit mehreren Biegungen, Engstellen und Erweiterungen. Sie verläuft mit ihrem *Vorsteherdrüsenteil* zunächst durch die Vorsteherdrüse *(Prostata, ➤ 20.2.7)* und den Beckenboden *(membranöser Teil)*. Der mit rund 15 cm längste Abschnitt ist der *Schwellkörperteil* im Penisschwellkörper. Die Harnröhre des Mannes mündet auf der Eichel des Penis. Im Vorsteherdrüsenteil münden die Samenwege in die Harnröhre, weshalb man ab dort auch von *Harnsamenröhre* spricht (➤ 20.2.8).

Verschlussmechanismen von Harnblase und Harnröhre

Die Muskelschichten der glatten Blasenwandmuskulatur sind wenig voneinander abgrenzbar und bilden ein stark durchflochtenes Gewebe, das **Detrusor vesicae** oder *M. detrusor vesicae* („Harnaustreibmuskel") genannt wird. Am Beginn der Harnröhre – also am vorderen Eckpunkt des Blasendreiecks – verdicken sich Fasern der Harnblase zum **inneren Harnröhrenschließmuskel** *(M. sphincter urethrae internus)*.

Zusätzlich wird die Harnröhre durch den **äußeren Harnröhrenschließmuskel** *(M. sphincter urethrae externus)* verschlossen, der aus quergestreiften Muskelfasern des Beckenbodens gebildet wird und willkürlich kontrolliert werden kann.

19.5.4 Harnblasenentleerung

Das maximale Fassungsvermögen der Harnblase beträgt etwa 800 ml, der Drang zur *Blasenentleerung* **(Miktion)** tritt aber bereits bei einer Blasenfüllung von etwa 350 ml auf.

Die Miktion ist ein willkürlich auslösbarer, dann aber reflektorisch weiterlaufender Prozess. Er besteht aus vier Komponenten:

> Zuerst kontrahiert sich der Detrusor vesicae, also die glatte Muskulatur der Blasenwand (➤ 19.5.3)
> Dadurch erweitert sich die Harnröhre im Bereich des inneren Harnröhrenschließmuskels
> Die Erschlaffung des äußeren Harnröhrenschließmuskels schließt sich an
> Der Urin kann nun durch die Harnröhre abfließen, wobei die Entleerung der Blase durch Kontraktion der Bauch- und Beckenbodenmuskulatur unterstützt wird.

Reflexbogen der Miktion

Der Füllungsgrad der Blase wird durch Dehnungsrezeptoren registriert und über afferente Nervenfasern ins Stammhirn gemeldet. Ab einem Füllungsgrad von ca. 350 ml nimmt die Zahl der gemeldeten Impulse zu und verursacht das Gefühl des *Harndrangs*. Über das sog. **Miktionszentrum,** ein Kerngebiet in der Brücke *(Pons)*, werden die Informationen zu den Nervenzellen des Sakralmarks weitergeleitet (➤ 8.4). Über parasympathische Nervenfasern (➤ 8.10) wird eine Kontraktion des M. detrusor vesicae und eine gleichzeitige Erschlaffung des M. sphincter externus ausgelöst.

Die Miktion ist etwa ab dem dritten Lebensjahr willentlich kontrollierbar. Für diese **Kontinenz** existiert ebenfalls ein Kerngebiet im Miktionszentrum. Es kann über sympathische Nervenfasern aus dem Lumbalmark den *M. detrusor vesicae* hemmen und den inneren Harnröhrenschließmuskel erregen sowie über Nervenfasern des somatomotorischen Nervensystems (➤ 8.3) den äußeren Harnröhrenschließmuskel kontrahieren, so dass kein Urin abgegeben werden kann. Da das Mikti-

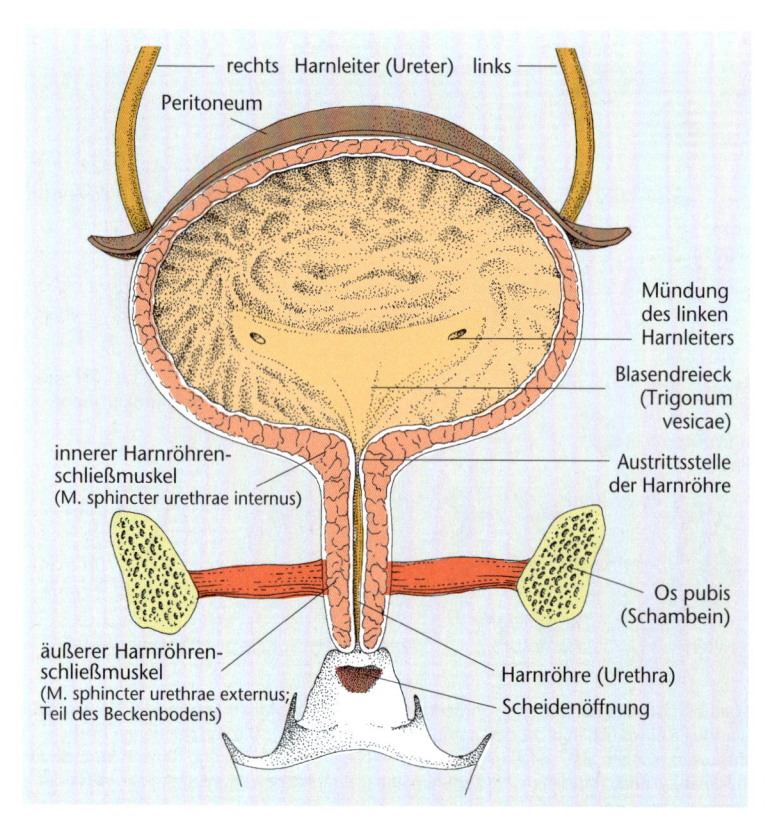

Abb. 19.14 Harnblase der Frau im Frontalschnitt. Deutlich zu erkennen ist das auf der Spitze stehende Blasendreieck, dessen obere hintere Eckpunkte die Mündungsstellen der Harnleiter bilden.

onszentrum unter der Kontrolle höherer Hirnzentren steht, kann es willentlich beeinflusst werden.

19.5.5 Harninkontinenz

Patienten mit **Harninkontinenz** *(Blaseninkontinenz)* sind nur eingeschränkt oder gar nicht in der Lage, ihre Blase kontrolliert zu entleeren. Harninkontinenz ist bei alten Menschen häufig und für die Betroffenen sehr belastend. Hauptformen sind:

> **Stressinkontinenz.** Sie tritt bei Erhöhung des Drucks im Bauchinnenraum auf. Die Betroffenen verlieren z. B. bei körperlicher Anstrengung, Husten oder Lachen unwillkürlich Urin. Meist sind Frauen über 50 Jahren betroffen. Häufig ist eine Gebärmuttersenkung oder ein Östrogenmangel nach der Menopause die Ursache. Bei Männern ist eine Stressinkontinenz seltener und oft Folge einer Prostataoperation. Beckenbodengymnastik und verschiedene Operationen, bei Frauen auch eine Östrogentherapie, können helfen

> **Urge-Inkontinenz.** Patienten mit Urge-Inkontinenz haben attackenartigen, heftigen Harndrang *(urge = nötigen)*, wobei die Toilette meist zu spät erreicht wird. Ursächlich sind meist Störungen der Innervation, die zu einem Ungleichgewicht zwischen stimulierenden und hemmenden Impulsen führen, zum Beispiel bei Multipler Sklerose (➤ 8.1.6) oder Rückenmarkschädigungen. Auch häufige Blasenentzündungen oder Steinleiden können zur Urge-Inkontinenz führen. Die Therapie ist schwierig, neben Medikamenten, die den Parasympathikus dämpfen, bewährt sich oft ein Toilettentraining

> **Reflexinkontinenz.** Ursache der Reflexinkontinenz ist eine Unterbrechung der Verbindung zwischen dem Gehirn und dem Sakralmark, z. B. eine Rückenmarkverletzung. Der Betroffene spürt die Blasenfüllung nicht mehr und kann die Blase auch nicht mehr willkürlich entleeren, die Blasenentleerung erfolgt nur noch reflektorisch

> **Überlaufinkontinenz.** Vor allem bei Abflusshindernissen weitet sich die Blase aus und kann sich nicht mehr zusammenziehen. Die Blase füllt sich zunehmend mit Urin und läuft ab einer bestimmten Menge regelrecht „über". Durch den ständigen Pool an Restharn in der Blase ist das Risiko von Harnwegsinfekten groß. Die Therapie richtet sich nach der Ursache. Bei Männern ist oft ein Prostataadenom (➤ 20.2.7) der Grund, eine Prostataentfernung beseitigt hier die Überlaufinkontinenz. Oft jedoch ist eine *Dauerkatheterisierung* unumgänglich.

> **Toilettentraining**
>
> Bei manchen Inkontinenzformen hilft ein **Toilettentraining** *(Kontinenztraining, Blasentraining)*. Ziel ist es, die Blase so zu trainieren, dass sie sich zu festgelegten Zeiten entleert. Voraussetzung ist ein **Miktionsprotokoll**, auf dem der Betroffene vermerkt, wann er die Blase willkürlich und unwillkürlich entleert und wann und wie viel getrunken wurde. Die Zeiten für die Toilettengänge entsprechen anfangs den Entleerungszeiten auf dem Miktionsprotokoll, das während des Toilettentrainings fortgeführt wird. Kann der Patient zur festgelegten Zeit kein Wasser lassen, versucht er es eine halbe Stunde später noch einmal. Gelingt dem Patienten das Wasserlassen zu den festgelegten Zeiten und fließt zehn Tage lang kein Urin mehr unwillkürlich ab, werden die Zeitabstände zwischen den Toilettengängen alle vier Tage um ca. 15 Minuten verlängert.

19.5.6 Harnwegsinfekte

Zystitis und Pyelonephritis

Wird die Harnblase durch Bakterien besiedelt, entsteht häufig eine **Zystitis** *(Blasenentzündung)*. Da ein Mitbefall der Harnröhre wie auch der höheren Harnwege nie auszuschließen ist, spricht man ganz allgemein von einem **Harnwegsinfekt**. Frauen sind wesentlich häufiger betroffen: Die kurze Harnröhre stellt oft keine ausreichende Barriere für (Darm-)Bakterien dar, die oft aus der Analregion an die Harnröhrenmündung verschleppt werden (meist E. coli ➤ Abb. 13.19). Eine Zystitis äußert sich v.a. in Brennen beim Wasserlassen *(Dysurie)* und häufigem Harndrang *(Pollakisurie)*.

Die Therapie eines Harnwegsinfekts besteht in:
> Ausreichendem Trinken, z. B. 2–3 l Tee täglich, um die Keime auszuschwemmen
> 1- bis 3-tägiger Gabe von Antibiotika (in unkomplizierten Fällen auch verzichtbar); bei Risikopatienten wie z. B. Schwangeren und Kindern sollte eine Antibiotikatherapie von 7–10 Tagen durchgeführt werden
> Schmerzlinderung durch Warmhalten des Beckens, z. B. mit Wärmflasche oder warmer Unterwäsche.

Ist das Nierenbecken mit beteiligt, spricht man von einer *Nierenbeckenentzündung* oder **Pyelitis**. Fast immer ist auch das Nierenparenchym entzündet, so dass in der Praxis von einer **(akuten) Pyelonephritis** ausgegangen werden kann. Diese geht mit Flankenschmerzen und (hohem) Fieber einher und bedarf einer hoch dosierten Antibiotikatherapie.

Chronische Pyelonephritis

Die **chronische Pyelonephritis** entsteht in der Regel aus nicht ausgeheilten Harnwegsinfekten. Ursache sind meist Abflusshindernisse im Harntrakt, z. B. Steine, oder angeborene Fehlbildungen, die nicht rechtzeitig operiert wurden. Das Nierenkelchsystem verändert seine Form, das Nierenparenchym vernarbt. Durch ihren schleichenden und häufig schmerzlosen Verlauf wird die Diagnose oft zu spät gestellt. Auch bei Therapie mit hochwirksamen Antibiotika und operativer Korrektur der Abflusshindernisse kommt es in über 40 % der Fälle zur Nierenschrumpfung *(Schrumpfniere* ➤ Abb. 19.15). Die Schrumpfniere produziert kaum noch Glomerulusfiltrat; tritt sie beidseitig auf, ist die Folge ein chronisches Nierenversagen (➤ 19.6.2).

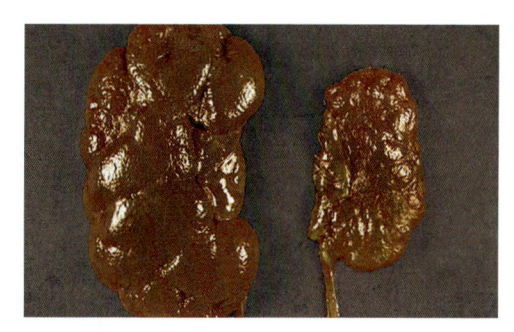

Abb. 19.15 Pyelonephritis. Die rechte Niere ist geschrumpft (Schrumpfniere) und vernarbt. Die links abgebildete Niere hat eine normale Größe, zeigt aber auch leichte Vernarbungen oben. [E336]

> **Urosepsis**
>
> Gefährlichste Akutkomplikation einer Pyelonephritis ist die **Urosepsis**: Im Nierenbecken vorhandene Bakterien vermehren sich explosionsartig und gelangen ins Blut. Durch die Überschwemmung des Blutkreislaufs mit Erregern kommt es rasch zur *Sepsis* (Blutvergiftung ➤ 13.8.1), die auch heute noch zum Tod führen kann.

Urethritis

Eine **Urethritis** *(Harnröhrenentzündung)* ist ganz überwiegend bakteriell bedingt. Sie kann zum einen im Rahmen der oben erwähnten Zystitis auftreten.

Sehr häufig wird sie auch durch Sexualkontakte erworben (➤ 20.5.6), wobei dann Neisseria gonorrhoe (Gonokokken), Chlamydien, Mykoplasmen und die zu den Protozoen (➤ Tab. 13.3) zählenden Trichomonaden als Erreger im Vordergrund stehen. Leitsymptome sind Juckreiz, Schmerzen beim Wasserlassen, Ausfluss aus der Harnröhre und Rötung des Harnröhrenausgangs. Nach Abstrichentnahme erfolgt eine Antibiotikabehandlung.

Weitere Ursachen wie z. B. mechanische Reizung sind demgegenüber seltener.

Dauerkatheterisierung und Harnwegsinfekte

Beispielsweise bei Abflussstörungen, Bewusstlosigkeit oder nach Operationen zur Schonung des Wundgebietes kann vorübergehend eine künstliche Harnableitung notwendig werden. Eine Möglichkeit ist das Legen eines **transurethralen Blasendauerkatheters** *(transurethral = über die Harnröhre* ➤ Abb. 19.16). Alternative und oft komplikationsärmer ist eine **suprapubische Blasendrainage**, bei der die Harnblase durch die Bauchwand punktiert wird.

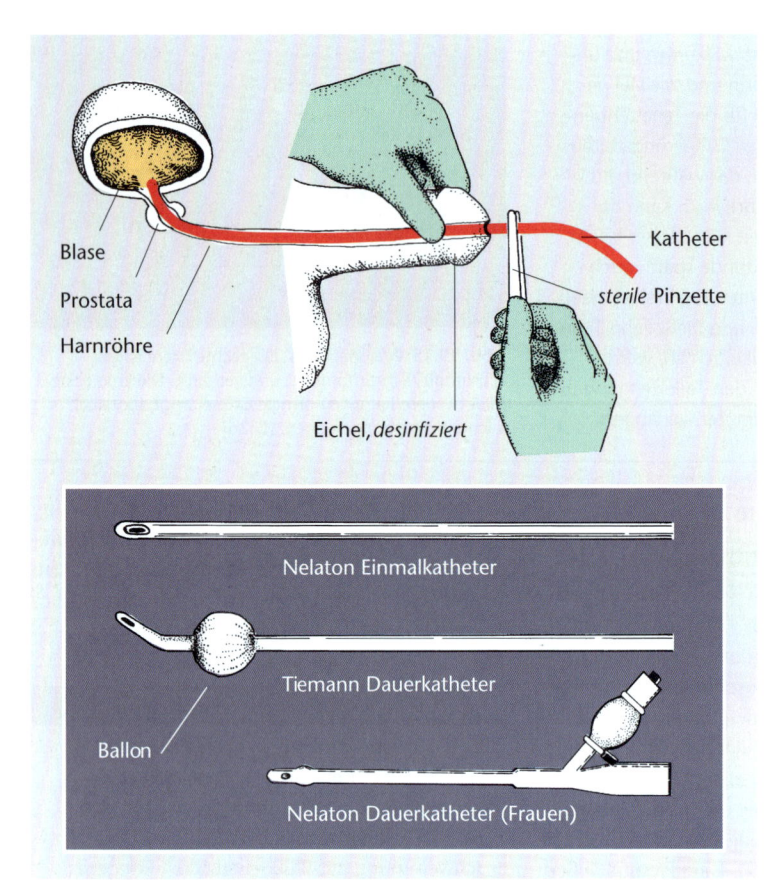

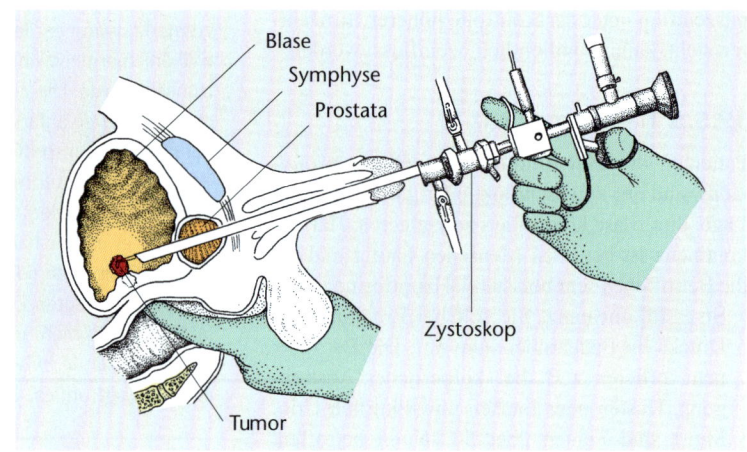

Abb. 19.17 (oben): Endoskopische (zytoskopische) Entfernung eines Blasentumors. Viele Blasentumoren können endoskopisch durch Elektrokoagulation (Gewebsverkochung durch Strom) oder Lasertherapie abgetragen werden. [A300-157]

Abb. 19.16 (links): Legen eines Einmalkatheters beim Mann (oben im Bild). Der Patient liegt flach auf dem Rücken. Nach dem Platzieren eines sterilen Lochtuches und dem Desinfizieren der Eichel wird in die Harnröhrenöffnung ein Gel gespritzt, das ein Lokalanästhetikum (lokal wirkendes Betäubungsmittel) enthält und gleichzeitig als Gleitmittel wirkt. Während die linke Hand (steriler Handschuh!) den Penis festhält, schiebt die rechte mit einer sterilen Pinzette den sterilen Katheter ca. 15 cm Richtung Blase. Für eine Dauerkatheterisierung kann der Katheter mit einem Ballon, in den 5–10 ml destilliertes Wasser eingespritzt wird, geblockt und vor dem Herausrutschen geschützt werden. [A300-157]

> **Bakterien-„Leitschiene"**
>
> Das Legen eines Blasenkatheters bedeutet ein hohes Infektionsrisiko für Harnwege und Nieren, da über den Katheter pathogene Keime von der Harnröhrenmündung in die Blase „wandern" können. Zur pflegerischen Prophylaxe gehören deshalb:
> - Absolut steriles Arbeiten beim Legen und bei der täglichen Intimpflege
> - Ausreichende Spülung der Blase durch erhöhte Flüssigkeitszufuhr (Trink- oder Infusionsmenge) des Patienten.

19.5.7 Harnblasenkarzinom

In der durch den aggressiven Urin stark belasteten Blasenschleimhaut entwickeln sich vor allem bei älteren Männern gelegentlich (bösartige) **Harnblasenkarzinome**. Risikofaktoren sind Zigarettenrauchen, der (oft berufliche) Umgang mit bestimmten Chemikalien sowie chronische Blasenentzündungen. Oberflächliche Tumoren können endoskopisch schonend entfernt werden (➤ Abb. 19.17). Bei fortgeschrittenen Karzinomen muss die Blase in der Regel radikal entfernt werden. Der Urin muss dann auf anderem Wege abgeleitet werden, z. B. kann eine künstliche Blase aus Darmschlingen gebildet und an die Harnröhre angeschlossen werden.

19.6 Niereninsuffizienz

Für die Gesamtfunktion der Niere ist die kontinuierliche Bereitstellung von Glomerulusfiltrat die wichtigste Voraussetzung. Ohne ausreichendes Filtrat und ohne genügende Durchströmung der einzelnen Tubulusabschnitte kann die Niere ihre verschiedenen Aufgaben nicht erfüllen. Eine kritische Reduktion des Glomerulusfiltrates kann *plötzlich* erfolgen (**akutes Nierenversagen**) oder sich im Verlauf einer lang dauernden (Nieren-)Erkrankung *allmählich* entwickeln (**chronische Niereninsuffizienz**).

19.6.1 Akutes Nierenversagen

Kommt es beim Gesunden zum plötzlichen Funktionsausfall der Nieren, so liegt ein **akutes Nierenversagen** vor. Die Urinproduktion sinkt unter die kritische Grenze von 500 ml täglich *(Oligurie)*, oft sogar unter 100 ml pro Tag *(Anurie)*. Als Folge der fehlenden Ausscheidungsleistung reichern sich harnpflichtige Substanzen im Blut an. Ein gutes Maß für die Funktionseinschränkung der Nieren ist eine Zunahme der Kreatininkonzentration im Plasma (➤ 19.2.5) bzw. die Abnahme der GFR (➤ 19.2.1). Aus der verminderten Wasserausscheidung resultiert eine starke Ödembildung, die reduzierte Kaliumausscheidung führt zur Hyperkaliämie (➤ 19.8.2).
Ein akuter Blutdruckabfall mit Absinken des effektiven Filtrationsdruckes, etwa bei einem Blutverlust, führt zum **prärenalen Nierenversagen** (*prä*-renal, weil die Ursache *vor* der Niere, nämlich im Kreislauf, zu suchen ist). Nierenschädigende Antibiotika oder Röntgenkontrastmittel oder Glomerulonephritiden können über eine Schädigung des Tubulussystems zum **renalen Nierenversagen** führen. Ursache eines sog. **postrenalen Nierenversagens** ist der Verschluss oder die Einengung der ableitenden Harnwege, z. B. bei der Prostatahyperplasie (➤ 20.2.7).

Therapie

Das akute Nierenversagen erfordert sofortiges ärztliches Eingreifen:
- Frühestmögliche Ursachenbeseitigung (falls möglich)
- Sorgfältige Flüssigkeitsbilanzierung (➤ 19.7)
- Engmaschige Kontrollen und Korrektur des Elektrolyt- und des Säure-Basen-Haushaltes. Häufig sind eine Hyperkaliämie mit der Gefahr von Herzrhythmusstörungen (➤ 19.8.2) und eine metabolische Azidose (➤ 19.9.2)
- Infektionsprophylaxe (die sich an der Grundkrankung orientiert)
- Rechtzeitige Dialyse.

Die Prognose des akuten Nierenversagens hängt ganz wesentlich von der Grunderkrankung ab. Häufig erholt sich die Nierenfunktion wieder, wobei es vorübergehend zu einem sehr starken Anstieg der Urinausscheidung auf bis zu 8 l täglich kommt. Erst Monate später ist die Niere wieder voll funktionsfähig.

19.6.2 Chronisches Nierenversagen

Häufiger als das akute ist das **chronische Nierenversagen** mit *allmählichem* Rückgang der glomerulären Filtration. Ursachen sind v.a.:
- Eine diabetische Nephropathie (▶ 11.6.5)
- Veränderungen der Nierenarterien durch Hypertonie (▶ 15.4.1) oder Arteriosklerose (▶ 15.1.4)
- Chronische Glomerulonephritis
- Mehrfache Pyelonephritiden
- Langjährige toxische Wirkungen. Bestimmte Analgetika (Schmerzmittel ▶ 9.3.3) setzen z. B. beim Abbau giftige Nebenprodukte frei, die das Nierengewebe zerstören können
- Fehlbildungen, z. B. *Zystennieren*, wobei die Nieren mit flüssigkeitsgefüllten Hohlräumen (Zysten) durchsetzt sind und oft etwa im 40.–50. Lebensjahr versagen.

Oft entwickelt sich bereits früh ein Bluthochdruck **(renale Hypertonie)**, der zwar keine Beschwerden bereitet und daher häufig unbemerkt bleibt, der aber die Nierenfunktion weiter verschlechtert. Der Patient bemerkt Symptome häufig erst bei einer GFR unter 50 ml/min. Zunächst fühlt er sich nur schlapp. Zu diesem Zeitpunkt sind die harnpflichtigen Substanzen im Blut (▶ 19.2.5) schon erhöht. Mit weiter sinkender GFR werden die Beschwerden immer deutlicher:

- Der Betroffene leidet unter Juckreiz (Pruritus) und Appetitmangel
- Vermehrte Wasserablagerungen im Körpergewebe zeigen sich u.a. durch Ödeme: leicht eindrückbare Schwellungen z. B. an den Knöcheln (wie auch bei Herzinsuffizienz ▶ Abb. 14.29)
- Durch verminderte Produktion des in der Niere gebildeten Erythrozytenwachstumsfaktors Erythropoetin kommt es zu einer **renalen Anämie** (▶ 12.2.6)
- Als weitere Folgeerscheinung drohen Störungen des Knochenstoffwechsels **(renale Osteopathie)**: Die Niere ist an der Bildung des aktiven Vitamin-D-Hormons (Kalzitriol ▶ 11.4.3) beteiligt, welches u.a. die Kalziumresorption aus dem Darm fördert. Daher kann es bei chronischen Nierenschäden zum Kalzitriolmangel mit der Folge eines Kalziummangels kommen; es treten Störungen der Knochenentwicklung und ein verstärkter Knochenabbau auf **(renale Osteodystrophie)**
- Schließlich besteht das Vollbild der Urämie (▶ 19.6.3).

In frühen Stadien kann die Nierenfunktionseinschränkung noch durch Diät und die Gabe stark harntreibender Medikamente (Schleifendiuretika ▶ 19.2.4) zum Teil über viele Jahre *kompensiert* (ausgeglichen) werden. Optimale Blutdruckeinstellung verzögert das Fortschreiten zur *terminalen Niereninsuffizienz*, bei der therapeutisch nur noch die Dialyse oder die Nierentransplantation (▶ 19.6.4) verbleiben.

19.6.3 Urämie

Jedes nicht therapierte Nierenversagen führt zur bedrohlichen Anhäufung ausscheidungspflichtiger Substanzen im Blut: Es entwickelt sich ein charakteristisches Krankheitsbild, die **Urämie** *(Harnvergiftung)*.

Von der Urämie sind alle Organsysteme betroffen. Die Konzentration von Kalium, Phosphat und Magnesium nimmt zu, die von Kalzium, Natrium und Chlorid eher ab. Durch Störungen der Nervenzellen im ZNS treten eine auffallend vertiefte Atmung, Kopfschmerzen, Erbrechen und sogar Krampfanfälle auf. Oft sind die Patienten schläfrig und können im Extremfall ins Koma fallen *(urämisches Koma)*. Die Flüssigkeitsansammlung in der Lunge *(Lungenödem)* behindert den Gasaustausch und begünstigt das Auftreten von Lungenentzündungen *(Pneumonien)*. Die Mitbeteiligung des Herz-Kreislauf-Systems führt zur Hypertonie sowie Herzrhythmusstörungen und Herzbeutelentzündung *(Perikarditis)*. Weitere Urämiesymptome betreffen das Magen-Darm-System und äußern sich klinisch in Übelkeit, Erbrechen, Durchfall und Magengeschwüren.

GESUNDHEIT & LEBENSSTIL

19.6.4 Leben mit der Dialyse

Für mehr als 60 000 Menschen in Deutschland ist die **Dialyse** *(Blutwäsche)* lebenswichtig: Ihre Nieren scheiden kaum noch oder nichts mehr aus. Meist 3-mal wöchentlich verbringen sie rund fünf Stunden neben einer leise arbeitenden Maschine, die ihr Blut „wäscht" und die Elektrolytentgleisungen wieder normalisiert. Hinzu tritt eine strenge Diät, da dem Körper keine Stoffwechselbelastungen zugemutet werden können.

Es klingt paradox – aber trotz dieser Zwänge sind die meisten Patienten zunächst erleichtert, wenn sie die ersten Dialysen überstanden und die tödliche Urämie abgewendet haben. Nach Monaten, spätestens Jahren treten aber die hohen Belastungen in den Vordergrund: Am schlimmsten empfinden es die Betroffenen, ihren gesamten Lebensrhythmus auf die Dialyse abstimmen zu müssen.

Wie funktioniert ein Dialysegerät?

Beim gebräuchlichsten Verfahren, der **extrakorporalen Hämodialyse** (kurz *Dialyse* ▶ Abb. 19.18, ▶ Abb. 19.19), wird das Blut des Patienten in den **Dialysator** geleitet, ein System *semipermeabler* (halbdurchlässiger) Kunststoffmembranen. Solche Membranen lassen nur Wasser und kleine Moleküle durch, nicht jedoch große Proteine oder Blutkörperchen. An der Außenseite der über 1 m² großen Membran strömt gegenläufig das **Dialysat** vorbei, eine Elektrolytlösung, in der die wichtigsten Elektrolyte in der Konzentration vorgegeben werden, auf die das Patientenblut korrigiert werden soll. Durch den Konzentrationsunterschied zwischen Blut und Dialysierflüssigkeit diffundieren (▶ 2.7.4) die auszuscheidenden Substanzen so lange in das Dialysat, bis der Konzentrationsunterschied abgebaut ist. Zusätzlich wird dem Körper in der Regel durch *Ultrafiltration* Flüssigkeit entzogen. Danach wird das Blut über einen zweiten Gefäßzugang in den Körper des Patienten zurückgeführt. Unter bestimmten Voraussetzungen ist eine **Heimdialyse** möglich, bei der das Dialysegerät in der Wohnung des Patienten steht.

Bei jeder Dialyse wird das Blut des Patienten 10- bis 15-mal durch die Maschine geleitet, was einem Fluss von 50–75 Litern entspricht. Dies erfordert zwei großkalibrige, problemlos punktierbare Zugänge. Die meisten Patienten erhalten operativ einen *Cimino-Shunt*, der in einem Kurzschluss *(Shunt)* eine Armarterie mit einer Armvene verbindet. Dadurch erhöht sich der Druck in der Vene und erweitert diese mit der Zeit, so dass sie gute Punktionsmöglichkeiten bietet.

> **Shunt-Gefäß schonen**
>
> Die Haut um den Dialyse-Shunt muss sorgfältig gepflegt werden. Das Shunt-Gefäß darf nicht für normale Blutentnahmen oder Infusionen punktiert werden. Keine Blutdruckmessung mit Stauungsmanschette am Shunt-Arm durchführen!

Der Dialysator ersetzt die Ausscheidungsfunktion der Niere, nicht aber ihre hormonellen Funktionen. Die renale Anämie wird durch Gabe von Erythropoetin, die Veränderungen des Knochenstoffwechsels werden mit Phosphatbindern und Kalzitriol (▶ 11.4.3) behandelt. Normalisiert werden kann der Stoffwechsel aber bis heute nicht.

Fast alle Patienten erleiden Komplikationen im Rahmen der Langzeitdialyse. Vor allem Herzinfarkte, Schlaganfälle, Blutdruckabfälle, Infektionen, Shuntverschluss, Blutungen aus dem Shunt oder „spontan" aus anderen Gefäßen und Störungen im Elektrolythaushalt führen die Patienten immer wieder ins Krankenhaus.

Alternative: Peritonealdialyse

Im Gegensatz zur Hämodialyse ist die **Peritonealdialyse** *(Bauchfelldialyse)* ein *intrakorporales*

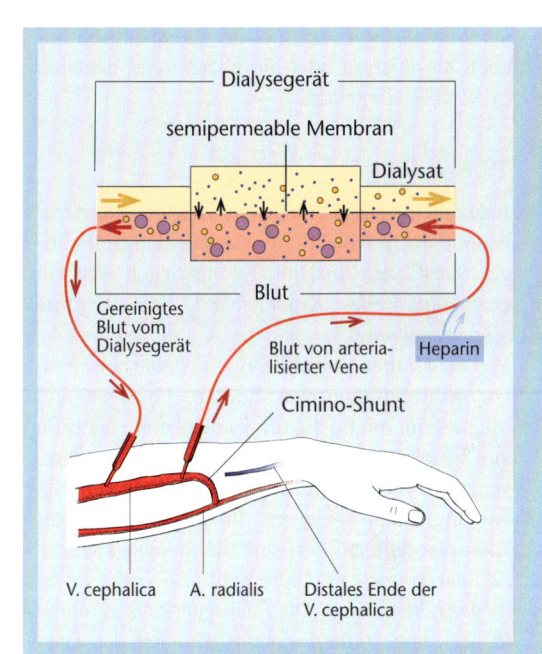

Abb. 19.18 Prinzip der Dialyse. Aus dem Shuntgefäß wird Blut entnommen, durch das Dialysegerät geleitet und über einen zweiten Gefäßzugang dem Körper wieder zugeführt.

Verfahren: Als semipermeable Membran dient das Peritoneum (Bauchfell). Das Dialysat wird über einen implantierten *Peritonealkatheter* in die Bauchhöhle ein- und nach einigen Stunden wieder abgelassen. Viele Patienten können die Peritonealdialyse nach einer entsprechenden Schulung selbst zu Hause durchführen. Außerdem sind die diätetischen Einschränkungen und die Kosten geringer als bei der Hämodialyse. Diesen Vorteilen steht die Peritonitisgefahr durch den Peritonealkatheter gegenüber.

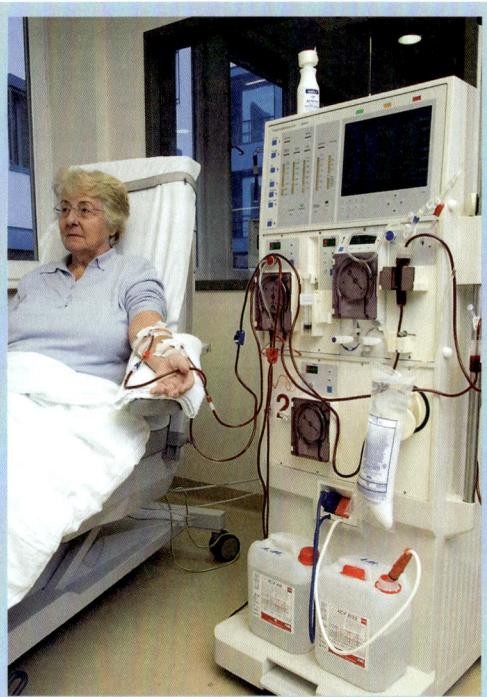

Abb. 19.19 Patientin während der Hämodialyse. [K115]

Hoffnung auf die „neue Niere"

Die mit der Blutwäsche verbundenen Komplikationen und psychischen Probleme lassen viele Patienten auf eine **Nierentransplantation** hoffen, wie sie 2009 in etwa 2 800-mal in Deutschland durchgeführt wurde (ca. 2 200 Nierentransplantationen von verstorbenen Spendern plus ca. 600 Nieren von Lebendspenden). Die funktionslosen Nieren verbleiben dabei in aller Regel im Körper, die Spenderniere wird ins Becken des Empfängers eingepflanzt. Doch auch die Nierentransplantation ist kein Freibrief für eine höhere Lebensqualität:

› Vor der Transplantation dehnt sich das Warten für den Patienten (derzeit ungefähr 6–8 Jahre) qualvoll in die Länge
› Die Operation selbst birgt Risiken
› Danach müssen peinlich genau Immunsuppressiva, z. B. Ciclosporin (Sandimmun®), eingenommen werden, welche die lebenslang drohende Abstoßung (➤ 13.7.3) der Spenderniere unterdrücken sollen, jedoch auch ihre Nebenwirkungen haben
› Ein Teil der Transplantate verliert aus den verschiedensten Gründen seine Funktion. Derzeit funktionieren nach fünf Jahren noch ca. 70 % (nach Transplantation der Niere eines Verstorbenen) bzw. knapp 85 % (nach Lebendspende) der transplantierten Nieren.

19.7 Wasserhaushalt

Der Wassergehalt des menschlichen Körpers beträgt ca. 60 % des Körpergewichts. Bei Männern ist er höher als bei Frauen, bei jungen Menschen höher als bei alten.
Vom Gesamtkörperwasser entfallen ca. zwei Drittel (entsprechend 40 % des Körpergewichts) auf den *intrazellulären Raum* und ca. ein Drittel (entsprechend 20 % des Körpergewichts) auf den *extrazellulären Raum*. Die extrazelluläre Flüssigkeit wiederum verteilt sich auf den *interstitiellen Raum* zwischen den Zellen (ca. 15 % des Körpergewichts), das *Plasmawasser* und die *transzellulären Räume* (➤ 2.6, ➤ Abb. 2.13).

Regulation der Wasserbilanz

Nur bei ausgeglichener Wasserbilanz kann der Organismus alle Funktionen aufrechterhalten. Durch kontinuierliche Regulation des Wasserhaushalts wird dafür gesorgt, dass es weder zur Austrocknung noch zur Überwässerung kommt. Im Wasserhaushalt spielen die Nieren eine entscheidende Rolle. Reguliert wird der Wasserhaushalt vor allem durch drei Hormone:

› Das vom Hypothalamus sezernierte *ADH* (➤ 11.2.1)
› Das in der Nebennierenrinde gebildete *Aldosteron* (➤ 11.5.2)
› Das in den Herzvorhöfen produzierte *atriale natriuretische Peptid* (ANP ➤ Tab. 11.4, ➤ 14.6.3).

„Zielsystem" und Wirkungsort dieser drei Hormone ist der Tubulusapparat der Niere. ADH erhöht die Wasserdurchlässigkeit vor allem in den Sammelrohren und führt somit zu einer Wasserrückgewinnung. Synergistisch (gleichsinnig) wirkt Aldosteron, welches die Resorption von Salz und Flüssigkeit im distalen Tubulus steigert, während das ANP die Natriumausscheidung und Harnbildung fördert und damit einen wichtigen Gegenspieler zu ADH und Aldosteron darstellt.

Wasserein- und -ausfuhr

Wasser wird dem Körper auf direktem Weg (Getränke, im Krankenhaus Infusionen) und indirekt über wasserhaltige feste Nahrungsmittel zugeführt.
Im Schnitt nimmt ein nicht körperlich arbeitender Gesunder 1 500 ml täglich durch Getränke und 600 ml durch feste Nahrung zu sich. Zu diesen 2,1 l treten noch 400 ml *Oxidationswasser*, die bei der Nahrungsverstoffwechselung frei werden: Aus dem Abbau von je 1 g Kohlenhydraten entstehen 0,6 ml, von 1 g Fett 1 ml und von 1 g Eiweiß 0,4 ml Wasser.

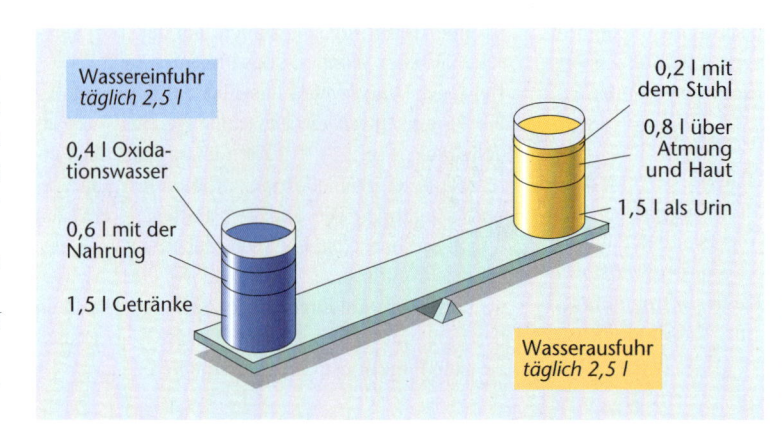

Abb. 19.20 Wasserbilanz des Körpers. Tägliche Ein- und Ausfuhr müssen im Gleichgewicht zueinander stehen: sie betragen jeweils etwa 2 500 ml.

NIERE, HARNWEGE, WASSER- UND ELEKTROLYTHAUSHALT

Über den Urin scheidet der Gesunde täglich etwa 1,5 l, über den Stuhl 200 ml, über die Haut *(Verdampfung und Schwitzen)* 300 ml und über die befeuchtete (Aus-)Atemluft 500 ml Wasser aus (➤ Abb. 19.20).

Flüssigkeitsbilanzierung

Positive oder negative Bilanz

Bei der **Flüssigkeitsbilanzierung** werden auf der Einfuhrseite die täglichen Trink- und/oder Infusionsmengen und Wasseranteile von Nahrungsmitteln (Suppen, Breikost) der täglichen Urinmenge sowie Schätzwerten für den Wasserverlust über die Atemluft, die Haut und ggf. über Erbrechen, Durchfälle oder Blutungen gegenübergestellt. Die Differenz zwischen den beiden Größen ergibt dann entweder eine ausgeglichene (Einfuhr entspricht Ausscheidung) oder aber eine positive (zu viel Einfuhr) bzw. negative (zu viel Ausscheidung) Flüssigkeitsbilanz.

Eine stark negative oder positive Flüssigkeitsbilanz erfordert Änderungen des Therapieplans (etwa der täglichen Infusionsmenge), da ansonsten lebensgefährliche Störungen des Inneren Milieus drohen.

Überwachung der Körperflüssigkeit

Das Volumen der (intravasalen) Körperflüssigkeit lässt sich näherungsweise anhand des (Blut-) Drucks in den großen Körpervenen abschätzen (**zentraler Venendruck,** *ZVD,* ➤ Abb. 19.21). Dieser Druck wird über einen **zentralen Venenkatheter** *(ZVK)* bestimmt, der 1–2 cm vor dem rechten Vorhof in der oberen Hohlvene platziert wird: Aus dem ZVD kann der Arzt Rückschlüsse auf ein Volumendefizit oder eine Volumenüberlastung insbesondere bei der Überwachung einer Infusionstherapie (➤ Abb. 19.22) ziehen. Normal ist ein ZVD von 3–7 Zentimeter Wassersäule (cm H_2O).

Besondere Vorsicht

Korrekturen des Wasserhaushaltes erfordern bei niereninsuffizienten und intensivtherapiepflichtigen Patienten besondere Sorgfalt und klinische Erfahrung. Insbesondere dürfen Wasser- und Elektrolythaushalt (v.a. Natrium und Kalium ➤ 19.8) nur gemeinsam betrachtet und korrigiert werden.

Volumen- und Osmoregulation

Wohl jeder hat schon einmal an sich selbst beobachtet, dass der Körper ein „Zuviel" an Flüssigkeit durch vermehrte Harnausscheidung wieder ausgleicht. An dieser Gegenregulation sind Volumenrezeptoren und Osmorezeptoren beteiligt:

› *Volumenrezeptoren* sind eigentlich *Dehnungsrezeptoren,* die in der Wand der großen intrathorakalen Venen und der Herzvorhöfe liegen und so den Füllungszustand des Kreislaufsystems messen (➤ Abb. 19.21). Diese Dehnung vermindert über den **Henry-Gauer-Reflex** die ADH-Ausschüttung aus der Hypophyse (➤ 11.2.1). Bei Volumenüberlastung sinkt auch der Spiegel von Aldosteron, während die ANP-Konzentration zunimmt. Folge ist eine vermehrte Wasserausscheidung durch die Niere und damit eine Normalisierung des Flüssigkeitshaushaltes

› *Osmorezeptoren* im Hypothalamus, aber auch in der Leber registrieren die Plasmaosmolarität. Bei starker Salzzufuhr nimmt die Osmolarität des Blutes zu. Die Osmorezeptoren veranlassen schon bei einer Erhöhung der normalen Osmo-

Unterarmvenen mit Stauschlauch stauen. Haut desinfizieren. Haut ca. 45° zur Oberfläche rasch durchstechen und Vene flach punktieren.

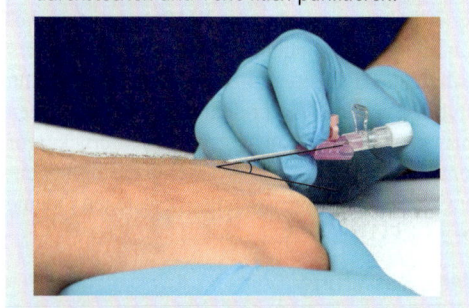

Wenn Blut am Kanülenansatz einströmt, Plastikkanüle vorschieben, dabei Punktionsnadel zurückziehen. Stauschlauch lösen.

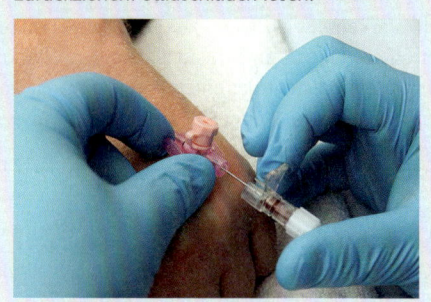

Infusion anschließen, verbinden ...

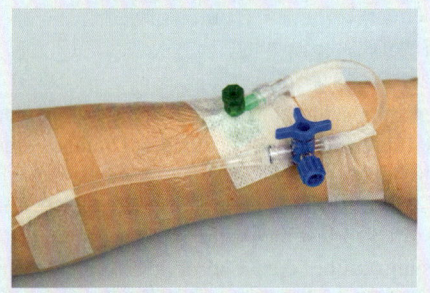

und als Schwerkraftinfusion (links) oder gesteuert durch einen Infusomaten (rechts) einlaufen lassen.

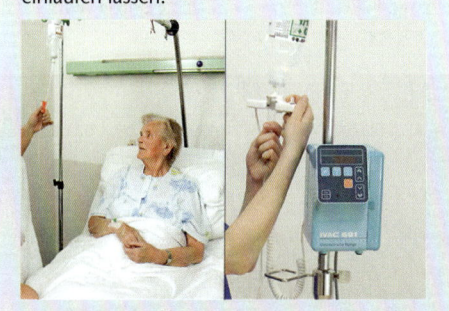

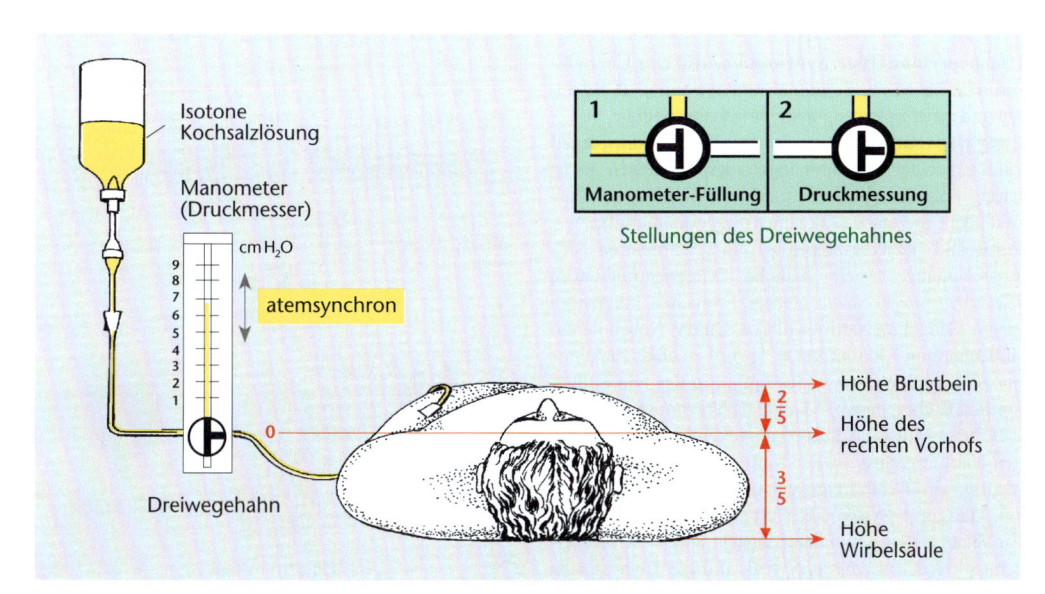

Abb. 19.21 Messung des zentralen Venendrucks (ZVD). Über einen zentralen Venenkatheter (ZVK) kann der Druck im zentralen Venensystem gemessen werden. Ein Manometer, das auf Höhe des rechten Vorhofes seinen Nullpunkt hat, wird zunächst mit Infusionslösung gefüllt. Dann wird der Dreiwegehahn zum Patienten hin geöffnet. Weil eine direkte Verbindung zwischen oberer Hohlvene und Manometer-Wassersäule besteht, gibt sie den Blutdruck an, der im intrathorakalen Hohlvenensystem herrscht. Bewegt sich die Manometer-Wassersäule atemsynchron, so liegt der ZVK richtig. Ist die Wassersäulenbewegung jedoch pulssynchron, liegt der Katheter falsch, nämlich im rechten Vorhof. [A300-190]

Abb. 19.22 Intravenöse Infusion zur Korrektur von Störungen im Wasser- und Elektrolythaushalt oder bei Unfähigkeit zur oralen Nahrungsaufnahme. Dazu wird eine Dauerkanüle (Braunüle®) in eine periphere Vene eingelegt, durch die über ein Schlauchsystem Infusionslösung ins Blut gelangt. [K115]

larität um 1 % eine verstärkte Ausschüttung von ADH. Dadurch resorbieren die Nieren mehr Wasser aus dem Tubulussystem und halten es so im Körper zurück. Die Salzkonzentration im Urin nimmt zu. Durch Durststeigerung und Trinken hypotoner Flüssigkeit werden Blutvolumen und -osmolarität letztlich wieder normalisiert.

Eine *Überwässerung* (**Hyperhydratation**, *Volumenüberlastung*) des Körpers entwickelt sich in der Klinik häufig durch übermäßige Infusionsbehandlung. Insbesondere beim älteren und herzinsuffizienten Patienten (➤ 14.6.4) staut sich dann Blut in den Gefäßen vor dem überlasteten Herzen zurück. Wegen des ansteigenden Blutdrucks vor dem rechten Herzen wird Wasser in das umliegende Gewebe „abgepresst" und es entstehen Ödeme (➤ 15.1.6).

Unterwässerung

Eine *Unterwässerung* (**Dehydratation**, im Klinikjargon oft *Volumendefizit* genannt) entsteht durch ein vermindertes Flüssigkeitsangebot, etwa nach starkem Schwitzen, zu geringem Trinken oder einem Defizit an Infusionslösungen. Starkes *Durstgefühl* entsteht bei einem Wasserdefizit von etwa zwei Litern. Weitere Zeichen eines Wassermangels sind:
› Trockene Schleimhäute (rissige Zunge)
› Stehende Hautfalten (➤ Abb. 19.23)
› Allgemeine Schwäche
› Kreislaufsymptome (schneller, flacher Puls, niedriger Blutdruck, kollabierte Halsvenen)
› Produktion von wenig, aber dunklem (konzentriertem) Urin
› Bewusstseinstrübung
› Eventuell Fieber.

Dies kann schließlich zum akuten Nierenversagen führen (➤ 19.6.1). Für die Therapie einer Dehydratation ist bedeutsam, in welchem Maße der Wasserverlust von einem Elektrolyt-(Mineralstoff-)Verlust begleitet ist. Da Wasser das Lösungsmittel der Elektrolyte bildet, kann durch eine Änderung des Wasservolumens auch eine Änderung der Elektrolytkonzentrationen bzw. der Elektrolytgesamtmenge erfolgen (➤ 19.8.1).

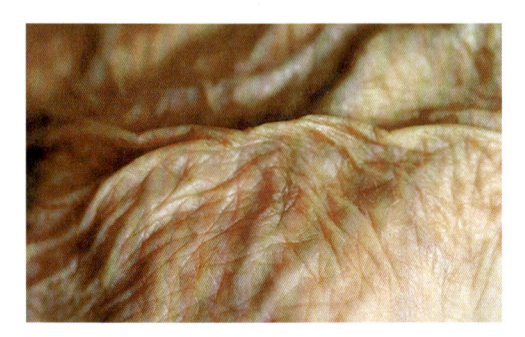

Abb. 19.23 Stehende Hautfalten bei Dehydratation. Hebt man bei einem dehydrierten Patienten eine Hautfalte ab, so verstreicht diese nach dem Loslassen nicht sofort wieder, sondern „bleibt stehen". [K157]

> **Dehydratationsprophylaxe**
>
> Bei älteren Menschen ist das Durstgefühl oft nicht mehr so ausgeprägt, insbesondere bei zusätzlichen Faktoren wie Sommerhitze oder Erbrechen ist die Gefahr einer Dehydratation groß. Dann besonders auf die Warnzeichen einer Dehydratation achten, immer wieder zum Trinken anhalten und flüssigkeitsreiche Speisen anbieten.

19.8 Elektrolythaushalt

Vor allem die Blutkonzentrationen der im Körper vorkommenden Mengenelemente *Natrium, Kalium, Kalzium, Magnesium, Chlorid* und *Phosphat* sind für den **Elektrolythaushalt** von Bedeutung (➤ Tab. 19.1, ➤ 1.1).
Spurenelemente ➤ *18.9.2*

19.8.1 Störungen im Natrium- und Wasserhaushalt

Eine **Hypernatriämie** (zu hoher Blutnatriumspiegel) kann die Folge einer Dehydratation (➤ 19.7) sein, zum Beispiel beim Diabetes insipidus (Mangel an ADH ➤ 11.2.1), bei fehlendem Durstreiz von Kleinkindern, älteren Menschen und Schwerkranken oder auch bei starkem Schwitzen und falscher Medikation bzw. Infusionstherapie.
Die Therapie richtet sich nach dem Befund der Wasserbilanz: Meist besteht gleichzeitig ein Wassermangel *(Dehydratation)*, wobei die Patienten Symptome des Volumenmangels zeigen. Der Mediziner spricht von **hypertoner Dehydratation.** Hier ist ausreichende Wasserzufuhr entscheidend, entweder durch Trinken großer Wassermengen oder Infusion z. B. einer 5 %igen Glukoselösung.

Eine **hypertone Hyperhydratation,** also eine Überwässerung mit erhöhter Serumnatriumkonzentration, ist selten und meist Folge ungünstiger Infusionszufuhr.
Einer **Hyponatriämie** (zu niedriger Blutnatriumspiegel) kann ein echter Natriummangel zugrunde liegen. Er ist häufig Folge einer zu energischen Diuretikagabe: Insbesondere die stark wirksamen Schleifendiuretika wie Furosemid (Lasix®) führen zu einer vermehrten Na$^+$-Ausscheidung. Auch manche Nierenerkrankungen *(Salzverlustniere)* sowie starkes Erbrechen können zu einem Mangel an Natrium führen. Da das Nebennierenrindenhormon Aldosteron (➤ 11.5.2) zu einer Zunahme der Salz- und Wasserrückresorption in der Niere führt, kommt es bei einem Mangel *(Hypoaldosteronismus, z. B. beim Morbus Addison)* umgekehrt zum übermäßigen Natriumverlust. Ist der Natriumgehalt im Serum zu niedrig, wird Renin freigesetzt und das Renin-Angiotensin-Aldosteron-System aktiviert (➤ 19.3.1).
Ein relativer Natriummangel entsteht durch Wasserüberschuss *(Hyperhydratation),* z. B. infolge Überinfusion natriumarmer Elektrolytlösungen oder Trinken großer Mengen hypotoner Flüssigkeit („Wasservergiftung").
Auch die Therapie der Hyponatriämie muss sich nach dem Befund des Wasserhaushaltes richten – meist ist der Patient dehydriert. In diesem Fall einer **hypotonen Dehydratation** erhält der Patient isotone NaCl-Lösung.

Hypotone Hyperhydratationen sind meist Folge zu geringer Urinproduktion bei Nierenversagen oder mangelnder Ödem- oder Aszitesausscheidung, z. B. bei Leberzirrhose (➤ 17.10.8) oder Herzinsuffizienz (➤ 14.6.4). Therapeutisch wichtig ist hier die Wasserrestriktion (Trinkmengenbeschränkung) auf 0,5–1 l täglich, kombiniert mit Diuretikagabe.

19.8.2 Störungen im Kaliumhaushalt

Sowohl Kaliumüberschuss als auch Kaliummangel führt zu Änderungen des Membranpotentials an vielen erregbaren Zellen (➤ 8.1).
So führt ein *Kaliummangel* (**Hypokaliämie**) am Herzen zu einer Störung der Erregungsbildung und -ausbreitung, die sich in schweren Herzrhythmusstörungen äußern kann (➤ 14.5.10). Die verminderte Erregbarkeit der Skelett- und Darmmuskulatur führt zur Skelettmuskelschwäche *(Adynamie)* bzw. zur Darmträgheit bis hin zur Verstopfung *(Obstipation* ➤ Abb. 19.24).
Mögliche Ursachen einer Hypokaliämie sind eine forcierte Diuretikabehandlung oder die Einnahme von Abführmitteln *(Laxantien)*. Die Darmträgheit versuchen die Patienten durch erneute Einnahme von Laxantien zu beheben, wodurch noch mehr Kalium verloren geht: Es entsteht ein Teufelskreis, der eine **Laxantienabhängigkeit** verursachen kann. Ferner sind Hypokaliämien Folgen von wiederholtem Erbrechen oder Durchfällen sowie Hormonstörungen (z. B. *Hyperaldosteronismus* ➤ 11.5.2). Hypokaliämien werden oral durch Zufuhr kaliumreicher Lebensmittel (Bananen, Aprikosen, Feigen) oder Medikamente (z. B. Kalinor® Brause) ausgeglichen. Bei schwersten Störungen muss eine intravenöse Kaliumgabe eingeleitet werden.
Eine **Hyperkaliämie** (*Kaliumüberschuss*) ist meist Folge einer akuten oder chronischen Niereninsuffizienz. Aber auch bei Azidosen (➤ 19.9.2), postoperativ oder nach Gewebetraumen steigt der

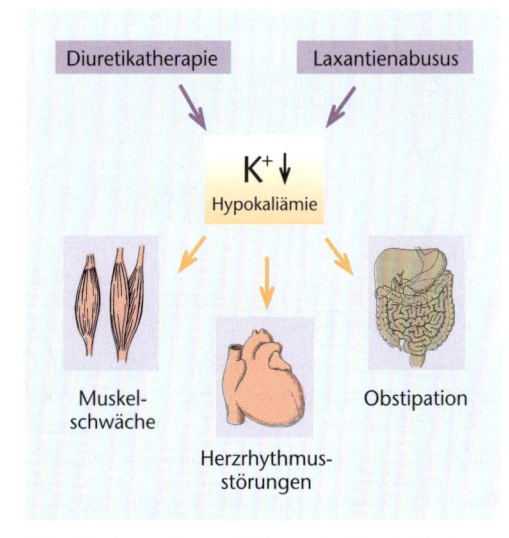

Abb. 19.24 Ursachen und Folgen einer Hypokaliämie. Häufig tritt im Klinikalltag ein Kaliummangel unter Dauertherapie mit Diuretika auf. Gefährlichste Folge der Hypokaliämie sind Herzrhythmusstörungen.

Serumkaliumspiegel. Die Patienten leiden unter Kribbelgefühlen, Lähmungen sowie Herzrhythmusstörungen, die bis zum Herzstillstand führen können (▶ 14.5.10).
Lebensbedrohliche Hyperkaliämien werden intensivmedizinisch mit forcierter Diuretikagabe, eventuell auch durch Dialyse behandelt.

19.8.3 Störungen im Kalzium- und Magnesiumhaushalt

Hormonelle Regulation des Kalziumhaushaltes ▶ *11.4.3*

Kalzium- und Phosphatausscheidung

Die Rückresorption von Kalzium und Phosphat in den proximalen Tubuli der Niere wird hormonell reguliert. Das in den Epithelkörperchen der Nebenschilddrüse gebildete **Parathormon** (▶ 11.4.3) hemmt die Rückresorption von Phosphat in der Niere und fördert so dessen Ausscheidung – der Serumphosphatspiegel sinkt. Gleichzeitig intensiviert Parathormon die Kalziumrückresorption, wodurch der Serumkalziumspiegel angehoben wird. In geringerem Maße hemmt dagegen das in den C-Zellen der Schilddrüse gebildete **Kalzitonin** (▶ 11.4.3) die Kalziumrückresorption in der Niere.

Hypokalzämien (erniedrigte Blutkalziumspiegel) können durch hormonelle Störungen (z. B. Vitamin-D-Hormon-Mangel, Parathormonmangel) oder hormonaktive Tumoren bedingt sein. Bei den meist medikamentös oder hormonell bedingten chronischen Hypokalzämien besteht die Therapie unter anderem in einer kalziumreichen Diät. Hält ein Kalziummangel länger an, z. B. bei Niereninsuffizienz oder Parathormonmangel, wirkt er sich auf den Mineralgehalt der Knochen aus: Diese werden durch den beständigen Kalziumentzug brüchig und erscheinen im Röntgenbild zunehmend transparent, es kommt zum Krankheitsbild der Knochenerweichung mit Skelettdeformierungen *(Osteomalazie)*.

Eine weitere mögliche Ursache besteht in psychisch bedingtem übermäßigem Atmen *(Hyperventilation* ▶ 16.10.3). Bei dieser psychosomatischen Funktionsstörung, die vor allem bei Frauen von 20–40 Jahren auftritt, wird in Stresssituationen unbewusst vermehrt geatmet. Dadurch wird zu viel CO_2 abgeatmet, und der Blut-pH-Wert steigt an (Alkalose ▶ 19.9.5). Die Alkalose des Blutes bewirkt, dass freie Kalziumionen verstärkt an Plasmaproteine (v. a. Albumin) gebunden werden. Der dadurch entstehende Mangel an freien Kalziumionen erhöht die Erregbarkeit von motorischen Nerven, die dadurch vermehrt Aktionspotentiale auf die Skelettmuskulatur übertragen. Dadurch kommt es zu Muskelkrämpfen *(Tetanie)*, die nach ihrer Entstehung als **Hyperventilationstetanie** bezeichnet wird. Therapeutisch hilft hier die Rückatmung von eigenem CO_2, beispielsweise in eine Plastiktüte, wodurch die Alkalose beseitigt wird.

Ein erhöhter Blutkalziumspiegel (**Hyperkalzämie**) wird bei einer Überfunktion der Nebenschilddrüsen mit vermehrter Parathormonproduktion (*Hyperparathyreoidismus* ▶ 11.4.3) und bei Karzinomen gefunden. Die Hyperkalzämie bei Karzinomen entsteht durch osteolytische, d. h. Knochen zerstörende und damit Kalzium freisetzende, Knochenmetastasen oder über ein vom Tumor gebildetes Protein mit parathormonartiger Wirkung. Klinisch äußert sich die Hyperkalzämie in vermehrter Urinproduktion mit der Gefahr des Volumenmangels, Eintrübung des Patienten, psychischen Störungen sowie Herzrhythmusstörungen. Die Therapie besteht in der Behandlung der Grunderkrankung und/oder einer kalziumarmen Diät.

Störungen im Magnesiumhaushalt

Sinkt die Magnesiumkonzentration im Blut (**Hypomagnesiämie**), so steigert sich die neuromuskuläre Erregbarkeit bis hin zu Krämpfen (den typischen nächtlichen Wadenkrämpfen) und Herzrhythmusstörungen. Hypomagnesiämien sind zudem häufig mit Hypokalzämien vergesellschaftet. Magnesiummangel tritt v. a. bei Mangelernährung auf. Außerdem kann der Körper z. B. in der Schwangerschaft, in der besonders viel Magnesium (wie auch Kalzium) für das Wachstum des Fetus gebraucht wird, in eine Mangelsituation geraten.

Eine **Hypermagnesiämie** – also ein Überschuss an Magnesium im Blut – tritt bei unzureichender Ausscheidung auf, also bei akuter und chronischer Niereninsuffizienz.

19.8.4 Störungen im Chlorid- und Phosphathaushalt

Eine wichtige Ursache für einen **Chloridmangel** im Blut stellen **Chloridverluste** bei massivem Erbrechen von Magensäure dar. Bei großen Verlusten muss deshalb Chlorid (zusammen mit anderen Elektrolyten) durch Infusionen ersetzt werden.

Phosphatmangelzustände (**Hypophosphatämien**) kommen im Rahmen von Nierenerkrankungen (sog. *Phosphatdiabetes*), noch häufiger jedoch bei fehlernährten Alkoholikern und als Begleiterscheinung einer Sepsis (Blutvergiftung ▶ 13.8.1) vor.

Hyperphosphatämien (zu hoher Blutphosphatspiegel) treten begleitend bei Niereninsuffizienz sowie bei verschiedenen Hormonstörungen auf. In beiden Fällen erfolgt die Therapie abhängig von der Grunderkrankung.

19.9 Säuren-Basen-Haushalt

19.9.1 Konstanthaltung des Blut-pH

Der Blut-pH liegt mit einem Wert von **7,40** beim Gesunden im leicht alkalischen Bereich. Da alle Stoffwechselreaktionen pH-abhängig sind, d. h. die beteiligten Enzyme nur in einem bestimmten pH-Bereich optimal funktionieren (▶ 1.9.1), muss der Organismus den Blut-pH in dem engen Bereich von 7,36–7,44 konstant halten.

> **pH-Entgleisung**
>
> Bei einem Blut-pH-Wert < 7,36 spricht man von **Azidose**, bei einem pH-Wert > 7,44 von **Alkalose**. Für die Erhaltung eines normalen Blut-pH sorgen die Puffersysteme des Blutes, die Atmung und die Nieren (▶ Abb. 19.25).

Im Stoffwechsel fallen täglich ca. 50 mmol nicht flüchtige Säuren (z. B. Zitronensäure, Phosphorsäure) und damit H^+-Ionen an, die durch die Nieren ausgeschieden werden müssen. Der größte Teil der von der Niere ausgeschiedenen H^+-Ionen wird im Urin an Puffersubstanzen gebunden, insbesondere an NH_3 ($NH_3 + H^+ \rightarrow NH_4^+$) und **Phosphate** (▶ 1.7.4). Dadurch ergibt sich ein pH-Wert

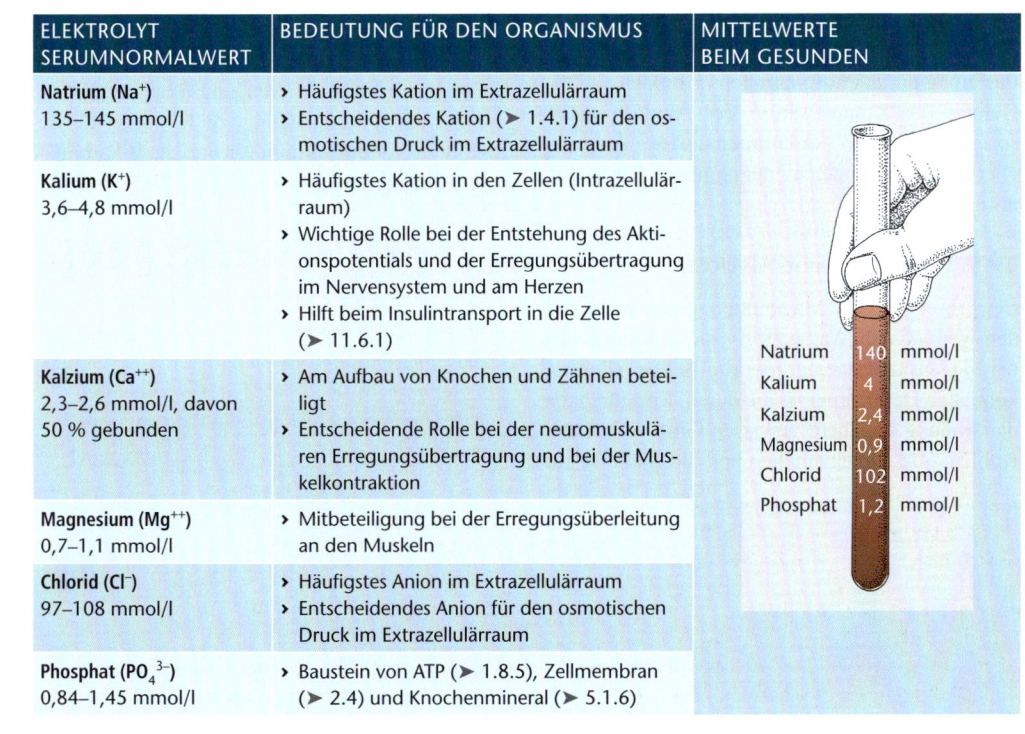

ELEKTROLYT SERUMNORMALWERT	BEDEUTUNG FÜR DEN ORGANISMUS	MITTELWERTE BEIM GESUNDEN
Natrium (Na⁺) 135–145 mmol/l	▸ Häufigstes Kation im Extrazellulärraum ▸ Entscheidendes Kation (▶ 1.4.1) für den osmotischen Druck im Extrazellulärraum	Natrium 140 mmol/l
Kalium (K⁺) 3,6–4,8 mmol/l	▸ Häufigstes Kation in den Zellen (Intrazellulärraum) ▸ Wichtige Rolle bei der Entstehung des Aktionspotentials und der Erregungsübertragung im Nervensystem und am Herzen ▸ Hilft beim Insulintransport in die Zelle (▶ 11.6.1)	Kalium 4 mmol/l
Kalzium (Ca⁺⁺) 2,3–2,6 mmol/l, davon 50 % gebunden	▸ Am Aufbau von Knochen und Zähnen beteiligt ▸ Entscheidende Rolle bei der neuromuskulären Erregungsübertragung und bei der Muskelkontraktion	Kalzium 2,4 mmol/l
Magnesium (Mg⁺⁺) 0,7–1,1 mmol/l	▸ Mitbeteiligung bei der Erregungsüberleitung an den Muskeln	Magnesium 0,9 mmol/l
Chlorid (Cl⁻) 97–108 mmol/l	▸ Häufigstes Anion im Extrazellulärraum ▸ Entscheidendes Anion für den osmotischen Druck im Extrazellulärraum	Chlorid 102 mmol/l
Phosphat (PO₄³⁻) 0,84–1,45 mmol/l	▸ Baustein von ATP (▶ 1.8.5), Zellmembran (▶ 2.4) und Knochenmineral (▶ 5.1.6)	Phosphat 1,2 mmol/l

Tab. 19.1 Serumkonzentrationen und Bedeutung der wichtigsten Elektrolyte.

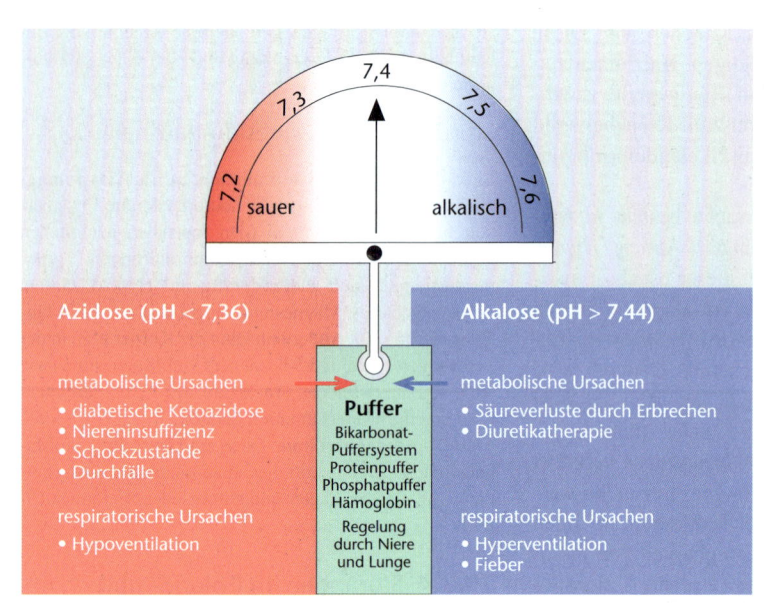

Abb. 19.25 Häufige Ursachen von pH-Wert-Verschiebungen im Körper. Verschiedene Puffersysteme sowie Niere und Lunge sorgen dafür, dass der pH-Wert in einem engen Rahmen konstant gehalten wird. Durch Überlastung der Systeme kann es zu Azidosen oder Alkalosen kommen. Sie haben entweder metabolische oder respiratorische Ursachen.

des Urins von etwa 6. Überwiegen – etwa bei vegetarischer Ernährung – alkalische (basische) Stoffwechselprodukte im Blut, so kann die Niere auch überschüssige OH^--Ionen mit dem Urin ausscheiden, dessen pH-Wert steigt entsprechend an. Im Blut können pH-Schwankungen durch verschiedene Puffersysteme abgefangen werden: den Eiweißpuffern Hämoglobin und Plasmaproteine sowie dem Bikarbonatsystem (▶ 1.7.4). Von den drei Puffersystemen ist das Bikarbonatsystem ($CO_2 + H_2O \leftrightarrow H_2CO_3 \leftrightarrow H^+ + HCO_3^-$) am wichtigsten, da es sowohl mit der Niere als auch mit der Lunge in Verbindung steht.

19.9.2 Metabolische Azidose

Ein Überschuss an H^+-Ionen führt zur **metabolischen Azidose** – metabolisch deshalb, weil die Ursache nicht in der Atmung, sondern im Stoffwechsel *(Metabolismus)* begründet liegt. Eine häufige Form der metabolischen Azidose ist die diabetische Ketoazidose (▶ 11.6.4): Der Diabetiker gewinnt bei Insulinmangel verstärkt Energie durch die Verbrennung von Fettsäuren *(Lipolyse)*. Bei der Lipolyse entstehen Ketonkörper, die zu einer Übersäuerung des Blutes führen.

Gegenregulation

Die Säureanhäufung im Blut bei der metabolischen Azidose verstärkt den Atemantrieb. Je mehr saure Valenzen im Körper anfallen, z. B. bei Ketoazidose, desto mehr H^+-Ionen müssen an Bikarbonat gebunden werden und umso mehr CO_2 wird abgeatmet: Der Patient atmet tief und schnell *(Kussmaul-Atmung)*. Die verstärkte Abatmung von Kohlendioxid (und damit von H^+-Ionen) ist einer der wichtigsten Mechanismen gegen eine metabolische Azidose. Steigt der pH-Wert durch das verstärkte Atmen wieder in seinen normalen Bereich, spricht man von (respiratorisch) **kompensierter Azidose.**

Letztendlich müssen aber zur Beseitigung der Störung verstärkt H^+-Ionen über die Nieren eliminiert werden. Diese können saure Valenzen beseitigen, indem sie die H^+-Ionen im Tausch gegen Natrium- oder Kaliumionen ausscheiden. Sie können aber noch mehr: Durch den gesteigerten Abbau von Aminosäuren zusätzlich anfallendes Ammoniak (NH_3) kann die sauren H^+-Ionen binden; das dabei entstehende Ammonium (NH_4^+) wird über die Tubuli ausgeschieden. Schließlich vermögen die Nieren auch noch H^+-Ionen vermehrt über die Pufferung durch Phosphationen zu binden.

Gelingt die Kompensation der Azidose nicht, spricht man von **dekompensierter Azidose.** Hierbei ist eine intensivmedizinische Betreuung nötig.

19.9.3 Metabolische Alkalose

Bei Erbrechen oder Magendrainage kann es über den Verlust von Wasserstoff- und Chloridionen der Magensäure zu einer **metabolischen Alkalose** kommen. Der Körper kann durch Einschränken der Atmung zu einem gewissen Grad versuchen, Kohlensäure zurückzuhalten und die Alkalose auf diese Weise respiratorisch zu kompensieren, wobei das Atemzeitvolumen allerdings nicht beliebig gesenkt werden kann. Die Nieren können zum Ausgleich verstärkt Bikarbonat und weniger H^+-Ionen ausscheiden. In der Intensivmedizin steht die Korrektur der in der Regel massiven Elektrolytstörung im Vordergrund, z. B. durch Infusionen.

19.9.4 Respiratorische Azidose

Eine **respiratorische Azidose** tritt immer dann auf, wenn die Abatmung von Kohlendioxid vermindert ist und sich damit CO_2 bzw. Bikarbonat und H^+-Ionen im Körper ansammeln; so bei Lungenfunktionsstörungen (▶ 16.11) oder bei medikamentös verursachtem vermindertem Atemantrieb *(Atemdepression)*. In ausgeprägten Fällen ist der Patient zyanotisch (erkennbar v. a. an blauen Lippen ▶ 16.9.4), benommen und hat je nach Ursache Atemnot. Durch die Anreicherung von Kohlensäure kommt es zur Azidose; kompensatorisch reagieren die Nieren mit vermehrter H^+-Ionen-Ausscheidung. Therapeutisch muss die Atmung gestützt werden; bei einem pH < 7,2 muss der Patient intensivmedizinisch betreut und beatmet werden.

19.9.5 Respiratorische Alkalose

Bei jeder Überreizung des Atemzentrums wird zu viel ein- und ausgeatmet und damit zu viel CO_2 abgeatmet. Am häufigsten ist die entstehende **respiratorische Alkalose** psychosomatisch, z. B. durch Prüfungsstress verursacht (die im Rahmen der Hypokalzämie schon erwähnte *psychogene Hyperventilation*). Aber auch Fieber, Schädel-Hirn-Traumen, Meningitiden und Enzephalitiden (▶ 8.11.1), Sepsis und Leberzirrhose können eine Hyperventilation auslösen. Bei Schwangeren ist eine ständige Hyperventilation normal (kompensierte respiratorische Alkalose). In chronischen Fällen bewirken die Nieren eine Gegenregulation, indem sie die Ausscheidung von H^+-Ionen im Nierentubulussystem vermindern und die Bikarbonatausscheidung verstärken.

> **Kompensation**
>
> Zusammengefasst kann man sagen, dass der Körper eine primär metabolische Störung über die Lunge (respiratorische Kompensation) und eine primär respiratorische Störung über die Niere (metabolische Kompensation) zu beseitigen sucht.

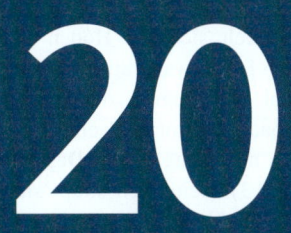

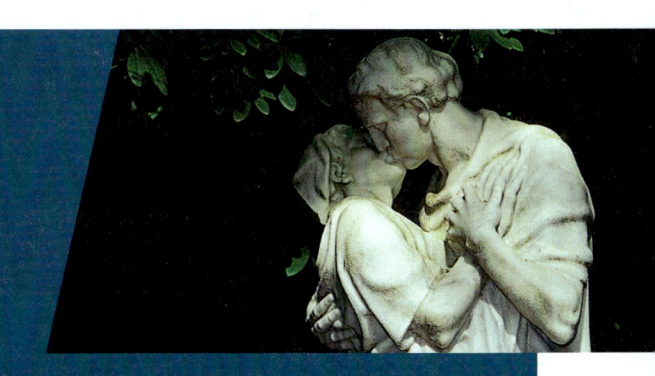

20 Geschlechtsorgane und Sexualität

20.1	Aufgaben der Geschlechtsorgane und -merkmale 394	20.3	Geschlechtsorgane der Frau 398	20.5	Sexualität 407	
		20.3.1	Übersicht 398	20.5.1	Triebfeder unseres Verhaltens 407	
20.2	Geschlechtsorgane des Mannes 394	20.3.2	Eierstöcke und Oogenese 398	20.5.2	Sexualität in den verschiedenen Lebensabschnitten 407	
20.2.1	Übersicht 394	20.3.3	Eileiter 399	20.5.3	Formen sexueller Begegnung 408	
20.2.2	Hoden und Hodensack 394	20.3.4	Uterus 400	20.5.4	Sexueller Reaktionszyklus 408	
20.2.3	Männliche Sexualhormone 396	20.3.5	Scheide 401	20.5.5	Sexuelle Störungen 408	
20.2.4	Spermatogenese 396	20.3.6	Äußere weibliche Geschlechtsorgane 401	20.5.6	Sexuell übertragbare Krankheiten 409	
20.2.5	Sperma 397	20.3.7	Weibliche Sexualhormone 402	20.5.7	Unfruchtbarkeit (Sterilität) 409	
20.2.6	Ableitende Samenwege 397	20.3.8	Menstruationszyklus 402	20.5.8	Empfängnisverhütung 410	
20.2.7	Geschlechtsdrüsen 397	20.3.9	Weibliche Brust 405			
20.2.8	Äußere männliche Geschlechtsorgane und Harnsamenröhre 398	20.3.10	Mammakarzinom 405	20.6	Mann und Frau – der kleine (?) Unterschied 412	
		20.4	Entwicklung der Geschlechtsorgane 407			

20.1 Aufgaben der Geschlechtsorgane und -merkmale

Man unterscheidet *innere* und *äußere Geschlechtsorgane* (▶ 20.2.1, ▶ 20.3.1).

Die **inneren Geschlechtsorgane** *(innere Sexualorgane, inneres Genitale):*
- Produzieren die **Keimzellen** *(Gameten, Geschlechtszellen),* d.h. Ei- und Samenzellen
- Stellen **Sexualhormone** *(Geschlechtshormone)* her, welche die Differenzierung, Reifung und Funktion der Keimzellen ermöglichen, an der Ausbildung der (körperlichen) Geschlechtsmerkmale beteiligt sind und das Verhalten beeinflussen
- Bilden *Sekrete,* die der Gleitfähigkeit der Geschlechtsorgane dienen und das optimale Milieu für den Transport und die Vereinigung der Keimzellen schaffen
- Sind bei der Frau Schwangerschafts- und Gebärorgane.

Die **äußeren Geschlechtsorgane** *(äußere Sexualorgane, äußeres Genitale)* dienen der geschlechtlichen Vereinigung (*Kohabitation* oder *Koitus*).
Das weibliche oder männliche Erscheinungsbild, der *sexuelle Phänotypus* (▶ 2.10), wird von verschiedenen Faktoren bestimmt:
Bereits zum Zeitpunkt der Befruchtung wird durch die *Geschlechtschromosomen* (Gonosomen ▶ 2.10) das **chromosomale Geschlecht,** der *Genotypus* (XX oder XY), festgelegt. Dieses bestimmt, ob die zunächst undifferenzierte Keimanlage sich in die weibliche oder männliche Richtung differenziert. Unter dem Einfluss der vorgeburtlich in den – dann weiblich oder männlich determinierten – *Keimdrüsen (Geschlechtsdrüsen,* **Gonaden,** also *Eierstöcke* und *Hoden)* gebildeten Hormone bilden sich die **primären Geschlechtsmerkmale** aus. Hierzu zählt man die unmittelbar zur Fortpflanzung notwendigen Geschlechtsorgane (also Penis, Hoden, Nebenhoden, Samenwege; Eierstöcke, Eileiter, Gebärmutter und Scheide). Sie sind bei der Geburt bereits vorhanden. Nach einer Phase der hormonellen Ruhe in der Kindheit führt eine steigende Hormonproduktion zu Beginn der Pubertät zur Entwicklung der **sekundären Geschlechtsmerkmale,** etwa der Scham- und Achselbehaarung, des Bartwuchses beim Mann und der Brüste bei der Frau. Zu den **tertiären Geschlechtsmerkmalen** zählen z. B. männlicher bzw. weiblicher Körperbau, Körpergröße oder Beckenform sowie die angeborenen, anerzogenen oder umweltbedingten geschlechtsspezifischen Verhaltensweisen (▶ 20.6).

20.2 Geschlechtsorgane des Mannes

20.2.1 Übersicht

Zu den **inneren Geschlechtsorganen des Mannes** rechnet man:

- **Hoden** *(Testis)*
- **Nebenhoden** *(Epididymis)*
- **Samenleiter** *(Ductus deferens, Vas deferens),* der in den **Samenstrang** *(Funiculus spermaticus)* eingebettet ist
- **Geschlechtsdrüsen,** das sind **Prostata** *(Vorsteherdrüse),* **Samenbläschen** *(Vesiculae seminales)* und **Cowper-Drüsen** *(Glandulae bulbourethrales).*

Zu den **äußeren Geschlechtsorganen** zählen:
- *Männliches Glied* **(Penis),** in dem Harn- und Samenwege gemeinsam verlaufen
- **Hodensack** *(Skrotum).*

20.2.2 Hoden und Hodensack

Der **Hoden** *(Testis)* ist paarig angelegt und im **Hodensack** *(Skrotum)* elastisch aufgehängt. Er ist eiförmig und misst knapp 5 cm im Längsdurchmesser. Während der Hoden eine pralle Konsistenz hat, ist der Hodensack von lockerem Bindegewebe durchzogen. Am dorsalen Rand liegt dem Hoden der Nebenhoden auf (▶ Abb. 20.1, ▶ Abb. 20.2).

> **Postoperative Pflege**
>
> Nach Operationen im Urogenitalbereich oder Beckenverletzungen werden die schmerzempfindlichen Hoden auf einem kleinen Kissen oder einem *Hodenbänkchen* gelagert, um Einklemmungen zwischen den Oberschenkeln, Schwellung und Schmerzen durch Ödeme sowie Einblutungen in den Hodensack zu vermindern.

Descensus testis

Beim Embryo entwickelt sich der Hoden zunächst an der hinteren Leibeswand auf Höhe der letzten Lendenwirbel. Ab Beginn des dritten Schwangerschaftsmonats kommt es zu einer Verlagerung des Hodens nach unten, dem **Descensus testis** (▶ Abb. 20.3). Zeitgleich stülpt sich das Peritoneum (▶ 17.1.3) beidseits durch die vordere Bauchwand und den *Leistenkanal* (▶ Abb. 6.39, ▶ Abb. 6.40) in Richtung des späteren Hodensackes vor und bildet so den **Processus vaginalis testis.** Bis etwa zum siebten Schwangerschaftsmonat bleibt der Hoden in der Leiste liegen, dann wandert er in den Hodensack. Dabei nimmt der Hoden die ihn versorgenden Gefäße und Nerven mit. Diese bilden den **Samenstrang** *(Funiculus spermaticus).* Nach dem Descensus verödet die Lichtung des Processus vaginalis testis im Bereich des Samenstranges. Zurück bleibt die aus zwei Blättern bestehende *Tunica vaginalis testis* **(seröse Hodenhülle),** die den Hoden bedeckt und die **seröse Hodenhöhle** umschließt.

> **Reifezeichen**
>
> Bei Geburt am Termin befinden sich die Hoden in der Regel im Hodensack.

Dieser komplizierte Vorgang ist wichtig: Im Hodensack sind die Hoden der Körperwärme des Bauchraumes entzogen. Bei Körperkerntemperatur könnte keine Samenreifung stattfinden.

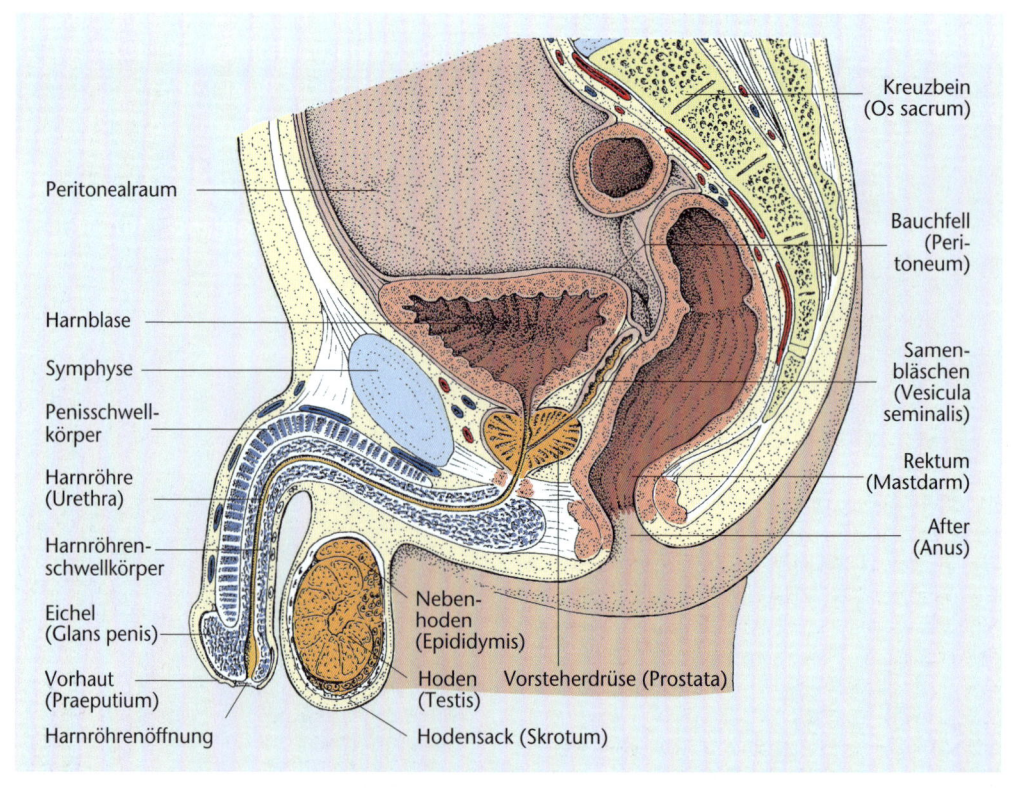

Abb. 20.1 Männliche Harn- und Geschlechtsorgane im Sagittalschnitt.

GESCHLECHTSORGANE UND SEXUALITÄT

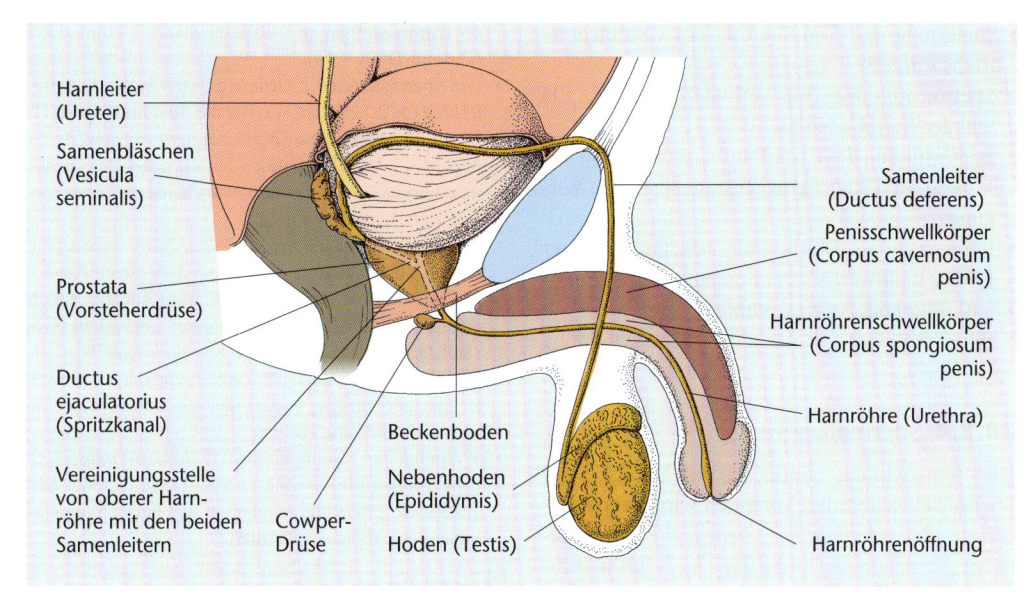

Abb. 20.2 Verlauf der ableitenden Samenwege in der Übersicht. Der in den Hoden gebildete Samen wird im Nebenhoden mit Sekret angereichert und gespeichert. Bei der Ejakulation gelangt er über die paarig angelegten Samenleiter nach Eintritt in die Prostata in die Harnsamenröhre.

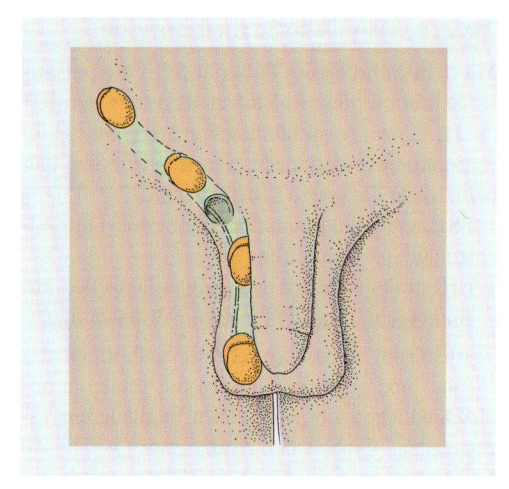

Abb. 20.3 Abdominale Lage des Hodens während der Embryonalzeit und seine Wanderung durch den Leistenkanal in den Hodensack.

Hodenretention

Bleibt der physiologische Hodendescensus aus, spricht man von einer **Hodenretention** *(Maldescensus testis)*. Dann drohen irreversible Schädigungen des Hodens mit Verminderung der Fruchtbarkeit, und das Risiko eines bösartigen Hodentumors ist erhöht. Eine Hodenretention muss bis zum ersten Geburtstag durch Hormontherapie oder Operation behandelt werden.

Kindliche Leistenhernien

Große Bedeutung haben die oben dargestellten Vorgänge auch für die **kindlichen Leistenhernien** (➤ 6.3.9): Bleibt die Verödung des Processus vaginalis testis aus, so besteht eine offene Verbindung zur Bauchhöhle und damit ein vorgebahnter Weg, durch den Eingeweide austreten können.

Aufbau der Hoden

Von der derben Bindegewebskapsel, die den Hoden umgibt **(Tunica albuginea)**, ziehen kleine Scheidewände (Bindegewebssepten) auf das Innere des Hodens zu und unterteilen ihn in ungefähr 250 kleine **Hodenläppchen** (➤ Abb. 20.4). Diese enthalten vielfach gewundene **Hodenkanälchen** *(Samenkanälchen, Tubuli seminiferi)*, die im hinteren Teil des Hodens in ein verzweigtes System von Ausführungsgängen münden, das **Hodennetz** *(Rete testis* ➤ 20.2.6). Die Hodenkanälchen bestehen aus einer bindegewebigen Hülle und dem **Keimepithel**. Das Keimepithel setzt sich aus den Keimzellen bzw. deren Vorstufen und den **Sertoli-Stützzellen** zusammen (➤ Abb. 20.5). Aus den Keimzellvorstufen entstehen die **Spermien** *(Samenzellen,* ➤ 20.2.4).

Die Sertoli-Stützzellen sind für die Spermienbildung von großer Bedeutung. Sie haben Stütz- und Ernährungsfunktion für die sich entwickelnden Spermien, phagozytieren („fressen") untauglichen Spermien und deren Vorstufen und bilden die wichtige **Blut-Hoden-Schranke**: Die Sertoli-Zellen verhindern einen direkten Kontakt der reifenden Spermien mit dem Blut und damit eine Zerstörung der Spermien durch das Immunsystem.

Außerdem schaffen die Sertoli-Stützzellen das notwendige *hormonelle* Milieu für die Spermienbildung.

Beispielsweise bilden sie das **androgenbindende Globulin** *(ABG)*, das als Trägerprotein für Testosteron dient und dieses zu den (testosteronempfindlichen) Keimzellvorstufen und den ableitenden Samenwegen transportiert, wo es dann seine Wirkung entfaltet. Das von den Sertoli-Zellen produzierte Peptidhormon **Inhibin**, das bei hohen Testosteronkonzentrationen ausgeschüttet wird, hemmt in der Hypophyse die FSH-Sekretion und lässt so die Testosteronkonzentration wieder absinken.

Zwischen Hodenkanälchen und Blutgefäßen liegen die **Leydig-Zwischenzellen**, die das männliche Sexualhormon Testosteron produzieren.

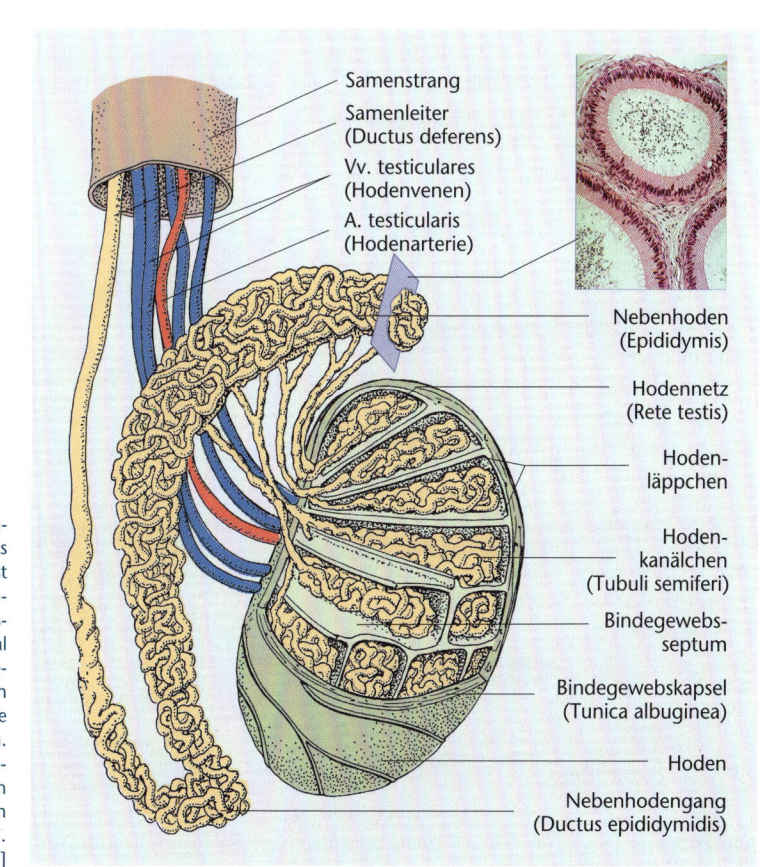

Abb. 20.4 Hoden, Nebenhoden und Anfangsteil des Samenleiters. Oben links ist das distale Ende des Samenstranges nach seinem Austritt aus dem Leistenkanal mit allen Gefäßen dargestellt. Der Ausschnitt oben rechts zeigt die Histologie der Nebenhodenkanälchen. Im Hohlraum der quer angeschnittenen Kanälchen sind die gespeicherten Spermien zu erkennen. [Foto: X141]

20.2.3 Männliche Sexualhormone

Mit dem Anbruch der Pubertät führt die pulsatile Sekretion des Releasing-Hormons Gn-RH (▶ 11.2.1) zur Ausschüttung von FSH und LH im Hypophysenvorderlappen. Diese Sekretion hält beim Mann das ganze Leben über an.

- **FSH** regt beim Mann über die Sertoli-Stützzellen die Spermienreifung an
- **LH** stimuliert die Leydig-Zwischenzellen zur Bildung und Ausschüttung von Testosteron.

Testosteron ist das typische Sexualhormon des Mannes und gehört zusammen mit seinen in unterschiedlichen Körpergeweben produzierten Varianten zur Gruppe der **Androgene** (▶ 11.5.4). Eine wichtige Variante ist das **Dihydrotestosteron** *(DHT)*, das oft als die eigentliche Wirkform des Testosterons angesehen wird, da es häufig stärker wirkt als das Testosteron selbst. Chemisch gehören die Androgene wie die weiblichen Sexualhormone zu den Steroidhormonen (▶ 11.1.3).

Androgenwirkungen

Androgene besitzen im männlichen Organismus folgende Wirkungen:

- Geschlechtsdifferenzierung und -entwicklung
- Wachstum von Hoden und Penis in der Pubertät
- Ausbildung der sekundären Geschlechtsmerkmale (Stimmbruch, Bartwuchs, stärkere Körperbehaarung ▶ Abb. 20.29)
- Auslösung und Stimulierung des Geschlechtstriebs *(Libido)*
- Spermienbildung (im Verbund mit FSH, LH und den Sertoli-Zellen)
- Begünstigung des Eiweißaufbaus und damit des Muskel- und Knochenwachstums (anabole Wirkung)
- Förderung der Blutbildung (dadurch höherer Hämoglobinwert als bei Frauen; ▶ 12.2.2)
- Tatkräftigkeit, Aggressivität
- Bei erblicher Belastung: Glatzenbildung (▶ 7.5.7).

20.2.4 Spermatogenese

Die Entwicklung reifer, befruchtungsfähiger Spermien aus unreifen Vorstufen wird **Spermatogenese** *(Spermienbildung, Samenzellbildung)* genannt. Sie dauert ca. 70–80 Tage und läuft in mehreren Schritten ab, wobei die Anfangsschritte peripher an der Hodenkanälchenwand ablaufen, die Endschritte nahe dem Kanälchenlumen (▶ Abb. 20.5).

Phasen der Spermatogenese

Die Spermatogenese gliedert sich in mehrere Phasen:

- Die **Spermatogonien**, die aus den Urkeimzellen hervorgegangen sind, teilen sich ab der Pubertät durch „normale" Mitosen (▶ 2.12.1) zu mehreren Millionen **Spermatozyten I. Ordnung** *(primäre Spermatozyten)*. Durch Replikation ihrer DNA enthalten diese 46 Chromosomen mit insgesamt *vier* Chromatiden (Gesamt-DNA = 4n).
- Die Spermatozyten I. Ordnung treten in die *1. Reifeteilung* (▶ 2.12.2) ein, aus der die **Spermatozyten II. Ordnung** *(sekundäre Spermatozyten)* mit jeweils 23 noch aus zwei Chromatiden bestehenden Chromosomen hervorgehen (also *haploide* Zellen mit einer Gesamt-DNA von 2n).
- Bei der anschließenden *2. Reifeteilung* werden die beiden Chromatiden aufgeteilt, so dass die entstandenen **Spermatiden** ebenfalls 23 Chromosomen, jedoch nur noch in „einfacher Ausfertigung", enthalten (Gesamt-DNA = 1n). Durch die Reifeteilungen wird sichergestellt, dass nach der Vereinigung der Samenzelle mit der Eizelle wieder der „normale" diploide Chromosomensatz vorliegt.
- Während der nun folgenden *Differenzierungsphase* (Spermiogenese) kommt es zum Gestaltwandel und zur Reifung der Spermatiden zu den befruchtungsfähigen beweglichen **Spermien**.

Spermium

Das 60 µm lange Spermium hat folgende Abschnitte (▶ Abb. 20.6, ▶ Abb. 20.7):

- *Kopf.* Dieser enthält den Chromosomensatz sowie als äußere Kappe das **Akrosom**. Dies ist ein Abkömmling der Lysosomen (▶ 2.5.5) und spielt eine bedeutende Rolle beim Eindringen des Spermiums in die Eizelle
- *Hals.* Er verbindet Kopf- und Mittelstück
- *Mittelstück.* Es enthält zahlreiche Mitochondrien in spiraliger Anordnung zur Energieversorgung für die Bewegung
- *Hauptstück*
- *Endstück.*

Hals, Mittel-, Haupt- und Endstück bilden den *Schwanz* des Spermiums.

Die (fast fertigen) Spermien wandern über das Rete testis in den Nebenhoden.

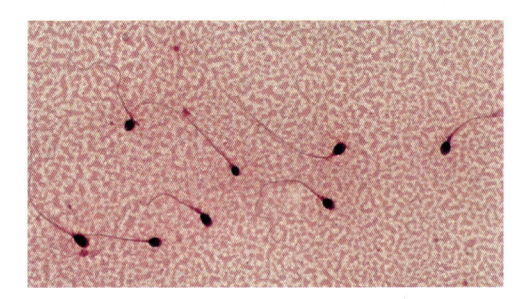

Abb. 20.6 Spermien. Lichtmikroskopisches Bild eines Ausstrichpräparats. [M375]

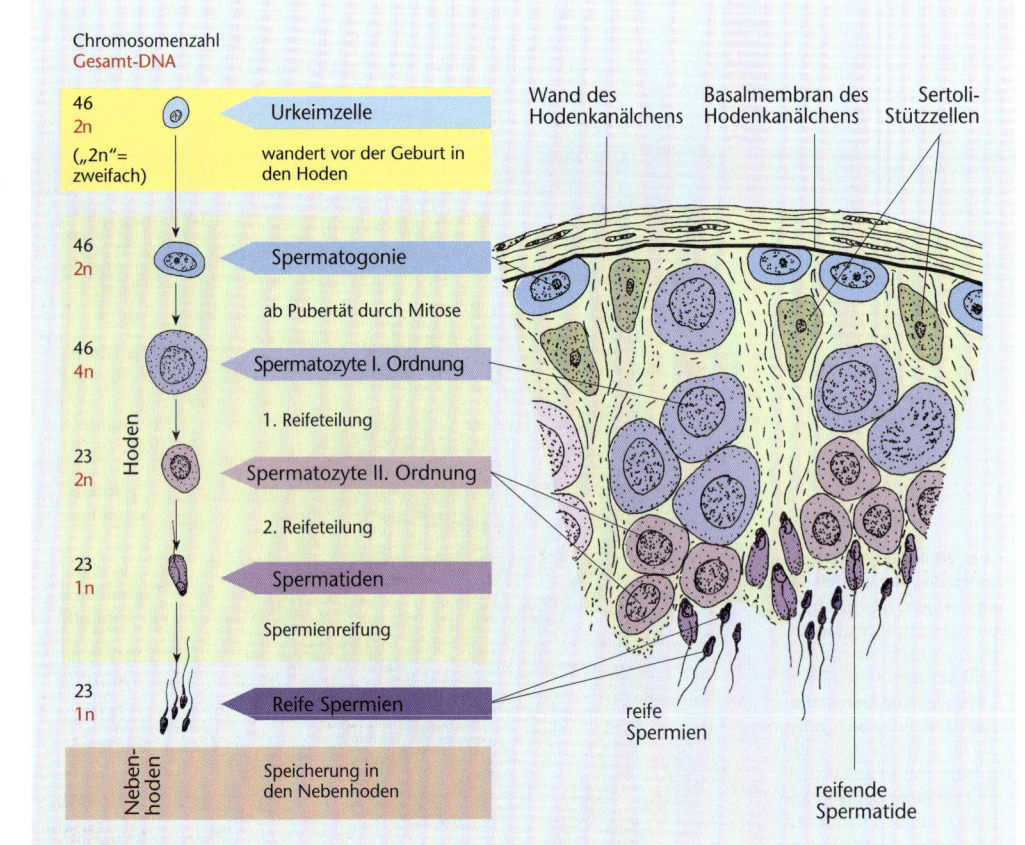

Abb. 20.5 Links Schema der Keimzellbildung beim Mann (Spermatogenese), rechts Darstellung der räumlichen Verhältnisse im Hodenkanälchen.

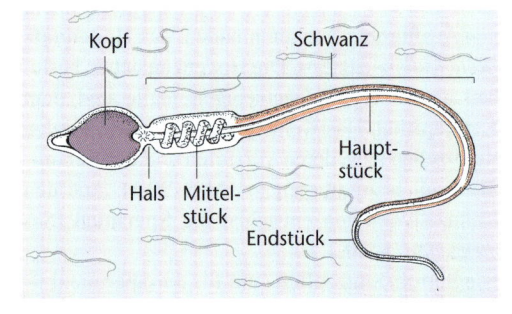

Abb. 20.7 Schemazeichnung eines Spermiums aus Kopf und Schwanz.

20.2.5 Sperma

Das **Sperma** *(Samenflüssigkeit, Ejakulat)* des geschlechtsreifen Mannes setzt sich aus Spermien sowie den Sekreten aus Nebenhoden, Samenblasen, Prostata und Cowper-Drüsen zusammen. Dabei werden die verschiedenen Sekrete als **Seminalplasma** zusammengefasst. Das Sperma ist schwach alkalisch (pH ca. 7,3) und neutralisiert damit beim Geschlechtsverkehr den sauren pH der Scheide für wenige Minuten zum Schutz der Spermien beim Aufenthalt in der Scheide, bevor sie in die Gebärmutter eindringen. Ferner enthält die Samenflüssigkeit Enzyme, welche die noch im Nebenhoden nahezu unbeweglichen Spermien aktivieren und beweglich machen, sowie reichlich Fruktose als Energiequelle für die Spermienbewegung.

Sperma wird durch vom vegetativen Nervensystem ausgelöste *Samenergüsse* **(Ejakulationen)** abgegeben (▶ 20.5.4). Das Ejakulat von 2–6 ml besteht zu 90 % aus Seminalplasma und zu 10 % aus Spermien (ca. 70 bis über 600 Millionen).

20.2.6 Ableitende Samenwege

Die ableitenden Samenwege bestehen aus Nebenhoden und Samenleitern, die zusammen ein langes Gangsystem bilden (▶ Abb. 20.2, ▶ Abb. 20.4).

Nebenhoden

Der **Nebenhoden** *(Epididymis)* ist ein Gangsystem, das der abschließenden Reifung und Speicherung der Spermien dient. Er nimmt aus dem **Hodennetz** *(Rete testis* ▶ Abb. 20.4) etwa ein Dutzend stark gewundener Ausführungsgänge auf, die den Kopf des Nebenhodens bilden und sich dann zum **Nebenhodengang** *(Ductus epididymidis)* vereinigen.

Der Nebenhodengang ist ein ca. fünf Meter langer, stark gewundener Gang, der den Hauptteil des Nebenhodens bildet. Er ist mit einem aufgewickelten, voll gefüllten Gartenschlauch vergleichbar. In ihm reifen die Spermien vollständig aus, werden selektiert, gespeichert und mit einem Sekret angereichert, das ihre vorzeitige Bewegung hemmt.

Samenleiter

Der Nebenhodengang geht ohne scharfe Grenze in den **Samenleiter** *(Ductus deferens, Vas deferens)* über. Dieser ist etwa 50 cm lang und zieht gemeinsam mit Gefäßen und Nerven im Samenstrang durch den Leistenkanal in den Bauchraum. An der Wand des kleinen Beckens entlangziehend erreicht er in einem Bogen die untere seitliche Wand der Harnblase und setzt sich – etwas verengt – in den **Ductus ejaculatorius** *(Spritzkanal)* fort. Dieser durchläuft die *Prostata* (▶ 20.2.7) und mündet schließlich in die *Harnröhre* (Urethra). Da nun Harn- und Samenweg gemeinsam verlaufen, spricht man auch von der *Harnsamenröhre* des Mannes.

Die Wand des Samenleiters enthält eine starke Schicht aus glatter Muskulatur, die das Sperma während der Ejakulation durch Kontraktionen in die Harnröhre schleudert.

20.2.7 Geschlechtsdrüsen

Neben den **Samenbläschen** *(Vesiculae seminales)* am Harnblasengrund, die ein alkalisches, fruktosereiches Sekret in die Ductus ejaculatorii abgeben, sowie den **Cowper-Drüsen** *(Glandulae bulbourethrales)* im Beckenbodenbereich gehört die *Prostata* zu den Geschlechtsdrüsen des Mannes.

Die etwa kastaniengroße **Prostata** *(Vorsteherdrüse)* liegt zwischen der Unterfläche der Harnblase und der Beckenbodenmuskulatur und umschließt die Harnsamenröhre. Sie besteht aus etwa 40 einzelnen Drüsen, die ein trübes, dünnflüssiges Sekret produzieren, das für den charakteristischen Spermageruch verantwortlich ist und zahlreiche Enzyme enthält. Dieses Sekret stellt die Hauptmenge des Spermas dar.

Gutartige Prostatahyperplasie

Bei ca. 60 % der Männer kommt es – wahrscheinlich durch ein Ungleichgewicht zwischen Androgenen und Östrogenen im Alter bedingt – ab etwa dem 55. Lebensjahr zu einem **benignen Prostatasyndrom** *(BPS)* durch gutartige **Prostatahyperplasie**, d.h. Hyperplasie (▶ 3.3) von Drüsenschläuchen, Muskulatur und Bindegewebe der Prostata. Die Prostatahyperplasie führt wegen der eingeengten Harnröhre zu Beschwerden wie einem deutlich abgeschwächten Harnstrahl und häufigem Wasserlassen. Auch reicht die Kontraktionskraft der Blasenwand auf Dauer meist nicht, um die Harnblase (wegen der zunehmenden Harnröhrenenge) vollständig zu entleeren. Es resultiert eine Restharnansammlung, die das Wachstum von Bakterien und damit Harnwegsinfekte (▶ 19.5.6) begünstigt. Ohne Therapie kann der Harnblasenausgang komplett verschlossen werden.

In frühen Stadien helfen meist Pflanzenextrakte (Phytotherapeutika, etwa Kürbiskernpräparate) oder Medikamente, die den muskulären Widerstand am Blasenausgang herabsetzen. In fortgeschrittenen Stadien besteht die Therapie in der operativen Ausschälung der Prostata *(Transurethrale Resektion der Prostata, TURP)* oder z. B. Ablation (Abtragen) mit dem Laser.

> **Vorbeugung**
>
> Auch die Ernährung hat Einfluss auf die Prostatahyperplasie; insbesondere scheinen sich die asiatische Kost und die Mittelmeerkost mit ihren hohen Anteilen an ungesättigten Fettsäuren, Ballaststoffen, Fisch und Obst günstig auszuwirken. In Japan und China z. B. liegt die Häufigkeit der Hyperplasie beim älteren Mann nur bei 10 %. Viel Bewegung, Verzicht auf Rauchen und Alkohol sowie Vermeiden von Übergewicht wirken ebenfalls günstig.

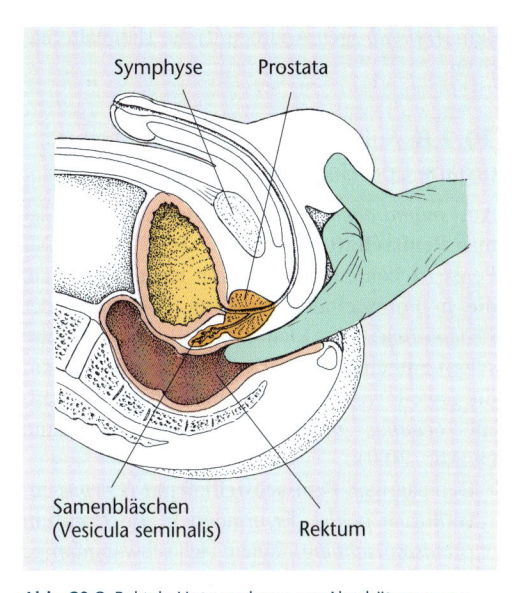

Abb. 20.8 Rektale Untersuchung zur Abschätzung von Größe, Form und Konsistenz der Prostata.

Prostatakarzinom

Eine kontinuierliche Häufigkeitszunahme, auch bedingt durch höhere Lebenserwartung und Zunahme der Diagnostik, ist seit Jahren beim **Prostatakarzinom** zu beobachten: Pro Jahr erhalten fast 60 000 Männer die Diagnose eines Prostatakarzinoms, mit gut 25 % aller Krebsneuerkrankungen der häufigste bösartige Tumor bei Männern überhaupt. Bei Autopsien 60- bis 70-Jähriger findet man sogar in 64 % Prostatakarzinome ohne vorherige klinische Symptome.

Da das Prostatakarzinom zu 75 % in den hinteren Drüsenanteilen fern der Harnblase entsteht, bereitet es lange keine Beschwerden. Erst spät klagt der Patient über Symptome ähnlich denen der Prostatahyperplasie. Oft kann das Prostatakarzinom bei der rektalen Untersuchung *(digitale rektale Untersuchung, DRU* ▶ Abb. 20.8) als unregelmäßiger, schwer verschiebbarer, harter Knoten getastet werden. Ein früher Hinweis ist eine Erhöhung des *prostataspezifischen Antigens*, **PSA**, im Blut („Grenze" 4 ng/ml). Erhöhte Werte können aber auch andere Ursachen haben.

Da ein Teil der Prostatakarzinome nur langsam wächst und insbesondere bei höherem Alter des Betroffenen die Lebenserwartung nicht einschränkt, gibt es unterschiedliche Auffassungen bezüglich der Therapie. Ob eine und, falls ja, welche Behandlung angeraten wird, hängt v.a. von Größe und histologischem (feingeweblichem) Befund des Tumors sowie Alter und Allgemeinzustand des Betroffenen ab. Patienten unter ca. 70 Jahren wird meist zur radikalen Entfernung der Prostata **(Prostatektomie)** geraten. Kommt eine Operation wegen des Allgemeinzustands des Patienten nicht in Betracht oder lehnt der Betroffene die Operation ab, sind die Strahlentherapie und, da viele Prostatakarzinome hormonabhängig sind (männliche Geschlechtshormone fördern das Wachstum), eine Hormonbehandlung (etwa mit dem *Antiandrogen* Androcur®) die Hauptalternativen.

20.2.8 Äußere männliche Geschlechtsorgane und Harnsamenröhre

Am *männlichen Glied* (**Penis**) unterscheidet man **Penisschaft** und **Eichel** *(Glans penis)*. Der Penis ist von einer dehnbaren Haut überzogen, die in Form einer Duplikatur (**Vorhaut** oder *Praeputium*) die Eichel bedeckt. Der Penisschaft enthält zwei Arten von **Schwellkörpern,** die jeweils von einer derben Bindegewebskapsel *(Tunica albuginea)* umschlossen sind (▶ Abb. 20.9):

› Den paarigen **Penisschwellkörper** *(Corpus cavernosum penis)*. Er ermöglicht die **Erektion** *(Penisaufrichtung)*, indem sich schwammartige Hohlräume, *Kavernen* genannt, durch parasympathisch gesteuerte Dilatation der Arteriolen prall mit Blut füllen und gleichzeitig der venöse Rückstrom gedrosselt wird. Eine wichtige Rolle spielt hier NO (Stickoxid), das zur Aktivierung einer Guanylatzyklase und damit zur Konzentrationserhöhung von zyklischem Guanosinmonophosphat (cGMP) führt. cGMP entspannt die glatte Muskulatur der Gefäße und steigert die Blutzufuhr (▶ 20.5.5)

› Den an der Unterseite befestigten **Harnröhrenschwellkörper** *(Corpus spongiosum penis)*, der mit der Eichel endet. Im Harnröhrenschwellkörper verläuft die ca. 20 cm lange **Harnsamenröhre** *(Harnröhre, Urethra)*.

> **Hygiene**
>
> Unter der Vorhaut sammeln sich häufig Sekret und zelluläre Abschilferungen (**Smegma**) an, die einen Nährboden für Bakterien darstellen. Bei der Intimpflege wird deshalb die Vorhaut zurückgeschoben, das Sekret entfernt und der Bereich gut abgetrocknet. Danach wird die Vorhaut wieder vorgezogen, um eine Schnürringbildung hinter der Eichel durch die Vorhaut zu vermeiden.

Hypospadie

Zu den häufigsten angeborenen Fehlbildungen der männlichen Geschlechtsorgane zählt die **Hypospadie** *(Hypospadia penis)*, bei der die Harnröhre nicht auf der Spitze der Eichel (▶ Abb. 20.9), sondern zwischen der Unterseite der Eichel und den Hoden mündet. Je weiter hinten die Harnröhre austritt, umso wichtiger ist die operative Korrektur im Kleinkindalter, um eine normale Miktion zu ermöglichen und eine Peniskrümmung bzw. im Erwachsenenalter Erektionsstörungen zu vermeiden.

Beschneidung

Als **(männliche) Beschneidung** oder *Zirkumzision* bezeichnet man die teilweise oder vollständige Entfernung der Vorhaut.

In der Vergangenheit war angenommen worden, dass die resultierende verbesserte Hygiene durch den Wegfall der Vorhaut das Risiko für ein Peniskarzinom oder Infektionen des Urogenitalsystems im späteren Leben reduzieren würde. Diese Erwartung hat sich nicht erfüllt, so dass routinemäßige Beschneidungen in Europa stark abgenommen haben. In anderen Teilen der Welt ist die Beschneidung männlicher Säuglinge oder Knaben in der Pubertät hingegen aus religiösen oder kulturellen Gründen weit verbreitet. Schätzungsweise 15–25 % der männlichen Bevölkerung sind beschnitten.

Zu den medizinischen Indikationen für die Beschneidung zählt v.a. eine **Vorhautverengung** *(Phimose)*, die zu Entzündungen und Harnentleerungsstörungen sowie zu Schmerzen bei der Erektion führen kann.

20.3 Geschlechtsorgane der Frau

20.3.1 Übersicht

Alle **inneren Geschlechtsorgane der Frau** liegen geschützt im kleinen Becken (▶ Abb. 20.10, ▶ 20.11):

› **Eierstöcke** *(Ovarien)*
› **Eileiter** *(Tuben)*
› **Gebärmutter** *(Uterus)*
› **Scheide** *(Vagina)*.

Eierstöcke und Eileiter mit dem umgebenden Bindegewebe nennt man auch **Adnexe** („Anhängsel"). Zu den **äußeren Geschlechtsorganen** *(äußeres Genitale)* zählen:

› Große und kleine **Schamlippen** *(Labien)*
› **Kitzler** *(Klitoris)*
› **Scheidenvorhof** *(Vestibulum vaginae)* mit seinen Drüsen.

20.3.2 Eierstöcke und Oogenese

Die **Eierstöcke** *(Ovarien)* der Frau sind paarig angelegt und etwa pflaumengroß. Sie sind durch elastische Bänder am seitlichen Rand des kleinen Beckens aufgehängt.

Aufgabe der Eierstöcke ist neben der Bildung der weiblichen Sexualhormone **Östrogene** und **Progesteron** die allmonatliche Bereitstellung einer oder mehrerer befruchtungsfähiger Eizellen.

Die *Eizellbildung* (**Oogenese**) ist außerordentlich kompliziert (▶ Abb. 20.12, ▶ Abb. 2.32):

› Schon vor der Geburt teilen sich die aus den Urkeimzellen entstandenen **Oogonien** eines weiblichen Fetus durch Mitosen. Der Hauptteil dieser Millionen von Oogonien geht noch vor der Geburt zugrunde
› Ein Teil der Oogonien aber vergrößert sich, tritt in die Prophase der *1. Reifeteilung* ein (▶ 2.12.2) und wird nun als **Oozyte I. Ordnung** *(primäre Oozyte)* bezeichnet. Mindestens bis zur Pubertät und höchstens bis zur Menopause verharren die Oozyten I. Ordnung in der Rinde der Eierstöcke, ohne die begonnene erste Reifeteilung zu beenden. Die Oozyten I. Ordnung sind während dieser Zeit von **Follikelepithel** umgeben und werden als **Primärfollikel** *(Eibläschen)* bezeichnet. Bei der Geburt enthält jeder Eierstock etwa 400 000 Primärfollikel
› Hormonell bedingt differenzieren sich mit Beginn der Pubertät einige Primärfollikel jeden Monat zu **Sekundärfollikeln** (▶ Abb. 20.13). Kennzeichnend für diese sind ein *mehrschichtiges* Follikelepithel, eine aus Glykoproteinen bestehende **Zona pellucida** zwischen Oozyte und Follikelepithel sowie die aus dem Bindegewebe des Eierstocks hervorgegangene hormonproduzierende **Theca folliculi**. Wächst das Follikelepi-

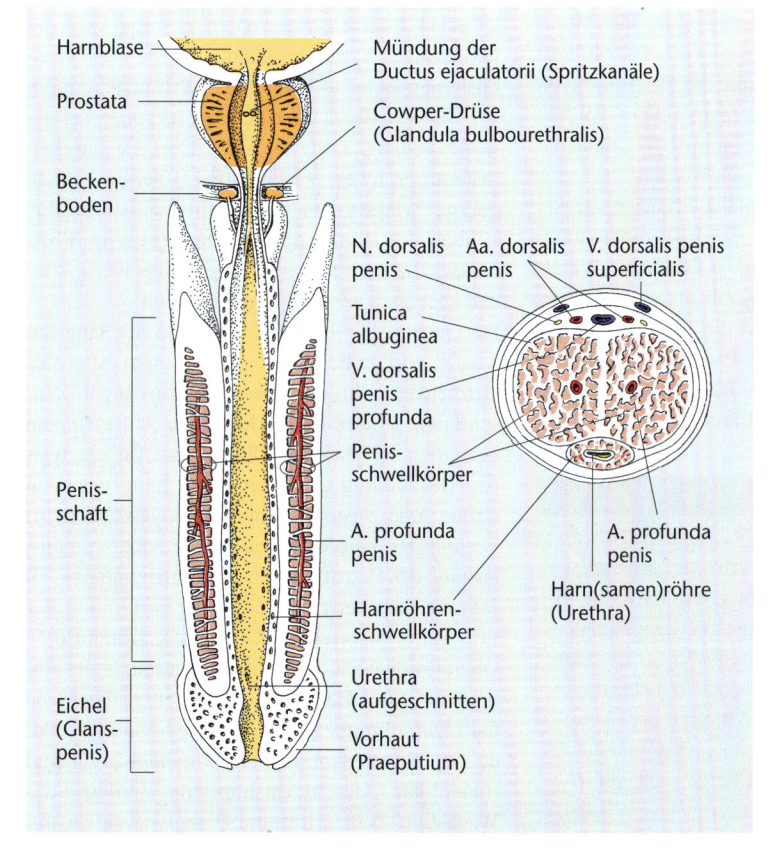

Abb. 20.9 Der Penis im Längs- und Querschnitt. Die Schwellkörper sind von schwammartigen Hohlräumen durchsetzt, die sich bei sexueller Erregung mit Blut füllen. Dadurch wird die nur begrenzt dehnungsfähige Bindegewebskapsel (Tunica albuginea) gespannt und die durchtretenden Penisvenen werden gedrosselt. Dies bewirkt Anschwellung und Aufrichtung des Penis (Erektion). Da die Bindegewebskapsel des Harnröhrenschwellkörpers wesentlich zarter ist als die des Penisschwellkörpers, versteift er bei der Erektion nicht so stark, und die Harnsamenröhre bleibt durchgängig.

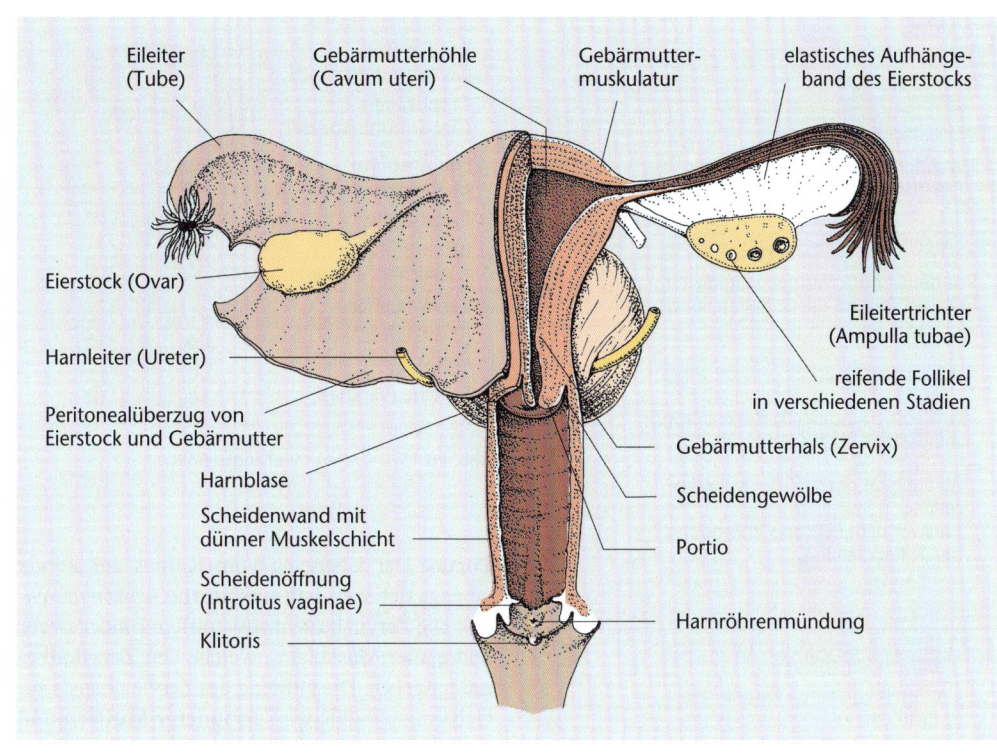

Abb. 20.10 Die weiblichen Geschlechtsorgane, Ansicht von hinten (teilweise aufgeschnitten).

- In der Mitte eines Monatszyklus „springt" jeweils eine Oozyte aus ihrem Graaf-Follikel (**Ovulation** oder *Eisprung*). Die Ovulation wird dabei durch einen kurzfristigen Konzentrationsanstieg des Hypophysenvorderlappenhormons LH (➤ Abb. 20.21) ausgelöst
- Nach der Ovulation wird die Oozyte vom Eileiter aufgenommen, wo sie, für wenige Stunden befruchtungsfähig, mit Hilfe der Eileiterzilien und -kontraktionen durch den Eileiter transportiert wird
- Erst unmittelbar nach einer Befruchtung wird die zweite Reifeteilung (➤ 2.12.2) abgeschlossen, aus der die *reife Eizelle* (**Ovum**) und ein weiteres Polkörperchen hervorgehen
- Der „entleerte" Graaf-Follikel bildet sich zum progesteronproduzierenden **Gelbkörper** *(Corpus luteum)* um.

Die Eizellbildung ist nicht nur kompliziert, sondern auch störanfällig, weil sie wegen der langen Ruhephase der Oozyten I. Ordnung über 50 Jahre dauern kann (die Spermatogenese benötigt nur ca. 70–80 Tage). Fehler bei den Reifeteilungen sind bei der Frau sehr viel häufiger als beim Mann. Eine Konsequenz ist z. B. die starke Zunahme von Fruchtanlagen mit Störungen der Chromosomenzahl (➤ Tab. 21.1) mit steigendem mütterlichem Alter.

20.3.3 Eileiter

Die **Eileiter** *(Tubae uterinae,* kurz *Tuben,* ➤ Abb. 20.10) sind paarig angelegt und 10–17 cm lang. Sie reichen beidseits von den oberen Ecken der Gebärmutter bis in unmittelbare Nähe der Eierstöcke.
Der eierstocknahe Anteil ist zur Bauchhöhle hin offen, trichterförmig erweitert (daher **Eileitertrichter**) und nimmt das Ei nach dem Eisprung auf. Die Wand der Eileiter besteht aus einer stark gefältelten Schleimhaut- und einer dünnen Muskelschicht, die das Ei aktiv durch peristaltische Bewegungen und mit Hilfe von Zilien *(Flimmerhaare)* in Richtung Gebärmutter transportiert.

thel weiter, bilden sich flüssigkeitsgefüllte Lücken innerhalb des Epithels, die zu einer Höhle zusammenfließen, an deren Rand die Oozyte I. Ordnung mit einer flachen Lage Follikelepithel liegt. Dieser **Tertiärfollikel** ist bis zu 1 cm groß
- Der Tertiärfollikel geht entweder zugrunde oder wandelt sich zum sprungreifen **Graaf-Follikel** um (➤ Abb. 20.13). Kurz vor dem Eisprung vollendet die Oozyte I. Ordnung die erste Reifeteilung und teilt sich in eine **Oozyte II. Ordnung** *(sekundäre Oozyte),* die das gesamte Zytoplasma der Mutterzelle enthält, und ein kleineres **Polkörperchen**, das abgestoßen wird. Noch im Follikel tritt die Oozyte II. Ordnung in die zweite Reifeteilung ein, die zunächst nicht vollendet wird

Eierstock- und Eileiterentzündung

Etwa 10–15 % der Frauen im gebärfähigen Alter erkranken mindestens einmal an einer (bakteriellen) **Eierstock- und Eileiterentzündung**, der *Adnexitis*, die sich häufig erst spät durch Unterleibsschmerzen und Fieber zeigt. Wegen dieses oft zunächst symptomarmen Verlaufs wird sie häufig nicht konsequent behandelt.
In bis zu einem Drittel der Fälle bleiben Störungen der Eileiterbeweglichkeit und **Eileiterverklebungen** *(Tubenadhäsionen),* die zu einer *Extrauteringravidität* (Embryonalanlage außerhalb der Gebärmutter ➤ 21.1) und zur Unfruchtbarkeit (➤ 20.5.7) führen können.
Da Eileiterentzündungen überwiegend durch aufsteigende Infektionen entstehen, wirken ein physiologisches Scheidenmilieu und Kondombenutzung des Partners vorbeugen.

Ovarialkarzinom

Die bösartigen Tumoren des Eierstockepithels heißen **Ovarialkarzinome**. Charakteristische klinische Symptome fehlen anfangs fast immer, entsprechend ist der Tumor zum Zeitpunkt der Diagnose oft schon weit fortgeschritten oder hat be-

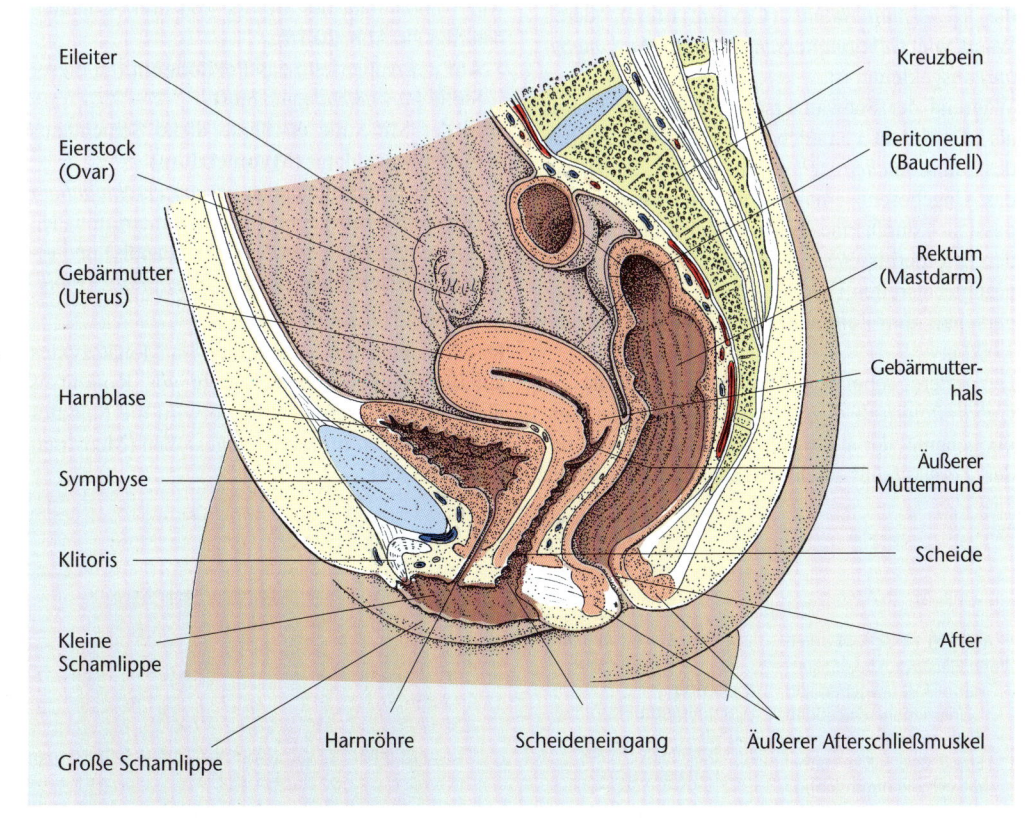

Abb. 20.11 Die weiblichen Geschlechtsorgane (Sagittalschnitt).

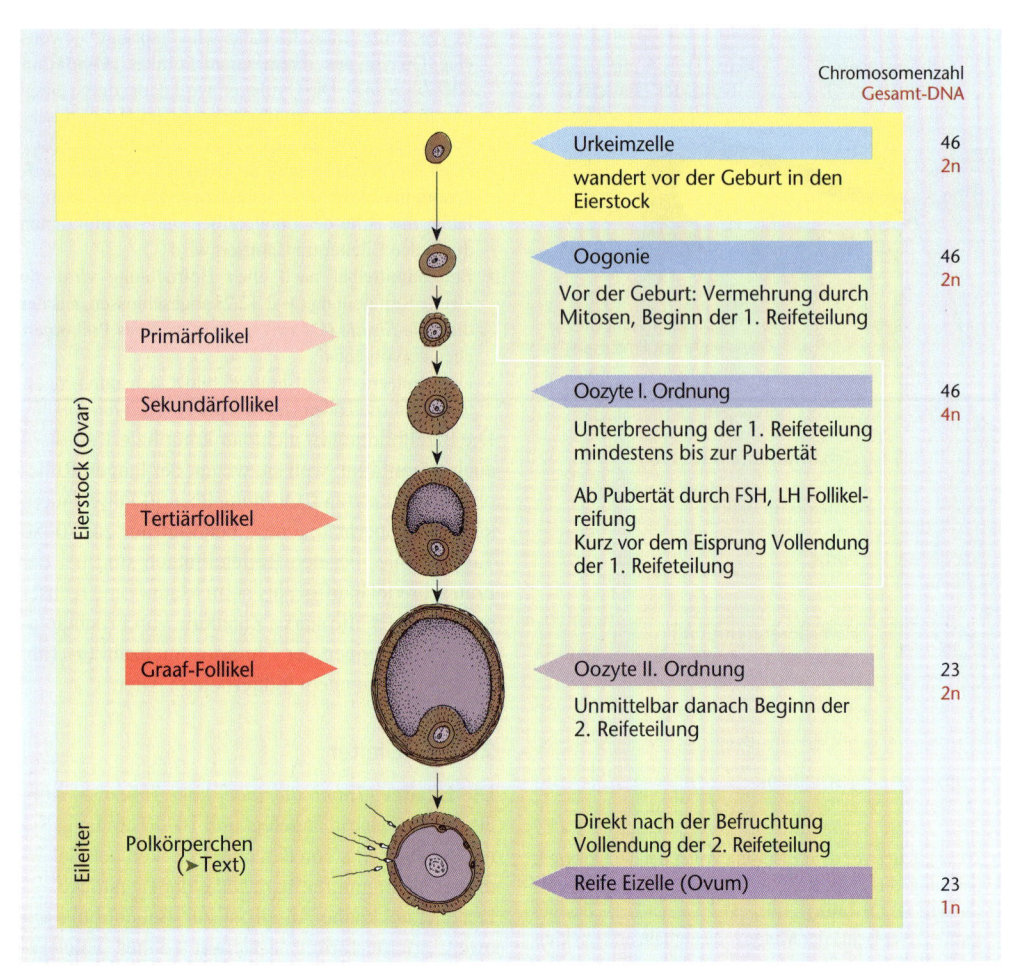

Abb. 20.12 Schema der Keimzellbildung bei der Frau.

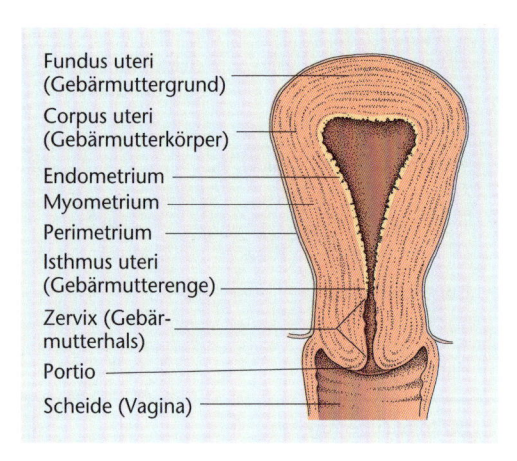

Abb. 20.15 Der Uterus im Längsschnitt.

Portio. Der Übergang vom Korpus zur Zervix verengt sich zum **Isthmus uteri** *(Gebärmutterenge).* Die Zervix besteht aus straffem Bindegewebe und glatter Muskulatur, welche den **Zervikalkanal** umgeben. Die Öffnung des Zervikalkanals zur Gebärmutterhöhle wird als **innerer Muttermund** bezeichnet, diejenige zur Portio hin als **äußerer Muttermund.**

Die Drüsen der Zervixschleimhaut bilden einen zähen Schleim, der die Uterushöhle wie ein Pfropf verschließt und vor Keimen aus der Vagina schützt. Nur während der fruchtbaren Tage und bei der Menstruation verdünnt sich der Schleim, und der Kanal öffnet sich um wenige Millimeter.

reits Tochtergeschwülste *(Metastasen)* gesetzt. Die Therapie des Ovarialkarzinoms besteht aus der Kombination von Operation, Chemotherapie und Bestrahlung.

20.3.4 Uterus

Der **Uterus** *(Gebärmutter)* ist birnenförmig (▶ Abb. 20.15): Der obere breitere Anteil, der *Gebärmutterkörper* **(Corpus uteri),** besteht aus kräftiger glatter Muskulatur. Im Inneren befindet sich die *Gebärmutterhöhle* **(Cavum uteri),** deren Wand von *Gebärmutterschleimhaut (Endometrium)* ausgekleidet ist.

Während der Schwangerschaft dient der Uterus als „Fruchthalter" und beteiligt sich am Aufbau des *Mutterkuchens (Plazenta* ▶ Abb. 21.9), der das Ungeborene ernährt. Die Uterusmuskulatur passt sich durch eine enorme Wachstumsfähigkeit den Erfordernissen an. So beträgt das Gewicht des geschlechtsreifen Uterus ca. 50 g, in der Schwangerschaft zum Zeitpunkt der Geburt jedoch rund 1 000 g.

Der untere, schmalere Anteil des Uterus ist der *Gebärmutterhals (Cervix uteri),* kurz meist **Zervix** genannt, der in die Scheide hineinragende Teil der Zervix heißt im klinischen Sprachgebrauch

Wandaufbau des Uterus

Am Wandaufbau des Uterus sind drei Schichten beteiligt (▶ Abb. 20.15):
- Auf der Außenseite das **Peritoneum** (an dieser Stelle *Perimetrium* genannt)
- In der Mitte die erwähnte dicke Schicht aus glatter Muskulatur **(Myometrium)**
- Auf der Innenseite die *Gebärmutterschleimhaut* **(Endometrium),** mit einer myometriumnahen *Lamina basalis (Basalschicht,* **Basalis**) und einer oberflächlichen *Lamina functionalis (Funktionsschicht,* **Funktionalis**).

Das Endometrium bereitet sich im Monatszyklus auf die Einnistung einer Frucht vor. Kommt es nicht zu einer Befruchtung, so wird die Funktionalis ca. einmal im Monat abgestoßen (Menstruation ▶ 20.3.8).

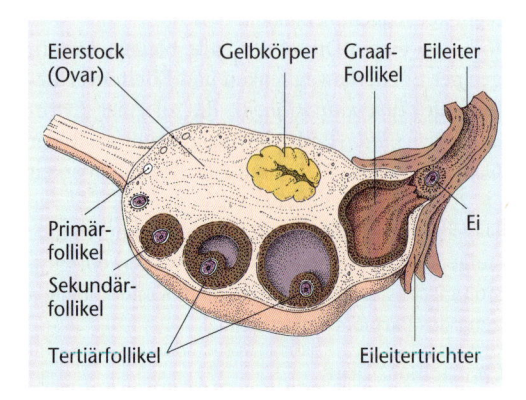

Abb. 20.13 Ovulation und Gelbkörperbildung. Der Graaf-Follikel „springt": Eizelle und Follikelflüssigkeit werden vom Eileitertrichter für den Weitertransport im Eileiter aufgefangen. Der „entleerte" Graaf-Follikel wandelt sich zum Gelbkörper (Corpus luteum) um und produziert das Gelbkörperhormon Progesteron.

Abb. 20.14 Schnitt durch einen Eierstock. Links Sekundärfollikel, umgeben von einem mehrschichtigen Follikelepithel. Zwischen Eizelle und Follikelepithel hat sich die durchsichtige Zona pellucida gebildet. Rechts Primärfollikel. [X141]

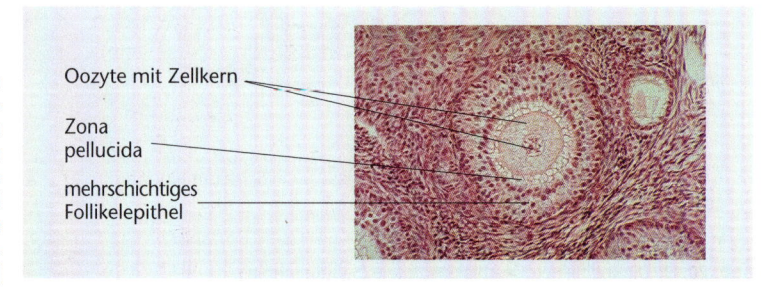

Endometriose

Schätzungsweise 10 % aller Frauen im gebärfähigen Alter haben eine **Endometriose,** d.h. Gebärmutterschleimhaut (Endometrium) kommt auch außerhalb der Gebärmutterhöhle vor, meist im Bauch- oder Beckenraum. Sie macht wie das Endometrium in der Gebärmutter die Veränderungen im Monatszyklus mit. Während der Menstruation kann es zu Entzündungen, Blutungen und Schmerzen kommen. Endometrioseherde in den Eileitern haben oft Unfruchtbarkeit zur Folge.

Uterusmyome

Uterusmyome sind gutartige, von der glatten Muskulatur des Uterus ausgehende (also *mesenchymale* ➤ 3.7.2) Tumoren. Fast 20 % aller Frauen über 30 Jahre haben Myome. Zwei histologische Typen treten auf:

› **Fibromyome** *(Leiomyome)* gehen ausschließlich von glatten Muskelzellen aus
› **Adenomyome** enthalten außerdem eingeschlossene Endometriumanteile.

Uterusmyome führen nur bei einem Teil der Frauen zu Beschwerden, v.a. verstärkten und verlängerten Regelblutungen mit wehenartigen Schmerzen und nachfolgender Blutarmut (Anämie). Durch die Verlagerung von Nachbarorganen sind Druckgefühl, Obstipation oder Blasenentleerungsstörungen möglich. Evtl. ist die operative Entfernung der Myome *(Myomenukleation)* oder eine **Gebärmutterentfernung** *(Hysterektomie)* erforderlich. Da Myome östrogenabhängig wachsen, bilden sie sich im Klimakterium (➤ 20.3.8) oft von selbst zurück.

Zervixkarzinom

In Deutschland erkranken pro Jahr ungefähr 6 200 Frauen neu an einem **Zervixkarzinom** *(Gebärmutterhalskrebs),* dies sind ca. 3 % aller Krebsneuerkrankungen. Das mittlere Erkrankungsalter liegt bei 51 Jahren. Die Ursache ist überwiegend infektiös: Beim Geschlechtsverkehr werden bestimmte Papilloma-Viren (➤ 20.5.6, ➤ 13.6.4) übertragen. Bei den meisten infizierten Frauen werden die Viren vernichtet, bei einem geringen Teil der infizierten Frauen führen sie jedoch zur Entartung des Zervixepithels. Meist über Jahre entwickelt sich zunächst eine **Dysplasie** (reversible Zellveränderungen mit Differenzierungsstörung der Zellen), dann ein **Carcinoma in situ** (Karzinom, das die Basalmembran noch nicht durchbrochen hat) und schließlich das **invasive Zervixkarzinom** (➤ Abb. 20.16). Ein zytologischer Abstrich (➤ 20.3.6, ➤ Abb. 20.18) bietet die Chance, das Zervixkarzinom in einem der frühen Stadien zu entdecken.

Die Therapie besteht je nach Stadium aus einer *Konisation* (Entfernung eines kegelförmigen Gewebestücks aus der Portio), einer *Gebärmutterentfernung* und/oder einer Bestrahlung, evtl. kombiniert mit einer Chemotherapie.

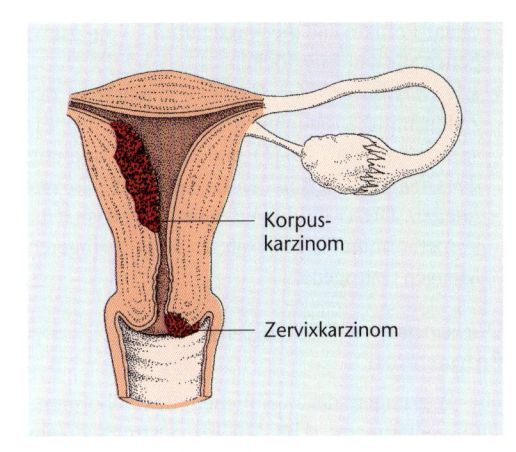

Abb. 20.16 Typische Lokalisationen von Korpus- und Zervixkarzinom.

Korpuskarzinom

Korpuskarzinome sind in der Regel vom Endometrium ausgehende Adenokarzinome und heißen daher auch *Endometriumkarzinome*. Sie sind der häufigste Unterleibskrebs der Frau, jedoch mit relativ guter Prognose. Meist sind ältere Frauen betroffen. Zu den Warnsignalen gehören vaginale Blutungen nach den Wechseljahren *(Postmenopausenblutung),* die *immer* diagnostisch abgeklärt werden müssen. Die Therapie des Endometriumkarzinoms ist operativ.

20.3.5 Scheide

Die 8–12 cm lange **Scheide** *(Vagina)* ist ein elastischer, bindegewebiger Muskelschlauch, der die Verbindung zwischen Uterus und äußerem Genitale herstellt.

Im Kindesalter ist die **Scheidenöffnung** *(Introitus vaginae)* durch eine halbmondförmige, elastische Hautfalte, das **Jungfernhäutchen** (Hymen), weitgehend verschlossen. Beim ersten Geschlechtsverkehr reißt das Jungfernhäutchen und kann bluten (früher als „Entjungferung" bezeichnet).

Die *Scheidenwand* ist mit 3 mm Wandstärke relativ dünn und besteht lediglich aus (nicht verhorntem) Plattenepithel und einer darunterliegenden dünnen Schicht aus glatter Muskulatur und Bindegewebe. Das Sekret der Scheide setzt sich zusammen aus dem Sekret der Zervixdrüsen, aus abgestoßenen vaginalen Epithelzellen und aus durch die Scheidenschleimhaut hindurchgetretener Flüssigkeit (Transsudat). Aus dem Glykogen der abgeschilferten Zellen entsteht mit Hilfe von Milchsäurebakterien *Milchsäure* **(Laktat),** die für das typisch saure Milieu der Vagina (pH ≤ 4,5) verantwortlich ist. Das saure Milieu schützt vor Krankheitskeimen.

Bei sexueller Erregung und der Kohabitation (➤ 20.5.4) wird ein Schleim sezerniert, der das Eindringen des Penis und die Bewegungen erleichtert. Vor allem ältere Frauen haben häufig Schmerzen beim Geschlechtsverkehr **(Dyspareunie)** wegen einer zu wenig befeuchteten Vaginalschleimhaut. Östrogensalben oder -zäpfchen und Gleitcremes können hier Abhilfe schaffen.

20.3.6 Äußere weibliche Geschlechtsorgane

Schamlippen

Die behaarten **großen Schamlippen** *(Labia majora pudendi)* begrenzen die **Schamspalte** *(Rima pudendi)*. Sie enthalten Talg-, Schweiß- und Duftdrüsen (➤ Abb. 20.17).

Die **kleinen Schamlippen** *(Labia minora pudendi)* werden oft erst beim Spreizen der großen Schamlippen sichtbar. Sie sind haarlose Hautfalten mit zahlreichen Talgdrüsen. Zwischen den kleinen Schamlippen liegt der Scheidenvorhof, vor ihnen die Klitoris.

Scheidenvorhof

In den von den kleinen Schamlippen begrenzten **Scheidenvorhof** *(Vestibulum vaginae)* mündet vorne die bei der Frau nur etwa 4 cm lange **Harnröhre** *(Urethra)* und etwas weiter hinten der **Scheideneingang** *(Introitus vaginae)*. Durch die sehr kurze Harnröhre der Frau kommt es leicht zu Blasenentzündungen durch aufsteigende Keime (➤ 19.5.6).

Erwähnenswert sind außerdem der **Vorhofschwellkörper,** der dem Harnröhrenschwellkörper des Mannes entspricht, die zahlreichen **kleinen Vorhofdrüsen** sowie die paarigen **großen Vorhofdrüsen** *(Glandulae vestibulares majores, Bartholin-Drüsen)* in den kleinen Schamlippen, die durch ihr Sekret den Scheidenvorhof feucht halten und wegen der nicht seltenen schmerzhaften Entzündungen *(Bartholinitis)* klinische Bedeutung haben.

Klitoris

Die **Klitoris** *(Kitzler)* ist ein bis zu 3 cm langer Schwellkörper, der als rundes Knöpfchen vorne zwischen den großen Schamlippen hervorragt. Seine Schleimhaut ist reichlich mit sensiblen Nervenendigungen versorgt. Die Klitoris ist wie der

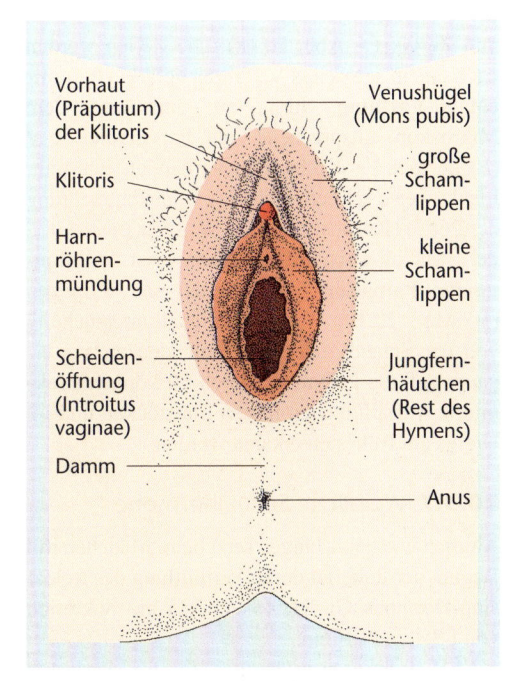

Abb. 20.17 Die Vulva einer erwachsenen Frau.

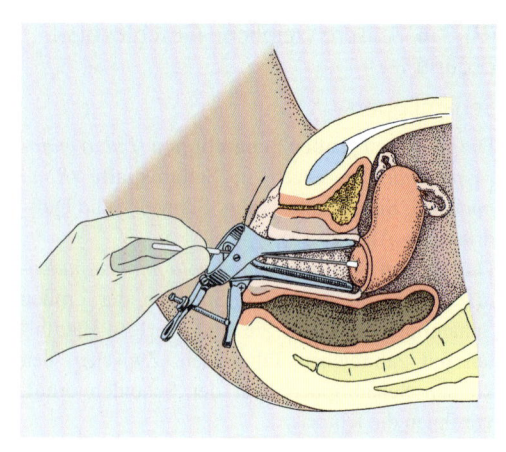

Abb. 20.18 Abnahme eines zytologischen Abstrichs aus der Zervix.

männliche Penisschwellkörper *erektil*, das heißt bei sexueller Stimulation schwillt sie an und richtet sich bis zu einem gewissen Grad auf (➤ 20.5.4).

Vulva

In der Klinik werden häufig der **Schamberg** (*Mons pubis, Venushügel*), die **Schambehaarung** (*Pubes*), die **großen** und **kleinen Schamlippen**, die **Klitoris** sowie der **Scheidenvorhof** einschließlich seiner Drüsen und der Harnröhrenöffnung unter dem Begriff **Vulva** zusammengefasst.

Gynäkologische Früherkennungs- und Kontrolluntersuchung

Nach der Erhebung der Anamnese beginnt die Untersuchung in der Regel mit der Inspektion der Vulva, wobei der Arzt z. B. auf Entzündungen und **Fluor** (*Scheidenausfluss*) achtet. Es folgt die **Spekulumuntersuchung.** Das ist die Betrachtung von Scheide und Portio mit Hilfe spezieller *Spekula* („Spiegel"), die die Scheide entfalten und die Portio sichtbar werden lassen. Dabei entnimmt der Arzt einen **zytologischen Abstrich** aus Portio und Zervix (➤ Abb. 20.18). Die Zellen werden nach einem speziellen Verfahren gefärbt (**Papanicolaou-Färbung**, kurz *Pap*) und unter dem Mikroskop entsprechend den Pap-Stadien I–V (I = normal, V = Krebszellen vorhanden) beurteilt. Idealerweise schließt sich eine Lupenbetrachtung der Portio (**Kolposkopie**) an. Weiterer Bestandteil der gynäkologischen Untersuchung ist die **bimanuelle Palpation** von Uterus und Adnexen (➤ Abb. 20.19). Eine Ultraschalluntersuchung von der Scheide oder den Bauchdecken aus ergänzt ggf. die Palpation. Durch sie können strukturelle Auffälligkeiten in den Eierstöcken und im Uterus am frühesten erkannt werden.

20.3.7 Weibliche Sexualhormone

Ähnlich wie beim Jungen setzt beim Mädchen mit Beginn der Pubertät durch Vermittlung des Releasing-Hormons Gn-RH (➤ 11.2.1) die Sekretion von FSH und LH ein.

- **FSH** (*follikelstimulierendes Hormon*) fördert in der ersten Zyklushälfte die Follikelreifung zum Graaf-Follikel und die Ausschüttung von Östrogenen aus den Eierstöcken
- **LH** (*luteinisierendes Hormon*) bewirkt in der Zyklusmitte zusammen mit dem FSH den Eisprung (➤ Abb. 20.21) und die Umwandlung des Graaf-Follikels in den **Gelbkörper** (*Corpus luteum*). Dieser produziert seinerseits das Gelbkörperhormon Progesteron sowie in geringeren Mengen Östrogene.

Wirkungen von Östrogenen und Progesteron

Die Wirkungen der weiblichen Sexualhormone sind vielfältig (➤ Abb. 20.20). Östrogene (am wichtigsten **Östron, Östradiol, Östriol**):

- Fördern in der Pubertät die Ausprägung der primären und sekundären Geschlechtsmerkmale (z. B. Brustentwicklung)
- Bewirken im Eierstock Eireifung und Selektion („Auswahl") des Tertiärfollikels
- Bestimmen den Aufbau des Endometriums besonders in der ersten Zyklushälfte
- Sichern in der Schwangerschaft zusammen mit den Östrogenen aus der Plazenta Anpassung des mütterlichen Organismus sowie Wachstum und Entwicklung des Kindes
- Bereiten die Brust zur Milchbildung und -abgabe vor
- Haben eiweißaufbauende (anabole) Effekte – aber schwächer als bei den männlichen Androgenen
- Fördern Knochenaufbau- und -wachstum
- Begünstigen Wassereinlagerungen in den Geweben
- Bestimmen Muster von Fettansatz sowie Körperbehaarung
- Wirken auf das ZNS und beeinflussen so die Stimmung und das Verhalten.

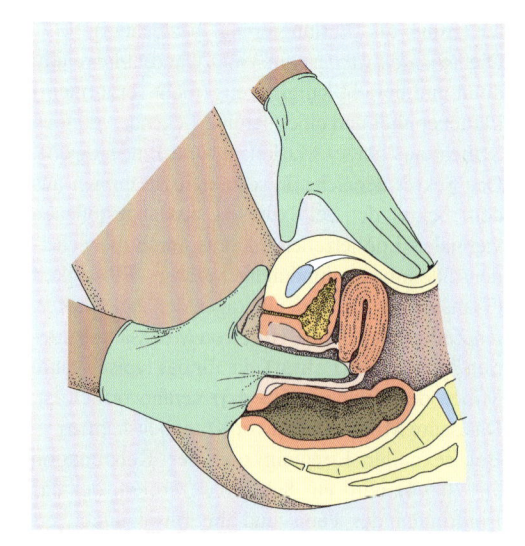

Abb. 20.19 Die bimanuelle Palpation bei der gynäkologischen Untersuchung des Uterus. Der Untersucher führt ein bis zwei Finger der einen Hand in die Scheide ein und schiebt die Gebärmutter nach vorne oben. Mit der äußeren Hand sind Größe, Form, Konsistenz und Beweglichkeit gegen den Widerhalt der inneren Hand zu beurteilen.

Progesteron:
- Bereitet das Endometrium auf die Aufnahme der Frucht in der zweiten Zyklushälfte vor
- Führt zur Erhöhung der Körperkerntemperatur in der zweiten Zyklushälfte
- Lässt den Zervixschleim zäher werden
- Verhindert nach der Befruchtung die Menstruation und unterstützt in der Frühschwangerschaft die Einnistung und das Wachstum des Embryos
- Stellt die Gebärmutter in der Schwangerschaft ruhig („das eigentliche Schwangerschaftshormon")
- Bereitet die Milchbildung in den Brüsten vor.

Prolaktin und Oxytocin ➤ 21.8, ➤ 21.9.2, ➤ Abb. 21.35

20.3.8 Menstruationszyklus

In den rund 35–40 Jahren zwischen dem Beginn der monatlichen Blutungen (*Menarche* ➤ 20.4) und ihrem Aufhören (*Menopause*) treten außer während Schwangerschaft und einer kurzen Phase zu Beginn der Stillzeit im Bereich des Endometriums periodische Veränderungen auf. Diese werden von dem Regelkreis Hypothalamus – Hypophyse – Eierstöcke und den entsprechenden Hormonen verursacht und sollen in regelmäßigen Abständen optimale Bedingungen für die Einnistung einer befruchteten Eizelle schaffen. Parallel dazu wird in der Mitte dieser 25–35 Tage dauernden Periode (**Menstruationszyklus**) ein befruchtungsfähiges Ei bereitgestellt.

Wechselwirkungen zum Gesamtorganismus

Es bestehen enge Wechselbeziehungen zwischen dem Menstruationszyklus und dem Gesamtorganismus:

- Über das *limbische System* (➤ 8.8.7) beeinflussen psychische Faktoren die Gn-RH-Ausschüttung. Hierdurch wird verständlich, warum bei übergroßem Stress oder in Notzeiten bei vielen Frauen die Monatsblutung aussetzt (z. B. *Kriegsamenorrhoe*)
- Umgekehrt wirken die vom Ovar ausgeschütteten Sexualhormone nicht nur auf die Geschlechtsorgane, sondern auch auf die übrigen Zellen des Körpers; durch ihre Wirkung auf das ZNS bestimmen sie das gesamte menschliche Verhalten wesentlich mit.

Phasen des Menstruationszyklus

> **Weiblicher Zyklus**
>
> Ein Menstruationszyklus dauert im Mittel 28 Tage (25–35 Tage), mit geringen Schwankungen im reproduktionsfähigen Alter. Er beginnt mit dem ersten Tag der Menstruationsblutung und endet mit dem Tag vor Einsetzen der nächsten Menstruation.

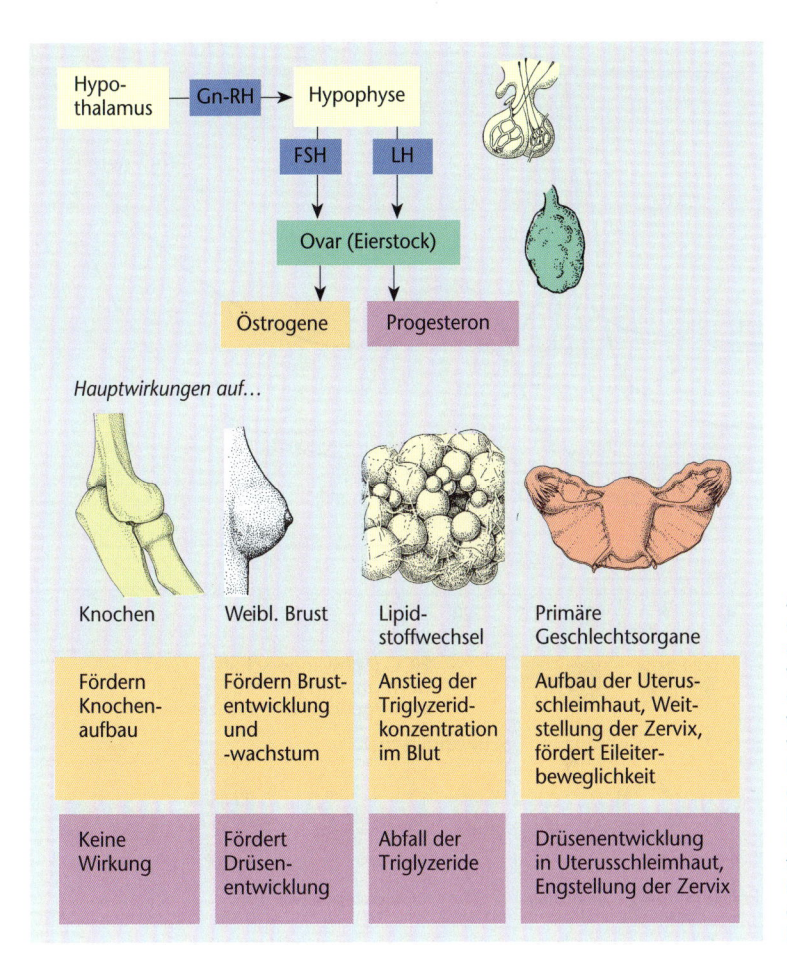

Abb. 20.20 Die Wirkungen der beiden weiblichen Sexualhormone. Östrogene (am wichtigsten Östron, Östradiol, Östriol) und Progesteron werden unter dem Einfluss von FSH und LH hauptsächlich in den Eierstöcken gebildet. Sie haben unterschiedliche Wirkungen auf die Körperorgane. Die orangefarbenen Felder zeigen die Haupteffekte der Östrogene, die violetten Felder die des Progesterons.

Der Menstruationszyklus (➤ Abb. 20.21) wird in vier Phasen unterteilt. Da der Beginn der Regelblutung ein deutlich bemerkbares Ereignis ist, wird paradoxerweise mit dem Ende des Zyklus begonnen, denn die *Menstruation,* die Abstoßung des Endometriums, markiert das Ende des periodischen Prozesses.

Menstruation *(Regelblutung, Mens, Desquamationsphase).* Während der 3–7 Tage dauernden Menstruation löst sich die Funktionalis in Stücken ab und wird mit insgesamt 50–100 ml Blut vermischt ausgestoßen. Dies wird von teils recht schmerzhaften, durch Prostaglandine (➤ 3.5.3) ausgelöste Uteruskontraktionen unterstützt. Gegen Ende der Menstruation kommt es durch östrogenbedingte Aufbauvorgänge innerhalb der Funktionalis zum Stillstand der Blutung. Durch den Abbau von Gerinnungsfaktoren und die Aktivierung der Fibrinolyse (➤ 12.5.5) im Uterus gerinnt das Menstruationsblut nicht.

Proliferationsphase *(Aufbauphase, Follikelphase, östrogene Phase).* Vom 5.–14. Tag wird die Funktionalis wieder aufgebaut. Neue Gefäße sprossen ein, die Drüsen beginnen zu wachsen. Die Proliferation wird durch steigende Östrogenausschüttung der Follikel ausgelöst, die erneut in den Eierstöcken heranreifen (➤ 20.3.2). Die ansteigenden Östrogene fördern die Abgabe von FSH und LH aus der Hypophyse *(positive Rückkopplung* ➤ 11.1.7). Um den 14. Zyklustag herum wird durch die stark zunehmende Ausschüttung des LH der Eisprung ausgelöst.

Sekretionsphase *(Lutealphase, gestagene Phase).* Die Sekretionsphase dauert vom 15. Tag bis kurz vor der nächsten Menstruation. Durch die nach dem Eisprung in Gang kommende Sekretion von Progesteron wachsen die Drüsen stark und bilden reichlich Sekret. Glykogen, die Speicherform der Glukose, wird eingelagert. So wird das Endometrium auf die Aufnahme einer befruchteten Eizelle vorbereitet. Dringt ein befruchtetes Ei in die Funktionalis ein, so ernährt diese während der ersten zwei Wochen die Eianlage (➤ 21.3.1). Die hohen Progesteronspiegel wirken im Sinne einer *negativen Rückkopplung* auf die Hypophyse.

Ischämiephase. Kommt es nicht zur Befruchtung der Eizelle, bildet sich der Gelbkörper (➤ 20.3.2) zurück und stellt seine Progesteronproduktion ein. Die Arterien im Endometrium ziehen sich zusammen, die Schleimhaut schrumpft, die Durchblutung der Funktionalis nimmt stark ab. Die entstehende Minderdurchblutung *(Ischämie)* führt zum Absterben der Funktionalis; einwandernde Leukozyten setzen zusätzlich eiweißspaltende Enzyme frei. Diese oft nur wenige Stunden dauernde Ischämiephase leitet die Menstruation ein.

Zyklusstörungen und -beschwerden

Ein Stimmungstief in den Tagen vor der Periode **(prämenstruelles Syndrom)** ist häufig. Die meisten Frauen haben dann v.a. zu Beginn der Menstruation leichtere Beschwerden, die sie aber im Beruf und in der Freizeit nicht beeinträchtigen. Starke, krampfartige Schmerzen im Unterleib unmittelbar vor und während der Menstruation, häufig verbunden mit einem allgemeinen Krankheitsgefühl, haben jedoch Krankheitswert und werden als **Dysmenorrhoe** bezeichnet.

Bezüglich der Blutungsstärke und -häufigkeit sind viele Störungen möglich. Die ausbleibende Blutung heißt **Amenorrhoe**. Auch Zwischenblutungen, zu seltene oder zu häufige Zyklen, zu schwache oder zu starke, lang anhaltende Blutungen kommen vor. Zyklen ohne Eisprung *(anovulatorische Zyklen)* sind einfach durch die tägliche Basaltemperaturmessung (➤ 20.5.8, ➤ Abb. 20.33) festzustellen.

Klimakterium

Zwischen dem 45. und 55. Lebensjahr stellen die Eierstöcke ihre Tätigkeit allmählich ein. Die Eierstöcke sprechen immer weniger auf die Hypothalamus- und Hypophysenhormone an, die Östrogen- und Progesteronproduktion sinkt, die Regelblutungen werden seltener und setzen schließlich endgültig aus. Diese Jahre dauernde Phase hormoneller Umstellung ist das **Klimakterium** *(Wechseljahre).* Der Zeitpunkt der letzten Regelblutung wird als **Menopause** bezeichnet, er liegt bei etwa 51 Jahren. Danach beginnt die **Postmenopause**.

Klimakteriumsbeschwerden

Hormonspiegelabfall und -mangel können Auswirkungen auf Körper und Psyche der Frau haben, u.a.:
- Hitzewallungen, Schweißausbrüche und fleckige Hautrötungen
- Stimmungslabilität, depressive Phasen, Nervosität, Schlafstörungen
- Herzrhythmusstörungen, Schwindel
- Gewichtszunahme, Figuränderung.

Später zeigen sich Atrophien im Urogenitalbereich (trockene Scheide, Risikoerhöhung für Harnwegsinfekte) und Knochenabbau *(Osteoporose* ➤ 5.4), (arteriosklerosebedingte) Herz-Kreislauf-Erkrankungen (➤ 15.1.4) nehmen zu.

Die Beschwerden und insbesondere die subjektiv empfundene Beeinträchtigung sind individuell sehr unterschiedlich. Dabei spielen zahlreiche Faktoren eine Rolle, auch psychosoziale (z. B. vorhandene Coping-Strategien, familiäre Situation, berufliche Perspektiven).

Viele Symptome sind durch die regelmäßige Einnahme niedrig dosierter Östrogene und Gestagene zu bessern, auch der Osteoporose wird durch eine **Hormonersatztherapie** wirksam vorgebeugt. Leider kann der Preis dafür aber bei Langzeiteinnahme hoch sein (u.a. Risikoerhöhung für das Mammakarzinom, ➤ 11.1.7, ➤ 20.3.10, und thromboembolischer Erkrankungen). Daher werden Hormonpräparate heute seltener und kürzer als früher eingesetzt. Von dieser *systemischen* Hormongabe abzugrenzen ist die *lokale* Anwendung von Östrogenen, die oft gut gegen die urogenitalen Beschwerden wirkt, aber keine Wirkungen auf den Gesamtorganismus hat.

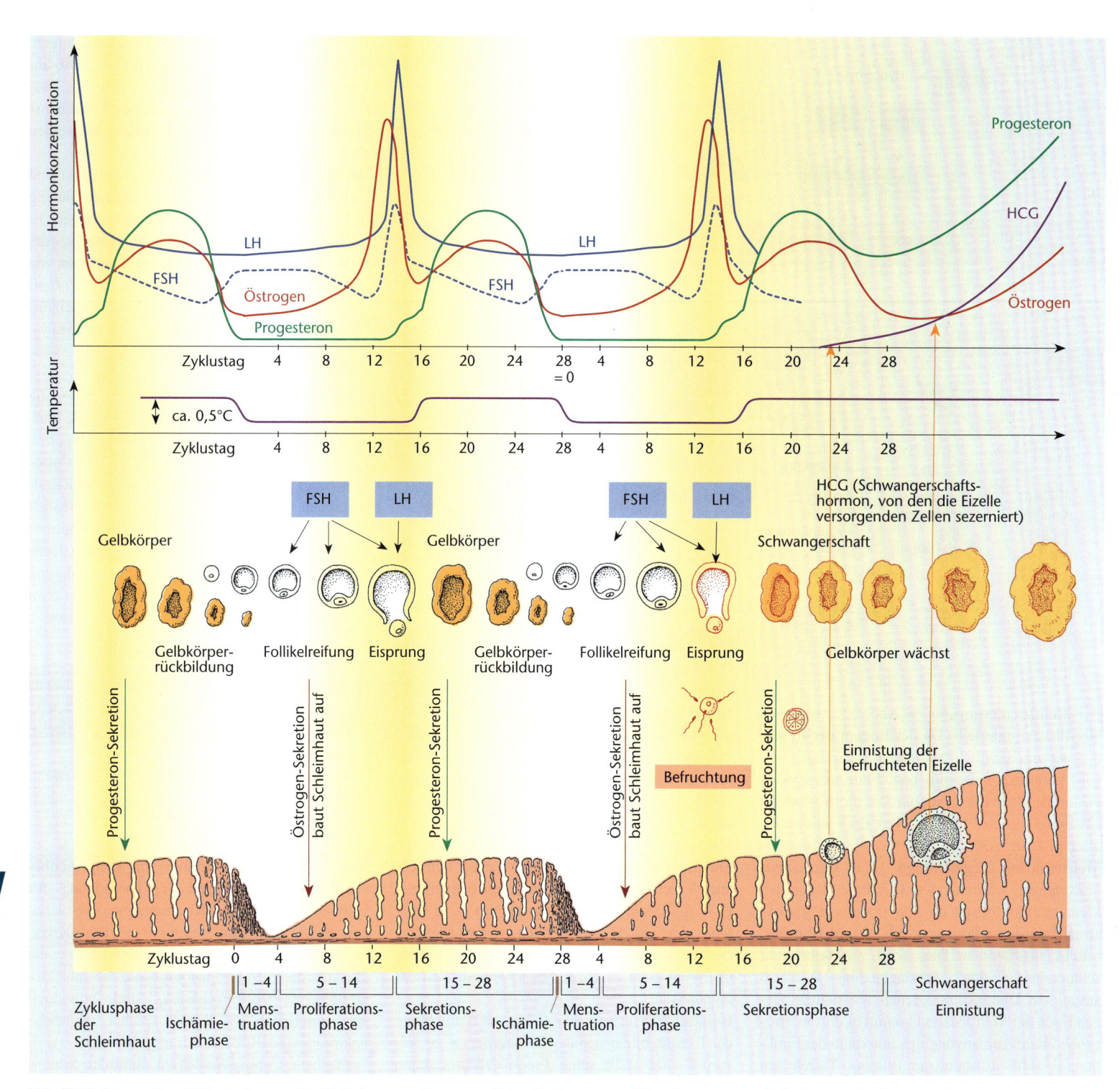

Abb. 20.21 Schema der wichtigsten hormonellen Veränderungen, der morgendlichen Basaltemperatur (Körperkerntemperatur), der Vorgänge in den Eierstöcken und in der Gebärmutterschleimhaut im Menstruationszyklus. Kommt es zur Befruchtung und zur Einnistung des Eies, so stirbt der Gelbkörper nicht ab, sondern wächst weiter bei steigender Progesteronbildung. Das Hormon HCG wird bei Eintreten einer Schwangerschaft durch die Zellen gebildet, welche die befruchtete Eizelle versorgen, hierauf beruhen Schwangerschaftstests. Auch die hoch bleibende Temperatur ist ein Hinweis auf die Schwangerschaft.

Jahre des Wechsels

Für etliche Frauen sind die Wechseljahre Jahre des Wechsels, nicht nur in hormoneller Hinsicht. Das Leben vieler heute 50-jähriger Frauen war – trotz zunehmender Berufstätigkeit der Frau – geprägt von Familienarbeit und Rückstellen eigener Bedürfnisse. Fast alle Menschen ziehen zwischen Mitte vierzig und Mitte fünfzig eine Art Zwischenbilanz, setzen sich auseinander mit ihrem bisherigen Leben, dem Älterwerden und auch unerfüllten Wünschen. Bei Frauen wird dies oft durch die Ablösung der Kinder vom Elternhaus ausgelöst, die nicht selten mit dem Klimakterium zusammenfällt.

Entsprechend sind Wechseljahresbeschwerden nicht immer Ausdruck nur des hormonellen Umbruchs und somit pflanzliche wie Hormonpräparate keine Allheilmittel. Viele Frauen brauchen Unterstützung, (wieder) zu sich selbst zu finden, evtl. neue Lebensziele zu entwickeln und zu verwirklichen. Wechsel ist immer Abschied und Beginn zugleich. Mit 50 haben Frauen mit der heutigen Lebenserwartung noch etwa die Jahre einer Generation vor sich!

20.3.9 Weibliche Brust

Die **Brüste** *(Mammae)* der Frau zählen zu den *sekundären Geschlechtsmerkmalen* und funktionell zu den Fortpflanzungsorganen.

Entwicklung der Brust

Zu Beginn der Pubertät bildet sich beim Mädchen aus der flachen Anlage des Drüsenkörpers innerhalb von 1–3 Jahren unter dem Einfluss von Östrogenen und Progesteron die weibliche Brustdrüse aus (▶ Abb. 20.22). Sie ist aus 15–20 Drüsenlappen (Lobi) aufgebaut, die durch lockeres Bindegewebe voneinander getrennt sind. Die Lappen der Brustdrüse setzen sich aus kleineren Läppchen (Lobuli) und diese wieder aus **Milchsäckchen** *(Alveolen)* zusammen, die von einem Zylinderepithel ausgekleidet werden. Jeder Lappen mündet mit einem Milchausführungsgang **(Ductus lactiferus)** auf der **Brustwarze** *(Mamille* ▶ Abb. 20.23). Die Brustdrüse ist in ein mehr oder minder ausgeprägtes Fettpolster eingelagert, das auch für Brustgröße und -form verantwortlich ist.

Die endgültige Entwicklung der Milchsäckchen erfolgt jedoch erst in der ersten Schwangerschaft. Beim Milcheinschuss (▶ 21.9.2) zum Beginn der Stillperiode erreicht die Brust ihre maximale Größe.

20.3.10 Mammakarzinom

Das **Mammakarzinom** *(Brustkrebs)* ist der häufigste bösartige Tumor der Frau. In Deutschland erkranken jährlich rund 57 000 Frauen, auch jüngere, neu an Brustkrebs. Aufklärungskampagnen und Krebsfrüherkennungsuntersuchungen haben erfreulicherweise das Erkennen früher Stadien ohne Metastasen ansteigen lassen. In etwa 80 % geht das Karzinom von den Ductus lactiferi (▶ 20.3.9) aus *(invasives duktales Karzinom),* in 10–15 % von den Lobuli *(invasives lobuläres Karzinom).*

Bedeutung der Brust

Mit keinem anderen Körperteil verbinden Frauen ihre weibliche Identität stärker als mit den Brüsten (ihrem *Busen* in der Umgangssprache). Sie sind nicht nur (lebens)notwendig für das Neugeborene (▶ 21.9.2), sondern seit Urzeiten Objekt der Erotik und Quelle der Lust. Die meisten Frauen sind auf einen schönen Busen stolz, zeigen ihn mehr oder minder freimütig und bedienen sich zahlreicher Hilfsmittel zur Verschönerung, wenngleich der jeweilige Zeitgeist sehr unterschiedliche Vorstellungen von dem Idealbusen hatte und hat.

Umso verständlicher sind Betroffenheit und Verlustgefühl, wenn eine oder beide Brüste operativ entfernt werden müssen. Zur Überwindung dieses psychischen Traumas wirkt sich neben liebevoller Zuwendung durch den Partner der Austausch mit anderen Patientinnen in einer Selbsthilfegruppe für viele Frauen positiv aus.

Außerdem werden die Frauen rechtzeitig über die Möglichkeiten von Büstenhalterprothesen, einer operativen Protheseninplantation oder eines Wiederaufbaus der Brust aus körpereigenem Gewebe informiert.

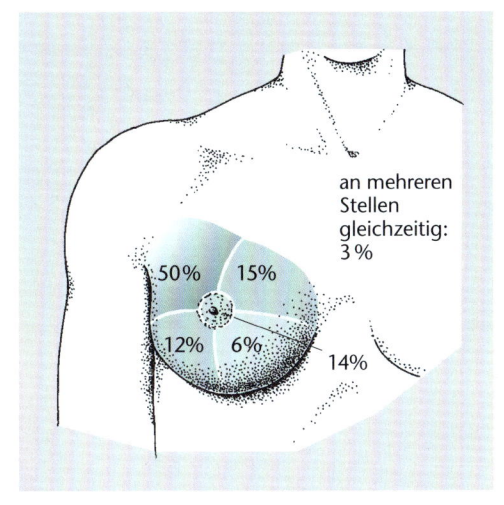

Abb. 20.24 Häufigkeitsverteilung der Mammakarzinome auf die Quadranten und die Brustwarzenregion. Am häufigsten entwickelt sich ein Karzinom im oberen äußeren Quadranten.

Warnzeichen

Auf einen Tumor (Lokalisation innerhalb der Brust ▶ Abb. 20.24) können hindeuten:
› Knoten (auch solche, die „schon immer" da waren)
› Absonderungen aus der Brustwarze (Sekrete, Blut)
› Verlust der Verschiebbarkeit des Drüsengewebes auf dem Brustmuskel
› (Neu aufgetretene) Asymmetrien der Brüste
› Hautveränderungen wie z. B. „Orangenhaut", Hauteinziehungen an der Brust oder Einziehung der Brustwarze.

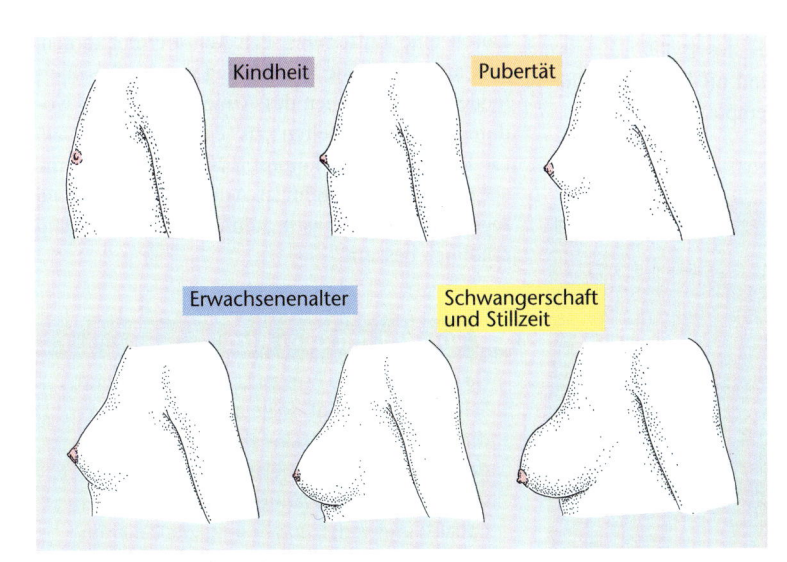

Abb. 20.22 (oben): Entwicklung der Brustdrüse: Brustform in der Kindheit, in der Pubertät, im Erwachsenenalter und in der Schwangerschaft.

Abb. 20.23 (rechts): Feinbau der weiblichen Brust (Sagittalschnitt). Die Brust setzt sich aus 15–20 Lappen zusammen, die selbst wieder aus vielen kleinen Läppchen bestehen. Jedes Läppchen ist aus vielen Milchsäckchen aufgebaut. In der unteren Hälfte der Abb. ist der Feinbau während der Stillperiode dargestellt. Die Milchsäckchen sind voll entwickelt. Die obere Bildhälfte zeigt das Brustgewebe in der Ruhephase.

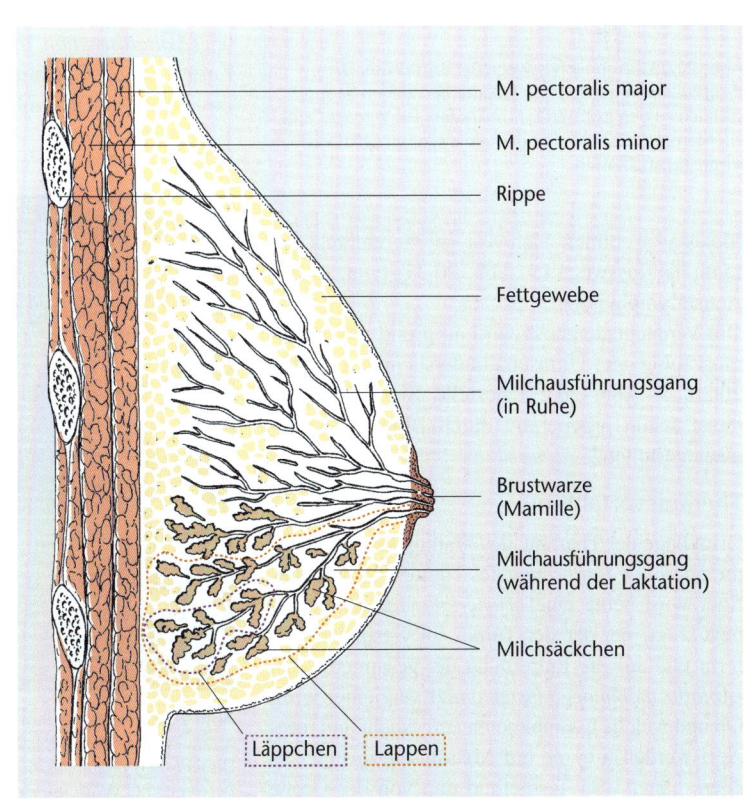

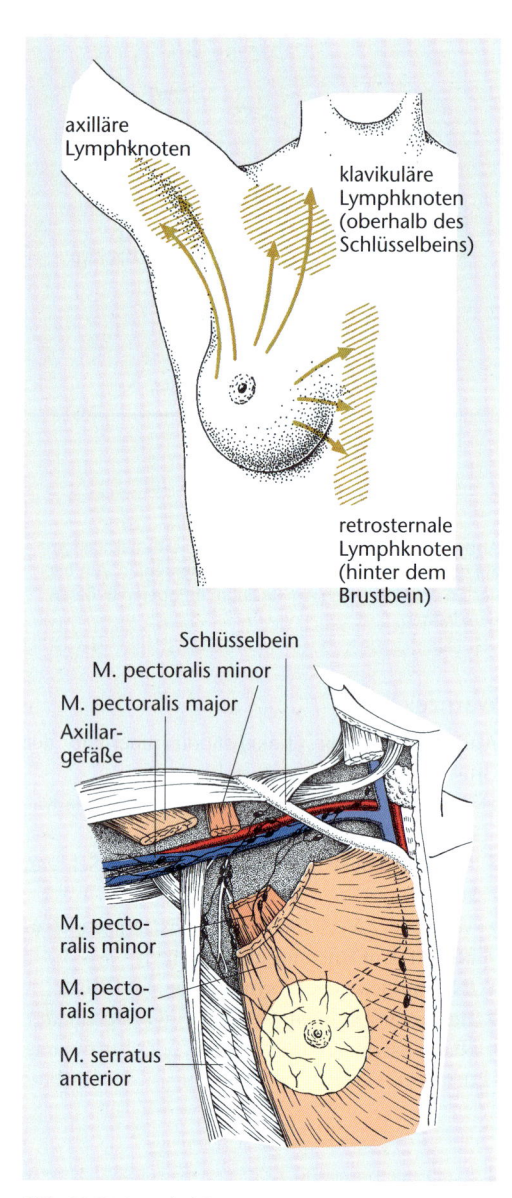

Abb. 20.25 Lymphabflusswege der Brustdrüse. Die Lymphbahnen der äußeren Quadranten ziehen hauptsächlich zu den axillären Lymphknoten. Bei Verdacht auf ein Mammakarzinom sind deshalb diese Lymphknoten sorgfältig abzutasten.

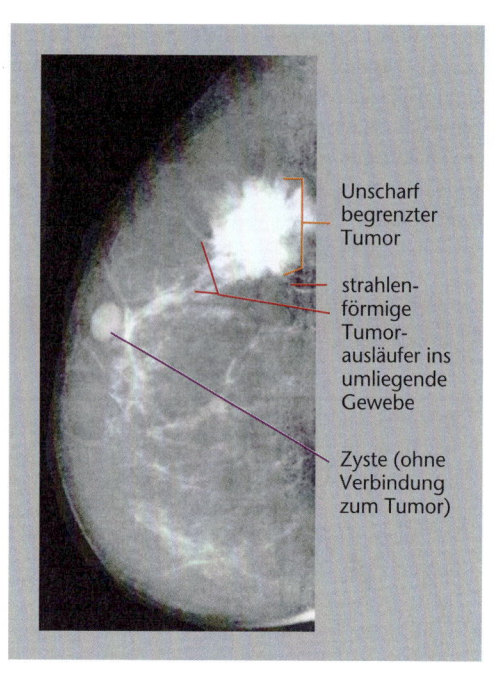

Abb. 20.26 Mit Hilfe der Mammographie, einer speziellen Röntgentechnik, lässt sich ein Karzinom oft frühzeitig erkennen. Bei dieser Patientin wurde vom Pathologen der aufgrund dieser Mammographie geäußerte Verdacht auf ein unscharf begrenztes, invasiv wachsendes Karzinom bestätigt. Der links davon gelegene, kleine, scharf abgrenzbare Rundherd war eine gutartige Zyste. [B117]

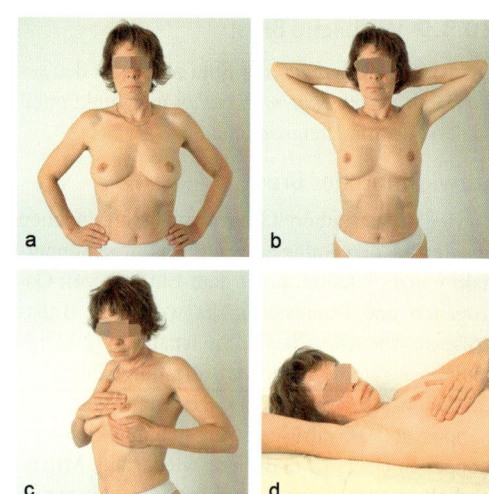

Abb. 20.28 Selbstuntersuchung der Brust. Die Untersuchung umfasst das Betrachten der Brüste vor dem Spiegel bei herabhängenden (a) und bei erhobenen Armen (b) sowie das Abtasten beider Brüste im Stehen (c) und im Liegen (d) einschließlich der Achselhöhlen. [K115]

Metastasen bilden sich vor allem entlang der Lymphabflusswege (➤ Abb. 20.25), v. a. in den Achsellymphknoten.

Die Verdachtsdiagnose wird aufgrund von Mammographie oder Ultraschalluntersuchung (➤ Abb. 20.26, ➤ Abb. 20.27) gestellt. Sie wird heute meist schon präoperativ durch Biopsie histologisch gesichert.

Therapieverfahren

Grundlage der Therapie des Mammakarzinoms ist die *operative Entfernung* des Tumors. Immer häufiger wird heute eine *brusterhaltende Operation* bevorzugt, bei der der Tumor im Gesunden entfernt und auf die Entfernung der gesamten Brust (*Ablatio mammae, Mastektomie*) verzichtet wird. Ob und welche Lymphknoten aufgesucht und reseziert werden, um sie auf Metastasen zu untersuchen, hängt vom Tastbefund und von der Größe des Brusttumors ab. Bei Knoten < 2 cm wird in der Regel nur noch der *erste Lymphknoten des Abflusses* entfernt, der *Sentinel-* oder **Wächterlymphknoten**. Diesen findet man durch Einspritzen einer radioaktiven Substanz oder Blaulösung in der Nähe des Tumors. Folgeschäden (Lymphödem) sind dabei weit seltener als bei der früher üblichen Entfernung von ungefähr zehn Achsellymphknoten (*Axilladissektion, axilläre Ausräumung*). Zusätzlich zur Operation sind oft Strahlen-, Chemo- oder (Anti-)Hormontherapie notwendig:

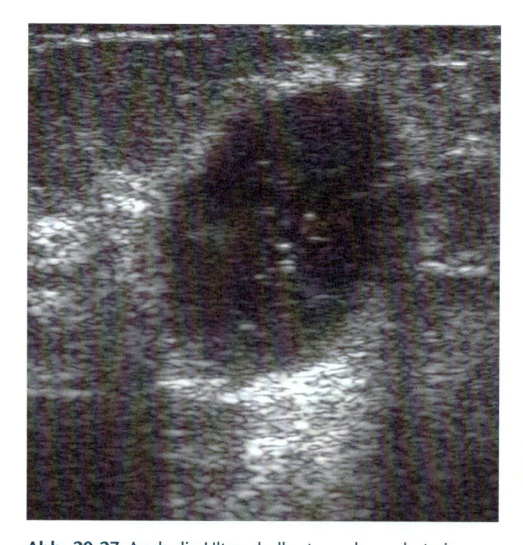

Abb. 20.27 Auch die Ultraschalluntersuchung hat einen festen Platz bei der Untersuchung der weiblichen Brust. Dieser scharf begrenzte, flüssigkeitsgefüllte Herd war, wie bereits vorher vermutet, eine gutartige Zyste. [T078]

> Eine postoperative *Strahlentherapie* der betroffenen Brustseite vermindert in erster Linie das Risiko eines Wiederauftretens des Tumors am gleichen Ort (*Lokalrezidiv*) nach brusterhaltender Operation
> Etwa 60–75 % der Mammakarzinome wachsen *hormonabhängig*, d.h. ihr Wachstum wird durch weibliche Geschlechtshormone gefördert. Zum Standard gehört hier heute neben Operation und Bestrahlung die Therapie mit einem *Antiöstrogen* (z. B. Tamoxifen) über mehrere Jahre
> Eine prä- und/oder postoperative Chemotherapie soll kleinste, noch nicht fassbare Fernmetastasen zerstören und ggf. die Operabilität verbessern.

Durch eine Entfernung der Achsellymphknoten, aber auch durch die Bestrahlung werden die ableitenden Lymphbahnen des Armes geschädigt, wodurch es nicht selten zu einem *Lymphödem* (➤ 12.6.2) im Arm kommt. *Lymphdrainage* (eine spezielle Massagetechnik), Armhochlagerung und regelmäßige Gymnastik können die Schwellung erheblich bessern.

Vorsicht mit dem Arm

Da der betroffene Arm zu Entzündungen und Schwellungen neigt, sollte an ihm keine Blutdruckmessung und keine Blutabnahme durchgeführt werden. Überbelastung, monotone Bewegungen, starke Wärmeeinwirkung (Sonnenbaden!) und Verletzungen sollte die Patientin am betroffenen Arm vermeiden.

Krebsfrüherkennung

Bösartige Tumoren an den Geschlechtsorganen gehören bei Frauen wie Männern zu den häufigsten Krebserkrankungen. Je früher sie erkannt werden, desto besser sind die Heilungschancen.

Daher hat der Gesetzgeber die Krankenkassen verpflichtet, die Kosten für jährliche **Krebsfrüherkennungsuntersuchungen** (je nach Organ ab einem bestimmten Lebensalter) zu übernehmen. Leider lässt die Inanspruchnahme insbesondere bei Männern zu wünschen übrig.

In Deutschland wird Frauen zusätzlich die monatliche *Selbstuntersuchung* der Brüste einschließlich der Achselhöhlen (➤ Abb. 20.28) empfohlen, am besten kurz nach der Menstruation. Diese Selbstuntersuchung darf aber keinesfalls die ärztliche Untersuchung ersetzen.

20.4 Entwicklung der Geschlechtsorgane

Vorgeburtliche Entwicklung

Bis etwa zur siebten Entwicklungswoche unterscheiden sich ein weiblicher und ein männlicher Embryo nicht in Körperform oder Organstruktur **(Indifferenzstadium)**. Ohne Einfluss der Gonaden bzw. der Hormone entwickelt sich die indifferente Anlage in eine weibliche Keimanlage. An- oder Abwesenheit des Y-Chromosoms induziert dann die Entwicklung zum Hoden bzw. Eierstock, danach die Bildung der weiteren inneren und äußeren Geschlechtsorgane.

Nachgeburtliche Entwicklung und Pubertät

Ab einem Alter von etwa elf Jahren beginnt bei den Mädchen, etwa zwei Jahre später bei den Jungen der pubertäre Wachstumsschub (➤ Abb. 22.11), bedingt durch die pulsatile Freisetzung von Gn-RH und dadurch der eigentlichen Sexualhormone. Diese stammen zunächst aus der Nebennierenrinde, weshalb man auch von *Adrenarche* spricht.

Die Ausschüttung von LH und FSH setzt in Eierstöcken bzw. Hoden die Ei- bzw. Samenzellbildung und die Hormonbildung in Gang. Sie führen zum Wachstum der Geschlechtsorgane und zur Ausbildung der sekundären Geschlechtsmerkmale (➤ Abb. 20.29). Als einschneidendes Ereignis erleben junge Mädchen mit 11–15 Jahren ihre erste **Menstruationsblutung** *(Menarche)*. Jungen haben im Schnitt erst mit 13–15 Jahren ihren ersten, meist unwillkürlich durch Träume ausgelösten **Samenerguss** *(Spermarche)*.

Die Fähigkeit zur Fortpflanzung wird jedoch erst rund 1–2 Jahre später erreicht. Erst dann kommt es zu Ovulationen bzw. werden erst danach genügend befruchtungsfähige Spermien gebildet.

20.5 Sexualität

20.5.1 Triebfeder unseres Verhaltens

Sexualität wurde lange fast ausschließlich mit Fortpflanzung in Verbindung gebracht. Was über den unmittelbar biologischen Aspekt der Sexualität hinausging, wurde durch die Kirche, die Gesellschaft oder die elterliche Erziehung mit Tabus belegt.

Wissenschaftler zählen die Sexualität zu den *biologischen Trieben* wie Hunger und Durst. Unter **Trieben** versteht man vereinfacht ausgedrückt solche Verhaltensweisen, die der Selbst- und Arterhaltung dienen und genetisch verankert sind. Der „Sexualtrieb" nimmt allerdings insofern eine Sonderrolle ein, als er für das *momentane* Überleben keine Rolle spielt. Viele Menschen verbringen sogar ihr gesamtes Leben ohne sexuelle Kontakte. Trotzdem prägt der Sexualtrieb entscheidend das menschliche Verhalten, weil er zur Erfüllung umfassender sozialer und seelischer Bedürfnisse verhilft – etwa die nach Vertrautheit, Zärtlichkeit, Nähe und Leidenschaft. Schon als Baby erfahren wir das Leben auch über Berührungen, Zärtlichkeit und Körperkontakte, und diese „Sprache" behalten wir ein Leben lang. Der Sexualtrieb bestimmt also in einem weit umfassenderen Sinn unser Leben mit.

20.5.2 Sexualität in den verschiedenen Lebensabschnitten

Sexualität in der Jugend

In der Pubertät beginnt die Orientierung zum anderen Geschlecht:
> Der Kontakt mit dem anderen Geschlecht wird zunächst meist über die „Clique" (Gruppe Gleichaltriger) aufgenommen
> Mit im Mittel 15 Jahren wird die erste Zweierbeziehung eingegangen
> Zwischen 16 und 17 Jahren haben etwa 60 % der Mädchen und 50 % der Jungen bereits Geschlechtsverkehr gehabt.

Sexualität im Erwachsenenalter

Ca. 90 % aller Erwachsenen in den Industriestaaten bevorzugen als Lebenspartner einen etwa gleichaltrigen Menschen des anderen Geschlechtes. Sie streben also eine **heterosexuelle** (hetero = entgegengesetzt) **Beziehung** an. Ein kleiner Teil der Menschen bevorzugt *gleichgeschlechtliche* Lebenspartner **(Homosexualität),** oder es besteht eine Neigung zu Sexualpartnern beiderlei Geschlechts **(Bisexualität).**

Für die erste Kontaktaufnahme bei der Partnerwahl ist körperliche Attraktivität sicher (mit)entscheidend. Für die langfristige Partnerbindung sind rein statistisch die Chancen einer dauerhaften Zweierbeziehung besonders günstig, wenn:
> Herkunft, Bildung und Ausbildung zusammenpassen
> Lebensstil und Lebensziele bezüglich Familie und Beruf ähnlich sind
> Überzeugungen (z. B. bezüglich Menschenbild, Religion und Sexualität) harmonisieren.

Im echten Leben jedoch erfolgt die Partnerwahl weniger nach solchen Vernunftkriterien. Hierzu liefert die Evolutionsbiologie interessante Erklärungsansätze. So suchen Frauen ihre Partner – zumindest unbewusst – mit danach aus, ob sie bereit und z. B. aufgrund bisheriger beruflicher Leistung in der Lage scheinen, sie und das Kind während der langen Erziehungsphase ausreichend zu unterstützen *(paternal investment)*. Männer achten (zumindest unbewusst) auf Merkmale, die bei ihrer Partnerin auf Nachkommen hoffen lassen, also etwa weiblichen Körperbau. Es ist davon auszugehen, dass noch viele weitere uns unbewusste Faktoren eine Rolle spielen.

Die meisten Menschen unseres Kulturkreises wünschen mit *einem* Sexualpartner zusammenzuleben, und die lebenslange **Monogamie** *(Einehe)* ist hierzulande die Idealvorstellung. Dies gelingt aus den verschiedensten Gründen nicht immer – „Affären" sind häufig und fast 50 % der neu geschlossenen Ehen in Deutschland werden wieder geschieden. Monogamie hat allerdings gerade für das Aufziehen von Kindern große Vorteile im Sinne eines stabilen Gerüstes verlässlicher Bezugspersonen.

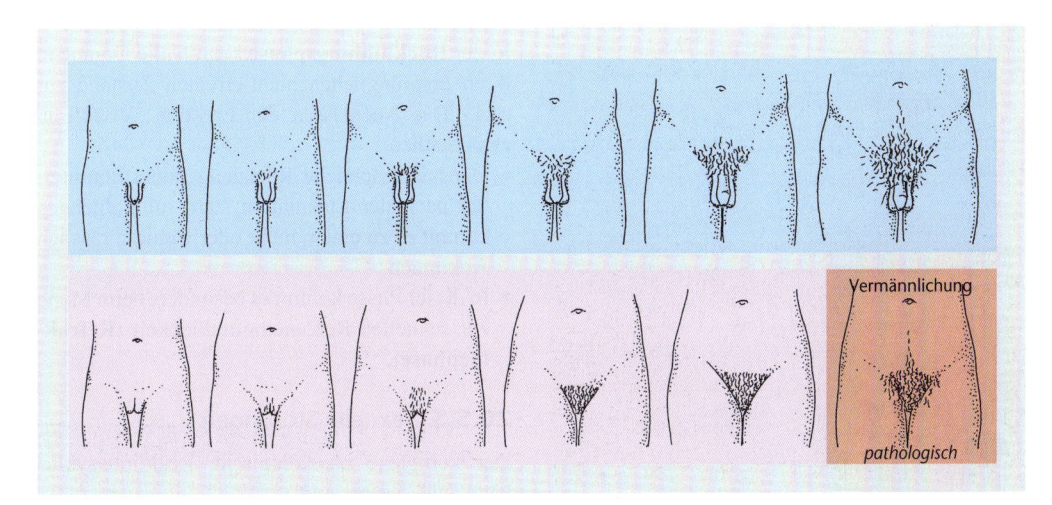

Abb. 20.29 Ausbildung der Schambehaarung (*Pubes,* daher *Pubarche* bzw. *Pubertät*) beim Jungen und beim Mädchen. Eine zum Nabel ansteigende Schambehaarung bei Mädchen mit Übergreifen auf die Oberschenkel weist auf eine vermännlichende Hormonstörung hin.

Sexualität im Alter

Sexualität im Alter wurde lange tabuisiert. Jedoch haben ältere Menschen über 65 Jahre häufig noch regelmäßig Geschlechtsverkehr, sofern ein Partner vorhanden ist, und fehlende Möglichkeiten zur Sexualität können Gefühle der Vereinsamung verschlimmern. Glücklicherweise wird heute der Wunsch nach Sexualität auch in dieser Altersgruppe mehr und mehr gesellschaftlich akzeptiert (➤ 23.2.9).

20.5.3 Formen sexueller Begegnung

Abgesehen von den Möglichkeiten der Reproduktionsmedizin, bei der die Vereinigung der Gameten im Reagenzglas stattfindet (➤ 20.5.7), ist der **Koitus** *(Geschlechtsverkehr, Kohabitation, Beischlaf)* die einzige Form sexuellen Verkehrs, bei der es zur **Befruchtung** *(Empfängnis, Konzeption)* kommen kann. Das Wort „Koitus" bezeichnet das Einführen des erigierten Penis in die Vagina (➤ Abb. 20.30).

Andere häufiger ausgeübte Formen menschlichen sexuellen Verhaltens sind der *manuelle (manus* = Hand), *orale (os* = Mund) oder *anale Verkehr (anus* = Darmausgang). *Selbstbefriedigung* (**Masturbation**) wird von den meisten Menschen in erster Linie zu Beginn der Geschlechtsreife, bei Fehlen eines Partners oder auch als normales Sexualspiel ausgeübt.
Von den meisten Paaren wird aber der Koitus weiterhin am häufigsten praktiziert.

20.5.4 Sexueller Reaktionszyklus

Der **sexuelle Reaktionszyklus** während des Koitus verläuft beim weiblichen und männlichen Geschlecht prinzipiell gleich und wird vom vegetativen Nervensystem vermittelt (➤ Tab. 8.1). Es lassen sich vier Phasen unterscheiden: Erregungs-, Plateau-, Orgasmus- und Rückbildungsphase (➤ Abb. 20.31).

Erregungsphase

Die unterschiedlichsten Reize, so zum Beispiel der Anblick des Partners, sein Geruch oder Erinnerungen, können erotische Empfindungen auslösen. Besonders aber führt die Berührung bestimmter Körperregionen, der *erogenen Zonen,* zu sexueller Erregung. Zu den erogenen Zonen gehören die Eichel des Mannes, die Klitoris und die Brustwarzenbereiche der Frau, die Hautbezirke um Mund und Anus und die Innenseiten der Oberschenkel.
Sexuelle Erregung äußert sich u.a. durch gesteigerte Aufmerksamkeit und Wohlbefinden sowie Wärmegefühl in Bauch und Lenden. Pulsfrequenz, Blutdruck und Muskelspannung steigen, Hautrötungen treten auf, die Atmung wird schneller. Beim Mann füllen sich die Penisschwellkörper, es kommt zur *Erektion.* Bei der Frau wird während der **Erregungsphase** von der Scheidenwand und den Drüsen am Scheidenvorhof ein schleimiges Sekret abgesondert, wodurch die Scheide angefeuchtet und ein Eindringen des erigierten Penis oder die manuelle Stimulation der Klitoris erleichtert wird. Schamlippen und Klitoris schwellen an, die Brustwarzen stellen sich auf.

Plateauphase

Die Merkmale der Erregungsphase prägen sich in der **Plateauphase** weiter aus. Zunehmende sexuelle Erregung entsteht durch rhythmische Bewegungen des Penis in der Scheide und Stimulierung von Klitoris und Eichel durch Berührung und Reibung.

Orgasmusphase

Der Höhepunkt sexueller Erregung ist der **Orgasmus** (= „lustvolle Erregung"), der als intensivster körperlicher Genuss empfunden wird. Während der nur wenige Sekunden andauernden Orgasmusphase kommt es bei der Frau zur Verengung des unteren Scheidendrittels mit Kontraktionen der Beckenbodenmuskulatur und des Uterus. Beim Mann wird die Samenflüssigkeit durch unwillkürliche Kontraktionen der Samengänge, der Harnröhre, der Muskeln an der Peniswurzel und schließlich des Penis in das hintere Scheidengewölbe geschleudert (*Samenerguss* oder **Ejakulation**). Weder für die biologische Funktion noch für die Befriedigung beider Partner ist ein gleichzeitiger Orgasmus notwendig. Die Frau kann mehrere Orgasmen nacheinander erleben.

Rückbildungsphase

In der **Rückbildungsphase** kehren alle Organe in ihren ursprünglichen nicht-erregten Zustand zurück. Das Nachlassen der Erektion verläuft in zwei Stadien:
> Der hauptsächliche Rückgang findet unmittelbar nach der Ejakulation statt, im Folgenden kommt es zu einem mehr oder weniger raschen Abklingen
> In dieser Phase kommt es besonders beim Mann zur sexuellen Reizunempfindlichkeit (**Refraktärphase**).

20.5.5 Sexuelle Störungen

Der komplexe physiologische Reaktionszyklus kann auch gestört sein:
> **Anorgasmie** bezeichnet die Unfähigkeit, zum Orgasmus zu gelangen. Sie kann körperliche (selten) oder seelische Ursachen (Konflikte,

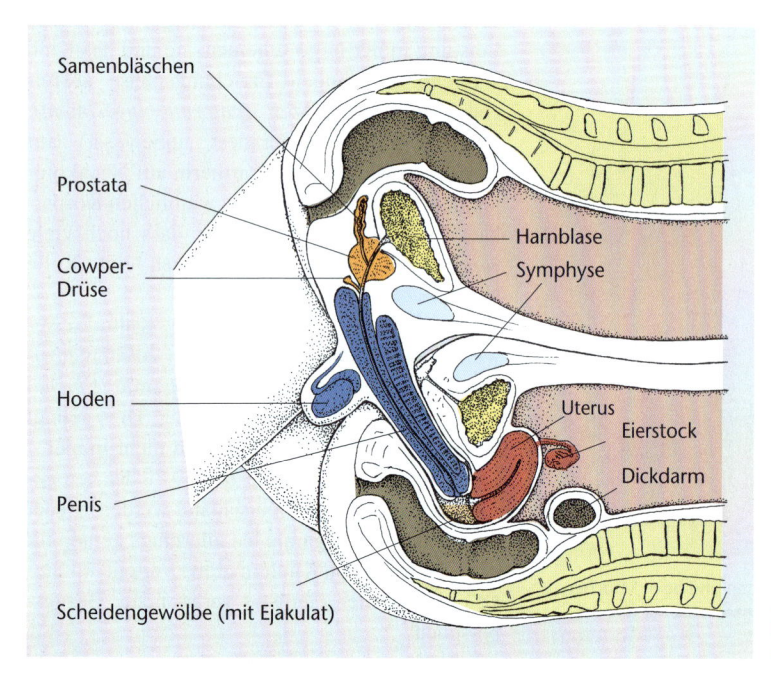

Abb. 20.30 Lage der weiblichen und männlichen Sexualorgane beim Koitus.

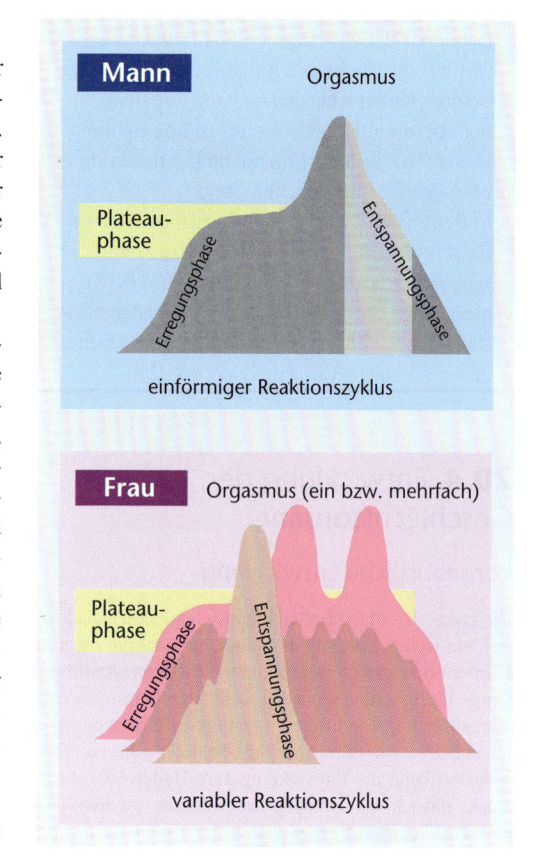

Abb. 20.31 Der sexuelle Reaktionszyklus von Mann (oben) und Frau (unten). Bei Frauen ist die Variabilität der Reaktionsmuster größer, hier drei typische Verläufe.

Abneigung gegen den Partner, falsche „Technik") haben
› **Impotenz** *(erektile Dysfunktion, Impotentia coeundi)* ist die Unfähigkeit des Mannes zur Erektion oder zum befriedigenden Beischlaf mit rechtzeitigem Samenerguss. Sie ist von der Zeugungsunfähigkeit *(Impotentia generandi)* abzugrenzen.

Eine länger bestehende Impotenz ist am häufigsten auf folgende körperliche Ursachen zurückzuführen:
› Alkoholmissbrauch und Diabetes mellitus
› Medikamente bzw. deren Nebenwirkungen – etwa die zur Hochdrucktherapie und bei der koronaren Herzkrankheit verordneten Beta-Rezeptoren-Blocker (➤ 14.7.2)
› Vorgerücktes Lebensalter: Jenseits des 70. Lebensjahres nimmt die Erektionsfähigkeit bei vielen Männern stark ab.

Nachlassende Manneskraft

„Wenn ein Mann weiß, dass die Epoche seiner stärksten Potenz nicht die ausschlaggebendste der Weltgeschichte ist – das ist schon sehr viel" hat Kurt Tucholsky den „Herren Männern" ins Stammbuch geschrieben.
Warum auch immer: Viele Männer fühlen sich bei Potenzproblemen gleich als Versager. Dabei ist die *zeitweilige* Impotenz häufig durch seelische Konflikte bedingt – z. B. Angst und Stress am Arbeitsplatz, Probleme mit der Partnerin oder Angstphantasien. Auch macht vielen Männern die neue Selbstständigkeit von Frauen in Beruf und Familie zu schaffen. Dann helfen keine teuren Wundermittel, sondern viel Zeit und Entspannung sowie eine persönliche Strategie zur Konfliktbearbeitung sind gefragt.

Potenz auf Rezept?
PDE5*(Phosphodiesterase-5)***-Hemmer** (z. B. Viagra®) haben mittlerweile einen festen Platz in der Behandlung der erektilen Dysfunktion. Sie hemmen den Abbau des zyklischen GMP (cGMP, ➤ 20.2.8), das die Blutzufuhr in den Penis bei sexueller Stimulierung steigert. Voraussetzung ist allerdings das Vorhandensein sexueller Begierde – Zärtlichkeit oder Libido können PDE5-Hemmer nicht auslösen.

20.5.6 Sexuell übertragbare Krankheiten

Durch den intensiven Schleimhautkontakt beim Geschlechtsverkehr (GV) können auch solche Keime übertragen werden, die sehr empfindlich gegenüber Umwelteinflüssen und deshalb unter „normalen" Umständen nicht übertragbar sind. Man unterscheidet die *klassischen Geschlechtskrankheiten*, die *nahezu ausschließlich* durch GV übertragen werden, von den Infektionen, die *auch oder überwiegend* durch GV entstehen. Beide werden unter dem Begriff **sexuell übertragene Krankheiten** (engl. *sexually transmitted diseases*, STD) zusammengefasst. In der Regel ist die Behandlung *beider* Partner erforderlich.

Vier klassische Geschlechtskrankheiten

Die vier klassischen Geschlechtskrankheiten machen heute allenfalls 10 % der sexuell übertragenen Erkrankungen aus. Meldepflichtig ist nur noch die Lues.
Am häufigsten ist die **Gonorrhoe** *(Tripper)*, die durch das Kugelbakterium *Neisseria gonorrhoeae* verursacht wird und hoch ansteckend ist. Neben einer milden *Urethritis* (Entzündung der Harnröhre) kann die Gonorrhoe bei Frauen zur Unfruchtbarkeit führen, wenn sie auf Uterus, Eileiter und Eierstöcke übergreift. Den Mann führen deutliche Schmerzen beim Wasserlassen sowie ein eitrigmilchiger Ausfluss zum Arzt. Antibiotika sind sehr wirksam (➤ Abb. 20.32).
Etwa hundertmal seltener als die Gonorrhoe, dafür aber (unbehandelt) umso folgenschwerer ist die *Syphilis* **(Lues)**, verursacht durch Infektionen mit *Treponema pallidum* – einem spiralförmigen Bakterium. Im frühen Stadium heilt die Erkrankung durch Antibiotika rasch aus. In späteren Stadien sind schwere Schäden u.a. an ZNS und Aorta möglich.
Zu den klassischen Geschlechtskrankheiten zählen außerdem der **weiche Schanker** und die **venerische Lymphknotenentzündung**, die beide hierzulande selten geworden sind.

Weitere sexuell übertragene Krankheiten

Einige Unterarten der **Chlamydien** und **Mykoplasmen** (➤ Tab. 13.3) gehören zu den häufigsten Erregern der sexuell übertragenen **unspezifischen Urogenitalinfekte** bei Frauen wie Männern. Nicht selten verlaufen die Entzündungen symptomarm und werden daher (zunächst) nicht antibiotisch behandelt. Bei einem Aufsteigen der Infektion können aber Fruchtbarkeitsstörungen die Folge sein.
Feigwarzen *(Condylomata acuminata)* werden durch *humane Papilloma-Viren (HPV)* hervorgerufen. Die spitzen Wärzchen im Bereich von Penis, Vulva, Analregion oder Zervix können vereinzelt auftreten, aber bei massivem Befall auch zu blumenkohlähnlichen Gebilden führen. Papilloma-Viren der Subtypen 16, 18, 31 und 45 wird eine bedeutende Rolle bei der Entstehung des Zervixkarzinoms zugeschrieben. Vom jetzt verfügbaren Impfstoff wird ein Rückgang der Erkrankungshäufigkeit erhofft (➤ 13.6.4, ✚).
Auch das *Protozoon* (➤ Tab. 13.3) **Trichomonas vaginalis** wird überwiegend sexuell übertragen (➤ Abb. 20.32). Hier ist es v.a. die Partnerin, die mit schaumigem, nach Fisch riechendem Vaginalausfluss **(Fluor)** und Brennen, evtl. auch starkem Juckreiz den Arzt aufsucht, während bei Männern die Infektion oft stumm verläuft. Diese Infektion ist bei beiden Partnern gut, z. B. mit Metronidazol (Clont®), behandelbar.
Viele weitere (virale) Erkrankungen werden neben dem Kontakt über Blut und Blutprodukte auch durch ungeschützten Sexualverkehr übertragen. Hierzu gehören *Hepatitis B* und (seltener) *Hepatitis C* (➤ 17.10.6), *Herpes genitalis* (➤ 13.10.2) und die *HIV-Infektion* (➤ 13.10.5). Vor allen diesen Erkrankungen schützen Kondome.

20.5.7 Unfruchtbarkeit (Sterilität)

Leere Wiege

Etwa jedes siebte Paar bleibt ungewollt kinderlos. In jeweils etwa 30 % liegt die Ursache der Kinderlosigkeit bei der Frau, beim Mann oder bei beiden. In den übrigen 10 % bleibt die Ursache unklar. Bei der Frau beginnt ab 30 Jahren die Fruchtbarkeit deutlich abzunehmen. Im Alter von 35 Jahren beträgt die ungewollte Kinderlosigkeit bereits 30 %. Die biologische Uhr tickt!

Die häufigsten Ursachen der **Sterilität** *(Unfruchtbarkeit)* sind bei der *Frau:*
› *Fehlender Eisprung* (z. B. durch hormonelle Störungen oder Stress)
› *Eileiterverklebungen* (z. B. nach Eileiterentzündung oder bei Endometriose)
› *Altersbedingt abnehmende Fruchtbarkeit.*

Von der Sterilität abgegrenzt wird die **Infertilität** der Frau, das ist die Unfähigkeit zum Austragen der Schwangerschaft nach erfolgter Empfängnis. Hier sind z. B. *habituelle* (gehäufte) *Fehlgeburten* zu nennen.
Beim *Mann* stützt sich die Sterilitätsdiagnostik im Wesentlichen auf die mikroskopische und funktionelle Spermaanalyse.
Entsprechend der vielfältigen Ursachen sind auch die Behandlungswege sehr unterschiedlich mit hormonellen Behandlungen (z. B. Stimulierung des Eisprungs), mikrochirurgischen Operationen zur Wiedereröffnung verschlossener Ei- oder Samenleiter und auch psychotherapeutischen Therapien. Große Fortschritte in der **Reproduktionsmedizin** *(technisch assistierte Reproduktion)* haben die

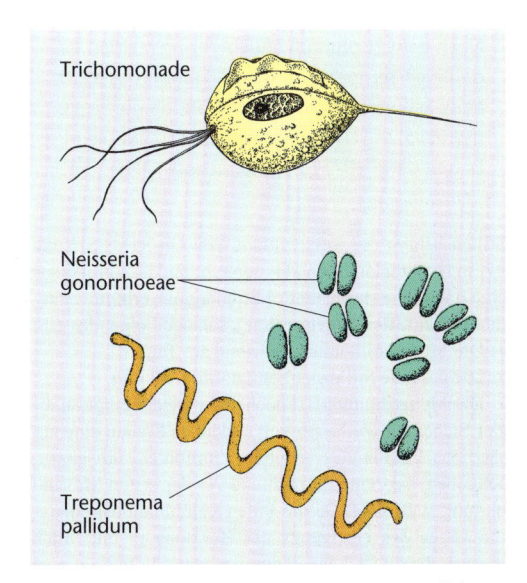

Abb. 20.32 Neisseria gonorrhoeae, Treponema pallidum und Trichomonas vaginalis im mikroskopischen Bild. [B116]

Therapiemöglichkeiten erweitert: Zu nennen sind hier beispielsweise:
> Die **künstliche Insemination,** bei der Sperma mit Hilfe einer Sonde vor den Muttermund, in die Zervix oder die Uterushöhle gebracht wird
> Die **In-vitro-Fertilisierung** (kurz *IVF, in vitro* = im Reagenzglas), das ist die Befruchtung außerhalb des Körpers mit nachfolgender Übertragung (Transfer) der etwa zwei Tage alten Frucht in die Gebärmutterhöhle
> Der **intrazytoplasmatische Spermientransfer** (kurz *ICSI*), also das Einbringen eines Spermiums direkt in die Eizelle.

Enthält das Sperma keine funktionstüchtigen Spermien, können die zur Befruchtung notwendigen Spermien bzw. Spermatozoen evtl. aus Nebenhoden oder Hoden gewonnen werden.

20.5.8 Empfängnisverhütung

Die meisten Paare wenden zumindest zeitweise empfängnisverhütende Maßnahmen an. Diese verhindern entweder die Befruchtung der Eizelle oder das Einnisten der befruchteten Zelle in das Endometrium. Ihre Sicherheit wird mit dem **Pearl-Index** (Versagerquote bei 100 Frauen pro Jahr) ausgedrückt. Eine absolut zuverlässige (das wäre Pearl-Index null) *und* dabei nebenwirkungsfreie Methode der **Empfängnisverhütung** *(Kontrazeption)* gibt es nicht.

Natürliche Verhütungsmethoden

Natürliche Verhütungsmethoden greifen weder in den Hormonhaushalt ein noch machen sie Manipulationen am Genitale notwendig. Sie begrenzen den Geschlechtsverkehr auf die unfruchtbaren Tage im Zyklus. Ihr Problem besteht darin, die fruchtbaren Tage des ca. 28-tägigen Zyklus *im Voraus* zu bestimmen.
Ihr Erfolg setzt voraus, dass:
> Die Partner ihr Sexualverhalten entsprechend disziplinieren können
> Die Lebensführung regelmäßig ist (z. B. keine Nachtarbeit)
> Der Zyklus regelmäßig ist.

Sehr unsicher (Pearl-Index bis 35) ist der **Coitus interruptus.** Hier wird der zunächst ungeschützt begonnene vaginale Geschlechtsverkehr unmittelbar vor dem Samenerguss unterbrochen und der Penis aus der Vagina herausgeführt.
Ebenfalls wenig zuverlässig (Pearl-Index bis 20) ist die **periodische Enthaltsamkeit nach Knaus-Ogino** *(Kalendermethode),* bei der die unfruchtbaren Tage aufgrund des *Menstruationskalenders,* d.h. der Aufzeichnungen der letzten Menstruationen im Kalender, berechnet werden. Bei einem 26- bis 30-tägigen Zyklus nimmt Knaus die fruchtbare Phase vom 9.–17., Ogino vom 8.–19. Zyklustag an.
Bei der **Temperaturmethode** misst die Frau morgens vor dem Aufstehen ihre *Basaltemperatur.* Die *sicher* unfruchtbare Zeit beginnt am dritten Tag nach dem gestagenbedingten Temperaturanstieg kurz nach dem Eisprung (➤ Abb. 20.33) und endet

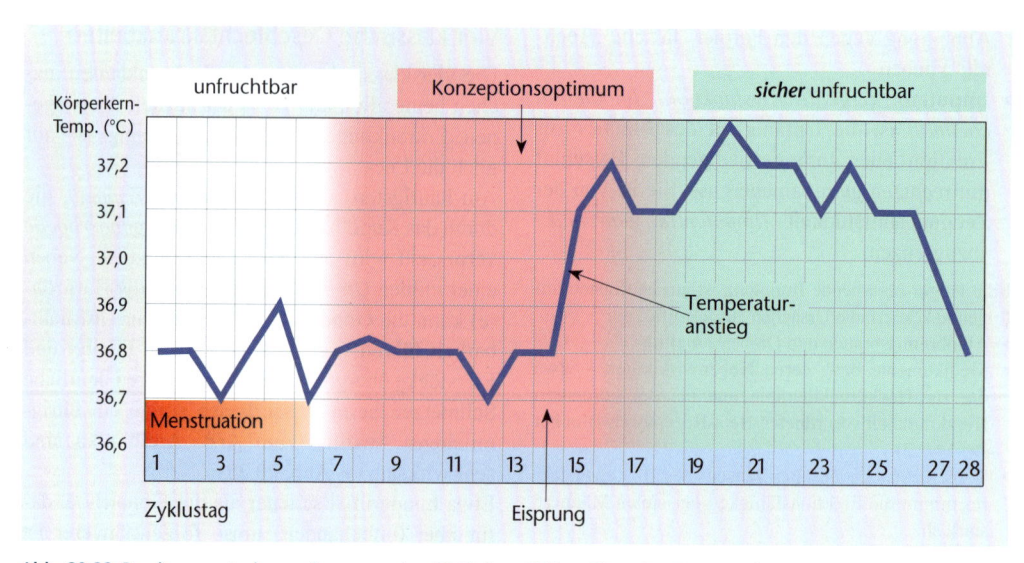

Abb. 20.33 Basaltemperaturkurve eines normalen 28-tägigen Zyklus. Die grüne Zone markiert die sicher unfruchtbare Phase vom dritten Tag des Temperaturanstiegs bis zur Menstruation. Die unfruchtbaren Tage direkt nach der Menstruation dauern bis sieben Tage vor dem frühesten gemessenen Temperaturanstieg. Diese erweiterte Form der Basaltemperaturmethode ist weniger zuverlässig, da durch Zyklusverschiebungen ein früherer Eisprung als in den vorangegangenen Zyklen beobachtet möglich ist.

mit der Menstruation. Die Temperaturmethode gilt als die zuverlässigste *natürliche* Verhütungsmethode. Bei fiebrigen Erkrankungen, Stress und anderen Störfaktoren ist die Basaltemperaturkurve des betreffenden Monats nicht verwertbar.

> **Wichtig: Wissen!**
>
> Junge Menschen wissen oft erschreckend wenig über die Hintergründe der natürlichen Verhütungsmethoden und riskieren leichtfertig eine Schwangerschaft, die oft nicht zur Lebens- oder Berufssituation passt.
> Spermien nach dem Verkehr haben in der Gebärmutter eine relativ lange Überlebenszeit, bis zu sieben Tage! Selbst bei regelmäßigem Zyklus und Eisprung am Tag 14 ist ab Tag 7 des Zyklus bei ungeschütztem Verkehr eine Schwangerschaft möglich, bei evtl. früherem Eisprung noch früher! Nach dem Eisprung – gesichert durch einen eindeutigen Temperaturanstieg – nimmt das Risiko einer Schwangerschaft schnell ab, da die Eizelle nur etwa 24 Stunden befruchtungsfähig bleibt. Es gibt dann 10–11 richtig „sichere" Tage.

Stillen hemmt die Ausschüttung von Gn-RH, FSH und LH in Hypothalamus und Hypophyse und ist somit quasi eine natürliche (hormonelle) Empfängnisverhütungsmethode **(Laktationsamenorrhoe),** solange Folgendes gilt:
> Die Mutter stillt mind. sechsmal am Tag
> Die gesamte Stilldauer beträgt mind. 80 min.
> Die Monatsblutung hat noch nicht wieder eingesetzt.
Zur Sicherheit wird auch voll stillenden Frauen eine zusätzliche Empfängnisverhütung empfohlen, um auszuschließen, dass eine Befruchtung vor der ersten Monatsblutung stattfindet. Da die Pille (Kombinationspräparate) wegen des Übergangs der Hormone in die Milch kontraindiziert ist, können nur mechanische Verhütungsmittel (z.B. Kondom), die Spirale oder die Minipille in der Stillperiode eingesetzt werden.

Mechanische und chemische Verhütungsmethoden

Wohl gebräuchlichste mechanische Verhütungsmethode ist das **Kondom** *(Präservativ).* Es wird kurz vor dem Geschlechtsverkehr über den erigierten (steifen) Penis gestreift und fängt das Sperma auf. Nach dem Geschlechtsverkehr muss der Penis mit dem Kondom aus der Vagina gezogen werden, bevor er erschlafft, damit kein Sperma in die Scheide gelangen kann. Vorteile des Kondoms sind fehlende Nebenwirkungen und ein weitgehender Schutz vor Infektionen (z. B. HIV-Infektionen) bei insgesamt guter Zuverlässigkeit (Pearl-Index ca. 4).
Diaphragma und **Portiokappe** (➤ Abb. 20.34) sollen das Eindringen der Spermien in die Gebärmutter verhindern. Während das Diaphragma nur für den Verkehr in die Scheide eingeführt wird, wird die Portiokappe kurz nach der Menstruation eingesetzt und bleibt bis kurz vor der nächsten Regelblutung im Körper. Empfehlenswert ist, das Diaphragma zusätzlich mit **Spermiziden** *(spermienabtötenden Cremes)* zu bestreichen. Sowohl beim Diaphragma als auch bei der Portiokappe muss die passende Größe vom Arzt ausgemessen werden. Nachteilig sind die recht hohe Versagerquote (Pearl-Index bis 20) und häufige lokale Reizungen.
Das **Intrauterinpessar** (kurz *IUP,* auch *Intrauterinspirale,* kurz *Spirale*) verhindert die Einnistung des befruchteten Eies (Pearl-Index ca. 2). Die kupferumwickelte Metall- oder Kunststoffspirale wird vom Arzt unter sterilen Bedingungen in die Gebärmutterhöhle eingelegt und kann dort ca. drei Jahre verbleiben. Nachteilig ist neben verstärkten Menstruationen das gehäufte Auftreten von Adnexitiden (➤ 20.3.3) insbesondere bei Frauen, die noch nicht geboren haben (➤ Abb. 20.35). In aller

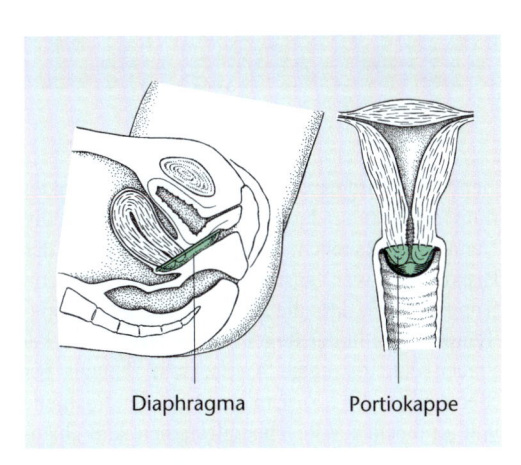

Abb. 20.34 Das Diaphragma (links) besteht aus einem mit Gummi überzogenen, flexiblen Metallring und einer Membran aus dünnem, nachgiebigem Gummi. Die Portiokappe (rechts) ist aus Kunststoff. Sie saugt sich an der Portio fest und bildet einen festen Abschluss zur Vagina.

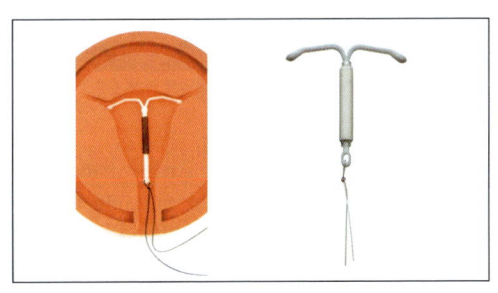

Abb. 20.35 Verschiedene Intrauterinpessare: links eine Kupfer-, rechts eine Hormonspirale. Das Fädchen ragt aus dem Muttermund und dient zur Lagekontrolle und späteren Entfernung der Spirale. [li: J51-080, re: V489]

Regel als **Intrauterinsystem** *(IUS)* abgegrenzt wird eine Sonderform der Spirale, die fünf Jahre geringe Gestagenmengen in die Gebärmutter abgibt (Mirena®). Es ist sehr zuverlässig (Pearl-Index ca. 0,2) und führt eher zu verminderten bis ausbleibenden Menstruationen.

Hormonelle Empfängnisverhütung

Die wohl bekannteste Form der hormonellen Kontrazeption sind die **Ovulationshemmer** *(Antibabypille,* kurz **Pille**). Sie enthalten eine Kombination aus Östrogenen und Gestagenen. Auf jeweils dreiwöchige Einnahme folgt eine einnahmefreie Woche oder die Einnahme einer Scheinpille *(Plazebo)* in der vierten Woche. Während dieser Zeit setzt durch den Hormonentzug die Menstruation ein. Neu ist die mögliche Einnahme im Langzeitzyklus, bei der erst nach 3–6 Monaten eine Einnahmepause erfolgt. Beim prämenstruellen Syndrom oder bei der Endometriose sind seltene Menstruationen von Vorteil. Die Hormone können auch über die Einlage eines **Vaginalringes** oder **Hormonpflasters** zugeführt werden.

Die Wirkung ist die gleiche: Die Hormonzufuhr unterdrückt die LH-Sekretion in der Mitte des Zyklus (➤ Abb. 20.21) und dadurch die Ovulation (daher auch *Ovulationshemmer*). Außerdem wird die Wanderfähigkeit der Spermien durch den Gebärmutterhals erschwert, indem der Zervixschleim wie in den unfruchtbaren Tagen zäh bleibt. Zusätzlich verändern die Hormone den Transport der Eizelle durch die Eileiter und hemmen die Einnistung der Eizelle durch Einfluss auf das Endometrium. Durch den Mehrfachschutz ist die hormonelle Kontrazeption außerordentlich zuverlässig (Pearl-Index 0,1–1). Sie ist auch für junge Frauen mit späterem Kinderwunsch geeignet. Die hormonelle Empfängnisverhütung bessert menstruationsbedingte Beschwerden und verringert das Risiko für einige gutartige Tumoren der Eierstöcke und der Brust sowie für das Ovarial- und das Endometriumkarzinom.

Die meisten Frauen vertragen die Ovulationshemmer gut. Nicht gegeben werden dürfen sie nach tiefen Venenthrombosen (➤ 12.5.7), bei hormonabhängigen bösartigen Tumoren wie dem Mammakarzinom (➤ 20.3.10), einigen Blut- und Lebererkrankungen sowie Raucherinnen über 35 Jahre, da dann das Risiko ernsthafter Nebenwirkungen erheblich erhöht ist.

Die **Minipille,** ein reines Gestagenpräparat, ist hier oft ein Ausweg. Sie ist *kein* Ovulationshemmer, sondern verhindert über den zäh bleibenden Zervixschleim das Eindringen der Spermien in die Gebärmutter. Allerdings muss sie jeden Tag fast zur gleichen Zeit genommen werden und ist die Sicherheit der Antikonzeption nicht gleich gut wie bei den Ovulationshemmern (Pearl-Index 0,5–3). Ähnlich wirken Depotgestagene wie etwa die **Dreimonatsspritze** oder **Gestagendepot-Implantate** (z. B. Implanon®), die in den Arm eingebracht werden. Im Vergleich zur Minipille sind sie sicherer, aber schlechter steuerbar, und das Implantat ist evtl. schwierig zu entfernen.

Die **Morning-after-Pill** *(postkoitale Kontrazeption, Pille danach)* verhindert durch hohe Hormonmengen nicht die *Befruchtung,* sondern die *Einnistung* des befruchteten Eies. Sie ist nur als Notlösung geeignet, z. B. nach Reißen eines Kondoms, aber auch nach einer Vergewaltigung.

Sterilisation

Haben beide Partner in einer Lebensgemeinschaft ihre Kinderwünsche verwirklicht oder bestehen große gesundheitliche Risiken bei der Frau, eine Schwangerschaft auszutragen, so kann sich einer der beiden dauerhaft sterilisieren lassen. Die **Sterilisation** besteht beim Mann in der Unterbrechung des Samenleiters **(Vasektomie)**. Bei der Frau werden die Eileiter durch Durchtrennung, Koagulation oder Applikation von Clips operativ unterbunden, meist im Rahmen einer Bauchspiegelung *(Laparoskopie)*.

Schwangerschaftsabbruch ➤ *21.7.6*

GESUNDHEIT & LEBENSSTIL

20.6 Mann und Frau – der kleine (?) Unterschied

Während Mitte der 70er-Jahre der Unterschied zwischen ihm und ihr von den Feministinnen auf einen kleinen anatomischen Unterschied heruntergeschrieben und die übrigen Ungleichheiten der Erziehung und Tradition in die Schuhe geschoben wurden, gelten heute neue Töne. Zum Beispiel solche: Männer sind anders. Frauen auch.

Jede Menge Unterschiede

Männer und Frauen unterscheiden sich in ihrer Anatomie und Physiologie, im Verhalten oder z. B. in ihren Fähigkeiten, wie sie mit Krankheiten umgehen und diese verarbeiten. Viele der geschlechtstypischen Differenzen halten auch einer strengen Kontrolle durch Physiologen und Anatomen stand. So steuert das Y-Chromosom während der Schwangerschaft nicht nur die primären und sekundären Geschlechtsmerkmale in Richtung Mann. Es sorgt in der Embryonalzeit auch für die Produktion von Testosteron – dem Männlichkeitshormon schlechthin. Damit wird beinahe jede Zelle anders als bei der Frau programmiert. Das doppelte X-Chromosom im weiblichen Körper schützt vor einigen Erkrankungen, die nur auftreten, wenn, wie beim Mann, nur ein X vorhanden ist. Ein Beispiel dafür ist die Bluterkrankheit (▶ 2.13.3, ▶ Abb. 3.6).

Beim Gehirn fängt es an

Nun weiß ja das Baby nicht, ob es Junge oder Mädchen ist und wie es sich zu geben hat. Aber es wurden schon bei den Kleinsten geschlechtsspezifische Unterschiede festgestellt. So suchen Knaben seltener den Blickkontakt zur Mutter. Sie lächeln seltener und bereits früh schneiden die Jungen beim Sprechen schlechter ab. Das gilt auch für den Durchschnittsmann. Gutes räumliches Vorstellungsvermögen ist hingegen von Anfang an eine Domäne des starken Geschlechts.
„Männliches" Verhalten wird durch die Konzentration von Testosteron im Mutterleib bestimmt: je höher, desto „männlicher". Nach Meinung der Wissenschaftler bestimmt diese die Verdrahtungen des Gehirns beim Ungeborenen und fördert je nachdem mehr die weiblichen oder männlichen Verhaltensmuster. Dass Frauen ein kleineres Gehirn haben – wie gelegentlich hämisch bemerkt wird – stimmt zwar. Kompensiert wird dies durch eine stärkere Furchung der Großhirnrinde und dichtere Anordnung der Nervenzellen. Außerdem wird ein Teil des Mehrs für die Steuerung der ausgeprägteren männlichen Muskulatur verbraucht.

Brutpflege ist Frauensache

Noch viel gravierender sind die Unterschiede zwischen Mann und Frau bei den „biologischen Pflichten", in die das Weibchen bei Säugetieren und beim Menschen „hineinevolutioniert" wurde. Es ist die innere Brutpflege, also die Tatsache, dass der Nachwuchs im Körper der Frau heranwächst, die allen Zweifeln ein Ende setzt. Der von amerikanischen Wissenschaftlern geprägte Begriff **parental investment** (etwa „elterlicher Einsatz für die Nachkommen") ist total frauenlastig. Ein Mann könnte theoretisch Tausende von Kindern produzieren, ohne sich um sie zu kümmern. Die Frau muss jedoch in der Tragzeit alles geben – und danach auch nicht viel weniger.

Stress macht Männer aggressiv

Vermutlich sind auch bei der Frau einige typische weibliche Eigenschaften auf den Genen niedergelegt. Stress z. B. ruft bei Mann und Frau ganz unterschiedliche körperliche Reaktionen hervor. Zwar mündet chronischer, negativer Stress (Distress) bei beiden in die Erschöpfung. Aber Frauen können offenbar damit länger besser umgehen, weil bei ihnen vermehrt Oxytocin (▶ 11.2.1) produziert wird, was beruhigend wirkt. Bei Männern steigert Testosteron die Aggressivität.

Frauenherzen schlagen anders

Was unter Frauen wenig bekannt ist: Auch bei ihnen sind Herz-Kreislauf-Erkrankungen Nummer 1 unter den Todesursachen. In Deutschland erleiden jährlich 120 000 Frauen einen Herzinfarkt – Tendenz steigend. Trotzdem haben sie mehrheitlich (zwei Drittel) viel mehr Angst vor Brustkrebs. Gefährlich wird es vor allem, wenn im Klimakterium der Schutz durch die Östrogene wegfällt. Dann lassen Rauchen, Diabetes und Adipositas das Risiko massiver ansteigen als bei Männern. Kommt hinzu, dass die typische Angina-pectoris-Symptomatik in der Regel fehlt und das EKG bei Frauen eine geringere Aussagekraft hat als bei Männern (▶ 14.7.3). Um das Maß der Nachteile voll zu machen: Alle Therapiestudien sind „männerlastig". Wirkungen und Nebenwirkungen von Medikamenten sind primär nicht auf den weiblichen Organismus abgestimmt. Acetylsalizylsäure (Aspirin®) z. B. schützt Frauen nicht wie Männer vor einem Herzinfarkt.

Risikofaktor Mann?

Trotzdem: Männer sterben etwa fünf Jahre früher als Frauen. Ob mehr die Anlage oder der Lebensstil die Ursache ist, muss offen bleiben. Studien zeigen große Unterschiede im Gesundheitsverhalten. Krankheitssymptome werden häufiger als bei Frauen verdrängt. Männer suchen später und seltener den Arzt auf. ⅔ der Patienten auf Notfallstationen sind männlich. Nur 15 % der Männer gehen zur Krebsfrüherkennungsuntersuchung, aber fast die Hälfte der Frauen.
Generell ist der Lebensstil risikoreicher, beim Sport, im Beruf, in der Freizeit. An schlechter Stressverarbeitung mag es liegen, dass drei Viertel der Selbstmörder männlich sind. Männer sind im Durchschnitt übergewichtiger, rauchen mehr, und sprechen dem Alkohol häufiger kräftig zu. Beim Autofahren dasselbe: Etwa zwei Drittel der Verkehrstoten sind männlich.

Aber

Der Unterschied ist also so klein nicht. Aber: Mit besser und schlechter hat das nichts zu tun! Er ist kein Grund dafür, dass Frauen in den meisten Gesellschaften nach wie vor benachteiligt werden, und er bedeutet nicht, dass Erziehung keinen Einfluss hat! Und ausgesprochen reizvoll ist der kleine Unterschied obendrein – ebenfalls nicht nur in anatomischer Hinsicht …

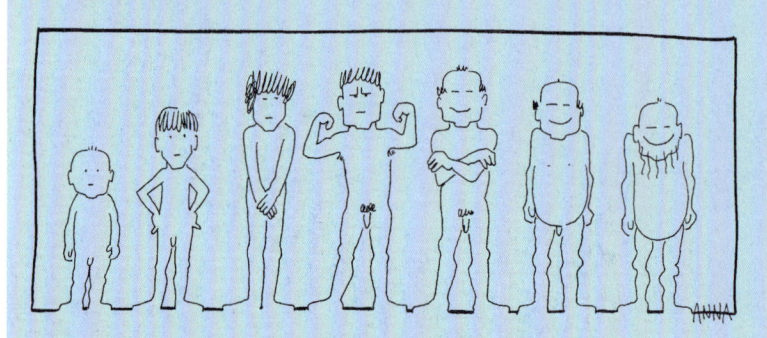

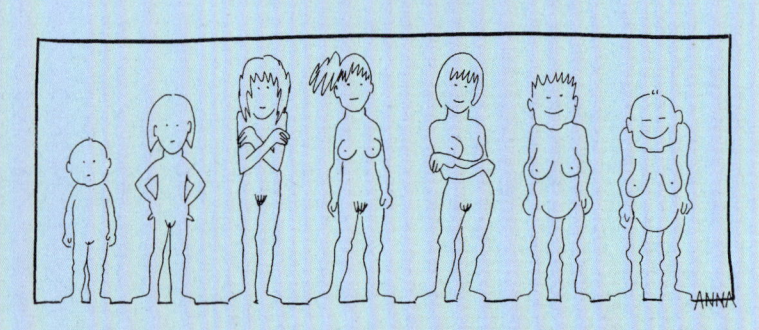

www.annahartmann.net [L140]

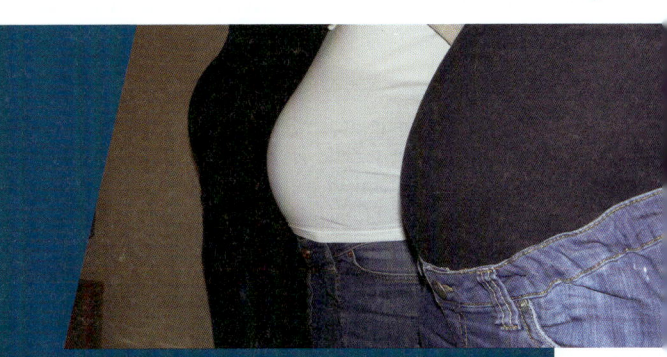

21 Entwicklung, Schwangerschaft und Geburt

21.1	**Von der Befruchtung bis zur Einnistung** 414	**21.5**	**Entwicklung des Fetus** 420	21.7.5	Pränatale Diagnostik 424
		21.5.1	Leistungen der fetalen Organe 420	21.7.6	Schwangerschaftsabbruch 425
21.2	**Entwicklung des Embryos** 416	21.5.2	Fetaler Blutkreislauf 421	**21.8**	**Geburt** 425
21.3	**Plazenta** 416			21.8.1	Normale Geburt 425
21.3.1	Frühe Plazentaentwicklung 416	**21.6**	**Entwicklungsstörungen** 421	21.8.2	Operative Entbindung 426
21.3.2	Reife Plazenta 417	**21.7**	**Schwangerschaft** 422	**21.9**	**Wochenbett** 429
21.3.3	Durchblutung der Plazenta 417	21.7.1	Frühschwangerschaft – bis Ende der 12. Woche 422	21.9.1	Wochenbettverlauf 429
21.3.4	Aufgaben der Plazenta 417			21.9.2	Stillen 430
21.4	**Fruchtblasen, Eihäute und Nabelschnur** 418	21.7.2	Mittlere Phase – die Wochen 13–24 423	21.9.3	Wiederaufnahme der Tätigkeit der Eierstöcke 430
21.4.1	Fruchtblasen und Eihäute 418	21.7.3	Spätschwangerschaft – ab Woche 25 423	21.9.4	Brustentzündung im Wochenbett 430
21.4.2	Nabelschnur 420	21.7.4	Schwangerenvorsorge 424		

Die Entwicklung eines Menschen aus einer einzigen befruchteten Zelle ist ein komplizierter Vorgang, der nicht mit der Geburt, sondern erst mit dem Tod abgeschlossen ist. Man unterscheidet dabei zwischen der **pränatalen Entwicklung** *vor* und der **postnatalen Entwicklung** *nach* der Geburt.

Die pränatale Entwicklung lässt sich grob in drei Abschnitte unterteilen:

› Das Stadium der ersten mitotischen Zellteilungen, gelegentlich auch **Keimphase** genannt, umfasst alle Prozesse von der Befruchtung bis zur Einnistung der Frucht in die Gebärmutterschleimhaut und ist etwa mit dem zehnten Tag abgeschlossen
› Die nun folgende **Embryonalphase** (man spricht entsprechend vom **Embryo**) beginnt in der zweiten Woche und endet mit der vollendeten achten Woche nach der Befruchtung. Es ist die Zeit der **Organogenese** *(Organbildung):* Während dieser Wochen werden fast alle Organe angelegt
› Ab der neunten Woche nach der Befruchtung wird der Keim als **Fetus** *(Fet, Foetus)* bezeichnet. Während des **Fetalstadiums** differenzieren sich die Organe und nehmen ihre Funktionen auf. Besonders in den letzten zwei Monaten kommt es zu einer erheblichen Gewichtszunahme durch Fetteinlagerung. Gegen Ende der Schwangerschaft setzt der Fetus selbst die Prozesse in Gang, die die Geburt beginnen lassen.

p.c. – p.m.

Der klinisch tätige Mediziner rechnet bei der Schwangerschaftsdauer nicht die Wochen ab erfolgter Befruchtung *(Schwangerschaftsdauer post conceptionem = p.c. = Gestationsalter des Embryo/Fetus),* sondern die Wochen ab dem ersten Tag der letzten Menstruation *(Schwangerschaftsdauer post menstruationem = p.m.),* da dieser in aller Regel bekannt ist. Wenn die Frau das Ausbleiben der Menstruation bemerkt, befindet sie sich am Anfang der 3. SSW p.c. (SSW = Schwangerschaftswoche) oder der 5. SSW p.m. Die folgenden Angaben in Schwangerschaftswochen (SSW) beziehen sich, falls nichts anderes dabei steht, auf die in der Klinik übliche Zählweise in *SSW p.m.* Oder ganz kurz: 24 + 3 = 24. SSW + 3 Tage p.m.

21.1 Von der Befruchtung bis zur Einnistung

Die biologischen Reaktionen bei der Befruchtung und in den ersten Tagen danach sind äußerst komplex. Es verwundert deshalb nicht, dass es nur ca. 50 % aller befruchteten Eizellen überhaupt schaffen, sich im Endometrium einzunisten, evtl. sogar noch weniger. Die häufigsten Ursachen für diese niedrige „Erfolgsquote" sind genetische Defekte der Frucht (insbesondere nummerische Chromosomenaberrationen ➤ 3.2.2) und Fehlentwicklungen des Endometriums. Dies ist mit ein Grund, weshalb bei Kinderwunsch durchschnittlich vier Monate regelmäßigen Sexualverkehrs vergehen, bevor eine Schwangerschaft eintritt. Ab 35 Jahren liegt allerdings die Chance, schwanger zu werden, pro Zyklus nur noch bei 10 %.

Grundvoraussetzung für die Fähigkeit, Nachkommen zu erzeugen, ist die Bereitstellung von funktionstüchtigen **Keimzellen** (also *Spermien* und *Eizellen,* Keimzellbildung ➤ 20.2.4, ➤ 20.3.2). Diese besitzen im Gegensatz zu sonstigen Körperzellen nur einen haploiden („einfachen") Chromosomensatz (➤ 2.12.2).

Befruchtung

Trifft die Eizelle während ihres Transports zum Uterus auf befruchtungsfähige Spermien, kann es zur Verschmelzung beider Keimzellen und damit zur **Befruchtung** (Konzeption, Empfängnis) kommen. Die Befruchtung führt zur Wiederherstellung des doppelten (diploiden) Chromosomensatzes, sie sorgt (zusammen mit der Meiose ➤ 2.12.2) durch Vermischung des Erbgutes für Speziesvariationen, und im Augenblick der Befruchtung wird auch bereits das (chromosomale) Geschlecht des neuen Organismus festgelegt (➤ Abb. 21.1).

Das Ejakulat befindet sich nach der Ejakulation dicht vor dem äußeren Muttermund (➤ Abb. 20.11). Die Spermien wandern durch Muttermund und Uterushöhle in die Eileiter. Die Sekretion von dünnflüssigem Zervixschleim während des Eisprungs erleichtert das Eindringen der Spermien. Trotzdem erreichen nur 300–500 der vielen Millionen Spermien das obere Drittel des Eileiters. Dort treffen dann meist mehrere Spermien fast gleichzeitig auf die Eizelle. Die Zellmembranen des ersten Spermiums und der Eizelle verschmelzen miteinander, und das Spermium dringt rasch in die Eizelle ein (**Imprägnation**). Unmittelbar danach wird die Zona pellucida (➤ 20.3.2) chemisch verändert und dadurch für weitere Spermien unpassierbar.

In der Eizelle bleibt der Spermienkopf in der Nähe des weiblichen Kernes liegen, sein Schwanz wird abgestoßen. Der Kopf schwillt an und bildet den **Vorkern,** der sich mit dem gleichartigen Vorkern der Eizelle vereinigt. Die neu entstandene Zelle – **Zygote** genannt – enthält also, wie jede normale Körperzelle, alle 23 Chromosomen in doppelter (diploider) Ausführung, je 23 vom Vater (bzw. Spermium) und 23 von der Mutter (bzw. Eizelle).

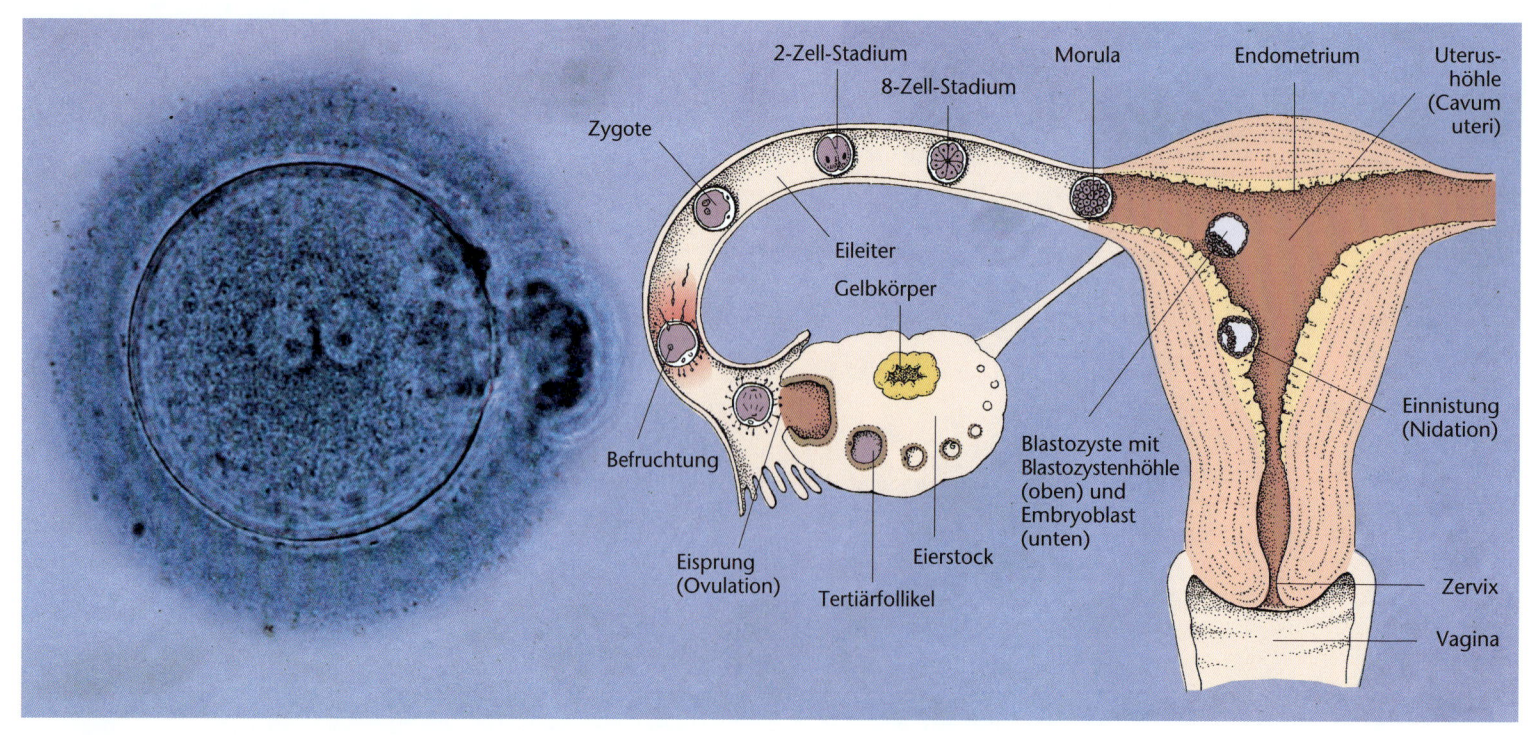

Abb. 21.1 Entwicklung des Keimes von der Zygote über das Zwei-Zell-Stadium bis zur Blastozyste. [Foto: T077]

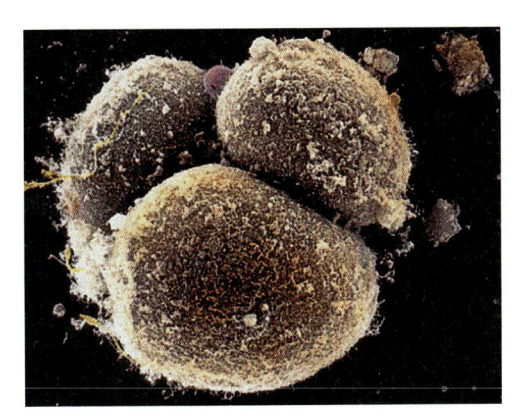

Abb. 21.2 Menschlicher Embryo im anfänglichen Teilungsstadium (In-vitro-Fertilisation). [E146]

Erste Zellteilungen (Furchung)

Wenige Stunden später beginnen die ersten mitotischen Zellteilungen, die **Furchungsteilungen.** Aus der Zygote werden zunächst zwei Zellen, dann vier, acht, sechzehn usw., bis sich eine Zellkugel bildet, die mikroskopisch gesehen einer Beere ähnelt und deshalb als **Morula** (*morus* = Maulbeere) bezeichnet wird (▶ Abb. 21.1). Bis zum Acht-Zell-Stadium behält jede der immer kleiner werdenden Zellen alle Entwicklungsmöglichkeiten zum Gesamtorganismus (**Totipotenz** ▶ 2.16). Etwa am vierten Tag nach der Befruchtung verwandelt sich die Morula durch Flüssigkeitsaufnahme in einen hohlen Zellball, die **Blastozyste** *(Keimblase)*. Die Aushöhlung heißt **Blastozystenhöhle** (▶ Abb. 21.1, ▶ Abb. 21.8).

Die Blastozyste hat eine Verdickung, die die eigentliche Embryonalanlage enthält (**Embryoblast**). Die Zellwand der umgebenden Blase, der **Trophoblast** (*trophe* = Ernährung), dient nach der Einnistung zusammen mit Sekreten aus dem mütterlichem Gewebe in den ersten zwei Wochen der Ernährung des Embryos.

Einnistung (Nidation) und Trophoblastdifferenzierung

In diesem Stadium erreicht die Blastozyste den Uterus. Sie liegt zunächst noch frei in der Uterushöhle. Am 5.–6. Tag lagert sich die Blastozyste, mit dem Embryonalpol vorangehend, an das Endometrium an. Zu diesem Zeitpunkt produzieren die Trophoblastzellen *proteolytische* (gewebsandauende) Enzyme, die es ihnen ermöglichen, sich in das Endometrium „einzufressen". Das Eindringen in das mütterliche Gewebe wird durch die Schleimhaut unterstützt: Durch das Gelbkörperhormon *Progesteron* (▶ 20.3.7) ist das Endometrium auf die Aufnahme der Frucht vorbereitet. Zur Ernährung des größer werdenden Embryos teilt sich nun der Trophoblast in zwei Schichten, die schließlich zum Anschluss an das mütterliche Gefäßsystem führen:

> Den **Zytotrophoblast,** der den Embryoblast weiterhin umgibt und ständig neue Zellen bildet
> Den **Synzytiotrophoblast,** eine durch Verschmelzung von Trophoblastzellen entstandene vielkernige „Riesenzelle". Der Synzytiotrophoblast wächst immer weiter in das Endometrium hinein (▶ Abb. 21.8). Die dabei freigesetzten Stoffe dienen anfänglich der Ernährung des Embryos (**histiotrophe Phase** der Keimernährung, von *histio* = Gewebe, *trophe* = Ernährung).

Neben den proteolytischen Enzymen wird vom Synzytiotrophoblasten das Schwangerschaftshormon *humanes Choriongonadotropin* (**HCG**) gebildet, das in den ersten Wochen der Schwangerschaft die Funktion des Gelbkörpers aufrechterhält. Ansonsten würde das Endometrium abgestoßen, eine Schwangerschaft wäre nicht möglich. HCG ist im mütterlichen Serum am 9. Tag p.c., also noch vor dem Ausbleiben der Regelblutung, nachzuweisen. Im Urin ist HCG ab dem 14. Tag p.c. messbar, was die Basis der freiverkäuflichen Schwangerschaftstests darstellt.

Am 11.–13. Tag ist der Keim vollständig vom Endometrium umgeben. In diesem Stadium wird das Gewebe vermehrt durchblutet, was zu einer leichten Blutung führen kann, die manche Frauen mit einer Menstruation verwechseln, obwohl sie bereits schwanger sind.

Eine **Superfekundation**, d.h. die Befruchtung von zwei Eizellen bei zwei verschiedenen Kohabitationen (also auch durch zwei verschiedene Männer), ist möglich, eine **Superfetation**, d.h. eine Konzeption während einer bereits bestehenden Schwangerschaft (Einnistung der Eizelle), hingegen nicht.

Mehrlinge

Entwickeln sich zwei oder mehr Embryonen gleichzeitig in der Gebärmutter, spricht man von **Mehrlingen.** Medizinisch bedeutsam sind Mehrlingsschwangerschaften dadurch, dass sie für Mutter wie Kinder im Vergleich zu einer Einlingsschwangerschaft mit erhöhtem Risiko verbunden sind und daher besonderer Überwachung während der Schwangerschaft bedürfen.

Zwillinge können durch die gleichzeitige Befruchtung von zwei Eizellen mit verschiedenen Spermien entstehen (entsprechend **Drillinge** bei der Befruchtung von drei Eizellen usw.). Diese Eizellen können vom Eierstock nur einer Seite oder von beiden Seiten stammen. Die Zwillinge sind dann **zweieiig** (dizygot). Sie können gleich- oder verschiedengeschlechtlich sein. Genetisch sind sie sich nicht ähnlicher als Geschwister aus verschiedenen Schwangerschaften (▶ Abb. 21.3).

Eineiige Zwillinge entwickeln sich immer aus einer Eizelle – sie sind *monozygot*. Sie haben das gleiche Geschlecht, sind genetisch identisch und sehen in der Regel auch gleich aus. Die Teilung der befruchteten Eizelle in zwei vollständige Organismen kann dabei sehr früh erfolgen (z.B. im Zwei-Zell-Stadium), aber auch erst spät nach Einnistung der Blastozyste. Dies hat Bedeutung für die Eihaut- und Plazentaverhältnisse und damit für das kindliche Risiko (▶ 21.4). Teilt sich die Embryonalanlage nicht vollständig, entstehen miteinander verwachsene **siamesische Zwillinge.**

> **Mehrlingshäufigkeit**
>
> Auf 80–90 Geburten kommt eine *spontane* (also nicht durch die heutigen Möglichkeiten der Fortpflanzungsmedizin entstandene) Zwillingsgeburt. Spontane Drillinge sind mit 1 auf 7 500 Geburten sehr viel seltener. Bei den spontanen Zwillingen sind zwei Drittel zweieiig. Durch die Behandlungsmöglichkeiten bei unerfülltem Kinderwunsch (z.B. In-vitro-Fertilisation ▶ 20.5.7)

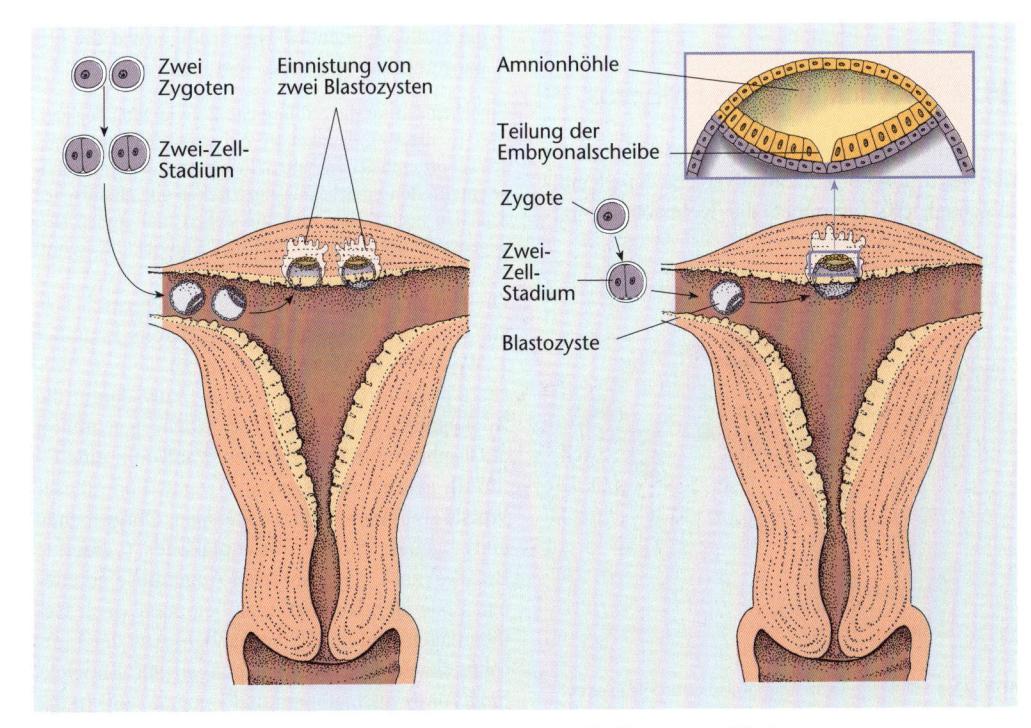

Abb. 21.3 Entstehung von Zwillingen. Links Entwicklung zweieiiger Zwillinge aus zwei Eizellen, rechts Entwicklung eineiiger Zwillinge bei Trennung im sehr späten Stadium.

nimmt der Anteil der zweieiigen Zwillinge ständig zu. Weltweit kommt heute auf 40 Geburten eine Zwillingsgeburt.

Schwangerschaft am falschen Ort

Meist nistet sich die Blastozyste, und damit die spätere Plazenta, im oberen Drittel der hinteren Uteruswand ein. Hiervon abweichende Lokalisationen der Frucht innerhalb der Gebärmutter, etwa in Nähe des Muttermundes, können zu schweren Blutungen während der Schwangerschaft und der Geburt führen (**Placenta praevia** ➤ Abb. 21.30).

In 1–2 % aller Schwangerschaften kommt es aber zur Einnistung *außerhalb* der Gebärmutter (**Extrauteringravidität**, kurz *EUG*). In über 90 % der Fälle nistet sich die Frucht im Eileiter ein (**Eileiterschwangerschaft,** *Tubargravidität,* ➤ Abb. 21.4), selten im Eierstock (**Eierstockschwangerschaft,** *Ovarialgravidität*) oder in der Bauchhöhle (**Bauchhöhlenschwangerschaft,** *Abdominalgravidität*). Die Frucht beginnt zwar, sich zu entwickeln, stirbt aber in der Regel nach unterschiedlicher Dauer ab, weil sie keinen Platz mehr zum Wachsen hat und nicht mehr ausreichend versorgt wird. Gefürchtet ist die **Tubarruptur** *(Eileiterzerreißung),* da die Frau dabei verbluten kann. Mit der Ultraschalluntersuchung ist die Extrauteringravidität relativ leicht zu diagnostizieren („leere" Gebärmutterhöhle bei positivem Schwangerschaftstest).

Bei rechtzeitiger Diagnose kann der Eileiter meist erhalten werden, in der Regel durch eine *laparoskopische* Operation (sog. Schlüssellochoperation) zusammen mit dem Einspritzen von Medikamenten in den Eileiter. Verliert die Frau aber viel Blut und entwickelt sie Schocksymptome, muss *laparotomiert* werden (Operation mit Eröffnung des Bauchraumes).

21.2 Entwicklung des Embryos

Etwa acht Tage nach der Befruchtung differenziert sich der Embryoblast in zwei verschiedene Keimschichten, die zusammen die **Keimscheibe** bilden. Die beiden Keimschichten entwickeln sich schließlich zu drei Schichten, den drei **Keimblättern** (➤ Abb. 21.5). Aus diesen entwickeln sich in den Folgewochen die verschiedenen Organe und Gewebe:

- Aus der äußeren, dem Uterusmuskel zugewandten Schicht, dem **Ektoderm,** bilden sich vor allem das Nervensystem, die Sinnesorgane und die Haut
- Aus der mittleren Schicht (**Mesoderm**) formieren sich in erster Linie das Herz und andere Muskeln, die meisten Binde- und Stützgewebe (➤ 4.3), die Geschlechtsorgane, das Skelett, die Blutgefäße, die Blutkörperchen, die Nieren, die lymphatischen Organe und die Unterhaut
- Aus der inneren, der Uterushöhle zugewandten Schicht (**Entoderm**) entstehen hauptsächlich die Epithelien der Atmungs- und Verdauungsorgane, die ableitenden Harnwege sowie die Organe Schilddrüse, Leber und Pankreas.

Entscheidend für die erfolgreiche Entwicklung des Keimes ist die Kommunikation zwischen den nun schon stärker differenzierten Zellen. In einer bisher nur teilweise entzifferten Sprache aus elektrischen und chemischen Signalen beeinflussen sich die Zellen und stoßen sich gegenseitig zum jeweils nächsten Entwicklungsschritt an.

Die Entwicklung schreitet unglaublich rasch voran (➤ Abb. 21.6, ➤ Abb. 21.7). Bereits Ende der 3. Woche/Anfang der 4. Woche p.c. (= 5./6. Woche p.m.) bildet sich die Gehirn-, kurz darauf die Rückenmarkanlage. In der 4. Woche p.c. nimmt der Embryo durch ungleiches Wachstum eine C-förmig gekrümmte Form an. Gegen Ende dieser Woche sind Arm- und Beinknospen, Ohrgrübchen und – gerade eben – Linsenplakoden (verdickte Bezirke) am Ort der späteren Augenlinse erkennbar. Erste Herzkontraktionen beginnen, auch Gefäßanlagen sind bereits vorhanden. Aus der Luftröhre finden erste Ausknospungen zur Entwicklung von Bronchialbaum und Lungen statt. In der 5. Woche p.c. entwickeln sich Gehirn, Gesicht und Arme bzw. Hände rasch weiter, die bleibenden Nieren bilden sich. In der 6. Woche p.c. sind von außen v.a. das Wachstum der unteren Extremität und der Ohranlagen sichtbar und bereits in der 7. Woche p.c. sind die Augenlider erkennbar. Da die Bauchhöhle für den sich entwickelnden Darm zu klein ist, wölbt sich der Darm in die Nabelschnur vor (physiologischer Nabelbruch). Gegen Ende der 8. Woche p.c. sind neben dem Kopf auch Hals und Nacken, alle Extremitätenbereiche und sogar das Geschlecht des Kindes erkennbar. Der Embryo ist zu diesem Zeitpunkt gerade 3 cm groß!

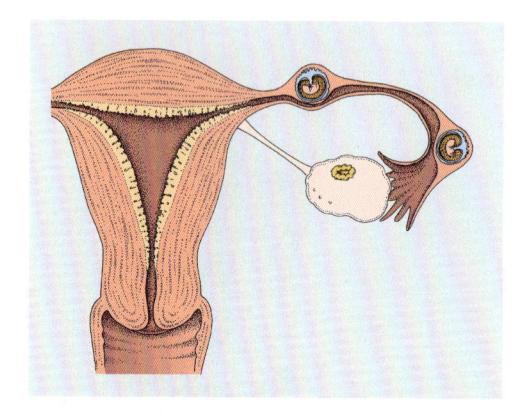

Abb. 21.4 Häufigste Extrauteringravidität ist die Eileiterschwangerschaft, wobei sich die Frucht sowohl im relativ weiten, gebärmutterfernen Teil des Eileiters als auch im engen, gebärmutternahen Teil einnisten kann.

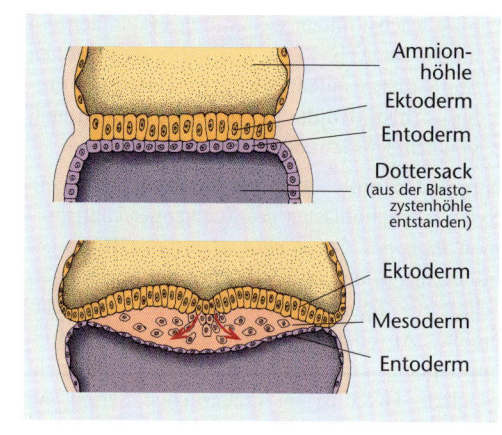

Abb. 21.5 Die Entwicklung der Keimblätter. Aus der zweischichtigen Keimscheibe (oben) entwickelt sich durch das Einwandern von Mesodermzellen die dreischichtige Keimscheibe (unten).

21.3 Plazenta

Die **Plazenta** (*Mutterkuchen, placenta* = Kuchen) stellt ein einzigartiges Organ der Trennung und Verbindung zwischen Mutter und Kind dar. Die Entwicklung beginnt mit der Einnistung in die Gebärmutter. Ihre Bedeutung endet wenige Sekunden nach der Geburt, wenn der Blutfluss in der Nabelschnur zum Stillstand kommt.

21.3.1 Frühe Plazentaentwicklung

Die *Plazentaentwicklung* (**Plazentation**) beginnt um den achten Tag nach der Befruchtung (➤ Abb. 21.8). Im Synzytiotrophoblasten bilden sich Hohlräume, die zu Lakunen („Seen") zusammenfließen. Um den 12. Tag ist der Synzytiotrophoblast so weit in das Endometrium eingewachsen, dass Uteruskapillaren eröffnet werden und mütterliches Blut in das **Lakunennetz** gelangt. Der Zytotrophoblast verdickt sich ab dem 13. Tag durch Zellteilungen zum **Chorion** (*Zottenhaut*), das den Keim vollkommen umgibt. Durch Einwachsen von Zytotrophoblastzellen aus dem Chorion in den Synzytiotrophoblasten entstehen die ersten **Zotten**, die sich in der Folgezeit durch Einsprossen von Bindegewebe und Kapillaren ausdifferenzieren. Von nun an wird der Keim direkt durch das Blut der Mutter ernährt (**hämotrophe Phase).**

Wegen der besseren Ernährungsbedingungen auf der dem Myometrium zugewandten Seite wachsen die Zotten auf dieser Seite weiter, während sich die Zotten auf der Seite der Uterushöhle zurückbilden (➤ Abb. 21.9, ➤ Abb. 21.11). Dadurch teilt sich das Chorion in einen zottentragenden Bereich, die **Chorionplatte** (*Chorion frondosum* ➤ Abb. 21.9), dem kindlichen Anteil der späteren Plazenta, und einen zottenlosen Teil, die **Chorionhaut** (*Chorion laeve,* ➤ Abb. 21.11).

Anfänglich ist das destruktive Einwachsen des Keimlings in das mütterliche Endometrium der zerstörerischen Wucherung eines Tumors nicht unähnlich. Etwa 2–3 Tage später jedoch beginnt sich das Endometrium in die **Dezidua** umzuwandeln, wobei die dabei gebildete Grundsubstanz auf der mütterlichen Seite dem weiteren Eindringen Einhalt gebietet. Die Dezidua im Bereich der Chorionplatte heißt auch **Decidua basalis,** die Dezidua im übrigen Teil der Gebärmutter **Deci-**

dua parietalis (➤ Abb. 21.9). Die Dezidua ist auch Ort der *immunologischen Toleranz* des Keimlings, der ja zu 50 % (väterliches) Fremdeiweiß für die Mutter darstellt.

21.3.2 Reife Plazenta

Die so entstandene **Plazenta** baut sich also aus einem kindlichen und einem mütterlichen Anteil auf:
> Der *kindliche Anteil* besteht aus der **Chorionplatte** und den ca. 15–20 **Zottenbäumchen** *(Kotyledonen)*
> Der *mütterliche Anteil* ist die **Decidua basalis** (➤ Abb. 21.9).

Die Chorionplatte zweigt sich immer weiter auf, so dass sich reich verzweigte Zottenbäumchen bilden (➤ Abb. 21.9), deren Oberfläche durch Mikrovilli (fingerförmige Ausstülpungen) extrem vergrößert wird. Um die Zotten herum bleiben schmale Spalten, die **Zwischenzottenräume** *(intervillöser Raum)*.

Zum Zeitpunkt der Geburt ist die Plazenta ein scheibenförmiges Organ von ca. 18 cm Durchmesser, 2 cm Dicke und etwa 500 g Gewicht (➤ Abb. 21.10). Auf der kindlichen, spiegelglatten Seite der Plazenta setzt die Nabelschnur (➤ 21.4.2) an. Die der Gebärmutterwand zugewandte Seite dagegen zeigt unterschiedlich tiefe, unregelmäßige Furchen, durch die die Plazenta in Areale, die **Kotyledonen,** unterteilt wird. Einige Zotten verankern sich als sog. Haftzotten in der mütterlichen Basalplatte *(Decidua basalis)*. Am Termin bildet die starke Verästelung der Zotten eine mit 15–18 Quadratmetern unglaublich große Austauschfläche zwischen Mutter und Kind. Die Plazenta wird *nach* dem Kind am Ende der Geburt als *Nachgeburt* ausgestoßen (➤ 21.8.1).

21.3.3 Durchblutung der Plazenta

Das für die Versorgung des Embryos und Fetus benötigte Blut der Mutter kommt aus spiralförmigen Arterien der Gebärmutter, fließt in die Zwischenzottenräume und umspült so die Zotten (➤ Abb. 21.9). Das Blut fließt dann über Venen zurück in den mütterlichen Kreislauf.

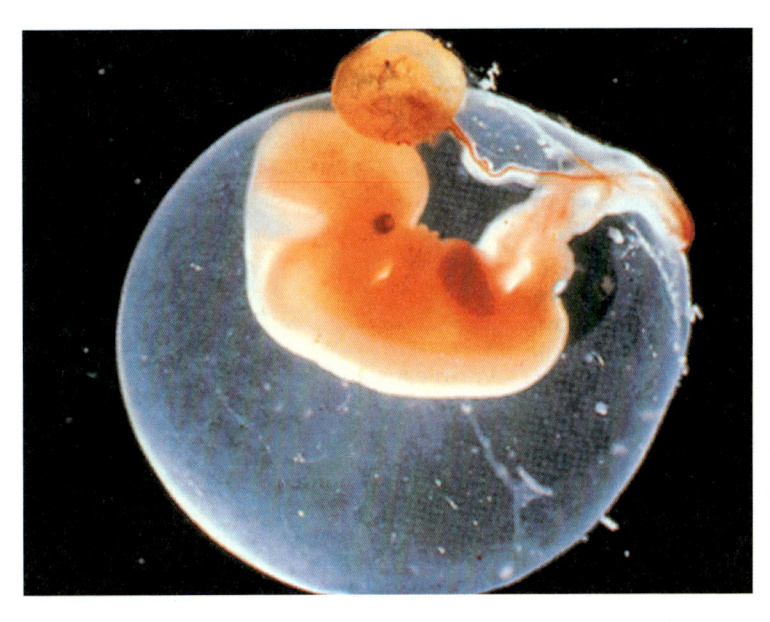

Abb. 21.7 Seitansicht eines 5½ Wochen p. c. alten Embryos. Die Fingerstrahlen zeichnen sich bereits ab – der Embryo ist zu diesem Zeitpunkt gerade einmal 1 cm groß. [E337]

Das sauerstoff- und nährstoffreiche kindliche Blut sammelt sich, nachdem es die Zottenbäumchen durchströmt hat, in kleineren Venen, die in der Chorionplatte verlaufen, und fließt dann über die **Nabelschnurvene** *(V. umbilicalis)* zum Fetus. Durch die Zottenbäumchen sind mütterliches und kindliches Blut völlig getrennt. Mutter und Kind haben jeder eine eigene Blutbildung und oft auch verschiedene Blutgruppen!

Das sauerstoffarme kindliche Blut wird vom embryonalen bzw. fetalen Herzen über zwei **Nabelschnurarterien** *(Aa. umbilicales)* in die Blutgefäße der Zottenbäumchen zurückgepumpt.

Das sauerstoffreiche Blut in der Nabelschnurvene sieht nicht wie beim Erwachsenen hellrot aus: Es hat nur eine 60- bis 70 %ige Sauerstoffsättigung, da der Gasaustausch in der Plazenta aus anatomischen und physiologischen Gründen nicht vollständig ist. Bis zur Geburt lebt das Kind also in einem relativ niedrigen Sauerstoffmilieu und muss sich entsprechend anpassen – „**Mount Everest in utero**" ist ein anschaulicher, allerdings in Bezug auf die Höhe etwas übertriebener Vergleich. Wie ein Bergsteiger, der sich an die Höhe adaptiert (➤ 16.10.4), hat das Ungeborene eine sehr hohe Herzfrequenz und eine Polyglobulie (Zunahme der roten Blutkörperchen ➤ 12.2.7), um mehr Sauerstoff transportieren zu können.

21.3.4 Aufgaben der Plazenta

Wesentliche Aufgaben der Plazenta sind:
> Hormon-, Enzym- und Proteinbiosynthese
> Stoffaustausch
> Wärmeaustausch
> Immunschutz des Embryos und Fetus

Hormonproduktion und Syntheseleistungen

Zytotrophoblast und Synzytiotrophoblast sind als Hormonproduzenten in der Lage, praktisch jedes Hormon des Organismus zu produzieren. Insbesondere die Sexualhormone, die Östrogene, das Progesteron und das Schwangerschaftshormon HCG synthetisieren sie in großen Mengen. Bereits ab dem dritten Schwangerschaftsmonat kann die Plazenta die Hormonproduktion des Gelbkörpers vollständig ersetzen.

Einige Hormone werden in der mütterlichen Dezidua aus Vorstufen des mütterlichen *und* kindlichen Organismus *und* des Trophoblasten gebildet. Wegen dieser engen Beziehung spricht man auch von **feto-maternaler Einheit.**

Außerdem bildet die Plazenta unzählige Enzyme, Transport-, Speicher- und Strukturproteine.

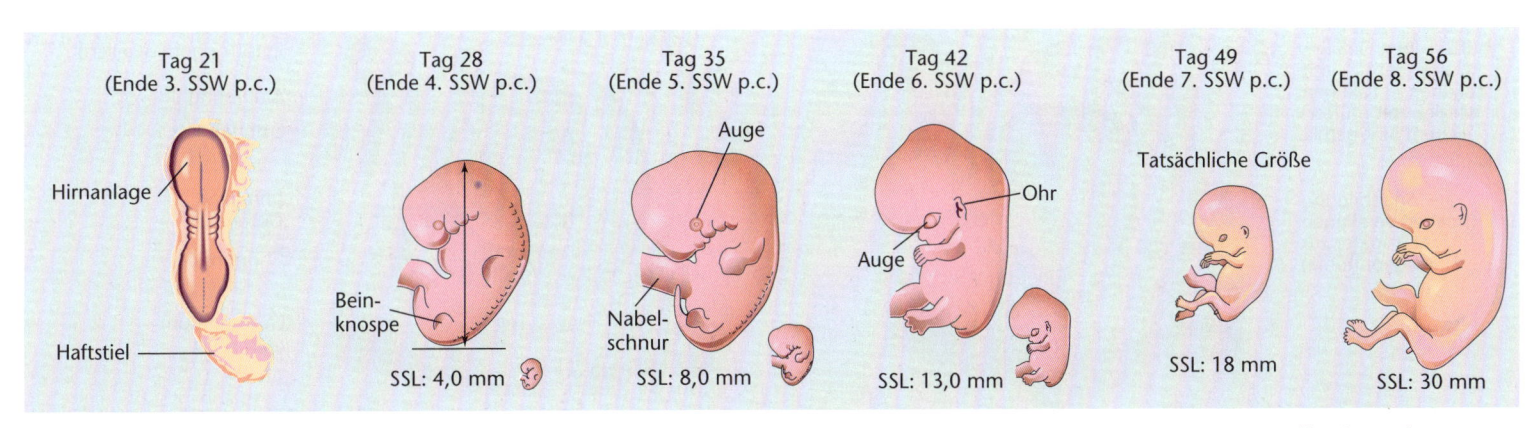

Abb. 21.6 Übersicht über die Embryonalentwicklung. Nach nur acht Wochen hat der Embryo eindeutig menschliche Züge, alle wichtigen Organsysteme sind bereits angelegt. SSL = Scheitel-Steiß-Länge. [E146]

Stoffaustausch

Die Versorgung des Kindes mit Sauerstoff und Nährstoffen und der Abtransport von Stoffwechselprodukten, allen voran das Kohlendioxid, erfolgt mit dem mütterlichen Blut, das die kindlichen Zotten, in denen Gefäße laufen, in einer Art Blutsee (intravillöser Raum) umgibt. Mütterliches und kindliches Blut sind dabei durch Chorion, fetales Bindegewebe und Gefäßendothel, die sog. **Plazentarschranke**, getrennt. Während kleine, fettlösliche Substanzen wie Sauerstoff, Kohlendioxid, Wasser, Glukose, aber auch einige Hormone oder Medikamente durch einfache Diffusion passieren können, bedarf es für größere Moleküle – wie z. B. Aminosäuren oder in der zweiten Schwangerschaftshälfte gar Proteine – spezieller Transportmechanismen der Plazenta (etwa aktiver Transport, Pinozytose ➤ 2.7.10).

> **Kind isst immer mit**
>
> Alles, was die werdende Mutter zu sich nimmt, ob frisches Obst und kalziumreiche Nahrung oder Alkohol, Tabletten und Nikotin, erreicht das Kind mehr oder minder schnell: Die schützende Plazentarschranke ist in der Vergangenheit oft überschätzt worden. Dramatische Auswirkungen auf die kindliche Entwicklung, wie z. B. bei der Contergan®-Katastrophe (➤ 21.6), haben das gezeigt. Nur wenige, sehr große Moleküle, wie z. B. hoch- oder niedermolekulares Heparin, können diese Schranke nicht überwinden.

Wärmeaustausch

Als sehr stoffwechselaktiver Organismus muss das wachsende Kind seine Wärme loswerden. Das geschieht über das Fruchtwasser und den Wärmeaustausch in der Plazenta. Das Ungeborene ist immer ca. 0,5 °C wärmer als die Mutter, quasi eine Art Backofen in ihrem Bauch. Die mütterliche Kreislaufanpassung in der Schwangerschaft hat somit auch die Aufgabe, diese Überwärme abzuführen.

Immunschutz des Fetus

Dass die Keimanlage und später der Embryo oder Fetus nicht als (väterliches) Fremdeiweiß abgestoßen wird, grenzt an ein biologisches Wunder. Obwohl einzelne Mosaiksteine gefunden sind, ist der Mechanismus nach wie vor nicht vollständig geklärt.

Gesichert ist aber, dass einerseits die Dezidua Ort einer gewissen Immuntoleranz ist und andererseits sich der Trophoblast in vielen Eigenschaften von anderen Zellen unterscheidet, die eine Immunreaktion auslösen.

21.4 Fruchtblasen, Eihäute und Nabelschnur

21.4.1 Fruchtblasen und Eihäute

Bis zum achten Tag der Entwicklung entstehen zwei geschlossene Hohlräume:

› Der erste, der dem späteren Bauch des Embryos gegenüberliegt, ist die **Blastozystenhöhle.** Sie vergrößert sich zunächst zum sogenannten primitiven **Dottersack** (➤ Abb. 21.8, ➤ Abb. 21.11), verkümmert danach aber bis zur 11. Schwangerschaftswoche (➤ Abb. 21.11)

› Kurz darauf bildet sich zwischen Embryoblast und Trophoblast ein zweiter, zunächst kleinerer

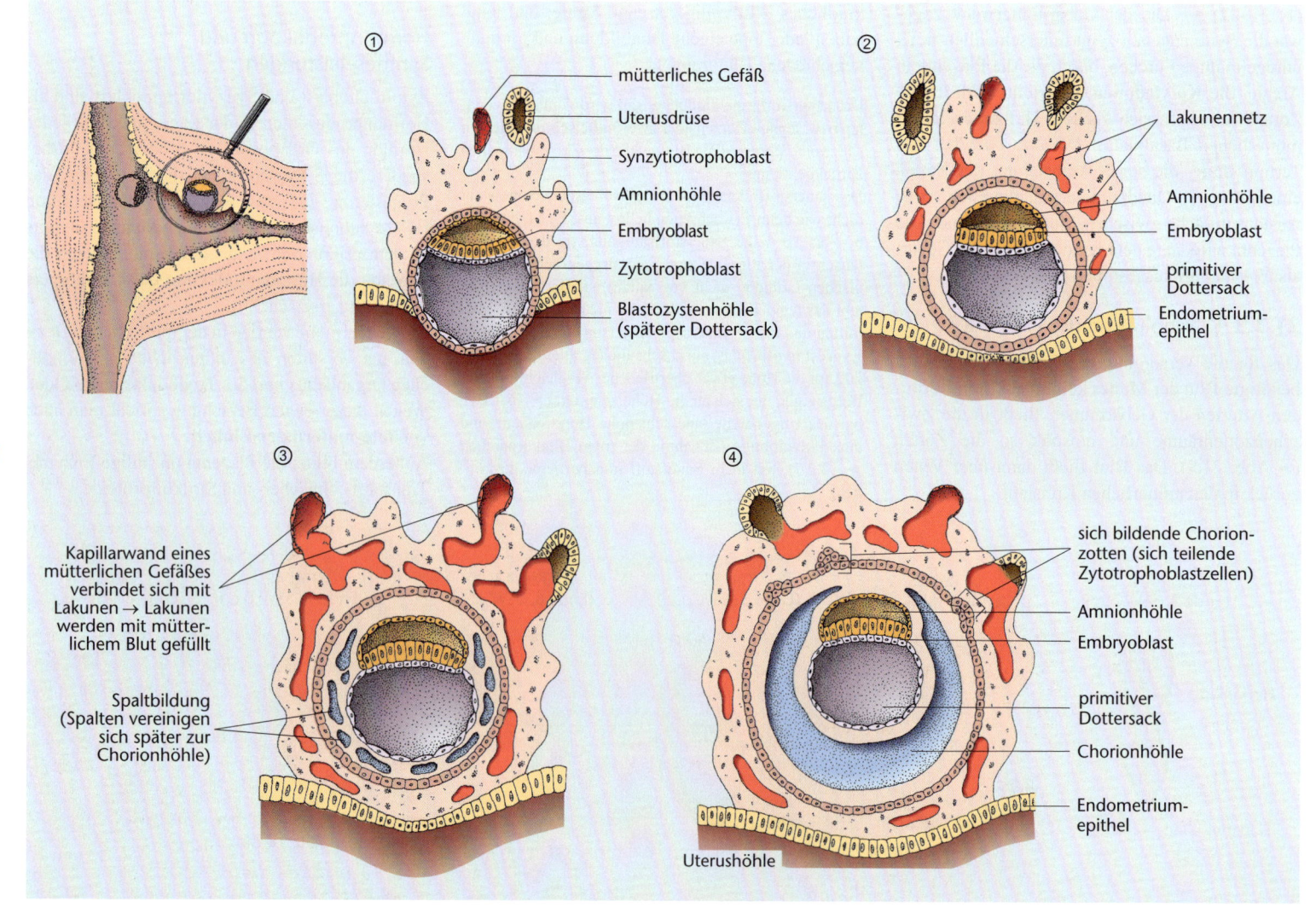

Abb. 21.8 Einnistung (Nidation) der Blastozyste, Ausbildung des Dottersacks und beginnende Zottenbildung.

ENTWICKLUNG, SCHWANGERSCHAFT UND GEBURT 419

Hohlraum, die **Amnionhöhle** (➤ Abb. 21.8, ➤ Abb. 21.11), die sich später mit Fruchtwasser füllt.

Eine dritte Höhle entsteht später, indem der Trophoblast Spalten bildet und sich diese Spalten zur **Chorionhöhle** (➤ Abb. 21.8, ➤ Abb. 21.11) vereinigen. Die Chorionhöhle umschließt den ganzen Embryo bis auf eine kleine „Brücke", den **Haftstiel** (➤ Abb. 21.11). Dottersack und Haftstiel werden später Teil der Nabelschnur (➤ Abb. 21.11).

Am achten Tag beginnt das Amnionepithel, Flüssigkeit (**Amnionflüssigkeit**) in die Höhle hinein abzugeben. Dadurch wird die Amnionhöhle zur **Fruchtblase,** und die Amnionflüssigkeit wird nun **Fruchtwasser** genannt. In den ersten Wochen wächst die Fruchtblase um den ganzen Embryo herum und umgibt ihn schließlich vollständig. Sie stellt so eine Art Wasserkissen dar, das die Frucht gegen Stöße, Verklebungen und vor Austrocknung schützt.

Die Amnionhöhle verdrängt durch Wachstum Zug um Zug die Chorionhöhle, so dass die Chorionhöhle schließlich verschwindet. Die **Amnionhaut** (oft kurz *Amnion* genannt) als äußere Begrenzung der Amnionhöhle stößt dadurch an die **Chorionhaut** (kurz *Chorion*) und beide „verlöten" zur **Chorion-Amnion-Haut** (➤ Abb. 21.9). Sie sind nun nicht mehr einzeln unterscheidbar. Amnion- und Chorionhaut zusammen werden als **Eihäute** bezeichnet.

Bei Zwillingen ist die Kenntnis der Eihautverhältnisse besonders wichtig. Nur in der Frühschwangerschaft kann mit Ultraschall entschieden werden, ob es sich um mono- oder dichoriale Zwillinge handelt. Bei etwa 4 % der eineiigen Zwillinge erfolgt die Trennung sehr spät nach der Einnistung der Blastozyste, wenn bereits eine Embryonalanlage mit Amnionhöhle ausgebildet ist. Dann haben die Kinder immer eine gemeinsame Amnion- und Chorionhöhle, es sind **monozygote, monoamniote, monochoriale Zwillinge.** Dies ist sehr risikoreich: Es kann z.B. zu Verhakungen und zu Nabelschnurumschlingungen kommen, die die Durchblutung eines oder beider Zwillinge vermindern. Die Sterblichkeit ist entsprechend hoch. Hingegen ist das Risiko für die Kinder mit getrennten Fruchtblasen, die bei früher Teilung der Fruchtanlage vorhanden sind, deutlich geringer.

Das Fruchtwasser wird vom Embryo bzw. Fetus selbst gebildet. Seine Menge nimmt stetig zu. In der 20. Schwangerschaftswoche (SSW) p.m. beträgt die Menge etwa 500 ml, in der 38. SSW bis maximal 1,5 l. Das Fruchtwasser wird innerhalb von drei Stunden vollständig ausgetauscht. Zunächst ein Dialysat des fetalen Blutplasmas, ist in der zweiten Schwangerschaftshälfte die fetale Niere mit dem Urin der Hauptproduzent des Fruchtwassers. Resorbiert wird die Flüssigkeit durch die Eihäute, die Lunge und den Darm, also durch „Einatmen" und Schlucken des Fruchtwassers. Das Fruchtwasser vermeidet in der Frühschwangerschaft, dass Amnion und Embryo zusammenwachsen, später ermöglicht die so geschaffene Bewegungsfreiheit dem Fetus das

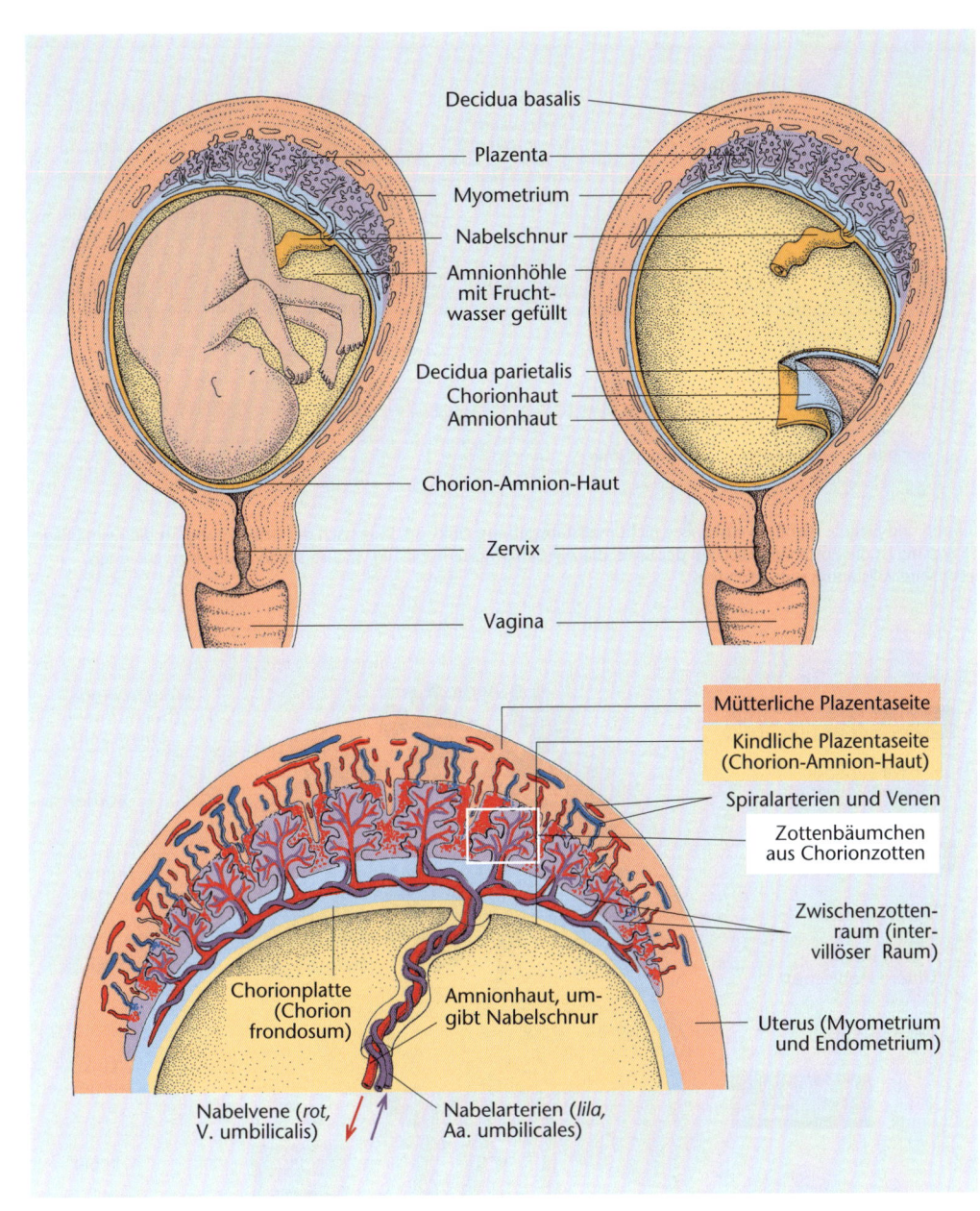

Abb. 21.9 Oben: Aufbau der Plazenta – im rechten Bild ist der Fetus nicht dargestellt, dafür aber die Schichtung der einzelnen Eihäute hervorgehoben.
Unten: Detailzeichnung der Plazenta mit Darstellung der kindlichen Gefäße in der Nabelschnur, die sich (in der Abbildung von unten kommend) in der Chorionplatte verzweigen, sowie der mütterlichen Gefäße (oben in der Abbildung), die ihr Blut fontänenartig in die Zwischenzottenräume spritzen.

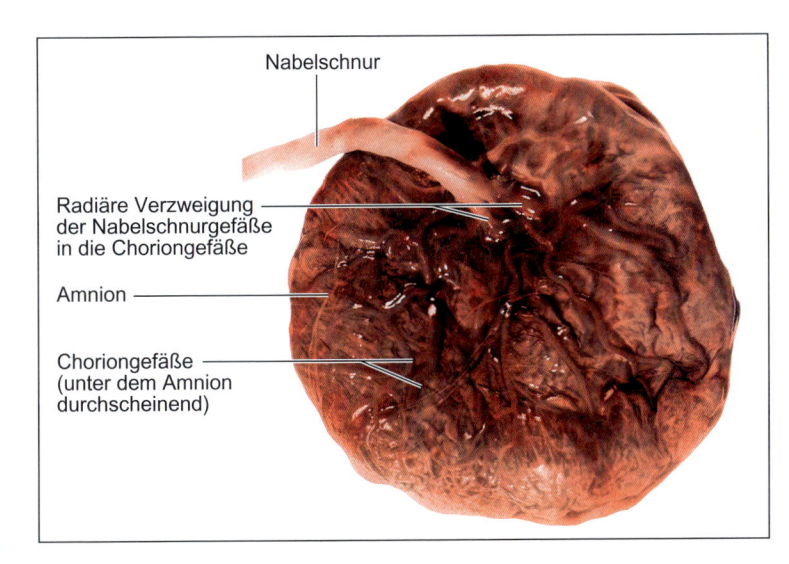

Abb. 21.10 Plazenta nach der Geburt. [E146]

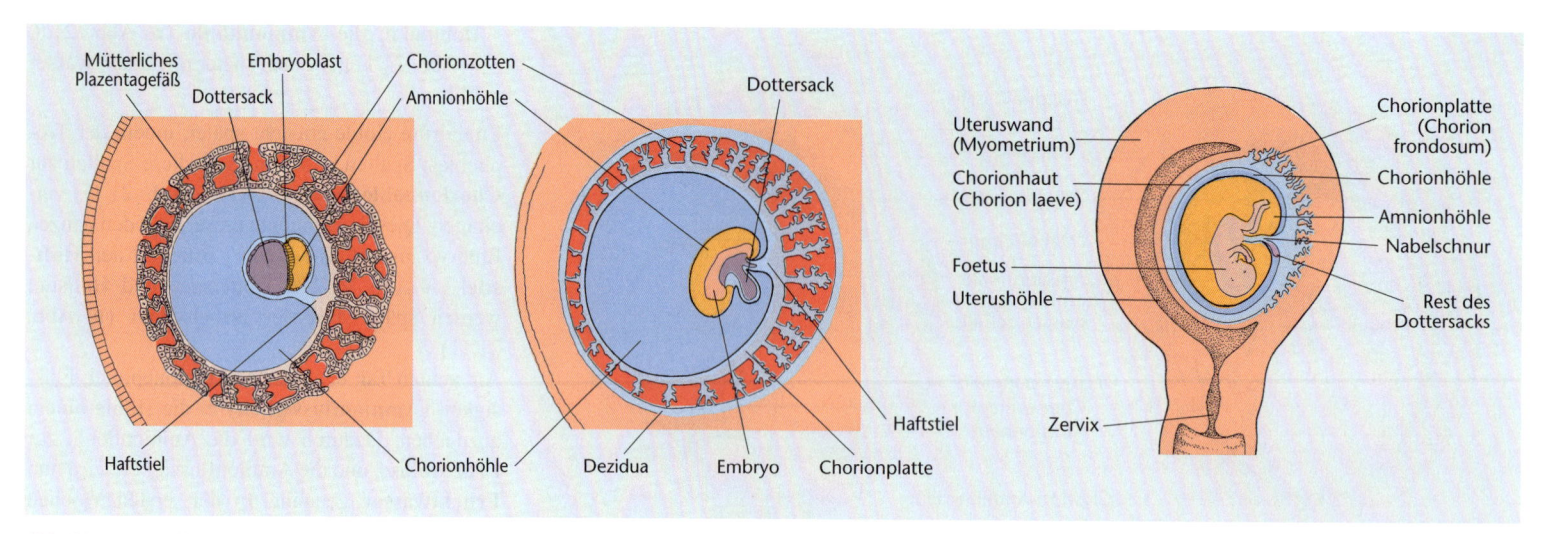

Abb. 21.11 Entwicklungsstufen des Embryos bzw. Fetus, Fruchtblasen und Eihäute (Größenverhältnisse nicht maßstabsgetreu). Links, 14 Tage nach der Befruchtung, ist die Keimanlage noch ganz von Zotten umgeben. Mitte, 3.–4. SSW p.c. = 5.–6. SSW p.m., ist die Zotten*reduktion* auf der Seite, die zur Gebärmutterhöhle hin wächst, schon deutlich zu erkennen. Rechts, 8. SSW p.c. = 10. SSW p.m., hat der Zotten*verlust* auf dieser Seite vollständig stattgefunden.

„Training" der Muskulatur, des Skelettsystems und der Atmung (noch mit flüssigkeitsgefüllter Lunge). Fruchtwasser ist mechanischer Schutz und hat großen Anteil an der Temperaturregulation (➤ 21.3.4).

Ab der 11./12. SSW p.m. kann Fruchtwasser über die mütterliche Bauchdecke gewonnen werden. Zellen im Fruchtwasser, z. B. von der fetalen Haut, bilden die Grundlage für einige pränatale Untersuchungen (➤ 21.7.5). Später in der Schwangerschaft kann man im Fruchtwasser die Lungenreife beurteilen (➤ 16.5.4). Bei Entwicklungsstörungen der Nieren fehlt das Fruchtwasser fast vollständig (**Oligohydramnion**). Kann der Embryo nicht schlucken, gibt es Riesenmengen Fruchtwasser (mehrere Liter pro Tag) **Polyhydramnion**.

21.4.2 Nabelschnur

Am Ende der Schwangerschaft ist die **Nabelschnur**, eine Art Tiefseekabel, das Mutter und Kind verbindet, etwa 2 cm dick und 50–60 cm lang. Sie enthält drei Gefäße: *Zwei* muskelstarke Arterien winden sich schraubenartig um *eine* Vene (➤ Abb. 21.12). Gemeinsam werden sie von einer gallertartigen Masse, der **Warthon-Sulze**, umgeben, die sie vor Druck schützt. Außen ist die Nabelschnur von der Amnionhaut überzogen.

21.5 Entwicklung des Fetus

21.5.1 Leistungen der fetalen Organe

In der **Fetalperiode**, nachdem die Organentwicklung weitgehend beendet ist, nehmen Länge und Gewicht des Ungeborenen schnell zu, die Organe reifen und beginnen – viel früher als lange Zeit angenommen – ihre Funktion aufzunehmen.

› Bereits in der 8. Schwangerschaftswoche (SSW) p.m. sind durch das EEG Hirnströme (➤ 8.13) registrierbar

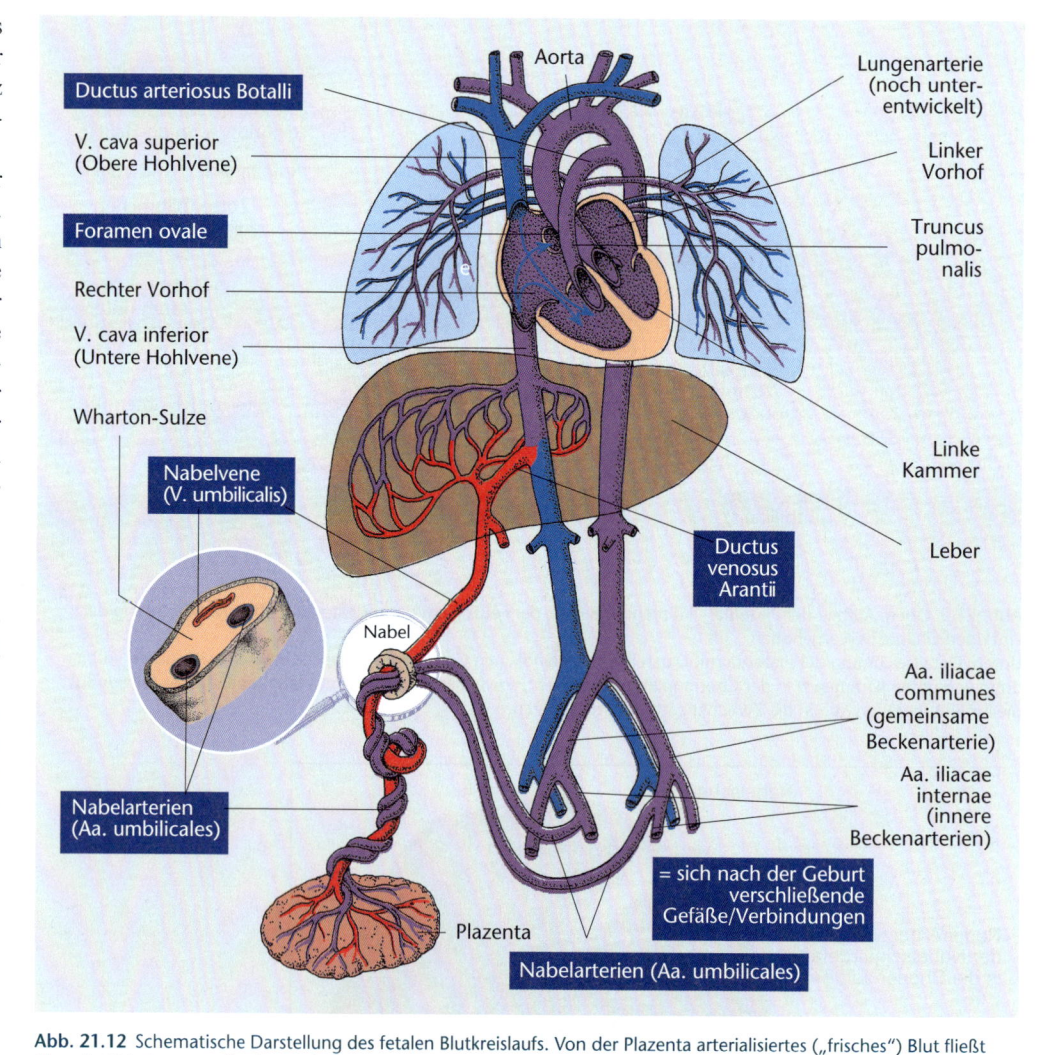

Abb. 21.12 Schematische Darstellung des fetalen Blutkreislaufs. Von der Plazenta arterialisiertes („frisches") Blut fließt über die Nabelvene – teilweise nach Passage durch die Leber – zum rechten Vorhof des Kindes. Ein Teil gelangt durch das Foramen ovale weiter zum linken Vorhof, von dort in die linke Kammer und dann in den Körperkreislauf. Der andere Teil erreicht über die rechte Kammer den Truncus pulmonalis. Da das Lungengewebe noch wenig durchblutet wird, fließt das Blut des Truncus pulmonalis hauptsächlich über den Ductus arteriosus Botalli in die Aorta.
Man sieht durch die unterschiedlichen Farben im Blutkreislauf (rot = relativ viel Sauerstoff, blau = relativ wenig Sauerstoff), dass die fetale Leber intrauterin am besten oxygeniert ist. Es kommt aber im weiteren Kreislauf durch Zumischung relativ sauerstoffarmen Blutes aus der unteren Körperhälfte zu einer Abnahme des Sauerstoffgehaltes.

- Schon in der 9. SSW sind mit Ultraschall spontane Körperbewegungen zu erkennen, die aber erst Wochen später von der Mutter wahrgenommen werden. Beispielsweise ist bereits in der 11. SSW ein Hand-Gesicht-Kontakt festzustellen
- Ab der 9. SSW sind sensorische Rezeptoren angelegt. Ab der 11. SSW reagiert das Ungeborene reflektorisch auf Reize, und es kann mit Sicherheit ab der 25. SSW Schmerz empfinden
- In der zweiten Schwangerschaftshälfte reagiert der Fetus auf Schall, kann schmecken, schlucken, hell und dunkel unterscheiden und seine Körperhaltung im Gleichgewicht halten
- Auch typische Schlafphasen (▶ 8.8.3, ▶ 8.14) sind bereits vor der Geburt zu registrieren.

Frühgeborene können heute ab der 24. SSW bzw. einem Geburtsgewicht von etwa 500 g unter maximaler intensivmedizinischer Therapie überleben, leider jedoch nicht immer ohne bleibende Schäden (▶ 22.3.1).

21.5.2 Fetaler Blutkreislauf

Da die Aufgaben der Lungen und einige Aufgaben der Leber bis zur Geburt durch die Plazenta wahrgenommen werden, ist der Blutkreislauf des Fetus anders gestaltet als der des geborenen Kindes:
- Das sauerstoffreiche Blut, das über die **Nabelvene** aus der Plazenta kommt, fließt teils durch die Leber und teils über den **Ductus venosus Arantii** direkt in die V. cava inferior (untere Hohlvene) und von dort in den rechten Herzvorhof
- In der Vorhofscheidewand befindet sich beim Fetus ein ovales Loch (**Foramen ovale** ▶ Abb. 21.12, ▶ 14.2.1). Etwa die Hälfte des relativ sauerstoffreichen Blutes aus der unteren Hohlvene fließt durch das Foramen ovale vom rechten über den linken *Vorhof* in die linke *Kammer* und versorgt die obere Körperhälfte *(Gehirnversorgung!)*. Die andere Hälfte des Blutes aus der unteren Hohlvene mischt sich mit dem stärker entsättigten Blut aus der V. cava superior (obere Hohlvene), fließt über den rechten Vorhof in die rechte Kammer und unter Umgehung der Lunge über einen weiteren Kurzschluss, den **Ductus arteriosus Botalli**, in die Aorta *(unterhalb des Abgangs der Kopfarterien!)*. Nur etwa 10 % fließen zur Versorgung der Lunge in den Lungenkreislauf
- Am Ende der Aa. iliacae communes zweigen zwei Arterien ab, die als **Nabelarterien** *(Aa. umbilicales)* mit „verbrauchtem" Blut die Plazenta erreichen. Dort wird das Blut mit „frischem" Sauerstoff und Nährstoffen angereichert.

Fetaler Kreislauf

Die Besonderheiten des fetalen Kreislaufs sind:
- Parallelauswurf beider Herzhälften in den großen Kreislauf
- Bevorzugte Versorgung von Gehirn und Herz
- Relative Minderdurchblutung der Lungen
- Transport des „verbrauchten" Blutes zur Plazenta durch Hochdruckgefäße (Arterien)
- Vorhandensein von Kurzschlüssen (Shunts).

21.6 Entwicklungsstörungen

Angesichts der ungeheuer komplizierten Entwicklung im Mutterleib ist es wie ein kleines Wunder, dass nur wenige Neugeborene (etwa 2–3 % bzw. 4–5 %, wenn man geringe Auffälligkeiten mit dazuzählt) mit **Fehlbildungen** zur Welt kommen. Fehlbildungen können *genetisch* verursacht (von den Eltern vererbt oder erstmalig auftretend), *umweltbedingt* sein oder durch das Zusammenspiel beider Faktoren entstehen (▶ 3.2). Äußere Faktoren, die angeborene Fehlbildungen erzeugen, werden als **Teratogene** bezeichnet. Dazu gehören Pharmaka (z. B. Zytostatika oder Contergan®), Alkohol, bestimmte Umweltgifte sowie Röntgen- und andere ionisierende Strahlen. Auch Infektionen während der Schwangerschaft, z. B. mit dem Röteln- oder Zytomegalievirus, können zu angeborenen Fehlbildungen führen. Meistens bleibt allerdings die Ursache einer Fehlbildung unklar.

Alkohol in der Schwangerschaft

In Mitteleuropa ist der Alkohol mit Abstand das bedeutendste Teratogen für das werdende Leben. Ungefähr jedes 300. Kind in Deutschland wird mit einer ausgeprägten **Alkoholembryofetopathie** *(fetales Alkoholsyndrom, FAS)* geboren. Diese Kinder zeigen Fehlbildungen (typischerweise besonders im Gesicht), Wachstumsstörungen, geistige Behinderung und Verhaltensauffälligkeiten. Leichtere Formen sind mit wohl 0,6–1 % sehr viel häufiger, werden aber oft nicht erkannt. Auf Alkohol sollte deshalb in der Schwangerschaft ganz verzichtet werden.

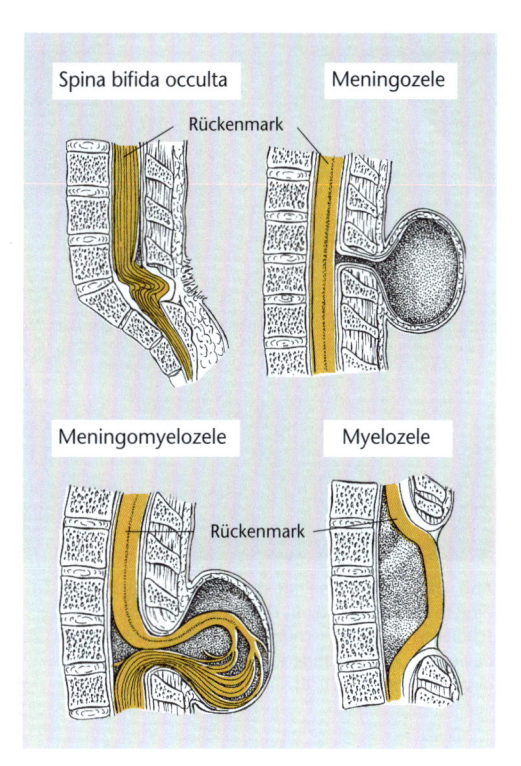

Abb. 21.13 Neuralrohrdefekte sind typische Embryopathien. Während bei der *Spina bifida occulta* (gespaltener Wirbelkörper, ohne sichtbare Vorwölbung der Cauda equina) und der *Meningozele* das Rückenmark weitgehend unbeteiligt ist, ist es bei der *Meningomyelo-* und *Myelozele* in seiner Funktion eingeschränkt: Der Patient leidet unter neurologischen Ausfällen, z. B. Lähmungen und Urininkontinenz. [A300]

STÖRUNGSTYP ZEITPUNKT DER STÖRUNG	BIOLOGISCHE VORGÄNGE ZUM ZEITPUNKT DER STÖRUNG	RESULTIERENDE ENTWICKLUNGSSTÖRUNGEN
Gametopathie Vor und während der Konzeption	▸ Bildung der männlichen und weiblichen Keimzellen ▸ Beendigung der Meiose	Strukturelle oder nummerische (zahlenmäßige) Chromosomenaberrationen, z. B. Down-Syndrom (▶ 3.2.2). Meist **Keimtod** (unbemerkt oder Frühabort = frühe Fehlgeburt), bei Überleben in der Regel **Fehlbildungssyndrome** (komplexe, typische Fehlbildungsmuster)
Blastopathie 0.–18. Tag nach der Befruchtung	▸ Erste Teilungen der Zygote ▸ Entwicklung der Blastozyste ▸ Differenzierung in Embryo- und Trophoblast ▸ Nidation	Meist Keimtod (Frühabort), selten **Doppelfehlbildungen** (z. B. doppelter Steiß), sehr selten siamesische Zwillinge (unvollständig getrennte Zwillinge). **Extrauteringravidität** (▶ 21.1)
Embryopathie 18. Tag – 8. SSW p.c. (= 10. SSW p.m.)	▸ Bildung der Organe und Organsysteme ▸ Organdifferenzierung ▸ Ausdifferenzierung der Plazenta	(Gröbere) **Einzelfehlbildungen**, z. B. Fehlbildungen des ZNS (etwa Neuralrohrdefekte ▶ Abb. 21.13), Herz- und Gefäßanomalien (▶ 14.2.1), Lippen-Kiefer-Gaumen-Spalte (▶ 3.2.2). Je nach Einwirkzeit und -dauer des Schädigungsfaktors auch **Mehrfachfehlbildungen** möglich. Ursachen vielfältig
Fetopathie 9. SSW p.c. (= 11. SSW p.m.) bis zur Geburt	▸ Abschluss der Organdifferenzierung ▸ Wachstum und Ausreifung	Weniger ausgeprägte Fehlbildungen, Wachstumsstörungen oder **Ausreifungsstörungen** mit funktionellen Defekten. Zahlenmäßig am bedeutsamsten: Infektionen, z. B. Toxoplasmose (Protozoeninfektion, für Erwachsene in aller Regel harmlos, beim Fetus Erblindung, geistige Behinderung und andere Organschäden)

Tab. 21.1 Entwicklungsstörungen in verschiedenen Entwicklungsperioden (SSW = Schwangerschaftswoche).

422 ENTWICKLUNG, SCHWANGERSCHAFT UND GEBURT

Abb. 21.15 Fetus am Ende der Frühschwangerschaft. Zu diesem Zeitpunkt beginnt der Fetus Fruchtwasser zu schlucken, Urin auszuscheiden und sich (unkoordiniert) zu bewegen. Die Schwangere spürt die Bewegungen allerdings noch nicht. [E178]

Durch Rauchen unterversorgt

Nikotin und Kohlenmonoxid sind Gifte für das wachsende Kind – dennoch raucht jede fünfte Schwangere! Nikotin verengt die Gefäße, die das Kind mit Sauerstoff versorgen. Kohlenmonoxid verdrängt den Sauerstoff an den Erythrozyten. Raucherinnen gebären deshalb häufig untergewichtige *(mangelentwickelte)* Kinder.

Auch Einwirkungszeit entscheidend

Auch der *Zeitpunkt*, zu dem das Teratogen auf den Embryo beziehungsweise Fetus einwirkt, entscheidet darüber, welche Fehlbildungen sich ausprägen. Beispielsweise führte das Medikament Thalidomid (Contergan®) zu einem bestimmten Zeitpunkt zu (weitgehendem) Fehlen der Arme, kurze Zeit später jedoch zu Fehlbildungen der sich gerade entwickelnden Beine. In Anlehnung an die verschiedenen vorgeburtlichen Entwicklungsstadien unterscheidet man deshalb vier Störungstypen mit folgenden jeweils „typischen" Fehlbildungen: **Gametopathien, Blastopathien, Embryopathien und Fetopathien** (➤ Tab. 21.1, ➤ Abb. 21.14).

21.7 Schwangerschaft

> **Verschiedene Definitionen**
>
> **Dauer der Schwangerschaft post conceptionem (p.c.):**
> Tag der Befruchtung bis Tag der Geburt = durchschnittlich 266 Tage = 38 Wochen = 9,5 (Mond-)Monate
>
> **Dauer der Schwangerschaft post menstruationem (p.m.):**
> 1. Tag der letzten Regelblutung bis Tag der Geburt = durchschnittlich 280 Tage = 40 Wochen = 10 (Mond-)Monate
>
> Es hat sich bewährt, die Schwangerschaft in drei etwas unterschiedlich lange Abschnitte aufzuteilen. Unter anderem dank Ultraschall hat sich die Zählung in Wochen durchgesetzt:
> › Die *Frühschwangerschaft* bis zur vollendeten 12. Woche
> › Die relativ belastungsarme *Mitte der Schwangerschaft* von der 13. bis zur vollendeten 24. Woche
> › Die *Spätschwangerschaft* von der 25. bis zur vollendeten 40. Woche bzw. bis zur Geburt.
> Ereignisse, die *vor der Geburt* stattfinden, bezeichnet man als **pränatal**, *um die Geburt herum* als **perinatal** und *nach der Geburt* als **postnatal**.

21.7.1 Frühschwangerschaft – bis Ende der 12. Woche

Fast alle mütterlichen Zellen und Organe verändern sich unter den hohen Hormonspiegeln. Die Frühschwangerschaft ist für den mütterlichen Organismus gut als **Anpassungs- und Umstellungsphase** zu beschreiben, die nicht selten durch morgendliche Übelkeit, Erbrechen, Müdigkeit und seelische Verstimmungen gestört ist. Beim Ungeborenen vollenden sich in dieser Zeitphase die Organanlagen.

Errechnen des Geburtstermins

Da der genaue Zeitpunkt der Befruchtung meist nicht bekannt ist, dient der erste Tag der letzten Regelblutung als Ausgangspunkt der Berechnung. Legt man die durchschnittlichen 280 Tage zugrunde und nimmt die Zeugung im Schnitt 14 Tage nach Beginn der Regelblutung an (➤ Abb. 20.33), so lässt sich der voraussichtliche Geburtstermin nach der **Naegele-Regel** einfach berechnen, bzw. auf einer Schwangerschaftsscheibe ablesen.

> **Errechneter Geburtstermin**
>
> = 1. Tag der letzten Regel plus 7 Tage minus 3 Monate plus 1 Jahr.
> Beispiel: 10.4.2011 plus 7 Tage = 17.4.2011 minus 3 Monate = 17.1.2011 plus 1 Jahr = 17.1.2012

Ist der Zeitpunkt der letzten Regel nicht bekannt, so helfen heute vor allem frühe Ultraschalluntersuchungen mit Messung der Uterushöhle und der Länge des Embryos.
Allerdings: Aufgrund der biologischen Variabilität der normalen Schwangerschaftsdauer kommen nur 4 % aller Kinder am errechneten Tag und innerhalb von sieben Tagen um den Termin herum auch nur 26 % zur Welt.

> **Sauregurkenzeit?**
>
> Der Bauch ist noch flach, da beginnt schon alles anders zu werden: Lachen und Weinen liegen dicht beieinander, Freude auf das Kind und Sorge um die Zukunft wechseln sich manchmal in Minutenschnelle ab, das Gefühl, Bäume ausreißen zu können, kann ganz rasch von Übelkeit und Kreislaufschwierigkeiten abgelöst werden. Dieses (normale) Wechselbad löst vor allem bei Frauen, die ihr erstes Kind erwarten, nicht selten Zweifel und Unsicherheit aus: Was ist erlaubt, was nicht? Prinzipiell gilt, dass „gesundes Mittelmaß" jetzt Maß aller Dinge sein sollte.
> Essen darf die gesunde Schwangere in der Regel, was ihr schmeckt, also ruhig auch mal eine saure Gurke mit Honig oder Ei mit Ketchup. Aber eben nicht nur, und vor allen Dingen nicht gleich für zwei! Im Interesse der eigenen Gesund-

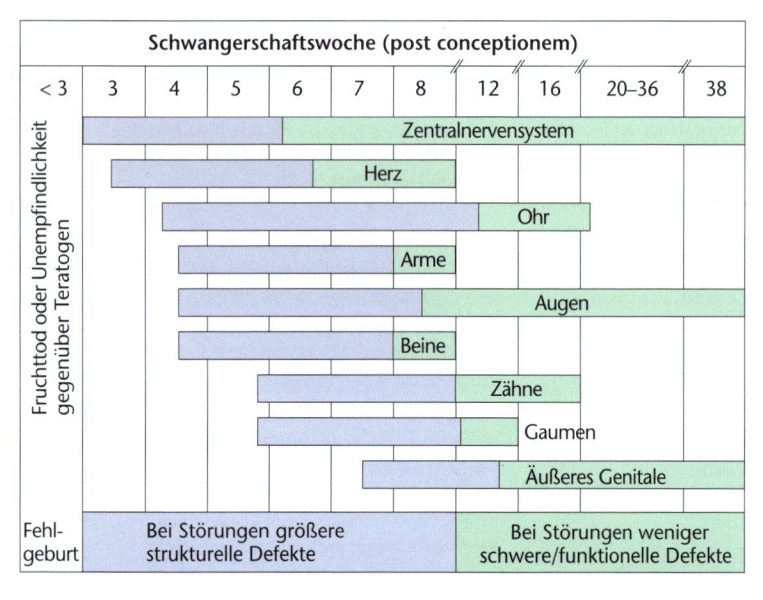

Abb. 21.14 Kritische Zeitphasen für Störungen der Entwicklungsschritte des ungeborenen Kindes in der Schemazeichnung.

heit und der ihres Kindes sollte die Frau auf eine ausgewogene, ballaststoff- und vitaminreiche Mischkost mit Milch, Käse und Fisch achten und genügend trinken. Die Tasse Morgenkaffee zum Wachwerden und der Nachmittagstee im Büro sind dabei durchaus erlaubt. Tabu ist allerdings Alkohol, denn eine „unschädliche" Menge gibt es nach heutigem Wissen nicht.

Und wie ist es mit Sport? Auch hier Sauregurkenzeit, Zeit erzwungener Ruhe? Mitnichten, (fast) im Gegenteil: Sport hat erwiesenermaßen große Vorteile, mit den körperlichen Belastungen fertig zu werden. Die Schwangere sollte nur nicht „bis an ihre Grenze" gehen – der Körper erbringt schließlich jetzt auf einem anderen Gebiet Höchstleistungen. Geeignet sind Sportarten, die große Muskelgruppen bewegen, rhythmisch, aerob (ohne Sauerstoffschuld ➤ 15.3.4) und nicht sturzträchtig sind und unter 2500 m Höhe ausgeübt werden.

21.7.2 Mittlere Phase – die Wochen 13–24

Dieser Zeitraum ist in der Regel die **Phase des Wohlbefindens,** die Anpassung an die Schwangerschaft ist geglückt. Die körperlichen Veränderungen beginnen sichtbar zu werden: Die Brüste werden voller, der Bauch wächst. Pigmentierungen treten insbesondere an Brustwarzen und an der Mittellinie des Bauches auf. Evtl. bilden sich **Schwangerschaftsstreifen** (*Striae* ➤ 7.3.1).
Der Kreislauf muss mehr Blut transportieren und das Herz muss eine größere Pumpleistung aufbringen. Die Atmung wird deutlich gesteigert (typische Hyperventilation der Schwangeren ➤ 16.8.6). Ein verminderter Tonus der glatten Muskulatur im Gastrointestinaltrakt, in den Gefäßen und Harnwegen durch die Hormonumstellung macht die Schwangere anfällig für Varizen (Krampfadern) der Beine, Harnwegsinfekte, Verstopfung und Sodbrennen.
Eine Gewichtszunahme von 1–1,5 kg pro Monat ist normal. Die Gesamtzunahme von insgesamt 8–12,5 kg bis zum Ende der Schwangerschaft verteilt sich im Mittel so:

Kind	3,5 kg
Fruchtwasser	1,0 kg
Plazenta	0,5 kg
Uterus	1,0 kg
Blutvolumenzunahme	1,5 kg
Wassereinlagerung und Zunahme Fettgewebe	3,5 kg
Summe	11,0 kg

Alles, was weit über 12,5 kg hinausgeht, spricht für eine übermäßige Ernährung oder ist Anzeichen für eine erhebliche Ödembildung im Gewebe.

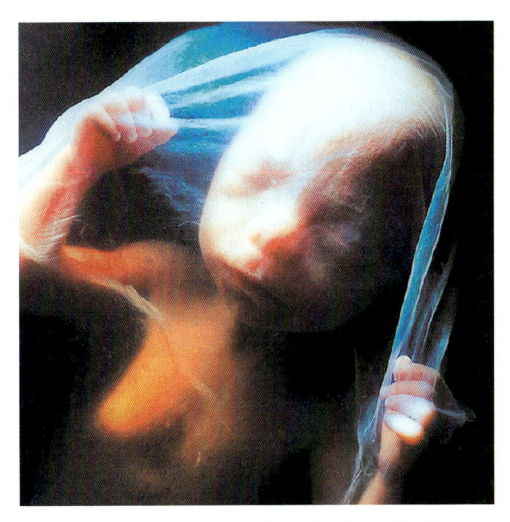

Abb. 21.16 Ungefähr 17 Wochen alter Fetus. Der Fetus sieht zwar noch ein wenig mager aus, ansonsten aber wie ein schlafendes Baby. Außerhalb der Gebärmutter überleben kann er aber noch nicht. [E178]

Uteruswachstum

Im dritten Schwangerschaftsmonat ist der Uterus etwa faustgroß und gerade am oberen Rand der Symphyse tastbar. Am Ende des sechsten Schwangerschaftsmonats erreicht er die Höhe des Nabels, gegen Ende des neunten Schwangerschaftsmonats den Rippenbogen. Die letzten vier Wochen der Schwangerschaft senkt sich die Gebärmutter wieder, weil der vorangehende Kindsteil (meist der Kopf) in das kleine Becken der Mutter eintritt (➤ Abb. 21.17).

Fehlgeburt

Als **Fehlgeburt** oder *Abort* bezeichnet man die vorzeitige Ausstoßung des Embryos oder Fetus mit einem Gewicht unter 500 g *und* Fehlen von Lebenszeichen. Eine Fehlgeburt ist nicht beim Standesamt meldepflichtig.
Die Ursachen von Fehlgeburten sind vielfältig, die Möglichkeiten zu ihrer Vermeidung gering. Die Frau bemerkt die (drohende) Fehlgeburt meist an einer Blutung und/oder Unterleibs- oder Kreuzschmerzen; im Ultraschall ist die Zervix dann oft bereits erweitert. Bei Kinderwunsch stellen wie-

SCHWANGERSCHAFTS-WOCHE P.M.	GRÖSSE IN CM	GEWICHT IN GRAMM
Ende 12.	9	10–45
Ende 16.	16	60–200
Ende 20.	25	250–450
Ende 24.	30	500–820
Ende 28.	35	1000–1500
Ende 32.	40	1500–2100
Ende 36.	45	2200–2900
Ende 40.	50	3000–3800

Tab. 21.2 Durchschnittliche Wachstums- und Gewichtsentwicklung des ungeborenen Kindes.

derholte Fehlgeburten eine große seelische Belastung für das Paar dar.

21.7.3 Spätschwangerschaft – ab Woche 25

Dieser letzte Abschnitt ist die **Phase der Belastung:** Schlafen, Laufen, Arbeiten – fast alle Lebensvorgänge werden durch den großen Bauch behindert. Der Gesetzgeber lässt deshalb den **Mutterschutz** sechs Wochen vor dem errechneten Geburtstermin beginnen. Während des Mutterschutzes (der acht Wochen nach der Geburt endet) ist die Schwangere ohne Lohneinbußen von der Erwerbstätigkeit befreit. Reifung, Wachstum und Fettanlagerung charakterisieren diese Zeit beim Kind.

> **Vena-cava-Kompression**
>
> In der Spätschwangerschaft drückt der Uterus in Rückenlage auf die V. cava inferior (untere Hohlvene), der Blutrückfluss zum Herzen, die Herzvorfüllung und das Herzzeitvolumen sinken. Es kommt zum **Vena-cava-Kompressionssyndrom:** Der Schwangeren wird schwindlig (bis zur Ohnmacht), sie wird blass und schwitzt. Gleichzeitig wird das Ungeborene nur unzureichend mit Sauerstoff versorgt. Legt sich die Schwangere bei Symptombeginn auf die Seite, bilden sich die Beschwerden sofort zurück, und das Kind nimmt keinen Schaden.

Gestose

Gestose ist ein Überbegriff für schwangerschaftsspezifische Erkrankungen. Die bedeutendste mit einer Häufigkeit von etwa 5 % aller Frauen in der Spätschwangerschaft ist die **EPH-Gestose** mit Bluthochdruck *(Hochdruck)*, Ödemen (engl. *edema*) und Eiweißausscheidung mit dem Urin (*Proteinurie* ➤ 19.4.4). Viele Frauen werden von der EPH-Gestose völlig überrascht. Warnsignale sind

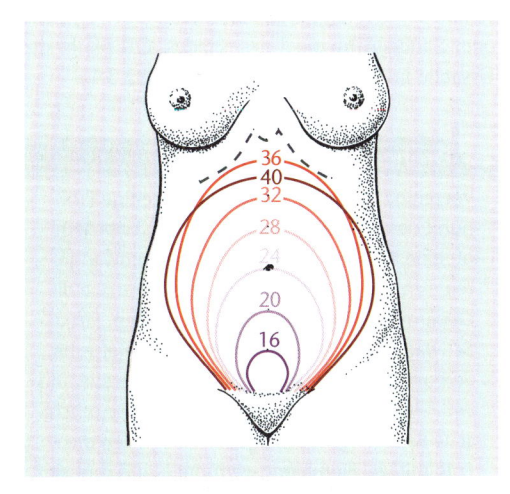

Abb. 21.17 Uteruswachstum. Höhe der Gebärmutter entsprechend der angegebenen Schwangerschaftswoche p.m. Nach der 36. Schwangerschaftswoche senkt sich der Uterus wieder etwas ab.

Schwindelanfälle, Augenflimmern, Ohrensausen, Erbrechen, geschwollene Beine und sehr rasche Gewichtszunahme in wenigen Tagen. Eine gefährliche Variante ist die **HELLP-Erkrankung** mit Störungen der Leberfunktion und der Gerinnung, dann kommen Oberbauchbeschwerden dazu. Es besteht eine erhöhte Gefährdung für Mutter und Kind.

Schwerstform ist die für Mutter und Kind lebensbedrohliche **Eklampsie** mit Krampfanfällen und Koma. Rasche Entbindung durch Kaiserschnitt ist die einzige „Therapie".

Schwangerschaftsdiabetes

Ähnlich häufig, wenn nicht sogar häufiger als die Gestose, ist das erstmalige Auftreten eines *Diabetes* in der Schwangerschaft (*Gestations-* oder **Schwangerschaftsdiabetes**). Durch die vermehrte Produktion von Hormonen durch die Plazenta, die als Gegenspieler des Insulins wirken (➤ 11.6.1), und eine schwangerschaftstypische erhöhte Insulinresistenz kommt besonders bei übermäßiger Gewichtszunahme der Schwangeren die Bauchspeicheldrüse mit ihrer Insulinproduktion an die Grenzen. Die hohen mütterlichen Blutzuckerwerte führen auch zur Überzuckerung des Kindes, das seine eigene Insulinproduktion zur Normalisierung der Zuckerwerte ankurbelt. Folgen sind u. a. eine kindliche Mast mit Geburtsgewichten oft weit über 4 000 g bei gleichzeitig verzögerter Entwicklung der Organfunktionen und erhöhte Gefahr eines Sauerstoffmangels. Die Frühdiagnose durch einen Glukose-Belastungstest ermöglicht eine rechtzeitige Therapie mit Diät, viel Bewegung und ggf. Insulin.

Frühgeburt

Etwa 9 % der Kinder werden vor der (vollendeten) 37. Schwangerschaftswoche geboren. Mütterliche Infektionen, die zu vorzeitigen (oft schmerzlosen) Wehen und/oder Blasensprung führen, stehen ursächlich im Vordergrund. Weitere Gründe sind Mehrlinge, Gebärmutteranomalien, Überlastung der Frau, aber auch eine gezielte Schwangerschaftsbeendigung, z. B. bei bedrohlicher Gestose oder Sauerstoffmangel des Kindes. Oft bleibt die Ursache im Einzelfall unbekannt (➤ 22.3.1).

> **Drohende Frühgeburt**
>
> Vorzeitige Wehentätigkeit oder vorzeitige Eröffnung des Muttermundes (➤ 21.8.1) erfordern oft eine Krankenhausaufnahme der Schwangeren, um medikamentös und durch Bettruhe die Gebärmuttermuskulatur ruhig zu stellen. Für die Schwangere ist die teils wochenlange Bettruhe, verbunden mit Sorgen um das Ungeborene und evtl. ältere Kinder oder Beruf, eine große psychische Belastung. Die Pflegenden begleiten die Frau mit viel Einfühlungsvermögen und motivieren sie, diese Wochen im Interesse ihres Kindes auszuhalten. Jede Woche, ja sogar jeder Tag zählt.

21.7.4 Schwangerenvorsorge

Jede Schwangere hat Anspruch auf regelmäßige **Vorsorgeuntersuchungen.** Zu den Untersuchungen gehören die Feststellung der Schwangerschaft, die Kontrolle von Blutgruppe, Hämoglobin und Urinstatus (➤ 19.4.4), die körperliche Untersuchung mit Messung von Körpergewicht und Blutdruck sowie Beurteilung der Uterusgröße und des Muttermundes. Fast immer werden wegen der hohen Ansteckungsgefahr des Kindes Bluttests auf die Erreger von Lues, Toxoplasmose, Röteln, Hepatitis B (HIV nur mit Einwilligung der Schwangeren) sowie eine Untersuchung auf Chlamydien im Bereich der Zervix (des Gebärmutterhalses) durchgeführt.

Ultraschalluntersuchungen

Zum Vorsorgeprogramm gehören auch drei Ultraschalluntersuchungen (➤ Abb. 21.19, ➤ Abb. 21.20). Sie ermöglichen u. a. die Sicherung einer Schwangerschaft *in* der Gebärmutter, die Feststellung einer Mehrlingsschwangerschaft, die Beurteilung von Alter, Wachstum und Entwicklung des Embryos und Sitz der Plazenta sowie die Suche nach Fehlbildungen.

Ab der 7. SSW wird die fetale Herzfrequenz durch Doppler-Ultraschall (➤ Abb. 14.9) kontrolliert. Auch die Durchblutung der Plazenta und des fetalen Kreislaufs kann dopplersonographisch eingeschätzt werden.

In der zweiten Schwangerschaftshälfte und unter der Geburt werden zur Beurteilung des kindlichen Befindens mit Hilfe der *Kardiotokographie* (CTG, „Wehenschreiber" ➤ Abb. 21.18, ➤ Abb. 21.22) die kindliche Herzfrequenz und die Wehentätigkeit des Uterus kombiniert registriert. Auch die Erfassung der Herzfrequenz beim CTG erfolgt mit einer Ultraschalltechnik.

21.7.5 Pränatale Diagnostik

Pränatale Diagnostik umfasst *alle* vorgeburtlichen Untersuchungen mit dem Ziel:
› Störungen der embryonalen oder fetalen Entwicklung zu erkennen
› Durch Früherkennung eine optimale Behandlung von Mutter und Fetus zu ermöglichen
› Schwangeren Entscheidungshilfen für die Fortführung oder den Abbruch der Schwangerschaft zu geben.

Pränatale Diagnostik ist *nicht* gleichzusetzen mit Fruchtwasseruntersuchung – auch z. B. die routinemäßigen Ultraschalluntersuchungen in der Schwangerschaft zählen zur pränatalen Diagnostik. Weiterführende, gezielte pränatale Diagnostik umfasst v. a. einige mütterliche Blutuntersuchungen (etwa den sog. **Ersttrimestertest**), spezielle Ultraschall-Fehlbildungsdiagnostik, *Amniozentese, Chorionzottenbiopsie,* Nabelschnurpunktionen und Hautbiopsien beim Fetus. Ohne umfassende Beratung sollten vorgeburtliche Untersuchungen nicht durchgeführt werden. Die Schwangere darf alle Untersuchungen ablehnen.

Amniozentese

Zur Fruchtwassergewinnung wird am besten in der 15.–17. SSW p. m. eine **Amniozentese** durchgeführt. Unter Ultraschallkontrolle entnimmt man durch Bauchdecke und Uteruswand hindurch mit einer Kanüle eine Fruchtwasserprobe aus der Fruchtblase. Die Untersuchung des Fruchtwassers und der darin schwimmenden fetalen Zellen gibt Aufschluss über biochemische und chromosomale Defekte. Da die Amniozentese in etwa 0,5 % eine Fehlgeburt auslöst, sollte sie nur durchgeführt werden bei:
› Einer bekannten erblichen Belastung der Eltern
› Vorangegangenen Geburten von Kindern mit Entwicklungsstörungen
› Hinweisen auf ein erhöhtes Risiko von Chromosomenaberrationen aus Ultraschall, Ersttrimestertest oder bei höherem mütterlichem Alter.

Chorionzottenbiopsie

Die **Chorionzottenbiopsie,** bei der in der Regel durch die Bauchdecken unter Ultraschallsicht Chorionzotten-Gewebe entnommen wird, kann schon ab der 11. SSW p. m. durchgeführt werden. Der Vorteil gegenüber der Amniozentese ist, dass das Ergebnis der Chromosomenuntersuchung sehr viel früher zur Verfügung steht. Nachteilig ist die Möglichkeit falsch positiver Ergebnisse (d. h. eines krankhaften Ergebnisses bei gesundem Kind). Positive Ergebnisse bedürfen daher weiterer Abklärungen. Das eingriffsbedingte Risiko entspricht dem bei Amniozentese.

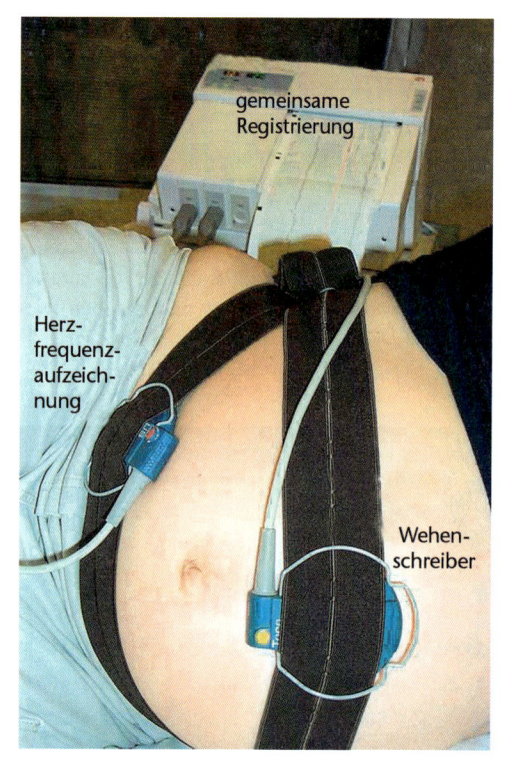

Abb. 21.18 CTG-Gerät mit Ausdruck der Kardiotokographiekurve auf Papier. Der Zustand des Kindes kann so jederzeit kontrolliert und dokumentiert werden. [T396]

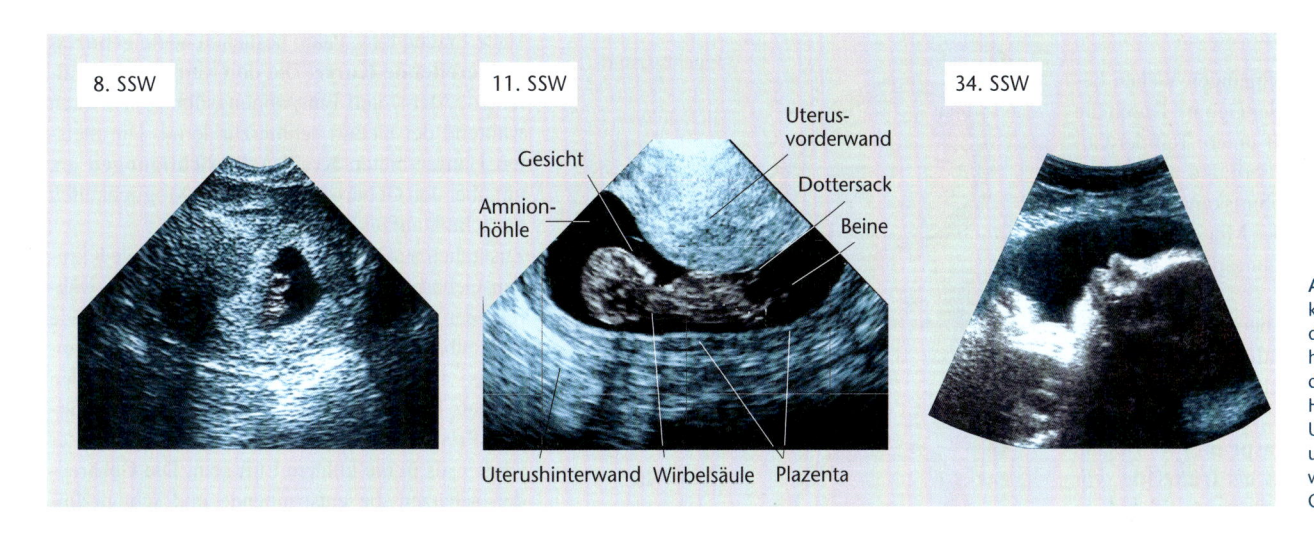

Abb. 21.19 Mit Ultraschall kann in den Bauch der werdenden Mutter hineingesehen und so die Entwicklung des Kindes beurteilt werden. Hier Sonographiebilder des Ungeborenen in der 8., 11. und 34. Schwangerschaftswoche p.m. [O144, O177, O145]

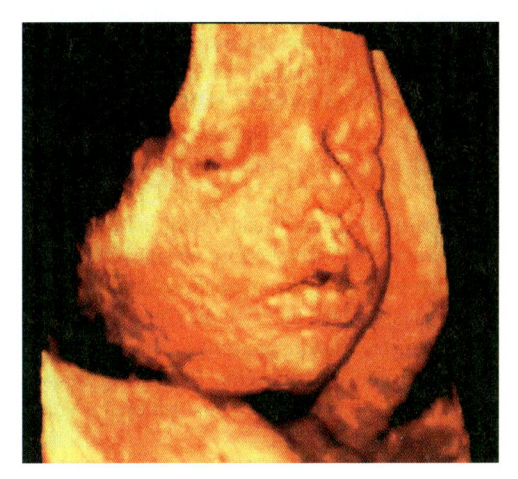

Abb. 21.20 Zunehmende Bedeutung bei der Entdeckung von Fehlbildungen erlangt die 3-D-Sonographie. Hier das Gesicht eines gesunden Kindes in der 30. Schwangerschaftswoche. [O121]

21.7.6 Schwangerschaftsabbruch

Da eine Elternschaft das Leben von Mutter (und Vater) einschneidend verändert, denken viele Frauen (und/oder ihre Partner) bei einer ungewollten Schwangerschaft oder nach der Diagnose einer nicht normalen, ggf. pathologischen Entwicklung des Kindes an einen **Schwangerschaftsabbruch** (*Abtreibung, Abruptio*). In Deutschland wurden 2009 ca. 14,5 % aller Schwangerschaften abgebrochen.
In vielen Ländern, so auch in Deutschland, ist der Schwangerschaftsabbruch in den ersten 14 Wochen p.m. nach einer Pflichtberatung *rechtswidrig*, bleibt aber *straffrei*. Dies gilt auch bei Schwangerschaften nach Vergewaltigungen und – ohne Frist – bei medizinischen Indikationen (z. B. mütterliche Gefährdung). Die frühere kindliche Indikation (schwere Fehlbildungen) ist in der medizinischen Indikation aufgegangen.
Schwangerschaftsabbrüche werden am häufigsten in der 7.–10. Schwangerschaftswoche durchgeführt. Der Eingriff kann ambulant oder stationär vorgenommen werden und erfolgt medikamentös oder chirurgisch:

› Die meisten dieser Schwangerschaftsabbrüche erfolgen durch Absaugen oder **Kürettage** *(Ausschabung der Gebärmutter)*
› Der medikamentöse Schwangerschaftsabbruch ist bis zur 11. SSW möglich. Die sog. **Abtreibungspille** *(RU 486, Mifepreston, Handelsname Mifegyne®)* ist ein Anti-Gestagen *(Progesteronrezeptorblocker)* am Myometrium, wodurch der Embryo abgestoßen wird.

Die Kosten für einen Schwangerschaftsabbruch aus medizinischer oder kriminologischer Indikation werden von den Krankenkassen getragen. Bei anderen Gründen muss die Schwangere die Kosten selbst tragen.

21.8 Geburt

Schon während der Schwangerschaft sensibilisieren die hohen mütterlichen Östrogenspiegel die Uterusmuskulatur für die Wirkung von *Oxytocin*, dem Hormon aus dem Hypophysenhinterlappen (➤ 11.2.1), das die Wehentätigkeit anregt und unterhält. Bereits während der letzten Schwangerschaftsmonate treten vermehrt **Wehen** auf, die jedoch noch nicht geburtswirksam sind, weil sie unkoordiniert an verschiedenen Stellen des Uterus auftreten: Der Uterus „trainiert".
Durch *Prostaglandine* (➤ 3.5.3), die im letzten Drittel der Schwangerschaft vermehrt synthetisiert werden, wird der Muttermund aufgeweicht. Er kann sich nun unter den Wehen öffnen.
Durch Hormone, die der Fetus selbst bildet und über seinen Urin ins Fruchtwasser abgibt, wird eine weitere Steigerung der mütterlichen Prostaglandinbildung und damit der Geburtsbeginn ausgelöst. Das vegetative Nervensystem wird aktiviert. Es kommt zu regelmäßigen, die Zervix öffnenden Wehen – die Geburt beginnt. Nach der vollendeten 37. SSW handelt es sich um eine **Termingeburt,** vorher um eine **Frühgeburt** und nach der vollendeten 42. SSW um eine **Übertragung.** Da die Plazenta dann zu altern beginnt, wird die Geburt medikamentös eingeleitet.

21.8.1 Normale Geburt

Wo gebären?

Bis vor etwa 65 Jahren erblickten Kinder in aller Regel zu Hause das Licht der Welt, von erfahrenen Hebammen über viele Stunden („ohne Schichtwechsel"!) gut betreut. Dennoch war das Risiko, im Zusammenhang mit der Geburt zu versterben oder Schaden zu nehmen, für die Mutter und ganz besonders für das Kind groß: Die kindliche Sterblichkeit *(perinatale Mortalität)* lag bei mehreren Prozent.
Technik und Fortschritt in der Geburtshilfe wurden dann zunehmend als moderne Errungenschaften gerne akzeptiert, und in den folgenden Jahrzehnten wurde das Krankenhaus zum bevorzugten Ort für das Gebären. Mit der Medikalisierung der Geburt, der als steril empfundenen Krankenhausatmosphäre und (über)großer Technologiegläubigkeit, die zur „Verkabelung" der Frauen und zur Fesselung ans Bett führte, schlug das Pendel wieder um. Geburtshäuser (in der Regel von Hebammen geführte Ambulatorien zum Gebären), ambulante Geburten in den Krankenhäusern (Entlassung 6–8 Stunden nach der Geburt) und Hausgeburten nahmen wieder zu und drückten den Wunsch vieler Frauen oder Ehepaare nach ungestörterer und eigenbestimmter Entbindung aus.
Inzwischen ist jedoch einer neuen Hebammen- und Ärztinnengeneration in den Krankenhäusern bewusst geworden, dass die Geburt eines Kindes im Leben einer Frau bzw. eines Paares eine herausragende Bedeutung hat und dass es gilt, die Wünsche der Frau in den Vordergrund zu stellen und die Privatsphäre der Geburt um jeden Preis zu schützen. Warum sollte dies nicht auch im Krankenhaus möglich sein? Entsprechend ist die Hausgeburtenrate wieder gefallen, sie liegt derzeit in Deutschland bei 1–2 %. Denn eins ist sicher: Im Falle einer Komplikation während der Geburt, die z. B. einen raschen Kaiserschnitt notwendig macht, ist das Krankenhaus der sicherste Ort für das Gebären.

Eröffnungsphase

Mit dem Einsetzen der regelmäßigen Wehen beginnt die **Eröffnungsphase** der Geburt. Durch die Eröffnungswehen werden der untere Teil der Gebärmutter erweitert, der Muttermund aufgedehnt und das Kind tiefer in den Geburtskanal befördert. Die vollständige Eröffnung des Muttermundes bedeutet das Ende der Eröffnungsphase (▶ Abb. 21.21).

Die Eröffnungsphase dauert bei der *Erstgebärenden* (**Primipara**) durchschnittlich 10–12 Stunden, bei der Zweit- oder *Mehrgebärenden* (**Multipara**) meist 5–7 Stunden.

Platzt die Fruchtblase (**Blasensprung**) vor Beginn der Wehentätigkeit, wird das als **frühzeitig,** vor Ende der Eröffnungsperiode als **vorzeitig** und am Ende der Eröffnungsperiode als **rechtzeitig** bezeichnet.

Austreibungsphase

Die **Austreibungsphase** beginnt mit der vollständigen Öffnung des Muttermundes (etwa 10 cm) und ist mit der Geburt des Kindes beendet. Sie kann bei Erstgebärenden bis zu zwei Stunden dauern, bei Mehrgebärenden etwa 30–60 Minuten. Weheintensität und -frequenz nehmen stark zu – es treten bis zu 5 Wehen pro 10 Minuten auf.

Hat der vorangehende Teil des Kindes – in der Regel der Kopf – den Beckenboden erreicht und ist der Muttermund vollständig eröffnet, soll die Gebärende die Austreibung des Kindes durch aktives Pressen unterstützen. Diese **Pressphase** dauert etwa 20–30 Minuten. Während dieser Phase sind unterstützende Maßnahmen der Hebamme besonders wichtig. Hierzu gehört z. B. die Korrektur der Haltung der Gebärenden, denn ein Hohlkreuz etwa führt zu einer starken Krümmung des Geburtsweges. Um zu verhindern, dass der Kopf zu schnell durchtritt und dabei das Gewebe zwischen Scheide und After (**Damm**) reißt, schützt die Hebamme den Damm durch bestimmte Handgriffe (*Dammschutz* ▶ Abb. 21.25). Ist trotzdem ein Einreißen absehbar, so wird ein **Dammschnitt** (*Episiotomie* ▶ Abb. 21.26) vorgenommen, der besser kontrollierbar ist und besser verheilt als ein Dammriss mit unregelmäßigen Wundrändern. Nach der Geburt des Kopfes werden Schultern und Körper oft in einer einzigen Wehe geboren (▶ Abb. 21.23, ▶ Abb. 21.24).

Nachgeburtsphase

Wenige Minuten nach der Geburt des Kindes setzen **Nachwehen** ein, die Ablösung und Ausstoßung der Plazenta und der Eihäute unterstützen. Nach der Ausstoßung der Plazenta zieht sich der Uterus kräftig zusammen, wodurch sich die Wundfläche verkleinert. Die große Plazenta-Haftfläche, aus der es kurz zuvor noch heftig geblutet hat, wird durch Gerinnung abgedichtet.

Die Plazenta wird von der Hebamme oder dem Arzt untersucht, um sicherzugehen, dass Eihäute und besonders die furchige Seite der Plazenta vollständig ausgestoßen worden sind. Reste im Uterus können zu Infektionen und Blutungen im Wochenbett führen. Selten können sie auch polypartige Wucherungen oder sehr selten sogar ein **Chorionkarzinom** (*Chorionepitheliom*) verursachen. Neugeborenes und Mutter sollten sich jetzt von den Anstrengungen erholen dürfen, am besten zusammen (▶ Abb. 21.27). Etwa 1–2 Stunden nach einer normalen Geburt ist die Mutter meist schon wieder „auf den Beinen".

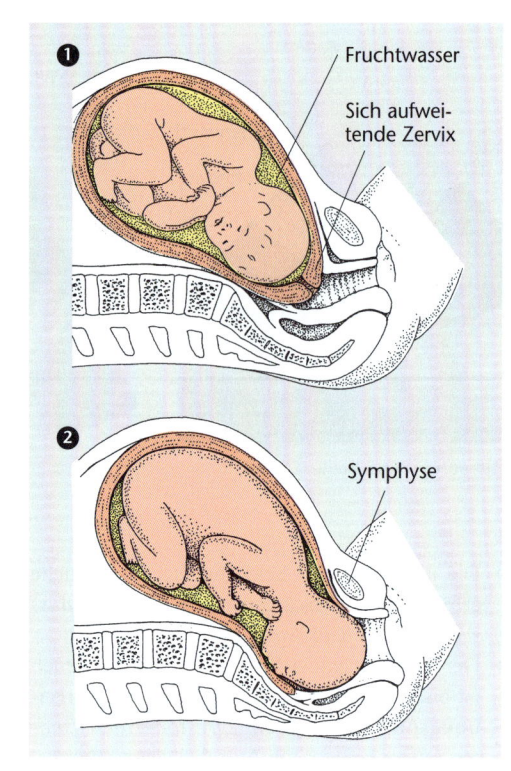

Abb. 21.21 Aufdehnung des Gebärmutterhalses während der Eröffnungsperiode. Das Fortschreiten der Geburt erkennt man am Weiterwerden des Muttermundes (bis 10 cm Durchmesser) und Tiefertreten des kindlichen Kopfes.

Möglichkeiten der Geburtserleichterung

Geburtsschmerzen sind sehr intensiv. Beim subjektiven Empfinden spielen allerdings zahlreiche Faktoren eine Rolle, z. B. Vorerfahrungen bei früheren Geburten, Dauer der Schmerzen oder Geburtsfortschritt.

> **Angst – Spannung – Schmerz**
>
> Auf diesen Zusammenhang wies der englische Geburtshelfer *Dick Read* bereits vor 90 Jahren hin und begründete damit letztlich die *Geburtsvorbereitungskurse*. Aufgeklärte Frauen, die wissen, was sie erwartet, haben kürzere Geburten und benötigen weniger Schmerzmittel. Das setzt voraus, dass die Schwangere selbst aktiv werden und bestimmen kann, wie und in welcher Haltung sie entbinden möchte. Viel Bewegung und häufige Positionswechsel, warme Bäder und Massagen sowie Atemübungen sind nur einige Möglichkeiten der Entspannung, in die auch der Partner gut mit einbezogen werden kann.

Viele Frauen bzw. Paare besuchen heute **geburtsvorbereitende Kurse.** Die dort vermittelten Haltungs-, Atem- und Entspannungsübungen wirken während der Geburt schmerzlindernd. Die meisten Häuser bieten **Kreißsaalbesichtigungen** an, um über den Geburtsablauf und die Möglichkeiten der Klinik aufzuklären.

Zusätzlich zu Gebärbetten haben heute viele Kliniken Gebärhocker oder Sprossenwände (um während der Geburt die Schwerkraft zu nutzen) sowie Spezialbadewannen im Kreißsaal, die als Entspannungs- und Entbindungswanne genutzt werden können. Für das Kind soll der Übergang vom warmen Fruchtwasser in das angewärmte Badewasser *sanfter* als in die kühlere Luft sein. Die Gebärenden schätzen die entspannende und schmerzlindernde Wirkung des warmen Wassers.

Medikamentös werden evtl. krampflösende Substanzen und v.a. *Analgetika* (schmerzstillende Medikamente) gegeben, in der Geburtshilfe in der Regel *Opioid-Analgetika* (z. B. Pethidin = Dolantin®), die aber evtl. zu einer Atemdepression beim Neugeborenen führen. Bei einer **Periduralanästhesie** (PDA), einer Betäubung der schmerzleitenden Fasern nahe dem Rückenmark, ist die Gebärende weitgehend schmerzfrei, verspürt allerdings auch den Pressdrang kaum noch, so dass sie nicht gut mitpressen kann und sich die Geburt evtl. verzögert. In der Austreibungsphase ist ein **Pudendusblock** möglich, d.h. eine Betäubung des *N. pudendus*, der das untere Vaginaldrittel, die Vulva und den Damm versorgt.

21.8.2 Operative Entbindung

In fast 40 % der Geburten in Deutschland erfolgt heute eine **operative Entbindung,** d.h. eine **vaginal-operative** Entbindung mit Hilfe einer *Geburtszange* (**Forzepsentbindung**) oder einer *Saugglocke* (**Vakuumextraktion**) oder eine Entbindung durch **Kaiserschnitt.** Während vaginal-operative Entbindungen, besonders die Zangenentbindung, immer seltener werden, nimmt die Kaiserschnittrate von Jahr zu Jahr zu.

Kaiserschnitt

Im Gegensatz zur vaginalen Entbindung erfolgt die **Kaiserschnittentbindung** (*Sectio caesarea*, kurz *Sektio*) durch die mütterlichen Bauchdecken (*abdominelle Entbindung*). Man unterscheidet die *primäre* (geplante) von der *sekundären* Kaiserschnittentbindung nach bereits begonnener Vaginalgeburt. Durch einen Schnitt oberhalb der Schamhaare werden Haut, Muskeln des Abdomens, Peritoneum und Gebärmutterwand durchtrennt und schließlich die Fruchtblase eröffnet, um das kindliche Köpfchen zu fassen und das Kind zu entwickeln (▶ Abb. 21.32).

Weit verbreitet ist heute die aus Israel kommende sog. **sanfte Sektio,** bei der Teile der Bauchschichten nicht scharf mit Skalpell und Schere, sondern stumpf mit den Händen gespreizt und eröffnet werden. Nach der Entwicklung des Kindes und

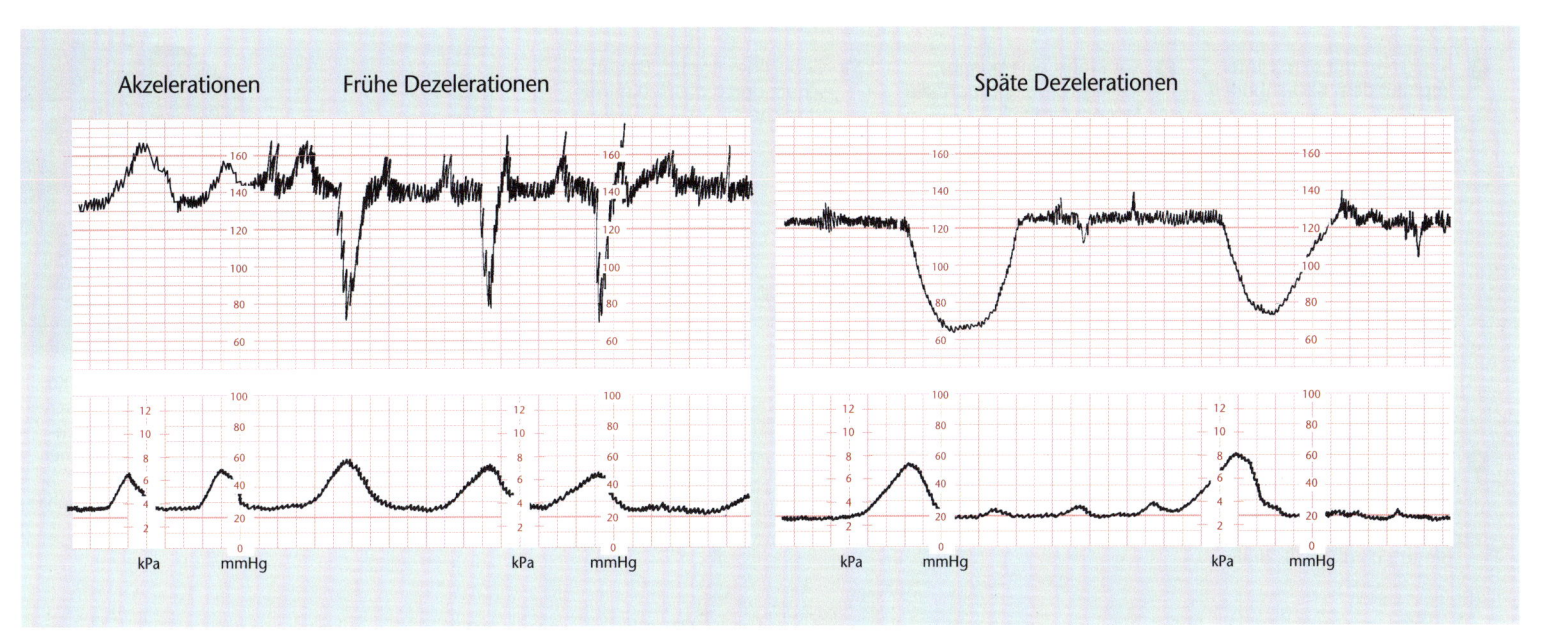

Abb. 21.22 Das CTG (Kardiotokogramm) ist das wichtigste Hilfsmittel zur Überwachung des Kindes während der Geburt. Die obere Kurve stellt jeweils die kindliche Herzfrequenz dar. Sie liegt etwa bei 140 bzw. 120 Schlägen/min und schwankt um ca. 5–10 Schläge/min. Die untere Kurve zeigt parallel dazu den Kontraktionszustand der Uterusmuskulatur (Wehen). Gesunde Kinder reagieren auf eine Wehe (Anstieg in der Uteruskurve) mit einem Anstieg der Herzfrequenz (Akzeleration). Ein korrespondierender kurzfristiger Abfall (frühe Dezeleration, links) ist meist harmlos. Späte Dezelerationen, also erst nach dem Wehengipfel einsetzende, lang anhaltende Frequenzabfälle (rechts) sind hingegen ein Alarmzeichen und deuten auf eine Sauerstoffunterversorgung des Fetus hin.

❶ Eintritt in den Beckeneingang

Der kindliche Kopf steht quer, um optimal in den Beckeneingang zu passen. Meist ist er noch nicht gebeugt.

❷ Durchtritt durch das knöcherne Becken

Beim Tiefertreten beugt sich der kindliche Kopf, wodurch sich der Kopfumfang vermindert, und das Hinterhaupt dreht sich um 90° nach vorn.

❹ Austritt aus dem Beckenausgang

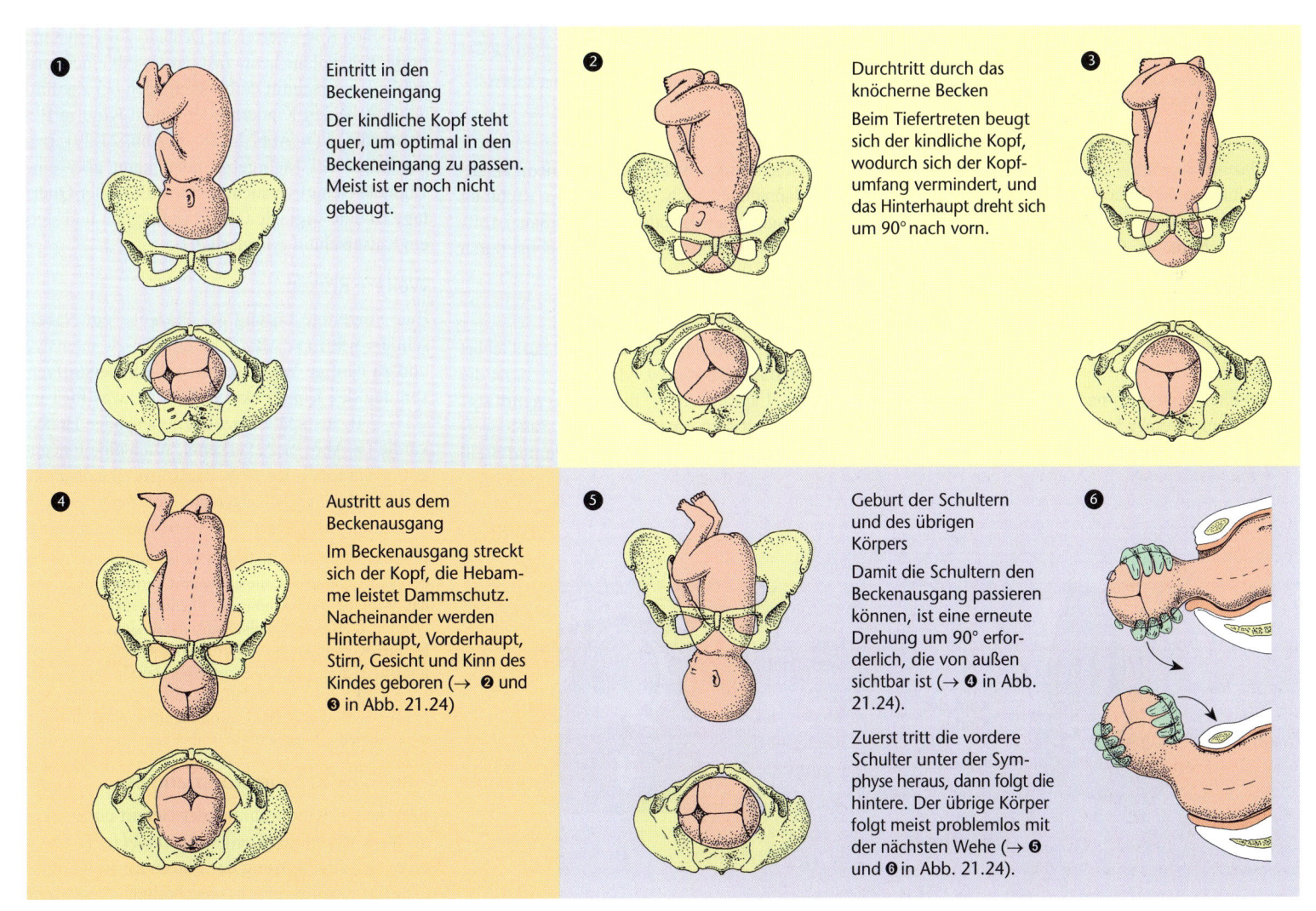

Im Beckenausgang streckt sich der Kopf, die Hebamme leistet Dammschutz. Nacheinander werden Hinterhaupt, Vorderhaupt, Stirn, Gesicht und Kinn des Kindes geboren (→ ❷ und ❸ in Abb. 21.24)

❺❻ Geburt der Schultern und des übrigen Körpers

Damit die Schultern den Beckenausgang passieren können, ist eine erneute Drehung um 90° erforderlich, die von außen sichtbar ist (→ ❹ in Abb. 21.24).

Zuerst tritt die vordere Schulter unter der Symphyse heraus, dann folgt die hintere. Der übrige Körper folgt meist problemlos mit der nächsten Wehe (→ ❺ und ❻ in Abb. 21.24).

Abb. 21.23 Durchtritt des Kindes durch den Geburtskanal bei einer physiologischen Geburt. 4, 5 und 6 in dieser Abbildung sind Phasen der Austreibung ▶ Abb. 21.24.

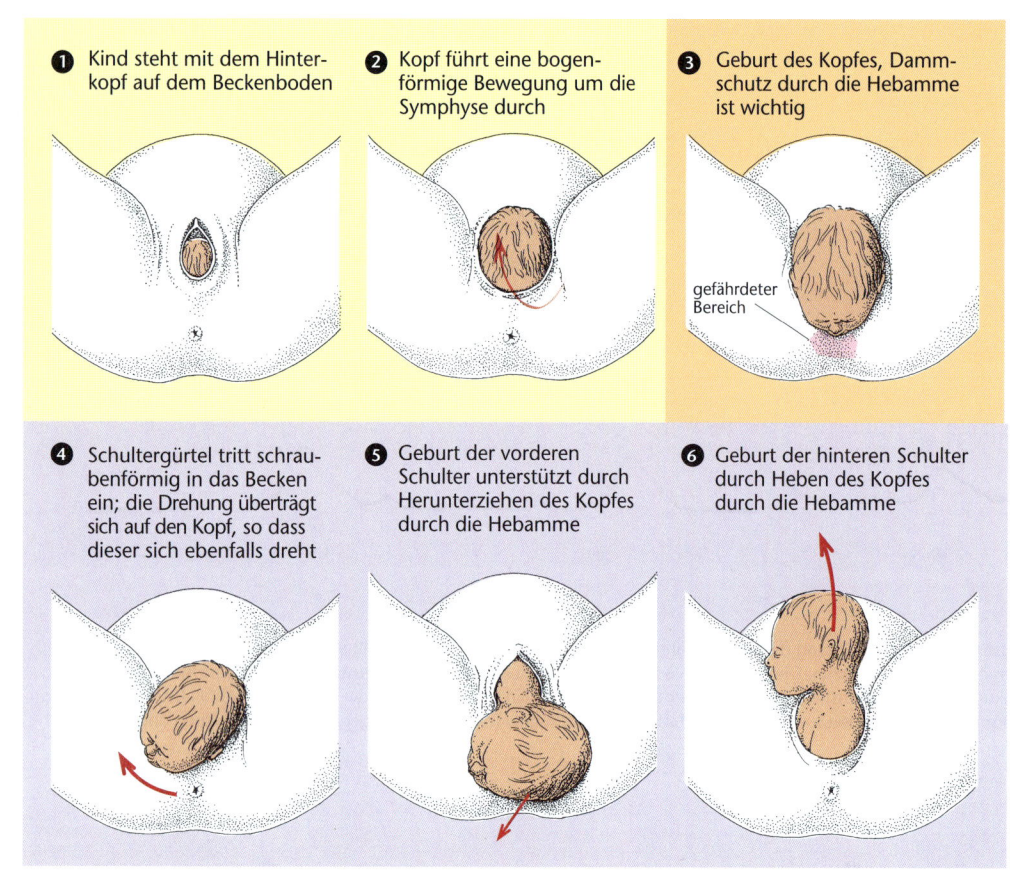

Abb. 21.24 Die sechs Stadien der normal verlaufenden Austreibungsphase. Das letzte Stadium, das *Heben* des Kopfes, gab dem Beruf der Hebamme seinen Namen.

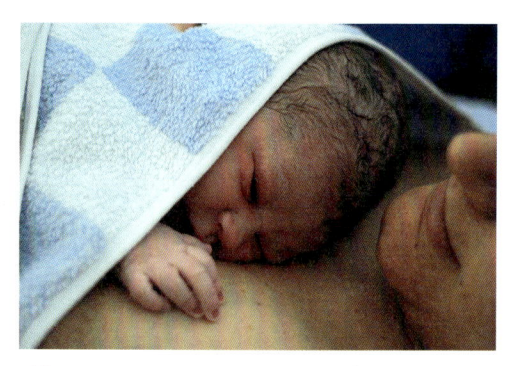

1. Kind steht mit dem Hinterkopf auf dem Beckenboden
2. Kopf führt eine bogenförmige Bewegung um die Symphyse durch
3. Geburt des Kopfes, Dammschutz durch die Hebamme ist wichtig (gefährdeter Bereich)
4. Schultergürtel tritt schraubenförmig in das Becken ein; die Drehung überträgt sich auf den Kopf, so dass dieser sich ebenfalls dreht
5. Geburt der vorderen Schulter unterstützt durch Herunterziehen des Kopfes durch die Hebamme
6. Geburt der hinteren Schulter durch Heben des Kopfes durch die Hebamme

Abb. 21.27 Die ersten Lebensminuten mit innigem Körperkontakt zwischen Mutter und Kind sind ganz entscheidend für das spätere Stillen und die Mutter-Kind-Beziehung (*Bonding*). Fast von alleine sucht das Kind die mütterlichen Brustwarzen. Such- (Rooting), Saug- und Schluckreflex des Kindes sind in dieser ersten Lebensphase intensiv ausgeprägt. [M331]

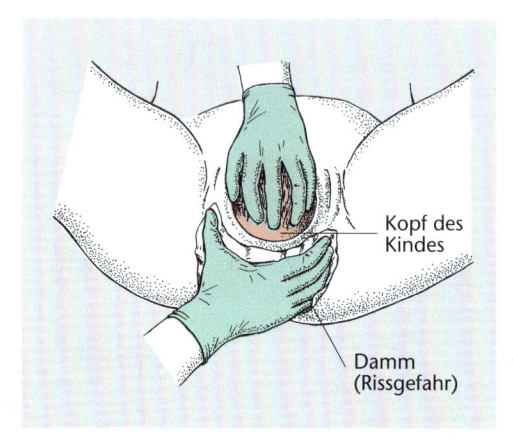

Abb. 21.25 Dammschutz. Die linke Hand der Hebamme führt den Kopf des Kindes, die rechte Hand schützt den mütterlichen Damm.

Kopf des Kindes
Damm (Rissgefahr)

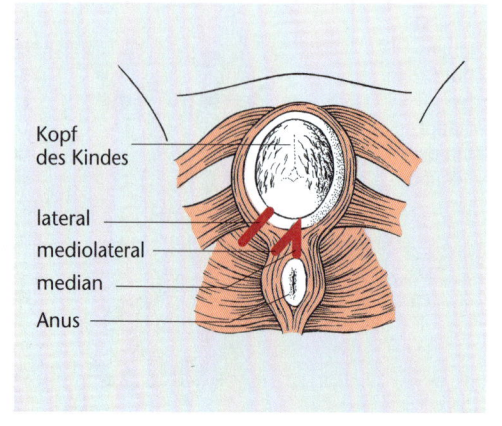

Abb. 21.26 Schnittrichtungen beim Dammschnitt (Episiotomie). Am häufigsten wird die mediolaterale Schnittrichtung angewendet.

Kopf des Kindes
lateral
mediolateral
median
Anus

der Plazenta werden – ebenfalls neu – nicht mehr alle Schichten der Bauchdecken mittels Naht verschlossen. Die Operationszeit ist bei dieser Technik deutlich kürzer, Blutungen sind seltener und die Wöchnerin ist schneller schmerzfrei.
Häufige Gründe, die zum Kaiserschnitt führen sind:

Geburtsstillstand

Nicht selten kommt es nach einem normalen Geburtsbeginn zu einer Verzögerung der Geburt bis hin zum Geburtsstillstand. Hat sich der Fetus auch nach vielen Stunden Wehen und ggf. medikamentösen Maßnahmen nicht genügend in Richtung Beckenausgang bewegt oder droht ein Sauerstoffmangel des Ungeborenen, wird die Geburt durch einen Kaiserschnitt beendet.

Lageanomalien

Normalerweise befindet sich das Kind zur Geburt in **Schädellage** (Kopflage). Mit ca. 4–5 % ist die häufigste Lageanomalie die **Beckenendlage**. Dann ist das Risiko eines kindlichen Sauerstoffmangels unter der Geburt erhöht. Füße und Steiß dehnen den Geburtskanal nur unzureichend, so dass der Kopf des Kindes nicht schnell nachfolgen kann und ein Sauerstoffmangel unmittelbar droht. Zu einem zusätzlichen – und oft lebensbedrohlichen – Sauerstoffmangel kommt es, wenn die Nabelschnur nach der Geburt des Steißes abgeklemmt wird und so kein „frisches" Blut mehr den kindlichen Körper erreicht. Deshalb wird ein Kind in Beckenendlage heute fast immer mit einem primären Kaiserschnitt entbunden, auch bei Zwillingen mit beiden Kindern oder einem Kind in Beckenendlage (▶ Abb. 21.28, ▶ Abb. 21.29). Insbesondere bei Mehrgebärenden kann aber eine vaginale Geburt versucht werden. Bei einer **Querlage** ist eine vaginale Geburt unmöglich und stets ein Kaiserschnitt erforderlich.

Weitere Risiken

Eine vorzeitige Lösung der Plazenta, ein Nabelschnurvorfall (▶ Abb. 21.31) oder zu intensive und zu häufige Wehen können die Sauerstoffversorgung des Kindes akut gefährden, was man im CTG z. B. als späte Dezelerationen oder Bradykardie (▶ Abb. 21.22) erkennt. Auch eine Placenta praevia totalis (▶ Abb. 21.30) ist eine absolute Notwendigkeit zur Kaiserschnittentbindung, weil andernfalls Mutter und Kind verbluten.

Beim Ungeborenen fließt das sauerstoffreiche Blut in der Nabelschnur*vene*, die einen sehr geringen Blutdruck hat. Wird die Nabelschnur aus irgendeinem Grund komprimiert (z. B. bei Nabelschnurvorfall, sinkt bereits bei leichter Kompression die Zufuhr *sauerstoffangereicherten* Blutes zum Kind. Dies ist einer der Gründe für das hohe Risiko eines Sauerstoffmangels in den Stunden der Geburt und die daraus resultierenden engmaschigen Kontrollen des Kindes.

Folgen eines Sauerstoffmangels

Erleidet das Kind während der Geburt einen mehr als nur kurzzeitigen *Sauerstoffmangel* (z. B. durch eine vorzeitige Lösung der Plazenta), so wird das Gehirn unwiderruflich geschädigt. Spastische Lähmungen und geistige Behinderung sind häufig die Folge (*Zerebralparese* ▶ 8.8.10).

ENTWICKLUNG, SCHWANGERSCHAFT UND GEBURT

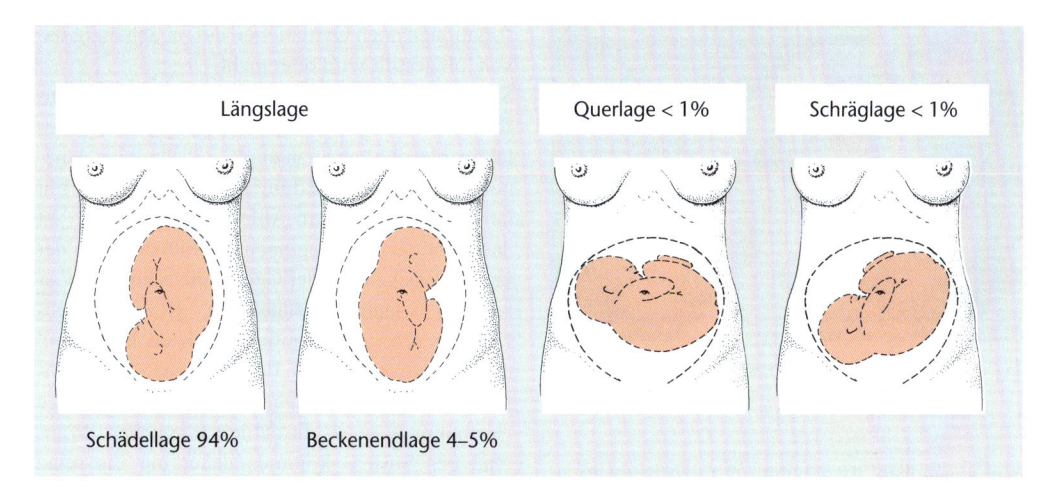

Abb. 21.28 Mit entscheidend für den Geburtsverlauf ist die Lage des Kindes im Uterus. Glücklicherweise treten die zwingend zum Kaiserschnitt führenden Quer- und Schräglagen nur recht selten auf, und auch die zwar prinzipiell geburtsfähige, aber komplikationsträchtige Beckenendlage findet sich nur in 4–5 % der Fälle.

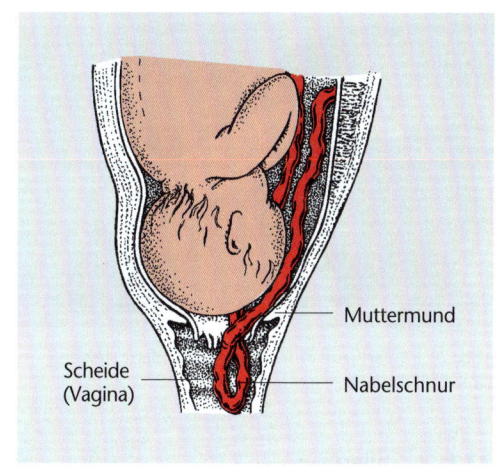

Abb. 21.31 Die Gefahr eines Nabelschnurvorfalls besteht vor allem dann, wenn die Fruchtblase platzt, bevor der Kopf in das kleine Becken eingetreten ist. Der Kopf des Kindes klemmt dann die Nabelschnur und damit die lebenswichtigen Blutgefäße ab.

Wahl-Kaiserschnitt

Es ist eine Tatsache, dass zur rasch gestiegenen Kaiserschnittrate in Europa auch der Wunsch der Schwangeren oder des Paares beigetragen hat, zwischen der Ungewissheit einer natürlichen Geburt und Planbarkeit eines Kaiserschnittes entscheiden zu können. Da die Risiken für Mutter und Kind durch die Fortschritte der Operationstechnik und der Anästhesie sehr gering geworden sind, sind die Ärzte mehr und mehr bereit, solche Wünsche als Patientenrechte nach entsprechend umfangreicher Aufklärung zu akzeptieren.

21.9 Wochenbett

21.9.1 Wochenbettverlauf

Als **Wochenbett** oder *Puerperium* wird die etwa 6–8 Wochen dauernde Zeit nach der Geburt bezeichnet, in der sich die durch Schwangerschaft und Geburt entstandenen mütterlichen Veränderungen wieder zurückbilden.

In den ersten acht Wochen nach der Geburt besteht ein absolutes Beschäftigungsverbot im Beruf, auch wenn Frauen wieder arbeiten möchten.

Die Wochenbettphase ist gekennzeichnet durch:
› Rückbildung des Uterus
› Wundheilung im Uterus und ggf. Geburtskanal
› Ingangkommen und Aufrechterhalten der Milchbildung *(Laktation)*
› Wiederaufnahme der Tätigkeit der Eierstöcke.

In den Tagen nach der Geburt bildet sich der Uterus rasch zurück (➤ Abb. 21.33). Unterstützt wird die Rückbildung durch oft recht schmerzhafte **Nachwehen**. Die Rückbildung kann durch häufiges Anlegen des Kindes beschleunigt werden, weil sich der Uterus durch die beim Stillen ausgeschütteten Hormone ebenfalls zusammenzieht (➤ 20.3.7).

Durch den Gewebsabbau im Uterus entsteht der **Wochenfluss** *(Lochien)*, zunächst blutige, dann immer blassere Sekrete, die nach ca. 4–6 Wochen versiegen (➤ Abb. 21.33). Insgesamt werden 400–1 200 ml Wochenfluss gebildet. Primär ist der Wochenfluss nicht infektiös. Bereits nach 24 Stunden haben jedoch Keime aus der Vulvaregion die Gebärmutterhöhle besiedelt. Ein Kontakt mit den hochempfindlichen Brüsten muss deshalb wegen der Gefahr einer **Mastitis** *(Brustentzündung* ➤ 21.9.4) vermieden werden.

> **Nicht verzagen**
>
> Durch die hormonelle Umstellung nach der Geburt tritt bei etwa der Hälfte der Frauen am 2.–4. Tag nach der Entbindung eine **Post-Partum-Verstimmung** *(Heultage, Maternity Blues, Baby Blues)* auf. Die Frauen empfinden Ängste und Zweifel, inwieweit sie der Verantwortung gegenüber dem Neugeborenen gerecht werden können. Eine verständnisvolle Pflege, Schutz vor allzu vielen Besuchern und Hektik sowie die Erklärung, dass diese Niedergeschlagenheit ganz normal ist, kann dazu beitragen, dass der depressive Zustand nach einigen Tagen wieder vorübergeht. Diese kurzzeitige Stimmungslage hat nichts mit der viel selteneren und länger dauernden *Wochenbettsdepression* zu tun.

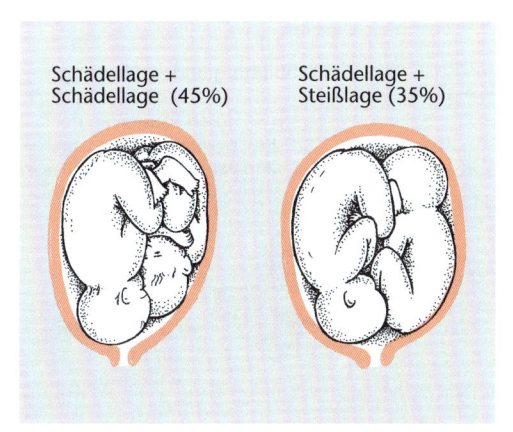

Abb. 21.29 Häufigste Lagevarianten bei Zwillingen im Uterus. Häufig ist eine „normale" vaginale Entbindung nicht möglich oder sehr risikoreich, weshalb oft ein Kaiserschnitt nötig ist.

Abb. 21.30 Placenta praevia. Die Plazenta kann den Muttermund nur berühren, teilweise überragen oder vollständig überdecken und stellt dann ein Verblutungsrisiko für Mutter und Fetus dar. Heute wird eine Placenta praevia in der Regel vor der Geburt durch die routinemäßigen Ultraschalluntersuchungen diagnostiziert.

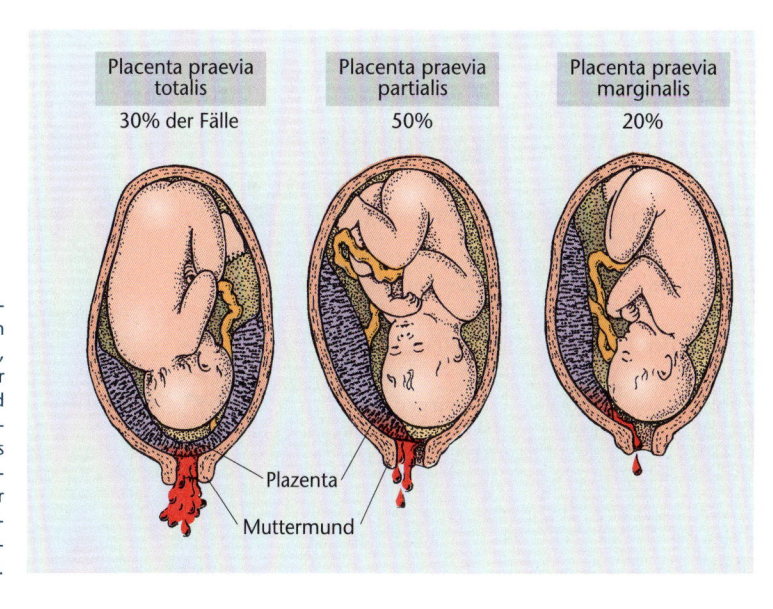

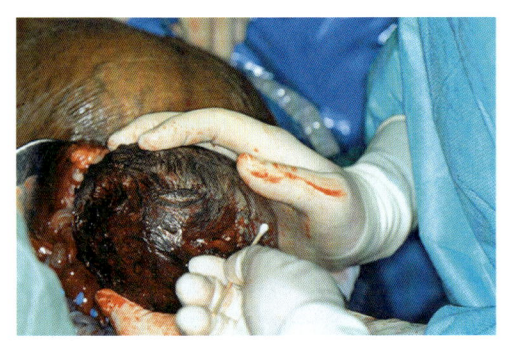

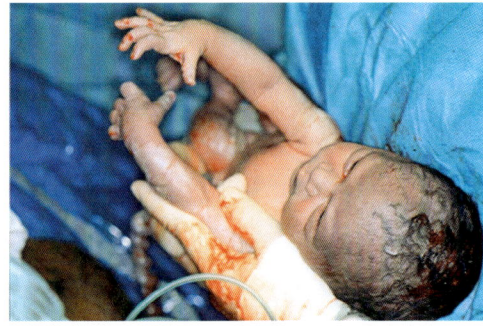

Abb. 21.32 Fast jede dritte Geburt – Tendenz steigend – endet in Deutschland inzwischen als Kaiserschnitt (Sectio caesarea). [R194-003]

21.9.2 Stillen

In der Schwangerschaft nimmt das Brustdrüsengewebe und damit die Brust an Größe zu (➤ Abb. 20.22). Es findet jedoch noch keine nennenswerte Milchabsonderung statt.

Nach der Geburt sinken die sehr hohen Progesteron- und Östrogenspiegel im mütterlichen Blut rasch ab, da die Plazenta als wichtigste Produktionsstätte dieser Hormone wegfällt. So kann sich die Wirkung des schon während der Schwangerschaft sezernierten Hormons **Prolaktin** entfalten. Dessen Wirkung wurde bisher durch die Östrogene gehemmt. Prolaktin setzt nunmehr in den Brüsten die **Milchsynthese** in Gang. Bei mechanischer Reizung – dem Saugen des Kindes – kommt es meist 2–4 Tage nach der Geburt zum **Milcheinschuss,** d.h. dem Einsetzen der Milchsekretion. Häufig ist der Milcheinschuss mit erheblicher, oft schmerzhafter Brustschwellung verbunden, die sich durch kühlende Umschläge und häufiges Anlegen des Neugeborenen (evtl. auch Abpumpen der überschüssigen Milch) lindern lässt.

Die **Milchentleerung** (*Milchejektion*) und damit die Voraussetzung für den Milchfluss wird vom Hormon **Oxytocin** vermittelt: Durch das Saugen an der stark mit sensiblen Nervenendigungen versehenen Brustwarze wird Oxytocin aus dem Hypophysenhinterlappen (➤ 11.2.1, ➤ Abb. 11.4) ins Blut abgegeben. Es gelangt über den Blutweg zu den Brustdrüsen und führt zur Kontraktion der Drüsenschläuche (➤ Abb. 21.34).

Bei jedem Stillen kommt es zu einer weiteren Prolaktin-Ausschüttung, wodurch die Milchproduktion aufrechterhalten wird. Dies erklärt, warum sich die Milchmenge reduziert, wenn die Mutter andere Nahrung zufüttert bzw. nach kurzer Zeit versiegt, wenn der Säugling nicht mehr anlegt wird.

Erfahrene Schwestern oder Laktationsberaterinnen sind heute durch die vorbildliche Initiative der WHO und UNICEF („Zehn Schritte zum erfolgreichen Stillen" und Gründung der Baby Friendly Hospital Initiative, kurz BFHI) in vielen Geburtskliniken unverzichtbare Hilfen zum problemfreien Stillen.

Säuglingsernährung und Abstillen ➤ 22.4

21.9.3 Wiederaufnahme der Tätigkeit der Eierstöcke

In den ersten drei Wochen nach Geburt besteht eine physiologische Infertilität, in der Eierstöcke und Hypophyse offenbar refraktär gegenüber Stimuli sind. Als wahrscheinliche Ursache hierfür werden mütterliche endogene Opiate nach der Geburt diskutiert. In der Regel treten in den ersten 4–5 Wochen nach der Geburt daher weder Menstruationen noch Ovulationen auf, unabhängig davon, ob gestillt wird oder nicht.

Stillen hat anschließend einen hemmenden Einfluss auf die reproduktiven Vorgänge. Hohe Prolaktinspiegel können zu einer vollständigen Amenorrhoe über Monate führen, wenn das Kind mit langem und häufigem Anlegen gestillt wird. Ist das nicht der Fall, beginnen die Eierstöcke in der vierten Woche nach der Geburt ihr zyklisches Geschehen wieder aufzunehmen. Bei einer gewünschten Antikonzeption muss bedacht werden, dass die östrogenhaltige Pille einen negativen Einfluss auf die Milchmenge hat und dass geringe Hormonmengen in die Milch übergehen. Während des Stillens kommen daher nur die reine Gestagenpille (*Minipille*) sowie mechanische und chemische Verhütungsmethoden infrage (➤ 20.5.8).

21.9.4 Brustentzündung im Wochenbett

Insbesondere bei Erstgebärenden ist eine eitrige *Entzündung der Brust* (**Mastitis**) nicht selten: Infolge der mechanischen Belastung der Brustwarze beim Stillen kommt es zu kleinsten Hauteinrissen, durch die Bakterien der Mundflora des Säuglings eindringen können. Diese Bakterien – meist *Staphylokokken* (➤ 13.9.1) – können sich im lockeren Bindegewebe rasch vermehren und zu einer schmerzhaften Entzündung führen.

Eine Mastitis kann sich durch gute Brustentleerung (Stillen, ggf. Abpumpen), kühlende Umschläge, Hochbinden der Brust und Schonung der Brustwarze durch kürzere Anlegezeiten zurückbilden, ohne dass abgestillt werden muss.

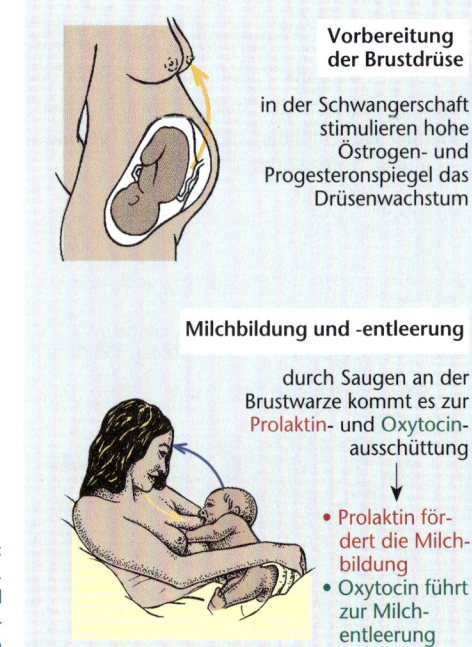

Wochen nach Entbindung	Wochenfluss	Uterusgröße
1. Woche	Blutig	
Ende der 1. Woche	Braun-rötlich	
Ende der 2. Woche	Dunkel-gelb	
Ende der 3. Woche	Grau-weiß	1. Tag / 5. Tag / 10. Tag / 6 Wochen
Nach ca. 4–6 Wochen	Versiegen des Wochenflusses	

Abb. 21.33 (links): Uterusrückbildung und Änderung des Wochenflusses.

Abb. 21.34 (rechts): Brustdrüsenentwicklung, Milchbildung und Milcheinschuss. Hormonelle Regulation im Überblick.

Vorbereitung der Brustdrüse
in der Schwangerschaft stimulieren hohe Östrogen- und Progesteronspiegel das Drüsenwachstum

Milchbildung und -entleerung
durch Saugen an der Brustwarze kommt es zur Prolaktin- und Oxytocinausschüttung

- Prolaktin fördert die Milchbildung
- Oxytocin führt zur Milchentleerung

22 Kinder

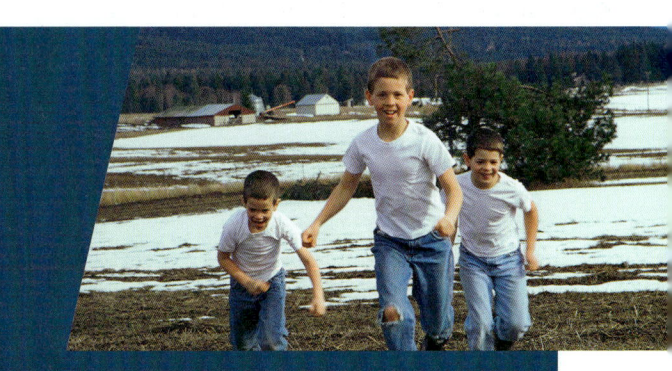

- **22.1 Einführung** 432

- **22.2 Neugeborenes** 434
  - 22.2.1 Anpassung an das extrauterine Leben 434
  - 22.2.2 Untersuchung des Neugeborenen 434

- **22.3 Frühgeborene oder übertragene Kinder** 435
  - 22.3.1 Frühgeborene 435
  - 22.3.2 Übertragene Neugeborene 437

- **22.4 Ernährung des Säuglings und des Kleinkindes** 437
  - 22.4.1 Stillen 437
  - 22.4.2 Übersicht über die künstliche Säuglingsernährung 437
  - 22.4.3 Beikost 438
  - 22.4.4 Probleme bei der Säuglingsernährung 438

- **22.5 Wachstum und Entwicklung** 439
  - 22.5.1 Körperliche Entwicklung 439
  - 22.5.2 Meilensteine der Entwicklung 439
  - 22.5.3 Spracherwerb 441
  - 22.5.4 Seelisches Werden: Entwicklungspsychologie 442
  - 22.5.5 Erziehung 442

- **22.6 Krankheiten des Kindes** 443
  - 22.6.1 Plötzlicher Kindstod 443
  - 22.6.2 Allergien im Kindesalter 444

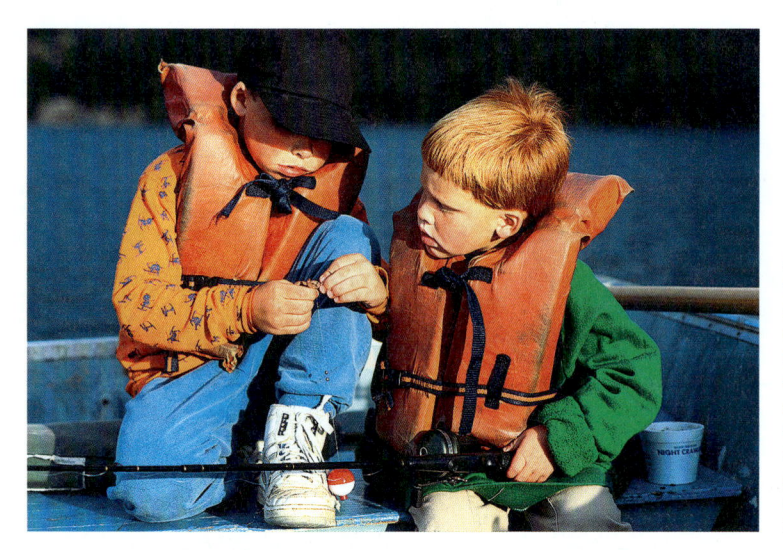

Abb. 22.1 Kindheit bedeutet Entwicklung und Abhängigkeit, das Kind braucht deshalb Erziehung und Schutz. Aber Kinder brauchen auch eine eigene Kinderkultur, sie müssen Gleichheit und Vertrauen zueinander erleben dürfen – genauso wie den Austausch und die Wahrung von Geheimnissen. [J668]

22.1 Einführung

Auch wenn es Eltern und Verwandten oft ganz anders erscheint: Im Vergleich zu anderen Säugetieren entwickelt sich der Mensch eher langsam. Kein Wesen braucht so lange wie der *Homo sapiens,* um erwachsen zu werden. Der vernunftbegabte Mensch kann seine vielfältigen Anlagen und Talente eben nur in vielen Reifungsschritten entfalten. Das Pferd, das trotz seiner imposanten Dimensionen den Weg von der Zeugung bis zu seiner Endgröße in nur vier Jahren zurücklegt, hat nun einmal nicht so viele Entwicklungsschleifen zu ziehen wie die Artgenossen Mozarts, Einsteins und Martin Luther Kings.

Der Mensch – ein sich entwickelndes Wesen

Das große Thema des Menschen ist deshalb: **Entwicklung.** Der Entwicklungsmarathon beginnt bereits im Mutterleib. In hohem Tempo durchläuft der Embryo Tausende von Entwicklungsschritten, bis nach neun Monaten ein Wesen zur Welt kommt, das noch nicht einmal krabbeln kann – wenn man ein Fohlen anschaut, das schon ein paar Minuten nach der Geburt auf seinen vier staksigen Beinen steht, ein geradezu enttäuschendes Ergebnis. Ein Sechstel unseres Lebens nach der Geburt verbringen wir als nicht selbstständig lebensfähige, uns äußerlich und innerlich rasch verändernde Wesen: als Kinder.

Ein Wesen voller Potentiale

Von seiner genetischen Ausstattung her wird das Kind mit „festgelegten" Anlagen geboren. Andererseits verfügt es jedoch auch über eine ungeheure **Plastizität** und **Anpassungsfähigkeit:** Schaut man z. B. das Wachstum des Gehirns an, so entwickeln sich im Mutterleib und in den ersten zwei Lebensjahren fast explosionsartig feinste Verbindungen zwischen den Nervenzellen (Synapsen ➤ 8.2.1), die damit dicht miteinander vernetzt werden. Nur ein kleiner Teil dieser Verbindungen wird in der Folge tatsächlich genutzt, und entsprechend werden die Verbindungen in der späteren Kindheit teilweise wieder abgebaut (dieser Vorgang heißt nach dem englischen Begriff für das Auslichten eines Baumes auch *pruning*). Diese Auslese spiegelt das Potential des Kindes wider – es kann von den angelegten Verbindungen unterschiedlich Gebrauch machen, d.h. sich in viele Richtungen entwickeln, und seine Leistungen damit den Erfordernissen der Umwelt anpassen.

Kehrseite der Entwicklung: Abhängigkeit

Eine Kehrseite der langen Kindheit ist **Abhängigkeit,** und zwar über rund eineinhalb Jahrzehnte. Steht das „System Familie" unter Stress, so sind Kinder am stärksten betroffen. Kein Wunder, dass Kinder arbeitsloser oder sozial benachteiligter Eltern häufiger krank und in ihrer Entwicklung gefährdet sind.

Glückliche Kindheit?

Viele Erfahrungen der Kindheit sind einmalig: die Erfahrung unbedingten Vertrauens, die beständige Ausweitung des Erfahrungshorizonts, die aufwühlenden „ersten Male" vom ersten selbstständigen Schritt bis zum ersten Kuss. Gerne wird die Kindheit deshalb als der glücklichste Lebensabschnitt gesehen. Dass dies jedoch nicht für alle Kinder gilt, zeigen Befragungen, nach denen Kinder und Jugendliche mindestens genauso unter Befindlichkeitsstörungen sowie Versagenserlebnissen und Stress leiden wie Erwachsene.
Ein wichtiger Stressfaktor ist die **Angst vor Versagen und Ausgrenzung in der Schule.** Viele Schulen sind noch immer wenig gerüstet, um neben Bildung auch soziale Kompetenz und lebenspraktische Fähigkeiten zu vermitteln. Dies ist umso bedauerlicher, als den Schulen durch die weiter fortschreitende Erosion der Familie immer stärker die Aufgabe der **Entwicklungsbegleitung und -förderung** zufällt.
Eine weitere Belastung der kindlichen Entwicklung liegt in der **Kinderarmut.** Fast jedes sechste Kind lebt in Deutschland in relativer Armut, also in einer Familie mit weniger als 50% des Durchschnittseinkommens. Der Anteil der in Armut aufwachsenden Kinder hat sich damit seit 1980 etwa vervierfacht.

> ### Kind und krank – warum?
>
> In keinem Fachgebiet sind Behinderungen und lebensbedrohliche Erkrankungen schwerer zu verarbeiten als in der Kinderheilkunde. Welchen „Sinn" hat es, dass Kinder mit all ihrem Lebenspotential und ihrer schuldlosen Existenz so schwer erkranken? Sollte die Natur nicht „gut" sein? Evolutionsbiologen wie *Rudolph M. Nesse* und *George C. Williams* geben zu bedenken: Viele Krankheitszeichen sind keine Webfehler, sondern biologisch sinnvolle **Abwehrmechanismen.** Durchfall etwa spült Erreger und Toxine (Giftstoffe) aus, Übelkeit und Erbrechen beugen einer weiteren Toxinzufuhr vor, Husten schützt die Luftwege vor Aspiration, Fieber unterstützt das Immunsystem, Angst schützt vor Unfällen und Müdigkeit vor der übermäßigen Plünderung von Energiereserven. Die Menschheit könnte ohne diese Mechanismen nicht überleben, auch wenn sie den Betroffenen im Krankheitsfalle *leiden* lassen.
> Auch andere Krankheiten sind die Folge natürlicher und evolutionär nützlicher Prozesse. So war beispielsweise die Fähigkeit zur raschen **Fettspeicherung** bei immer wiederkehrender Nahrungsknappheit, wie sie noch vor wenigen hundert Jahren die Regel war, ein enormer Vorteil. Heute hat sich diese Fähigkeit in einen Nachteil verkehrt. Selbst genetisch bedingte Erkrankungen haben einen evolutionsbiologischen Hintergrund. Mutationen des Erbguts setzen sich in einer Population dann durch, wenn sie den Trägern einen „Fortpflanzungsgewinn" ermöglichen. So ist die Sichelzellanämie für den sowohl von väterlicher als auch mütterlicher Seite (homozygot) Betroffenen zwar oft tödlich, für den nur von einem Elternteil belasteten (heterozygoten) Träger jedoch unter bestimmten Umweltbedingungen ein Überlebensvorteil: Träger des Sichelzell-Gens sind nämlich für bestimmte Infektionskrankheiten (z. B. Malaria) weniger empfänglich. Dasselbe gilt für andere rezessive (➤ 2.13.1) genetische Erkrankungen. Viele genetische Variationen bieten also der Gesamtgruppe Vorteile, auch wenn sie den betroffenen Einzelnen oft schwer schädigen.
> Die Natur ist weder gut noch böse. Sie folgt nicht dem Gesetz der Perfektion, und das Konzept von „Glück" ist kein evolutionärer Leitdanke, sondern ein neueres Produkt menschlicher Kultur. Nicht was perfekt ist, überlebt, sondern was in einer sich wandelnden Umwelt genetisch erfolgreich ist.

Krankheiten im Wandel

Die Krankheiten, unter denen Kinder leiden, sind im Wandel begriffen: Die noch vor 100 Jahren häufige Mangelernährung spielt zumindest in den

Industrieländern nur noch bei gesellschaftlichen Randgruppen eine Rolle, viele schwere Infektionskrankheiten (von Diphtherie bis Tuberkulose) sind weit zurückgedrängt.

In den letzten Jahrzehnten deutlich häufiger geworden sind dagegen Allergien wie Heuschnupfen, Neurodermitis und Asthma, an denen etwa 17% der Kinder leiden. Auch andere chronisch-entzündliche Erkrankungen nehmen zu, besonders der Diabetes mellitus Typ 1 mit einem jährlichen Anstieg der *Neuerkrankungen* um ca. 4% (▶ 11.6.3). Etwa 20% der mitteleuropäischen Kinder haben Übergewicht (▶ Abb. 22.2), teilweise treten schon im Jugendalter entsprechende Folgeerkrankungen wie etwa Diabetes mellitus Typ 2 auf. Weitere heute häufige Erkrankungen des Kindes- und Jugendalters sind psychische Auffälligkeiten und Probleme der Verhaltensregulation wie etwa das Aufmerksamkeits-Defizit-(Hyperaktivitäts)-Syndrom (ADS, ADHS, ▶ 8.2.3), Essstörungen wie Anorexia nervosa sowie kindliche Depressionen. Vor allem Übergewicht und Verhaltensstörungen sind bei sozial benachteiligten Kindern deutlich häufiger.

Neue Morbidität

Bei Kindern ist, vergleichbar mit Erwachsenen, eine Verschiebung von den akuten zu den chronischen und von den somatischen (körperlichen) zu den psychischen Erkrankungen zu beobachten.
Insbesondere Asthma, Allergien, Übergewicht sowie Störungen der Entwicklung, der Emotionalität und des Sozialverhaltens nehmen zu. Diese Erkrankungen werden auch als **neue Morbidität** bezeichnet. Sie machen auch deshalb Sorge, weil sie nur schwer zu behandeln sind.
So ist die Therapie der kindlichen Adipositas nur sehr selten erfolgreich. Und bei der Therapie des AD(H)S wird immer häufiger auf stimulierende Medikamente wie etwa Methylphenidat (etwa Ritalin®) zurückgegriffen, die zwar viele Fälle lindern können, deren Auswirkungen auf das noch wachsende Gehirn jedoch teilweise noch ungeklärt sind.

Frühe Weichenstellung

Viele „Volkskrankheiten" wie Diabetes mellitus Typ 2, koronare Herzkrankheit, Bluthochdruck und Depressionen werden landläufig als typische Erwachsenenerkrankungen angesehen. Tatsächlich beginnen die meisten dieser Krankheiten in den ersten Lebensjahren, teilweise sogar schon vorgeburtlich.

Diese Erkrankungen beruhen häufig auf Verhaltensmustern und Lebenseinstellungen, die *in der Kindheit geprägt* werden: die Freude an Bewegung, das Geschick im Umgang mit dem eigenen Körper, ein positives Selbstbild, emotionales Gleichgewicht – all das sind Faktoren, die beim Zustandekommen dieser Krankheiten eine wichtige Rolle spielen.

Für manche „Erwachsenenkrankheiten" sind die biologischen Erfahrungen der Kindheit gar wichtiger als die des Erwachsenenalters: Ob ein Mensch im späteren Leben etwa für allergische Erkrankungen wie Asthma und Heuschnupfen empfänglich ist, entscheidet sich vor allem in den ersten Lebensjahren (▶ 22.6.2). Auch früh einsetzendes Übergewicht kann später kaum noch rückgängig gemacht werden. Letzteres wird dadurch erklärt, dass sich bei früh einsetzendem Übergewicht die Fettzellen bis um das 5-Fache vermehren und später nicht mehr abgebaut werden können.

Prävention

Umso wichtiger ist **Prävention** (▶ Tab. 22.1). Der auf Vorbeugung abzielende (präventive) Ansatz hat vor allem in der Kinderheilkunde große Erfolge gezeigt. So haben Impfungen viele kindliche Infektionskrankheiten weit zurückgedrängt – eine Tatsache, die heute leider bei Impfgegnern oft vergessen wird.

Das „Erlernen" eines gesunden Lebensstils stößt leider auf Hindernisse: So sind z. B. immer weniger Kinder regelmäßig körperlich aktiv, auch Gesundheitsbewusstsein bei der Ernährung lässt vielfach zu wünschen übrig (zunehmender Verzehr von Fast Food). Leider sind viele der krankheitsfördernden Verhaltensmuster so stark in den modernen Lebensstil verquickt, dass sie sich nur schwer ändern lassen.

Ein anderer präventiver Ansatz sind **Vorsorgeuntersuchungen.** Kinder und Jugendliche haben in Deutschland Anspruch auf elf **Früherkennungsuntersuchungen (U1–U7, U7a, U8–U9, J1),** einige Kassen bieten darüber hinaus weitere Untersuchungen an. Bei den Untersuchungen sollen Auffälligkeiten rechtzeitig entdeckt und Eltern u.a. über drohende Gesundheitsgefahren für ihre Kinder aufgeklärt werden.

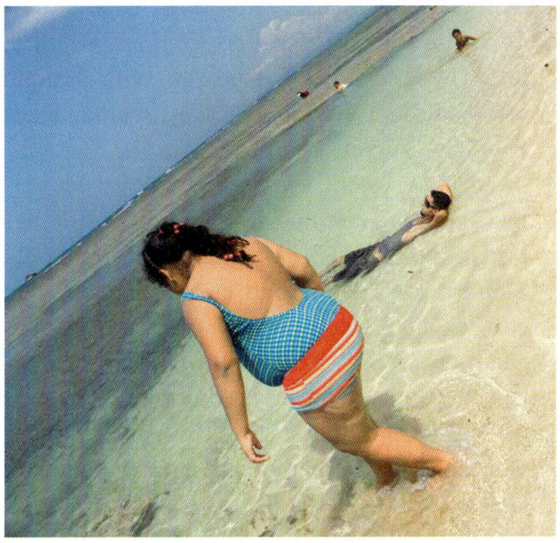

Abb. 22.2 Übergewicht bei Kindern und Jugendlichen hat rapide zugenommen. Andere Probleme, von Ausgrenzung über Bewegungsmangel bis zum Diabetes, folgen oft wie in einer Kettenreaktion und verstärken sich dann gegenseitig. [J748-002]

Beispielsweise umfasst die U2 (möglichst am 3.–10. Lebenstag) neben der Untersuchung des Babys das **Neugeborenenscreening,** das in der Regel am dritten Lebenstag (jedoch nicht vor der 36. Stunde) durchgeführt wird: Wenige aus der Ferse des Neugeborenen gewonnene Tropfen Blut reichen aus, um verschiedene Stoffwechselerkrankungen (wie etwa die Phenylketonurie) sowie angeborene endokrinologische Erkrankungen (z. B. die angeborene Hypothyreose ▶ 11.4.2) zu erkennen, die durch rechtzeitige Behandlung wesentlich gebessert werden können. Das Neugeborenenscreening wird auf immer mehr angeborene Krankheiten ausgeweitet. Auch ein Hör-Screening zur Früherkennung der angeborenen Taubheit ist mittlerweile fast flächendeckend etabliert (▶ 9.7.7).

Weiteres zu den Kinder-Vorsorgeuntersuchungen

Viele präventive Maßnahmen können jedoch nicht allein von Eltern und auch nicht allein von dem Gesundheitswesen getragen werden, sondern verlangen nach **sozialpräventiven** Ansätzen. So hat die Gurtpflicht im Auto z. B. tödliche Verletzungen und bleibende Behinderungen bei Kindern um mehr als die Hälfte zurückgehen lassen. Auch die **Bewegungsförderung** ist eine gesamtgesellschaftliche Aufgabe, bei der Kindergärten, Schulen, Verkehrs- und Raumplanung (Schaffung von Spielplätzen und Freizeitflächen) ineinandergreifen. Ähnliches gilt für die **Förderung gesunder Essgewohnheiten,** bei der neben den Familien auch Kindergärten und Schulen als wichtige Impulsgeber gefragt sind.

Grenzen der Prävention

Leider konnten bisher weder die Übergewichtsepidemie noch die zunehmenden Regulationsstörungen des Verhaltens durch präventive Maßnahmen nennenswert beeinflusst werden. Dies liegt unter anderem an Folgendem:
- Die Krankheitsrisiken von Kindern verteilen sich in der Gesellschaft sehr ungleich: In Deutschland sind 80% der adipösen Kinder und Jugendlichen Immigranten oder kommen aus sozial schwachen Familien (in denen sich auch weitere Risikofaktoren häufen wie etwa Nikotinkonsum). Trotz Kostenfreiheit werden auch die Vorsorgeuntersuchungen nicht von allen sozialen Schichten in gleichem Maße in Anspruch genommen, sondern es kommen zu den Vorsorgeuntersuchungen vor allem besser situierte, aber weniger risikobehaftete Kinder. Das Resultat: Die vorbeugende Medizin erreicht derzeit in erster Linie die bildungsnahen, auf eigene Initiative nachfragenden Patienten. Es ist somit an der Zeit, dass Ärzte und Pflegende auch dort tätig werden, wo *alle* Kinder vertreten sind – etwa in den „Lebenswelten" Kindergarten und Schule
- Zum anderen ließ sich das Gesundheitsverhalten durch Aufklärung bisher nur begrenzt beeinflussen: Denn selbst wenn Aufklärung breite

Bevölkerungsschichten erreicht, so orientiert tatsächlich nur eine Minderheit ihr tägliches Leben an „Gesundheitszielen". So greifen seit 2001 insgesamt zwar weniger Jugendliche zur Zigarette, es fällt jedoch auf, dass die Mädchen diesen insgesamt positiven Trend nur zögerlich mitmachen – gerade an Gymnasien rauchen heute deutlich mehr Mädchen als Jungen. Dies könnte mit der zunehmenden Übergewichtsproblematik zusammenhängen: Nikotin ist – unerfreulicherweise – ein effektiver Appetithemmer, und er wird umso eher genutzt, je schwerer das geltende Gewichtsideal zu erreichen ist. Als Folge entsteht ein Teufelskreis. Denn von den rauchenden jungen Frauen schaffen es nur 50% mit der Schwangerschaft auch langfristig mit dem Rauchen aufzuhören. Und so starten immer mehr Kinder mit nikotinbedingten Risiken ins Leben: mit Untergewicht, Anfälligkeit für Infektionen und vor allem den bei „mitrauchenden" Kindern etwa doppelt so häufigen Verhaltensproblemen (z. B. Aufmerksamkeitsstörungen). Und um den Teufelskreis zu schließen, verkehrt sich das anfängliche Untergewicht passiv rauchender Säuglinge im Laufe der Kindheit in Übergewicht – der Stoffwechsel wurde nämlich im Mutterleib auf Sparsamkeit gepolt und verwertet die Nahrung besser.

22.2 Neugeborenes

„Wie neu geboren", so fühlt sich ein Mensch vielleicht mehrmals in seinem Leben: Ein *Neugeborenes* ist er jedoch nur die ersten 28 Tage nach seiner Geburt. Dieser willkürlich festgesetzte Zeitraum heißt **Neugeborenenperiode** *(Neonatalperiode)*.

DIES ...	SCHÜTZT VOR ...
Gesunde Ernährung	Übergewicht, Stoffwechsel- und Herz-Kreislauf-Erkrankungen
Regelmäßige Bewegung	Übergewicht, Stoffwechsel- und Herz-Kreislauf-Erkrankungen, depressiver Verstimmung und anderen psychischen Störungen
Impfungen	(Gefährlichen) Infektionskrankheiten
Gesunde Schlafumgebung	Plötzlichem Kindstod
Kindersitz, Fahrradhelm, Verkehrserziehung usw.	Verkehrsbedingten Verletzungen mit möglicher bleibender Behinderung
Vorsorgeuntersuchungen	Bleibenden Schäden durch zu späte Behandlung von Krankheiten und Entwicklungsstörungen
Erziehung zum gesunden Umgang mit Nikotin, Alkohol und Drogen	Abhängigkeiten (Süchten) mit den dadurch bedingten Erkrankungen

Tab. 22.1 Säulen der Krankheitsvorbeugung im Kindesalter.

22.2.1 Anpassung an das extrauterine Leben

Die Geburt und die ersten Stunden danach sind die risikoreichste Zeit des menschlichen Lebens. Sie sind mit einer tief greifenden Umstellung des Stoffwechsels und des gesamten Atem- und Herz-Kreislauf-Systems verbunden (*postpartale* oder **neonatale Adaptation**; *Adaptation* = Anpassung):

> *Umstellung der Atmung:* Schon beim Durchtritt des Kindes durch den Geburtskanal wird die Atmung des Neugeborenen stimuliert. Der erste Atemzug wird durch weitere Reize ausgelöst: Kälte, Berühren des Kindes, der Anstieg der Kohlendioxidkonzentration und das Absinken der Sauerstoffkonzentration im Blut stimulieren das Atemzentrum im Stammhirn (➤ 8.8.2)
> *Umstellung des Kreislaufs* (➤ Abb. 21.12): Mit dem ersten Atemzug und der Entfaltung der Lunge sinkt der Druck im Lungenstromgebiet ab; der Weg des geringsten Widerstandes für das Blut im rechten Herzen führt jetzt über die Lungenarterien zu den Lungen und nicht mehr über die fetalen Kurzschlusswege in den großen Kreislauf. Das nun nicht mehr benutzte **Foramen ovale** in der Scheidewand der Herzvorhöfe wird durch den gleichzeitig ansteigenden Druck im linken Herzen zugepresst; später verschließt sich auch die zweite Kurzschlussverbindung, der **Ductus arteriosus Botalli.** Der „kleine" (Lungen-)Kreislauf und der „große" (Körper-)Kreislauf sind damit getrennt
> Durch Abkühlung und zunehmende Sauerstoffsättigung des Blutes ziehen sich die Nabelschnurgefäße zusammen. Die Hebamme schneidet die jetzt funktionslos gewordene Nabelschnur durch: Das Neugeborene wird *abgenabelt*
> *Energiestoffwechsel:* Mit Durchtrennung der Nabelschnur wird die Energiezufuhr von der Mutter unterbrochen. Das Neugeborene greift nun auf seine eigenen Reserven, nämlich das *Glykogen* (Speicherform der Glukose ➤ 1.8.1) in der Leber und das *braune Fett*, ein vor allem während der Neugeborenenzeit vorhandenes Fettdepot, zurück
> *Ausscheidungen:* Urin wird bereits im Mutterleib abgegeben (er macht einen großen Teil des Fruchtwassers aus). Innerhalb der ersten 24 Stunden nach der Geburt erfolgt beim normal entwickelten Neugeborenen der erste Stuhlgang; er wird als **Mekonium** *(Kindspech)* bezeichnet: eine zähe grünschwarze Masse, die u.a. aus abgeschilferten Deckzellen des Darms, verschluckten Körperhärchen und eingedickter Galle besteht
> *Leber:* Die entgiftenden Enzyme in der Leber sind zunächst noch nicht voll ausgebildet. Auch beim gesunden Neugeborenen kann es deshalb durch den erhöhten Erythrozytenabbau mit hoher Bilirubinfreisetzung in den ersten Lebenstagen zu einer milden *Gelbsucht* (Ikterus ➤ 17.10.4) kommen, dem **physiologischen Neugeborenen-Ikterus.** Meist normalisiert sich der Bilirubinspiegel nach wenigen Tagen von selbst. Ansonsten kann eine **Phototherapie** (➤ Abb. 22.3) den Abbau bzw. die Ausscheidung des angereicherten Bilirubins beschleunigen.

Wiedereinsetzen des Wachstums

Nach einer Übergangsphase von ca. 3–10 Tagen, in der das Kind bis zu 15% seines Körpergewichts verliert und die Bereitstellung der Muttermilch – durch häufiges Anlegen unterstützt – allmählich in Gang kommt, haben sich die Verdauungsorgane, Leber und Niere den neuen Bedingungen angepasst. Das Kind nimmt jetzt wieder zu und wächst. Nach 10–14 Tagen ist das ursprüngliche Geburtsgewicht wieder erreicht.

22.2.2 Untersuchung des Neugeborenen

Eine Minute, fünf und zehn Minuten nach der Geburt wird das Kind nach dem von der Anästhesistin *Virginia Apgar* eingeführten **APGAR-Schema** auf seine lebenswichtigen Körperfunktionen untersucht; diese Untersuchung zeigt an, wie gut sich das Neugeborene an das extrauterine Leben anpasst (Beurteilung der neonatalen Adaptation). In einem weiteren Untersuchungsschritt wird auch seine *Reife* untersucht. Dazu gehören auch die Feststellung des Geburtsgewichts, der Länge und des Kopfumfangs.

Beurteilung der neonatalen Adaptation

Nach dem APGAR-Schema werden folgende Merkmale beurteilt:
> **A**ussehen (Hautfarbe)
> **P**uls (Herzfrequenz)
> **G**rimassieren und Schreien bei Manipulationen (z. B. beim Schleimabsaugen)
> **A**ktivität (Muskeltonus)
> **R**espiration (Atmung).

Eine weitere Möglichkeit, die Ausgangssituation des Neugeborenen bei Geburt zu beurteilen, ist

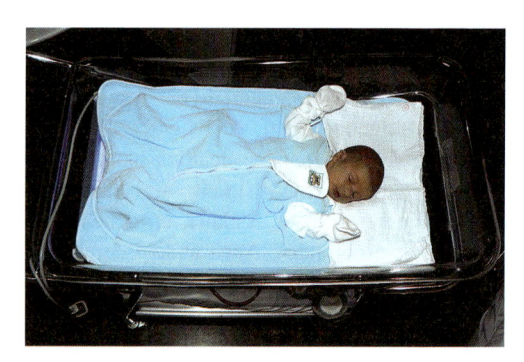

Abb. 22.3 Ist der Ikterus (Gelbsucht) des Neugeborenen stärker ausgeprägt, kann der Abbau überschüssigen Bilirubins durch Licht im blauen Spektralbereich beschleunigt werden (Phototherapie) – hier ein Neugeborenes auf einer sog. fiberoptischen Leuchtmatte. [T080]

die Bestimmung des Blut-pH-Wertes (➤ 19.9.1) aus den Nabelschnurgefäßen. Im Geburtskanal kommt es nämlich vorübergehend zu einem Sauerstoffmangel sowie zu einem Kohlendioxidüberschuss. Beides führt zu einer Übersäuerung des Blutes (*Azidose* ➤ 19.9.2), es wird also ein *niedriger pH-Wert* gemessen. Akzeptabel sind pH-Werte in der Nabelarterie von ≥ 7,15; ein pH ≤ 7,0 spricht für eine schwere Azidose.

Beurteilung der Reife

Der Mutterleib ist für den sich entwickelnden Menschen für durchschnittlich 266 Tage, das heißt etwa 38 Wochen, das optimale Milieu – nicht wesentlich länger oder kürzer. Der Arzt kann davon ausgehen, dass nach etwa dieser Zeit geborene Kinder in der Regel *reif* sind, das heißt, dass alle Lebensfunktionen optimal entwickelt sind (➤ Abb. 22.4).

Auch wenn das **Gestationsalter** (*Tragzeit,* also letztlich die *Schwangerschaftsdauer*) bekannt ist, beurteilt der Geburtshelfer noch einmal jedes neugeborene Kind auf seine *Reife*. Dabei zeigen ihm die folgenden **äußeren Reifezeichen** eine abgeschlossene intrauterine Entwicklung an:

> Rosige bis krebsrote Haut
> Tastbare Ohrknorpel
> Hoden sind im Hodensack (abgeschlossener *Descensus testis* ➤ Abb. 20.3) bzw. die großen Schamlippen bedecken die kleinen Schamlippen
> Fingernägel überragen die Fingerkuppen
> **Lanugobehaarung** (feiner dunkler Haarflaum, der nach wenigen Wochen wieder ausgefallen ist) nur an Schultergürtel und Oberarmen
> Fußsohlenfalten über die ganze Sohle
> Fette grauweiße Schmiere auf der Haut (*Käseschmiere,* **Vernix caseosa**)
> Geburtsgewicht.

Neben der Schwangerschaftsdauer ist das **Geburtsgewicht** ein wichtiges Maß für die regelrechte intrauterine Entwicklung (Normalgewicht 2 500–4 200 g, im Mittel 3 500 g). Untergewichtige Neugeborene (unter 2 500 g) und übergewichtige Neugeborene (über 4 200 g) haben im Vergleich zu normalgewichtigen Kindern ein höheres Erkrankungsrisiko.

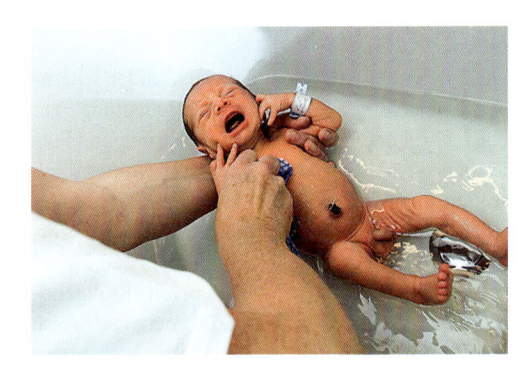

Abb. 22.4 Reifes, gesundes Neugeborenes mit rosiger Haut. [K115]

Noch aussagekräftiger ist jedoch das auf die Schwangerschaftsdauer (Gestationsalter) bezogene Geburtsgewicht (das bereits in der Schwangerschaft mit Ultraschall abgeschätzt werden kann): Entspricht das Geburtsgewicht nämlich nicht dem nach dem Gestationsalter zu erwartenden Wert, muss davon ausgegangen werden, dass vorgeburtlich ein Mangelzustand geherrscht hat. Man spricht von einem *hypotrophen* („unzureichend ernährten") oder auf Neudeutsch *Small-for-date-Kind*.

Harmlose Auffälligkeiten des Neugeborenen

Das Neugeborene bringt einige sonderbare Zeichen mit auf die Welt, die die Eltern oft erheblich irritieren, die jedoch harmlos sind und von selbst wieder verschwinden:

> *Hautschuppung:* In den ersten Tagen beginnt die Haut am ganzen Körper zu schuppen (meist feinschuppig, bisweilen auch in zentimetergroßen Fetzen)
> *Neugeborenenexanthem (Erythema toxicum):* kleine, „wandernde" gelblich-weiße Pünktchen mit rotem Hof vor allem am Kopf und oberen Körperstamm
> *Milien:* kleine, weiße talggefüllte Pünktchen, vor allem im Bereich der Nase, infolge einer Zystenbildung in Talgdrüsen
> *Storchenbiss:* hellrote Flecken im Nackenbereich, seltener auch an der Nasenwurzel oder am Lid; diese sind auf die Erweiterung oberflächlicher Hautgefäße zurückzuführen und bilden sich in der Regel innerhalb des ersten Jahres zurück
> *Mongolenfleck:* blaugraue Pigmentierung über dem Kreuzbein, dem Rücken oder den Extremitäten; bei asiatischen Neugeborenen fast regelmäßig vorhanden, bei mitteleuropäischen Kindern selten
> Sog. *Schwangerschaftsreaktionen:* Nach der Geburt sind im Körper des Neugeborenen noch mütterliche Geschlechtshormone vorhanden, die sich erst allmählich abbauen. Diese Hormone können äußerlich wahrnehmbare Veränderungen auslösen: *Neugeborenenakne* (feine Pusteln, die sich entzünden können), Schwellung der Brustdrüsen, die vorübergehend sogar eine milchartige Flüssigkeit, die *Hexenmilch,* absondern können, sowie vaginale Schleim- und Blutabsonderungen.

22.3 Frühgeborene oder übertragene Kinder

22.3.1 Frühgeborene

Etwa 9% der Neugeborenen, das sind in Deutschland ca. 60 000 Kinder pro Jahr, unterschreiten die normale Schwangerschaftsdauer um mehr als drei Wochen. Man spricht von **frühgeborenen Kindern** (Geburt vor der vollendeten 37. Schwangerschaftswoche, ➤ Abb. 22.6, ➤ Abb. 22.7, ➤ Abb. 22.8).

Die absolute Zahl der Frühgeborenen in Deutschland ist trotz der insgesamt sinkenden Geburtszahlen und trotz der Vorsorgeuntersuchungen für Schwangere seit 20 Jahren gleich geblieben. Dies liegt zum einen daran, dass Frauen ihre Kinder heute später bekommen, zum anderen an der angestiegenen Rate von rauchenden Schwangeren.

Schlechter Start ins Leben

Bei Frühgeborenen sind alle wichtigen Organe mehr oder weniger unreif und dadurch für Störungen anfällig. Dem Frühgeborenen droht daher eine Vielzahl von nachgeburtlichen Erkrankungen, z. B.:

> *Surfactant-Mangel-Syndrom* (➤ 16.5.4) mit teils schwerer Funktionsstörung der Lunge
> Plötzliche Atempausen *(Apnoen)*
> Mangelnde Umstellung des fetalen Kreislaufs (➤ Abb. 21.12) mit nachfolgendem Bluthochdruck der Lungengefäße und Hypoxämie (➤ 16.9.2)
> Hirnblutungen oder Sauerstoffmangel des Gehirns
> Unterzuckerung (➤ 11.6.4)
> Frühgeborenen-Sepsis.

Eine weitere gefürchtete Komplikation wird durch die oft unvermeidliche Beatmung mit Sauerstoff ausgelöst: Es kann zur (heute erfreulicherweise selteneren) *Schädigung der Netzhaut* mit nachfolgender Sehschwäche bis hin zur Erblindung kommen.

Geburtsgewicht von Frühgeborenen

Man unterscheidet die folgenden Gruppen:

> Neugeborene mit niedrigem Geburtsgewicht (1 500–2 500 g, *low birth weight infants*)
> Neugeborene mit sehr niedrigem Geburtsgewicht (unter 1 500 g, *very low birth weight infants:* etwa ein Sechstel der Frühgeborenen). Diese – besonders risikobehaftete – Gruppe macht in Deutschland etwa 13% der Frühgeborenen aus.

Die **Überlebensrate** der Frühgeborenen ist in den letzten Jahrzehnten konstant angestiegen. So ist in den zurückliegenden 35 Jahren das Geburtsgewicht, bei dem 50% der Frühgeborenen überleben, von 1 200 g auf etwa 500–600 g gesunken (500 g werden ungefähr in der 24. Schwangerschaftswoche erreicht). Die Überlebensraten variieren allerdings zwischen den einzelnen Perinatalzentren überraschend stark.

Spätschäden von Frühgeborenen

Auch die Rate der **zurückbleibenden Schädigungen** ist nicht einheitlich anzugeben. Es sind zwar deutliche Fortschritte zu erkennen: Hatten in den 50er Jahren noch etwa 50% der Frühgeborenen unter 1 500 g Geburtsgewicht mit späteren gesundheitlichen Behinderungen zu rechnen, sind es heute nur noch 15–25% (messbare Nachteile in der kognitiven Leistungsfähigkeit lassen sich jedoch oft noch im Schulalter nachweisen). Je weiter das Geburtsgewicht jedoch abfällt, desto dras-

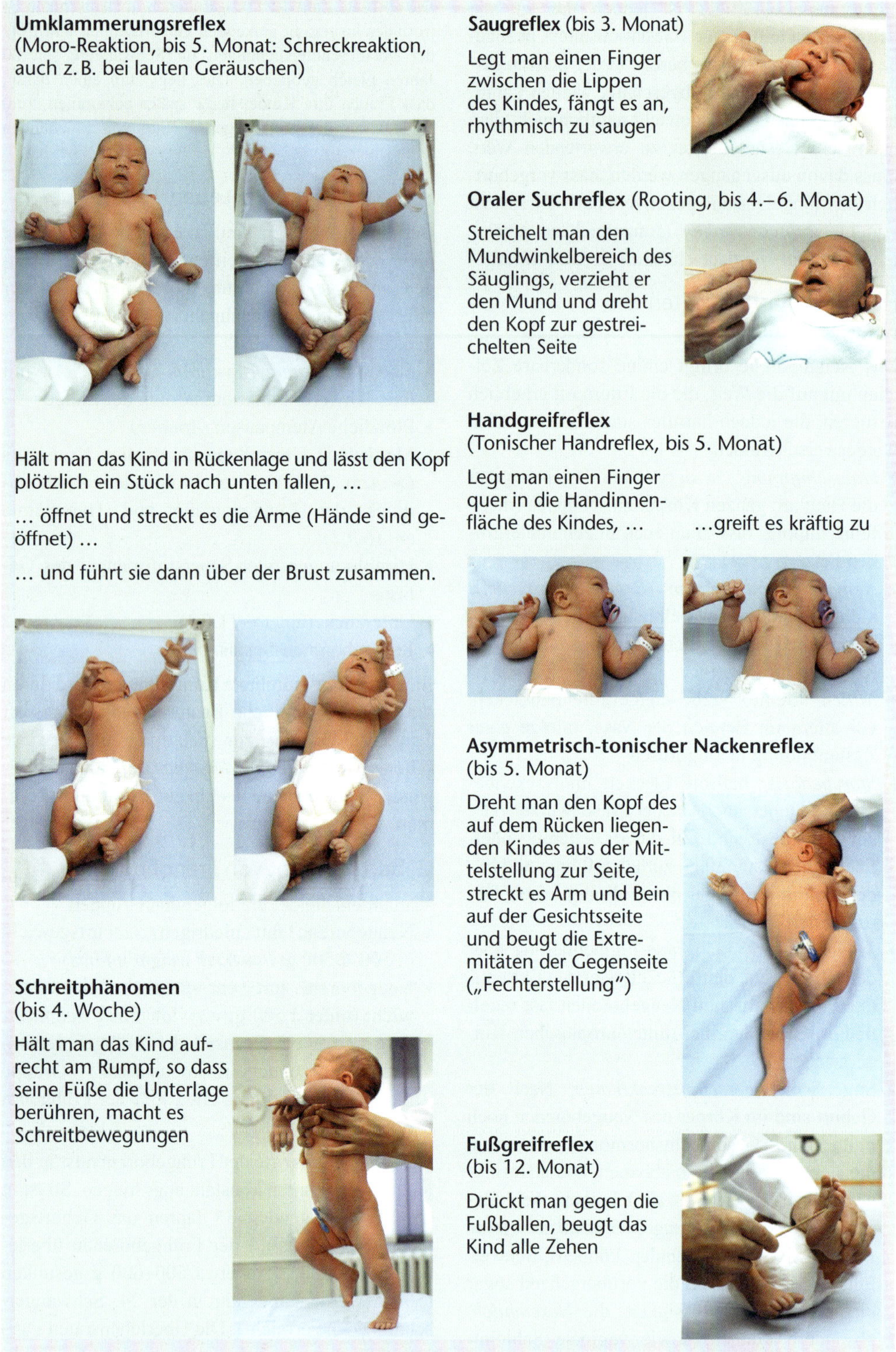

Umklammerungsreflex
(Moro-Reaktion, bis 5. Monat: Schreckreaktion, auch z. B. bei lauten Geräuschen)

Hält man das Kind in Rückenlage und lässt den Kopf plötzlich ein Stück nach unten fallen, …

… öffnet und streckt es die Arme (Hände sind geöffnet) …

… und führt sie dann über der Brust zusammen.

Schreitphänomen
(bis 4. Woche)

Hält man das Kind aufrecht am Rumpf, so dass seine Füße die Unterlage berühren, macht es Schreitbewegungen

Saugreflex (bis 3. Monat)

Legt man einen Finger zwischen die Lippen des Kindes, fängt es an, rhythmisch zu saugen

Oraler Suchreflex (Rooting, bis 4.–6. Monat)

Streichelt man den Mundwinkelbereich des Säuglings, verzieht er den Mund und dreht den Kopf zur gestreichelten Seite

Handgreifreflex
(Tonischer Handreflex, bis 5. Monat)

Legt man einen Finger quer in die Handinnenfläche des Kindes, …

…greift es kräftig zu

Asymmetrisch-tonischer Nackenreflex
(bis 5. Monat)

Dreht man den Kopf des auf dem Rücken liegenden Kindes aus der Mittelstellung zur Seite, streckt es Arm und Bein auf der Gesichtsseite und beugt die Extremitäten der Gegenseite („Fechterstellung")

Fußgreifreflex
(bis 12. Monat)

Drückt man gegen die Fußballen, beugt das Kind alle Zehen

Abb. 22.5 Primitivreflexe des Neugeborenen (Auswahl). Alle „Primitivreflexe" sind bei der Geburt bereits vorhanden. Sie dienen vor allem der Ernährung und dem Schutz des Kindes. [K303]

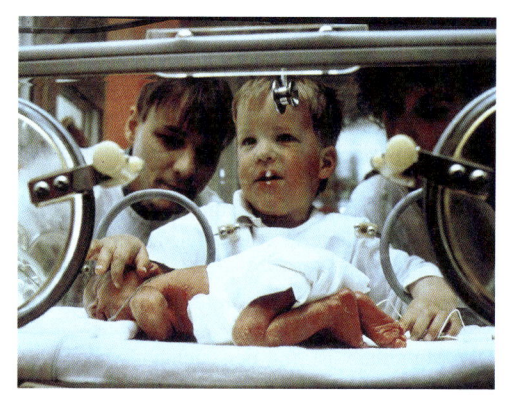

Abb. 22.6 Das Bild der Eltern und Geschwister, die das kleine Baby nur durch die Inkubatorscheiben betrachten und die im Stationsbetrieb als Störfaktoren gesehen werden, ist auf Frühgeborenen-Intensivstationen seltener geworden. Die Eltern werden – wo es möglich ist – in die Pflege ihres Kindes einbezogen, und Hautkontakt wird gezielt gefördert. [T080]

tischer steigt die Rate der späteren Behinderungen an. Etwa die Hälfte der in oder vor der 25. Schwangerschaftswoche geborenen Frühgeborenen haben bleibende Behinderungen. Viele Perinatalmediziner fordern deshalb, das Hauptaugenmerk nunmehr auf die *Qualität* des Überlebens zu richten, anstatt weiter auf eine Senkung der Überlebensgrenze zu zielen (➤ Abb. 22.7).

> **Besonders gefährdet**
>
> Spätschäden des Frühgeborenen betreffen vor allem das Gehirn, weil es das gegenüber Sauerstoffmangel empfindlichste Organ ist. Die Lungen werden zudem durch die oft notwendige künstliche Beatmung geschädigt. Die häufigsten Folgeschäden sind damit:

> - Störungen der motorischen (Zerebralparese) oder geistigen Entwicklung; Letztere können von Konzentrations- und Lernstörungen bis hin zu schweren geistigen Behinderungen reichen
> - Krampfanfälle
> - Chronische Lungenerkrankungen.

Eine ungewöhnliche „Erfindung": Känguru-Methode

Eine Beobachtung kolumbianischer Neonatologen Ende der siebziger Jahre brachte Bewegung in die technisierten Abläufe der Frühgeborenen-„aufzucht". Die Ärzte hatten mangels Inkubatoren die frühgeborenen Kinder einfach ihren Müttern an den nackten Körper gebunden – die **Känguru-Methode** war erfunden. Und wider Erwarten besserte sich der Gesundheitszustand vieler Frühgeborener. Inzwischen hat die sanfte Methode auch in europäischen Frühgeborenen-Stationen Einzug gehalten (➤ Abb. 22.8), und Studien zeigen, dass „gekängurute" Frühgeborene schneller entlassen werden können als nicht-gekängurute, auch wenn technische Unterstützung und künstliche Beatmung meist nach wie vor als lebensrettende Maßnahmen fortgeführt werden müssen.

Der **Fütterung** kommt in der wachsenden Eltern-Kind-Beziehung eine zentrale Bedeutung zu: Nach vorübergehender Sondenernährung und Fütterungsversuchen mit abgepumpter Muttermilch sollten die Winzlinge so früh wie möglich angelegt werden. Der damit verbundene intensive Körperkontakt stimuliert sowohl Kind als auch Mutter, und es hat sich gezeigt, dass bereits Frühgeborene der 30. Schwangerschaftswoche teilweise gestillt werden können.

22.3.2 Übertragene Neugeborene

Auch die Überschreitung des Geburtstermins bringt gesundheitliche Risiken mit sich.

Auch nicht gut: zu lange

Übertragene Neugeborene sind gefährdet, da die Plazenta altert, verkalkt und nicht mehr genügend Sauerstoff und Nährstoffe bereitstellen kann. Die Kinder fallen durch eine grob abschuppende Haut und die fehlende Käseschmiere auf. Sie neigen zu Atem- und Kreislaufproblemen, Unterzuckerung und Infektionen.

Um solchen Komplikationen vorzubeugen, wird in der Regel bei Überschreitung der 42. Schwangerschaftswoche der Geburtsvorgang durch Medikamente und evtl. auch Sprengung der Fruchtblase eingeleitet.

22.4 Ernährung des Säuglings und des Kleinkindes

Das Überleben der Menschheit wurde über Jahrmillionen durch ein Sekret sichergestellt, das alle Anforderungen an eine ideale Säuglingsnahrung erfüllt: die **Muttermilch**. Alle anderen Formen der Ernährung waren noch bis in die jüngste Geschichte hinein lebensgefährlich (und sind es beispielsweise in den Entwicklungsländern noch immer): Nicht gestillte Kinder starben häufig an über Kuhmilch oder andere Ersatznahrungen übertragenen Infektionen. Inzwischen stehen zwar unbedenkliche und weitgehend an die physiologischen Bedürfnisse des Säuglings angepasste Ersatznahrungen zur Verfügung. Trotzdem ist Stillen weiterhin die beste, gesündeste und günstigste Ernährung für den Säugling.

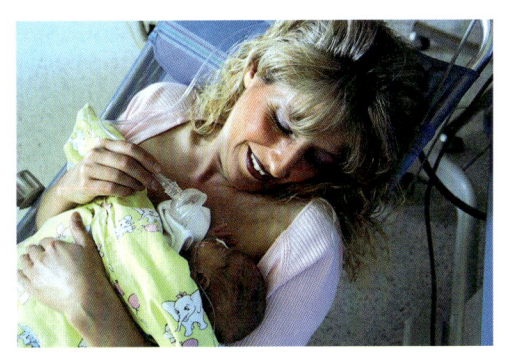

Abb. 22.8 Känguru-Baby. Den „frühgeborenen Eltern" hilft die Nähe zu ihren Kindern, sich in der neuen Situation zurechtzufinden und eine Beziehung zu den Winzlingen aufzubauen. [O517]

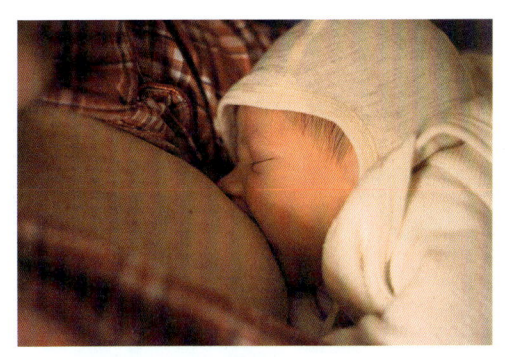

22.4.1 Stillen

Heute empfehlen die Mediziner folgende Säuglingsernährung:
> Die *alleinige* natürliche Ernährung mit Muttermilch ist die optimale Ernährungsform für die ersten sechs Lebensmonate (➤ Tab. 22.2)
> Als Ersatz, z. B. bei Stillhindernissen oder frühzeitigem Abstillen, steht industriell auf Kuhmilchbasis hergestellte Säuglingsmilch (Säuglingsanfangsnahrung) zur Verfügung (= künstliche Ernährung).

Vorteile des Stillens

> Die Frauenmilch enthält mütterliche Abwehrstoffe (v.a. IgA-Antikörper ➤ 13.4.3), die den Säugling weniger anfällig für Infektionen machen und das Immunsystem stabilisieren
> Bei frühzeitigem Kontakt mit Kuhmilchprodukten treten **Milchallergien** (➤ 22.6.2) gehäuft auf
> Gestillte Säuglinge erkranken insgesamt seltener als nicht gestillte Säuglinge

Abb. 22.7 Die moderne Neonatologie richtet ihr Augenmerk weg von der reinen Lebensrettung Frühgeborener hin zur späteren Gesundheit der Kinder. Dies verdeutlicht auch das Zitat von Prof. Stopfkuchen aus der Universitäts-Kinderklinik Mainz. [K115]

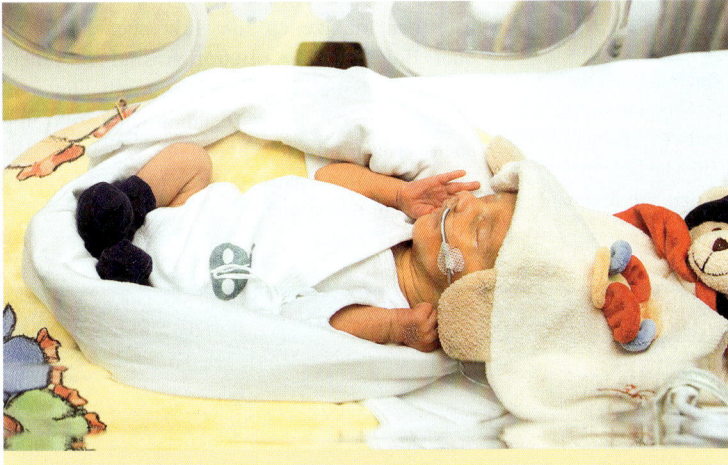

„Was ist die derzeit entscheidende Frage unserer Neugeborenen? – ich meine, sie fordern von uns nicht nur das Überleben, sondern ein Überleben ohne Komplikationen, das heißt bei voller Gesundheit. Da aber die Krankheitshäufigkeit, insbesondere bei den sehr kleinen Frühgeborenen, weiterhin relativ hoch ist, sind Bemühungen um eine Reduktion dieser Krankheitshäufigkeit das vordringliche Ziel der Neonatologie."

Abb. 22.9 Stillen ermöglicht nicht nur den intensivsten und zugleich natürlichsten Kontakt zwischen Mutter und Kind. Es ist auch die praktischste Art der Ernährung, z. B. auf Reisen. [M331]

> Gestillte Kinder neigen weniger zu Übergewicht, möglicherweise auch weniger zu Allergien sowie Diabetes mellitus Typ 1
> Stillen ist die hygienischste und preisgünstigste Art der Säuglingsernährung
> Stillen bietet den intensivsten Kontakt zwischen Mutter und Kind (➤ Abb. 22.9)
> Auch die Mutter profitiert kurz- und langfristig vom Stillen: Es fördert die Gebärmutterrückbildung und das Körpergewicht reguliert sich nach der Geburt schneller.

Praktische Fragen

Wie viel? Man kann unbesorgt davon ausgehen, dass ein gesunder Säugling auch ohne Zuteilung einer festen Ration „weiß", wann er satt ist. Säuglinge werden deshalb heute meist „nach Bedarf" gestillt *(self-demand-feeding)*.

Wie oft? Beim Stillen nach Bedarf entscheidet die „biologische Uhr" des Säuglings über die Häufigkeit der Mahlzeiten. In der Regel stellt sich bereits ab der vierten Lebenswoche ein relativ fester Rhythmus mit 10–12 Mahlzeiten am Tag ein (Flaschenkinder 6–8 Mahlzeiten). Ab dem dritten Monat beginnen viele Kinder ihre Nachtmahlzeiten nach und nach zu „verschlafen" – zur Freude ihrer meist erschöpften Eltern.

22.4.2 Übersicht über die künstliche Säuglingsernährung

Im Vergleich zu Muttermilch ist Kuhmilch eiweiß- und mineralstoffreicher, aber ärmer an Milchzucker. Energie- und Fettgehalt sind etwa gleich. Die zumeist auf Kuhmilchbasis hergestellten industriellen Fertignahrungen versuchen die Unterschiede mehr oder weniger auszugleichen (➤ Tab. 22.2).

Nach einer EU-Richtlinie unterscheidet man:
> **Säuglingsanfangsnahrungen** *(Säuglingsmilchnahrungen)*: zur ausschließlichen Ernährung in den ersten 4–6 Monaten und zur weiteren Ernährung nach Einführung der Beikost für das gesamte erste Lebensjahr geeignet. Je nach

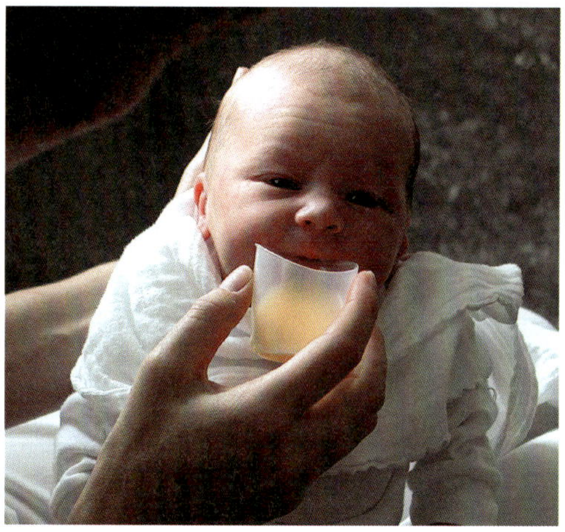

Abb. 22.10 In Phasen, in denen die Mutter nicht stillen kann, wird der Säugling z. B. mit einem kleinen Becher gefüttert. So wird der Flaschensauger vermieden, der zum Verlernen des Saugens an der Brust führen kann. [T079]

enthaltener Zuckerart werden zwei Gruppen unterschieden: die ausschließlich auf *Laktose* (Milchzucker) aufbauenden „Pre"-Milchen (z. B. Pre-Aptamil®, Pre Beba®) und die „1"-Milchen (z. B. Aponti 1®, Hipp 1®), die ein Gemisch von weiteren Zuckern (meist Maltodextrin) enthalten. Die ersteren entsprechen am ehesten der Muttermilch und wurden früher als *adaptierte Milch* bezeichnet. Die letzteren unterlaufen durch die enthaltenen Zuckerstoffe möglicherweise die natürliche Appetitkontrolle des Säuglings – für die „Fütterung nach Bedarf" sind sie deshalb weniger geeignet
> **Folgenahrungen** *(Folgemilchen)*: für die Zeit ab dem (vollendeten) 4.–6. Monat vorgesehene Formel-Milchen mit höherem Protein- und Mineralstoffgehalt und häufig *mehreren Zuckerarten*. Eine ernährungsphysiologische Notwendigkeit für Folgenahrungen besteht nicht. Zur Kennzeichnung erhalten diese Milchen eine „2" (z. B. Milumil 2®, Aponti 2®)
> **Spezialfall HA-Nahrungen:** Säuglinge mit erhöhtem Allergierisiko (also mit mindestens einem Elternteil mit Allergievorgeschichte) oder bereits vorhandener Allergie sollen im ersten Lebensjahr keine Milch auf Kuhmilchbasis bekommen. Ideal im ersten Lebensjahr ist Muttermilch, die sechs Monate lang die einzige Nahrungsquelle sein soll. Als Ersatz kommen sog. *hypoallergene (HA-) Nahrungen* in Frage. Bei diesen Milchen ist der Eiweißanteil so stark aufgespalten (hydrolysiert), dass eine allergische Reaktion möglicherweise schwerer in Gang kommt. Eine sichere Methode zur Verhinderung von Allergien sind HA-Milchen allerdings nicht.

22.4.3 Beikost

Was und nach welchem Schema „zugefüttert" werden soll, füllt ganze Bände von Ratgebern, ist aber häufig wissenschaftlich nur schwer begründbar. Dies erklärt, weshalb von Land zu Land unterschiedliche Empfehlungen zur **Beikost** ausgesprochen werden, denen es jedoch an Details meist nicht mangelt.
Hier kurz die „Grundthemen":
> Ab dem 7. Monat (evtl. früher, aber nicht vor dem 5. Monat) wird zusätzlich zu den Milchmahlzeiten Beikost eingeführt, die den steigenden Bedarf an Energie, Spurenelementen und Vitaminen deckt. Schrittweise bekommt das Baby Getreide-, Früchte- und Kartoffel-Gemüse-Brei, evtl. mit Fleischzusatz zur Deckung des Eisenbedarfs. Stark gewürzte und gesalzene Speisen werden dabei vermieden
> Ein bestimmter Milchanteil wird jedoch beibehalten, da der Kalzium- und Proteinbedarf des wachsenden Organismus sonst nicht gedeckt werden kann. Es wird empfohlen, das Kind mindestens im ersten Lebensjahr weiterhin zu stillen und danach, solange Mutter und Kind es wollen. Wird das Kind nicht gestillt, so ist zumindest in den ersten zwölf Monaten eine Säuglingsmilch ideal, wobei kleine Mengen Kuhmilch für den Getreidebrei unbedenklich sind
> Ab dem 12. Monat geht das Kind schrittweise zum Familientisch über, wobei die Portionen des Kindes nur gering gewürzt oder gesalzen werden. Stark gesüßte Speisen oder Getränke werden vermieden; weiterhin sollen etwa 500 ml Milch pro Tag getrunken werden
> Mit drei Jahren kann das Kind dieselbe Nahrung wie ein Erwachsener erhalten.

> **Wann Abstillen?**
>
> Aus medizinischer Sicht gibt es keinen „richtigen" Zeitpunkt für das Abstillen. Kinderärzte empfehlen, ab dem (5.–)7. Monat Beikost zuzufüttern und zumindest im ersten Lebensjahr noch weiter zu stillen. Ob danach noch teilweise weitergestillt wird, ist eine Frage des Lebensstils. Wird nicht gestillt, so bekommen die Säuglinge mindestens in den ersten 4–6 Monaten eine Säuglingsanfangsnahrung. Auch danach bis zum ersten Geburtstag ist die Säuglingsanfangsnahrung optimal, eine Alternative ist Folgemilch. Im zweiten Lebensjahr kann für die Milchmahlzeit Kuhmilch verwendet werden. Für Breimahlzeiten kann Kuhmilch – zumindest bei Kindern ohne Allergierisiko – aber auch schon ab dem siebten Lebensmonat verwendet werden.

22.4.4 Probleme bei der Säuglingsernährung

Nahrungsverweigerung

Gesunde, gedeihende Säuglinge sind zu den Mahlzeiten in aller Regel hungrig. Verweigert ein Säugling mehr als eine Mahlzeit hintereinander oder trinkt er über mehrere Mahlzeiten schlecht, so signalisiert dies ein gestörtes Allgemeinbefinden. Dem mangelnden Appetit können die unterschiedlichsten Krankheiten zugrunde liegen, von Infektionskrankheiten bis hin zu Stoffwechselkrankheiten. Seltener sind lokale Entzündungen des Mundes oder der Lippen, die zu Schmerzen beim Trinken und dadurch zur Nahrungsverweigerung führen, z. B. eine Herpes-Virus-Infektion der Mundhöhle.

„Spucken" und Erbrechen

„Speikinder sind Gedeihkinder" weiß der Volksmund und meint mit „Speien" das Herauslaufen kleiner Nahrungsmengen nach der Fütterung (oft beim Aufstoßen). Tatsächlich ist dieses Phänomen häufig und – solange die Kinder tatsächlich gedeihen – nicht beunruhigend.
Echtes Erbrechen jedoch (größere Nahrungsmengen, oft im Schwall und mit Schwitzen, Übelkeit und Speichelfluss verbunden) ist meist ein Krankheitszeichen, das z. B. bei Magen-Darm-Infekt, Harnwegsinfekt oder Mittelohrentzündung, aber auch bei einer Verengung des Magenausgangs auftritt.
Bei diesem als **Pylorusstenose** *(Pförtnerenge)* bezeichneten Krankheitsbild verdickt sich die Muskulatur im Bereich des Magenausgangs zunehmend, so dass es etwa ab der dritten Lebenswoche nach den Mahlzeiten zum Erbrechen im Strahl oder Bogen kommt. Betroffen sind vor allem männliche Säuglinge. Durch Ultraschalluntersuchung lässt sich die Verdickung heute frühzeitig nachweisen und die Enge dann gegebenenfalls durch operative Spaltung der verdickten Pylorusmuskulatur beseitigen.

GEHALT IN 100 g	MUTTERMILCH (DURCHSCHNITT)	KUHMILCH (VOLLMILCH*)	SÄUGLINGSANFANGS-NAHRUNGEN (SPANNE)**
Energie in kJ (kcal)	297 (71)	276 (66)	251–314 (60–75)
Protein (g)	0,9	3,3	1,3–2,1
Fett (g)	3,8	3,8	3,1–4,6
Kohlenhydrate (g)	7,0 (nur Laktose)	4,8 (nur Laktose)	5–10
Mineralstoffe (g)	0,2	0,86	0,39–0,45

* Vollmilch wird wegen ihrer nicht optimalen Zusammensetzung (relativ eiweißreich, relativ kohlenhydratarm) und der Möglichkeit der Auslösung einer Kuhmilchallergie erst jenseits des Säuglingsalters empfohlen.
** nach EU-Richtlinien 91/321/EWG; 96/4/EG

Tab. 22.2 Muttermilch, Kuhmilch und Säuglingsanfangnahrung im Vergleich.

22.5 Wachstum und Entwicklung

Die Entwicklung des Kindes spielt sich auf vielen Ebenen ab, die alle ineinandergreifen: Die **körperliche Entwicklung** zeigt sich im zunehmenden Körperwachstum, in der Entwicklung der einzelnen Organe und den immer komplexer werdenden motorischen Fertigkeiten. Parallel dazu laufen die **geistige** *(kognitive)* **Entwicklung,** die damit eng verbundene **sprachliche Entwicklung,** die **seelische** *(psychische)* Entwicklung sowie die **soziale Entwicklung.**

Die wichtigsten Altersabschnitte sind:
- **Neugeborenenperiode** *(Neonatalperiode):* 1.–28. Lebenstag
- **Säuglingsalter:** 1. Lebensjahr
- **Kleinkindalter:** 2.–6. Lebensjahr
- **Schulkindalter:** 7. Lebensjahr bis Pubertätsbeginn (ca. 12. Lebensjahr)
- **Pubertät** und **Adoleszenz** *(Reifungs- und Jugendlichenalter):* Periode von der Entwicklung der sekundären Geschlechtsmerkmale bis zum Abschluss des Körperwachstums.

22.5.1 Körperliche Entwicklung

In der Anfangszeit des Lebens imponiert schon allein die Zunahme der Masse: Im Alter von 5 Monaten hat der Mensch sein Geburtsgewicht verdoppelt, mit 1 Jahr verdreifacht, mit 2 ½ Jahren vervierfacht, mit 6 verzehnfacht (➤ Abb. 22.11). Nicht minder rasant verläuft das **Längenwachstum.** In keinem Lebensalter wächst das Kind schneller als in den ersten Lebensmonaten – im ersten Lebenshalbjahr allein ca. 16 cm! Mit vier Jahren haben die meisten Kinder ihre Körperlänge verdoppelt, also die 100 cm überschritten. Danach bleibt das Körperwachstum mit ca. 6–7 cm pro Jahr relativ konstant. Nach einem Tiefpunkt kurz vor der Pubertät kommt es dann zum *pubertären Wachstumsschub.* Dieser erreicht beim Mädchen mit 11–12 und beim Jungen mit 13–14 Jahren seinen Gipfel. Mit diesem zeitlich versetzten Pubertätsbeginn ist zu erklären, warum viele Mädchen für eine kurze Periode oft größer und kräftiger wirken als gleichaltrige Jungen. Die endgültige Größe haben Mädchen etwa mit 16 Jahren, Jungen mit 19 Jahren erlangt. Diese verlängerte Wachstumsphase trägt mit dazu bei, weshalb Männer im Durchschnitt etwa 10 cm größer sind als Frauen.

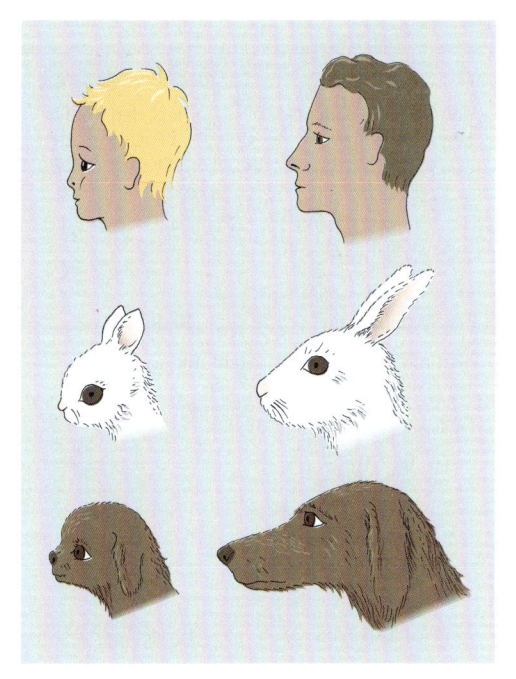

Abb. 22.12 Kindchenschema nach Konrad Lorenz. Großer Kopf mit Kulleraugen, Pausbacken und hoher Stirn gehören zum Kindchenschema und leiten – auch beim Menschen – Fürsorgeverhalten, z. B. Liebkosen, ein. [R164]

Körperproportionen und Kindchenschema

Auch die Körperproportionen verändern sich. Die Länge des Kopfes nimmt relativ von einem Viertel der gesamten Körperhöhe auf ein Achtel beim Erwachsenen ab, wohingegen die relative Arm- und Beinlänge zunimmt.

Für die *kindlichen Körperproportionen* mit vergleichsweise großem Kopf, großen Augen und nur kurzen Extremitäten wurde der Begriff des **Kindchenschemas** geprägt – ein Impuls, der kleine Kinder für Erwachsene anziehend macht („süß", „niedlich") und so das überlebensnotwendige Pflegeverhalten einleitet (➤ Abb. 22.12).

22.5.2 Meilensteine der Entwicklung

Wer Kinder heranwachsen sieht, steht oft staunend vor den rasanten, vom Beobachter oft als „ruckartig" empfundenen Entwicklungsschritten. Es hat sich bewährt, in groben Rastern zu denken und den Entwicklungsstand in Kategorien „einzufangen", den *Meilensteinen der Entwicklung* (➤ Abb. 22.13).

Neugeborenes (Saug-Kind)

Das *Verhalten* ist stark von reflektorischen Abläufen bestimmt. Ganz im Vordergrund der Wach-Aktivität steht das Saugen. Ansonsten schläft das Neugeborene bis zu 20 Stunden am Tag. Die Körperhaltung entspricht noch der räumlichen Enge im Mutterleib: Arme und Beine sind gebeugt, die Hände gefaustet. Der Körperstamm kann praktisch nicht bewegt werden – wohl aber Arme und Beine.

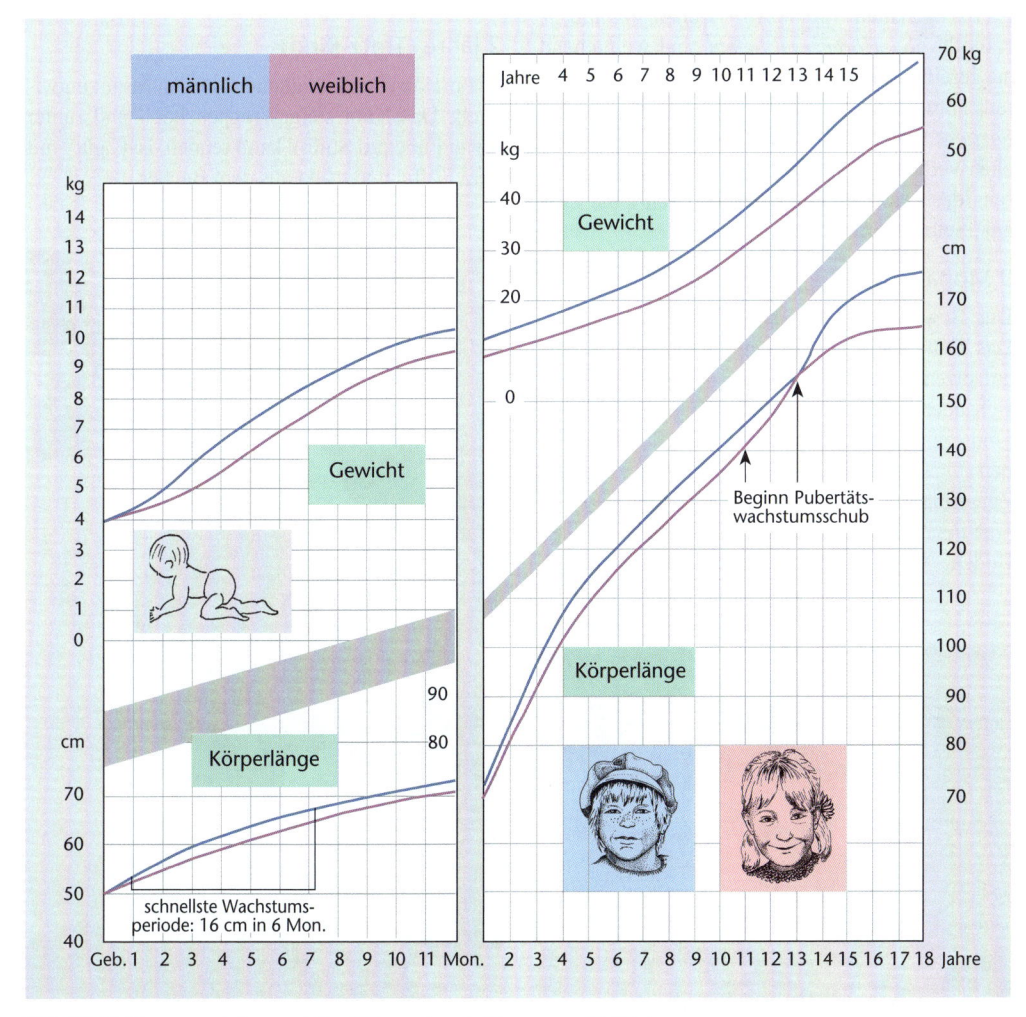

Abb. 22.11 Längenwachstum und Gewichtszunahme bei Jungen und Mädchen.

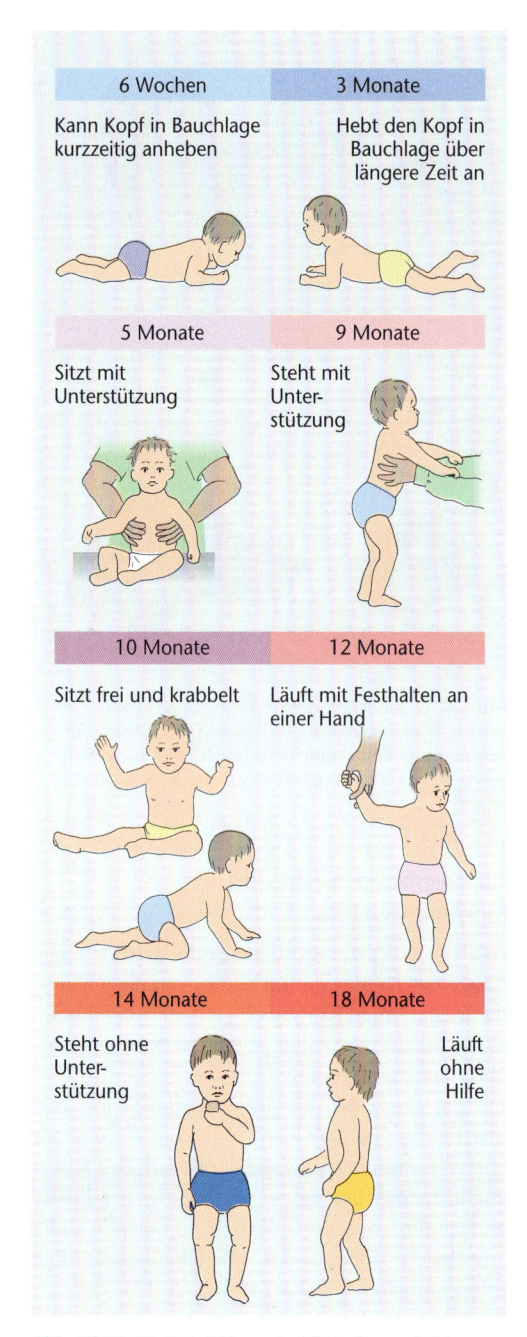

Abb. 22.13 Die Entwicklung der Motorik vom 2. bis zum 18. Lebensmonat. Die Schwankungsbreite ist groß – die Zahlen geben den spätesten Zeitpunkt der Normalentwicklung an.

6 Wochen	3 Monate
Kann Kopf in Bauchlage kurzzeitig anheben	Hebt den Kopf in Bauchlage über längere Zeit an
5 Monate	**9 Monate**
Sitzt mit Unterstützung	Steht mit Unterstützung
10 Monate	**12 Monate**
Sitzt frei und krabbelt	Läuft mit Festhalten an einer Hand
14 Monate	**18 Monate**
Steht ohne Unterstützung	Läuft ohne Hilfe

3 Monate (Schau-Kind)

Die Motorik gerät zunehmend unter die Kontrolle des Willens; Kopf und Schultern können 45–90 Grad von der Unterlage gehoben und für längere Zeit gehalten werden, der Säugling stützt sich dabei auf die Unterarme (➤ Abb. 22.14). Zu der zentralen Bedeutung des Mundes gesellt sich die Erforschung der Umwelt durch die Augen. Das Kind beobachtet die eigenen Hände, folgt bewegten Objekten von einer Seite zur anderen.

Soziales: Der Säugling reagiert mit Begeisterungsstürmen, wenn etwas Angenehmes in Aussicht ist.

6 Monate (Greif-Kind)

Arme und Beine sind nun bereits seit längerem gestreckt. Das Baby stützt sich gerne in Bauchlage auf die (geöffneten) Hände und dreht sich ohne Hilfe in die Rückenlage (… und fällt dabei leicht vom Wickeltisch). Der Kopf kann jetzt in allen Positionen voll gehalten werden (*Kopfkontrolle*). Die Umwelt wird mit dem Tastsinn erforscht und auf Essbarkeit überprüft; alles verschwindet im Mund.

Voraussetzung für die Erforschung der Umwelt ist das *Greifen:* Zuerst werden Gegenstände zwischen allen Fingern und Handfläche (➤ Abb. 22.15) gehalten (*palmares Greifen*, palma = Handfläche). *Hören und Sehen* sind weitgehend ausgereift; selbst das räumliche Sehen ist größtenteils entwickelt.

Soziales: Nach einer Phase des äußerst freundlichen Verhaltens gegenüber Fremden kann nun bereits das *Fremdeln* beginnen. Das Baby hat Lust am „Selbst-Essen".

9 Monate (Krabbel-Kind)

Der Bewegungsraum erweitert sich schlagartig: Das Baby kann sich aus der Bauchlage alleine aufsetzen, sitzt frei. Es steht mit Festhalten, kann sich aber nicht alleine wieder hinsetzen. Es beginnt zu krabbeln. Feinmotorisch erlernt es nun den *Pinzettengriff* (Gegenstände werden zwischen Zeigefinger und Daumen gehalten).

Soziales: Der Säugling wirft Spielzeug auf den Boden, winkt, kennt seinen Namen, versteht „nein" und fremdelt. Er kann sich zunehmend selbst beschäftigen.

12 Monate (Geh-Kind)

Die Umwelt verliert allmählich ihre festen Grenzen: Das Kind krabbelt viel (häufig mit gestreckten Knien), läuft mit Festhalten an einer Erwachsenenhand und macht evtl. erste freie Gehversuche (➤ Abb. 22.16).

Soziales: Es isst Fingermahlzeiten selbstständig, liebt Gib-und-Nimm-Spiele und genießt es ausgesprochen, im Mittelpunkt zu stehen.

2 Jahre (Trotz-Kind)

Die praktischen Fähigkeiten werden rasant entwickelt: Das Kind steigt Treppen hoch und runter (zwei Füße pro Stufe), kann rennen, isst „gut" mit dem Löffel und trinkt aus dem Becher.

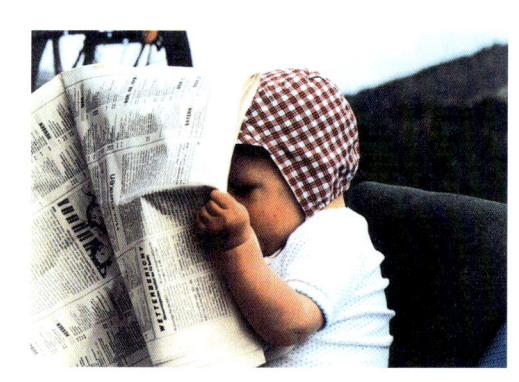

Abb. 22.15 Aufrechtes Sitzen und Übergang von palmarem Greifen zum Pinzettengriff bei einem neun Monate alten Kind. [M135]

Der Kopf kann zwar von der einen Seite zur anderen gedreht, jedoch nicht länger „gehalten" werden.

Hören und Sehen sind schon weit entwickelt: Schon in der ersten Woche erkennt das Baby die einfachsten Gesichtszüge (horizontale Augen, punktförmige Augen) und reagiert auf die mütterliche Stimme.

Im *Sozialverhalten* zeigt es Interesse am menschlichen Gesicht und beruhigt sich durch An-den-Körper-Nehmen. Das erste Lächeln tritt oft im Schlaf auf („Engelslächeln"); etwa ab der 6.–8. Woche entwickelt sich das Lächeln als Antwort auf Zuwendung (*soziales Lächeln*), das die Eltern-Kind-Beziehung vertieft

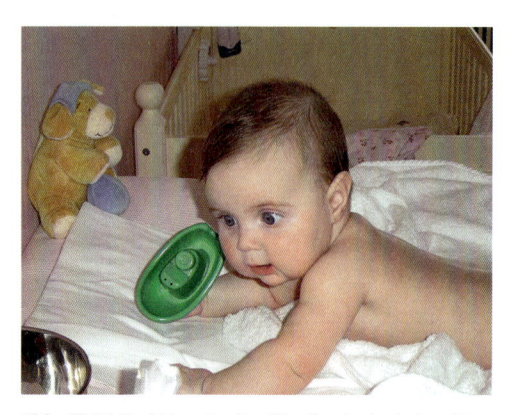

Abb. 22.14 Drei Monate alter Säugling im typischen Unterarmstütz. [T339]

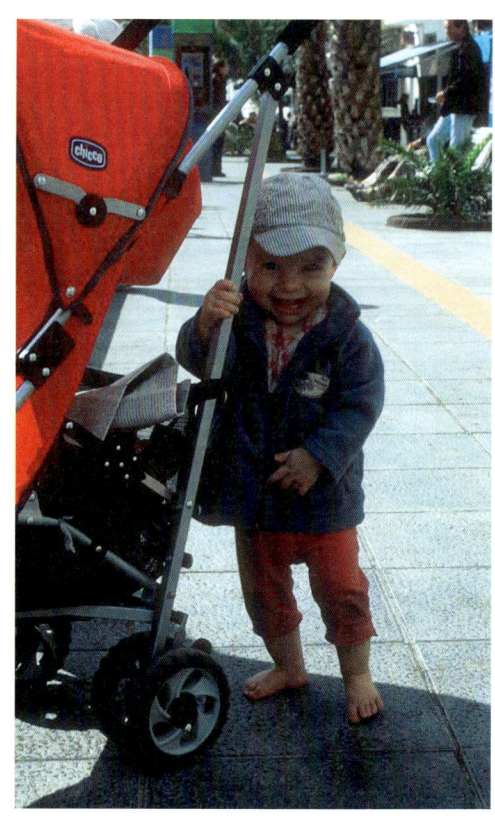

Abb. 22.16 Einjähriges „Geh-Kind". [O495]

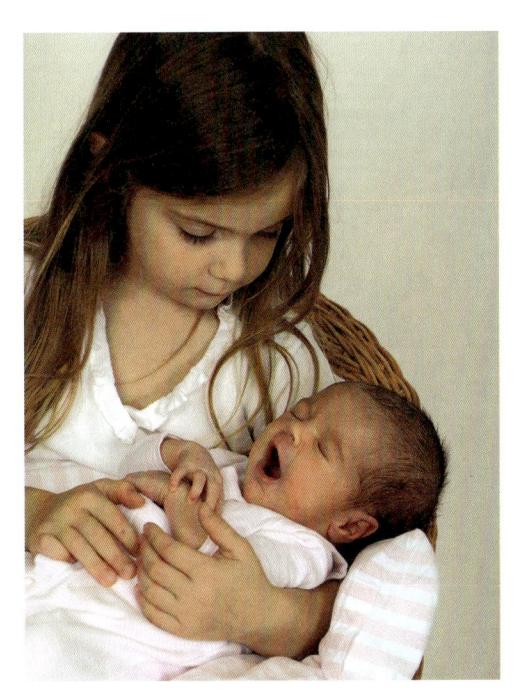

Abb. 22.17 Ein dreijähriges Kind kann – mit oder ohne Worte – Mitgefühl ausdrücken, z. B. geschwisterliche Zuneigung. [T078]

Im *Sozialbereich* folgt es einfachen Instruktionen und ist tagsüber gelegentlich sauber und trocken. Insbesondere beim Zu-Bett-Gehen braucht es Routinen und Rituale.
Typisch sind die starke Auf-sich-selbst-Bezogenheit *(Egozentrik)* des Kleinkindes und das ausgeprägte „Besitzdenken": man teilt ungern, alles „gehört mir". Die Trotz-Anfälle des Zweijährigen sind berüchtigt („the terrible two's").

3 Jahre (Ich-Kind)

Das Dreijährige kann sekundenlang auf einem Fuß stehen und Dreirad fahren. Rechts- bzw. Linkshändigkeit sind ausgebildet.
Soziales: Das Kind kennt einige Kinderlieder und kann evtl. bis zehn zählen. Es ist sauber und trocken bei Tag und oft auch bei Nacht. Es fragt ständig: Warum? Es strebt nach Unabhängigkeit und kann dabei recht aggressiv sein. Die Zeit ab dem dritten Lebensjahr ist auch vom Erlernen ethischer und moralischer Werte geprägt: Kindergartenkinder unterscheiden klar zwischen Gut und Böse, fragen nach Geburt und Tod und bemühen sich um Anerkennung bei Gleichaltrigen und Eltern. Das Mitgefühl (Empathie) ist jetzt weit entwickelt, so dass auch Zärtlichkeit ausgedrückt werden kann, etwa zu einem Geschwisterkind (➤ Abb. 22.17).

6–10 Jahre (Bewegungs-Kind)

Das Schulkind kann mit dem Tischmesser umgehen (ab sieben Jahre), kann Werkzeuge wie Hammer und Schraubenzieher gebrauchen (ab acht Jahre), zeichnet und malt viel und gut.
Soziales: Der Schulalltag prägt das Sozialleben. Der Beginn des Schulkindalters bringt zunächst wieder eine Labilitätsperiode; das Kind ermüdet leicht und zeigt wenig Ausdauer.

Dennoch ist ein sozialer und intellektueller Entwicklungsgewinn sichtbar: Das Kind bevorzugt nun Gemeinschaftsspiele größerer Gruppen, deren Regeln genau beachtet werden, sein Interesse an der nun sachlich beobachteten Welt wächst. Abstraktionsfähigkeit und schlussfolgerndes Denken machen große Fortschritte, obschon das Kind noch vorwiegend anschaulich denkt. Das Kind sammelt, experimentiert und stellt praktisch verwendbare, funktionsreife Dinge her. Es spielt häufig nur mit gleichgeschlechtlichen Freunden und freut sich an Bewegung und Sport.

Pubertät

Die Pubertät etwa im 11.–18. Lebensjahr ist ein Lebensabschnitt des Übergangs. Zu Beginn imponiert ein letzter körperlicher Wachstumsschub (➤ Abb. 22.11), der Körper wird schlacksig, bevor sich mit Stimmbruch bzw. Brustentwicklung die *sekundären Geschlechtsmerkmale* des Erwachsenen einstellen (➤ 20.4, ➤ Abb. 22.18).
Am Anfang der Pubertät steht für Mädchen die erwachende Weiblichkeit: Im Schnitt zweieinhalb Jahre vor der ersten Menstruationsblutung entdecken die Mädchen die ersten Veränderungen am eigenen Körper – oft eher mit Erschrecken als mit Stolz. Ein ausgeprägtes Schamgefühl ist für eine gewisse Zeit die Folge.
Im Mittel mit dem 19. (Frauen) bzw. 22.–24. (Männer) Lebensjahr sind die körperlichen Wachstumsvorgänge abgeschlossen. Die Fähigkeit, Kinder zu zeugen, wird sogar viel früher, nämlich mit im Mittel 14–16 Jahren (Frauen bzw. Männer) erlangt.

Die Pubertät hat sich aufgrund der **Akzeleration** (beschleunigte körperliche Entwicklung im Vergleich zu früher) in den letzten 100 Jahren um ca. 3 Jahre nach vorne geschoben.
Im **seelischen Bereich** ist die Pubertät eine wichtige Experimentierphase – sie prägt das Erwachsenenleben wie kaum eine Phase zuvor. Im Vordergrund stehen die Erfahrung und Entdeckung des „menschlichen Innenraumes": Liebe, geschlechtliche Identität, Unabhängigkeit, Macht, Sinn des Lebens. Oft sind die in dieser Zeit entwickelten Ideale und Vorstellungen zur Weltverbesserung wichtige Ansatzpunkte für spätere Lebensabschnitte.
Dem gegenüber wird das **soziale Erwachsenendasein**, also die finanzielle und berufliche Selbstständigkeit, in den Industrieländern immer später erlangt.

22.5.3 Spracherwerb

Kinder erlernen innerhalb kürzester Zeit eine oder auch mehrere Sprachen! Sprachforscher erklären dies damit, dass die Sprachentwicklung der Kinder intuitiv von ihren Eltern oder Bezugspersonen gefördert wird.

› Die Sprache des Neugeborenen besteht im Wesentlichen aus Schreien, Husten, Gurr- und Brummlauten. Aber schon im Alter von 2–3 Monaten probiert der Säugling seinen gesamten Sprachapparat aus. In dieser Zeit senkt sich der Kehlkopf ab, so dass die Zunge mehr Bewegungsspielraum bekommt und das Kind den Luftstrom aktiv steuern kann. Diese ersten Laute sind in allen Ländern der Erde gleich
› Mit sechs Monaten bildet der Säugling Silben auf m, b, p, d: „maa, paa, daa …" und imitiert Gespräche, Töne, Rhythmen
› Mit etwa zwölf Monaten werden die ersten 2–3 erkennbaren Wörter gesprochen, das Kind versteht jedoch mehr
› Im zweiten Jahr wird die rasante sprachliche Entwicklung äußerlich erkennbar: ab 18 Monaten werden Zwei-Wort-Sätze („Papa traurig") gesprochen; diese werden allmählich zu kurzen Sätzen ausgebaut (inklusive Pronomen, z. B. mein, dein, ich, du)
› Das dreijährige Kind bringt es dann schon auf 1 000 Wörter; es benutzt vollständige Sätze, die Mehrzahl und kennt sein Geschlecht
› Im Alter von 6–10 Jahren sind alle Laute der Muttersprache voll entwickelt.

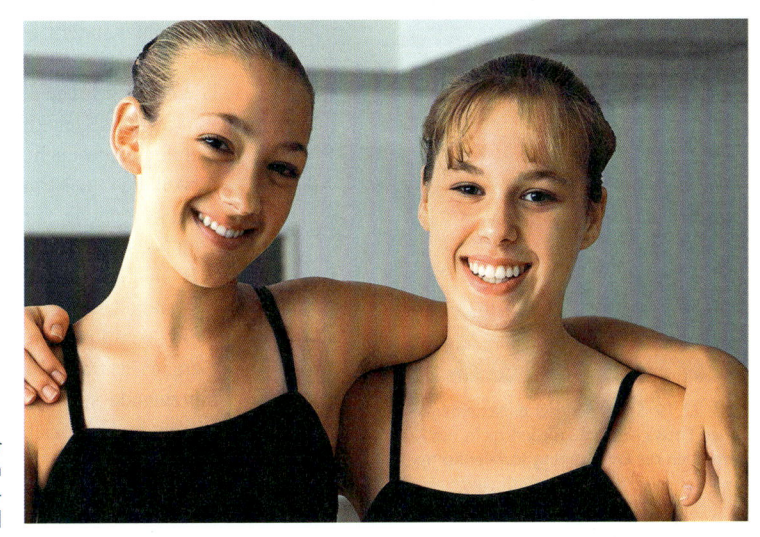

Abb. 22.18 Am Anfang der Pubertät steht für Mädchen die erwachende Weiblichkeit. [J668]

22.5.4 Seelisches Werden: Entwicklungspsychologie

Wodurch wird ein Mensch zu dem, was er ist? Wodurch entwickeln sich menschliche Eigenschaften wie Persönlichkeit, Moral, geschlechtliche Identität?

Überblickt man die heutigen Erklärungsversuche, so lassen sich im Großen und Ganzen vier Theorien ausmachen:

- **Die psychoanalytische Entwicklungstheorie.** Sie beschreibt die Entwicklung vor allem als Auseinandersetzung des Kindes mit seinen *Trieben*. Dabei durchläuft der Heranwachsende verschiedene, von unterschiedlichen „sexuellen" Erfahrungen geprägte Stufen (*psychosexuelle Stufen*, z. B. *orale, anale* oder *genitale Phase*). Durch die zunehmende Beherrschung von Triebbedürfnissen kommt es zur Ausbildung des Ichs und damit zur Entwicklung. Weite Teile der klassischen psychoanalytischen Entwicklungstheorie gelten heute als widerlegt
- **Die biogenetische Entwicklungstheorie.** Sie beschreibt die Entwicklung vor allem als Entfaltung genetischer Anlagen. Die Entwicklung wird als biologisch vorprogrammiert angesehen – das Kind entwickelt sich, indem es „biologisch" vorgesehene Entfaltungsstufen durchläuft bzw. „abruft"
- **Die Lerntheorie.** Diese sieht die Entwicklung als Abfolge von Lernschritten an. Im Gegensatz zur biogenetischen Theorie versteht sie Entwicklung als einen vor allem von äußeren Einflüssen gesteuerten Prozess: Die Auseinandersetzung mit Umwelteinflüssen (zu denen auch die Mitmenschen zählen) löst einzelne Lernschritte aus; nach und nach „erlernt" das Kind seine Entwicklung
- **Kognitive Entwicklungstheorien.** Die entscheidende Triebfeder der Entwicklung ist nach dieser Theorie das sich wandelnde Gehirn. Die sich rasant entwickelnden Hirnfunktionen ermöglichen dem Kind immer neue Anpassungsschritte und Auseinandersetzungen mit seiner Umwelt.

Jede der Theorien beschreibt einen Aspekt der menschlichen Entwicklung, kann jedoch nicht ihre Ganzheit erklären. Generell wird heute davon ausgegangen, dass bei der kindlichen Entwicklung *Anlage und Umwelterfahrungen ineinandergreifen*. Weder verläuft die Entwicklung, wie in der klassischen Lerntheorie angenommen, in beliebigen Freiheitsgraden, noch ist sie genetisch genau festgelegt (determiniert). Vielmehr kommt das Kind sowohl mit „geschlossenen" (d.h. von der Umwelt wenig abhängigen) als auch mit „offenen" (d.h. umwelt- und erfahrungsabhängigen) Programmen auf die Welt. Letzten Endes bestimmen diese „Voreinstellungen", welche Lernschritte es leicht und welche es weniger leicht schafft.

22.5.5 Erziehung

Die meisten Theorien und fast alle Psychologen gestehen der **Erziehung** eine zentrale Rolle zu. Doch verschiedene Kulturen erziehen zumindest ihre älteren Kinder völlig unterschiedlich – und doch gibt es manche unerwartete Ähnlichkeiten. Die Forschung hat dieses Erziehungspotpourri rund um den Globus benutzt, um herauszuarbeiten, welche Verhaltensweisen im Umgang mit dem Kind angeboren und welche Verhaltensweisen kulturbedingt, also „anerzogen", sind:

- Je kleiner die Kinder sind, desto mehr ähneln sich Erziehungs- und Umgangsformen – offenbar basiert der Umgang mit den kleinen Kindern auf „universalen", allen Menschen angeborenen Verhaltensweisen. In nahezu allen traditionellen Kulturen haben Säuglinge und Kleinkinder sehr viel und sehr engen Körperkontakt, der Umgang ist von liebevoller Sorge geprägt, und es ist das Kind, das Rhythmus und Intensität des Kontaktes zu den Erwachsenen bestimmt. Diese Befunde werden von der Verhaltensforschung unterstützt, die inzwischen viele „universale", kulturübergreifende Kommunikationsmuster ausmachen konnte: In allen Völkern und Kulturen *fremdeln* Säuglinge im Alter von 6–8 Monaten, überall reden Erwachsene mit Kindern in der Babysprache. Mimik und Tonfall bei Angst, Ärger, beim Beruhigen, Belohnen, Warnen ähneln sich weltweit
- Erst ab dem Kleinkindalter trennen sich die Erziehungswege auch bei den verschiedenen Naturvölkern – der Einfluss der Kultur prägt nun unterschiedliche Erziehungsstile und damit Kindheitserfahrungen aus. „Grenzsetzungen" z. B. sind in den meisten Kulturen ein wichtiger Bestandteil der Erziehung, sie werden jedoch nicht überall primär durch die Eltern vermittelt. Gerade in traditionalen Kulturen, aber auch hierzulande spielt die gemischtaltrige Kindergruppe in der Sozialisation des Kindes eine bedeutende Rolle (➤ Abb. 22.20).

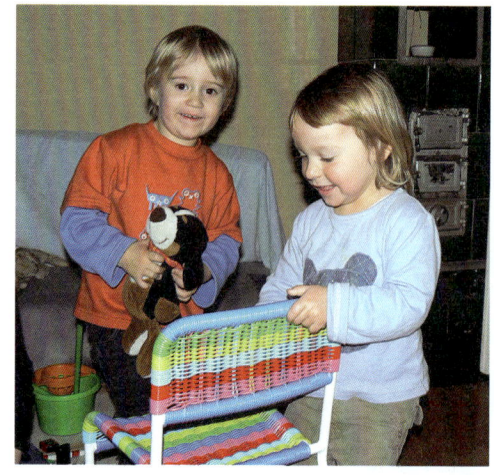

Abb. 22.19 Spielen ist der entscheidende Motor der kindlichen Entwicklung. Es fördert nicht nur Kreativität sondern auch die Entwicklung sozialer Kompetenz. [O204]

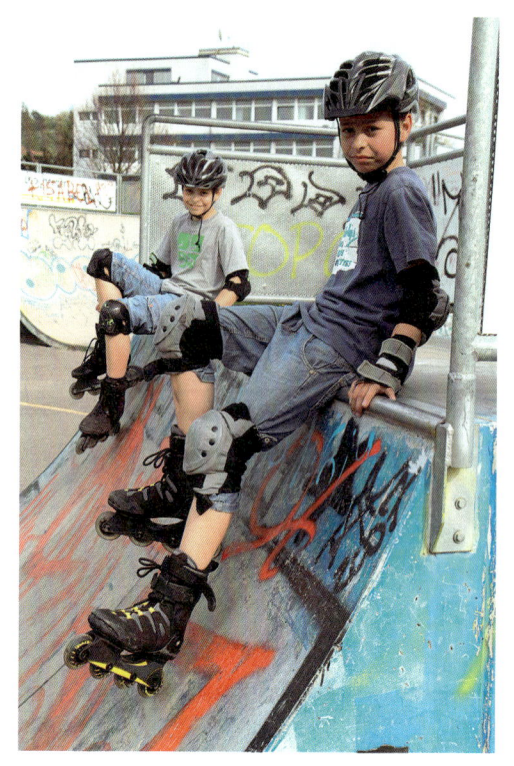

Abb. 22.20 Gemeinsames Handeln steht für Kinder zwischen Einschulung und Pubertät im Mittelpunkt. [J748-083]

Sich wandelnde Erziehungsziele

Erziehung spiegelt stets auch das Bild wider, das eine bestimmte Zeit vom erwachsenen Menschen hat. Die Pädiater des frühen 20. Jahrhunderts etwa empfahlen den Eltern, „allenfalls morgens" mit Kindern zu spielen, da die Kinder sonst Schwierigkeiten hätten, ernste, gewissenhafte Erwachsene zu werden. In den dreißiger und vierziger Jahren des 20. Jahrhunderts war weiterhin Disziplin das Erziehungsleitbild, und manche „Experten" gingen so weit, dass sie eine „emotionslose Erziehung" empfahlen. Das Leitbild der siebziger Jahre war die antiautoritäre Freiheit, das der neunziger Jahre Förderung rund um die Uhr („Kreativität und Denken von Anfang an").

Das Wesentliche: Verlässlichkeit und Nähe

Viel mehr als ausgefeilte Methoden brauchen Kinder für ihre Entfaltung verlässliche Nähe. Eine unsichere Beziehung zu den Eltern stört die feine Balance zwischen dem Bedürfnis des Kindes, sich seiner Bindung rückzuversichern, und dem Drang, seine Umwelt zu erkunden:

- So konnte gezeigt werden, dass Säuglinge, die, wenn sie weinen, sofort getröstet werden, dadurch keineswegs häufiger weinen
- Eine verlässliche Bindung bestimmt auch die weitere Entwicklung des Kindes: Kinder, die mit einem Jahr nach der Wertung von Psychologen „sicher gebunden" waren, können sich mit vier Jahren im Schnitt doppelt so lang konzentrieren und sind in Streitsituationen sozial kompetenter.

> **Bedeutung der Großfamilie**
>
> „Ohne Großeltern wäre man im Ozean der Zeit wie ein Schiffbrüchiger auf einer winzigen und unbewohnten Insel, ganz allein. Mutterseelenallein. Großmutterseelenallein. Urgroßmutterseelenallein." *(Erich Kästner)*
>
> Kinder brauchen ein reichhaltiges soziales Netz – Großeltern können daran mitweben. Wo Eltern „erziehen", Regeln festlegen, Maßstäbe setzen und sich nicht selten im alltäglichen „Arbeits- und Erziehungskampf" vergessen, können Großeltern, die diese Lebensphase meist hinter sich haben, eine Oase der Ruhe bieten. Sie können auch mal Fünfe gerade sein lassen und gütig über die Macken der Enkel hinwegsehen, die deren Eltern fast verzweifeln lassen.

22.6 Krankheiten des Kindes

Kinder können zum einen an den *gleichen* Erkrankungen wie Erwachsene leiden (z. B. Erkältung, Knochenbruch, aber auch Depressionen), die sich aber teilweise anders zeigen als beim Erwachsenen. Darüber hinaus gibt es Erkrankungen, die *spezifisch* für das Kindesalter sind, etwa die heute seltene *Rachitis,* eine spezifisch kindliche Mangelkrankheit infolge des erhöhten Vitamin-D-Bedarfs während des kindlichen Knochenwachstums.

Kinderkrankheiten

Im engeren Sinne werden unter **Kinderkrankheiten** eine Reihe von Infektionen verstanden, die beim ersten Kontakt mit den Erregern zur Erkrankung führen, aber nach Überstehen meist eine lang dauernde – idealerweise lebenslange – Immunität hinterlassen. Dazu gehören vor allem Masern, Mumps, Röteln, Scharlach, Windpocken sowie (heute selten) Diphtherie, Keuchhusten und Kinderlähmung. Allerdings: „Kinder"krankheiten sind ausgewachsene Erkrankungen. An diesen Infektionen sterben jährlich Hunderttausende – die meisten davon allerdings in den Entwicklungsländern. Durch die Einführung der Aktivimmunisierungen ist die Mehrzahl der genannten Kinderkrankheiten in Mitteleuropa selten geworden, andere Krankheiten wie etwa Scharlach haben durch hervorragende Behandlungsmöglichkeiten mit Antibiotika ihren Schrecken verloren.

Kind im Krankenhaus

Für Kinder ist die Aufnahme ins Krankenhaus immer eine Extremsituation:

> Kinder sind Gewohnheitsmenschen: Das Krankenhaus ist für sie unvorstellbar anders als die gewohnte Welt zu Hause
> Kinder können weniger vorausdenken: dass sie „schon bald wieder" zu Hause sind, gibt ihnen keinen Halt
> Kinder denken konkret. Die beiden Fragen „Tut das weh?" und: „Bin ich da allein?" quälen sie.

Kinder brauchen im Krankenhaus deshalb einen möglichst verlässlichen Rahmen. Alle Betreuungspersonen orientieren sich dabei nach den im Kasten zusammengefassten Regeln.

> **Kind im Krankenhaus – wie?**
>
> > So viel Mutter oder Vater wie möglich: Die Mitaufnahme der Eltern ist heute auch kassenrechtlich geregelt
> > So wenig Wechsel der Pflegepersonen wie möglich
> > Ruhige, freundliche Atmosphäre – selbst Säuglinge trinken in hektischer Umgebung schlecht oder schreien mehr als sonst
> > Stress und Streit zwischen Pflegenden und Eltern vermeiden – Kinder registrieren Differenzen und Streitigkeiten in ihrer Umgebung sehr genau. Wer sich dagegen mit Mama gut versteht, kann nicht der Schlimmste sein
> > Ehrlich kommunizieren: Nur wer die Wahrheit sagt, kann langfristig das Vertrauen des Kindes gewinnen und es wirklich begleiten. Daher niemals Dinge versprechen, die nicht zu halten sind („Das tut gar nicht weh")
> > Das Kind einbeziehen: Auch wenn es zunächst schwerer erscheint: Vor schmerzhaften oder unangenehmen Untersuchungen stets erklären, was passieren wird und wie das Kind evtl. dabei helfen kann
> > Schutzbereiche schaffen: Kranke Kinder brauchen klar abgesteckte Ruhephasen und Schutzräume. Unangenehme Maßnahmen sollten deshalb im Untersuchungszimmer und nicht im Spielzimmer durchgeführt werden
> > Für Wärme sorgen: Vor allem bei Säuglingen sind warme Instrumente, warme Hände und eine warme Umgebung wichtig. Beim Ausziehen möglichst nicht alle Kleidungsstücke auf einmal entfernen. Dies verhindert Auskühlung und Widerspruch des Kindes
> > Und: immer wieder nach Möglichkeiten suchen, wie der Krankenhausaufenthalt des Kindes verkürzt werden kann!

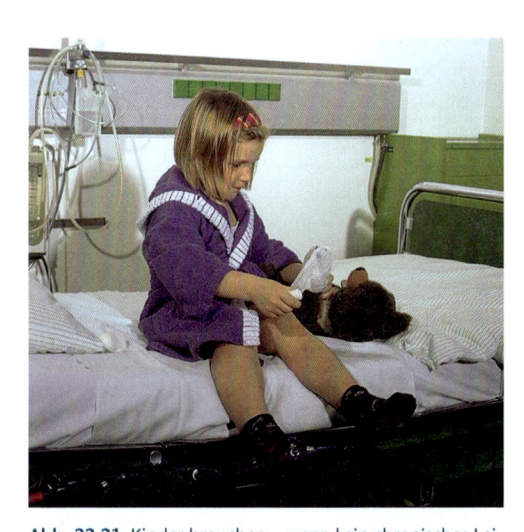

Abb. 22.21 Kinder brauchen – wenn kein chronisches Leiden vorliegt – glücklicherweise nur sehr selten das Krankenhaus. Sollte aber eine Einweisung notwendig sein, ist es wichtig, den kleinen Menschen so spielerisch wie möglich die Angst vor schmerzhaften Maßnahmen oder gar einer OP zu nehmen. Im Bild „übt" ein Mädchen das Operieren und Verbinden an ihrem Teddybär. [K183]

22.6.1 Plötzlicher Kindstod

Der **plötzliche Kindstod,** abgekürzt **SIDS** *(sudden infant death syndrome),* ist trotz Häufigkeitsabnahme nach wie vor die häufigste Todesursache bei Säuglingen im Alter zwischen einer Woche und zwölf Monaten (sieht man von der Frühgeburtlichkeit und ihren Folgen ab). Es ist ein plötzlicher und stiller Tod – keinerlei Alarmzeichen warnen Angehörige oder Arzt. Der plötzliche Kindstod betrifft ansonsten völlig gesunde Säuglinge.

Die Ursache ist nach wie vor ungeklärt. Am wahrscheinlichsten scheint eine gestörte Atmungsregulation im Hirnstamm, z. B. infolge einer Neurotransmitter- oder Durchblutungsstörung. Ungünstige äußere Faktoren wirken dann auslösend.

Folgende *Risikofaktoren* konnten herausgefunden werden:

> Frühgeborene und untergewichtige Neugeborene
> Mehrlinge
> SIDS bei Geschwistern
> Drogenabhängigkeit und Zigarettenrauchen der Mutter (Letzteres erhöht das Risiko auf das 10-fache!)
> Schlafen in Bauchlage
> Auch nicht gestillte Säuglinge haben ein erhöhtes SIDS-Risiko.

Zur Vorbeugung werden deshalb Säuglinge zum Schlafen in *Rückenlage* gelagert. Hierdurch hat sich die Häufigkeit des SIDS halbiert. Rauchen in Haushalten mit Säuglingen ist nicht nur wegen des erhöhten SIDS-Risikos, sondern auch wegen der häufigeren Atemwegsinfekte und der insgesamt ungünstigeren Entwicklung bei den „mitrauchenden" Kindern unverantwortlich.

Weitere Empfehlungen zur gesunden Schlafumgebung:

> Feste Matratze, kein Schaffell, kein Schlafen auf der Couch oder im Wasserbett der Eltern!
> Lose Decken, Kopfkissen und Federbetten vermeiden – am besten ist ein Schlafsack
> Gestillte Säuglinge dürfen im Bett bei der Mutter schlafen, allerdings *muss* das Schlafzimmer rauchfrei sein!
> Frische, nicht zu warme Luft (16–18 °C).

GESUNDHEIT & LEBENSSTIL

22.6.2 Allergien im Kindesalter

Die körpereigene Abwehr bewegt sich auf einem schmalen Grat. Denn zum einen soll unser Immunsystem schädigende Strukturen wie z. B. Krankheitserreger *abwehren,* zum anderen aber körpereigenes Gewebe und die normalen Bestandteile der Umwelt *dulden.* Ist das Immunsystem gestört, so versagt es bei der Abwehr von Krankheitserregern oder reagiert übermäßig gegenüber körpereigenen Strukturen oder bestimmten Umweltstoffen (➤ 13.7).

Allergien: ein zunehmendes Problem

Bei der Ausbildung von Allergien spielen sowohl genetische Faktoren als auch Umweltfaktoren eine Rolle: So erben z. B. viele Kinder die genetische Bereitschaft zur Ausbildung bestimmter Allergien (*Atopie* ➤ 13.7.1). Diese Kinder sind empfänglicher für Asthma bronchiale, Neurodermitis oder Heuschnupfen als andere Kinder.

Welches entscheidende Wörtchen *Umweltfaktoren* bei der Entstehung von Allergien mitreden, wurde erkannt, als die Kinderärzte über die letzten Jahrzehnte hinweg eine deutliche Zunahme von Allergien feststellten. Heute leiden etwa 20% der Schulkinder an allergischen Erkrankungen; Heuschnupfen, Asthma bronchiale und Neurodermitis sind jeweils zu etwa gleichen Teilen vertreten. Vor 30 Jahren waren es ca. halb so viele. Dabei ist die Zunahme allergischer Erkrankungen vor allem ein Problem der westlichen Länder. In Osteuropa sind allergische Erkrankungen nach wie vor selten. Auch Kinder in der ehemaligen DDR litten weniger unter allergischem Schnupfen als ihre westdeutschen Altersgenossen. Nach der Wiedervereinigung stieg dann die Häufigkeit des allergischen Schnupfens in den östlichen Bundesländern innerhalb von etwa fünf Jahren auf „westliches" Niveau an.

Allergierisiko von den Lebensumständen abhängig

Auch in einzelnen Ländern schwankt die Häufigkeit allergischer Erkrankungen stark. So haben Kinder aus kleinen Familien ein höheres Risiko an Heuschnupfen zu erkranken als solche aus großen Familien. Innerhalb großer Familien haben erstgeborene Kinder ein höheres Risiko als die später geborenen. Kinder, die auf einem Bauernhof aufwachsen, sind weniger anfällig gegenüber allergischen Erkrankungen als Stadtkinder. Wer als Säugling und Kleinkind einen Hort besucht hat, leidet später seltener unter Allergien.

Gleichzeitige Zunahme von Autoimmunerkrankungen

Nicht nur Allergien sind seit den letzten Jahrzehnten auf dem Vormarsch, sondern auch Autoimmunerkrankungen wie Diabetes mellitus Typ 1 (➤ 11.6.3), glutensensitive Enteropathie (➤ 17.7.7) und Colitis ulcerosa (➤ 17.8.11). Vieles deutet darauf hin, dass diesem Anstieg dieselbe Ursache zugrunde liegt. Das ist weniger überraschend, als es auf den ersten Blick erscheint. Denn sowohl Allergien als auch Autoimmunerkrankungen sind *entzündliche Erkrankungen.* Die Wurzeln der Allergieproblematik, so vermuten Forscher, könnte also in einem tief greifenden Problem des Immunsystems liegen: dass es unter heutigen Lebensbedingungen Entzündungen nicht ausreichend *dämpfen* kann.

Hygiene-Hypothese

Tatsächlich ist in den letzten Jahren klar geworden, dass das Immunsystem nicht „fertig angeliefert" wird, sondern sich im Lauf der Kindheit selbst programmiert. Wie empfindlich die antientzündlichen Einstellungen nachher sind, hängt auch von den Erfahrungen der ersten Lebensjahre ab – vor allem den Erfahrungen mit *Mikroorganismen,* also Bakterien, Viren, Pilzen und Parasiten. Nach der sog. **Hygiene-Hypothese** fehlen unter heutigen Lebensbedingungen die frühen Auseinandersetzungen mit diesen Herausforderern – das Immunsystem lernt deshalb nicht, *angemessen* zu reagieren.

Hygiene – ins Leben eingebaut

Wir leben also zu „hygienisch". Und wer denkt bei diesem Befund nicht automatisch an übermäßiges Putzen, Desinfizieren und die spiegelblanken Einrichtungen unserer Wohnungen? Da ist zwar was dran, allerdings ist die Hygiene, mit der unser Immunsystem offensichtlich schlecht zurechtkommt, teilweise eine unvermeidliche Folge unseres modernen Lebens. Wo weniger Kinder eng zusammenleben, werden weniger Keime ausgetauscht – auch wenn die Kleinen im Dreck spielen. Und viele Begegnungen mit Mikroben kommen über Tiere, vor allem Stalltiere, zustande. Im Tierfell wimmelt es nämlich von sog. *Endotoxinen* – Abbauprodukten von Bakterien mit starker Wirkung auf das Immunsystem. Dies erklärt, warum Kinder in Bauernfamilien gegen Heuschnupfen und Asthma weniger empfänglich sind, insbesondere wenn auf dem Hof Stalltiere gehalten werden. Eine weitere Quelle von „Trainingserfahrungen" für das Immunsystem dürfte die Darmflora sein. Forscher stellten fest, dass Mäuse Nahrungsmittelallergien entwickeln, wenn die natürliche bakterielle Besiedelung ihres Darms nach der Geburt durch die Gabe von Antibiotika verhindert wird. Viele Beobachtungen zeigen, dass auch beim Menschen eine gesunde Darmflora das Immunsystem stabilisieren und Allergien verhindern kann.

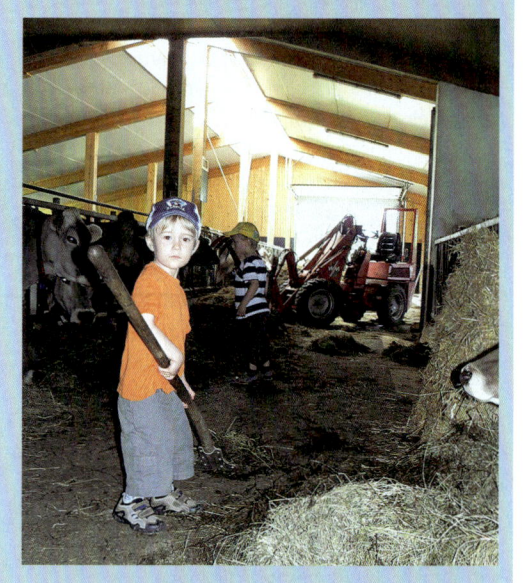

Abb. 22.22 Früher als „unhygienisch" verpönt, aber wohl genau deshalb gut fürs Immunsystem: der Bauernhof. Insbesondere die im Fell der Stalltiere (und damit auf dem ganzen Hof) vorkommenden Endotoxine sorgen dafür, dass das Immunsystem kleiner Kinder „lernt", angemessen zu reagieren und nicht ständig die volle Entzündungskaskade loszutreten. [O204]

Vorbeugung durch Ernährung

Der Aufbau einer gesunden Darmflora beginnt nach der Geburt. Ausschließlich gestillte Säuglinge leiden insgesamt seltener unter Neurodermitis und Allergien als Säuglinge, die mit Flaschennahrung gefüttert werden. Auch aus diesem Grund ist das Stillen zu empfehlen. Später wird eine ausgewogene Darmflora vor allem durch eine natürliche, an Faserstoffen (in Obst und Gemüse) reiche Ernährung aufrechterhalten (➤ 18.10). Die Säuglingsmilchindustrie bietet spezielle Produkte an, die *hypoallergenen Säuglingsmilchen* (**HA-Nahrungen**). Dieser Milchtyp enthält zerkleinerte bzw. aufgeschlüsselte Eiweiße, die das Immunsystem angeblich weniger stimulieren – der positive Effekt ist allerdings umstritten. Sie sollten auf jeden Fall nur gegeben werden, wenn Stillen nicht möglich und ein Kind vorbelastet ist, d.h. wenn Vater oder Mutter an einer Allergie leiden.

Grenzen der Vorbeugung

Neben Stillen und ausgewogener Ernährung kann es in Sachen Allergievorbeugung nur heißen: raus ins wuselnde Leben. Das aber zeigt auch die Grenzen der Vorbeugung. Die Familiengrößen nehmen ab, die Spielgruppen der Kinder werden kleiner, die Verstädterung nimmt zu, der Kontakt zu Stalltieren geht gegen Null. Immer mehr Kinder kommen mit Kaiserschnitt zur Welt – und wenn viele Mediziner auch bezweifeln, dass der Start ins Leben damit sicherer ist – „hygienischer" ist er allemal, mit allem, was dazugehört.

23 Ältere Menschen

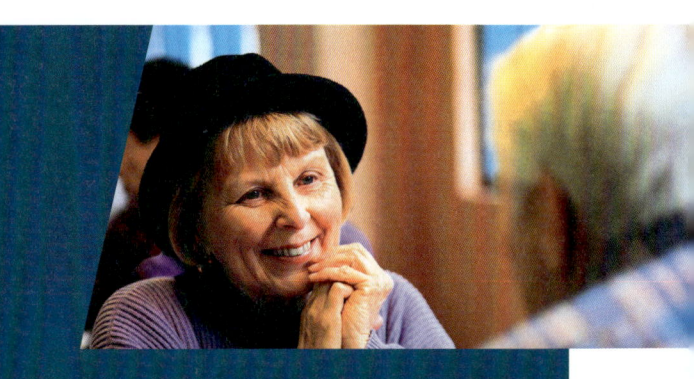

23.1	**Was ist Altern?** 446	23.2.1	Herz-Kreislauf-System 449	23.3.2	Kognitive Funktionen 453
23.1.1	Vier Kriterien, die Alterungsvorgänge kennzeichnen 446	23.2.2	Atmungsorgane 449	23.3.3	Veränderungen der Emotionalität 453
		23.2.3	Bewegungsapparat 449		
		23.2.4	Verdauungssystem und Leber 450	23.3.4	Veränderungen im Schlafverhalten 453
23.1.2	Theorien der Alterung 446	23.2.5	Nieren und ableitende Harnwege 451		
23.1.3	Alterungsprozess und moderne Medizin 447			23.3.5	Schwindel 454
		23.2.6	Blutbildung 451		
23.1.4	Demographische Aspekte des Alterns 447	23.2.7	Immunsystem 451	**23.4**	**Psychiatrische Erkrankungen im Alter** 454
		23.2.8	Hormonsystem 451		
23.1.5	Biographisches und biologisches Alter 448	23.2.9	Sexuelle Funktion 451	23.4.1	Verwirrtheit – zentrales Problem im Alter 454
		23.2.10	Sinnesorgane 452		
23.1.6	Soziales Altern 448	23.2.11	Haut und Haare 452	23.4.2	Akute Verwirrtheit 454
23.1.7	Wie geht unsere Gesellschaft mit dem Altern um? 448	23.2.12	Regulation der Körpertemperatur 452	23.4.3	Chronische Verwirrtheit und Demenz 454
23.1.8	Wie erlebt der Einzelne das Älterwerden? 448	**23.3**	**Veränderungen der zentralnervösen und psychischen Funktionen** 452	23.4.4	Depression 455
23.2	**Veränderungen der Organsysteme im Alter** 449			**23.5**	**Besonderheiten der Arzneimitteltherapie** 456
		23.3.1	Alterung des Gehirns 452		

Altern ist keine Krankheit, sagt man. Viele Menschen erreichen mittlerweile in relativer Gesundheit das achte Lebensjahrzehnt. Altern beginnt auch nicht erst im höheren Lebensalter, sondern ist vielmehr ein Prozess, der von Geburt an unumkehrbar fortschreitet.

Aber: Degenerative Veränderungen beginnen etwa ab dem 25. Lebensjahr und betreffen jede Zelle und jedes Organ. Da sie ungünstig für Zell- und Organfunktionen sind, hat Altern somit doch Krankheitscharakter.

Nach Definition der WHO gehören Menschen ab 60 Jahren („junge Alte") zu den **älteren,** Menschen ab 80 Jahren („alte Alte") zu den **alten Menschen.** Diese „Altersgrenzen" sind allerdings willkürlich und es existieren noch weitere Einteilungen.

Herausforderung Altern

Die meisten Menschen in unserer Gesellschaft wünschen sich ein langes Leben und ein Altern in relativem Wohlbefinden, selbstbestimmt und in Würde. Dies stellt alle vor große Herausforderungen:

- Den Einzelnen, zeit seines Lebens durch seinen Lebensstil Gesundheitsschäden vorzubeugen und Beschwerden/Krankheiten bestmöglich mit eigenen Ressourcen zu kompensieren
- Die Gesellschaft, Kirchengemeinde, Kommunen und Familie, den älter werdenden Menschen einen ihnen gebührenden, Sinn füllenden Platz einzuräumen
- Die moderne Medizin, das Augenmerk auf Lebensqualität *und* Lebensfähigkeit des alten Menschen zu richten
- Den Markt, den Wunsch nach einem langen, aktiven Leben nicht mit Heilmitteln, deren Wirkungen unbewiesen sind, und umstrittenen „Anti-Aging"-Strategien zum kommerziellen Erfolg auszunutzen.

Gerontologie und Geriatrie

Mit **Gerontologie** (*Alternsforschung*, geron = Alter) bezeichnet man die Wissenschaft, die sich mit den körperlichen, seelischen und sozialen Vorgängen des Alterns beschäftigt. Die **Geriatrie** (*Altersheilkunde*), die Lehre von den Krankheiten des alternden Menschen und ihrer Behandlung, ist gewissermaßen der medizinische Zweig der Gerontologie.

23.1 Was ist Altern?

23.1.1 Vier Kriterien, die Alterungsvorgänge kennzeichnen

Obwohl nicht nur der Mensch, sondern auch Tiere und Pflanzen altern, ist eine Definition des Alterns ausgesprochen schwierig. Vier Kriterien lassen sich aber nennen, die Alterungsprozesse charakterisieren:

- Alterungsvorgänge sind *universal*, d.h. für alle höheren Lebewesen gültig
- Sie sind *irreversibel*, also unumkehrbar
- Sie sind *schädlich* im Sinne einer verminderten Anpassungsfähigkeit (▶ 3.1.3, ▶ 3.1.4) für das betroffene Individuum
- Sie sind *biologisch-genetisch* vorherbestimmt und damit auch durch lebenslange Schonung nicht verhinderbar.

Allerdings nehmen Umwelteinflüsse und individuelles Verhalten trotz der genetischen Vorgaben erheblichen Einfluss auf den Alterungsprozess – Altern verläuft zeitlich viel variabler als etwa die Embryonalentwicklung. Der Zeitpunkt des (spürbaren) Beginns des Altwerdens wird von der Lebensgeschichte und dem Lebensstil des Einzelnen entscheidend mitbestimmt. Trotz der individuellen Unterschiede gibt es doch einige typische Alterungsverläufe (▶ Abb. 23.1).

23.1.2 Theorien der Alterung

Warum ein Lebewesen altert, hat die Menschheit seit ewigen Zeiten beschäftigt. Auch die moderne Wissenschaft hat des Rätsels Lösung bisher nicht gefunden, jedoch wichtige Puzzlestücke zum komplexen Alterungsprozess hinzufügen können. Es existieren unzählige plausible und in Details wissenschaftlich fundierte Theorien, die sich zum Teil nicht gegenseitig ausschließen. So gibt es z. B. für die Vorstellung, dass unser Erbgut bestimmt, wie und wann wir altern (Altern also vorprogrammiert ist), mehr als genug Beweise: Lebewesen einer Art etwa leben alle ungefähr gleich lang (z. B. Fliegen in etwa 30 Tage, Pferde in etwa 25 Jahre), und Kinder langlebiger Eltern leben erheblich länger als der Durchschnitt der Bevölkerung.

Viele Einflüsse

Nach heutigem Wissen haben die genetische Information, äußere Faktoren und auch zufällige Vorgänge Einfluss auf den Alterungsprozess. Die Vorgänge des Alterns spielen sich dabei auf mehreren Ebenen (molekularen, zellulären, inter- oder intrazellulären) ab.

Einige einleuchtende Theorien des Alterns sind die folgenden:

Genregulationstheorie

Für die Lebensphasen *Entwicklung, Fortpflanzung* und *Alter* werden jeweils verschiedene Abschnitte des *Genoms* (Erbgutes) als zuständig bzw. aktiviert angenommen. Die für das Alter zuständigen Gene heißen **Gerontogene.** Wie sie im Verlauf des Lebens aktiviert werden, ist jedoch für den Menschen noch völlig unklar. Neuere Forschungen im Tiermodell lassen eine Art Genschalter vermuten, der seinerseits über ein Enzym aktiviert oder deaktiviert werden kann und möglicherweise auch von Lebensstil- und Umweltfaktoren beeinflusst wird. So kann die Empfindlichkeit der Zelle gegenüber Noxen, z. B. gegenüber **freien Radikalen,** verändert werden.

Theorie von den Telomeren

Diese Theorie geht davon aus, dass die Anzahl der möglichen Zellteilungen dadurch begrenzt ist, dass bei jeder Zellteilung bestimmte Abschnitte der DNA verloren gehen. Damit verkürzen sich die **Telomere** (▶ Abb. 2.7), die quasi als Schutzkappen an den Enden der Chromosomen die eigentlichen Erbinformationen sichern. Das Enzym **Telomerase,** das nur in Zellen der Keimbahn und Embryonalzellen vorkommt, verhindert diese Verkürzung. Werden im Alter diese Schutz-Telomere zu kurz, können bei einer nächsten Zellteilung auch die genetischen Informationen der Chromosomen geschädigt werden. Die Zelle kann ihre Aufgabe nicht mehr korrekt er-

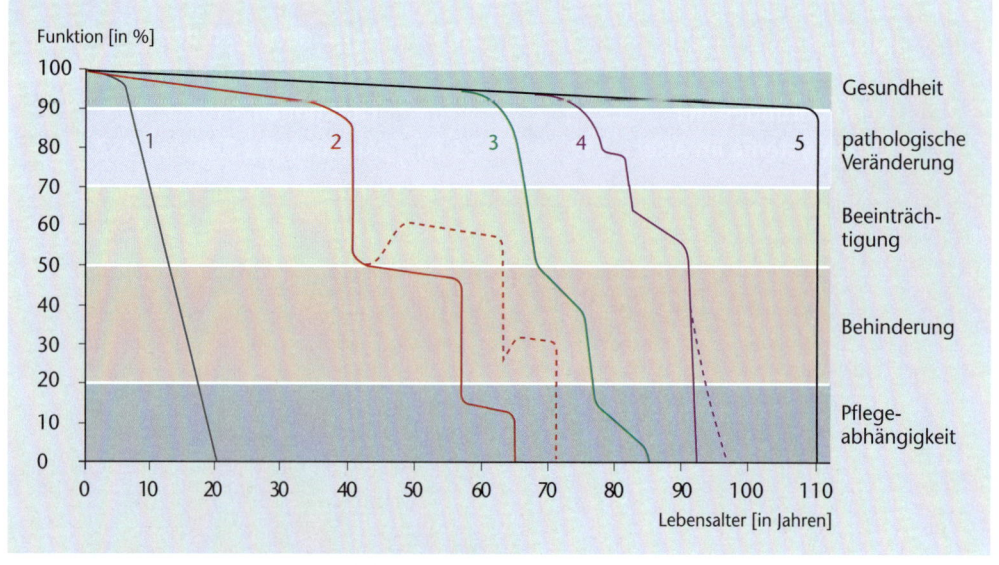

Abb. 23.1 Verschiedene Alterungsverläufe (verändert nach Nikolaus und Zahn).
Linie 1: Stark beschleunigter Alterungsprozess ab dem 6. Lebensjahr bei der Progerie (vorzeitige Vergreisung). **Linie 2:** Risikofaktoren (Bluthochdruck, erhöhte Blutfette, Nikotin) führen zu einer schnelleren Alterung. Nach einem Akutereignis (z. B. Schlaganfall) kann durch therapeutische Intervention eine Besserung von Lebenserwartung und -qualität erreicht werden (gestrichelte Linie). **Linie 3:** Typisch für Demenzkranke ist eine lange Phase der Behinderung und Pflegeabhängigkeit. **Linie 4:** „Normales" Altern. Bis ins hohe Alter bestehen nur leichte Beeinträchtigungen. Die Phase von Behinderung und Pflegeabhängigkeit ist auf wenige Monate beschränkt (durch medizinische Therapien oft aber erheblich verlängert).
Linie 5: Idealtypischer Verlauf des Alterns („bei guter Gesundheit in hohem Alter auf der Parkbank friedlich entschlafen").

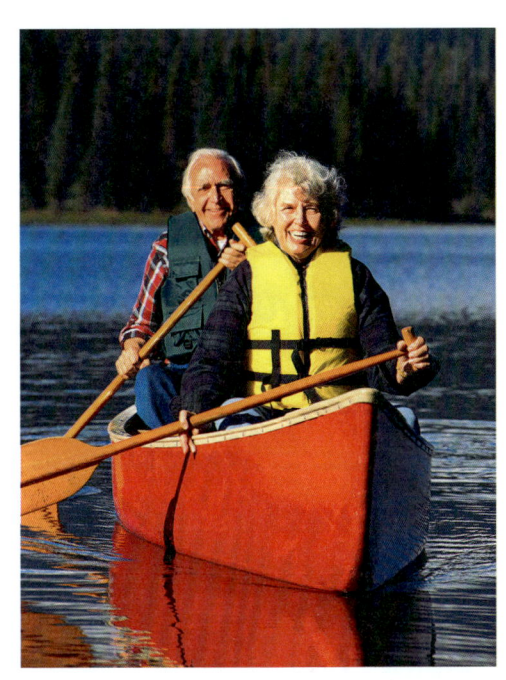

Abb. 23.2 Bewegung und Sport – auch im Alter – trainiert nicht nur die Muskeln, sondern auch das Gehirn. [J668]

ledigen und stirbt schließlich ab. Diese Theorie wird unterstützt durch eine auffallend frühe Alterung des Klonschafs Dolly (Dollys Telomere waren viel kürzer als bei nicht geklonten Altersgenossen, weil ihr Erbgut aus einer bereits gealterten Erwachsenenzelle stammte). Für die Erarbeitung dieser Theorie erhielten die Forscher *Elizabeth H. Blackburn, Carol W. Greider* und *Jack W. Szostak* im Jahr 2009 den Nobelpreis für Medizin.

Somatische Mutationstheorie

Nach dieser Theorie versagen im zunehmenden Lebensalter die zelleigenen DNA-Reparaturmechanismen, welche die Mutationen beseitigen, die durch endogene oder exogene Noxen laufend entstehen. Hierdurch kommt es zu Fehlfunktionen der Zelle, was ihre Lebenszeit reduziert.

Theorie der freien Radikale

Altersveränderungen sollen hiernach dadurch entstehen, dass Struktur und Inhalte von intakten Zellen durch Gifte geschädigt werden. Bei vielen Stoffwechselprozessen entstehen als giftige Nebenprodukte hoch reaktive *Radikale* (▶ Abb. 1.10), die Proteine, Lipide und DNA oxidieren und zerstören können. Die Hauptquelle für Radikale ist der Sauerstoff. Einerseits ist er lebensnotwendig, andererseits liefert er aber auch diese zerstörerischen Produkte (**Sauerstoff-Paradoxon**). Entscheidend für die Funktion der Zellen ist deshalb die Fähigkeit, durch entgiftende Enzyme die freien Radikale zu neutralisieren. Sind z. B. für Sauerstoffradikale nicht genug *Sauerstofffänger* (**Antioxidantien**) vorhanden, entsteht **oxidativer Stress**. Endogene Radikalquellen sind u.a. Stress, Entzündungen oder starke körperliche Belastungen, exogene Radikalquellen Rauchen, Alkohol, UV-Strahlen (Sonnenbaden), Umweltchemikalien, einige Medikamente und vieles mehr. Wissenschaftler konnten zeigen, dass der Gehalt entgiftender Enzyme (insbesondere *Superoxid-Dismutase, Katalase* und *Glutathion-Peroxidase*) in den Zellen einer Art sehr gut mit der Lebensspanne dieser Art korreliert. So enthalten z. B. Zellen der Menschenaffen bei etwa hälftiger Lebensspanne auch nur halb so viel dieser Enzyme wie menschliche Zellen. Diese Erkenntnisse möchten sich sog. **Anti-Aging-Strategien** mit der Inaktivierung von freien Radikalen durch Vitamine C, E und Beta-Karotin oder Spurenelemente zunutze machen (▶ 18.8, ▶ 18.9.2).

> **Wer rastet, der rostet**
>
> So unklar die Mechanismen des Alters sind, so eindeutig ist, dass der Einzelne zum gesunden, erfolgreichen Altern beitragen kann. Gesunder Lebensstil zahlt sich im Alter besonders aus. Sich geistig und körperlich fit zu halten, kann die Phase der Pflegeabhängigkeit bis ins hohe Alter verschieben. Während man früher alten Menschen Schonung und Reduzierung der Aktivitäten empfahl, weiß man heute, dass Fähigkeiten und Funktionen, die nicht benutzt werden, verkümmern.
> „Use it or loose it" („Nutz es oder verlier es") gilt nicht nur für die Muskeln, sondern auch für die Gehirnzellen. Und nicht nur anspruchsvolle *geistige Tätigkeiten*, auch *körperliche Bewegung* vermindert den Hirnzellverlust! Ältere Menschen, die regelmäßig Sport treiben, haben ein geringeres Demenzrisiko. Sport ist deshalb im Alter vielleicht noch wichtiger als in jungen Jahren (▶ Abb. 23.2). Sehr zu empfehlen sind Spaziergänge, (stationäres) Radfahren, Schwimmen oder Gruppenaktivitäten wie Tanzen, Volkstanzen oder Squaredance, die gleichzeitig soziale Kontakte fördern. Ältere Menschen profitieren aber auch von gezieltem Bodybuilding, das die Muskelkraft messbar verbessert. Muskelschwund und Abnahme der Muskelkraft aber sind wesentliche Risikofaktoren für Stürze und Immobilität.

23.1.3 Alterungsprozess und moderne Medizin

Die Alterungsprozesse bedrohen zunächst die Unabhängigkeit und *Lebensqualität* des Individuums, später aber auch die *Lebensfähigkeit* des Gesamtorganismus. Die moderne Medizin und Pflege können die Lebensfähigkeit oft noch um Jahre erhalten, häufig allerdings um den Preis einer deutlichen Minderung der Lebensqualität. Entsprechend geläufig sind uns Bilder alter Menschen, die ihre letzten Lebensmonate oder gar -jahre bettlägerig, abhängig und evtl. durch eine Magensonde ernährt durchleben.
Es sei aber auch vor Augen geführt, dass früher mit jahrelangem Leiden oder Tod verbundene Erkrankungen heute gut behandelbar sind. Eine sturzbedingte Schenkelhalsfraktur (▶ 6.8.1) bedeutet heute kein monatelanges Liegen mehr, und die in fortgeschrittenen Stadien erhebliche und gefährliche Sehbehinderung beim grauen Star (▶ 9.6.3) kann heute durch relativ einfaches Einsetzen einer künstlichen Augenlinse behoben werden. Richtig ist aber auch, dass es unsere moderne Medizin trotz ihrer ausgefeilten therapeutischen Möglichkeiten oft nicht schafft, dass die Menschen in Frieden und ohne Leiden sterben können. Hinzu kommt, dass heute vieles des medizinisch Machbaren nicht mehr bezahlbar ist. Altersmedizin und Gesellschaft stoßen hier an ihre Grenzen.

23.1.4 Demographische Aspekte des Alterns

Die Lebenserwartung der Menschen steigt stetig und beträgt in Deutschland heute für neugeborene Jungen 77,2 und für neugeborene Mädchen 82,4 Jahre. Ist das 60. Lebensjahr erreicht, können noch durchschnittlich 20,9 bzw. 24,7 weitere Jahre erwartet werden.
Auch diese Lebenserwartung ist aber nicht als fixiert und genetisch vorherbestimmt anzusehen: Die theoretisch mögliche Lebenserwartung einer Art ergibt sich näherungsweise aus der Multiplikation der Wachstumsphase mit dem Faktor sechs und liegt somit für den Menschen bei ca. 120 Jahren. Dies erscheint glaubwürdig: Die Zahl der Hundertjährigen steigt weltweit exponentiell. Seit den 1960er Jahren verdoppelt sich die Zahl der Hundertjährigen etwa alle zehn Jahre. Man schätzt, dass heute jedes zweite weibliche Neugeborene wahrscheinlich 100 Jahre alt werden wird. 1997 starb in Frankreich mit 122 Jahren die bisher älteste Frau, über deren Lebensalter zuverlässige Daten vorliegen.
Der Altersaufbau der deutschen Bevölkerung hat von der *Pyramidenform* zu Anfang des vorigen Jahrhunderts, bei der die zahlreichen Kinder und Jugendlichen die breite Basis und die älteren Menschen die schmale Spitze bildeten, zurzeit zur *Zwiebelform* gewechselt, in der die 40- bis 60-Jährigen dominieren. Schätzungen zufolge wird er in absehbarer Zukunft durch das Überwiegen alter Menschen *Pilzform* (▶ Abb. 23.3) annehmen. Wie erkennbar, sind 2009 21 % der Bevölkerung über 65 Jahre alt. 2040 werden es nach jetzigen Schätzungen bereits 32 % sein.

> **Mehr Pflegebedürftige**
>
> Zwar ist das altersspezifische Risiko, pflegebedürftig zu werden, zwischen 2000 und 2008 gesunken. Aufgrund der starken Zunahmen alter Menschen wird aber die Zahl Pflegebedürftiger dennoch erheblich zunehmen, von derzeit über 2 Millionen Menschen auf 3,4 Millionen im Jahr 2030. Das sind dann 4,4 % der auf 77 Millionen geschrumpften Bevölkerung in Deutschland. Der Pflegefall – eine „Generation Pflege" – wird gemäß dem *Vierten Bericht zur Lage der älteren Generation (Vierter Altenbericht)* der Bundesregierung – „zu einem erwartbaren Regelfall des Familienzyklus" werden, der Millionen Angehörige in tiefe Konflikte stürzt.

23.1.5 Biographisches und biologisches Alter

Es ist häufig zu beobachten, dass zwei Menschen trotz gleichen Geburtsjahres unterschiedlich gealtert sind. Die Gerontologie unterscheidet daher zwischen **biographischem** bzw. *chronologischem* Alter und **biologischem Alter.**

Das biographische Alter bezeichnet das am Kalender ablesbare Alter eines Menschen. Demgegenüber informiert das nur zu schätzende biologische Alter über den aktuellen Gesundheitszustand und die Belastbarkeit eines Menschen.

> Ein biographisch 85-Jähriger, aber biologisch 75-Jähriger ist überdurchschnittlich rüstig
> Ein biographisch 71-Jähriger, aber biologisch 80-Jähriger ist vorgealtert, sein Organismus ist wenig anpassungsfähig.

23.1.6 Soziales Altern

Alter(n) wird vom Einzelnen sehr unterschiedlich erlebt und die Lebensqualität im Alter hängt entscheidend von der Familie, der Wohnform und vom sozialen Umfeld, z. B. den Freunden, ab. Es gilt, die sozialen Kompetenzen des alten Menschen zu stützen und – etwa nach einem Schlaganfall – so weit wie irgend möglich wiederherzustellen.

Der Wegfall der Berufstätigkeit, das Kleinerwerden der Familien, der Wegzug der erwachsenen Kinder, der Tod von Freunden und Verwandten und ein schlechter werdender Gesundheitszustand mit eingeschränkter Beweglichkeit bis zur Immobilität schränken den Aktionsradius des alten Menschen ein und reduzieren seine sozialen Kontakte. Besonders kommunikative und soziale Fähigkeiten werden nicht mehr in Anspruch genommen, verkümmern und gehen schließlich verloren. Traditionelle Rollenbilder können verstärkend wirken, indem sie dem alten Menschen Arbeit abnehmen, anstatt zu fördern (etwa die Einkäufe ins Haus bringen, anstatt Hilfsmittel zur Verfügung zu stellen und zu unterstützen, so lange wie möglich selbst einzukaufen). Die insbesondere bei Witwen vorkommende (relative) materielle Armut begünstigt den in Gang gesetzten Teufelskreis von Einengung, Isolation und sozialem Kompetenzverlust ebenfalls, da die verbleibenden sozialen Kontaktmöglichkeiten (Restaurantbesuche, Busreisen, Konzerte) Geld kosten.

In diesem Sinn kann in Analogie zum biologischen Altern vom **sozialen Altern** gesprochen werden, womit insbesondere der Verlust psychophysischer Lebenskräfte und damit sozialer Aktionsmöglichkeiten gemeint ist.

23.1.7 Wie geht unsere Gesellschaft mit dem Altern um?

Vielleicht ist es eine pauschale Verallgemeinerung, wenn oft behauptet wird, frühere Zeiten und Kulturen hätten dem älteren Menschen besondere Ehrerbietung gezollt. Dennoch hatten in vielen Kulturen die sozial oben stehenden Älteren, der „Ältestenrat" eines Dorfes, der älteste (Mann) einer Herrscherfamilie, uneingeschränkt das Sagen – ihr sozialer Status wurde einzig durch körperliche Hinfälligkeit oder Tod beendet.

Wir dagegen sind durch eine Zeitphase gegangen, die das Altern kontinuierlich abgewertet hat. Ältere Menschen gerieten in unserer leistungsorientierten Gesellschaft rasch zu angeblichen „Blockierern von Arbeitsplätzen". Bezeichnungen wie „Rentenlast" oder „Pflegelast" unterstrichen diese negative Sicht. Eine Vorverlegung des Ruhestandbeginns auf 58 Jahre schien auf allgemeine Akzeptanz zu stoßen. Diese Ausgrenzung der Älteren spiegelte sich auch in den Medien und in besonderem Maße in der Werbung wider, wo junge Menschen dominierten und ältere kaum soziale Autorität einnahmen. Zwar wurden (und werden) ältere Menschen als Konsumenten aufgrund ihrer Kaufkraft kräftig *um*worben, *be*worben wurden die Produkte jedoch von weit Jüngeren. Interessanterweise war das Bild des älteren Mannes dabei im Allgemeinen meist deutlich positiver als das der älteren Frau.

Das Pendel beginnt langsam sich in die andere Richtung zu bewegen, wobei sicher auch die schiere Notwendigkeit eine Rolle spielt: Der Nachwuchsmangel droht den Arbeitsmarkt auszutrocknen, und die Renten werden unbezahlbar. Die politischen Parteien beginnen, die Attraktivität der älteren, berufserfahrenen Arbeitnehmer zu betonen, wobei die Realität der propagierten „Rente ab 67 Jahren" allerdings weit hinterherhinkt. Möglicherweise wird sich dies aufgrund der demographischen Entwicklung in der Zukunft ändern. Senioren sind darüber hinaus auch z. B. als Ratwissende wieder in der Werbung attraktiv präsent. Einen deutlichen Imagewandel des Alters deuten auch Kinderbücher an, in denen man – anders als vorher – den gebeugten und griesgrämigen Alten suchen muss. Schließlich wird im Familienkreis so manche Oma bei Berufstätigkeit beider Eltern heiß geliebt und unverzichtbar. Und in der Forschung konzentriert sich das Interesse, nachdem das Genom der Analyse zugänglich ist, auf die Elite der Hochbetagten, die Krisen, Krankheiten und schädliche Einflüsse auf den Körper überstanden haben, um die Ursachen der Langlebigkeit zu ergründen (▶ 23.1.2).

23.1.8 Wie erlebt der Einzelne das Älterwerden?

So verschieden die Menschen sind, so individuell erleben sie ihren „Ruhestand". Die „Berliner Altersstudie" räumt mit den negativen Klischees

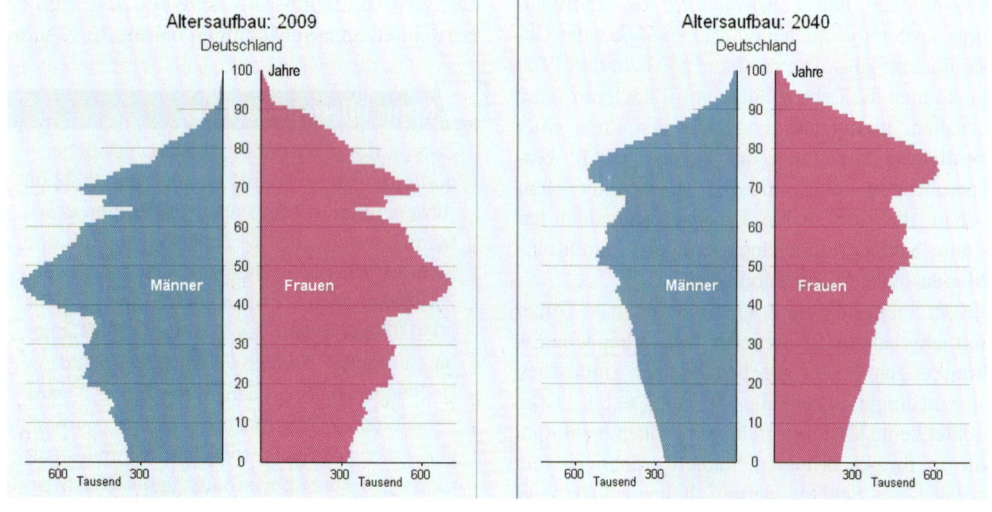

Abb. 23.3 Bevölkerungsaufbau in Deutschland 2009 und (geschätzt) 2040. Beeindruckend ist der höhere Frauenanteil bei den alten und sehr alten Menschen. Bemerkenswert ist auch die „schlanke" Basis im Jahr 2040, dem Geburtenrückgang entsprechend. [W193]

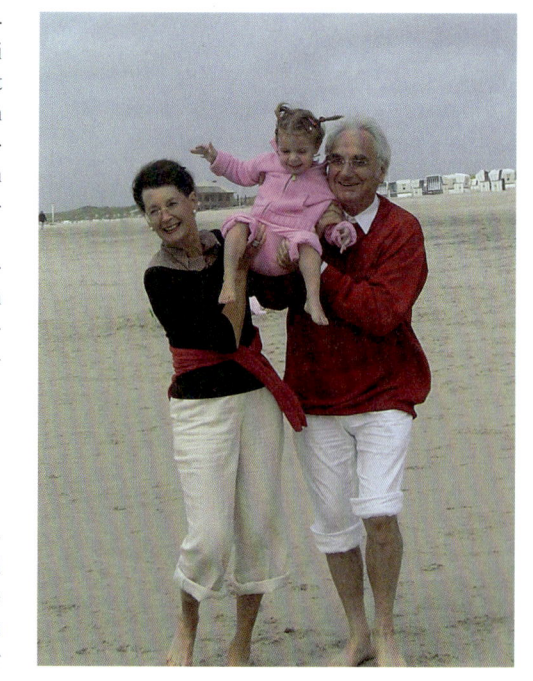

Abb. 23.4 Das Glück des Alters kann auch Zeit für unbeschwerten Umgang mit Enkelkindern bedeuten. Das sind Vitamine, die man sich nicht kaufen kann. [T078]

über das Alter auf. Sie zeigt, dass mehr als zwei Drittel der alten Menschen mit ihrem Leben zufrieden sind. Zwar durchleben viele Menschen beim Älterwerden Krisen, viele aber sind in der glücklichen Lage, dem Alter auch sehr schöne Lebensjahre hinzufügen.

Krise Berentung

Wenn Abschied vom Berufsleben genommen werden muss, dominieren nach außen hin Erleichterung und Vorfreude auf das Kommende. Tatsächlich entpuppt sich dieser Wendepunkt im Leben sehr oft innerhalb weniger Monate als Lebenskrise: Jahrzehntelang waren Alltag wie Jahreszyklus klar strukturiert und damit – selbst wenn der Beruf als Last empfunden wurde – auch sinnerfüllt. Von diesem „Taktgeber" und „Sinnstifter" gilt es abrupt Abschied zu nehmen. Der Betroffene muss von heute auf morgen seinen Tagesablauf selbst gestalten. Auch für den Ehepartner kann dies zur Lebenskrise werden.

> **Rente: Krise und Chance**
>
> Die Berentung stellt eine existenzielle Krise des Neurentners wie auch seiner Partnerschaft dar. Ihre erfolgreiche Bewältigung ist Voraussetzung für ein positiv erlebtes Alter.

Krise Krankheit

Je nach Konstitution und innerer Einstellung verlagert sich der Fokus vieler älterer Menschen häufig unbewusst immer mehr auf den Gesundheitszustand. Sie sehen in erster Linie ihre Beschwerden und Erkrankungen und nicht mehr ihre Fähigkeiten. Dies wird durch die sich im Alter häufenden Gesundheitsprobleme bis hin zur *Multimorbidität* verstärkt. Ein anderer Lebenssinn als die Bewältigung des gefährdeten Gesundheitszustandes (des eigenen wie unter Umständen auch desjenigen des Partners) und die völlige Fixierung des Alltags auf das Management der Krankheiten scheint nicht mehr zu existieren.

> **Glück des Alters**
>
> Niemand will alt sein. Altsein wird mit Krankheit, geistigen Defiziten und Gebrechen assoziiert. Natürlich ist man noch da, wenn man den Körper spürt, aber muss dieses Gefühl so negativ sein? Dass das Alter eine zu besiegende Krankheit ist, versprechen viele „Anti-Aging"-Strategien. Erfolgreich gegen das Altern *kämpfen*, lautet die Devise.
> Die Philosophie des Alterns hingegen lehrt uns das Gegenteil von Kampf und Hader, nämlich Seelenruhe und Arrangieren mit den Realitäten. Mit dem Alter *leben*, statt alle Kräfte im Kampf dagegen zu verausgaben. „Pro-Aging" statt „Anti-Aging".
> Optimale Korrektur der Einschränkungen in Würde und mit Stil zu erreichen, das ist erfolg

reiches Altern. Erfolgreiches Altern ist Lebenskunst, weil gegen die biologische Natur erworben. Lebenskunst ist es auch, die vielen glücklichen Aspekte des Alterns zu erkennen und genießen zu können. In welcher Lebensphase gibt es schon so große Freiheiten und Freiräume zum Tun oder Nichtstun, werden (trotz der zwiespältigen Einstellung der Gesellschaft zum Alter) seitens der Umwelt Respekt und Nachsicht gezollt und Lebenserfahrung, Güte, Zufriedenheit und Lebensbejahung so umfänglich honoriert wie im Alter?
> Als die „Jahre zwischen Pflicht und Kür" wurde einmal die dritte Lebensphase bezeichnet. Wäre es nicht auch richtig, sie als „Jahre nach der Pflicht, während der Kür" zu bezeichnen und sie so zu genießen?

Krise Tod des Partners

Noch eingreifender ist der Tod des Ehepartners. Der Hinterbliebene fühlt sich oft wie gelähmt, leer und sinnlos. In dieser Situation verstärken sich subjektiv und/oder tatsächlich viele Gesundheitsprobleme. Wie Studien nachgewiesen haben, ist die Sterberate frisch verwitweter Frauen über 2–3 Jahre erhöht. Vielen Witwen und Witwern gelingt es aber nach einer gewissen Trauerzeit (½–2 Jahre), sich neuen Lebensinhalten zuzuwenden und zu einem neuen Lebensrhythmus zu finden.

23.2 Veränderungen der Organsysteme im Alter

Obwohl der Alterungsprozess (➤ Tab. 23.1) nicht gleichbedeutend mit Krankheit ist, erkranken alte Menschen doch viel häufiger und trotz bester Therapie viel häufiger ohne Heilung. Ganz im Vordergrund stehen Herz-Kreislauf-Erkrankungen, Tumorerkrankungen, degenerative Gelenkerkrankungen, Osteoporose, Hör- und Sehstörungen, Abnahme der Infektabwehr, Stoffwechselstörungen und Störungen der ZNS-Funktionen.

23.2.1 Herz-Kreislauf-System

Herz-Kreislauf-Erkrankungen verursachen häufig körperliche Behinderungen im Alter, und bei den Todesursachen stehen sie an erster Stelle.
Im Alter zunehmende *arteriosklerotische Veränderungen* (➤ 15.1.4) führen dazu, dass der Blutdruck im Alter sowohl zu einer diastolischen als auch zu einer systolischen Erhöhung tendiert. Etwa zwei Drittel der über 75-Jährigen haben einen Bluthochdruck, über die Hälfte einen Bluthochdruck *und* zu hohe Blutfettwerte. Die Kreislaufreflexe, z. B. beim Aufstehen aus dem Liegen, sind beim älteren Menschen verlangsamt. Dies erklärt den häufigen Blutdruckabfall älterer Menschen beim Aufrichten oder längerem Stehen *(orthostatische Dysregulation)*.

Auch Herzkraft, Schlagvolumen und Herz-Minuten-Volumen sinken. Bei körperlicher Belastung können Herzschlagvolumen wie Herzfrequenz nicht so wie in jüngeren Jahren gesteigert werden, da die Rezeptoren des vegetativen Nervensystems (➤ 8.10) vermindert ansprechen. Ab dem 70. Lebensjahr ist eine *Linksherzhypertrophie* (Längen- und Dickenwachstum der Muskelfasern des linken Herzens ➤ 14.3.2) sehr häufig. Die koronare Herzkrankheit (➤ 14.7.2) und Herzinfarkte (➤ 14.7.3) nehmen mit dem Alter überproportional zu.

23.2.2 Atmungsorgane

Die Elastizität der Lungen nimmt mit zunehmendem Alter allmählich ab. Die Brustkorbbeweglichkeit und damit die Atembewegungen sind eingeschränkt. Alle wichtigen Parameter der *Lungenfunktion* (➤ 16.8.5) verschlechtern sich deutlich. Auch das Flimmerepithel der Atemwege, das der Selbstreinigung dient, wird weniger. Zusammen mit der Verminderung der Infektabwehr im Alter (➤ 23.2.7) bahnt dies den Weg für gefährliche Pneumonien, etwa im Rahmen einer Virusgrippe (Empfehlung der *Grippeimpfung* für Ältere!). Bedingt durch die enorme Leistungsreserve des Lungenorgans, fühlen sich aber nur ältere Menschen mit bereits vorhandenen Lungenschädigungen, z. B. infolge chronischen Rauchens, im Alltag eingeschränkt.

23.2.3 Bewegungsapparat

Mit zunehmendem Alter werden die Knochen (besonders der Wirbelsäule und Hüfte) instabiler und durch Mineralverlust poröser (*Osteoporose* ➤ 5.4). Frauen sind aufgrund der starken Abnahme der Geschlechtshormone nach den Wechseljahren stärker von der Osteoporose betroffen als Männer. Bewegungsmangel und unzureichende Kalzium- und Vitamin-D-Zufuhr (➤ 11.4.3) erhöhen das Osteoporoserisiko im Alter.
Vom 20.–70. Lebensalter nimmt die Körpergröße bei Frauen und in geringerem Umfang bei Männern um bis zu 5 cm ab, vor allem durch Schrumpfung der kollagenen Fasern und Faserknorpel der Bandscheiben und osteoporosebedingte Höhenminderung und Verformung der Wirbelkörper.
Auch die Knorpelschicht der Gelenke wird dünner und unelastischer und v.a. an Stellen höchster Belastung rau. Viele ältere Menschen leiden unter einer *Arthrose* (am häufigsten im Hüft- oder Kniegelenk).
Die Muskelmasse eines Erwachsenen vermindert sich jährlich ohne aktives Training um ca. 0,5 %. Die geschwundenen Muskeln werden dabei in der Regel durch Fett ersetzt. Der Kraftverlust betrifft nicht einheitlich die gesamte Muskulatur, sondern es lässt z. B. besonders die Muskelkraft der Dorsalextensoren der Füße (Fußheber-Muskeln) stark nach. Dies begünstigt das Stolpern über die Fußspitze.

Medizinisches Problem Immobilität

Viele ältere Menschen leiden unter *Bewegungseinschränkungen* bis hin zur *Bettlägerigkeit*. Ursachen sind aber nicht nur die schon erwähnten altersbedingten Veränderungen des Bewegungsapparates, sondern auch Gangunsicherheiten durch eine vornübergeneigte, ungünstige Körperhaltung, durch neurologische Störungen (Schlaganfall ➤ 8.12, Morbus Parkinson ➤ 8.2.3, Polyneuropathien ➤ 8.1.6), durch Durchblutungsstörungen in den Beinen oder durch Sehbehinderungen.

Führen Bewegungseinschränkungen zur Bettlägerigkeit, sind ohne höchsten Pflegeaufwand Komplikationen fast die Regel, vor allem:

- Dekubitus (➤ 7.5.9)
- Muskelatrophien (➤ 5.3.8) und Osteoporose (➤ 5.4)
- Darmverstopfung (*Obstipation* ➤ 17.8.7)
- Thrombosen und Lungenembolien (➤ 12.5.7)
- Lungenentzündung (*Pneumonie* ➤ 16.11.1).

Jede länger dauernde Immobilität beeinträchtigt auch stark das seelische Befinden. Die psychischen Reaktionen der Patienten reichen von aggressivem Verhalten gegenüber sich selbst und anderen (Pflegenden!) über eine Depression bis zu Passivität und Rückzug in kindliche Verhaltensmuster *(Regression)*. Um die Betroffenen aus diesem Teufelskreis herauszuholen, helfen krankengymnastische Übungsprogramme:

- Während Einzelgymnastik ein Eingehen auf den Patienten ermöglicht, entstehen bei der Gruppengymnastik soziale Kontakte, die ihrerseits die Mobilität des Patienten fördern
- Bei den täglichen Aktivitäten, z. B. der Körperpflege, soll der Betroffene so viel wie möglich selbst machen
- Viele Patienten *fühlen* sich einfach unsicher. Dann hilft es, Bewegungsabläufe immer und immer wieder zu üben (z. B. das Benutzen von Treppen).

Stürze

Jeder Dritte über 65-Jährige, jeder zweite Hochbetagte stürzt mindestens einmal im Jahr. Jeder zehnte *Sturz* macht ärztliche Behandlung erforderlich. Zu Stürzen führen – abgesehen von den bereits erwähnten Ursachen einer Immobilität – auch Schwindel (➤ 23.3.5), Sekunden dauernde, plötzlich eintretende Bewusstseinsverluste (*Synkopen* ➤ 14.5.6), Blutdruckregulationsstörungen, die Auswirkungen von Medikamenten, z. B. Schlafmittel, und der Wechsel in eine ungewohnte Umgebung. Bei Osteoporose (➤ 5.4) steigt das Risiko für sturzbedingte Knochenbrüche. Wiederholte Stürze als Folge der Immobilität verstärken die Unsicherheit und Angst vor neuen Stürzen und führen neben den Verletzungen zur Einweisung in ein Krankenhaus oder begründen den Umzug in ein Altenheim.

> **Sturzrisiko mindern**
>
> Entsprechend der vielfältigen Ursachen setzt auch die **Sturzprophylaxe** an vielen Punkten an. Folgende Maßnahmen mindern das Sturzrisiko sowohl im häuslichen Umfeld als auch in Pflegeeinrichtungen oder im Krankenhaus:
>
> - Regelmäßig die Sehschärfe kontrollieren und Brillengläser anpassen lassen
> - Rutschfeste Schuhe tragen, auch drinnen (keine „Hausschlappen")
> - Zimmer, Flure und Treppenhäuser hell beleuchten
> - Stolperhindernisse wie Kabel, lose Teppiche, hohe Schwellen entfernen
> - Handgriffe im Bad, Treppenhaus, in Gängen montieren lassen
> - Glätte (nasse Böden, Eis und Matsch) meiden
> - Bei Unsicherheit Gehhilfen (Stöcke, Rollator) akzeptieren
> - Physiotherapeutische oder Sportangebote für ältere Menschen nutzen, ggf. Kurse mit Gehsicherheitstraining besuchen.
>
> Im Krankenhaus passiert die überwiegende Zahl der Stürze in der ersten Woche nach der Einweisung (fremde Umgebung!). Zu hohe oder zu niedrige Betten sowie übersteigbare Steckgitter erhöhen das Risiko. Die Pflegenden üben mit dem Patienten z. B. den Gang zur Toilette oder das Auffinden des Lichtschalters im Dunkeln und passen Betthöhe und Zimmer weitestmöglich dem Patienten an.

23.2.4 Verdauungssystem und Leber

Im Vordergrund stehen der häufig parodontosebedingte *Zahnverlust* (➤ 17.2.2) und die damit verbundene Einschränkung der Kaufunktion.

Teil- und Vollprothesen können die *Kauleistung* oft weitgehend wieder gewährleisten. Allerdings bilden sich die Kiefer, und hier insbesondere die *Alveolarfortsätze* (➤ Abb. 17.13), nach Entfernung der eigenen Zähne weiter zurück, so dass sich Prothesen allmählich lockern und häufig schon nach wenigen Jahren erneuert werden müssen.

Die Leistungsfähigkeit von Leber und Bauchspeicheldrüse nimmt durch *Atrophie* (➤ 3.3) ab, was sich in einer verminderten Toleranz gegenüber Alkohol, einem verzögerten Abbau in der Leber verstoffwechselter Substanzen (z. B. Medikamente ➤ 23.5) und einem erhöhten Blutzucker zeigen kann. *Verstopfung* ist ein häufiges Problem im Alter. Im Alter verlängert sich die Transitzeit durch das Kolon (➤ 17.8.2), und die Abnahme der rektalen Sensibilität führt oft dazu, dass erst größere Stuhlvolumina zu Stuhldrang führen.

Nährstoffbedarf

Beim über 70-Jährigen ist der Kalorienbedarf auf rund 70 % des Kalorienbedarfes beim 20-Jährigen vermindert. Da aber der Bedarf an Eiweiß

	SINKT UM BIS ZU ...	DARAUS RESULTIERENDE MÖGLICHE PROBLEME
Gehirngewicht	44 %	Sinkende Gedächtnisleistung
Gehirndurchblutung	20 %	Geringere Reserve, z. B. bei medizinischen Eingriffen (OP)
Nervenleitungsgeschwindigkeit	10 %	Herabsetzung der Reaktionsgeschwindigkeit
Anzahl der Geschmacksknospen	65 %	Unlust am Essen („alles schmeckt fade")
Maximaler Pulsschlag	25 %	Geringere körperliche Leistung
Herzschlagvolumen in Ruhe	30 %	
Nierenfiltrationsleistung	31 %	Langsamere Ausscheidung von Medikamenten (➤ 23.5)
Nierendurchblutung	50 %	
Maximale Sauerstoffaufnahme des Blutes	60 %	Geringere Leistungsreserven, z. B. in Höhenlagen, bei körperlicher Arbeit oder Sport
Maximale Ventilationsrate	47 %	
Vitalkapazität	44 %	Einschränkung z. B. der OP-Fähigkeit
Mineralgehalt der Knochen › Frauen › Männer	 30 % 15 %	Osteoporose (➤ 5.1.6, ➤ 5.4) mit Gefahr *pathologischer Frakturen* (➤ 5.1.7)
Muskelmasse	30 %	Geringere körperliche Leistungskraft, z. B. reduzierte Handmuskelkraft; höhere Verletzungsanfälligkeit der Muskulatur
Maximale körperliche Dauerleistung	30 %	Raschere Ermüdbarkeit bei Arbeit und Sport
Grundstoffwechsel	16 %	Übergewicht bei nicht angepasster Ernährung
Gesamtkörperwasser	18 %	Gehäufte Probleme im Wasserhaushalt

Tab. 23.1 Übersicht über die Abnahme von Organfunktionen zwischen dem 30. und 75. Lebensjahr (Prozentwerte nach Sloane, 1992). Kennzeichnend ist nicht nur der zahlenmäßige Funktionsverlust vieler Organe, sondern auch die generelle Abnahme der Anpassungsfähigkeit der einzelnen Organsysteme mit steigendem Alter.

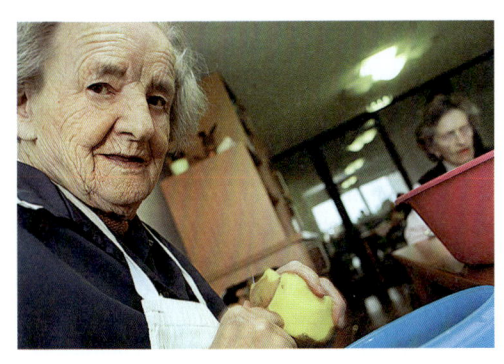

Abb. 23.5 Obst und Gemüse bilden besonders wertvolle Bausteine der Ernährung des älteren Menschen. Besonders sinnvoll ist es, wenn die Betroffenen selbst bei der Zubereitung helfen, z. B. beim Kartoffelschälen. [K157]

unverändert bleibt, muss die Zufuhr an Kohlenhydraten und Fetten im Alter um 40–50 % absinken! Auch der Vitamin- und Mineralstoffbedarf (insbesondere der Bedarf an Eisen, Folsäure, Kalzium, Vitamin B_{12} und Vitamin D) sinken nicht, so dass die Nahrung bei älteren Menschen sorgfältiger zusammengestellt werden muss. Am besten ist eine eiweißreiche, fettarme Mischkost. Reichlich Ballaststoffe beugen der Obstipation vor (➤ Abb. 23.5).

Viele ältere Menschen berücksichtigen dies intuitiv oder bewusst. Einige, und hier insbesondere allein stehende Männer, ernähren sich aber einseitig, so dass der Bedarf an Nährstoffen nicht gedeckt und gleichzeitig Übergewicht begünstigt wird. Umgekehrt sind besonders in Heimen nicht wenige alte Menschen unterernährt. Proteinmangel fördert den Verlust der Muskelmasse und begünstigt Muskelschwäche und Stürze. Spezielle Diäten oder eine künstliche Ernährung können dann notwendig werden.

Wasserbedarf

Der ältere Mensch empfindet Durst meist nicht mehr so stark wie der jüngere. Ein Zuwenig an Flüssigkeit kann nicht nur eine Obstipation, sondern auch Austrocknung (*Exsikkose* ➤ 11.6.3, ➤ 19.2.4) mit akuter Verwirrtheit, Fieber und einer zu geringen Urinproduktion (Oligurie) hervorrufen. Auf eine ausreichende tägliche Trinkmenge von 1,5–2 l ist zu achten (Ausnahme: bei Herz- und Niereninsuffizienz ➤ 14.6.4, ➤ 19.6) verordnet der Arzt oft eine Trinkmengenbeschränkung).

23.2.5 Nieren und ableitende Harnwege

Auch die Leistung der Nieren nimmt mit steigendem Alter ab. So sinkt die Zahl der *Nierenkörperchen* (➤ 19.1.4) zwischen dem 30. und 70. Lebensjahr um 35 %. Hinzu kommt eine verminderte Nierendurchblutung durch Veränderungen der Nierenarterien und Abnahme des Herz-Minuten-Volumens. Als Faustregel kann gelten, dass die glomeruläre Filtrationsrate (➤ 19.2.1) bei einem 80-Jährigen nur noch die Hälfte der eines 20-Jährigen beträgt.

Bei der Harnblase nimmt mit zunehmendem Alter der Tonus (die Blasenmuskelspannung) zu und ihr Fassungsvermögen ab. Dies macht sich zuerst nachts bemerkbar. Mitbedingt durch die nachlassende Herzfunktion (die dadurch häufigen Ödeme werden beim nächtlichen Liegen wieder ins Gefäßsystem aufgenommen) und eine Vergrößerung der Prostata bei Männern (➤ 20.2.7) müssen zwei Drittel der über 65-Jährigen nachts *mehrfach* die Toilette aufsuchen (Nykturie). In der Hälfte der Fälle ist die *Drangzeit* (Zeit, in der der Harn gehalten werden kann) verkürzt, weshalb 30 % zumindest zeitweise unter Inkontinenzbeschwerden (➤ 19.5.5) leiden.

23.2.6 Blutbildung

Primär ist die Blutbildung im Knochenmark altersbedingt nicht verändert. Allerdings ist im hohen Alter der Eisenmangel durch ungenügende Zufuhr, abnehmende Resorption oder unentdeckte Blutverluste im Darm häufiger. Es kann so eine **Eisenmangelanämie** (➤ 12.2.6) entstehen, die als alterstypische Müdigkeit und Antriebslosigkeit fehlgedeutet wird, obwohl sie durch eine einfache Ferritinbestimmung im Blut problemlos festzustellen ist (➤ 12.2.5).

23.2.7 Immunsystem

Sowohl die *humorale* als auch die *zelluläre Immunität* (➤ 13.1.1) lassen beim älteren Menschen nach. B- und T-Lymphozyten und die bei Infektionen ausgeschütteten Botenstoffe wie Interferone und Interleukine (➤ 13.3) nehmen deutlich ab. Folgen sind nicht nur eine erhöhte Infektgefährdung und ein schwererer Verlauf der Infektionen, sondern auch eine Veränderung des klinischen Bildes. Das sonst für Infektionen typische Fieber kann fehlen, und auf die *Leukozytose* (➤ 12.3.5) als labordiagnostisches Zeichen bakterieller Infekte ist kein hundertprozentiger Verlass mehr.

Die Alterung des Immunsystems ist auch für den Anstieg der Tumorerkrankungen bei älteren Menschen (mit) verantwortlich, da Tumorzellen nun weniger energisch von der Körperabwehr bekämpft werden können. Viele bösartige Tumoren nehmen mit dem Alter exponentiell zu.

23.2.8 Hormonsystem

Die Alterungsvorgänge des Hormonsystems verlaufen bei der Frau durch das *Klimakterium* (Wechseljahre ➤ 20.3.8) einschneidend: Folge des sinkenden Spiegels weiblicher Geschlechtshormone sind nicht nur das Erlöschen der Fruchtbarkeit und die Wechseljahresbeschwerden, sondern auch Veränderungen an den Genitalorganen, z. B. Dünnerwerden und Austrocknen der Scheidenschleimhaut.

Beim Mann verlaufen die Alterungsvorgänge des Hormonsystems unmerklich-langsam. Zwar sinken die Testosteronkonzentration (➤ 20.2.3) und die Spermiogenese (➤ 20.2.4) im Alter deutlich ab, der Mann ist aber meist bis ins hohe Alter zeugungsfähig. Eine eigentliche „Andropause" analog der Menopause gibt es insofern nicht.

Auch die übrigen hormonellen Funktionen ändern sich im Alter. In der Regel ist dies aber klinisch nicht bedeutend, da z. B. der rund 15 % niedrigeren Schilddrüsenhormonausschüttung ein entsprechend langsamerer Abbau gegenübersteht, wodurch die Blutspiegel im Wesentlichen konstant bleiben. Hingegen hat die erniedrigte Glukosetoleranz im Alter, also die nachlassende Fähigkeit, auf eine Kohlenhydratgabe rasch die entsprechend notwendige Insulinmenge auszuschütten (➤ 11.6.1), große Bedeutung. Der Typ-2-Diabetes nimmt altersparallel zu.

23.2.9 Sexuelle Funktion

Die Fähigkeit zum Geschlechtsverkehr (Koitus) bleibt beiden Geschlechtern erhalten. Das sexuelle Begehren (Libido) nimmt jedoch ab und der sexuelle Reaktionszyklus (➤ 20.5.4) verändert sich:

> Beim Mann lässt die Erektionsfähigkeit nach dem 50. Lebensjahr deutlich nach (➤ 20.5.5). Die Erektion erfordert intensivere Stimulation oder die Einnahme von z. B. Viagra®. Nach dem Orgasmuserlebnis erfolgt die Rückbildung viel rascher, und die *Refraktärzeit* (➤ 20.5.4) steigt
> Bei der Frau über fünfzig verzögert sich die Scheidenbefeuchtung in der Erregungsphase. Die Orgasmusphase ist in der Regel ebenfalls kürzer, und die Rückbildung der sexuellen Erregung erfolgt rascher
> Insbesondere Erkrankungen des Bewegungsapparates (z. B. Hüftarthrose ➤ 4.3.5) machen den Geschlechtsverkehr schmerzhaft oder unmöglich.

Sexualität im Alter

Ältere Menschen, die in einer Paarbeziehung voller Zuneigung leben und/oder die in jüngeren Jahren ein aktives Sexualleben hatten, setzen dies auch im Alter fort. Nach einer Zürcher Studie „Sexualität in der zweiten Lebenshälfte" geben 80 % der Männer mit einem durchschnittlichen Alter von 62 Jahren und 60 % der Frauen im Alter von 58 Jahren an, dass Sex ein wichtiger Bestandteil ihrer Lebensqualität sei. Der Geschlechtsakt braucht aber in der Regel mehr Zeit und Stimulation und die Intervalle können größer werden. Sex bleibt auch im Alter ein Grundbedürfnis, aber es fehlt oft an Partnern, die dieses Bedürfnis befriedigen können. Auffallend ist, dass nach dem Verlust des Partners besonders Männer sich um einen neuen Sexualpartner bemühen, während Frauen dies nur selten tun. Die Situation in Altersheimen, in denen die Privatsphäre oft nicht größtmöglich geschützt wird, trägt dazu bei, dass gewünschte Sexualität nicht ausgelebt werden kann.

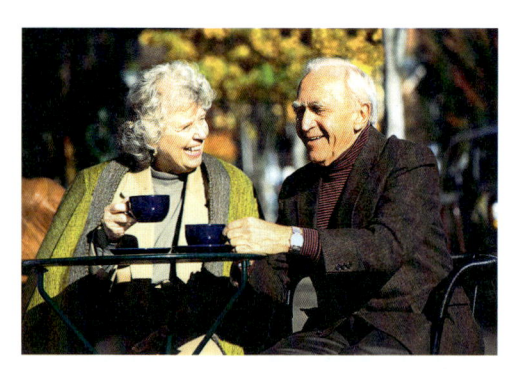

Abb. 23.6 Sich neu zu verlieben ist auch im höheren Alter möglich. [J668]

23.2.10 Sinnesorgane

Sehen

Etwa mit dem 50. Lebensjahr beginnt die *Altersweitsichtigkeit* (Presbyopie ➤ 9.6.6). Die Betroffenen brauchen eine Lesebrille. Außerdem reagieren die Pupillen im Alter langsamer auf einen Wechsel der Lichtverhältnisse und können sich nicht mehr so weit öffnen. Verschärft durch den Funktionsverlust peripher liegender Netzhautanteile infolge Durchblutungsstörungen bereitet das Sehen im Dunkeln Schwierigkeiten. Das Farbsehen lässt deutlich nach. 10 % der über 80-Jährigen sind sehbehindert, d.h. die Sehschärfe des besseren Auges liegt trotz Korrektur in der Ferne und/oder in der Nähe bei $\frac{1}{3}$ (30 %) bis $\frac{1}{20}$ (5 %) des Normalwertes (100 %). Häufigste Sehstörungen im Alter sind der relativ gut behandelbare *graue Star* (Linsentrübung ➤ 9.6.3), der *grüne Star* (gesteigerter Augeninnendruck ➤ 9.6.1) und die *altersbedingte Makuladegeneration* (Schädigung der Netzhaut ➤ 9.6.2), die im Endstadium Erblindung bedeutet.

Hören

Auch der teilweise Verlust der Hörfähigkeit, vor allem im oberen Frequenzbereich, scheint eine unvermeidliche Konsequenz des Alterns zu sein (**Presbyakusis**, *Altersschwerhörigkeit*). Oberhalb von 4 000 Hz (also im oberen Sektor des Sprachbereichs von 250–4 000 Hz) sinkt das Hörvermögen nach dem 30. Lebensjahr auf beiden Ohren alle 10 Jahre etwa um 10 dB (Dezibel). Typisch ist, dass der ältere Mensch zunächst das Klingeln des Telefons „überhört" und erst in späteren Stadien das Sprachverständnis – vor allem wenn Nebengeräusche vorhanden sind – spürbar leidet.

Geschmack und Geruch

Bis zum 70. Lebensjahr büßt der Mensch etwa zwei Drittel seiner Geschmacksknospen ein, und auch der Geruchssinn lässt nach. Dies erklärt, weshalb viele alte Menschen über den angeblich „faden" Geschmack ihres Essens klagen.

Weitere Sinnesleistungen

Die Abnahme weiterer Sinnesleistungen wirft in erheblichem Maß auch medizinische Probleme auf:

- Abnahme der *Durstperzeption* (Perzeption = Wahrnehmung ➤ 23.2.4)
- Abnahme der *Temperaturwahrnehmung*, besonders für Kälte (➤ 23.2.12)
- Abnahme der *Schmerzwahrnehmung*
- Abnahme der *Propriozeption* (Tiefenempfindung im Bewegungsapparat), wodurch die Balancefähigkeit etwa beim Überwinden kleiner Hindernisse am Boden leidet.

> **Aktiv Autofahren?**
>
> Grundsätzlich sind gesunde alte Menschen durchaus in der Lage, bis ins hohe Alter ein Auto zu lenken. Allerdings können die nachlassenden Sinnesleistungen, langsamere Reaktionen sowie Medikamenteneinnahme in Kombination mit dem immer hektischer werdenden Straßenverkehr das Autofahren im Alter zum Risiko werden lassen.
>
> Die eigenen, zunehmenden Defizite werden oft verdrängt, weil einerseits die Fähigkeit zum Autofahren als wichtige Kompetenz angesehen wird und andererseits das Auto für die Mobilität unverzichtbar erscheint. In vielen Ländern wird ab einem bestimmten Alter die Fahrtauglichkeit regelmäßig überprüft (z. B. in der Schweiz obligatorisch ab 70 Jahren). In Deutschland gibt es dafür keine gesetzliche Regelung. Umso mehr sind Angehörige, Pflegende und Ärzte gefordert, bei berechtigten Bedenken mit dem Betroffenen zu sprechen und ihm die Entscheidung zur Rückgabe des Führerscheins zu erleichtern.

23.2.11 Haut und Haare

Der Farbverlust der Haare wird zwar oft bereits recht früh sichtbar, ist aber medizinisch nicht von Bedeutung. Dabei wird das einzelne Haar durch Verlust der Farbpigmente aber nicht grau, sondern weiß, der Grauton entsteht durch das gleichzeitige Vorhandensein noch farbiger und bereits weißer Haare. Die Haare werden außerdem dünner, und der tägliche Haarausfall nimmt in der Regel zu.

An der Haut bilden sich als erste Alterszeichen durch die Abnahme des Wassergehaltes und den Elastizitätsverlust sog. *Krähenfüße* um die Augen und *Lachfalten* um die *Mundwinkel*. Die Haut wird schlaffer. Das Unterhautfettgewebe schwindet, und durch eine nachlassende Talgdrüsenaktivität wird die Haut trockener (➤ Abb. 23.7).

Viele ältere Menschen berichten über eine größere Verletzlichkeit der Haut bei gleichzeitig verlangsamter Wundheilung. Typisch sind auch bräunliche *Altersflecken*, die sich vor allem an Händen, Unterarmen und Unterschenkeln bilden und durch unregelmäßige Pigmentproduktion bedingt sind.

23.2.12 Regulation der Körpertemperatur

Die Fähigkeit zur Regulation der Körpertemperatur lässt bei älteren Menschen nach. Viele Ältere frieren deshalb häufig. Manche haben aber auch ein eingeschränktes Kälteempfinden, so dass die Körperkerntemperatur unter 35,5 °C abfallen kann. Studien haben ergeben, dass eine latente – dem Betroffenen nicht bewusste – Unterkühlung bei älteren Menschen häufig auftritt. Umgekehrt sind Ältere bei Hitze, besonders bei feuchter Hitze, viel früher als junge Menschen gefährdet. Die Fähigkeit zum Schwitzen, das effektivste Kühlsystem, lässt bei Senioren nach.

> **Sinnvoll: Temperaturreize**
>
> Zum Training der Anpassungsfähigkeit an wechselnde Temperaturen und zur Steigerung des Immunsystems sind regelmäßige „Temperaturreize" sinnvoll. Ideal sind z. B. Wechselduschen an Beinen oder Armen.

23.3 Veränderungen der zentralnervösen und psychischen Funktionen

23.3.1 Alterung des Gehirns

Die Zahl der Nervenzellen im Gehirn nimmt während des ganzen Lebens ab. Doch dieser Schwund erklärt nicht den klaren Abfall *messbarer* intellektueller Leistungen, der bei geistig Untrainierten ab dem 40. und bei geistig Trainierten ab dem 70. Lebensjahr festzustellen ist. Von diesem Abfall sind

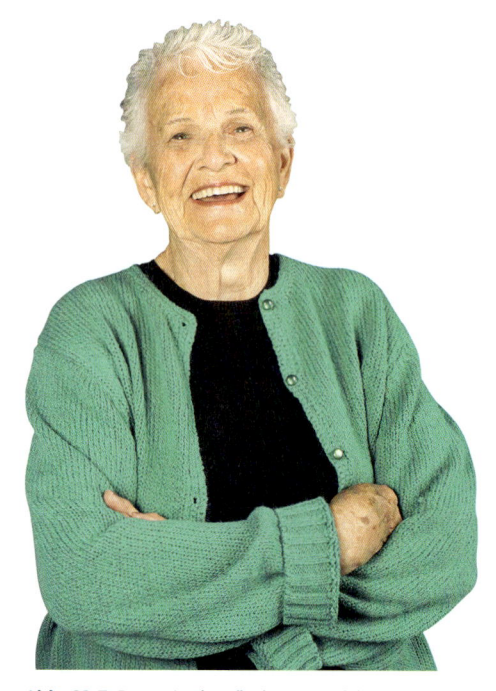

Abb. 23.7 Frau mit Altersflecken, Hautfalten und schneeweißem, dünnem Haar als typischen Alterungszeichen von Haut und Haaren. [J668]

die Gedächtnisleistungen, insbesondere das Kurzzeitgedächtnis, die Konzentrationsfähigkeit, die Schreibgeschwindigkeit und viele weitere schwerer messbare Gehirnleistungen betroffen. Viel mehr als die Zahl der Nervenzellen sind für diesen Leistungsschwund die vielfältigen folgenden Veränderungen maßgeblich:

> Eine relativ starke Abnahme von *Ganglienzellen* und *Astrozyten* (➤ 4.5.2)
> Eine deutliche Abnahme der neuronalen Synapsen (➤ 4.5.1, ➤ 8.2.1)
> Eine Volumenabnahme der weißen Substanz des Gehirns (➤ 8.8.8) und der Hirnrinde, insbesondere in frontalen Hirnanteilen
> Bindegewebige Verdickungen der *Hirnhäute* (➤ 8.11.1)
> Sog. *senile Plaques* (Amyloidablagerungen, ➤ 23.4.3) und neurofibrilläre Degenerationen
> Eine Abnahme der *Neurotransmitterausschüttung* (➤ 8.2.3).

23.3.2 Kognitive Funktionen

Nach heutigem Wissen lassen sich bei den *kognitiven* Funktionen (Kognition = Sammelbegriff für Wahrnehmung, Denken, Erkennen und Erinnern) zwei Gruppen bilden, die sich im Alter unterschiedlich verändern:

> Die erste Gruppe, „*kristallisierte Funktionen*" genannt, beinhaltet bildungs- und übungsabhängige Leistungen wie beispielsweise Wortverständnis und Sprachvermögen. Sie nehmen mit dem Alter kaum ab und sind durch Aktivität und Training sogar noch steigerbar
> Die zweite Gruppe, „*flüssige Funktionen*" genannt, umfasst die abstrakten, inhaltsübergreifenden Grundfunktionen. Zu ihnen gehört das (sehr rasche) Entscheiden in unübersichtlicher Situation, die (mühelose) Gedächtnisbildung und (schnelle) Orientierung in neuen Umgebungen. Diese Funktionen nehmen im Alter, vor allem in ihrer Geschwindigkeit, kontinuierlich ab. Die Tendenz alter Menschen zur Vorsicht verstärkt den Eindruck der langsamen Informationsverarbeitung.

> **Große Unterschiede**
>
> Bei Beratung und Anleitung älterer Menschen ist besonderes Fingerspitzengefühl gefragt. Viele ältere Menschen sind geistig rege und entsprechend gut und schnell schulbar, bei anderen ist dies nicht der Fall. Etliche alte Menschen sind sehr vorsichtig und trauen sich eher zu wenig zu, andere kaschieren Defizite, bitten z. B. aus Stolz nicht um Wiederholung des Gesagten, oder haben keine Einsicht (mehr) in eigene Defizite. Die Gratwanderung zwischen zu viel und zu wenig Information auf einmal, Über- und Unterforderung bzw. Bevormundung ist oft schwierig.

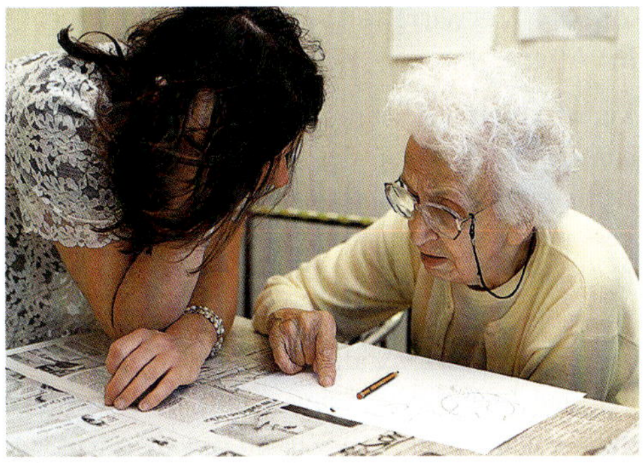

Abb. 23.8 Zeitunglesen ist gerade für ältere Menschen ein guter Weg, mit dem „Hier und Jetzt" in aktiver Verbindung zu bleiben. Die nachlassende Sehkraft und ein leicht aufkeimendes Gefühl der Überforderung machen es aber oft notwendig, dass die Pflegeperson gezielt zum Lesen motiviert. [K157]

23.3.3 Veränderungen der Emotionalität

Mit **Emotionalität** werden einerseits kurzfristige Gefühle wie Ärger oder Freude und andererseits längerfristige Stimmungen, Wohlbefinden und Lebenszufriedenheit bezeichnet.

Obwohl angenommen werden könnte, dass alte Menschen wesentlich häufiger traurig oder depressiv, unzufrieden oder missmutig seien, konnte dies in Untersuchungen nicht eindeutig bestätigt werden. Allenfalls lässt sich eine geringere „Auslenkung" emotionaler Reaktionen im Alter nachweisen (also keine Schwankungen zwischen himmelhoch jauchzend und zu Tode betrübt innerhalb weniger Minuten). Ärger, Aggressivität und Gereiztheit nehmen im Alter häufig sogar ab.

> **Beeinflussende Faktoren**
>
> Für die Emotionalität, also den Gefühlshaushalt des älteren Menschen, sind Faktoren wie Gesundheit, Aktivitätsniveau und sozialer Status von größerer Bedeutung als das chronologische Alter.

Veränderungen der Persönlichkeit

Die **Persönlichkeitsmerkmale** („Charaktereigenschaften") eines Menschen ändern sich bis ins hohe Alter kaum, allenfalls verstärken sich die das Individuum auszeichnenden Charaktereigenschaften im Alter. Eine klare Tendenz gibt es allerdings – für den Bereich der Extroversion/Introversion findet sich eine Zunahme der *Introversion* (abschirmendes, zögerndes, abwartendes Verhalten) und eine Abnahme der *Extroversion* (offenes, entgegenkommendes Verhalten).

23.3.4 Veränderungen im Schlafverhalten

Schlafforscher gehen von einem stark veränderten Schlafverhalten im Alter aus:

> Die **Dauer des Nachtschlafes** nimmt *leicht* ab: 6–7 Stunden reichen, im Einzelfall schwankt dies aber von 4–10 Stunden. Die weit verbreitete Ansicht, ältere Menschen benötigten weniger Schlaf als jüngere, ist falsch. Tatsache ist aber, dass im Alter die Fähigkeit zum durchgehenden und langen Schlafen abnimmt (➤ 8.14)
> Die **Schlafqualität** nimmt relativ *stark* ab, insbesondere sind die Tiefschlafphasen (tiefster *Non-REM-Schlaf* ➤ 8.8.3) verkürzt oder verschwinden, während kurze *Aufwachperioden (micro arousals)* zunehmen und der Schlaf leichter störbar wird (z. B. durch Lärm, emotionale Spannungen oder Husten)
> Parallel zum kürzeren und fragmentierteren (= bruchstückhaften) Nachtschlaf kommt es tagsüber zu kurzen Einschlafphasen.

Häufig: Schlafstörungen im Alter

Alte Menschen, Frauen mehr als Männer, klagen sehr häufig über **Ein- und Durchschlafstörungen,** meist in Verbindung mit ausgeprägter **Tagesschläfrigkeit.**

Allerdings ist nicht jedes gestörte Schlafempfinden tatsächlich eine Schlafstörung im engeren Sinn. Viele Menschen wachen nachts mehrfach für kurze Zeit auf und haben am nächsten Morgen das Gefühl, „sie hätten die ganze Nacht wach gelegen".

Schläft der ältere Mensch wirklich zu wenig, muss vor dem Griff zur Schlaftablette *(Hypnotikum, Tranquilizer)* ausgeschlossen werden, dass ihm nicht andere Faktoren den Schlaf rauben, etwa Schmerz, Lärm, zu häufige Toilettengänge (Nykturie, ➤ 14.6.4) bei Herzinsuffizienz, aber auch seelische Belastungen wie beispielsweise Einsamkeit. Paradoxerweise hilft manchmal auch eine abendliche Tasse Kaffee, die einen zu niedrigen Blutdruck erhöht und so die Gehirndurchblutung verbessert. Medikamente sollten nur kurzzeitig und/oder bei einem definierten Anlass (z. B. vor OP oder nach Tod eines Angehörigen) eingesetzt werden, da die Gefahr der Gewöhnung besteht und das Risiko (nicht nur nächtlicher) Stürze steigt.

> **Erlernbar: guter Schlaf**
>
> Sinnvoller als die Gabe langfristig nur fraglich zweckdienlicher schlaffördernder Medikamente ist es, den Lebensrhythmus mit dem Ziel eines besseren Schlafes zu überprüfen. Die Schlafforschung hat dabei zehn Regeln vernünftiger **Schlafhygiene** formuliert:
>
> > Sich über Tag regelmäßig bewegen („müde machen")
> > Vernünftig essen (leichte Abendmahlzeiten, aber nicht hungrig ins Bett gehen)
> > Außer für einen kurzen Mittagsschlaf (falls erforderlich) nur nachts und nur zum Schlafen das Schlafzimmer betreten
> > Aktivitäten nicht zu spät beenden. Aufregende Fernsehsendungen am Abend vermeiden

- Nicht im Streit z. B. mit dem Partner ins Bett gehen. Günstiger ist ein ruhiger Tagesausklang, auch körperliche Nähe zum Partner verbessert den Schlaf
- Schlaf fördernde Alternativen probieren, z. B. Kräutereinschlaftees, Baldriantropfen oder eine geringe Alkoholmenge, z. B. 0,3 l Bier
- Sich immer in etwa zur gleichen Zeit (± 30 Minuten) ins Bett legen
- Für Wärme sorgen (Kälte ist ein Einschlafkiller): Im Zweifelsfall zweite Bettdecke und warme Socken
- „Einschlafritual" etablieren: Schlafzimmer lüften, Umziehen, Zähne putzen, Toilettengang
- Und nicht zuletzt: Sich nicht aufregen und unter Druck setzen, wenn der Schlaf nicht kommen will.

Diese Maximen haben allerdings nicht viel mit der Wirklichkeit gemein: Tatsächlich erhalten über 50 % der selbst versorgten und 90 % der stationär gepflegten alten Menschen eine Schlafmedikation, am häufigsten davon Benzodiazepine.

23.3.5 Schwindel

Ein sehr häufiges Problem des älteren Menschen ist **Schwindel**, eine Störung der zentralen oder peripheren Gleichgewichtsfunktion. Schwindel gefährdet den Betroffenen durch erhöhte Sturzgefahr und Immobilität. Im Schwindelanfall hat der Kranke eine akut gestörte Orientierung im Raum mit Sturzgefahr, oft zusammen mit Übelkeit, Erbrechen und anderen vegetativen Symptomen.
Schwindel kann zahlreiche Ursachen haben, etwa Erkrankungen des Gleichgewichtsorgans, Herzrhythmusstörungen oder Veränderungen der Hirngefäße, und erfordert eine entsprechende diagnostische Abklärung.
Die Behandlung ist gerade bei alten Menschen oft schwierig. Bewegungsvermeidung, um den Schwindel zu mindern, ist nur bei bestimmten Schwindelformen kurzzeitig angebracht. Meist ist es wesentlich, einerseits für Sicherheit zu sorgen, z. B. durch Gehhilfen, andererseits aber den alten Menschen zu Bewegung und ggf. Gleichgewichtstraining zu motivieren, die langfristig überwiegend besser helfen.

23.4 Psychiatrische Erkrankungen im Alter

Der Übergang von normalen altersbedingten Veränderungen der zentralnervösen und psychischen Funktionen zu echten psychiatrischen Erkrankungen ist fließend und wird entsprechend oft nicht erkannt. Dabei gehören psychiatrische Erkrankungen nach den Herz-Kreislauf- und Tumorerkrankungen zu den häufigsten Alterserkrankungen. Somatische Ursachen müssen sorgfältig ausgeschlossen werden.

23.4.1 Verwirrtheit – zentrales Problem im Alter

Verwirrtheit bezeichnet eine Störung mit *Desorientiertheit* (Störung des normalen Raum- und Zeitempfindens), *Denkstörungen* (beispielsweise verlangsamtes Denken, Wahnvorstellungen) und *Gedächtnisstörungen*.
Bei vielen älteren Patienten ist die Verwirrtheit das zentrale Problem, vor allem auch das der Angehörigen und Pflegenden. Schwer Erkrankte erkennen nicht einmal mehr die nächsten Angehörigen, laufen rast- und ziellos durch den Raum und zeigen ernste Störungen des Schlaf-Wach-Rhythmus mit nächtlichem Herumwandern und langen Schlafperioden über Tag. Nicht selten werden die verwirrten Patienten, meist aus Angst oder Wahnvorstellungen heraus, aggressiv und bedrohen ihre Mitmenschen.

23.4.2 Akute Verwirrtheit

Akute Verwirrtheit setzt plötzlich ein. Sie ist oft reversibel, dauert häufig nur Stunden oder Tage an und wird meist durch mehrere ungünstige Faktoren hervorgerufen:
- Medizinische Ursachen wie Hormonstörungen, Flüssigkeitsmangel, Störungen des Elektrolythaushaltes (insbesondere Natriummangel = Hyponatriämie), Sauerstoffmangel des Gehirns (▶ 8.12), zu niedriger Blutdruck, Herz- oder Atmungsinsuffizienz, Infekte oder Stoffwechselentgleisungen bei Diabetikern
- Quälende Schmerzen
- Unerwünschte Arzneimittelwirkungen (Arzneimittelnebenwirkungen oder Interaktionen bei mehreren Arzneien) oder Arzneimittelüberdosierungen
- Vergiftungen, insbesondere durch Alkohol
- Soziale Ursachen wie z. B. Umzug in ein Altersheim oder Einweisung in ein Krankenhaus, Tod des Partners oder Stress.

Werden die Ursachen erkannt und beseitigt, verschwinden die akuten Störungen oft schnell. Allerdings beruht ein großer Teil der akuten Verwirrtheitszustände auf der Verstärkung einer bisher maskierten (latenten) Demenz.

> **Notfall: Akut verwirrt**
>
> Akute Verwirrtheitszustände sind Notfälle, die sorgfältiger Klärung, Überwachung und Betreuung bedürfen. Nahrungsverweigerung, Unfähigkeit zur Kooperation, Weglauftendenzen und aggressive Handlungen sind sehr häufig und begründen ggf. eine zwangsweise Krankenhauseinweisung.

23.4.3 Chronische Verwirrtheit und Demenz

Eine **chronische Verwirrtheit** entsteht langsam und nimmt über Jahre allmählich zu. Von seltenen anderen Ursachen abgesehen, haben die Patienten dann eine **Demenz** (*de* = ab, weg, *mens* = Verstand), worunter man den organisch bedingten, fortschreitenden Verlust der kognitiven Fähigkeiten versteht. Die Betroffenen leiden unter Gedächtnis-, Wahrnehmungs- und Denkstörungen (z. B. Wahnvorstellungen), Desorientiertheit, Persönlichkeitsveränderungen und in der Folge auch körperlichem Abbau.

> **Pflegebedürftigkeit**
>
> Die Demenz ist die häufigste Ursache von Pflegebedürftigkeit im Alter. Sie ist unheilbar. Zwar können die Hirnleistungsstörungen durch sorgfältige Behandlung und Pflege oft für eine gewisse Zeit gemildert werden, doch wird der Patient meist innerhalb weniger Jahre vollkommen von der Fürsorge anderer abhängig und braucht eine 24-Stunden-Betreuung.
> Mit der zu erwartenden steigenden Zahl der Demenzkranken ist ein Notstand in der Altenpflege absehbar. Die Kosten werden explodieren. Angehörige, Heime und Kliniken sind heute schon oft genug überlastet, ein dramatischer Mangel an gut ausgebildetem Personal für die Altenpflege zeichnet sich ab.

Die Demenz ist eine außerordentlich häufige Erkrankung (▶ Abb. 23.9). Zurzeit schätzt man die

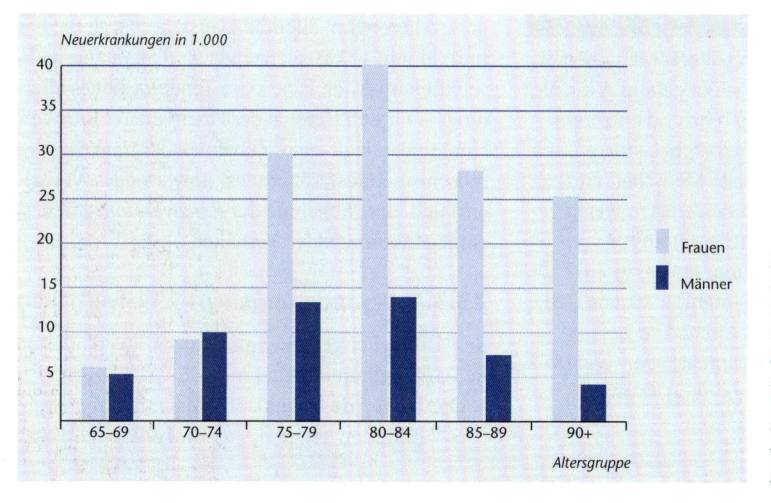

Abb. 23.9 Demenzneuerkrankungen pro Jahr. Die Häufigkeit der Demenz ist stark altersabhängig. Da die Angaben auf Krankenkassendaten beruhen, ist v.a. bei den leichten (noch nicht diagnostizierten) Demenzen von einer Dunkelziffer auszugehen. [X221]

Zahl der Demenzkranken in Deutschland auf 1,5 Millionen. Für das Jahr 2030 rechnen Experten mit 2,5 Millionen Betroffenen.

Krankheitsentstehung

Zwei Hauptformen werden unterschieden:
- In 60 % liegt eine **Alzheimer-Demenz** vor. Frauen sind häufiger betroffen als Männer. Ihre Ursache ist bis heute ungeklärt, diskutiert werden v.a. genetische und Stoffwechselfaktoren. Ungeklärt ist auch, ob die bei der histologischen Untersuchung des Gehirns darstellbaren *Amyloidablagerungen* (Amyloid ist eine Eiweißstruktur) Ursache oder Folge der Erkrankung sind. Das Gehirn der Patienten schrumpft im Laufe der Erkrankung immer mehr *(Hirnatrophie)*
- In 15 % handelt es sich um eine **vaskuläre** *(gefäßbedingte)* **Demenz.** Sie betrifft vor allem Männer und ist oft eine Folge „vieler kleiner Schlaganfälle" (➤ 8.12, *Multiinfarkt-Demenz*) auf dem Boden einer deutlichen Arteriosklerose (➤ 15.1.4)
- Weitere 10 % sind Mischformen aus Alzheimer- und vaskulärer Demenz
- Der Rest verteilt sich auf seltene Ursachen.

Symptome der Demenz

Die Krankheit beginnt mit leichten *Gedächtnisstörungen* (Vergessen von Erledigungen oder Verabredungen), die der Kranke z. B. durch das Schreiben von „Merkzettelchen" auszugleichen versucht. Es folgen *Orientierungsstörungen* und recht früh auch *Persönlichkeitsveränderungen* mit Wutausbrüchen, Feindseligkeit, Erregungs- und Unruhezuständen. Schlafstörungen mit zum Teil völliger Tag-Nacht-Umkehr sind häufig. Im Endstadium erkennt der Patient seine nächsten Angehörigen nicht mehr und ist sowohl stuhl- als auch harninkontinent.

Typische Demenzsymptome

Intellektueller und kognitiver Bereich:
- Gedächtnisstörung
- Zerstreutheit, Konzentrationsstörung
- Orientierungsstörungen zu Raum, Zeit (Verlust des Tag-Nacht-Rhythmus), Situation und Personen
- Probleme in sprachlichem Ausdruck/Sprachverständnis.

Stimmungen und Befindlichkeit:
- Interessenlosigkeit
- Affektiver Rückzug
- Ängstlichkeit
- Stimmungslabilität, Neigung zu diffuser Verstimmtheit.

Verhalten:
- Apathie
- Reizbarkeit und Aggressivität.

Körperliche Funktionen:
- Stuhl- und Harninkontinenz.

Üblicherweise wird die Demenz in drei **Stadien** eingeteilt. Bei einer **leichten Demenz** sind die Beschwerden zwar merklich, die meisten Alltagstätigkeiten sind in vertrauter Umgebung aber noch möglich. Bei einer **mittelschweren Demenz** bestehen Orientierungsstörungen auch in vertrauter Umgebung, Alltagstätigkeiten werden zunehmend unmöglich, zwanghaftes Verhalten (z. B. Räumen) und Unruhe zum Problem. Bei einer **schweren Demenz** benötigt der Patient Hilfe bei allen Aktivitäten des täglichen Lebens, und durch den fortschreitenden Verlust motorischer Fähigkeiten häufen sich körperliche Komplikationen.

Prinzipien der Behandlung und Pflege

Die **internistische Basistherapie** bei der Multiinfarkt-Demenz soll durch Behandlung der zugrunde liegenden Risikofaktoren erneute *Ischämien* (Mangeldurchblutungen) des Gehirns vermeiden. Hierzu gehört insbesondere eine Therapie von Herzrhythmusstörungen (➤ 14.5.6, ➤ 14.5.7) und eines Bluthochdrucks (➤ 15.4.1).

Antidementiva sollen die kognitiven Funktionen stabilisieren und Einbußen hinauszögern. Im Frühstadium werden besonders Acetylcholinesterase-Hemmer wie etwa Rivastigmin (z. B. Exelon®) eingesetzt. Zusätzlich kann eine medikamentöse Behandlung z. B. von Schlafstörungen oder Erregungszuständen nötig sein.

Aktivierende Betreuung umfasst z. B. körperliches und Selbsthilfetraining. Wichtig ist auch die **Angehörigenberatung** und **-betreuung:** Meist ruht die Hauptlast der Betreuung auf der Familie. Da sie oft auf die Dauer der enormen Belastung kaum gewachsen ist, ist ihnen frühzeitig mit Rat (z. B. Hausarzt, spezialisierte Einrichtungen) und Tat (z. B. ambulante Dienste) zu helfen.

Umgang mit Demenzkranken

Der Umgang mit dem Demenzkranken wird an das Stadium der Erkrankung angepasst. Kann der Betroffene z. B. Orientierungshilfen noch verstehen, werden sie in die Pflege „eingebaut". Ist dies nicht mehr der Fall, wird nicht versucht, einen Realitätsbezug zu erreichen, den der Kranke einfach nicht mehr leisten kann, sondern der ihn nur verunsichert. Zudem reagieren Betroffene individuell unterschiedlich. Generell gilt:
- Sich um einen fürsorglichen, wertschätzenden, aber bestimmten Umgang bemühen
- Klare Anweisungen in einfachen, kurzen Sätzen geben
- Wichtige Informationen bei Bedarf wiederholen
- Geduldig sein, dem Patienten Zeit geben für Reaktion bzw. Antwort
- (Taktvoll) Orientierungshilfen anbieten, z. B. Kalender mit eingestelltem Datum oder Uhr an der Wand, Schild an der Toilette (Schrift und Piktogramm), großes Namensschild an der Kleidung, aber auch der Jahreszeit entsprechende Wohnraumgestaltung
- Einfache Regeln und feste Gewohnheiten etablieren, z. B. zu Tagesgestaltung oder Reihenfolge bei der Körperpflege
- Anschuldigungen überhören, sinnlose Diskussionen vermeiden
- Sinnesüberforderungen (z. B. durch Gedränge mit Lärm) vermeiden
- Bei nachlassendem Sprachverständnis Kontakt z. B. durch Gesten, Blicke oder Berührungen erreichen
- Bei Störungen des Schlaf-Wach-Rhythmus mäßige Stimulierung tagsüber (evtl. mit einer Tasse Kaffee oder medikamentös) versuchen
- Nachts das Zimmer richtig abdunkeln oder, wenn nicht vertretbar, volles Licht („Schummerlicht" fördert Halluzinationen, nächtliches Umherwandern und andere Nachtaktivitäten).

23.4.4 Depression

Eine Depression gehört zu den häufigsten unerkannten Krankheiten im Alter. Zur schweren Form gehören die tieftraurige Verstimmtheit am Morgen, Antriebslosigkeit, Denkstörungen, Schlafstörungen, Appetitlosigkeit, scheinbar im Vordergrund stehende körperliche Beschwerden und das Kreisen der Gedanken um Selbsttötung *(Suizid)*.

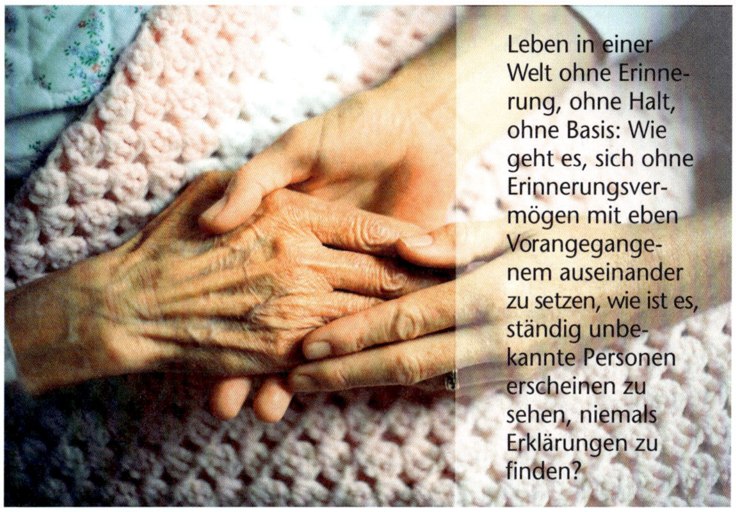

Abb. 23.10 Sich in die „Innenwelt" eines Demenzkranken, eine Welt ohne Erinnerungen und mit ständig unbekannten neuen Personen, hineinzuversetzen ist nicht leicht, aber es kann helfen, seine Nöte und sein scheinbar „verrücktes", „paranoides" Verhalten zu verstehen. [Foto: J668]

Leben in einer Welt ohne Erinnerung, ohne Halt, ohne Basis: Wie geht es, sich ohne Erinnerungsvermögen mit eben Vorangegangenem auseinander zu setzen, wie ist es, ständig unbekannte Personen erscheinen zu sehen, niemals Erklärungen zu finden?

Antidepressiva (▶ 10.16.3) können das Leiden erträglicher machen, müssen aber sehr vorsichtig ausgewählt und niedrig dosiert werden, um nicht neue Probleme (z. B. Gedächtnisstörungen) zu produzieren.

23.5 Besonderheiten der Arzneimitteltherapie

Alte Menschen haben einen überproportionalen Anteil an allen verordneten Arzneimitteln. Frauen nehmen mehr Medikamente ein als Männer. Gleichzeitig reagieren Ältere *qualitativ* anders auf zahlreiche Arzneimittel, so dass sich die Probleme mit *unerwünschten Arzneimittelwirkungen* (Arzneimittelnebenwirkungen) und *Arzneimittelinteraktionen* (-wechselwirkungen) häufen.

Pharmakokinetik und -dynamik im Alter

› Die **Aufnahme** *(Resorption)* von Medikamenten aus dem Magen-Darm-Trakt ist bei gesunden alten Menschen nur für wenige Substanzen (z. B. Kalzium und Eisen) beeinträchtigt. Sie erfolgt allenfalls verzögert

› Änderungen gibt es aber bei **Arzneimitteltransport- und -verteilung.** Viele Arzneimittel werden im Blut an Albumine gebunden und sind dadurch erst verzögert wirksam. Im Alter sind weniger Eiweiße vorhanden, und bei der gleichzeitigen Gabe mehrerer Medikamente kann es durch die verstärkte Konkurrenz um diese Eiweiße (verminderte *Eiweißbindung*) zu Wirkungserhöhungen der jetzt in freier Form vorliegenden Arzneimittel kommen. Besonders typisch ist die Wirkungsverstärkung von „Blutzuckertabletten" wie z. B. Euglucon® mit Gefahr der Unterzuckerung (▶ 11.6.4, ▶ Abb. 11.21)

› Bei den meisten alten Menschen liegt der Anteil des Körperfettes höher und der Anteil des Körperwassers sowie der Muskelmasse niedriger als bei jüngeren Menschen. Wasser- bzw. fettlösliche (▶ 1.8.2, ▶ 2.4.2) Medikamente können also im Alter anders verteilt sein als in jungen Jahren und somit stärker oder schwächer wirken

› Einen weiteren Einfluss haben veränderter **Arzneimittelabbau und -ausscheidung** im Alter.

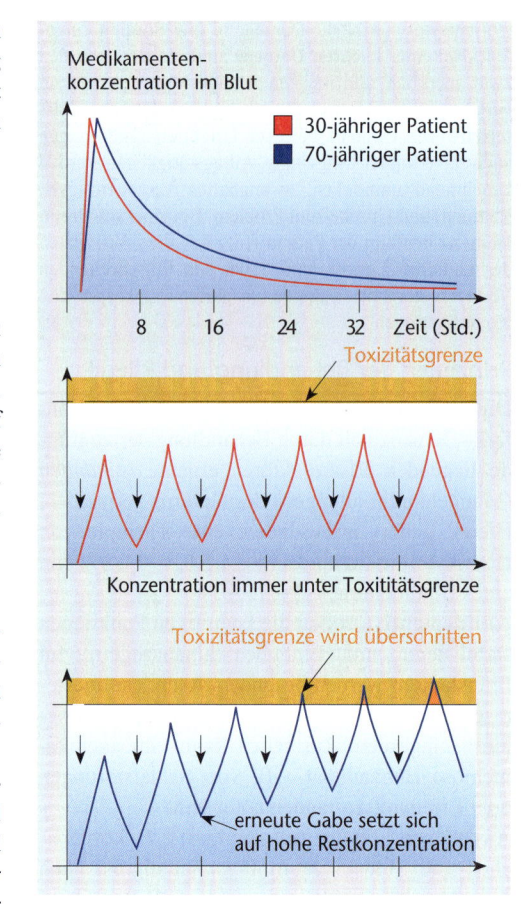

Abb. 23.11 Die verlängerte Ausscheidungszeit von Arzneimitteln bei älteren Menschen ist bei der Einzelgabe eines Arzneimittels weniger von Belang (oberes Bild). Gefährlich ist jedoch die Anreicherung des Arzneimittels, wenn die Einzeldosen rasch hintereinander gegeben werden – beim jüngeren Menschen reicht das z. B. 8-stündige Intervall, um die Substanz weitgehend abzubauen (mittleres Bild), beim älteren jedoch nicht (unteres Bild).

Parallel zur Funktionseinschränkung der Leber und/oder der Nieren ist die Ausscheidung der Medikamente verzögert. Es droht eine Anreicherung *(Akkumulation)* bis hin zur Arzneimittelvergiftung (▶ Abb. 23.11). Insbesondere Medikamente, die über die Nieren ausgeschieden werden, müssen im Alter niedriger dosiert werden

› Manche Medikamente, z. B. Beruhigungsmittel, wirken aber nicht nur stärker, sondern haben im Alter eine andere **Wirkungsqualität.** Es kann durchaus sein, dass die Gabe eines Schlafmittels nicht zum Einschlafen, sondern zu Erregungszuständen führt. Als Ursache dieser *paradoxen Wirkungen* werden vor allem Veränderungen im Rezeptorengefüge des Gehirns vermutet

› Es gibt deshalb Zusammenstellungen von kritischen Arzneimitteln, die bei älteren Patienten sehr zurückhaltend eingesetzt werden sollten (z. B. die *Beers-Liste*, die von amerikanischen Geriatern regelmäßig aktualisiert wird).

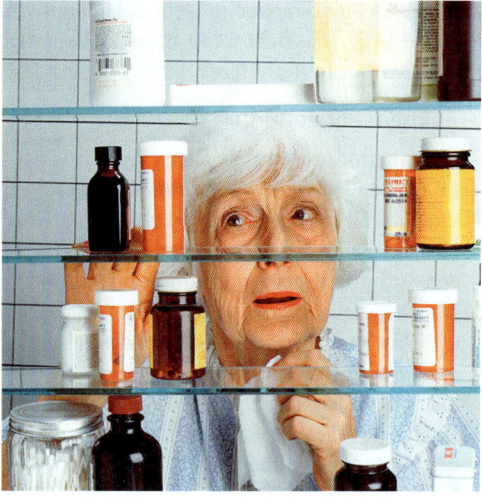

Abb. 23.12 Eine ausführliche Information und Beratung der älteren Patienten in Bezug auf Wirkung und mögliche Nebenwirkungen eines neuen Arzneipräparates sind Grundvoraussetzungen für eine erfolgreiche Pharmakotherapie. Besonders alte Menschen sind durch die in den Beipackzetteln (auch Waschzettel genannt) der Medikamente aufgeführten Warnungen oft so verunsichert, dass die Einnahmeregelmäßigkeit (*Compliance*) leidet. [J668]

Verminderte Ausscheidung

Die Pharmakokinetik (zeitliche Abfolge von Arzneimittelaufnahme, Wirkungseintritt und -ausscheidung) verändert sich im Alter vor allem in Bezug auf die Arzneimittelausscheidung (Elimination). Bei besonders riskanten Medikamenten wird deshalb die Blutkonzentration des Medikaments bei Gabe an geriatrische Patienten laborchemisch überwacht (drug monitoring). Behelfsmäßig werden oft die „normalen" Erwachsenendosen z. B. halbiert.

24 Notfälle

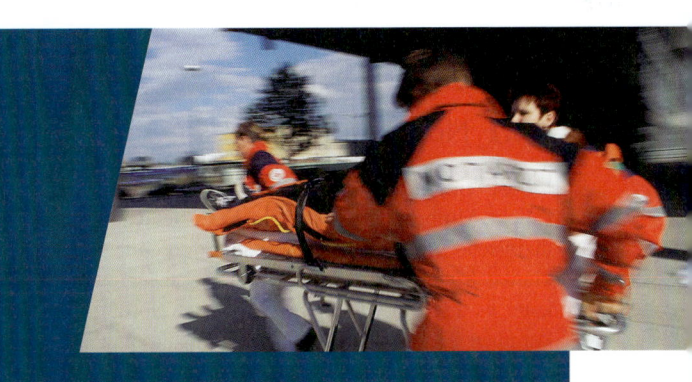

24.1 **Notfall und Erste Hilfe** 458	24.4.6 Besonderheiten der Reanimation bei Kindern 463	24.7.3 Rauschzustände und Vergiftungen 469
24.2 **Rettungskette** 458	**24.5** **Weitere lebensrettende Maßnahmen** 464	24.7.4 Epileptische Anfälle 469
24.3 **Sofortmaßnahmen** 458	24.5.1 Suche nach Verletzungen und Blutstillung 464	24.7.5 Kälteschäden 470
24.3.1 Feststellen eines Notfalls und Hilferuf 458	24.5.2 Schockbekämpfung und Schockvorbeugung 465	24.7.6 Verbrennungen 470
24.3.2 Prüfung der Atmung 458	24.5.3 Weitere Maßnahmen: Lagerung und Wundversorgung 465	24.7.7 Verätzungen 471
24.3.3 Notruf 459		24.7.8 Stromunfälle 471
24.4 **Kardiopulmonale Reanimation** 459	**24.6** **Notfälle innerhalb der Klinik** 467	24.7.9 Verkehrsunfälle 472
24.4.1 Herzdruckmassage 460	**24.7** **Erste Hilfe in besonderen Notfallsituationen** 468	24.7.10 Ertrinken 472
24.4.2 Atemspende bzw. Beatmung 461	24.7.1 Verschlucken 468	**24.8** **„Kleine" Notfälle** 473
24.4.3 Defibrillation 462	24.7.2 Unklare Bewusstlosigkeit 468	24.8.1 Kanülenverletzung 473
24.4.4 Medikamente 462		24.8.2 Nasenbluten 473
24.4.5 Gesamtablauf lebensrettender Maßnahmen 463		24.8.3 Fremdkörper im Auge 473
		24.8.4 Sonnenstich 474

24.1 Notfall und Erste Hilfe

Es ist eine rechtliche wie sittliche (ethische) Pflicht, Mitmenschen im Notfall beizustehen. Medizinische Notfälle treten gehäuft dort auf, wo kranke Menschen behandelt werden. Prinzipiell kann es aber *überall* und *jederzeit* zu Notfällen kommen. Deshalb sollte sich *jeder*, insbesondere jedoch medizinisches Fachpersonal, auf Notfallsituationen so gut es geht vorbereiten, z. B. durch Notfallübungen und regelmäßige Überprüfung der Notfallausrüstung.

Dieses Kapitel gibt die Leitlinien des *European Resuscitation Council* (**ERC**) von 2010 wieder. Sie werden in Deutschland nach und nach von den Fachgesellschaften umgesetzt. Da dies oft ein Jahr oder länger dauert, gibt es eine Zeit lang mehrere Versionen zum Vorgehen bei der Ersten Hilfe.

Was ist ein Notfall?

Ein Notfall liegt dann vor, wenn bei einem Menschen die lebenswichtigen Körperfunktionen (**Vitalfunktionen**) gestört sind oder eine solche Störung unmittelbar bevorsteht:

- **Störungen des Bewusstseins** (➤ 24.7.2). Alle schwerwiegenden Störungen der lebenswichtigen Organe führen letzten Endes zur Fehlfunktion des Gehirns und damit zu Störungen des Bewusstseins, deren schwerste Form die *Bewusstlosigkeit* ist. Natürlich können auch Störungen des zentralen Nervensystems selbst zu Störungen des Bewusstseins führen, etwa eine Gehirnentzündung oder die Gewalteinwirkung auf den Kopf, das Schädel-Hirn-Trauma
- **Störungen der Herzaktion und des Kreislaufs.** Zugrunde liegen können hier z. B. ein Herzinfarkt, eine Herzinsuffizienz oder Blutverluste, wie sie etwa bei Knochenbrüchen oder inneren Blutungen auftreten
- **Störungen der Atmung.** Sie können bedingt sein durch eine Verlegung der Atemwege (Aspiration, Insektenstich, Zurückfallen der Zunge beim Bewusstlosen), durch offene und geschlossene Brustkorbverletzungen oder Asthma bronchiale.

> **Ursachen von Notfällen**
>
> Einem Notfall können somit Verletzungen, plötzliche Erkrankungen (z. B. Herzinfarkt), eine Verschlechterung vorbestehender Erkrankungen (z. B. Dekompensation einer Herzinsuffizienz ➤ 14.6.4) oder Vergiftungen zugrunde liegen.

Was ist Erste Hilfe?

Im weitesten Sinne umfasst die **Erste Hilfe** *alle* Tätigkeiten bei Notfällen, die der Wiederherstellung der Gesundheit des Betroffenen dienen, noch bevor er in ärztliche Behandlung kommt. Erste Hilfe reicht von der Herz-Lungen-Wiederbelebung bis hin zum Händehalten zur Beruhigung des leicht Verunglückten.

Da Notfälle und hier insbesondere Unglücksfälle überwiegend in Alltagssituationen entstehen, ist die Erste Hilfe zumeist *Laienhilfe*. Sie wird in der Regel mit *einfachster Ausrüstung* durchgeführt.

> **Erkennen eines Notfalls**
>
> Der Ausfall der Vitalfunktionen ist bei den Betroffenen äußerlich sichtbar. Deshalb kann häufig auch der Laie einen Notfall erkennen.
> - Eine Störung des zentralen Nervensystems kann sich durch Bewusstlosigkeit, aber auch durch Krampfanfälle, plötzliche Lähmungen oder plötzliche Verwirrtheit äußern
> - Bei einer Herz-Kreislauf-Störung treten Brustschmerzen, Engegefühl in der Brust, Veränderungen des Pulses, veränderte Hautfarbe (weiß, grau oder blau) oder auch Bewusstseinsstörungen und schnappende Atmung auf
> - Störungen des Atmungssystems zeigen sich durch schwache oder gar fehlende Atmung, übermäßige Atemanstrengungen, abnorme Atemgeräusche oder veränderte Hautfarbe (blau oder grau).

24.2 Rettungskette

Der Ablauf der Hilfeleistungen bei einem Notfall außerhalb des Krankenhauses kann wie eine Kette aus vier Gliedern gesehen werden, die als **Rettungskette** bezeichnet wird. Der **Ersthelfer**, also derjenige, der als Erster am Notfallort erscheint und oftmals Laie ist, ist im Bereich der ersten zwei oder sogar drei Kettenglieder tätig. Jedes Glied, und vor allem das lückenlose Ineinandergreifen der einzelnen Glieder, ist für das Überleben des Patienten *in gleichem Maße* entscheidend:

- Das rechtzeitige **Erkennen des Notfalls und Rufen um Hilfe** (➤ 24.3.1), um einen Stillstand des Herzens zu verhindern
- Die rechtzeitige **Wiederbelebung** (➤ 24.4), um Zeit zu gewinnen bis weitere medizinische Hilfe geleistet werden kann
- Die rechtzeitige **Defibrillation** (➤ 24.4.3), um das Herz wieder in Gang zu setzen
- Die **medizinische Versorgung nach der Reanimation**, um die Lebensqualität wiederherzustellen.

24.3 Sofortmaßnahmen

Zu den *sofort am Notfallort* zu ergreifenden Maßnahmen zählen:

- Das Feststellen eines Notfalls (➤ 24.3.1)
- Hilferuf, um weitere Helfer herbeizurufen
- Bei Unfällen das Absichern der Unfallstelle und Retten des Verunglückten aus der Gefahrenzone (➤ 24.7.9)
- Die Prüfung der Atmung (➤ 24.3.2)
- Der Notruf (➤ 24.3.3)
- Falls erforderlich, die kardiopulmonale Reanimation (Herz-Lungen-Wiederbelebung ➤ 24.4)
- Die Suche nach Verletzungen und die Blutstillung bei stark blutenden Wunden (➤ 24.5.1)
- Die Schockbekämpfung (➤ 24.5.2).

24.3.1 Feststellen eines Notfalls und Hilferuf

In der Regel erkennt der Ersthelfer lebensbedrohliche Notfälle rasch und eindeutig (➤ 24.1). Manchmal ist es notwendig, den Verunglückten kurz anzusprechen (z. B. „Alles in Ordnung?"). Reagiert ein bewusstlos erscheinender Patient nicht auf Ansprache, so sollte er direkt angefasst, z. B. leicht an den Schultern oder am Handgelenk geschüttelt werden, da Schwerhörigkeit eine Bewusstlosigkeit vortäuschen kann. Erfolgt auch hierauf keine Reaktion, so ist der Patient *bewusstlos*. Damit liegt ein schwerwiegender Notfall vor. Als nächster Schritt werden jetzt laut weitere Helfer herbeigerufen (**Hilferuf,** abzugrenzen vom später zu tätigenden **Notruf,** ➤ 24.3.3).

24.3.2 Prüfung der Atmung

Nach dem Hilferuf prüft der Helfer am bewusstlosen Patienten sofort die Atmung. Dies ist deshalb dringlich, weil der durch einen Atemstillstand bedingte Sauerstoffmangel das Gehirn nach spätestens sechs Minuten unwiederbringlich schädigt.

Prüfung der Atmung

Zur **Prüfung der Atmung** wird der Verunglückte auf den Rücken gedreht, dann werden die Atemwege frei gemacht, indem der Kopf des Patienten nackenwärts gebeugt („überstreckt") und das Kinn dabei nach oben (himmelwärts) angehoben wird (➤ Abb. 24.1). Dieses **Freimachen der Atemwege** wird empfohlen, weil bei Bewusstlosen die Muskulatur häufig erschlafft ist, so dass die Zunge zurückfallen und die Atemwege verlegen kann. Der Ersthelfer beugt nun seine Wange dicht über Mund und Nase des Verletzten und blickt gleichzeitig auf dessen Brustkorb. Die Prüfung der Atmung darf nicht länger als zehn Sekunden in Anspruch nehmen (➤ Abb. 24.2).

> **Atmung wahrnehmen**
>
> Atmet der Patient, so kann der Helfer dies *sehen* (Heben und Senken des Brustkorbes), *hören* (Atemgeräusche) und *fühlen* (Luftbewegung an seiner Wange).

Atmung normal: stabile Seitenlage

Ist beim Bewusstlosen eine effektive Atmung vorhanden, so wird er in die **stabile Seitenlage** gebracht (➤ Abb. 24.3).
Diese Lagerung wird deshalb empfohlen, weil bei bewusstseinsgestörten Patienten infolge abneh-

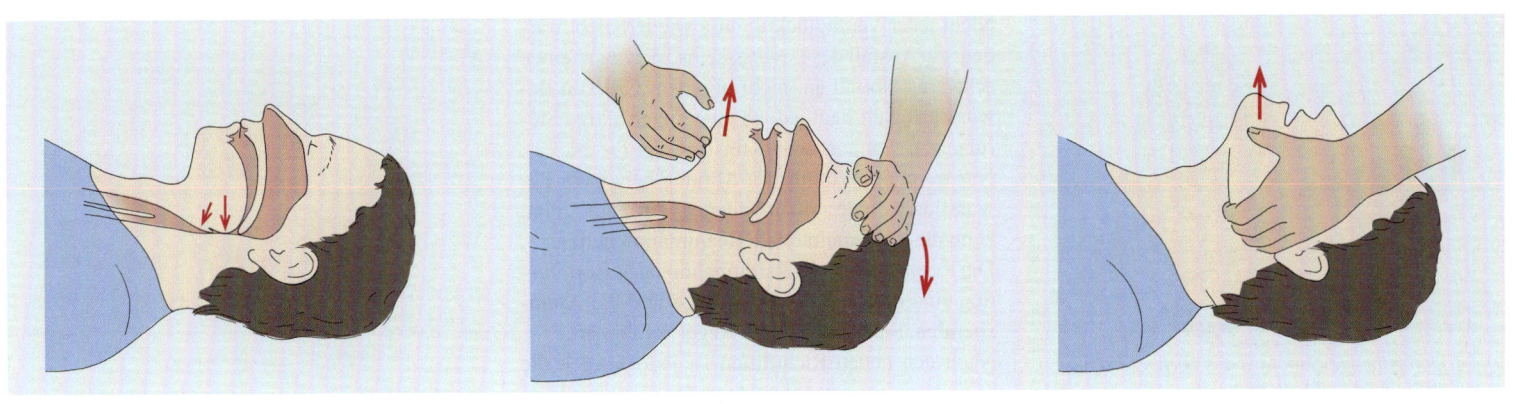

Abb. 24.1 Beim Bewusstlosen erschlafft die Muskulatur, so dass die Zunge zurückfallen und die Atemwege verlegen kann (links). Überstrecken des Halses und Anheben des Kinns hebt die Zunge an und schafft so freie Atemwege (Mitte). Wird eine Verletzung der Halswirbelsäule vermutet, so wird lediglich das Kinn angehoben (sog. Esmarch-Handgriff, rechts).

mender Schutzreflexe Mageninhalt (z. B. bei Erbrechen) oder Blut (z. B. bei Nasenbluten) tief in die Atemwege gelangen und im Extremfall zu einem Atemstillstand führen kann. Außerdem erschlafft die Muskulatur, so dass die Zunge in den Rachen zurückfallen und die Atemwege verlegen kann. Um diese lebensbedrohlichen Komplikationen zu vermeiden, werden alle bewusstlosen Patienten mit ausreichender Eigenatmung und Herztätigkeit in die stabile Seitenlage gebracht. Erbrochenes und Blut können seitlich aus dem Mundraum herausfließen und die Zunge kann nicht mehr zurückfallen.

Danach tätigt der Helfer den Notruf (➤ 24.3.3) und kontrolliert die Atmung weiter alle 2–3 min, um bei einer Verschlechterung des Zustandes rechtzeitig die erforderlichen Wiederbelebungsmaßnahmen ergreifen zu können.

Atmung ineffektiv: Wiederbelebung

Ist keine normale Atmung vorhanden oder ist sich der Ersthelfer unsicher, ob die Atmung normal ist, tätigt der Helfer den Notruf und beginnt mit der Wiederbelebung (➤ 24.4). Eine abnorme Atmung liegt insbesondere dann vor, wenn der Verunglückte nach Luft schnappt – dies ist oft das Zeichen eines Herzstillstands!

Eine Prüfung des Kreislaufs vor Beginn der Wiederbelebung wird heute *nicht* mehr empfohlen – auch nicht mehr für professionelle Helfer. Es hat sich nämlich gezeigt, dass die Prüfung des Pulses oft falsche Ergebnisse erbringt und dabei zudem wertvolle Zeit vergeudet wird.

> **Infektionsschutz**
>
> Die Hilfe in Notsituationen kann für den Helfer ein Gesundheitsrisiko darstellen, wenn er nicht bestimmte Grundregeln beachtet, besonders zum Schutz vor Infektionen. Eine Infektion mit Hepatitis-B-, -C- oder HI-Viren setzt zumeist einen Blut-zu-Blut-Kontakt voraus, z. B. über Nagelfalzverletzungen des Helfers. Weitere Infektionen werden hauptsächlich über andere Körpersekrete wie Stuhl oder Urin übertragen.
> Deshalb gilt: grundsätzlich Einmalhandschuhe tragen! Die Mund-zu-Mund- oder Mund-zu-Nase-Beatmung des Laienhelfers kann bei Blutungen im Gesichtsbereich problematisch sein. Bis heute ist allerdings noch keine einzige Infektion mit Hepatitis- oder HI-Viren durch Mund-zu-Mund-Beatmung bekannt geworden. Dieses minimale Infektionsrisiko kann außerdem durch die Verwendung eines Taschentuches oder einer Mullkompresse weiter gesenkt werden. Werden Kanülen, Skalpelle etc. eingesetzt, so gelten dieselben Prinzipien zur Verletzungsvermeidung wie im klinischen Alltag.

24.3.3 Notruf

Die medizinischen Möglichkeiten des Ersthelfers sind begrenzt, deshalb wird bei einem schweren Notfall möglichst rasch, und zwar sobald eine unzureichende Atmung festgestellt ist, weitere professionelle und technische Hilfe organisiert. Dazu wird ein Helfer beauftragt, den **Notruf** zu tätigen bzw. falls vorhanden, einen Defibrillator herbeizubringen. Ist nur *ein* Helfer verfügbar und hat er kein Handy dabei, so lässt er den Patienten so kurz wie möglich alleine. Den Notruf noch *vor* Beginn der Wiederbelebung zu tätigen („phone first"-Regel) wird deshalb empfohlen, weil die meisten lebensbedrohlichen Situationen ohne technische Hilfsmittel, insbesondere Defibrillator (➤ 24.4.3), nicht zu beheben sind.

Eine Ausnahme von dieser Regel stellen Kinder dar. Diese werden zunächst etwa eine Minute lang wiederbelebt, da Notfälle in dieser Altersgruppe meistens durch Atmungsprobleme bedingt sind (➤ 24.4.6).

Abwicklung des Notrufs

Der Notruf kann über Telefon, über die Funknetze von Linienbussen oder Taxen, über die Notruftelefone an Fernstraßen sowie an Polizei- und Feuerwehrrufsäulen getätigt werden. Hinweise auf Meldeeinrichtungen sind an den Leitpfosten der Autobahnen sowie auf speziellen Hinweisschildern angebracht. Der Notruf sollte bei der Polizei (Deutschland Nr. 110, Österreich Nr. 133, Schweiz Nr. 117) oder direkt beim örtlichen Rettungsdienst (Deutschland Nr. 112, Österreich Nr. 144, Schweiz Nr. 144) erfolgen. Der neue *Euronotruf* (Nr. 112) ist inzwischen fast überall in Europa eingerichtet.

Inhalt des Notrufs

Jeder Notruf muss die folgenden fünf Punkte umfassen (5 × W):

> **W**o geschah es? Genaue Angabe des Unfallortes mit Straße und Hausnummer erspart dem Rettungsdienst unnötiges Suchen
> **W**as geschah? Kurze Beschreibung der Unfallsituation
> **W**ie viele Verletzte?
> **W**elche Art von Verletzungen?
> **W**arten auf Rückfragen. Die Leitstelle wird eventuell zur Einschätzung der Situation Rückfragen stellen.

24.4 Kardiopulmonale Reanimation

> **Kardiopulmonale Reanimation**
>
> **Kardiopulmonale Reanimation** *(Herz-Lungen-Wiederbelebung)* bezeichnet die Wiederbelebung des Betroffenen durch Herzmassage (➤ 24.4.1) und Beatmung (➤ 24.4.2). Sie laufen in der Regel synchron ab.

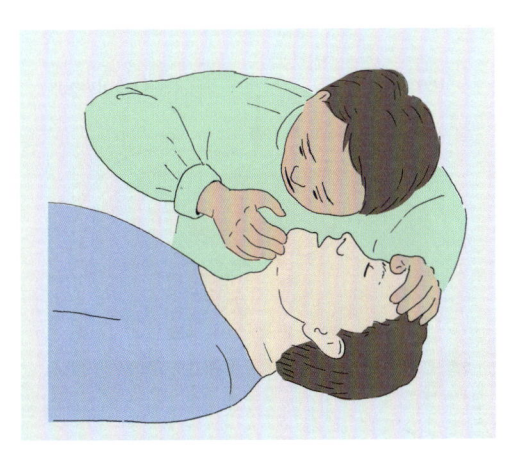

Abb. 24.2 Prüfung der Atmung.

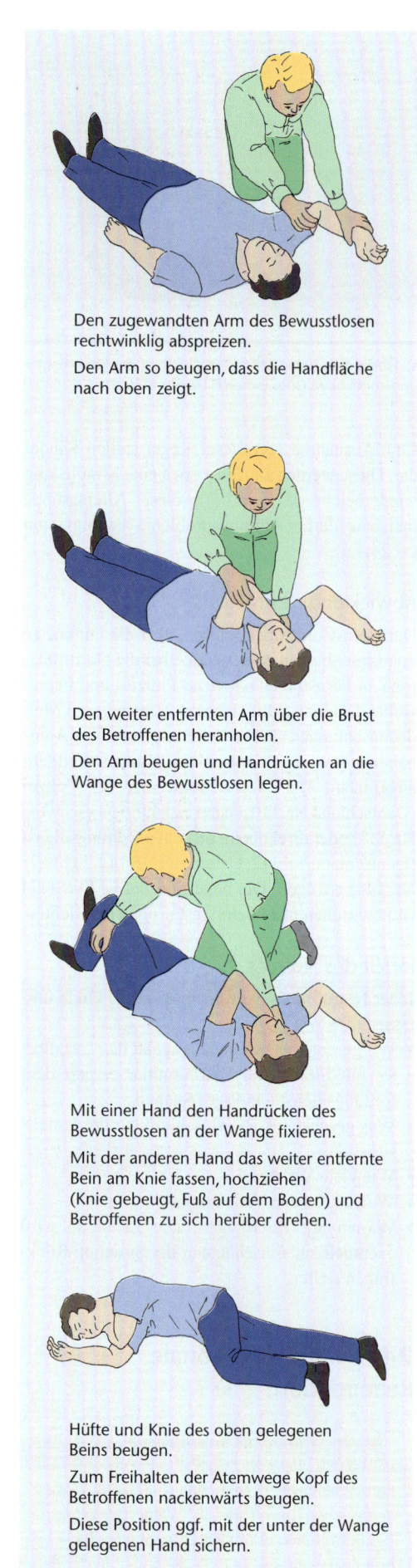

Nicht jeder Verunglückte muss wiederbelebt werden: ein Ausfall des Bewusstseins zeigt zwar einen schweren Notfall an, nicht in jedem Fall von Bewusstlosigkeit liegt jedoch eine gleichzeitige Störung von Atmung oder Kreislauf vor (➤ 24.3.2). Nur wenn die Prüfung der Atmung bei einem Bewusstlosen eine unzureichende Atmung zeigt, kann die kardiopulmonale Reanimation helfen.

Die Kernelemente der kardiopulmonalen Reanimation sind die **Herzdruckmassage** und die **Atemspenden.** Sie werden in der Regel kombiniert.

Nach den neuen Richtlinien ist jedoch auch die reine Herzmassage (ohne Atemspenden) zur Wiederbelebung zulässig, wenn sich der Laie eine Beatmung nicht zutraut (sich z. B. ekelt oder sich ängstigt) oder über keine entsprechende Ausbildung verfügt: Ungeübte Laien unterbrechen die Herzdruckmassage für die Beatmung oft weitaus länger als die empfohlenen fünf Sekunden. Dadurch kommt der Kreislauf immer wieder zum Stillstand, was den Erfolg der Wiederbelebung in Frage stellt. In beiden Fällen wird *nur* die Herzdruckmassage ohne Unterbrechung durchgeführt. Für geübte Helfer bleibt jedoch die Wiederbelebung durch Herzdruckmassage *und* Atemspende die bevorzugte Methode.

Kardiopulmonale Reanimation bei Kindern ➤ 24.4.6

24.4.1 Herzdruckmassage

> **Nur auf harter Unterlage**
>
> Voraussetzung für eine erfolgreiche Herzmassage ist eine harte Unterlage (z. B. Fußboden, Bettbrett, Reanimationsbrett), da auf einer weichen Unterlage (z. B. Matratze) die Kompressionsbewegungen des Helfers „verpuffen" (➤ Abb. 24.5).

Zunächst macht der Helfer den Brustkorb des Notfallpatienten rasch frei, um den richtigen Druckpunkt für die Herzmassage aufzufinden (➤ Abb. 24.4). Ist der Druckpunkt zu hoch angesetzt, so besteht die Gefahr einer Sternumfraktur, liegt er zu tief, können Leber und Milz geschädigt werden. Ein seitlich des Sternums angesetzter Druckpunkt kann zu Rippenbrüchen führen.

Für eine möglichst effektive Herzdruckmassage legt der Ersthelfer den Handballen der einen Hand auf das Zentrum der Brust (➤ Abb. 24.4). Der andere Handballen legt sich auf den Handrücken der ersten Hand, die Finger werden miteinander verschränkt. Die Arme sind dabei gestreckt, d.h. die Ellenbogen sind durchgedrückt. Der Helfer muss bei der Herzdruckmassage das Brustbein etwa 5 cm tief eindrücken, was einige Kraft erfordert (➤ Abb. 24.5). Ebenso wesentlich ist es, dass er den Druck danach vollkommen lockert (allerdings ohne den Kontakt zum Körper zu verlieren!), damit das Herz sich abermals mit Blut füllen kann. Die „Druckphase" und die „Entspannungsphase"

Abb. 24.3 Stabile Seitenlagerung.

Den zugewandten Arm des Bewusstlosen rechtwinklig abspreizen.

Den Arm so beugen, dass die Handfläche nach oben zeigt.

Den weiter entfernten Arm über die Brust des Betroffenen heranholen.

Den Arm beugen und Handrücken an die Wange des Bewusstlosen legen.

Mit einer Hand den Handrücken des Bewusstlosen an der Wange fixieren.

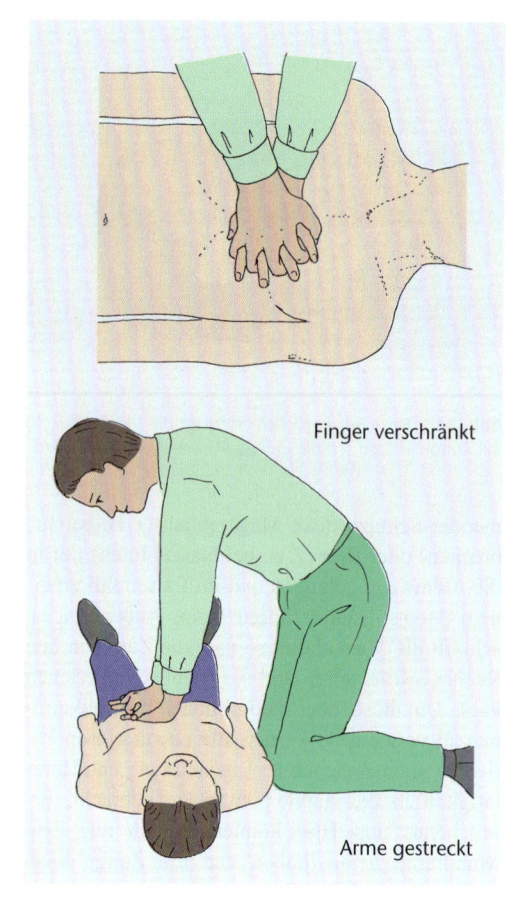

Mit der anderen Hand das weiter entfernte Bein am Knie fassen, hochziehen (Knie gebeugt, Fuß auf dem Boden) und Betroffenen zu sich herüber drehen.

Hüfte und Knie des oben gelegenen Beins beugen.

Zum Freihalten der Atemwege Kopf des Betroffenen nackenwärts beugen.

Diese Position ggf. mit der unter der Wange gelegenen Hand sichern.

Abb. 24.4 Herzmassage. Der richtige Druckpunkt befindet sich „im Zentrum der Brust", dies ist die untere Hälfte des Brustbeins (Sternum). Der Ersthelfer legt den Handballen der einen Hand auf diesen Bereich. Der andere Handballen legt sich auf den Handrücken der ersten Hand, die Finger werden miteinander verschränkt (oben). Wichtig: Bei der Herzdruckmassage sind die Arme des Helfers gestreckt (unten).

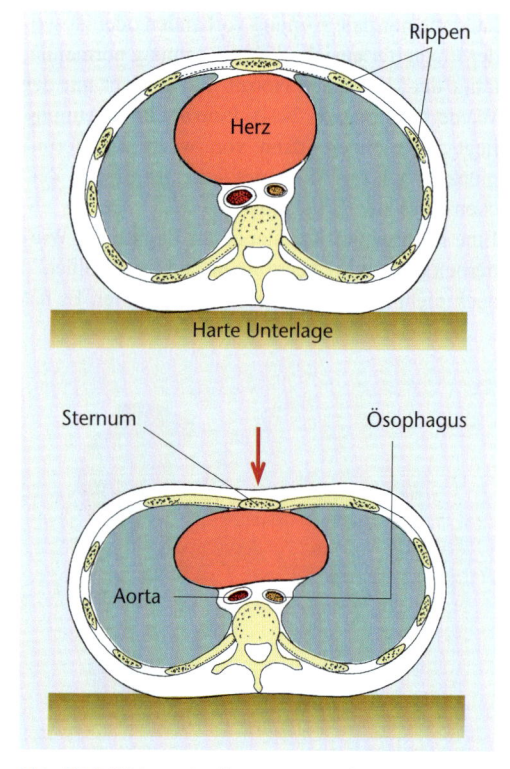

Abb. 24.5 Wirkung der Herzmassage. Schnitt durch den Brustkorb.

sollten gleich lang sein. Um möglichst viel Blut in den Kreislauf des Verletzten zu pressen, muss die Brust ausreichend häufig zusammengedrückt werden. Empfohlen wird eine Kompressionsfrequenz von 100 pro Minute (jedoch nicht über 120 pro Minute). Die Herzdruckmassage darf nie länger als fünf Sekunden unterbrochen werden!

Da gleichzeitig die erloschene Atemtätigkeit unterhalten werden muss, wird in regelmäßigen Abständen die Herzdruckmassage mit der Beatmung (▶ 24.4.2) abgewechselt. Herzmassage und Beatmung müssen also immer im rhythmischen Wechsel erfolgen. Das empfohlene Verhältnis ist 30:2, d. h. nach jeweils 30 Herzkompressionen werden zwei Atemspenden gegeben, egal, ob bei der Wiederbelebung nur ein oder zwei Helfer zur Verfügung stehen. Die beiden Atemspenden dürfen zusammen aber nicht länger als fünf Sekunden dauern.

Auch bei korrekt durchgeführter Herzdruckmassage kommen Rippenbrüche – gerade bei älteren Menschen – vor. Dies ist jedoch kein Grund, die Reanimation zu beenden!

Steht nur ein Helfer zur Verfügung, beginnt er die Reanimation mit 30 Brustkorbkompressionen. Unter möglichst geringem Zeitverlust gibt er dann zwei Atemspenden und führt dann die Herzdruckmassagen fort. Diesen Rhythmus behält er bei. Da diese **Ein-Helfer-Methode** sehr anstrengend ist, sollte ein Einzelhelfer möglichst schnell eine zweite Person dazuholen (z. B. durch Rufe).

Stehen zwei Helfer zur Verfügung (**Zwei-Helfer-Methode**), beatmet der eine Helfer, und der andere führt die Herzmassage durch. Die beiden Helfer stimmen sich dabei so ab, dass auf jeweils 30 Herzkompressionen zwei Atemspenden folgen (Verhältnis 30:2). Da die Herzmassage über längere Zeit sehr anstrengend ist, sollten sich die beiden Helfer regelmäßig – etwa alle zwei Minuten – abwechseln. Sie achten darauf, dass es während des Positionswechsels zu keiner Unterbrechung der Thoraxkompressionen kommt.

Minimalversorgung

Da mit einer *Herzdruckmassage* (kurz Herzmassage) nur 5–30 % des normalen Blutstromes in den Kreislauf des Verunglückten gebracht werden können, muss eine spontane Blutzirkulation zur Vermeidung irreversibler Schäden so schnell wie möglich erreicht werden.

Erfolgszeichen

Die geglückte Wiederbelebung erkennt der Helfer daran, dass die Atmung sowie andere Lebenszeichen wieder einsetzen. Es wird heute aber nicht mehr empfohlen, dies gesondert zu prüfen. Vielmehr wird mit der kardiopulmonalen Reanimation so lange ohne Unterbrechung fortgefahren, bis die Atmung des Patienten merkbar einsetzt.

24.4.2 Atemspende bzw. Beatmung

Nach 30 Thoraxkompressionen wird so rasch wie möglich *zweimal Atem gespendet*. Dazu wird der Kopf zur Freimachung der Atemwege leicht überstreckt (▶ Abb. 24.1).

Die Luft wird bei der Atemspende über etwa eine Sekunde eingeblasen. Während der Beatmung wird die Überstreckung des Kopfes aufrechterhalten. Stets wird darauf geachtet, dass die Atemspende *effektiv* ist; Letzteres erkennt der Helfer daran, dass sich der Brustkorb des Beatmeten hebt.

Ist kein Beatmungsbeutel verfügbar, erfolgt die Atemspende durch **Mund-zu-Nase-Beatmung** oder, falls die Nase verletzt oder beim Einblasen nicht durchlässig ist, durch **Mund-zu-Mund-Beatmung**. Wegen der Gefahr von Infektionen und wegen der besseren Wirksamkeit sollte die Beatmung möglichst mittels Maske und Beatmungsbeutel (z. B. Ambu®-Beutel) durchgeführt werden (▶ Abb. 24.7), zumindest jedoch eine Mundmaske oder andere Schutzvorrichtung verwendet werden.

Mund-zu-Nase- und Mund-zu-Mund-Beatmung

Diese Techniken werden von Laien ohne technische Hilfsmittel angewandt.

Richtig beatmen

Mund-zu-Nase-Beatmung (▶ Abb. 24.6):
› Als Erstes beugt der Helfer den Kopf des Patienten nackenwärts
› Der Helfer verschließt den Mund durch Druck des Daumens auf die Unterlippe in Richtung Oberlippe. Ist der Mund nicht richtig verschlossen, kann die in die Nase eingeblasene Luft wieder entweichen. Ist der Mund verschlossen, bläst der Helfer seine Ausatemluft vorsichtig in die Nase des Patienten ein
› Der Helfer beobachtet, wie sich der Brustkorb des Patienten danach wieder senkt. Erst dann spendet er wieder Atem.

Mund-zu-Mund-Beatmung:
Auch bei der Mund-zu-Mund-Beatmung ist die Beugung des Halses nackenwärts entscheidend. Diesmal wird jedoch die Nase verschlossen. Dies geschieht mit Daumen und Zeigefinger der auf der Stirn liegenden Hand. Der Helfer setzt seinen Mund fest um den Mund des Betroffenen auf. Gleichzeitig wird das Kinn nach oben gezogen, um die Atemwege freizuhalten. Durch den leicht geöffneten Mund bläst er nach seinem eigenen Rhythmus Luft ein.
Bei richtiger Beatmungstechnik hebt und senkt sich der Brustkorb des Beatmeten. Ist dies nicht der Fall, sind eventuell die Atemwege verlegt. Der Helfer kontrolliert dann Mund und Rachen, um sichtbare Fremdkörper entfernen zu können.

Beutel-Masken-Beatmung

Professionelle Helfer bevorzugen die Beutel-Masken-Beatmung wegen ihrer größeren Effektivität, Sicherheit und der Möglichkeit, auch Sauerstoff zu verabreichen. Fast alle Patienten mit unzureichender Atmung können durch dieses Bebeuteln zeitweise ohne Intubation (▶ 16.12) „über Wasser" gehalten werden:

› Die Maskengröße wird individuell ausgewählt. Sie muss *dicht* um Nase und Mund schließen
› Wenn verfügbar, wird Sauerstoff über einen Schlauch an das Masken-Beutel-System angeschlossen. Der Sauerstoff kann in höheren Konzentrationen in die Atemwege eingeblasen werden, wenn das Masken-Beutel-System über ein sog. Reservoir verfügt (etwa eine hinter dem Beatmungsbeutel angebrachte Gummi„blase")
› Auch bei der Maskenbeatmung wird zunächst gegen die Verlegung der Atemwege angegangen (▶ 24.3.2): Der Patient wird deshalb mit leicht überstrecktem Kopf gelagert („Schnüffelstellung"). Der Helfer setzt die Maske über Mund und Nase auf und hält sie mit der linken Hand im „C-Griff" fest (▶ Abb. 24.7); gleichzeitig zieht er den Kieferwinkel mit den restli-

Verschluss des Mundes durch Druck des Daumens auf die Unterlippe in Richtung Oberlippe

Überstreckung des Kopfes nackenwärts

Einblasen der Ausatemluft in die Nase

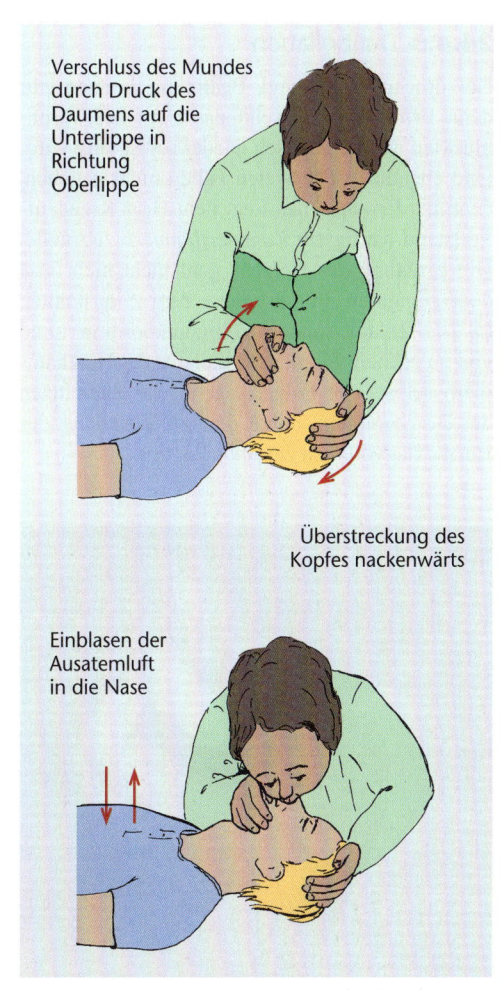

Abb. 24.6 Mund-zu-Nase-Beatmung. Das leichte Anheben des Brustkorbs zeigt, dass die eingeblasene Luft auch die Lunge erreicht.

chen Fingern der linken Hand nach oben („himmelwärts", „unter die Maske")
- Mit dem Beutel wird so viel Luft eingeblasen, dass sich der Brustkorb mit jeder Beatmung sichtbar hebt
- Ist eine ausreichende Beatmung auf diese Weise nicht möglich, kann entweder ein zweiter Helfer die Atemwege durch den *Esmarch-Handgriff* (➤ Abb. 24.1) weiter öffnen und so die Zunge aus dem Weg räumen, oder es kann ein sog. **Guedel-Tubus** in den Mund eingelegt werden. Dies ist ein an der Zahnreihe fixiertes, bis in den Rachenraum reichendes festes Gummirohr, das die eingeblasene Luft an der zurückgefallenen Zunge vorbeiführt (➤ Abb. 24.8).

Bei einer Beutel-Masken-Beatmung gerät ein Teil der eingeblasenen Luft zwangsläufig über die Speiseröhre in den Magen und bläht diesen auf. Durch die ballonartige Magenfüllung wird das Zwerchfell nach oben gedrückt, was die Lungenausdehnung und damit die Atemfunktion behindert. Auch kann dadurch ein Teil des Mageninhalts in den Ösophagus gepresst werden, was eine Aspiration (➤ 24.7.1) begünstigt. Viele moderne Beatmungsbeutel verfügen deshalb über Druckventile, die zu hohe Beatmungsdrücke verhindern.

24.4.3 Defibrillation

Herzdruckmassage und Beatmung können nur dann Erfolg haben, wenn das Herz des Verunglückten möglichst rasch wieder selbst tätig wird. Und ebendies ist in vielen Fällen nicht gegeben, denn bei Erwachsenen liegt dem Herz-Kreislauf-Stillstand häufig ein *Kammerflimmern* zugrunde: Die Erregung des Herzens geht nicht mehr von dem regulären Impulsgeber, dem Sinusknoten (➤ 14.5.2), aus, sondern völlig unkoordiniert und viel zu schnell von der Muskulatur der Herzkammern selbst. Die Folge: sehr rasche Zuckungen der Herzkammern, durch die kein ausreichendes Herzschlagvolumen zustande kommt.

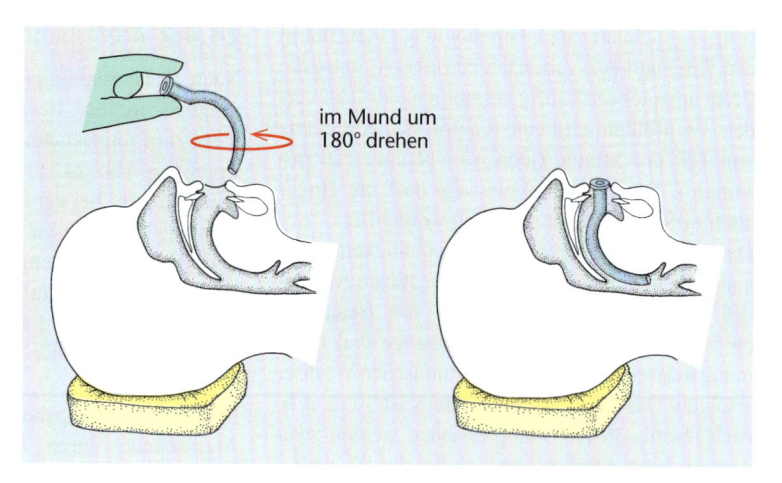

Abb. 24.8 Einlegen eines Guedel-Tubus. [A300-157]

Das Kammerflimmern kann am effektivsten durch einen Stromstoß von außen unterbrochen werden. Eines der wichtigsten Verfahren in der Notfallmedizin ist deshalb heute die **Defibrillation**. Hierbei wird aus einem batteriebetriebenen Ladegerät ein Stromimpuls abgegeben, der über breitflächige, auf den nackten Brustkorb des Betroffenen aufgeklebte oder aufgesetzte Elektroden in das Herz eingeleitet wird. Dadurch wird der Herzmuskel für kurze Zeit elektrisch „stumm". Im Idealfall übernimmt dann der Sinusknoten wieder die Führung und leitet einen regulären Herzschlag ein.

Um zu entscheiden, ob eine Defibrillation helfen kann, wird möglichst rasch ein Elektrokardiogramm (EKG) am Patienten abgeleitet, etwa über die Elektroden des Defibrillators. Die Defibrillation ist dann angezeigt, wenn das EKG ein Kammerflimmern (➤ 14.5.9) oder eine sog. pulslose ventrikuläre Tachykardie zeigt.

> **Laien-Defibrillation**
>
> Fast jeder Erwachsene, der einen akuten, nicht durch einen Unfall bedingten Herzstillstand ohne neurologische Folgeschäden überlebt, verdankt dies einer rechtzeitigen Defibrillation. Ihre Wirksamkeit ist jedoch stark zeitabhängig: Mit jeder Minute, die nach einem Herzstillstand verstreicht, sinkt die Wahrscheinlichkeit einer erfolgreichen Wiederbelebung deutlich, und zwar um etwa 3–4 % bei gleichzeitiger kardiopulmonaler Reanimation und um 10–12 % ohne Reanimation. Wegen der Hypoxie-Empfindlichkeit des Gehirns (➤ 3.10.1) ist jedoch auch bei erfolgreich defibrillierten Patienten, die vor Beginn der Reanimation länger als 6 min im Kreislaufstillstand verbrachten, mit bleibenden Gehirnschäden zu rechnen.
> Inzwischen sind in vielen Kliniken, aber auch an manchen öffentlichen Plätzen (Flughäfen, Polizeistationen) automatische Defibrillatoren (*Automatischer Externer Defibrillator*, kurz **AED**) verfügbar, die den Herzrhythmus automatisch erkennen, sich selbsttätig aufladen und auch die richtige Stromdosis von sich aus auswählen. Diese können auch von Laien bedient werden, weil sie durch Sprachprogramme die Bedienung vereinfachen.

Wichtig bei der Durchführung der Defibrillation:
- Selbstklebende Elektroden werden bevorzugt verwendet. Paddel immer mit Elektroden-Gel bestreichen
- Der Anpressdruck muss kräftig sein
- Die Helfer dürfen den Patienten nicht berühren und halten einen Sicherheitsabstand
- Die Auslösung des Stromstoßes wird immer für die anderen Helfer angekündigt
- Bei Trägern von Herzschrittmachern werden die Paddel mindestens 10 cm vom Schrittmacher entfernt platziert
- Die Herzdruckmassage wird so kurz wie möglich unterbrochen (< 5 s), d.h. nur während der Stromgabe. Während des Ladevorgangs wird weiter „gedrückt"!

24.4.4 Medikamente

Während die Defibrillation inzwischen teilweise auch von Laien durchgeführt wird (➤ 24.4.3), ist die Gabe von Medikamenten dem medizinischen Fachpersonal bzw. dem Notarzt vorbehalten.

Notfallmedikamente

Jeder Notarzt verfügt über ein kleines, wirkungsvolles Arsenal von **Notfallmedikamenten:**
- **Sauerstoff:** Die Gabe von Sauerstoff wirkt dem bei einem Ausfall der Lungenfunktion typischen Sauerstoffmangel der Körpergewebe entgegen und kann deren Überlebenszeit verlängern. O_2 sollte deshalb so rasch wie möglich eingesetzt werden! Vorsicht ist allerdings bei spontan atmenden Patienten mit chronisch-obstruktiven Atemwegserkrankungen geboten (➤ 16.11.3), bei ihnen kann der Atemantrieb durch Sauerstoffgabe abnehmen. Eine Sauerstoffgabe sollte jedoch nicht unterbleiben, die Patienten sollten lediglich gut überwacht werden!

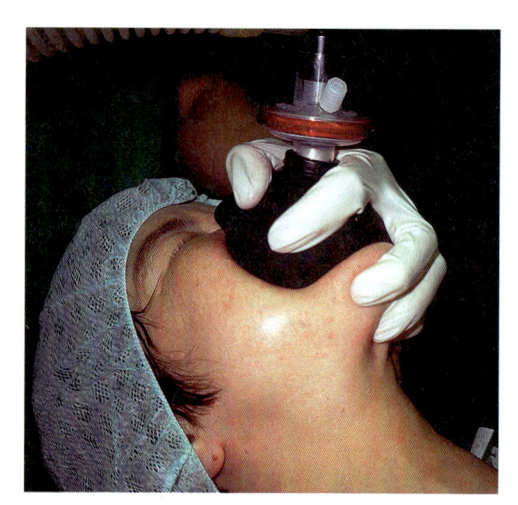

Abb. 24.7 Beatmung mit Handbeatmungsbeutel. Mit dem „C-Griff" wird die Maske mit Daumen und Zeigefinger über Mund und Nasenöffnung gepresst, mit den restlichen Fingern wird der Kopf leicht überstreckt gehalten. [M115]

- **Analgetika** *(Schmerzmittel):* Zur raschen Linderung der oft sehr starken Schmerzen werden in aller Regel hochpotente Opioide (▶ 9.3.3) parenteral (unter Umgehung des Magen-Darm-Traktes) verabreicht
- **Adrenalin (Epinephrin):** Adrenalin fördert die Wirkung des sympathischen Nervensystems und erhöht dadurch Schlagkraft, Schlagfrequenz, Erregungsleitungsgeschwindigkeit und Erregbarkeit des Herzens. Alle diese Effekte sind erwünscht, um das Herz maximal zu stimulieren. Adrenalin kommt insbesondere bei fehlendem Herzschlag (Asystolie) und nach erfolgloser Defibrillation bei Kammerflimmern zum Einsatz. Ein sicherer Nachweis, dass dies die Prognose des Verunglückten verbessert, fehlt jedoch. Dies gilt auch für das ähnlich wirkende **Vasopressin**
- **Atropin:** Atropin vermindert den dämpfenden Einfluss des Parasympathikus (▶ 8.10). Es steigert die Sinusknotenfrequenz und die Erregungsüberleitung vom Herzvorhof zur Herzkammer, macht das Herz aber auch für Herzrhythmusstörungen empfindlicher. Atropin wird bei zu langsamem Herzschlag (Bradykardie) gegeben. Bei ausbleibendem Herzschlag (Asystolie) oder „pulsloser elektrischer Aktivität" (Herzrhythmus ohne effektiven Pulsschlag) wird es nicht mehr empfohlen
- **Amiodaron:** Lässt sich ein Kammerflimmern weder durch Defibrillation noch durch Adrenalin beheben, so wird das *Antiarrhythmikum* (▶ 14.5.7) Amiodaron (z. B. Cordarex®) eingesetzt. Es dämpft die Erregungsleitung und die Bildung von Extrasystolen in der Herzkammer. Das früher eingesetzte Antiarrhythmikum Lidocain wird nur noch empfohlen, wenn Amiodaron nicht verfügbar ist
- **Natriumbikarbonat 8,4 %:** Bei einem Herz-Kreislauf-Stillstand gerät der Patient zwangsläufig in eine metabolische Azidose (▶ 19.9.2). Das früher zur Pufferung eingesetzte Natriumbikarbonat wird heute jedoch wegen mangelnder Wirksamkeit nur noch in bestimmten Spezialfällen verwendet.

Zunehmend werden Patienten, die einen Herz-Kreislauf-Stillstand überlebt haben, aber komatös sind, bereits im Rettungswagen, z. B. durch Infusion kalter Infusionslösungen, leicht unterkühlt. Dies hat sich v.a. zur Reduktion neurologischer Folgeschäden als günstig erwiesen.

Abbruch der Reanimation

Die Reanimation wird so lange fortgeführt, bis sie erfolgreich ist (d.h. der Patient wieder selber atmet), fachliche Hilfe eintrifft oder ein approbierter Arzt abbrechen lässt.

Kriterien für einen Abbruch können sein:
- Länger als 30 min nach Beginn einer ordnungsgemäßen Reanimation bestehender zerebraler Kreislaufstillstand (weite, lichtstarre Pupillen, Bewusstlosigkeit, fehlende Spontanatmung). Ausnahme: Reanimation bei Unterkühlung oder Vergiftung; hier ist die Überlebenszeit des Körpers evtl. verlängert
- Länger als 15 Minuten bestehende Zeichen des Herztodes im EKG (Asystolie).

24.4.5 Gesamtablauf lebensrettender Maßnahmen

Die einzelnen lebensrettenden Maßnahmen sind recht einfach zu verstehen, der Gesamtablauf einer lebensbedrohlichen Notfallsituation erscheint jedoch oft verwirrend. Die Schritte noch einmal im Überblick (▶ Abb. 24.9):
- Bei einem Notfall verschafft sich der Ersthelfer zunächst einen Überblick über die lebenswichtigen Körperfunktionen des Patienten
- Er kontrolliert das Bewusstsein durch laute Ansprache und leichtes Rütteln an den Schultern
- Erfolgt keine Reaktion, so ruft der Helfer um Hilfe (Hilferuf)
- Anschließend prüft der Helfer die Atmung. Hierzu werden zuerst die Atemwege frei gemacht, indem der Nacken des Patienten leicht überstreckt wird. Dann kontrolliert der Helfer die Atmung durch Schauen auf Brustkorbbewegungen, Hören auf Atemgeräusche und Fühlen von Luftbewegungen an der Wange. Diese Prüfung soll nicht länger als 10 s dauern
- Ist keine normale Atmung vorhanden, wird sofort der Rettungsdienst alarmiert (Notruf). Ist der Helfer alleine und ohne Handy, muss er dazu möglicherweise den Patienten für kurze Zeit alleine lassen
- Danach wird schnellstmöglich mit der Herzdruckmassage begonnen
- Nach 30 Thoraxkompressionen werden zwei Beatmungen gegeben
- Die Wiederbelebung durch jeweils 30 Thoraxkompressionen und zwei Beatmungen wird mindestens bis zum Eintreffen des Rettungsdienstes fortgesetzt.

24.4.6 Besonderheiten der Reanimation bei Kindern

Im Gegensatz zum Erwachsenen sind Notfallsituationen beim Kind meist *nicht* durch Herzversagen bedingt. Bei Kindern entstehen Notfallsituationen viel häufiger durch Störungen der Atemfunktion (etwa bei Fremdkörperaspiration) oder durch Störungen des Kreislaufs (etwa bei Exsikkose ▶ 11.6.3, ▶ 19.2.4).

Ersthelfer ohne spezielle Ausbildung in Erster Hilfe bei Kindern gehen bei Kindern genau so vor wie bei der Reanimation Erwachsener. Entsprechend geschulte Helfer berücksichtigen folgende Besonderheiten:
- Die rasche Wiederherstellung der Atemfunktion hat bei Kindern höchste Priorität. Deshalb wird bei Kindern nach Feststellung des Atemstillstands der Mund des Kindes geöffnet und *sichtbare* Fremdkörper werden entfernt (kein blindes Herumfingern im Mund!). Anschließend wird sofort mit fünf Atemspenden begonnen – wichtig ist auch hier, dass sich der Brustkorb *sichtbar* hebt
- Stellen sich die initialen Atemspenden als nicht effektiv heraus (kein Heben des Brustkorbs), so wird erneut überprüft, ob die Atemwege offen sind. Dies umfasst die Entfernung sichtbarer Fremdkörper, auch wird darauf geachtet, dass der Nacken nicht zu sehr nach hinten gebeugt ist. Öffnen diese Maßnahmen die Luftwege nicht, so wird der Kiefer im Kieferwinkel angehoben (Esmarch-Handgriff ▶ Abb. 24.1). Bleiben fünf Versuche zur effektiven Atemspende erfolglos, so wird mit der Herzmassage begonnen
- Nach der ersten Beatmungsserie wird geprüft, ob ein Kreislauf vorhanden ist: Dazu achtet der Helfer darauf, ob das Kind sich bewegt, ob es vielleicht hustet oder eine normale Atmung hat. Sind solche *Lebenszeichen* vorhanden, so wird ein normaler Kreislauf angenommen. Eine schnappende oder unregelmäßige Atmung zählt *nicht* als Lebenszeichen. Eine Pulskontrolle ist auch bei Kindern für Laien nicht vorgesehen (die von professionellen Helfern durchgeführte Pulskontrolle ist unten erklärt)
- Sind keine Kreislaufzeichen zu bemerken, so beginnt der Helfer mit Brustkompressionen. Bei Kindern werden dabei 15 Herzkompressionen mit jeweils zwei Atemspenden abgewechselt (15 : 2). Bei Neugeborenen wird im Verhältnis von drei Thoraxkompressionen zu einer Beatmung (3 : 1) reanimiert

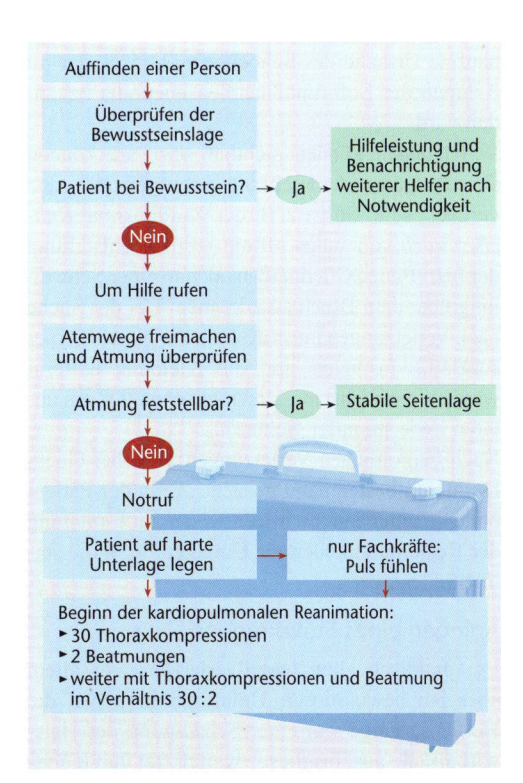

Abb. 24.9 Gesamtablauf lebensrettender Maßnahmen (beim Erwachsenen).

› Und noch einen Unterschied gibt es: Falls der Ersthelfer alleine ist und einen Notruf nur tätigen kann, wenn er das Kind kurz verlässt, wird der Notruf erst nach der initialen Atemspende sowie zwei Zyklen Herzmassage getätigt.

Atemspende bei Kindern. Bei Neugeborenen und Säuglingen wird der Kopf nicht überstreckt, sondern nur der Unterkiefer angehoben („Schnüffelstellung"). Der Atem wird dabei über 1–1,5 s eingeblasen. Bei Säuglingen (Kinder unter einem Jahr) umschließt der Helfer Mund *und* Nase des Kindes mit seinem Mund, bei älteren Kindern wird die Mund-zu-Mund-Beatmung bevorzugt (Nase wird dabei mit den Fingern zugedrückt) und der Kopf zur Beatmung wie beim Erwachsenen überstreckt. Säuglinge und kleine Kinder können zur Beatmung auf den Arm genommen werden. Je kleiner das Kind ist, desto weniger Luft wird pro Atemzug eingeblasen.

Herzdruckmassage bei Kindern. Auch bei Kindern liegt der beste Druckpunkt in der unteren Hälfte des Brustbeins. Um diesen Druckpunkt zu finden, wird der Punkt aufgesucht, an dem sich die untersten Rippen in der Mitte (d.h. am Brustbein) treffen. Der Druckpunkt liegt einen Fingerbreit darüber. Der Brustkorb soll bei jeder Kompression etwa um ein Drittel eingedrückt werden. Bei **Säuglingen** nimmt der Helfer für die Herzdruckmassage lediglich zwei gestreckte Finger – den Zeige- und Mittelfinger. Alternativ kann der ganze Brustkorb mit beiden Händen umfasst und mit den auf das Brustbein gesetzten Daumen eingedrückt werden.

Bei **älteren Kindern** wird entweder nur *ein* Handballen auf das Brustbein aufgesetzt oder aber wie beim Erwachsenen mit zwei Händen gedrückt. Der Brustkorb wird um mindestens ein Drittel seines Durchmessers eingedrückt.

Pulskontrolle bei Kindern

Der kurze, „speckige" Hals des Säuglings eignet sich nicht für eine Pulstastung an der Halsschlagader. Beim Säugling wird deshalb die Armarterie (A. brachialis, tastbar an der Arminnenseite in der Mitte zwischen Ellenbogen und Schulter) oder die Oberschenkelarterie (A. femoralis, in der Leiste) getastet.

Bei älteren Kindern kann der Puls an der Halsschlagader oder an der Oberschenkelarterie geprüft werden. Die Pulsprüfung soll nie länger als 10 s dauern. Bei *sicher* fühlbarem und ausreichendem (> 60 Schläge/min) Puls wird nun mit der alleinigen Atemspende, bei Pulslosigkeit oder nicht sicher fühlbarem Puls mit der kardiopumonalen Reanimation begonnen (➤ 24.4).

Besonderheiten für professionelle Helfer ➤ 24.4.6.

24.5 Weitere lebensrettende Maßnahmen

24.5.1 Suche nach Verletzungen und Blutstillung

Suche nach Verletzungen

Selbst wenn ein Unfallopfer zunächst nicht vital gefährdet erscheint, müssen bedrohliche **Verletzungen** rasch erkannt werden, um Blutverluste möglichst gering zu halten. Blutverluste sind eine häufige Ursache des Schocks (➤ 24.5.2), der im Rahmen der Sofortmaßnahmen ebenfalls behandelt wird.

Verletzungen können sichtbar sein, sie können aber auch unter der Kleidung verborgen oder ganz verdeckt sein. So ist z. B. der *geschlossene Knochenbruch* von außen oft nur an der Fehlstellung der betroffenen Gliedmaßen oder an einer Schwellung über dem Bruch zu erkennen. Bei der Suche nach Verletzungen muss deshalb der *ganze* Körper sorgfältig inspiziert und die Kleidung entfernt werden (möglichst mit atraumatischer, d.h. am unteren Ende stumpfer, Schere).

Nach bedrohlichen Verletzungen wird bei einem Unfall am besten dann gesucht, wenn der Patient ohnehin umgelagert wird, entweder zur Einleitung der Reanimation oder zur Umlagerung in die stabile Seitenlage.

Anlegen eines Stützkragens

Bei praktisch allen Unfallverletzten, vor allem aber bei bewusstlosen Unfallopfern, gehen die Helfer so lange von einer Schädigung der Halswirbelsäule aus, bis diese zweifelsfrei durch ärztliche Untersuchung, Röntgen oder CT ausgeschlossen ist. Um eine Verletzung des Rückenmarks mit der Gefahr der Querschnittlähmung zu verhindern, wird diesen Patienten ein **Stützkragen** („Halskrawatte") angelegt. Auch hier darf es keinesfalls zu Verdrehungen oder übermäßiger Beugung bzw. Streckung der Halswirbelsäule kommen (Transport und Lagerung „en bloc").

Blutstillung bei bedrohlichen Blutungen

Ab einem Verlust von etwa 1 l Blut besteht beim Erwachsenen Schockgefahr (➤ 15.4.3, ➤ 24.5.2). Deshalb müssen größere Blutungen schnell und konsequent gestillt werden. Fast jede Blutung kann durch genügend starken Druck von außen auf die Blutungsquelle zum Stillstand gebracht werden. Eine Blutung kann auf vielerlei Arten gestillt werden:

› Hochlagern der Extremität (➤ Abb. 24.11)
› Kurzzeitiges Abdrücken der zuführenden Arterie (stets durch Druckverband ergänzen)
› Druckverband (➤ 24.5.3, ➤ Abb. 24.14)

Vorsicht beim Abbinden

Das Abbinden einer Extremität ist nur in Ausnahmefällen erlaubt. Es führt zu einer zusätzlichen Blutleere unterhalb der Blutsperre, die ihrerseits Gewebs- und Nervenschädigungen verursachen kann; auch kann die Blockierung des venösen Rückstroms Thrombosen auslösen. Dasselbe gilt für das Anlegen und Aufblasen einer Blutdruckmanschette am Arm oder Oberschenkel, die nur kurzzeitig und unter ärztlicher Aufsicht zur Blutstillung eingesetzt werden darf.

› Komprimieren (Abdrücken) des Gefäßes: Bei sehr starken, lebensbedrohlichen Blutungen reicht ein Druckverband nicht aus; das Gefäß muss gezielt mit der Hand komprimiert werden. Hierzu muss der Helfer eventuell auch in die Wunde hineindrücken (➤ Abb. 24.12). Dazu bedient er sich z. B. einer sterilen Mullkompres-

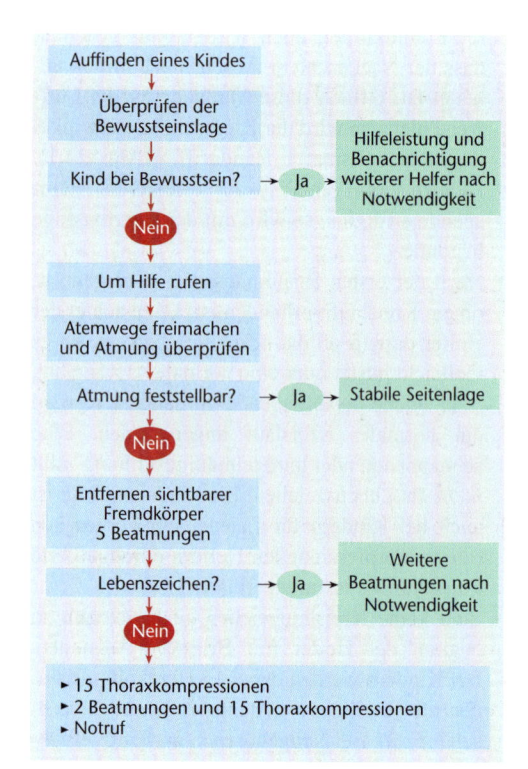

Abb. 24.10 Besonderheiten der Reanimation bei Kindern. Ersthelfer ohne spezielle Ausbildung in der Reanimation bei Kindern gehen wie bei Erwachsenen vor (➤ Abb. 24.9).

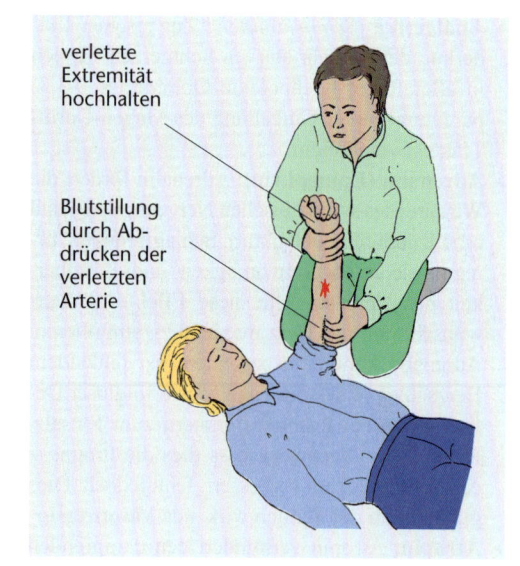

Abb. 24.11 Blutstillung bei stark blutenden Verletzungen mit Kompression des eröffneten Gefäßes und gleichzeitigem Hochhalten der blutenden Extremität.

se; notfalls können auch saubere Tücher verwendet werden.

24.5.2 Schockbekämpfung und Schockvorbeugung

> **Lebensbedrohlich**
>
> Der **Schock** ist ein generalisiertes Kreislaufversagen, bei dem der Körper den Durchblutungsbedarf einzelner oder aller Organe nicht mehr decken kann. Durch den daraus resultierenden Sauerstoffmangel lebenswichtiger Gewebe kann der Schock zur Bewusstlosigkeit, aber auch zum Organversagen (insbesondere der Nieren) und damit zum Tode führen.

Schockzustände haben verschiedene Ursachen:
- Beim **Volumenmangelschock**, z. B. nach einem schweren Unfall mit inneren Blutungen, kommt es durch Blutverluste zu einer Verminderung des venösen Rückstroms. In der Folge steht im großen Kreislauf nicht genug Blut zur Verfügung (➤ Abb. 24.12)
- Beim **kardiogenen Schock** versagt das Herz als lebenswichtige Pumpe. Ursachen können alle schweren Herzerkrankungen sein, insbesondere ein akuter Herzinfarkt und akute Herzrhythmusstörungen
- Allergische Reaktionen auf Medikamente oder Insektenstiche können einen **anaphylaktischen Schock** zur Folge haben (➤ 13.7.1). Hier führen große Mengen gefäßerweiternder Substanzen zu einer ausgeprägten *generalisierten* (alle Gefäße betreffenden) Vasodilatation (➤ 15.1.3) und damit zum Blutdruckabfall
- Beim **septischen Schock** (➤ 13.8.1) führen Gifte von im Blut zirkulierenden Mikroorganismen zu einer starken Vasodilatation. Die beiden letztgenannten Schockformen sind auch unter optimalen Bedingungen nur schwer zu bekämpfen.

Um den Blutdruck zu steigern und die Durchblutung vor allem des Gehirns zu sichern, schüttet der Körper im Schock hohe Dosen der Stresshormone *Adrenalin* und *Noradrenalin* (➤ 11.5.5) aus. Hierdurch ziehen sich die Arteriolen bestimmter Gefäßgebiete zusammen, und die Durchblutung von Haut, Muskulatur und Magen-Darm-Trakt wird zugunsten der Hirn- und Herzdurchblutung eingeschränkt (**Kreislaufzentralisation**).

Die Kreislaufzentralisation hat ihren Preis: Durch die Minderdurchblutung großer Körperregionen kommt es zur *Gewebehypoxie* (*Hypoxie* = Sauerstoffmangel) und zu einer *Azidose* (Blutübersäuerung ➤ 19.9.2). Zugleich werden in den minderdurchbluteten Gebieten die Kapillaren geschädigt. Es drohen dann *intravasale* (in den Gefäßen stattfindende) *Gerinnungsvorgänge,* die zum Gefäßverschluss und damit zu Gewebsnekrosen (Gewebetod) und Organversagen (z. B. der Nieren) führen können. Man spricht dann von **dekompensiertem Schock.**

> **Kreislaufeinschätzung**
>
> Die Dekompensation des Kreislaufs bei Volumenmangelschock kann durch den **Schockindex** erfasst werden. Er wird errechnet, indem man die aktuelle Pulsfrequenz durch den gemessenen systolischen Blutdruck teilt. Steigt der Wert über 1, so besteht Schockgefahr! Werden z. B. eine Herzfrequenz von 140/min und ein Blutdruck von 100/60 mmHg gemessen, so liegt der Schockindex bei 1,4. In diesem Fall droht ein manifester Schock, entsprechend einem Blutverlust von mehr als 1 l.

Erkennen eines Patienten im Schock

Ein Schock bedeutet akute Lebensgefahr – deshalb ist es wichtig, seine Hauptsymptome zu kennen, auch wenn sie sich je nach Ursache etwas unterscheiden:

- Schneller (über 100 Schläge/min) und schwächer werdender, schließlich kaum noch tastbarer Puls
- Absinken des systolischen Blutdrucks unter 80 mmHg
- Fahle Blässe
- Kalte und feuchte Haut
- Starkes Durstgefühl
- Oligurie (Verminderung der Urinausscheidung)
- Teilnahmslosigkeit bis zur Bewusstlosigkeit.

Diese Zeichen müssen nicht immer alle und auch nicht gleichzeitig auftreten. Meist ist das Bewusstsein anfänglich noch erhalten.

Maßnahmen und Vorbeugung beim Schock

- **Beseitigung der Schockursache:** z. B. Blutstillung (➤ 24.5.1) beim blutungsbedingten Volumenmangelschock
- **Lagerung:** Patienten mit Schock (außer solche im kardiogenen Schock) werden in der sog. **Schocklage** gelagert (➤ Abb. 24.13). Diese darf aber nur bei vorhandenem Bewusstsein und erhaltener Atmung durchgeführt werden, da in dieser Lage die Luftwege nicht ausreichend offen bleiben. Auch bei Knochenbrüchen der Beine, des Beckens oder der Wirbelsäule sowie bei Schädelverletzungen darf sie nicht angewendet werden
- Ist der Patient bewusstlos, so wird er in die **stabile Seitenlagerung** gebracht (➤ Abb. 24.3), wobei die Beine, wenn möglich, ebenfalls höher gelagert werden
- **Venöser Zugang:** wird baldmöglichst gelegt, um schnell verlorene Flüssigkeit ersetzen, den Kreislauf unterstützen oder um Medikamente geben zu können
- **Verbesserung der Atemfunktion:** durch Gabe von Sauerstoff, evtl. auch durch Beatmung.

24.5.3 Weitere Maßnahmen: Lagerung und Wundversorgung

Sind die Vitalfunktionen des Betroffenen durch die Sofortmaßnahmen stabilisiert oder handelt es sich um einen „leichten" Notfall, so wendet sich der Ersthelfer den **weiteren Maßnahmen** zu. Hierzu gehören vor allem die korrekte Lagerung und die Versorgung von Wunden und Knochenbrüchen.

Weitere Lagerungstechniken

Ist der Patient bei Bewusstsein, so können in bestimmten Situationen weitere Lagerungstechniken von Vorteil sein (➤ Abb. 24.13).

So wird der Patient mit Anzeichen eines Volumenmangels (Schock ➤ 24.5.2) in der sog. Schocklage gelagert: In Rückenlage werden die Beine des Patienten durch Unterlegen geeigneter Gegenstände um ca. 30° hochgelagert, Kopf und Oberkörper verbleiben in Flachlagerung. Hierdurch fließt das in den Beinvenen gespeicherte Blut in den Körperkreislauf und hilft, den Blutdruck auf-

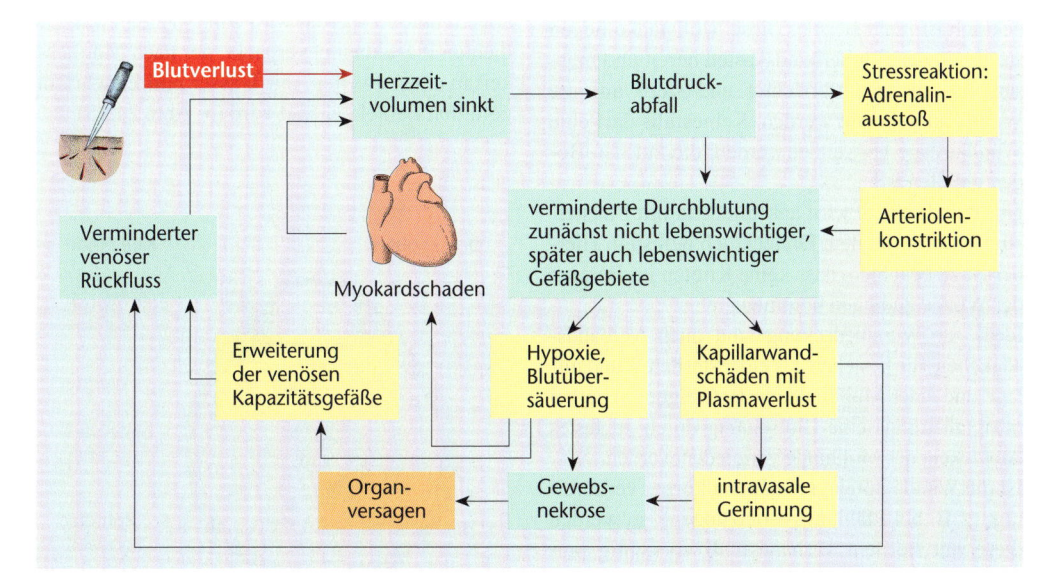

Abb. 24.12 Pathophysiologische Mechanismen am Beispiel des Volumenmangelschocks. Durch den Blutdruckabfall kann das Myokard geschädigt werden, was das vom Herzen ausgeworfene Blutvolumen (Herzzeitvolumen) weiter vermindert („Teufelskreis"). Auch der geringere venöse Rückfluss wirkt sich ungünstig auf das Herzzeitvolumen aus.

Korrekte Lagerung bei ...

Atemnot, kardiogenem Schock

Brustkorbverletzung — Unverletzte Seite oben

Bauchverletzung — Bauchmuskulatur entspannt

Wirbelsäulenverletzung

Schock, Blutvolumenmangel, Kreislaufschwäche

Schock und Bewusstlosigkeit

Stabile Seitenlage

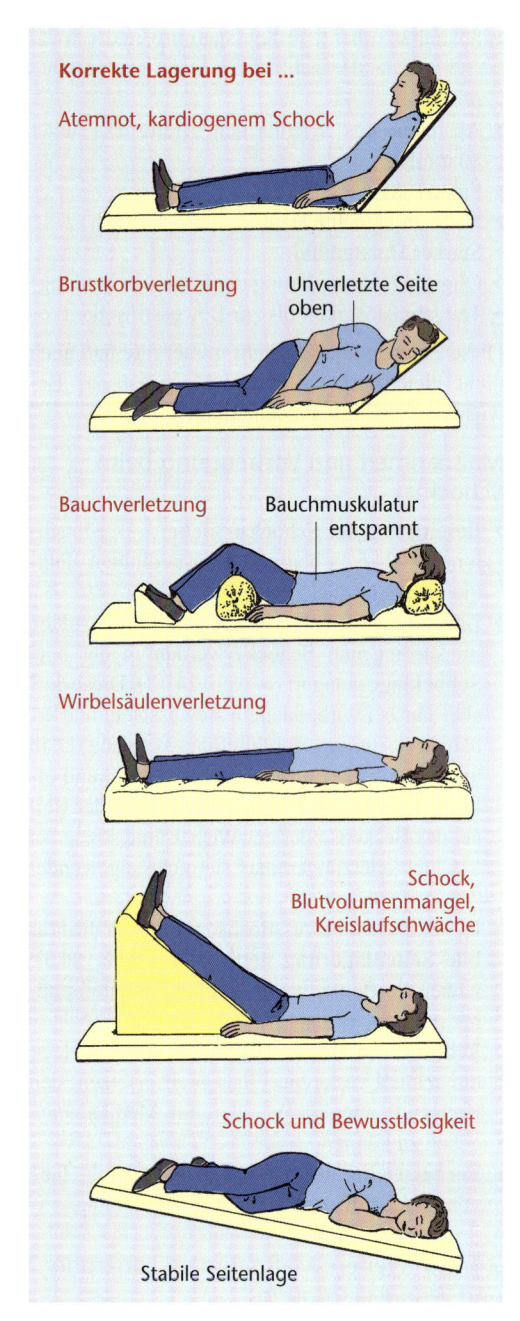

Abb. 24.13 Korrekte Lagerungen in Abhängigkeit von der Krankheitsursache.

rechtzuhalten (sog. **Autotransfusion**). Wegen einer möglichen Beeinträchtigung der Lungenfunktion sollten die Beine nicht mehr als ca. 45° hochgehoben werden. Diese Lagerung ist auch in Kombination mit der stabilen Seitenlagerung möglich und kann dann z. B. für den bewusstlosen Schockpatienten gewählt werden.
Bei Atemnot, Schädel-Hirn-Verletzungen oder Herzinsuffizienz wird der Patient am besten in **Oberkörperhochlagerung** gebracht, da in dieser Position die Atmung am effektivsten ist.

Wundversorgung

Zum Selbstschutz vor einer Infektion trägt der Ersthelfer bei der Versorgung blutender Wunden *grundsätzlich* Einmal-Handschuhe.

Bei der Wundversorgung können schwer wiegende Fehler auftreten. Deshalb beschränkt sich der Ersthelfer auf die **Wundbedeckung** und die **Blutstillung**. Letztere wird bei stark blutenden Wunden schon im Rahmen der Sofortmaßnahmen durchgeführt.
Darüber hinaus hat der Ersthelfer folgende **Verbote** zu beachten:
> Wunde *nicht* berühren (außer das Abdrücken eines Gefäßes erfordert es, ➤ 24.5.1)
> Fremdkörper *nicht* entfernen
> Wunde *nicht* auswaschen (außer bei Bisswunden von Tieren)
> *Keine* Puder, Salben, Sprays oder Desinfektionsmittel auftragen

Wundversorgung im Notfall

Die Wundbehandlung ist Aufgabe des Arztes. Die Wundversorgung im Rahmen der Ersten Hilfe beschränkt sich auf folgende Maßnahmen, die der Minderung der Infektionsgefahr, dem Kälteschutz, der Ruhigstellung und damit der Schmerzvermeidung dienen:
> Bei Verbrennungen soll zunächst ausgiebig mit Wasser gekühlt (Details ➤ 24.7.6) und evtl. mit metallbeschichteten Folien abgedeckt werden
> Bei Verätzungen nimmt der Helfer eine Spülung mit Wasser vor
> Bisswunden durch Tiere werden lediglich mit Leitungswasser ausgewaschen und dann abgedeckt. Eine rasche ärztliche Behandlung ist wegen der Infektionsgefahr wichtig
> Wundverbände werden nur zur Abdeckung der Wunde oder zur Blutstillung angelegt.

Wundbedeckung bei offenen Wunden. Um offene Wunden vor Umgebungskeimen zu schützen, werden sie keimfrei bedeckt und anschließend verbunden. Die Wundauflage besteht dabei aus einer oder mehreren Lagen Verbandsmull (das Dreiecktuch ist *nicht* steril!). Diese Mullstücke liegen steril verpackt im Verbandskasten bereit und müssen entsprechend vorsichtig und steril auf die Wunde aufgebracht werden. Keinesfalls darf eine Wundauflage verwendet werden, die auf den Boden gefallen ist!
Die Wundauflage wird anschließend mit Pflasterstreifen oder mit dem Dreiecktuch befestigt. Hierbei ist zu beachten, dass keine Knoten im Bereich der Wunde zu liegen kommen.
Ideal zur Wundbedeckung sind auch Verbandspäckchen. Sie bestehen aus einer sterilen Wundauflage und einer Mullbinde zur Befestigung. Hierbei muss allerdings eine Blutstauung durch zu festes Anwickeln der Mullbinde vermieden werden.
Ist die Wunde durch große Fremdkörper verunreinigt (z. B. bei Pfählungsverletzungen), so werden diese mit sterilem Verbandsmull vorsichtig umpolstert, um keine weiteren Blutungen und Verletzungen durch ein Verrutschen des Fremdkörpers zu provozieren.

Nur abdecken

Auch Wunden im Abdominalbereich mit Eröffnung der Bauchhöhle sowie Wunden im Thoraxbereich mit Eröffnung der Brusthöhle werden lediglich steril bedeckt (ein „luftdichter" Verband wird bei letzteren nicht mehr empfohlen).

Druckverband mit Verbandspäckchen (➤ Abb. 24.14). Diese Art von Verband eignet sich bei Blutungen der Arme oder Beine. Hierzu legt der Helfer eine sterile Wundauflage auf die Wunde und fixiert diese mit 2–3 kreisförmigen Bindengängen mit einer Mullbinde. Danach legt er ein elastisches Druckpolster, z. B. ein Verbandspäckchen oder eine noch zusammengewickelte Mullbinde, auf den Wundbereich. Weitere kreisförmig darübergewickelte Bindengänge sorgen für den erforderlichen Druck. Abschließend ist der verbundene Körperteil nach Möglichkeit hochzulagern; dies senkt den Druck in dem blutenden Gefäß und damit die Nachblutungsgefahr.
Es ist nicht einfach, mit einem solchen Verband das richtige Maß an Druck auszuüben: Einerseits sollte der Verband fest genug sein, um die Blutung zu stillen, andererseits nicht zu fest, damit die Extremität nicht vollständig von der Blutzufuhr abgeschnürt wird.
Versorgung von Amputationsverletzungen. Heute können abgetrennte Körperteile wie z. B. Finger oder Hautstücke durch rechtzeitige chirurgische Maßnahmen (**Replantation**) oftmals wieder funktionsgerecht „eingepflanzt" werden. Solche Operationen sind allerdings nur dann erfolgreich, wenn das abgetrennte Körperteil (**Amputat**) nur gering geschädigt ist und zwischen Unfall und Replantation nur eine kurze Zeitspanne von nicht mehr als einigen Stunden vergeht.
Dazu wird das Amputat, so wie es vorgefunden wird (nicht säubern oder abwaschen!), in ein trockenes, steriles Verbandtuch eingewickelt. Der abgetrennte Körperteil wird dann in einen wasserdichten Plastikbeutel verpackt, der nach Möglichkeit in einen zweiten, mit Wasser und Eiswürfeln gefüllten Beutel gehängt wird (➤ Abb. 24.15).

Druckpolster — Mullbinde — sterile Wundauflage — Wunde — blutendes Gefäß — Röhrenknochen — Muskulatur

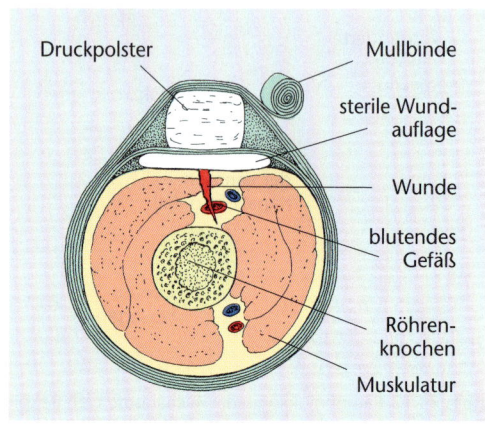

Abb. 24.14 Druckverband.

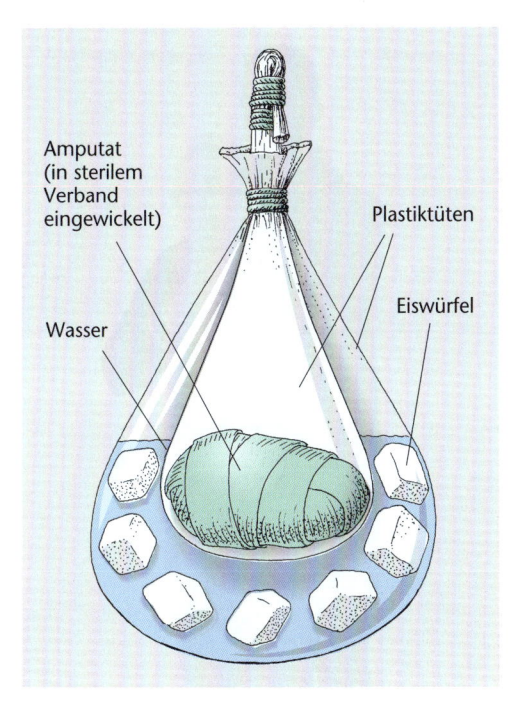

Abb. 24.15 Transport eines Amputats. Das Amputat darf keinesfalls direkt mit dem Eis in Berührung kommen, da das Gewebe sonst geschädigt wird.

Zahnverletzungen

Generell gilt nach **Zahnverletzungen**: möglichst schnell zum Zahnarzt. Wurde ein Zahn oder Zahnstück herausgeschlagen, so sollte es gesucht und zum Zahnarzt mitgenommen werden (Zahn nur an der Krone anfassen, nicht mechanisch säubern, allenfalls bei starker Verschmutzung abspülen). Der Zahn muss feucht transportiert werden. Optimal sind sog. *Zahnrettungsboxen,* wie sie in vielen Schulen oder von Sportvereinen vorgehalten werden. Ansonsten sind auch physiologische Kochsalzlösung oder Milch möglich, jedoch kein Wasser und keine alkoholischen oder desinfektionsmittelhaltigen Lösungen. Steht überhaupt nichts zur Verfügung und ist der Verletzte kooperativ, wird der Zahn in der Mundhöhle transportiert.

Versorgung von Knochenbrüchen

Knochenbrüche (**Frakturen**) sind in der Praxis an folgenden Zeichen zu erkennen:
- Schonhaltung des betroffenen Körperteils
- Bewegungseinschränkung
- Schmerz und Schwellung im Bereich des Bruches.

Diese Zeichen zählen zu den *unsicheren Frakturzeichen*. *Sichere Frakturzeichen* (klare Formabweichung, herausstehende Knochenteile, abnorme Beweglichkeit oder Lage und Knochenreiben) sind selten zu beobachten.
Der **geschlossene Bruch** zeigt keine sichtbare Wunde, während der **offene Bruch** mit einer sichtbaren Wunde im Bereich der Bruchstelle einhergeht. Maßnahmen bei Verdacht auf Knochenbruch:
- Bruchstelle nicht mehr als unbedingt erforderlich bewegen. Es drohen sonst Schock und Fettembolie (Verlegung der Gefäßkapillaren durch Fetttropfen)
- Beim offenen Bruch die Wunde frühestmöglich mit einer sterilen Wundauflage abdecken
- Fraktur in einer anatomisch günstigen Stellung ruhig stellen. Umgelagert wird nur, wenn keine Nerven oder Gefäße verletzt sind, keine mechanischen Widerstände vorhanden sind und der Patient keine besonderen Schmerzen äußert. Brüche von Oberarm, Unterarm und Hand können mit einem um den Hals geknoteten Dreiecktuch versorgt werden. Bei anderen Brüchen, z. B. der Beine, ist es zweckmäßig, den Bruch mit geeignetem Material, etwa fest gerollten Kleidungsstücken, Decken, Kissen, Sandsäcken oder Ähnlichem zu umpolstern.

Werden Schädigungen der Wirbelsäule vermutet, darf der Ersthelfer die Lage des Verletzten grundsätzlich nicht verändern, bis Arzt oder Rettungspersonal zur Stelle ist. Ist ein Transport, z. B. zur Rettung aus der Gefahrenzone, unvermeidbar, sollte dabei die Körperhaltung des Verletzten möglichst nicht verändert werden (z. B. Transport durch möglichst viele Helfer). Bei Bewusstlosigkeit ist der Betroffene aber trotzdem äußerst vorsichtig in eine stabile Seitenlage zu bringen.
Zusätzlich wird bei größeren Frakturen, insbesondere des Oberschenkels und des Beckens, wegen der Schockgefahr durch Blutverlust eine **Schockbekämpfung** (z. B. mit Infusionen) eingeleitet (▶ 24.5.2).

„Psychische Erste Hilfe"

Im Notfall, d.h. im Zustand der äußersten Hilflosigkeit, fällt der Verunglückte, wie *Peter Sefrin* es nennt, „auf den Status eines Kleinkindes" zurück. Psychische Stressreaktionen wie Angst und Panik können z. B. einen Schock verschlimmern und durch einen gesteigerten Sauerstoffverbrauch zur weiteren Verschlechterung der Vitalfunktionen beitragen. Der Ersthelfer sollte deshalb versuchen, dem Patienten insbesondere das Gefühl der Angst und des Alleinseins zu nehmen.
Dies gilt auch dann, wenn der Patient so weit gestört ist, dass er keine Reaktionen mehr zeigt. Sein psychisches Erleben kann noch voll erhalten sein, auch wenn sein Reaktionsvermögen stark vermindert ist.

> **Betreuung von Angehörigen**
>
> Nicht nur der Notfallpatient, auch seine Angehörigen befinden sich in einer Ausnahmesituation, und die emotionale Beteiligung der Angehörigen kann problemorientiertes Handeln erschweren.
> Wie in der Patientenbetreuung, so ist es auch in der Angehörigenbetreuung oberstes Prinzip, Ruhe zu bewahren. Im günstigsten Fall kümmert sich eine Person nur um die Angehörigen und notwendige organisatorische Dinge (z. B. Tasche für die Klinik packen).

> Für den Patienten ist die Anwesenheit eines Angehörigen oft eine große Hilfe, er vermittelt weit mehr als ein Fremder Geborgenheit. Dies gilt insbesondere für Kinder. Sind die Angehörigen jedoch zu aufgewühlt, um dem Patienten helfen zu können, ist es häufig sinnvoll, sie durch (organisatorische) Aufgaben abzulenken.

24.6 Notfälle innerhalb der Klinik

Selbstverständlich löst im Krankenhaus jeder, der einen Patienten in bedrohlichem Zustand vorfindet, zunächst Stationsalarm aus bzw. verständigt weitere Helfer (etwa den Stationsarzt) – möglichst ohne den Patienten alleine zu lassen. Bis zum Eintreffen weiterer Helfer werden die regulären Sofortmaßnahmen der Ersten Hilfe durchgeführt (▶ 24.3).

Maßnahmen, wenn nicht reanimiert werden muss

Muss nicht wiederbelebt werden, schließen sich die folgenden Maßnahmen an:
- Dem Patienten gegenüber beruhigend und sicher auftreten, das Bett evtl. umschieben (Sauerstoffanschluss, Vermeidung von Störungen der Mitpatienten)
- Arbeitskollegen und Arzt vom Dienst verständigen. Bei vitaler Bedrohung (Bewusstlosigkeit, Zyanose, massive Blutung) selbstständig Notarzt über Telefon verständigen, bei externem Notdienst Pförtner verständigen (Haustür öffnen lassen)
- Infusionen vorbereiten (z. B. 0,9 %iges NaCl), Notfallkoffer mit Notfallmedikamenten bereitstellen oder Notfallwagen ins Krankenzimmer fahren (lassen)
- Bei Atemnot O_2-Gabe vorbereiten (Nasensonde) und evtl. selbstständig durchführen (z. B. 6 l/min)
- Patienten bei Bewusstlosigkeit in stabiler Seitenlage lagern
- Regelmäßig Vitalzeichen kontrollieren: Blutdruck, Puls, Bewusstseinslage (mindestens alle 5 min, bis Hilfe kommt). Patienten möglichst nicht alleine lassen
- Krankenblatt zur schnellen Information am Krankenbett bereitlegen
- Maßnahmen dokumentieren.

Reanimation im Krankenhaus

Auch im Krankenhaus gilt das bekannte stufenweise Vorgehen (▶ 24.4, ▶ Tab. 24.1).
Wird eine Reanimation von Anfang an durch einen Arzt durchgeführt, so geht er grundsätzlich ähnlich vor wie der nicht ausgebildete Ersthelfer. Durch seine erweiterten Möglichkeiten der **Intubation** (▶ Abb. 24.16), der intravenösen Medikamentengabe und der Defibrillation hat der Arzt allerdings zusätzliche Hilfsmittel im Kampf um das Leben des Patienten (▶ Tab. 24.1).

MASSNAHMEN	AN DER UNFALLSTELLE	IM KRANKENHAUS
Vitalzeichen prüfen	▸ Ansprechen, ggf. Schütteln an der Schulter ▸ Prüfen der Atmung	▸ Fortlaufende, umfassende Kontrolle der Vitalparameter, meist zusätzlich apparativ
Atemwege freimachen	▸ Mechanische Reinigung von Mund und Rachen (nur bei sichtbaren Fremdkörpern) ▸ Überstrecken des Kopfes, evtl. Esmarch-Handgriff ▸ Stabile Seitenlage (sofern Atmung vorhanden)	▸ Gezieltes Absaugen mit Gerät ▸ Endotrachealer Tubus
Herzdruckmassage	▸ Thoraxkompressionen; „Arbeitsfrequenz" 100/min	
Atemspende	▸ Mund-zu-Nase-Beatmung oder Mund-zu-Mund-Beatmung	▸ Beutelbeatmung mit Maske oder über Endotrachealtubus ▸ Maschinelle Beatmung
Defibrillation	▸ Nur falls ein automatischer externer Defibrillator (AED ▸ 24.4.3) vorhanden ist	▸ Defibrillation ▸ Evtl. Schrittmachertherapie
Medikamente (Drugs)		▸ Adrenalin ▸ Evtl. Amiodaron, Dopamin

Tab. 24.1 Stufenweises Vorgehen bei der kardiopulmonalen Reanimation an der Unfallstelle und im Krankenhaus

24.7 Erste Hilfe in besonderen Notfallsituationen

24.7.1 Verschlucken

Beim Verschlucken bleibt ein Fremdkörper (z. B. Fleischstück, Erdnuss, Knopf, kleines Spielzeug) entweder in der Speiseröhre stecken oder gelangt in die Atemwege. Man spricht in letzterem Fall von **Aspiration**.

Der Fremdkörper in der *Speiseröhre* führt zu Schluckbeschwerden, Druckgefühl und Schmerzen. Der Betroffene wird möglichst schnell ins Krankenhaus gebracht.

Der in die *Luftröhre* aspirierte Fremdkörper verursacht starken Hustenreiz. Bei geringer oder mäßiger Verlegung der Atemwege kann der Betroffene trotz Beschwerden noch husten, sprechen und atmen. Bei einer schweren Obstruktion kann der Betroffene nicht mehr sprechen oder husten, er versucht krampfhaft zu atmen, häufig besteht ein pfeifendes Atemgeräusch, evtl. ist gar kein Atmen mehr möglich. Die Haut verfärbt sich blau-grau (*Zyanose* ▸ 16.9.4), oft folgt schnell Bewusstlosigkeit.

Ist der Betroffene bei Bewusstsein, so wird er aufgefordert, kräftig zu husten.

Ist ein Betroffener mit schwerer Obstruktion bei Bewusstsein, werden **Rückenschläge** versucht (▸ Abb. 24.18). Dazu stellt sich der Helfer neben und leicht hinter den Patienten und beugt dessen Oberkörper nach unten. Während der Helfer die Brust des Patienten mit einer Hand von vorne unterstützt, gibt er mit dem Handballen der anderen Hand bis zu fünf energische Schläge zwischen die Schulterblätter. Dies soll beim Betroffenen Hustenstöße auslösen.

Bleibt der Erfolg aus, so wird der **Heimlich-Handgriff** durchgeführt (▸ Abb. 24.17). Dieser ist zwar nicht ungefährlich, da es dabei zu inneren Verletzungen sowie zur Verlagerung eines vorher nur teilweise blockierenden Fremdkörpers mit vollständiger Atemwegverlegung kommen kann – aber er kann manchmal Leben retten. Ist der Heimlich-Handgriff auch nach 5-maligem Versuch erfolglos, so setzt der Helfer erneut fünf Schläge zwischen die Schulterblätter usw.

Ist oder wird der Patient bewusstlos, beginnt der Helfer unverzüglich mit der Reanimation (▸ 24.4).

Bei Kindern unter einem Jahr ist der Heimlich-Handgriff zu gefährlich. Hier werden stattdessen Brustkompressionen durchgeführt, um den Druck im Thorax zu erhöhen und so Husten nachzuahmen. Diese werden ähnlich durchgeführt wie die Brustkompressionen bei Reanimation, aber ruckartiger und langsamer.

24.7.2 Unklare Bewusstlosigkeit

Unser Bewusstsein wird vom zentralen Nervensystem gesteuert. Wird das ZNS in seiner Funktion beeinträchtigt, so treten Bewusstseinstrübungen bis hin zur Bewusstlosigkeit (*Koma* ▸ 8.8.3) auf.

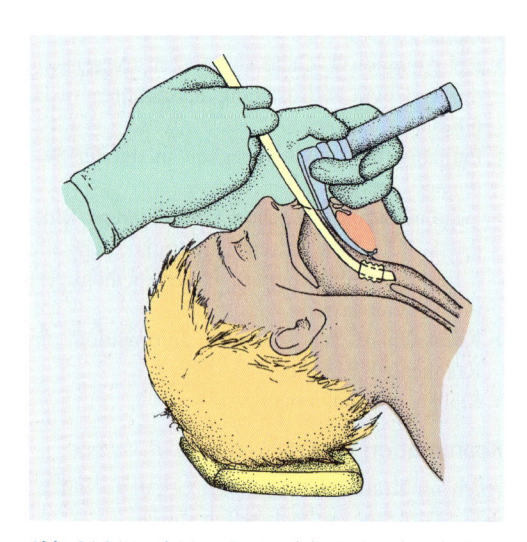

Abb. 24.16 Intubation. Der Kopf des Patienten ist leicht überstreckt. Der Mund wird mit der rechten Hand geöffnet. Das Laryngoskop (blau) nun mit der linken Hand vom rechten Mundwinkel aus einführen und mit dem Spatel dabei die Zunge wegschieben. Vorsicht, nicht mit dem Laryngoskop die Zähne verletzen. Nach Einstellung der Stimmritzen den Tubus (gelb) mit der rechten Hand in die Luftröhre vorschieben und blocken. Lage des Tubus durch beidseitiges Abhören der Lunge bei gleichzeitiger künstlicher Beatmung (z. B. mit Beutel) überprüfen. [A300-157]

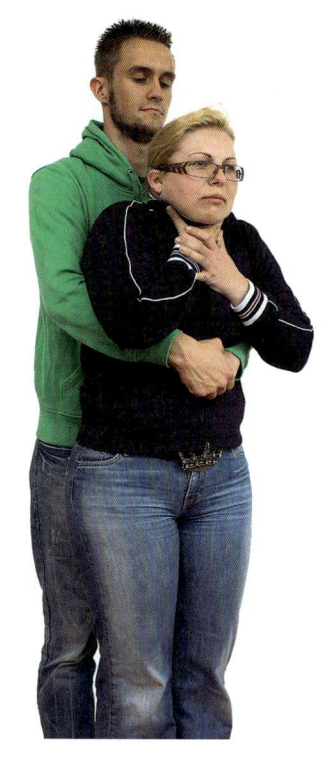

Abb. 24.17 Heimlich-Handgriff am stehenden Betroffenen: Der Ersthelfer schlingt von hinten die Arme um die Taille des Patienten. Er platziert seine Faust in der Magengegend des Betroffenen (also in dem Winkel unterhalb des Brustkorbs) und umfasst die Faust mit der anderen Hand. Dann drückt der Helfer die Faust mit Unterstützung der anderen Hand kräftig in die Bauchdecke in Richtung hinten und oben. Ist dies nicht erfolgreich, so wird das Manöver bis zu 5-mal wiederholt. [K115]

Folgende Krankheiten können Bewusstseinsstörungen verursachen:

▸ Durchblutungsstörungen oder Blutungen des Gehirns (z. B. Schlaganfall ▸ 8.12)
▸ Entzündungen des Gehirns oder der Hirnhäute (*Enzephalitis* oder *Meningitis* ▸ 8.11.1)
▸ Hirnverletzungen (Schädel-Hirn-Trauma)
▸ Hirnorganische Anfälle (▸ 8.8.9, ▸ 24.7.4).

Aber auch Störungen, die primär nicht im Gehirn selbst liegen, können zu Bewusstlosigkeit führen, z. B.:

▸ Vergiftungen (etwa mit Alkohol oder Schlaftabletten)
▸ Stoffwechselentgleisungen, z. B. Hypoglykämie (▸ 11.6.4), oder bei Funktionsstörungen der Leber, der Niere oder der Schilddrüse und beim Diabetes mellitus (diabetisches Koma, ▸ 11.6.4)
▸ Schock. Im Schock kann die Durchblutung so stark eingeschränkt sein, dass selbst die zunächst durch *Kreislaufzentralisation* (▸ 24.5.2) geschützten Organe wie Lunge und Gehirn versagen.

Vorgehen bei Bewusstlosigkeit

Da Bewusstlosigkeit von einem Atem- oder Kreislaufstillstand herrühren kann, werden Atmung und Puls geprüft (▸ 24.3.2) und evtl. mit der Wieder-

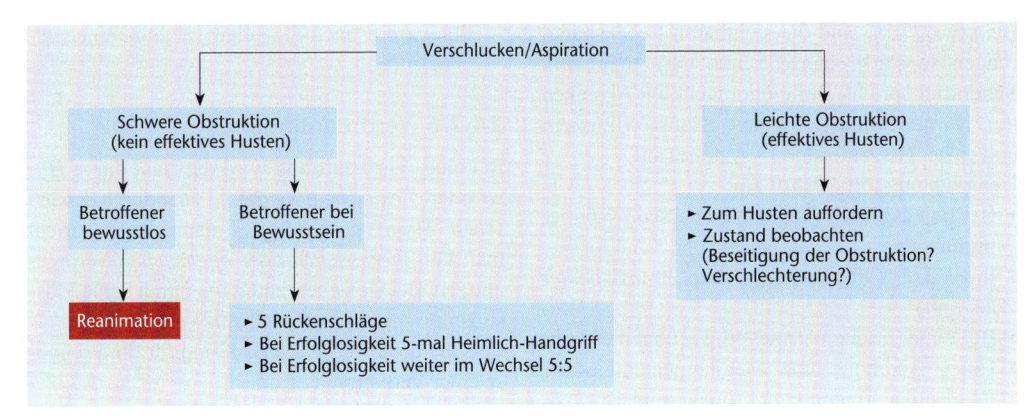

Abb. 24.18 Vorgehen bei Verschlucken beim Erwachsenen.

belebung begonnen. Sind Atmung und Kreislauf stabil, so wird der Patient in der stabilen Seitenlage gelagert (▶ 24.3.2, ▶ Abb. 24.3). Bei Erbrechen unterstützen die Helfer den Betroffenen entsprechend (▶ 24.7.3).

24.7.3 Rauschzustände und Vergiftungen

Giftige Substanzen, ob Medikamente, Rauschmittel oder Haushaltsgifte, können über die Verdauungswege, die Atemwege, die Blutbahn (bei intravenöser Verabreichung) oder die Haut (z. B. manche Insektizide) aufgenommen werden. Auf allen vier Wegen gelangt die giftige Substanz ins Blut, so dass eine Schädigung des *gesamten* Organismus möglich ist (▶ Abb. 24.19).

Vergiftungserscheinungen können je nach Gift sehr unterschiedlich sein. Folgende Zeichen weisen auf eine *Vergiftung* (**Intoxikation**) hin:

› Zentrale Störungen: Erregung oder Bewusstseinstrübung bis zum Koma, Krämpfe, Lähmungen, Kopfschmerzen, Schwindel
› Gastrointestinale Störungen: Übelkeit, Erbrechen, Durchfall
› Atem- und Kreislaufstörungen: Schock, Kreislaufstillstand, Atemlähmung, EKG-Veränderungen, Pulsbeschleunigung oder -verlangsamung

› Psychische Störungen (v.a. bei Rauschzuständen): Aggressivität, Delir (▶ 8.8.3), Depressionen, Gefühl des „High-Seins".

Die Kombination von Bewusstseinsstörungen und Erbrechen kann für den Vergifteten gefährlich werden: Durch die Bewusstlosigkeit und gleichzeitige Verminderung der Schutzreflexe kann es zur Aspiration von Erbrochenem kommen. So drohen dem Vergifteten zentrale (hirnbedingte) oder periphere (durch Verlegung der Atemwege bedingte) Atemstörungen, evtl. sogar ein Atemstillstand.

Maßnahmen bei Vergiftungen

Menschen unter Einfluss von Alkohol oder anderen Drogen sind von der angebotenen Hilfe meist nicht begeistert und wehren sich sogar. Der Helfer muss daher einfühlsam, aber gleichzeitig energisch vorgehen.

> **Vergiftungszentrale**
>
> Bei Anrufen an die Vergiftungszentrale folgende Informationen bereithalten:
> › *Wie alt* ist das Opfer?
> › *Was* wurde wahrscheinlich eingenommen (Hinweise suchen, z. B. Tablettenschachteln im Papierkorb)?
> › *Wie viel* maximal/minimal (möglichst detaillierte Informationen wie z. B. Stärke des Medikaments – Packungsaufschrift beachten)
> › *Wann* ist die Einnahme wahrscheinlich erfolgt?
> › *Was* ist bisher beobachtet worden?
> › *Was* ist bisher unternommen worden?
> › *Welche* Vorerkrankungen bestehen (z. B. Epilepsie oder Herzrhythmusstörungen)?

Nach Prüfung der Vitalzeichen wird mit der Ersten Hilfe begonnen. Bewusstlose mit erhaltener Atmung und Herztätigkeit werden in die stabile Seitenlage gebracht (▶ 24.3.2) und ggf. beim Erbrechen unterstützt. So bald wie möglich sollte die Vergiftungszentrale angerufen werden, die oft entscheidende Hinweise zum weiteren Vorgehen geben kann. Giftreste am Notfallort (auch die leeren Tablettenpackungen oder das Spritzenbesteck)

sowie das Erbrochene werden für die spätere Diagnostik sichergestellt. Die Kenntnis der eingenommenen Substanz kann für die weitere Therapie hilfreich sein.

Erbrechen sollte nur ausgelöst werden, wenn die Giftzentrale dies anrät. Auf *keinen* Fall darf Erbrechen ausgelöst werden:

› Bei der Aufnahme ätzender Substanzen (Gefahr einer zusätzlichen Schädigung der Speiseröhre)
› Bei der Aufnahme schaumbildender Substanzen, z. B. Spülmittel (Aspirationsgefahr)
› Bei der Aufnahme organischer Lösungsmittel oder von Mineralölen (schwerste Lungenschädigungen durch Aspiration).
› Bei Bewusstlosigkeit. Es drohen die Aspiration von Erbrochenem in die Lunge und zusätzliche Schäden in der Speiseröhre durch ätzende Substanzen.

Erbricht der Vergiftete spontan, so:

› Wendet der Helfer beim Liegenden den Kopf des Erbrechenden zur Seite und hält mit der freien Hand ein Gefäß unter dessen Mund
› Beugt er beim sitzenden Erbrechenden den Kopf nach vorne und hält evtl. unterstützend von hinten die Stirn mit einer Hand. Mit der freien Hand hält der Helfer ein Gefäß dicht unter den Mund.

In der Klinik wird dann ggf. Aktivkohle zur *Absorption* (Bindung) verbliebener Giftreste gegeben. Für einzelne Substanzen (z. B. Digitalis) können Gegenmittel *(Antidote)* verabreicht werden. Eine Magenspülung wird nur noch in Einzelfällen durchgeführt. Bei schweren Vergiftungen können je nach Substanz die *forcierte Diurese* (Diuretika ▶ 19.2.4) oder Verfahren der „Blutwäsche" *(Hämodialyse,* ▶ 19.6.4) hilfreich sein.

24.7.4 Epileptische Anfälle

Die Haupterkennungsmerkmale für **epileptische** (hirnorganische, zerebrale) **Anfälle** sind:

› Plötzliches Hinfallen
› Zuckende Verkrampfungen
› Bewusstlosigkeit (▶ 8.8.3)
› Häufig eine vorübergehende Zyanose (▶ 16.9.4).

Ziel der Erstmaßnahmen ist die Vermeidung von Verletzungen während des Anfalls. Dazu werden Hindernisse wie z. B. Stühle weggeräumt, der Kopf wird weich gelagert. Die krampfenden Arme und Beine sollten wegen der Verletzungsgefahr nicht festgehalten werden! Eventuell kann der Kopf von hinten gehalten und geführt werden.

Obwohl die Gefahr eines Zungenbisses besteht, sollte nichts zwischen die Zahnreihen geklemmt werden, da es dadurch zur Verlegung der Atemwege mit lebensgefährlichen Folgen kommen kann (steht ein Guedel-Tubus zur Verfügung, so kann dieser als Beißschutz verwendet werden).

Hält ein Anfall länger an, kann ein herbeigerufener Arzt evtl. ein krampflösendes Medikament (etwa Lorazepam, z. B. Tavor®) intravenös injizieren.

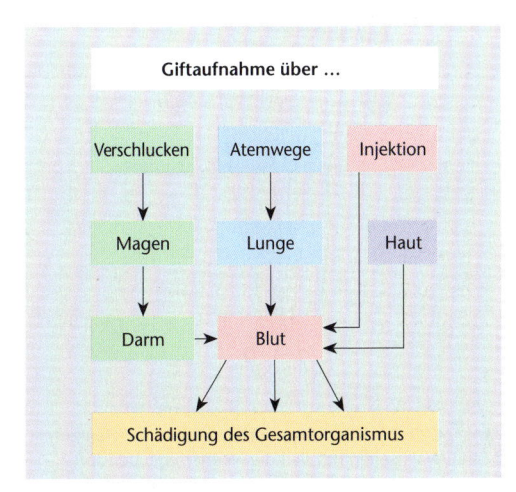

Abb. 24.19 Möglichkeiten der Giftaufnahme.

Nach dem Anfall kommt es beim Patienten meist zu einem *Nachschlaf*. In diesem Zustand lagert der Helfer den Patienten in die stabile Seitenlage (➤ Abb. 24.3).

24.7.5 Kälteschäden

> **Kälteschäden**
>
> **Erfrierung:** Lokale, meist auf die Haut beschränkte Kälteschädigung ohne Absinken der Körperkerntemperatur.
> **Unterkühlung** *(Hypothermie):* Absinken der Körperkerntemperatur unter 35 °C. Akute Lebensgefahr besteht bei Körpertemperaturen unter 30 °C (➤ Tab. 24.2).

Erfrierung

Erfrierungen treten besonders an den Akren (Zehen, Finger, Ohrläppchen, Nasenspitze) auf. Ähnlich wie bei Verbrennungen ist (➤ 24.7.6) der Heilungsverlauf von der Tiefenausdehnung abhängig. Der betroffene Körperteil wird *langsam* erwärmt, z. B. im Wasserbad. Liegt eine schwere Erfrierung mit Unterkühlung einer Extremität vor, sollte keine Wärmeapplikation erfolgen, da hierdurch der Sauerstoffbedarf des geschädigten Gewebes rasch ansteigen würde. In diesem Fall wird der gesamte Körper langsam erwärmt (Erwärmung von „innen nach außen").

> **Das Wichtigste**
>
> Bei allen Erfrierungen muss an eine gleichzeitig vorliegende Unterkühlung gedacht werden. Diese muss vorrangig behandelt werden.

Die Hautschäden werden, ähnlich wie bei Verbrennungen, steril abgedeckt.

Unterkühlung

Die **Unterkühlung** *(Hypothermie)* betrifft größere Körperregionen oder den gesamten Organismus. Dies hat gefährliche Folgen:
> Verlangsamung des Stoffwechsels mit resultierender Schläfrigkeit und Bewusstseinsveränderung, dadurch sind die Betroffenen oft nicht in der Lage, geeignete Gegenmaßnahmen zu ergreifen
> Langsamerwerden des Herzschlags (Bradykardie)
> Nachlassen der Schmerzempfindung.

Bei etwa 27 °C sind die sichtbaren Lebensäußerungen so stark eingeschränkt, dass man vom **Scheintod** spricht. Bei einem weiteren Absinken der Körpertemperatur treten Kammerflimmern und später Herzstillstand (Asystolie) auf. Unterkühlung tritt gehäuft auf:
> Bei Bewusstlosen (keine angemessene Wärmeproduktion)
> Im Wasser (Wasser leitet Kälte 20-mal besser als Luft)
> Bei Wind (rasche Wärmeverluste über die Haut)
> Unter Alkohol- und Medikamentenwirkung (Hypnotika, Tranquilizer) – insbesondere Alkohol führt durch Weitstellung der Hautgefäße zu raschen Wärmeverlusten
> Bei alten Menschen (eingeschränkte Wärmeproduktion)
> Bei kleinen Kindern (relativ große Körperoberfläche mit raschen Wärmeverlusten).

Erstmaßnahmen:
> Bei Herz-Kreislauf-Stillstand rasch kardiopulmonale Reanimation durchführen. Da der Herzschlag extrem verlangsamt sein kann, auch die weiteren unsicheren Todeszeichen unzuverlässig sind und die Überlebenszeit der Gewebe bei Unterkühlung erheblich verlängert ist, im Zweifel immer Reanimation durchführen, es sei denn, es liegt eine andere, zweifelsfreie Todesursache vor („keiner ist tot, bis er nicht warm und tot ist")
> Weitere Kälteverluste verhindern. Nasse Kleider entfernen sowie den Unterkühlten gut bedeckt und windgeschützt (!), am besten in einem warmen Raum, lagern. Extremitäten nicht unnötig bewegen, da durch jede Bewegung kaltes Blut der Körperschale (➤ 18.2) in den Körperkern fließen und ihn weiter abkühlen kann
> Nur bei leichter Unterkühlung mit erhaltenem Bewusstsein aktive Erwärmungsmaßnahmen ergreifen. Bei allen schweren Fällen von Unterkühlung drohen bei der aktiven Wiedererwärmung schwere Komplikationen, z. B. Kammerflimmern und Schock. Den Unterkühlten in diesem Fall nur unter ärztlicher Aufsicht aufwärmen!
> Geeignete Erwärmungsmaßnahmen beim bewusstseinsklaren Patienten sind: Verabreichung warmer Getränke, warme Packungen im Bereich des Körperstammes (Nacken, Achselhöhlen, Leisten). Niemals die Extremitäten isoliert erwärmen (drohendes „Versacken" des Blutes mit nachfolgendem Volumenmangelschock).

24.7.6 Verbrennungen

Bei einer **Verbrennung** wird die Haut durch *Hitze*- oder *chemische Einwirkung* oder durch *elektrischen Strom* geschädigt. Entsprechend spricht man von *thermischen* oder *chemischen* Verbrennungen. Bei Gewebeschädigung durch heiße Flüssigkeiten spricht man auch von **Verbrühung.** Entscheidend für den Verlauf und für die Prognose einer Verbrennung sind:
> Flächenausdehnung
> Tiefenausdehnung (Schweregrad)
> Alter des Patienten.

Flächenausdehnung

Je größer der verbrannte Hautanteil (➤ Abb. 24.20), desto bedrohlicher die Verbrennung. Sind mehr als 10–15 % der Hautoberfläche betroffen, so droht ein Volumenmangelschock, da große Mengen an Körperwasser über die geschädigte Haut verloren gehen. Verbrennungen über 50 % der Körperoberfläche sind häufig tödlich.

Tiefenausdehnung

Man unterscheidet drei Schweregrade:
> **Verbrennung 1. Grades:** lokale Schwellung und Rötung **(Hyperämie).** Die Schädigung ist auf die Oberhaut (Epidermis) beschränkt. Keine Narbenbildung

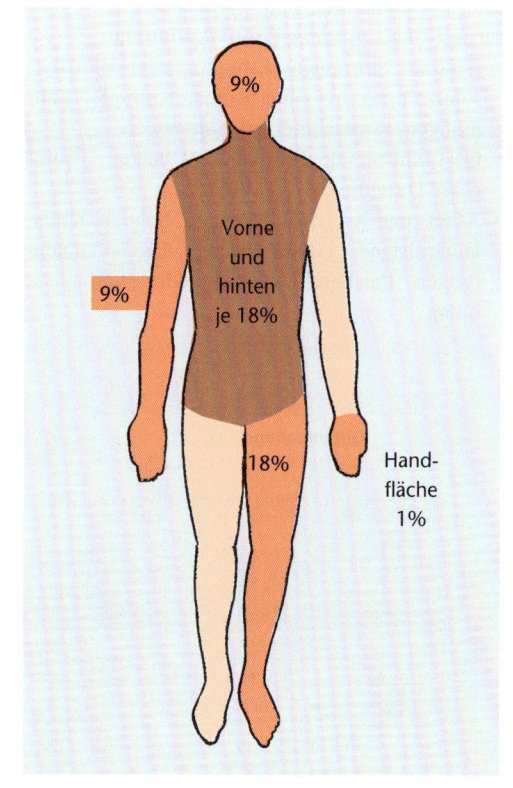

Abb. 24.20 Zur Abschätzung des verbrannten Hautanteils beim Erwachsenen hat sich die Neunerregel bewährt. Faustregel: Der Handteller des Verletzten entspricht etwa 1 % seiner Körperoberfläche.

STADIUM	KÖRPERTEMPERATUR	SYMPTOME
Mild	35–32 °C	Patient zunächst bewusstseinsklar, Muskelzittern, Schmerzen, Blutdruck und Puls erhöht, Haut blass und kalt. Nach einiger Zeit zunehmende Apathie
Mäßig	31–28 °C	Patient schläfrig, Reflexe abgeschwächt, kein Muskelzittern, keine Schmerzen, Blutdruck und Puls erniedrigt
Schwer	< 28 °C	Patient komatös, keine Reflexe, starre, erweiterte Pupillen, minimale Atmung, Puls nicht tastbar, evtl. Herz-Kreislauf-Stillstand

Tab. 24.2 Stadien der Unterkühlung.

- **Verbrennung 2. Grades:** Zusätzliche Bildung von **Brandblasen** mit starken **Schmerzen**. Neben der Oberhaut (Epidermis) ist auch die Lederhaut (Dermis) in unterschiedlichem Ausmaß betroffen. Demnach entstehen zwei Formen: Bei **oberflächlichen zweitgradigen Verbrennungen** ist die Rötung „wegdrückbar" (etwa wenn man einen sauberen Spatel auf die Wunde drückt), der Wundgrund feucht. Narben bilden sich nach Abheilung nicht.
  Tiefe zweitgradige Verbrennungen zeichnen sich dagegen durch eine nicht wegdrückbare Rötung, einen trockenen und evtl. weißlichen Wundgrund aus; Narbenbildungen sind hier möglich
- **Verbrennung 3. Grades:** Komplette Zerstörung (**Nekrose**) der Haut und der Hautanhangsgebilde, mit Schorfbildung verbunden. Die Haut ist schmerzlos, nach Abheilung können schwere, die Bewegung z.T. behindernde Narben entstehen.

Ist das Gewebe *verkohlt*, so spricht man auch von einer Verbrennung 4. Grades.

Erstmaßnahmen

- Kleiderbrände sofort löschen. Hierzu die brennende Person, die aus Panik meist davonläuft, in jedem Fall aufhalten
- Brennende Person mit Wasser übergießen oder in Wasser eintauchen
- Steht kein Wasser zur Verfügung, die Flammen mit Tüchern ersticken oder den Brennenden in Wolldecken einhüllen oder auf dem Boden wälzen. Auch Feuerlöscher können eingesetzt werden; dabei aber nicht ins Gesicht spritzen
- Alle Verbrennungen nach dem Löschen *rasch* und nachhaltig kühlen. Hierzu die betroffenen Stellen mit kühlem, aber nicht eiskaltem Wasser (ca. 15–20 °C) maximal 10 min lang übergießen oder abbrausen. Auch kühle Kompressen können angewendet werden
- Bei Verbrennungen der Extremitäten diese sofort für etwa 10 min in kaltes Wasser (ca. 15–20 °C) tauchen. Auch Verbrühungen werden mit kaltem Wasser behandelt. Kleider und Schmuck werden möglichst rasch entfernt, da sie die Kühlung behindern, jedoch nur, wenn sie nicht an der Haut kleben bzw. sich leicht abnehmen lassen
- Zu *langes* Kühlen ist jedoch auch ungünstig, da dies die Durchblutung behindert und die Haut aufquellen lässt
- Brandwunden mit Verbandstuch abdecken. Steht kein Verbandstuch zur Verfügung, muss die Wunde unbedeckt bleiben. Keinesfalls irgendwelche Salben, Puder oder Sprays verwenden! Auch in die Haut eingebrannte Materialien wie z.B. Teer nicht entfernen. Brandblasen nicht öffnen
- Schockbekämpfung und evtl. kardiopulmonale Reanimation (▶ 24.4) beginnen.

> **Inhalationsschäden**
>
> Insbesondere bei Explosionen oder Brand in geschlossenen Räumen sowie bei Brandmarkierungen im Gesicht an eine Lungenbeteiligung denken (Inhalationsschaden mit Schleimhautschwellung und Lungenödem bis zum Lungenversagen). Die Schädigung des Respirationstrakts äußert sich durch Heiserkeit, Husten, Ruß im Sputum und Atemnot.

Verbrennungskrankheit

Innerhalb der ersten 36 Stunden nach einer Verbrennung von über 10 % der Körperoberfläche kann eine den ganzen Körper betreffende Entzündungsreaktion entstehen. Die Blutgefäße werden dabei durchlässig, man verliert Wasser, Salze und Eiweiße. Gleichzeitig entstehen massive Ödeme. Wegen des Volumenverlustes kann der Kreislauf zusammenbrechen. Dieser **Verbrennungsschock** kann tödlich sein.

Bei sehr starker Entzündungsreaktion werden trotz Unterstützung des Kreislaufs durch Infusionen die Organe nicht ausreichend durchblutet. Hierdurch entstehen evtl. ein Nierenversagen sowie schwere Schäden der Lunge und des Gastrointestinaltrakts. Man nennt diese oft über Tage anhaltende und schwere Form der Entzündungsreaktion auch **Verbrennungskrankheit.** Sie wird oft noch zusätzlich durch eine erregerbedingte Sepsis kompliziert (▶ 13.8.1).

24.7.7 Verätzungen

Verätzungen werden durch *Laugen* und *Säuren* hervorgerufen. Sie treten vor allem im Bereich des Mundes, der Speiseröhre und des Magens sowie auf der Haut und in den Augen auf.

Bei *Trinken* einer ätzenden Substanz kommt es zu heftigen Schmerzen und Speichelfluss; die Schleimhäute sind durch Beläge, Verquellungen oder Blutungen verändert. Als Erstmaßnahme werden dem Verunglückten etwa 200 ml Flüssigkeit, z.B. Leitungswasser oder Tee, in kleinen Schlucken zu trinken gegeben (nicht mehr, sonst Gefahr des Erbrechens).

> **Kein Erbrechen auslösen**
>
> Bei Verätzungen von Mund, Speiseröhre und Magen den Betroffenen niemals zum Erbrechen bringen! Dies würde die Schädigungen der Schleimhäute, insbesondere der Speiseröhre, nur verschlimmern.

Bei Verätzungen der *Haut*, z.B. durch Chemikalien, werden alle benetzten Kleider entfernt und der betroffene Bereich unter fließendem Wasser ausgiebig gespült. Ist kein Wasser vorhanden, wird der Schadstoff abgetupft. Dabei ist darauf zu achten, dass die Finger des Helfers den Ätzstoff nicht berühren und die Tupfer möglichst oft gewechselt werden.

Bei Verätzungen der *Augen* tritt sofort ein krampfartiges Zukneifen der Augenlider auf, das der Ersthelfer unbedingt überwinden muss. Die einzige Rettung vor der drohenden Erblindung besteht darin, die Augen ständig mit Wasser zu spülen, bis augenärztliche Hilfe eintrifft, mindestens jedoch 20 min lang. Zur **Augenspülung** legt man den Verletzten auf den Boden, dreht den Kopf zur Seite des verätzten Auges und gießt dann aus ca. 10 cm Höhe Wasser in den inneren Augenwinkel, so dass das Wasser über den Augapfel und äußeren Augenwinkel abfließt. Dabei unbedingt das gesunde Auge vor der verunreinigten Spülflüssigkeit schützen! Anschließend wird ein steriler Verband über *beide* Augen angelegt.

24.7.8 Stromunfälle

Zu **Stromverletzungen** kann es kommen, wenn Strom durch den menschlichen Körper fließt. Folgen sind:

- *Herzrhythmusstörungen* bis hin zum Herzstillstand
- *Muskelverkrampfungen* (insbesondere bei Wechselstrom). Hierdurch ist das Opfer oft nicht in der Lage, die Stromquelle loszulassen, so dass es zur verlängerten Stromeinwirkung kommt
- *Zentralnervöse Schädigungen:* Verwirrtheit, gestörte Atemregulation, Koma
- *Atemstillstand:* Durch Lähmung des Atemzentrums im Gehirn oder durch Muskelverkrampfungen der Atemmuskulatur
- *Verbrennungen:* Insbesondere an den Ein- und Austrittsstellen des Stroms kommt es zur Hitzeentwicklung mit entsprechenden **Strommarken**.

Erstmaßnahmen

Durch Kontakt zum Verletzten kann der Helfer in den Stromkreis geraten. Bei Unfällen mit elektrischem Strom hat die *Eigensicherung* deshalb höchste Priorität:

- Bei Haushaltsunfällen sofort die Stromzufuhr durch Herausziehen des Netzsteckers oder Ausschalten der Sicherung unterbrechen
- Bei Hochspannungsunfällen (Spannung > 1 000 Volt, z.B. an Hochspannungsleitungen) grundsätzlich sofort den Notarzt verständigen. Weitere Hilfe kann erst *nach* dem Eintreffen von Fachpersonal erfolgen

> **Vorbeugung**
>
> Jedes Stromnetz eines Haushaltes sollte mit einem Fehlerstromschutzschalter (FI-Schalter) versehen sein. Er unterbricht den Stromkreis automatisch, wenn Strom fehlerhaft über ein defektes Gerät oder den Körper abfließt.

- Den Verunglückten in Ruhelage bringen und, wenn erforderlich, mit der Wiederbelebung beginnen
- Evtl. vorhandene Strommarken wie Verbrennungswunden keimfrei bedecken.

Die Betroffenen werden dann ins Krankenhaus gebracht, wo sie 24 Stunden lang über Monitor überwacht werden.

24.7.9 Verkehrsunfälle

Ein Notfall innerhalb des Krankenhauses bringt den Ersthelfer nur selten in Gefahr (abgesehen von den Infektionsrisiken ▶ 24.3.2). Ganz anders der **Verkehrsunfall**: hier besteht für den Retter oft Lebensgefahr. Auch andere Verkehrsteilnehmer werden durch Unfälle oft gefährdet, so dass der *Eigen- und Fremdsicherung* eine überragende Bedeutung zukommt. Die Sicherung der Unfallstelle kann oft erst durch technische Hilfsdienste vorgenommen werden. Erst wenn die Unfallstelle gesichert ist und die notwendigen Maßnahmen zum Eigenschutz ergriffen sind, wird der Verunfallte aus der Gefahrenzone gerettet!

> **Sicherheit vorrangig**
>
> Der Vorrang der Eigen- und Fremdsicherung widerspricht nicht selten dem Impuls des Ersthelfers, um jeden Preis dem Verunfallten *direkt* zu helfen. Eine effektive Hilfe ist jedoch nur möglich, wenn der Helfer die Gefahrenlage überblickt. Inwieweit der Helfer dann ein „kalkuliertes Risiko" auf sich nimmt, unterliegt seiner eigenen Verantwortung.

Fremdsicherung: Absichern der Unfallstelle

Nach Erkennen des Notfalls sichert der Ersthelfer als Nächstes die Unfallstelle. Er stellt zunächst fest, welche *Gefahren* an der Unfallstelle bestehen (z. B. Gefahr von Auffahrunfällen, von chemischer Kontamination bei Transportunfällen). Anschließend leitet er die entsprechenden *Schutzmaßnahmen* ein, indem er etwa ein Warndreieck aufstellt.

> **Unfallstelle sichern**
>
> Bei Verkehrsunfällen gilt:
> - Warndreieck aufstellen (mind. 50 m vor Unfallstelle, bei schnell fließendem Verkehr 100 m vor Unfallstelle)
> - Wenn möglich, Warnblinkanlage einschalten
> - Verkehr durch einen zweiten Helfer regeln lassen (Handzeichen).

Eigensicherung

Bei seiner Hilfeleistung am Unfallort ist der Ersthelfer erheblichen Gefahren ausgesetzt, z. B. Feuer, auslaufenden Gefahrengütern (z. B. Benzin, Chemikalien), entweichenden Dämpfen oder Stromschlag bei Hochspannungsunfällen.
Ohne ausreichende Isolierung dürfen keine Strom führenden Teile – auch der Notfallpatient nicht – berührt werden! Bei Hochspannungsunfällen darf keine Bergung unternommen werden, bis der Strom sicher abgestellt ist.

Rettung des Verunfallten aus der Gefahrenzone

Dazu gehört z. B. das Bergen eines Bewusstlosen aus einem rauchgefüllten Zimmer. Hierbei sind bestimmte **Bergungsgriffe** wie etwa der Rautek-Griff hilfreich (▶ Abb. 24.21). Häufig muss bei der Rettung auch auf die technischen Notfalldienste (z. B. Technisches Hilfswerk) zurückgegriffen werden, die jeweils von der Einsatzzentrale zum Unfallort dirigiert werden.

Rautek-Griff. Mit Hilfe des Rautek-Griffs können liegende und sitzende Patienten aus der Gefahrenzone gerettet werden (z. B. aus dem Auto):
- Beim liegenden Patienten tritt der Helfer dazu von hinten mit gespreizten Beinen an den Kopf des Patienten und richtet ihn in sitzende Stellung auf (Nacken umfassen, Schultern abstützen). Anschließend schiebt der Helfer seine Arme von hinten durch beide Achseln des Patienten und greift einen der beiden Unterarme des Patienten im „Affengriff". Der Helfer zieht den Patienten nun mit Schwung auf die eigenen Oberschenkel und schleppt ihn im Rückwärtsgang aus der Gefahrenzone
- Beim sitzenden Patienten wird der Patient zunächst so gedreht (Hüften des Patienten als Drehpunkt), dass sein Rücken zum Helfer zeigt; sodann wird der Patient wie oben beschrieben „aufgeladen".

Erstmaßnahmen bei Verkehrsunfällen

Die Prinzipien der Sofortmaßnahmen (▶ 24.3) gelten auch für Verkehrsunfälle. Dennoch sind hier manche Schwerpunkte anders zu setzen, da bei verkehrsbedingten Notfällen **erhebliche Gewalteinwirkung** aufgetreten sein kann. Deshalb:
- **Immer von einer Verletzung der Halswirbelsäule ausgehen!** Transport, Lagerung und Reanimation müssen ohne Beugung oder Drehung der Halswirbelsäule erfolgen, bis ein Arzt die Halswirbelsäule für unverletzt erklärt hat – was oft erst im Krankenhaus möglich ist. Der Patient wird also immer „en bloc" bewegt. Sobald verfügbar, wird dem Verunfallten ein Stützkragen („Halskrawatte") angelegt
- **Schonende Helmabnahme.** Bei verunglückten Motorradfahrern wird der Schutzhelm abgenommen bei Erbrechen, Bewusstlosigkeit, beeinträchtigten Vitalfunktionen sowie immer dann, wenn eine Verletzung der Halswirbelsäule vermutet wird. Dabei wird der Helm so abgenommen, dass das Rückenmark nicht (zusätzlich) geschädigt wird, d. h. ohne Verdrehung oder Abknickung des Rückenmarks (▶ Abb. 24.22).

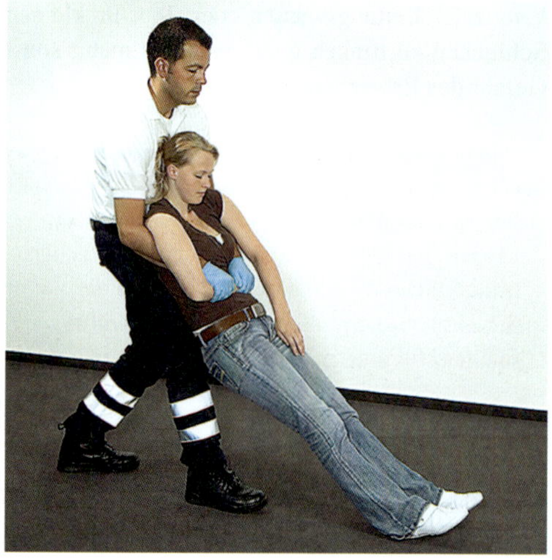

24.7.10 Ertrinken

Der (Fast-)Ertrunkene ist in der Regel bewusstlos und zyanotisch. Meist besteht Atemstillstand, selten ist noch eine Schnappatmung zu beobachten. Anfänglich ist evtl. noch ein schneller Herzschlag vorhanden, der bei längerem Untertauchen langsamer wird und schwindet (Asystolie). Durch den Sauerstoffmangel kommt es nicht selten zu Krampfanfällen. Erbrechen ist wegen der großen verschluckten Wassermengen häufig. Typisch ist ein weißlicher bis blutiger Schaum vor Mund und Nase.

Erstmaßnahmen

- Opfer aus dem Wasser bergen. Das Opfer sollte bei der Bergung stets horizontal liegen, um eine weitere Einschränkung der Hirndurchblutung zu verhindern
- Bei Tauchverletzungen und nach evtl. Sprung in flaches Wasser an das mögliche Vorliegen einer Wirbelsäulenverletzung denken. Der Kopf darf dann keinesfalls gebeugt oder gestreckt werden, und Kopf und Rumpf müssen stets „en bloc" bewegt werden
- Schnellstmöglich die Mund-zu-Mund-Beatmung durchführen
- Keinesfalls versuchen, „das Wasser aus der Lunge zu entfernen", etwa, wie früher üblich, indem das Opfer mit dem Kopf nach unten „ausgeschüttelt" wird. Das in der Lunge verbliebene Wasser wird von selbst rasch in den Körper aufgenommen
- Bei Pulslosigkeit kardiopulmonale Reanimation durchführen (▶ 24.4).

Meist besteht bei Ertrunkenen gleichzeitig eine Unterkühlung. Sie sind deshalb wie Unterkühlungsopfer zu versorgen (z. B. Schutz vor Wind, Entfernung nasser Kleider ▶ 24.7.5).

Abb. 24.21 Rautek-Griff zur Bergung bewusstloser oder bewegungsunfähiger Verunglückter aus dem PKW oder vom Boden. [J747]

24.8 „Kleine" Notfälle

24.8.1 Kanülenverletzung

Eine Kanülenverletzung ist in Krankenhäusern und Arztpraxen häufig, wobei allerdings u.a. wegen der hohen Dunkelziffer (man schätzt, dass nur 10–20 % der Verletzungen gemeldet werden) keine genauen Zahlen existieren.

Die dabei entstehenden kleineren Schnitt- oder Stichwunden sind harmlos – die eigentliche Gefahr besteht darin, dass über eine bereits gebrauchte Kanüle (oder Nadel oder Skalpell) Infektionen übertragen werden. Insbesondere drohen eine Übertragung von Hepatitis-B- und -C- sowie HI-Viren. Das Risiko einer Infektion nach Nadelstichverletzung im Krankenhaus wird auf 1 : 23 für Hepatitis B, 1 : 147 für Hepatitis C und 1 : 9 000 für HIV geschätzt.

> **Nie vernachlässigbar**
>
> Wegen des Infektionsrisikos ist jede Nadelstichverletzung ein Notfall. Mit Nadelstichverletzungen gleichzusetzen sind Sekretspritzer in die Augen.

- Die Verletzung wird möglichst rasch mit einem Desinfektionsmittel desinfiziert. Ob Druck auf die Umgebung des Stiches eine Übertragung verhindert, ist fraglich. Bei Blutspritzern auf die *verletzte* Haut diese gründlich mit Desinfektionsmittel abspülen, bei Spritzern in Augen oder Mundhöhle mit reichlich Wasser über mehrere Minuten spülen
- Möglichst rasch geht der Betroffene zum *Betriebsarzt* oder *D-Arzt*. Die Übertragung von Krankheitserregern kann nur in den ersten Stunden bis Tagen verhindert werden
- Sofort nach der Verletzung erfolgt beim Betroffenen eine Blutuntersuchung (Hepatitis-B-, -C- und HIV-Antikörperstatus). Ist die Nadel einem bestimmten Patienten („Spender") zuzuordnen, so wird auch dessen Hepatitis-B-, Hepatitis-C- und HIV-Status sofort bestimmt
- Ist die Herkunft der Nadel unbekannt und besitzt der Verletzte keinen ausreichenden Schutz gegen Hepatitis B, so wird er möglichst rasch gegen Hepatitis B geimpft und erhält zudem Hepatitis-B-Immunglobulin (also Antikörper gegen Hepatitis B als „passive Impfung" ▶ 13.6.3). Ist die Quelle der Nadel bekannt und hat der „Spender" keine Hepatitis B, so ist eine Infektion ausgeschlossen. Stellt sich heraus, dass der „Spender" Hepatitis-B-positiv ist, so wird wie bei unbekannter Herkunft der Nadel vorgegangen
- Gegen Hepatitis C gibt es bisher keine Impfung. Stellt sich bei den Folgeuntersuchungen eine Infektion heraus, wird sofort mit Medikamenten gegen Hepatitis C behandelt
- Ist die Nadel einer HIV-positiven Person zuzuordnen, so wird innerhalb von Stunden mit einer gegen HIV gerichteten (*anti-retroviralen*, ▶ 13.10.5) Therapie begonnen. Sie soll die Vermehrung der HI-Viren hemmen, eine Infektion ist damit aber nicht ausgeschlossen. Ist die Herkunft der Nadel unbekannt, so wird derzeit abgewartet
- 6, 12 und 24 Wochen nach dem Unfall wird erneut untersucht, ob sich der Verletzte trotz der Schutzmaßnahmen vielleicht angesteckt hat

> **Vorbeugung**
>
> Entscheidend ist die Vorbeugung. Deshalb:
> - Werden, falls technisch möglich, sog. *sichere Instrumente* verwendet, die z. B. durch eingebaute Schutzmechanismen das Verletzungsrisiko minimieren
> - Dürfen gebrauchte Kanülen nicht in die Schutzkappen zurückgesteckt werden, denn beim Einführen wird häufig der Finger getroffen (häufigste Verletzungsursache!)
> - Werden gebrauchte Kanülen *sofort* ohne Verpackung in den Kanülenwegwerfbehälter geworfen und dieser regelmäßig geleert; gebrauchte Kanülen niemals herumliegen lassen
> - Werden bei möglichem Kontakt mit Blut grundsätzlich immer Handschuhe getragen
> - Sollte jeder, der unmittelbar mit kranken Menschen arbeitet, gegen Hepatitis B geimpft sein!

24.8.2 Nasenbluten

Durch kleine Verletzungen (etwa durch Nasenbohren), aber auch durch Entzündungen und Infektionen können Gefäße des Kapillargeflechts in der Nasenschleimhaut platzen – der Betroffene hat **Nasenbluten** *(Epistaxis)*.

Die Blutstillung kann durch kalte Waschlappen unterstützt werden, die man in den Nacken des Patienten legt; hierdurch verengen sich die Gefäße reflektorisch. Oft genügt auch das einfache Zuhalten der Nase. Sind diese Maßnahmen erfolglos, muss die Nasenhöhle vom Arzt *tamponiert* (ausgestopft) oder die blutenden Gefäße müssen verätzt werden.

24.8.3 Fremdkörper im Auge

Fremdkörper im Auge führen oft nur zu einer Bindehautreizung – es handelt sich dann zumeist um ins Auge gelangte kleine Insektenteile oder Rußpartikel. Ätzende Fremdkörper sollten nach Möglichkeit durch Spülen mit Wasser sofort entfernt werden.

Scharfkantige und größere Fremdkörper können tief in die Hornhaut ein- und eventuell sogar bis zum Augeninneren vordringen. Die Betroffenen leiden unter:
- Brennendem Schmerz
- Tränenfluss
- Rötung des betroffenen Auges
- Sehstörungen.

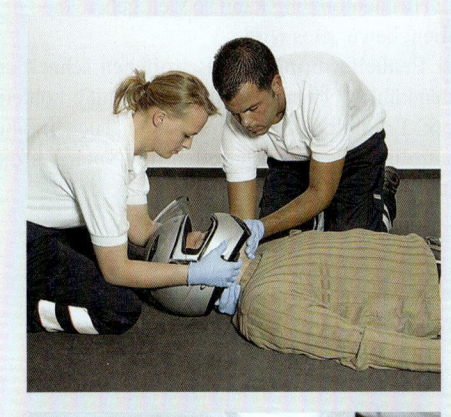

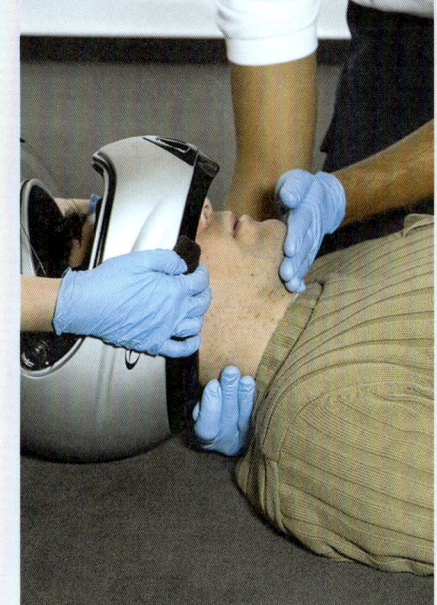

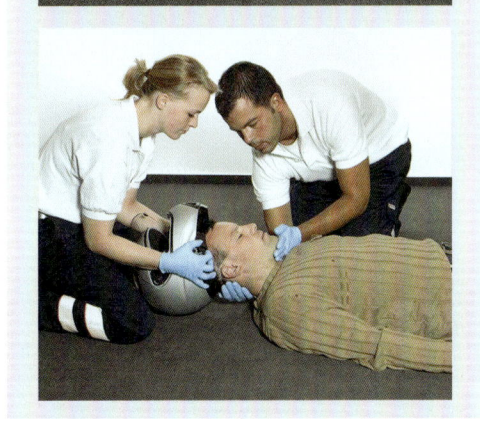

Abb. 24.22 Beim bewusstlosen verunglückten Motorradfahrer muss grundsätzlich der Schutzhelm abgenommen werden. Andernfalls ist ein Freimachen und Freihalten der Atemwege nicht möglich. Wegen der Gefahr einer Schädigung von Halswirbelsäule und Rückenmark muss die Helmabnahme schonend erfolgen:
Ein Helfer kniet oberhalb des Kopfes, umfasst mit beiden Händen Helm und Unterkiefer des Verletzten und sorgt durch sanften Zug für eine Streckung des Halses. Ein zweiter Helfer klappt das Visier hoch, entfernt ggf. die Brille des Verunglückten und löst den Kinnriemen. Nun übernimmt der zweite Helfer die Streckung des Kopfes (Bild oben), indem er beide Hände von unten parallel an den Hals legt und „Schub" gibt (parallel zur Längsachse des Halses!). Der erste Helfer kann nun den Helm seitlich aufdehnen und ihn nach oben abziehen.
Zur weiteren Stabilisierung wird eine im Rettungswagen vorhandene stabilisierende Halskrawatte angelegt. [J747]

Ihre Entfernung verlangt meist fachkundige Hilfe durch einen (Augen-)Arzt und sollte vom Ersthelfer nicht versucht werden. Stattdessen bedeckt der Ersthelfer *beide* Augen behutsam mit einer Wundauflage. Hierzu faltet er ein Dreiecktuch zu einer Krawatte und verknotet diese seitlich am Kopf. Der Verband darf keinesfalls auf das verletzte Auge drücken! In jedem Fall muss verhindert werden, dass der Patient den Fremdkörper noch weiter in die Tiefe reibt.

24.8.4 Sonnenstich

Beim **Sonnenstich** kommt es durch direkte Sonneneinstrahlung zu einer Reizung der Hirnhaut. Dies führt zu:
- Kopfschmerz
- Übelkeit
- Evtl. Erbrechen
- Hochrotem, heißem Kopf
- Nackensteifigkeit.

Die Hirnhautreizung kann so weit gehen, dass der Patient bewusstlos wird.

Der Ersthelfer bringt den Betroffenen schnell an einen kühlen Ort und lagert ihn dort mit erhöhtem Kopf. Er kühlt den Kopf mit nassen Tüchern und kontrolliert bis zum Eintreffen des Notarztes die Vitalzeichen.

Register

A
Abbinden 464
Abdomen, akutes 334
Abdominalgravidität 416
Abduktion 94
– Hüftgelenk 120
– Muskulatur 111
Abführmittel 353
ABG 395
Abhängigkeit 214
Ablagerung 50
Ablatio mammae 406
Ablatio retinae 189
Abort 423
Abscheidungsthrombus 245
Absorption 332
Abstillen 438
Abstoßungsreaktion 60
Abszess 52
Abtreibung 425
Abtreibungspille 425
Abwehrmechanismen, psychische 208
Abwehrsystem 254
– Allergie 263
– Arten 254
– Kind 444
– lymphatische Organe 254
– Parasiten 260
– Pflege 243
– spezifisch 257
– unspezifisches 255
Abwehrzellen 255
ACE 381
ACE-Hemmer 290, 381
Acetabulum 117
Acetyl-Coenzym-A 10
Achselarterie 299
Acrophobie 212
ACTH 224
ACVB 293
AD(H)S 149
Adamsapfel 312
Adams-Stokes-Anfall 286
Adaptation 49
– Hell-Dunkel- 193
– Neugeborenes 434

Addison, Morbus 227
Adduktion 94
– Hüftgelenk 120
– Muskulatur 111
Adenin 15
Adenoide Vegetationen 312
Adenokarzinom 54
Adenom 53
Adenom-Karzinom-Sequenz 354
Adenomyome 401
Adenosindiphosphat 16
Adenosintriphosphat 16
Adenylatzyklasesystem 221
Aderhaut 188
ADH 223
– Blutdruck 305
Adhaesio interthalamica 160
ADHS 215
Adipositas 366
Adiuretin 223, 379
Adnexitis 399
Adoleszenz 439
ADP 16
Adrenalin 463
– Herkunft 229
Adrenogenitales Syndrom 229
Adrenokortikotropes Hormon 224
AED 462
AEP 178
Affektive Störungen 211
Affektivität 209
Afferenzen 70
After 352
Afterhebermuskel 119
Afterload 288
Afterschließmuskel 120
Agglutination 243, 259
Aggression 205
Agonist 83
Agoraphobie 212
AIDS 271
– Behandlung 271
– Symptome 271
Ak 258
Akinese 148
Akklimatisierung 364

Akkommodation 191
Akkumulation 456
Akne 137
Akromegalie 224
Akromion 110
Akrosom 396
Aktinfilamente 85
Aktionspotenzial 142, 284
– Ablauf 143
– Ladungsverschiebungen 143
Aktivimmunisierung 261
Akupunktur 185
Akustikusneurinom 156
Akustisch evozierte Potenziale 178
Akute-Phase-Proteine 51, 242
Akutes Abdomen 334
Akzeleration 441
Ala ossis ilii 117
Aldosteron 228
– Blutdruck 305
Alkalimetalle 3
Alkalität 8
Alkalose 9, 391
– metabolische 392
– respiratorische 392
Alkoholabhängigkeit 218
Alkoholembryofetopathie 421
ALL 243
Allel 34
Allergen 263
Allergie 263
– Asthma 326
– Diagnostik 264
– Kind 444
– Kontakt 264
– Pollen 263
– Reaktionstypen 264
– Typen 263
– Vorbeugung 444
allogen, Transplantation 60
Alopezie 138
Alpha-Amylase 347
ALS 168
Alter 448
Altern 446
– Ernährung 450
– Glück 449

– Krisen 449
– Organveränderungen 449
– psychiatrische Erkankungen 454
– Schlaf 453
– Theorien 446
– Verläufe 446
Altersperioden 439
Altersschwerhörigkeit 200, 452
Alterssichtigkeit 192
Altersweitsichtigkeit 452
Alterungsprozess 447
Alterungsvorgänge 446
Altinsulin 232
Alveolen 316
Alveoli dentales 98
Alzheimer-Demenz 455
Amaurose 193
Amaurosis fugax 177
Amboss 196
Ambu®-Beutel 461
Amenorrhoe 403
Aminosäuren 14
– Abkömmlinge 221
– Stoffwechsel 15
Amiodaron 463
AML 243
Ammoniak 358
Ammonshorn 162
Amnesie 169
Amnionhöhle 419
Amniozentese 424
Amphiarthrosen 80
Amplitudenmodulation 142
Ampulla recti 352
Amputationsverletzung 466
Amputat-Transport 467
Amyloidablagerung 455
Amylose 9
Amyotrophische Lateralsklerose 168
Anabole Reaktion 7
Anabolika 229
Anabolismus 20, 362
Analgetika 185
Anämie 240
– renale 387
– Ursachen 240

Anamnese 46
Anaphase 33
Anaphylaktischer Schock 293, 465
Anaphylaxie 263
Androgenbindendes Globulin 395
Androgene 229, 396
Aneurysma, Bauchaorta 297
Angina lacunaris 267
Angina pectoris 291
Angiotensin 381
Angiotensin-converting-Enzym 290, 381
Angiotensinogen 381
Angst 204
– Bewältigung 205
– des Sterbenden 61
– Störung 212
Angulus mandibulae 99
Anionen 5
Anode 5
Anophelesmücke 273
Anorexia nervosa 214, 368
Anorgasmie 408
ANP 233, 289
Anpassungsfähigkeit 44
Anpassungsreaktion 49
Anpassungsstörung 212
Anspannungsphase 282
Ansteckung 265
Antagonist 83
Anteversion, Muskulatur 111
Anthropophobie 212
Anti-Aging-Strategien 447
Antiarrhythmika 286
Anti-Baby-Pille 411
Antibiogramm 269
Antibiotika, Resistenz 269
Anticodon 32
Anti-D-Antikörper 243
Antidementiva 455
Antidepressiva 217

Antidiabetika 232
Antidiuretisches Hormon 223
– Blutdruck 305
Anti-D-Prophylaxe 244
Antigen 257
– -Antikörper-Reaktion 259
– bakterielles 258
– carcinoembryonales 56
– D 243
– virales 258
Antigen D 243
Antigengedächtnis 254
Antigenpräsentation 260
Antigenrezeptoren 257
Antihormone 221
Antikoagulation 248
Antikörper 258
Antimykotika 272
Antiöstrogen 406
Antiphlogistika 185
Antiplasmine 247
Antriebslosigkeit 211
Antrum pyloricum 342
Anulus fibrosus 104
Anurie 379
Anus 352
– praeter 354
Aorta 296
– Gefäßabgänge 300
Aortenbogen 292, 299
Aortenklappe 278
Aorto-koronarer Venen-Bypass 293
Apex 316
APGAR-Schema 434
Aphasie
– motorisch 166
– sensorisch 167
Apnoe
– obstruktive 328
Aponeurose 108
Aponeurosis plantaris 130
Apoptose 20, 258
Apparent 265
Appendices epiploicae 351

Appendix vermiformis 351
Appendizitis 351
Aquädukt 159
Arachidonsäureabkömmlinge 221
Arachnoidalzotten 172
Arachnoidea 172
Arbeit, körperliche 303
Arcus
– costalis 107
– vertebrae 102
– zygomaticus 95
Arm 111
– Arterien 299
– Schlagader 299
Armbeuger 113
Armgeflecht 153
Arrhythmie 287
Arteria (-ae)
– axillaris 299
– basilaris 176
– brachialis 299
– carotis 299
– carotis interna 175
– centralis retinae 189
– cerebri 175
– communicans 176
– coronaria dextra 291, 299
– coronaria sinistra 291
– femoralis 300
– iliaca 300
– lienalis 251
– mesenterica 300, 334
– peronea 300
– poplitea 300
– pulmonalis 278, 302
– radialis 299
– rectalis 334
– renalis 377, 300
– subclavia 299
– tibialis 300
– ulnaris 299
– umbilicales 417, 421
– vertebralis 175, 299
Arterielle Verschlusskrankheit 308
Arterien 296
– Körperkreislauf 299
– Übersicht 301
Arteriolen 296
Arteriosklerose 297

Arthritis 68
Arthrose 68
Articulatio cubiti 112
Arzneimittel
– im Alter 456
– Vergiftung 456
Ascorbinsäure 372
Asperger-Syndrom 215
Asphyxie 324
Aspiration, Erste Hilfe 468
Aspirationsprophylaxe 314, 338
Aspirin® 185
Assoziationsbahnen 164
Assoziationsfelder 163
Assoziationsgebiete 167
Asthma bronchiale 326
Astigmatismus 192
Astrozyt 71
Aszites 360
Atelektase 328
Atemgymnastik 326
Atemhilfsmuskulatur 107, 319
Atemluft 321
Atemminutenvolumen 320
Atemmuskulatur 107
Atemmuster, krankhafte 323
Atemnotsyndrom 316
Atemstillstand 459
– bei O_2-Gabe 324
Atemvolumina 320
Atemzentrum 158, 323
Atherosklerose 297
AT-II-Antagonisten 381
Atlanto-Axial-Gelenk 102
Atlas 101
Atmung 310
– Anpassung an Belastung 324
– Exspiration 319
– Hilfsmuskulatur 319
– Inspiration 318
– Mechanik 319
– Organe 310
– Prüfung 458
– Steuerung 323
Atmungskette 10
Atmungssystem 310
– im Alter 449

Atom 2
– Aufbau 3
– -bindung 5
Atopie 263
Atopische Dermatitis 136
ATP 16
Atriales natriueretisches Peptid 233, 289
Atrium dextrum 278
Atrium sinistrum 279
Atrophie 49
– Inaktivitäts- 88
– Skelettmuskel- 88
Atropin 463
Audiometrie 199
Auerbach-Plexus 172
Aufklärung 61
Aufmerksamkeits-Defizit-Syndrom 149, 215
Aufspaltungsregel 35
Auge 188
– Fremdkörper 473
– Laserbehandlung 193
– Muskeln 194
– optischer Apparat 191
– Ringmuskel 101
– Schutzeinrichtungen 195
– Tränenapparat 195
Augenhintergrund 190
Augenhöhle 194
Augenhöhlennerv 156
Augeninnendruck 189
Augenkammer 188
Augenlider 195
Augenmuskelnerven 156
Augenringmuskel 101
Augenspiegelung 190
Augenspülung 471
Augenzittern 201
Ausfluss 402
Auskugelung 82
Auskultation
– Bauch 335
– Herz 283
– Lunge 317
Ausreifungsstörung 421
Außenknöchel 126

Außenrotation 94
– Muskulatur 111
Austreibungsphase 282, 426
– Stadien 428
Auswärtsschielen 195
Auswurf 314
Auswurfphase 282
Autismus 215
Autoimmunerkrankungen 264
– Kind 444
Autokrin 220
Automatischer Externer Defibrillator 462
Autonomes Nervensystem 169
Autoregulation
– Blutgefäße 303
– Nieren 379
Autosomen 30
AV-Block 286
AV-Dissoziation 286
AVK 308
AV-Klappe 277
AV-Knoten 283
Axilladissektion 406
Axis 101
Axon 71, 145
Azetylcholin 85, 147
Azetylcholinesterase 86, 147
Azetylsalizylsäure 185
– Blutgerinnung 246
– KHK 292
Azidität 8
Azidose 9, 391
– metabolische 392
– respiratorische 392

B
Babinski-Reflex 155
Backenzähne 336
Bakteriämie 265
Bakterien 266
– Abwehr 260
– Hauptgruppen 267
– Infektionen 266
Bakteriurie 382
Balint-Gruppe 61
Balken 163
Ballaststoffe 373
Ballondilatation 292

Bänder, Zerrung 82
Bandscheiben 104
Bandscheibenvorfall 104, 152
Bandwurm 273
Barotrauma 326
Bartholin-Drüsen 401
Basalganglien 162
Basaliom 138
Basalis 400
Basalmembran 64
Basaltemperatur 363, 404
Basaltemperaturmethode 410
Basalzellschicht 132
Base 8
Basensequenz 16
Basentriplett 31
Basilarmembran 197
Basis-Bolus-Konzept 233
Bauch
– -muskeln 108
– -wand 107
Bauch, akuter 334
Bauchaorta 300
– Aneurysma 297
Bauchatmung 319
Bauchfell 333
Bauchhautreflex 155
Bauchhöhle 333
Bauchhöhlenschwangerschaft 416
Bauchmuskeln 107
Bauchorgane 333
Bauchpresse 319
Bauchraum 333
– Arterien 334
– Venen 335
Bauchspeicheldrüse 355
– Entzündung 356
– Hormone 229
Baufett 68
Beatmung 461
– künstliche 329
– Säugling 463
Beatmungsbeutel 461
Becherzellen 66
Bechterew 74
Becken 117
– boden 119
– Kammpunktion 237
– Muskeln 120
– Organe der Frau 399
– Organe des Mannes 394

– -ring 118
– Unterschiede Mann/Frau 119
Beckenarterie 300
Beckenboden 119
– Gymnastik 120
Beckenendlage 428
Beckenkammpunktion 237
Beckenvene 302
Bedside-Test 245
Befruchtung 414
Beikost 438
Bein 121
– Muskulatur 124
– Venenthrombose 248
Beischlaf 408
Belastungs-EKG 285
Belastungspunkte 207
Belastungsstörung, posttraumatische 212
Belegzellen 342
Benommenheit 159
Benzodiazepine 149, 217
Bergungsgriffe 472
Beri-Beri-Krankheit 371
Beruhigungsmittel 217
Berührungsrezeptoren 182
Bestrahlung 56
Beta-Oxidation 12
Beta-Rezeptorenblocker 290
Betäubungsmittel 185
Bettlägerigkeit 450
Beutel-Masken-Beatmung 461
Bevölkerungsaufbau 448
Bewegungsapparat 92
– im Alter 449
Bewegungs-Kind 441
Bewegungssinn 186
Bewusstlosigkeit 458
– unklare 468
Bewusstsein 208
Bewusstseinsstörungen 159
– Notfall 458
BGA 324
Bifurcatio tracheae 315
Bikuspidalklappe 277

REGISTER

Bildentstehung 191
Bilirubin 358
Biliverdin 358
Bindegewebe 21, 66
– lockeres 67
– retikuläres 67
– straffes 67
Bindehaut 188
Bindung
– Atom- 5
– chemische 3
– Ionen- 5
– kovalente 5
Bindungskräfte 5
Biochip 31
Biokatalysatoren 14
Biorhythmus 160
Biot-Atmung 323
Biotin 372
Bipolare affektive Störung 212
Bipolarzellen 190
Bisexualität 407
Bizeps 113
BKS 242
Blase 386
Blasendreieck 384
Blasenentzündung 385
Blasenkatheter 386
Blasenreflex 171
Blasensprung 426
Blasentraining 385
Blastopathie 421
Blastozyste 415
Blinddarm, Entzündung 351
Blinder Fleck 190
Blindheit 193
Blut 236
– Bestandteile 236
– Erythrozyten 238
– Gruppen 243
– Kohlendioxidtransport 322
– Leukozyten 241
– Pfropfbildung 248
– pH-Wert 391
– Plasma 237
– Produkte 244
– Sauerstofftransport 322
– Strömung 302
– Thrombozyten 245
– Transfusion 244
– Verteilung im Körper 302
– Viskosität 302
Blutarmut 240
Blutbild
– rotes 240
– weißes 242
Blutbildung 236
– im Alter 451

Blutdruck 304
– glomerulärer 379
– Messung 306
– Regulation 305
– Tagesrhythmik 306
Blutgase 323
– Analyse 324
Blutgerinnung 246
– Ablauf 247
– Diagnostik 247
– Faktoren 246
– Hemmstoffe 247
Blutgruppen 243
Blut-Hirn-Schranke 71
Bluthochdruck 306
– Therapie 307
Blut-Hoden-Schranke 395
Bluthusten 314
Blutkörperchen
– rote 238
– weiße 241
Blutkörperchensenkungsgeschwindigkeit 242
Blutkreislauf, fetaler 421
Blut-Luft-Schranke 316, 321
Blutmauserung 239
Blutplättchen 245
Blutprodukte 244
Blutspenden 244
Blutstammzelltransplantation 236
Blutstillung 245, 464
Blutung, Gehirn 175
Blutungsanämie 241
Blutungszeit 245
Blutvergiftung 265
Blutvolumen 236
Blutzucker 230
– Spiegel 231
B-Lymphozyten 241
BMI 366
Bobath-Pflegekonzept 178
Body-Mass-Index 366
Bogengänge 201
Bohr-Effekt 238
Bonding 428
Borderline-Persönlichkeitsstörung 215
Borreliose 268
Botenstoffe 51
Botulinumtoxin 146
Bowman-Kapsel 377
Bradykardie 286
Braille-Schrift 193
Brain Mapping 179

Brechkraft 191
Brenztraubensäure 10
Bries 251
Broca-Sprachzentrum 166
Bronchialbaum 315
Bronchialkarzinom 327
Bronchien 315
Bronchiolen 316
Bronchoskopie 315
Broteinheit 233
Brown-Molekularbewegung 26
Brüche, Hernien 108
Bruchpforte 108
Brücke 159
Brummen 317
Brunner-Drüsen 347
Brust 107
– Kyphose 102
– Selbstuntersuchung 406
– weibliche 405
Brustaorta 300
Brustatmung 319
Brustbein 107
Brustdrüse 405
– Lymphwege 406
– Ultraschall 406
Brustentzündung 430
Brustfell 318
Brustkorb 107
Brustkrebs 405
Brustwarze 405
Brustwirbelsäule 103
BSE 272
BSG 242
BtMVV 185
Buckel 105
Bulbus
– Haar 134
– oculi 188
– olfactorius 155, 187
Bulimie 214
Burnout-Syndrom 59, 207
Bursae synoviales 81
Bursa omentalis 333
Bursitis 81
Bürstensaum 346
BWS 103
Bypass 293
B-Zellen 258

C

Caecum 351
Caisson-Krankheit 326

Calcaneus 127
Calciferol 370
Calcitonin 227
cAMP 221
Canaliculi lacrimales 195
Canalis
– inguinalis 108
– opticus 97
– sacralis 104
Cancer-Antigene 56
Candida albicans 272
Caninus 336
Capitulum humeri 112
Capsula interna 165
Caput
– femoris 122
– fibulae 126
– humeri 111
– ulnae 114
Carboanhydrase 322
Carboxylgruppe 14
Carboxypeptidase 347
Carcinoma in situ 53, 401
Carina 315
Carotin 370
Carpus 114
Carrierproteine 22
Cartilago 312
Cauda equina 152
Cavitas, glenoidalis 110
Cavum oris 335
Cavum tympani 196
– Ernährung 366
CCK 348
CD4 257
CD8 257
CDC-Klassifikation 271
CEA 56
CellCept 265
Cellula
– ethmoidales 95, 311
– mastoideae 95
Cerebellum 161
Cerumen 196
Cervix uteri 400
CFU 236
Chalazion 195
Chemische Bindung 3
Chemische Reaktion 7
Chemorezeptoren 182, 324
Chemotaxis 255
Chemotherapie 56
– Pflege 243

Cheyne-Stokes-Atmung 323
Chiasma opticum 194
Chlor 2
Chlorid 391
Choanen 310
Cholekalziferol 227
Cholelithiasis 349
Cholera 267
Cholesterin 13, 308
– Ernährung 369
Cholezystektomie 349
Cholezystitis 349
Cholezystokinin 348
– Ernährung 366
Chondrom 54
Chondrozyten 68
Chorioidea 188
Chorion 416
Choriongonadotropin, humanes 415
Chorionkarzinom 54
Chorionplatte 417
Chorionzottenbiopsie 424
Christmas-Faktor 246
Chromatin 23
Chromosomen 23, 30
Chromosomenaberration 421
Chronifizierung 58
Chronisch-obstruktive Lungenerkrankungen 327
Chronotropie 288
Chylomikronen 350
Chylus 346
Chymotrypsin 347
Chymus 345
Ciclosporin A 265
Cimino-Shunt 387
Circulus arteriosus Willisii 176
Cisterna chyli 250
CJD 272
Claudicatio intermittens 308
Clavicula 109
Clearance 381
CLL 243
CML 243
CO₂-Narkose 324
Cobalamin 372
Cochlea 197
Code, genetischer 31
Codon 31
Coenzym 16
– A 10
– Substratspaltung 17

Coitus interruptus 410
Colitis ulcerosa 354
Collum femoris 122
Colon 352
Colony Forming Units 236
Columna vertebralis 102
Columnae renales 376
Coma diabeticum 231
Compliance 296
Concha nasalis 95, 99
Conchae nasales 310
Condylomata acuminata 138, 409
Condylus occipitalis 95
COPD 327
Cor 276
Cor pulmonale 327
Corpus (-ora)
– amygdaloideum 162
– callosum 163
– cavernosum penis 398
– femoris 122
– geniculatum laterale 194
– humeri 111
– luteum 399
– mamillare 162
– pineale 224
– spongiosum penis 398
– sterni 107
– striatum 162
– vertebrae 102
– vitreum 191
Cortex cerebri 163
Cortex renalis 376
Corticotropin-Releasing-Hormon 223, 228
Corti-Organ 197
Costae 107
Courvoisier-Zeichen 356
Cowper-Drüse 397
Coxibe 185
CPAP-Maske 328
Craving 214
C-reaktives Protein 51, 242
Creme 139
Creutzfeldt-Jakob-Krankheit 272
CRH 228
Crines 134
Crista 201
– iliaca 117

REGISTER

Crossing over 34
CRP 51, 242
Crura cerebri 159
CTG 427
Cumarinderivate 249
Cupula 201
Curare 147
Cushing-Syndrom 228
Cuticula 135
Cystische Fibrose 48
Cytosin 15
C-Zellen 227

D

Dammuskel 120
Dämmerungssehen 193
Dammschnitt 426
Dammschutz 428
DANN, Polymerase 32
Darm 332
– Abschnitte 346
– chronische Entzündungen 354
– Infektionen 267
– Polypen 54
– Wandschichten 332
Darmbein 117
Darmbeinkamm 109
Darmpolypen 54
Darwin, Charles 37
Dauerausscheidung 266
Dauerkatheter 385
Dauerkontraktion 87
Daumen 115
D-Dimere 248
Defäkation 353
– Störungen 353
Defektheilung 58
Defibrillation 287, 462
Dehnungsrezeptoren 154
– Herz 305
Dehydratation, Prophylaxe 390
Dehydroepiandrosteron 229
Dekompensation 58
Dekompressionszeit 326
Dekubitus 122
– Prophydaxe 138
– Ursache 298
Deltamuskel 112
Demenz 454
– Hauptformen 455
– Symptome 455

Dendrit 147
Dendritische Zellen 133
Denkablauf 209
Denkstörungen 210
Dens axis 101
Dentin 336
Depolarisation 143
Depot-Insulin 232
Depression 211
– im Alter 455
– neurologische Ursache 148
Dermatitis, atopische 136
Dermatologie 135
Dermatomykosen 137
Dermis 133
Descensus testis 394
Desinfektion 266
Desmosomen 64
Desorientiertheit 159
Desoxyribonukleinsäure 15
Desquamationsphase 403
Detrusor vesicae 384
Dextrose 9
Dezibel 197
Dezidua 416
DHT 396
Diabetes insipidus 224, 379
Diabetes mellitus 230
– Diät 233
– Folgeerkrankungen 231
– Glukosurie 380
– Koma 231
– Schwangerschaft 424
Diabetisches Koma 231
Diagnose 46
Dialyse 387
Diaphragma 410
– pelvis 119
– urogenitale 119
Diaphyse 76
Diarrhoe 353
Diarthrosen 80
Diastole 282
Diastolikum 283
Diathese, hämorrhagische 249
DIC 265
Dickdarm 351
– Abschnitte 352
– Divertikulose 355
– Epithelzellen 351

– Peristaltik 352
– Polypen 354
– Schleimhaut 351
Diclofenac 185
Diencephalon 160
Differentialblutbild 242
Differentialdiagnose 46
Differenzierung 20
– polare 64
Diffusion 26, 321
Diffusionskraft 142
Digestion 332
Digitalis-Glykoside 290
Dihydrotestosteron 396
Diktyosom 24
Dioptrie 191
Dipeptid 14
Disaccharide 9
– Bildung 10
Discus, intervertebrales 104
Discusprolaps 104, 152
Diskus 81
Disposition 44
Disseminierte intravasale Koagulopathie 265
Dissé-Raum 357
Dissoziation 8
Dissoziative Störungen 213
Distal 93
Distorsion 82
Diuretika 290, 380
Divertikel 355
Divertikulose 355
DNA 15, 30
– Aufbau 15
– Doppelstrang 15
– Replikation 32
Dominanz 34
Dopamin 148
Doping 239
Doppelbindung 6
Doppelhelix 23
Doppelmissbildung 421
Doppler-Ultraschall 279
Dornfortsatz 102
Dorsal 92
Dottersack 418
Down-Syndrom 48
Drehsinn 200
Dreieckbein 114
Dreifachbindung 6
Drillingsnerv 156
Dromotropie 288
Drosselvene 302

Druck
– hydrostatischer 27
– kolloidosmotischer 27
– osmotischer 27
Druckerhöhung, intrakraniell 175
Druckverband 466
Drüse 66
– Bowman- 187
– Dünndarm- 346
– endokrine 66
– Epithel 65
– exokrine 66
– Formen 66
– Magenschleimhaut- 343
– Meibom- 195
– Schweiß- 135
– Speichel 339
– Talg- 135
– Tränen- 195
Drüsenepithel 65
Drüsenhormone 220
Ductus
– arteriosus Botalli 421
– choledochus 348, 357
– cochlearis 197
– cysticus 348
– deferens 397
– ejaculatorius 397
– epididymidis 397
– hepaticus 348, 356
– lactiferi 405
– lymphaticus dexter 250
– nasolacrimalis 195
– pancreaticus 355
– parotideus 339
– sublingualis 339
– submandibularis 339
– thoracicus 250
– venosus Arantii 421
Duftdrüsen 135
Dünndarm 345
– Peristaltik 346
– Schleimhaut 346
– Sekret 347
– Wandaufbau 346
Duodenum 345
– Zotten 347
Dura mater 172
Durchblutung
– Organe 304
– Regulation 302
Durchfall 353
Dysfunktion, erektile 409

Dysgerminom 54
Dysmenorrhoe 403
Dysmetrie 162
Dyspareunie 401
Dyspepsie 344
Dysphagie 341
Dysplasie 53, 401
Dyssynergie 162

E

E 605 147
Echinokokken 273
Echokardiographie 279
Eckzahn 336
Edelgase 3
Edelgaskonfiguration 5
EEG 178
Effloreszenz 135
Effluvium 138
Eibläschen 398
Eichel 398
Eierstock 398
– Entzündung 399
– Schwangerschaft 416
Eigelenk 82
Eigenanamnese 46
Eigenbluttransfusion 244
Eigenreflexe 154
Eihäute 419
Eileiter 399
– Entzündung 399
– Schwangerschaft 416
Einehe 407
Einfachzucker 9
Eingeweidenerv 157
Eingeweideschlagader 300, 334
Eingeweideschmerz 184
Ein-Helfer-Methode 461
Einnistung 415
Einreibung, atemstimulierende 325
Einrenkung 82
Einsekundenkapazität 320
Einwärtsschielen 195
Einzelgenmutation 48
Eisen 238
Eisenmangelanämie 240
Eiter 51
– Bestandteile 241
Eiterflechte 137
Eiweiß 14
– Denaturierung 15
– Elektrophorese 237

– Spaltung durch Enzyme 347
– Stoffwechsel 359, 369
– Urin 378
– Verdauung 349
Eiweißdenaturierung 15
Eizelle 399
– Bildung 398
– Zellteilung 35
Ejakulation 397
EKG 285
– AV-Block 286
– Herzinfarkt 294
Eklampsie 424
Ektoderm 416
Ekzem, endogenes 136
Elastische Fasern 67
Elektroenzephalographie 178
Elektrokardiogramm 285
Elektrokoagulation, Harnblase 386
Elektrolyte
– Herzaktion 287
– Konzentration 28
– Lösung 5
– Resorption 350
– Serumwerte 391
Elektromechanische Koppelung 86
Elektromyographie 88, 179
Elektronegativität 3
Elektronen 2
– -empfänger 5
– -paarbindung 5
– -schale 4
– -spender 5
– -transportkette 10
– Valenz 3
Elektroneurographie 178
Elektrophorese 237
Elemente, chemische 2
Elle 114
Ellenbogengelenk 112
Ellenköpfchen 114
Ellennerv 153
Ellenschlagader 299
Ellenvenen 301
Ellipsoidgelenk 82
Embolie, Lunge 328
Embryo 417
Embryoblast 415
Embryonalphase 416
Embryonenschutzgesetz 40

Embryopathie 421
Emesis 344
EMG 88, 179
Emotionen 204
– im Alter 453
Empfängnis 414
Empfängnisverhütung 410
Emphysem 317
Empyem 52
Enamelum 336
Encephalomyelitis disseminata 145
Endharn 379
Endhirn 162
Endogene Psychose 209
Endokard 279
Endokarditis 280
Endokrinologie 220
Endolymphe 197
Endometrium 400
– Karzinom 401
Endomysium 84
Endoplasmatisches Retikulum 23
Endorphin 149
Endoskopie 335
Endotherme Reaktion 7
Endozytose 28
Endplatte, motorische 85, 146
Energie
– Bedarf 362
– chemische 7
– Gehalt der Nahrung 362
– Gewinnung 10
– Stoffwechsel Muskel 86
– Umsatz 7, 362
Energiegewinnung 10
– Phasen 11
ENG 178
Entartung 53
Enterisches Nervensystem 172
Enteritis 347
Enterobakterien 268
Enterohepatischer Kreislauf 348
Enteropathie, glutensensitiv 351
Enteropeptidase 347
Entgiftung 215
Entmarkung 145
Entoderm 416
Entspannungsphase 282

Entwicklung
– kindliche 432
– motorische 440
– pränatale 414
Entwicklungsphasen 439
Entwicklungstheorien 442
Entwöhnung 215
Entzug 215
Entzündung 50
– Formen 52
– Kardialsymptome 51
– Mediatoren 51, 254
– Mitreaktion des Organismus 51
– Verlauf 52
Enzephalitis 173
Enzephalopathie
– hepatische 358
– spongiforme 272
Enzyme 14
– Aufgaben 16
– zytotoxische 258
Ependymzelle 72
EPH-Gestose 423
Epicondylus
– Oberarm 112
– Oberschenkel 122
Epidermis 132
Epididymis 397
Epiduralraum 172
Epigenetik 36
Epiglottitis 313
Epikard 280
Epikondylus 82
Epilepsie 166
– Erste Hilfe 469
Epimysium 84
Epiphyse 76, 224
Epiphysenfuge 78
Episiotomie 428
Epistaxis 311, 473
Epithelgewebe 64
– Formen 65
– Funktionen 65
– transportierendes 65
– Übersicht 65
Epitheliale Tumore 53
Epithelkörperchen 226
Epitheloidzellen 378
EPO 239, 382
EPSP 146
Eradikationstherapie 345
Erbgang 34, 48
Erblindung 193
Erbrechen 344
Erbsenbein 114

ERC 458
ERCP 349
Erdalkalimetalle 3
Erektile Dysfunktion 409
Erektion 398, 408
Erfrierung 470
Erguss 50
Erinnern 168
Erkältungskrankheiten 269
Ernährung 365
– im Alter 450
– parenterale 374
Eröffnungsphase 426
Erosion 136
Erregungsbildung, Herz 283
Erregungsleitung 145
– kontinuierliche 144
– saltatorische 144
Erregungsphase 408
Erschlaffungsphase 282
Erste Hilfe 458
Ertrinken 472
Erysipel 137
Erythema migrans 268
Erythema toxicum 435
Erythroblast 239
Erythropoese 239
Erythropoetin 239, 382
Erythrozyten 238
– Abbau 239
– Bildung 239
– Formveränderungen 27
– Konzentrat 244
– Normwert 240
Erziehung 442
– Ziele 442
Es 208
Escherichia coli 267
Esmarch-Handgriff 459
Ess-Brech-Sucht 214
Ess-Störungen 213
ESWL 382
EUG 416
European Resuscitation Council 458
Eustachische Röhre 196, 312
Euthyreose 225
Evolution 36
Evozierte Potentiale 178

Exkoriation 136
Exogene Psychose 209
Exon 31
Exophthalmus 226
Exotherme Reaktion 7
Exozytose 28
Exspiration 319
Exsudat 50
Exsudationsphase 73
Extension 94
– Fraktur 80
Extensoren 128
Extrapyramidales System 165
Extrasystolen 286
Extrauteringravidität 416
Extrazellulärflüssigkeit 29
Extrinsic System 246
Exzitatorisches postsynaptisches Potential 146

F
Fadenpilze 137, 273
Faeces 353
Fallhand 153
Falx cerebelli 172
Falx cerebri 172
Farbdoppler 279
Farbenfehlsichtigkeit 194
Farbensehen 193
Fascia lata 121
Fasern 67
Faszikulieren 88
Fazialislähmung 157
Fehlbildungen 49
Fehlgeburt 423
Fehlsichtigkeit 192
Feigwarzen 138, 409
Feinstaub 47, 328
Felderhaut 132
Felsenbein 95, 196
Femur 122
Fernakkommodation 192
Ferneinstellung 191
Ferritin 238
Fersenbein 127
Fetopathie 421
Fett 12
– Bau- 68
– -gewebe 67
– Resorption 350
– Speicher- 67
– Stoffwechsel 359, 369
– Verdauung 347, 350
– zellen 67

Fettgewebe 67
– braunes 68
Fettleber 359
Fettmark 77
Fettlöslichkeit 12
Fettsalbe 139
Fettsäuren 12
– Emulsion 13
– essentielle 12
Fettspeicherung 12
Fettverteilungsmuster 366
Fetus 414, 420
– Blutkreislauf 421
– Entwicklung 420
FFP 244
Fibrillen 25
Fibrinogen 246
Fibrinolyse 247
Fibrin-stabilisierender Faktor 246
Fibroblasten 52
Fibrom 54
Fibromyome 401
Fibrose 50
– zystische 48, 328
Fibula 126
Fieber 51, 364
– akutes rheumatisches 264
– Senkung 364
Filamente, intermediäre 25
Filtration 27
– glomeruläre 379
Filtrationsdruck, effektiver 298
Filzlaus 274
Finger
– Knochen 115
– Sehnen 117
– Skelett 117
– Spreizbewegung 117
Fingergrundgelenke 115
Fingernägel 135
Finnen 273
First messenger 221
First-pass-Effekt 358
Fissur 163
Fixateur externe 80
Flachwarzen 138
Flashbacks 212
Fleck 75
Flexion 94
Flexoren 203
Flexura
– coli 352
– duodenojejunalis 346
Flimmerepithel
– Luftröhre 315
– Nase 310

Flora, physiologische 255
Fluchtreaktion 155
Flügelmuskel 338
Fluor 402
Flüssigkeit, Bilanzierung 389
Flüssigkeitsräume 25
Follikel 224
Follikelphase 403
Follikelstimulierendes Hormon 224, 402
Follikulitis 137
Folsämie 240
Folsäure 372
Fontanellen 97
Fonticulus 97
Foramen (ina) 76
– intervertebrale 103
– jugulare 95
– magnum 95
– obturatum 118
– ovale 421, 434
– sacralia 104
– vertebrale 102
Formatio reticularis 159
Fornix 162
Forzepsentbindung 426
Fossa (-ae) 76
– coronoidea 112
– cranii 96
– mandibularis 94
– olecrani 112
– radialis 112
Fovea
– centralis 190
– hypophysalis 96
Fraktur 79
– Behandlung 79
– Erste Hilfe 467
– Formen 79
– Heilung 80
– Kompressions- 90
– Zeichen 79
Frank-Starling-Mechanismus 288
FRC 320
Fremdanamnese 46
Fremdreflexe 155
Frenulum linguae 338
Frequenzmodulation 142
Fresh Frozen Plasma 244
Fresszellen 256
Freud, Sigmund 205
Frontalebene 92
Fruchtblase 419
Fruchtwasser 419
– Probe 424

Fruchtzucker 9
Früherkennungsunter-
  suchungen 433
Frühgeborenes 435
Frühgeburt 424
Frühsommer-Menin-
  goenzephalitis 271
Fruktose 9
– Malabsorption
  368
Frustration 206
FSH 224, 402
FSME 271
Füllungsphase 282
Fundus 342
Funiculus spermaticus
  394
Funktionalis 400
Funktionsgewebe
  21
Furchen 163
Furchungstei-
  lung 415
Furunkel 52, 137
Fuß 127
– Abdruck bei
  Gewölberverände-
  rungen 129
– diabetischer 232
– Gewölbe 129
– Muskeln 126
– Sehnenverlauf
  127
Fußpilz 137

G
G1-Phase 34
GABA 149
Galaktose 9
Galle 347
– Fettverdauung 347
Gallenblase 348
Gallenblasen-
  gang 348
Gallenkapillaren
  357
Gallenkolik 349
Gallensäuren 347
Gallensteine 349
Gallenwege 348
– intrahepatische
  357
Gametopathie 421
Gamma-Aminobutter-
  säure 149
Ganglien
– Basal 162
– parasympa-
  thische 171
– prävertebrale 171
– sympathische 171
Gangrän, diabetische
  232
Gänsehaut 134
Gap-junctions 64

Gasaustausch 321
Gasembolie 326
Gastransport 322
Gastrin 342
Gastritis 344
Gastroenterologie
  335
Gastrointestinaltrakt
  332
Gaumen 339
– Lage 98
Gaumenmandeln
  312, 339
Gebärmutter 400
Gebiss 336
Geburt 425
– erleichternde Maß-
  nahmen 426
– Kindslagen 429
– Sauerstoffmangel
  428
Geburtsgewicht 435
– Frühgeborene 435
Geburtskanal 427
Geburtstermin, er-
  rechneter 422
Geburtszange 426
Gedächtnis 168
Gedächtnisfunktionen
  209
Gefäßdurchmesser
  302
Gefäßpol 378
Gefäßspinnen 360
Gefäßwand 296
Geflechtknochen 69
Geflechtschicht
  133
Gefühle 204
Gehirn 157
– Blutung 175
– Blutversorgung
  177
– Druckerhö-
  hung 175
– Entwicklung 157
– Entzündung 173
– Hemisphäre 163
– im Alter 452
– Längsfurche 163
– Regelzentren 158
– Venen 176
Geh-Kind 440
Gehör 195
Gehörgang 95, 196
Gehörknöchelchen
  196
Gelber Fleck 190
Gelbkörper 399
Gelbsucht 349, 359
Gelegenheits-
  krampf 166
Gelenke 80
– Aufbau 81
– Formen 81

Gelenkentzündung
  68
Gelenkflüssigkeit
  81
Gelenkfortsatz
– Unterkiefer 99
– Wirbel 103
Gelenkhöhle 81
Gelenkkapsel 81
Gen 16, 30
Generatorpotenzial
  143
Genetik 30
Genetischer
  Code 31
Genexpression 30
Genitale
– Frau 398
– Mann 394
Genkopplung 36
Genotyp 30
Genregulationstheorie
  446
Gentechnik 40
Gentherapie 40, 48
Geriatrie 446
Gerinnung 246
Gerinnungsfaktoren
  246
Gerinnungskaskade
  247
Gerontogene 446
Gerontologie 446
Gerstenkorn 195
Geruchssinn 186,
  311
Gesäßmuskel 120
Geschlechtschromo-
  somen 30
Geschlechtsmerkmale
  394
Geschlechtsorgane
  394
– Entwicklung 407
– Frau 398
– Mann 394
Geschlechtsverkehr
  408
– Beschwerden 80
– Schmerzen 401
Geschmacksknospe
  187, 338
Geschmacksrezep-
  toren 187
Geschmackssinn
  187
Geschwülste 53
Geschwür 52
– Magen 344
Gesichtsakne 137
Gesichtsfeld,
  Ausfall 194
Gesichtsmus-
  keln 100
– Schichten 100
– Übersicht 101

Gesichtsnerv 156
Gesichtsschädel 98
Gesichtsspalte 98
Gestationsalter
  435
Gestose 423
Gesundheit
– Förderung 45
– WHO-Definition
  44, 60
Gesundheitsförderung
  45
Gewebe 20, 64
– Binde- 66
– Deck- 64
– Entartung 53
– Entzündungszei-
  chen 51
– Epithel- 64
– Ersatz 73
– Fett- 67
– Grundformen 64
– Homöostase 44
– Knochen 69
– Knorpel 68
– Muskel- 69
– Nerven- 70
– Regeneration 73
– Schwellung 50
– Stütz- 66
Gewebshormone
  220
Gewebs-Mastzellen
  241
Gewebsschäden
  49
Gewebsthrombokina-
  se 246
Gewürzstoffe 374
GFR 379
Ghrelin 233, 366
Gicht 370
Giemen 317
Giftaufnahme 469
Gigantismus 224
Gingiva 336
Gipsverband 80
Gitterfasern 67
Glandula (-ae) 66
– bulbourethrales
  397
– duodenales 347
– lacrimales 195
– parotis 339
– sublingualis 339
– submandibularis
  339
– suprarenales 227
– thyreoidea 224
– vestibulares ma-
  jores 401
Glans penis 398
Glanzstreifen 70
Glaskörper 188, 191

Glatzenbildung 138
Glaukom 189
Gleichgewichtsnerv
  155
Gleichgewichtsorgan
  200
– Lagewechsel 201
– Leitungsbahnen
  201
Gleichgewichtssinn
  200
– Prüfung 201
Gleitgelenk 82
Gliazelle 71
Gliazelltumor 164
Glied, männ-
  liches 398
Gliom 164
Glisson-Trias 357
Globin 238
Globus pallidus 162
Glomeruläre Filtrati-
  onsrate 379
Glomerulum 377
Glomerulumfiltrat
  377
Glomus caroticum
  324
Glück 150
Glukagon 230
– Bildung 356
Glukokortikoide
  228
– Anwendung 228
– Immunsupression
  265
Gluconeogenese 11
Glukose 9
– Muskelenergie
  86
Glukosurie 230,
  380, 383
Glutamat 149
Glutenunverträglich-
  keit 351
Glykogen 11
Glykokalix 22
Glykolyse, Pyruvat
  10
Gn-RH 223
Golgi-Apparat 24
Golgi-Sehnenorgan
  186
Gonaden 394
Gonadotropin-Relea-
  sing-Hormon 223
Gonorrhoe 409
Gonosomen 30
Graaf-Follikel 399
Grand-mal-Anfall
  166
Granulationsgewebe
  52, 73
Granulome 52
– Tuberkulose 268

Granulozyten 241
– Entwicklung 242
– neutrophile 256
– Normwert 242
– Phagozytose 28
Granzym B 258
Graue Substanz 72
Graue Substanz 151
Grauer Star 191
Greif-Kind 440
Grenzstrang 170
Grenzstrangganglien
  170
Griffelfortsatz 95
Grimmdarm 352
Grippe 269
Großhirn 162
– Blutversor-
  gung 175
– Lappen 163
Großhirnsichel 172
Großzehe 129
Growth-Hormone
  223
Grundsubstanz 67
Grundumsatz 362
Grüner Star 189
GTP 10
Guanin 15
Guanosintriphosphat
  10
Guedel-Tubus 462
Gürtelrose 271
Gynäkomastie 360
Gyrus postcentralis
  166
Gyrus praecentralis
  164
G-Zellen 342

H
H_2-Blocker 345
Haarausfall 134,
  138
Haare 134
– Ausfall 138
– im Alter 452
Haarfollikelsensoren
  183
Haftstiel 419
Hagelkorn 195
Hageman-Faktor
  246
Hakenbein 114
Hallux 129
Halluzination 209
Halogene 3
Hals 101
– Lordose 102
– Muskeln 101
– Querschnitt 102
Halsgeflecht 153
Halskrawatte 464,
  472
Halsschlagader 299

Halswirbelsäule 103
Hämarthros 249
Hämatokrit 240
Hämatom, intrakraniell 173
Hämatopoese 236
Hämaturie 382, 383
Hammer 196
Hämochromatose 238
Hämodialyse 387
Hämoglobin 238
– Normwert 240
Hämophilie-Faktor 246
Hämoptyse 314
Hämorrhagische Diathese 249
Hämorrhoiden 352
Hämosiderin 238
Hämostase 245
Hand 114
– Muskulatur 116
– Nerven 153
Handgelenk 114
Handwurzel 114
Harn 382
– Konzentrierung 379
– Produktion 377
– Sediment 383
Harnblase 384
– Entleerung 384
– Entzündung 385
– Katheterisierung 385
– Tumoren 386
Harninkontinenz 385
Harnleiter 384
Harnpol 378
Harnproduktion 377
Harnröhrenschwellkörper 398
Harnsäure 370
Harnsystem 376
Harnwege, ableitende 383
Harnwegsinfektion 268, 385
Haschisch 218
Hauptachsen 92
Hauptebenen 92
Hauptgruppen 3
Hauptlymphgang 250
Hauptzellen 342
Hausgeburt 425
Hausstaubmilbe 274
Haustren 351
Haut 132
– Anhangsgebilde 134
– Drüsen 135
– Erkrankungen 135

– Farbe 133
– Funktionen 132
– Histologie 133
– im Alter 452
– Infektionen 137
– Mykosen 273
– Pilzinfektion 137
– Psychosomatik 132
– Rezeptoren 182
– Schichten 132
– Sensibilität 182
– Tumoren 138
Hauterkrankungen 135
– Therapie 139
Hautfaltenmessung 366
Hautfarbe 133
Havers-Kanal 77
Hb 238
HbA1c 230
HCG 415
HCl 342
HDL 308
Head-Zonen 171
Hebb-Synapsen 168
Hefe 272
Heilung 58
Heilungsprozess 52
Heimdialyse 387
Heimlich-Handgriff 468
Helicobacter pylori 344
Helicotrema 197, 198
Hell-Dunkel-Adaptation 193
Helminthosen 273
Hemianopsie 194
Hemiendoprothese 122
Hemiparese 176, 177
Henry-Gauer-Reflex 389
HEP 122
Hepar 356
Heparin 249
Hepatitis 359
Hernien 108, 110
Heroin 218
Herpes-Viren 270
Herz 276
– Alter 449
– Auskultation 283
– AV-Block 286
– Druckwerte 282
– Elektrolyte 287
– Erregungsbildung 283
– Extrasystole 286
– Frequenz 286
– Infarkt 293
– Insuffizienz 289

– Kammern 278
– Klappen 277
– Klappendefekte 279
– Koronararterien 292
– Lage 276
– Leistung 287
– Medikamente 290, 292
– Muskelhypertrophie 280
– Muskulatur,7 70 88
– Nerven 288
– Neurose 212
– Septumdefekte 277
– Transplantation 291
– Vorhöfe 278
– Zyklus 281
Herzbettlage 290
Herzbeutel 280
– Tamponade 281
Herzdruckmassage 460
– Kinder 464
Herzgeräusche 283
Herzglykoside 290
Herzinfarkt 293
– Akuttherapie 293
Herzinsuffizienz 289
Herzkatheter 282
Herzkranzarterien 291
Herz-Kreislauf-Zentrum 158
Herzleistung 303
Herz-Lungen-Wiederbelebung 459
Herzohren 278
Herzscheidewand 276
Herzschrittmacher 287
Herztöne 283
Herzzeitvolumen 288
Heschl-Querwindung 167
Heterostase 45
Heterozygot 34
Hexenmilch 435
Hiatushernie 341
HiB 313
High-dose-Heparinisierung 249
Hilus 317
Hinterhauptsbein 95
Hinterhauptsfontanelle 97
Hinterhauptslappen 163

Hinterhorn 151
Hinterstrangbahn 152
Hinterwurzel 151
Hippocampus 162
Hirn 157
Hirnanhangdrüse 161
– Lage 96
Hirnarterien 176
Hirnatrophie 178
Hirnblutung 175
Hirndruck 175
Hirnhäute 172
Hirnhautentzündung 173
Hirninfarkt 176
Hirnlappen 163
– Funktionen 165
Hirnnerven 155
Hirnschädel 94
Hirnstamm 158
– Einklemmung 175
– Funktionszentrum 160
Hirntod 60
Hirntumor 164
His-Bündel 283
Histonen 23
Hitzetod 364
Hitzschlag 364
HIV 271
HLA 259
Hochdrucksystem 296
Hoden 394
– Retention 395
– Verlagerung 395
Hodensack 394
Hodgkin, Morbus 252
Höhenpolyglobulie 325
Hohlfuß 129
Hohlhand 116
Hohlvene 278, 301
– Metastasierungstyp 55
Homo erectus 39
Homo sapiens 39
Homöostase 29, 44
Homosexualität 407
Homozygot 34
Homunkulus 165
Hörbahn 199
Hordeolum 195
Horizontalachse 92
Hormondrüsen 66
Hormone
– Aufgaben 220
– Bauchspeicheldrüse 229
– Bildungsorte 220

– Geburtseinleitung 425
– glanduläre 220
– im Alter 451
– männliche Sexual 396
– Nebennieren- 227
– Nebenschilddrüsen 226
– Regulation 222
– Schilddrüse 224
– Stillen 430
– Transportproteine 222
– Tumorentstehung 55
– Übersicht 233
– weibliche Sexual 402
Hormonersatz-Therapie 222
Hormontherapie 57
Hornhaut 188
Hornschicht 133
Hörorgan 195
Hörschaden 197
Hörschwelle 199
Hörspektrum 198
Hörsturz 200
Hörverlust 199
Hörvorgang 198
Hörzentrum 167
Hospiz 61
Hüftdysplasie 118
Hüftgelenk 117
– Beugemuskeln 121
Hüftloch 118
Hüftmuskulatur 120
Human Growth Hormone 224
Humanalbumin 244
Humanes Immundefizienz-Virus 271
Humangenom 31
Humaninsulin 232
Humero-Radial-Gelenk 112
Humero-Ulnar-Gelenk 112
Humerus 111
Humorale Abwehrmechanismen 254
Hundebandwurm 273
Husten 314
Hustenreflex 314
HWS 103
Hybride 35
Hydrate 9
Hydrolyse 7
Hydrophil 12
Hydrophob 12
Hydrostatischer Druck 27, 304

Hydrozephalus 175
Hygiene-Hypothese 444
Hymen 401
Hyperhydratation, hypertone 390
Hyperimmunserum 261
Hyperkaliämie 390
Hyperkalzämie 391
Hyperkapnie 322
Hyperkoagulabilität 248
Hyperlipidämie 369
Hyperlipoproteinämie 369
Hypermagnesiämie 391
Hypernatriämie 390
Hyperopie 192
Hyperosmolare Koma 231
Hyperparathyreoidismus 226
Hyperphosphatämien 391
Hyperplasie 49
Hyperpolarisation 143
Hypertension, portale 360
Hypertensive Krise 306
Hyperthermie 364
Hyperthyreose 226
Hypertonie 306
Hypertrophie 49
– Herzmuskel 280
Hyperventilation 324
Hyperventilationstetanie 391
Hypervitaminose 370
Hypoglykämie 231
Hypokaliämie 390
Hypokalzämien 391
Hypomagnesiämie 391
Hyponatriämie 390
Hypoparathyreoidismus 226
Hypophosphatämien 391
Hypophyse 161, 222
– Lage 96
Hypophysenhinterlappen 223
Hypophysenvorderlappen 161, 224
Hypothalamus 161, 222
Hypothermie 365
– Erste Hilfe 470
Hypothyreose 226

Hypotonie 307
Hypoxämie 322
Hypoxie 322

I
Ibuprofen 185
ICD10 209
Ich 208
Ich-Kind 441
Ig 258
Ikterus 358
Ileozäkalklappe 351
Ileum 345
Ileus 355
Iliosakralgelenk 104, 117
Immobilität 450
Immunglobuline 244
– Struktur 258
Immunisierung 269
Immunität 260
Immunstimulation 260
Immunsuppressiva 264
Immunsystem 254
Immuntherapie 57
Immuntoleranz 264
Impetigo 137
Impfkalender 262
Impfung 261
Impotenz 409
Imprägnation 414
Impulskontrollstörung 214
Inaktivitätsatrophie 88
Inapparent 265
Incisivi 336
Incisura 76
– vertebralis 103
Incus 196
Infarkt
– Gefäß 297
– Herz 293
– Hirn 176
Infektion
– Ablauf 265
– bakterielle 266
– Erkrankungen 564
– Erregergruppen 261
– Erregerquellen 266
– generalisierte 265
– lokale 265
– nosokomiale 266
– opportunistische 266, 271
– Pilze 272
– Prionen 272
– Protozoen 273

– Übertragungswege 266
– virale 269
Infektionskrankheiten 265
Inferior 92
Infertilität 409
Influenza 270
Infundibulum 161
Infusion 389
Inhalationsallergie 264
Inhalationsschäden 471
Inhalatoren 327
Inhibin 395
Inhibiting-Hormon 222
Initiierungsphase 54
Injektion
– intramuskuläre 121
– intradermale 133
– subkutane 133
Inkontinenz
– Stuhl 354
– Urin 385
Inkubationszeit 266
Innenknöchel 126
Innenohr 196
Innenrotation 94
Inneres Milieu 28
Inotropie 288
INR 247
Insektizid 147
Inspiration 318
Insulin 232
– Arten 232
– Bildung 356
– Injektionsstellen 134
– Resistenz 230
– Wirkungen 230
Insult, apoplektischer 176
Intentionstremor 162
Interferone 256
Interkostalarterien 300
Interkostalmuskeln 107
Interkostalraum 107
Interleukine 256
Intermediäre Filamente 25
International normalized ratio 247
Interneuron 71
Interphase 32
Interstitium 25
Interzellularspalt 64
Interzellularsubstanz 66
Intestinum tenue 345

Intoxikation 469
Intrakutane Injektionen 133
Intrauterinpessar 410
Intrinsic Factor 240, 343
Intrinsic System 246
Introitus vaginae 401
Intron 31
Intubation 329, 468
Invasionsphase 265
In-vitro-Fertilisierung 410
Ionen
– Bindung 5
– Wanderung 5
Iris 189
Ischämie 49
– Gefäß 297
Ischämiephase 403
Ischiasnerv 154
Isolation, Evolution 37
– Isometische Kontraktion 88
Isosorbitdinitrat 292
Isotone Lösung 27
Isotonische Kontraktion 88
IUP 410

J
Jejunum 345
JGA 378
Jochbein 95, 98
Jochbogen 95
Jochfortsatz 98
Jodmangel 225
Joule 362
Juckreiz 136
Jungfernhäutchen 401
Juxtaglomerulärer Apparat 378

K
Kahnbein 114, 127
Kaiserschnitt 426
Kalendermethode 410
Kalipermetrie 366
Kalium 2
– Ernährung 372
– Haushalt 390
– Herzaktion 287
Kalorie 362
Kältebelastung 363
Kälteschäden 470
Kalzitonin 227, 391
Kalzitriol 227
Kalzium 2
– Ernährung 372
– Gerinnungsfaktor 246

– Haushalt 391
– Knochen 79
– Osteoporose 90
– Regulation 227
– Stoffwechsel 226
Kalzium-Antagonisten 79
Kammer 276
Kammerflattern 287
Kammerflimmern 287
Kammerschenkel 283
Kammerwasser 189
Kammerwinkel 189
Kanalproteine 22
Känguru-Methode 436
Kanner-Autismus 215
Kanülenverletzung 473
Kanzerogene 54
Kapazitätsgefäße 299
Kapillaren 298
– Stoffaustausch 25
Kapuzenmuskel 111
Kardia 342
Kardiogener Schock 293, 465
Kardiomyopathie 290
Kardiopulmonale Reanimation 459
Kardiotokogramm 427
Kardiovaskuläres System 276, 296
– im Alter 449
Karies 337
– Prophylaxe 338
Karotisgabelung 299
Karpaltunnelsyndrom 116
Karyogramm 30
Karyoplasma 23
Karzinom 54
– Kolorektal 354
– Lunge 327
– Magen 345
– Mamma 405
– Ösophagus 341
– Ovar 399
– Prostata 397
– spinozelluläres 138
– Uterus 401
Käseschmiere 435
Katabole Reaktion 7
Katabolismus 20, 362
Katarakt 191

Katecholamine 229
Katheter
– Harnblase 386
– Vene 302
– zentraler Venen 389
Kathode 5
Kationen 5
Kaudal 92
Kaumuskel 338
Kaumuskulatur 100
Kauvorgang 338
Kavernenbildung 268
Kehldeckel 340
– Entzündung 313
Kehlkopf 312
Kehlkopfrachen 312
Keilbein 95, 127
Keilbeinhöhle 95, 99
Keimblätter 416
Keimepithel 395
Keimphase 414
Keimscheibe 416
Keimzelle 414
– Frau 400
– Mann 396
Keimzelltumoren 54
Kell-System 243
Kerckring-Falten 346
Kernhülle 22
Kernporen 23
Kernspintomographie 179
Kernteilung 33
Ketoazidose 13, 231
Ketonkörper 12, 383
Keuchhusten 314
KHK 291
Kiefer 98
Kiefergelenkpfanne 94
Kieferhöhlen 98, 311
Killerzellen 256
Kindchenschema 439
Kinder 432
– Allergien 444
– Gewichtskurve 439
– im Krankenhaus 443
– Krankheiten 443
– Krankheitsvorbeugung 433
– Längenwachstum 439
– neue Krankheiten 432
– Reanimation 463

Kinderlähmung 167, 271
– Impfung 261
Kindspech 434
Kindstod, plötzlicher 443
Kinetose 202
Kinine 51
Kitzler 401
Klappeninsuffizienzen 279
Klappenstenosen 279
Klaustrophobie 212
Kleinfinger 117
Kleinhirn 161
– Schädigung 162
– -sichel 172
– -zelt 172
Kleinkindalter 439
– Ernährung 437
Klimakterium 403
Klimawandel 47
Klinischer Tod 60
Klitoris 401
Klumpfuß 129
Knaus-Ogino 410
Knickfuß 129
Knickplattfuß 129
Knie 123
– Gelenkbänder 81, 124
– wirksame Muskeln 92
Kniehöcker, seitlicher 194
Kniekehlenvene 302
Kniescheibe 120, 124
Knöchelödem 290
Knochen
– Abschnitte 76
– Aufbau 69, 76
– Bildung 77
– Ernährung 77
– Formen 76
– Lamellen 69
– Mineralhaushalt 79
– Osteoporose 90
– Wachstum 78
Knochenbälkchen 77
Knochenbruch 79, 467
Knochenentwicklung 77
Knochengewebe 69
Knochenhaut 76
Knochenleitung 198
Knochenmark 77
– Entzündung 77
Knochenmarkhöhle 77

Knochenmatrix 69
Knochenrinde 69
Knochenschwund 90
Knorpel 68
– Arthrose 68
– elastischer 68
– hyaliner 68
Knorpelhaut 68
Knötchen 136
Koagulopathie 249
– Verbrauchs- 265
Kochsalz 5
Kodominanz 35
Kohabitation 408
Kohlendioxidtransport 322
Kohlenhydrate 9
– Stoffwechsel 359, 368
– Verdauung 349
Kohlenhydrateinheit 233
Kohlensäure-Bikarbonat-Puffer 9
Kohlenstoff 2
Koitus 408
Kokain 218
Kolik 184
– Physiologie 70
Kollagenfasern 67
Kollagenosen 74
Kolloidosmotischer Druck 27
Kolon 352
– Karzinom 354
Kolonie-stimulierende Faktoren 236
Koloskopie 335
Kolposkopie 402
Koma 159
– diabetisches 231
– hyperosmolares 231
– ketoazidotisches 231
– Leber 358
Komasaufen 218
Komedon 137
Kommissurenbahnen 164
Kompakta 77
Kompartment-Syndrom 126
Komplementsystem 256
Komplikation 46
Kompressionsfraktur 90
Kondensationsreaktion 9, 12
Konditionierung 216
Kondom 410

Konduktion 363
Konflikt 208
Konfrontationsverfahren 216
Konisation 401
Konjunktiva 188
Konjunktivitis 195
Konkave Linse 192
Kontaktallergie 264
Kontaktekzem 136
Kontinenz
– Training 385
– Urin 384
Kontraktilität, Herz 288
Kontraktion
– Formen 87
– isometrische 88
– isotonische 88
– pathologische 88
– Skelettmuskel 85
– tetanische 87
Kontrakturenprophylaxe 82
Kontrazeption 410
Konvektion 363
Konvergenzreaktion 192
Konversionsstörung 213
Konvexe Linse 192
Konzentration 8
Konzentrationsgradient 28
Konzeption 414
Kopf 94
– Drehbewegungen 102
Kopfbein 114
Kopflage 428
Kopflaus 274
Kopfwender 101
Koppelung, elektromechanische 86
Korium 133
Kornea 188
Korneozyten 133
Körnerschicht 132
Koronarangiographie 292
Koronararterie 291, 299
Koronare Herzkrankheit 291
Korotkow-Töne 305
Körper
– Fettverteilung 367
– Hauptachsen 92
– Hauptebenen 92
– Kreislauf 296
– Richtungsbezeichnungen 92
Körpergewicht 365
Körperkerntemperatur 29, 363

Körperkreislauf 276, 296
Körperstamm 94
Korpuskarzinom 401
Kortikalis 76
Kortikosteron 228
Kortisol 228
Kot 353
Kotransmitter 147
Kovalente Bindung 5
Krabbel-Kind 440
Kraftsinn 186
Krallenhand 153
Krampfadern 299
Krampfanfälle 469
Krampfleiden 166
Kranial 92
Krankheit
– Disposition 44
– Ursachen 46
– Verlauf 57
Krankheitslehre 46
Krankheitsphase 266
Krankheitsursachen 46
Kranznaht 97
Krätze 274
Kreatininclearance 381
Kreatinphosphat 86
Kreislauf 296
– enterohepatischer 348
– Körper 276
– Lungen 302
– Prüfung bei Kindern 464
– Störungen 458
– Zentralisation 465
Krepitation 79
Kreuzband 124
Kreuzbein 104, 117
Kreuzgeflecht 154
Kreuzprobe 245
Kronenfortsatz 99
Kropf 225
Krummdarm 345
Krypten 346
Kübler-Ross, Elisabeth 61
Kugelform 27
Kugelgelenk 82
Kupffer-Sternzellen 357
Kurzsichtigkeit 192
Kurzzeitgedächtnis 168
Kurzzeittherapie, psychoanalytische 216
Kussmaul-Atmung 323
Kwashiorkor 47
Kyphose 102

L
Labien 401
Labor
– Blutbild, rotes 240
– Blutbild, weißes 242
– Blutgerinnung 247
Labyrinth, knöchernes 196
Lachmuskel 101
Lacklippen 360
Lacuna vasorum 300
Lagerung
– bauchdeckenentlastende 108
– Herzinsuffizienz 290
– Notfall 466
– Schock 465
– Stufenbett 104
Lagerungsschwindel 202
Lagesinn 200
Lähmung
– Fazialis 157
– periphere 167
– spastische 167
– zentrale 167
Laktat 10
– Azidose 10
– Bildung 87
– Dehydrogenase 17
Laktationsamenorrhoe 410
Laktoflavin 371
Laktose 9
– Intoleranz 350, 368
Lakunennetz 416
Lamarck, Jean Baptiste 37
Lambdanaht 97
Lamellenknochen 69
Lamina(-ae)
– cribrosa 95, 311
– functionalis 400
– perpendicularis 95
Landolt-Ringe 191
Langerhans-Inseln 229, 356
Langerhans-Zellen 133
Langhaare 134
Längsachse 92
Langzeit-EKG 285
Langzeitgedächtnis 168
Lanugobehaarung 435

Lappenbronchien 315
Lärm 47
Laryngitis 313
Laryngopharynx 312
Laryngoskop 468
Laryngoskopie 313
Larynx 312
Larynxödem 313
Laser, Hornhaut 193
Latenzzeit, Muskelkontraktion 86
Läuse 274
Lautbildung 314
Lautheitsskala 197
Lautstärke 197
Laxantien 353
LDH 17
LDL 308
L-Dopa 149
Lebensereignisse 207
Lebenserwartung 447
Lebensmittelpyramide 365
Lebensmittelvergiftung 267
Leber 356
– Entgiftungsfunktion 357
– Feinbau 358
– Gallengänge 348
– im Alter 450
– Koma 358
– Metastasen 360
– Stauungszeichen 360
– Stoffwechselorgan 359
– Transplantation 360
– Zirrhose 360
Leberkoma 358
Leberläppchen 357
Lederhaut 133, 188
Leerdarm 345
Leichenstarre 86
Leiomyome 401
Leistenhaut 132
Leistenhernie 108
Leistenkanal 108
Lendengeflecht 154
Lendenlordose 102
Lendenwirbelsäule 103
Leptin 234, 366
Lernen 168
Lesezentrum 166
Leukämie 242
Leukopoese 242

Leukozyten 241
– Abwehrfunktion 254
– Bildung 242
– Normwert 242
Leukozyturie 382, 383
Levatorschlitz 119
Leydig-Zwischenzellen 395
LH 402
Licht, sichtbares 193
Lider 195
Lidhebermuskel 156
Lieberkühn-Drüsen 346
Lien 251
Ligamentum (-a)
– anulare radii 114
– falciforme 356
– vocalia 313
Limbisches System 162, 204
Linea
– alba 108
– aspera 121
– terminalis 119
Lingua 338
Linksherzkatheter 282
Linné, Carl von 37
Linse 191
– konkave 192
– konvexe 192
Linsenkern 162
Lipase 347
Lipid-Doppelschicht 21
Lipide 13
Lipogenese 13
Lipolyse 12
Lipom 54
Lipophil 12
Lipophob 12
Lipoproteine 308
Liposarkom 54
Lippen 335
Lippen-Kiefer-Gaumen-Spalte 98
Liquor 174
– Entnahme 175
– Räume 174
Lithotripsie 382
Lobuli hepatici 357
Lobus 163
– caudatus 356
– frontalis 163
– occipitalis 163
– parietalis 163
– quadratus 356
– temporalis 163
Lochien 429
Lokaltherapie 139

Lordose 102
Lorenz, Konrad 206
Lösung 139
– isotone 27
Lotion 139
Low birthweight infants 435
Low-Dose-Heparinisierung 249
LSD 218
Lues 409
Luftröhre 314
– Flimmerepithel 315
Luftwege 310
Luftzusammensetzung 6
Lumbalpunktion 175
Lumbosakralgelenk 104
Lunge 316
– Alveolen 316
– Blutversorgung 317
– Durchblutung 321
– körperliche Untersuchung 317
Lungenbläschen 316
Lungenembolie 328
Lungenentzündung 326
Lungenfell 317
Lungenfunktion 320
Lungenkrebs 327
Lungenkreislauf 296, 302
Lungenlappen 316
Lungenschlagader 278
Lungensegmente 316
Lungenvenen 302
Lungenvolumina 319
Lupus erythematodes 130
Lutealphase 403
Luteinisierendes Hormon 224, 402
Luxation 82
– Schulter 110
– Hüfte 118
LWS 103
Lyme-Borreliose 268
Lymphatisches System 249
– Abwehr 254
Lymphbahnen 250
Lymphdrainage 250
Lymphe 250
Lymphgefäße 250
Lymphknoten 251
– Entzündung, venerische 409

Lymphoblast 242
Lymphödem 250
Lymphogranulomatose 252
Lymphokine 256
Lymphom 251
– malignes 252
Lymphozyten 241
– Normwert 242
Lysosomen 24
Lysozym 255

M
Macula densa 378
Macula lutea 190
Magen 342
– Abschnitte 342
– Erkrankungen 344
– Karzinom 345
– Peristaltik 343
– Schleimhaut 342
– Ulkus 345
– Verweilzeiten 344
– Wandschichten 332, 343
Magenballon 367
Magenband 367
Magen-Darm-Trakt 332
– Diagnostik 335
Magensaft 342
Magenschleimhautentzündung 344
Magersucht 214, 368
Magnesium
– Ernährung 372
– Haushalt 391
Magnetenzephalographie 179
Magnetresonanztomographie, funktionelle 179
Makroangiopathie 232
Makrogliazelle 125
Makromoleküle 9
Makrophagen 241, 256
Makula 200
– Degeneration 191
Malabsorption 350
Malaria 273
Malassimilationssyndrom 350
Maldigestion 350
Malignes Melanom 138
Malleolengabel 126
Malleolus lateralis 126
Malleolus medialis 126
Malleus 196

Mal perforans 232
Maltose 9
Malzzucker 9
Mamillarkörper 162
Mamille 405
Mamma 405
Mammakarzinom 405
– Therapie 406
Mammographie 406
Mandelentzündung 267
Mandelkern 162
Mandeln 312
Mandibula 99
Manie 211
Mantelkante 163
Manubrium sterni 107
Marcumar® 249
Marihuana 218
Markhöhle 77
Marknagel 80
Markpyramiden 376
Markscheide 72
Markstrahlen 376
Mark, verlängertes 158
Masern-Impfung 262
Massenzahl 2
Mastdarm 352
Mastektomie 406
Mastitis 430
Mastoiditis 196
Mastoidzellen 196
Masturbation 408
Materie 2
Matrix 134
Maxilla 98
Meatus 76
Meatus acusticus 95
Mechanorezeptoren 182
Median 92
Medianebene 92
Mediastinum 277
Mediatoren 51
Medikamente
– im Alter 456
– Krankheitsursache 48
– Notfall 462
Medulla
– oblongata 158
– renalis 376
– spinalis 150
MEG 179
Mehrlingsschwangerschaft 415
Meibom-Drüse 195
Meiose 34
Meissner-Plexus 172
Meissner-Tastkörperchen 133, 183

Mekonium 434
Melanin 133
Melanom, malignes 138
Melanozyten 133
Melanozytenstimulierendes Hormon 224
Membran 21
– Angriffskomplex 256
– Permeabilität 22, 142
– Potenzial 142
Membrana (-ae)
– fibrosa 81
– interossea 126
– obturatoria 118
– syovialis 81
– tectoria 197
– tympani 196
– Menachinon 371
Mendel-Regel 35, 48
Mengenelemente 2, 372
Menière-Krankheit 202
Meningen 172
Meningitis 173
Meningozele 421
Meniskus 81, 123
– Rissformen 125
– Verletzungen 68
Menopause 403
Menstruation 403
Menstruationszyklus 402
– Übersicht 404
Meridian 185
Merkel-Tastscheiben 132, 183
Merseburger Trias 226
Mesangiumzellen 378
Mesencephalon 159
Mesenchymale Tumore 54
Mesenterium 333, 346
Mesoderm 416
Mesokolon 333, 351
Metabolisches Syndrom 230
Metabolismus 2, 20, 362
Metacarpo-Phalangealgelenke 115
Metalle 3
Metamyelozyt 242
Metaphase 33
Metaphyse 76
Metaplasie 52

Metastasen 53, 55
– Leber 360
Metastasierung 55
Metatarsus 127
Methylphenidat 149, 215
MHC-Molekül 259
Migräne 148
Mikroalbuminurie 383
Mikroangiopathie 232
Mikrofilamente 25
Mikrogliazelle 72
Mikroorganismen, pathogene 261
Mikrotubuli 25
Mikrovilli 346
Miktion 384
Milben 274
Milchbrustgang 250
Milcheinschuss 430
Milchsäckchen 405
Milchsäure 10
Milchzähne 336
Milchzucker 9
Milien 435
Milieu, inneres 28
Milz 251
Mimische Muskulatur 100
Minderwuchs 224
Mineralhaushalt, Knochen 79
Mineralokortikoide 228
Mineralstoffe 372
Minipille 411
Minortest 245
Miosis 189, 192
Mitesser 137
Mitochondrien 24
Mitose 32
– Spindel 33
– Stadien 33
Mitralklappe 277
– Insuffizienz 279
– Stenose 279
Mitteldruck, arterieller 304
Mittelfuß 128
Mittelhand 115
Mittelhirn 159
Mittelnerv 153
Mittelohr 196
Mittelstrahlurin 382
Mizellen 350
MMS 256
Mnestische Funktion 209
Mobbing 207
Mobitz (AV-Block) 286
mol 8
Molares 336

Moleküle 6
– Brücken 7
– Luft 6
Molekülstruktur
– Aminosäure 14
– Dipeptid 14
– Phospholipide 14
– Polypeptid 14
Mondbein 114
Mongolenfleck 435
Monoaminoxidase 148
Monoblast 242
Monogamie 407
Monosaccharide 9
Monozyten 241
– Normwert 242
Monozyten-Makrophagen-System 256
Mons pubis 402
Morbus
– Addison 227
– Basedow 226
– Bechterew 74
– Conn 228
– Crohn 354
– haemolyticus neonatorum 244
– Hodgkin 252
– Parkinson 148
– Wilson 373
Morning After Pill 411
Morula 415
Motilität 20
Motivation 206
Motivationsmodelle 206
Motoneuron 85, 151
Motorische Einheit 86
Motorische Endplatte 85, 146
Motorische Entwicklung 440
m-RNA 30
MRSA 269
MSH 224
mtDNA 24
Mukosa 332
Mukoviszidose 48, 328
Müller-Lidheber 195
Multiinfarkt-Demenz 455
Multipara 426
Multiple Sklerose 145
Mumps 339
– Impfung 262
Mund
– Ringmuskel 101
– Soor 273

Mundhöhle 335
Mundrachen 312
Mund-zu-Mund-
 Beatmung 461
Mund-zu-Nase-
 Beatmung 461
Münzenzählertremor
 148
Musculus (-i)
– abductor digiti
  minimi 130
– abductor hallucis
  129
– adductor 121
– adductor hallucis
  129
– arrector pili 134
– biceps brachii 113
– biceps femoris
  120
– brachialis 113
– brachioradialis 113
– buccinator 101
– bulbospongiosus
  120
– deltoideus 112
– detrusor 384
– dilatator pupillae
  189
– extensor digitorum
  129
– extensor hallucis
  129
– flexor digiti minimi
  130
– flexor digitorum
  129
– flexor hallucis
  129
– glutaeus 120
– gracilis 121
– iliacus 120
– iliocostalis 106
– iliopsoas 120
– intercostales 319
– interossei 130
– interspinales 106
– intertransversarii
  106
– ischiocavernosus
  120
– latissimus dorsi
  112
– levator ani 119
– levator palpebrae
  195
– levator scapulae
  111
– levatores costarum
  106
– longissimus 106
– longus capitis 102
– longus colli 102
– lumbricales 130
– masseter 338
– multifidus 106
– obliquus abdominis
  108
– obliquus capitis
  101
– obliquus externus
  abdominis 109
– obliquus inferior
  195
– obliquus internus
  abdominis 109
– obliquus superior
  195
– opponens digiti
  minimi 117, 130
– opponens pollicis
  117
– orbicularis oculi
  101
– orbicularis oris
  101
– pectineus 121
– pectoralis major
  112
– pectoralis minor
  111
– popliteus 125
– pronator quadratus
  114
– pronator teres 114
– psoas major 120
– pterygoideus 100,
  338
– quadratus plantae
  130
– quadriceps femoris
  120
– rectus abdominis
  107, 109
– rectus capitis 101,
  102
– rectus femoris
  120
– rectus inferior
  195
– rectus lateralis
  195
– rectus medialis
  195
– rectus superior
  195
– rhomboideus 111
– risorius 101
– rotatores 106
– sartorius 120
– scaleni 101
– scalenus 101
– semimembranosus
  120
– semispinalis 106
– semitendinosus
  120
– serratus 319
– serratus anterior
  111
– sphincter ani 352
– sphincter ani exter-
  nus 120
– sphincter Oddi
  347
– sphincter pupillae
  189
– sphincter urethrae
  384
– spinales 106
– splenius 106
– stapedius 196
– sternocleidomasto-
  ideus 101
– sternohyoideus
  101
– sternothyroideus
  101
– subclavius 111
– supinator 114
– tarsalis 195
– temporalis 100,
  338
– tensor fasciae
  latae 121
– tensor tympani
  196
– thyrohyoideus
  101
– transversus abdomi-
  nis 108, 109
– transversus perinei
  119
– trapezius 111
– triceps brachii
  113
– zygomaticus 101
Muskelarbeit 303
Muskelatrophie 88
Muskelfaser 84
Muskelfaszie 84
Muskelgewebe 69
– glattes 89
– Herz 70
Muskelhartspann
 88
Muskelhypertonie
 87
Muskelhypotonie
 87
Muskelkater 87
Muskelkontraktion
 85
Muskelspindeln 186
Muskeltonus, abnor-
 mer 87
Muskelverspan-
 nung 88
Muskularis 333
Muskulatur
– Agonist-Antago-
  nist-Beziehung 83
– Atem 107
– autochthone
  Rücken 105
– Bauch 108
– Becken 120
– Bein 124
– Energiestoffwech-
  sel 86
– Ermüdung 87
– Fußsohle 129
– Gewebe 69
– glatte 89
– Glykolyse 87
– Hals 101
– Hand 116
– Herz 88
– Hüfte 122
– Kau 338
– Kauer 100
– Kontraktion 87
– Mikroläsionen
  87
– mimische 100
– Nacken 100
– Namensge-
  bung 83
– Oberarm 112
– Querschnitt 84
– Rumpf 109
– Skelett 83
– tetanische Kontrak-
  tion 87
– Trainingseffekt
  87
– Unterarm 115
– Unterschenkel
  127
– Verspannung
  88
Mutation 37
Mutationstheorie
 447
Mutterkuchen 416
Muttermilch 437
Muttermund 400
Mutterschutz 423
Myasthenia gravis
 147
Mycobacterium
 tuberculosis 268
Mycophenolat-
 Mofetil
 265
Mydriasis 189
Myelin 72
Myeloblast 242
Mykose 272
– Haut 137
– Nagel 137
Myofibrillen 85
Myoglobin 85
Myokard 88, 280
– Infarkt 293
Myom 54, 401
Myometrium 400
Myopie 192
Myosin 85
Myxödem 226

N
Nabelarterien 421
Nabelschnur 420
– Blutgefäße 419
– Vorfall 429
Nabelvene 421
Nachgeburt 417
Nachgeburtsphase
 426
Nachhallerinne-
 rungen 212
Nachlast 288
Nachtblindheit
 194
Nachwehen 426
Nackenmuskeln
 100
– tiefe 101
NAD 17
Naegele-Regel 422
Nägel 135
Nagelhäutchen 135
Nagelmykose 137
Nahakkommodation
 191
Nahpunkt 192
Nahrung, Resorption
 349
Nahrungsmittel 362
– Allergie 264
– Krankheitsursache
  47
Nanopartikel 328
Nanotechnologie 57
Narbe 52
Narkolepsie 160
Narkose 167
Nase 310
Nasenbein 98
Nasenbluten 311,
 473
Nasenhöhle 311
Nasenmuschel 95,
 99
Nasennebenhöhlen
 99, 311
Nasenrachen 312
Nasenscheidewand
 99
Nasenseptumdeviati-
 on 99
Nasopharynx 312
Natrium 2
– Ernährung 372
– Haushalt 390
Natriumbikarbonat
 463
Natrium-Ionenkanäle
 143
Natrium-Kalium-
 Pumpe 28, 142
Natronlauge 8
Neandertaler 39
Nebengruppen 3
Nebenhoden 397

Nebenniere 227
Nebennierenmark
 229
Nebennierenrinde
 227
Nebenschilddrüsen
 226
Nebenzellen 342
Neglect-Phänomen
 178
Neisseria gonorrhoeae
 409
Nekrose 50
Neonatalperiode
 434
Nephrologie 376
Nephron 377
Nephropathie,
 diabetische 232
Nephrotisches
 Syndrom 383
Nervenfaser 72
Nervengeflechte
 171
Nervengewebe 70
– Verletzungen 72
Nervensystem 142
– Darm 172
– Herz 288
– peripheres 150,
  153
– Reizverarbeitung
  150
– vegetatives 169
– willkürliches 150
– zentrales 150
Nervenzelle 70
Nervus (-i)
– abducens 156
– accessorius 157
– facialis 156
– femoralis 154
– glossopharyngeus
  157
– hypoglossus 157
– intercostales 153
– ischiadicus 154
– mandibularis 156
– maxillaris 156
– medianus 153
– mentalis 100
– oculomotorius
  156
– olfactorius 95,
  155
– ophthalmicus 156
– opticus 155, 190
– peroneus 154
– phrenicus 153
– radialis 153
– recurrens 313
– tibialis 154
– trigeminus 156
– trochlearis 156
– ulnaris 153

- vagus 157
- vestibulocochlearis 155, 197, 201
Netzhaut 189
- Ablösung 189
- Aufbau 190
Neugeborenenakne 435
Neugeborenenperiode 439
Neugeborenes 434
- Ernährung 437
- Frühgeborenes 435
- Gewicht 435
- Ikterus 434
- Screening 433
- Übertragung 437
- Untersuchung 434
Neunerregel 470
Neuralgie 156
Neuralrohrdefekte 421
Neurodermitis 136
Nervengewebe 70
Neurofibrillen 71
Neuroglia 71
Neurohormone 220
Neurohypophyse 161
Neuroleptika 217
Neuromodulation 147
Neuron 70
- Aufbau 71
- Funktion 142
- motorisches 85
- Zellkörper 71
Neuropeptide 149
Neurotransmitter 147
- vegetatives Nervensystem 171
Neutralfette 12
Neutron 2
Nexus 64
Niazin 372
- Nierenkolik
- Physiologie 70
Nichtsteroidale Antiphlogistika 185
Nidation 415
Niederdrucksystem 296
Nieren 376
- Autoregulation 379
- Blutversorgung 377
- Endokrinologie 381
- Entzündung 385
- Filtrierung 380
- Funktionsmessung 381

- Gefäßsystem 377
- Harnkonzentrierung 380
- im Alter 451
- Insuffizienz 386
- Kolik 382
- Körperchen 378
- Papillen 376
- Physiologie 379
- Sammelrohre 379
- Schrumpfung 385
- Transplantation 388
- Tubulusapparat 379
Nierenarterie 300
Nierenkolik, Physiologie 70
Nierenrinde 376, 380
Nierensteine 382
Nierenversagen 386, 387
Nikotinamid-Adenin-Dinukleotid 17
Nissl-Schollen 71
Nitrate 290
- KHK 292
NK-Zellen 256
NMDA-Rezeptor-Antagonisten 149
NMR 179
Nodus lymphaticus 251
Non-Hodgkin-Lymphom 252
Non-REM-Schlaf 160
Noradrenalin 148
- Herkunft 229
Normalflora 255
Normalgewicht 366
Normalinsulin 232
Notfall 458
- Erkennen 458
- Medikamente 462
- Schock 465
- Sofortmaßnahmen 458
- Wundversorgung 466
Notruf 459
Nozizeptoren 182
NSA 185
Nucleus (-ei) 22
- caudatus 162
- lentiformis 162
- paraventricularis 161, 223
- pulposus 104, 152
- ruber 159
- supraoptici 223
- supraopticus 161
- tractus solitarii 188

Nuklear-Sol 23
Nukleinsäuren 15
- Resorption 350
Nukleotid 16
Nulllinien-EEG 178
Nullzeit 326
Nussgelenk 82
Nykturie, Altern 451
Nystagmus 201

O
Oberarm 113
- Muskulatur 112
Oberarmknochen 111
Oberbauchorgane 355
Oberflächenantigene 258
Oberflächenepithel 65
Oberflächenschmerz 184
Oberhaut 132
Oberkieferknochen 98
Oberkiefernerv 156
Oberlidheber 195
Oberschenkel
- Knochen 122
- Muskulatur 123
- Schlagader 300
- Vene 302
Obstipation 353
Ödem 50, 298
- Herzinsuffizienz 289
Ohr 196
- Hörvorgang 198
Ohrenschmalz 135, 196
Ohrenspiegelung 196
Ohrmuschel 196
Ohrspeicheldrüse 339
Ohrtrompete 312
Olekranon 112
Oligodendrozyt 72
Oligohydramnion 420
Oligurie 379
Omega-3-Fettsäuren 365
Onkogene 54
Onkologie 56
Oogenese 398
Oozyte 398
Ophthalmoskop 190
Opioide 185
Opioid-Rezeptor 150
Opsin 193
Opsonierung 256

Ordnungszahl 2
Organ 21
- Organspende 60
Organdurchblutung 304
Organellen 22
Organsystem 21
Orgasmus 408
Orientiertheit 209
Oropharynx 312
Os (-sa)
- capitatum 114
- coccygis 104
- coxae 117
- cuboideum 127
- cuneiformia 127
- ethmoidale 95
- frontale 94
- hamatum 114
- hyoideum 100
- ilium 117
- ischii 117
- lunatum 114
- metatarsalia 128
- nasale 98
- naviculare 127
- occipitale 95
- palatinum 98
- parietalia 94
- pisiforme 114
- pubis 117
- sacrum 104, 117
- scaphoideum 114
- sphenoidale 95
- temporalia 94
- trapezium 114
- trapezoideum 114
- triquetum 114
- zygomaticum 98
OSG 126
Osmolarität 27
Osmose 26
Osmotischer Druck 27
Ösophago-Gastroduodenoskopie 335
Ösophagus 340
- Erkrankungen 341
- Hernien 341
- Inkarzeration 341
- Karzinom 341
Ossifikation 77, 78
Osteoblasten 69, 77
Osteodystrophie, renale 387
Osteoklasten 77
Osteomalazie 227
Osteomyelitis 77
Osteon 69, 77
Osteoporose 90
- Hormonbehandlung 90
- Zeichen 90

Osteosarkom 54
Osteosynthese 80
Osteozyten 69, 77
Östrogene 398
- Wirkungen 402
Östrogenrezeptorantagonist 406
Otitis media acuta 196
Otoakustische Emissionen 199
Otolithen 200
Otosklerose 200
Otoskopie 196
Ovar 398
Ovarialkarzinom 399
Ovo-Lacto-Vegetarier 365
Ovulation 400
Ovulationshemmer 411
Ovum 399
Oxidation 17
Oxygenierung 321
Oxytocin 161, 223, 425
Ozon 47

P
p53-Gen 54
Paläontologie 37
Palatum durum 98
Palliativmedizin 61
Palmar 93
Palmaraponeurose 116
Palmarerythem 360
Palpation
- Bauch 335
- bimanuelle 402
Palpebrae 195
Paneth-Körnerzellen 346
Panik 204
Panikattacke 212
Pankreas 355
- Entzündüng 356
- Enzyme 347
- Hormone 229
- Insuffizienz 356
- Sekret 347
Pankreatitis 356
Pantothensäure 372
Papanicolaou-Färbung 402
Papilla duodeni major 355
Papilla Vateri 348
Papillarmuskeln 278
Papillarschicht 133
Papille 190, 338
Papillom 54
Papillotomie 349
Pap-Stadien 402

Paracetamol 185
Parakrin 220
Paralyse 167
Paraneoplastisches Syndrom 55
Paraplegie 167
Parasiten 260
Parasympathikus 169
- Funktionen 170
- Verlauf 170
Parathormon 226, 391
Parathymie 211
Paratyphus 268
Parenchym 21, 64
Parenterale Ernährung 374
Parietalzellen 342
Parkinson-Syndrom 148
Parodontose 337
Parotis 339
Parotitis, epidemica 339
Pars alveolaris 99
Partialdruck 321
Partielle Thromboplastinzeit 248
Partnerwahl 407
Passivimmunisierung 261
Paste 139
Patella 120, 124
Patellarsehne 120, 124
Patellarsehnenreflex 154
Patientenaufklärung 61
Paukenhöhle 196
Paukentreppe 197
Peak-flow-Meter 320
Pearl-Index 410
Pediculus capitis 274
Pedunculi cerebri 159
Pellagra 372
Pelvis 117
Pemphigus vulgaris 64
Penis 398
Pepsin 342
Pepsinogen 342
Peptidbindung 14
Peptidhormone 221
Perforansvenen 299
Perforin 257
Perfusion 321
Perichondrium 68, 78
Perikard 280
Perikarderguss 281

Perikarditis 281
Perilymphe 197
Perimetrie 194
Perimysium 84
Periodensystem 4
Periodontium 336
Periost 76
Peripher 92
Peripheres Nervensystem 150
Periportalfelder 357
Peristaltik 332
– Dickdarm 352
– Dünndarm 346
– fehlende 355
– Magen 343
Peritonealdialyse 387
Peritoneum 333
Peritonitis 333
Perkussion
– Bauch 335
– Lunge 317
Permeabilität 22
Peroxysomen 24
Persistenz 266
Persönlichkeitsstörungen 213
Persönlichkeitswandel 210
Pertussis 314
Pes 127
PET 179
Petechien 249
Peyer-Plaques 347
Pfeilgift 147
Pfeilnaht 97
Pflugscharbein 98, 99
Pfortader 301, 334
– Hochdruck 360
Pfortader-Metastasierungstyp 55
Pförtner 342
Pfötchenstellung 324
Phagozyten 256
Phalangen 115
Phänotyp 30
Phantomschmerz 184
Pharynx 312, 340
Phasenprophylaktika 217
Phenylketonurie 369
Phlebothrombose 248
Phlegmone 52, 137
Phobie 212
Phon 197
Phonation 313
Phosphat
– Haushalt 391
– Stoffwechsel 226

Phospholipide 13
Phosphor 2
Phosphorylierung 10
Photoneuroendokrines System 224
Photorezeptoren 190
– Stimulation 193
Photosynthese 9
Phototherapie 434
pH-Wert 8, 29
– Blut 391
Phyllochinon 371
Pia mater 172
Pickel 137
Pigmentzellen 133
Pili 134
Pille 411
Pilzinfektionen 272
– Haut 137
Pinozytose 28
Pinzettengriff 440
Placenta praevia 429
Plantar 93
Plantarwarzen 138
Plasma 237
– Osmolarität 27
Plasmaproteine 237
Plasmathrombinzeit 248
Plasmazellen 258
Plasmodium falciparum 273
Plasmozytom 252
Plateauphase 408
Plattenepithel 65
Plattenepithelkarzinom 54
Plattfuß 129
Platysma 101
Plazebo 186
Plazenta 416
– Aufbau 419
– Durchblutung 417
– Entwicklung 416
– Hormone 417
Plazentarschranke 418
Plegie 167
Pleura 317
Pleuradrainage 318
Pleuraerguss 318
Pleurapunktion 319
Pleuritis 318
Plexus 171
– Auerbach 172
– brachialis 153
– cervicalis 153
– choroidei 174
– lumbalis 154
– Meissner 172
– myentericus 172
– pudendus 154

– sacralis 154
– submucosus 172
– Venen 302
Plicae 313
Pneumonie 326
– Prophylaxe 326
Pneumothorax 318
PNP 145
pO_2 321
Podagra 370
Podozyten 378
Poikilotherm 363
Poliomyelitis 167, 271
– Impfung 261
Polkörperchen 399
Pollenflugkalender 263
Polyarthritis, chronische 74
Polyglobulie 241
Polyhydramnion 420
Polymerase-Kettenreaktion 33
Polymorphie 53
Polymyalgia rheumatica 74
Polyneuropathie 145
– diabetische 232
Polypen 312
– Dickdarm 354
Polypeptid 14
Polysaccharide 9
Pons 159
Porta hepatis 356
Portio 400
Portiokappe 410
Port-System 302
Porus acusticus internus 95
Positronen-Emissions-Tomographie 179
Postmenopause 403
– Blutung 401
Post-Partum-Verstimmung 429
Postsynaptische Potentiale 146
Posttraumatische Belastungsstörung 212
Potential
– elektrisches 142
– evoziertes 178
– postsynaptisches 146
Potenz 409
Praemolares 336
Praeputium 398
Präimplantationsdiagnostik 41
Präkanzerosen 53

Pränataldiagnostik 424
Präservativ 410
Prävention 62
– Kinder 433
Preload 288
Presbyakusis 200, 452
Presbyopie 192
Pressluft-Tauchgeräte 326
Pressorezeptoren 304
Pressphase 426
Primärfollikel 398
Primipara 426
Prionenkrankheiten 272
Proaccelerin 246
– vaginalis testis 394
– xiphoideus 107
Processus
– accessorii 104
– articularis 103
– condylaris 99
– coracoideus 111
– coronoideus 99
– costarius 103
– mastoideus 95
– palatinus 98
– spinosus 102
– styloideus 95
– transversus 103
– vaginalis testis 394
– xiphoideus 107
– zygomaticus 98
Proconvertin 246
Proerythroblast 239
Progesteron 398
– Wirkungen 402
Prognose 46
Progredienz 58
Projektion 208
Projektionsbahnen 164
Prolaktin 430
Prolaktin-Inhibiting-Hormon 223
Proliferation 52
Proliferationsphase 73, 403
Prolymphozyt 242
Promonozyt 242
Promontorium 104
Promotionsphase 54
Promyelozyt 242
Pronation 114
Prophase 33
Prophylaxe 46
– Aspiration 314, 338
– Dehydratation 390

– Dekubitus 139
– Karies 338
– Kontrakturen 82
– Malaria 273
– Pneumonie 326
– Sturz 450
– Thrombose 249
Prostaglandine 51, 425
Prostata 397
– Hyperplasie 397
– Karzinom 397
Prostataspezifischen Antigen 397
Proteine 14
– Anabolismus 15
– Plasma 237
– Stoffwechsel 15
Proteinkinase 221
Proteinurie 383
Proteoglykane 67
Proteohormone 221
Prothrombin 246
Prothrombinzeit 247
Proton 2
Protonenpumpe 342
– Hemmstoffe 345
Protozoeninfektion 273
Protuberantia occipitalis externa 95
Proximal 93
Pruritus 136
PSA 397
Pseudokrupp 313
Psoriasis 136
PSR 154
Psyche 204
Psychiatrie 209
– im Alter 454
– Therapieformen 216
Psychischer Befund 208
Psychoanalyse 207, 216
Psychohygiene 207
Psychologie 204
Psychopharmaka 217
– Schmerztherapie 185
Psychose 209
Psychosomatik 213
– Haut 132
Psychostimulanzien 217
Psychosyndrom, organisches 210
Psychotherapie 216
PTBS 212
PTCA 292
Ptose 195
PTT 248

Ptyalin 349
PTZ 248
Pubertät 439, 441
– Entwicklung 407
Puder 139
Puerperium 429
Puffer
– Kohlensäure-Bikarbonat- 8
– Phosphat- 9
– Protein- 9
Puffersysteme 392
Pulmonalklappe 278
Pulsmessung 300
Punktion
– Aszites 360
– Lumbal 175
– Pleura 319
Pupille 189
Pupillenreflex 189
Purinstoffwechsel 370
Purkinje-Fasern 284
Purkinje-Zellen 161
Purpura 249
Pustel 136
Pustelflechte 137
Putamen 162
Pyelitis 385
Pyelonephritis 385
Pylorus 342
Pylorusstenose 438
Pyodermie 137
Pyramiden 158
Pyramidenbahn 165
– Verlauf 165
– Zeichen 155
Pyridoxal 371
Pyridoxamin 371
Pyridoxol 371
Pyrogene 51, 364
Pyruvat 10
Pyurie 383

Q
Querachse 92
Querbrückenzyklus 85
Querfortsatz 102
Querlage 428
Querschnittslähmung 167
Quick 247

R
Rabenschnabelfortsatz 111
Rachen 312, 340
Rachenmandel 312
Rachennerv 157
Rachitis 227
Radgelenk 82
Radial 93
Radikale 6, 55
– freie 447

Radio-Ulnar-Gelenk 112
Radius, Fraktur 114
Radiusköpfchen 114
Ramus (-i)
– circumflexus 291
– communicans albus 170
– communicans griseus 171
– interventricularis anterior 291
– mandibulae 99
Ranvier-Schnürringe 72
Rapid eye movements 160
Rationalisierung 208
Rauchen 329
Rauschzustand 469
Rautek-Griff 472
Rautenmuskel 111
RCA 291
RCX 291
RDS 316
Reaktion
– anabole 7
– chemische 7
– endotherme 7
– exotherme 7
– katabole 7
– Oxidation 17
– Redox 17
Reaktionsbildung 208
Reaktionszyklus, sexueller 408
Reanimation 460
– Abbruch 463
– Beatmung 461
– Kinder 463
– Klinik 467
Rechtsherzkatheter 282
Recurrensparese 313
Redox-Reaktionen 17
Reduktion 17
Reflexbogen 154
Reflexe 154
– Eigen 155
– monosynaptische 154
– Neugeborenes 436
– pathologische 155
– Prüfung 155
– vegetative 171
Reflexinkontinenz 385
Reflexzentren 158
Reflux, Urin 384
Refluxösophagitis 341

Refraktärperiode 144
Refraktärzeit 86, 285
Refraktionsanomalie 192
Regelblutung 403
Regelkreis 29
Regenbogenhaut 189
Regeneration 52
Regulation 29
Reifeteilungen 34
Reifezeichen 435
Reisekrankheit 202
Reissner-Membran 197
Reiz 182
Reizdarmsyndrom 172, 354
Rekombination 34
Rektum 352
– Tastuntersuchung 354
Releasing-Hormon 222
REM-Schlaf 160
Renin-Angiotensin-Aldosteron-Mechanismus 381
– Blutdruck 305
Rente 449
Reparationsphase 73
Replikation, DNA 32
Repolarisation 144
Reposition
– Fraktur 79
– Gelenk 82
Reproduktion 20
– assistierte 409
Residualkapazität 320
Residualsyndrom 211
Residualvolumen 320
Resistenzprüfung, Antibiotika 269
Resonanz 199
Resonanzraum 99, 314
Resorption 349
– Elektrolyte 350
– Nukleinsäuren 350
– Vitamine 350
Resorptionsepithel 65
Respirationstrakt 310
Respirator 329
Respiratory Distress Syndrome 316

Restitutio ad integrum 58
Rete mirabile 377
Rete testis 395
Retention 80
Retikuläre Fasern 67
Retikulozyten 239
– Normwert 240
Retikulum, endoplasmatisches 23
Retikulumzellen 251
Retina 189
– Zellschichten 190
Retinaculum 116
Retinal 193, 370
Retinitis pigmentosa 189
Retinol 370
Retinopathie, diabetische 232
Retinsäure 370
Retroperitonealraum 333
Retroversion 111
Rettungskette 458
Rezeptoren 182
– Chemo 324
– Dehnung 305
– Haut 182
– Hormone 221
– Osmo 389
– Presso 305
– Schmerz 183
– Thermo 183
Rezessivität 34
Rezidiv 58
Rhesussystem 243
Rhesusunverträglichkeit 243
Rheuma 74
Rheumatisches Fieber 264
Rhodopsin 193
Riboflavin 371
Ribonukleinsäure 15, 30
Ribonukleotid 31
Ribose 16
Ribosomen 23
Richtungsbezeichnungen 92
Richtungshören 199
Riechbahn 187
Riechfelder 186
Riechkolben 187
Riechnerv 95, 155
Riechschleimhaut 187, 311
Riechzellen 187
Rigor 88, 148
– mortis 86
Rindenblindheit 167

Rindenfelder 163
– motorische 164
– sensorisch 166
Rindenfollikel 251
Rindentaubheit 167
Rinderbandwurm 273
Ringknorpel 313
Rippen 107
Rippenfell 317
Rippenfortsatz 103
Risikofaktoren 45
Ritalin 215
RIVA 291
Riva-Rocci 305
RNA 15
– Aufbau 16
Röhrenknochen 76
Rohrzucker 9
Rollhügel 122
Röntgen 82
– Skeletaltersbestimmung 79
Rosenthal-Faktor 246
Rotaviren 267
Rote Blutkörperchen 238
Röteln-Impfung 262
r-tPA 249
RU 486 425
Rübenzucker 9
Rückbildungsphase 408
Rückenmark 150
– Aufbau 151
– Bahnen 152
– Blutversorgung 175
– Funktionsfelder 152
– Häute 173
– Segmente 151
Rückenmuskulatur, autochthone 106
Rückenschule 105
Rückkoppelung 29
Ruhe-EKG 285
Ruhegewebe 73
Ruhepotential 142, 284
Rumpf 94
– Querschnitt 110
Rumpfaufrichter 106
Rundherd 406
Rundrücken 105

S
Saccharose 9
Sacculus 200
Saccus lacrimalis 195
Safer sex 272
Sägezahnmuskel 111

Sagittalachse 92
Sagittalebene 92
Sakralkyphose 102
Salbe 139
Salmonellen 268
Salutogenese 45
Salz 5
Salzsäure 342
Samenbläschen 397
Samenflüssigkeit 397
Samenleiter 397
Samenstrang 108, 394
Sammellinse 192
Sammelrohre 379
Sarkolemm 85
Sarkom 54
Sarkomer 85
Sarkoplasmatisches Retikulum 85
SARS 265
Sattelgelenk 82
Sauerstoff 2
– Bindungskurve 238
– Partialdruck 321
– Sättigung 322
– Transport 321
Sauerstoffschuld 87
Sauglocke 426
Saug-Kind 439
Säuglingsalter 439
– Ernährung 437
– künstliche Ernährung 437
Säure 8
Säuren-Basen-Haushalt 391
Säureschutzmantel 135
Scala tympani 197
Scala vestibuli 197
Scalenusgruppe 103
Scapula 110
Schädel 94
– Bruch 96
Schädelbasis 95
Schädelgruben 95
Schädelnähte 96
Schädellage 428
Schalenkern 162
Schalldruck 197
Schallwellen 197
Schambehaarung 407
Schambein 117
Schambeinfuge 117
Schamberg 402
Schamgeflecht 154
Schamlippen 401
Schanker, weicher 409
Scharniergelenk 81

Schaufensterkrankheit 308
Schau-Kind 440
Scheide 401
Scheintod 470
Scheitelbein 94
Scheitellappen 163
Schenkelhals 122
– Fraktur 122
Schenkelhernie 108
Schenkelnerv 154
Schielen 195
Schienbein 125
Schienbeinnerv 154
Schienbeinschlagader 300
Schilddrüse 224
– C-Zellen 227
– Erkrankungen 225
– Hormone 224
Schilddrüsenhormone 224
Schildknorpel 312
Schimmelpilze 273
Schizophrenie 210
Schlacken 373
Schlaf 160
– im Alter 453
– Störungen 179
Schlaf-Apnoe-Syndrom 179, 328
Schläfenbein 94
Schläfenlappen 163
Schläfenmuskel 100, 338
Schlafhygiene 453
Schlaganfall 176
Schlagvolumen 282
Schleifendiuretika 380
Schleimbeutel 81
Schleimzucker 9
Schlemm-Kanal 189
Schließmuskel
– Darm 352
– Harnblase 384
Schluckakt 340
Schluckstörung 341
Schlund 312, 340
Schlüsselbein 109
Schlüsselbeinschlagader 299
Schlüsselbeinvene 302
Schlüsselelemente 2
Schlüssel-Schloss-Prinzip 259
Schmerz 183
– Ausstrahlung 172
– Entstehung 183
– Medikamente 185
– psychogener 184
– Rezeptoren 183

– Skala 184
– somatischer 184
– vizeraler 184
Schmierinfektion 266
Schnappatmung 323
Schnarchen 328
Schnecke 197
Schneidezähne 336
Schnellschnittuntersuchung 53
Schnorcheln 325
Schock 465
– anaphylaktischer 263
– Hauptsymptome 465
– hypoglykämischer 231
– Index 465
– kardiogener 293
– Lagerung 465
– psychogener 204
– septischer 265
Schrumpfniere 385
Schulkindalter 439
Schulter 109
– Bewegungsrichtungen 111
Schulterblatt 110
Schulterblattheber 111
Schultergelenk 111
– Luxation 110
Schuppenflechte 136
Schuppennaht 97
Schüttelmixtur 139
Schutzbarrieren 255
Schutzepithelien 65
Schutzimpfung 261
Schwammknochen 69
Schwangerschaft 422
– Abbruch 425
– Dauer 422
– Diabetes 424
– Embryonalphase 416
– Entwicklungsschritte 422
– Fehlbildungen 421
– Fetalperiode 420
– Fruchtgröße 423
– Gestose 423
– Gewichtszunahme 423
– Rauchen 422
– Ultraschall 425
– Uteruswachstum 423
– Vorsorgeuntersuchung 424

Schwangerschaftsstreifen 133, 423
Schwann-Zellen 72
Schwefel 2
Schweifkern 162
Schweinebandwurm 273
Schweinegrippe 270
Schweiß 135
Schwerhörigkeit 199
Schwertfortsatz 107
Schwindel 202
– im Alter 454
Schwurhand 153
Scrapie 272
Seborrhoe 137
Second messenger 221
Sectio caesarea 426
Seele 204
– Instanzenmodell 208
Seelenblindheit 167
Segelklappen 277
Segmentbronchien 315
Sehachse 195
Sehbahn 194
Sehfarbstoff 194
Sehfehler 192
Sehnen 82
Sehnenscheiden 116
Sehnerv 155, 190
Sehnervenkanal 97
Sehnervenkreuzung 194
Sehpurpur 193
Sehrinde 194
Sehschärfe 191
Sehsinn 188
Sehstrahlung 194
Sehzentrum 166
Seitenfontanelle 97
Seitenhorn 151
Seitenlage, stabile 459
Sekret 66
Sekretin 348
Sekretionsphase 403
Sekundärfollikel 398
Selbstbefriedigung 408
Selbstgefährdung 216
Selbsttötung 215
Selbstverletzung 215
Selektion, Evolution 37
Selektivität 254
Self-demand-feeding 437

Sella turcica 96
Semipermeabilität 22
Sensibilisierung 263
Sensibilität 182
– Haut 182
– Tiefe 186
Sensoren 182
Sepsis 265
Septischer Schock 465
Septum cardiale 276
Serosa 333
Serotonin 148, 366
Sertoli-Stützzellen 395
Serum 236
Sesambein 76
Sexualhormone 229
– Frau 402
– Mann 396
Sexualität 407
– Geschlechtskrankheiten 409
– im Alter 451
– Störungen 408
Sham-Akupunktur 186
SIDS 443
Siebbein 95
Siebbeinhöhle 95, 96
Siebbeinzellen 311
Sigma 352
Signalarten 220
Signalleitung 144
Single-Photon-Emissionscomputertomographie 179
Sinnesmodalität 182
Sinnesorgan 20, 182
– im Alter 452
Sinneszelle 182
Sinus 72, 25
– coronarius 278, 301
– ethmoidalis 95
– frontales 94, 311
– maxillares 98, 311
– paranasales 99
– rectus 176
– sagittalis 176
– sigmoidei 176
– sphenoidales 99, 311
– tansversus 176
Sinusitis 311
Sinusknoten 283
Sitzbein 117
– Schwellkörpermuskel 120

Skabies 274
Skelett 76, 94
– Altersbestimmung 79
– Muskulatur 70, 83
– Übersicht 93
Skelettmuskulatur 83
– oberflächliche 94
Sklera 188
Sklerenikterus 358
Sklerodermie, progressive 74
Sklerose 50
Skoliose 105
Skorbut 372
Skrotum 394
Slow-virus-Infektion 269
Small-for-gestational-age-Kind 435
Smegma 398
Sodbrennen 341
Sofortmaßnahmen 458
– Vorgehensweise 463
Solarium 140
Somatomotorisches Nervensystem 150
Somatotropes Hormon 224
Somnolenz 159
Sone-Skala 197
Sonnenbrand 140
Sonnenstich 474
Sonographie 335
Soor 272
Sopor 159
Spacer 327
Spasmus 88
Spastik 87
SPECT 179
Speiche 114
– Schlagader 299
– Vene 302
Speichel 339
Speicheldrüsen 339
Speichelsekretionsreflex 171
Speichennerv 153
Speichenschlagader 299
Speichenvenen 301
Speicherfett 67
Speiseröhre 340
– Engstellen 341
– Wandschichten 332
Spekulum 402
Sperma 397
Spermatogenese 396

Spermientransfer 410
Spermium 396
– Bildung 35
Spermizide 410
Spezifische Abwehr 254
S-Phase 34
Spickdraht 80
Spidernaevi 360
Spielen 442
Spina (-ae)
– bifida 421
– iliaca 117
– ischiadica 117
– scapulae 110
Spinalganglion 151
Spinalkanal 102
Spinalnerven 152
Spinalnervenplexus 153
Spinnwebenhaut 172
Spirale 410
Spirometrie 320
Splen 251
Spongiforme Enzephalopathie 272
Spongiosa 77
Spracherwerb 441
Spreizfuß 129
Spritzenlähmung 154
Sprosspilze 137, 272
Sprungbein 127
Sprunggelenk, Bandruptur 128
Spurenelemente 2, 373
Sputum 314
Stäbchen 190
– Erregung 193
Stabile Seitenlage 458
Stabsichtigkeit 192
Stachelzellschicht 132
Stammganglien 162
Stammzelle
– Blut 236
– lymphatische 254
– myeloische 254
– neuronale 71
Stammzelltherapie 41
Stapes 196
Staphylokokken 267
– multiresistente 269
Star
– grauer 191
– grüner 189

Stärke 9
Statolithen 200
Stauungspapille 175, 190
STD 409
Stechapfelform 27, 238
Steigbügel 196
Steißbein 104
Stellglieder 29
Stellknorpel 313
Stellungssinn 186
Stenokardie 291
Stents 293
Sterbebegleitung 61
Sterbebeistand 61
Sterben 20, 60
Sterbephasen 61
Sterilisation 266
– Mann/Frau 411
Sterilität 409
Sterkobilin 358
Sternalpunktion 237
Sternum 107
Steroidhormone 221
STH 224
Stickstoff 2
Stillen 430
– Vorteile 437
Stimmbänder 313
Stimmbildung 313
Stimmbruch 314
Stimmfalten 313
Stimmritze 313
Stirnbein 94
Stirnfontanelle 97
Stirnhöhlen 311
Stirnlappen 163
Stirnmuskel 101
Stirnnaht 97
Stoffaustausch 25
Stoffmenge 8
Stofftransport 26
Stoffwechsel 2, 20, 362
– Eiweiß 369
– Fett 369
– Kohlenhydrat 368
Stop-Codon 32
Storchenbiss 435
Stoßwellenlithotripsie, extrakorporale 382
Strabismus 195
Stratum
– basale 132
– corneum 133
– granulosum 132
– lucidum 132
– papillare 133
– reticulare 133
– spinosum 132
Streckbehandlung 80
Streifenkörper 162

Streptokinase 249
Streptokokken 267
Stress 62, 207
– Abbauer 62
Stressinkontinenz 385
Stressreaktion 229
Striae 423
– gravidarum 133
Stroma 21
Stromunfall 471
Strömungswiderstand 302
Struma 225
Stuart-Prower-Faktor 246
Stufenbettlagerung 104
Stuhl 353
– Inkontinenz 354
Stupor 211
Sturzprophylaxe 450
Stützgewebe 66
Stützkragen 464
Subarachnoidalblutung 173
Subduralhämatom 173
Subduralraum 172
Subileus 355
Subkutane Injektion 133
Subkutis 133
Sublimierung 208
Subluxation 82
Submukosa 332
Substantia nigra 159
Substanz P 184
Sucht 214
Sudden infant death syndrome 443
Suizid 215
Sulcus
– centralis 163
– lateralis 163
Summation
– Synapse 146
– zeitliche 87
Superfekundation 415
Superfetation 415
Superior 92
Supervision 207
Supination 114
Surfactant-Faktor 316
Sutura 96
Sympathikus 169
– Verlauf 170
Symphyse 117
Symptom 46
Synapse 145
– Bauschema 146
– erregende 146

Synaptischer Spalt 145
Synarthrosen 80
Synchondrosen 80
Syndesmosen 80
Syndrom
– adrenogenitales 229
– apallisches 159
– Burnout 207
– Cushing 228
– Kompartment 126
– metabolisches 230
– nephrotisches 383
– paraneoplastisches 55
– Reizdarm 172, 354
– Schlaf-Apnoe 328
– Vena-cava-Kompression 423
Synergist 83
Synkope 286
Synostosen 80
Synovia 81
Synovialmembran 81
Synthese 7
Syphilis 409
System, limbisches 204
Systemmykosen 272
Systole 282
Systolikum 283

T
T_3 225
T_4 225
Tachykardie 286
Talgdrüsen 135
Talus 127
Tänien 351
Tarsus 127
Tarsusmuskel 195
Taschenfalten 313
Taschenklappen 277, 299
Tastscheiben 183
Tastsinn 182
Tauchen 325
Taucherkrankheit 326
Tawara-Schenkel 283
Tectum mesencephali 159
Teerstuhl 353
Tegmentum mesencephali 159
Telencephalon 162
Telomeren 446
Telophase 34

Temperaturmethode 410
Temperaturregulation 363
Tendovaginitis 116
Tenesmus 353
TENS 88
Tentorium cerebelli 172
TEP 122
Teratogene 421
Teratom 54
Terminalhaare 134
Termingeburt 425
Tertiärfollikel 399
Testis 394
Testosteron 229, 396
Teststreifen, Urin 382
Tetanus 87
– Impfung 261
Tetrahydrocannabinol 218
Tetrahydrofolsäure 372
Tetrajodthyronin 225
Tetraplegie 167
Thalamus 160
THC 218
Theca folliculi 398
T-Helferzellen 258
Therapie 46
Thermoregulation 363
Thermorezeptoren 182, 363
Thiamin 371
Thiazide 290
Thorax 107
Thrombinzeit 248
Thrombolyse 248
Thromboplastinzeit 247
Thrombose 248
– Prophylaxe 249
Thrombozyten 245
– Konzentrat 244
Thymin 15
Thymus 251
Thyreoglobulin 225
Thyreoidea-stimulierendes Hormon 224
Thyreoiditis 226
Thyreokalzitonin 227
Thyreotropin-Releasing-Hormon 223, 225
Thyroxin 224
Thyroxinbindendes

Globulin 225
TIA 177
Tibia 125
Tick 88
Tiefenrausch 326
Tiefenschmerz 184
Tiefensensibilität 186
Tiffeneau-Test 320
Tight-Junctions 64
Tinktur 139
Tinnitus 200
Titin 85
T-Lymphozyten 242
Tochtergeschwülste 55
Tod 60
– des Partners 449
Toilettentraining 385
Tokopherole 370
Tonhöhe 197, 314
Tonotopie 199
Tonsillen 312, 339
Tonsillitis 267
Totalkapazität 320
Totenstarre 86
Totraum, anatomischer 319
Trabekel 69, 278
Traberkrankheit 272
Trachea 301
Trachealkanüle 329
Tractus
– iliotibialis 121
– olfactorius 187
– opticus 194
Tränen 195
– Nasengang 311
Tränenbein 98
Tränendrüsen 195
Tranquilizer 217
Transfer-Ribonukleinsäuren 31
Transferrin 238
Transfusion 244
Transitorische ischämische Attacke 177
Transkription 31
Transkutane elektrische Nervenstimulation 88
Translation 31
Transmembran-Protein 22
Transplantatabstoßung 260
Transplantation 60, 73
– Abstoßung 260
– Leber 360
– Niere 388
– Hirntod-Nachweis 60

Transport 27
Transportprozesse 26
Transsudat 50
Transversalachse 92
Transversalebene 92
Traubenzucker 9
Trauer 205
Trendelenburg-Zeichen 121
Treponema pallidum 409
Treppenmuskel 101
Triadisches System 209
Trichomonas vaginalis 409
Triebe 205, 407
Trigeminusneuralgie 156
Triglyzeride 12, 369
Trijodthyronin 225
Trikuspidalklappe 277
Tripeptid 14
Tripper 409
Triptane 148
Trisomie 21 48
Trizeps 113
t-RNA 31
Trochanter 122
Trochlea humeri 112
Trommelfell 196
Trophoblast 415
Trotz-Kind 440
Truncus
– brachiocephalicus 299
– coeliacus 300, 334
– pulmonalis 278, 302
Trypsin 347
TSH 224
Tuba auditiva 312
– eustachii 196
Tubarruptur 416
Tube 399
Tubenadhäsion 399
Tuber calcanei 127
Tuber ischiadicum 117
Tuberculum pubicum 117
Tuberkulose 268
Tuberositas tibiae 126
Tubuli seminiferi 395
Tubulusapparat 378
– Funktion 379
Tumor 53
– Behandlung 56
– Einteilung 53

– Entstehung 54
– Gehirn 164
– Haut 138
– Metastasen 55
– Rezidiv 58
– Schmerzen 185
– Wachstum 54
– Tumormarker 56
Tumor-Nekrose-Faktor 257
Tumorsuppressorgene 54
Tumorzelle 257
Tunica albuginea 395
Tunica vaginalis 394
Tunnelprotein 143
Türkensattel 96
Typhus 268
TZ 248
T-Zellen 257

U
Übergangsepithel 65, 383
Übergewicht 366
Über-Ich 208
Überlaufinkontinenz 385
Übertragung 425
Überwässerung 389
Überwindungsphase 266
Urothel 65
Ulcus duodeni 345
Ulcus ventriculi 345
Ulkus 52, 344
– Komplikationen 345
Ulna 113
Ulnar 93
Ulnardeviation 74
Ultrafiltrat 377
Ultrakurzzeit-Gedächtnis 168
Ultraschall
– Brustdrüse 406
– Herz 279
– Schwangerschaft 424
Umami 188
Umweltbelastung 47
Umwelthygiene 47
Unabhängigkeitsregel 36
Unfruchtbarkeit 409
Uniformitätsregel 35
Unspezifische Abwehr 254
Unterarm 113
– Muskulatur 114

REGISTER

Unterbewusstsein 208
Untergewicht 366
Unterhaut 133
Unterkiefer 99
– Nerv 156
Unterkieferspeicheldrüse 339
Unterkühlung 365, 470
Unterschenkel 125
– Querschnitt 126
Unterschlüsselbeinmuskel 111
Unterwässerung 390
Unterzuckerung 231
Unterzungendrüse 339
Uracil 16
Urämie 387
Urethra 384
Urge-Inkontinenz 385
Urin 382
– Diagnostik 382
– Inkontinenz 385
– Mittelstrahl 382
– Sediment 383
Urinsediment 383
Urobilinogen 239, 358, 382
Urochrom 382
Urokinase 249
Urologie 376
Urosepsis 385
Urothel 65
Ursuppe 38
Uterus 400
– Karzinom 401
– Myome 401
– Rückbildung 430
– Wachstum in der Schwangerschaft 423
– Wandaufbau 400
Utriculus 200
UV-Strahlung 140
Uvula 339

V

Vagina 401
– Soor 272
Vakuumextraktion 426
Valenz 3
Valium 149
Valva ileocaecalis 351
Variabilität 36
Varikose 299
Varizellen 270
Varizen 299
Vas afferens 377
Vas efferens 377
Vasa vasorum 296
Vasoaktives intestinales Peptid 233
Vasodilatation 296, 303
Vasokonstriktion 296
Vasopathie 249
Vater-Pacini-Lamellenkörperchen 133, 183
Vaterschaftstest 30
vCJD 272
Veganer 365
Vegetarier 365
Vegetatives Nervensystem 169
Vellushaaren 134
Velum palatinum 339
Vena (-ae)
– brachialis 301
– cava 278, 301
– centralis retinae 189
– femoralis 302
– hepaticae 357
– iliaca 302
– jugularis 302
– lienalis 251
– poplitea 302
– portae 301, 334
– pulmonales 302
– radiales 301
– saphena magna 302
– subclavia 302
– ulnares 301
– umbilicalis 417, 420
Vena-cava-Kompressionssyndrom 423
Venen 299
– Klappenfunktion 299
– Klappeninsuffizienz 299
– Plexus 302
– Stern 302
– Übersicht 301
Venendruck, zentraler 389
Venenklappe 299
Venenthrombose 248
Venenverweilkanüle 302
Venenwinkel 250
Venolen 299
Ventilation 320
Ventilebenenmechanismus 282
Ventral 92
Ventriculus 342
– dexter 278
– laryngis 313
– sinister 279
Ventrikel 174, 278
– Septumdefekt 276
– System 174
Venushügel 402
VEP 178
Verätzung 471
Verbindung
– anorganische 7
– chemische 6
– organische 9
Verbrauchskoagulopathie 265
Verbrennung 470
– Grade 470
Verdauung 332
– Eiweiß 349
– Fette 350
– im Alter 450
– Kohlenhydrate 349
– Organe 332
– Resorption 350
Verdauungssystem 332
– Verdrängung 208
Vererbung 30
Vererbungslehre 35
Verfettung 50
Vergiftung 469
Vergiftungszentrale 469
Verhalten, selbstverletzendes 215
Verhaltenstherapien 216
Verhältnisformel 5
Verhütungsmethoden 410
Verkäsung 268
Verkehrsunfall 472
Vermis cerebelli 161
Vernebler 327
Vernix caseosa 435
Verrucae 138
Verschlucken 468
Verschlussikterus 349
Verstopfung 353
Vertebra prominens 103
Verwirrtheit 454
Very low birthweight infants 435
Vesica fellea 348
Vesica urinaria 384
Vesiculae seminales 397
Vesikel, synaptische 85
Vestibularapparat 200
Vestibulum vaginae 401
Viagra 409
Vieleckbein 114
Vielfachzucker 9
Vierhügelplatte 159
VIP 233
Virchow, Rudolf 47
Virchow-Trias 248
Viren
– Abwehr 260
– Ausbreitung 270
– Infektion 269
– Tumorentstehung 55
Virostatika 269
Virusgrippe 270
Virushepatitis 359
Viskosität, Blut 302
Visuell evozierte Potenziale 178
Visusprüfung 191
Vitalfunktionsstörungen 458
Vitalkapazität 320
Vitamin, K 247
Vitamin B_{12}-Mangelanämie 240
Vitamin-D-Hormon 227
– Knochen 79
Vitamine 370
– A 370
– B-Gruppe 371
– Biotin 372
– C 372
– D 227, 370
– Folsäure 372
– K 370
– Niazin 372
– Pantothensäure 372
– Resorption 350
– Übersicht 371
Vitiligo 133
VLDL 308
Vogelgrippe 270
Volar 93
Volkmann-Kanal 69, 77
Vollheparinisierung 249
Voltaren 185
Volumen
– Defizit 390
– Überlastung 390
Volumenmangelschock 465
Vomer 99
von-Willebrand-Jürgens-Syndrom 249
Vorderhorn 151
Vorderseitenstrangbahn 152
Vorderwurzel 151
Vorhaut 398
Vorhof 278
– Septumdefekt 276
– Zyklus 282
Vorhofflimmern 287
Vorhoftreppe 197
Vorlast 289
Vorsorgeuntersuchung, Kind 433
Vorsteherdrüse 397
Vulnerabilitäts-Stress-Modell 209
Vulva 402

W

Wachkoma 159
Wachstum 20
Wachstumshormon 78, 224
Wadenbein 126
– Nerv 154
– Schlagader 300
Wadenwickel 364
Wahn 209
– depressiver 211
Wahrnehmungsstörung 209
Wanderröte 268
Wanderwelle 198
Wangenmuskel 101
Wärmebelastung 363
Wärmeleitung 363
Wärmestrahlung 363
Wärmeströmung 363
Warthon-Sulze 420
Warzen 138
Warzenfortsatz 95, 196
Wasser
– chemische Eigenschaften 7
– Funktionen 8
– Körperanteil 25
Wasserhaushalt 388
– Störungen 390
Wasserkopf 175
Wasserlöslichkeit 12
Wasserstoff 2
– Brücke 7
Watt 362
Wechselgewebe 73
Wechseljahre 403
Wehen 425
Weinen 195
Weisheitszähne 336
Weiße Blutkörperchen 241
Weiße Substanz 151
Weißfleckenkrankheit 133
Weitsichtigkeit 192
Wellenlänge 193
Wenckebach-Periodik 286
Wernicke-Aphasie 167
Wernicke-Zentrum 167
Wertigkeit 3
Wesensänderung 210
Wiederbelebung 459
Willkürliches Nervensystem 150
Willkürmotorik 166
Wilson, Morbus 373
Windeldermatitis 137
Windkesselfunktion 296
Windpocken 270
Wirbel 102
– Schlagader 299
Wirbelkörper 102
Wirbelkörper-Rippen-Gelenk 104
Wirbelsäule 102
– BWS 103
– Fehlhaltungen 105
– Gliederung 103
– HWS 103
– Krümmungen, physiologische 102
– LWS 103
– Rückenschule 105
– Skoliose 106
Wirtszelle 269
Witwenbuckel 90
Wochenbett 429
– Mastitis 430
Wochenfluss 429
Wollhaaren 134
Wundauflage 466
Wundernetz, arterielles 377
Wundheilung 73
Wundrose 137
Wundversorgung 466
Würfelbein 127
Wurmerkrankungen 273
Wurmfortsatz 351
Wurzelhaut 336

X

X-Chromosom 30

Y
Y-Chromosom 30
Yin-Yang-Gleichgewicht 185

Z
Zähne 336
– Milch- 337
– Nervenversorgung 337
– Wechselgebiss 338
Zahnfächer 98
Zahnfäule 337
Zahnfleisch 336
– Entzündung 337
Zahnformel 336
Zahnfortsatz 99
Zahnpulpa 336
Zahnverletzungen 467
Zäpfchen 98, 339
Zapfen 190
– Erregung 193
Zapfengelenk 82
Zecken 269
Zehen 128

Zeis-Drüse 195
Zellatmung 10
Zelle 20
– Aufbau 21
– Differenzierung 20
– Membranstuktur 22
– Teilung 34
Zelleinschlüsse 25
Zellersatz 52
Zellgedächtnis 257
Zellhydrops 49
Zellkern 22
Zellkontakte 64
Zellmembran 21
– Rezeptor 221
Zellorganellen 22
Zellschäden 49
Zellskelett 25
Zellteilung 32
Zelltod 20, 50
Zelluläre Abwehrmechanismen 254
Zellzyklus 34
Zentral 92
Zentralarterienverschluss 190

Zentrales Nervensystem 150
Zentralfurche 163
Zentralisation 465
Zentralkanal 151
Zentralkörperchen 25
Zentriolen 25
Zentromer 23
Zerstreuungslinse 192
Zerumen 135
Zeruminalpfropf 135
Zervix uteri 400
Zervixkarzinom 401
Ziegenpeter 339
Ziliarkörper 188
Ziliarmuskel 156, 318
Zink 373
Zirbeldrüse 224
Zisterne 173
Zitratzyklus 10
– Muskulatur 86

Zivilisationskrankheiten 47
ZNS 150
– Blutversorgung 175
Zöliakie 351
Zoll-Drüse 195
Zona pellucida 398
Zonulafasern 189
Zoophobie 212
Zotten 346
Zottenbäumchen 417
Z-Streifen 85
Zuckerkrankheit 230
Zuckung 87
Zuggurt 80
Zunge 338
– Schleimhaut 338
– Soor 273
Zungenbälge 312
Zungenbein 100
– Muskeln 101
– Nerv 157
Zungenpapillen 187

Zungen-Rachennerv 157
Zusatzstoffe 139
ZVD 305, 389
Zwangsstörung 212
Zweifachzucker 9
Zwei-Helfer-Methode 461
Zwerchfell 107, 318
– Nerv 153
Zwillinge 415
Zwischenhirn 160
Zwischenlappenarterie 377
Zwischenrippenmuskeln 319
Zwischenrippennerven 153
Zwischenrippenraum 107
Zwischenwirbelloch 103
Zwischenwirbelscheiben 104
Zwischenzellsubstanz 64

Zwölffingerdarm 345
– Geschwür 345
Zyanose 322
Zygote 414
Zylinder, Urinsediment 383
Zylinderepithel 66
Zystitis 385
Zytokine 256
Zytoplasma 21
Zytoskelett 25
Zytosol 21
Zytostatika 56
– Immunsupression 265
Zytotrophoblast 415

Online lernen mit Freude – sicher durch die Prüfung!

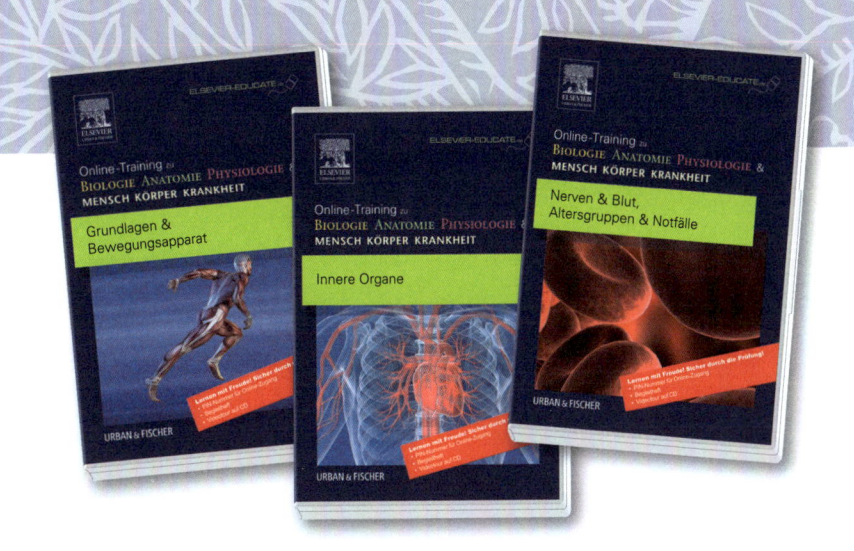

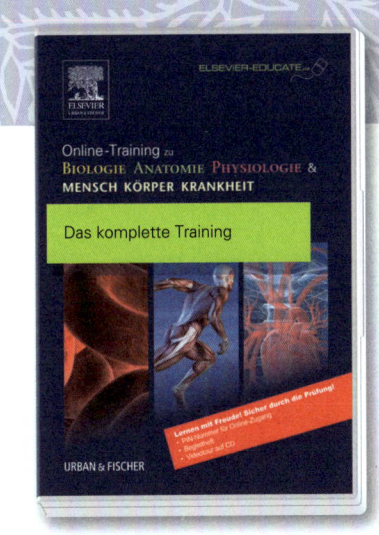

ELSEVIER
URBAN & FISCHER

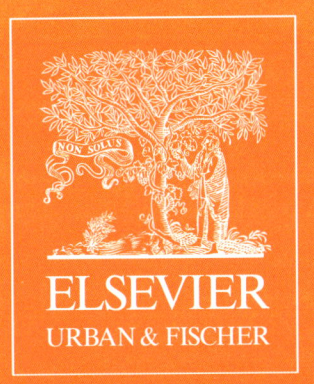

Bestellen Sie in Ihrer Buchhandlung oder unter www.elsevier.de bzw. bestellung@elsevier.de

Tel. (07071) 93 53 14
Fax (07071) 93 53 24

www.elsevier.de

Online-Trainings zu BIOLOGIE ANATOMIE PHYSIOLOGIE & MENSCH KÖRPER KRANKHEIT

Lernen in Etappen:
Der komplette Lernstoff „Anatomie & Physiologie" ist in Module und überschaubare Lerneinheiten unterteilt. Das bringt Erfolgserlebnisse, gibt Sicherheit und vermindert Lernstress und Prüfungsangst.

Lernen mit Freude:
Bilder, Animationen sowie interaktive Übungen passend zu den Lerninhalten bringen Abwechslung und Spaß ins Lernen – so können Sie sich alles besser merken.

Lernen, wann und wo Sie wollen:
Einfach im Internet einloggen – mit dem Online-Training kann man jederzeit und überall lernen.

Informationen und Preise zum Online-Training auf
www.elsevier-educate.de

Grundlagen und Bewegungsapparat
2011. 7 Module.
- Als Box mit PIN-Nummer, Begleitheft und CD mit Videotour
  ISBN 978-3-437-25041-5

oder
- PIN-Nummer online bestellen unter http://shop.elsevier.de
  ISBN 978-3-437-25051-4

Innere Organe
2011. 8 Module.
- Als Box mit PIN-Nummer, Begleitheft und CD mit Videotour
  ISBN 978-3-437-25042-2

oder
- PIN-Nummer online bestellen unter http://shop.elsevier.de
  ISBN 978-3-437-25052-1

Nerven & Blut, Altersgruppen & Notfälle
2011. 9 Module.
- Als Box mit PIN-Nummer, Begleitheft und CD mit Videotour
  ISBN 978-3-437-25043-9

oder
- PIN-Nummer online bestellen unter http://shop.elsevier.de
  ISBN 978-3-437-25053-8

Das komplette Training
2011. 24 Module.
- Als Box mit PIN-Nummer, Begleitheft und CD mit Videotour
  ISBN 978-3-437-25044-6

oder
- PIN-Nummer online bestellen unter http://shop.elsevier.de
  ISBN 978-3-437-25054-5

Fachwissen Pflegeausbildung
Wissen was dahinter steckt. Elsevier.

Abbildungsnachweis

A300-157 S. Adler, Lübeck, in Verbindung mit der Reihe Klinik- und Praxisleitfaden, Elsevier GmbH, Urban & Fischer Verlag München
A400-157 S. Adler, Lübeck, in Verbindung mit der Reihe Pflege konkret, Elsevier GmbH, Urban & Fischer Verlag, München
B116 A. Schäffler, I. Altekrüger: Kurzlehrbuch Mikrobiologie und Immunologie, 7. Auflage, Jungjohann Verlag Ulm und Lübeck, 1992
B117 L. Blohm: Klinische Radiologie, 1. Aufl., Jungjohann Verlag Ulm und Lübeck, 1992
B159 U. Renz (Hrsg.): Fünferband – Kleine Operative Fächer, 2. Aufl., Jungjohann Verlag Ulm und Lübeck, 1995
B171 S. Schmidt, Physiologie, 3. Aufl., Jungjohann Verlag Ulm und Lübeck, 1993
C106 E. Grundmann: Einführung in die Allgemeine Pathologie, 9. Aufl., Gustav Fischer Verlag, 1996
C154 H. Kleinig, P. Sitte: Zellbiologie, 3. Aufl., Gustav Fischer Verlag, 1992
E146 Moore, Embryologie, 5. A.
E178 Thibodeau: structure & function of the body 13e
E179-168 M. Classen, V. Diehl, K. Kochsiek: Innere Medizin, 5. Aufl., Elsevier GmbH, Urban & Fischer Verlag, München 2003
E240 Gray's Anatomy. Churchill Livingstone, Edinburgh – London – Melbourne – New York. 1989
E331 Lissauer/Clayden: Illustrated Textbook of Paediatrics, 3e
E332 Nadeau et al.: Medical Neuroscience updated Edition
E333 Core: Pathology, 3e
E334 Malarkey, Saunders Nursing Guide to Laboratory and Diagnostic
E335 Butcher: Gastroenterology, Churchill Linvingston
E336 LaFleur Brooks: Exploring Medical Language
E337 Solomon, Introduction to human anatomy and physiology 3e
E340 Rodak: Hematology, 3ed
E341 Lovaasen: ICD-9-CM Coding: Theory and Practice
E342 Davi-Ellen Chabner: The Language of Medicine, 8e
F216 Nachdruck aus Cell Stem Cell, Vol. 2, 566–575; 2008
F217 The American Journal of Medicine, Bothersome Blockage, Christine E. Berry, Kerry Dunbar, July 2007, 120, 7
F218 Hodgson, H.; Epstein, O.: Malabsorption. In: Medicine, Vol. 35, Issue 4; April 2007, p.220–225

J520 Getty Images
J600-118 G. Bredberg, Focus Photo- und Presseagentur, Hamburg
J660 MEV Verlag GmbH, Augsburg
J666 Getty Images/ PhotoDisc
J668 Corbis
J745-011 Bernd Leitner – Fotolia.com
J747 D. Fichtner/T.Engbert, Graphik-Bureau, Kroonsgard
J748-002 KNSTUDIOS – Fotolia.com
J748-070 fotolia: muro
J748-071 fotolia: DWaEbP
J748-072 fotolia: William Wang
J748-073 fotolia: Xenia-Luise
J748-074 fotolia: Anja Greiner Adam
J748-076 Mike Kiev – Fotolia.com
J748-077 Carola Schubbel – Fotolia.com
J748-083 yagabunga – Fotolia.com
J748-084 DX, fotolia.com
J751-076 Istock: nycshooter
J751-077 Istock: sjlocke
J751-078 Istock: hjalmeida
J751-079 Istock: AVAVA
J751-080 Eduardo Luzzatti Buyé (istock)
J787 Colourbox.de
K115 A. Walle, Hamburg
K157 W. Krüper, Bielefeld
K183 E. Weimer, Aachen
K303 G. Westrich, Leipzig
L140 ANNA, Basel
L142 E. Liebermann, Steingaden
M115 G. Geldner, Ulm
M117 G. Grevers, München
M123 Th. Dirschka, Bochum
M135 H. Renz-Polster, Vogt
M136 A. Schäffler, München
M158 K.-L. Krämer, Heidelberg
M172 P. Dahms, Kiel
M331 Christine Lang, München
M375 Prof. Dr. Ulrich Welsch
M376 Prof. Dr. Helmut Denk, Graz
O121 E. Merz, Frankfurt
O144 A. Lehmann, Ulm-Lehr
O145 A. Unseld, Langenau-Albeck
O177 S. Schmidt, München
O204 N. Kopp, Olching
O405 S. Schröder, München
O495 P. Seiderer, München
O517 M. Pflug, München
R101 G. Gruber, A. Hansch: Interaktiver Atlas der Blickdiagnostik in der Inneren Medizin, Urban & Fischer Verlag, München, 1999
R104-03 H. Renz-Polster: Basislehrbuch Innere Medizin, 3. Aufl., Elsevier GmbH, Urban & Fischer Verlag, München 2004
R124 K. Golenhofen, Physiologie heute, 2. Aufl., Urban & Fischer, München 2000
R132 M. Classen, V. Diehl, K, Kochsiek: Innere Medizin, 5. Aufl. 2003, Urban & Fischer Verlag

R164 H. Bartels, R. Bartels: Physiologie, 7. Auflage, Elsevier GmbH, Urban & Fischer Verlag, München 2004
R168 G. Gruber, A. Hansch: Interaktiver Atlas der Blickdiagnostik, 2. Aufl., Elsevier GmbH, Urban & Fischer Verlag, München 2005
R172 ursprünglich mims, deutsche Ausgabe 3.3
R173 M. Oethinger: Mikrobiologie und Immunologie, 11. Aufl., Elsevier GmbH, Urban & Fischer Verlag, München 2004
R194-003 E. Beinder in Kiechle: Gynäkologie und Geburtshilfe, 2. Aufl., Elsevier GmbH, Urban & Fischer Verlag, München 2007
R234-005 G. A. Wanner in H.-P. Bruch, O. Trentz: Berchtold Chirurgie, 6. Aufl., Elsevier GmbH, Urban & Fischer Verlag, München 2008
R236 M. Classen, V. Diehl, K, Kochsiek: Innere Medizin, 6. Aufl., Elsevier GmbH, Urban & Fischer Verlag, München 2009
R240 G. Rassner, Dermatologie, 9. Aufl., Elsevier GmbH, Urban & Fischer Verlag 2009
R243 B. Neundörfer: EEG-Fibel, 5. Aufl., Elsevier GmbH, Urban & Fischer Verlag, München 2002
R247 Deller: Fotoatlas Neuroanatomie
S008-3 G. Kauffmann, E. Moser, R. Sauer: Radiologie, 3. Aufl., Elsevier GmbH, Urban & Fischer Verlag, München 2006
S130-3 P. Deetjen, E.-J. Speckmann: Physiologie, 3. Auflage, Urban & Schwarzenberg, München – Wien – Baltimore
T077 B. Imthurn/E.Macas, Abt. Endokrinologie, Dept. Frauenheilkunde, Universitäts-Spital, Zürich
T078 R. Huch, Klinik für Geburtshilfe, Dept. Frauenheilkunde, Universitäts-Spital, Zürich
T079 H. Rennhard, Klinik für Geburtshilfe, Dept. Frauenheilkunde, Universitäts-Spital, Zürich
T080 P. Bucher, Klinik für Neonatologie, Dept. Frauenheilkunde, Universitäts-Spital, Zürich
T111-01 Deutsches Krebsforschungszentrum (Hrsg.): Tabakatlas Deutschland 2009. Heidelberg, 2009. Abbildung S. 25
T122 A. Lentner, Aachen
T127 P. Scriba, München
T132 Th. Schneider, Quedlinburg
T170 E. Walthers, Marburg-Bauerbach
T173 U. Vogel, Tübingen
T178 H. Gelderblom, Berlin
T195 R. Bühler, Giengen/Brenz
T332-01 Dr. Volker Brinkmann, MPI für Infektionsbiologie

T339 R. Kubik-Huch, MPH, Kantonsspital Baden
T396 Prof. Irene Hösli, Basel
T398 Stiftung Deutscher Pollendienst, Berlin
T399 Prof. Dr. Jochum, St. Gallen
U107 Novo Nordisk Pharma GmbH, Mainz
U136 Hoffmann-La Roche AG, Basel
U149 Bayer AG, Leverkusen
U231 Janssen
V081 ResMed GmbH & Co KG, Mönchengladbach
V112 St. Jude Medical, Eschborn
V137 Siemens AG, Erlangen
V225 Photo-CD-Archiv Studio Dieter Schleifenbaum, Hamburg
V226 Gazelle Technologies Inc., USA
V353 Medtro GmbH, Leimen
V489 BayerHealthCare
W157 AOK Mediendienst
W193 Statistisches Bundesamt, Wiesbaden
W245 DEUTSCHE GESELLSCHAFT FÜR ERNÄHRUNG e. V., Bonn
X112 C. Tönshoff, Stuttgart
X141 W. Frank, Gauting
X221 Impfkalender aus dem Epidemiologischen Bulletin Nr. 30, Robert Koch-Institut, Berlin
X243 H. G. Beer, Oberasbach

Kapitelauftaktfotos

Kap. 1, 3, 6, 7, 8, 15, 22, 23: Corbis, Photo CDs
Kap. 2: Getty Images/PhotoDisc
Kap. 4: Prof. Dr. Ulrich Welsch, München
Kap. 5: Peter Seiderer, München
Kap. 9: Getty Images Deutschland GmbH, München
Kap. 10: Stefan Schiller, Basel
Kap. 11: Marek Mierzejewski – Fotolia.com
Kap. 12: H.G. Beer, Oberasbach
Kap. 13: Mastering Healthcare Terminology
Kap. 14: Colourbox.de
Kap. 16: LVDESIGN – Fotolia.com
Kap. 17: lofik – Fotolia.com
Kap. 18: Robert Knight – Fotolia.com
Kap. 19: Harald Soehngen – Fotolia.com
Kap. 20: O. Müller, Panther Media GmbH, München
Kap. 21: Nicole Kopp, Olching
Kap. 24: MEV Verlag GmbH, Augsburg